今日冠心病

主　　编　卢长林

副 主 编　刘德平　俞梦越　钱海燕　任景怡

学术秘书　王　征　任珊珊　符庆华　高　鹏

人民卫生出版社
·北 京·

图书在版编目（CIP）数据

今日冠心病 / 卢长林主编 . —北京：人民卫生出版社，2023.6
ISBN 978-7-117-34597-2

Ⅰ.①今… Ⅱ.①卢… Ⅲ.①冠心病 – 防治 Ⅳ.
①R541.4

中国国家版本馆 CIP 数据核字 (2023) 第 041492 号

| 人卫智网 | www.ipmph.com | 医学教育、学术、考试、健康，购书智慧智能综合服务平台 |
| 人卫官网 | www.pmph.com | 人卫官方资讯发布平台 |

今日冠心病
Jinri Guanxinbing

主　　编：卢长林
出版发行：人民卫生出版社（中继线 010-59780011）
地　　址：北京市朝阳区潘家园南里 19 号
邮　　编：100021
E - mail：pmph @ pmph.com
购书热线：010-59787592　010-59787584　010-65264830
印　　刷：人卫印务（北京）有限公司
经　　销：新华书店
开　　本：889 × 1194　1/16　印张：47
字　　数：1626 千字
版　　次：2023 年 6 月第 1 版
印　　次：2023 年 6 月第 1 次印刷
标准书号：ISBN 978-7-117-34597-2
定　　价：328.00 元
打击盗版举报电话：010-59787491　E-mail：WQ @ pmph.com
质量问题联系电话：010-59787234　E-mail：zhiliang @ pmph.com
数字融合服务电话：4001118166　　E-mail：zengzhi @ pmph.com

编者名单（按姓氏汉语拼音排序）

蔡建芳	北京协和医院
柴　坰	北京医院
陈　凯	中国医学科学院阜外医院
陈牧雷	首都医科大学附属北京朝阳医院
程怀兵	中国医学科学院阜外医院
程宇彤	首都医科大学附属北京安贞医院
崔永刚	北京大学第一医院
党爱民	中国医学科学院阜外医院
董　微	首都医科大学附属北京安贞医院
段福建	中国医学科学院阜外医院
范　岩	北京大学第一医院
冯　雪	中国医学科学院阜外医院
付　强	首都医科大学附属北京天坛医院
高　桐	中日友好医院
高立建	中国医学科学院阜外医院
高雅楠	首都医科大学附属北京安贞医院
郭彩霞	首都医科大学附属北京同仁医院
郭继鸿	北京大学人民医院
郭宗生	首都医科大学附属北京朝阳医院
韩雅蕾	北京航天中心医院
何　爽	北京航天中心医院
何冀芳	首都医科大学附属北京朝阳医院
侯剑峰	中国医学科学院阜外医院
胡泽平	安徽医科大学第一附属医院
贾　娜	北京医院
靳文英	北京大学人民医院
李　闯	首都医科大学附属北京朝阳医院
李　航	北京协和医院
李　辉	北京医院
李　晶	北京医院
李　珺	中日友好医院
李　睿	中日友好医院
李　彦	中日友好医院
李晶玮	首都医科大学附属北京天坛医院
李惟铭	首都医科大学附属北京朝阳医院
李宪伦	中日友好医院
李忠佑	北京大学人民医院
梁会珠	北京大学人民医院
刘　兵	北京医院

刘 巍　首都医科大学附属北京安贞医院
刘 英　北京协和医院
刘 宇　首都医科大学附属北京朝阳医院
刘德平　北京医院
刘君萌　北京医院
刘元生　北京大学人民医院
卢长林　首都医科大学附属北京朝阳医院
卢喜烈　中国人民解放军总医院
门剑龙　天津医科大学总医院
牛冠男　中国医学科学院阜外医院
彭道泉　中南大学湘雅二医院
齐 欣　北京医院
钱 杰　中国医学科学院阜外医院
钱海燕　中国医学科学院阜外医院
任景怡　中日友好医院
沈中华　中国医学科学院阜外医院
宋光远　中国医学科学院阜外医院
苏丕雄　首都医科大学附属北京朝阳医院
孙 昊　首都医科大学附属北京朝阳医院
孙 立　中日友好医院
孙 涛　首都医科大学附属北京安贞医院
唐国栋　北京医院
田俊萍　首都医科大学附属北京天坛医院
田美策　中国医学科学院阜外医院
万 峰　上海市东方医院
王 斌　中国中医科学院广安门医院
王 华　北京医院
王 帅　中南大学湘雅二医院
王 潇　中国医学科学院阜外医院
王 莹　北京协和医院
王 征　北京大学第三医院
王乐丰　首都医科大学附属北京朝阳医院
王丽娟　北京医院
王日权　山西省中西医结合医院
王天杰　中国医学科学院阜外医院
王晓霞　北京医院
武德崴　中国医学科学院阜外医院
夏 昆　首都医科大学附属北京朝阳医院
肖路延　北京医院
谢博洽　首都医科大学附属北京朝阳医院
谢怀娅　北京协和医院
邢云超　中国医学科学院阜外医院
徐 立　首都医科大学附属北京朝阳医院
徐延路　中国医学科学院阜外医院
许海燕　中国医学科学院阜外医院

许俊堂	北京大学人民医院
燕　宇	北京大学人民医院
杨　月	北京大学人民医院
杨梦溪	中日友好医院
杨中甦	首都医科大学附属北京朝阳医院
姚　晶	中国医学科学院阜外医院
易　忠	航天中心医院
尹先东	首都医科大学附属北京朝阳医院
俞梦越	中国医学科学院阜外医院
裕　丽	北京医院
曾　勇	北京协和医院
曾学寨	北京医院
张　昊	中国医学科学院阜外医院
张　旻	北京医院
张大鹏	首都医科大学附属北京朝阳医院
张福春	北京大学第三医院
张国强	中日友好医院
张海华	中国医学科学院阜外医院
张洪亮	中国医学科学院阜外医院
张建军	首都医科大学附属北京朝阳医院
张瑞生	北京医院
张心月	中国医学科学院阜外医院
张叶萍	首都医科大学附属北京朝阳医院
张智勇	首都医科大学附属北京朝阳医院
赵　杰	中国医学科学院阜外医院
赵黎佳	首都医科大学附属北京天坛医院
赵庆豪	中国医学科学院阜外医院
赵世华	中国医学科学院阜外医院
郑　丽	北京医院
郑耐心	北京医院
郑霄云	中日友好医院
钟　优	北京医院
朱　平	中国人民解放军总医院

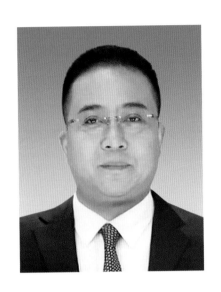

卢长林

医学博士、博士后、主任医师、教授,北京市政协委员、民建中央委员、民建中央人口医药卫生委员会副主任,民建北京市委医药健康委员会主任,首都医科大学附属北京朝阳医院心血管内科副主任,冠心病专家。国家卫健委特聘专家,海峡两岸医药卫生交流协会心血管专业委员会副主任委员、老年医学专业委员会主任委员兼总干事长,中欧医学会会长,中欧心脏病专业委员会主任委员;中国非公立医疗机构协会心血管专业委员会副主任委员,北京市自然科学基金评委,河北省自然科学基金评委,现任《中国心血管杂志》副主编和《海峡循环学杂志》副主编。

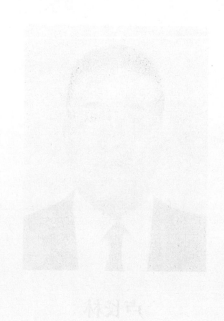

序

20 世纪 70 年代起，心脏病学有了惊天动地的变化。拜感染控制（infection control）、分子生物学（molecular biology）、计算机科技（computer science）和材料科学（materials science）所赐，心血管疾病在形态、诊断和治疗等方面均发生了革命性改变。抗生素的广泛使用，延长了人类的预期寿命，也大大减少了风湿性心脏病等感染病症引发的心脏病；产前胎儿超声筛检，更大幅减少了先天性心脏病的发病率。此外，随着分子诊断学的进步，改变了吾辈对些许心脏疾病的认知和再定义。当今的心脏病也转变成以退行性病变为主的疾病，其中最常见、最重要的就是冠状动脉粥样硬化性心脏病（冠心病）。而随着医学科技的进步，从基础到临床，在各个层面彻底颠覆了吾辈对冠心病的诊治模式及策略。

举其荦荦大，20 世纪后期，基于了解到急性心肌梗死主要肇因于动脉硬化斑块破裂导致的急性血栓形成，从而开启了溶栓治疗及急诊冠状动脉介入（primary PCI）救治急性心肌梗死的新纪元。高级心脏救治术（ACLS）更成了心脏科专业人员不可或缺的训练。对急性心肌梗死的治疗，目前更推展到院前的处置及出院后的二级预防及康复，凡此，均有助于大大提升急性心肌梗死患者的存活率及长期预后。另外，随着对动脉硬化发病原因及进展更加深入的了解，也发展出多重疾病危险因子的防控策略。

自 1977 年 Gruentzig 率先完成第一例冠状动脉球囊扩张术开始，在 40 余年后的今天，经皮冠状动脉介入治疗已经成为治疗严重冠状动脉疾病的主要手段，在诸多方面取代了传统的冠状动脉旁路移植术。拜当今科技之赐，经皮冠状动脉介入治疗所使用的器械因为材料科学的突飞猛进，越来越精密，也让术者使用时越来越得心应手。尤其是导丝、血管支架、冠状动脉腔内影像及功能评价等快速进展，让经皮冠状动脉介入治疗已成为既安全又有效的治疗策略，甚至许多过去只有外科搭桥手术才能处理的复杂病例，甚或许多高龄及高手术风险的患者，均可以借此得到治疗的机会。

冠心病的药物治疗在过去的 40 余年也今非昔比。举凡各大类的抗高血压药、抗血小板药物、抗凝血药、他汀类等调节血脂药、抗心律失常药乃至治疗慢性心功能不全的药物等，均提供心脏科医师在治疗及预防冠心病及其并发症上强有力的武器。近年欧美资料显示，冠心病发病率和死亡率均开始下降，这些药物的研发及临床使用功不可没。

在诊断上，除了传统的超声心动图、心电图、心肌核素等普遍使用的检查外，多层计算机断层冠状动脉造影可谓划时代的进展，很大程度取代了传统的侵入冠状动脉造影，将冠心病的诊断提升到更前期、更安全的水平。此外、心肌肌钙蛋白、脑钠肽（BNP）等血清生物标记物也大幅提高了心肌损伤和心功能的诊断及评估的精确度，甚至改变了急性心肌梗死的诊断标准。分子诊断学及基因检测的进展，配合近年方兴未艾的大数据时代的到来，未来可能在基因诊断、治疗以及用药安全上向个体化"精准医疗"的方向迈进。

林林总总，均可在卢长林教授主编的《今日冠心病》中一窥究竟。本书论述条理清晰、巨细靡遗，但又深入浅出，引人入胜。不但涵盖了今日冠心病所有应涉及的领域，甚或更有胜之，指引出未来冠心病预防与治疗的方向，如干细胞治疗、高龄化社会需要面对的康复、护理、长期照护等问题。因此，不只是心血管内科医师甚至所有关注心血管疾病的医务人员和科普大众，相信均可因阅读本书而受益匪浅。

承蒙卢长林教授之托，乐为此书作序。只愿卢长林教授博通经籍之作，能嘉惠更多有需要的人。

台北市振兴医院医疗副院长

台湾阳明大学内科教授

殷伟贤

2023 年 2 月 3 日

前　言

　　筹划良久的《今日冠心病》终于付梓，蒙各位同道鼎力支持，忝为本书主编，吾辈勠力同心，书稿终于与大家谋面。冠心病是严重危害人类健康的重要疾病，晚近我国的发病率骤增，近 20 年间全球冠心病死亡人数增加 35%，而中国增加 120%，中国冠心病死亡占全球 13%，目前我国因冠心病致死的人数已高居第二位，同时损耗我国大量医疗资源。随着我国老龄化加剧、诸多应用材料科学以及相关基础科学的发展，新技术、新药物层出不穷，世界各地科学家及临床专家不断推出新指南以及专家共识，知识更新日新月异，对冠心病学的相关研究进行进一步梳理和更新刻不容缓，此为吾辈推出该专著的初衷。

　　本书在策划过程中得到了广大心血管专家以及相关专业学者的大力支持，在编纂过程中始终秉持"四新"理念，即应对新形势、立足新模式、推广新技术、紧扣新热点，希望能够给读者带来新视角。

　　我国逐步加剧的老龄化趋势是我们要面对的新问题，2015 年我国 60 岁及以上人口已达 2.22 亿人，占总人口权重 16.15%。预计到 2025 年，60 岁以上人口将达到 3 亿人，我国将成为超老人国。同时，我国医疗事业的迅猛发展，带来老年人口平均年龄逐渐增高，以北京市为例，人均期望寿命由 2009 年的 80.47 岁上升到 2016 年底的 82.03 岁，与之相关的疾病以及慢性病管理问题更加凸显。增龄是冠心病的重要危险因素，高龄老人的冠心病发病率明显升高，且增龄带来脏器功能的衰减，放大了治疗药物的不良反应，增加冠心病的共病概率，更会导致冠状动脉病变的复杂性增加，给临床心血管内科医师带来许多新的挑战，更因新材料带动新的器械出现，推进了技术的革新，原有的技术方法有了新的进步，而更多的是将被淘汰。因此本书将为大家带来更好的应对新趋势的方略，相信读者从中获益匪浅。

　　新模式更多关注疾病的治疗模式转变，早期的医疗模式更多关注疾病本身，随着循证医学的发展，将部分目光逐渐转移到疾病的预防，提倡"大医治未病"，强调疾病危险因素的识别与管控，业已取得瞩目的成绩。但对已发病患者的接续管理重视不够，带来了大量医疗资源的下游化，冠心病的康复治疗以及后期的慢性病管理逐渐为大家所重视，本书将对冠心病的康复和慢性病管理进行专项论述，希望其略有建树。

　　推广新技术，顾名思义，本书冠之"今日"，即为强调新技术的推广和新的治疗方式的探索。从冠心病研究近年的发展来看，分子生物学研究的进展带来更多心脏标记物的出现；材料科学的进步使冠心病的介入治疗技术日新月异；药物研究的突破使得一些经典的药物和治疗方案退居二线，以抗凝治疗为例，华法林由于极好的治疗效果和复杂的剂量调整"让人欢喜让人忧"，新型口服抗凝血药的出现极大地改善了抗凝治疗的现状，给患者和临床医师更多选择。以往一些医师束手无策的疾病都有新的治疗方案，比如治疗室壁瘤的"降落伞"技术、治疗复杂冠状动脉病变的杂交技术等在本书中均有提及。

　　烦习新热点，更多与冠心病研究的新晋热点相并行。近年来医学研究领域有两个发展方向，一方面深耕本专业的基础，从细胞分子到基因研究逐步深入，更注重本专业技术的挖掘，这与"精准医疗"的理念相契合；另一方面则是提倡学科间交叉融合，不断强化不同学科之间的泛联，甚或发展出新的分支。本书中心脏肿瘤章节重点关注了肿瘤患者随着生存周期延长、更多的化疗药物应用带来相关心脏疾病发病率的增加，以往此为肿瘤学和心血管学的交叉知识，而今以此为基础衍生为心脏肿瘤学，值此不同学科的交叉融合，为后续的诊断和治疗指明了方向。

　　总之，本书以近年冠心病诊断治疗的研究进展为主要编纂取向，以"预防—治疗—康复"的冠心病治疗模式为基础，应对老龄化，推动新技术、新药品的更新应用，在精准医疗和学科交叉融合等领域提出新的努力航标。

　　本书在编著过程中得到了全国各地同仁的大力支持，一并表示衷心的感谢！

　　由于学识、经验受限，在成文过程中难免存在疏漏与不当之处，敬请读者指正，今后我们将持续关注冠心病研究的新内涵，不断更新完备此书。希冀日后读者能够给出更多偏爱和指导！谢谢！

卢长林

2023 年 2 月 3 日

目　录

第七篇　与药物治疗有关的特殊问题

第一篇
冠心病的基础知识

第1章 冠心病的流行病学

冠状动脉粥样硬化性心脏病（coronary atherosclerotic heart disease，CHD，简称冠心病）是一种严重危害人类生命和健康的首要心血管疾病。冠心病在国际疾病分类中被称为缺血性心脏病，主要表现为心绞痛、急性心肌梗死和猝死。近年来，世界各国针对冠心病从各方面进行了大量研究，发达国家死亡率开始呈现明显下降趋势，但以冠心病为首的心血管疾病仍是最重要的致死原因。而我国虽然是冠心病的低发国家，但晚近，随着经济发展带来的生活环境和生活方式的改变，以及人口老龄化的影响，冠心病的发病率和死亡率呈明显的上升趋势。冠心病已成为目前中国成人心脏病住院和死亡的第一位死因。因此，知晓冠心病流行病学知识，了解我国冠心病流行特征、影响因素及其变化趋势，有助于从宏观角度认识冠心病，确定防治冠心病目标和对象，制订冠心病的防治策略，降低冠心病的发病率和死亡率。

冠心病的流行程度可以用死亡率、发病率、病死率和患病率作为指标。其计算公式如下[1]：

$$冠心病发病率 = \frac{某人群某年（期）内冠心病新病例数}{该人群同年（期）平均人口数} \times \frac{100\,000}{10\,万} 或 1\,000‰$$

$$冠心病患病率（也称现患率或流行率） = \frac{某特定时间内现患冠心病病例数}{同期平均人口数} \times 1\,000‰ 或 \frac{100\,000}{10\,万}$$

$$冠心病死亡率 = \frac{某人群某年冠心病死亡总人数}{该人群同年平均人口数} \times \frac{100\,000}{10\,万}$$

$$冠心病病死率 = \frac{某时期冠心病死亡人数}{同时期患冠心病总人数} \times 100\% 或 1\,000‰$$

第1节 冠心病的发病率和患病率

患病率作为评价疾病频数的指标，取决于新发病例的速率和现有病例的移除数（如恢复或死亡）。冠心病一旦出现后，是无法痊愈的慢性病，单以发病率来衡量会带来一定的问题，应使用患病率来评价。而致死和非致死性急性心肌梗死、冠心病猝死和慢性冠心病死亡的急性冠心病事件（由于不稳定型心绞痛诊断较难统一）是一种以康复或死亡为终结的状态，持续时间通常为数天至数周，因此，适宜用发病率来衡量。人群中急性冠心病事件的发病率是流行病学测量冠心病危害程度的重要指标。

一个国家或地区的冠心病发病率主要通过两种方式获得[2]。一种是研究形式，由相对固定的科研团队对某人群发生的急性心血管事件进行登记并持续随访。这种方法往往缺乏政策和技术支持，无法覆盖全所有人群，也难以长期持续随访。另一种基于现有的常规信息系统，如死因监测系统和出院信息系统等。出院信息系统可以收集所有冠心病住院病例数据，但缺乏冠心病院外死亡信息，而死因监测系统理论上可以包括所有冠心病死亡信息，但不包括住院非致死性急性心肌梗死病例。随着信息化的发展，综合运用计算机和网络技术，链接整合住院、死亡等多个常规信息系统，在不少发达国家心血管疾病监测中已得到应用。通过这种新方法，可以获得冠心病的发病和死亡信息，计算冠心病的发病率、死亡率和病死率，从而全面反映冠心病的流行程度。

迄今为止，国际上覆盖范围最广、监测人群最大和监测时间最长的心血管疾病流行病学项目是世界卫生组织（WHO）多国心血管疾病决定因素及其趋势的监测（MONICA）。其主要目的是了解心血管疾病流行情况及其影响因素。数据显示，从20世纪50年代起，冠心病发病率在西方发达国家呈现明显上升趋势，在20世纪

70 年代左右达到高峰,之后开始呈明显下降趋势。英国牛津地区 MONICA 登记[3]表明,1994 年 65 岁以下人群中,心肌梗死(首发或再发)的发病率男性是 273/10 万,女性为 66/10 万,与 1966—1967 年相比,男性、女性冠心病事件发生率分别降低 33% 和 8%。在北美或北欧,冠心病的患病率在 45 ~ 54 岁男性是 2% ~ 5%,绝经前女性是 0.5% ~ 1.0%,在 65 ~ 74 岁男性增加至 11% ~ 20%,而绝经后女性患病率则上升至与男性相似的水平[4]。虽然绝经前女性冠心病发病率低于男性,但在老年女性则高于男性。男性、女性冠心病危险的差别归因于两者的主要危险因素或年龄差异。

我国全国范围的冠心病流行病学调查是 20 世纪 80 年代 MONICA 方案在中国的拓展研究(sino-MONICA),对我国 16 个省、自治区及直辖市约 500 万名居民冠心病发病率进行了监测。该研究显示[5],我国 20 世纪 80 年代后期 35 ~ 64 岁人群中急性冠心病发病率,山东省青岛市男性最高,达 109.7/10 万,安徽省滁州市最低,为 3.3/10 万,女性冠心病发病率最高的是黑龙江省和福建省福州市人群,均为 40/10 万。1984—1997 年 14 年内男性冠心病事件年龄标化发病率增加 67%,平均每年增加 2.1%,男性、女性合计增加 1.7%。

我国对急性冠心病事件进行长期持续监测仅限于 MONICA 在北京市的研究,而且北京市还采用信息数据收集系统,获得了冠心病流行情况的最新数据。采用这一方法获得的数据显示,2007—2009 年北京市 25 岁以上居民年龄标化发病率总体为 166.4/10 万,男性为 218.5/10 万,女性为 115.2/10 万,各年度急性冠心病事件发病率均随增龄而增加;3 年中北京市急性冠心病事件发病率逐年上升,其中男性和年轻人群中发病率上升最明显;与城区和近郊相比,远郊区县人群的发病率最高,且上升幅度最大[6]。

浙江省也通过对数据库的匹配和查重去重,整合慢性病监测信息管理系统,对 2010—2012 年 25 岁及以上居民急性冠心病事件进行分析[7],同样发现急性冠心病事件的人次数和发病率均逐年上升,男性高于女性,且城市高于农村,75 岁及以上老年人群是急性冠心病事件发病的高危人群,冬季为高发季节。

根据《中国心血管病报告 2015》[8],2008 年城市地区冠心病患病率为 15.9‰,农村地区为 4.8‰,与 2003 年第 3 次调查数据相比(城市 12.4‰,农村 2.0‰,合计 4.6‰)有较大幅度升高。以此为基础,根据 2010 年第 6 次人口普查数据,2008 年中国冠心病的患病人数约为 1 031.6 万人。对人群随访发现,心源性猝死发病率为 41.8/10 万,男性高于女性(44.6/10 万 *vs*. 39.0/10 万),大多数死亡发生在 65 岁以上,估计中国每年发生心源性猝死 54.4 万例。

根据相关模型预测[9],由于我国人口老龄化和主要危险因素的上升态势,2010—2030 年中国人群冠心病发病率和患病人数将显著增加,发病人数将上升至每年 250 万人以上,较 2010 年增幅达 50%。若主要危险因素的上升趋势无明显改善,2030 年,男性急性冠心病发病率可能达到 400/10 万,女性可能达到 250/10 万。

第 2 节　冠心病的死亡率

死亡率是代表疾病流行程度应用最广泛的指标。比较不同地区、人群和时间地点的人群死亡率时,需采用标准化(标化)的死亡率,最常用的是年龄标化死亡率。

国际上两位知名的疾病预测专家 Murray 和 Lopez[10]1997 年曾经预测,1990—2020 年,冠心病将为全球死亡的持续首位原因。到 2020 年,全球冠心病死亡人数将从 1990 年的 630 万例增到 1 100 万例,30 年内冠心病死亡将增加 74.6%。

我国学者 2013 年在 *Lancet* 发表研究[11]显示,1990—2010 年 20 年间全球冠心病死亡人数增加 34.9%,中国增加 120.3%;1990 年全球与中国冠心病死亡率分别为 131.3/10 万与 55.7/10 万,2010 年时分别为 105.7/10 万与 70.1/10 万,20 年间全球冠心病死亡率下降 20%,中国上升 31.6%,但 2010 年中国人群冠心病死亡率仍低于全球水平(均为年龄标化后结果)。

WHO 官方网站于 2016 年底最新公布[12],全球冠心病年死亡人数已达到 870 余万例,在 235 个单病种死因中居首位。依据 2015 年 183 个成员国上报的死亡率数据计算,冠心病年龄标化死亡率最高的国家是土库曼斯坦,男性、女性分别达 482.2/10 万和 366.2/10 万,最低的是韩国,仅为 32.3/10 万和 29.9/10 万。中国人群男性、女性冠心病年龄标化死亡率分别为 89.4/10 万和 110.5/10 万,在 183 个国家中从低到高排序,男性位于第 40 位,女性位于第 78 位;与 2008 年相比,中国人群男性、女性冠心病标化死亡率均有所上升。从表 1-1-1 可以看出,一些发展中国家冠心病死亡率已经明显高于发达国家,男性的冠心病死亡率明显高于女性。

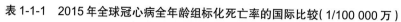

表 1-1-1 2015 年全球冠心病全年龄组标化死亡率的国际比较(1/100 000 万)

国家 / 地区	男性	女性
高死亡率国家		
土库曼斯坦	482.2	366.2
乌克兰	462.3	367.2
白俄罗斯	464.0	309.7
乌兹别克斯坦	358.1	309.7
也门	319.9	286.9
阿塞拜疆	344.6	260.7
俄罗斯联邦	375.2	247.9
塔吉克斯坦	310.5	232.5
中等死亡率国家		
塞尔维亚	134.9	107.4
苏里南	138.7	100.8
尼日利亚	103.1	136.4
尼日尔	112.6	122.7
纳米比亚	110.6	127.2
几内亚	108.1	127.4
南非	137.7	104.2
塞舌尔	140.4	95.7
低死亡率国家		
西班牙	54.2	46.5
智利	58.8	41.6
葡萄牙	50.8	45.6
以色列	52.2	42.7
肯尼亚	47.1	42.7
法国	47.7	40.2
日本	43.2	39.0
韩国	32.3	29.9

冠心病死亡率在世界不同国家和地区、不同种族存在明显分布差异,还呈现比较明显的性别和地区分布差异。冠心病死亡率随增龄明显增加,也是其流行病学特征之一。国外研究显示,35～84 岁患者占所有冠心病事件的 80% 以上,35 岁以下人群发生低于 1%,85 岁及以上患者占 40% 以上冠心病相关死亡。

在我国,冠心病死亡率男性高于女性,农村上升幅度高于城市,到 2014 年已接近城市地区;随着增龄,冠心病死亡率年上升幅度明显增加,40 岁开始明显上升,60 岁以后急剧升高,其递增趋势近于指数关系;从地域差别看,冠心病年龄标化死亡率男性、女性均为浙江省最低,黑龙江省最高,从北方到南方的地域等级差异相对清晰,北方死亡率明显高于南方。

刘明波等 [13] 对 2004—2011 年中国 35 岁以上人群冠心病死亡的分布特征和变化趋势进行分析发现,全国各类地区 35 岁以上人群冠心病标化死亡率均呈上升趋势,男性高于女性;2004—2007 年城市男性高于农村男性,2007—2011 年农村男性逐渐超过城市男性;城市女性与农村女性标化死亡率比较接近,也呈现出农村逐渐超越城市的趋势；从东、中、西部来看，中部高于东、西部，其中，中部男性标化死亡率最高，西部女性最低。2004—2011年全国和城乡男性，以及全国女性和农村女性，冠心病标化死亡率均呈上升趋势。全国男性年增长率为5.00%，女性为3.65%。从增长幅度绝对值来看，农村男性冠心病的年增长率最高，为7.09%，其次是农村女性，城市女性年上升幅度最低，为1.69%（表1-1-2）。

表1-1-2　2004年、2007年和2011年35岁以上人群不同性别和地区冠心病标化死亡率（1/10万）

	年份	城市	农村	东部	中部	西部	全国
男性	2004	176.2	164.4	159.9	214.8	128.7	168.7
	2007	187.2	186.0	184.2	239.0	131.4	186.5
	2011	204.6	236.8	201.7	274.9	187.7	223.1
女性	2004	131.7	122.2	116.3	164.3	92.4	125.6
	2007	135.4	129.0	128.8	165.9	92.4	131.5
	2011	147.9	151.5	129.0	190.2	128.2	148.7

《中国心血管病报告2015》指出[8]，2013年我国约372万人死于心血管疾病，其中因冠心病死亡人数达139.4万人；2014年中国冠心病死亡率城市为107.5/10万，农村为105.37/10万。总体来说，城市地区冠心病死亡率略高于农村地区，男性高于女性。

根据北京市2014年度卫生与人群健康状况报道[14]，2014年度北京居民心脏病死亡率为158.28/10万，占总死亡的25.4%。其中，急性心肌梗死和其他冠心病死亡占心脏病死亡的89.3%。在心脏病死亡中，男性急性心肌梗死占42.1%，女性急性心肌梗死占38.6%。预测2010—2030年，中国人群冠心病发病死亡的人数将持续增加，并可能成为死亡的首要原因[9]。

第3节　冠心病的病死率

病死率与死亡率不同，代表了某病对生命的危害程度。常用的统计数据包括住院病死率和急性期病死率。住院病死率指因某病住院的患者在住院期间死亡者的比例，分母为冠心病住院患者总数；急性期病死率指某病在发病后特定的急性期内死亡者的比例，分母为同期发病人数。

由于冠心病急性发作的首要死亡原因是由严重心肌缺血导致的心室颤动等恶性心律失常，所以很多患者在到达医院前就已经死亡，或即使到达医院也来不及抢救和住院就死于急诊室。因此，计算冠心病病死率时应包括院外死亡、急诊室死亡和住院期间死亡的病例。

最新发表的ANZACS-QI 8研究[15]显示，采用不同的冠心病事件的定义和计算方法，得到有关冠心病事件数据也有一定差别。但即使采用不同的事件定义，也有1/4的冠心病事件是致死性的，所有冠心病死亡中大约60%发生在院外，而且这60%患者既往未曾因冠心病住院诊治。

根据冠心病病死率的国际比较分析，急性冠心病事件28天病死率的平均水平（中位数），男性为49.4%，女性为51.3%。在死亡的急性冠心病事件中，男性平均83%的死亡发生在发病后的24小时，平均66%的死亡发生在院外；女性平均81%的死亡发生在发病后的24小时，平均63%的死亡发生在院外。到达医院后（包括在急诊室的死亡）的病死率为39.3%，75.2%的死亡发生在发病后的24小时内，36%的死亡发生在发病后1小时内[16]。

近20年来，随着冠心病救治水平不断提高，特别是以经皮冠状动脉介入治疗（PCI）技术为基础的急性心肌梗死再灌注治疗的普及应用，住院病死率已经明显下降。有研究对中国急性心肌梗死治疗费用效率进行了分析，发现效率最高的治疗措施是急诊直接PCI（STEMI患者），但这类措施最多使死亡率降低10%。院外死亡未有明显改善，并且在冠心病总死亡中所占比例有逐渐增加的趋势，特别是在青年人群中更有高达90%的冠

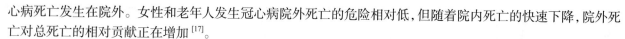

心病死亡发生在院外。女性和老年人发生冠心病院外死亡的危险相对低，但随着院内死亡的快速下降，院外死亡对总死亡的相对贡献正在增加[17]。

根据北京市的研究[18]报道，北京市急性冠心病事件院外死亡人数是院内死亡人数的2.61倍，占总急性冠心病死亡的72.28%，其中25～34岁年轻人群、远郊区县人群和教育程度较低人群的院外死亡构成比更高。

多数患者死于院外，这充分提示了冠心病一级预防及早期识别预警的重要性。所以，应该大力加强对高危人群的健康宣教，提高对冠心病危险症状的识别能力，提高院外心肺复苏的急救水平，缩短患者发病到获得救治的时间，降低或减少患者死亡率。

（赵黎佳　郭彩霞　张建军）

参 考 文 献

［1］姚凤一，王国栋．疾病的分布[M]//耿贯一．流行病学.4版．北京：人民卫生出版社，1997：7-10.

［2］赵冬．北京地区急性冠心病事件发病率研究的启示[J].中国循环杂志，2013，28(2)：83-84.

［3］VOLMINK J A，NEWTON J N，HICKS N R，et al.Coronary event and case fatality rates in an English population：results of the Oxford myocardial infarction incidence study.The Oxford Myocardial Infarction Incidence Study Group[J].Heart，1998，80(1)：40-44.

［4］FORD E S，GILES W H，CROFT J B.Prevalence of nonfatal coronary heart disease among American adults[J].Am Heart J，2000，139(3)：371-377.

［5］WU Z，YAO C，ZHAO D，et al.A collaborative study on trend and determinants in cardiovascular disease in China，Part Ⅰ：Morbidity and mortality monitoring[J].Circulation，2001，103(3)：462-468.

［6］孙佳艺，刘静，谢学勤，等.2007至2009年北京市25岁以上居民急性冠心病事件发病率的监测[J].中华心血管病杂志，2012，40(3)：194-198.

［7］武海滨，胡如英，龚巍巍，等.2010至2012年浙江省25岁及以上居民急性冠心病事件监测[J].中华心血管病杂志，2015，43(2)：179-183.

［8］国家心血管病中心．中国心血管病报告2015[M].北京：中国大百科全书出版社，2016.

［9］MORAN A，GU D，ZHAO D，et al.Future Cardiovascular Disease in China：Markov Model and Risk Factor Scenario Projections From the Coronary Heart Disease Policy Model-China[J].Circ Cardiovasc Qual Outcomes，2010，3(3)：243-252.

［10］WU Y，LIU X，LI X，et al.Estimation of 10-year risk of fatal and nonfatal ischemic cardiovascular diseases in Chinese adults[J].Circulation，2006，114(21)：2217-2225.

［11］YANG G，WANG Y，ZENG Y，et al.Rapid health transition in China，1990—2010：findings from the Global Burden of Disease Study 2010[J].Lancet，2013，381(9882)：1987-2015.

［12］World Health Organization. Summary tables of mortality estimates by cause，age and sex，by country，2000-2015[EB/OL].[2022-06-12]. http：//www.who.int.

［13］刘明波，王文，周脉耕.2004—2011年中国35岁以上人群缺血性心脏病死亡趋势与特征分析[J].中华预防医学杂志，2014，48(6)：502-506.

［14］北京市卫生和计划生育委员会.2015北京卫生和计划生育年鉴[M].北京：北京科学技术出版社，2016.

［15］GREY C，JACKSON R，SCHMIDT M，et al.One in four major ischaemic heart disease events are fatal and 60% are pre-hospital deaths：a national data-linkage study(ANZACS-QI 8)[J].Eur Heart J，2017，38(3)：172-180.

［16］赵冬，吴兆苏，王薇．北京地区1984～1997年急性冠心病事件发病率变化趋势(中国MONICA方案的研究)[J].中华心血管病杂志，2000，28(1)：14-17.

［17］DUDAS K，LAPPAS G，STEWART S，et al.Trends in out-of-hospital deaths due to coronary heart disease in Sweden(1991 to 2006)[J]. Circulation，2011，123(1)：46-52.

［18］高燕琳，苏健婷，韦再华，等.2007至2009年北京市25岁以上居民急性冠心病事件院前死亡特征分析[J].中华心血管病杂志，2012，40(3)：199-203.

第2章 冠状动脉循环及血流调节

冠状动脉循环是指供应心脏本身的血液循环。冠状动脉包括左、右冠状动脉及其分支,它们运送血液营养心肌细胞。血液流过毛细血管和静脉后回到右心房。冠状动脉为主动脉的第1对分支,其血压较高、血流速度较快、循环路径短,故冠状动脉的血液供应非常充分。冠状动脉循环的正常运转,保证了心脏实现不停地进行泵血功能,以维持全身脏器的血供需求。

第1节 冠状动脉的解剖

一、冠状动脉的解剖

冠状动脉为升主动脉的第1对分支,走行于房室沟(或冠状沟,coronary groove)内,相互吻合成斜冠状位的动脉环。左、右冠状动脉分别起源于升主动脉相应的主动脉窦。

冠状动脉窦口的形态多样,可呈圆形、卵圆形或裂隙状等。一般情况下,左冠状窦口开口于左后窦的中1/3,开口离窦底距离为 1.5~2cm,左冠状窦口外径为 0.5~0.7cm,最大可达 0.75cm;右冠状窦口开口于右前窦的中1/3,开口离窦底距离为 0.15~0.3cm。冠状动脉窦口的数目可有变异,可共干或分别起源于同一个主动脉窦,也可出现 3~4 条冠状动脉。

1. 左冠状动脉(left coronary artery) 发自主动脉左后窦,较右冠状动脉粗大,且起始处无脂肪组织覆盖。冠状动脉主干较短,走行于肺动脉后方时不易暴露,经肺动脉起始部和左心耳之间,沿冠状沟向左前方行 3~5mm 后,立即分为前降支和回旋支,40%~50% 的心脏在上述两者之间发出对角支。

左冠状动脉的分段是:第1段从起始处至发出第一分支间,往往较短,位于左心耳和肺动脉干行于冠状沟内;第2段即从三大分支开始至末梢。

在起始处除发出较小的心房支外并无其他分支,然后向前发出前室间支(或左前降支,left anterior interventricular branch),紧靠肺动脉向前下行于前室间沟内,末端常绕过心尖至膈面与后室间支吻合,有时近端的 1/3~2/3 可埋藏于浅层心肌组织中。前室间支可发出细小、少量的右心室前支(right anterior ventricular branch)供应右心室前壁,其中,在近肺动脉瓣处与右冠状动脉的动脉圆锥支吻合成 Vieussen 环,是常见的侧支循环。另外,前室间支主要发出较粗和较多的左心室前支(2~9 支)供应左心室前壁,它们常以锐角发出且几乎相互平行,并与回旋支的外侧支吻合,而在心尖处的小分支可在左心室的膈面与旋支的膈面支吻合。室间隔支(septal branch)以几乎垂直的方向进入室间隔,分布于室间隔前 2/3 区域,并与从膈面来的穿透支吻合,供应室间隔前部的右束支和一部分左束支;当前室间支绕过心尖至膈面时,同样可发出室间隔的大部分由前室间支供应。50% 以上的心肌梗死系前室间隔支闭塞所致,故将该支血管称为"猝死动脉"。当前室间支闭塞时,可发生左心室前壁和室间隔前部心肌梗死,可发生左、右束支传导阻滞[1-2]。

对角支(diagonal branch)可看成是在近端的较大的左心室前支,为 40% 以上,起源于左冠状动脉干分支处,供应左心室前壁。也被认为是左冠状动脉的主要分支之一。

回旋支(circumflex branch)是左冠状动脉主干向左行的一大分支,直径与前室间支相近,绕冠状沟左侧至心脏膈面。它的近侧端暴露较好,而远侧端则深藏于心大静脉的下方,在施行主动脉-左回旋支旁路移植手术时不易游离旋支,有时甚至须结扎心大静脉以暴露动脉。此外,二尖瓣手术时需特别避免损伤回旋支,否则会造成严重心肌缺血。约 40% 的个体在其近端可发出窦房结动脉(artery of sinoatrial node),上行有时同样绕上腔静脉的基部后方至窦房结,也分出左心房支(left atrial branch)供应左心房。几近直角发出回旋支的左缘支(left marginal branch),以外侧支和膈面支分布于左心室的外侧壁直至心尖区,以供应相应的区域。回旋支行至膈面时成为左心室后支(left posterior ventricular branch),分布于左心室膈面,与来自右冠状动脉的终末支吻合。

通常认为左冠状动脉供应左心房,左、右心室前壁,室间隔的前下 2/3 和下 1/3 区域,左心室前、侧壁和膈面,窦房结(40%)。

2. 右冠状动脉(right coronary artery) 起源于升主动脉的右前窦,在右心耳与肺动脉干根部之间进入冠状沟,绕行至房室交点处形成一倒 U 形弯曲并分成两支,其终末支与左冠状动脉进行吻合。

右冠状动脉分为 3 段:第 1 段从起始处至心右缘,第 2 段从心右缘至房室交界,第 3 段从房室交界至末梢。

右冠状动脉的第 1 分支为右圆锥动脉(right conus artery),约有 36% 的人直接起源于主动脉窦,有人称为"第 3 冠状动脉"、副冠状动脉或右冠状动脉的第 1 条心室支,其分布于肺动脉圆锥最下部和右心室上部,与左冠状动脉的同名动脉吻合成 Vieussens 环。该环是左、右冠状动脉之间的重要侧支循环通路之一[1-2]。

3. 窦房结动脉(artery of sinoatrial node) 60% 在右冠状动脉起点附近离起始端 1~2cm 内由主干发出,其余 40% 起自左冠状动脉,较为细小,初行于主动脉和右心耳尖沟内,然后在心外膜下绕过上腔静脉基底部的后方向前形成动脉襻,至终沟的上部穿过窦房结,营养窦房结并在其行程中供应右心室两侧的心房肌。

4. 右上隔动脉(right superior septal artery,RSSA) 供应房间隔,它短而细小,起源变异较大,起源部位有右冠状动脉近段、右冠状动脉窦口或直接起源于主动脉右窦,供应房间隔和室间隔上部,为潜在的侧支循环。

5. 心房前支(anterior atrial branch)和心室前支(anterior ventricular branch) 为右心缘发出的彼此相互垂直的动脉,供应右心房和右心室,它们一般相对细小,2~3 支,达不到心尖。

6. 右缘支(right marginal branch) 可认为是右侧冠状沟内一支最大的心室前支,此支较为粗大,沿心下缘左行趋向心尖,较为恒定,左、右缘支是冠状动脉造影辨识血管分支的标志之一。当其较为粗大时,也可发出部分右心室前支(right anterior ventricular branch);也可在动脉的右心缘至房室交界段间发出 2~3 条右心室后支(right posterior ventricular branch),供应右心室膈面,其大小与供应右心室前壁的右缘支成反比,有时右心室后支可直接来源于较后位和相对粗大的右缘支。在右冠状动脉行至房室交界时主要有两个方向的行程:①其中有 1~3 支后室间支(单支者多见,约 70%),仅 1 支行于后室间沟内至心尖与前室间支吻合,称为后室间动脉(posterior interventricular branch),为右冠状动脉的终支,与左冠状动脉的前室间支相吻合,它除发出分支供应左、右心室膈面外,还发出房、室间隔支(septal branch),供应房间隔和后 1/3 的室间隔;②另一方向即越过房室交界呈 U 形弯曲后向左行,在 U 形弯曲处 80%~90% 可发自房室结动脉(artery of atrioventricular node),该动脉一般行于该结背侧 1/3 或中分时,主干离开结向尾侧,以 50°~90° 成角离开其,然后穿右纤维三角;而其本干最终成为左心室后支和右旋支,分别供应左心室膈面和与左回旋支吻合[1-2]。

右冠状动脉可供应右心房、绝大部分右心室、部分左心室膈面、室间隔后 1/3 部和房间隔、窦房结(60%)和房室结(80%)。

二、传导系统的血液供应[1]

1. 窦房结支 60% 发自右冠状动脉的起始部,40% 来源于左冠状动脉回旋支,可分叉、顺行或逆行向至窦房结,也可以最近位移直接到达,分布于窦房结和心房壁。

2. 房室结支 90% 起源于右冠状动脉 U 形弯曲的顶端,少数情况可起源于左冠状动脉回旋支,分布于房室结区。

3. 结间支 可由心房支供应。约 90% 的房室结支起自右冠状动脉,故当急性心肌梗死伴房室传导阻滞时,应首先考虑右冠状动脉闭塞。

4. 左、右束支 由室间隔支供应。

三、心室壁的血液供应心壁供血

分为心外膜下层、心肌中层和心内膜下层。心室壁内动脉支以直角方向从心外膜动脉主干发出,进入心肌内的走行分布有分支型动脉和直行型动脉。心外膜下层的毛细血管直径和间距均大,但吻合丰富,易形成侧支循环;心肌中层的血管直行,毛细血管直径和间距均小,吻合相对少;心内膜下层的毛细血管较肌层血管粗,

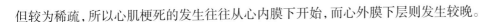

但较为稀疏,所以心肌梗死的发生往往从心内膜下开始,而心外膜下层则发生较晚。

四、冠状动脉的分布类型

左、右冠状动脉的分支及其终末,在心胸肋面的分布比较恒定,但在膈面变异较大。优势型(dominant pattern)并非指对心供血量的多少,主要指心室膈面的血管分布形式,取决于膈面血供来源,即以心脏十字交叉或称房室交界(crux of the heart)为重要解剖标志,根据哪一支冠状动脉越过这个交叉来定哪一支呈优势型,将冠状动脉的分布分为 3 型。

1. 右优势型 约 65%,即右冠状动脉供应大部分的心脏膈面(基底段),这种情况下右冠状动脉的阻塞将造成左、右心室膈面的严重缺血。

2. 均衡型 两侧心室的膈面分别由本侧的冠状动脉供血,它们的分布区域不越过房室交点和后室间沟,后降支为左或右冠状动脉末梢,或同时来自两侧冠状动脉,约 29%。

3. 左优势型 左冠状动脉除发出后降支外,还发出分支供应右室膈面的一部分,约 6%[2]。

上述分型方法主要依据冠状动脉的解剖学分布,但左心室的厚度在绝大多数情况远超过右心室,因此,从血液供应量来说,左冠状动脉永远是优势动脉。

五、与心脏供血的关系

根据冠状动脉分支的走向及分布的位置,不难推测其营养心脏的部位。

1. 右心房、右心室 由右冠状动脉供血。

2. 左心室 其血液供应 50% 来自左前降支,主要供应左心室前壁和室间隔;30% 来自左回旋支,主要供应左心室侧壁和后壁;20% 来自右冠状动脉(右优势型),供应范围包括左心室下壁、后壁和室间隔。但左优势型时这些部位由左回旋支供血,均衡型左、右冠状动脉同时供血。

3. 室间隔 前上 2/3 由左前降支供血,后下 1/3 由后降支供血。

4. 传导系统 窦房结的血液 60% 由右冠状动脉供给,40% 由左回旋支供给;房室结的血液 90% 由右冠状动脉供给,10% 由左回旋支供给;右束支及左前分支由左前降支供血,左后分支由左回旋支和右冠状动脉双重供血,所以,临床上左后分支发生传导阻滞较少见。左束支主干由左前降支和右冠状动脉多源供血。

六、冠状动脉夹角和径向文献报道[3]

左冠状动脉分叉夹角为 30° ~ 135°,不论性别,均按身高、体重标化后左前降支、左回旋支、右冠状动脉径线及截面积 95% 参考值范围分别为 1.12 ~ 2.41mm,2.06 ~ 9.22mm²;0.95 ~ 2.07mm,1.82 ~ 7.11mm²;1.24 ~ 2.70mm,2.39 ~ 11.10mm²。研究显示,冠状动脉分叉角度对冠状动脉粥样斑块的形成和分布具有重要影响,冠状动脉分叉夹角越大,分叉部位血管外侧壁的壁面剪切力越低,此处血流易由层流变为涡流或湍流,易于脂质在血管壁的沉积,从而导致动脉粥样硬化和血栓形成,而冠状动脉径向的变化在一定程度上也反映了冠状动脉粥样硬化的发展。因此,准确、客观地测量冠状动脉夹角、径向,对临床预防、诊断冠心病及提高介入手术的成功率具有重要的意义。

七、冠状血管的变异(variation)和畸形(malformation)起始部的变异[4-7]

左冠状动脉高位开口,开口于左冠状窦上方的升主动脉。左冠状动脉异位开口,开口于无冠窦与左冠窦间,走行于左心房与主动脉之间。窦口的数目也可有变异,可共干或分别起源于同一主动脉窦,也可出现 3 ~ 4 条冠状动脉。最常见的为右冠状动脉异位开口,往往有动脉圆锥支、肺动脉壁支或右心房室前支,Symmers 称这些多余的血管为副冠状动脉(accessory coronary artery)的开口,出现率约为 42%,一般不引起血流动力学异常,其临床意义在于指导临床手术治疗,避免损伤。此外,左冠状动脉的异常脉起源还有主肺动脉左后窦,其次是右后窦,较少起源于肺动脉前窦,起源于左、右肺动脉的更少见[5]。

右冠状动脉起源于左冠状动脉窦的发生率仅为 0.13% ~ 0.30%,也有右冠状动脉起源于主动脉根部左侧壁,右冠状动脉缺如较罕见,在国内和国外的大样本研究中分别占 0.022% 和 0.025%[6]。

1. 分支的变异 冠状动脉分支的变异非常多见,除表现为右、左冠状动脉优势型和均衡性分布外,极少

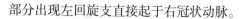

部分出现左回旋支直接起于右冠状动脉。

2. 畸形(malformation) 一支或几支冠状动脉起源于肺动脉,使心脏接受静脉血,这样的胎儿不易存活至成年。有的发生冠状动静脉瘘,即冠状动脉与右心房、右心室和肺动脉相通或冠状动脉与伴行静脉相通,形成"窃血"现象,占先天性心脏病的0.27%~0.4%,占整个冠状动脉畸形的13%[4]。这种瘘多见于右冠状动脉。

八、壁冠状动脉(parietal coronary artery)

冠状动脉主干及分支,多走行于心外膜下脂肪组织内或心外膜的深面。有时心外膜下行走的冠状动脉被浅层心肌覆盖,被心肌所掩盖的冠状动脉段称为壁冠状动脉。该动脉表面所覆盖的这部分心肌纤维称心肌桥(myocardial bridging),它的厚度、宽度和数目都不一致,出现率为60%,其中绝大多数位于前室间支、后室间支、右心室前支和对角支等,解剖结构、形态变异较大。自开展选择性冠状动脉造影以来,观察到部分患者在心脏收缩期,冠状动脉出现暂时性狭窄,被称为吮吸作用。现在认为心肌桥不只是正常解剖变异,它在收缩期对冠状动脉产生压迫,可引起壁冠状动脉管腔狭窄,可能与心源性猝死相关。晚近,国内外对心肌桥相关的临床心脏缺血事件的报道居多,备受关注。复旦大学附属中山医院的研究结果表明,心肌桥压迫可导致壁冠状动脉血流量的减少和心肌桥的厚度、紧密程度(即受压程度)和心率相关,而与心肌桥宽度、血压、基础流量不相关。同时,壁冠状动脉内皮细胞对血流剪切力增加,在扫描电镜下呈梭形状,内皮细胞表面完整,进而说明这是内皮细胞保护作用性应激,而其近段内皮细胞形态不规则和内膜易出现"虫蚀"样变化而损伤,可成为动脉粥样硬化发生的基质,其机制与局部血流动力学因素相关。

九、冠状动脉的侧支循环(collateral circulation)

冠状动脉的分支通常被认为是终动脉,在分布上无重叠,但有一定的吻合(anastomoses),其侧支循环能力较其他脏器弱。从临床研究结果看,这些吻合在急性冠状动脉阻塞时并不能及时提供足够的血供以防心肌梗死的发生,但在心肌慢性缺氧时具有重要意义。这些吻合通常包括冠状动脉末梢之间的吻合和冠状动脉与心脏外血管的交通支。

(一)冠状动脉末梢间吻合

1. 左、右冠状动脉的肺动脉圆锥支之间的吻合,构成Vieussens吻合环。

2. 右冠状动脉与回旋支的心房支的吻合。

3. 右冠状动脉的心房支与回旋支的心房支间的吻合。

4. 前、后室间隔动脉的吻合,Kugel动脉经房间隔,与供应房间隔的冠状动脉分支吻合,此动脉可起自左、右冠状动脉的分支,如左回旋支或窦房结动脉等。

5. 右冠状动脉分支间吻合(同侧吻合)有右心房前支与右心房后支的吻合、右缘支与右心室前支的吻合2种。

6. 左冠状动脉分支间吻合(同侧吻合)为前室间支和对角支的左心室前支与旋支的外侧支的吻合。

(二)壁腔吻合

血管与心脏的吻合,称为动脉心腔血管(arterio-luminal vessel),交通支的直径通常为70~222μm,激光打孔血运重建即基于此原理。此外,起源于心肌毛细血管床的一些小静脉,为壁薄而不规则的网状窦状隙,且无静脉瓣膜,直接开口于心腔,允许心腔内血液直接入心肌,故在侧支循环上起着重要的作用。

(三)心外吻合

冠状动脉分支与来自心周围的动脉支,如胸廓内动脉、心包膈动脉、前纵隔动脉、支气管动脉、食管动脉、膈下动脉和肋颈干等形成心包动脉网,通过升主动脉壁网、肺动脉壁网和心房动脉网与冠状动脉进行吻合。

十、冠状静脉的解剖

冠状循环回流主要通过2个途径,即深静脉和浅静脉系统。前者为通过心肌间小静脉网和窦状间隙,回流血液直接进入心脏。大部分经过心外膜下的静脉网向冠状窦回流。

心脏的浅静脉主要回流至冠状窦(coronary sinus),部分可通过小静脉回流至右心房,在心肌内的深静脉血可直接注入房室内,故在浅静脉血受阻时静脉血液可由心肌的深静脉回流至心脏而不致造成淤滞。冠状窦位于冠状沟后部,其左端接受前室间静脉(或心大静脉),右端接受后室间静脉(或心中静脉)和心小静脉,左心室后静脉和左缘支直接开口于冠状窦。

心大静脉(great cardiac vein)是冠状窦的主要属支,起源于心尖,沿前纵沟与前室间支伴行上升,在冠状沟内转向左侧与旋支同行,其主要收集左冠状动脉所供应区域的血液。心中静脉(middle cardiac vein)在膈面的后室间沟内与后室间动脉伴行,引流左室后壁、右室后壁、室间隔后部及心尖和部分心室前壁的回血。而心小静脉(small cardiac vein)位于右侧的冠状沟内,两者主要收集右冠状动脉所供应区域的血液。左心房斜静脉(oblique vein of the left, Marshall vein)行于左心房后壁,相对小而不重要,可与心大静脉汇合或直接汇入冠状窦,它是上腔静脉的遗迹,可作为冠状窦起始的标志。一些小的心前静脉(anterior cardiac vein)起源于右心室前壁,通常跨过右冠状沟直接汇入右心房或心小静脉。心最小静脉(smallest cardiac vein, Thebesian vein)是起源于心肌毛细血管床的一些小静脉,直接开口于心腔,它们可呈壁薄而不规则的窦状隙并连接成网状结构,且无静脉瓣膜,允许心腔内的血液直接入心肌,故在侧支循环上起着重要作用,右侧明显多于左侧。

第2节 冠状动脉的血流调控

一、冠状动脉循环的解剖特点

心肌的血液供应来自左、右冠状动脉。冠状动脉的主干走行于心脏的表面,其小分支常以垂直于心脏表面的方向穿入心肌,并在心内膜下层分支成网。这种分支方式使冠状动脉在心肌收缩时容易被挤压致血流量减少,甚至血流中断。左、右冠状动脉及其分支的走向有多种变异。在多数人中,左冠状动脉主要供应左心室的前部,右冠状动脉主要供应左心室的后部和右心室。左冠状动脉的血流流经毛细血管和静脉后,主要经由冠状窦回流入右心房,而右冠状动脉的血液则主要经较细的心前静脉回流入右心室。另外,还有一小部分冠状动脉血液可通过心最小静脉直接流入左、右心房和心室。

心肌组织的毛细血管网分布极其丰富。毛细血管数和心肌纤维数的比例为1:1。在心肌横截面上,每平方毫米面积内有2 500~3 000根毛细血管。因此,心肌和冠状动脉血液之间的物质交换可很快进行。当心肌纤维发生代偿性肥厚时,心肌纤维直径增大,但毛细血管数量并无相应增加,故肥厚心肌较易发生缺氧,冠状动脉同一分支的近、远端或不同分支间有侧支相互吻合。在人类,这种吻合支在心内膜下较多,而心外膜下甚少。正常心脏的冠状动脉侧支较细小,血流量很少。因此,当冠状动脉突然阻塞时,侧支循环不能很快地建立,常导致心肌梗死。若某一冠状动脉的血流逐渐减少,则上述吻合支可于数周内逐渐扩大,使血流量增加,从而建立新的有效侧支循环,起代偿作用。这是冠心病的一种重要代偿机制。但是侧支循环的建立需要一定的时间,较大的冠状动脉分支突然闭塞,往往可致严重心肌缺血,甚至危及生命。

二、冠状动脉血流调控特点

1. **自身血流丰富** 在安静状态下,人冠状动脉血流量为每100g心肌每分钟60~80ml。中等体重的人,总的冠状动脉血流量为225ml/min,占心排出量的4%~5%。冠状动脉血流量的多少主要取决于心肌的活力,故左心室单位克重心肌组织的血流量大于右心室。当心肌活动加强,冠状动脉血流量相应增加,冠状动脉达到最大舒张状态时,冠状动脉血流量可增加到每100g心肌每分钟300~400ml,为安静状态冠状动脉血流的5倍[8]。

2. **随心肌收缩呈时相性变化** 由于冠状动脉的大部分分支深植心肌内,故心肌周期性的收缩与舒张将直接影响冠状动脉循环的血流阻力和血流量。在左心室等容收缩期,由于心肌收缩对血管壁的强烈压迫,而主动脉血压尚未升高,左心室的冠状动脉血流急剧减少,甚至发生倒流。在快速射血期,主动脉压升高,冠状动脉血压也随着升高,冠状动脉血流量增加。到慢速射血期,血压下降而挤压作用仍存在,冠状动脉血流量再下降。心肌舒张时,对冠状动脉的压迫解除,故冠状动脉血流的阻力显著减小,血流量增加。在等容舒张期,心肌对冠状动脉的挤压作用解除,冠状动脉血流量突然增加,在舒张期的早期达到最高峰,然后逐渐回降。此后,随主动脉压的下降,冠状动脉血流量又逐渐减少。在左心室深层,心肌收缩对冠状动脉血流的影响更明显。左心室收缩时对冠状动脉血流也可产生一定影响,但并不显著。一般认为,左心室在收缩期血流量只有舒张期的 20%～30%。当心肌收缩加强时,心缩期血流量所占的比例更小。由此可见,动脉舒张压的高低和心脏舒张期的长短是影响冠状动脉血流量的重要因素。体循环外周阻力增大时,动脉舒张压升高,冠状动脉血流量增多。心率加快时,由于心动周期的缩短主要是心脏舒张期缩短,故冠状动脉血流量减少。右心室冠状动脉血流量也经历类似变化,只是由于右心室肌肉比较薄弱,收缩力量较弱,对冠状动脉的挤压作用较小,右冠状动脉血流量的增减程度比左冠状动脉小得多。在安静情况下,右心室收缩期的血流量和舒张期的血流量相差不多,或甚至多于后者。因此,冠状动脉血流量的多少取决于主动脉压高低和舒张期长短。

3. 灌注压高,血流速率快,行程短 冠状动脉循环的血液起始于血压最高的主动脉根部,终止于体循环血压最低的冠状窦,故冠状动脉循环压差高;加上血流路途短,并能直接流入较小的血管分支中,故血流速度快。血流从主动脉根部起,经全部冠状血管到右心房仅需几秒。

4. 冠状循环的动 - 静脉氧差较大 静息状态下,心肌的耗氧量为 27ml/min,占全身耗氧量 12%,安静时心肌血流量占总心排出量 5%,因此,心肌从血液中摄取的氧较多,100ml 冠状动脉血与冠状窦血之间的氧差为 5～15ml。

三、冠状动脉血流量的调控

调控冠状动脉血流量的因素主要有物理因素、代谢因素、神经体液因素和自身调控等。对冠状动脉血流量进行调控的多种因素中,最重要的是心肌本身的代谢水平。交感和副交感神经也支配冠状动脉平滑肌,但它们的调控作用相对次要。

(一)心肌代谢水平对冠状动脉血流量的影响

有氧代谢几乎是心肌收缩的唯一能量来源。心肌因连续不断地进行舒缩,故耗氧量较大,摄氧率高,即使在人体处于安静状态,动脉血流经心脏后,其中 65%～75% 的氧被摄取。因此,心脏的动脉血和静脉血含氧量相差很大,提高心肌从血中摄取氧的潜力很小。在肌肉运动、精神紧张时,心肌代谢活动显著增强,耗氧量也随之增加,需氧量相应增加。此时,机体主要是通过冠状动脉舒张,即增加冠状动脉血流量来满足心肌对氧的需求。实验证明,冠状动脉血流量和心肌代谢水平成正比。在无神经支配和循环激素的情况下,这种关系仍存在。目前认为,心肌代谢增强引起冠状动脉舒张的原因并非低氧本身,而是由于某些心肌代谢产物的增加,如腺苷、二氧化碳、氢离子等浓度的升高。在各种代谢产物中,腺苷的作用最重要。当心肌代谢增强而使局部组织中氧分压降低时,心肌细胞中的 ATP 加速分解为 ADP 和 AMP。在冠状动脉周围的间质细胞中有 5'- 核苷酸酶,生成的 AMP 在 5'- 核苷酸酶的作用下,生成腺苷并释放作用于冠状动脉。腺苷具有强烈的舒血管作用,可使冠状动脉血流量明显增加。腺苷生成后,数秒内几倍破坏,因此,不会引起其他器官的血管舒张[8]。心肌的其他代谢产物如 H^+、CO_2、乳酸等,虽能扩张冠状动脉,但作用较弱。此外,缓激肽和 PGE 等体液因子也能扩张冠状动脉。

(二)物理因素

决定冠状动脉血流量的物理因素主要是冠状动脉血管床的阻力和冠状动脉的有效灌注压。

1. 冠状动脉血管床的阻力 正常情况下,血管长度及血液黏滞度变化较小,可忽略不计,冠状动脉阻力主要由血管直径决定,冠状动脉血流量与阻力血管半径的 4 次方成正比。因此,冠状动脉的直径是冠状动脉血流量的决定性因素,冠状动脉的直径不仅受冠状动脉平滑肌舒缩调节,还受血管外心肌收缩对冠状动脉的挤压作用。在 1 个心动周期中,心肌节律性舒缩对冠状动脉的阻力影响很大。左心室在收缩期形成的冠状动脉阻力大于舒张期的冠状动脉阻力,加之舒张期长于收缩期,故左心室舒张时冠状动脉血流量大,而收缩期的冠状动脉血流量则大大减少。右心室壁薄,收缩时产生的张力小,对冠状动脉的挤压程度小,故右心室收缩时对冠状动脉血流量的影响不及左心室。

2. 冠状动脉的有效灌注压 是指冠状动脉流入端与流出端之间的压力差,即主动脉压与右心房的压力差。因此,冠状动脉的有效灌注压是推动冠状动脉血流的动力。当有效灌注压波动在 8～24kPa(60～180mmHg)范围内,冠状动脉血流量仍保持相对恒定。若灌注压低于这个范围,冠状动脉会发生最大限度地扩张,以防止冠状动脉血流量的减少;若灌注压超过这个范围,血管内压可大于血管平滑肌的收缩力,使血管充胀,冠状动脉血流量增多。

3. 神经调节　冠状动脉受迷走神经和交感神经双重支配。心交感神经对冠状动脉的直接作用是使冠状动脉收缩。刺激心交感神经时，可激活冠状动脉平滑肌的 α 肾上腺素能受体，使血管收缩。但交感神经兴奋同时又激活心肌的 β 肾上腺素能受体，使心率增快，心肌收缩增强，心肌耗氧量增加，从而使冠状动脉舒张，冠状动脉血流量增加。给予 β 肾上腺素能受体拮抗剂后，刺激交感神经只表现出直接的冠状动脉收缩反应。冠状动脉平滑肌上也有 β 肾上腺素能受体，后者被激活，引起冠状动脉舒张。交感神经兴奋对冠状动脉 β 肾上腺素能受体的激动一般不明显。一些药物如异丙肾上腺素，对冠状动脉 β 肾上腺素能受体作用明显。迷走神经对冠状动脉的直接作用是冠状动脉舒张。但迷走神经兴奋时，使心率减慢，心肌代谢率减低，这些因素可以抵消迷走神经对冠状动脉的直接舒张血管作用，使冠状动脉收缩，冠状动脉血流量减少。动物实验中，如果心率保持不变，则刺激迷走神经，引起冠状动脉舒张。

总之，整体条件下，冠状动脉血流量主要由心肌本身的代谢水平来调控。神经体液因素对冠状动脉血流的影响在很短时间内即被心肌代谢改变所引起的血流变化所掩盖。

4. 体液因素　肾上腺素和去甲肾上腺素可通过增强心肌的代谢水平和耗氧量使冠状动脉血流量增加；也可直接作用于冠状动脉血管的 α 或 β 肾上腺素能受体，引起冠状动脉收缩与舒张。甲状腺素增多时，心肌代谢增强，耗氧量增加，冠状动脉舒张，冠状动脉血流量增多。大剂量血管升压素可使冠状动脉收缩，冠状动脉血流量减少。血管升压素、血管紧张素 Ⅱ 可使冠状动脉收缩，血流量减少。PGI_2 具有扩张冠状动脉的作用，而引起冠状动脉收缩的主要是血栓素 A_2。冠状动脉内皮细胞可合成 PGI_2，而在心肌缺血时 PGI_2 的合成和释放增加，从而扩张冠状动脉，这也是冠状动脉血流量一种重要的调控机制。

（田俊萍　郭彩霞）

参 考 文 献

[1] 王克强. 心脏解剖学 [M]// 陈灏珠. 实用心脏病学 .4 版. 上海：上海科学技术出版社，2007：31-35.

[2] 朱清於. 冠脉循环 [M]// 陈在嘉，高润霖. 冠心病. 北京：人民卫生出版社，2003：3-14.

[3] 任向杰，李彩英，刘晓伟，等. 采用 256 层螺旋计算机断层摄影术对冠状动脉分支夹角及径线正常值的定量研究 [J]. 中国循环杂志，2014，29（6）：424-427.

[4] 崔书君，杨飞，朱月香，等. 多排螺旋冠状动脉血管造影对老年先天性冠状动脉变异的诊断价值 [J]. 中国老年学杂志，2014，34（2）：1101-1102.

[5] 张辉，程沛，金戈，等. 左冠状动脉起源于右肺动脉合并冠状动脉壁内走行的外科治疗 [J]. 中国医药，2016，11（2）：169-172.

[6] 甄珍，袁越. 儿童右冠状动脉畸形 8 例临床分析 [J]. 中华实用儿科杂志，2016，31（10）：773-775.

[7] 顾玲玲，刘士远，于红，等. 先天性冠状动脉变异的 256 层螺旋 CT 诊断 [J]. 实用放射学杂志，2013，29（8）：1234-1237.

[8] 刘远谋，姚泰. 冠脉循环 [M]// 姚泰. 生理学 .5 版. 北京：人民卫生出版社，2001：129-131.

第3章 动脉粥样硬化的病理生理学

动脉粥样硬化（atherosclerosis）是动脉硬化中常见且最重要的类型，是危害人类健康的一种常见病。始发于儿童时期并持续进展，通常在中老年出现临床症状，已成为我国人群的主要死亡原因。这是多重危险因素共同作用的结果，其特点是受累动脉的病变从内膜开始，先后有多重病变复合并存，包括局部脂质和复合糖类积聚、出血和血栓形成，纤维组织增生和钙盐沉积，并有动脉中层的逐渐退化和钙化。由于在动脉内膜积聚的脂质外观呈黄色粥样，故称为动脉粥样硬化，简称"动脉硬化"。动脉粥样硬化主要累及大动脉（弹力型动脉，如主动脉及其1级分支）和中等动脉（弹力肌型动脉，如冠状动脉、脑动脉等），使动脉壁变硬，管腔狭窄，中膜弹性减弱，并可导致严重的并发症，包括冠心病、心肌梗死、脑卒中和四肢坏疽等。

第1节 正常动脉壁的主要结构与功能

正常动脉壁从形态上可分为三层，即内膜、中膜及外膜。

一、内膜 [1]

内膜位于动脉腔内，包括连续的单层内皮细胞与其下一层断续的弹力纤维，即内弹力膜。在内皮细胞与内弹力膜之间有细胞外基质和平滑肌细胞。随着增龄，细胞外基质和平滑肌细胞逐渐增多，内膜增厚。动脉内膜不仅为循环血液与动脉壁间的屏障，而且其中的内皮细胞的代谢相当活跃，参与血液 - 血管壁的许多重要生理功能，如凝血、纤溶、血小板黏附与聚集、白细胞黏附与迁移，以及通过其合成与分泌的多肽、糖蛋白等调节动脉壁平滑肌细胞的功能。

内膜与动脉粥样硬化密切相关的功能：

1. 在动脉腔表面形成"非血栓表面"。内膜上的硫酸乙酰肝素蛋白聚糖（HSPG）能与抗凝血酶Ⅲ结合而增加后者的抗凝血酶作用。内皮细胞表面的血小板结合蛋白与凝血酶结合后，激活蛋白C；后者再与内皮细胞合成的蛋白S形成复合物，灭活血液中的某些凝血因子，从而防止血小板、单核细胞等在血管腔表面黏附或促血栓形成。内皮细胞合成的前列环素（PGI_2）有抑制血小板聚集及扩张血管的作用。

2. 合成和分泌与凝血有关的因子。例如Ⅷ因子复合物介导血小板黏附于内膜损伤处，参与止血作用。

3. 合成和分泌纤溶酶原激活剂及其抑制物。前者可使纤溶酶原激活为纤溶酶，发挥纤溶作用；后者则为抑制作用。

4. 合成和分泌血管舒张因子（如一氧化氮、前列环素）和血管收缩因子（如内皮素1、血管紧张素Ⅱ），以调节平滑肌细胞的舒缩功能，从而维持动脉的张力。

5. 合成多种细胞因子（如白介素1、白介素6、白介素8、单核细胞趋化蛋白）和生长调节因子（如血小板源生长因子、胰岛素样生长因子、转化生长因子 β）。

6. 形成通透屏障，调节血液和组织间物质的转运或交换。

7. 某些血管活性物质的激活或灭活。例如内皮细胞膜上有血管紧张素Ⅰ转换酶，能使血管紧张素Ⅰ转换为具有强力缩血管作用的血管紧张素Ⅱ。

8. 有多种物质的受体，以介导其生物活性。

9. 参与脂蛋白代谢，有脂蛋白脂肪酶及脂蛋白受体，内皮细胞能氧化修饰脂蛋白。

二、中膜

中膜位于动脉壁中层，几乎全由斜行的平滑肌细胞构成，并有数量不等的胶原、弹力纤维和糖蛋白等环绕平滑肌细胞。在肌型动脉，由平滑肌细胞和外弹力膜组成；在弹力型动脉，则除平滑肌细胞外，尚有大量弹性蛋白和其他细胞外基质。

三、外膜

外膜为动脉壁的最外层，有成纤维细胞和平滑肌细胞疏松地散存于胶原与细胞外基质中。外膜和中膜间还分隔着一层不连续的外弹力板。

四、细胞外基质

动脉壁的主要细胞外基质为胶原、弹性蛋白、非胶原糖蛋白及蛋白聚糖。每一种成分均为难溶的蛋白类大分子。细胞外基质对细胞的正常发育、迁移、增殖等均具有重要的生物活性。

第 2 节　动脉粥样硬化的病因与发病机制

一、危险因素[1]

动脉粥样硬化的病因至今尚未完全清楚，大量研究表明，本病是多重因素作用于不同环节所致。因此，这些因素称为危险因素（risk factor）。这些危险因素被认为与动脉粥样硬化发病密切相关。主要的危险因素为：

1. **年龄和性别**　病理研究显示，动脉粥样硬化从婴儿期即开始的缓慢发展的过程，其检出率和病变程度的严重性随增龄而增高。40 岁以上的中老年人较为多见，49 岁以后进展加快，但在青年人亦可早发病。本病多见于男性，男性冠心病的死亡率为女性的 2～3 倍。此外，男性较女性发病年龄平均早 10 岁。与同龄组男性相比，女性在绝经期前冠状动脉粥样硬化的发病率较低，其 HDL 水平高于男性，LDL 水平低于男性。但在绝经期后发病率迅速增加，可能由于雌激素具有改善血管内皮功能、降低血胆固醇水平的作用。年龄和性别属于不可改变的危险因素。

2. **血脂代谢异常**　血脂代谢异常是动脉粥样硬化最重要的危险因素，是指循环血液中的脂质或脂蛋白颗粒群的组分浓度发生异常，可由基因和 / 或环境因素引发，使循环血浆中脂蛋白的合成，分解和清除发生改变。血脂在血液循环中以脂蛋白的形式转运。根据脂质含量及载脂蛋白的颗粒群的不同，可将脂蛋白分为乳糜微粒（CM）、极低密度脂蛋白（very low density lipoprotein，VLDL）、中间密度脂蛋白（intermediate density lipoprotein，IDL）、低密度脂蛋白（low density lipoprotein，LDL）及高密度脂蛋白（high density lipoprotein，HDL）等。总胆固醇（total cholesterol，TC）、LDL 或 VLDL 增高，相应的载脂蛋白 B（apoprotein B，ApoB）增高；HDL 减低，载脂蛋白 A（apoprotein A，ApoA）降低，均被认为是危险因素。此外，脂蛋白（a）[lipoprotein（a），Lp（a）] 是一种变异型 LDL，Lp（a）在血浆中的浓度与动脉粥样硬化的发病率呈正相关。实验证明，高胆固醇血症可促进动脉粥样硬化斑块的形成和发展。流行病学资料表明，动脉粥样硬化的严重程度与血浆胆固醇水平呈线性相关，血浆胆固醇水平与冠心病的死亡率及其危险程度呈正相关。有效控制血浆胆固醇水平，可以减少动脉粥样硬化斑块的形成与发展，可预防动脉粥样硬化的发生。应用 3- 羟甲基戊二酰辅酶 A（HMG-CoA）还原酶抑制剂降低胆固醇，可降低心脑血管事件风险约 30%。调脂治疗还可使部分粥样硬化病灶减轻或消退。高甘油三酯（TG）血症在动脉粥样硬化发生中的作用复杂，尚不清楚是否有独立于其他血脂代谢异常之外的作用。

3. **高血压**　高血压促进动脉粥样硬化发生的机制尚不十分清楚。据统计，高血压患者与同年龄、同性别的无高血压患者相比，动脉粥样硬化发生较早，病变较重。高血压时，血流对血管壁的机械性剪切力和冲击作用较强，直接影响动脉内膜结缔组织代谢；高血压可引起血管内皮损伤和功能障碍，使内膜对脂质的通透性增加；高血压通过血管紧张素 Ⅱ 介导的致动脉粥样硬化，如促炎细胞因子、致血栓因子等导致血管炎症。这些因素导致血管内皮损伤，从而造成脂蛋白渗入内膜增多、血小板和单核细胞黏附、中膜平滑肌细胞迁移至内膜等变化，促进动脉粥样硬化的发生与发展。高血压患者较血压正常者高 3～4 倍，收缩压和舒张压增高均与本病

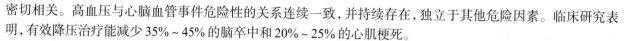

密切相关。高血压与心脑血管事件危险性的关系连续一致,并持续存在,独立于其他危险因素。临床研究表明,有效降压治疗能减少35%~45%的脑卒中和20%~25%的心肌梗死。

4. 吸烟　晚近研究提示,大量吸烟可导致血管内皮细胞损伤和血中一氧化碳浓度升高,引发碳氧血红蛋白增多。血中一氧化碳浓度升高可刺激内皮细胞释放生长因子,如血小板源性生长因子,促使中膜平滑肌细胞向内膜迁移并增生,参与动脉粥样硬化的发生、发展。吸烟包括被动吸烟,可增加LDL-C并使LDL-C易于氧化,降低HDL-C,并使血小板反应性增强,促使血小板聚集,血中儿茶酚胺浓度升高,促进血管收缩。吸烟者与不吸烟者比较,动脉硬化的发病率和病死率增高2~6倍,且与每日吸烟量成正比。对于有其他危险因素的患者来说,吸烟对冠心病的死亡率和致残率有相加作用。

5. 糖尿病　糖尿病是动脉粥样硬化的重要危险因素。糖尿病患者血中TG、VLDL水平明显升高,而HDL水平降低,与动脉粥样硬化和冠心病关系极为密切。高血糖可致LDL-C糖基化和高甘油三酯血症,易于产生sd-LDL并被氧化,有利于LDL-C促进血单核细胞进入动脉内膜而转化为泡沫细胞,糖尿病高血糖时的氧化应激反应增强,直接损伤血管内皮细胞,并加速动脉粥样硬化形成。血中胰岛素水平越高,HDL-C含量越低,冠心病的发病率和死亡率就越高。糖尿病患者中不仅动脉硬化的发病率较非糖尿病者高出数倍,而且动脉硬化病变的发生更早、更常见。大血管并发症也是糖尿病患者的主要死亡原因。冠心病、脑血管疾病和周围血管疾病在成年糖尿病患者的死亡原因中占75%~80%。

6. 遗传因素及早发动脉粥样硬化家族史　动脉粥样硬化有家族聚集发生的倾向,家族史是较强的独立危险因素。家族性高胆固醇血症和家族性脂蛋白酶缺乏症患者动脉粥样硬化的发生率显著高于对照组。LDL-C受体的基因突变可引起家族性高胆固醇血症。家族中男性年龄<55岁、女性年龄<65岁时患本病者,其近亲得病的机会可5倍于无此情况的家族。阳性家族史伴随的危险性增加,可能是基因对其他易患因素介导而起作用,如肥胖、高血压、糖尿病、血脂代谢异常等。

7. 其他危险因素　其他危险因素包括:①肥胖,以腹部脂肪过多为特征的腹型肥胖罹患冠心病的危险性较大;②运动不足,体力活动减少、从事中等强度体育活动者,冠心病死亡率比活动少的人降低1/3;③不良饮食方式,如常进较高热量、含较多动物性脂肪、胆固醇、糖和盐的食物者;④高同型半胱氨酸血症和高尿酸血症;⑤血中纤维蛋白原及一些凝血因子活性增高;⑥某些细菌、病毒、支原体甚至衣原体等感染与动脉粥样硬化发生有关。此外,近年提出肥胖与血脂代谢异常、高血压、糖尿病和糖耐量异常同时存在时称为"代谢综合征",被认为是动脉硬化的重要危险因素。代谢综合征的直接后果是导致严重心血管事件的发生,并造成死亡。

二、发病机制

经历近1个世纪的研究,关于动脉硬化的发病机制,曾有多种学说从不同角度来解释,包括脂质浸润学说、血栓形成学说、平滑肌细胞克隆学说、内皮损伤反应学说、慢性炎症学说、内膜细胞群和新内膜形成学说以及血流动力学说等。但任何一种学说均不能单独而全面地解读动脉粥样硬化的发病机制,说明动脉硬化的发病机制是复杂的,更是多机制的。

最早提出的脂质浸润学说认为,血中增高的脂质,包括LDL-C、VLDL-C等侵入动脉壁内,堆积在平滑肌细胞、胶原和弹性纤维之间,引起平滑肌细胞的增生,与来自血液的单核细胞吞噬大量脂质成为泡沫细胞,并释放出胆固醇和胆固醇酯;LDL-C还和动脉壁的蛋白多糖结合,产生不溶性沉淀,均可刺激纤维组织异常增生,使动脉壁增厚和硬化,继而引发结缔组织发生坏死,所有这些成分共同组成动脉粥样斑块内涵。

血栓形成学说强调血小板活化因子增多,使血小板黏附和聚集在内膜上,释放血栓素A_2、血小板源生长因子、成纤维细胞生长因子、第Ⅷ因子、血小板第4因子、纤溶酶原激活剂抑制物等,促使内皮细胞损伤、LDL-C浸润、单核细胞聚集、平滑肌细胞增生迁移、成纤维细胞增生、血管收缩和纤溶受抑制等,均有利于动脉粥样硬化形成。

平滑肌细胞克隆学说强调平滑肌细胞的单克隆性增殖,使之不断增生并吞噬脂质颗粒群,形成动脉粥样硬化。平滑肌细胞是一种多潜能的细胞,是动脉粥样硬化病变中最重要的组分。平滑肌细胞的迁移和增殖是动脉粥样硬化的成因之一,故平滑肌成分越多,血管对粥样硬化性损伤的反应越活跃。血小板释放平滑肌细胞增殖因子,诱导平滑肌细胞迁移,激活成纤维细胞膜表面的LDL-C受体,增加脂质在病变内的积聚,从而加速动脉粥样硬化的进展。

慢性炎症学说认为动脉粥样硬化是血管壁的慢性炎症反应,也是动脉硬化发生、发展过程中的关键因素,不仅参与动脉粥样硬化病变的形成过程,而且引发血栓形成,斑块浸润、破裂等并发症。慢性促炎因素可通过慢性炎症过程导致内皮细胞损伤,内皮功能障碍致使 LDL-C 和炎症细胞进入血管内皮下,形成泡沫细胞和动脉粥样硬化。

晚近多数学者支持"内皮损伤反应学说"。此学说的关键是,认为内皮细胞的损伤是发生动脉粥样硬化的始动因素,各种主要危险因素最终均损伤动脉内膜,从而引发粥样硬化斑块的形成,此为动脉对内膜损伤的炎症 - 纤维增生性反应的后果。动脉内皮损伤后可表现为复合的功能紊乱,如内皮的渗透屏障作用发生改建,血管渗透性增加;内皮表面抗血栓形成的特征发生改变,促凝性因子增加;内皮来源的血管收缩因子和舒张因子的平衡紊乱,血管易发生痉挛。正常情况下,内皮细胞维持内膜表面的连贯性和低应激状态,对维持内皮自身的稳态非常重要。一旦内皮应激加速,有可能导致内皮功能发生一系列重建,包括由内皮细胞合成和分泌的递质,如血管活性物质、脂解酶和生长因子的变化等。因此,内皮损伤可引发内皮细胞功能的改建,进而引起严重的细胞间相互作用,并逐渐形成动脉粥样硬化病变。

在长期高脂血症的情况下,增高的脂蛋白中主要是氧化修饰的低密度脂蛋白和胆固醇对动脉内膜造成功能性损伤,使内皮细胞和白细胞(单核细胞和淋巴细胞)表面特性发生改建,黏附炎症因子表达增加。单核细胞黏附在内皮细胞上的数量增多,通过趋化因子吸引作用,从内皮细胞之间迁移进入内膜下转化成为具有清道夫作用的巨噬细胞,通过清道夫受体吞噬脂质,主要为内皮下大量沉积的氧化 LDL-C,巨噬细胞吞噬大量脂质颗粒后转变为泡沫细胞,形成最早的粥样硬化病变脂质条纹,巨噬细胞在内膜下聚集,导致内膜发生进一步改建。

正常情况下,巨噬细胞合成和分泌的大量细胞因子能杀灭吞入的微生物和灭活的毒性物质。而在异常的情况下,巨噬细胞能氧化 LDL-C,形成过氧化物和超过氧化离子,这些递质能进一步损伤覆盖在其上方的内皮细胞。此外,巨噬细胞还能合成和分泌至少 6 种细胞因子,如血小板源生长因子、成纤维细胞生长因子、内皮细胞生长因子样因子和 TGF-β。血小板源生长因子是一种有力的促平滑肌细胞有丝分裂的物质,在某些情况下,成纤维细胞生长因子有类似作用。TGF-β 不仅是结缔组织合成的强刺激剂,也是迄今为止所发现的最强的平滑肌增殖抑制剂。大多数细胞能合成 TGF-β,但其最丰富的来源为血小板和活化的巨噬细胞,细胞分泌的 TGF-β 大多呈无活性状态,在 pH 降低或蛋白质水解分裂后才有活性。增生抑制剂如 TGF-β 和增生刺激剂如血小板源生长因子之间的平衡,决定了平滑肌的增生情况及随之而来的粥样硬化病变。因此,泡沫细胞分泌生长因子趋化吸引平滑肌细胞向内膜迁移,导致内膜下纤维肌性增生病变。巨噬细胞在粥样硬化形成过程中对诱发和维持平滑肌细胞增生起关键作用。在诸多细胞因子的协同作用下,强烈刺激成纤维细胞的迁移和增生,也可能刺激平滑肌细胞的迁移和增生,并刺激这些细胞形成新的结缔组织,促使脂肪条纹演变为纤维脂肪病变,再发展为纤维斑块。

另外,斑块富含淋巴细胞提示炎症和免疫应答在动脉粥样硬化的发生、发展过程中起关键作用。如反复出现内皮细胞损伤与巨噬细胞积聚和刺激的循环过程中,可持续导致粥样硬化病变进展。在血流动力学发生改建的情况下,如血压增高、血管局部狭窄所产生的湍流和剪切力的变化等,使动脉内膜内皮细胞间的连续性中断,内皮细胞回缩,从而凸显暴露内膜下的组织。此时血小板活化因子(PAF)激活血液中的血小板,使之黏附、聚集于内膜上,形成附壁血栓。血小板还可释放出诸多细胞因子,这些因子进入动脉壁内,也对促发粥样硬化病变中平滑肌细胞的增生起重要作用。

第 3 节　动脉粥样硬化的病理变化

一、基本病理变化 [2-3]

动脉粥样硬化的病理变化主要累及体循环系统的大型肌弹力型动脉(如主动脉、颈动脉)和中型肌弹力型动脉(以冠状动脉和脑动脉罹患居多,肢体各动脉、肾动脉和肠系膜动脉次之,下肢多于上肢),而肺循环动脉极少受累。体循环的桡动脉和乳内动脉分支少,也极少受累。最早出现病变的部位多在主动脉后壁及肋间动脉开口等血管分支处,因为这些部位血压较高,管壁承受血流的冲击力较大,故病变也较明显。动脉粥样硬化的基本病变是在动脉内膜内形成粥样斑块,主要有 3 种成分:①细胞,包括平滑肌细胞、巨噬细胞和 T 淋巴细胞；②细胞外基质，包括胶原、弹性纤维和蛋白多糖；③细胞内和细胞外脂质。这3种成分的含量和分布随斑块的变化有所差异。发生动脉粥样硬化时，动脉壁相继出现脂质斑和脂质条纹、粥样和纤维粥样斑块、复合病变3种类型的变化。

1. 脂纹 脂纹是动脉粥样硬化肉眼可见的最早病变。脂纹最早出现于儿童期，但并非均发展为纤维斑块，是一种可逆性病变。肉眼为点状或条纹状黄色不隆起或微隆起于内膜的病灶，常见于主动脉后壁及其分支出口。光镜下，病灶处的内膜下有大量泡沫细胞聚集。

2. 纤维斑块 脂纹进一步发展，则可演变为纤维斑块。肉眼为内膜面散在不规则表面隆起的斑块，颜色从浅黄或灰黄色变为陶瓷白。光镜下可见病灶表层为大量胶原纤维，胶原纤维可发生玻璃样变。平滑肌细胞增生并分泌大量细胞外基质，脂质逐渐被深植在肌层。斑块表面为大量平滑肌细胞和细胞外基质所组成的厚薄不一的纤维帽。在纤维帽下可见数量不等的泡沫细胞、平滑肌细胞、细胞外基质和炎症细胞。

3. 粥样斑块 又称"粥瘤"，由纤维斑块深层细胞的坏死发展而来，是动脉粥样硬化的典型病变。肉眼可见内膜面灰黄色斑块既向内膜表面隆起，又向深部压迫中膜。光镜可见在纤维帽之下含有大量不定形的坏死崩解产物、胆固醇结晶、钙盐沉积，斑块底部和边缘出现肉芽组织、少量淋巴细胞和泡沫细胞，中膜因斑块压迫、平滑肌细胞萎缩、弹力纤维破坏而变薄。

4. 继发性病变 继发性病变是指在纤维斑块和粥样斑块的基础上继发的动脉粥样病变。常见的有：①斑块内出血：斑块内新生毛细血管破裂出血或因斑块纤维帽破裂而血液流入斑块，形成斑块内血肿。血肿使斑块进一步隆起，甚或完全管腔闭塞，导致急性供血中断。②斑块破裂：斑块表面的纤维帽破裂，粥样物自裂口涌入血流，遗留粥样溃疡，排入血流的坏死物质和脂质可形成胆固醇栓子，引起栓塞。③血栓形成：斑块破裂形成溃疡后，由于胶原纤维暴露，血小板在局部聚集，促进血栓形成，引起动脉管腔阻塞，进而引起器官梗死。④钙化：在纤维帽和粥样硬化病灶内可见钙盐沉积，导致管壁变硬、变脆，易于破裂。⑤动脉瘤形成：严重的粥样斑块底部的中膜平滑肌可发生不同程度的萎缩和弹性下降，在血管内压力的作用下，动脉壁局限性扩张，形成动脉瘤。动脉瘤破裂可导致大出血。此外，血流可从粥样硬化溃疡处注入动脉中膜，或中膜内血管破裂出血，均可造成中膜撕裂，形成夹层动脉瘤。⑥管腔狭窄：弹力肌层动脉可因粥样斑块而导致管腔狭窄，引起所供区域的血流量减少，致相应器官发生缺血病变。

按动脉粥样硬化的病理发展过程可分为6型。①Ⅰ型病变：又称起始病变，常见于婴儿、儿童，内膜中有巨噬细胞吞饮脂质颗粒形成泡沫细胞，积聚而成脂质斑。②Ⅱ型病变：为脂质条纹，主要由成层的巨噬泡沫细胞组成，内膜中平滑肌细胞也含有脂质，细胞外有少量脂质沉积。③Ⅲ型病变：又称粥样瘤前期，可见到平滑肌细胞被大量细胞外脂质所形成的脂质体包围，但尚未形成脂质核心。④Ⅳ型病变：又称粥样斑块或粥样瘤，其特征是细胞外脂质融合，形成脂质核心（脂核），内膜深部的平滑肌细胞和细胞间基质逐渐为脂质所取代，在脂核外周有巨噬细胞、淋巴细胞和柱细胞，在内皮层下方有少量平滑肌细胞，脂质核的纤维帽尚未形成。⑤Ⅴ型病变：是在Ⅳ型的基础上同时有较明显的纤维增生，在脂质核与内皮层之间形成纤维帽。Ⅴa型是纤维粥样斑块，其脂质核大小及纤维帽厚薄变化显著，不稳定斑块通常有较薄的非细胞性饱满和相对大的脂质核心，其内充满巨噬细胞，而稳定斑块的纤维帽较厚且含有较多的平滑肌细胞，脂质核心则相对小；Ⅴb型是有明显钙盐沉积的斑块；Ⅴc型斑块已纤维化，无脂质核并含有极少量巨噬细胞。Ⅳ型和Ⅴa型因斑块内含脂量高而甚易破裂。⑥Ⅵ型病变：又称复合病变，分为3个亚型。Ⅵa型病变指斑块破裂或溃疡，主要由Ⅳ型和Ⅴa型病变破溃而形成；Ⅵb型病变指壁内血肿，由动脉粥样硬化斑块中出血所致；Ⅵc型病变指血栓形成，多由于Ⅳ或Ⅴa型损伤破溃，形成附壁血栓。附壁血栓形成又加重管腔的狭窄，甚或使之闭塞。在血管逐渐闭塞的同时，也逐渐出现来自相应血管的侧支循环，血栓机化后又可以再通，从而使局部血流得以部分恢复。复合病变还有中膜钙化的特征。

动脉粥样硬化病理变化进展缓慢，明显的病变多见于成年之后，但明显的症状多在老年期才出现。病理解剖资料提示，我国人群同等程度的主动脉动脉粥样硬化病理变化较欧美人平均晚发生10～15年，同等程度的冠状动脉粥样硬化病理变化则晚15～20年发生。但这一差别，近年已不复存在。现有资料表明，实验动物的动脉粥样硬化病变，不论在早期或晚期，在用药物治疗和停止致动脉粥样硬化饲料的一段时间内病变可以消退。在人体经造影证实，控制和治疗易患因素一段时间后，特别是有效调脂治疗后，病变可部分消退。

晚近，随着冠状动脉影像技术（如多层螺旋CTA冠状动脉成像、冠状动脉内超声成像）的进展，对不同冠心病患者的斑块内涵有了更直接和更清晰的认识。从临床的角度来看,动脉粥样硬化的斑块基本上可分为 2 类:一类是稳定斑块,即纤维帽较厚而脂质核较小的斑块;而另一类是不稳定斑块(又称易损斑块),其纤维帽较薄,脂质核较大、易破裂。而这种不稳定斑块的破裂导致了心血管急性事件的发生。导致动脉粥样硬化斑块不稳定的因素包括血流动力学变化、应激、炎症反应等,其中,炎症反应在动脉粥样硬化斑块不稳定和斑块破裂中起着重要作用。斑块破裂释放诸多组织因子和血小板活化因子,使血小板迅速黏附、聚集,形成白色血栓,同时斑块破裂导致大量炎症因子释放,可上调促凝物质的进一步表达,并促进纤溶酶原激活剂抑制物 1 (PAI-1)的合成,从而加重血栓形成,并演变为红色血栓。血栓形成促使血管急性闭塞,导致严重的、持续的心肌缺血。

二、重要器官的动脉粥样硬化及临床表现[4]

从动脉粥样硬化的长期影响看,受累动脉弹性减弱,脆性增加,易于破裂,其管腔逐渐变窄甚或完全闭塞,也可因中膜萎缩和弹力组织丧失引起动脉扩张,甚至形成动脉瘤。视受累的动脉和侧支循环建立情况的不同,动脉硬化可引发整个循环系统或部分器官的功能紊乱:①主动脉因动脉粥样硬化而致管壁弹性降低,当心脏收缩时,它暂时膨胀而保留部分心脏所排出血液的作用即减弱,使收缩压升高,舒张压降低而脉压增大。主动脉形成粥样硬化性动脉瘤时,管壁为纤维组织所取代,不但失去弹性,而且向外膨隆。这些足以影响全身血流调节,从而加重心脏的负担。另外,也可形成动脉夹层,如夹层破裂致死。②内脏或四肢动脉管腔狭窄或闭塞,在侧支循环不能代偿的情况下,使器官和组织的血供障碍,产生缺血、纤维化或坏死。如冠状动脉粥样硬化,可引起心绞痛、心肌纤维化或心肌梗死;脑动脉粥样硬化,引起脑梗死或脑萎缩;肾动脉粥样硬化,引起高血压、肾功能不全甚或肾萎缩;下肢动脉粥样硬化,引起间歇性跛行或下肢坏疽等。③动脉壁的弹力层和肌层被破坏,使管壁脆弱,在血压波动的情况下易致破裂出血。以脑动脉破裂引起脑出血和动脉瘤破裂的死亡率最高。动脉粥样硬化的临床表现主要是相关器官受累出现的症状。一般可有脑力与体力衰退,体表动脉如颞动脉、桡动脉、肱动脉等可发现变粗、变长、迂曲和变硬。

(一)主动脉粥样硬化

主动脉粥样硬化的病变多见于主动脉后壁及其分支开口处,以腹主动脉最重,胸主动脉次之,升主动脉最轻。大多数患者无特异性症状。查体时可发现胸骨柄后主动脉浊音区增宽,主动脉瓣区第二心音亢进而带金属音调,并有收缩期杂音,收缩期血压升高,脉压增大。主动脉粥样硬化还可形成主动脉瘤,以发生在肾动脉开口以下的腹主动脉处为最多见,其次是主动脉弓和降主动脉。腹主动脉瘤多因查体时见腹部有搏动性肿块而发现,腹壁上相应部位可听到杂音,股动脉搏动可减弱。胸主动脉瘤可引起胸痛、呼吸困难、吞咽困难、咯血、声带因喉返神经受压麻痹引发声音嘶哑、气管移位或阻塞以及上腔静脉或肺动脉受压等表现。主动脉瘤一旦破裂,可迅速致休克而死亡。动脉粥样硬化也可形成动脉夹层分离,但较少见。

(二)冠状动脉粥样硬化

冠状动脉粥样硬化是冠状动脉最常见的病因,占 95% ~ 99%。冠状动脉粥样硬化是动脉粥样硬化中对人体造成危害最大的疾病,也是最常见的狭窄性冠状动脉疾病。冠状动脉粥样硬化病变分布特点一般是左侧冠状动脉多于右侧;大支多于小支;同一支的近端多于远端。按病变检出率及严重程度的统计结果,冠状动脉粥样硬化的好发部位以左前降支为最高,其余依次为左主干、右冠状动脉或左回旋支、后降支。重症者可有 1 支以上动脉受累,但各支的病变程度可以不同,且常为节段性受累。冠状动脉粥样硬化可引起心绞痛、心肌梗死及心肌纤维化等。

(三)颈动脉及脑动脉粥样硬化

颈动脉及脑动脉粥样硬化的病变最常见于颈内动脉的起始部、基底动脉、大脑中动脉和 Willis 环。长期脑供血不足可引起眩晕、头痛与晕厥等症状。脑动脉血栓形成或血管破裂出血时引起脑血管意外,有头痛、眩晕、呕吐、意识丧失、肢体瘫痪、偏盲或失语等表现。脑萎缩时引起痴呆,有精神行为异常、智力及记忆力减退以至于性格完全改变等症状。

(四)肾动脉粥样硬化

肾动脉粥样硬化的病变最常累及肾动脉开口处及主干近端,也可累及弓形动脉和叶间动脉。可引起肾脏萎缩或顽固性肾血管性高血压,年龄多在 55 岁以上而突然发生高血压者,应考虑本病的可能。另外,亦可因斑块合并血栓形成,导致肾组织梗死,引起肾区疼痛、肾功能异常及发热等症状。梗死灶机化后遗留较大瘢痕,多个瘢痕可使肾脏缩小,甚或动脉粥样硬化性肾萎缩。

(五) 肠系膜动脉粥样硬化

肠系膜动脉粥样硬化可能引起消化不良、肠道张力减低、便秘与腹痛等症状。肠系膜动脉因粥样斑块而狭窄甚至闭塞时,可引起肠梗死,患者有剧烈腹痛、腹胀和发热。肠壁坏死时,可引起便血、麻痹性肠梗阻及休克等症状。

(六) 四肢动脉粥样硬化

四肢动脉粥样硬化的病变以下肢动脉为重,由于血供障碍而引起下肢发凉、麻木和间歇性跛行,严重者可有持续性疼痛,下肢动脉尤以足背动脉搏动减弱或消失。动脉管腔如完全闭塞时,可引起足趾干性坏疽。

此外,根据动脉粥样硬化对器官的影响以及动脉粥样硬化斑块的进程,可将临床过程分4期:

1. **无症状期或隐匿期** 其过程长短不一。对应于Ⅰ~Ⅳ型病变及大部分Ⅴa型病变,粥样硬化斑块已经形成,但此时管腔尚无明显狭窄,因此无器官或组织受累的临床表现。

2. **缺血期** 对应于Ⅴb、Ⅴc和Ⅵb型病变及部分Ⅴa和Ⅵc病变,症状由于血管狭窄、器官缺血而产生。根据管腔狭窄程度及所累及的靶器官程度不同,所产生的临床表现各异。

3. **坏死期** 对应于Ⅵc型病变,由于血管内血栓形成致管腔闭塞而产生器官组织坏死的症状。冠状动脉闭塞表现为急性心肌梗死,下肢动脉闭塞可表现为肢体坏疽。

4. **纤维化期** 长期缺血,器官组织纤维化和萎缩而引起症状。不少患者不经过坏死期而进入纤维化期,而在纤维化期的患者也可重新发生缺血期的表现。心脏长期缺血、纤维化,可导致心脏扩大、心功能不全、心律失常等。长期肾脏缺血、纤维化,可导致肾萎缩,并发展为肾衰竭。

(付 强 李 闯)

参 考 文 献

[1] 陈灏珠,林果为.实用内科学[M].13版.北京:人民卫生出版社,2009.

[2] 李玉林.病理学[M].8版.北京:人民卫生出版社,2013.

[3] 陈杰,周娇.病理学[M].3版.北京:人民卫生出版社,2015.

[4] 王辰,王建安.内科学[M].3版.北京:人民卫生出版社,2015.

第4章 增龄动脉老化的细胞与临床

增龄老化是心血管疾病的主要危险因素。迄今随着急性冠脉综合征及脑卒中治疗策略的优化，的确延续了患者预期寿命。虽在患者个体方面获得很大成功，但全球人口比例的变化使得社会健康面临巨大挑战。预计全球超过65岁的人口会从2010年12%增至2040年22%，到2020年，大于60岁的人口总数将超过不足5岁的儿童人口总和。全球人口老龄化的速度骤增，特别是在低中收入水平的国家，例如智利、中国、伊朗和俄罗斯等。

人口老龄化面临诸多问题，心血管疾病给患者和社会带来沉重的负担。冠心病与增龄高度相关，是欧美疾病的主要死因。超过65岁人口的冠心病发病率增加，在未来20年，尤其是超过80岁的高龄人群发病率将增加10%以上。从2010年至2030年由于人口快速老龄化，将增加27亿例高血压患者、800万例冠心病患者、400万例脑卒中患者及300万例心力衰竭患者。

心血管疾病患病率增加，导致人体应激力下降，脆性增加。一项纳入54 250例老年心血管疾病患者的荟萃分析显示，较脆弱人群患病的相对风险是2.7～4.1，在基线与非脆弱患者相比，是非脆弱患者风险的1.5倍。最新报道显示，预测未来20年冠心病与心力衰竭的花费较目前将增加2倍以上，脑卒中将导致每年医疗花费增加2.4倍，是所有疾病中增加最多的。这些问题的出现，迫切需要临床医师认识增龄与心血管疾病的发生、发展有重要的相关性，进而为应对增龄老化导致的复杂临床情况。本文从临床及基础研究证据来揭示增龄老化与心血管疾病的关系。

一、老年心血管疾病的临床特点

许多与增龄相关的疾病状态给心血管疾病患者的临床护理带来特殊挑战，老年人口的增加强化了心血管医师从业经验的重要性。

二、收缩期高血压与脉压增大

随着增龄，由于胶原蛋白增加与弹性蛋白减少导致主动脉僵硬度增加（图1-4-1），转化生长因子β在主动脉壁内加速胶原蛋白沉积，多种弹性蛋白酶活化，包括基质金属蛋白酶9和12等基质金属蛋白酶亚型、过度表达的半胱氨酸蛋白酶组织蛋白酶S、K与L亚型以及致弹性蛋白减少的丝氨酸蛋白酶，这些在主动脉细胞外基质的变化导致血管扩张性受损、僵硬度增加，引起反射性收缩压提高，舒张压反而随着增龄而减低，由于主动脉脉搏波传导速度加快导致脉压增大（图1-4-2）。脉压是心血管事件的独立危险因素之一，单纯收缩期高血压占美国50岁以上非控制高血压患者主体。

舒张压降低减少了冠状动脉血流灌注，进而导致心肌缺血，随着增龄收缩压提高会增加左心室后负荷，主要增加心肌耗氧量。长期收缩压增高导致左心室肥厚，进一步加大心肌氧耗，如转化生长因子β、血管紧张素Ⅱ及盐皮质激素醛固酮等调控因子可以导致左心室超负荷状态下心肌肥大与纤维化。因此，单纯收缩期高血压及舒张压减低与氧耗需求增加、供氧不足的老龄化"缺氧风暴"相关。由于冠状动脉粥样硬化会随着年龄增加而进展，这种对氧气供应的限制通常会加重老化的心血管系统的氧气需求量（图1-4-2）。除外大血管功能变化，高血压促进心肌微血管重构，心肌小动脉中层增厚将阻碍左心室灌注，导致血管舒张受损。此一系列收缩压升高及舒张压降低的病理生理过程伴随增龄会促进心肌缺血状态持续，引起收缩压升高、舒张压降低的心肌组织内小动脉重构与引起主动脉僵硬度增加是同一机制，目前在老龄人口中对引起严重心血管并发症与年龄相关病理生理过程的认识尚不充分。

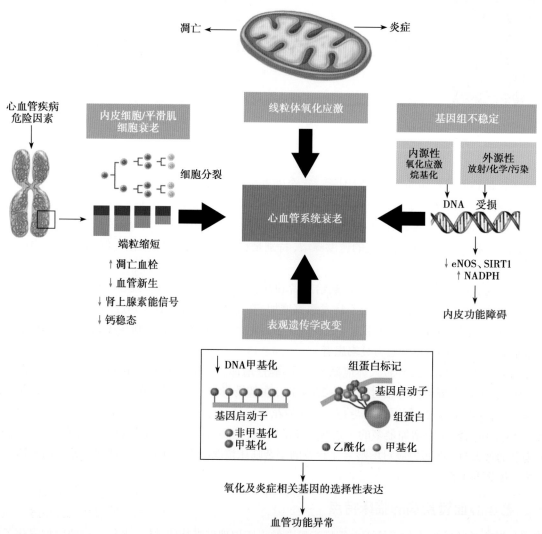

图 1-4-1　老年心血管系统中主动脉 - 左心室的病理生理学

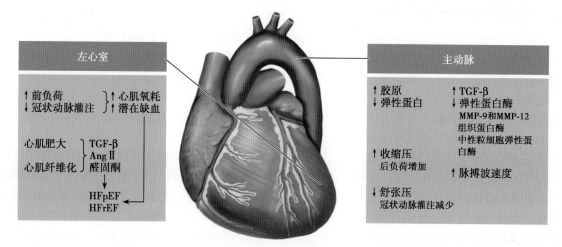

图 1-4-2　老年化心血管系统缺氧导致主动脉 - 左心室病理生理改变

TGF-β , 转化生长因子 β（transforming growth factor β）; Ang Ⅱ, 血管紧张素 Ⅱ（angiotensin Ⅱ）; HFpEF, 射血分数保留的心力衰竭（heart failure with preserved ejection fraction）; HFrEF, 射血分数降低的心力衰竭（heart failure with reduced ejection fraction）。

目前一些治疗手段能够改善单纯收缩期高血压患者的预后，SHEP、Syst-Eur、Syst-China 等研究提供充足的证据证实对 60 岁或 70 岁以上患者合理降压治疗，可以减少脑卒中及全因死亡率，但缺血心脏事件获益较少。避免过量钠盐摄入是老年高血压患者一种非药物治疗的降压手段。某些研究考虑到对高龄患者积极降压的安全性，特别是合并冠心病的患者。与心血管事件预后及血压相关的 J 形曲线也适用于老年患者。尽管近期数据表明，对冠心病患者舒张压维持在 70mmHg 以上更有利，但 HYVET 与 SPRINT 研究证实了老年人群降压治疗的安全性及有效性。临床医师应该根据老年人冠状动脉病变、心理状态、自主神经功能及其他因素等基础情况制订合理的降压治疗策略。

Syst-Eur 研究显示，对老年人降压治疗可以延缓疾病进展、降低脑卒中发生率及致残率，长期持续稳定的降压治疗可以减少痴呆和认知下降的发生。在 SHEP 研究中，以痴呆为随访终点的患者因非对称随访损失造成研究对认知功能受损的评价结果无效。

三、血管老化的定义、病理生理及影响

伴随增龄，血管在结构及功能上逐渐改变，增加了心血管疾病的患病风险。随着我们对老化于心血管的影响机制的不断深入，有助于未来避免或减少老年患心血管疾病的风险。

近几年一些临床研究证实了参与老化机制的关键血管调控因子，主要有两个方面，即广泛血管内皮功能不全和中心动脉僵硬度，前者指的是血管老化改变内皮细胞功能，内皮功能不全包括血管舒张能力减弱及抗栓能力下降，由于氧化应激增加、细胞炎症因子增多，促进血管新生及血栓形成，最终导致心血管疾病发生。临床及动物实验均发现，内源性 NO（血管舒张及抗动脉粥样硬化的关键因子）减少，会导致年龄依赖的内皮功能不全。由于 NO 合成减少或降解增加，导致其生物利用度减少。在正常生理情况下，内皮一氧化氮合酶从 BH4 生成过程中的 L- 精氨酸生成而来。尽管目前一氧化氮合酶表达蛋白水平与年龄的关系的研究尚存争议，但近期资料表明，年龄可引起一氧化氮合酶功能改变，归因于一氧化氮合酶解偶联，该效应部分来源于 BH4 的获取减少，进而导致 NO 释放受损及超氧化物阴离子生成增多。同时，一氧化氮合酶的底物、L- 精氨酸的生物利用率受限于 NO 的生成。因此，随着增龄，精氨酸酶与一氧化氮合酶竞争性抑制，引起一氧化氮合成减少，尽管上述机制已通过大量动物研究证实，但尚需要人类临床研究来证实 NO 合成减少与增龄的关系。

此外，由于活性氧簇（reactive oxygen species, ROS）积累，增龄可能促进 NO 降解，部分慢性炎症也参与耗竭 NO 的恶性循环。如随着增龄，心血管及血液中肿瘤坏死因子 α（TNF-α）增加，此与 NADPH 氧化酶升高相关，NADPH 氧化酶活性增加会导致 O_2^- 过分泌，进而与一氧化氮相互作用形成过氧化亚硝酸盐，过氧化亚硝酸盐是参与抗氧化酶及内皮型一氧化氮合酶（eNOS）亚硝基化的强氧化酶。除了炎症细胞因子外，肾素 - 血管紧张素 - 醛固酮系统（renin-angiotensin-aldosterone system, RAAS）随着增龄会导致 NO 灭活增加。随着增龄，RAAS 激活程度及血管紧张素 II 分泌增加，激活 NADPH 氧化酶可以促进衰老性 ROS 生成增加，从而促进血管炎症发生。过氧化氢激活 NF-κB，NF-κB 促进炎性基因转录，导致 TNF-α、IL-6、趋化因子及黏附分子等参与动脉粥样硬化的表达增加（图 1-4-3）。

年龄依赖性血管收缩功能受损会同样影响内皮依赖性血管舒张功能。人的衰老会引起循环及血管壁中的内皮素 1 水平升高，内皮素 1 是内皮舒张功能受损时的一种强力缩血管物质。有证据表明，针对大鼠内皮细胞的研究证实，从环氧合酶（cyclooxygenase, COX）产生的类花生酸物质也随增龄而变化，此类环氧合酶产生的类花生酸物质可增强血管收缩，并增加血栓形成 [如前列腺素 H_2（prostaglandin H_2, PGH_2）、血栓素 A_2（thromboxane A_2, TXA_2）及前列腺素 $F_2\alpha$（prostaglandin $F_2\alpha$, $PGF_2\alpha$）]，即 PGH_2、TXA_2 及 $PGH_2\alpha$ 水平增高，PGI_2 水平减低。在临床与动物研究中均发现，受损内皮对前列腺素的反应性与年龄相关，因此，衰老可引起内皮功能受损，进而干扰动脉内稳态，促进强氧化剂与炎症通道激活、血管收缩转化、诱发心血管疾病和不良事件。

中心动脉僵硬度增加，特别是胸主动脉，也是人体血管老化的特征（见图 1-4-2），人类及动物研究显示，弹性纤维减少及胶原蛋白增加可导致大动脉弹性降低。衰老导致弹性蛋白减少的原因是弹性蛋白酶活性增加，包括基质金属蛋白酶及半胱氨酰蛋白酶等参与炎症调控的介质。在衰老的动脉中胶原蛋白分解代谢减少，糖基化终末产物（通过非酶反应，形成交联的胶原分子之间产生的葡萄糖聚合物）介导胶原蛋白沉积，导致动脉血管内胶原蛋白增加。糖基化终末产物与胶原蛋白分子交互连接，可以抑制胶原蛋白降解。衰老引起 TGF-β 活性增加，促进血管平滑肌内胶原蛋白生成，进而增加动脉僵硬度。同样，RAAS 活性增强也可促进胶原蛋白

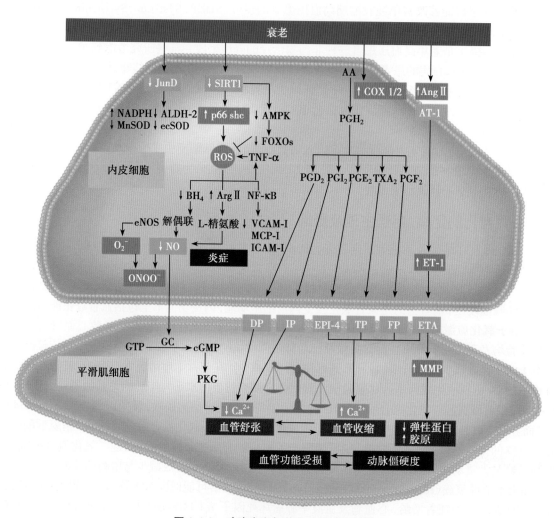

图 1-4-3　动脉衰老相关分子通路示意图

生成及弹性蛋白降解。

内皮功能不全及动脉僵硬度增加是衰老相关血管功能不全的表现。动脉越僵硬,血管内皮细胞暴露于血流的负荷越大,继而促使内皮活化、炎症反应及损伤。年龄相关内源性 NO 生成,减少调节血管平滑肌功能,有助于恢复血管弹性。此为进一步减轻年龄相关心血管疾病发生的新疗法,可针对上述一些血管老化的特征,特别侧重于内皮功能不全以及引起中心动脉僵硬度增加的血管外基质。

四、射血分数保留的心力衰竭与射血分数降低的心力衰竭

射血分数保留的心力衰竭好发于老年患者,尤其老年女性,其病因在于细胞外基质沉积与微循环障碍引起主动脉僵硬度增加及心肌重构。射血分数保留的心力衰竭随增龄而快速进展,左心室肥大与纤维化损伤增加了左心室松弛性,使左心室的顺应性降低。临床发现,射血分数保留的心力衰竭发病率不断增加,特别是在老龄化人群中,不仅增加发病率,同时降低生活质量及增加资源消耗。令人遗憾的是,目前尚缺乏干预射血分数保留的心力衰竭进展的循证医学证据。神经体液阻断治疗研究可以填充目前对老年人射血分数保留的心力衰竭治疗方法的空白。然而,不论是心肌梗死还是心内膜下心肌缺血均可引起射血分数降低的心力衰竭,衰老亦会促进两种类型心力衰竭的进展,心力衰竭严重影响老年患者的生活质量,同时给社会带来巨大的经济负担。

五、瓣膜与心肌纤维钙化

随着增龄,骨骼中钙离子逐渐减少,心血管中钙离子逐渐沉积,越来越多证据表明主动脉狭窄反映全身钙

化的进展。有证据显示,炎症反应是引起心血管钙化的生理促进因素,人类基因研究数据也显示,脂蛋白参与主动脉瓣钙化的发病机制,尽管最初对此的研究较多,但临床研究未证实他汀类药物可以限制主动脉瓣钙化进展,事实上,他汀类药物的使用还会加速冠状动脉钙化。老年人钙化性主动脉狭窄的临床重要性日益明显,迫切需要深入研究其病理生理机制和相关基因治疗。心血管结构钙化一旦形成,尚无逆转其进展的治疗措施。

六、淀粉样变及衰老的心血管系统

特殊类型的淀粉样变好发于老年人群。由于多发性骨髓瘤发病率随增龄而增加,所以老年人口中蛋白轻链淀粉样变性发生率升高。心肌淀粉样变与野生型 TTR 相关(wtTTR),尤其影响老年男性患者。尽管普遍认为心肌淀粉样变是罕见病,但现有影像学证据表明 13% 的 60 岁以上射血分数保留的心力衰竭患者与野生型 TTR 相关。经尸检证实,至少有 20% 超过 80 岁的患者存在野生型 TTR 介导淀粉样变性。尽管此发现的临床意义不明确,可能是因为衰老或者缺乏有效的诊断方法所致。野生型 TTR 介导淀粉样变性在高龄心力衰竭中被认为是致病因素,野生型 TTR 介导淀粉样变性需要从蛋白轻链淀粉样变性中分化不同表型,因此该病的预后及治疗存在多样性。目前对淀粉样变治疗缺乏有效手段,需要不断改进影像技术来评估目前尚在研究阶段的新治疗方法。

七、老年的肌肉组织萎缩及脆性增加

脆弱及肌肉量减少与功能丢失严重影响了老年自主能力,即心血管疾病管理能力、生活的自理能力和耐受外科手术及其他介入操作的能力。然而,由于肌肉组织萎缩及脆性增加,老年人承受心血管疾病治疗的能力降低,如高血压的早期药物治疗。我们缺乏对肌肉组织萎缩及脆性的明确定义,两者与骨质疏松和肥胖相关,其潜在的病理生理机制包括促炎症细胞因子。考虑到衰老对心血管疾病的影响以及这部分患者管理现状的受限,未来对其诊断及病理生理机制进行分类迫在眉睫。增加功能锻炼是一种非药物治疗方法,可改善患者生活质量及功能恢复,并提高患者对心血管疾病的药物及介入治疗的耐受,进而改善预后。

八、年龄相关心血管疾病的分子特征

1. **端粒和细胞敏感性** 随着增龄,在血管壁及心脏聚集致敏细胞会导致心血管系统结构及功能减退。有证据表明,端粒会降低细胞敏感性,端粒在哺乳动物染色体末端由 TTAGGG 核苷酸序列重复组成,保证了染色体的稳定性及完整性,避免染色体退化或与邻近染色体发生核聚变。细胞每分裂一次会缩短端粒 DNA,直到达到特定长度,细胞失去加帽功能,激活 DNA 损伤关键点、细胞敏感性,最终细胞凋亡。端粒缩短与心血管疾病有相关性,白细胞端粒长度与血管细胞敏感性、主动脉瓣狭窄、心血管疾病危险因素(如原发性高血压、2 型糖尿病、肥胖及吸烟)及血栓栓塞事件风险高度相关。然而,上述的因果关系仍不明确,在校正了年龄、性别、种族后,与健康人相比,有动脉粥样硬化疾病的患者白细胞端粒长度明显缩短。近期的一项病例对照研究显示,具有较短白细胞端粒长度的患者患缺血性及出血性脑卒中的风险明显升高(前者 $OR=1.37$,$95\%CI$ 1.06 ~ 1.77;后者 $OR=1.48$,$95\%CI$ 1.08 ~ 2.02),而且白细胞端粒长度缩短的患者出现冠状动脉斑块不稳定($OR=1.49$,$95\%CI$ 1.09 ~ 2.03)及冠状动脉斑块进展($OR=1.61$,$95\%CI$ 1.26 ~ 2.07)的风险较高。一项纳入 43 725 例受试者的荟萃分析中有 8 400 例冠心病患者,包含前瞻性及回顾性研究,结果显示,白细胞端粒缩短的患者患冠心病的风险比是 1.54,患脑血管疾病的风险比是 1.42。

与细胞敏感性相关的因素包括年龄依赖的肾上腺素能通道及钙通道的缺失。由于血浆清除率降低及组织分泌增加,血浆中去甲肾上腺素水平随着增龄而增加。交感神经末梢儿茶酚胺再摄取转移蛋白随着增龄而减少,会导致儿茶酚胺水平升高。这些变化均会使得肾上腺素反应性受损,导致 β 肾上腺素受体失活。此现象最终会减少 β 肾上腺受体的数量、亲和力及内在化。此受体与修复细胞膜腺苷酸环化酶活性及环磷酸腺苷生成有关,进而使自主调节自律性缺失及左心室收缩力下降,最终会影响运动耐力。

心肌细胞老化另一关键因素是心肌肌质网钙摄取减少,继而导致左心室早期舒张功能不全及心房代偿性收缩力增加。钙瞬时振幅随着增龄而逐渐减少,75 岁以上老年人比 55 岁中年人少了 320%,钙瞬时从细胞膜至细胞中心转移因衰老而延迟。衰老的心肌细胞会减少 SERCA2 表达、限制肌质网钙释放及钙通道失活。这些变化抑制心脏收缩力及电生理特性,并且增加老年人心律失常的发生风险。

2. **线粒体氧化应激** 线粒体产生活性氧过多将导致细胞衰老,导致活性产物 O_2^- 或 H_2O_2 形成,以上活性产物的积累与弥散会促进细胞敏感性增加、DNA 突变、炎症反应及多种细胞死亡途径。

在活性氧生成及细胞凋亡过程中，线粒体连接体 p66^{Shc} 扮演越来越重要的角色。自身缺乏 p66^{Shc} 基因的细胞内自由基减少，缺乏 *p66*^{Shc} 基因的大鼠暴露在强氧化条件下，其系统及细胞内活性氧减少，p66^{Shc} 基因缺乏的大鼠平均寿命会延长 30%。与年龄相关的 p66^{Shc} 信号通路变化会影响心血管稳态，缺乏 *p66*^{Shc} 基因的大鼠由于活性氧生成减少及 NO 生成增加，可保护全身及脑血管内皮功能。晚近研究侧重于 *p66*^{Shc} 基因与脑卒中的发病机制，事实上，*p66*^{Shc} 基因敲除大鼠大脑中活性氧生成减少，使得缺血后再灌注引起的脑梗死范围缩小。研究还发现 *p66*^{Shc} 基因敲除大鼠大脑缺血再灌注损伤减轻，主要与保护血 - 脑屏障完整性有关。研究表明 *p66*^{Shc} 基因在脑卒中患者中的表达增加，同时与神经缺失有相关性，作为实验证据支持并解释了临床研究结果。p66^{Shc} 基因表达也会增加急性冠脉综合征和 2 型糖尿病患者的外周血单核细胞数，多种心血管疾病的危险因素可以促使该蛋白活化，如高血糖、氧化型低密度脂蛋白、吸烟、原发性高血压等。总之，基础与临床研究均表明，*p66*^{Shc} 基因可作为衰老相关心血管疾病的治疗靶点。

活化蛋白 1（activated protein-1，AP-1）转录因子 JunD 作为衰老相关氧化应激的介导，3 个主要 DNA 结合蛋白家系（Jun、Fos 和 ATF/CREB）由活性 AP-1 转录因子整合而来，由自身成分及细胞内微环境激活。JunD 可以调控细胞生长并且通过调控氧化防御和活性化生成来帮助细胞对抗氧化应激。近期报道，在衰老过程中，老年大鼠主动脉及老年人外周血单核细胞内 JunD 减少。缺乏 JunD 的年轻大鼠与年老野生型大鼠相似，存在内皮功能不全及血管老化。*JunD* 基因敲除大鼠的主动脉内 p53 和 p16^{INK4a} 两种预示衰老的标记物增加，进而导致端粒活性下降，线粒体 DNA 损伤。相对地，在老年大鼠体内过表达 JunD 可以减轻血管老化的表现。研究表明，衰老过程中 JunD 减少会导致氧化剂（NADPH 氧化酶）与清道夫酶（锰超氧化物歧化酶和醛脱氢酶 2）失衡，进而导致早期氧化还原改变、线粒体功能不全及血管老化。JunD 促进细胞压力超载介导心肌细胞凋亡、心肌肥厚及血管生成。研究进一步从化学库中筛选出可以识别重建 JunD 活性的化合物，在血管及心脏中发挥重要作用。

在人类老化过程中 NAP 相关蛋白去乙酰化是关键角色（见图 1-4-2），最新研究发现血管平滑肌内生性 SIRT1 表达与供者年龄呈负相关，老年人 SIRT1 缺失与某些功能丧失有关，包括减弱应激反应、降低迁移增殖能力以及促进老化。在衰老过程中活化 SIRT1 能保留内皮细胞功能，伴有特异 SIRT1 过表达或长期受 SIRT1 激活的高胆固醇血症大鼠的动脉粥样硬化进程受抑制。反之，降低 SIRT1 活性可促进泡沫细胞形成及动脉粥样硬化，观察免疫抑制剂（西罗莫司和依维莫司）通过抑制 SIRT1 表达导致内皮老化也支持此理论。阻断 SIRT1 可以影响一氧化氮合酶的功能，反之，激动 SIRT1 可以增加内皮中 NO 生成。miRNA-217 是内源性 SIRT1 抑制剂，通过抑制 SIRT1 依赖一氧化氮合酶功能触发内皮细胞衰老。近期研究表明，SIRT1 是 p66^{Shc} 基因转录因子，控制与 p66^{Shc} 基因启动子结合的组蛋白 H3 乙酰化。SIRT1 活性下降可促进 NF-κB p65 乙酰化，进而引起炎症基因核位移及核转录。SIRT1 抑制血管老化通道，如 FOXO1、FOXO3 和 FOXO4，因此避免 DNA 损伤、细胞死亡及氧化应激。SIRT1 对 LKB1 去乙酰化，激活 5- 磷酸腺苷活化蛋白激酶，介导葡萄糖稳态、细胞 ATP 水平及内皮完整性，通过调节内皮型一氧化氮合酶活性和自噬来改善内皮细胞的完整性（见图 1-4-2）。

Klotho 首先发现 Klotho 蛋白作为循环激素结合到细胞表面的受体，是抑制胰岛素和胰岛素样生长因子 1 的细胞内信号分子维持长寿的关键。Klotho 蛋白功能可以绑定于细胞表面受体，抑制寿命延长关键分子，如胰岛素、胰岛素生长因子 1 在细胞间的信号通道。在 Klotho 蛋白缺失的大鼠会出现早衰症状，包括血管钙化、钙磷代谢异常及寿命缩短。相对地，Klotho 蛋白过表达使得大鼠寿命延长，防止年龄相关的心血管疾病进展及肾功能损害。临床研究提示，Klotho 蛋白水平降低是心血管疾病独立的风险因子，可预测冠心病及动脉僵硬度，Klotho 蛋白是临床上有效的生物标记物，以 Klotho 蛋白作为靶点治疗老龄化心血管疾病尚需要深入研究。

3. 基因的不稳定性 一生中基因损伤的累加可以促进衰老。基因改变分为 3 类：① DNA 的化学损伤；②突变（遗传密码子的敲除、添加或替换）；③表观遗传学的改变，在不影响 DNA 序列的情况下，影响基因活动。为了修复基因损伤，机体存在有效的 DNA 修复系统，可以还原正确的序列。DNA 修复缺陷也可能导致细胞衰老及器官功能障碍。基因组不稳定性尤其会影响心血管系统，Hutchinson-Gilford 早衰综合征源于严重的 DNA 损伤，与早期冠状动脉粥样硬化及心血管疾病相关，导致发生致死性心肌梗死或脑卒中的平均年龄在 13 岁。同样，基因组不稳定的大鼠由于缺失核苷酸切除修复基因 ERCC1 及 XPD 导致衰老加剧，表现为内皮细胞老化、血管僵硬度增加及原发性高血压，心血管系统老化主要由于一氧化氮合酶和去乙酰化失活以及 NADPH 氧化酶激活。

除了遗传疾病外，越来越多证据表明，基因突变会加速心血管疾病发生、发展。许多研究表明，在动脉粥样硬化患者的循环细胞及斑块内均存在 DNA 损伤，冠心病患者的外周血单核细胞存在染色体损伤及线粒体 DNA 缺损，与疾病的严重程度相关。来自 AortaGen 资料显示，核苷酸成分丢失引起的基因变化与颈动脉 - 桡动脉脉搏波传导速度高度相关。老化的血管平滑肌细胞的基因组不稳定性促进 PDE1 表达增加，随后引起一氧化氮 / 环鸟氨酸信号转导通路及内皮功能受损。人类基因研究揭示，PDE1A 核苷酸信号通道与舒张压及颈动脉中层厚度有显著相关性。综上，众多证据表明，基因损害伴随心血管系统衰老。随着增龄，会加重人的生理变异，引起造血克隆突变，包括骨髓异常增生综合征及血液系统肿瘤，与心血管风险高度相关，今后应着重于探寻新的治疗策略，以保持基因的稳定性来减少心血管疾病的发生。

4. 核染色质修饰　尽管许多研究关注影响衰老的基因，但是非基因调控衰老却受到越来越多的关切。研究证据显示，后天修饰可导致基因转录障碍，进而引起氧化应激、炎症反应、血管新生及细胞代谢反应，最后出现适应不良及血管老化。表观遗传修饰是持久和相对稳定的，因此提供了一个框架使环境与基因组相互作用以改变基因表达。环境刺激引起的表观遗传修饰是可以遗传的，因此，主要作用于年轻人的早衰和心血管疾病的发生。核染色质修饰包括 DNA 甲基化及组蛋白翻译后修饰。DNA 甲基化指向 DNA 核苷酸中增加甲基，通过影响染色质的可及性来重新转录基因，影响核染色质转录机制。随着衰老的产生，大鼠与人类体内 DNA 甲基化均显著减少，DNA 去甲基化则与年龄成反比。大规模研究显示，在冠心病患者及动脉粥样硬化大鼠中存在非甲基化或部分甲基化 CpG 岛的动脉粥样斑块及白细胞。DNA 甲基化的变化位点定位于多个基因的启动子，包括一氧化氮合酶、雌性激素受体、COL15A1 及血管平滑肌生长因子受体。因此，贯穿一生中异常的 DNA 甲基化导致调控转录关键基因的改变，最终诱导并促进细胞的衰老。

DNA 相关的变化以及翻译后修饰，其中 DNA 甲基化、乙酰化、泛素化及磷酸化均可通过不同的模式调控核染色质。组蛋白甲基化可能导致不同的染色质状态，这取决于甲基化残基和甲基基团的数目。组蛋白 H3 甲基化能够调控寿命及血管稳态，如哺乳动物甲基转移酶 Set7 的组蛋白甲基化调控着内皮 NF-κB 信号通路，是炎症反应及生存寿命的重要调控因子。此外，Set7 介导的甲基化是调控寿命的关键因子，同时包括 SIRT1、FoxO3 及 p53 等心血管稳态相关因子。在 2 型糖尿病，外周血单核细胞 Set7 表达增加，与 NF-κB 介导炎症反应、氧化应激及内皮功能不全显著相关。SIRT1 去乙酰化影响老化相关心血管疾病，在老化大鼠转基因 *SIRT1* 过表达会改变代谢有效性及内皮功能。SIRT6 通过表观遗传修饰多种动脉粥样硬化相关基因，可以保护内皮功能及预防动脉粥样硬化，主要包括致凋亡基因及肿瘤坏死因子超家族成员 4（TNFSF4）。上述结果阐明，核染色质修饰可以调控衰老相关的特征，并明确内源性的调控因子可作为治疗衰老的靶点。

九、老化相关的血管损伤

1. 血管再生受损　老年人不仅脑卒中、外周动脉疾病及心肌梗死的发病率升高，同时与年轻人相比预后更差。伴有急性肢体缺血性疾病的老年人有较高的死亡率及截肢率，35%～40% 老年患者在经历心肌梗死后未得到充分的心肌灌注，进而出现左心室重构、心力衰竭和心源性死亡。衰老与许多血管再生损伤相关，老年男性毛细血管密度下降，这与微血管疾病、一氧化氮合酶功能障碍及胰岛素抵抗相关，因此，衰老的内皮细胞增生能力低下、端粒活性下降及血管生长因子相关产物减少。内皮细胞迁移受损导致新生血管减少。缺血损伤后缺氧诱导因子 1α（HIF-1α）活性减低，是老年人缺血后血管再生障碍的主要原因。有严重肢体缺血的患者通过体内腺病毒转移活化 HIF-1α 可以改善神经血管化，并有效缓解因缺血引起的肢体疼痛，但无法改善患者间歇性跛行。PGC-1α 是一种新兴的转录激动剂，参与缺氧介导的血管再生，并随着增龄而减少。血管再生调节异常与衰老后干细胞及祖细胞数量和功能减少有关。进一步研究衰老影响干细胞的功能为这一领域的治疗提供新思考。

2. 干细胞衰老的机制　有关造血干细胞的最新研究显示，70 岁以后造血干细胞克隆多样性丧失，只有一种造血干细胞克隆占主导。此多样性到单一性造血作用的变化可能伴随着缺血或梗死而发生。一些研究证实，老年患者和伴有多重心血管疾病危险因素的人中，骨髓细胞及循环造血细胞减少。衰老的形式，包括端粒缩短、基因不稳定及细胞停滞均伴随细胞数目减少（图 1-4-4）。Kushner 研究发现，在年龄介于 56～67 岁老年男性中，循环造血细胞内端粒活性下降约 60%。过表达人循环血管新生细胞内的端粒反转录酶可以维持端粒酶的活性，延缓细胞衰老，在大鼠缺血的肢体中，同样的方法可以改善循环造血细胞功能。活性氧化生成增加与抗氧化酶表达减少造成细胞的衰老。老年人早期内皮祖细胞内抗氧化谷胱甘肽过氧化物酶的活性下降后，可以加快细胞凋亡。血管紧张素 II 增加，可刺激活性氧化生成及早期内皮祖细胞衰老。源自骨髓的祖细胞活动、定位及移植依赖于血管生成因子数量、SDF1/CXCR4 内刺激及 VEGF。老年人中衰老寿命相关基因 $p66^{Shc}$ 与 *JunD* 功能异常，会促进线粒体氧化应激和减少 SDF-1 分泌，该研究揭示人一生中基因表达的变化强烈影响造血干细胞与祖细胞的功能。

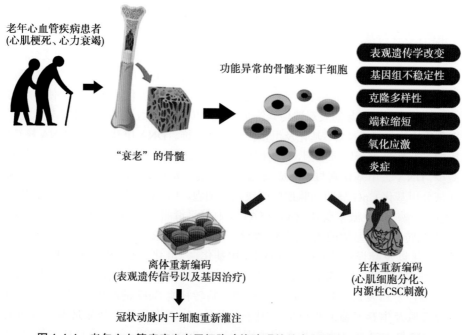

图 1-4-4 老年心血管疾病患者干细胞功能障碍的特点和提高治疗效果的途径

3. 内源性因素 随着衰老延展，不良的内源性因素会影响造血干细胞的功能，内源性信息转移可以发生在细胞与细胞之间，也可以发生在血液与细胞之间，最终影响细胞表型及其命运。细胞外囊泡，包括细胞微粒、外泌体及凋亡小体，通过其内携带的非编码 RNA（ncRNA）可以调控骨髓细胞与其他细胞间的信号。源于年轻与衰老的大鼠骨髓细胞内的 miRNA 组中，miR-10A、miR-21 及它们调控的靶基因 *Hmga2* 可以促进内皮祖细胞衰老。衰老的内皮祖细胞内 miRNA 减少，将导致 *Hmga2* 表达增加及促进细胞凋亡的 $p16^{INK4a}/p19^{ARF}$ 基因表达下降，进而促进血管新生。另有研究表明，miR-34a 通过抑制 SIRT1，可介导内皮祖细胞老化。编码衰老的内皮祖细胞对高龄心血管疾病患者的血管修复提供一种合理的治疗策略。

4. 造血干细胞治疗 由于人口的异质性及科学技术的差异，造血干细胞治疗心血管疾病的效果尚不确定。ACCRUE 研究是一项纳入了新近急性心肌梗死患者的随机对照研究，研究显示，冠状动脉内细胞治疗在临床终点事件及左心室功能上均无获益。PreSERVE-AMI 研究是美国对 ST 段抬高心肌梗死患者进行细胞治疗的最大型随机双盲实验研究，显示左心室功能不全患者冠状动脉内给予骨髓来源的 CD34+ 细胞可能有效或起效甚微，患者左室射血分数、梗死面积及生存期均与细胞治疗呈剂量相关性。相反，SWISS 研究对急性心肌梗死患者采用骨髓单核细胞治疗 5～7 天或 3～4 周，随访 12 个月发现未能改善患者的左心室功能。近期的荟萃分析显示，再发心绞痛患者给予细胞治疗可以改善其心绞痛发作次数，减少抗心绞痛用药，提高运动耐力，增加心肌有效灌注，并且减少主要心血管不良事件与心律失常发生。这些互相矛盾且存在争论的研究结果背后的解释认为，衰老的骨髓细胞也存在生命周期，受体器官衰老导致的一系列病理状态会影响细胞进入后的激活和后续作用的发挥。鉴于此，新一代治疗方法包括从骨髓细胞吸出成分细胞、体外重新编码细胞适应性及内源性信号通路。临床研究证实，对核染色质结构和功能的认识有助于新的物质来调节表观遗传修饰以及恢复基因表达。

十、结论与未来展望

20 多年的研究一致认为,氧化应激及炎症反应的增加会促进心血管系统衰老。广义的抗氧化剂包括维生素 E 及 β 胡萝卜素等,无法降低无症状及心血管高危人群未来发生心血管事件的风险。如使用抗 TNF-α 进行抗炎治疗,对慢性心力衰竭患者减少发病率及死亡率并无益。虽然这一结果令人失望,但是新兴的治疗方略如靶向活性氧化、抑制特异促氧化酶及上调内源性抗氧化剂,均得到有效的研究成果,并寻找其他选择性抗炎药物能通过调控代谢稳态以减少心血管疾病的进展。新兴分子治疗研究受到越来越多的重视,包括 p66^{Shc}、JunD 及 SIRT1,通过调控活性氧簇生成和 / 或降解促炎因子起到治疗作用。已有 SIRT1 激动剂 SRT2104 进入临床阶段研究。尽管限制氧化应激的治疗效果令人失望,仍有较多靶向及选择性治疗受到关注。最新临床研究显示,活性氧化降解治疗氧化应激的靶向作用不仅无效,甚至有害。通过限制摄入热量及增加运动耐力锻炼等生活方式的干预,可以增加 SIRT1 水平、产生 PGC-1α 依赖线粒体、促进一氧化氮合酶功能和减少抗氧化反应来延缓衰老。我们通过基础与临床研究的不断互相转化,将充分准备面对日渐增长的老年心血管疾病重担,努力提升我国老年人的预期寿命,使众多老年人享受健康。

（梁会珠　卢长林）

第5章 冠心病的危险因素

冠心病是当今严重危害人类健康、影响人们生活质量的常见病和多发病。随着医学的发展，冠心病的治疗效果虽然有了较大的改善，但仍然缺乏临床治愈的特效治疗，目前仍是危害人们生命的主要死因之一。所以，研究冠心病的各种危险因素及其对冠心病发病和预后的影响，以便对高危人群尽早采取有效干预具有重要的临床价值。

冠心病的危险因素是指在健康个体中发现的，并与随后发生的冠心病独立相关的因素，包括可改变的因素和不可改变的因素（表1-5-1）。研究发现，生物学因素如血压升高、血糖升高、血脂异常等，心理社会因素如缺乏体力活动、人格和情绪异常等，均与冠心病的发生、发展有关。所以，冠心病的发病和预后是多种危险因素综合作用的结果，因此，在临床实践中不仅要考虑单个危险因素的作用，更应考虑多种危险因素及其交互作用对冠心病发病和预后的影响。本文从生物学因素、个体情况及生活方式、心理及社会因素三个方面对冠心病危险因素加以综述，以期为开展冠心病的综合防治提供广阔的思路。

表 1-5-1　冠心病的危险因素

可改变的因素	不可改变的因素
生物学因素	
传统的生物学因素：	
血脂异常，包括总胆固醇或低密度脂蛋白胆固醇过高、甘油三酯过高、高密度脂蛋白胆固醇过低	
高血压	
高血糖/糖尿病	
尿酸	
同型半胱氨酸	
C反应蛋白	
新的生物学因素：	
磷脂酶 A_2	
IL-6	
幽门螺杆菌	
人巨细胞病毒	
肺炎衣原体	
纤维蛋白原	
个体情况及生活方式	
吸烟	年龄
不合理膳食（高脂肪、高胆固醇、高热量等）	性别
缺少体力活动	家族史：早发冠心病

续表

可改变的因素	不可改变的因素
超重/肥胖	易感基因
过量饮酒	
心理及社会因素	
抑郁症	
A 型人格	
D 型人格	

一、生物学危险因素

（一）传统的生物学危险因素

1. 血脂　血脂异常通常指循环血液中脂质或脂蛋白的组成成分浓度异常。

（1）血清总胆固醇（TC）和低密度脂蛋白胆固醇（LDL-C）与冠心病发病的关系：血清胆固醇水平的升高与动脉粥样硬化特别是冠心病的发生明显相关。人群流行病学研究始于美国弗明翰心脏研究，在其对 5 000 多人的 14 年随访中发现，TC 水平与冠心病的发生呈很强的正相关，但在男性中相关强度则随年龄的增加而降低，TC 与高密度脂蛋白胆固醇的比值在各年龄、不同性别人群中均被证明为可靠的预测因子。美国多危险因素干预试验（MRFIT）对 12 866 名中年男性的 6 年随访中，更确实地证明冠心病死亡率随血清 TC 的增高而不断上升。TC 在 5.20mmol/L（200mg/dl）以上时更为明显，TC 处于最高 10% 者的死亡率为最低 10% 者的 4 倍。

LDL-C 是 TC 最主要的组成成分，其与冠心病事件危险有同样甚至更强的正相关关系。冠心病病理基础是动脉粥样硬化，而 LDL-C 是动脉粥样硬化斑块形成的重要病理基础。血脂紊乱会损伤内皮功能，内皮功能受损后，LDL-C 被血管内皮下的吞噬细胞摄取，并经氧化修饰成氧化型低密度脂蛋白（ox-LDL）。ox-LDL 容易沉积在血管壁上，能促进粥样斑块的形成，引起动脉粥样硬化病变。大量试验证实，LDL-C 是评估血脂异常患者心血管疾病风险的有效临床指标。Baigent 等[1] 对过去 20 年共纳入 170 000 例患者的 26 项随机临床试验结果分析显示，他汀能有效降低 LDL-C 水平，且每降低 LDL-C 1.0mmol/L，可减少 21% 的主要心血管事件概率。另外，SATURN 研究证实[2]，他汀类药物的强化治疗虽然达到了既往任何试验所未观察到的大比例斑块逆转，但仍有近 1/3 的患者斑块继续进展，进一步降低 LDL-C 带来的剩余风险极其有限。欧美心血管专家更是提出"强化他汀时代的剩余风险"这一学说。

（2）血清高密度脂蛋白胆固醇与冠心病的关系：血清高密度脂蛋白胆固醇（HDL-C）与冠心病发病风险之间存在强负相关。这种关联在男性和女性、无症状人群和患者中均存在。HDL-C 浓度越低，冠心病发病风险越大，但 HDL-C 的作用机制还未完全探明。低浓度血清 HDL-C 与人们的致动脉粥样硬化行为方式相一致，因为吸烟、肥胖和缺乏体育锻炼等均可降低 HDL-C 水平。

（3）血清甘油三酯（TG）与冠心病的关系：流行病学研究证实，TG 是冠心病的独立危险因子。一些临床试验结果也表明，降低 TG 能减少急性冠状动脉事件的发生。甘油三酯主要存在于血液中的乳糜微粒和极低密度脂蛋白（VLDL）颗粒中，这两种颗粒统称为富含甘油三酯脂蛋白（triglyceride-rich lipoprotein，TRL）。所以，血浆甘油三酯浓度增高主要反映了 TRL 水平增高。高甘油三酯血症对心血管疾病的影响，主要反映在 TRL 是否具有致动脉粥样硬化的作用[3-4]。尽管高甘油三酯血症是否为冠心病的独立危险因素目前仍有争议，但无论是从流行病学的资料还是从病理生理学的研究进展来看，甘油三酯不仅与冠心病发生和发展有密切相关性，而且在心血管疾病的风险评估中具有重要价值。随着 LDL-C 的降低，高 TG 血症在心血管剩余风险中扮演了重要角色，TG 与心血管风险的关系有待进一步阐明。

2. 高血压　现已证实，血压升高是 CHD 的独立危险因素。大量研究表明，血压升高可导致血管壁结构的改变，引发并加速动脉粥样硬化过程。高血压患者血管腔的阻滞和斑块的破溃较血压正常者可能提早 20 年。无论收缩压或舒张压升高，都会显著增加冠心病发病和死亡的危险。1990 年一项综合分析西方国家 9 项前瞻性研究的结果表明，舒张压每升高 5mmHg，冠心病发病风险增加 20%。对东亚地区 12 项前瞻性研究综合分析的结果得出，舒张压每增高 5mmHg，冠心病发病风险增加 21%。对我国 10 组人群的前瞻性研究表明，舒张压每增加 5mmHg,冠心病事件发病风险增加 24%。收缩压升高对冠心病的影响与舒张压相似,收缩压越高,发生冠心病的危险也越大。

3. 糖尿病 糖尿病(DM)是冠心病的等危症。DM 的两种主要类型,1 型和 2 型糖尿病均能使冠心病的发病风险增加。糖尿病造成的心血管疾病危险一小部分可能是由其对心血管疾病危险因子的负面效应所致,另一大部分则是高血糖或糖尿病状态本身的直接影响,具体机制尚不完全明确。

1 型糖尿病患者患冠心病和其他动脉粥样硬化性疾病的危险在 30 岁以后变得明显,在血糖控制不良和 / 或有糖尿病肾病的患者中尤其高。2 型糖尿病能导致比 1 型更严重的心血管危险因子异常,甚至在 2 型糖尿病的先兆阶段,即经口服葡萄糖耐量实验证实发生糖耐量降低时,可导致以 2 型糖尿病为特征的心血管危险因子模式,包括 TG 增高、HDL-C 降低、高血压、向心性肥胖、高胰岛素血症,以及周围组织尤其是骨骼肌对胰岛素的抵抗。这种不利的心血管危险因子模式在从糖耐量减低阶段向糖尿病进展的过程中可以持续数年,这也是为何许多患者在被诊断为 2 型糖尿病时,已发生有临床表现的冠心病和其他动脉粥样硬化性疾病的原因。

在糖尿病患者中进行的大规模前瞻性队列随访研究表明,高血糖的程度均与冠心病和其他动脉粥样硬化性疾病危险有关。糖尿病并发症的控制试验表明,在 1 型糖尿病患者中,良好的血糖控制对于预防糖尿病微血管病变至关重要,可使微血管事件下降 60%。英国 UKPDS 研究表明,在 2 型糖尿病患者中,发生糖尿病并发症的危险与先前的高血糖呈强正相关。平均糖化血红蛋白(HbA1c)水平每降低 1%,与糖尿病有关的死亡将降低 21%,心肌梗死将减少 14%,糖尿病微血管并发症的危险将减少 37%。由此可见,良好的血糖控制对于 2 型糖尿病患者预防心血管疾病非常重要。

临床确诊的冠心病患者中,有近 20% 合并糖尿病。流行病学证据表明,传统的心血管危险因子对糖尿病患者的影响等同于对非糖尿病患者的影响。但由于在任何一个给定的危险因子水平下,糖尿病患者发生严重心血管疾病事件的绝对危险大大高于非糖尿病患者,在糖尿病患者中降低危险因子水平得到的期望效益将更大。

4. 尿酸 自 1951 年,Gertler 等首次提出高尿酸血症(hyperuricemia,HUA)与冠心病之间可能存在复杂的相互作用。近年 HUA 与心血管事件之间的关系受到人们的关注。关于 HUA 与冠心病的关系众说纷纭。

研究显示,HUA 是冠心病的一个危险因素,并可能在动脉粥样硬化的发生和发展中起一定的作用。尿酸在血液中的物理溶解度很低,高尿酸血症时尿酸微结晶易析出,沉积于血管壁,直接损伤内膜。此外,尿酸能促进血小板黏附和聚集。荟萃分析显示,HUA 可能会增加冠心病的风险,是独立于传统的冠心病危险因素[5]。Kivity 等[6]认为,HUA 与心血管疾病风险有关。中国队列研究显示,HUA 是心血管疾病的独立危险因素,可增加心血管疾病的总死亡率[7]。大量研究证明,HUA 是冠心病的独立危险因素。但仍有不少研究认为,HUA 与高血压、糖尿病、高脂血症、肥胖、胰岛素抵抗等危险因素存在着密切联系,因此在研究中观察到的 HUA 与冠心病的关系可能并不是尿酸的直接作用,可能仅是一种伴随现象,而非独立危险因素。

5. 高同型半胱氨酸血症 同型半胱氨酸(homocysteine,Hcy)是一种含硫氨基酸,是蛋白质代谢的中间产物,本身不参与蛋白质合成。

Hcy 在体内主要有 3 条代谢途径(图 1-5-1):①再甲基化:Hcy 在甲硫氨酸合成酶(methionine synthase,MS/MTR)及辅酶维生素 B_{12} 参与下,与 5- 甲基四氢叶酸合成甲硫氨酸和四氢叶酸;②转硫基:Hcy 在胱硫醚 -β- 合成酶(cystathionine β-synthase,CBS)及辅酶维生素 B_6 参与下,与丝氨酸缩合成胱硫醚;③ Hcy 在细胞内形成后,排出至血浆,参加循环。因此,酶功能障碍或维生素的缺乏等均可导致血 Hcy 升高,Hcy 代谢关键酶 MTHFR、MS、MTRR 等的遗传缺陷致酶活性降低也是引起血浓度增高的重要原因。导致 Hcy 升高的原因还有慢性肾功能不全引起的降解能力受损,以及某些药物影响如苯妥英钠等。

高 Hcy 是冠心病的一个独立危险因素,其水平与动脉粥样硬化程度呈正相关。Hcy 致动脉粥样硬化的机制为:① Hcy 通过产生超氧化物及过氧化物,抑制 NO 合成并促进其降解,造成内皮损伤及功能异常[8];②刺激血管平滑肌增生[9];③破坏机体凝血和纤溶的平衡,通过增加血小板的黏附能力、促进血小板衍生因子生成、激活多种凝血因子等使机体处于血栓前状态,易于血栓的形成[10];④促使 LDL-C 氧化修饰及泡沫形成等。

6. C 反应蛋白(C-reactive protein,CRP) CRP 是一种急性时相反应蛋白,由肝脏合成与分泌,

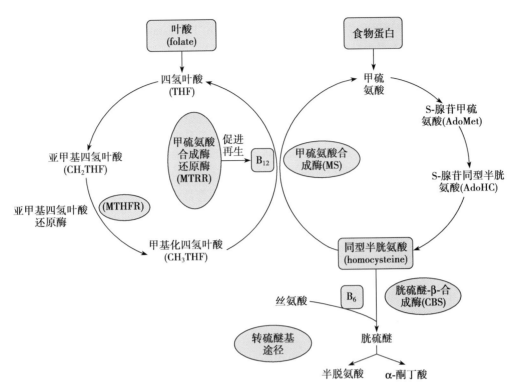

图 1-5-1　同型半胱氨酸代谢示意图

在粥样硬化斑块内膜中产生,可结合于损伤组织、脂蛋白等,并激活补体,从而促进血管炎症反应和血栓形成。CRP 沉积还可诱导内皮细胞产生多种炎症介质,促进炎症细胞浸润。CRP 升高也反映了斑块的不稳定性。在排除其他炎症反应和免疫性疾病的情况下,CRP 可作为临床上判断冠状动脉病变程度的有效指标。

CRP 可通过各种途径影响动脉粥样硬化的病理过程,其浓度的增加与冠状动脉事件发生的危险度呈正相关。CRP 升高是冠心病近期及远期预后不良的标志。作为重要的炎症反应标志物,CRP 对评价冠心病的严重程度和对冠心病危险分层有着重要的指导意义[11]。超敏 CRP 比 CRP 更敏感、更稳定、不受饮食和时间的影响、易检测,已作为临床检测的标志物。降低 CRP 水平和抑制炎症反应的治疗策略可以阻止动脉粥样硬化的进展,从而阻止冠心病的发生。

CRP 影响血管病变进展的机制:①激活补体,诱导细胞黏附因子和组织因子的表达,启动动脉粥样硬化的发展;②介导内皮巨噬细胞吞噬 LDL-C,促进内皮素和白细胞介素 6(IL-6)的产生;③抑制一氧化氮活酶(eNOS),使一氧化氮(NO)合成减少,促进血管收缩、白细胞黏附、血小板激活、血栓形成。

(二)新的生物学危险因素

1. **磷脂酶 A_2**　磷脂酶 A_2(phospholipase A_2, PLA_2)是近几年比较关注的一种新发现的同冠状动脉硬化性疾病相关的血清标记物。而脂蛋白相关磷脂酶 A_2(lipoprotein- associated phospholipase A_2, $Lp-PLA_2$)正是将血脂损伤和炎症反应相联系的媒介。$Lp-PLA_2$ 可以预测心血管事件,不仅 $Lp-PLA_2$ 的活性和质量,而且 $Lp-PLA_2$ 基因变化,都与冠心病的突发事件、脑卒中和心血管疾病的死亡率相关联[12]。

New England Journal of Medicine 在 2000 年发表了 WOSCOPS(West of Scotland Coronary Prevention Study)研究[13], $Lp-PLA_2$ 开始作为心血管疾病生物标记。WOSCOPS 研究有两个重要发现,第一,证实循环中 $Lp-PLA_2$ 的增高与伴发高脂血症的男性冠心病发病率之间存在正相关联系。这一发现因为与冠心病发生的病理生理学基础之间存在着潜在的联系,而且先前与 $Lp-PLA_2$ 的相关基础研究资料无法推断出这一结论,所以该研究具有里程碑意义。第二,和其他一些已证实的炎性生物标记如白细胞计数、CRP、纤维蛋白原等相比,$Lp-PLA_2$ 水平增高与患冠心病风险之间呈正相关,并独立于经典的心血管危险因素的影响。研究表明,测定 $Lp-PLA_2$ 水平可以进一步完善心血管风险评估,同时提示在进行降血脂和抗炎治疗之外,抑制 $Lp-PLA_2$ 活性可能

是一个新的、相对独立的治疗方向。

不同结论的研究包括 PROSPER 研究（PROspective Study of Pravastatin in the Elderly at Risk）、Women's Health Study 和瑞典的一项以人群为基础的队列研究，未能证明 Lp-PLA$_2$ 水平的增高与患冠心病风险的加剧有关[14]。在 ARIC（Atherosclerosis Risk In Communities）研究，对 Lp-PLA$_2$ 水平在偶发心血管事件中的预测价值进行了分析[15]。尽管对 LDL-C＜130mg/dl 的亚组进行分析后表明，Lp-PLA$_2$ 水平的增高与冠心病风险之间存在正相关，但包括所有病例和对照组后的总体分析却没有得出具有统计学意义的结果[15]。另一个采用病例对照设计的大样本研究 EPIC（European Prospexedve Investigation of Cancer）-Norfolk 也是阴性结果[16]。在一篇荟萃分析中，作者对超过 79 000 名参与者（包含 35 945 名在基线无心血管疾病史的受试者、32 453 名有稳定型心绞痛病史的患者、10 638 名急性冠脉综合征患者）的 32 个回顾性研究进行分析，考察了 Lp-PLA$_2$ 的水平及活性与心血管事件之间的联系[17]。该项分析校正了年龄、性别、血管性疾病的基本病史、血脂及非血脂性的危险因素的影响：在健康人群，并未发现 Lp-PLA$_2$ 活性与冠心病和缺血性脑卒中之间的联系；然而，经过校正的 Lp-PLA$_2$ 含量对冠心病的危险比是 1.09（95%*CI* 1.02～1.16）[17]。因此，Lp-PLA$_2$ 水平对预测健康个体或者老龄人群的未来心血管风险（一级预防）的临床价值有待进一步研究证实。

2. IL-6　IL-6 为一种多功能细胞因子，不仅可预测健康人群心肌梗死的危险度，还与冠心病的严重程度、斑块的不稳定性以及预后存在一定的关系[18]。IL-6 水平与冠状动脉病变 Gensini 评分呈正相关[19]，与冠心病介入术后再狭窄的发生有相关性[20-21]。ACS 患者 IL-6 水平升高，且与病情严重程度和心脏事件发生有密切关系[22]。

IL-6 是一种重要的炎症介质，其表达水平与组织的炎症反应程度呈正相关，也能激活 CRP 的表达增多[23]。IL-6 水平与缺血和心力衰竭终点独立相关，可以提高 GRACE 危险评分预测性能[24]。对于肌钙蛋白阴性、低中度风险的非 ST 段抬高急性冠脉综合征（ACS）患者，IL-6 是一个独立预测不良事件的因子，它的使用可以识别中度风险患者中的高风险人群[25]。IL-6-572G＞C（rs1800796）多态性可能参与 ACS 发生的危险[26]。IL-6 对非 ST 段抬高 ACS 患者的预后危险分层有意义[27]。国内研究显示，血清 IL-6 和肿瘤坏死因子相关蛋白 1 浓度的变化可反映炎症程度及冠状动脉病变严重程度[28]；血清 IL-6 水平和 CRP 可用于判断斑块的稳定性，在 ACS 的预后判断具有价值[29]；IL-6 和 IL-33 可作为评价 ACS 或稳定型心绞痛患者冠心病炎症反应和严重程度的生物标志物[20]。

3. 幽门螺杆菌　幽门螺杆菌（*Helicobacter pylori*，*H. pylori*，HP）是定植在胃黏膜上皮的微需氧革兰氏阴性杆菌。1994 年首次报道 HP 感染和冠心病的关系，校正了相关的干扰因素（高血脂、高血压、糖尿病、吸烟、社会层次），冠心病患者 HP 抗体阳性率显著高于对照组（*OR*=2.15，*P*=0.03）。

Rožanković 等[30]检测血清中幽门螺杆菌的两种蛋白及其抗体，即 CagA 和尿素酶，发现血清幽门螺杆菌 CagA 蛋白及其抗体的阳性率与冠心病发生率呈正相关；而 CagA 阴性幽门螺杆菌菌株（野生株）与 CagA 阳性幽门螺杆菌菌株（致病株）的共同抗原尿素酶，其所对应的血清抗体在冠心病组与对照组比较差异无统计学意义。该研究结果表明，CagA 阳性幽门螺杆菌分泌的毒素 CagA 在动脉粥样硬化病变中相比于幽门螺杆菌菌体本身发挥了更重要的作用。多个大样本的临床对照研究已证实，幽门螺杆菌与动脉粥样硬化形成具有显著的相关性[31-34]。

与此相反，Ahmadnia 等[35]通过 PCR 检测终末期肾病肾移植患者动脉粥样硬化斑块中的幽门螺杆菌 DNA，结果为阴性。Ikeda 等[36]通过大样本的前瞻性对照研究发现，在日本中年人群中幽门螺杆菌感染与心肌梗死、脑卒中无显著相关性，但 CagA 阳性率趋向于与心肌梗死相关。由此看出，虽然幽门螺杆菌感染参与动脉粥样硬化形成尚存一定争议，但 CagA 蛋白与动脉粥样硬化的相关性比较明确。

4. 胆红素　胆红素（bilirubin，Bil）一直被认为是人体内的毒性代谢产物，在临床中用于评估肝功能和黄疸。近年来大量研究发现，胆红素是一种天然的内源性抗氧化剂，具有重要的生理功能，包括抗自由基、抗炎、抗补体、抗免疫和抗血管平滑肌增殖作用，可保护血管内皮功能，并能抑制血小板活化等。许多研究表明，低浓度胆红素与心血管疾病发病风险增加呈正相关，认为低血清胆红素浓度（即＜10μmol/L）可以作为心血管疾病的预测因素。

1994 年 Schwertner 等[37]对 619 例冠状动脉造影术后的患者分析发现，Bil 降低 50%，CHD 的发病率增加

47%，首次提出 Bil 是 CHD 一个独立的危险因素。Ganotakis 等[38] 研究发现，吸烟患者 Bil 水平与心血管疾病呈负相关，Bil 联合纤维蛋白原、脂蛋白、白蛋白可预测高危人群的心血管事件，甚至可能成为新药物的治疗靶点。Kim 等[39] 研究表明，Bil 与 Framingham 危险评分呈负相关，Bil 降低与未来 10 年 CHD 发病风险相关。Horsfall 等[40] 研究 130 052 例患者，平均随访 43 个月，发现 Bil 与心血管事件呈非线性（L 型）相关。Bil 水平为 5μmol/L 的患者比 Bil 水平为 10μmol/L 的患者发生任何心血管事件的风险要高 18%，发生心肌梗死的风险高 34%。

胆红素在冠心病中作用的具体机制尚不明确，仍需进一步研究。研究表明，胆红素水平与冠心病发病呈 U 形关系，过低或者过高的胆红素浓度对机体均有害。究竟血清胆红素维持在什么样的水平、男性与女性之间其保护机制的差异在哪里、真正发挥心血管保护作用的是哪一类胆红素、是否可通过基因干预来预防冠心病的发生和发展等问题，仍有待进一步探讨。

5. 人巨细胞病毒　从冠心病患者动脉粥样硬化斑块和血浆中发现细胞因子和炎性介质，提示动脉粥样硬化是一个与自身免疫反应有关的炎症过程。近年来研究表明，微生物尤其是人巨细胞病毒（human cytomegalovirus，HCMV）感染可能是这一过程的始动因素。

1987 年，Adam 等[41] 首次报道了动脉粥样硬化人群 HCMV 感染情况，病例组不仅 HCMV 抗体阳性率明显高于对照组（90% vs.74%），且高滴度抗体阳性率也明显高于对照组（75% vs. 26%，P＜0.001），且抗体水平不随胆固醇、甘油三酯等因素的不同而变异，提示动脉粥样硬化人群 HCMV 感染率高于非动脉粥样硬化组，HCMV 感染可能参与冠心病的发生与发展。Blum 等[42] 发现，CMV-IgG 滴度在冠状动脉粥样硬化患者中明显高于对照组，CMV-IgG 阳性者在心脏手术后更易发生冠状动脉再狭窄；对 150 例巨细胞病毒抗体滴度增高患者与对照组比较的 15 年随访结果发现，颈动脉内膜增厚与抗体增高呈明显的梯形相关，且独立于其他危险因素。这两项研究结果为 HCMV 感染与动脉粥样硬化相关提供了证据。

此外，也有相反的结果。Ridker 等[43] 进行了 12 年的前瞻性研究，探讨 HCMV 与将来发生心肌梗死和脑卒中危险的相关性，在纠正了传统的心血管疾病危险因素后，结果未得到 HCMV 感染与将来发生心肌梗死、脑卒中相关的证据。在解释其阴性结果时，并不排除病毒感染在冠心病发病中的作用，认为心肌梗死、脑卒中不仅有致动脉粥样硬化过程的参与，而且血栓形成过程亦不容忽视，而病毒感染很可能只是在致粥样硬化过程中起作用，在血栓形成过程中无作用或作用甚微。因此，从理论上可以认为病毒感染虽可加速粥样硬化进程，但却未必一定增加临床栓塞事件的发生率。

6. 肺炎衣原体　近几年肺炎衣原体（Chlamydia pneumoniae，Cpn）与动脉粥样硬化和冠心病的关系研究进展较快。肺炎衣原体感染在冠心病发生、发展过程中所起的作用日益受到重视。

流行病学研究显示了 Cpn 感染与动脉粥样硬化及冠心病的关系。Saikku 等于 1988 年首次获得了 Cpn 感染与慢性冠心病有关的流行病学证据。用酶联免疫测定法也证实心肌梗死患者血清 Cpn 脂多糖（LPS）抗体阳性。冠状动脉造影结果和血清 Cpn 抗体效价的相关性也发现，冠状动脉粥样硬化者血清 Cpn IgG 效价明显高于正常人，高效价组冠心病发生的估计值高于低效价组，高效价组≥5 个病变部位的危险性更大。Strchan 等[44] 对 1 773 例 45～59 岁男性进行血清 CpnIgG 和 IgA 抗体检测，这是第一个肺炎衣原体慢性感染的前瞻性研究。13 年随访中，IgG 和 IgA 浓度与缺血性心脏病的发病率无关，但 IgA 浓度与致死性缺血性心脏病及总病死率显著相关。

大量研究认为 Cpn 与冠心病发生、发展有关，这些结果表明感染与动脉粥样硬化相关，但无法区分是感染后引发动脉粥样硬化，还是动脉粥样硬化病变使易感性增高。随着研究的扩展和深入，困惑会逐渐明了。

7. 纤维蛋白原　大量临床和流行病学资料显示，纤维蛋白原（fibrinogen，Fib）作为冠心病的独立危险因素，被认为参与冠心病的发生、发展，也是炎症活性的标志物之一。Fib 是反映血液高凝状态的重要指标，是一种急性时相蛋白，在肝脏合成，而纤溶 - 凝血系统异常是血栓形成的重要条件，Fib 能触发机体内的凝血活动，预示着血栓的形成。Fib 升高导致冠心病的发生机制，可能与改变血流动力学、参与血栓形成、损伤血管内皮细胞及介导炎症反应等有关。

二、个体情况及生活方式

（一）个体情况

1. 年龄　年龄是冠心病不可逆的危险因素。美国国家胆固醇教育计划认为，＞45 岁即是危险因素。而

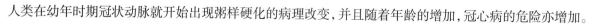

人类在幼年时期冠状动脉就开始出现粥样硬化的病理改变,并且随着年龄的增加,冠心病的危险亦增加。

2. **心率**　静息心率(resting heart rate, RHR)加快与冠心病的发生相关。静息心率是指在清醒、不活动的情况下每分钟的心搏次数。近年来,随着研究的不断进展,人们逐渐发现 RHR 与心血管疾病关系密切,有些学者甚至认为心率增快不仅是心血管疾病的独立危险因子,而且是心血管疾病患者死亡的强预测因子。

大量流行病学研究已证实,静息心率增快是冠心病发病与死亡的一项独立危险因素。多个流行病学前瞻性研究均发现,静息时心率>84 次/min,冠心病发病率与总死亡率均明显增高[45]。Hcidland 等[46]证实了血流动力学负荷与斑块破裂之间的关系,研究显示,冠心病患者左心室重量>270g,平均心率>84 次/min,与日后斑块破裂呈显著相关;反之,持续应用 β 受体阻滞剂者斑块破裂发生率较少。

3. **超重或肥胖**　在正常人群中,体重指数(BMI)与血压水平有明显的正相关关系。$BMI \geq 24kg/m^2$ 为超重,$BMI \geq 28kg/m^2$ 为肥胖。研究表明,基线 BMI 每增加 $1kg/m^2$,CHD 的发病风险增高 12%。

在西方人群中进行的前瞻性流行病学研究表明,超重/肥胖与全死因危险呈 J 形关系。特别瘦的人比体重正常的人死亡危险性高,但随体重的增加,全因死亡率增加,这在很大程度上归因于心血管疾病死亡的增加。在全人群中进行的前瞻性研究证明,冠心病的危险在体重中度增加和超重时即已开始增加,超重还可增加脑卒中的危险。同时,身体脂肪分布不同,危险亦不同,无论男女,向心性肥胖者心血管疾病危险都要高得多。加之肥胖本身对心脏、胰岛素抵抗和门静脉游离脂肪酸等的独立作用,大大增加了肥胖人群的心血管疾病危险。

4. **家族史**　近年的研究认为,冠心病的家族遗传背景在冠心病发病中尤其是早发冠心病中具有决定性作用,是冠心病发病的独立危险因素。在男性孪生子研究中发现,若其中一人患有早发冠心病,另一人患冠心病的危险性增加 50%,死于冠心病的危险性较对照人群增加 5.2 倍[47]。有冠心病家族史的患者在儿童期已表现出某些异常,如收缩压升高、体重指数偏高等。冠心病家族遗传的致病机制是近年来的研究热点。常染色体显性遗传所致的血脂代谢异常,可促使早期形成动脉粥样硬化;另外,冠心病的一些危险因素,如高血压、糖尿病、肥胖特点、人格特征等都具有遗传倾向;同一家庭中不良生活习惯的互相影响,如不均衡饮食习惯、运动减少等都导致冠心病发病的家庭聚集倾向。

5. **冠心病易感基因**

(1)9 号染色体区域:研究发现,人类 9 号染色体 9p21.3 区域和冠心病相关。2007 年 *Nature* 全文发表了 WTCCC 研究(Wellcome Trust Case Control Consortium)[48],该研究纳入 14 000 例患者和 3 000 例对照患者,进行大样本全基因组扫描研究。分析了包括冠心病在内的目前影响人类健康最常见的 7 种疾病,冠心病组纳入病例 1 926 例,每种疾病均进行了全基因组关联分析(genome-wide association study, GWAS)。通过 GWAS 发现,人类 9 号染色体 9p21.3 区域和冠心病显著相关。此后,德国心肌梗死家族研究(German MI Family Study)纳入 60 岁前已有心肌梗死病史,且至少有 1 位一级亲属有早发冠心病病史的 875 例,另外纳入 1 500 例对照;结果再次证实,9 号染色体 9p21.3 区域和冠心病显著相关。研究者将上述两个试验中的数据联合分析结果显示,该区域内 rsl333049 SNP 关联最显著,其 C 型等位基因携带者的冠心病危险性增加 36%(95% CI 27%~46%)。2008 年数个研究小组的跟进研究和荟萃分析进一步证实,该区域尤其是 rsl333049 SNP 多态性和冠心病明确相关。我国研究发现,中国汉族人群中冠心病发病同样和该区域相关。

(2)其他易感基因位点:在德国心肌梗死家族研究中,同时还发现 2q36.3 和 6q25.1 区域与冠心病同样存在相关性。携带 2q36.3 易感基因的个体冠心病风险增加 21%,携带 6q25.1 易感基因的个体冠心病风险增加 23%。2009 年由 Kathiresan 等研究小组发表了大样本全基因组扫描研究结果,该研究纳入 3 000 例冠心病患者和同等数量对照,采用的病例组均为早发冠心病患者;共涉及 250 万个 SNP 多态性。结果发现,3 个新位点和早发冠心病明确相关,分别位于人类染色体 21q22、6p24 和 2q33 区域,这些区域在既往的研究中很少被关注。其中,21 号染色体类染色体 21q22 区域存在 *MPRS6*、*KCNE2* 和 *SLC5A3* 三个编码基因,分别编码线粒体核小体蛋白 S6、可溶性载体家族 5 中的膜蛋白 3 以及钾离子门控通道膜蛋白 2,已知和心脏病相关的是 *KCNE2* 基因,其突变会导致遗传性心律失常疾病;6 号染色体 6p24 区域存在有肌动蛋白调节子 1 编码基因 *PHACTR1*,其会直接导致冠状动脉的粥样硬化程度进展;2 号染色体 2q33 区域则只有内含子存在和 *WDRl2* 重复序列,WDRl2 和某些蛋白可形成复合体,参与细胞增殖和核小体合成。

（二）生活方式

1. 吸烟　吸烟是冠心病的一个确定的独立危险因素,且存在量效依赖关系。研究表明,50% 以上的冠心病可归因于吸烟,并且二手烟的危害亦不能小视。一些临床试验研究表明,戒烟可以显著降低 CHD 的再住院率和死亡率。现已有可靠证据表明,吸烟对冠心病和其他动脉粥样硬化性疾病有严重的负面影响,而且这种负面效应与每天的吸烟量和烟龄长短有关。如果吸烟开始于 15 岁以前,则日后发展成心血管疾病的危险尤其高,这种效应在男性和女性中均存在。前瞻性流行病学研究和临床病例对照试验均证明,吸烟是冠心病的主要危险因素之一。弗明翰研究证实,男性吸烟者冠心病猝死的相对危险较不吸烟者高 10 倍,女性高 4.5 倍。吸烟与其他危险因素同时存在时,其致病作用可以叠加。

关于吸烟增加冠心病发病风险的具体机制尚未完全明确。现有研究表明,烟草中含有多种致病因子,与冠心病发病有关的化学物质有 10 余种。促发冠心病发病的主要成分是尼古丁和一氧化碳,它们影响机体的血流动力学和血凝机制,促使心肌缺氧,诱发冠状动脉痉挛,从而加速动脉粥样硬化的发病。

2. 饮酒　饮酒对冠心病的危害与饮酒量有关。长期、大量饮酒是冠心病的危险因素,但一些前瞻性和回顾性研究均表明,少量或中度饮酒则可能是冠状动脉疾病的一个保护因素[49]。这种保护作用被认为与酒精对血脂及凝血因子的作用有关。少量或中量饮酒可以升高 HDL-C,降低纤维蛋白原浓度,抑制血小板聚集,延缓动脉粥样硬化发展。

3. 饮食　膳食因素是冠心病发病风险的一个重要决定因素,其对动脉粥样硬化和冠心病发生、发展的影响主要是通过其对低密度脂蛋白胆固醇、高密度脂蛋白胆固醇、血压及肥胖等生物学危险因素的影响而间接发挥作用的。有资料显示,平均食盐摄入量与高血压患病率显著相关,而膳食中限钠补钾可有效降低血压,从而相应地减少了 CHD 的发生。摄入过多饱和脂肪酸和胆固醇会使体内 LDL-C 水平升高,使动脉粥样硬化的危险增加;而多食果蔬、富含不饱和脂肪酸食物,以及减少能量的摄入,均可降低冠心病患病风险[50]。

长期以来的研究表明,与血压有关的膳食因素主要包括膳食中的氯化钠、蛋白质、钙、酒精及热量平衡等方面。钠盐对于高血压的发病是必需的,但不是充分的。有证据表明,低钠膳食能使血压降低,并防止血压随年龄增高。越来越多的证据表明,含水果和蔬菜丰富的膳食可防止冠心病的发生。国家“九五”攻关课题研究表明,摄入鱼类、奶类、豆类和蔬菜水果较多的人群平均收缩压和舒张压较低,血清总胆固醇和甘油三酯较低,血清高密度脂蛋白胆固醇较高。故提出改善膳食结构,适当增加鱼类和水果摄入,减少食盐摄入是预防人群血压升高的重要措施之一。因此,提倡冠心病患者应多吃新鲜蔬菜、水果和鱼、奶、豆类食品。

4. 缺乏体力活动　缺乏体力活动,如少动久坐的生活方式,是造成超重和肥胖的重要原因之一。同时,也是冠心病一个主要的可改变的危险因素。而增加体力活动,可降低体重、降低 LDL-C 和 TG 水平、提高 HDL-C 水平、改善胰岛素敏感性、促进葡萄糖代谢、降低血压等,从而显著降低冠心病的风险。

三、心理及社会危险因素

（一）心理学危险因素

近年的研究注意到约 50% 的冠心病患者不具备传统的危险因素,而且危险因素水平不高的正常人群中也有相当一部分人发生了心血管疾病,这说明已知的危险因素只能部分解释心血管疾病的原因。同时,已经明确的冠心病危险因素也不能完全解释同一人群中冠心病发病和预后的差异。越来越多的研究表明,心理危险因素在冠心病的发生、发展过程起重要作用。一项有 52 个国家参加的大型国际性心脏病研究的结果表明,心理社会因素是心肌梗死的独立危险因素,该研究认为约 1/3 的心肌梗死的危险因素归因于心理因素[51]。冠心病心理危险因素的研究大致包括以下几个方面:危险行为如吸烟、不健康的饮食、体力活动少等;负性情绪(如抑郁、焦虑、敌意和愤怒等)、人格以及社会支持或社会隔离等。许多研究支持这些心理因素在动脉粥样硬化性疾病发生和发展过程中的重要作用。

1. 抑郁症　抑郁症为心理障碍性精神病。流行病学统计显示,抑郁症者患冠心病的可能性是无抑郁症者的 2～5 倍,心肌梗死后死亡的可能性是非抑郁症者的 3.5 倍。其可能机制与血小板功能增强、脂肪分布异常、压力感受器敏感性降低、心率变异性降低和不健康的生活方式等有关。

2. A 型人格　1959 年,两位心脏病学家 Friedman 和 Rosenman 首次提出了 A 型人格的概念,也称作 A 型行为模式。A 型人格的特点主要包括:①生理和行为方面:通常面部肌肉紧张,说话速度快,动作迅速,不论什么工作或活动都喜欢速战速决，生活节奏快，有很强的时间紧迫感；②态度和情感方面：往往没有耐心、容易冲动、焦虑和烦躁，具有较强的攻击性，对他人常怀有敌意，容易产生愤怒情绪；③动机方面：好胜心强，成就动机强烈，热衷于竞争，有较大但不切实际的抱负。和A型人格相反的行为特征称为B型人格，B型人格的个体容易相处、抱负较少、比较平静和松弛、说话声音低、行动节奏慢、缺乏主见等。Friedman等对3 154名无冠心病史的个体随访8.5年后发现，A型人格患冠心病的危险性是B型人格的2倍。美国Framingham研究和其他研究组也得出了同样的阳性结果。

但是，也有一些前瞻性研究却出现许多不一致的结果，认为A型人格与冠心病并无相关性。所以，近年来关于A型人格的研究已从多维度的、总体的A型人格转到研究A型人格的某个成分和冠心病的关系，一些研究支持冠心病的易感行为模式是愤怒和敌意。

3. D型人格　Denollet通过多年的临床观察发现，乐观的心脏病患者康复得好；而那些悲观的心脏病患者不能很好地康复。进一步研究发现，急性和慢性心理忧伤和冠心病密切相关，这些患者有一些很突出的人格特点，Denollet把它们命名为D型人格。Denollet通过观察和研究发现，消极情感（negative affectivity，NA）和社交抑制（social inhibition，SI）这两种人格特质是导致心理忧伤的决定性因素。

大量研究表明，D型人格是冠心病患者不良预后的独立危险因素。1995年首次报道了已确诊的冠心病患者中D型人格和疾病预后的关系：在发生死亡的患者中，有73%的患者是D型人格，和非D型人格的患者相比，D型人格的患者心脏性死亡的风险增加了6倍；而且，D型人格对冠心病预后的预测力明显超过了一些传统的生物学危险因素，如运动耐力低下、吸烟和年龄等[52]。

作为冠心病易患人格，D型人格与A型人格的关系很少见报道。

（二）环境社会危险因素

1. **空气污染**　资料显示，大气污染物中的一氧化碳、氮氧化物、二氧化硫、臭氧、铅及颗粒物等与冠心病的发病率增加有关。研究证实，每日大气颗粒物浓度的改变与心血管疾病的死亡率呈正相关。

2. **地域和气候**　流行病学调查发现，对于冠心病发病率，城市高于农村，沿海地区高于内陆地区，西方国家高于东方国家，其可能与不同地区的血脂水平、高血压发病率、饮食结构、生活水平和保健意识不同有关。气候因素作为冠心病危险因素之一，可能是因为寒冷、潮湿、季节温差大、日间温差大等，与人群血压变化、冠状动脉紧张性改变及血小板聚集性增加等有关。

3. **其他社会因素**　个人收入高、职业紧张、文化程度低、脑力劳动者发生冠心病的危险性较大。

综上所述，多种危险因素与冠心病密切相关。这些因素直接或间接影响动脉硬化的过程。因此，有效控制危险因素可进一步防治冠心病，降低发病率。

（李晶玮　郭彩霞）

参 考 文 献

［1］Cholesterol Treatment Trialists'（CTT）Collaboration，BAIGENT C，BlACKWELL L，et al. Efficacy and safety of more intensive lowering of LDL cholesterol：a meta-analysis of data from 170，000 participants in 26 randomised trials[J]. Lancet，2010，376（9753）：1670-1681.

［2］NICHOLLS S J，BALLANTYNE C M，BARTER P J，et al. Effect of two intensive statin regimens on progression of coronary disease[J]. N Eng J Med，2011，365（22）：2078-2087.

［3］MILLER M，STONE N J，BALLANTYNE C，et al. Triglycerides and cardiovascular disease：a scientific statement from the American Heart Association[J]. Circulation，2011，123（20）：2292-2333.

［4］CHAPMAN M J，GINSBERG H N，AMARENCO P，et al. Triglyceride-rich lipoproteins and high-density lipoprotein cholesterol in patients at high risk of cardiovascular disease：evidence and guidance for management[J]. Eur Heart J，2011，32（11）：1345-1361.

［5］ATAR A I，YILMAZ O C，AKIN K，et al. Response letter to Uric acid：a crucial marker of coronary artery calcium score?[J]. Int J Cardiol，2013，162（2）：134.

［6］KIVITY S，KOPEL E，MAOR E，et al. Association of serum uric acid and cardiovascular disease in healthy adults[J]. Am J

Cardiol, 2013, 111(8): 1146-1151.

［7］CHEN J H, CUANG S Y, CHEN H J, et al. Serum uric acid level as an independent risk factor for all-cause, cardiovascular, and ischemic stroke mortality: a Chinese cohort study[J]. Arthritis Rheum, 2009, 61(2): 225-232.

［8］ZHU W G, LI S, LIN L Q, et al. Vascular oxidative stress increases dendritic cell adhesion and transmigration induced by homocys-teine[J]. Cell Immunol, 2009, 254(2): 110-116.

［9］AKASAKA K, AKASAKA N, DI LUOZZO G, et al. Homocysteinepromotes p38-dependent chemotaxis in bovine aoztic smooth muscle cells[J]. J Vase Surg, 2005, 41(3): 517-522.

［10］LOSCALZO J. Homocysteine-mediated thrombosis and angiostasis in vascular pathobiology[J]. J Clin Invest, 2009, 119(11): 3203-3205.

［11］KIEFER C R, STOCK R E, FLANAGAN S S, et al. Early verification of myocardial ischemia with a novel biomarker of acute tissue damage: C-reactive protein fractional forms[J]. Clin Chim Acta, 2012, 413(19-20): 1536-1541.

［12］MAIOLINO G, BISOGNI V, ROSSITTO G, et al. Lipoprotein-associated phospholipase A_2 prognostic role in atherosclerotic complications[J]. World J Cardiol, 2015, 7(10): 609-620.

［13］PACKARD C J, O'RELLY D S, CASLAKE M J, et al. Lipoprotcin-associated phospholipase A_2 as all independent predictor of coronary heart disease. West of Scotland Coronary Prevention Study Group[J]. N Engl J Med, 2000, 343(16): 1148-1155.

［14］BLAKE G J, DADA N, FOX J C, et al. A prospective evaluation of lipoprotein-associated phospholipase A_2 levels and the risk of future cardiovascular events in women[J]. J Am Coll Cardiol, 2001, 38(5): 1302-1306.

［15］BALLANTYNE C M, HOOGEVEEN R C, BANG H, et al. Lipoprotein-associated phospholipase A_2, high-sensitivity C-reactive protein, and risk for incident coronary heart disease in middle-aged men and women in the Atherosclerosis Risk in Communities(ARIC)study[J]. Circulation, 2004, 109(7): 837-842.

［16］RANA J S, ARSENAULT B J, DESPRÉS J P, et al. Inflammatory biomarkers, physical activity, waist circumference, and risk of future coronary heart disease in healthy men and women[J]. Eur Heart J, 2011, 32(3): 336-344.

［17］THOMPSON A, GAO P, ORFEI L, et al. Lipoprotein-associated phospholipase A_2 and risk of coronary disease, stroke, and mortality: collaborative analysis of 32 prospective studies[J]. Lancet, 2010, 375(9725): 1536-1544.

［18］VGONTZAS A N, BIXLER E O, LIN H M, et al. IL-6 and its circadian secretion in humans[J]. Neuroimmunomodulation, 2005, 12(3): 131-140.

［19］DE GENNARO L, BRUNETTI N D, MONTRONE D, et al. Subacute Inflammatory Activation in Subjects with Acute Coronary Syndrome and Left Ventricular Dysfunction[J]. Inflammation, 2012, 35(1): 363-370.

［20］BLANCO-COLIO L M, MARTÍN-VENTURA J L, DE TERESA E, et al. Atorvastatin decreases elevated soluble CD40L in subjects at high cardiovascular risk. Atorvastatin on inflammatory markers study: a substudy of ACTFAST[J]. Kidney Int Suppl, 2008(111): S60-S63.

［21］LOWE G D. Local inflammation, endothelial dysfunction and fibrinolysis in coronary heart disease[J]. Clin Sci(Lond), 2006, 110(3): 327-328.

［22］ANTMAN E M, ANBE D T, ARMSTRONG P W, et al. ACC/AHA guidelines for the management of patients with ST-elevation myocardial infarction-executive summary: a report of the American college of cardiology/American heart association task force on practice guidelines[J]. Circulation, 2004, 110(5): 588-636.

［23］YUE Y, LIU R, LU J, et al. Reliability and validity of a new post-stroke depression scale in Chinese population[J]. J Affect Disord, 2015, 174: 317-323.

［24］BEYGUI F, SILVAIN J, PENA A, et al. Usefulness of biomarker strategy to improve GRACE score's prediction performance in patients with non-ST-segment elevation acute coronary syndrome and low event rates[J]. Am J Cardiol, 2010, 106(5): 650-658.

［25］GARCÍA-SALAS J M, TELLO-MONTOLIU A, MANZANO-FERNÁNDEZ S, et al. Interleukin-6 as a predictor of cardiovascular events in troponin-negative non-ST elevation acute coronary syndrome patients[J]. Int J Clin Pract, 2014, 68(3): 294-303.

［26］FRAGOSO J M, DELGADILLO H, JUÁREZ-CEDILLO T, et al. The interleukin 6 -572 G>C(rs1800796)polymorphism is associated with the risk of developing acute coronary syndrome[J]. Genet Test Mol Biomarkers, 2010, 14(6): 759-763.

［27］LÓPEZ-CUENCA Á, MANZANO-FERNÁNDEZ S, LIP G Y, et al. Interleukin-6 and high-sensitivity C-reactive protein for the prediction of outcomes in non-ST-segment elevation acute coronary syndromes[J]. Rev Esp Cardiol(Engl Ed), 2013, 66(3): 185-192.

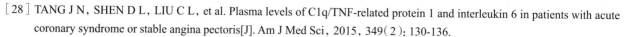

［28］TANG J N, SHEN D L, LIU C L, et al. Plasma levels of C1q/TNF-related protein 1 and interleukin 6 in patients with acute coronary syndrome or stable angina pectoris[J]. Am J Med Sci, 2015, 349(2): 130-136.

［29］WANG X H, LIU S Q, WANG Y L, et al. Correlation of serum high-sensitivity C-reactive protein and interleukin-6 in patients with acute coronary syndrome[J]. Genet Mol Res, 2014, 13(2): 4260-4266.

［30］ROŽANKOVIĆ P B, HUZJAN A L, CUPIĆ H, et al. Influence of CagA-positive *Helicobacter pylori* strains on atherosclerotic carotid disease[J]. Neurol, 2011, 258(5): 753-761.

［31］CHRISTODOULOU D K, MILIONIS H J, PAPPA P, et al. Association of *Helicobacter pylori* infection with cardiovascular disease-is it just a myth?[J]. Eur J Intern Med, 2011, 22(2): 191-194.

［32］PARK M J, CHOI S H, KIM D, et al. Association between *Helicobacter pylori* seropositivity and the coronary artery calcium score in a screening population[J]. Gut Liver, 2011, 5(3): 321-327.

［33］SCHÖTTKER B, ADAMU M A, WEEK M N, et al. *Helicobacter pylori* infection, chronic atrophic gastritis and major cardiovascular events: a population-based cohort study[J]. Atherosclerosis, 2012, 220(2): 569-574.

［34］CHEN Y, SEGERS S, BLASER M J. Association between *Helicobacter pylori* and mortality in the NHANES Ⅲ study[J]. Gut, 2013, 62(9): 1262-1269.

［35］AHMADNIA H, VOSSOUGHINIA H, MANSOURIAN E, et al. No detection of *Helicobacter pylori* in atherosclerotic plaques in end stage renal disease patients undergoing kidney transplantation[J]. Indian J Nephrol, 2013, 23(4): 259-263.

［36］IKEDA A, ISO H, SASAZUKI S, et al. The combination of *Helicobacter pylori*- and cytotoxin-associated gene-A seropositivity in relation to the risk of myocardial infarction in middle-aged Japanese: The Japan Public Health Center-based study[J]. Atherosclerosis, 2013, 230(1): 67-72.

［37］SCHWERTNER H A, JACKSON W G, TOLAN G. Association of low serum concentration of bilirubin with increased risk of coronary artery disease[J]. Clin Chem, 1994, 40(1): 18-23.

［38］GANOTAKIS E S, VRENTZOS G E, GAZI I F, et al. Fibrinogen, lipoprotein(a), albumin and bilirubin(F-L-A-B)levels and cardiovascular risk calculated using the Framingham equation[J]. In Vivo, 2007, 21(4): 685-694.

［39］KIM K M, KIM B T, PARK S B, et al. Serum total bilirubin concentration is inversely correlated with Framingham risk score in Koreans[J]. Arch Med Res, 2012, 43(4): 288-293.

［40］HORSFALL L J, NAZARETH I, PETERSEN I. Cardiovascular events as a function of serum bilirubin levels in a large, statin-treated cohort[J]. Circulation, 2012, 126(22): 2556-2564.

［41］ADAM E, MELNICK J L, PROBTSFIELD J L, et al. High levels of cytomegalovirus antibody in patients requiring surgery for atherosclerosis[J]. Lancet, 1987, 2(8554): 291-293.

［42］BLUM A, GILADI M, WEINBERG M, et al. High anti-cytomegalovirus(CMV)IgG antibody titer is associated with coronary artery disease and many predict post-coronary balloon angioplasty restenosis[J]. Am J Cardiol, 1998, 81(7): 866-868.

［43］RIDKER P M, HENNEKENS C H, STAMPFER M J, et al. Prospective study of herpes simple virus, cytomegalovirus and the risk future myocardial infarction and stroke[J]. Circulation, 1998, 98(25): 2796-2799.

［44］STRACHAN D P, CARRINTON D, MENDAL M A, et al. Relation of Chlamydia pneumoniae serology to mortality and incidence of ischaemic heart disease over 13 years in the Caerphilly prospective heart disease study[J]. BMJ, 1999, 318(7190): 1035-1039.

［45］SINGH B N. Increased heart rate as a risk factor for cardiovascular disease[J]. Eur Heart J Suppl, 2003, 5(suppl_G): G3-G9.

［46］HEIDLAND U E, STRAER B E. Left ventricular muscle mass and elevated heart rate are associated with coronary plaque disruption[J]. Circulation, 2001, 104(13): 1477-1482.

［47］MARENBERG M E, RISCH N, BERKMAN L F, et al. Genetic susceptibility to death from coronary heart disease in a study of twins[J]. N Engl J Med, 1994, 330(15): 1041-1046.

［48］Wellcome Trust Case Control Consortium. Genome-wide association study of 14, 000 cases of seven common diseases and 3, 000 shared controls[J]. Nature, 2007, 447(7145): 661-678.

［49］KLATSKY A L, CHATTIER D, UDALTSOVA N, et al. Alcohol drinking and risk of hospitalization for heart failure with and without associated coronary artery disease[J]. Am J Cardiol, 2005, 96(3): 346-351.

［50］American Heart Association Nutrition Committee, LICHTENSTEIN A H, APPEL L J, et al. Diet and lifestyle recommendation revision 2006: A scientific statement from the American Heart Association Nutrition Committee[J]. Circulation, 2006, 114(1): 82-96.

［51］ROSENGREN A，HAWKEN S，OUNPUU S，et al. Association of psychosocial risk factors with risk of acute myocardial infarction in 11 119 cases and 13 648 controls from 52 countries（the INTERHEART study）: case-control study[J]. Lancet，2004，364（9438）: 953-962.

［52］DENOLLET J，SYS S U，BMTSAERT D L. Personality and mortality after myocardial infarction[J]. Psychosom Med，1995，57（6）: 582-591.

第6章　高尿酸血症与冠心病

尿酸是嘌呤代谢的产物，嘌呤有一小部分（20%）来源于食物，大部分（80%）由体内组织的核酸分解产生，尿酸的排泄主要通过肾脏，大约占 70%，另外 30% 从肠道和胆道排泄。正常情况下，人体每天尿酸的产生和排泄基本上保持动态平衡，影响血尿酸生成和/或排泄的因素均可以导致血尿酸水平增加，当血尿酸男性高于 7.0mg/dl（约 420μmol/L）、女性高于 6.0mg/dl（约 350μmol/L）时称为高尿酸血症。随着人们饮食结构的改变、过量饮酒、利尿药和阿司匹林等药物的应用，高尿酸血症的患病率逐年增高，欧美高尿酸血症的患病率高达 2%～18%，男性多于女性，并有家族遗传倾向，我国高尿酸血症的患病率也有一些报道，一些区域性的研究提示，男性患病率从 20 世纪 80 年代的 1.4% 增加到 20 世纪 90 年代中期的 8.3%～19.8%，女性则由 1.3% 增加到 5.1%～7.6%，而且高尿酸血症已经不仅局限于老年人，其年轻化趋势日益明显。

高尿酸血症是高血压、糖尿病、心力衰竭、肾脏疾病的危险因素，高尿酸血症还可致痛风，引发胰岛素抵抗，加速血管病变和糖耐量异常，而这些也是冠心病的危险因素。因此，高尿酸血症作为新的冠心病相关危险因素，正日益受到医学界的关注。自 1951 年 Gerlter[1] 将尿酸描述为心血管疾病一个可能的危险因素后，70 多年过去了，高尿酸血症和心血管疾病之间的关系仍存在争议。一方面尿酸被认为是一种抗氧化剂，另一方面高尿酸血症又常与代谢综合征、高血压、冠心病等密切相关。尽管近年来大量流行病学研究提示，高尿酸血症是心血管疾病的危险因素，并与心血管疾病的发生与发展有着密切关系，但高尿酸血症与冠心病的具体关系问题，比如高尿酸血症是否为冠心病的独立危险因素，高尿酸血症是否与冠心病的预后有关，治疗高尿酸血症能否降低心血管事件，目前尚无统一意见。

一、高尿酸血症与冠心病相关临床研究

自 Gertler[1] 提出尿酸与冠状动脉粥样硬化性疾病相关以来，大量流行病学和临床研究资料对该观点进行了论证。Freedman 等 [2] 发现，很多高尿酸血症患者易发生冠心病，并以心肌梗死为主，血尿酸水平每增加 59.5μmol/L（1mg/dl），女性死亡率及缺血性心脏病相对危险增加 1.48 倍。

芝加哥心脏研究 [3] 是一项关于尿酸血症与冠心病相关性的经典研究。1979 年该研究首先于 *Circulation* 杂志发表了初步结果：研究共入选 24 997 名受试者，分析了尿酸水平和异常心电图的相关性；还对血尿酸水平和 5 年的全因死亡、心血管死亡和冠心病死亡的关系进行了探讨。结果提示，在 45～64 岁男性白种人中，血尿酸水平不是独立的冠心病危险因素，但是在 45～64 岁女性白种人中，血尿酸水平和异常心电图、全因死亡呈正相关。因而推测，在女性高尿酸是冠心病的独立危险因素。

美国第一次全国健康和营养调查（NHANES Ⅰ）[2] 包括 421 名受试者，平均随访观察 13.5 年，结果发现，在女性人群，血尿酸水平是全因死亡和缺血性心脏病死亡的独立预测因子，与血压、体重等因素无关；但是尿酸水平与冠心病发病率的关系就要小得多，血尿酸水平每升高 1mg/dl，缺血性心脏病的发病率仅增加 1.14 倍。而在男性受试者，则没有发现上述关系。

Fang 等 [4] 于 ANES 人群再次进行随访，将受试者根据血尿酸水平进行四等分位法分析，平均随访 16.4 年，不论性别，也不论人种，血尿酸水平升高与心血管疾病死亡呈正相关，血尿酸水平最高四分位数组（＞416mmol/L）与最低四分位数组（＜321mmol/L）相比，男性缺血性心脏病死亡的风险比是 1.77（95%*CI* 1.08～3.98），女性是 3.00（95%*CI* 1.45～6.28）。Cox 回归分析结果显示，在调整了传统冠心病危险因素后，血尿酸水平每增加 1mg/dl，心血管死亡和缺血性心脏病死亡都会增加，在男性风险比分别为 1.09（95%*CI* 1.02～1.18）和 1.17（95%*CI* 1.06～1.28），在女性风险比分别为 1.26（95%*CI* 1.16～1.36）和 1.30（95%*CI* 1.17～1.45）。

因此该研究得出结论,血尿酸水平升高是心血管疾病死亡显著且独立的危险因素。

Stack 等 [5] 第3次全国健康与营养研究(NHANES Ⅲ)比较在1988—1994 年间入选的15 773 名20 岁以上受试者到2006 年的死亡率,研究发现,血尿酸水平增加1mg/dl,全因死亡和心血管疾病死亡风险增加16%(HR=1.16,95%CI 1.10 ~ 1.22),与尿酸水平最低组(<256μmol/L)相比,尿酸水平最高组(>375μmol/L)心血管疾病死亡的风险增加50%(HR=1.50,95%CI 1.12 ~ 2.02)。故该研究认为,高尿酸血症是全因死亡和心血管死亡的独立危险因素。

在2015 年发表的 [6]ANES Ⅲ队列11 009 名成年受试者的随访结果与之前的结论有所不同,高尿酸血症既不是心血管疾病死亡(HR=1.06,95%CI 0.96 ~ 1.16,P=0.27)的预测因子,也不是冠心病死亡(HR=1.06,95%CI 0.94 ~ 1.19,P=0.32)的预测因子。

1999 年发表的MONICA 奥格斯堡人群研究 [7] 是一项前瞻性队列研究,主要观察血尿酸水平与全因死亡、心血管死亡和心肌梗死的关系,选取参加MONICA 研究的男性受试者1 044 名,在调整了饮酒、总胆固醇/高密度脂蛋白胆固醇比值、高血压、吸烟、体重指数、利尿剂等因素后,与血尿酸≤319mmol/L 相比,血尿酸≥373mmol/L 是全因死亡的独立预测因子,风险比为2.8(95%CI 1.6 ~ 5.0),心血管疾病死亡的风险比为2.2(95%CI 1.0 ~ 4.8),心肌梗死风险比为1.7(95%CI 0.8 ~ 3.3)。尽管无法排除其他混杂因素的影响,该研究提示血尿酸水平升高在男性是全因死亡的独立危险因素。

2008 年发表的MONICA/KORA 研究 [8] 的进一步随访,其目的是评价血尿酸水平升高是否与心血管疾病死亡、全因死亡及心肌梗死事件有关。该试验选取参加过MONICA 队列研究的3 604 名男性受试者,平均随访11.7 年,高尿酸血症组心血管死亡的风险比是1.44(95%CI 1.04 ~ 2.0),全因死亡风险比是1.40(95%CI 1.13 ~ 1.74),但与心肌梗死事件无关。

2002 年Bickel 等 [9] 研究1 017 例经冠状动脉造影证实的冠心病患者,平均随访2.2 年。将血尿酸水平最低四分位<5.1mg/dl(303μmol/L)和最高四分位>7.1mg/dl(433μmol/L)比较,其死亡率增加了5 倍,从3.4% 增加到17.1%。经年龄、性别等的校正后,可见随着尿酸水平的增高,冠心病患者死亡率增加,女性风险比为1.30(95%CI 1.14 ~ 1.49,P≤0.001);男性风险比为1.39(95%CI 1.21 ~ 1.59,P≤0.001)。经多因素回归分析,尿酸水平的升高和冠心病患者总死亡率独立且明显相关。因而研究结果提示,尿酸水平是冠心病死亡率的独立预测因子。

2006 年发表的鹿特丹队列研究 [10] 入选4 385 名无冠心病和脑卒中病史的受试者,平均随访8.4 年,观察高尿酸血症与脑卒中、心肌梗死的关系,校正了年龄和性别因素后,最高和最低五分位数尿酸水平人群,冠心病的风险比是1.68(95%CI 1.24 ~ 2.27),心肌梗死的风险比是1.87(95%CI 1.12 ~ 3.13),同时血尿酸和各种心血管疾病(冠心病、心肌梗死、缺血性脑卒中和出血性脑卒中)的发生未显示性别差别。该研究提示,血尿酸水平是冠心病和脑卒中的明显危险因素。

2006 年Krishnan 发表了著名的多重危险因素干预研究(MRFIT)[11],旨在探讨高尿酸血症和痛风是否是急性心肌梗死的危险因素。共有12 866 名男性受试者参与该研究,随访观察6.5 年,结果发现高尿酸血症是急性心肌梗死的独立危险因素,而痛风者有更高的急性心肌梗死风险,而且这种关联独立于肾功能、代谢综合征、利尿剂和其他冠心病危险因素。

2008 年发表的 VHMPP 研究 [12] 观察澳大利亚男性和绝经后女性高尿酸血症与冠心病、慢性心力衰竭和脑卒中死亡之间的关系。男性组共入选83 683 名受试者,平均年龄为41.6 岁,随访13.6 年,结果显示高尿酸血症与急性、亚急性和慢性冠心病死亡无关。女性组入选288 613 名平均年龄为62.3 岁的绝经后妇女,随访15.2 年,结果发现高尿酸血症是各种类型的冠心病、慢性心力衰竭和脑卒中死亡的危险因素。

2014 年发表的一项队列研究 [13] 入选了2 888 名受试者,随访13.5 ~ 19.5 年,结果发现,血尿酸每升高1mg/dl 与心血管疾病风险(RR=1.09,95%CI 1.01 ~ 1.17)、心血管死亡(RR=1.11,95%CI 1.03 ~ 1.20)和全因死亡(RR=1.08,95%CI 1.03 ~ 1.14)均呈正相关。

以上诸项研究涉及美国、欧洲的不同地区和人群,均为较大规模、长期的观察。其研究设计和观察的项目不尽相同,总的结果提示高尿酸血症和心血管事件相关,但有些研究提示风险比较弱,有些和性别相关。亚太地区人群冠心病发病率相比欧美地区要低,高尿酸血症与心血管疾病关系的研究也有数项。

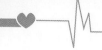

2000年发表的日本男性工人研究[14]入选49 413名25～60岁受试者,平均随访5.4年,结果发现,血尿酸>8.5mg/dl组与血尿酸5.0～6.4mg/dl组相比,全因死亡(RR=1.62,P<0.01)和冠心病(RR=1.52)风险均增加,在调整了年龄、吸烟、体重指数、血压等危险因素后,两者差异仍有统计学意义。

2001年发表的Syst-China[15]研究探讨中国老年单纯收缩期高血压患者血清肌酐、尿酸与全因死亡和心血管疾病的关系,共有2 394名患者入选该试验,中位随访期为3年,在校正了性别、年龄、药物治疗及其他协变量后,血尿酸水平与心血管疾病死亡和脑卒中显著且独立相关,血尿酸水平升高50μmol/L引起心血管疾病死亡的相对风险比为1.14(95%CI 1.02～1.27,P=0.02),该试验结论认为血清尿酸水平是中国老年单纯收缩期高血压患者心血管疾病死亡的独立危险因素。

2009年发表的中国队列研究[16]选取台湾地区41 879名男性和48 514名女性受试者,随访8.2年,观察尿酸水平与全因死亡、心血管疾病、缺血性脑卒中、充血性心力衰竭、高血压和冠心病的关系,结果发现,在调整传统冠心病危险因素后,高尿酸血症组全因死亡的风险比是1.16(P<0.001),心血管疾病的风险比是1.39(P<0.001),因此得出了血尿酸每增加1mg/dl,全因死亡及心血管事件增加8%～13%的结论。亚组分析显示,高血压和糖尿病患者、高尿酸血症者心血管疾病的风险比依然很高,因此该试验结论认为无论是普通人群、低危人群或高危人群,高尿酸血症是全因死亡、心血管疾病死亡的独立危险因素。

但是,并非所有试验结果都支持高尿酸血症是冠心病的独立危险因素,著名的Framingham[17]研究中也观察血清尿酸与冠心病发病率、死亡率及全因死亡的关系。该研究共入选6 763名受试者,平均年龄为47岁,在总计117 637人年的随访期内,在男性受试者中,调整年龄因素后,血尿酸水平升高与事件发生无关;而在女性,尿酸水平升高是冠心病发病(P=0.002)、心血管疾病死亡(P=0.009)和全因死亡(P=0.03)的预测因子。但是,在进一步调整了冠心病的其他危险因素后,血尿酸水平则与冠心病发病、死亡及全因死亡无关联。

1997年发表的英国心脏研究[18]入选了英格兰、苏格兰和威尔士24个城镇7 735名40～59岁男性,平均随访观察16.8年,结果发现血尿酸并不是冠心病的危险因素,它与冠心病的关系取决于既往心肌梗死病史以及冠心病的其他危险因素。

2004年发表的KMIC研究[19]是一项前瞻性队列研究,共入选22 698名韩国男性受试者,随访观察9年,观察尿酸水平与癌症死亡、动脉粥样硬化性心血管疾病(ASVCD)死亡和全因死亡的关系,结果发现,在调整了年龄、吸烟、糖尿病、高血压及高胆固醇血症等因素后,血尿酸水平与癌症死亡、ASVCD死亡和全因死亡无关。

2016年发表的一项荟萃分析[20]筛选了14项大规模前瞻性队列研究,共纳入341 389名受试者,结果发现,高尿酸血症与冠心病死亡(RR=1.14,95%CI 1.06～1.23)和全因死亡(RR=1.20,95%CI 1.13～1.28)相关,血尿酸水平每升高1mg/dl,冠心病和全因死亡风险分别增加20%和9%,按性别进行亚组分析,女性高尿酸血症增加冠心病死亡(RR=1.47,95%CI 1.21～1.73)的风险要高于男性(RR=1.10,95%CI 1.00～1.19)。

二、通过干预高尿酸血症改善心血管疾病预后

高尿酸血症与冠心病本身以及高血压、糖尿病、血脂异常等冠心病危险因素有着密切的联系,那么通过干预高尿酸血症能否降低冠心病的发病率和死亡率,能否改善心血管疾病的预后,人们进行了有益探索。但到目前为止,所进行的临床试验数量比较少,缺乏充分的说服力,需要更多大型多中心的临床试验来进一步验证。

LIFE研究是心血管领域一项重要的临床试验,该研究证明以氯沙坦为基础的治疗较以阿替洛尔为基础的治疗可以降低心血管疾病患病率和死亡率,这种获益可能与氯沙坦的降尿酸作用相关。Hφieggen等[21]分析了降尿酸治疗与心血管死亡、致死或非致死性心肌梗死以及致死或非致死性脑卒中的关系。结果显示,阿替洛尔组治疗后血尿酸水平升高的数值[(44.4±72.5)μmol/L]明显高于氯沙坦组[(17.0±69.8)μmol/L,P<0.000 1],在整个受试人群中血尿酸水平作为随时间变化的协变量与事件明显相关(P<0.000 1),氯沙坦降尿酸治疗对一级复合终点的贡献是29%(14%～107%,P=0.004)。

2009年Luk等[22]发表了一项关于应用别嘌醇降低尿酸治疗与死亡率的关系研究,该研究选取9 924名年龄大于40岁且患有高尿酸血症[血清尿酸水平>416μmol/L(7.0mg/dl)]的退伍士兵,其中男性占98%,将受试

者分为别嘌醇治疗组(2 483例)和非治疗组(7 441例),采用Cox比例风险模型分析别嘌醇治疗与死亡率之间的关系。两组相比,别嘌醇治疗组患者体重指数更大,合并原发性高血压、糖尿病和心血管疾病的患者更多,具有更多的预后不良因素;但随访结束时,校正了基线尿酸水平后,别嘌醇治疗组的全因死亡风险却低于非治疗组,风险比为0.78(95%CI 0.67~0.91);进一步校正了年龄、性别、体重指数、心血管和其他治疗,以及基线胆固醇水平和肾小球滤过率等因素后,仍得到相同的结论,治疗组全因死亡风险比为0.77(95%CI 0.65~0.91);校正了基线尿酸水平后,别嘌醇治疗组在随访终点时血尿酸水平较非治疗组低40μmol/L(0.68mg/dl)。该试验得出结论,别嘌醇治疗高尿酸血症患者可以减少全因死亡,但由于该试验没有统计具体的死亡原因,故尚不能将该结论推广为别嘌醇降低心血管死亡,还需进一步研究证实。

三、高尿酸血症致冠心病的可能机制

高尿酸血症导致冠心病的具体机制目前并不十分明确,可能通过损伤内皮细胞、促进血小板聚集和血栓形成、增加氧自由基产生、促进炎症因子释放、促进血管平滑肌细胞增殖、增加低密度脂蛋白胆固醇氧化修饰等途径来促进动脉粥样硬化的形成[23]。具体机制可能是:

1. 尿酸是一种水溶性物质,物理溶解度较低,高尿酸血症时尿酸盐结晶在血中容易被析出而沉积于动脉管壁,直接损伤血管内膜及内皮功能,抑制一氧化氮的产生,减弱了乙酰胆碱诱导的血管舒张作用[24]。

2. 尿酸通过嘌呤代谢途径激活血小板,促进血小板黏附聚集,促使血小板血栓形成,增加冠状动脉内血栓的可能[25]。

3. 尿酸常被认为是一种抗氧化剂,它可通过代偿性增高来增强抗氧化能力,以清除自由基对心血管系统的损害,但是患者在其他因素的作用下形成粥样斑块时,尿酸的抗氧化能力就会转变成超氧化作用,产生自由基,扩大脂质体和低密度脂蛋白胆固醇的氧化作用,促进低密度脂蛋白的氧化和脂质过氧化,氧化后的低密度脂蛋白胆固醇对内皮细胞有毒性作用,促进血管平滑肌细胞凋亡,进一步造成血管局部炎症反应,参与动脉硬化和血栓形成,从而加速血管损伤,尿酸发挥抗氧化作用还是促氧化作用可能依赖于细胞的环境[26]。

4. 尿酸参与炎性反应,而炎性反应在动脉粥样硬化过程中起关键作用。体外实验显示,尿酸通过激活促分裂素原活化蛋白激酶(MAPK)信号分子ERK p44/42、p38及核转录因子(NF-κB),增加环氧合酶1(COX-1)的mRNA表达来激活血管平滑肌细胞单核细胞趋化蛋白1(MCP-1)等一系列炎症因子,共同参与血管炎症反应,在动脉粥样硬化发生过程中发挥重要作用,抑制p38MAPK或COX-1等任一个,均能显著抑制尿酸诱导的MCP-1产生,抗氧化剂N-乙酰半胱氨酸也能抑制尿酸诱导的MCP-1产生;另外,尿酸可上调培养的人血管细胞(血管平滑肌细胞和内皮细胞)C反应蛋白(CRP)的表达,因而尿酸具有促炎症作用和促动脉粥样硬化作用。

5. 高尿酸血症能刺激血管平滑肌细胞增殖,尿酸通过细胞表面有机阴离子通道进入血管平滑肌细胞后,在环氧合酶2(COX-2)、血管紧张素Ⅱ、血小板源性生长因子(PDGF-A)以及PDGF-mRNA受体表达上调的诱导下,激活特殊的有丝分裂原蛋白激酶(ERK 1/2),从而刺激血管平滑肌细胞增殖,诱发内皮细胞功能异常而使血液循环中的内皮素增高,进一步诱发和加重冠心病的发生[27]。

6. 与胰岛素抵抗并存,导致高血压、高胰岛素血症及脂质代谢紊乱,增加生长激素的作用,促进血管壁细胞增生、心肌肥厚和动脉粥样硬化斑块形成[28]。综上所述,高尿酸血症不但与高血压、糖尿病、血脂异常等冠心病危险因素密切相关,而且多个大型临床试验也证实高尿酸血症与冠心病发病和死亡密切相关,此外,通过干预高尿酸血症可以得到心血管疾病获益的证据,但也有部分著名的临床试验得出了相悖的结论。因此,高尿酸血症与冠心病关系密切,但能否作为其发病和预后的独立危险因素,尚需要进一步深入研究来证实(表1-6-1,表1-6-2)。

表1-6-1 高尿酸血症与冠心病发病率

名称	发表年份	人数	年龄/岁	随访时间/年	冠心病事件例数	主要结果
NHANES I (National Health and Nutrition Examination Survey I)	1995	5 421	25~74	13.5	403例男性，286例女性	女性血尿酸每升高1mg/dl，冠心病相对风险比为1.48（95%CI 1.3~1.7）
Honolulu Heart	1995	2 710	55~64	23	352例男性	血尿酸水平与动脉粥样硬化事件相关
MONICA (MONItoring trends and determinants in CArdiovascular disease ongoing trial)	1999	960	45~64	8	55例男性	与血尿酸≤319mmol/L相比，血尿酸≥373mmol/L是全因死亡的独立预测因子，心血管疾病死亡的风险比为2.2（95%CI 1.0~4.8），心肌梗死风险比为1.7（95%CI 0.8~3.3）
Framingham	1999	6 763	47±15	17.4	394例男性，223例女性	高尿酸血症与女性冠心病相关（P=0.002），但在进一步调整了冠心病的其他危险因素后，血尿酸水平与冠心病的发病无关
ARIC (Atherosclerosis Risk In Communities study)	2000	13 504	45~64	8	264例男性，128例女性	女性根据尿酸水平，最低至最高四分位数组冠心病的相对风险分别为1.0、1.39、1.08和2.35（P=0.009）
Gubbio Study	2001	2 469	35~74	6	68例男性，41例女性	血尿酸水平与心血管疾病发病率显著相关（RR=1.24，95%CI 1.05~1.45）
Chin-Shan Study	2005	3 602	≥35	8.5	86例	排除年龄影响，高尿酸血症患者冠心病风险比在男性为1.43（95%CI 1.10~1.87），女性为1.22（95%CI 1.03~1.44）
Reykjavik Study	2005	6 042	56±9	17.5	2 080例	在调整了其他危险因素后，高尿酸血症发生冠心病比值比只有1.02（95%CI 0.91~1.14）
Rotterdam Study	2006	4 385	≥55	8.4	515例	校正了年龄和性别因素后，最高和最低五分位数尿酸水平人群冠心病的风险比是1.68（95%CI 1.24~2.27），心肌梗死的风险比是1.87（95%CI 1.12~3.13）
MRFIT (Multiple Risk Factor Intervention Trial)	2006	12 866	46±6	6.5	1 108例男性	高尿酸血症是急性心肌梗死的独立危险因素（OR=1.11，95%CI 1.08~1.15，P<0.001）
Atomic Bomb Study	2007	2 024	62±9.9	8	49例	高尿酸血症是冠心病的预测因子（RR=2.30，95%CI 1.08~4.89）
MONICA/KO RA (MONItoring trends and determinants in CArdiovascular disease ongoing trial/Cooperative Health Research in the Region of Augsburg)	2008	3 424	45~74	11.7	297例	高尿酸血症组心血管死亡的风险比是1.44（95%CI 1.04~2.0），全国死亡风险比是1.40（95%CI 1.13~1.74）

表 1-6-2 高尿酸血症与冠心病死亡率

名称	发表年份	人数	年龄/岁	随访时间/年	冠心病事件例数	主要结果
CHA（Chicago Heart Association Detection Project）	1979	7 804	45~64	5	48例男性，7例女性	女性的尿酸水平是心血管死亡的独立危险因素
CHA-W（Chicago Heart Association Detection Project-Women）	1989	4 825	45~64	11.5	23例女性	年龄最高（55~64岁）组受试者冠心病死亡与血尿酸水平相关，高尿酸血症者冠心病死亡的相对风险为1.18（95%CI 0.78~1.78）
NHANES Ⅰ（National Health and Nutrition Examination Survey Ⅰ）	2000	5 926	25~74	16.4	222例男性，172例女性	尿酸最高四分位数与最低四分位数相比，心血管死亡的相对风险分别为1.77（95%CI 1.08~3.98，男性）和3.00（95%CI 1.45~6.28，女性）
Japanese Male Workers Study	2000	49 413	26~60	5.4	85例男性	尿酸>8.5mg/dl与尿酸5.0~6.4mg/dl相比，冠心病死亡的相对风险是1.52
Belgian Study	2001	9 701	25~74	10	150例男性，51例女性	高尿酸血症与女性冠心病死亡相关，相对风险5.47（95%CI 1.28~23.26）
KMIC（Korea Medical Insurance Corporation）	2004	22 698	30~77	9	99例男性	糖尿病患者高尿酸血症与全因死亡相关（RR=1.26, 95%CI 1.02~1.55）
Atomic Bomb Study	2005	10 615	49±14.8	24.9	177例男性，250例女性	在女性人群，调整BMI、吸烟、饮酒、糖尿病等危险因素，血尿酸水平与心血管疾病死亡相关，相对风险2.28（95%CI 1.47~3.46）
Israeli Male Study	2005	9 125	49±7	23	830例男性	高尿酸组全因死亡和冠心病死亡的危险比分别为1.22（95%CI 1.09~1.37）和1.29（95%CI 1.05~1.58）
Greek Study	2005	1 198	≥25	14	34例男性，33例女性	血尿酸水平每增加1mg/dl，男性冠心病死亡的相对风险为1.23（95%CI 0.99~1.52），女性为1.25（95%CI 1.01~1.63）

续表

名称	发表年份	人数	年龄/岁	随访时间/年	冠心病事件例数	主要结果
MRFIT（Multiple Risk Factor Intervention Trial）	2008	9 105	41~63	17	833例男性	调整传统的冠心病危险因素后，伴痛风与不伴痛风者相比，冠心病死亡的相对风险比 1.35（95%CI 1.06~1.72），急性心肌梗死死亡的相对风险比为 1.21（95%CI 0.99~1.49）
VHMPP-M（Vorarlberg Health Monitoring and Promotion Programme-Man）	2008	83 683	41.6±14	12.4	844例男性	在调整危险因素后，尿酸水平与男性冠心病（包括急性、亚急性和慢性）死亡无关（P=0.12）
VHMPP-W（Vorarlberg Health Monitoring and Promotion Programme-Women）	2008	28 613	62.3±8	21	518例女性	在女性，血尿酸最高四分位数与最低四分位数相比，急性冠心病死亡的相对风险是 1.58（95%CI 1.19~2.10），慢性冠心病死亡的相对风险是 1.25（95%CI 1.01~1.56）
Chinese Cohort Study	2009	90 393	51.5±15	8.3	286例	男性高尿酸血症组冠心病风险比为 1.43（95%CI 1.10~1.87），女性则为 1.22（95%CI 1.03~1.44）

（唐国栋）

参 考 文 献

［1］GERTLER M M, GARN S M, LEVINE S A. Serum uric acid in relation to age and physique in health and in coronary heart disease[J]. Ann Intern Med, 1951, 34(6): 1421-1431.

［2］FREEDMAN D S, WILLIAMSON D F, GUNTER E W, et al. Relation of serum uric acid to mortality and heart disease: The NHANES Ⅰ epidemiologic follow-up study[J]. Am J Epidemiol, 1995, 141(7): 637-644.

［3］PERSKY V W, DYER A R, IDRIS-SOVEN E, et al. Uric acid: arisk factor for coronary heart disease?[J]. Circulation, 1979, 59(5): 969-977.

［4］FANG J, ALDERMAN M H. Serum uric acid and cardiovascular mortality the NHANES Ⅰ epidemiologic follow-up study, 1971—1992. National Health and Nutrition Examination Survey[J]. JAMA, 2000, 283(18): 2404-2410.

［5］STACK A G, HANLEY A, CASSERLY L F. Independent and conjoint association of gout and hyperuricaemia with total and cardiovascular morality[J]. QJM, 2013, 106(7): 647-658.

［6］ZALAWADIYA S K, VEERANNA V, MALLIKETHI-REDDY S, et al. Uric acid and cardiovascular disease risk reclassification: Findings from NHANES Ⅲ [J]. Eur J Prev Cardiol, 2015, 22(4): 513-518.

［7］LIESE A D, HENSE H W, LOWEL H, et al. Association of serum uric acid with all cause and cardiovascular disease mortality and incident myocardial infarction in the MONICA Augsburg cohort. World Health Organization Monitoring Trends and Determinants in Cardiovascular Diseases[J]. Epidemiology, 1999, 10(4): 391-397.

［8］MEISINGER C, KOENIG W, BAUMERT J, et al. Uric acid levels are associated with all-cause and cardiovascular disease mortality independent of systemic inflammation in men from the general population: The MONICA/KORA cohort study[J]. Arterioscler Thromb Vasc Biol, 2008, 28(6): 1186-1192.

［9］BICKEL C, RUPPRECHT H J, BLANKENBERG S, et al. Serum uric acid as an independent predictor of mortality in patients with angiographically proven coronary artery disease[J]. Am J Cardiol, 2002, 89(1): 12-17.

［10］BOS M J, KOUDSTAAL P J, HOFMAN A, et al. Uric acid is a risk factor for myocardial infarction and stroke: The Rotterdam Study[J]. Stroke, 2006, 37(6): 1503-1507.

［11］KRISHNAN E, BAKER J F, FURST D E, et al. Gout and the risk of acute myocardial infarction[J]. Arthritis Rheum, 2006, 54(8): 2688-2696.

［12］STRASAK A M, KELLEHER C C, BRANT L J, et al. Serum uric acid is an independent predictor for all major forms of cardiovascular death in 28, 613 elderly women: Aprospective 21-year follow-up study[J]. Int J Cardiol, 2008, 125(2): 232-239.

［13］PUDDU P E, BILANCIO G, TERRADURA VAGNARELLI O, et al. Serum uric acid and eGFR-CKDEPI differently predict long-term cardiovascular events and all causes of deaths in a residential cohort[J]. Int J Cardiol, 2014, 171(3): 361-367.

［14］TOMITA M, MIZUNO S, YAMANAKA H, et al. Does hyperuricemia affect mortality? A prospective cohort study of Japanese male workers[J]. J Epidemiol, 2000, 10(6): 403-409.

［15］WANG J G, STAESSEN J A, FAGARD R H, et al. Prognostic significance of serum creatinine and uric acid in older Chinese patients with isolated systolic hypertension[J]. Hypertension, 2001, 37(4): 1069-1074.

［16］CHEN J H, CHUANG S Y, CHEN H J, et al. Serum uric acid level as an independent risk factor for all-cause, cardiovascular, and ischemic stroke mortality: A Chinese cohort study[J]. Arthritis Rheum, 2009, 61(2): 225-232.

［17］CULLETON B F, LARSON M G, KANNEL W B, et al. Serum uric acid and risk for cardiovascular disease and death: the Framingham Heart Study[J]. Ann Intern Med, 1999, 131(1): 7-13.

［18］WANNAMETHEE S G, SHAPER A G, WHINCUP P H. Serum urate and the risk of major coronary heart disease events[J]. Heart, 1997, 78(2): 147-153.

［19］JEE S H, LEE S Y, KIM M T. Serum uric acid and risk of death from cancer, cardiovascular disease or all causes in men[J]. Eur J Cardiovasc Prev Rehabil, 2004, 11(3): 185-191.

［20］ZUO T, LIU X, JIANG L, et al. Hyperuricemia and coronary heart disease mortality: a meta-analysis of prospective cohort studies[J]. BMC Cardiovasc Disord, 2016, 16(1): 207.

［21］HØIEGGEN A, ALDERMAN M H, KJELDSEN S E, et al. The impact of serum uric acid on cardiovascular outcomes in

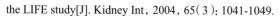
the LIFE study[J]. Kidney Int，2004，65（3）：1041-1049.

［22］LUK A J，LEVIN G P，MOORE E E，et al. Allopurinol and mortality in hyperuricemic patients[J]. Rheumatology（Oxford），2009，48（7）：804-806.

［23］ISEKI K，OSHIRO S，TOZAWA M，et al. Significance of hyperuricemia on the early detection of renal failure in a cohort of screened subjects[J]. Hypertens Res，2001，24（6）：691-697.

［24］JARAMILLO M，GODBOUT M，NACCACHE P H，et al. Signaling events involved in macrophage chemokine expression in response to monosodium urate crystals[J]. J Biol Chem，2004，279（50）：52797-52805.

［25］ATHYOS V G，MIKHAILIDIS D P，LIBEROPOULOS E N，et al. Effect of statin treatment on renal function and serum uric acid levels and their relation to vascular events in patients with coronary heart disease and metabolic syndrome：a subgroup analysis of the GREek Atorvastatin and Coronary heart disease Evaluation（GREACE）Study[J]. Nephrol Dial Transplant，2007，22（1）：118-127.

［26］KANELLIS J，WATANABE S，LI J H，et al. Uric acid stimulates monocyte chemoattractant protein-1 production in vascular smooth muscle cells via mitogen-activated protein kinase and cyclooxygenase-2[J]. Hypertension，2003，41（6）：1287-1293.

［27］CONEN D，WIETLISBAEH V，BOVET P，et al. Prevalence of hyperuricmia and relation of serum uric acid with cardiovascular risk factors in a developing country[J]. BMC Public Health，2004，4：9.

［28］WATANABE S，KANG D H，FENG L，et al. Uric acid，hominoid evolution，and the pathogenesis salt-sensitivity[J]. Hypertension，2002，40（3）：355-360.

第7章 血脂代谢异常与冠心病

目前冠心病正在快速增加,已成为导致我国人群死亡的主要疾病之一。流行病学调查已确认冠心病的主要危险因素,包括高血压、糖尿病、高脂血症、肥胖等。这些危险因素常合并发生在同一个体,1999 年 WHO 定义为"代谢综合征"。其中,脂质代谢异常是代谢综合征的突出问题。

血清总胆固醇(TC)在 4.5mmol/L 以下者患冠心病较少,冠心病患者血清 TC 多在 5.0～6.5mmol/L,血清 TC 越高,冠心病发病越多、越早,TC 每降低 1%,冠心病的危险性可减少 2%。血清高密度脂蛋白(HDL-C)低于 0.9mmol/L 属于过低,流行病学资料发现,血清 HDL-C 每增高 0.4mmol/L,则冠心病危险性降低 2%～3%。也有人认为,血甘油三酯(TG)＞2mmol/L 并伴有低密度脂蛋白(LDL-C)高或 HDL-C 低,则冠心病风险增加[1]。

一、血脂代谢的基本概念

血脂主要是指血浆中的甘油三酯和胆固醇,血脂与特殊蛋白质(载脂蛋白)结合而成的球状巨分子复合物称为脂蛋白。目前已认识的血浆脂蛋白有 6 大类,即乳糜微粒(CM)、极低密度脂蛋白(VLDL)、中间密度脂蛋白(IDL)、低密度脂蛋白(LDL)、高密度脂蛋白(HDL)及后来发现的脂蛋白(a)[Lp(a)]。与甘油三酯和胆固醇结合在一起的蛋白质就是载脂蛋白(Apo),目前已报道有 20 余种,而临床意义较为重要且认识比较清楚的有 ApoA Ⅰ、ApoA Ⅱ、ApoA Ⅳ、ApoB、ApoC Ⅱ、ApoC Ⅲ、ApoE 和 Apo(a)。

经典的脂蛋白代谢理论认为 LDL 完全是由 VLDL 经 IDL 在肝脏内转化而来的,但新近研究提示肝脏直接合成与分泌少量 LDL。而 HDL 主要由肝脏及小肠合成,HDL 完成胆固醇逆转运,它通过使细胞内胆固醇外流、胆固醇酯化及胆固醇清除 3 个步骤达到使肝外组织细胞中的胆固醇转运到肝脏的过程。Lp(a)的合成与代谢途径目前尚不清楚,有研究认为肾脏可能在其清除中起重要作用。

二、高脂血症的含义

高脂血症是指血浆中的胆固醇和/或甘油三酯水平升高。实际上是血浆中某一类或几类脂蛋白水平升高的表现,近年来已逐步认识到血浆中的高密度脂蛋白胆固醇(HDL-C)降低也是一种血脂代谢紊乱。目前国内外尚无统一的高脂血症诊断标准。为了防治动脉粥样硬化和冠心病,美国胆固醇教育计划委员会成人治疗组(ATP Ⅲ)[2] 及我国于 1997 年制定的高脂血症诊断标准[3] 认为,合适的血浆胆固醇水平为 5.17mmol/L 以下,血浆甘油三酯的正常值为＜1.7mmol/L;血浆 HDL-C＜1.0mmol/L,则为低 HDL-C 血症。临床上将高脂血症分为原发性高脂血症、继发性高脂血症和家族性高脂血症。世界卫生组织(WHO)于 1970 年建议,将高脂血症分为Ⅰ型、Ⅱa 型、Ⅱb 型、Ⅲ型、Ⅳ型和Ⅴ型共 6 个类型,由于过于繁杂,故有人建议从临床实用角度出发,分为高胆固醇血症(Ⅱa 型)、高甘油三酯血症(Ⅰ型Ⅳ型)和混合型高脂血症(Ⅱb 型、Ⅳ型、Ⅴ型)。

三、血脂代谢异常与冠心病的发生机制

冠心病是指冠状动脉粥样硬化使血管阻塞,导致心肌缺血、缺氧而引起的心脏病,它是动脉粥样硬化导致器官病变的最常见类型。研究表明,动脉粥样硬化是多种因素作用于不同环节所致,主要的危险因素有年龄、性别、血脂、血压、吸烟、糖尿病、肥胖、体力活动少、遗传因素等。其中,血脂代谢异常在冠心病的发病中起重要作用,其发病有脂代谢异常、血小板聚集和血栓形成以及平滑肌细胞克隆学说。研究认为,高血脂质(LDL、VLDL)及其残片的形成侵入动脉壁,堆积在平滑肌细胞、胶原和弹性纤维之间,引起平滑肌细胞增生,后者与来自血液的单核细胞一起吞噬大量脂质,成为泡沫细胞,脂蛋白降解而释出胆固醇、胆固醇酯、甘油三酯和其

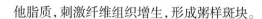

他脂质,刺激纤维组织增生,形成粥样斑块。

四、单项血脂指标与冠心病

1. TG 与冠心病 近年来的多项大规模流行病学调查和临床试验均证实,高甘油三酯血症是冠心病发病的独立危险因素。一方面,血中 TG 主要存在于极低密度脂蛋白(VLDL)中,VLDL 与 LDL 一样能将胆固醇颗粒带入动脉内膜层,通过巨噬细胞 VLDL 受体将 VLDL 颗粒摄入巨噬细胞内使其形成泡沫细胞,VLDL 同样也可被氧化修饰形成 ox-VLDL,损伤内皮细胞、平滑肌细胞,促进平滑肌细胞迁移和增殖,由 VLDL 裂解而来的 IDL 比 LDL 更易进入巨噬细胞内,故与动脉粥样硬化的发生、发展密切相关。另一方面,血清 TG 水平增高可导致小而密的 LDL(sLDL)颗粒生成增加和血清 HDL 水平降低等一系列脂质代谢紊乱,形成高 TG、低 HDL-C 及高 sLDL 的脂质代谢紊乱三联征,这种脂质代谢紊乱三联征具有极强的致动脉粥样硬化作用,是冠心病发生、发展的重要危险因素。目前多项临床及流行病学研究均已证实,高 TG 为冠心病发病的独立危险因素,而各种降低血清 TG 水平的治疗方法对降低冠心病的发病率、病死率及改善动脉粥样硬化均有肯定的疗效[4]。

2. TC、LDL 与冠心病 晚近,多项大规模多中心的临床试验均证实,血清胆固醇水平升高是冠心病发生、发展的重要危险因素。早期的一些动物实验、临床观察、流行病学调查及基因研究均已证实,积极降低血清胆固醇水平无论对冠心病的 1 级预防还是 2 级预防均有益,并能显著降低冠心病患者的病死率和致残率。金永娟[5]等提出血清 TC 水平升高可引起一系列的不良后果:①血清水平 TC 升高可引起红细胞膜脂质中胆固醇与磷脂水平升高,使膜微黏度增加,膜变硬,变形力下降,从而引起全血黏度增高,血流阻力增加;②血清 TC 水平升高可激活血浆中的补体,进而激活白细胞,使循环中的白细胞自发活化率升高,活化的白细胞产生呼吸暴发,释放大量超氧阴离子、自由基及蛋白酶,一方面引起红细胞膜脂质过氧化损伤,使其变形性降低,另一方面可以引起脂质氧化,将 LDL 转化为氧化的低密度脂蛋白,同时超氧阴离子还可以灭活,使血管内皮依赖性舒张功能减退;③血清水 TC 平升高可引起血小板膜组成改变,使血小板反应性增强,导致其与血管壁黏附性增加,易引发血栓形成。LDL 作为胆固醇的重要运输形式,主要以胆固醇酯为内核。因为 LDL 颗粒小,易进入动脉内膜下层而被氧化,被血中由单核细胞演变而来的巨噬细胞吞噬而转变为泡沫细胞,泡沫细胞聚集,形成脂纹,泡沫细胞破裂并释放出大量胆固醇,成为粥样斑块脂质核心的主要组成成分。因此,在各种脂蛋白颗粒致动脉粥样硬化的作用中,以 LDL 作用最强。由此可见,血清 TC 水平升高是冠心病发生、发展的重要危险因素,尤以 LDL 最为重要。曾有研究[6]将 4 086 名观察对象按血清 LDL 水平分为三组,即 <3.5mmol/L、3.5 ~ 4.0mmol/L 及 >5mmol/L,冠心病发病率依次为 1.6%、3.1% 及 12%。这项研究显示,随着血清 LDL 水平升高,冠心病的发病率也显著升高。

3. HDL 与冠心病 HDL 是目前已知的唯一具有抗动脉粥样硬化作用的脂质颗粒[7]。目前已有研究证实,血清中 HDL 通过结合 LDL 和 VLDL 释放血管内皮细胞的胆固醇,促进胆固醇外运,将胆固醇直接或者间接运送至肝脏进行分解代谢,使其形成胆汁酸排出体外,从而起到抗动脉粥样硬化的作用。有研究[8]发现,HDL 每下降 0.03mmol/L,患冠心病的相对危险性就增加 2% ~ 3%。此外,HDL 抗动脉粥样硬化可能还涉及其他方面的作用,例如可以通过 paraoxonase-1(PON-1)起到抗氧化作用。同时,HDL 这种防止 LDL 被氧化的作用比抗氧化维生素的作用更加持久。另外,还可以通过抑制血小板,促进内皮细胞生长,起到抗动脉粥样硬化作用。

4. 血浆致动脉硬化指数(AIP)与冠心病 血脂代谢紊乱不仅有其血清水平即量的变化,也包含质的改变,后者指脂质颗粒大小及其氧化程度的变化。由于脂质转运和降解过程在一定程度上受 TG 的影响,故 TG 水平是影响 LDL 及 HDL 颗粒谱的重要因素。一方面,当 TG 水平增高时,存在于 VLDL 中的甘油三酯被转运至 LDL 中,使富含 TG 的 LDL 颗粒增多,这种颗粒易被肝脂肪酶水解而形成颗粒更小的 sLDL,研究证实,因 sLDL 颗粒小,更易入侵动脉内膜,与动脉壁上的糖蛋白结合,造成胆固醇沉积,且 sLDL 也易被氧化修饰形成 ox-sLDL 而被巨噬细胞吞噬形成泡沫细胞,同时 sLDL 的 ApoB100 不易与血浆 LDL 受体结合,故清除速度较慢。因此,sLDL 是血浆中最强的致动脉粥样硬化因子。另一方面,增高的 TG 导致具有抗动脉粥样硬化作用的 HDL 过多转化为易被肝脏清除的 sLDL,故削弱了 HDL 的抗动脉粥样硬化作用[9]。因此,高 TG、低 HDL 及高 sLDL 常合并存在,称为脂质代谢紊乱三联征,此三联征具有极强的致动脉粥样硬化作用。

5. **TC/（HDL+TBil）及 LDL/（HDL+TBil）与冠心病**　胆红素是血红蛋白的分解产物，长期以来被认为系人体新陈代谢所产生的废物，除用于溶血性疾病及肝胆系统疾病的诊断外，无其他临床应用价值。但 Schwertner 等[10]首先在 619 名行冠状动脉造影检查的人群中发现，血清胆红素在正常浓度范围内，其水平与冠心病发病呈显著负相关，故首次提出低血清胆红素可能是冠心病发病的独立危险因素。Breimer[11]等对 7 685 例英国中年男性进行前瞻性随访研究，平均随访 11.5 年，经多因素分析并矫正其他已知的冠心病独立危险因素后，发现随着血清胆红素水平在正常范围内升高，缺血性心脏病的发生逐渐减少；在大规模流行病学调查中发现，有心血管疾病家族史的家庭，其成员的血清胆红素水平要低于无心血管疾病家族史者，以上研究均证实低胆素血症可能是冠心病发病的独立危险因素，其机制可能系胆红素是一种天然抗氧化剂，具有清除氧自由基的功能，参与体内氧化与抗氧化平衡，它占体内总抗氧化能力的 30% 左右，比已知的维生素 C 和维生素 E 具有更强的保护细胞免受氧自由基损伤的作用，对心血管也有保护作用。因此，我们认为 TC/（HDL+TBil）及 LDL/（HDL+TBil）大概可以较为准确地预测患冠心病的风险，因其一方面可以间接反映血清 ox-LDL 的水平，另一方面该指标为常规血脂指标中危险因素与保护因素的比值，反映两者的相对水平，可更全面地反映脂质代谢紊乱程度，故具有良好的临床应用价值。

五、治疗

血脂代谢异常在冠心病的发生、发展中起重要作用，其引起动脉粥样硬化的机制是目前研究的热点。因此，对冠心病患者进行合理的调脂治疗，使冠心病患者获得更大益处，是医学工作者亟待解决的重点问题。

血脂异常治疗最主要的目的是防治冠心病，所以应根据是否已有冠心病或冠心病等危症以及有无心血管疾病危险因素，结合血脂水平，进行全面评价，以决定治疗措施及血脂的目标水平。由于血脂异常与饮食和生活方式有密切关系，所以饮食治疗和改善生活方式是血脂异常治疗的基础措施，主要内容有：①减少饱和脂肪酸、胆固醇的摄入；②选择低热量的食物；③减轻体重；④增加有规律的体力活动；⑤采取针对其他心血管疾病危险因素的措施，如戒烟、限盐以降低血压等。无论是否进行药物治疗，都必须坚持控制饮食和改善生活方式。根据血脂异常的类型及其治疗需要达到的目的，应选择合适的调脂药物。当前应用的调脂药物主要包括他汀类、贝特类、树脂类和烟酸类等。已有研究表明，降脂治疗是防治心脑血管疾病的有效方法，可改善血管内皮功能，阻止脆弱的动脉粥样硬化斑块形成血栓，延缓动脉粥样硬化的发生和进展，降低心脑血管病的发病率与死亡率。

六、展望

目前大量研究结果已充分表明，血浆总胆固醇（或 LDL-C）升高在动脉粥样硬化的发生和发展过程中起很重要的作用，与人群中冠心病的发生率和病死率呈显著的正相关。血浆 HDL-C 低下已公认是冠心病的危险因素；血浆甘油三酯升高也逐渐被认为是冠心病的独立危险。血脂异常是 MS 患者心血管疾病风险增加的主要因素之一，在临床工作中应重视冠心病患者血脂异常的长期治疗，在指导实施生活方式行为改变的同时，酌情选用不同降脂药物进行治疗，并研究和开发新的降脂药物，通过有效的调脂治疗，最终达到有效防治心血管疾病的目的。

（王日权）

参 考 文 献

[1] 方沂，王钟林，宁田海.血脂异常防治建议 [J].中华心血管病杂志，1997，25（3）：169-172.

[2] CLEEMAN J I. Executive summary of the third report of the nation cholesterol education program（NCEP）expert panel on determination，evaluation，and treatment of high blood cholesterol in adults（Adult Treatment Panel Ⅲ）[J]. JAMA，2001，285（19）：2486-2497.

[3] 中华心血管病杂志编委会血脂异常对策专题组.血脂异常防治建议 [J].中华心血管病杂志，1997，25（3）：169-175.

［4］ZILVERSMIT D B. Atherogenesis：a postprandial phenomenon[J]. Circulation，1979，60（3）：473-485.

［5］金永娟，李宏妹，朱文云，等.高血脂对血细胞和血管内皮细胞的损伤 [J].中国微循环，2002，6（1）：22-24.

［6］陈国伟，郑宗错.现代心脏内科学 [M].长沙：湖南科学技术出版社，1999：875.

［7］吴锡桂，陈纪林，陈保生，等.我国冠心病研究主要成就 [J].中华心血管病杂志，1990，27（5）：325-332.

［8］MCNAMARA J R，JENNER J Z，LI Z，et al. Change in LDL particle size is associated with change in plasma triglyceride concentration[J]. Arterioscler Thromb，1992，12（11）：1284-1290.

［9］ROHEIM P S. Atherosclerosis and lipoprotein metabolism：role of reverse cholesterol transport[J]. Am J Cardiol，1986，57（5）：3C-10C.

［10］SCHWERTNER H A，JOSEPH R，FISCHER J R. Comparison of various lipid，lipoprotein，and bilirubin combinations as risk factors for predicting coronary artery disease[J]. Atherosclerosis，2000，150（2）：381-387.

［11］DJOUSSE L，LEVY D，CUPPLES L A，et al. Total serum bilirubin and risk of cardiovascular disease in the Framinghan offspring study[J]. Am J Cardiol，2001，87（5）：1196-2000.

第8章 血糖代谢异常与冠心病

糖代谢异常是冠心病的重要危险因素,大部分糖尿病患者死于冠心病,冠心病患者同时患糖尿病死亡率将升高 1.5 ~ 4.5 倍。虽然向心性肥胖、高血压、高血脂经常和糖尿病同时存在,但是糖尿病仍被肯定为冠心病诊断和死亡率的重要独立危险因素。近年来,证据表明高血糖水平和大血管病变紧密相关。糖耐量减低(impaired glucose tolerance, IGT),特别是餐后 2 小时血糖升高也被认为是冠心病的独立危险因素,国外研究报道冠心病患者中糖耐量减低者易出现大血管粥样硬化或梗死且预后较差。积极干预异常的血糖代谢,可明显减少心血管疾病的发病率和病死率。

一、冠心病患者糖代谢异常的发生率

众多研究表明,冠心病与高血糖状态关系密切。糖尿病患者发生冠心病的概率大,病死率高,以冠心病就诊者合并糖尿病或高血糖状态的比例惊人。Bartnik 等在欧洲多个国家完成的一项纳入近 5 000 人的调查结果显示,在所有冠心病患者中 71% 有血糖调节异常,其中仅 31% 为已知的糖尿病患者,12% 为新发糖尿病患者,25% 为糖耐量减低,3% 为空腹血糖受损。血糖调节异常越严重,心血管疾病患者的生存率越低[1]。

由胡大一等[2]牵头的中国心脏调查在我国 7 个城市、52 家医院进行了中国冠心病患者糖代谢状况调查。该研究共纳入 3 515 例患慢性稳定型心绞痛、陈旧性心肌梗死、急性冠脉综合征的患者,存在糖代谢异常的比例约为 80%,其中糖尿病占 52.9%,糖调节受损的患者为 20.4%。也就是说,我国超过 4/5 的冠心病患者存在糖调节受损。如不进行糖耐量试验,87.4% 的糖耐量异常患者和 80.5% 的糖尿病患者将被漏诊。

二、高血糖致动脉粥样硬化的机制

晚近的研究提示,2 型糖尿病和动脉粥样硬化可能是同一个病理基础上平行发展的两个疾病,在分子机制上,氧化应激是引起糖尿病和血管并发症进展的共同机制[3],过度氧化应激导致的亚急性、非感染性炎症反应,这一过程发生在胰腺 β 细胞,可引起胰岛素分泌异常;发生在肌肉和脂肪组织,则引起胰岛素抵抗;发生在血管内皮细胞,则激活动脉粥样硬化进程。

三、糖代谢异常是冠心病的独立危险因素

糖代谢异常包括糖尿病(DM)、糖耐量减低(IGT)、高糖状态和胰岛素抵抗等。糖代谢异常可通过损伤血管内皮、激活血小板及氧化应激等方面促进动脉硬化进程,从而导致冠心病。此外,NAVIGATOR 研究及中国心脏调查等同样证实,糖代谢异常在冠心病患者中普遍存在,但漏诊率较高,且未得到心血管内科医师的足够重视[4]。因此,对冠心病患者进行糖代谢异常的早期筛查,并采取有效的干预措施,有利于减少糖代谢异常对冠心病患者预后的不良影响。

1. **糖尿病对冠心病的影响** 糖尿病为冠心病发病和死亡的重要独立危险因素。糖尿病患者罹患心血管疾病的危险是无糖尿病者的 2 ~ 4 倍。无心肌梗死史的糖尿病患者未来 8 ~ 10 年发生心肌梗死的危险高达 20%,等同于已有心肌梗死患者再发心肌梗死的危险;而已有心肌梗死的糖尿病患者未来再发心肌梗死的危险超过 40%。近些年来,国外有研究报道冠心病患者中不仅糖尿病患者,糖耐量减低者也易出现大血管粥样硬化或梗死且预后较差,积极干预餐后高血糖可明显减少心血管疾病的发病率和病死率。

2 型糖尿病是冠心病的重要危险因素。2 型糖尿病患者的冠心病患病率是正常血糖者的 2 ~ 3 倍。对于 2 型糖尿病患者,糖尿病病龄和冠心病死亡率有着重要的联系。对于糖尿病患者,每 10 年冠心病的死亡率增长

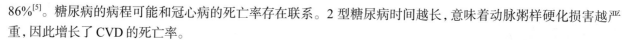

86%[5]。糖尿病的病程可能和冠心病的死亡率存在联系。2 型糖尿病时间越长，意味着动脉粥样硬化损害越严重，因此增长了 CVD 的死亡率。

2. 糖耐量减低对冠心病的影响　近年研究表明，不仅是糖尿病，糖耐量减低（IGT）也是心血管疾病的独立危险因素和预测因子。Hisayama 研究[6]指出，调整其他危险因素的 IGT 患者比起正常糖耐量患者发生脑卒中和冠心病的危险指数为 1.9（95%CI 1.2 ~ 3.2）。过去的研究都以 IGT 作为基础，未考虑其有可能发展成为糖尿病。Qiao 等[7]研究证明，糖耐量减低是冠心病的独立危险因素，这不能以其将来发展成糖尿病来解释。从心血管危险因素的聚集情况看，即使在糖尿病前，随餐后血糖的升高，代谢综合征及各特征表现如肥胖、高血压、高甘油三酯的患病率已在逐渐升高。

3. 餐后高血糖对冠心病的影响　餐后高血糖是冠心病的独立危险因素和预测因子。大量研究证实，和空腹高血糖相比，餐后高血糖对于心血管疾病更具预测价值。第二届国家健康和营养调查（NHANES Ⅱ）死亡率研究建议，应保留 1999 年世界卫生组织（WHO）标准中餐后 2 小时血糖（2h PG）的测定，其对于预测心血管疾病病死率比 1997 年美国糖尿病学会（ADA）推荐的仅用空腹血糖监测更好。以往的研究显示，IGT 是心血管疾病病死率的预测因素，而空腹血糖受损（impaired fasting glucose，IFG）则不是。Rodriguez 等[8]研究发现，在年长的日本和美国男性中 2h PG 是心血管疾病病死率的首要独立危险因素，而且在不排除 2h PG 的情况下，空腹血糖不影响病死率的相对危险。关于糖尿病流行病学，欧洲诊断标准联合分析（DECODE）已经肯定，2h PG 和心血管疾病死亡危险有明确的独立于空腹血糖（fasing plasma glucose，FPG）之外的关系。亚洲糖尿病诊断标准联合分析（DECODA）对亚洲血统的 5 个人口群进行研究，也提出了相似的结论。巴黎前瞻性研究显示，餐后 2 小时血糖（2h PG）与存在 IGT 而 FPG 正常个体的致死原因高度相关[9]。IGT 是除了年龄、性别、BMI、高血压、高血脂、吸烟以外的冠心病独立危险因素。Blake[10]提出 IGT 而不是 IFG 和冠心病的其他危险因素紧密相关。伴有 IGT 的冠心病患者不仅危险因素多，即使调整了危险因素，总的死亡率也不会改变。IGT 患者不仅增加了微血管疾病的危险，而且增加了 CVD 的患病率和死亡率。大量试验都证明这一点，IGT 是加速 CVD 进展的危险因素，IGT 和新近发现糖尿病患者的 CHD 发生率相当，伴有 IGT 和新发现糖尿病的冠心病患者死亡率相当，比 IFG 患者都要高。餐后血糖占整个血糖的 60% ~ 70%，餐后血糖的升高可使全日高血糖的程度升高，持续时间延长。餐后高血糖通过以上机制成为冠心病的主要危险因素。

4. 胰岛素抵抗和高胰岛素血症的冠心病的影响　2 型糖病患者的外周组织靶细胞对胰岛素的敏感性降低，发生胰岛素抵抗，对胰岛 β 细胞反馈刺激增强，胰岛素分泌增多，形成高胰岛素血症。高胰岛素血症使肝脏内脂肪合成酶活性加强，游离脂肪酸易转变为 VLDL、IDL-C、LDL-C。肝脏中经甲基戊二酰辅酶 A 还原酶活性加强，TC 合成增多，VLDL、LDL-C 浓度升高。高胰岛素血症可诱导平滑肌细胞生长和增殖，并向内膜移行。胰岛素能增加肾远曲小管对钠和水的重吸收，循环血容量增加，兴奋交感神经系统，增加心排出量和外周血管阻力，从而使血压升高；胰岛素抵抗引起的高血糖可通过多元醇通路的活性升高、糖化终产物的形成、蛋白激酶 C 的激活等诱导线粒体产生超量的过氧化物，引起氧化应激反应，使血管内皮功能受损，启动动脉粥样硬化[11]。

四、糖代谢的影响因素

糖代谢异常与高血压等有着共同的发病基础。Reaven 通过流行病学调查发现胰岛素抵抗在正常人群约占 25%，而在高血压人群约占 50%[12]，并提出糖代谢异常及胰岛素水平是独立于肥胖的促使发生高血压的因素。

糖代谢异常患者常伴有脂代谢紊乱，高 TG 血症是糖代谢异常伴血脂异常最常见的类型。TG 增高代表着富含 TG 的脂蛋白粒子在血中堆积（包括乳糜微粒及其残粒）。这些粒子产生过多和 / 或清除减慢是在血中堆积的主要原因。产生过多主要是由于血中 FFA 进入肝脏过多，使产生这些粒子的原料增多；而清除减少则与脂蛋白脂肪酶（LPL）的活性减低有关。目前的研究已发现，FFA 的增高既可增加胰岛素抵抗，又可引起高胰岛素血症[13]，是糖代谢异常的重要危险因子。

肥胖是糖代谢异常的重要危险因素。目前，肥胖导致糖代谢的机制尚未完全清楚，很多研究认为脂代谢紊乱、肿瘤坏死因子 α（TNF-α）、瘦素、抵抗素等与肥胖者胰岛素抵抗的发生有一定的关系。

五、治疗

1. 针对高血糖　目前,对于合并高血糖的急性心肌梗死患者更多使用胰岛素治疗。但 2004 年 ESC 年会上,发布的 DIGAMI-2 结果未能支持这一结果。其结果显示,提高 2 型糖尿病合并心肌梗死患者生存率的关键不在于如何给予胰岛素,而在于血糖水平与对照组的 HbA1c 差异仅为 0.1%,未达到显著统计学意义,这进一步突出了"血糖强化干预"的重要性。对于 IGT 患者,控制餐后血糖同样重要。几项研究发现,生活方式或药物干预能有效地阻止或延迟 IGT 进展为糖尿病。终止非胰岛素依赖性糖尿病研究报道,服用阿卡波糖可明显降低与 IGT 相关的高血压和心血管疾病的发病率。UKPDS 研究证实,二甲双胍干预合并肥胖的新诊断 2 型糖尿病能获得心血管益处[9]。

2. 针对冠心病　炎症反应可能是糖尿病患者易发冠心病的原因之一,阿司匹林可阻止此途径。同时,阿司匹林具有潜在的预防糖尿病作用,因此阿司匹林对于冠心病患者尤其是有糖尿病者应作为一级、二级的重要药物。ACEI 或 ARB 可大量减少新发现的糖尿病患者的二级终点事件,同时减少糖尿病的发病率,这可能与其改善内皮功能和保护血管有关[14]。因此,ACEI 或 ARB 对于冠心病患者尤其是有糖尿病者应作为重要药物。

在冠心病治疗中,降胆固醇治疗非常重要,餐后高血糖同高血压、高低密度脂蛋白、高甘油三酯血症、微量蛋白尿、高胰岛素血症和其他代谢综合征的组成成分密切相关,而这些成分同心血管疾病的危险密切相关,而餐后血糖急性升高可能放大所有的上述不利影响。因此,对于糖代谢异常的冠心病患者,降脂治疗尤为重要。

六、讨论

越来越多的证据表明,高血糖与心血管疾病之间可能具有共同的发病基础。与对照人群相比,冠心病、高血压、脂代谢紊乱等常见心血管疾病人群,高血糖的患病率均显著增高。随着血糖升高,心血管疾病危险显著增加,冠心病患者高血糖状态持续时间越长,生存率越低。

虽然向心性肥胖、高血压、高血脂经常和糖尿病同时存在,但是糖尿病仍被肯定为冠心病发生和发展的重要独立危险因素。2 型糖尿病患者的冠心病患病率是正常血糖者的 2～3 倍。2 型糖尿病可能通过以下几个机制对冠状动脉造成损害:①患糖尿病的时间越长,增加了患微量蛋白尿和糖尿病肾病的危险。微量蛋白尿是糖尿病患者患冠心病的有力危险因素,这可能也是一个冠心病死亡的原因。②长期的高血糖会损害内皮功能,增加了患 CVD 的危险。此外,还有一些原因如心率的变化,糖尿病患者心率变化减少,这均增加了心血管事件和死亡率,糖尿病患者凝血机制的改变增加了急性血栓形成的危险。最后,糖尿病和过氧化反应紧密联系在一起,长期的糖尿病增加了过氧化反应,这是糖尿病患者易患和加重 CHD 的另一种机制。总之,随着糖尿病年数的增加,CHD 的死亡率也会增加。

七、展望

糖代谢改变在心血管疾病发生之前就已出现,冠心病患者发生糖代谢异常的比例较高,有必要在所有无糖尿病既往史的冠心病患者中,常规开展空腹和葡萄糖负荷后血糖监测,及早发现并处理。空腹血糖和餐后血糖与冠状动脉病变程度相关,在全面控制心血管多重危险因素的过程中,三者达标控制同等重要。糖调节受损的患者冠状动脉病变程度与糖尿病患者相似。应加强对餐后血糖升高为主要表现的糖调节受损人群的早期发现及早期干预,防止或延缓糖尿病大血管并发症的发生、发展。

(王日权)

参 考 文 献

[1] BARTNIK M, RYDÉN L, FERRARI R. The prevalence of abnormal glucose regulation in patients with coronary disease Europe. The Euro Heart Survey on diabetes and the heart[J].Eur Heart J, 2004, 25(21): 1880-1890.

［2］胡大一, 潘长玉. 中国心脏调查组中国住院冠心病患者糖代谢异常研究——中国心脏调查 [J]. 中华内分泌代谢杂志, 2006, 22（1）: 7-10.

［3］BROWNLEE M. Biochemietry and molecular cell biology of diabetic complications[J]. Nature, 2001, 414（6865）: 813-820.

［4］CALIFF R M, BOOLELL M, HAFFNER S M, et al. Prevention of diabetes and cardiovascular disease in patients with impaired glucose tolerance: rationale and design of the Nateglinide And Valsartan in Impaired Glucose Tolerance Outcomes Research（NAVIGATOR）Trial[J]. Am Heart J, 2008, 156（4）: 623-632.

［5］KHATRI J J, JOHNSON C, MAGID R, et al. Vascular oxidant stress enhance progression and angiogensis of experimental atheroma[J]. Circulation, 2004, 109（4）: 520-525.

［6］FUJISHMA M, KIYOHARA Y, KATO I, et al. Diabetes and Cardiovascular Disease in a Prospective Population Survey in Japan: the Hisayama Study[J]. Diabetes, 1996, 45（Suppl）: S14-S16.

［7］QIAO Q, JOUSILAHTI P, ERIKSSON J, et al. Predictive properties of impaired glucose tolerance for cardiovascular risk are not explained by the development of overt diabetes during follow-up[J]. Diabetes Care, 2003, 26（10）: 2910-2914.

［8］RODRIGUEZ B L, ABBOTT R D, FUJIMOTO W, et al. The American Diabetes Association and World Health Organization classifications for diabetes: their impact on diabetes prevalence and total and cardiovascular disease mortality in elderly Japanese-American men[J]. Diabetes Care, 2002, 25（6）: 951-955.

［9］HANEFELD M, CHIASSON J L, KOEHLER C, et al. Acarbose slows progression of intima-media thickness of the carotid arteries in subjects with impaired glucose tolerance[J]. Stroke, 2004, 35（5）: 1073-1078.

［10］NAKAGAMI T, DECODA Study Group. Hyperglycaemia and mortality from all causes and from cardiovascular disease in five populations of Asian origin[J]. Diabetologia, 2004, 47（3）: 385-394.

［11］GERICH J E. Clinical significance, pathogenesis, and management of postprandial hyperglycemia[J]. Arch Intern Med, 2003, 163（11）: 1306-1316.

［12］REVEN G M. Banting lecture 1988.Role of insulin resistance in human disease[J]. Diabetes, 1998, 37（12）: 1595-1607.

［13］LEE Y, HIROSE H, OHNEDA M, et al. β-cell lipotoxicity in the pathogenesis of non-insulin dependent diabetes mellitus of obese rats: impairment in adipocyte-β-cell relationship[J]. Proc Matl Acad Sci USA, 1994, 91（23）: 10878-10882.

［14］NOBLES-JAMES C, JAMES E A, SOWER J R. Prevention of cardiovascular complications of diabetes mellitus by aspirin[J]. Cardiovasc Drug Rev, 2004, 22（3）: 215-216.

第9章　代谢综合征与冠心病

冠心病（CAD）具有发病率高、死亡率高的特点，严重危害了人类的生命健康，如今已经是危害人类健康的第一杀手。代谢综合征（metabolic syndrome, MS）是由遗传因素与环境因素共同作用的临床症候群，以胰岛素抵抗为基础、以向心性肥胖为特征的多组分危险因素的积聚。MS 最早是 1998 年 Reaven 提出了 X 综合征，表明胰岛素抵抗作为 CAD 发病的一个独立危险因素得到了广泛的认同[1-2]。MS 的各组分如肥胖、高血压、高脂血症、糖尿病等，均为心血管疾病的重要危险因素，因此，MS 与冠心病的发生、发展有着极为密切的关系。近年来关于 MS 与冠心病的危险及发病机制，如何控制这一系列危险因素，减少冠心病等心血管疾病危险也备受关注。

一、代谢综合征的概念

目前认为 MS 的发病基础为胰岛素抵抗和 / 或腹型肥胖。根据国际糖尿病联盟（IDF）的 MS 新定义，必须具备以下条件才能将某一个体定义为 MS，即向心性肥胖（欧洲男性腰围≥94cm，欧洲女性腰围≥80cm，其他人种有各自特定的数值）加上以下 4 个因素中的任意 2 项：①甘油三酯（TG）水平升高：>1.7mmol/L（150mg/dl），或已经进行针对此项血脂异常的治疗。②高密度脂蛋白胆固醇（HDL-C）减低：男性<40mg/dl（1.0mmol/L），女性<50mg/dl（1.3mmol/L），或已进行针对此项血脂异常的治疗。③血压升高：收缩压≥130mmHg（1mmHg=0.133kPa）或舒张压≥85mmHg，或已经诊断高血压并开始治疗。④空腹血糖（FBG）升高：≥5.6mmol/L（100mg/dl），或已经诊断 2 型糖尿病；如果空腹血糖高于 5.6mmol/L（100mg/dl），强烈推荐进行口服葡萄糖耐量试验（OGTT）检查，但 OGTT 检查对诊断 MS 无必要。

2004 年中华医学会糖尿病分会（CDS）制定了中国人 MS 的诊断标准，即具备以下 4 项组成成分中的 3 项或全部者：①超重和 / 或肥胖：BMI≥25.0kg/m²；②高血糖：FPG≥6.1mmol/L（110mg/dl）和 / 或 2h PG≥7.8mmol/L（140mg/dl），和 / 或已确认为糖尿病并治疗者；③高血压：SBP/DBP≥140/90mmHg，和 / 或已确认为高血压并治疗者；④血脂紊乱：空腹血 TG≥1.7mmol/L（150mg/dl），和 / 或空腹血 HDL-C 男性<0.9mmol/L（35mg/dl）、女性<1.0mmol/L（39mg/dl）。

二、MS 的发病机制

MS 是在多基因遗传背景上，多种环境因素作用下发生的。但目前对于其机制的研究尚不完全清楚。MS 是全身多种代谢功能出现紊乱的综合状态，而多数学者认为胰岛素抵抗及肥胖是其发病的中心环节和基本的致病基础。胰岛素促进血糖摄取作用的敏感性逐渐下降，血糖水平随之逐渐升高；肥胖时，肝脏合成的 LDL 和 TC 增加，而 LDL 受体的功能被抑制，导致高脂血症的形成；而高胰岛素血症可使电解质代谢发生障碍，通过 Na^+-K^+ 交换和 Na^+-K^+-ATP 酶激活，细胞内钠增加，并可使 AT-Ⅱ刺激醛固酮产生和作用加强，导致钠滞留；还可使血管对体内升压物质反应增强，血中儿茶酚胺水平增加，血管张力加强。高胰岛素血症可影响跨膜阳离子转运，使细胞内钙升高，加强缩血管作用，并增加内皮素释放，减少扩血管的前列腺素合成，从而影响血管舒张功能，导致血压增高，故而使胰岛素抵抗、肥胖、高血糖、高血脂、高血压各临床症状在同一个体上集中表现出来。

近年来，胰岛素抵抗（IR）、肥胖、2 型糖尿病等的遗传研究备受关注，尽管已经成功发现了一些少见的符合孟德尔模式单基因代谢异常的致病基因，但对上述疾病常见类型的遗传机制仍不太清楚。随着人类基因组计划及后基因组计划发展，更多功能基因将被发现，同时，随着对 MS 病理生理机制研讨的进一步深入，更多基因将会被纳入 MS 候选基因而做深层次的研究，全基因扫描和定位克隆技术的开展将为 MS 致病基因的发现提供新的途径。

三、MS 组成成分与冠心病的关系

大量流行病学研究结果显示,与正常对照相比,MS 患者心血管事件危险性显著增加。对 NCEP-ATP Ⅲ 的 10 357 名研究对象的回顾性分析发现,经年龄、性别、种族、吸烟等因素调整后,MS 患者心肌梗死发病风险增加 1.01 倍,脑卒中危险增加 1.26 倍,心肌梗死与脑卒中联合事件风险增加 1.05 倍[3]。中国多省市心血管病危险因素队列研究(Chinese Multi-provincial Cohort Study,CMCS)是我国最大的两个队列研究之一,从 1992 年开始,研究基线时有 27 739 人参与,年龄为 35~64 岁,其中血糖正常者占 86%,空腹血糖受损(impaired fasting glucose,IFG)和糖尿病各占 7%,平均随访时间为 7 年。研究开始时,患病率分别为男性 9%、女性 11%,总体 10%。随着年龄的增加,代谢综合征的患病率不断上升。随访 10 年后,MS 的患病率上升到 21%。研究表明,MS 不是冠心病的危险因素,而代谢综合征使女性及男性的总心血管事件的危险性分别增加 2.2 倍和 1.6 倍[4]。

1. **胰岛素与冠心病**　多个临床试验证实,胰岛素增高不仅是冠心病的危险因素,也是冠心病预后不良的指标。相关分析显示,服糖后 1 小时的胰岛素浓度和胰岛素峰值与冠状动脉狭窄程度密切相关[5]。正常情况下,胰岛素作用于血管内皮细胞产生一氧化氮,并刺激前列腺素释放,抑制内皮素释放,使血管扩张。胰岛素抵抗时,患者内皮细胞功能障碍,凝血系统激活,纤溶系统受抑制,可致脂质沉积、血栓形成和血管平滑肌增殖。巨噬细胞和纤维组织在血管内膜下形成脂质条纹,进一步演变为粥样硬化斑,致血管壁增厚、管腔狭窄,这一过程发生在冠状动脉即可导致冠心病[6]。

2. **血脂异常与冠心病**　既往大量研究提示,高甘油三酯血症是冠心病的独立危险因素[7]。另有临床试验及临床观察表明,调整甘油三酯(TG)水平能降低冠状动脉事件的发生。近年来随着对脂蛋白的深入研究,发现高甘油三酯血症常伴随 HDL 降低及 LDL 升高,称为粥样硬化脂蛋白表型。脂质是组成泡沫细胞的主要成分,而泡沫细胞聚集形成动脉粥样斑块,因此高脂血症是冠心病的独立危险因素。MS 合并高脂血症无疑增加了患冠心病的风险。过多的血脂在血管壁沉积,使血管内膜层及中层细胞增殖、移位、坏死,导致动脉粥样硬化。胰岛素能促进脂质合成,抑制脂质分解,并能抑制儿茶酚胺等激素促脂质分解作用,直接促进脂质沉积。

3. **高血压与冠心病**　自 Farminhgam 研究以来,已有较多前瞻性研究表明,稳定的或不稳定的、收缩期的或舒张期的、轻度的或重度的高血压,在任何年龄、性别均是冠心病的独立危险因素。高血压患者死亡的主要原因是冠心病和脑卒中。降低血压使脑卒中的发生率降低比冠心病的发生率降低得明显。原因可能是冠心病合并高血压的患者通常有血糖、胰岛素、血脂代谢紊乱(即 MS),故仅注意降低血压是远远不够的。Vaccro 等于 1992 年发表的研究指出,在非糖尿病组,高血压合并糖耐量异常患者的冠心病风险性远大于血糖水平最高的糖尿病组[8]。目前高胰岛素血症导致高血压可能有以下机制:高胰岛素血症引起肾小管对钠和水的重吸收增加,导致容量和心排出量增加;血管对血管紧张素 Ⅱ 的反应增高;胰岛素使交感神经活性增高,Na^+-H^+ 泵活性增加;Na^+-K^+-ATP 酶和 $Ca^{2+}-ATP$ 酶活性降低以及刺激生长因子等。

4. **肥胖与冠心病**　临床资料显示,男性 BMI≥25~29kg/m² 有 72% 的可能性发展为冠心病,女性 BMI≥23~25kg/m² 有 50% 的可能性发展为冠心病。过去脂肪组织一直被认为是仅供能量贮备的终末分化器官,而现在随着科技的进步,脂肪组织的内分泌功能及其在肥胖、胰岛素抵抗和 2 型糖尿病发病机制中的作用已备受关注。相继有学者提出脂肪组织是一个内分泌器官[9]。如分泌瘦素,中性粒细胞和血小板中存在瘦素受体,在糖尿病和肥胖症患者中,瘦素与血小板聚集有关,巨噬细胞是瘦素的一个重要的生理性靶点。长期的高瘦素和高血糖可增加巨噬细胞中胆固醇的沉积,促进动脉粥样硬化过程中的脂肪泡沫细胞的形成。

综上所述,代谢综合征的各个组分之间并不是孤立的,而是通过各种已知的或未知的机制互相联系、互相促进的,形成了一个紧密联系的症候群。在代谢综合征的患者,由于诸多促动脉粥样硬化因素的合并存在,导致了代谢综合征患者心血管疾病的高发病率和死亡率,因而需要进一步研究两者之间存在的内在联系,为防治冠心病提供理论指导。

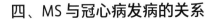

四、MS 与冠心病发病的关系

邱万斌[10]等探讨了 MS 与冠心病发病的关系。通过分析 167 例临床诊断可疑冠心病患者临床资料如体重指数、腹围、血压、血脂、血糖等情况与冠状动脉造影情况。结果显示,82 例冠状动脉造影阳性患者中,MS 阳性 52 例(占 65.0%),代谢综合征阴性 30 例(占 35.0%)。85 例冠状动脉造影阴性患者中,MS 阳性 21 例(占 24.7%),MS 阴性 64 例(占 75.3%),两组间有显著性差异($P<0.001$)。73 例 MS 阳性中,冠状动脉重度病变 40 例,冠状动脉轻度病变 20 例,冠状动脉造影正常 13 例;而 94 例 MS 阴性中,冠状动脉重度病变仅 19 例,冠状动脉轻度病变 29 例,冠状动脉造影正常 46 例,两组间有显著性差异($P<0.001$)。因此,MS 是冠心病发病的危险因素,而且与冠状动脉病变的严重程度呈正相关。

五、MS 与冠心病严重程度关系

余秀琼等[11]的研究纳入做冠状动脉造影的患者 676 例,所有患者均查体重指数、腹围、非同日血压、血脂脂蛋白谱,包括甘油三酯(TG)、总胆固醇(TC)、高密度脂蛋白胆固醇(HDL-C)、低密度脂蛋白胆固醇(LDL-C)、空腹及餐后 2 小时血糖。冠状动脉的狭窄程度用造影图像处理系统测量,根据病变损害的程度评分,分析冠心病合并 MS 和冠状动脉狭窄程度的相关性。结果显示,MS 的患病率为 24.79%(118/476),与对照组相比,TG、HDL 的差异有显著性($P<0.05$)。合并 MS 组高血糖、高血压、肥胖患病率显著高于对照组;MS 组冠状动脉造影主要表现为 3 支血管病变或多支多节段血管病变,分别为 41.53%、30.51%,明显较不合并 MS 组的情况严重。偏相关分析排除其他易患因素,如年龄、吸烟量的影响后,仍示 MS 的严重情况与冠状动脉血管狭窄程度有显著的相关性。此外,无论是病情的严重程度,还是需要血运重建的患者数,都显著高于不合并 MS 的冠心病患者。因此,MS 可作为冠状动脉狭窄严重程度的参考指标之一。

六、我国冠心病患者 MS 的现状

胡大一等[12]通过选取中国北方城市(北京市、天津市)、中部城市(上海市、南京市、杭州市、武汉市)和南方城市(广州市)共 7 个城市 52 家三级甲等医院为合作研究中心,其心血管内科 2005 年 6 月 1 日至 2005 年 9 月 31 日间所有符合冠心病诊断纳入标准的住院患者连续入选为研究对象,共收集有效病例 3 513 例。调查内容包括人体测量学资料、冠心病诊断情况、危险因素、糖代谢状况和血脂代谢状况。结果显示,根据中华医学会糖尿病学分会的 MS 诊断标准,冠心病患者 MS 患病人数为 1 064 例(30.4%),男性与女性分别为 638 例(27.4%)和 426 例(36.4%)。冠心病患者不同入院方式和不同冠心病种类之间 MS 的患病率差异无统计学意义($P=0.139$;$P=0.446$)。另外,北、中、南部城市冠心病的 MS 患病人数分别为 576 例(36.5%)、375 例(25.5%)和 113 例(5.1%)。趋势检验显示,由北向南呈现降低趋势($\chi^2=50.252$,$P<0.001$)。趋势 χ^2 检验,冠心病患者中 MS 的患病率有明显的年龄趋势,随着年龄的增加,MS 患病率有增加的趋势($\chi^2=23.625$,$P<0.001$)。MS 患病率在 60 岁之前都是男性高于女性,60 岁后则女性高于男性,而且上升速度快。因此,我国冠心病患者中 MS 的患病率较高,防治 MS 对冠心病的发展、预后有着极其重要的意义。

七、讨论

近年来,越来越多的证据表明,冠心病患者常出现多种心血管危险因素共存的现象,其中包括胰岛素抵抗(IR)、向心性肥胖、高血压、致动脉粥样硬化性脂蛋白表型(高 TG 血症、小而密 LDL-C 颗粒增多,以及 HDL-C 降低等)与 2 型糖尿病等传统危险因素,以及慢性炎症状态、凝血与纤溶失衡、内皮功能障碍、高同型半胱氨酸或微量白蛋白尿等新发现危险因素。这些危险因素通常以不同的组合方式出现,构成代谢综合征。合并糖尿病的 MS 在 NCEP-ATP Ⅲ 报道中被列为冠心病的等危症。与无任何 MS 的人群比较,有 4 个或更多组成的人群临床心血管疾病发病率增加 5 倍以上[13]。在 971 例 40 岁以上的中国 MS 患者随访 5 年后发现,心血管事件发生率较无 MS 患者增高 5.5 倍。在临床上确认 MS 对预测个体发生心血管疾病有重要的意义。因此,深入认识 MS 和冠心病发病、进展和预后的关系,对预防和治疗 MS 合并冠心病有重要的意义。防治 MS 的主要目标是预防临床心血管疾病及 2 型糖尿病,对已有心血管疾病者则是预防心血管事件再发、病残以及死亡率。

八、展望

MS 是由多个代谢紊乱在体内集合的一种复杂状态,因此应综合治疗,全面控制体重、改善胰岛素抵抗、控制血糖、调节脂代谢紊乱、控制血压等。但不同 MS 患者其 MS 的组成成分有时也不相同,所以治疗措施应个体化。治疗策略应立足于治疗性的生活方式干预(调整饮食结构、控制热量摄入、戒烟、禁酒、降低体重、适当运动等)基础上,必要时给予药物治疗。

MS 作为一个全球性疾病,其各组分之间相互联系、相互促进,形成了一个紧密的症候群。在 MS 患者中,由于诸多促进动脉粥样硬化因素的合并存在,导致 MS 患者心血管疾病的发病率和死亡率明显增高。因此,我们应该更准确地定义 MS 人群,进一步探究其发病机制,并对其进行早期干预,防治心血管事件的发生,减低冠心病的发病率及死亡率,改善高危人群的生活质量。

（王日权）

参 考 文 献

［1］HENRY R R. Thiazolidinediones[J]. Endo Meta Clin Nor Am, 1997, 26(3): 553-573.

［2］DESPRÉS J P, LAMARCHE B, MAURIÈGE P, et al. Hyperinsulinemia as an independent risk factor for ischemic heart disease[J]. N Engl J Med, 1996, 334(15): 952-957.

［3］NINOMIYA J K, L'ITALIEN G, CRIQUI M H, et al. Associating of the metabolic syndrome with history of myocardial infarction and stroke in the Third National Health and Nutrition Examination Survey[J]. Circulation, 2004, 109(1): 42-46.

［4］刘静,赵冬,王薇,等.中国多省市心血管病危险因素队列研究与美国弗莱明翰心脏研究结果的比较 [J]. 中华心血管病杂志, 2004, 32(2): 167-172.

［5］辛书宁.胰岛素抵抗与冠心病的研究进展 [J]. 心血管病学进展, 1996(5): 28-30.

［6］LEBOVITZ H E. Insulin resistance: definition and consequences[J]. Exp Clin Endocrinol Diabetes, 2001, 109 Suppl 2: S135-S148.

［7］JEPPESEN J, HEIN H O, SUADICANI P, et al. Triglyceride concentration and ischemic heart disease: an eight-year follow-up in the Copenhagen Male Study[J]. Circulation, 1998, 97(11): 1029-1036.

［8］VACCARO O, RUTH K J, STAMLER J. Relationship of postload plasma glucose to mortality with 19-yr follow-up. Comparison of one versus two plasma glucose measurements in the Chicago Peoples Cas Company Study[J]. Diabetes Care, 1992, 15(10): 1328-1334.

［9］FRIED S K, RICCI M R, RUSSELL C D, et al. Regulation of leptin production in humans[J]. H Nutr, 2000, 130(12): 3127S-3131S.

［10］邱万斌,谢东明,肖金花.代谢综合征与冠心病发病的关系 [J]. 赣南医学院学报, 2009, 29(6): 895-896.

［11］余秀琼,唐炯,蔡琳,等.代谢综合征与冠心病严重程度关系的研究 [J]. 西部医学, 2005, 17(3): 206-207.

［12］胡大一,刘浩,余金明,等.冠心病病人代谢综合征的现况调查 [J]. 中国医学杂志, 2006, 86(30): 2095-2098.

［13］KLEIN B E, KLEIN R, LEE K E. Components of metabolic syndrome and the risk of cardiovascular diseases and diabetes in beaver dam[J]. Diabetes Care, 2002, 25(10): 1790-1794.

第 10 章　肥胖与冠心病

冠心病（CHD）是一种常见病、多发病，有着发病率高、死亡率高的特点。已公认的冠心病危险因素有年龄、性别、家族史、高血压、血脂异常、吸烟和糖尿病等，并发现肥胖是主要的潜在危险因素，是干预的直接靶目标[1]。肥胖有很多测量指标，如体重指数（BMI）、腰围身高比、腰臀比等。多项研究证实，肥胖与冠心病发病具有相关性。因此，对于肥胖与冠心病的研究可以控制冠心病的发病因素，减少冠心病给人民生活带来的危害。

一、肥胖的基本概念

随着我国社会经济的发展及工业化、城镇化的进程不断加速，人们膳食行为和生活方式的改变使超重、肥胖也日趋流行，肥胖已经成为全球严重的公共卫生问题。超重和肥胖的定义是可损害健康的异常或过量脂肪累积[2]。肥胖的测量指标以 BMI、腰臀比、腰围身高比为主。

1. **体重指数（body mass index，BMI）**　又称体质量指数、凯特尔指数（Quetelet index）等。其定义为按千克计算的体重除以按米计算的身高的体表面积平方（kg/m^2）。BMI 是评价肥胖的有效指标。目前世界卫生组织的分类标准以 BMI 在 $25.0 \sim 30.0 kg/m^2$ 为超重，BMI$\geqslant 30.0 kg/m^2$ 为肥胖。根据不同肥胖程度，$30.0 \sim 35.0 kg/m^2$ 为 1 级肥胖或轻度肥胖，$35.0 \sim 40.0 kg/m^2$ 为 2 级肥胖或中度肥胖，$\geqslant 40.0 kg/m^2$ 为 3 级肥胖或重度肥胖。WHO 西太区和国际肥胖工作组（IOTF）建议，在亚洲人群以 BMI 在 $23 \sim 25 kg/m^2$ 为超重，$\geqslant 25 kg/m^2$ 为肥胖[3]。

2. **腰臀比（WHR）**　腰臀比是腰围和臀围的比值，臀围的测量方法为臀部的最宽大处所在的水平面的周长。因为腰围测量方法的不一致，腰臀比结果也相应有所差异。腰臀比的切点：WHO 推荐男性 WHR$\geqslant 0.90$ 或女性 WHR$\geqslant 0.85$ 作为向心性肥胖的标准[4]，高于此界值，患冠心病、代谢性疾病的风险将大大增加。

3. **腰围身高比（waist-to-height ratio，WHtR）**　又称腰身指数、向心性肥胖指数（index of central obesity，ICO），由 Hsieh 等[4]于 1995 年提出，2007 年 Parikh 等[5]将其命名为向心性肥胖指数。WHtR 与腰围（WC）高度相关，且无性别差异，是评价向心性肥胖的理想指标。

二、肥胖的发病机制

（一）遗传因素

沈丽琴等[6]对 6~12 岁儿童进行的一项病例对照研究显示，在两组的比较中有统计学意义（$P<0.01$）的 4 项遗传因素为父亲肥胖、母亲肥胖、父母双方肥胖、高出生体重；根据 OR 值，4 项遗传因素影响力大小依次为父母双方肥胖（OR=3.203）、高出生体重（OR=1.883）、母亲肥胖（OR=1.188）、父亲肥胖（OR=1.178）。

Vallalliec[7]对 1 333 名出生于 1965—1970 年的儿童进行纵向调查也发现，父母一方肥胖，其所生子女随着年龄的增长，他们超出正常的比值也随之增加，1~2 岁肥胖儿童到成人早期肥胖为 1.33，3~5 岁肥胖者为 4.7，6~9 岁肥胖者为 8.8，10~14 岁肥胖者为 22.3，15~17 岁肥胖者为 17.5。遗传因素对肥胖的影响是多方面的，可归纳如下[8]：①遗传因素影响体重指数、皮下脂肪厚度及内脏脂肪，且对内脏脂肪影响尤为重要；②遗传不仅影响肥胖的程度，并且对脂肪的分布类型也有很强的影响；③过度喂养后的肥胖，即过度喂后的体重增加，敏感性是由遗传因素决定的；④遗传可影响个体的基础代谢率、食物的热效应和运动的热效应，即能量的支出受遗传因素的影响，个体能量支出的差异可达 40% 以上；⑤个人体力活动的多少也显著受到遗传因素的

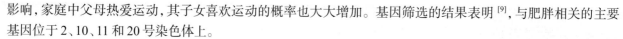

影响，家庭中父母热爱运动，其子女喜欢运动的概率也大大增加。基因筛选的结果表明[9]，与肥胖相关的主要基因位于 2、10、11 和 20 号染色体上。

目前报道的肥胖症病例中比较典型的基因突变有[10]：苗条素基因突变（苗条素水平降低，造成抑制进食的功能降低）、苗条素受体基因突变（苗条素的作用降低）、*POMC* 基因突变（由 *POMC* 基因表达的促黑皮质素产物，如 MSH 等减少，抑制进食的作用降低）及 *MC-4* 受体基因（*MC-4* 受体减少，使促黑皮质素抑制进食的作用减弱）。

（二）环境因素

环境因素可以分为饮食因素、运动因素，以及吸烟和饮酒。

1. **饮食因素**　食用高脂、高热量的食物，过多食用高盐、油煎、油炸食物，进食速度过快，食用蔬菜、粗粮少都是发生肥胖的因素。正常人的能量摄入和消耗是平衡的，一旦摄入超过了消耗量，这些能量就会转化成脂肪，就会发生肥胖。

2. **运动因素**　众所周知，合理运动可以增加能量的消耗，运动不足不仅使能量消耗减少，还促使肥胖的发生。此外，肌肉组织由于胰岛素抵抗增大，而直接诱发糖耐量降低，更增加了肥胖的易感性。

3. **吸烟和饮酒**　乙醇在体内只能完全氧化而不能转化为其他物质。因此，饮酒的同时所进食的能量物质便储存在体内，所以习惯性非大量饮酒者常伴体脂积累。加拿大科学家的两项研究中，有一项[11]是研究 351 名平均年龄为 44 岁的男性和 350 名平均年龄为 42 岁的女性的饮酒纪录，结果发现这些男女的每天饮酒量与其每天摄入总量有显著的相关性，饮酒增加了蛋白质的摄入和减少了碳水化合物的消耗。此外，肥胖患者吸烟更容易形成向心性肥胖而加重代谢紊乱，而在减肥过程中则应禁烟，以利体重及体脂分布同时恢复。

三、肥胖的类型

肥胖可分为两型：①腹部肥胖型（又称男性肥胖或苹果形肥胖）；②臀部肥胖型（又称女性肥胖或梨形肥胖）。两型相比，腹部肥胖型以 WHR 值明显增高为特征，女性 WHR 超过 0.8，男性 WHR 超过 0.9。根据临床资料，肥胖者脂肪分布部位不同，其代谢后果亦不同。Larsson 等[12]对 1 462 例女性与 792 例男性所作流行病学调查结果表明，无论男女，只要是腹部肥胖，其冠心病的发生率及死亡率明显增高，且有随 WHR 升高而升高的趋势。

四、腹型肥胖与冠心病关系与危险程度

1. **腹型肥胖可能会造成体内代谢紊乱**　比如血脂紊乱，主要表现为：①高甘油三酯血症；②高密度脂蛋白胆固醇（HDL-C）降低；③低密度脂蛋白胆固醇（LDL-C）增多；④血游离脂肪酸（FFA）增高。

2. **腹型肥胖增大高血压危险**　临床显示，收缩压和舒张压随肥胖进展而发生率变高。Kalkhoff 等[13]对 110 例绝经期前肥胖女性的研究发现，腹部肥胖者高血压的发生率高，而且其收缩压及舒张压有随 WHR 增高而增高的关系。

3. **腹型肥胖产生高胰岛素血症和胰岛素抵抗**　高浓度 FFA 可使胰岛素受体数量下降，而干扰肝脏对胰岛素的清除；同时，血糖升高又可刺激胰岛素分泌。两者共同作用，导致高胰岛素血症。高浓度 FFA 与高胰岛素血症均可使肥大脂肪细胞膜上胰岛素受体数减少，使机体对胰岛素作用不敏感，产生胰岛素抵抗。

这些因素恰恰能导致冠心病的发生，冠心病是一种常见病、多发病，其病因与发病机制尚不十分清楚，可能与其多重危险因素的存在有关。近年来证明，甘油三酯升高是冠心病的一项独立的危险因素[14]。对于 HDL-C 与冠心病的关系，晚近的临床与流行病学研究已经确认，低 HDL-C 是早发冠心病的强有力的独立危险因素[15]。血浆胆固醇尤其是 LDL-C 升高是动脉粥样硬化发生和发展的必备条件。胰岛素抵抗方面，内脏脂肪对脂解激素敏感，对胰岛素的抗脂解作用和脂肪酸再合成 TG 的作用相对不敏感，因此增加了门静脉中游离脂肪酸浓度，抑制胰岛素对肝脏的作用，导致胰岛素抵抗，引发动脉粥样硬化[16]。

五、我国肥胖人群的冠心病发病现状

程华[17]选择河北省衡水市 2013 年 1—12 月间，因胸痛待查、心绞痛、心肌梗死住院治疗，并行冠状动脉造影术的 160 例患者为研究对象，全部病例均无恶性肿瘤、糖尿病或使用皮质类固醇等可能脂肪再分布的病史。依据 CT 测量后腹内脂肪面积（VTA-100cm²），将患者分为腹部脂肪堆积组和腹部脂肪正常组（对照组），各 80

例。两组患者冠心病发生率比较,腹部脂肪堆积组 VTA/ATA 明显高于对照组。

李光伟等[18]自 1986 年在黑龙江省大庆市开展了"大庆糖尿病、糖耐量减低"研究,有一项 1986—1992 年的包括 629 例非糖尿病人群的随访研究资料,还有一项 1990 年的包括 2 856 例 25～74 岁人群的现况调查资料。结果显示,冠心病的患病风险随肥胖程度(BMI、腰臀比、腰围身高比等)的增加而增大。

随着人民生活水平的改善、国民经济的发展,肥胖人群在我国每个地区都有分布。而肥胖带来的血脂增高、胰岛素抵抗等正是诱发冠心病的因素,从上述研究可以发现,我国肥胖人群的冠心病发病率呈骤增的趋势。

六、讨论

肥胖带来的胰岛素抵抗、血脂异常 [①高甘油三酯血症; ②高密度脂蛋白胆固醇(HDL-C)降低; ③低密度脂蛋白胆固醇(LDL-C)增多; ④血游离脂肪酸(FFA)增高]、高血压均是诱发冠心病的因素。而现阶段我国肥胖又呈高发态势,因此对于肥胖的控制有利于减少冠心病的发病。

超重[18]已变成危及人类健康的重要问题,特别值得注意的是,男性 BMI＞27kg/m² 和女性 BMI＞29kg/m² 者中,约有 70% 的人有 1 个以上冠心病危险因素。有 2 个以上冠心病危险因素的人已达 30%,更加证实这个问题的严重性。

认识到肥胖与冠心病的关系,可以帮助控制肥胖及肥胖带来的一系列不正常的血脂问题、高血压等。同时,也相应减少冠心病的发病可能性。

七、展望

肥胖是一个全球的高发疾病,现也成为当代社会医学领域研究的重点。世界卫生组织近年来宣布肥胖为一种疾病,其诊断标准为 BMI＞30kg/m²,这个决定对促进全球性肥胖的控制或预防会产生不可估量的影响。但这个切点是从西方白种人流行病学研究中得出的,可能会低估中国人控制肥胖的重要性,因为按照这个新标准,中国人肥胖者很少,尽管随着经济的发展和生活水平的提高,与肥胖相关的疾病正在迅速增加。

肥胖带来的危险因素可能会诱发冠心病,导致许多动脉粥样硬化的因素,影响患者的身体健康和生活质量。故我们应加强对于肥胖的控制,进一步明确肥胖对于冠心病的影响因素,探究其发病机制,并进一步进行早期干预,防治冠心病的发展,提高患者的生活质量,保证人民的身体健康。

(王日权)

参 考 文 献

[1] 唐元升 . 冠心病危险因素 [M]. 北京:人民卫生出版社,2007:13-15.

[2] YUSUF S,HAWKEN S,OUNPUU S,et al. Obesity and the risk of myocardial infarction in 27,000 participants from 52 countries:a case-control study[J]. Lancet,2005,366(9497):1640-1649.

[3] PISCHON T,BOEING H,HOFFMANN K,et al. General and abdominal adiposity and risk of death in Europe[J]. N Engl J Med,2008,359(20):2105-2120.

[4] HSIEH S D,YOSHINAGA H. Abdominal fat distribution and coronary heart disease risk factors in men-waist / height ratio as a simple and useful predictor[J]. Int J Obes Relat Metab Disord,1995,19(8):585-589.

[5] PARIKH R M,JOSHI S R,MENON P S,et al. Index of central obesity-A novel parameter[J]. Med Hypotheses,2007,68(6):1272-1275.

[6] 沈丽琴、陈希宁、李昌吉,等 . 儿童单纯性肥胖症的遗传和环境危险因素分析 [J]. 中国学校卫生,2006,27(9):758-759.

[7] LONNQVIST F,ARNER P,NORDFORS L,et al. Overexpression of the obese(ob)gene in adipose adipose tissue of human obese subject[J].Nat Med,1995,1(9):950-953.

[8] 高明春 . 肥胖症发病原因的初探 [J]. 中华中西医学杂志,2007,5(6):8-9.

[9] AMEX P. Obesity--a genetic disease of adiposetissue?[J]. Br J Nutr,2000,83 Supp11:S9-S16.

［10］BARSH G S，FAROOQI S，O'RAHILLY S. Genetics of body-weight regulation[J]. Nature，2000，404（6778）：644-651.

［11］PROLO P，WONG M L，LICINIO J. Leptin[J]. Int J Biochem Cell Biol，1998，30（12）：1285-1290.

［12］LARSSON B O，BENGTSSON C，BJÖRNTORP P，et al. Is abdominal body fat distribution a major explanation for the sex difference in the incidence of myocardial infarction? The study of men born in 1913 and the study of women，Göteborg，Sweden[J]. Am J Epidemiol，1992，135（3）：266-273.

［13］KALKHOFF R K，HARTZ A H，RUPLEY D，et al.Relationship of body fat distribution to blood pressure，carbohydrate tolerance，and plasma lipids in healthy obese women[J]. J Lab Clin Med，1983，102（4）：621-627.

［14］HAIM M，BENDERLY M，BEUNNER D，et al. Elevated serum triglycerides levels and long-term mortality in the coronary heart disease：The Bezafigrate Infarction Prevention（BIP）registry[J]. Circ，1999，100（5）：475-482.

［15］李健斋，王杼，何青，等.正常（或低）胆固醇冠心病患者的脂蛋白谱特点[J].中华医学检验杂志，1997，20（4）：218-222.

［16］BERGNAN R N，VAN-CITTERS G W，MITTELNAN S D，et al. Central role of the adipocyte in the metabolic syndrome[J]. J Invest Med，2001，49（1）：119-126.

［17］程华，秦会敏，孟伟建，等.腹型肥胖的CT测量与冠心病的相关研究[C]//中国转化医学和整合医学研讨会，2015.

［18］李光伟，陈晓平，姜亚云，等.中国人肥胖与冠心病、糖尿病发病危险因素的关系——也谈中国人肥胖的诊断标准[J].营养健康新观察，2000（3）：26-29.

第11章 低体重与冠心病

目前,我国冠心病发病率呈快速上升态势,其主要原因与不健康的生活方式相关,特别是与热量摄入过多、缺乏运动量和体重增加导致的肥胖相关。肥胖易患冠心病,尤其是长期肥胖或重度肥胖冠心病发病率更高。近30年来,我国成人的腰围平均每年增加约0.5cm,高血压的发病率每年增加1%,每年新增约1 000万人,我国高血压人数已经突破3亿人,血脂代谢异常也有酷似的发病特点。肥胖人群异位积聚的脂肪细胞能够分泌血管紧张素原,导致体内血管紧张素Ⅱ和醛固酮增加,促进平滑肌细胞和成纤维细胞异常增生,血管收缩乃至动脉硬化,血压升高。肥胖人群血浆中增高的甘油三酯能够激活脂蛋白脂肪酶和肝脂肪酶,分解脂蛋白颗粒中的甘油三酯,使脂蛋白颗粒变小,高密度脂蛋白代谢加快,浓度降低,小而密的低密度脂蛋白升高,与其受体的亲和力下降,更容易沉积于血管内皮下,形成动脉粥样硬化,肥胖人群致动脉粥样硬化脂蛋白表型(低高密度脂蛋白胆固醇、高甘油三酯和小而密的低密度脂蛋白胆固醇升高)是动脉粥样硬化和心血管事件高发的机制。

一、体重失衡与冠心病危险因素的关系

脂肪组织具有强大的内分泌功能,肥胖人群脂肪组织的异位积聚导致脂肪细胞的功能异常,引发促炎与抗炎因子的分泌失衡,体内产生一系列氧化应激、促炎反应,最终导致高凝和低纤溶状态。此外,分泌过多有害的血管活性分子(如血管紧张素原)、炎症因子(如TNF-α、某些白介素)和瘦素等,刺激肝细胞产生超敏C反应蛋白,纤溶酶原激活物抑制物1的高表达,加剧了炎症反应和高凝状态。瘦素、血管紧张素原和增加的游离脂肪酸参与交感神经系统的过度激活和血压升高。同时,功能异常的脂肪细胞分泌的抗炎因子脂联素和一氧化氮等减少,交感神经活性增强,血管内皮细胞凋亡,导致血管内皮功能紊乱。肥胖人群多重危险因素的聚集明显增加了发生动脉粥样硬化性疾病的高风险,新发的2型糖尿病增加近5倍,糖尿病患者发生心肌梗死的风险与冠心病患者相近。对于血压、血脂、血糖正常和不吸烟的人群,发生心脑血管事件一般要到70岁以后,但是有其中一项危险因素,心脑血管事件发病可以提前10年。

肥胖的发生不但与不健康的生活方式有关,还与新生儿出生低体重相关,新生儿出生时体重可反映妊娠期胎儿宫内的发育状况,出生体重主要受非遗传因素影响,包括妊娠时间和胎儿在宫内的发育。出生低体重婴儿的出生体重已作为反映婴儿生存状况、预测儿童期生长发育和成年期疾病的一个重要的独立指标,胚胎发育时期的不良影响可以持续终身。一般来讲,出生体重过低的婴儿很容易在出生后被家长补充过多的营养,但这样并不利于孩子的健康。被催肥的孩子患2型糖尿病的发病率高。越来越多的证据表明,低出生体重的婴儿,头围小和胎盘重量小者,体内具有节俭基因,更容易吸收、利用和存储各种营养物质,更易发生肥胖,在成年期易发生高血压、糖尿病和冠心病等慢性病。出生体重在2 500g以下与3 000g以上的人群相比,冠心病的发生率从11%下降到3%。出生体重与儿童及成年人的血压成反比,出生低体重的人成年后血压会更高。国外研究也证实,出生体重为5.5磅(2.49kg)的人群比9.5磅(4.31kg)的人群患2型糖尿病的概率高3倍。

二、低体重与冠心病发病关系及潜在机制

冠心病常见于肥胖人群,但是仍然有10%左右冠心病患者体重低于正常,体形瘦的冠心病患者的发病机制可能与以下因素有关,包括遗传因素和基因缺陷、早发冠心病家族史、大量吸烟、合并糖尿病、甲状腺功能亢进、各种慢性消耗性疾病、营养不良、肿瘤和肝肾功能异常等。

1. 早发冠心病家族史　早发冠心病家族史是指男性直系亲属<55岁患冠心病,女性直系亲属<65岁患冠心病,与遗传因素和基因缺陷有关。因此,对于体形瘦,无肥胖和血压、血脂及血糖代谢异常的年轻冠心病患者,要排查有无早发冠心病家族史。年龄>70岁、无冠心病危险因素的老年人也可以发生心脑血管疾病。

2. 家族性高胆固醇血症　体形瘦者血脂代谢不一定正常,家族性高胆固醇血症(familial hypercholesterolemia, FH)也可见于低体重者,并且与早发冠心病密切相关。FH是常染色体显性遗传病,包括纯合子型及杂合子型FH,前者临床上少见,血浆低密度脂蛋白胆固醇(LDL-C)明显增高,使冠心病的发病率和死亡率显著增加,特别是在年轻患者,在全球范围内对该病的知晓率、治疗率和治疗达标率均非常低,血浆LDL-C极少能达到理想的控制目标。未应用他汀类药物的FH患者,冠心病的风险大约增加13倍,许多患者未应用他汀类药物或应用不足、应用过晚,或者已经发生了严重的动脉粥样硬化才开始应用。如能早期诊断、早期治疗,可以降低死亡率或发生心血管疾病的风险。早期应用他汀类药物,是有效和廉价的治疗措施,若LDL-C达到理想的控制目标,患者的死亡率有望降低至接近非FH患者。该病的发病机制是细胞膜表面低密度脂蛋白受体(LDLR)的主要编码蛋白基因突变,导致LDLR功能缺失或异常,使外周组织和肝LDLR对LDL的结合力降低50%以上。

FH有家族成员散发的特点,LDL-C显著升高和<10岁出现皮肤、手肘、膝部、手指间关节或肌腱等位置黄色瘤,伴父母患有杂合子型FH,基因学检测可确诊。纯合子型FH患者未经治疗其LDL-C通常为12~30mmol/L,治疗后LDL-C≥8mmol/L,易于生命早期罹患心血管疾病。具有以下条件之一的儿童、成人和家庭成员应进行FH筛查:有家庭成员诊断为FH,成年人血浆总胆固醇>8mmol/L,儿童血浆总胆固醇>6mmol/L,患者或家庭成员有早发冠心病,患者或家庭成员有皮肤或肌腱黄色瘤,家庭成员有过早的心源性猝死。1998年出版的《临床冠心病学》提出我国FH临床诊断的标准,即成人血清总胆固醇>7.8mmol/L、16岁以下儿童总胆固醇>6.7mmol/L或成人LDL-C>4.4mmol/L,患者或亲属有肌腱黄色瘤则诊断为纯合子型FH,未达纯合子标准者诊断为杂合子型FH,缺乏基因分子生物学诊断。早期诊断并及时启动调脂治疗,一旦确诊为FH,患者须立即接受治疗,LDL-C在成年FH患者<2.5mmol/L,伴冠心病或糖尿病患者则应<1.8mmol/L或LDL-C较基线水平至少下降50%。

因为只有不足5%的患者LDL-C达标,成年FH患者初始即需要接受强效、可以耐受的大剂量他汀类药物治疗(阿托伐他汀80mg、瑞舒伐他汀40mg),上述他汀剂量是否适用于我国FH患者及其安全性,尚待大规模临床试验验证。他汀类药物的问世是动脉粥样硬化防治的一个里程碑,该药能够抑制胆固醇合成的限速酶——β-羟-β-甲戊二酸单酰辅酶A(HMG CoA)还原酶,与受体的亲和力较该酶强数千倍,使得肝内源性胆固醇合成和输出减少,血浆LDL-C浓度下降,肝LDL受体上调,LDL受体活性增加使得循环中LDL-C浓度进一步降低。杂合子型FH患者50% LDLR具有功能,所以对他汀的反应良好。有些纯合子型FH患者的*LDLR*基因发生突变,但其LDL受体活性仍然对他汀治疗反应良好,在高胆固醇血症患者中,最大允许剂量的他汀可使LDL-C降低50%~60%。调脂达标可使粥样硬化病变消退或进展减慢,管腔扩张,治疗达标能明显降低心、脑卒中,宜首选他汀类药物治疗,他汀类药物不仅具有调脂作用,还有改善血管内皮功能、稳定斑块、抑制血栓形成、抗炎和抑制免疫反应的药物多效性。

对于不能耐受强效他汀的最大允许剂量,或LDL-C未达标时,可考量加用依折麦布,依折麦布可通过抑制肠黏膜胆固醇转运子的活性,减少肠道和经肠肝循环至肠道的胆固醇的吸收,单药剂量10mg/d治疗可降低LDL-C约18%,肝的重吸收减少会导致肝LDL受体代偿性增加,从而增加肝对循环LDL的摄取。与他汀类药物合用的耐受性好,大剂量他汀加用依折麦布,可使LDL-C下降≥60%~70%。此外,也可以联合阴离子交换化合物胆酸螯合剂,阻止胆汁酸在肠道的重吸收,可进一步降低LDL-C浓度达20%。对于合并血浆甘油三酯明显升高(≥5.7mmol/L)的患者,可以联合贝特类药物治疗,但是应注意监测不良反应的发生。前蛋白转化酶枯草溶菌素9(PCSK9)抑制剂是一类单抗药物,靶标是一种名为前蛋白转化酶枯草溶菌素9的蛋白,该蛋白可降低肝从血液中清除低密度脂蛋白胆固醇的能力。PCSK9抑制剂提供了一种全新的治疗模式来对抗LDL-C,被视为他汀类之后调脂领域取得的最大进步。

对于纯合子型FH,或通过强化生活方式干预及最大剂量药物治疗LDL-C降低幅度仍不能达标,或不能耐受药物治疗的患者,可以选用下述治疗措施:脂蛋白洗脱置换治疗,即通过应用硫酸右旋糖酐纤维素或肝素进行体外沉淀,选择性地从循环中去除载脂蛋白(Apo)B颗粒,每1~2周重复4次,一次洗脱置换LDL通常可以去除至少60%ApoB所含的脂蛋白,血脂水平越高,对洗脱LDL治疗的反应越好,但该方案费时长且昂贵。肝移植术,可补充有功能的 LDLR,但是由于手术费用和风险较高,肝移植及回肠旁路术的应用均很少。

FH 往往在儿童时发病,给患者造成很大的心理压力,所以应对 FH 患者及其家族成员进行必要的心理辅导。应进行生活方式的强化干预,不良的生活方式包括不健康的饮食、锻炼少、精神压力大和吸烟,清淡饮食应强调三低一高,即低脂、低热量、低盐、高纤维素,增加蔬菜和水果的摄入,严格戒烟,增加锻炼和危险因素综合防治至关重要。基因组计划应在 FH 的诊断和防治中发挥重要作用,随着分子克隆、人类基因组计划的完成,未来基因疗法有望根治 FH 这一顽疾。注意健康饮食、坚持锻炼和戒烟,控制好危险因素可以避免 80% 左右的心、脑卒中和 2 型糖尿病发生,同时还能预防或减少骨质疏松症,增强免疫力,减少感染性疾病的发生。

3. 遗传因素和基因缺陷

(1)高 α 甘油三酯血症:遗传因素导致的高甘油三酯血症,可引起乳糜微粒(CM)血症,肝脂肪酶缺乏。富含甘油三酯的高密度脂蛋白(HDL)大量积聚,患者表现为角膜弓病变、疹性黄色瘤、掌纹改变及冠心病,HDL 颗粒很大且大部分由甘油三酯构成;极低密度脂蛋白(VLDL)残粒在血浆中积聚。

(2)家族性异常 β 脂蛋白血症:由于 *ApoE* 基因突变,造成含 ApoE 的脂蛋白如 CM、VLDL 和 IDL 与受体结合障碍,引起这些脂蛋白在血浆中聚积,使血浆甘油三酯水平明显升高。

(3)家族性高甘油三酯血症:患者有单纯性高甘油三酯血症,通常在常规血脂检查时被发现。严重的高甘油三酯血症可引起胰腺炎、疹性黄色瘤及脂血症性视网膜炎,血流缓慢,导致冠心病的发生。

治疗可采用贝特类药物,如非诺贝特等。限制高脂肪食品,限制甜食,多吃、生吃蔬菜。加强体育锻炼,可增强机体代谢,提高脂蛋白脂肪酶的活性,有利于甘油三酯的运输和分解。戒酒,因酒精刺激肝可合成内源性甘油三酯。避免过度紧张,过度紧张也可引起甘油三酯增高。

4. 吸烟　是冠心病发生的重要原因之一,低体重的冠心病患者要重点询问有无吸烟史。体形瘦的冠心病患者往往有大量长期吸烟史,烟草中的一氧化碳会降低血液血红蛋白的携氧能力,尼古丁能使心搏加快、血压升高、心肌缺氧,在 30~49 岁吸烟者心脏发病的概率极高,是不吸烟者的 5 倍。吸烟可加速动脉粥样硬化的发生和发展,90% 以上的青年心肌梗死患者均大量吸烟,吸烟促发心血管疾病的发病机制主要是吸烟使血管内皮功能紊乱,激活血小板,血栓生成增加,炎症反应增强及氧化修饰,烟草中的有害物质会使凝血活性增强,诱发冠状动脉痉挛。应强调戒烟,戒烟者 1 年后心脏发病的概率下降一半。

5. 其他因素　体形瘦的冠心病患者还可见于合并糖尿病、甲状腺功能亢进、各种慢性消耗性疾病、肿瘤、肝肾功能异常、营养不良和胃肠道疾病等,应引起重视,并且给予及时的治疗。

三、总结

低体重的老年女性冠心病患者,在同时合并糖尿病、肝肾功能异常的情况下,容易发生出血事件,应注意预防,在应用抗血小板、抗凝和溶栓等药物时应按千克体重和肾小球肌酐清除率调整药物剂量,控制好血压,预防脑出血,并且应用质子泵抑制剂以防治上消化道出血。

(谢博洽　杨中甦　卢长林)

冠心病（CHD）是导致心源性猝死的主要原因，冠状动脉钙化（coronary artery calcification，CAC）是动脉粥样硬化的一个重要危险因素，因而 CAC 的检测对心血管事件的发生有积极的预测价值，近年来双源 CT 的应用越来越广泛，应用这种无创性手段检出 CAC 对于 CHD 的诊断有重要意义。同时，慢性肾脏病（chronic kidney disease，CKD）患者心血管疾病的发病率及死亡率高的主要原因是 CAC 的存在及动脉粥样硬化的进展[1]。

一、冠状动脉钙化的基本概念

冠状动脉粥样硬化（coronary atherosclerosis，CAS）斑块的形成是冠心病的主要病理特征。而冠状动脉钙化标志着斑块的负荷程度，是冠状动脉粥样硬化的主要病理特点，冠状动脉钙化不仅可以从影像表现上反映出冠状动脉粥样硬化，对于冠心病的诊断也有着重大的临床价值。冠状动脉钙化的形成是由多项危险因素共同作用所导致的，包括种族、性别、年龄、吸烟史、体重指数、脂蛋白水平、高血压、糖尿病、激素水平等，如何控制危险因素的增加，如何预防危险因素对于正常人的影响，这对于冠状动脉钙化形成机制的研究有显著的临床意义。

由于冠状动脉粥样硬化的严重程度与冠心病事件的危险性相关，故冠状动脉钙化积分（coronary artery calcification score，CACS）能够作为一个单独的指标来预测正常人是否会发生心血管事件。钙化积分（calcification score，CS）是对冠状动脉钙化斑块做定量分析，是提示冠状动脉粥样硬化存在的指标之一，能够在一定程度上显现冠状动脉硬化与狭窄程度。对受试者使用双源 CT 进行冠状动脉 CTA 检查，测定冠状动脉钙化积分[2]，并可收集患者的血糖（GLU）、总胆固醇（TC）、甘油三酯（TG）、高密度脂蛋白胆固醇（HDL-C）、低密度脂蛋白胆固醇（LDL-C）等血清学指标以供参考和评价冠状动脉钙化程度。

二、冠状动脉钙化的发病机制

在冠状动脉粥样硬化斑的形成过程中，即同时伴有粥样斑块的钙化；随着粥样硬化的发展，钙化程度也不断加重。过去认为这是一种被动的钙盐（磷酸钙）沉积的过程，而近年来的分子生物学和免疫组化研究表明，冠状动脉粥样硬化的钙化是一个有组织、有调控的主动性过程[3-4]。目前认为冠状动脉粥样硬化斑的钙化是一种与新骨形成极为相似的受调控的主动性代谢过程，其钙盐的主要成分是羟磷灰钙（calcium hydroxyapatite），而不是原来认为的磷酸钙。病理切片上，粥样硬化斑中央为含有无形性胆固醇晶体、羟磷灰钙盐的坏死区，表面覆盖薄层纤维帽。

同时，血糖、血钙、胆固醇、甘油三酯、高密度脂蛋白、低密度脂蛋白等指标对冠状动脉钙化也有一定的影响。

三、冠状动脉钙化与冠心病

CAC 是冠状动脉粥样硬化的特异性标志，也是粥样斑块负荷程度的标志。CAC、钙化程度与冠状动脉粥样硬化及程度具有相关性。CAC 只存在于冠状动脉发生粥样硬化病变的部位，钙化多见于进展期斑块，也可以出现在动脉粥样硬化的早期。在 40～49 岁的人群中钙化率达到 50%，它是冠状动脉粥样硬化存在的特异性表现[5]。

CAC 和冠状动脉粥样硬化斑块负荷有密切关系，CAC 斑块程度的测量在定量斑块负荷、预测心血管事件和死亡率中有重要作用，比传统危险因素的预测价值更高。多项研究发现，CAC 与 C 反应蛋白相比，能更好地预测心血管事件的发生。CAC 结合 Framingham 危险评分，能更准确地识别出有冠状动脉风险的高危患者[6]。

四、冠状动脉钙化积分（CACS）

CACS 能够反映斑块的存在、分布及斑块负荷情况，斑块负荷重预示着心血管疾病发生率高，因此对 CAC 进行定性、定量分析，可以评估和预测未来心血管事件，尤其是死亡及非致死性心肌梗死的发生。CACS 是一种非侵入性的评估冠状动脉粥样硬化负荷的方法，通常采用 Agatston 积分方法，通常情况下按如下方法分级：CACS 0～10 分为钙化阴性，CACS 11～100 分为轻度钙化，CACS 101～400 分为中度钙化，CACS≥400 分为重度钙化[7]。

近年来双源 CT（dual-source computer tomography，DSCT）的应用日益增多，它可清晰地显示钙化斑块及动脉粥样硬化程度，大规模观察性研究[8]发现，根据 DSCT 显示结果计算出的 CACS 增加了 CAC 对心源性猝死及急性心肌梗死的预测价值，因此利用 DSCT 检出 CAC 对冠心病的诊断及心血管事件发生的预测具有重要意义。

五、冠状动脉钙化治疗

治疗 CAC 的药物目前仍存在争议。有研究[9]认为，他汀类药物在抑制 CAC 的进展中起到作用，可以使冠状动脉钙化进展的速度下降 50%，从而预防 CAC。严格控制正常人的血脂水平，能够在一定程度上控制冠心病事件的发生率，并且能够减轻冠心病的发病程度。

同时，对于血糖、血钙、胆固醇的控制，也有利于对冠状动脉避免钙化病变形成，在预防冠状动脉钙化、减缓钙化进展程度中有很高的临床价值。

六、讨论

冠状动脉钙化是冠心病形成和发展过程中的早期环节，对冠心病的早期诊断具有十分重要的意义。建议将多层螺旋 CT 测定的冠状动脉钙化积分作为冠心病的监测指标，尤其对于糖尿病、高血压等冠心病高危人群将更有价值。

对于患者血脂、血糖、血钙、胆固醇的控制，在预防冠心病、减缓钙化进展中具有重要的临床意义。

冠状动脉钙化积分的临床价值逐渐被认可，甚至冠状动脉钙化积分可以单独预测冠状动脉疾病。很多关于冠状动脉钙化积分和冠状动脉血管造影的对比研究认为[10-11]，冠状动脉钙化积分对预测冠心病有很高的敏感性，对冠状动脉狭窄有着较好的预测价值。在未发现冠心病症状的人群调查中，冠状动脉钙化积分与冠心病等心血管事件发生存在明显的相关性[12]。

七、展望

冠状动脉钙化是冠心病发展到中后期的一种病理状态，是冠状动脉粥样硬化的特异性标志，也是粥样斑块负荷程度的标志。

对冠状动脉钙化的控制可以帮助冠心病患者提高生活质量，同时冠状动脉的钙化是冠心病发展的一个阶段。控制血脂、血糖、血钙、胆固醇等标志，也可以帮助缓解冠状动脉钙化的程度。冠状动脉钙化积分也是其中一个临床指标，对其观察也有利于对冠状动脉钙化的研究。

我们应加强对冠状动脉钙化的管控，进一步明确冠状动脉钙化对冠心病的影响因素，探究其发病机制，并进一步早期干预，防止冠心病发展，提高患者的生活质量，保证患者的身体健康。

（张叶萍　王日权）

参 考 文 献

［1］赵琳茹. 冠状动脉钙化相关危险因素分析及钙化病变特点 [D]. 天津：天津医科大学，2015.

［2］唐晔. 冠状动脉钙化相关危险因素的研究 [D]. 衡阳：南华大学，2015.

［3］WEXLER L，BRUNDAGE B，CROUSE J，et al. Coronary artery calcification：pathophysiology，epidemiology，imaging methods，and clinical implications. A statement for health professionals from the American Heart Association[J]. Circulation，1996，94(5)：1175-1192.

［4］DOHERTY T M，DETRANO R C.Coronary arterial calcification as an active process：a new perspective on an old problem[J]. Calcif Tissue Int，1994，54(3)：224-230.

［5］张剑，韩雅玲，荆全民，等.冠状动脉钙化积分与冠心病危险因素的相关性[J].中国介入心脏病学杂志，2011，19(6)：318-321.

［6］PATEL A A，BUDOFF M J. Screening for heart disease：C-reactive protein versus coronary artery calcium[J]. Expert Rev Cardiovasc Ther，2010，8(1)：125-131.

［7］RUMBERGER J A，BRUNDAGE B H，RADER D J，et al. Electron beam computed tomographic coronary calcium scanning：a review and guidelines for use in asymptomatic persons[J]. Mayo Clin Proc，1999，74(3)：243-252.

［8］GREENLAND P，LA BREE L，AZEN S P，et al. Coronary artery calcium score combined with Framingham score for risk prediction in asymptomatic individuals[J]. JAMA，2004，291(2)：210-215.

［9］BUDOFF M J，YU D，NASIR K，et al. Diabetes and progression of coronary calcium under the influence of statin therapy[J]. Am Heart J，2005，149(4)：695-700.

［10］尹峰，綦书抑，朱静，等.多层螺旋CT冠状动脉钙化积分在冠心病诊断中的临床应用[J].黑龙江医学，2009，33(3)：200-201.

［11］马恩森，杨志刚，余建群，等.64层螺旋CT冠状动脉钙化积分在冠心病诊断中的临床应用[J].四川大学学报(医学版)，2008，39(3)：492-495.

［12］LAMONTE M J，FITZGERALD S J，CHURCH T S，et al. Coronary artery calcium score and coronary heart disease events in a large cohort of asymptomatic men and women[J]. Am J Epidemiol，2005，162(5)：421-429.

第二篇
冠心病的无创检查方法

第1章 心电图检查

第1节 急性心肌缺血

急性心肌缺血的发病多在冠状动脉粥样硬化的基础上,发生斑块破裂出血、痉挛及完全或不完全血栓性闭塞等急性病变,可立即引起心肌缺血、损伤,严重者发生坏死或猝死。冠状动脉明显狭窄的患者,运动时心肌耗氧量突然增加,在心肌供需矛盾的情况下发生。在休息以后,心肌缺血得到缓解。其次,冠状动脉痉挛也可以引起病变部位血管高度狭窄或急性闭塞,持续时间短暂者可引起一过性心肌缺血,持续性管腔闭塞,将导致急性心肌梗死。血管痉挛多发生于内膜受损处,也可发生于表面正常的冠状动脉。再者,急性心肌缺血呈一过性,持续时间为 10 分钟左右。急性心肌缺血发作时,可有心绞痛症状。但是,在不少情况下经常无症状,称为无症状心肌缺血。因此,临床辅助检查对于诊断心肌缺血尤为重要。检测心肌缺血常用的技术有心电图、动态心电图、远程心电监测和心脏负荷试验心电图。

急性心肌缺血的心电图特征:急性心肌缺血发作前、后心电图可以是正常的或基本正常,也可在慢性心肌缺血的基础上,发生新的缺血改变。

一、ST 段移位

急性心肌缺血发作时,心电图上出现一过性损伤型 ST 段移位,心肌损伤因素解除以后,ST 段迅速恢复原状。

1. **ST 段压低** 急性心内膜下心肌缺血、损伤,ST 段形态呈水平型及下斜型下降(≥0.10mV),持续时间在 1 分钟以上(图 2-1-1 ~ 图 2-1-3)。

ST 段下降可以单独出现,也可同时伴有 T、U 或 QRS 波群的改变。

根据 ST 段下降的导联,可以判定心内膜下心肌损伤的部位。ST 段下降出现在 2 个或 2 个以上相邻的导联上。心肌损伤大多发生于左室前壁、心尖部及下壁心内膜下心肌,ST 段压低多见于 $V_3 \sim V_6$ 及 Ⅱ、Ⅲ、aVF 导联,与左前降支病变发生率高有关。

ST 段下降幅度>0.20mV 的患者,冠状动脉造影常显示多支病变,ST 段下降程度越重,冠状动脉病变支数越多,狭窄程度越重。

2. **ST 段抬高** 急性心肌缺血损伤引起的 ST 段抬高见于心肌梗死超急性损伤期、变异型心绞痛及部分不稳定型心绞痛。缺血缓解以后,ST 段立即回至基线。

急性损伤型 ST 段抬高,是穿壁性心肌损伤的表现。冠状动脉造影显示相关的某一支冠状动脉几乎闭塞或完全闭塞。持续时间长者,可发展成为急性心肌梗死。

ST 段抬高的导联上,T 波高耸;QRS 振幅增大,QRS 时间延长;常有心律失常。

ST 段抬高有时也可伴有 T 波倒置或正负双向,ST 段呈凸面向上,与急性心肌梗死充分发展期的图形类似。

二、缺血性 T 波改变

急性心肌缺血性 T 波改变的变化剧烈,缺血缓解以后,T 波又很快恢复原状。

1. **急性心内膜下心肌缺血** 急性心内膜下心肌缺血发作时,缺血部位的导联上,T 波异常高尖,两肢对

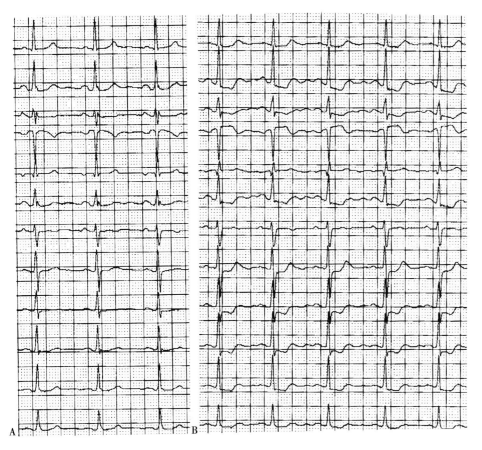

图 2-1-1　急性缺血性 ST 段压低

患者女性，67 岁，冠心病，不稳定型心绞痛：A. 对照心电图，窦性心律，P-R 间期为 0.16 秒，Q-T 间期为 0.38 秒，心率为 68 次 /min；B. 描记于心绞痛发作时，窦性心律，P-R 间期为 0.18 秒，Q-T 间期为 0.40 秒，心率为 75 次 /min，Ⅰ 导联 ST 段压低约 0.05mV，Ⅱ、Ⅲ、aVF、V$_2$ ~ V$_6$ 导联 ST 段下斜型压低 0.05 ~ 0.125mV，aVR 导联 ST 段抬高约 0.05mV。

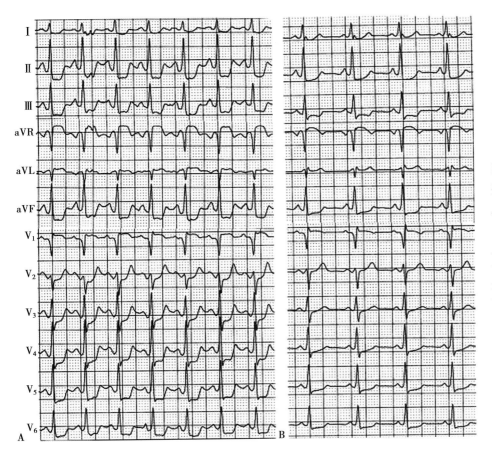

图 2-1-2　运动诱发急性下壁、前壁与前侧缺血型 ST 段下降

患者男性，45 岁，冠心病：A. 记录于运动时，窦性心动过速，心率为 110 次 /min，Ⅰ、Ⅲ、aVF、V$_2$ ~ V$_6$ 导联 ST 段下降 0.10 ~ 0.275mV，aVR 导联 ST 段抬高 0.20mV；B. 记录于心绞痛缓解以后，前壁及下壁导联仍显示有缺血性 ST-T 改变，冠状动脉造影显示左前降支中段弥漫性狭窄 80%，右冠状动脉弥漫性狭窄 50%。

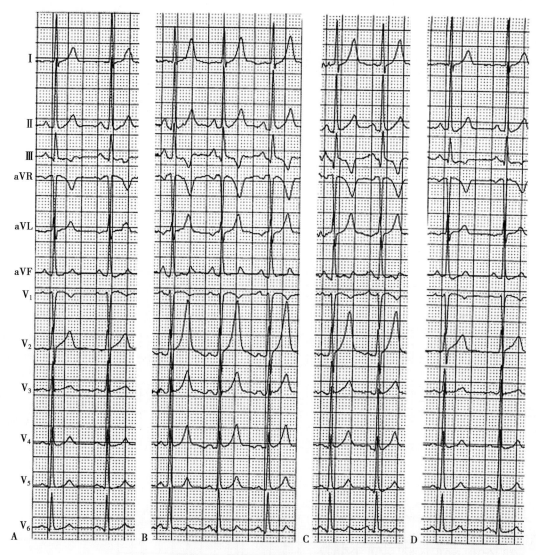

图 2-1-3　急性心肌缺血性高耸 T 波

患者男性，52 岁，冠心病：A. 对照心电图；B. 心肌缺血 40 秒时的心电图，T 波在 $V_2 \sim V_4$ 导联高耸；C. 症状缓解过程中，增高的 T 波下降；D. 症状缓解以后，心电图恢复原状。

称，基底部变窄，Q-T 间期缩短，是急性冠状动脉闭塞的早期心电图表现。

2. 急性穿壁性心肌缺血　在缺血部位的导联上，T 波倒置进一步加深。

三、U 波改变

急性心肌缺血性 U 波改变。U 波由直立转为倒置；U 波直立振幅增大，时间增宽。U 波倒置提示左前降支病变。

心电图 U 波轻度倒置易被忽视，强调分析心电图时，每个心搏的 5 个波段特征，即 P 波、QRS 波群、ST 段、T 波和 U 波不能少，以减少 U 波异常的漏诊率。

四、出现一过性急性心肌梗死心电图波形

严重心肌缺血，可使损伤区心肌暂时丧失除极能力，出现一过性异常 Q 或 QS 波。

Q 波的产生机制是损伤区心肌处于电静止状态，血供改善以后，心肌梗死波形消失。

五、出现一过性缺血性心律失常

1. 窦性心律失常　窦性心动过速、窦性心动过缓、窦性停搏、窦房传导阻滞。

2. **期前收缩** 多为室性期前收缩,可为单形性、多形性或多源性。

急性心肌缺血期发生的 RonT 现象室性期前收缩是危险信号,有诱发室性心动过速或心室颤动的危险性。

3. **室性心动过速** 单形性室性心动过速,QRS-T 波形相同,常由成对的单形性室性期前收缩诱发。多源性、多形性及扭转型室性心动过速的频率达 180 次 /min 以上,持续时间较长的患者可引起血流动力学不稳定,甚至危及生命。

4. **房性心律失常** 急性心肌缺血发作时出现一过性房性期前收缩,短阵性房性心动过速、阵发性心房扑动或心房颤动等房性快速型心律失常。

5. **房室传导阻滞** 一度房室传导阻滞表现为 P-R 间期延长,急性心肌缺血缓解以后,一度房室传导阻滞消失。二度房室传导阻滞及三度房室传导阻滞常为一过性。急性心肌缺血,可伴发一过性完全性及不完全性左、右束支传导阻滞,左束支分支传导阻滞、双束支传导阻滞、双支传导阻滞。发生束支传导阻滞者,冠状动脉病变部位在近端。

第 2 节　变异型心绞痛

变异型心绞痛(variant angina pectoris)是以发作性急性心肌缺血损伤型 ST 段抬高为特征的临床综合征。

变异型心绞痛发病与心肌氧耗量增加无明显关系,而是以冠状动脉痉挛所致的心肌氧供量突然减少,引发急性缺血损伤型 ST 段抬高、T 波增高、QRS 时限延长等心电图改变。

Prinzmetal(1959)首先报道变异型心绞痛。Gensini(1962)报道了首例经血管造影证实的冠状动脉痉挛。20 世纪 70 年代初,Cheng 发现冠状动脉痉挛引起的变异型心绞痛可发生于正常冠状动脉。目前,大量尸检证实,冠状动脉痉挛多发生于病变部位,少见于正常冠状动脉。

变异型心绞痛并发症有急性心肌梗死和严重的心律失常,包括室性心动过速、心室颤动及猝死。

变异型心绞痛发病几乎多在每天的同一时发生,多数心绞痛发生于凌晨,可于睡眠中痛醒,也可于睡醒时出现。发作持续的时间差异很大,短则几十秒,长则可达 20 ~ 30 分钟。

一、变异型心绞痛的临床发作特点

1. 发病年轻化。

2. 胸痛剧烈。

3. 发作定时性　胸痛发作与活动量无明显关系,多发生于休息时,尤以后半夜睡眠及清晨多见,可从睡眠中痛醒,也可于睡醒时出现,或发生于一般日常活动时。

4. 发作常呈周期性　几乎都在每天的同一时刻发生。

5. 清晨起床后大便、洗漱、吃饭时易发作,但在同等活动量的下午则不易诱发。

6. 变异型心绞痛每次发作持续时间差异很大,短者几十秒,长者可达 20 分钟。半数以上持续时间在 5 分钟左右。

7. 发作前无明显心率增快、血压增高等心肌需氧量增加的表现。

8. 发作时心电图表现为 ST 段抬高,无痛性 ST 段抬高也不少见。

9. 口含硝酸甘油可迅速缓解变异型心绞痛。

二、冠状动脉造影所见

冠状动脉痉挛发生于狭窄的部位占变异型心绞痛的 70%。冠状动脉造影正常的变异型心绞痛占 20%。90% 的患者冠状动脉痉挛发生于冠状动脉粥样硬化的部位。可以表现为闭塞性痉挛和不完全性闭塞性痉挛。前者造成的透壁心肌损伤,引起 ST 段抬高;后者造成心内膜下心肌损伤,引起缺血性 ST 段下降。

在有明显冠状动脉病变的患者中,以左前降支痉挛的发生率最高。以后的顺序是右冠状动脉、左回旋支、对角支和后降支。而无明显冠状动脉病变的患者右冠状动脉痉挛的发生率高于左前降支。单支血管多处痉挛者多见，多支冠状动脉同时痉挛少见。大的冠状动脉痉挛可引起多个导联上的 ST 段改变。

三、病理解剖

在变异型心绞痛患者中，冠状动脉正常者占所有变异型心绞痛患者的 10%～20%，冠状动脉严重狭窄者占 50%～70%。在显示冠状动脉造影正常的患者中，并不意味着冠状动脉完全无病变，部分冠状动脉狭窄的程度小于 25% 时，冠状动脉内超声检查可发现有血管壁的粥样硬化。

四、变异型心绞痛发作时心电图特征

1. 心绞痛发作时，心电图 ST 段立即上移，呈现 ST 段损伤型抬高，心肌损伤程度越重，ST 段抬高越显著。一部分患者对应导联 ST 段压低，例如左前降支痉挛性闭塞引起前壁导联 ST 段抬高。ST 段抬高只出现于损伤区的导联上，无关的导联 ST 段无明显改变（图 2-1-4～图 2-1-6）。

2. T 波增高变尖。

3. 出现急性损伤阻滞图形。R 波振幅增高，QRS 时间延长至 100～120 毫秒，室壁激动时间延长。

4. 冠状动脉痉挛性闭塞时间长者，引起急性心肌梗死，心肌梗死部位就是 ST 段损伤的导联面对的心室肌。

5. 心脏电交替，有 QRS、ST、T 或 Q-T 间期电交替。

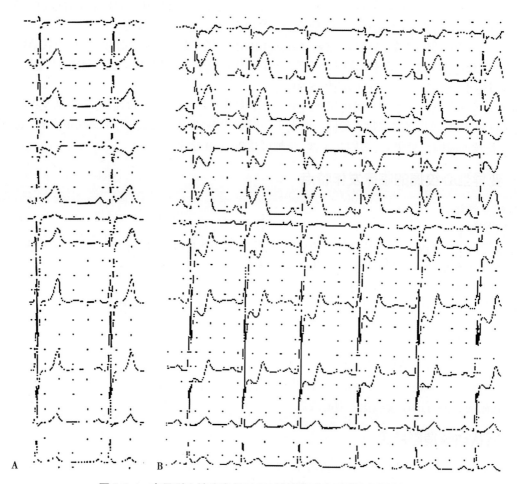

图 2-1-4　变异型心绞痛发作时 ST 段抬高对应导联 ST 段压低

患者男性，69 岁，临床诊断为冠心病，变异型心绞痛；肾上腺嗜铬细胞瘤。A. 窦性心律，P-R 间期 0.18 秒，Q-T 间期 0.36 秒，频率 65 次 /min；B. 变异型心绞痛发作时，窦性心律，P-R 间期 0.20 秒，Q-T 间期 0.36 秒，频率 78 次 /min，Ⅰ、aVL、V₂～V₅ 导联 ST 段压低 0.05～0.30mV，Ⅱ、Ⅲ、aVF 导联 J 点抬高 0.30～0.40mV。

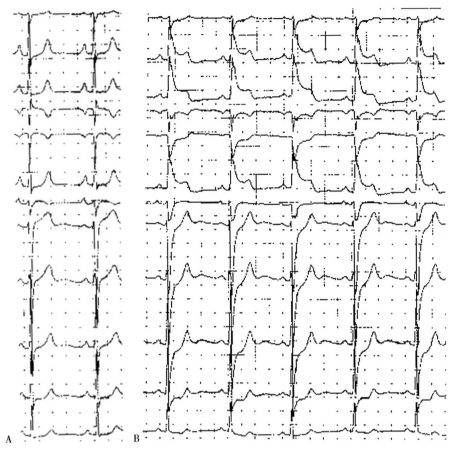

图 2-1-5　变异型心绞痛发作时下壁急性损伤型 ST 段抬高

患者男性，69 岁，临床诊断为冠心病，变异型心绞痛；右侧肾上腺占位性质待定，嗜铬细胞瘤。A. 对照心电图：窦性心律，P-R 间期 0.18 秒，Q-T 间期 0.36 秒，频率 65 次 /min；B. 变异型心绞痛发作时，窦性心律，P-R 间期 0.18 秒，Q-T 间期 0.40 秒，频率 65 次 /min，Ⅱ、Ⅲ、aVF 导联 ST 段抬高 0.15～0.25mV，Ⅰ、aVL 导联 ST 段压低 0.05～0.15mV，V₂～V₆ 导联 ST 段压低 0.05～0.30mV。

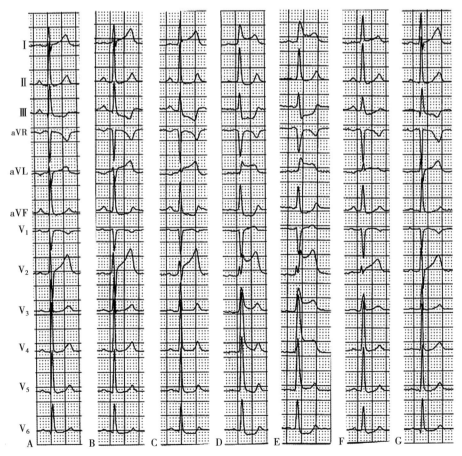

图 2-1-6　一过性急性高侧壁及前壁损伤型 ST 段抬高

患者男性，52 岁，冠心病：A. 对照心电图正常。B～E. 记录于心绞痛 1～3 分钟时的心电图。Ⅰ、aVL、V₂～V₄ 导联损伤型 ST 段抬高的程度在逐渐加重，QRS 时限在延长，下壁导联 ST 段下降。E. 心绞痛缓解过程中，ST 段在回落；F. 心绞痛症状消失；G. 心电图恢复。

第3节　急性心肌梗死

急性心肌梗死(acute myocardial infarction, AMI)是指冠状动脉阻塞持久而严重的急性心肌缺血、损伤与急性心肌坏死。临床上表现为持久的胸骨后剧烈疼痛,心电图表现为急性心肌缺血、损伤和坏死等一系列特征性的进行性动态心电图演变。

一、分类

1. **按有无 ST 段抬高**　①ST 段抬高心肌梗死(STEMI);②非 ST 段抬高心肌梗死(NSTEMI)。
2. **按有无 Q 波**　①Q 波心肌梗死;②无 Q 波心肌梗死。
3. **按心肌梗死深度**　①透壁性心肌梗死;②非透壁性心肌梗死(心内膜下心肌梗死)。
4. **按病变发展过程**　①超急性期;②急性期;③演变期;④陈旧性期。

二、胸痛的心电图检查

以胸痛为主要症状的患者相当常见,病因主要有:①急性冠脉综合征;②主动脉夹层;③急性肺栓塞;④心包与心肌疾病等。

对疑似 STEMI 胸痛患者,应在医疗接触的 10 分钟内完成心电图检查(下壁心肌梗死时,需加做 $V_3R \sim V_5R$ 和 $V_7 \sim V_9$)。如早期心电图不能确诊时,需 5~10 分钟重复测定。T 波高尖可出现在 STEMI 超急性期。与既往心电图进行比较,有助于诊断。左束支传导阻滞患者发生心肌梗死时,心电图诊断困难,需结合临床情况仔细判断。强调尽早开始心电监测,以发现恶性心律失常。

三、急性心肌梗心电图分型

(一) STEMI 和 NSTEMI

STEMI 和 NSTEMI 这种新的分型及意义方法既考虑到了心电图变化的快速、直观性,又想到 STE 心肌梗死和 NSTE 心肌梗死病理生理基础、治疗及预后的明显差别。

1. **STEMI**　ST 段高于基线,称为 ST 段抬高。2013 年 ACCF/AHA 再次明确心肌缺血的心电图 ST 改变定义:新发生的 ST 段抬高。

(1) 在 $V_2 \sim V_3$ 导联 ST 段抬高(在 J 点处)≥0.2mV(男性≥40 岁);ST 段抬高≥0.25mV(男性<40 岁),或 ST 段抬高≥0.15mV(女性)。

(2) 其他导联 ST 段抬高≥0.1mV(无左心室肥厚和 LBBB)。

(3) 在 V_3R、V_4R 导联 ST 段抬高≥0.05mV;男性<30 岁 ST 段抬高≥0.1mV(右心室梗死)。

(4) 在 aVR 导联 ST 段抬高≥0.1mV 并伴 2 个连续的对应导联 ST 段压低≥0.05mV。

2. **NSTEMI**　心电图表现为 ST 段不抬高或 ST 段压低,伴有 T 波的演变者,心肌酶学增高,结合临床可诊断 NSTEMI。

(二)透壁性心肌梗死、非透壁性心肌梗死和心内膜下心肌梗死

透壁性心肌梗死和非透壁性心肌梗死本身是病理学诊断,也是最早被应用于心电图诊断。在心电图学早期就提出,QS 波为透壁性心肌梗死;Qr 或 QR 波为非透壁性心肌梗死,Q 波代表靠近内膜心肌坏死,由心外膜存活的心肌产生了坏死型 Q 波后面的 R 波,如果心肌坏死仅限于心内膜下一薄层心肌,尚未影响到 QRS 波群的改变,而只出现 ST 段压低及 T 波倒置的演变,称为心内膜下心肌梗死。

(三)Q 波心肌梗死(Q 心肌梗死)和非 Q 波心肌梗死(NQ 心肌梗死)

1. **Q 波心肌梗死**　根据 Q 波的特点,确定心肌梗死的部位。
2. **非 Q 波心肌梗死**　以 ST-T 段演变为主的心肌梗死。

四、急性心肌梗死心电图特征

急性冠状动脉阻塞,引起相关部位的心肌缺血、损伤,严重者发生急性心肌梗死。一支冠状动脉近端阻塞,可引起较大范围的急性心肌梗死,左主干阻塞或多支冠状动脉闭塞可形成广泛心肌缺血、损伤及坏死。

冠状动脉一个较大的分支突然发生阻塞,则受损害区域的心内膜下心肌发生坏死,靠近坏死外周心肌损伤较轻,呈损伤型改变。再靠近外边的心肌,由于得到了侧支循环的血供,受损的程度更轻,呈缺血型改变。因此,典型的急性心肌梗死在心电图上表现 Q 波的导联上,ST 段弓背抬高及 T 波倒置。这 3 项改变对于临床有极其重要的意义(图 2-1-7)。

1. 起始 30~40 毫秒 QRS 向量异常 急性心肌梗死主要引起起始 30~40 毫秒 QRS 向量异常。急性心肌梗死主要发生于心内膜下心肌,使起始 30~40 毫秒 QRS 向量背离坏死区,在梗死区的导联上出现异常 Q 波。Q 波宽度和深度反映了急性心肌梗死的深度。Q 波越宽而深,心肌坏死越深;Q 波越小,心肌坏死层越浅。判断急性心肌梗死的深度时,还应结合 ST 段的变化。在 Q 波的导联 ST 段抬高非常显著时,急性心肌梗死多为非透壁性。

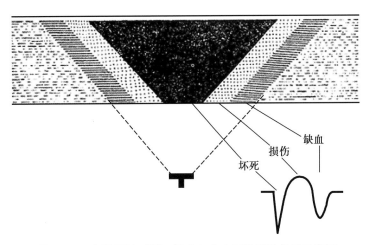

图 2-1-7 心肌坏死、损伤、缺血与心电图波形的关系示意图

2. 损伤型 ST 段演变 在损伤区的导联上,ST 段呈损伤型抬高,形成"单向曲线",是急性心肌梗死最具有诊断意义的特征。损伤型 ST 段抬高于心肌缺血损伤即刻出现,迅速达到最高幅度。梗死性 Q 波出现以后,抬高的 ST 段开始逐渐下降回至基线,这一过程持续数天。

溶栓后冠状动脉再通,或 PCI 术后,抬高的 ST 段可迅速回落或回至基线,大大缩短了急性心肌梗死的损伤型 ST 段抬高的演变期。

3. 缺血型 T 波演变 Q 波心肌梗死患者,典型的 T 波演变过程表现为 T 波直立高耸,坏死型 Q 波形成以后,T 波振幅又逐渐降低,转为双向、倒置。倒置程度逐渐加深,持续数周以后,T 波倒置逐渐变浅。但是,也有部分急性心肌梗死患者始终不出现 T 波倒置。

五、心肌梗死心电图定位诊断

先进的影像学技术包括超声、磁共振成像等都证明现存的心肌梗死部位描述性术语需要进一步改进。国际动态心电图及无创性心电学会推荐使用新的诊断性术语,对 6 个不同心肌梗死区域的描述已经被增强磁共振成像所证实。目前,尚无足够的新的数据来废除已有的术语。现心肌梗死心电图定位诊断见表 2-1-1。

表 2-1-1　心肌梗死心电图定位诊断

梗死部位	导联
前间壁	V_1、V_2 或 V_3
前壁	V_2、V_3、V_4、V_5
前侧壁	V_4、V_5、V_6
广泛前壁	V_1、V_2、V_3、V_4、V_5、V_6、I、aVL
高侧壁	I、aVL
下壁	II、III、aVF
心尖部	II、III、aVF、V_3、V_4、V_5
后壁	V_7、V_8、V_9，V_1、V_2 的 R 波增高
右心室	V_3R、V_4R、V_5R

六、心脏不同部位的心肌梗死心电图

1. **急性前间壁心肌梗死**　$V_1 \sim V_3$ 导联出现心肌梗死性 q 波、Q 波或 QS 波。V_5、V_6 导联 q 波减少或消失。在 Q 波的导联上 ST 段弓背状抬高形成单向曲线，T 波开始直立，以后转为倒置（图 2-1-8）。

2. **急性前壁心肌梗死**　$V_2 \sim V_4$ 导联出现坏死型 Q 波、ST 段损伤型抬高及缺血型 T 波演变（图 2-1-9，图 2-1-10）。

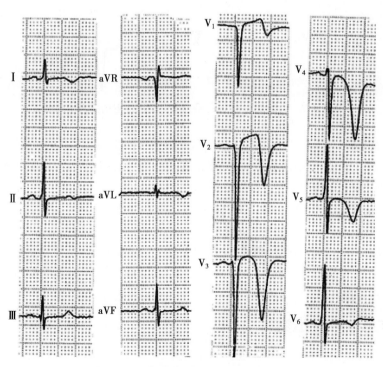

图 2-1-8　急性前间壁心肌梗死演变期

患者男性，51 岁，冠心病急性心肌梗死 5 天。窦性心律，$V_1 \sim V_2$ 出现梗死性 QS 波，V_3、V_4 导联 r 波递增不良，$V_2 \sim V_5$ 导联 T 波倒置，呈典型的冠状 T 波，前间壁心肌梗死进入演变期。

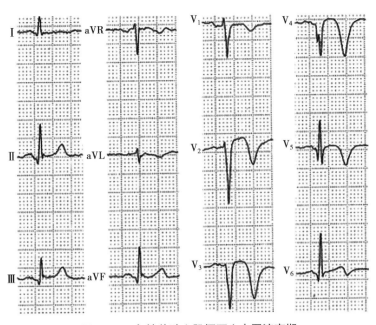

图 2-1-9 急性前壁心肌梗死心电图演变期

患者男性，76 岁，冠心病，急性前壁心肌梗死，心电图描记于发病 1 周。窦性心律，P-R 间期 0.13 秒，QRS 时限 0.10 秒，Q-T 间期 0.4 秒，V_3、V_4 呈 QS 型，V_5 导联 Q>V_6 导联 Q，V_1~V_5 导联 T 波对称性倒置，V_6 导联 T 波双向，急性前壁心肌梗死心电图演变期。

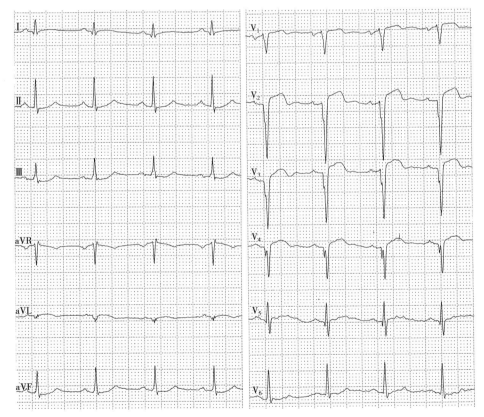

图 2-1-10 前壁心肌梗死室壁瘤时心电图改变

患者男性，56 岁。超声心动图示 EF 为 43.4%，室壁瘤切除、左心室几何重建术后，左心室几何形状呈锥形，左心室舒张期及收缩末期容量指数正常，左心室收缩功能较术前明显改善。临床诊断：冠心病，冠状动脉旁路移植术后及室壁瘤切除术后，陈旧性心肌梗死，冠状动脉支架术后，原发性高血压。

心电图：窦性心律，频率为 83 次 /min，P-R 间期为 0.16 秒，Q-T 间期为 0.32 秒，V_2~V_5 导联呈 QS 型，ST 段抬高 0.05~0.15mV，陈旧性前壁心肌梗死。

3. 急性前侧壁心肌梗死　$V_4 \sim V_6$ 导联出现坏死型 Q 波或 QS 波、ST 段弓背抬高及缺血型 T 波演变（图 2-1-11）。

4. 急性高侧壁心肌梗死　I、aVL 导联同时出现坏死型 Q 波，呈 QS、QR、Qr 或 QrS 型。ST 段呈弓背抬高，但不像前壁心肌梗死者那样显著。缺血型 T 波倒置的程度也相对浅（图 2-1-12）。

5. 急性广泛前壁心肌梗死　I、aVL、$V_4 \sim V_6$ 导联出现坏死型 Q 波，呈 QrS、QS 或 Qr 型。在这些导联上，ST 段呈弓背状抬高及缺血型 T 波演变（图 2-1-13，图 2-1-14）。

6. 急性下壁心肌梗死　特征性的 QRS-ST-T 变化反映在 II、III、aVF 导联上。急性下壁心肌梗死易伴发其他部位的急性心肌梗死及心肌缺血，表现为以下几种类型（图 2-1-15）。

（1）II、III、aVF 导联呈 QS 型，见于：①透壁性下壁心肌梗死；②合并左前分支传导阻滞，此时 SIII＞SII，QRS 电轴左偏达 –45° 以上，aVL 导联有明显的 q 波，呈 qR、qRs 型；③合并预激综合征。

（2）II、III、aVF 导联呈 Qr、QR 型，QIII＞QaVF＞QII，见于：①非透壁性下壁心肌梗死；②合并右束支传导阻滞或左后分支传导阻滞。

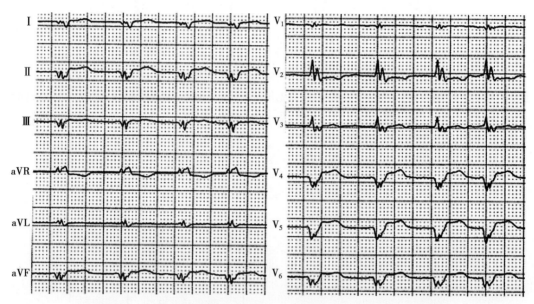

图 2-1-11　急性下壁及前侧壁心肌梗死合并室内传导阻滞时心电图改变

患者男性，76 岁，陈旧性心肌梗死，心房颤动。12 导联 QRS 低电压，I、II、aVF 出现异常 Q 波，$V_4 \sim V_6$ 呈 QS 波，QRS 时限为 0.14 秒。

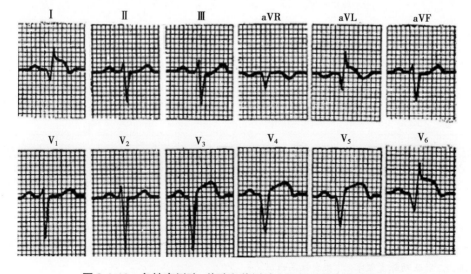

图 2-1-12　急性高侧壁、前壁和前侧壁心肌梗死的心电图改变

I、aVL、V_6 出现梗死性 Q 波，$V_3 \sim V_5$ 出现梗死性 QS 波，I、aVL、$V_3 \sim V_6$ 导联 ST 段抬高 0.15～0.30mV。

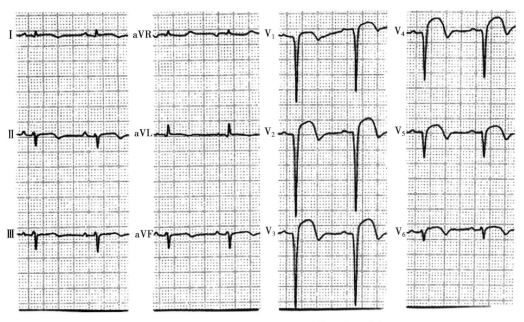

图 2-1-13　急性广泛前壁心肌梗死的心电图改变

患者男性，71 岁，冠心病，急性心肌 21 天。窦性心律，$V_1 \sim V_5$ 出现 QS 波，V_6 导联呈 nS 型，广泛前壁心肌梗死，$V_1 \sim V_6$ 导联 ST 段持续抬高与前壁室壁病有关，QRS 电轴 –71°，左前分支传导阻滞。

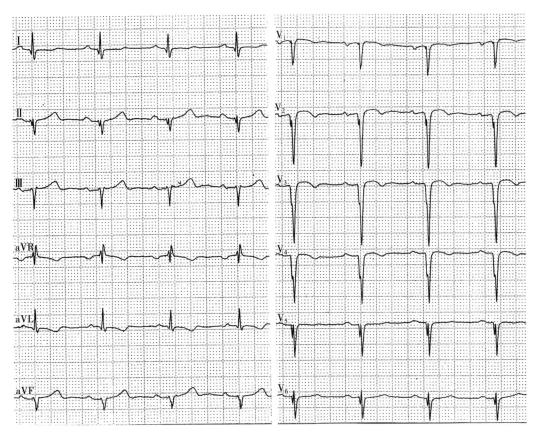

图 2-1-14　急性广泛前壁心肌梗死的心电图改变

患者男性，52 岁。超声示基本正常。临床诊断：冠心病，室壁瘤切除术后，冠状动脉旁路移植术后。
心电图：窦性心律，频率为 70 次 /min，P-R 间期为 0.18 秒，Q-T 间期为 0.38 秒，心电轴显著左偏，aVL 导联呈 qRs 型，Ⅱ、Ⅲ、aVF 导联呈 rS 型，SⅢ＞SⅡ，左前分支传导阻滞，$V_1 \sim V_4$ 导联 ST 段抬高 0.05 ～ 0.10mV。

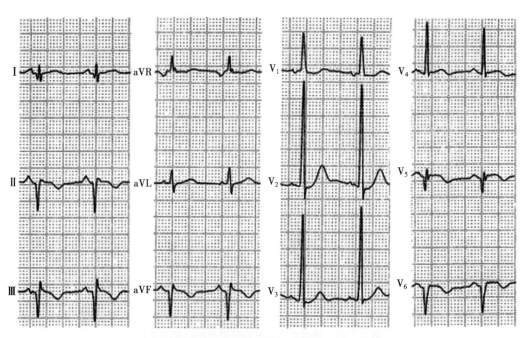

图 2-1-15 急性下壁及前侧壁心肌梗死的心电图改变

患者男性，56 岁，冠心病，急性心肌梗死。窦性心律，Ⅱ、Ⅲ、aVF、V$_5$ 导联出现异常 Q 或 QS 波，V$_1$、V$_2$ 导联出现增高 R 波，梗死部位是下壁、前侧壁及后壁。

7. 急性后壁心肌梗死 V$_7$～V$_9$ 导联出现坏死型 Q 波，ST 段弓背状抬高，T 波倒置，对应 V$_1$、V$_2$ 导联 R 波增高、增宽，ST 段压低，T 波直立（图 2-1-16）。

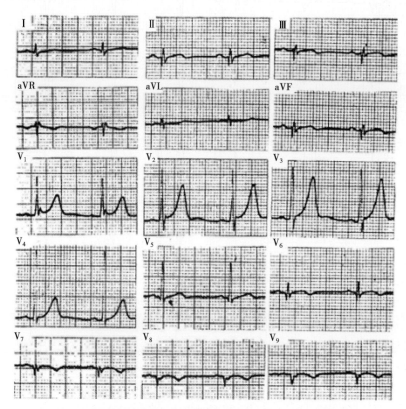

图 2-1-16 陈旧性下壁、侧壁及后壁心肌梗死的心电图改变

患者男性，50 岁，陈旧性心肌梗死。窦性心律，68 次 /min，P-R 间期 0.15 秒。标肢导联 R+S≤0.50mV。V$_1$～V$_4$ 导联呈 Rs 型，V$_6$ 导联呈 qRs 型，其 R 波振幅较小，V$_7$ 呈 qrs 型，V$_8$、V$_9$ 呈 QS 型，为典型的侧后壁心肌梗死图形。T$_1$ 平坦，T$_{V_6～V_9}$ 倒置。Q-T 间期 0.39 秒。

七、心肌梗死心电图形分期

急性心肌梗死心电图的发生及演变过程可归为以下4个主要时期：①超急性损伤期；②急性期；③演变过程；④陈旧性期（图2-1-17）。

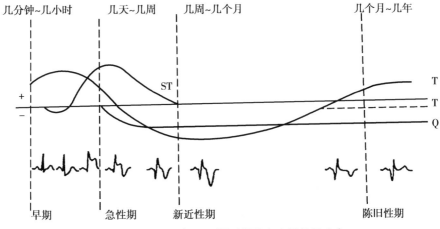

图2-1-17 心肌梗死不同时期的心电图特征改变

（一）超急性损伤期

冠状动脉阻塞后，即刻可出现急性心肌梗死早期超急性损伤期图形改变。

1. T波高耸 T波增高是最早的心肌梗死心电图改变。

2. ST段抬高 冠状动脉阻塞以后，于T波增高的同时，ST段立即抬高，抬高的程度不断加重。部分患者在对应导联上ST段压低。

ST段变化剧烈，在几分钟或几十分钟，ST段抬高或下降可达1.0～2.0mV，心电图上R-ST-T呈现单一向上的波形，称为单向曲线。

3. 急性损伤阻滞 损伤区域的心肌组织出现传导延缓，表现为QRS波群时限延长至100～120毫秒。急性损伤阻滞出现于坏死型Q波以前、T波倒置之前。

此期持续时间短暂，多数未能来得及描记心电图，便已经成为急性心肌梗死。

（二）急性期

冠状动脉阻塞引起心肌缺血→损伤→坏死，出现坏死型q、Q或QS波形。抬高的ST段开始下降，高耸T波逐渐下降。一般此期持续几小时至几天。此期连续心电监护，严防并发症的发生。

（三）演变过程（充分发展期）

自直立T波转为双向或倒置开始算起，急性心肌梗死已进入充分发展期。损伤型ST段抬高的程度逐渐减轻，并回至基线。T波倒置逐渐加深，数周以后倒置T波又逐渐减浅，以后转为直立。

（四）陈旧性期

1. 坏死型Q波。
2. 坏死型Q波或QS波不再变化。
3. 坏死型QS波转为QR、Qr波。
4. 坏死型Q波转为q波。
5. 部分导联Q波消失。

（五）ST段

ST段回至基线，持续抬高达3个月以上者，提示有室壁瘤形成。ST段再次抬高者，提示再次急性心肌梗死。

（六）T波

T波恢复直立。心肌梗死外周心肌缺血者，T波倒置。

八、非 ST 段抬高心肌梗死

（一）ST 段压低的心肌梗死

临床有胸痛，心肌酶谱增高，心电图表现以 ST-T 变化为主，而无 QRS 波群的显著变化。此综合征实际上是以心外膜下心肌缺血、心内膜下心肌损伤为主的心肌损害。

当出现以下 2 种情况时，可考虑急性心内膜下心肌梗死的诊断：①临床症状与心肌标记物异常升高均支持急性心肌梗死的诊断；②心电图表现为急剧变化的 ST-T 演变规律。

ST 段压低：心内膜下心肌损伤表现为 ST 段显著下降。如下壁心内膜下心肌损伤，Ⅱ、Ⅲ、aVF 导联 ST 段压低；前壁心肌损伤，$V_2 \sim V_4$ 导联 ST 段压低；左室侧壁心内膜下心肌损伤，$V_4 \sim V_6$ 导联 ST 段压低（图 2-1-18）。

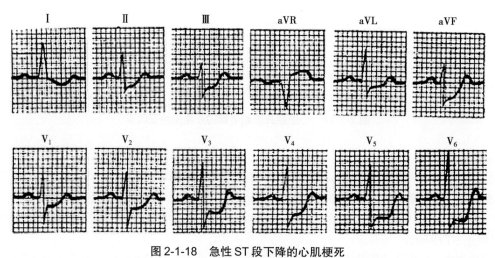

图 2-1-18　急性 ST 段下降的心肌梗死

Ⅰ、Ⅱ、Ⅲ、aVF、$V_1 \sim V_6$ 导联 ST 下降 $0.10 \sim 0.45 \mathrm{mV}$。

心内膜下心肌梗死 ST 段压低的变化规律是：发病开始，ST 段突然下降，并逐渐加重，持续数日或数周以后，ST 段逐渐回升并回至基线。

急性心内膜下心肌梗死是非透壁性心肌梗死的一种类型。可能发生于以下 2 个特定的部位：

1. **前壁心内膜下心肌梗死**　室间隔左侧急性心内膜下心肌梗死，可以表现为典型急性透壁性心肌梗死的 QS 型。这是由于正常情况下 V_1、V_2 导联呈 rS 型，r 波代表室间隔的电位变化，S 波反映了左心室壁的除极情况。因此，心内膜下心肌梗死累及室间隔左侧面时，不论是透壁性前壁心肌梗死，或是非透壁性心肌梗死，在 V_1、V_2 导联均呈 QS 型。

2. **左心室游离壁心内膜下心肌梗死**　当心内膜下心肌梗死的厚度超过了理论上电静止区的厚度时，才能在心电图上表现出坏死性 Q 波，如果心肌梗死仅限于左心室游离壁心内膜下心肌层，可不出现 Q 波，达到一定厚度时，在左心室侧壁 $V_4 \sim V_6$ 导联上出现坏死型 Q 波，呈 QR 型或 Qr 型。R 波代表了左心室游离壁心外膜下存活的心肌组织产生的电位，是非透壁性心肌梗死的特征。

上述两种情况均可出现 T 波改变，即在 ST 段压低的导联上，T 波倒置，呈冠状 T 波。

（二）非透壁性心肌梗死

非透壁性心肌梗死可有以下 4 种表现：

1. **心肌梗死靠近心内膜下心肌层**　心肌梗死的部位仅靠近心内膜下心肌层，心电图上表现为：①有急性心内膜心肌梗死的 ST-T 演变，无 QRS 波群的变化；②心肌梗死位于前间壁，可出现 QS 波，酷似透壁性急性心肌梗死；③出现 QR 波。

2. **心肌梗死靠近心外膜下心肌层**　心肌梗死的部位在心外膜下心肌层，心电图上可无坏死型 Q 波出现，表现为 R 波振幅降低。例如左心室侧壁心外膜下心肌坏死，$V_4 \sim V_6$ 导联 R 波振幅显著降低。心肌梗死的深度越深，R 波减小越明显。损伤发生在心内膜下心肌，ST 段显著下降。

3. **心肌梗死部位有存活的岛状心肌组织** 心肌梗死部位有存活的岛状心肌组织,在心肌梗死区域的导联上出现QrS波群,r波代表了存活的心肌组织产生的电位影响。

4. **心肌梗死部位在心肌中层** 心肌梗死的部位比较特殊,既不在心内膜下心肌,又不在心外膜下心肌,而是位于心肌的中层。原为qR波的导联上,转为QR或Qr波群;原呈R波的导联上,R波振幅减小;原呈RS波的导联上,R波振幅减小,S波增深。

九、右心室梗死

右心室梗死常伴发其他部位的左心室心肌梗死。近年来,随着经验的积累,血流动力学监测,超声心动图学、核医学、冠状动脉造影和心电图检查进展,已使临床医师能够及时认识右心室梗死,并进行适当的处理。

(一)下壁、后壁心肌梗死合并右心室梗死

我国右冠状动脉占优势型者占65.7%。右冠状动脉供血的部位包括大部分右心室壁、室间隔的右下1/3及左心室膈面的右侧部。因此,右心室梗死多伴有下后壁或下壁心肌梗死。

(二)右胸壁导联改变的诊断意义

1. **右胸壁导联Q波或QS波** 正常人右胸导联$V_3R \sim V_6R$多呈rS型,少数呈rs、R、qR型,而呈QS型者在V_4R占2.4%。V_5R占9.7%,V_6R占25.6%。右胸壁导联出现病理性Q波,同样视为右心室梗死的重要指标。

2. **右胸壁导联ST段抬高** 右胸壁导联ST段损伤型抬高对右心室梗死的诊断意义已得到普遍认可。V_4R导联ST段抬高≥0.10mV对右心室梗死的诊断特异性为92%,准确性为91%。V_4R导联ST段抬高>0.10mV以上者,几乎平均为右冠状动脉近端1个分支以上闭塞。

右心室梗死,右胸壁导联ST段抬高多在发病4小时之内出现,持续几小时至几天后恢复正常。

十、急性心肌梗死对应导联ST段改变的意义

(一)急性下壁心肌梗死伴胸壁导联ST段改变

1. **急性下壁心肌梗死伴胸壁导联ST段压低** 临床约50%有急性下壁心肌梗死伴胸导联ST段压低,80%的患者在发病后2小时后恢复,其余20%的患者胸导联ST段压低持续时间会更长一些(图2-1-19)。

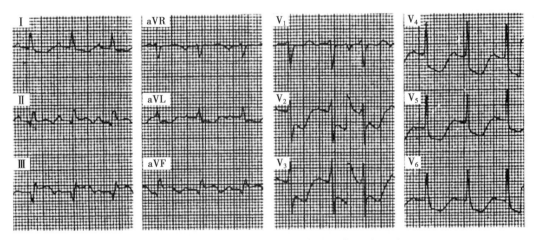

图2-1-19 急性下壁心肌梗死伴胸壁导联ST段下降

患者男性,58岁,冠心病,急性心肌梗死6小时。窦性心动过速,Ⅱ、aVF出现梗死性Q波,Ⅱ、Ⅲ、aVF导联ST段抬高0.1~0.20mV,Ⅰ、aVL、$V_2 \sim V_6$导联ST段下降0.10~0.50mV。

急性下壁心肌梗死,Ⅱ、Ⅲ、aVF导联ST段呈损伤型抬高,抬高的程度STⅢ>STaVF>STⅡ。对应导联V_1、V_2、V_3的ST段压低,或$V_1 \sim V_6$导联都有下降。

急性下壁心肌梗死伴胸壁导联ST段压低者,其心肌梗死、损伤、缺血的范围较大,心肌酶学改变更明显,室壁运动异常更广泛,核素心肌显像缺损面积更大,左室射血分数偏低,伴发充血性心力衰竭及严重心律失常

病死率均较高,特别是胸壁导联 ST 段持续显著下降者,预后更为严重。

2. 急性下壁心肌梗死伴胸壁导联 ST 段抬高 急性下壁心肌梗死伴胸壁导联 ST 段抬高者少见。ST 段抬高见于 V_1、V_2 导联,偶可波及左胸导联,见于急性下壁心肌梗死合并右心室梗死、急性下壁心肌梗死合并前壁心肌损伤、急性下壁心肌梗死合并前间壁及急性前壁心肌梗死。

(二)急性前壁心肌梗死伴下壁导联 ST 段改变

1. 急性前壁心肌梗死伴下壁导联 ST 段压低 急性前壁心肌梗死,约 40% 的患者伴有下壁 2 个或 3 个导联 ST 段压低。急性前壁心肌梗死伴下壁导联 ST 段压低者比无下降者并发症多、左心功能较差。冠状动脉造影、左心室造影、核素心肌显像资料表明,急性前壁心肌梗死伴下壁导联 ST 段压低的情况有:①伴有下壁心肌缺血或损伤,左前降支较长绕到左室心尖部,供应部分下壁血液,左前降支阻塞引起前壁心肌梗死后部分下壁心肌缺血或心肌梗死。这说明这部分患者下壁导联 ST 段压低,是下壁缺血的表现。②证明有下壁心肌缺血或损伤,下壁导联 ST 段压低是前壁 ST 段抬高的对应改变(图 2-1-20)。

2. 急性前壁心肌梗死伴下壁导联 ST 段抬高 急性前壁心肌梗死伴下壁导联 ST 段抬高见于:①急性前壁心肌梗死合并下壁心外膜下心肌损伤;②急性前壁心肌梗死伴有提早复极综合征;③原有下壁心肌梗死。

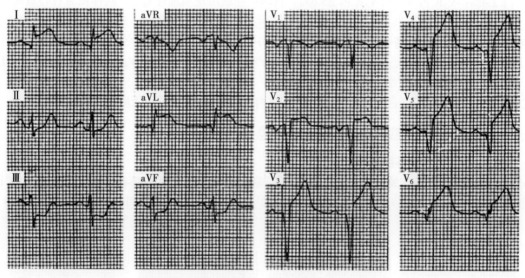

图 2-1-20 急性广泛前壁伴下壁导联 ST 段压低改变

窦性心律,Ⅰ、aVL、V_1~V_6 出现异常 Q 及 QS 波,Ⅰ、aVL、V_2~V_6 导联 ST 段抬高,Ⅱ、Ⅲ、aVF 导联下降。

十一、急性心肌梗死合并束支传导阻滞

急性心肌梗死时,由于梗死部位不同,束支及其分支受损的部位及程度不同,可出现多种形态的单支、双支及三支传导阻滞。

(一)右束支传导阻滞

急性前壁心肌梗死易发生右束支传导阻滞。约 1/3 的患者 P-R 间期延长加右束支传导阻滞发展成为完全性房室传导阻滞,逸搏心律的频率缓慢,易发生晕厥。右束支传导阻滞以后,在浦肯野纤维网内易形成不稳定的折返环,诱发室性心动过速或心室颤动。急性心肌梗死合并右束支传导阻滞伴发心室颤动的发生率约为 30%(图 2-1-21)。

(二)左束支传导阻滞

急性心肌梗死可以并发左束支传导阻滞,也可发生在左束支传导阻滞的基础上,两者合并存在的发生率约为 8%。左束支传导阻滞影响 QRS 起始向量,可掩盖心肌梗死波形特征(图 2-1-22)。

在左束支传导阻滞(left bundle-branch block,LBBB)的患者,如出现以下心电图变化,应提示合并急性心肌梗死(acute myocardial infarction,AMI):

1. **室间隔下部心肌梗死**　心肌梗死累及室间隔下部，QRS 起始向量指向上部偏右，在右胸导联出现 r 波。原有振幅增大。Ⅰ 导联出现 q 波。

2. **室间隔透壁性心肌梗死**　右胸壁导联的 R 波增高，左胸壁导联出现 q 波。

3. **左心室侧壁心肌梗死**　左心室外侧壁发生坏死时，QRS 向量指向右后方，在 Ⅰ、V_5、V_6 导联出现 S 波，呈 Rs 型。记录 $V_7 \sim V_9$ 导联时为单向 R 波。

4. **广泛前壁心肌梗死**　合并左束支传导阻滞时，QRS 振幅减小，QRS 波群时限延长，Ⅰ、V_5、V_6 导联呈 rS、QS 型，但 $V_7 \sim V_9$ 导联仍为典型左束支传导阻滞图形。

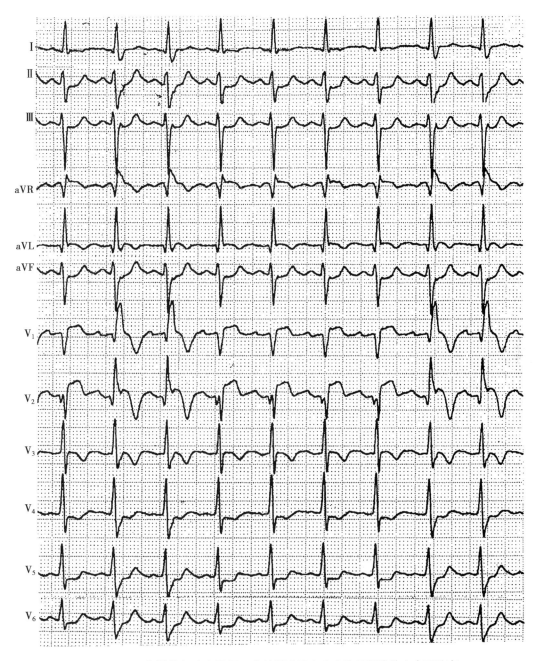

图 2-1-21　急性前间壁心肌梗死合并间歇性右束支传导阻滞的心电图改变

患者男性，60 岁，急性前间壁心肌梗死。窦性心动过速，心率 120 次 /min，P-R 间期 150 毫秒。QRS 波群有两种类型：一种 V_1、V_2 呈 QS 型，呈前分支传导阻滞图形；另一种呈间歇性右束支传导阻滞图形，QRS 时间增宽至 120 毫秒。发生右束支传导阻滞以后，V_1、V_2 导联 ST 段抬高程度减轻，V_1、V_2 导联 T 波转为倒置，V_5、V_6 导联 T 波转直立。Q-T 间期由 330 毫秒延长至 380 毫秒，Q-Td=60 毫秒。

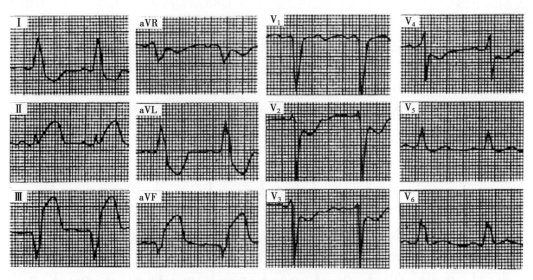

图 2-1-22　左束支传导阻滞合并急性下壁心肌梗死对应导联 ST 段压低改变

患者男性，60 岁，原有左束支传导阻滞，剧烈胸痛 40 分钟入院。心电图示窦性心律，左束支传导阻滞，Ⅲ、aVF 出现异常 QS 波，Ⅱ、Ⅲ、aVF 导联 ST 段抬高 0.50~0.80mV，Ⅰ、aVL、V$_2$~V$_4$ 导联 ST 段下降 0.25~0.45mV，急性下壁心肌梗死，对应导联 ST 下降。

5. 下壁心肌梗死　下壁导联波形可有变化：①出现 QS 波；②呈 qR 型；③呈 rS 型。

综上所述，在胸痛、心肌酶谱增高、LBBB 的患者，如出现以下心电图变化，提示合并 AMI：①Ⅰ、aVL 导联出现新生的 q 或 Q 波。②Ⅱ、Ⅲ、aVF 导联出现新生的 q 波，呈 qrS、qR 及 QS 型。③ V$_4$~V$_6$ 导联出现新生的 q 波，不论其如何窄小。④ V$_1$~V$_4$ 或 V$_2$~V$_6$ 导联出现 QS 波。⑤ V$_1$~V$_5$ 导联原为 rS 型，转为 QS 型；原有 rS 型者，r 波减小或增高。⑥ V$_5$、V$_6$ 导联出现新生的 S 波。⑦ V$_5$、V$_6$ 导联 QRS 振幅显著减小。⑧胸壁导联 QRS 振幅比肢导联 QRS 振幅还小。⑨胸导联 r 波递增不良。⑩右胸导联 ST 段由抬高转为压低。⑪左胸导联 ST 段由压低转为抬高。⑫右胸导联 T 波直立转为倒置。⑬左胸导联 T 波倒置转为直立。

除了观察 QRS 波群的振幅、形态变化外，在急性期还应观察 ST-T 改变。如原有 ST 段压低突然回至基线或抬高，T 波由倒置、双向突然转为直立等，提示并发 AMI。

（卢喜烈）

第2章　动态心电图

随身携带一个小型实时心电监测仪,连续不断地监测 24 小时(根据需要可监测 72 小时或更长时间)的心电信息,经过动态心电图回放系统,进行计算机自动分析与人工编辑,生成动态心电图报告,经医师确认发出电子版或纸质版动态心电图报告。

动态心电图(ambulatory electrocardiogram,AECG;danaymic electrocardiogram,DCE)是 1961 年由美国 Norman Jefferis Holter 发明的,又称 Holter 监测。

动态心电图系统由计算机、监测仪器、导联系统和动态心电图分析软件系统组成。

一、动态心电图的组成

(一)导联系统

动态心电图的历史是导联系统逐步完善的过程。1961 年动态心电图只有 1 个监测导联,1976 年发展到了 2 通道实时监测,1986 年实现了 3 通道实时监测。1994 年闪光卡存储器问世,国内外又开始研制 12 导同步动态心电图记录器。由于当时闪光卡容量较小,不能满足 12 导同步动态心电图信息存储的需要,一些厂商采取 5～7 个电极,推导出 12 导及 18 导动态心电图系统。2003 年高采样率的 12 导同步动态心电图仪器应用于临床,标志着 12 导同步动态心电图技术的成熟。12 导同步动态心电图所采取的导联体系就是临床上应用已久的运动心电图导联体系。优点是获得的心电信息与运动心电图一致,与常规心电图相关性好。这三项心电检查技术各具有优势,又有互补性,成为三位一体完整的心电学技术。12 导同步动态心电图检查技术早已经普及到我国大、中、小城市医院。

记录器是动态心电图系统的主要组成部分,由信号采集处理器、放大器和存储器(芯片)等部件组成。体积仅有香烟盒的 1/2 大小,重量不足 100g。具有体积小、重量轻、存储量大、携带方便等优点。

12 导同步记录器的采样率从 256Hz 到 1 024Hz,如采样频率为 512Hz,24 小时动态心电信息需要容量为 512MB 的存储器来存放数据。采样率低于 512Hz,不能将起搏脉冲完整地显示出来。

采样频率低,心电图 P-QRS-T 呈阶梯状,波形失真。测量的各波间期和振幅随之失真。

遥测动态心电技术已经问世,可将采集的心电信息实时、快速地传到心电监测中心处理。

(二)计算机

台式电脑的优点:

1. **散热性**　台式机计算机的机箱具有空间大、通风条件好的优点,一直被人们广泛使用。
2. **扩展性**　台式机的机箱方便用户硬件升级,如光驱、硬盘的硬件升级。
3. **保护性**　台式机全方面保护硬件不受灰尘的侵害。

台式机机箱的开关键、重启键、USB、音频接口都在机箱前置面板中,方便用户的使用。

(三)显示器

多画面互动的动态心电图软件需要 24in 以上彩色显示器。

(四)软件技术

生物医学工程技术人员根据临床医疗和科研工作的需要,对采集到的心电信号进行分类与处理。软件控制着操作程序、心电模块的编辑和报告格局。

1. **QRS 波群的识别与分类**　一般的动态心电图软件技术还不能对 P 波进行分析,只能对 QRS 波群进行简单分类。将 QRS 时限＜0.11 秒,R-R 间期基本匀齐的 QRS 波群定义为正常心搏,归类在正常模块(N)中;QRS 时限＜0.11 秒,提前率在 20% 左右的心搏归类为室上性心搏;在室上性心搏模块(S)包括了房性期前收缩、房性心动过速和交界性心动过速；QRS 时限≥0.12 秒，呈左、右束支传导阻滞图形，归类于束支传导阻滞模块中；QRS 时限≥0.12 秒，提前率在 20% 左右的宽 QRS 心搏归类为室性心搏模块（V），包括了室性期前收缩、室性心动过速等。心房起搏脉冲信号后继以相关的 P′-QRS 波群归类在心房起搏模块（A）中，心室起搏脉冲信号后带起的宽大畸形 QRS 波群，归类在心室起搏模块（P）中；房室顺序起搏的 P 与 QRS 波群，归类在房室顺序起搏模块（D）中；软件技术不能识别的信号归类于 X 模块中，由医师去修正。

　　动态心电图软件技术的不断进步，是对 QRS 波群进行分析的准确性不断提高，功能不断增加，分类详细，修改简便，操作简单。

　　2. 心率趋势图　分析各种心脏节律的发生情况，绘制成窦性心律、房性心律、房性心动过速、心房扑动、心房颤动、交界性心律、交界性心动过速、室性心律、室性心动过速、心房起搏心律、心室起搏心律和房室顺序起搏心率趋势图。在心率趋势图上可以观察各种心率的变化情况，并对各种类型的心律失常进行编辑。

　　3. 心率直方图　直方图是用来了解窦性心律和各种心律失常的最高心率或心率变化范围的。优点是直观、简单，可在直方图上寻找最高心率、最低心率，并能打印或保存动态心电图。

　　4. 间期直方图　将各种心律的心动周期（R-R 间期）、窦性心律的心动周期（N-N 间期）、房性心律、房性心动过速的心动周期（S-S 间期）、室性心律的心动周期（V-V 间期）、心房扑动的心动周期（F-F 间期）、心房颤动的心动周期（f-f 间期）、心房起搏的心动周期（A-A 间期）、心室起搏的心动周期（P-P 间期）以及心房与心室顺序起搏的心动周期（D-D 间期）由短到长、自左向右排起来，便可得到各种间期直方图。各种类型的停搏都能在间期直方图上快速查找到。

　　5. 起搏心律直方图　在起搏心律直方图上可以了解并研究 AAI、AAIR、VVI、VVIR、VDD、VDDR、DDD 或 DDDR 起搏器的起搏间期、逸搏间期、A-V 间期、感知异常或起搏等情况。

二、动态心电图的临床应用

　　目前，动态心电图应用最多的仍是监测心肌缺血和心律失常的诊断等。

（一）正常人动态心电图表现

　　在 24 小时心电监测中，有不同的生理活动，如运动、活动、饮食、睡眠等，受体位、自主神经的张力影响，24 小时动态心电图检查结果会有较大变化。

　　1. 心率　成年人 24 小时平均窦性心律为 70 次/min，并且随着年龄的增加而下降。老年人最高心率一般不超过 130 次/min。女性比男性高 5～10 次/min。窦性心动过速在动态心电图上十分常见，年轻人运动时窦性心律可高于 160 次/min。但是，在夜间，在睡眠中最低窦性心律可位于 35～60 次/min，如果夜间最低心率低于 35 次/min，应考虑迷走神经张力增高或窦房结功能低下。

　　2. 心律失常

　　（1）窦性节律：在正常人，可以出现窦性心律不齐，与呼吸和自主神经张力的变化有关。

　　（2）室上性心律失常：正常人中，70%～90% 可以监测到室上性心律失常，并且随着年龄的增加而增加。孤立的无症状的房性期前收缩见于 64% 的健康年轻人，发作的次数较少。随着年龄的增长，期前收缩的次数和发生率均逐渐增加，90% 的老年人有房性期前收缩，98% 的室上性期前收缩患者其期前收缩的次数低于 100 次。期前收缩在新生儿和小儿少见，短阵性房性心动过速的出现率为 20%～35%，老年人更常见。

　　（3）室性心律失常：室性期前收缩发生率为 60%。一般室性期前收缩的总数较少，96% 的人在 24 小时内室性期前收缩次数不超过 100 次，但在 60 岁或 60 岁以上的人中，室性期前收缩的发生率明显升高，24 小时期前收缩的次数也增多。

　　（4）房室传导阻滞：正常人可出现短暂性的一度或二度房室传导阻滞（多为文氏型房室传导阻滞），常在夜间睡眠心率缓慢时出现，可能与迷走神经张力增高有关。主要见于年轻人和睡眠中。

　　3. 冠心病心肌缺血的诊断　Holter 检测已用于检查不稳定型心绞痛或冠状动脉痉挛性心绞痛，检测无痛性心肌缺血和评价抗心绞痛药物的治疗。动态心电图是唯一可用于评价日常活动中心肌缺血及其严重性的方法。

（二）对心肌缺血的诊断

　　1. 诊断心肌缺血的价值　12 导联动态心电图的出现能够更敏感地反映不同部位心肌缺血的表现，提高了心肌缺血检出的敏感性。

动态心电图与冠状动脉造影结果相比,动态心电图诊断冠状动脉疾病的敏感性为 91%,特异性为 78%,动态心电图监测是其诊断的主要工具。

2. 心肌缺血的诊断标准　1984 年美国国家心肺血液研究所根据 Deanfield 医师提出的"三个一"标准或"1×1×1"标准,即 ST 段压低至少 1mm(0.1mV),发作持续时间至少 1 分钟,两次发作间隔至少 1 分钟。1986 年我国部分心血管专家决定我国也采用该标准作为动态心电图诊断心肌缺血的依据。1999 年 ACC/AHA 动态心电图指南建议,将"三个一"标准中的持续时间≥1 分钟改为≥5 分钟。这一标准的修改更符合心肌缺血发作时的临床和病理生理过程。

引起 ST 段偏移的因素很多,发生的比例也较高,因此在作出心肌缺血诊断和评价时,应注意排除其他因素的影响。

2003 年 9 月在北京举行的动态心电图临床应用研讨会上,有关专家就动态心电图诊断心肌缺血提出了一些补充意见:心肌缺血性 ST 段偏移持续时间≤30 分钟。传统的标准只提出心肌缺血性 ST 段偏移的下限。在临床实际工作中,心肌缺血性 ST 段偏移的持续时间多在 1~15 分钟,很少超过 20 分钟,而超过 30 分钟者几乎没有。因此,将缺血性 ST 段偏移时间的上限设置在 30 分钟以内是合理的,有助于与非缺血因素引起的 ST 段改变鉴别(图 2-2-1)。

3. 心肌缺血总负荷　心肌缺血总负荷的概念由 Cohn 于 1986 年提出,指 24 小时内心肌缺血发作(ST 段

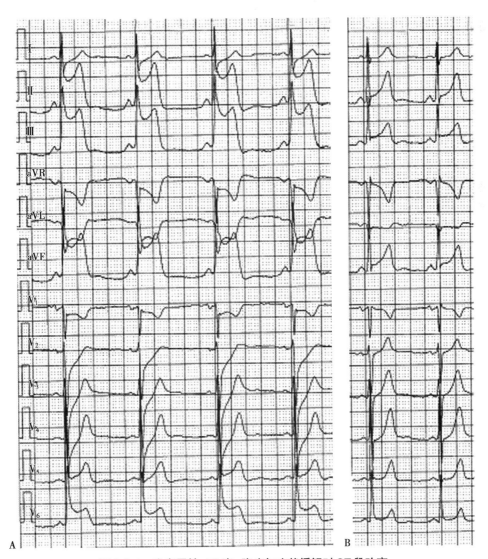

图 2-2-1　患者男性,70 岁,胸痛与症状缓解时 ST 段改变

A. 胸痛时,Ⅱ、Ⅲ、aVF、V₆ ST 段导联抬高,对应 ST 段导联压低改变;B. 症状缓解以后,ST 复位。

压低≥0.1mV,持续时间≥1 分钟)的总次数和总时间,可表示为 ST 段压低幅度 × 持续时间 × 发作次数,实际上就是 ST 段趋势曲线图中 ST 段压低的面积,现在通过计算机可以很容易地计算出来。

心肌缺血总负荷的提出大大提升了动态心电图诊断和评价心肌缺血的价值,对患者缺血的总发作及严重程度有了一个量化指标,有利于病情的评估和治疗效果的评价[1-2]。

三、心律失常诊断和评价

动态心电图为确定心律失常与症状间的关系提供了特殊的技术。与心律失常有关的症状主要是心悸、心慌、晕厥或先兆晕厥。这些症状常是偶发的,在症状出现时又很难及时记录心电图,因此动态心电图在确定这些症状与心律失常的关系时常起着举足轻重的作用。症状频繁出现时,容易获得有价值的资料,如果症状偶尔出现,可能需要延长记录时间(图 2-2-2)。

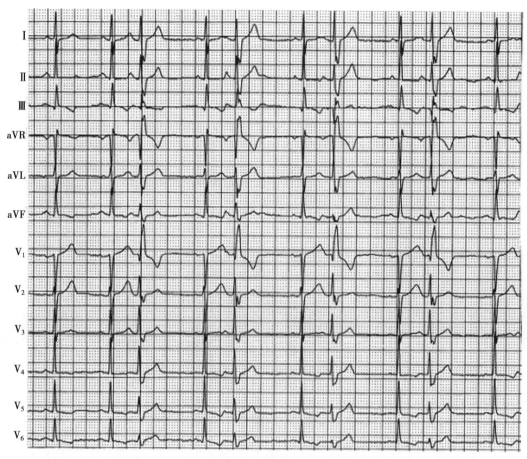

图 2-2-2　房性期前收缩二联律伴不完全性右束支传导阻滞型室内差异传导心电图改变

患者女性,42 岁。窦性心律,心率 71 次 /min,I 导联 T 波低平,Ⅲ、aVF、V₄~V₆ 导联 T 波倒置,Q-T 间期 0.36 秒,房性期前收缩出现于 T 波上,下传 QRS 时限 0.11 秒,呈不完全性右束支传导阻滞图形。联律间期加代偿间歇小于 2 倍窦性心律周期。

(一)明确症状相关的心律失常的诊断

1. 晕厥患者的评价　晕厥(syncope)是一组由多种原因引起的突然的、短暂的意识丧失,意识恢复后不伴随神经系统的定位体征。晕厥患者占整个住院患者的 1%~6%,其中,心源性晕厥占 9%~34%。心律失常是导致心源性晕厥的常见原因。引起晕厥的心律失常包括心动过缓<40 次 /min、心动过速 150 次 /min、心脏停搏大于 5 秒,还取决于患者有无器质性心脏病、心律失常时患者的体位和状况。

2. 心悸　心悸、心慌、胸部颤动等可由心律失常引起,特别是期前收缩和短阵性心动过速。有时一些心律失常未能引起注意,可能不伴有症状。动态心电图监测对判断症状与心律失常的关系具有重要意义。

24 小时动态心电图监测发现,与症状相关的心律失常为 10%~64%,如果患者有症状,但未记录到心律失常,这样的信息依然有价值。患者的动态心电图有助于除外这些症状由心律失常所致。

除了快速型心律失常外,短暂的心脏传导阻滞或心动过缓也可引起心悸等症状,通过动态心电图检查也可明确诊断[3]。

3. 病窦综合征　动态心电图仍是典型病窦常用的重要诊断方法,可以了解最快心率、最慢心率和长间歇的性质(窦性静止、窦房传导阻滞),评价症状与心动过缓的关系。

病窦患者常有下列动态心电图改变:① 24 小时全部心搏数<70 000 次;②最高窦性心律<90 次 /min;③最低窦性心律<35 次 /min;④平均窦性心律 40~50 次 /min;⑤出现频发的窦性停搏或窦房传导阻滞,如伴有房室传导阻滞或交界区逸搏与前一窦性 P 波间距>3.0 秒者,提示双结病变;⑥慢快综合征。病窦的诊断还应该结合患者的临床情况,包括病史、病因及临床症状进行综合判断(图 2-2-3)。

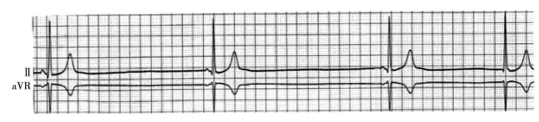

图 2-2-3　异常窦性心动过缓伴交界性逸搏

患者男性,60 岁,病窦综合征。窦性 P 波频率 19 次 /min。Ⅱ导联 ST 下降 0.05mV,Q-T 间期 0.56 秒,最后一个 QRS 波群为过缓的交界性逸搏。

(二)心律失常的定性和定量分析

动态心电图监测的时间较长,能提高各型心律失常,特别是夜间入睡后发生的各种心律失常的检出率。临床上经常遇到患者诉心悸、头晕等与心律失常有关的症状,而查体及常规心电图检查未见异常,用动态心电图监测 24 小时就可能检出有关的心律失常(图 2-2-4)。

动态心电图对心律失常可作出准确的定性和定量分析,它不仅可确定心律失常的有无、心律失常的种类和数量,而且可确定心律失常的起始时间以及与日常生活和自觉症状之间的关系,还可以了解不同心脏病心律失常发作的特点。通过动态心电图检查发现,女性的室性心律失常同常见疾病的关系不显著,但同左室舒张期内径增大显著相关。男性则与常见疾病显著相关,临床表现如左室射血分数异常、左心室舒张期内径增大和肺活量减少也显著相关。这对及早诊断和治疗疾病、判断患者的预后有着重要临床价值。

(三)心律失常的鉴别诊断

各型室上性心动过速的起止时间各有其特点,动态心电图可以了解心律失常发作前、后的全貌,因此对某些常规心电图无法明确诊断的心律失常,动态心电图有助于鉴别诊断。动态心电图对鉴别不同机制引起的心动过速更有价值,特别是折返机制与非折返机制的心动过速。前者表现为心动过速发作呈突发突止的特点,发作时的心率比较整齐;后者表现为发作时心率不甚整齐,可有温醒和冷却现象,即发作时心率呈逐渐增快的形式(温醒现象),终止前有逐渐减慢的趋势(冷却现象)。例如窦房结折返性心动过速与窦性心动过速的鉴别、阵发性室上性心动过速与心房自律性心动过速的鉴别。

(四)心律失常的危险分层

根据快速心律失常的类型,可明确其严重性和危险程度,如快速心房颤动、持续性室性心动过速、多形性室性心动过速、心室颤动等常可导致血流动力学异常,属于复杂性心律失常或恶性心律失常。室性期前收缩、室性心动过速与心律失常事件之间的伴随关系是临床医师十分关心的问题。尽管导管电生理检查(诱发出持续性室性心动过速)、体表信号平均心电图异常(心室晚电位阳性)、核素测定左心室功能不全(射血分数<0.40)等均是筛选心律失常事件高危患者有价值的方法,但是动态心电图评价室性期前收缩危险或进行危险分层具有很大的实际意义。不过大量动态心电图监测结果表明,动态心电图通过对有无心律失常以及室性心律失常的定性和定量分析,有助于把患者较精确地分组。

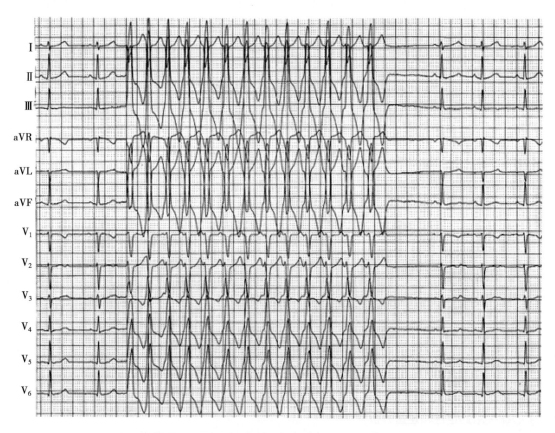

图 2-2-4 特发性右室流出道心动过速的心电图改变

患者女性,35 岁,动态心电图上反复发作阵发性宽 QRS 心动过速,Ⅱ、Ⅲ、aVF、V₄~V₆ 呈高大 R 波,V₁、V₂ 呈 rS 型,心室率 130 次/min,右室流出道来源的单形性心动过速。

虽然室性期前收缩分级的方法比较多,但是应用最多的仍然是 Lown 分级标准(表 2-2-1)。

表 2-2-1 室性期前收缩的 Lown 分级标准

分级	标准
0 级	无室性期前收缩
1A 级	室性期前收缩<30 次/h 和<1 次/min
1B 级	室性期前收缩<30 次/h 和偶尔>1 次/min
2 级	室性期前收缩 30 次/h
3 级	多形性室性期前收缩
4A 级	成对室性期前收缩
4B 级	短阵性室性心动过速(连续 3 个或 3 个以上室性期前收缩)
5 级	落在 T 之上的室性期前收缩(R-on-T 现象)

室性期前收缩的 Lown 分级标准是在 20 世纪 60 年代末期冠心病监护病房(CCU)建立初期时制定的,对急性心肌梗死患者的心律监护以及心律失常的治疗起了很大的指导作用,明显降低了患者死亡率(图 2-2-5)。

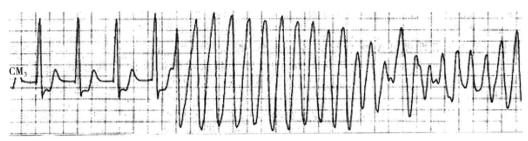

图 2-2-5　缺血性 ST 段下降出现 R-on-T 现象的室性期前收缩诱发心室颤动

患者男性，51 岁，冠心病，不稳定型心绞痛，左前降支病变，经皮腔内冠状动脉成形术（percutaneous transluminal coronary angioplasty，PTCA）及支架植入术后第 2 天，突然发生持续性胸骨后剧烈疼痛。动态心电图显示 ST 段显著下降，提示急性心内膜下心肌缺血，R-on-T 现象室性期前收缩诱发了心室颤动。

一段时间内，R-on-T 现象（Lown 5 级）的重要性被过分强调，可诱发快速性室性心律失常，认为是预后不良的先兆。但 20 多年来的大量临床研究发现，R-on-T 现象只在有急性心肌缺血时才有诱发室性心动过速及心室颤动的危险。在正常人群，Lown 分级的临床意义不大[4]。

（五）评价抗心律失常药物

1. 抗心律失常药物疗效的评价　动态心电图评价抗室性心律失常药物疗效，达到以下标准才能判断治疗有效：①室性期前收缩减少≥70%；②成对室性期前收缩减少≥80%；③短阵性室性心动过速减少≥90%，15 次期前收缩以上的室性心动过速及运动时≥5 次期前收缩的室性心动过速完全消失。

2. 抗心律失常药物致心律失常作用的评价　抗心律失常药物既可治疗心律失常，又可引起新的心律失常，又称为抗心律失常药物的致心律失常作用（proarrhythmia）。几乎各种抗心律失常药物都有致心律失常的作用。Velebi 等根据动态心电图监测，提出抗心律失常药物致心律失常作用的诊断标准：①用药后平均每小时室性期前收缩频率较用药前基础值增加 4 倍；②用药后平均每小时成对室性期前收缩或非持续性室性心动过速的发作次数增加 10 倍；③用药后首次出现持续≥60 秒的持续性室性心动过速或心室颤动；④室性心律失常的加剧必须出现在给药后的 1 小时；⑤心律失常的加重至少持续 60 分钟；⑥心律失常的严重程度必须超过用药前 48 小时动态心电图监测及极量或次极量运动负荷试验时所发生者。

四、心脏起搏器功能评价

起搏器植入后，需要进行定期随访，以了解起搏器的功能是否正常。

新型动态心电图采用大容量数字化器，采样频率高，有一些还专门增加了监测起搏心电图的装置，如增加起搏标志通道使起搏信号单独显示出来，减少了起搏脉冲的漏检，增加了时间分辨力，为动态心电图仪自动分析起搏器功能奠定了基础。

1. 间歇性起搏和感知障碍　患者出现可能与心律失常或起搏器功能障碍相关的症状，而体表心电图及其他检查又未发现明显异常，应进行动态心电图监测。

间歇性起搏器功能障碍时，可使患者产生症状。电池耗竭前，可先出现间歇性起搏功能障碍。这些间歇性异常通过常规心电图检查往往难以发现，而通过动态心电图则很容易发现。

2. 功能复杂的双腔起搏器功能评估　随着起搏器工程技术的不断发展，起搏器的功能越来越复杂，如自动模式转换功能、频率骤降应答（抗晕厥功能）、终止 PMT 功能等。这些功能自动开启的机会不多，因此，需要动态心电图监测才能捕捉到（图 2-2-6）。

3. 发现起搏器功能异常　有些起搏器功能异常，而患者无明显的症状等。此时，由于患者无明显症状，不会引起注意，体表心电图记录时间短，也可能反映不出来。对这类情况，动态心电图监测是提供确诊的最佳方法[5]。

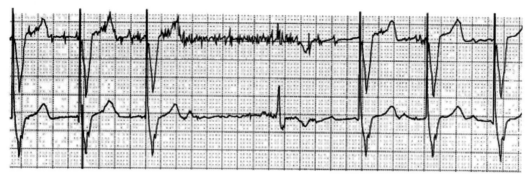

图 2-2-6　VVI 起搏感知肌电干扰现象

五、对睡眠呼吸暂停综合征患者的评价

睡眠呼吸暂停综合征（sleep apnea syndrome）包括阻塞型睡眠呼吸暂停低通气综合征（obstructive sleep apnea-hypopnea syndrome, OSAHS），可引起严重低氧血症和睡眠紊乱，而且与高血压、心律失常、缺血性心脏病和脑血管意外等疾病密切相关。动态心电图监测成为睡眠呼吸暂停综合征监测的一部分，引起重视。

1. **监测 OSAHS 伴随的心律失常**　睡眠中仰卧时心律失常的发生率为 100%，而侧卧时明显减少（33.3%，$P < 0.05$）。发作的心律失常包括窦性心动过速及过缓（76.2%）、窦性停搏（19.0%）、短阵性房性心动过速（19.0%）和短阵性室性心动过速（4.8%）、二度窦房传导阻滞和房室传导阻滞。

2. **监测 OSAHS 伴随的 ST 段压低**　OSAHS 发生时，除了容易伴发心律失常外，还容易出现 ST 段下移，经鼻连续正压呼吸后 ST 段下移的持续时间缩短。通过动态心电图可以监测这一过程，有助于诊断和治疗。

六、QT 离散度

QT 离散度（QT dispersion, QTd）是 12 导联心电图的最大 Q-T 间期与最小 Q-T 间期之差，代表心室复极的不一致。在冠心病心肌缺血和心肌梗死、长 QT 综合征、自主神经功能异常等患者中，QT 离散度明显增加[5]。

七、心率变异性

心率变异性（heart rate variability）是指窦性心律下 R-R 间期的逐搏变异，它是由交感神经和副交感神经共同作用决定的。对于正常人，年龄和心率是心率变异性的主要影响因素。充血性心力衰竭、冠心病、原发性高血压和糖尿病自主神经功能障碍的患者心率变异性下降，这些患者交感神经和副交感神经张力的平衡可转变为交感神经占优势，因此随心率变异性的变化可出现心率的增加；相反，体育锻炼增加心率变异性是因副交感神经张力增加。

八、心率震荡

室性期前收缩发生后，窦性心律出现短期的波动现象，称为窦性心律震荡。这是一个既有短暂的心率加速，也有短暂的心率减速的过程。它是自主神经对单发室性期前收缩后出现的快速调节反应，反映了窦房结的双向变时功能。

Schmidt 博士于 1999 年首先提出心率震荡的概念，受到广泛关注，被证实心率震荡是心肌梗死后患者发生心源性猝死强烈的独立预测因子。

心率震荡除了评价 AMI 的预后和危险分层以外，还应用于评价糖尿病、充血性心力衰竭、扩张型心肌病和川崎病等多项研究（图 2-2-7）。

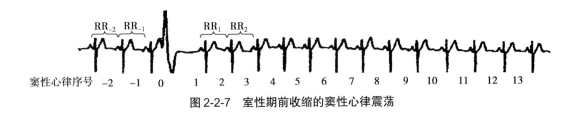

图 2-2-7　室性期前收缩的窦性心律震荡

（卢喜烈）

参 考 文 献

［1］郭继鸿, 张萍 . 动态心电图学 [M]. 北京 : 人民卫生出版社, 2003.

［2］卢喜烈 . 动态心电图 [M]. 天津 : 天津科学技术出版社, 2004.

［3］卢喜烈 . 现代动态心电图诊断学 [M]. 北京 : 人民军医出版社, 1995.

［4］郭继鸿, 张开滋 . 动态心电图新进展 [M]. 北京 : 北京大学医学出版社, 2005.

［5］卢喜烈, 卢亦伟 .12 导同步动态心电图解读 [M]. 北京 : 人民军医出版社, 2006.

第 3 章

心电图运动试验

心电图运动试验(electrocardiogram exercise test)是指通过运动增加心脏负荷,使心肌耗氧量增加,用于协助冠心病诊断、鉴别诊断及预后评价的一种无创检查方法。

1932 年 Goldhammer 等提出心电图运动试验有助于诊断心肌供血不足,20 世纪 40 年代 Master 提出二级梯运动试验及诊断标准,20 世纪 70 年代 Bruce 等提出个体目标心率概念并确定了 Bruce 方案,使心电图运动试验诊断冠心病的敏感性得以明显提高,心电图运动试验开始得到广泛应用,心电图运动试验诊断冠心病的敏感性和特异性为 70% 左右,虽然低于更先进的影像学检查,但是简便易行、实用可靠、价格便宜,所以一直仍在广泛使用。心电图运动试验过程中的血压、心率及呼吸的变化也可用于判断心血管系统对运动的反应和病情的程度,进行危险分层,判断预后,评估心脏功能状态,指导心脏康复,评估心脏药物、介入及外科治疗的疗效。

一、心电图运动试验类型

最常用的心电图运动试验类型包括踏车运动试验及平板运动试验。踏车运动试验让患者在装有功率计的踏车上做踏车运动,以速度和阻力调节负荷大小,负荷量分级依次递增,直至心率达到受检者的预期心率,踏车运动时躯干动作较少有助于减少心电图伪差。平板运动试验是目前应用最广泛的运动负荷试验方法,根据所选择的运动方案(最常用的是 Bruce 方案及改良 Bruce 方案),仪器自动分级依次递增平板速度及坡度以调节负荷量,直到心率达到受检者的目标心率。平板运动达到最大耗氧能力比踏车运动要大,更符合生理性运动。通过分析运动前、中、后的心电图变化、运动量、临床表现及血流动力学改变 4 个方面判断结果。

二、心电图运动试验强度分类

极量运动试验是指运动量达到按年龄预测心率的 100%,次极量运动试验指运动量达到极量运动心率的 85%,即目标心率 =(220– 年龄)× 85%。症状限制性运动试验依据运动中出现心肌缺血症状或证据而终止运动。

三、心电图运动试验的适应证

1. 伴有典型症状的慢性冠心病的诊断。
2. 辅助不典型心肌缺血胸痛患者的诊断。
3. 变异型心绞痛患者的评价。
4. 已知冠心病患者心功能和预后评估。
5. 在发生无并发症的心肌梗死后不久评估冠心病患者的预后和心功能储备。
6. 外科和冠状动脉血运重建患者评价。
7. 评价有症状反复发作、运动诱发的心律失常患者。
8. 评价先天性或瓣膜性心脏病患者的功能储备。
9. 评价植入频率应答起搏器患者。
10. 评价特殊行业如飞行员年龄超过 40 岁的无症状男性。
11. 评价年龄超过 40 岁且有 2 个或 2 个以上危险因素的无症状个体。
12. 评价超过 40 岁、计划进行剧烈运动的人员。

13. 评价冠心病或心力衰竭患者心功能储备及对心血管药物治疗的反应。

14. 评价接受高血压治疗患者计划进行剧烈运动的血压反应。

四、心电图运动试验的禁忌证

1. 绝对禁忌证　①急性心肌梗死（2天内）；②高危不稳定型心绞痛；③有症状或影响血流动力学的，尚未得到控制的心律失常；④有症状的严重主动脉瓣狭窄；⑤未经控制的有症状的心力衰竭；⑥急性肺栓塞或肺梗死；⑦急性心肌炎、心内膜炎或心包炎；⑧急性主动脉夹层。

2. 相对禁忌证　①左主干狭窄；②中度狭窄性瓣膜病；③电解质紊乱；④严重高血压（SBP＞200mmHg或DBP＞110mmHg）；⑤心动过速或心动过缓；⑥肥厚型心肌病或其他形式的流出道梗阻；⑦精神或躯体损害不能配合运动；⑧高度传导阻滞。

五、心电图运动试验阳性评定标准

1. ST段压低　运动中或运动后ST段（J点后0.06秒或0.08秒）水平型或下斜型压低≥0.1mV（或原有ST段下降者在原有基础上再下降0.1mV），提示心肌缺血（图2-3-1，蓝色箭头）。

ST段下降最常出现于V_5导联，其特异性强于下壁导联ST段下降。ST段下降导联不能对心肌缺血部位进行定位。我国《浙江省心电图平板运动试验操作与诊断规范（试用版）》[1]中，心电图运动试验阳性标准定义为，ST段压低应持续≥2分钟。研究[2]显示，运动试验心电图一过性阳性改变的患者（心电图阳性变化在不到1分钟内恢复）在接受进一步检查时，几乎所有患者均为阴性结果且预后良好。ST段下降出现时间越早（低运动量出现），持续时间越长（运动后ST段下降持续时间长），下降幅度越大，ST段下降导联越多，说明心肌缺血的程度和范围越大。下斜型ST段下降较水平型ST段下降缺血更严重。

上斜型ST段压低由于受到心房复极波叠加在ST段上的影响，上斜型ST段压低诊断冠心病的阳性预测值低于水平型或下斜型ST段压低。ACC/AHA运动试验指南[3]将水平型或下斜型压低≥0.1mV定义为阳性标准。但对于上斜斜率少于1mm/s的ST段缓慢上斜型压低的患者，冠心病患病可能性增加。2014年AHA无创性检查在女性疑似缺血性心脏病临床评估中作用的共识声明[4]将ST段上斜型≥0.15mV定义为阳性标准。如果缓慢的上斜型ST段压低被作为心电图异常的标准，则运动试验的敏感性提高，但特异性下降，假阳性增多。

ST/HR校正即ST/HR最大斜率或指数是用心率校正来区峰值运动时ST段压低水平的不同，既往认为ST/HR指数可提高运动试验的诊断价值，但研究结果表明ST/HR指数并不比单纯检测ST段更为准确。目前综合多数研究结果认为，在有症状患者中，使用ST/HR指数至多与标准方法的准确性相同；在无症状人群中，使用ST/HR指数对心血管危险因素的预测价值优于常规ST段标准，但此数据并不直接适用于有症状患者的诊断。某些情况下使用ST/HR指数可能是有用的，如在出现临界或模棱两可的ST段变化时，有助于对快运动心率时ST段的压低进行判断。

2. ST段抬高　运动试验引起的ST段抬高（在非Q波导联）≥0.1mV，提示透壁性心肌缺血，是更加严重的心肌缺血指标（见图2-3-1，红色箭头）。此外，易发生心律失常，检出率低，并能对冠状动脉病变（痉挛或严重狭窄）部位进行定位。$V_2 \sim V_4$导联出现ST段抬高，提示左前降支病变；侧壁导联出现ST段抬高，提示左回旋支和对角支病变；Ⅱ、Ⅲ、aVF导联出现ST段抬高，提示多为右冠状动脉病变；aVR和V_1导联出现ST段抬高，提示左主干或左前降支开口病变。有病理性Q波导联的ST段上抬，为室壁运动障碍所致，非缺血性改变，患者多数有室壁瘤，梗死部位以前壁占大多数。北京医院5 055例平板运动试验发现，9例未患心肌梗死而运动诱发心绞痛伴ST段抬高，检出率为0.22%[5]。8例患者冠状动脉造影显示均有程度不等的血管病变，缺血相关血管的狭窄达到50%～100%，提示对无心肌梗死患者，运动诱发心电图ST段抬高是冠状动脉痉挛或冠状动脉严重狭窄所致心肌局部严重缺血的标志，ST段抬高导联与缺血相关血管有良好对应关系。另1例未行冠状动脉造影的患者于运动试验1周后死于心源性猝死。

3. 典型心绞痛　运动中出现典型心绞痛是冠心病的表现，大多同时伴有缺血性ST段改变。运动中出现典型心绞痛提高冠心病诊断的敏感性，并提示存在更广泛的心肌缺血和更高的事件率，特别是在伴心电图缺血型ST段压低的患者。低运动负荷可更有效地诱发胸痛患者的事件发生。也有少数发生典型胸痛不伴有ST段改变者，随后的影像学检查显示有21%为阳性[2]。仅有ST段缺血性改变而不伴有心绞痛者亦不罕见，此种现

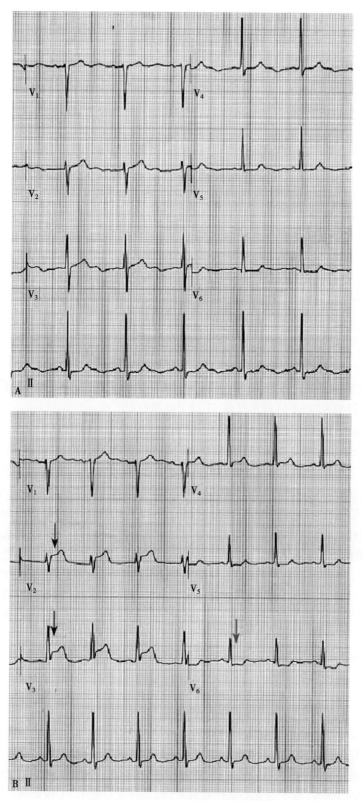

图 2-3-1　运动时心电图 ST 段改变

A. 运动前；B. 运动后。

象如见于诊断明确的冠心病患者,则为无症状性心肌缺血。

运动中收缩压下降 10mmHg 或更多,提示左心功能不全,常存在严重的冠心病。运动中出现频发室性期前收缩、成对室性期前收缩、多源性室性期前收缩、短阵性室性心动过速如不伴心电图 ST 段下降,一般不作为心肌缺血的特异性指标,但如发生在冠心病患者,或同时有 ST 段下降,则认为是冠心病的预后不良指标。

运动中心电图 ST 段下降出现时间早,ST 段压低呈下斜型,下降幅度 >0.2mV,持续 >5 分钟,多个导联 ST 段下降,运动诱发非 Q 导联 ST 段抬高,症状限制性运动试验运动耐量 <6 代谢当量(metabolic equivalent, MET),运动达峰时收缩压不能达 120mmHg,或收缩压下降 >10mmHg、运动中出现心绞痛,出现持续或有症状的室性心律失常变化常提示存在冠状动脉多支病变。

六、心电图运动试验临床应用

1. 协助冠心病的诊断　一项纳入 147 个研究共 24 047 例患者的荟萃分析[6]显示,心电图运动试验诊断冠心病的敏感性为 68%,特异性为 77%。一个纳入 19 个运动试验共 3 721 例患者的荟萃分析[7]显示,男性敏感性为 72%,特异性为 77%;女性敏感性为 61%,特异性为 70%。有典型心绞痛症状的男性运动试验诊断准确性可高达 95% 以上,而女性诊断准确性为 70% 左右,虽然女性的阳性预测值显著低于男性(47% *vs.* 77%),但阴性预测值女性与男性相近(78% *vs.* 81%)。心电图运动试验诊断单支血管病变的敏感性为 40%～84%,双支血管病变的敏感性为 63%～91%,三支血管病变或左主干的敏感性为 76%～100%。

根据贝叶斯理论,患者患冠心病的概率高低会影响心电图运动试验的诊断价值,当患冠心病的概率过低或过高时,运动试验的临床价值不大。当患冠心病的可能性很低时,即使运动试验阳性,其患冠心病的可能性亦很低;当患冠心病的可能性很高时,即使运动试验阴性,其患冠心病的可能性仍很高;当患冠心病的概率中等时,运动试验的阳性预测值及阴性预测值均较高,故就诊断价值而言,运动试验主要适用于患冠心病的可能性居中者。指南建议,对所有胸痛患者应先采集完整的病史、进行体格检查和静息时心电图检查,以判定缺血性心脏病的可能性(表 2-3-1)。非典型心绞痛,此时男性患冠心病的概率是女性的 2.5 倍,运动试验阳性对男性有助于诊断,此时运动试验阳性对女性冠心病的诊断准确率为 40% 左右,阳性诊断价值有限,但运动试验阴性对女性有助于排除诊断。指南[8]推荐,对静息心电图正常(或 ST 段压低 <0.1mV)且可运动的冠心病患病中等风险的患者,选择心电图运动试验进行筛查。2014 年 AHA 无创性检查在女性疑似缺血性心脏病临床评估中作用的共识声明[4]建议,对女性选择运动试验前判断其能否运动到一个合理的水平(即最大心率和运动峰值大于 Bruce 方案第一阶段,例如运动能力 >5METs),如静息心电图异常且影响运动试验结果分析时(例如左束支传导阻滞或心室起搏心律),或对不能运动者或运动能力达不到一个合理的水平,则建议应用药物负荷影像学检查或冠状动脉 CT 检查。

表 2-3-1　缺血性心脏病预测概率

年龄 / 岁	性别	典型心绞痛	非典型心绞痛	一般性胸痛	无症状
30～39	男	中度	中度	低度	很低
	女	中度	很低	很低	很低
40～49	男	高度	中度	中度	低度
	女	中度	很低	很低	很低
50～59	男	高度	中度	中度	低度
	女	中度	中度	低度	很低
60～69	男	高度	中度	中度	低度
	女	高度	中度	中度	低度

注:高度,>90%;中度,10%～90%;低度,5%～10%;很低,<5%。

2. 心电图运动试验的预后价值　运动诱发 ST 段压低是不良心脏事件的有力预测因子,杜克临床研究所试验[9]显示,存在 ST 段压低及其程度是心源性死亡及非致死性心肌梗死事件的最有效预测因子。除 ST 段压低以外,其他变量如运动能力、运动峰值血压心率乘积等能够增加运动心电图在预后方面的预测价值。Weiner等研究[10]发现,运动达到 Bruce 方案 3 级且 ST 段压低<1mm 患者年死亡率<1%,不能完成 Bruce 方案 1 级且 ST 段压低≥1mm 的患者年死亡率为 5%。Bourque 等研究[11]发现,运动试验中所能达到的代谢当量水平<7METs 的患者发生严重左心室缺血(≥10%)的风险是代谢当量≥10METs 患者的 18 倍,代谢当量≥10METs 的患者发生心源性死亡(0.1%/ 年)与致死性心肌梗死(0.7%/ 年)的风险很低。运动峰值血压心率乘积的作用仅次于运动能力,该变量可预测三支或左主干病变的可能性。Duke 运动平板评分计算公式包含多个预测因子,也能够提供有效的重要预后信息,Duke 运动平板评分 = 运动时间(min)-5×ST 段下降(mm)-(4×心绞痛指数),其中心绞痛指数定义为:运动中未出现心绞痛计 0 分,运动中出现心绞痛计 1 分,因心绞痛终止运动试验计 2 分。Duke 评分≥5 分属低危,1 年病死率平均为 0.25%;-10~4 分为中危,1 年平均病死率为 1.25%;≤-11 分属高危,1 年平均病死率为 5.25%。但是,Duke 评分对 75 岁以上老年人预后判断的价值可能会受影响。对老年患者预后评估的价值,研究显示运动负荷是唯一与全因死亡率相关的平板变量。

心电图运动试验有助于对心肌梗死后患者进行危险分层和预后评估,进行心功能储备评估,指导心脏康复训练,指导家务及工作量,评估药物治疗是否充分,以及是否需要应用其他诊断或治疗措施。研究[12]显示,急性心肌梗死后 3 周行平板运动试验,平均随访 72 个月发现,心源性死亡在有症状性心肌缺血组明显高于无症状性心肌缺血组(31.8% vs.7.8%,P<0.01),此两组又显著高于无心肌缺血组。研究证实,心肌梗死后运动诱发的缺血型 ST 段压低是心源性死亡的重要的预测指标。运动试验中所能达到的代谢当量水平,或运动持续时间,也是心肌梗死后发生不良心脏事件的重要的预测指标,平板运动试验中运动量未能达到 5METs 提示预后不良。Villella 等[13]在对 6 292 例接受溶栓治疗的患者行症状限制性运动心电图试验,随访半年,结果发现不能完成运动试验患者病死率为 7.1%,运动试验阳性患者病死率为 1.7%,运动试验阴性患者病死率为 0.9%。研究显示,在接受溶栓治疗的患者,运动试验中峰值心率(次 /min)与血压(mmHg)的乘积少于 21 700,是心肌梗死后 6 个月内死亡率的独立预测指标(相对危险为 1.71)[14]。Shaw[15]对 15 613 例(其中 10 067 例行溶栓治疗)急性心肌梗死出院前危险分层研究的荟萃分析表明,心电图运动试验出现运动后 ST 段压低、收缩压下降及运动量受限患者 1 年随访期间心脏性死亡明显增加。运动试验中,收缩压未能升高 30mmHg 或收缩压未能超过 110mmHg 被认为是心肌梗死后发生不良心脏事件的独立预测指标。

3. 心率反应及收缩压反应在心电图运动试验中的意义 变时性功能不全是指运动时不能达到年龄预测最大心率的 80%~85%,研究显示变时性功能不全患者心肌核素显像灌注缺损面积增加超过 2 倍,冠心病患病风险和心脏事件风险较高[16-17]。克利夫兰研究所对 1 877 例男性和 1 076 例女性患者进行症状限制性 ²⁰¹铊运动负荷试验,并进行 2 年随访发现,变时性减低者总死亡率比变时性正常者升高 84%[18]。

心率恢复反应异常定义为运动时最大心率与运动终止 2 分钟后检测心率的差值<12 次 /min,Cole 等对 2 428 例患者进行症状限制性 ²⁰¹铊运动负荷试验并随访 6 年,对危险因素校正后发现,心率恢复反应异常患者死亡相对风险增加 2 倍[19]。一项包括 9 454 例主要为无症状患者的研究发现,心率恢复反应的异常与 Duke 评分都是死亡率的独立的预测因子[20]。

运动终止 3 分钟收缩压至少应降低 15%,运动后收缩压恢复的延迟是指运动终止后 3 分钟收缩压与运动终止 1 分钟后收缩压的比值>1。研究显示,运动终止后 3 分钟收缩压与运动峰值收缩压的比值>0.9 与 ST 段压低在诊断准确性相当[21]。有研究对 493 例患者同时进行症状限制性运动试验及冠状动脉造影检查,发现严重冠心病患者运动后收缩压恢复延迟[22]。运动中收缩压下降 10mmHg 或更多伴运动后收缩压恢复的延迟,提示存在多支冠状动脉或左主干病变。

七、心电图运动试验假阳性与假阴性的原因

心电图运动试验假阳性的原因包括药物,如洋地黄、奎尼丁及抗抑郁药等,地高辛可引起运动时的异常 ST 段反应;有基础心脏病,如主动脉瓣严重狭窄、二尖瓣脱垂、主动脉瓣及二尖瓣反流、左心室肥厚、心肌病、预激综合征及左束支传导阻滞等,左束支传导阻滞患者进行运动心电图检查时假阳性结果发生率较高;其他还见于自主神经功能失调、过度换气、严重缺氧、低血钾、贫血等。静息 ST 段压低<1mm 可增加检查敏感性,降低特异性,但不改变整体检查准确性。女性运动试验假阳性率高于男性,可能与雌激素水平、心电图电压较低及静息心电图 ST 段异常有关。

运动试验假阴性发生率为 12% ~ 37%，男性高于女性。心电图运动试验假阴性的原因包括使用抗心绞痛药物，如 β 受体阻滞剂、硝酸酯类药物；有陈旧性心肌梗死使心电图 ST 向量发生改变，或被室壁瘤 ST 段抬高所掩盖；轻度单支冠状动脉病变或有侧支循环，单支冠状动脉病变多见于右冠状动脉病变；右心室肥大或右束支传导阻滞，右束支传导阻滞患者常在前胸导联(V_1 ~ V_3)出现运动诱发的 ST 段压低，与缺血无关。

八、心电图运动试验的安全性

心电图运动试验是相对安全的，其危险性与受试者的临床特征相关。一个 50 万例运动试验的调查发现，死亡率为 1/2 万，1 周以内发生心肌梗死等需住院治疗的非致命性并发症发生率为 8/1 万 [23]。心肌梗死后运动试验结果显示，致死性心脏事件和心脏破裂的发生率为 0.03%，非致死性心肌梗死和成功的心脏复苏的发生率为 0.09%，症状限制性方案的事件发生率是次极量方案的 1.9 倍。为减少运动试验并发症，应在运动前仔细询问病史及查体，并在运动中严密观察患者症状，监测心电图和血压。严格掌握运动试验禁忌证。

（曾学寨　刘德平）

参 考 文 献

［1］浙江省医学会心电生理与起搏分会无创心电学组 . 浙江省心电图平板运动试验操作与诊断规范(试用版)[J]. 浙江医学, 2015, 37(16): 1340-1342, 1346.

［2］CHRISTMAN M P, BITTENCOURT M S, HULTEN E, et al. Yield of downstream tests after exercise treadmill testing: a prospective cohort study[J].J Am Coll Cardiol, 2014, 63(13): 1264-1274.

［3］GIBBONS R J, BALADY G J, BRICKER J T, et al. ACC/AHA 2002 guideline update for exercise testing: summary article. A report of the American College of Cardiology/American Heart Association Task Force on Practice Guidelines(Committee to Update the 1997 Exercise Testing Guidelines)[J]. J Am Coll Cardiol, 2002, 40(8): 1531-1540.

［4］MIERES J H, GULATI M, BAIREY MERZ N, et al. Role of noninvasive testing in the clinical evaluation of women with suspected ischemic heart disease: a consensus statement from the American Heart Association[J]. Circulation, 2014, 130(4): 350-379.

［5］曾环宇, 杨春英, 乔巍巍 . 活动平板运动试验诱发 ST 段抬高的临床意义 [J]. 中国心脏起搏与心电生理杂, 2004, 18(1): 38-39.

［6］DETRANO R, GIANROSSI R, FROELICHER V. Thediagnostic accuracy of the exercise electrocardiogram: a meta-analysis of 22 years of research[J]. Prog Cardiovasc Dis, 1989, 32(3): 173-206.

［7］KWOK Y, KIM C, GRADY D, et al. Meta-analysis of exercise testing to detect coronary artery disease in women[J]. Am J Cardiol, 1999, 83(5): 660-666.

［8］FIHN S D, GARDIN J M, ABRAMS J, et al. 2012 ACCF/AHA/ACP/AATS/PCNA/SCAI/STS guideline for the diagnosis and management of patients with stable ischemic heart disease: executive summary: a report of the American College of Cardiology Foundation/American Heart Association Task Force on Practice Guidelines, and the American College of Physicians, American Association for Thoracic Surgery, Preventive Cardiovascular Nurses Association, Society for Cardiovascular Angiography and Interventions, and Society of Thoracic Surgeons[J]. J Am Coll Cardiol, 2012, 60(24): 2564-2603.

［9］MARK D B, HLATKY M A, HARRELL F E Jr, et al. Exercise treadmill score for predicting prognosis in coronary artery disease[J]. Ann Intern Med, 1987, 106(6): 793-800.

［10］WEINER D A, RYAN T J, MCCABE C H, et al. Prognostic importance of a clinical profile and exercise test in medically treated patients with coronary artery disease[J]. J Am Coll Cardiol, 1984, 3(3): 772-779.

［11］BOURQUE J M, HOLLAND B H, WATSON D D, et al. Achieving an exercise workload of ≥10 metabolic equivalents predicts a very low risk of inducible ischemia: does myocardial perfusion imaging have a role?[J]. J Am Coll Cardiol, 2009, 54(6): 538-545.

［12］ABBOUD L, HIR J, EISEN I, et al. Exercise-induced symptomatic ischaemia predicts a poor long-term prognosis after acute myocardial infarction[J]. J Intern Med, 2002, 251(1): 53-60.

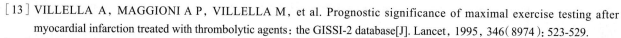
［13］VILLELLA A，MAGGIONI A P，VILLELLA M，et al. Prognostic significance of maximal exercise testing after myocardial infarction treated with thrombolytic agents：the GISSI-2 database[J]. Lancet，1995，346（8974）：523-529.

［14］VILLELLA M，VILLELLA A，BARLERA S，et al. Prognostic significance of double product and inadequate double product response to maximal symptom-limited exercise stress testing after myocardial infarction in 6296 patients treated with thrombolytic agents[J]. Am Heart J，1999，137（3）：443-452.

［15］SHAW L J，PETERSON E D，KESLER K，et al. A meta analysis of predischarge risk stratification after acute myocardial infarction with stress electrocardiographic，myocardial perfusion and ventricular function imaging[J]. Am J Cardiol，1996，78（12）：1327-1337.

［16］LAUER M S，OKIN P M，LARSON M G，et al. Impaired heart rate response to graded exercise. Prognostic implications of chronotropic incompetence in the Framingham Heart Study[J]. Circulation，1996，93（8）：1520-1526.

［17］DRESING T J，BLACKSTONE E H，PASHKOW F J，et al. Usefulness of impaired chronotropic response to exercise as a predictor of mortality，independent of the severity of coronary artery disease[J]. Am J Cardiol，2000，86（6）：602-609.

［18］LAUER M S，FRANCIS G S，OKIN P M，et al. Impaired chronotropicresponse to exercise stress testing as a predictor of mortality[J]. JAMA，1999，281（6）：524-529.

［19］COLE C R，BLACKSTONE E H，PASHKOW F J，et al. Heart-rate recovery immediately after exercise as a predictor of mortality[J]. N Engl J Med，1999，341（18）：1351-1357.

［20］TSUDA M，HATANO K，HAYASHI H，et al. Diagnostic value of postexercise systolic blood pressure response for detecting coronary artery disease in patients with or without hypertension[J]. Am Heart J，1993，125（3）：718-725.

［21］NISHIME E O，COLE C R，BLACKSTONE E H，et al. Heart rate recovery and treadmill exercise score as predictors of mortality in patients referred for exercise ECG[J]. JAMA，2000，284（11）：1392-1398.

［22］MCHAM S A，MARWICK T H，PASHKOW F J，et al. Delayed systolic blood pressure recovery after graded exercise：an independent correlate of angiographic coronary disease[J]. J Am Coll Cardiol，1999，34（3）：754-759.

［23］SURAWICZ B，KNILANS T K. 周氏实用心电图学 [M]. 郭继鸿，洪江，译. 北京：北京大学医学出版社，2004.

第4章 超声心动图

　　超声心动图具有极佳的性价比和出色的安全性,方便、灵活、快捷,可以床旁使用,是目前临床工作中重要的无创性检查方法。在冠心病心肌缺血和心肌梗死的诊断治疗中,超声心动图可以评价患者心腔的大小、瓣膜、室壁运动的情况,心脏的收缩和舒张功能,局部心肌灌注情况,冠状动脉的结构和血流,心腔内压力和血流动力学参数以及预后等。超声心动图的传统模式例如 M 型、二维、多普勒显像,新技术三维超声心动图、组织多普勒超声心动图以及应变、应变率成像等均可用于冠心病患者的评价。

一、心肌梗死节段性室壁运动异常的分析

　　急性心肌梗死的最初表现是冠状动脉闭塞区域的心室壁运动功能异常,主要包括心室壁运动幅度、心内膜移动范围和心室壁增厚率的异常改变[1-2]。缺血性节段性室壁运动异常是冠心病在二维超声心动图上的特征性表现,包括:①室壁运动减低、消失、反常(矛盾)运动;②室壁收缩运动延迟、时间滞后;③心肌收缩时的变形及变形率减低;④室壁收缩期增厚率减低、消失、负值。心内膜运动<2mm 者为运动消失,2～4mm 为运动减弱,≥5mm 者为运动正常。根据室壁运动的情况将室壁运动分为 5 级,Ⅰ级运动正常,收缩期心内膜向内运动和室壁增厚率正常,收缩期增厚为 40%～50%;Ⅱ级运动减弱,室壁增厚率小于 30%;Ⅲ级运动消失,该节段无运动,壁增厚率小于 10%;Ⅳ级室壁反向运动,即心肌节段在收缩期向外移动;Ⅴ级室壁瘤,是指心室壁变薄的节段,收缩期和舒张期均向外膨出。运动正常计 1 分,运动减弱计 2 分,运动消失计 3 分,矛盾运动计 4分,室壁瘤计 5 分。室壁运动积分指数(WMSI)=各节段计分和÷计分节段数,所以正常整体室壁运动计分和以及指数分别是 16 和 1。室壁运动积分指数越高,心肌缺血和心肌梗死范围越广,程度越重。室壁运动积分指数大于 1.7,相当于灌注受损大于 20%[3-4]。心肌各节段都有相对应的冠状动脉供血区域[5]。

二、心肌梗死并发症的诊断

　　心肌梗死并发症在超声心动图方面均有特异的表现,并发症主要包括二尖瓣反流及乳头肌断裂、室间隔穿孔、游离壁破裂、室壁瘤、左心室附壁血栓等。

　　1. 缺血性二尖瓣反流及乳头肌断裂　心肌梗死后患者可以见到缺血性二尖瓣反流,前壁及下壁心肌梗死发病率接近,常为轻中度反流,但伴随短期及长期病死率增加。当心肌梗死导致乳头肌局部断裂时,可以看到 1 个或 2 个瓣叶脱垂。当乳头肌完全断裂时,二尖瓣反流为重度,二尖瓣及其部分乳头肌连枷样运动或完全脱垂至左心房。

　　2. 室间隔穿孔　室间隔穿孔是心肌梗死时发生于室间隔的心肌破裂,形成室间隔缺损。单个缺损最常见。超声心动图检查可见室间隔回声连续性中断,由左向右分流,伴随的急性右心室容量负荷过重可导致右心室扩张及功能障碍、室间隔矛盾运动及右心房高压与扩张。

　　3. 游离壁破裂　游离壁破裂大多发生于后外侧壁心肌梗死(左回旋支闭塞)及溶栓治疗不成功的患者,表现为心包积血(经常是心包内致密回声或血块)和心脏压塞,左心常受压。

　　4. 室壁瘤　室壁瘤是心肌梗死最常见的并发症,常累及心肌各层,绝大多数累及心尖。左心室室壁瘤可分为真性室壁瘤、假性室壁瘤以及功能性室壁瘤。超声心动图是检测室壁瘤的常规方法。假性室壁瘤是心脏破裂后心包包裹、粘连,形成与左心室血液交通的囊腔。假性室壁瘤的特征为狭窄的瘤颈,瘤颈与囊腔最大径比率<0.5,血液往返于囊腔与左心室腔之间,囊腔内见异常的血流旋转,经常可以看见心肌断裂。

　　5. 左心室附壁血栓　左心室附壁血栓常附着于有反向搏动的室壁瘤样扩张部位。大多数附壁血栓发生

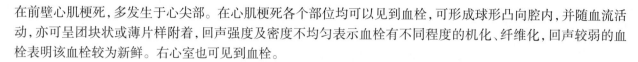

在前壁心肌梗死,多发生于心尖部。在心肌梗死各个部位均可以见到血栓,可形成球形凸向腔内,并随血流活动,亦可呈团块状或薄片样附着,回声强度及密度不均匀表示血栓有不同程度的机化、纤维化,回声较弱的血栓表明该血栓较为新鲜。右心室也可见到血栓。

三、超声心动图参数对心肌梗死预后的判断价值

超声心动图在冠状动脉疾病特别是心肌梗死的危险分层和预后评估方面有非常重要的价值。

1. 左心室容量和左室射血分数(LVEF) 多项大型临床研究已经证实[6-7],LVEF 是急性心肌梗死预后最重要的预测因子。虽然 LVEF 常被用来表示左心室功能,也有学者对心肌梗死后 LVEF 的预后意义提出过质疑。虽然 LVEF 减低是坏死心肌或持续缺血心肌收缩减低的结果,也可能是由于心肌梗死后,梗死扩展造成左心室扩大的结果,梗死后早期评价 LVEF 可能由于心肌顿抑的存在误导临床医师。曾有学者提出,左心室舒张末期容积或收缩末期容积对预后的预测意义可能更大。在一组 605 例患者的调查中,White 等[8]发现左心室收缩末期容积预测心肌梗死后 LVEF 低于 50% 或左心室收缩末期容积小于 100ml 患者的生存率优于LVEF。

2. WMSI WMSI 较 LVEF 对预后有较重要的意义。心肌梗死后患者可出现节段性室壁运动异常,但由于正常心肌的代偿性收缩加强,LVEF 可能是正常的,在这样的心肌梗死患者中,WMSI 能更好地反映心肌受损的情况[9]。WMSI 的预后意义已经被一些小规模临床试验所证实[9]。

3. 二尖瓣反流 心肌梗死后二尖瓣反流患者通常是无临床症状的。目前彩色多普勒超声心动图检查异常敏感,可以很容易地发现轻度的二尖瓣反流,并且可以对二尖瓣反流的情况进行分级。急性二尖瓣反流在心肌梗死患者中很常见,并且可以独立预测心血管死亡及全因死亡。

4. 舒张功能 心肌缺血常改变左心室舒张功能,心肌缺血最初常见的舒张异常为心肌松弛受损,出现松弛受损型血流频谱。由于舒张早期充盈减少,左心房收缩代偿增强以增加左心室晚期充盈显得尤为重要。短暂心肌缺血和冠心病患者可出现松弛受损型血流频谱,而在心肌梗死患者二尖瓣血流频谱取决于诸多因素的相互作用,如松弛受损、心室顺应性、左心房压力、负荷状态、心率、药物等,因此心肌梗死患者无固定一致的二尖瓣血流频谱特征。心肌梗死患者出现限制型血流频谱,是左心室扩张和心血管死亡的重要独立预测因子,提示心力衰竭发生率高和预后不良[10]。

5. 左心房容量及左心房容积指数 多普勒参数测量左心室舒张功能受到诸多因素的影响(最重要的是负荷的作用),在心肌梗死以后变化很大。而左心房容积则很少受到急性变化的影响,反映的是亚急性或慢性的舒张功能。左心房容积指数(left atrial volume index,LAVI)是经体表面积校正的衡量左心房大小的可靠参数,其计算公式为最大左心房容积÷体表面积,正常值<28ml/m²。左心房容积反映一段时间左心室充盈压的平均水平。

2003 年发表的一项关于急性心肌梗死的研究共入选了 314 例急性心肌梗死的患者,全部接受超声心动图检查,根据 LAVI 分成两组,分别为≤32ml/m² 组和>32ml/m² 组,观察终点为全因死亡。在平均 15 个月的随访中,46 例患者死亡,占全部入选人群的 15%。结果显示,LAVI 是临床表现、左心室收缩功能、左心室舒张功能之外的强有力的、独立的死亡预测因子[11]。左心房容积对心肌梗死后患者临床预后的重要性也被 Beinart 等[12]的研究所证实,在 395 例急性心肌梗死患者中,入院后 48 小时行超声心动图检查,LAVI 是 5 年死亡率的独立预测因子,LAVI>32ml/m² 的患者比 LAVI≤32ml/m² 的患者死亡率明显增高(34.0% *vs.* 14.2%)。

6. 右心室功能 左心室功能异常的程度与心肌梗死后患者的预后不良相关,而右心室功能异常的意义目前还不是很清楚。对于心肌梗死后右心室功能异常的确切意义,还需进一步研究。

7. 应变及应变率 近年来,很多学者进行了应变和应变率等参数对心肌梗死预后意义的研究。应变和应变率参数可通过组织多普勒超声或斑点追踪成像获得。这项技术可以区分心肌收缩是主动收缩还是被动收缩,并且不依赖于超声角度的变化。心肌梗死后心肌壁缺血坏死的程度与心肌功能的恢复紧密相关,并且具有重要的预后意义,既往常通过复杂的显像例如延迟增强磁共振成像来判断心肌壁缺血坏死的情况。目前研究发现,超声心动图应变成像可以很准确地显示心肌梗死患者心肌壁缺血、坏死的程度,是临床危险分层的重要工具[1-4]。传统的反映预后的指标通常与存活率直接相关,而应变和应变率常与临床结局的替代指标相关,研究发现应变值可独立预测死亡和心力衰竭的风险,斑点追踪方法测得的应变和应变率均独立预测死亡,并且应变率对于急性心肌梗死患者在 LVEF 的基础上提供进一步的预后信息。

8. 左心室收缩不同步性　心肌梗死后左心室容量增加,射血分数降低,也就是左心室重构是预后不良的重要因素。因此,早期识别心肌梗死后可能发生左心室重构的患者对于危险分层和优化治疗都有重要意义。

Mollema 等[13] 研究了 124 例急性心肌梗死行 PCI 的患者,在介入治疗的 48 小时内,采用二维超声心动图和 TDI 评价左心室收缩的不同步性。研究者发现,基线时左心室收缩不同步(≥65 毫秒)与随访 6 个月时左心室扩张强相关(相关系数 r =0.73)。同时,该研究者在以后的研究中发现,应用斑点追踪径向应变分析显示的左心室收缩不同步性,是急性心肌梗死后左心室重构(左心室收缩末期容积增加 ≥15%)的早期预测因子。多因素分析显示,左心室收缩不同步性是左心室重构的独立预测因素,但心肌梗死后早期评估左心室收缩不同步性对预后的意义还需进一步的大规模临床研究。

四、负荷超声心动图评估存活心肌

负荷超声心动图检查对于冠心病患者具有重要的诊断和预后意义。负荷超声心动图常用负荷方法包括运动负荷和药物负荷。负荷超声心动图的综合敏感性、特异性及预测值＞80%[1-4]。其中,多巴酚丁胺负荷超声心动图是公认的检测存活心肌的方法之一。对比观察负荷超声心动图静息状态和负荷状态的室壁反应类型,可以推测相应的临床状况:①无冠心病或可能性很小;②心肌缺血;③心肌梗死,无存活心肌;④冬眠心肌、顿抑心肌等。

五、对比超声心动图

对比超声心动图最初用于检查心内分流情况。随着超声技术的进步,目前静脉使用的对比剂与超声心动图相结合在临床工作中使用越来越广泛,对冠心病心肌缺血和心肌梗死的诊断和预后都有重要意义。对比超声心动图提高了冠心病的诊断敏感性,荟萃分析显示,与冠状动脉造影诊断冠心病相比,对比超声心动图诊断冠心病的敏感度可达 83%(95% CI 78% ~ 88%),特异度为 80%(95% CI 73% ~ 87%),对比超声心动图诊断冠心病的敏感性高于心肌核素 SPECT[14]。对比超声心动图明显增强心内膜边界的清晰程度,更有利于对整体和局部左心室收缩功能的评价,有利于清楚显示左心室血栓;同时,对比超声心动图可以评价心肌灌注以及微循环的情况(心肌活性),提供关于心肌活性的有价值信息,对于临床预后的判断有重要价值。

六、冠状动脉血流储备

彩色多普勒技术的进步使得评价冠状动脉血流 [冠状动脉血流储备(coronary flow reserve,CFR)] 成为可能,特别是针对左前降支的血流评价。CFR 定义为最大充血状态下舒张期血流速度(腺苷注射后)与静息状态下舒张期血流速度的比值。无创性评价 CFR 对稳定性冠心病和急性心肌梗死的患者均提供了重要的诊断和预后信息。

七、三维超声心动图

三维超声心动图在临床工作中的应用越来越广泛,特别是在左心室容量和射血分数的评价中。对于节段性室壁运动异常的患者,左心室形状不规则,3D 超声心动图可以提供准确的左心室容量和 LVEF 的信息。实时 3D 超声心动图不仅能显示整个心室的立体形状和运动,而且可准确计算出某一节段室壁的局部心搏量及EF。研究表明,实时 3D 超声心动图左心室容积,时间曲线参数能全面反映心肌缺血时整体和局部心室容积、室壁运动及心室功能的动态变化,为心肌缺血的诊断与治疗提供更完整、可靠的定量信息[15-16]。

超声心动图在冠心病心肌缺血和心肌梗死的诊断治疗中,具有独特的优势和重要价值。随着超声新技术的不断出现并逐步应用到临床,超声心动图能更加精确地测量心脏的结构和功能,对局部心肌灌注情况、冠状动脉血流、心腔内压力和血流动力学等参数以及预后等的评价都有越来越重要的作用,是临床不可或缺的工具。

（齐　欣）

参 考 文 献

［1］齐欣. 超声心动图检查在冠状动脉疾病中的应用（一）[J]. 中国心血管杂志，2015，20（6）：420-423.

［2］齐欣. 超声心动图检查在冠状动脉疾病中的应用（二）[J]. 中国心血管杂志，2016，21（1）：18-21.

［3］齐欣. 心肌梗死的超声心动图诊断 [J]. 临床心电学杂志，2011，20（3）：179-181.

［4］孙静平. 心脏超声心动图在临床诊断中的作用 [J]. 中华心脏与心律电子杂志，2014，2（1）：54-56.

［5］LANG R M, BADANO L P, MOR-AVI V, et al. Recommendations for cardiac chamber quantification by echocardiography in adults：an update from the American Society of Echocardiography and the European Association of Cardiovascular Imaging[J]. J Am Soc Echocardiogr, 2015, 28（1）: 1-39.

［6］BURNS R J, GIBBONS R J, YI Q, et al. The relationships of left ventricular ejection fraction, end-systolic volume index and infarct size to six-month mortality after hospital discharge following myocardial infarction treated by thrombolysis[J]. J Am Coll Cardiol, 2002, 39（1）: 30-36.

［7］MOLLEMA S A, NUCIFORA G, BAX J J. Prognostic value of echocardiography after acute myocardial infarction[J]. Heart, 2009, 95（21）: 1732-1745.

［8］WHITE H D, NORRIS R M, BROWN M A, et al. Left ventricular end-systolic volume as the major determinant of survival after recovery from myocardial infarction[J]. Circulation, 1987, 76（1）: 44-51.

［9］FEIGENBAUM H. Role of echocardiography in acute myocardialinfarction[J]. Am J Cardiol, 1990, 66（18）: 17H-22H.

［10］MOLLER J E, WHALLEY G A, DINI F L, et al. Independent prognostic importance of a restrictive left ventricular filling pattern after myocardial infarction：an individual patient meta-analysis：Meta-Analysis Research Group in Echocardiography acute myocardial infarction[J]. Circulation, 2008, 117（20）: 2591-2598.

［11］MOLLER J E, HILLIS G S, OH J K, et al. Left atrial volume：a powerful predictor of survival after acute myocardial infarction[J]. Circulation, 2003, 107（17）: 2207-2212.

［12］BEINART R, BOYKO V, SCHWAMMENTHAL E, et al. Long-term prognostic significance of left atrial volume in acute myocardial infarction[J]. J Am Coll Cardiol, 2004, 44（2）: 327-334.

［13］MOLLEMA S A, LIEM S S, SUFFOLETTO M S, et al. Left ventricular dyssynchrony acutely after myocardial infarction predicts left ventricular remodeling[J]. J Am Coll Cardiol, 2007, 50（16）: 1532-1540.

［14］PATHAN F, MARWICK T H. Myocardial perfusion imaging using contrast echocardiography[J]. Progr Cardiovas Dis, 2015, 57（3）: 632-643.

［15］MORBACH C, LIN B A, SUGENG L. Clinical application of three-dimensional echocardiography[J]. Prog Cardiovasc Dis, 2014, 57（1）: 19-31.

［16］COLLINS M, HSIEH A, OHAZAMA C J, et al. Assessment of regional wall motion abnormalities with real-time 3-dimens ionalehocardiography[J]. J Am Soc Echocardiogr, 1999, 12（1）: 7-14.

第5章 心肌显像

心血管系统核医学检查是心血管疾病诊断与研究的重要手段之一，也是核医学的重要分支。其以无创、简便、灵敏、安全为特点，为冠心病（coronary artery disease，CHD）的诊断、心肌活性的判断、心脏功能的评价提供了重要的信息，并在冠心病危险度分层、预后判断和疗效评估等方面具有重要的临床意义和应用价值[1]。

放射性核素心肌显像是利用能被心肌细胞摄取，并且反映心肌细胞不同状态（血流、活性、功能等）的显像剂进行的显像。主要包括心肌灌注显像（myocardial perfusion imaging，MPI）和心肌代谢显像（myocardial metabolism imaging）。

第1节　心肌灌注显像

心肌灌注显像通过核素显像技术与定量分析方法，可以较为直观地显示心肌血供异常的部位、范围和程度，能够准确评价冠心病引起的心肌血流灌注、心肌细胞功能及心室功能异常等病理生理改变，成为临床上早期诊断冠心病不可缺少的无创性技术。

正常或有功能的心肌细胞具有摄取正一价阳离子放射性药物的特性，并且心肌细胞对放射性药物的摄取量与该区域冠状动脉血流量成正比，因此通过放射性药物在心肌内的分布情况，可以得到心肌血供的信息，故称为心肌灌注显像（MPI）。当冠状动脉狭窄、闭塞造成局部心肌缺血、损伤或坏死时，病变区摄取显像剂的量减少，影像上相应部位会出现局灶性放射性分布稀疏或缺损，据此可判断心肌缺血的部位、程度、范围，从而达到诊断缺血性心脏病、评价疗效和预后评估的目的。

目前临床多采用SPECT心肌灌注显像，这是单光子显像方法，显像设备包括单光子发射型断层显像仪（single photon emission computed tomography，SPECT）和SPECT/CT，国内使用最多的显像剂是^{99m}Tc-MIBI（^{99m}Tc-sestamibi），其他还有^{99m}Tc-tetrofosmin和^{99m}Tc-teboroxime等。正电子心肌灌注显像是利用正电子放射性药物（^{13}NH$_3$、^{82}Rb和^{15}O-H$_2$O等）和正电子发射型断层显像仪（positron emission tomography，PET）或PET/CT进行显像，由于设备和放射性药物的限制，临床应用尚不普遍。

SPECT心肌灌注显像分为静息心肌灌注显像、负荷心肌灌注显像、门控心肌灌注显像。利用负荷试验（运动或药物）心肌灌注显像可以明显提高缺血心肌的检出率；门控心肌显像可得到心脏收缩功能参数、观察室壁运动，能够同时评价心肌血流灌注及心脏功能方面的信息；利用SPECT/CT设备，可以同时进行CT冠状动脉造影和心肌显像，获得冠状动脉管腔和心肌血流分布两个方面的信息。这些方法从不同角度提高了冠心病诊断的灵敏度和特异性，对于评估病情的发展及预后，具有重要的临床价值。

SPECT心肌断层显像采集的信息经图像重建处理，获得短轴、水平长轴和垂直长轴三个方向的心肌断层影像。负荷心肌显像多同时结合静息心肌显像的图像进行分析，两种显像的三种断层影像逐层对应显示（图2-5-1A）。极坐标靶心图（简称靶心图）是经过软件处理的心肌血流定量参数图（图2-5-1B）。门控心肌显像的处理参数包括左室射血分数、心室容积曲线、室壁运动电影等。

一、负荷和静息SPECT心肌灌注显像

1. **可逆性放射性缺损**　负荷显像出现放射性稀疏或缺损区，静态显像该放射性稀疏或缺损区消失或出现放射性充填，此为典型心肌缺血的影像表现，也是诊断局部心肌缺血的重要依据。心肌显像是观察心肌血流

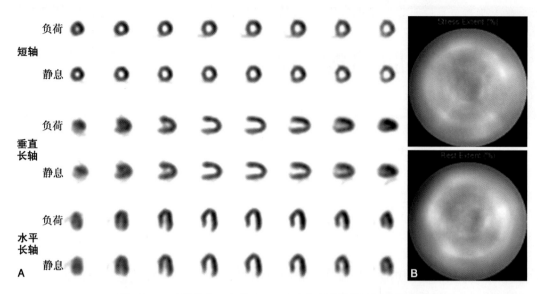

图 2-5-1　正常静息 + 负荷 SPECT 心肌断层显像图和靶心图

动力学改变最有效的影像学方法,放射性分布减低的程度与心肌缺血程度成正比,通过心肌显像这种无创性的方法可以准确评价冠状动脉病变引起的血流动力学改变的真实情况。

2. 不可逆性放射性缺损　负荷显像出现放射性稀疏或缺损,延迟或静息显像时无改变,亦称为固定性缺损。常见于心肌梗死、心肌瘢痕和冬眠心肌。

3. 部分可逆性放射性缺损　负荷显像时出现的放射性稀疏或缺损,在延迟或静息显像时有部分放射性填充,即可逆性缺损和固定缺损同时存在。这反映的是缺血心肌、梗死心肌以及冬眠心肌共存的情况。

4. 反向再分布　负荷显像时放射性分布正常,静息显像时出现放射线分布稀疏或缺损;或者负荷显像时出现放射性稀疏缺损区,静息或延迟显像时原放射性稀疏缺损区更为严重。反向再分布的临床情况比较复杂,机制尚不十分清楚,可见于正常人,也可见于严重的冠状动脉狭窄、稳定性冠心病、X 综合征或因急性心肌梗死而接受溶栓或经皮冠状动脉成形术(percutaneous transluminal coronary angioplasty, PTCA)治疗的患者。

二、临床应用

核素心肌灌注显像(myocardial perfusion imaging, MPI)在冠心病诊断、危险度分层、疗效评价、预后评估以及临床治疗决策中具有重要的指导作用。

(一)冠心病心肌缺血的诊断

MPI 的独特之处是以功能显像为主,而不只是简单的解剖形态显像,它能客观、准确地评价冠状动脉病变引起的心肌血流、心肌细胞功能与心室功能异常等等病理生理变化。因此,MPI 在冠心病诊断中应用最为广泛。近年研究结果显示,心肌灌注异常是冠心病心肌缺血的第一个临床表现[2]。

MPI 是一种无创、安全、有效的检查,灵敏度和特异性较高,是可以被推荐的、能有效应用于心肌缺血和心肌梗死诊断及疗效观察的方法。荟萃分析显示,与冠状动脉造影(coronary angiography, CAG)相比,MPI 诊断冠心病的敏感性和特异性分别为 87% 和 73%[3]。Ogino 等[4]通过与 CAG 相比较的方法,探讨 SPECT 对冠心病诊断的准确性。结果显示,SPECT 对冠心病诊断敏感性为 85%,特异性为 83%,阳性预测率为 66%,阴性预测率为 94%,确定冠状动脉狭窄的准确性为 84%。美国国家心血管数据库关于经皮冠状动脉介入治疗(percutaneous coronary intervention, PCI)的报道表明,有 52% 择期行 PCI 的患者在手术前行 MPI 检查[5]。Koh 等[6]在临床研究中,2 560 例患者行 CAG 后再行 MPI 检查,结果表明其诊断冠心病的灵敏度为 91%,特异性为 87%。对于以急性胸痛就诊的患者,进行静息 MPI 检查具有很重要的价值[7]。静息 MPI 正常者可以除外急性心肌梗死和不稳定型心绞痛,异常者则有做进一步诊断和治疗的价值,必要时再行负荷 MPI 来判定有无心肌缺血或明显的冠状动脉狭窄。王荣福等[8]对国内 6 家医院 500 例患者进行了回顾性研究，诊断心肌缺血及心肌梗死的灵敏度为 65.1%，特异性为 81.3%，准确性为 73.2%，阳性预测值为 77.5%，阴性预测值为 70.1%。MPI 的诊断效率受冠状动脉狭窄的支数、狭窄的部位和程度、运动负荷的程度及局部室壁运动异常等因素的影响。应用 PET 心肌灌注显像诊断冠心病的灵敏度与 SPECT 相近，但特异性优于 SPECT 心肌灌注显像。

（二）冠心病危险度分层及治疗决策

MPI 对已确诊为冠心病的患者进一步评估不良心脏事件（包括心脏病致死、非致死性急性心肌梗死）的发生率是非常有效的。根据 MPI 的表现，将冠心病患者可准确区分为低危组、中危组和高危组（心脏事件年发生率分别为 <1%、1%~3% 和 >3%），对确定治疗方案和预后评估具有重要的临床价值，并可据此来判断处理措施是否有效，冠状动脉血管重建治疗是否获益。

临床资料证实，MPI 正常的患者心脏事件年发生率 <1%，患者一般不必进行侵入性检查；轻度可逆性灌注缺损患者，心脏事件年发生率为 1%~3%，临床上以控制危险因素及药物治疗为主，若患者无特殊职业需要或者主观意愿，一般不需进一步做冠状动脉造影及其血运重建术。对于高危患者，MPI 示重度缺血患者发生心脏事件的风险远高于正常患者，心脏事件年发生率 >3%[9]，此类患者无论目前症状如何，均应考虑侵入性检查和再血管化治疗，重新开通狭窄或闭塞的冠状动脉，恢复冠状动脉血流，缓解心肌缺血，从而缩减受损心肌的范围，挽救濒临死亡的心肌细胞，恢复心肌细胞生理功能，增加心肌细胞存活数量，进一步改善患者的心脏功能，从而对于提高患者生活质量、改善患者预后及降低死亡率有着重要的意义。研究表明，对心肌血供受损面积超过心肌总量的 50% 时，采用血运重建术后，能够增强左心室功能并提高生存率，比药物治疗具有更好预后效果[10]。

通常认为，高危状态的冠心病患者，MPI 影像具有如下特征：①在 2 支以上冠状动脉供血区出现多发性可逆性缺损或出现较大范围的固定缺损（左心室缺损 >20%）；②门控 SPECT 显像中测定的 LVEF 值 <40%；③运动负荷后肌显像剂肺摄取增加；④负荷试验心肌显像见暂时性或持续性左心室扩张；⑤左主干冠状动脉分布区的可逆性灌注缺损。

MPI 负荷试验后灌注总积分参数是最重要的心脏事件预测因子，缺血总量是非致死性心肌梗死及不稳定型心绞痛的最重要预测因素，缺血量增加，其危险度亦增加[11]。Paul 等[12] 对美国 5 183 例冠心病患者进行研究，结果表明，负荷 MPI 异常是非致死性心肌梗死与心源性死亡的有力预测因素。但最近的综述文章分析表明，MPI 对于无症状且尚无确诊冠心病依据的个体进行危险分层的意义仍存在争议，同时也不推荐 MPI 应用于具有低度和中度心血管疾病风险的无症状患者群体。而 MPI 对糖尿病、周围血管病、慢性肾脏病或冠心病手术前的患者均能够进行高危个体识别，并能提供可改善预后的有价值的信息[13]。

有学者用 SPECT 对疑似急性冠脉综合征非特异性胸痛住院患者进行检查，结果发现，SPECT 对疑似急性冠脉综合征非特异性胸痛住院患者进行危险分层，SPECT 显示疑似急性冠脉综合征非特异性胸痛住院患者存在心肌灌注异常者预后差[14]。

（三）冠心病预测

负荷 MPI 有助于冠心病概率的预测。在冠心病概率较低（<3%）的人群（如年轻无症状者），显像阳性的预测价值仅为 36%；但在冠心病概率较高（如 90%）的人群（如有典型心绞痛症状，年龄为 50~60 岁的男性患者），则显像阳性的预测价值可达 99%。对冠状动脉疾病的发生率在 40%~70% 的群体，负荷 MPI 的鉴别价值最佳，这类群体包括非典型胸痛、有主要危险因素但无症状或运动心电图阳性但无症状的患者。

（四）冠心病疗效评价

MPI 能准确、灵敏地反映心肌血供情况，还可进行相对定量分析以及负荷试验，且具有无创性，是评价冠心病疗效的有效方法之一。目前已较广泛地应用于评价经皮冠状动脉介入治疗（PCI）、冠状动脉旁路移植术（coronary artery bypass graft，CABG）、经皮冠状动脉腔内成形术（percutaneous transluminal coronary angioplasty，PTCA）、体外反搏（external couterpulsation）治疗、激光心肌打孔治疗及药物治疗前后心肌血流量的变化。尤其在血运重建（revascularization）治疗（CABG、PTCA）中具有重要的作用：①协助病例的选择，术前 MPI 表现为可逆性缺损的病变区，术后 90% 恢复正常，而不可逆性缺损的病变中仅有部分改善；出现 2 个以上的心肌节段病变，提示更适合于血管开通治疗。②监测 CABG 患者有无围手术期心肌梗死。③确定治疗后冠状动脉狭窄解除与否，有无残存心肌缺血，是否需要再次手术治疗。④病变冠状动脉有无再狭窄。30%~50% 患者在 6 个月后可能出现再狭窄，患者的症状和体征并不是判断发生再狭窄的可靠指标，最可靠的诊断方法是冠状动脉造影,但此法属于侵入性创伤性检查,而且不能评估冠状动脉再狭窄尤其是单支病变对心肌细胞所造成的生理病理改变。MPI 具有很高的诊断再狭窄的准确性,PTCA 后择期进行 MPI 检查,如出现可逆性灌注缺损,则高度提示再狭窄。

仅 2009 年,美国就有>50 万例 PCI 患者,其中 70% 涉及冠状动脉支架的安装,另有 40 万例 CABG 患者[15]。考虑到 MPI 对临床决策的重要影响、潜在的负荷危险和不合理使用的可能性,一些学者和已发表的适用标准对经血运重建术后无症状(低风险)的患者例行 MPI 复查仍保持谨慎态度。但鉴于无痛性缺血的不良预后影响,更多学者认为所有经历血运重建手术的患者都应考虑进行负荷 MPI。另外,负荷 MPI 不仅为临床决策提供指导,还能够决定后续复查的时间点。将负荷心电图同代谢显像相结合,是一种有效的检测心肌缺血的方法[16-17]。

MPI 可以准确评估病变血管再通后存活心肌血液灌注的改善程度,是临床观察疗效、评价预后的可靠指标,在 PCI 疗效的评价上有一定的优势[18]。MPI 在判断 PCI 前、后出现的心肌缺血改变,能在准确了解患者 CAG 及支架植入术的过程和结果的同时,对比 PCI 前、后 MPI 结果,及时评价支架植入的疗效[19]。Safley 等[20]对 301 例慢性闭塞病变患者的 PCI 术前和术后(12±3)个月采用 MPI 进行疗效评估,术前平均缺血负荷基线为(13.1±11.9)%,术后心肌灌注改善显著,心肌平均缺血负荷基线降低到(6.9±6.5)%,术前术后比较,差异有统计学意义($P<0.001$),共有 53.5% 的患者符合 PCI 术后改善的标准。MPI 作为一种非侵入性 PCI 术后辅助检查,正逐渐被人们所接受。

CABG 可有效改善心肌血流灌注和心室功能,在 CABG 术前,MPI 检测冠状动脉狭窄,区分缺血但存活的心肌和瘢痕(死亡)组织,选择可受益于冠状动脉血运重建的患者,以及心室功能的评价;在 CABG 术后,MPI 可随访左心室心肌血流灌注、功能和代谢的恢复,发现顿抑心肌和判断术后病变冠状动脉供血区的恢复情况。

(五)冠心病预后分析

1. 心脏事件的预后分析　心肌显像能够获得心肌灌注缺损的节段数或范围(即缺损得分)和可逆性灌注缺损的程度,为临床医师提供更多信息以进行远期预后评价。负荷 MPI 正常的患者年死亡率和非致死性心肌梗死的概率<1%,同正常人群相近[21]。Dorbala 等[22]对来自 4 个不同的治疗中心、接受过静息/负荷 MPI 的 7 061 例有临床指征的患者进行 2 年随访研究,结果表明,心肌异常每增加 10%,轻度、中度和重度负荷 MPI 异常患者心源性死亡的概率分别增高 2.3%、4.2% 和 4.9%。另外,其采用的包含年龄、性别、体重和患病历史等临床信息的增量风险评估模型同传统的风险评估模型相比,能够对心源性死亡和全因死亡提供更加有力的风险评估。

2. PCI 术后支架内再狭窄的预后判断　PCI 是目前冠心病治疗的一种有效方法,但术后有较高的再狭窄率。相对而言,MPI 并不预测哪些患者存在发生再狭窄的风险,而是鉴定已经发生再狭窄类型及程度。此外,研究表明对大多数患者,PCI 术后 6 个月被认为是最佳的 MPI 检测时间点[18]。Zhang 等[23]对 66 名 PCI 术后患者的再狭窄采用负荷 MPI 进行评估,结果表明,MPI 的诊断灵敏度、特异性、准确率、阳性预测值和阴性预测值分别为 85%、89%、86%、92% 和 80%。

第2节　心肌代谢显像

随着正电子显像设备 PET、PET/CT 的临床应用,以及正电子放射性核素及其标记化合物的发展,心肌代谢显像可从细胞、分子的水平对心血管疾病的病理生理过程进行评价,并应用半定量或定量的方法对冠心病缺血、存活心肌以及治疗前后心肌灌注、代谢的变化等情况进行研究评价。

过去在心肌梗死后,心电图出现相应导联的 Q 波,超声心动图显示室壁节段无运动,即认为心肌已坏死,功能不可能恢复。但随着临床研究的不断深入,发现其病理生理改变其实是心肌的葡萄糖代谢发生了一系列变化,于是就有了"冬眠心肌"和"顿抑心肌"的概念:①短暂的(几分钟)一过性缺血能够引起心肌葡萄糖代谢的增强,一般无细胞结构的损害,发生室壁运动异常的概率也较低。②缺血持续时间较长(大于十几分钟)或反复多次的心肌缺血,则在引起心肌葡萄糖代谢增强的同时,还会有室壁运动的异常。但这种异常一般是可逆的,在一段时间后自行恢复。缺血时间越长,心功能恢复所需时间越长。③当缺血时间进一步延长甚至转为慢性持续性缺血时,血流灌注减低,葡萄糖代谢增强,以及室壁运动减低。心肌细胞通过代偿性调节,降低其氧耗量及代谢功能,使心肌细胞保持存活状态,但会部分或全部丧失心肌收缩功能。当血运重建后,可部分或全部恢复,这种心肌被称为"冬眠心肌";冠状动脉血流恢复之后,缺血心肌(包括冬眠心肌)血流再灌注,功能受损尚未恢复正常,处于逐渐好转过程中,这个阶段的心肌称为"顿抑心肌"。④当缺血程度进一步加重或时间更长时,心肌最终会发生永久性的不可逆损伤,即心肌坏死。

由此可见,葡萄糖代谢的改变贯穿了冠心病病理演变的全过程,是心肌活力的重要标志。顿抑心肌和冬眠心肌统称为存活心肌,其基本特点就是心肌细胞存在代谢活性,但功能受损。在近年的一项研究中显示,对冬眠心肌的猪模型进行了 PET 心肌血流灌注和心肌代谢显像,PET 心肌显像中一些特征性改变,包括心肌灌注与代谢不匹配的现象,符合生理学与病理学的改变。

葡萄糖和脂肪酸是心肌重要的能量来源之一。在不同生理情况下,心肌细胞会选择不同代谢产物以满足能量需要。正常生理状况下,心肌细胞维持心脏收缩和稳定离子通道所需的能量主要从脂肪酸氧化获得,游离脂肪酸供应心脏所需能量的 2/3,而葡萄糖仅约 1/3,尤其当空腹、血糖浓度较低时,心肌的能量几乎全部来源于脂肪酸氧化,因此脂肪酸代谢显像清晰。但在碳水化合物饮食或葡萄糖负荷后,心肌细胞转以葡萄糖作为能量的主要来源,这种条件下心肌葡萄糖代谢显像清晰。当心肌缺血、氧供应低下时,局部心肌细胞脂肪酸氧化代谢受抑制,主要以葡萄糖的无氧糖酵解产生能量。

^{11}C、^{13}N、^{18}F 标记的心肌天然代谢底物,在进入人体后,它们像体内未做标记的天然代谢底物一样,被心肌细胞摄取或代谢。^{18}F 标记的脱氧葡萄糖(^{18}F-fluorodeoxyglucose,^{18}F-FDG)是葡萄糖的类似物,进入心肌细胞的最初过程与葡萄糖相似,但当 ^{18}F-FDG 被代谢为 6- 磷酸脱氧葡萄糖(6-P-FDG)后,由于不能被进一步氧化分解而滞留在心肌细胞内。因此,心肌细胞对 ^{18}F-FDG 的摄取能够反映心肌对葡萄糖的摄取情况。葡萄糖负荷 ^{18}F-FDG 心肌代谢影像的正常所见与心肌血流灌注显像的放射性分布影像相似,但单纯根据心肌葡萄糖代谢显像,难以区分正常、缺血或梗死心肌。通常将心肌灌注显像与葡萄糖代谢显像结合分析,根据血流与代谢显像是否匹配来判断心肌活性。心肌缺血病灶中,脂肪酸代谢的绝对减少和葡萄糖代谢的相对增加与坏死心肌无脂肪酸或无葡萄糖代谢的特征,是心肌代谢显像鉴别心肌是否存活的理论依据。

灌注和代谢是反映心肌状态的两个重要方面,放射性核素心肌灌注显像和代谢显像相结合是目前公认的评价心肌存活的"金标准",^{18}F-FDG 心肌代谢显像目前最主要的临床应用仍是对冠心病患者进行存活心肌的评价。当心肌血流灌注缺损区,在糖负荷 ^{18}F-FDG 代谢显像中出现放射性分布时,提示心肌细胞存活,而无 ^{18}F-FDG 摄取则提示心肌坏死。一般情况下,血流 - 代谢显像异常图像有两种类型:①灌注 - 代谢不匹配(perfusion-metabolize mismatch):即心肌灌注显像出现稀疏缺损区,葡萄糖代谢显像示上述部位 ^{18}F-FDG 摄取正常或相对增加(图 2-5-2)。这是局部心肌细胞缺血但仍然存活的有力证据,是诊断冬眠心肌的标准。②灌

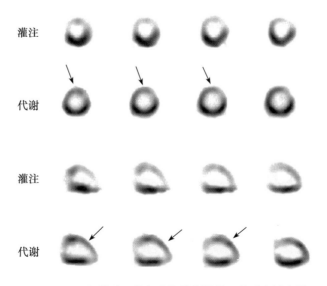

图 2-5-2　心肌灌注显像与心肌代谢显像示前壁存活心肌

注 - 代谢匹配（perfusion-metabolize match）：即心肌灌注显像出现稀疏、缺损区，葡萄糖代谢显像示上述部位 ^{18}F-FDG 摄取呈一致性稀疏或缺损。此为局部心肌无存活或为瘢痕组织的标志。

一、存活心肌的判定

对于存活心肌的定义，不同的影像学方法定义并不统一。从临床角度出发，存活心肌是指通过接受血管重建治疗之后，功能能够改善的心肌。临床上评价存活心肌的方法有多种，主要包括 ^{18}F-FDG 心肌代谢显像、心肌灌注显像、多巴酚丁胺介入超声心动图和延迟增强磁共振成像。其中，[18]F-FDG 心肌代谢显像是评价存活心肌的"金标准"[24]。总体上，核素心肌显像（[18]F-FDG 心肌代谢显像 + 心肌灌注显像）诊断冬眠心肌的灵敏度高于其他方法。PET 心肌代谢显像检测心肌存活已有 40 多年的研究基础和临床经验，1986 年加州大学洛杉矶分校最早发表了关于使用 ^{18}F-FDG 显像评估人体心肌存活的报道[25]。国外最新研究报道，冬眠心肌伴左室功能障碍者再血管化治疗后疗效显著，生存期明显延长[26]。[18]F-FDG PET 心肌代谢显像作为一种可靠的方法来检测心肌存活已被美国心脏协会（American Heart Association）作为指南，来预测部分患者左心室功能改善及心力衰竭后血管再生情况[27]。美国心脏协会指南推荐，Ⅱa 级患者优先进行心肌代谢显像。2010 年出版的欧洲指南也推荐，冠心病患者及严重左心室功能障碍者行核素心肌代谢显像。心肌代谢显像在冠心病患者的临床诊断和治疗中准确反映了冠状动脉各支血流灌注和心肌细胞的存活情况，对临床治疗方案的选择、疗效评价及预后评估具有重要的指导意义。

1. 疗效预测　对于心肌梗死患者，术前准确预测心肌血流灌注减低区及室壁活动消失区心肌是否存活，是再通术后局部心室功能能否恢复的重要依据。已有资料表明，[18]F-FDG PET 心肌显像检测心肌存活的阳性与阴性预测值达 80%～90%，以代谢 / 血流不匹配为特征对冠状动脉血运重建术后收缩功能改善的阳性预测值为 78%～85%，阴性预测值达 78%～92%。尤其是心肌灌注显像呈缺血改变，葡萄糖代谢显像有摄取的冬眠心肌节段，冠状动脉血运重建治疗的效果最佳，局部室壁运动异常的心肌节段射血分数可迅速得到恢复；而葡萄糖摄取减低的心肌节段，术后心室功能改善则不明显。另外，在顿抑心肌占优势的情况下，[11]C- 乙酸心肌氧代谢显像区别急性心肌梗死存活与非存活心肌，比 ^{18}F-FDG 葡萄糖代谢显像可能更为准确。

（1）预测血管重建治疗后左心室局部和整体功能的改善：严重的冠心病患者常伴左心室功能的受损，表现为局部和整体射血分数的降低。血管重建治疗能够改善部分患者的心室功能。研究表明，只有心肌存活的阶段其功能才是可恢复的，而对于无明显存活心肌的阶段，即使接受了血管重建，其功能也是不可逆的。从左心室整体上，只有具备一定数量的存活心肌（存活心肌占到左心室的 20% 以上），其功能才能在血管重建治疗后发生明显改善（LVEF 值较术前提高 5% 以上）。

（2）预测血管重建治疗后患者临床症状和生活质量的改善提高：对于接受血管重建治疗的患者，心功能的改善和死亡率的降低是最重要的临床评价指标。与此同时，患者心绞痛相关症状的改善、运动耐力的增强和生活质量的提高也是重要的评价内容。相关研究表明，存活心肌的数量与上述指标的改善均具有密切关系。

2. 预后判断　[18]F-FDG 代谢显像对冠心病左心室功能障碍患者的预后估计亦有重要价值。研究发现，代谢 / 血流显像不匹配的患者接受血运重建手术治疗后，心脏事件发生率明显低于药物治疗患者，而代谢 / 血流匹配的患者两种治疗方法心脏事件的发生率无明显差异，提示有存活心肌的患者，手术治疗的效果优于药物治疗。最新一项荟萃分析表明，对于有明显存活心肌的患者，其接受血管重建治疗后的年平均死亡率显著低于接受药物治疗的患者（3.7% vs. 11.7%）；而对于无明显存活心肌的患者，接受血管重建治疗后和药物治疗的年平均死亡率相似（8.5% vs. 10.6%）。也就是说，虽然血管重建治疗从整体上降低了冠心病的死亡率，但是只有明显存活心肌的患者才能最大限度地从中受益。另外，对于 LVEF 严重减低的患者，其冠状动脉旁路移植术围手术期死亡率显著升高。因此，对这些患者进行有效的危险分层，选择真正能得益于手术的患者有重要的意义。临床研究表明，具有明显存活心肌的患者，其术后 LVEF 和生存率能得到显著改善。

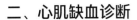

二、心肌缺血诊断

MPI 是临床上最常用的诊断心肌缺血的方法。如前所述，心肌缺血时都伴有葡萄糖代谢的增强，因此也有学者尝试用 ^{18}F-FDG 显像诊断心肌缺血。由于进食后正常心肌和缺血心肌都能摄取 ^{18}F-FDG，心肌缺血的诊断应在空腹状态下进行。和心肌灌注显像诊断心肌缺血类似，也要用运动试验诱发心肌缺血，并结合心肌灌注显像进行结果的判断。

心肌葡萄糖代谢的评价： 在非缺血性心脏病的患者，如扩张型心肌病、肥厚型心肌病和高血压心脏病等，心肌的代谢也会发生改变。利用 ^{18}F-FDG 心肌显像可以对这些患者的葡萄糖代谢状况进行评价。例如，对于肥厚型心肌病患者，其病变心肌组织的细胞发生从基因型到表型的一系列变化，心肌细胞纤维增生肥大、代谢活跃，由于生长迅速而供血供氧相对或绝对不足。因此，这部分心肌的脂肪酸代谢减低而葡萄糖代谢增强，^{18}F-FDG 心肌显像表现为局部心肌组织 ^{18}F-FDG 摄取异常增强。另外，不同类型肥厚型心肌病和心肌病的不同时期，其心肌灌注、脂肪酸代谢和葡萄糖代谢的表现形式可有多种组合，多种核素显像方法相结合可对此进行综合评价。还有研究表明，^{18}F-FDG 心肌显像可以对非缺血性心脏病的患者进行治疗评价。例如，对于肺动脉高压患者，由于压力和容积负荷持续增加，其右心室的葡萄糖代谢水平异常升高。在接受依前列醇治疗后，右心室压力降低的同时，心肌对 ^{18}F-FDG 的摄取也显著降低。以上研究表明，^{18}F-FDG 心肌显像能够在一些累及心肌的疾病的诊断、分期和治疗评价上发挥重要的作用。

第 3 节　心肌显像与相关诊断技术的比较

一、心肌显像与心电图（ECG）试验的比较

心电图及其负荷试验在冠心病诊断方面的敏感性、特异性和预测疾病的能力都非常有限，MPI 的灵敏度和特异性可达 90% 以上，比运动心电图灵敏度高 30%～35%。ECG 优点是经济、简便，可作为临床大多数心血管疾病患者的常规初筛试验。但在许多病例 ECG 对冠心病的诊断帮助不大，如患有左束支传导阻滞，或有心肌梗死、PTCA、CABG 病史，或使用了地高辛、抗心律失常等药物以及不能运动或有瓣膜病变等情况。

二、心肌显像与超声心动图的比较

在诊断心肌缺血和心肌活性时，超声心动图是根据局部室壁运动的情况来判定的，因此有些病灶受局部室壁被动牵拉运动的影响，易被掩盖，同时超声心动图质量易受操作者经验和技术熟练程度的影响。心肌显像是根据局部心肌血流灌注和心肌细胞代谢的程度来判定的，因此在诊断心肌缺血和判断心肌活性方面，心肌显像比超声心动图更直接、更准确。

三、心肌显像与冠状动脉造影的比较

冠状动脉造影是判断冠状动脉是否狭窄的"金标准"，即对于了解冠状动脉是否狭窄等形态学改变，冠状动脉造影是很好的方法，一般认为冠状动脉狭窄程度大于 50% 就提示有血流动力学意义，即可诊断冠心病。但冠状动脉造影具创伤性，难以常规应用，只能观察 3 级以上血管病变，不能反映毛细血管水平的病变，而心肌微循环水平灌注才是决定心肌细胞能否得到充分血氧供应的决定因素。另外，冠状动脉造影只能反映血管本身，不能反映心肌局部的血流动力学改变与心肌细胞的活性，亦不能提供冠状动脉狭窄的病理生理学意义。而对于造影证实有冠状动脉狭窄的患者，负荷心肌显像在确定血流动力学的意义方面很有价值，在狭窄区，负荷试验诱发缺血的变化可作为其生理学意义的有力证据。血管造影所确定的狭窄，其重要性可能随着血管痉挛加重或小血管病变出现而增加，当然也可能随着较完善且有功能的侧支血管的建立而减低，尽管是一个亚临界的病灶，如果其狭窄的范围很大或发生在直径已经很小的某支血管以及低度狭窄的血管，则仍然有其血流动力学意义。冠状动脉造影不能判断心脏的储备功能，而核素心肌显像具有这方面优势。

MPI 并非诊断冠心病的特异性方法,任何原因引起的心肌血流减少都可在显像上表现为分布稀疏或缺损,因此对于冠心病来说,MPI 的特异性并不太高,而且有时也可因为侧支循环丰富而表现为正常,或者因三支冠状动脉病变而导致心肌的显像剂呈均匀性分布降低而出现假阴性结果。因此,冠状动脉造影与心肌灌注显像分别反映了解剖学的和血流动力学的两种不同参数,两种检查各有自己独特的优势,两者之间应是相互补充的关系。

四、心肌显像与 CT 冠状动脉成像的比较

多排螺旋 CT 在心脏方面最有前途的应用就是无创冠状动脉造影,其采用多排探测器,可实现亚秒级多层扫描,时间分辨力和空间分辨力明显提高,进一步提高了影像质量。但 CT 冠状动脉造影实质还是显示冠状动脉本身,而非心肌灌注和活性,与核素心肌显像属于两类不同的技术,反映不同的信息。

新型核医学检查设备 SPECT/CT 的出现,实现了在同一台设备上完成心肌显像和 CT 冠状动脉造影两种检查,一次检查同时获得冠状动脉和心肌血流的信息,并实现了两种图像的融合(图 2-5-3),在冠心病诊治中发挥出独特的优势。

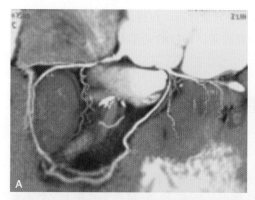
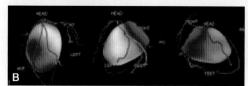
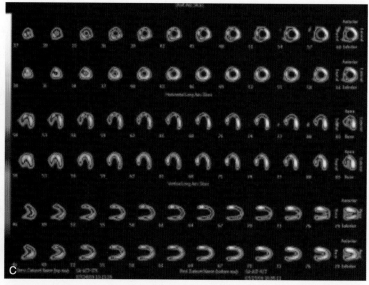

图 2-5-3　CTA 和 SPECT/CT 融合图像对比

A. CTA 示心肌缺血、冠状动脉三支血管病变;B. SPECT/CT 融合图像显示冠状动脉及其支配区心肌供血状况;C. SPECT/CT 心肌血流灌注显像。

五、应用不同心肌显像剂

应用不同心肌显像剂,还可显示心肌细胞不同方面的信息,如心脏神经受体显像、心肌乏氧显像与凋亡显像等,这些分子影像技术都是其他影像学手段无法比拟的。

(崔永刚　范　岩)

参 考 文 献

[1] 李少林,王荣福.核医学[M].8 版.北京:人民卫生出版社,2013:86-106.

[2] QAYYUM A A, KASTRUP J. Measuring myocardial perfusion:the role of PET, MRI and CT[J]. Clin Radiol, 2015, 70(6):576-584.

[3] KLOCKE F J, BAIRD M G, LORELL B H, et al. ACC/AHA/ASNC Guidelines for the Clinical Use of Cardiac

Radionuclide Imaging-executive summary：a report of the American College of Cardiology/American Heart Association Task Force on Practice Guidelines（ACC/AHA/ASNC Committee to Revise the 1995 Guidelines for the Clinical Use of Cardiac Radionuclide Imaging）[J].Circulation，2003，108（11）：1404-1418.

［4］OGINO Y，HORIGUCHI Y，UEDA T，et al. A myocardial perfusion imaging system using a multifocal collimator for detecting coronary artery disease：validation with invasive coronary angiography[J]. Ann Nucl Med，2015，29（4）：366-370.

［5］ISKANDRIAN A E，HAGE F G，SHAW L J，et al. Serial myocardial perfusion imaging：defining a significant change and targeting management decisions[J]. JACC Cardiovasc Imaging，2014，7（1）：79-96.

［6］KOH A S，BLANKSTEIN R. Selecting the best noninvasive imaging test to guide treatment after an inconclusive exercise test[J]. Curr Treat Options Cardiovasc Med，2012，14（1）：8-23.

［7］李学永，田福利，王振辉 . 放射性核素显像在心血管疾病诊断中的应用价值 [J]. 解放军医药杂志，2011，23（6）：47-50.

［8］王荣福，邱艳丽，王立琴，等 . ^{99m}Tc-MIBI 心肌灌注显像诊断效能与安全性评价的回顾性研究 [J]. 中华核医学与分子影像杂志，2012，32（6）：413-417.

［9］GIBBONS R J，ABRAMS J，CHATTERJEE K，et al. ACC/AHA 2002 guideline update for the management of patients with chronic stable angina-summary article：a report of the American College of Cardiology/American Heart Association Task Force on practice guidelines（Committee on the Management of Patients with Chronic Stable Angina）[J].J Am Coll Cardiol，2003，41（1）：159-168.

［10］BELLER G A，HEEDE R C. SPECT imaging for detecting coronary artery disease and determining prognosis by noninvasive assessment of myocardial perfusion and myocardial viability[J]. J Cardiovasc Transl Res，2011，4（4）：416-424.

［11］张莉，李娟 . 核素心肌显像对冠心病患者不同心脏事件预测的分析 [J]. 宁夏医科大学学报，2013，35（5）：521-524.

［12］PAUL A K，NABI H A. Gated myocardial perfusion SPECT：basic principles，technical aspects，and clinical applications[J]. J Nucl Med Technol，2004，32（4）：179-187.

［13］BRINKERT M，ZELLWEGER M J. Myocardial perfusion imaging for risk stratification in asymptomatic individuals without known cardiovascular disease[J]. Curr Cardiovasc Imaging Rep，2014，7：9253.

［14］STOCHKENDAHL M J，MIEKLEY H，VACH W，et al. Clinical characteristics，myocardial perfusion deficits，and clinical outcomes of patients with non-specific chest pain hospitalized for suspected acute coronary syndrome：a 4-year prospective cohort study[J]. Int J Cardiol，2015，182：126-131.

［15］GO A S，MOZAFFARIAN D，ROGER V L，et al. Heart disease and stroke statistics--2013 update：a report from the American Heart Association[J]. Circulation，2013，127（1）：e6-e245.

［16］ACAMPA W，PETRETTA M P，DANIELE S，et al. Myocardial perfusion imaging after coronary revascularization：a clinical appraisal[J]. Eur J Nucl Med Mol Imaging，2013，40（8）：1275-1282.

［17］PETRETTA M，CUOCOLO R，ACAMPA W，et al. Cardiac radionuclide imaging after coronary artery revascularization[J]. Curr Cardiovasc Imaging Rep，2014，7：9255.

［18］宋长祥，刘永，陆武，等 . 心肌灌注显像在 PCI 术前后的应用价值 [J]. 海南医学，2011，22（9）：92-94.

［19］ZAMAN M U，HASHMI I，FATIMA N. Recent developments and future prospects of SPECT myocardial perfusion imaging[J]. Ann Nucl Med，2010，24（8）：565-569.

［20］SAFLEY D M，KOSHY S，GRANTHAM J A，et al. Changes in myocardial ischemic burden following percutaneous coronary intervention of chronic total occlusions[J]. Catheter Cardiovasc Interv，2011，78（3）：337-343.

［21］DORBALA S，DI CARLI M F，BEANLANDS R S，et al. Prognostic value of stress myocardial perfusion positron emission tomography：results from a multicenter observational registry[J]. J Am Coll Cardiol，2013，61（2）：176-184.

［22］Task Force on Myocardial Revascularization of the European Society of Cardiology（ECS）and the European Association for Cardiothoracic Surgery（EACTS），European Association for Percutaneous Cardiovascular Interventions（EAPCI），WIJNS W，et al. Guidelines on myocardial revascularization[J]. Eur Heart J，2010，31（20）：2501-2555.

［23］ZHANG P F，WANG L J. The value of ATP stress ^{99m}Tc-MIBI gated myocardial perfusion imaging for evaluating stent restenosis after coronary stent implantation[J]. Heart，2013，99（Suppl 3）：e272-e273.

［24］WILLIAMS B A，LADAPO J A，MERHIGE M E. External validation of models for estimating pretest probability of coronary artery disease among individuals undergoing myocardial perfusion Imaging[J]. Int J Cardiol，2015，182：534-540.

［25］TILLISCH J，BRUNKEN R，MARSHALL R，et al. Reversibility of cardiac wall-motion abnormalities predicted by positron tomography[J]. N Engl J Med, 1986, 314(14): 884-888.

[26] LING L F, MARWICK T H, FLORES D R, et al. Identification of therapeutic benefit from revascularization in patients with left ventricular systolic dysfunction: Inducible ischemia versus hibernating myocardium[J]. Circ Cardiovasc Imaging, 2013, 6(3): 363-372.

[27] PATEL M R, DEHMER G J, HIRSHFELD J W, et al. ACCF/SCAI/STS/AATS/AHA/ASNC 2009 appropriateness criteria for coronary revascularization[J]. J Am Coll Cardiol, 2009, 53(6): 530-553.

第6章 心脏磁共振在冠心病中的应用

冠状动脉粥样硬化性心脏病（coronary atherosclerotic heart disease，CHD）简称冠心病，在西方国家其发病率和死亡率均位列首位。在我国随着生活方式的改善，冠心病的发病率和死亡率正不断攀升。心脏磁共振（cardiovascular magnetic resonance，CMR）于1984年首次应用于冠状动脉成像，随后经过几十年软、硬件的发展以及多种不同的CMR成像技术出现，现在CMR能够全面地评价心脏形态、功能、心肌灌注和心肌活性等。本章主要阐述CMR冠状动脉成像在临床实践中的应用。

一、冠心病的病理生理

冠状动脉粥样硬化是一种慢性进展性疾病，其临床前期过程长且不易识别。本病受累动脉内膜相继出现脂质点和条纹、粥样和纤维粥样斑块、复合病变等三类病变，美国心脏病学会将之分为六型：Ⅰ型脂质点，Ⅱ型脂质条纹，Ⅲ型斑块前期，Ⅳ型粥样斑块，Ⅴ型纤维粥样斑块，Ⅵ型复合病变。冠状动脉的脂质条纹早在20多岁就能观察到，条纹逐步发展成由纤维帽覆盖中心脂质核的动脉粥样硬化斑块。事实上，大多数斑块可以长期保持静止的亚临床状态，仅部分斑块表面破裂，启动血栓形成，导致血管闭塞和急性冠脉综合征（acute coronary syndromes，ACS）。引起急性血栓形成破裂的斑块往往包括特定的组织学特征如纤维帽薄（<65μm）、正性重塑、坏死核大、炎症、微钙化、血管再生和斑块出血等，这些斑块破裂的危险因素正是成像的潜在靶点。

心肌缺血和心肌梗死对左心室心肌结构和功能将产生深远的影响。心肌梗死引起组织坏死，最终形成不可逆的瘢痕区域，导致心脏收缩和舒张功能的下降。心肌梗死可引起心肌顿抑，运动下降，同样，严重的心肌缺血可引起心肌冬眠，这两种心肌功能都有恢复的潜能。如果这些对心脏功能的损害持续存在，最终会导致充血性心力衰竭和缺血性心肌病发生与发展。

二、CMR成像在冠心病中的应用

心脏磁共振成像相对晚于其他静态器官系统，主要是由于心脏处于不断循环复杂运动的状态。现在扫描者技术的进步为运动校正提供了可靠的方法，成像时间分辨力和空间分辨力大大提高，预示着CMR成像新时代的到来。当然每种成像技术方法都有其局限性。表2-6-1总结了CMR与CT两种成像方法优缺点。

CMR与CT成像能够提供冠心病诊断互相补充的信息，两者相辅相成。下面将集中讨论冠状动脉斑块、管腔以及左心室心肌灌注、梗死、心肌活力和功能CMR成像。

表2-6-1 CMR与CT冠状动脉成像技术比较

参数	CT	CMR
扫描时间	0.5～10s	10～20min
空间分辨力	亚毫秒	毫秒
时间分辨力	280～420ms（双源CT：65ms）	<60ms
辐射剂量	1～10mSv	无辐射
优点	扫描时间短	年轻患者
	日检查量大	多次成像
	单次屏气	无辐射
	空间分辨力高	软组织分辨力高

续表

参数	CT	CMR
缺点	需要心率控制	幽闭恐惧症
	碘对比剂反应	钆对比剂反应
	对比剂肾病	肾小球滤过率<30ml/(min·1.73m^2)时肾源性系统纤维化
	钙化相关的伪影	金属植入物(起搏器和ICD)
	辐射暴露	扫描时间长

1. 冠状动脉斑块成像　冠状动脉斑块评估对于确定疾病的不同临床阶段和预测不良心血管事件是非常有价值的。虽然大多数成像证实的冠状动脉粥样硬化斑块患者随后并未发生相应的不良事件,但总体来说,斑块越多,负荷越重,风险越大。因此,斑块负荷在人群筛查和无症状患者的危险分层中有极大的前景。

CMR黑血成像利用磁弛豫特性的差异产生软组织对比,并用以区分动脉粥样硬化斑块与周围血管及血管外组织。这种方法在大而固定的颈动脉评估中已经得到广泛应用,能够详细描述动脉粥样硬化斑块的存在、负荷和构成成分,然而黑血斑块显像对冠状动脉的诊断仍具有挑战性。目前仅针对个别冠状动脉斑块成像,但冠状血管整体的斑块评估仍是正在进行的研究课题。

CMR优越的软组织识别能力能更好地评估斑块的特征。黑血序列可以识别冠状动脉的正性重塑,然而目前的成像技术仅限于小部分冠状动脉血管。高铁血红蛋白是出血和血栓形成后12～72小时的中间产物,是这些急性事件中关键的组成部分。高铁血红蛋白表现为高信号和短T_1,这有利于CMR检测到冠状动脉斑块破裂和斑块内出血的新鲜血栓。心肌梗死(myocardial infarction, MI)患者,T_1加权成像检测罪犯血管斑块部位血栓形成的敏感性和特异性均为90%左右[1]。T_1加权CMR成像也提供了重要的预后信息,最近的研究表明,冠心病患者高信号斑块的存在是发生冠状动脉事件的独立危险预测因子。

2. 冠状动脉成像　CMR已成为评估颈动脉和外周动脉成像的主要方法,但目前CMR冠状动脉成像存在诸多技术挑战。CMR血管成像时间长,单次屏气成像无法完成,所采信息无法满足空间分辨力足够高的需求。由于CMR其不受冠状动脉钙化相关伪影的影响、无电离辐射等优点,到目前为止,有许多研究专注于CMR冠状动脉成像技术。Kim等首次报道,与侵入性冠状动脉造影相比,CMR血管成像诊断阻塞性冠状动脉疾病的敏感性为93%,特异性为42%[2]。Schuetz等荟萃分析显示,其总的敏感性为87%,特异性为70%[3]。近年来,自由呼吸下三维稳态自由进动平扫技术诊断阻塞性冠状动脉疾病的准确率有所提高(敏感性为91%,特异性为86%,曲线下面积为0.92)[4]。值得强调的是,CMR血管造影可以准确诊断起源异常的冠状动脉和冠状动脉瘤,此类患者CMR血管成像是首选。

3. 灌注　冠状动脉狭窄,血流前向受阻,心肌灌注受损,从而在心肌需求增加时,供需失衡引发心绞痛症状,然而血管狭窄和心肌缺血往往并不一致。因此,无创评估血流阻塞和心肌灌注对于有症状的患者显得尤为重要。CMR通过评估心肌灌注和负荷时左室壁运动来检测心肌缺血。缺血心肌灌注时相对低灌注,导致心肌信号强度减低或峰值延迟。静息灌注和延迟增强可以区分可逆性的灌注缺损和心肌梗死区。多个大型临床试验证实CMR灌注与SPECT灌注成像相似,有高度的诊断准确性,近年来研究表明CMR灌注较SPECT提供更多的预后信息。

2013年欧洲心脏病学会稳定冠状动脉疾病指南将负荷灌注CMR作为Ⅰ类推荐,用于评估胸痛和冠状动脉疾病患者[5]。临床上CMR灌注提供的如心肌活力和心肌功能信息,对严重的冠状动脉疾病患者治疗决策有重要价值。

根据不同的临床需要,CMR负荷试验既可探测心肌缺血,又可识别存活心肌。因磁共振无法进行运动负荷试验,故药物负荷试验便成为唯一的方法。负荷药物分两类,一类为血管扩张剂,包括腺苷(adenosine)

和双嘧达莫(dipyridamole);另一类为正性肌力药物,如多巴酚丁胺(dobutamine)。两类药物用途不同,前者用于评价心肌缺血,后者主要用于探测存活心肌,但超过一定剂量时亦可诱发心肌缺血。多巴酚丁胺负荷超声已在临床广泛开展,大剂量时,其探测心肌缺血的敏感性和特异性分别可达86%和85%。类似于负荷超声心动图,CMR可以检测到阻塞性冠状动脉疾病小剂量多巴酚丁胺负荷时室壁运动异常。小剂量多巴酚丁胺负荷试验时[<10μg/(kg·min)],若无或低运动心肌节段恢复或收缩力改善,则提示为活力心肌,多为慢性缺血中的冬眠心肌(图2-6-1)[6]。大剂量多巴酚丁胺负荷试验时,若出现新的室壁节段性运动异常或室壁运动异常进一步恶化,则提示心肌缺血或缺血加重,多见于有重要意义的冠状动脉狭窄。前者是因为冬眠心肌具有潜在恢复收缩的能力,后者是因为冬眠心肌收缩储备能力下降,因此在大剂量负荷时,受累节段收缩力下降。

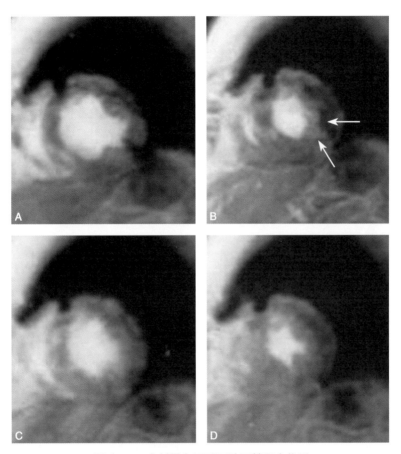

图2-6-1 小剂量多巴酚丁胺正性肌力作用

静息下左心室短轴舒张期(A)和收缩期(B),可见侧壁和下壁收缩力减低(箭头所示);负荷试验下[小剂量多巴酚丁胺,10μg/(kg·min)]相对应的层面和时相(C为舒张期,D为收缩期)左心室侧壁和下壁收缩功能恢复。

4. 心肌梗死、存活和功能成像 心肌纤维化区域较正常心肌区域钆对比剂排空延迟,CMR延迟图像上对比剂的持续存在可以用来识别左室心肌瘢痕或纤维化,延迟增强(late gadolinium enhancement,LGE)图像上高信号提示左室心肌瘢痕的存在。延迟增强CMR是检测梗死心肌的首选成像模式,已成为检测心肌瘢痕的"金标准"。不同病理基础下的心肌瘢痕和延迟强化表现形式不同。例如,心内膜下心肌梗死表现为心内膜下强化,血管闭塞持续存在导致的透壁性心肌梗死表现为透壁强化,而扩张型心肌病常见强化模式表现为壁间线样强化,因此,强化形式可用于鉴别不同疾病状态(图2-6-2)。同理,对于肌钙蛋白阳性而冠状动脉无闭塞性的胸痛患者,CMR有助于鉴别心肌梗死和其他可能的诊断,如心肌炎和围产期心肌病。

值得注意的是,无论纤维化的形式和心脏功能如何,延迟强化的存在均与不良预后密切相关。多个大样

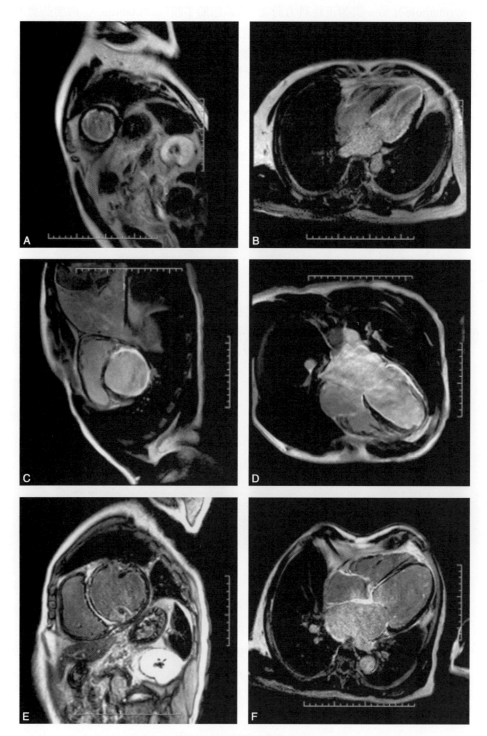

图 2-6-2 不同形式的 LGE

左室短轴（A、C 和 E）和四腔心（B、D 和 F）LGE 分别显示心肌梗死后心内膜下强化、心肌
梗死后透壁性强化和扩张型心肌病壁间线样强化。

本研究已经证实，相对于左心室容积和射血分数，LGE 的面积是不良预后更强的预测因子。

对于识别既往发生心肌梗死，但未诊断的高危心肌梗死患者，LGE 比其他成像技术更加敏感。Kwong 等报道，在症状或体征可疑的冠心病，但既往无心肌梗死诊断的患者中，LGE 成像显示 23% 的患者存在小面积心内膜下心肌梗死[7]。另一组研究显示，接受 CMR 检查的老年患者中，10% 发现有未识别的心肌梗死，进一步糖尿病亚组患者分析中，发现既往未识别的心肌梗死高达到 20%[8]。重要的是，多个研究均证明，未识别心肌梗死的存在是不良预后强有力的独立预测因子。

除了评估预后外，LGE 越来越多地被临床用于评估心肌活力。研究显示，LGE 可用于预测运动降低的心肌区域再血管化后的功能恢复情况，瘢痕透壁程度 ≤25% 时，约 80% 的节段可恢复功能；瘢痕透壁程度 >50% 时，仅 10% 的节段可恢复功能；瘢痕透壁程度在 25%～50% 时，约 50% 的节段可恢复功能，进一步小剂量多巴酚胺负荷试验有助于提高诊断的准确率。此外，与单纯室壁厚度评估相比，梗死边缘活力心肌厚度的测量将更有助于明确心肌功能能否恢复，活力心肌厚度 >4mm，恢复的可能性大。尽管观察性数据及积累的临床经验肯定了 LGE 评估活力心肌的能力，但是 CMR 引导的血运重建术能否改善临床结果，尚缺乏确凿的证据。

除了心肌瘢痕外，CMR 还可以鉴别心肌坏死、水肿、出血、微血管阻塞和左室血栓。急性心肌梗死早期瘢痕尚未形成，但心肌坏死和水肿区域亦表现为 LGE。因此，心肌梗死后早期 LGE 强化倾向于高估最终形成瘢痕的区域。LGE 成像也可用于微血管阻塞的检测，表现为亮的 LGE 内黑色的区域，是大面积透壁性心肌梗死合并无复流和心肌出血的特征。

T_2 加权短时间反转恢复成像（STIR）可以发现心肌水肿区域，帮助鉴别急、慢性心肌梗死。新的 T_1 Mapping 技术超越 LGE，可以识别梗死后心肌组织弥漫性、间质性的纤维化。此外，钆对比剂注射后早期 1～4 分钟成像可以提高心脏内血栓的检出率，敏感性为 88%，高于超声心动图。附壁血栓易发生在室壁瘤或室壁运动严重障碍的毗邻心腔内，特别是在心尖部或深陷在肌小梁中，超声心动图易漏诊。LGE 很容易将其识别，表现为高信号血池内出现无或低信号团块，两者呈良好的对比（图 2-6-3）[6]。

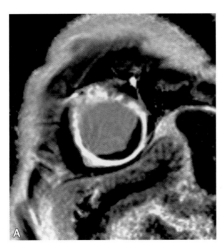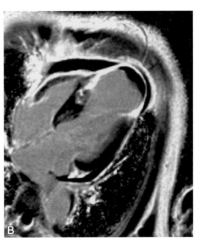

图 2-6-3　左室心尖部血栓形成

左室短轴（A）和四腔心（B）LGE 显示左室心尖部血栓形成。

三、冠心病 CMR 应用的展望和未来

CMR 提供详细和全面的缺血性心脏病的影像学表现，是心脏功能和瘢痕评估的"金标准"。这些评估对缺血性心脏病的预测价值已经确立，随着相关新兴的研究不断涌现，改变了冠心病患者管理策略，改善了临床预后（心源性事件和死亡率）。非对比剂、快速成像序列、兼容永久性起搏器和自动心律转复除颤器的 CMR 技术对于提高临床应用是非常重要的。目前，CMR 图像采集和处理的过程是一项耗时的工作。然而，随着软硬件的改进，特别是运动校正，消除了对心电门控的依赖，有望大大提高 CMR 的效率。

有关钆对比剂不良反应，总体而言，尽管钆对比剂被临床广泛使用，安全性好（急性不良反应发生率为 0.1%～0.2%），但是有报道显示晚期肾功能不全 [肾小球滤过率 <30ml/（min·1.73m²）] 患者可发生罕见且非常严重的肾源性系统性纤维化，临床工作中应注意避免。此外，近期研究报道，即使在肾功能正常的患者，反复给药后亦会出现脑内钆的蓄积，目前这一观察结果的临床意义尚不清楚，需要在未来临床实践中积累更多的经验和证据。

CMR 无电离辐射，可有效评估左室心肌，尤其是心肌灌注和组织识别能力。结合 CMR 和 CT 成像，可以全面评估缺血性心脏病不同疾病阶段的冠状动脉和左室心肌，两者相互补充，有利于临床管理和治疗决策的选

择和调整,随着成像技术的进一步发展,其作用将进一步扩大。CMR 冠状动脉成像广泛应用于临床,仍需要进一步的随机对照试验来验证临床结果和性价比,但随着技术的不断快速发展,CMR 临床应用将进一步扩大。

（赵世华　程怀兵）

参 考 文 献

［1］JANSEN C H, PERERA D, MAKOWSKI M R, et al. Detection of intracoronary thrombus by magnetic resonance imaging in patients with acute myocardial infarction[J]. Circulation, 2011, 124(4): 416-424.

［2］KIM W Y, DANIAS P G, STUBER M, et al. Coronary magnetic resonance angiography for the detection of coronary stenoses[J]. N Engl J Med, 2001, 345(26): 1863-1869.

［3］SCHUETZ G M, ZACHAROPOULOU N M, SCHLATTMANN P, et al. Meta-analysis: noninvasive coronary angiography using computed tomography versus magnetic resonance imaging[J]. Ann Intern Med, 2010, 152(3): 167-177.

［4］YONEZAWA M, NAGATA M, KITAGAWA K, et al. Quantitative analysis of 1.5-T whole-heart coronary MR angiograms obtained with 32-channel cardiac coils: a comparison with conventional quantitative coronary angiography[J]. Radiology, 2014, 271(2): 356-364.

［5］Task Force Members, MONTALESCOT G, SECHTEM U, et al. 2013 ESC guidelines on the management of stable coronary artery disease[J]. Eur Heart J, 2013, 34(38): 2949-3003.

［6］赵世华. 心血管病磁共振诊断学 [M]. 北京: 人民军医出版社, 2011.

［7］KWONG R Y, CHAN A K, BROWN K A, et al. Impact of unrecognized myocardial scar detected by cardiac magnetic resonance imaging on event-free survival in patients presenting with signs or symptoms of coronary artery disease[J]. Circulation, 2006, 113(23): 2733-2743.

［8］SCHELBERT E B, CAO J J, SIGURDSSON S, et al. Prevalence and prognosis of unrecognized myocardial infarction determined by cardiac magnetic resonance in older adults[J]. JAMA, 2012, 308(9): 890-896.

第7章 冠状动脉 CT 成像

冠状动脉 CT 成像（coronary artery CT angiography，CCTA）与冠状动脉造影相似，评价冠状动脉狭窄，同时观察斑块及斑块成分，显示冠状动脉外的心血管和心外结构，包括心肌、心包、瓣膜形态和功能、主动脉及肺动脉等。近年来随着 CT 扫描仪的不断更新，使得 CCTA 还可以进行心脏生理学评估。CCTA 在诊断和排查冠心病方面已经成为临床重要的无创检查手段。

一、心脏冠状动脉 CT

（一）CCTA 检查适应证

1. 有冠心病（coronary artery disease，CAD）症状的患者评价 ①CAD 预测风险为低、中等，心电图所见无法解释，或患者不能做运动试验；②CAD 预测风险为中等，无 ECG 改变，心肌酶谱检查阴性；③无法解释或模棱两可的负荷试验（运动、灌注或者负荷超声心动图）；④拟诊 CAD，不接受经导管冠状动脉造影的患者；⑤CAD 或冠状动脉粥样斑块临床干预后的随访观察；⑥可疑冠状动脉发育异常的评价。

2. 经皮 PCI 的评价 ①通过对病变累及范围、钙化程度、分叉病变、完全闭塞病变的侧支循环建立、斑块成分（易损斑块、钙化斑块）分析，筛选 PCI 适应证，指导导丝通过及球囊扩张的可行性、支架规格的选择；②血管成形术及支架植入术后随访评价；③评价冠状动脉造影及介入术后并发症。

3. 心脏冠状动脉结构的评价 ①评估复杂先天性心脏病，包括冠状动脉、大血管、心腔及瓣膜异常；②新发心力衰竭患者病因学的冠状动脉评价；③评价心脏可疑肿块（肿瘤或血栓），或者超声和经食管超声（TEE）、磁共振检查有成像技术局限的患者；④评价心包情况（心包肿块、缩窄性心包炎）；⑤心房颤动患者射频消融术前肺静脉、左心房与食管关系的解剖评估；⑥双心室起搏器置入术前的无创性冠状动脉、冠状静脉成像；⑦介入手术术前评价左心房是否有血栓；⑧再次血运重建术前冠状动脉成像，包括冠状动脉旁路移植术（CABG）的内乳动脉成像。

4. 血管和其他病变的评估 ①主动脉夹层或动脉瘤的老年患者的冠状动脉评价；②对超过 50 岁，心脏瓣膜病、先天性心脏病外科或介入术前冠状动脉的评价。

5. 不主张对低度 CAD 风险的无症状人群进行筛查。

（二）CCTA 检查注意事项

患者准备：要了解并评估妊娠、碘过敏、β 受体阻滞剂及硝酸甘油禁忌证、肾功能不全和对比剂肾病、其他过敏反应（支气管哮喘活动期）、肥厚型心肌病、严重主动脉瓣狭窄等；询问用药，包括西地那非、伐地那非、他达拉非、二甲双胍。二甲双胍在行 CCTA 后停药 48 小时。对于对比剂诱发肾病（contrast induced nephropathy，CIN）的发生应该引起重视，尽管 CIN 的发生率很低（<2%），但是对于 $eGFR < 60ml/(min \cdot m^2)$ 的患者应权衡检查的必要性、受益及 CIN 发生的危险；避免在对比剂使用 48 小时前服用肾毒性药物，包括非甾体抗炎药（nonsteroidal anti-inflammatory drug，NSAID）；避免 72 小时内重复注射对比剂[1]。

（三）CCTA 检查技术与方法

心电门控是心脏 CT 成像的技术核心，以避免心脏运动伪影，获得优质的图像。如果仅需要解剖学或形态学信息，可采用前瞻性心电门控，前瞻性心电门控较回顾性心电门控大大降低了有效剂量；如果需同时评估冠状动脉、室壁运动、心室功能（射血分数），采用回顾性心电门控全心动周期连续扫描。CCTA 扫描应采取尽可能减低辐射剂量原则（as low as reasonably achievable，ALARA），通过降低管电压、管电流调制、合理的心电门控选择控制辐射剂量，即根据患者心率、体重指数（BMI）进行个性化、个体化的参数设置，进行最大限度、最为合理的低剂量扫描成像,达到辐射剂量与诊断图像质量的平衡。

(四)心脏CT图像后处理技术

CCTA解读应采用心血管专用三维软件观察冠状动脉,采用合适的重建方法分析图像,如有必要,应该对图像进行额外的重建,图像判读时预先浏览有无伪影,如有平扫图像,应首先观察,全面观察整个冠状动脉树,多平面、立体地观察病变,评价病变的范围、数量和斑块形态及狭窄程度,观察扫描范围内冠状动脉以外的心血管结构和胸部其他结构。

心脏CT是三维容积成像,可以根据实际的临床要求进行任意角度、合适的图像重建,应以CCTA的原始轴位图像为基础,对多平面重组(MPR)、曲面重建(cMPR)、最大密度投影(MIP)、容积再现技术(VRT)等多种图像后处理方式综合判断分析、评价病变。轴位图像是扫描和重建的基本图像,可以发现冠状动脉起源、分支类型,还可以观察冠状动脉管径及确定斑块是否存在、斑块程度、范围,除此以外,还可以评价心包及其周围、扫描范围内主动脉情况。MPR可重组为任意角度的平面图像,节段性地显示冠状动脉,有助于识别斑块及评价斑块对管腔的影响。不同厚度的MIP图像可以较MPR显示更长节段的血管,通常5mm厚度重组图像可以显示整支冠状动脉,对钙化病变敏感,而非钙化斑块可能漏诊,不能单独用来评价斑块性质及狭窄程度。cMPR可在一幅图像内直观地显示迂曲血管的完整走行,并可在任意位置垂直切面观察斑块及管腔情况,应结合其他重建方式一起判断,不能单独用来诊断(图2-7-1);VRT图像可以显示整个心脏及血管的空间关系(图2-7-2),对于复杂心脏畸形或心脏术后(桥血管、支架)都非常有价值。国际心血管协会(SCCT)推荐的后处理模式有轴位、MPR、MIP图像,可选cMPR,少数情况也可用VRT图像评价。与超声心动图、CMR及核医学一致的两腔心、三腔心、四腔心、短轴切面图像重组可以很好地显示心脏的解剖形态。

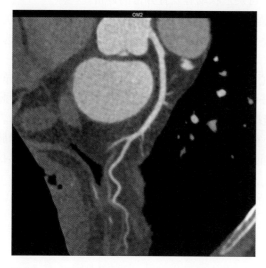

图2-7-1 cMPR图像显示OM1全程未见狭窄及斑块形成

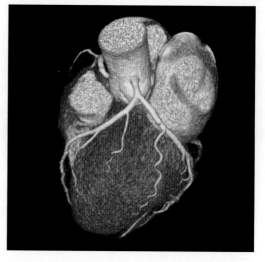

图2-7-2 容积再现技术(VRT)显示左冠状动脉前降支及回旋支

二、CCTA的临床应用

(一)冠状动脉钙化积分

临床及病理学研究认为,钙化与动脉粥样硬化斑块关系密切。冠状动脉钙化是CAD存在的标志,是冠状动脉病变的重要特征之一,与心血管疾病危险分层、心血管事件等方面具有重要价值,可以明确斑块负荷,用于CAD的饮食与药物治疗随访。冠状动脉钙化积分(coronary artery calcium scoring,CACS)对预测心血管事件有明确的价值,是无症状人群一级预防的最有力预测因子,尤其是中等风险的患者,其预测能力超过传统危险因素;对了解斑块分布和程度、指导是否行PCI有意义。

斑块的稳定性与斑块表面的钙化面积和密度有关,与机体钙化水平无关。年轻的有症状患者,冠状动脉钙化阴性不能除外冠状动脉狭窄。较大的钙化有稳定斑块的作用,点状钙化的存在为高危斑块之一。

　　CT 是检测冠状动脉钙化的标准方法。经组织学证实，CT 可精确反映钙化量。目前对于在冠状动脉钙化积分上有广泛钙化的患者是否进行 CCTA 还有争议，因为显著的钙化引起射线硬化伪影，导致钙化斑块狭窄程度被高估。

　　中国《心脏冠状动脉多排 CT 临床应用专家共识》肯定了冠状动脉钙化积分的作用，但因其增加 CT 扫描的总辐射剂量，建议根据临床适应证合理选择[2]。2017 年 SCCT 关于无症状患者冠状动脉钙化评分的临床指征的专家共识建议[3]，对于无临床 ASCVD（动脉粥样硬化性心脏病）的 40～75 岁个人，10 年 ASCVD 发生率在 5%～20% 及＜5%，但是有早发冠心病家族史，可进行钙化积分。钙化积分 0 分者可 5 年复查，钙化积分＞0 分者可 3～5 年进行复查。对于有冠心病症状，但未确诊的患者，行 CCTA 检查可同时进行冠状动脉钙化积分扫描。CT 钙化积分图像上，CT 值大于 130HU 定义为钙化，面积要求大于 1mm²。钙化灶密度 CT 值权重系数与钙化面积的相乘即得钙化积分，全部兴趣区的钙化积分之和为钙化积分总数，其中密度 CT 值权重系数：1 分 =130～199HU，2 分 =200～299HU，3 分 =300～399HU。目前常用的积分系统包括 Agatston 积分法、体积积分法及质量积分法，最为常用的为 Agatston 积分。Agatston 积分大于 400 分时，钙化伪影明显，限制了冠状动脉管腔的识别与狭窄程度的准确评估。

（二）CCTA 图像判读

　　1. 冠状动脉分段　CCTA 的判读按照标准的冠状动脉节段读片，冠状动脉分段划分有不同标准，SCCT 沿用 AHA 的节段分法并进行微调后，将冠状动脉分为 18 个节段（表 2-7-1）[4]。对≥1.5mm 的血管节段进行评价。

表 2-7-1　SCCT 轴位冠状动脉解剖分段

分段	缩写	描述
1. 右冠状动脉（RCA）近段	RCAp	右冠状动脉开口至心脏锐缘一半长度
2. 右冠状动脉（RCA）中段	MRCA	右冠状动脉近段末端至心脏锐缘
3. 右冠状动脉（RCA）远段	RCAd	右冠状动脉中段末端至后降支（PDA）开口
4. 右冠状动脉起源后降支	R-PDA	后降支起自右冠状动脉
5. 左主干	LM	左主干开口至前降支（LAD）及回旋支（LCx）分叉处
6. 前降支近段	LADp	左主干末端至第一大间隔支或对角支（直径大于 1.5mm），以最近者为准
7. 前降支中段	LADm	前降支近段末端至心尖部的一半长度
8. 前降支远段	LADd	前降支中段末端至前降支末端
9. 第一对角支	D1	第一对角支
10. 第二对角支	D2	第二对角支
11. 回旋支近段	Cxp	左主干末端至第一钝缘支（OM1）开口
12. 第一钝缘支	OM1	横穿左心室侧壁的第一支钝缘支
13. 回旋支中远段	LCx	沿房室沟走行，第一钝缘支开口至回旋支末端或左后降支开口
14. 第二钝缘支	OM2	第二钝缘支
15. 回旋支起源后降支	L-PDA	后降支起自左回旋支
16. 右冠状动脉起源后侧支	R-PLB	后侧支起自右冠状动脉
17. 中间支	RI	血管起自前降支及回旋支开口分叉处之间
18. 回旋支起源后侧支	L-PLB	后侧支起自左回旋支

2. 冠状动脉优势型的判断 将后降支的来源作为冠状动脉分布类型的分类标准：①右优势型：右冠状动脉在心脏膈面除发出后降支外，并有分支分布于整个右心室膈面和左心室膈面的部分或全部；②均衡型：两侧心室的膈面各由同侧冠状动脉供应，互不越过房室交点区，后降支为左或右侧冠状动脉的末段或同时来自两侧冠状动脉；③左优势型：左冠状动脉除供应左心室膈面外，还发出后降支和分支供应右心室膈面。我国以右优势型为主，占80%以上，均衡型及左优势型均不足10%。

3. 冠状动脉管腔狭窄 冠状动脉管腔狭窄多为偏心性，斑块位于管腔中心的一侧，造成管腔偏向于一侧的不均匀狭窄，因此要多角度观察、综合评价，向心性斑块非常少见，引起管腔的中心性狭窄，失去管壁弹性。对冠状动脉狭窄的判断包括直径法、面积法，直径法类似于血管造影评价方法，而面积法类似于血管内超声评价方法，因此更常用直径法判断。直径法狭窄程度的定量，通过狭窄节段管腔直径与狭窄节段前后正常管腔的直径之比计算，即狭窄直径 %=（1– 狭窄节段最小管腔直径 / 正常节段参考管腔直径平均值）× 100%。CCTA 对冠状动脉狭窄的评价参考了冠状动脉造影，一般采用目测法，临床实际工作中计算机辅助诊断定量软件评价并不常用。

因为 CCTA 的时间分辨力及空间分辨力的限制，不能像冠状动脉造影对狭窄程度的估计精确到具体的百分数，而是对冠状动脉狭窄进行分度或分级评价。目前临床通用的冠状动脉显著性狭窄定义为冠状动脉管腔狭窄≥50%。当狭窄>80%时，静息状态冠状动脉血流已减少，冠状动脉闭塞常发生于斑块基础上的急性、亚急性血栓形成。2016 年，SCCT 根据 CCTA 报道的标准化要求提出了冠状动脉病变报告和数据系统（Coronary Artery Disease-RADS，CAD-RAD），将影像术语及评价内容标准化，便于不同学科及专业医师沟通，以指导患者的后续处理、个体化随访[5]。CAD-RADS 分级中，根据直径法狭窄程度分级标准：0 级，正常，无斑块和无管腔狭窄；1 级，轻微狭窄，有斑块，狭窄<25%；2 级，轻度狭窄，25%~49% 狭窄；3 级，中度狭窄，50%~69% 狭窄；4 级，重度狭窄，70%~99% 狭窄；5 级，完全闭塞，100% 闭塞。其中，4 级为严重冠状动脉闭塞性病变，又分为 4A 级，70%~99% 狭窄；4B 级，左主干>50% 或者 3 支血管阻塞≥70%（图 2-7-3，图 2-7-4）。此外，CAD-RADS 分级采用 4 种符号，包括 N（不能完全评价或无诊断性检查）、S（支架）、G（移植）、V（易损斑块）依顺序使用来补充说明，更好地描述冠状动脉。

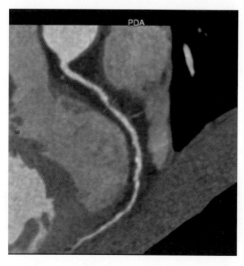

图 2-7-3 右冠状动脉中段偏心非钙化斑块，管腔狭窄约 60%，CAD-RADS 3 级

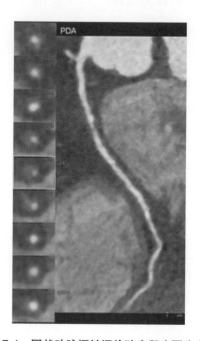

图 2-7-4 冠状动脉探针评价狭窄程度更为准确

CAD-RADS 根据狭窄程度的分级对稳定性胸痛患者（表 2-7-2）、急性胸痛患者（表 2-7-3）的处理提出了相应建议[5]。

表 2-7-2　稳定性胸痛患者的 CAD-RADS 报告及数据系统

	冠状动脉最大狭窄程度	解释	进一步评估	解决方法
CAD-RADS 0	0(无斑块及狭窄)	无 CAD	无	安慰,考虑非动脉粥样硬化引起的胸痛
CAD-RADS 1	1%~24%(轻微狭窄或无狭窄的斑块)	轻度非阻塞性 CAD	无	考虑非动脉粥样硬化引起的胸痛 考虑预防性治疗、降低危险因素
CAD-RADS 2	25%~49%(轻度狭窄)	轻度非阻塞性 CAD	无	考虑非动脉粥样硬化引起的胸痛 考虑预防性治疗、降低危险因素,尤其是对于有多个节段的非梗阻性斑块的患者
CAD-RADS 3	50%~69%狭窄	中度狭窄	考虑功能评估	考虑控制心肌缺血的症状、预防性药物治疗、降低危险因素的指南指导治疗 其他治疗也应遵循指南指导
CAD-RADS 4	A:70%~99%狭窄 B:左主干>50%或者 3 支血管阻塞(≥70%)疾病	重度狭窄	考虑冠状动脉造影或功能评估建议冠状动脉造影	考虑控制心肌缺血的症状、预防性药物治疗、降低危险因素的指南指导治疗 其他治疗(包括血运重建)也应遵循指南指导
CAD-RADS 5	100%(完全阻塞)	完全闭塞	考虑冠状动脉造影和/或心肌活性评估	考虑控制心肌缺血的症状、预防性药物治疗、降低危险因素的指南指导治疗 其他治疗(包括血运重建)也应遵循指南指导
CAD-RADS N	无诊断性研究	不能排除阻塞的 CAD	需行附加的或其他评估	

表 2-7-3　急性胸痛患者(首次肌钙蛋白阴性、ECG 不可诊断或阴性以及低到中等风险)的 CAD-RADS 报告及数据系统

	冠状动脉最大狭窄程度	解释	解决方法
CAD-RADS 0	0	极不可能发生 ACS	不需要急性 ACS 的进一步评估 考虑其他病因
CAD-RADS 1	1%~24%	极不可能发生 ACS	如果无肌钙蛋白和 ECG 异常,考虑评估非 ACS 病因 考虑门诊随访、预防性治疗、降低危险因素
CAD-RADS 2	25%~49%	不太可能发生 ACS	如果无肌钙蛋白和 ECG 异常,考虑评估非 ACS 病因 考虑门诊随访、预防性治疗、降低危险因素 如果临床高度怀疑 ACS 或有高危斑块的特征,考虑心血管内科入院
CAD-RADS 3	50%~69%	可能发生 ACS	考虑心血管内科入院,进行功能评估和/或冠状动脉造影评估和处理 应考虑控制心肌缺血症状及预防管理、降低危险因素 如果有明显血流动力学异常,需要考虑其他治疗
CAD-RADS 4	A:70%~99%狭窄 B:左主干>50%或者 3 支血管阻塞性病变	很可能发生 ACS	考虑心血管内科入院,行进一步冠状动脉造影评估,适时进行血运重建 应考虑控制心肌缺血症状及预防管理、降低危险因素
CAD-RADS 5	100%(完全阻塞)	极为可能发生 ACS	如果急性闭塞,考虑快速进行冠状动脉造影和血运重建 应考虑控制心肌缺血症状及预防管理、降低危险因素
CAD-RADS N	无诊断性研究	不能排除 ACS	需行附加的或其他评估

　　冠状动脉病变的范围也应进行描述,即局限性(<1cm)、节段性(1~2cm)或弥漫性(>2cm)。这几种斑块发生率也依次减少,弥漫性斑块对血流动力学影响较同等狭窄程度的局限性斑块大,较长病变的斑块负荷重,斑块长度是腔内治疗后再狭窄的预测因子。

　　CCTA的阴性预测值高,假阴性结果较少,大多数漏诊病变位于冠状动脉远段,无须血运重建;CCTA阳性预测值中等,CCTA高估狭窄程度,尤其射线硬化伪影导致钙化斑块狭窄程度更易高估。因此,目前公认CCTA对低至中度CAD可能性的有症状的患者表现更佳,可以作为冠心病的"看门人",是排除严重狭窄的可靠技术。CCTA对于中度(50%~70%)病变评价准确性不高,而且这部分病变可能需要进行血运评价及冠状动脉造影才能得到进一步治疗的指导。

　　4. 冠状动脉斑块分析　CCTA按照斑块的特征,将斑块分为钙化斑块(calcified plaque,CP)、非钙化斑块(non-calcified plaque,NCP)、混合斑块(mixed plaque,MP)。钙化斑块定义为CT值≥300HU,CCTA对于钙化斑块的敏感性很高,对于区分钙化及非钙化斑块非常准确;CT对于发现非钙化斑块较敏感,对非钙化斑块导致的管腔狭窄程度评价较为准确。非钙化斑块包括脂质斑块和纤维斑块,但是脂质斑块和纤维斑块的CT值有重叠,而且冠状动脉斑块体积微小,还会受到血管内对比剂的影响,实际工作中区分困难。混合斑块还可分为以钙化斑块为主及以非钙化斑块为主。因为空间分辨力不足、容积效应及钙化斑块的影响,对斑块体积的准确定量也受到限制。

　　易损斑块(vulnerable plaque)的定义为纤维帽薄(<65μm),脂核大(占整个斑块体积的40%以上),斑块内出血,斑块周围炎症,病变正性重构(positive remodeling)。易损斑块或高危斑块即使不造成管腔明显狭窄,但是易破损、强烈的促血栓形成的倾向,使其成为急性冠脉综合征的独立影响因素。易损斑块于左前降支最多见。影像学区分易损斑块困难。CCTA提示易损斑块的征象包括正性重构、低密度斑块、点状钙化、餐巾环征(napkin-ring sign)[6-7],具备2个及以上征象者为易损斑块。正向重构是病变向腔外发展,形成适应性或代偿性扩张,为正常管径的1.1倍以上,相对于管壁的明显增厚,狭窄面积或直径并不明显减小,从而维持管腔不发生显著性狭窄(图2-7-5),只有当斑块体积较大或斑块出血造成斑块短时间内迅速增大时,管腔才明显狭窄,正性重构斑块易破裂,引起急性冠状动脉事件。CCTA可以很好地显示正性重构病变,而冠状动脉造影容易漏诊正性重构病变。钙化斑块直径<3mm,称为点状钙化,提示斑块不稳定,发生急性心肌梗死风险增加。对于钙化斑块与稳定性的关系,与既往认为钙化斑块是稳定斑块不同,局灶性、小结节样钙化在坏死核心及纤维帽内沉积,使动脉壁脆性增加、弹性降低。餐巾环征指在低密度斑块周围围绕患者高密度区,高密度环状影的病理生理机制尚不明确,可能为新生血管或出血,但研究显示其为斑块破裂的高危因素,预测心血管事件的敏感性为41%,特异性为97%。

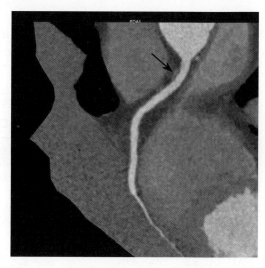

图2-7-5　右冠状动脉近段偏心非钙化斑块,斑块向外生长,管腔正性重构,管腔略有狭窄,CAD-RADS 1级

　　5. 心肌评价　常规CCTA上应进行心肌强化评价,CCTA动脉期心内膜下或透壁心肌低密度区反映心肌梗死或重度冠状动脉狭窄引起的心肌灌注减少。急性心肌梗死后2~3小时的早期缺血坏死病灶可以在CT上发现;陈旧性心肌梗死表现为室壁变薄,心肌密度减低,甚至可以有脂肪沉积,CT值为负值,左心室重构、附壁血栓。评价心肌时,应以短轴为基础,并结合其他重建图像进行评价,包括短轴、四腔心、两腔心;5~8mm厚度重建的MRP图像可提高心肌低密度区的检出,MIP图像易造成假阳性,不建议使用。

　　目前,已有大量动物实验和临床试验证实了CT负荷心肌灌注成像(stress perfusion imaging)的安全性、适用性及准确性,心脏CT检查可以同时评估冠状动脉疾病及心肌缺血情况,是理想的"一站式"影像学技术。通过静息及延迟两个实相扫描,心肌灌注可获得与SPECT相似的效果。双能量CT采集模式通过一次扫描,获得冠状动脉CTA图像及心肌碘分布图,心肌碘分布图可以进行心肌灌注分析。

　　6. CT-FFR评价　CCTA可以提供三维的冠状动脉解剖学狭窄信息,但是冠状动脉狭窄程度与心肌缺血、血流储备功能并不完全匹配,因此需要结合解剖狭窄及血流储备功能指标对病变缺血程度作出全面、准确的评价,并进一步进行临床决策。近年来,冠状动脉血流储备分数(flow fraction ratio, FFR)与 CT 结合的研究取得很大进展,CT-FFR 能够为无创评价冠状动脉狭窄提供有效的方法。CT-FFR 以静息状态下的 CCTA 影像数据为基础,采用计算流体力学(CFD)方法,模拟冠状动脉血流与压力,经过复杂的图像处理及运算过程,包括图像分割、冠状动脉树的提取、左心室质量的估算、微循环阻力的估算、血液生理状态的估算、最大血流量的估算、计算流体力学的评价,从而可以获取冠状动脉树上任意一点的 FFR 值。CT-FFR 既不需要特殊的扫描方案及额外的腺苷药物负荷,也不需要冠状动脉 FFR 导丝介入操作。CT-FFR 是综合了解剖与功能信息的无创检查方法,既可以从解剖方面评估病变的狭窄程度,也可以从血流动力学方面测定狭窄的冠状动脉是否有缺血及其严重程度,具有很好的诊断准确性、敏感性、特异性、阳性预测值、阴性预测值。DISCOVER-FLOW 试验、DeFACTO 试验和 NXT 试验等显示,CT-FFR 较 CCTA 有更好的诊断价值。CT-FFR 指导 PCI 可减少不必要的诊断性冠状动脉造影检查和支架置入数量,有效避免有创 FFR 造成的冠状动脉痉挛和穿孔等并发症。同时还能在多支血管病变的治疗中,为靶病变的选择和血运重建的获益提供依据。

7. CCTA 在介入中的应用　CCTA 可以在介入术前对心脏、冠状动脉和斑块进行分析;评估复杂病变和钙化病变;制订手术计划的预案,CT 可模拟冠状动脉造影图像,或 CT 与冠状动脉造影图像可进行静态和动态融合;利用 CT 的冠状窦信息可指引导管的选择;利用冠状动脉血管和斑块的信息,用于支架植入的选择参考以及对 PCI 进行风险预测。

开通慢性完全闭塞(chronic total occlusion, CTO)病变在介入治疗中存在挑战性。CCTA 可以显示 CTO 病变的解剖学特点;显示闭塞段开口位置、发出方向和走行特点;从解剖学信息获得最大支撑力的导管机械选择;了解病变性质,有利于其他器械的选择。

8. 冠心病治疗评价　CCTA 对 PCI 术后支架显示仍然具有挑战性,金属导丝导致的线束硬化伪影或晕状伪影将导致管腔被遮盖,无法评估,另外部分容积均化产生伪影导致管腔无法评估或评估不准确,尤其是细小支架。一般认为,支架直径小于 3.5mm,评估不准确。

冠状动脉旁路移植术后,以大隐静脉作为桥血管术后 10 年通畅率为 60%~70%,以内乳动脉等自体动脉为桥血管 15 年通畅率达 90%,CABG 术后定期随访桥血管的通畅性是必要的。CABG 术后评估包括:①旁路移植血管的通畅性;②旁路移植血管有无狭窄;③两侧吻合口的情况;④吻合口固有冠状动脉血供情况,以及未旁路移植固有冠状动脉的情况。虽然 CCTA 诊断桥血管闭塞及狭窄的敏感性和特异性很高,但是 CABG 后 CCTA 图像质量下降,诊断固有冠状动脉的敏感性和特异性下降。

9. 心肌梗死并发症的评价　缺血性心脏病的并发症包括室壁瘤、室间隔穿孔、乳头肌断裂、心室游离壁破裂、血栓、心包炎。室壁瘤多发生于前壁或心尖部大面积透壁性心肌梗死患者,梗死区域心肌变薄,呈瘤样膨出,分为真性室壁瘤和假性室壁瘤。真性室壁瘤在透壁性心肌梗死后形成,梗死区坏死心肌由结缔组织修复替代,瘤壁含有心肌成分,瘤颈与瘤体内径相仿。假性室壁瘤是心肌梗死急性期心肌坏死、室壁破裂后,有心包血栓堵塞或心包壁层及脏层粘连形成,瘤壁由壁层心包构成,通常瘤颈窄,明显小于瘤体最大径,假性室壁瘤常见心包增强。前壁心肌梗死患者 10% 发生血栓,室壁瘤也易诱发血栓。血栓在心脏 CT 上表现为腔内肿块,无强化。心包炎发生于早期心肌梗死后,特别是透壁性梗死,晚期心肌梗死后心包炎(Dressler 综合征)。

10. 冠状动脉先天异常的评价　先天性冠状动脉发育异常虽然少见,但部分病变是突发心肌梗死或者猝死的重要病因。冠状动脉造影因其二维特征,不能很好地评估变异动脉走行,而 CCTA 可以提供冠状动脉起源及走行的三维图像,是评估冠状动脉变异的理想方法。按照临床意义,分为良性/次要及恶性/主要先天性冠状动脉发育异常,恶性病变包括冠状动脉起源自肺动脉、冠状动脉起自对侧冠状窦或单支冠状动脉畸形病近段,走行于主动脉与肺动脉之间、多发或较大的冠状动脉瘘。另外,还可以将其分为:①开口起源异常;②走行异常,心肌桥-壁冠状动脉属于此类别;③终止异常,即冠状动脉瘘,为冠状动脉和/或分支与心腔或血管间的异常通道,CCTA 上可见血管迂曲、扩张、动脉瘤形成。

冠状动脉发育过程中,原始小梁动脉网外移失败,而动脉某一段走行被浅层心肌覆盖,则这段动脉称为壁冠状动脉(mural coronary artery),覆盖动脉的心肌纤维称为心肌桥(myocardial bringing),最常见于前室间支。根据冠状动脉被心肌包埋的程度,分为不完全型(部分包埋)、浅表型(包埋≤1mm)及深包埋型(包埋≥1mm)。收缩期管腔狭窄程度与肌桥深度[8]和左心室收缩期室壁增厚程度相关。壁冠状动脉本身很少发生粥样硬化。

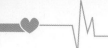

　　CCTA 有很高的阴性预测值,能够可靠地排除冠状动脉狭窄。冠状动脉 CTA 可以作为中、低危 CAD 患者胸痛的首选检查手段,其诊断效能较高危患者高。但是 CCTA 的自身限制导致其应用仍有一定限制,如对心律不齐、心律失常以及心率过快等情况,检查仍不能确保成功、图像质量仍不能确保满意,对于冠状动脉细小分支血管的显示和诊断准确性受限,对于较多钙化斑块和支架内管腔的观察受限,对于患者的危险分层、易损斑块的易损性等评估受限,评估管腔内血流动力学状况受限,对于心肌缺血及其程度的量化评估受限,回顾性门控成像辐射剂量较大等。随着 CT 扫描仪的硬件、软件不断更新换代,CT 心脏的新技术不断创新与发展、成熟,CT 心脏检查可以为冠心病患者提供更详细的解剖、病理、生理信息。

（张　旻　孙　昊）

参 考 文 献

［1］ABBARA S, BLANKE P, MAROULES C D, et al. SCCT guidelines for the performance and acquisition of coronary computed tomographic angiography：A report of the society of Cardiovascular Computed Tomography Guidelines Committee：Endorsed by the North American Society for Cardiovascular Imaging（NASCI）[J]. J Cardiovasc Comput Tomogr, 2016, 10(6): 435-449.

［2］中华放射学杂志心脏冠状动脉多排 CT 临床应用协作组 . 心脏冠状动脉多排 CT 临床应用专家共识 [J]. 中华放射学杂志, 2011, 45(1): 9-17.

［3］HECHT H, BLAHA M J, BERMAN D S, et al. Clinical indications for coronary artery calcium scoring in asymptomatic patients：Expert consensus statement from the Society of Cardiovascular Computed Tomography[J]. J Cardiovasc Comput Tomogr, 2017, 11(2): 157-168.

［4］LEIPSIC J, ABBARA S, ACHENBACH S, et al. SCCT guidelines for the interpretation and reporting of coronary CT angiography：A report of the Society of Cardiovascular Computed Tomography Guidelines Committee[J]. J Cardiovasc Comput Tomog, 2014, 8(5): 342-358.

［5］CURY R C, ABBARA S, ACHENBACH S, et al. Coronary Artery Disease - Reporting and Data System（CAD-RADS）：An Expert Consensus Document of SCCT, ACR and NASCI：Endorsed by the ACC[J]. J Am Coll Cardiol Img, 2016, 9(9): 1099-1113.

［6］MOTOYAMA S, SARAI M, HARIGAYA H, et al. Computed tomographic angiography characteristics of atherosclerotic plaques subsequently resulting in acute coronary syndrome[J]. J Am Coll Cardiol, 2009, 54(1): 49-57.

［7］OTSUKA K, FUKUDA S, TANAKA A, et al. Napkin-Ring Sign on Coronary CT Angiography for the Prediction of Acute Coronary Syndrome[J]. J Am Coll Cardiol Img, 2013, 6(4): 448-457.

［8］LESCHKA S, KOEPFLI P, HUSMANN L, et al. Myocardial bridging：depiction rate and morphology at CT coronary angiography--comparison with conventional coronary angiography[J]. Radiology, 2008, 246(3): 754-762.

第三篇
冠心病的实验室检查

第1章

心肌肌钙蛋白

心血管疾病的实验室检查除常规血、尿检查外，多种生化、免疫和微生物学检查均有利于冠心病的诊断，如感染性心脏病时体液的微生物培养、血液细菌、病毒核酸及抗体等检查。风湿性心脏病时，有关链球菌抗体和炎症反应（如抗"O"、红细胞沉降率、C反应蛋白等）的血液学检查；动脉粥样硬化时，血液各种脂质检查；急性心肌梗死时，血肌钙蛋白、肌红蛋白和心肌酶的测定；心力衰竭时，血 BNP 或 NT-proBNP 的测定等[1]。本章主要介绍肌钙蛋白测定及其临床意义。

一、分子结构

心肌肌钙蛋白（troponin, cTn）复合体是由心肌肌钙蛋白 C、心肌肌钙蛋白 T（cTnT）和心肌肌钙蛋白 I（cTnI）三个不同亚单位组成的调节蛋白，存在于横纹肌胞质的细丝中，通过结合与释放钙离子调节横纹肌收缩（图 3-1-1）。其中，C 亚基（cTnC）分子质量为 18kD，是钙离子结合亚基，与心肌和骨骼肌的 TnC 结构相同；T 亚基（cTnT）分子质量为 37kD，是原肌球蛋白结合亚基，存在连接肌动蛋白、原肌球蛋白和肌钙蛋白的细丝中；I 亚基（cTnI）分子质量为 24kD，为肌原纤维 ATP 酶抑制亚基，氨基末端比骨骼肌型肌钙蛋白 I（sTnI）多 31 个氨基酸，这种独特的氨基酸顺序使之具有较高的心肌特异性[2]。cTnI、cTnT 仅存于正常人心肌组织中，cTnI 的生理作用是在没有钙的情况下抑制肌动蛋白 - 肌球蛋白复合物中 ATP 酶的活动，以阻止肌肉收缩，cTnT 的作用则是启动肌肉收缩。

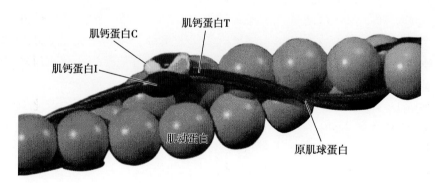

图 3-1-1　肌钙蛋白结构图

cTnT 在体内往往以单体形式存在，而 cTnI 在体内却有多种存在方式，可以是游离的 cTnI，也可以与 cTnC 或 cTnT 结合成二元或三元复合体。心肌损伤后，循环中的 cTnI 主要以 cTnI-TnC 二元复合物存在，少量以游离 cTnI 存在。此外，cTnI 分子本身还存在有降解后的片段单体、氧化、磷酸化等多种状态。

二、代谢机制

cTnI、cTnT 经肾脏代谢，研究显示，它们在体内的半衰期大约分别是 2 小时和 0.8 小时。但当急性心肌梗死（AMI）发生后，cTnI、cTnT 持续释放，可在数天内保持升高（图 3-1-2）[3]。

关于 cTnI 在体外的半衰期，研究显示，当把重组的 cTnI 加入人的血清中，保存在 37℃，半衰期为 30~40 小时。但是，在实际情况下，人血清中 90% 以上 TnI 都与 cTnC 和 cTnT 结合在一起，以复合物的形式存在。这些结合蛋白会保护 cTnI 不受蛋白酶的降解。因此，另一项研究中，将患者血清保存在 4℃，48 小时以后再测量 cTnI，浓度几乎无改变。由此可见，患者样本中的 cTnI 水平在体外很稳定[4]。

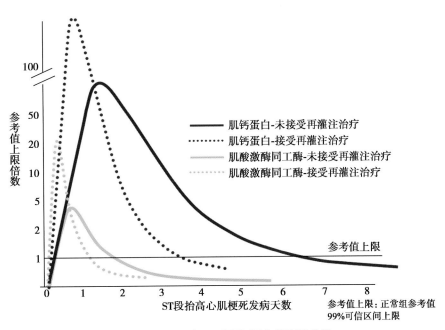

图 3-1-2　心肌梗死后肌钙蛋白的释放曲线

三、分析方法及进展

cTn 测定始于 20 世纪 80 年代中期,早期采用基于多克隆抗体的放射免疫分析法,该方法交叉反应多,灵敏度较低,检出限只能达到 4ng/ml,且耗时达 24~36 小时。随后出现基于单克隆抗体的免疫放射分析(immunoradiometric assay, IRMA)和酶联免疫吸附测定法(enzyme-linked immunosorbent assay, ELISA),提高了特异性和灵敏度,其检出限为 0.1ng/ml,但检测的变异系数(coefficient of variation, CV)仍较大,耗时较长。目前,cTn 测定均基于抗原 - 抗体反应的原理,多采用微粒子酶免疫分析法(包括化学发光酶免疫分析和荧光酶免疫分析)或电化学发光免疫测定法,进一步提高测定的精确性和敏感性,其检出限为 0.01ng/ml,CV<5%,同时由于全自动化分析仪的运用,cTn 检测的时间缩短在 20 分钟之内。不同 cTn 检测试剂的 99% 分位、10%CV 测定值及可接受程度各有不同。

cTnT 检测试剂盒目前仅有一家公司,不同实验室的检测结果一致性好,不存在标准化的问题。而 cTnI 则存在多种检测方法,按照 2015 年美国 FDA 网站上公布的文件所述[5],不同肌钙蛋白 cTnI 检测结果之间没有可比性。同一例患者的样本在不同检测平台上得到的结果(绝对值)也不尽相同。这是由于不同平台的肌钙蛋白检测具有不同的最低检测限、正常人群参考上限、诊断截断值、检测不精密度(变异系数)和不同的样本类型(血清或血浆)。归根结底,是由于不同的检测方法采用抗体的特异性不同,使得对同一样本的检测值有较大的差异。

如此种类繁多的检测试剂使得 cTnI 检测的标准化非常困难。cTnI 检测的标准化首先要求各试剂生产厂商保证所生产的抗体既能识别 cTn 的游离单体,又能识别其复合体,且不受磷酸化及氧化形式的影响,另外抗体所抗位点应位于 cTn 分子的稳定区域,不受水解影响。目前国际上尚未建立 cTn 检测标准。美国国家标准技术研究院(National Institute of Standards and Technology, NIST)最近推出了新的标准参考物质,即人类心肌肌钙蛋白复合物(SRM2921),为将来肌钙蛋白标准化奠定了基础。SRM2921 复合物旨在评估人血清中心肌肌钙蛋白 I 检测的准确性[5]。

晚近出现的高敏肌钙蛋白(high-sensitivity troponin, hs-Tn)并不是一种新的心肌标记物,而是指用高敏感方法能够把目前传统方法不能检测到的 cTn(如低至 1pg/ml 水平)检出,并且该检测方法符合 2014 年国际临床化学和实验室医学联盟(International Federation of Clinical Chemistry and laboratory medicine, IFCC)的要求,即:正常人群第 99 百分位值(切点值)处的 CV≤10%,且能够在 50% 以上的表面健康人群中检测到 cTn。满足上述两点,称该检测方法所检测出的 Tn 为 hs-Tn[6]。因此,《高敏感方法检测心肌肌钙蛋白临床应用中国专家共识(2014)》指出,应重视在貌似健康人群中建立 hs-cTn 参考范围的工作。目前国内共识仍推荐第 99 百分位值

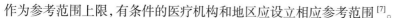

作为参考范围上限,有条件的医疗机构和地区应设立相应参考范围[7]。

（一）ECLIA 法测定 cTnT

1. 原理　待测样本中的 cTnT 与钌标记的抗 cTnT 的单克隆抗体和生物素化的抗 cTnT 另一位点的单克隆抗体在反应体系中混匀,形成双抗体夹心抗原 - 抗体复合物。加入链霉亲和素包被的磁性微粒与之结合,在磁场的作用下,捕获抗原 - 抗体复合物的磁性微粒被吸附至电极上,各种游离成分被吸弃,电极加压后产生光信号,其强度与样本中一定范围的 cTnT 含量成正比。

2. 试剂　购买与仪器配套的商品成套试剂盒。

3. 操作　按仪器操作说明书进行,只需分离血清或血浆上机,包括加样、分离、搅拌、温育、打印结果在内的各项操作均由仪器自动进行。

4. 参考区间　高敏感 cTnT 测定：<0.014 μ g/L（此参考区间源自试剂说明书）。

5. 注意事项　轻度溶血、脂血、黄疸标本不影响检测结果,但标本应置于 $-20\,^{\circ}\!\text{C}$ 存放,并避免反复冻融,2～8$^{\circ}\!\text{C}$ 可保存 24 小时。有沉淀的样本检测前必须先作离心处理。添加叠氮化合物的样本和质控品均不能使用。

（二）CLIA 法测定 cTnI

1. 原理　待测样本中的 cTnI 与生物素化的鼠抗 cTnI 单克隆抗体和辣根过氧化物酶（HRP）标记的鼠抗 cTnI 单克隆抗体结合,形成双抗体夹心大分子免疫复合物,此复合物被固相微孔中的链霉亲和素捕获,其余游离成分被吸弃。加入发光底物后,结合的 HRP 与底物反应产生光信号。光信号的强弱与样本中一定范围的 cTnI 含量成正比。

2. 试剂　购买与仪器配套的商品成套试剂盒。

3. 操作　按仪器操作说明书进行,只需分离血清上机,包括加样、分离、搅拌、温育、打印结果在内的各项操作均由仪器自动进行。

4. 参考区间　高敏感 cTnI 测定：<0.034 μ g/L。此参考区间源自试剂说明书,由于各厂商的产品不同以及各地区实验室差异,各实验室应建立自己的参考区间,其上限为正常参考人群的第 99 百分位值,并且在第 99 百分位值处的 CV≤10%。

5. 注意事项

（1）标本类型及稳定性：轻度溶血、脂血、黄疸标本不影响检测结果,但标本应置于冰箱存放,2～8$^{\circ}\!\text{C}$ 可保存 7 天,$-20\,^{\circ}\!\text{C}$ 可保存 4 周,并避免反复冻融。

（2）方法学特点：由于 cTnI 检测方法种类繁多,传统的 cTnI 检测方法因灵敏度相对不高,难以检测到外周血中低水平的 cTnI,各实验室在选择检测试剂时需注意。

此外,cTn 的床旁检测系统（point of care test, POCT）是其检测方法发展的另一个方向,常用的有免疫金标技术。将金标记或硒标记单克隆抗体与免疫层析技术相结合,用纸条法可定性或半定量检测 cTn；利用光度计及荧光计辅助检测技术,能定量检测出 cI 的浓度。POCT 使用全血标本,减少了中间步骤,缩短了样本周转时间（turn-around time, TAT）,常用于 AMI 患者的急诊筛查。需要注意的是,《高敏感方法检测心肌肌钙蛋白临床应用中国专家共识（2014）》指出[7],POCT 检测 cTn 的分析敏感性可能欠佳,临床对检测的"阴性"结果应特别注意。如果 POCT 结果和检验科检测结果不一致,应以后者为准。

各种不同的肌钙蛋白检测方法都或多或少会受到一定的检测干扰,美国 FDA 网站列举出了以下可能会引起假阳性结果的干扰因素（检验角度）[5]：①未完全凝集的血清样本中可能含有的纤维蛋白凝块,例如有凝血障碍的患者血清样本或者在服用抗凝剂治疗的患者血清样本。②类风湿因子、人抗动物抗体、异嗜性抗体和自身免疫抗体的存在（发生率高达 40%）；目前市面上有商业化的异嗜性抗体阻断剂,该试剂对于某些干扰具有很好的作用,但是对于某些干扰抗体仍不能很好地去除。出现这些干扰抗体的原因很多,例如癌症患者使用鼠单抗治疗,或者暴露于微生物抗原,亦或者接触兽医、农场工、食品供应商,家里养宠物,患有自身免疫病等。③其他体内物质如血红蛋白、胆红素、甘油三酯的存在。④免疫复合物的形成。⑤样本中存在的微小颗粒。⑥高浓度的碱性磷酸酶。⑦分析者人为错误。

四、临床应用和指南

（一）急性心肌梗死和心肌损伤的诊断

cTn 具有高度的心肌特异性，仅存在于心肌组织中，可用来鉴别诊断心肌梗死和其他类型的肌肉损伤（如多发性创伤、非心脏手术所致的肌肉损伤等）。由于 cTnT 和 cTnI 分子量小，在心肌受损时即迅速溢出，而在严重受损时可快速持续释放入血，因此，血中 cTn 浓度升高表明存在心肌缺血、损伤或者梗死。与传统的心肌酶谱诊断 MI 相比，cTn 具有特异性高、灵敏度好、检测窗口期长、出现峰值时间较短等优点。欧洲心脏病学会（ESC）和美国心脏病学会（ACC）对心肌梗死进行重新定义，将 cTn 升高作为诊断急性心肌梗死（AMI）的主要条件。cTnC 的抗血清制备比较困难，因此目前用 cTnC 来进行临床诊断的报道极少。《高敏感方法检测心肌肌钙蛋白临床应用中国专家共识（2014）》指出[7]，临床应用研究表明，cTnI 和 cTnT 两者的临床应用价值基本相同，一般以 cTn 统指 cTnT 和 cTnI。

根据 2015 年中华医学会心血管病学分会《急性 ST 段抬高型心肌梗死诊断和治疗指南》建议，cTn 是诊断心肌坏死最特异和敏感的首选心肌损伤标志物，通常在 STEMI 症状发生后 2～4 小时开始升高，10～24 小时达到峰值，并可持续升高 7～14 天[8]。因此，cTn 可以作为 AMI 早期诊断和疗效观察的重要标志物。根据 2015 年欧洲心脏病协会关于非 ST 段抬高急性冠脉综合征的管理指南[9]，高敏肌钙蛋白检测与标准肌钙蛋白检测相比，对于心肌梗死有更高的阴性预测价值，可以减少"肌钙蛋白盲区"时间以至于更早地检测心肌梗死。同时，高敏肌钙蛋白可以使 I 型心肌梗死的检出率绝对升高 4% 和相对升高 20%，相应地，不稳定型心绞痛的诊断率降低；也可以使 II 型心肌梗死的检出率升高 2 倍。

参照 2015 年欧洲心脏病协会关于非 ST 段抬高急性冠脉综合征的管理指南和 2016 年中国《急性冠脉综合征急诊快速诊疗指南》，连续观察到 cTn 升高或降低的变化是提高 ACS 诊断特异性的关键之一[9-10]。具体的诊断标准如下：

1. 存在 ACS 临床表现，在出现症状后的 24 小时内至少有 1 次 cTn 水平超过参考人群的第 99 百分位数（总 CV＜10%）所规定的决定限，则提示心肌梗死伴有心肌坏死。应用 hs-cTn 检测方法，可早期（急诊后 3 小时内）诊断急性心肌梗死。

2. 对患者就诊时首次 hs-cTn 检测值虽有升高，但临床表现不够典型，不足以立刻确诊急性心肌梗死，如无排除的充分证据，应在 3 小时内重复检测 1 次 hs-cTn。如果 2 次检测值间的差异≥20%（或 30%），可确诊急性心肌梗死。如检测值无变化，需考虑其他疾病的可能。

3. 患者在胸痛发作 6 小时内就诊，若首次 hs-cTn 检测值低于参考范围上限，需在 3 小时内重复检测 1 次 hs-cTn，如检测值无变化，在排除引起胸痛的其他疾病后，可予以出院，门诊随访；如果 2 次检测值间的差异≥20%（或 30%），可确诊急性心肌梗死。

4. 对于胸痛发作后超过 6 小时就诊的患者，如果首次 hs-cTn 检测值低于参考范围上限，并且此时无胸痛症状，在排除引起胸痛的其他疾病可能，并且患者总体心血管危险评价较低，可予以出院，门诊随访。

5. 经上述步骤，不能排除急性心肌梗死，仍高度怀疑有临床指征者，或缺血症状再次发作的患者，可于 12～24 小时重复检测。

《高敏感方法检测心肌肌钙蛋白临床应用中国专家共识（2014）》建议，cTn 检测结果增高提示心肌损伤，但不一定都是心肌梗死[7]。大量研究表明，除急性冠脉综合征外，很多疾病时也可能出现 cTn 升高。随着检测敏感度的提高，hs-cTn 低水平的升高将更加多见。因此，在解释 cTn 检测结果时，应参照患者的整体临床情况，包括症状、病史、临床检查、心电图以及由其他测试所得的数据和其他相应的信息。不应仅凭在一个时间点上的单个 cTn 测定结果就作出诊断。参照 2016 年中国《急性冠脉综合征急诊快速诊疗指南》，建议动态检测 cTn（或 hs-cTn），直至明确临床诊断后，视病情减少检测频率[10]。

2012 年美国心脏病学会基金会（ACCF）肌钙蛋白升高的专家共识提出了 cTn 升高临床分布的概念模型（图 3-1-3）及判读模式[11]，并分别介绍了 cTn 在 ACS、非 ACS、经皮冠状动脉介入治疗和冠状动脉旁路移植术，以及各种非缺血情况中的应用及临床价值。

美国 FDA 网站给出的指导意见也是如此，如果患者临床症状提示急性心肌梗死，而 cTn 检测结果并不匹配,需要从两个角度对 cTn 结果进行分析[5]。首先,需要从检验角度评估结果是否准确,检验中心要采用标准的操作流程,注重样品采集和保存对检测结果的影响,排除某些干扰物质(如血清异嗜性抗体和类风湿因子)的影响,避免因分析方法的原因影响 cTn 的检测结果。其次,临床医师也需要结合患者的其他指征判断是否存在其他引起 cTn 升高的原因,如图 3-1-3 所列的其他心源性或非心源性疾病的发生。必须明确的是,作为心肌坏死敏感和特异的指标,cTn 升高与心肌坏死的病因非特异性相关。虽然 cTn 升高的最大价值仍然是诊断急性心肌梗死,但该诊断仅限于一种特定的临床情况,即心肌缺血所致心肌细胞坏死,通常因斑块破裂、供氧/氧耗不平衡、某些操作(PCI 或 CABG)所致。这些情况分别对应 2012年全球心肌梗死统一定义中的 1 型、2 型、4a 型和 5 型心肌梗死[12]。当 cTn 升高并非急性心肌梗死所致时,仍须探究致其升高的真正心脏或全身原因,因为大多数情况下 cTn 能提供一些对预后及治疗有用的信息。

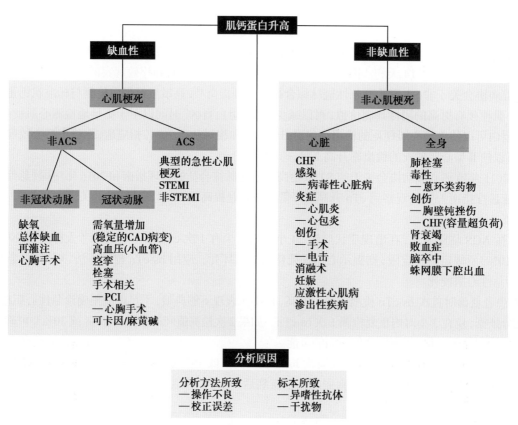

图 3-1-3　肌钙蛋白升高临床分布的概念模型

(二) ACS 危险分层

cTn 是进行 ACS 危险分层的首选标志物,如果可行,所有疑及 ACS 患者均应进行 cTn 检测。临床症状符合 ACS 的患者,cTn 值超过正常参考人群的第 99 百分位数(总 CV<10%),将预示其病死和缺血事件再发率的危险增加。应用 hs-cTn 检测方法可对轻微心肌损伤进行诊断,并提高 ACS 危险分层的准确性。

2016 年中国《急性冠脉综合征急诊快速诊疗指南》建议,cTn 明显升高是 ST 段抬高心肌梗死(ST-elevation myocardial infarction, STEMI)患者死亡风险增加的独立因素[9]。心肌肌钙蛋白的测定,在对有不稳定型心绞痛或非 ST 段抬高心肌梗死的患者进行风险分层的过程中,也起着重要的作用。

按照 2015 年欧洲心脏病协会关于非 ST 段抬高急性冠脉综合征的管理指南,高敏肌钙蛋白水平可作为心肌细胞损伤的量化指标,即高敏肌钙蛋白水平越高,心肌梗死的可能性越大[9]。当高敏肌钙蛋白水平升高超过参考上限的 5 倍,对于 1 型心肌梗死有很高的阳性预测价值(>90%);高敏肌钙蛋白水平升高达到参考上限的 3 倍,对于急性心肌梗死仅有一定的阳性预测价值(50%~60%),且与其他很多条件相关。

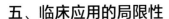

五、临床应用的局限性

肌钙蛋白分子量相对大，在血中释放的时间略晚于肌红蛋白和肌酸激酶同工酶（CK-MB）。因此，目前临床仍倾向于使用心肌梗死 3 项进行综合判断，尤其是对于心肌再梗死的患者，肌红蛋白仍是非常好的监测标志物。CK-MB 对判断心肌坏死的临床特异性较高，对于 ST 段抬高心肌梗死，CK-MB 水平超出正常上限，并有动态变化；溶栓治疗后，梗死相关动脉开通时，CK-MB 峰值前移（14 小时以内）。但是随着高敏肌钙蛋白的出现，可以越来越早地检测到心肌损伤的发生，将会使得临床诊断越来越依赖于肌钙蛋白的检测结果。如上文所述，引起肌钙蛋白升高的原因很多，不能单一依靠肌钙蛋白"阴性"就把患者"放回家"，需要临床结合临床症状、病史、心电图等一系列结果进行综合判断，查出真实病因，以有效避免误诊或漏诊。

此外，尽管 cTnT 和 cTnI 的临床应用具有一致性，但是近年来有报道显示，cTnT 的分泌呈现一定的昼夜节律，也可能会受到溶血的影响，对于慢性肾脏病患者 cTnT 水平呈普遍非特异性升高，在横纹肌溶解、风湿性关节炎、多发性肌炎、皮肌炎、磷脂抗体综合征、特发性炎症性肌病、肌萎缩侧索硬化等情况下，TnT 会有假性增高。以上这些都需要临床诊断时综合判断[13-16]。

（肖路延　陈牧雷）

参 考 文 献

[1] 尚红，王毓三，申子瑜.全国临床检验操作规程[M].4 版.北京：人民卫生出版社，2015.

[2] 张远春.检验与临床诊断·围手术期分册[M].北京：人民军医出版社，2006.

[3] DUNN M E, COLUCCIO D, HIRKALER G, et al. The complete pharmacokinetic profile of serum cardiac troponin I in the rat and the dog[J]. Toxicol Sci, 2011, 123（2）：368-373.

[4] MORJANA N A. Degradation of human cardiac troponin I after myocardial infarction[J]. Biotechnol Appl Biochem, 1998, 28（2）：105-111.

[5] Troponin: What Laboratorians Should Know to Manage Elevated Results[EB/OL].（2012-05-16）[2022-05-16].http：//www.fda.gov/MedicalDevices/Safety/AlertsandNotices/TipsandArticlesonDeviceSafety/ucm109362.htm.

[6] APPLE F S, JESSE R L, NEWBY L K, et al. National Academy of Clinical Biochemistry and IFCC Committee for Standardization of Markers of Cardiac Damage laboratory medicine practice guidelines: analytical issues for biomarkers of acute coronary syndromes[J]. Clin Chem, 2007, 53（4）：547-551.

[7] 中华医学会心血管病学分会，中华医学会检验医学分会.高敏感方法检测心肌肌钙蛋白临床应用中国专家共识（2014）[J].中华内科杂志，2015，54（10）：899-904.

[8] 中华医学会心血管病学分会，中华心血管病杂志编辑委员会.急性 ST 段抬高型心肌梗死诊断和治疗指南[J].中华心血管病杂志，2015，43（5）：380-393.

[9] ROFFI M, PATRONO C, COLLET J P, et al. 2015 ESC guidelines for the management of acute coronary syndromes in patients presenting without persistent ST-segment elevation: Task Force for the Management of Acute Coronary Syndromes in Patients Presenting without Persistent ST-Segment Elevation of the European Society of Cardiology（ESC）[J]. Eur Heart J, 2016, 37（3）：267-315.

[10] 中国医师协会急诊医师分会，中华医学会心血管病学分会，中华医学会检验医学分会.急性冠脉综合征急诊快速诊疗指南[J].中华急诊医学杂志，2016，25（4）：397-404.

[11] NEWBY L K, JESSE R L, BABB J D, et al. ACCF 2012 expert consensus document on practical clinical considerations in the interpretation of troponin elevations: a report of the American College of Cardiology Foundation task force on Clinical Expert Consensus Documents[J]. J Am Coll Cardiol, 2012, 60（23）：2427-2463.

[12] THYGESEN K, ALPERT J S, JAFFE A S, et al. Third universal definition of myocardial infarction[J]. Eur Heart J, 2012, 33（20）：2551-2567.

[13] KLINKENBERG L J J, VAN DIJK J W, TAN F E S, et al. Circulating cardiac troponin T exhibits a diurnal rhythm[J]. J Am Coll Cardiol, 2014, 63（17）：1788-1795.

［14］FLORKOWSKI C，WALLACE J，WALMSLEY T，et al. The effect of hemolysis on current troponin assays--a confounding preanalytical variable?[J]. Clin Chem，2010，56（7）：1195-1197.

［15］JACOBS L H，VAN DE KERKHOF J，MINGELS A M，et al. Haemodialysis patients longitudinally assessed by highly sensitive cardiac troponin T and commercial cardiac troponin T and cardiac troponin I assays[J]. Ann Clin Biochem，2009，46（Pt 4）：283-290.

［16］JAFFE A S，VASILE V C，MILONE M，et al. Diseased skeletal muscle：a noncardiac source of increased circulating concentrations of cardiac troponin T[J]. J Am Coll Cardiol，2011，58（17）：1819-1824.

第2章 脑钠肽

心力衰竭(简称心衰)是各种心脏疾病的终末阶段。以往临床对心衰患者的诊断往往基于病史、体格检查及心功能测定,但许多心衰患者症状和体征可能表现并不特异。因此,临床迫切需要寻找一种简单、实用的生物标志物,用于心衰的早期诊断、鉴别诊断、治疗指导和预后判断,脑钠肽是目前诊断和监测心衰最常用的生物标志物[1]。

一、分子结构

脑钠肽(brain natriuretic peptide,BNP)是继心钠肽(atrial natriuretic peptide,ANP)后发现的利钠肽家族中的又一成员,由日本学者 Sudoh 等[2] 于 1988 年首次从猪脑内分离纯化得到,它广泛分布于脑、脊髓、心脏等组织,心室是它的主要合成点,心室容量改变以及室壁张力增加是影响 BNP 分泌的关键。

人类 BNP 基因位于人类第 1 号染色体短臂,与上游的心房钠尿肽基因串联(约距离 8kb),由 3 个外显子和 2 个内含子组成,通过 mRNA 被转录为 108 个氨基酸组成的 BNP 前体(proBNP),当其分泌进入循环后,proBNP 分裂为等比例的 NT-proBNP 和 BNP。NT-proBNP 由 76 个氨基酸构成,BNP 由 32 个氨基酸构成,分子中含有一个由分子内二硫键联结而成的环状结构,N 端和 C 端尾端的氨基酸组成和肽链长度各不相同。这一环状结构和受体的特异性结合有关,分子内二硫键与 BNP 的生物活性密切相关,而 NT-proBNP 为一直链结构,不具有生物学活性(图 3-2-1)。BNP 的半衰期为 20 分钟,NT-proBNP 的半衰期为 1~2 小时,NT-proBNP 和 BNP 的血清浓度高度相关,因此 BNP 和 NT-proBNP 的测定均可对心力衰竭的诊断、治疗和预后评估起到指导作用。

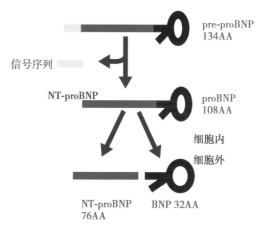

图 3-2-1　BNP 的分泌

人心肌细胞首先形成前体原结构(pre-proBNP,134 个氨基酸),在裂解一个 26 个氨基酸的信号序列后,形成一个 108 个氨基酸的前体(proBNP),在血循环中可检测到线性的 NT-proBNP(76 个氨基酸)和环状具有生物活性的 BNP(32 个氨基酸)。

二、代谢机制

目前的研究尚未发现 BNP 有特异性受体,它跟三种尿钠肽受体(natriuretic peptide receptors,NPR)结合并发挥生物学作用。NPR-A 与 NPR-B 结构相似,在受体结构域有 44% 同源性,属于鸟苷酸环化酶受体家族。BNP 通过和位于靶细胞表面的 A、B 受体结合,作用于鸟苷酸环化酶,使鸟苷三磷酸(GTP)转化为环鸟苷酸(cGMP),使 BNP 发挥生理作用。BNP 可对抗肾素 - 血管紧张素 - 醛固酮系统,是人体抵御容量负荷及压力负荷过重的一个重要途径。

BNP 还能抑制心肌纤维化、血管平滑肌细胞增生以及抗冠状动脉痉挛;增加肾小球滤过,抑制钠重吸收,促进排钠利尿;使血管平滑肌松弛,降低血压,减轻心脏前负荷,并可抗血管组织增生和纤维化,抑制某些激素(内皮素、血管升压素等)活性,抑制中枢和外周交感神经系统活性,抗心肌细胞脂肪分解,抑制心肌细胞肥大,还可参与凝血系统和纤溶系统调节,减少内皮功能损伤。C 型受体作为清除受体和 BNP 结合,机体内存在 3 条

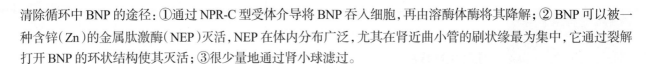

清除循环中 BNP 的途径：①通过 NPR-C 型受体介导将 BNP 吞入细胞，再由溶酶体酶将其降解；②BNP 可以被一种含锌（Zn）的金属肽激酶（NEP）灭活，NEP 在体内分布广泛，尤其在肾近曲小管的刷状缘最为集中，它通过裂解打开 BNP 的环状结构使其灭活；③很少量地通过肾小球滤过。

三、BNP 的检测方法

（一）NT-proBNP 测定

NT-proBNP 最常用的检测方法为电化学发光法（ECLIA）和金标免疫层析法。

1. ECLIA 法测定 NT-proBNP

（1）原理：待测样本中的 NT-proBNP 与钌标记的抗 NT-proBNP 单克隆抗体和生物素化的 NT-proBNP 另一位点单克隆抗体在反应体系中混合，形成双抗体夹心抗原 - 抗体复合物。加入链霉亲和素包被的磁珠微粒与之结合，在电磁场的作用下，捕获抗原 - 抗体复合物的磁珠微粒吸附至电极上，各种游离成分被吸弃。电极通电加压后产生光信号，其强度与样本中一定范围内的 NT-proBNP 含量成正比。

（2）试剂：购买专用商品试剂盒。

（3）操作：按试剂和仪器操作说明书进行，只需分离血清上机，包括加样、分离、搅拌、打印结果在内的各项操作均由仪器自动进行。

（4）参考区间：＜125pg/ml（＜75 岁）；＜450pg/ml（≥75 岁）。

（5）注意事项：

1）采血前准备：NT-proBNP 检测基本不受体位改变和日常活动影响，且不存在昼夜生理波动，故标本采集时无须固定体位和时间，但要避免剧烈运动。高浓度生物素制剂治疗的患者必须停药 8 小时后方可检测。

2）标本类型及稳定性：检测 NT-proBNP 既可以采用血清，也可以采用血浆，但 EDTA 抗凝血浆较血清或肝素抗凝血浆检测结果低 10%～13%。在室温下可保存 3 天，4℃可保存 6 天，-20℃下可保存 24 个月。

2. 金标免疫层析法测定 NT-proBNP

（1）原理：将特异性 NT-proBNP 抗体固定于硝酸纤维素膜上某一区带作为检测带。在样品区滴加样品后，借助毛细作用，样品中的 NT-proBNP 与金标记物及包被在硝酸纤维素膜上的特异性抗体结合，出现呈色的阳性信号。

（2）试剂：购买专用试剂盒，必须使用经国家药品监督管理局批准的试剂。

（3）操作：参照试剂盒说明书操作。

（4）结果判读：参照试剂盒说明书。测试线和质控线均出现有色条带为阳性；仅质控线出现有色条带为阴性；质控线不出现有色条带，即使测试线出现有色条带均判为试验失败，提示试剂失效或操作不当，应重新试验。

（5）参考区间：阴性。

（二）BNP 的测定

BNP 的检测最常用的方法为化学放光微粒子免疫分析法和直接化学发光法。

1. 化学放光微粒子免疫分析法检测 BNP

（1）原理：两步法检测原理。第一步，将样本和抗 BNP 抗体包被的顺磁微粒混合，样本中的 BNP 和抗 BNP 抗体包被的微粒相结合，冲洗后进入第二步，添加抗 BNP 吖啶酯标记结合物，生成反应混合物。利用相对发光单位（RLUs）测量化学发光反应。仪器检测到的 RLUs 与样本中一定范围内的 BNP 含量成正比。

（2）试剂：购买专用商品试剂盒。

（3）操作：按仪器操作和试剂说明书进行，只需分离血清上机，包括加样、分离、搅拌、打印结果在内的各项操作均由仪器自动进行。

（4）参考区间：成人 BNP＜100pg/ml（此参考区间引自试剂说明书）。

（5）注意事项：推荐使用 EDTA 抗凝血浆作为检测样本，不建议使用血清、肝素或柠檬酸抗凝血浆样本。由于 BNP 在玻璃试管中不稳定，建议使用塑料采集管。样本 2～8℃可保存 24 小时，长期保存应置于 -20℃，并避免反复冻融，轻度溶血、脂血、黄疸标本不影响检测结果。

2. 直接化学发光法检测 BNP

（1）原理：采用直接化学发光发技术、双抗体夹心原理测定血浆 BNP。吖啶酯标记的单克隆鼠抗人 BNP F

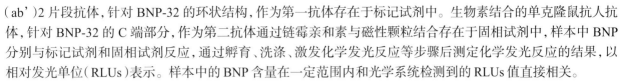

（ab'）2 片段抗体，针对 BNP-32 的环状结构，作为第一抗体存在于标记试剂中。生物素结合的单克隆鼠抗人抗体，针对 BNP-32 的 C 端部分，作为第二抗体通过链霉亲和素与磁性颗粒结合存在于固相试剂中，样本中 BNP 分别与标记试剂和固相试剂反应，通过孵育、洗涤、激发化学发光反应等步骤后测定化学发光反应的结果，以相对发光单位（RLUs）表示。样本中的 BNP 含量在一定范围内和光学系统检测到的 RLUs 值直接相关。

（2）试剂：购买专用商品试剂盒。

（3）操作：按仪器操作和试剂说明书进行，只需分离血清上机，包括加样、分离、搅拌、打印结果在内的各项操作均由仪器自动进行。

（4）参考区间：诊断心衰，<100pg/ml；评价心肌梗死患者预期生存率，<80pg/ml。上述参考区间均引自相应的试剂说明书。

（5）注意事项：

1）标本类型及稳定性：推荐使用 EDTA 抗凝血浆作为检测样本，不建议使用血清、肝素或柠檬酸抗凝血浆样本。由于 BNP 在玻璃管中不稳定，推荐使用塑料采集管。样本 2～8℃可保存 24 小时，长期保存应置于 –20℃，并避免反复冻融。轻度溶血、脂血、黄疸标本不影响检测结果。

2）干扰因素：人类血清中的嗜异性抗体与试剂中的免疫球蛋白有交叉反应，干扰测定。

目前生产检测 BNP 试剂盒的厂家较多，各厂家 BNP 检测抗体和捕获抗体不同，标记物也不同，所以各厂家多有自己的参考值，实验室在使用时需特别注意。另外，已经有很多研究进行了 BNP 与 NT-proBNP 检测的比对和应用的比对，这些研究的结论并不统一，从检测结果来说，BNP 和 NT-proBNP 表现差异不大，在应用上 NT-proBNP 可能会受肾功能影响更大。

（三）BNP 与 NT-proBNP 的样本稳定性

由于 BNP 的体外半衰期只有 20 分钟，产生了很多质疑 BNP 血样的稳定性。2006 年有研究[3]比对了三个厂家品牌的 BNP 在室温和 4℃时的样本稳定性，并指出在 4℃放置 8 小时不影响检测结果（表 3-2-1）。

表 3-2-1　不同检测系统、不同采血管和不同保存条件下 BNP 结果比较

检测系统	保存条件	与基线结果比较结果 /%		
		EDTA 均值	EDTA+ 抑酶肽均值	EDTA+ 苯甲脒均值
AxSYM BNP	室温[a]	73（12）[b,d]	79（21）[b,d]	68（15）[b,d]
	冻融[a]	90（11）[c,e]	100（5）[c,e]	88（25）[c,e]
ADVIA Centaur BNP	室温[a]	80（5）[b,d]	85（6）[b,d]	80（7）[b,d]
	冻融[a]	87（7）[c,e]	89（7）[c,e]	85（6）[c,e]
Bloslte Access 2 BNP	室温[a]	80（8）[b,d]	85（8）[b,d]	78（5）[b,d]
	冻融[a]	90（6）[c,e]	91（6）[c,e]	89（3）[c,e]

注：[a] 室温，24 小时室温保存；冻融，1 次冻融。[b] 与基线值比较（检测结果经对数转换后进行配对 t 检验），$P<0.05$。[c] 与基线值比较（检测结果经对数转换后进行配对 t 检验），$P>0.1$。[d] 检测系统与蛋白酶抑制剂的影响（双因素卡方检验），P 分别为 0.13 和 0.25（相互影响，$P=0.98$）。[e] 检测系统与蛋白酶抑制剂的影响（双因素卡方检验），P 分别为 0.53 和 0.44（相互影响，$P=0.90$）。

2006 年的另一篇文章[4]也证明，BNP 在室温环境下可于 4 小时内检测完毕并不影响结果（表 3-2-2）。

表 3-2-2　BNP 的稳定性

分离后血浆保存条件	BNP 水平在 20～22℃保存时的变化情况		BNP 水平在 4℃保存时的变化情况		BNP 水平在 –20℃保存时的变化情况	
	ng/L	%	ng/L	%	ng/L	%
基线值	767.9	100	760.4	100	763.2	100
2 小时	655.5	85.4	725.0	95.4		
4 小时	636.0	82.9	709.3	93.3		

续表

分离后血浆保存条件	BNP 水平在 20~22℃保存时的变化情况		BNP 水平在 4℃保存时的变化情况		BNP 水平在 -20℃保存时的变化情况	
	ng/L	%	ng/L	%	ng/L	%
8 小时	587.7	76.5	680.3	89.4		
12 小时	545.1	71.0	659.1	86.7		
24 小时	512.1	66.7	599.8	78.8		
48 小时	417.1	54.3	5 647	74.2		
72 小时	336.6	43.8	518.0	68.0	765.5	100.3
2 周					762.4	99.9
3 周					759.8	99.5
4 周					751.6	98.4

（四）临床应用和指南推荐

国内外已经有多项研究证实脑钠肽与心力衰竭的关系十分密切,其浓度和左室舒张末压、左室射血分数及心功能 NYHA 分级密切相关。有学者认为 BNP 对心力衰竭有很高的诊断价值,可比作心力衰竭的"白细胞计数"。

1. BNP 是很好的心衰标志物　脑钠肽在心室容积增加和心脏前后负荷压力增加引起心室扩张时合成增加,且不受其他因素干扰,因此它反映心室功能改变更敏感,更具有特异性,被用于充血性心力衰竭的诊断。慢性充血性心衰(CHF)是多种疾病的终末阶段,早期诊断对于降低病死率及控制病情的进一步发展非常重要。研究证实,血浆 BNP 在 CHF 时显著增加,重度 CHF 时 BNP 升高更明显,而且 BNP 与左室射血分数(LVEF)有很好的相关性,在判定 CHF 程度时 BNP 又强于 LVEF。监测血浆 BNP 水平,可能比超声心动图更准确、有效。2000 年 11 月,美国 FDA 正式批准了 BNP 检测可用于 CHF 患者的诊断。2001 年,欧洲心脏病协会提出的最新心衰指南第一次将血浆脑钠肽水平作为一项 CHF 诊断客观指标。

Mcdonagh 等[5] 对 1 252 例入选者测定 BNP,LVEF≤0.30ng/L 诊断为左心室收缩功能衰竭,结果发现,左心室收缩功能衰竭的患者 BNP 质量浓度远远高于心功能正常者,不论其有无心衰症状,左室收缩功能不全的受检者 BNP 浓度均明显升高,在全部左心室收缩功能衰竭的患者 BNP 均>17.9ng/L,此标准诊断的敏感性为 77%,特异性为 87%,而且认为 BNP<17.9ng/L 时,存在左心功能障碍的可能性极小。Toru 等研究结果显示,BNP 浓度升高与心功能指标呈显著负相关,认为 BNP 浓度测定可作为筛选无症状性 CHF患者的有效手段,对 CHF 的早期诊断和治疗有很大帮助。Kuster 等研究 BNP 水平与心功能分级(NYHA分级)、左室射血分数(LVEF)、左室舒张末期压力(LVEDP)、体循环血管阻力(SVR)、6 分钟步行试验发现,BNP 水平与 CHF 严重程度成正比。任节等[6] 的研究也显示,CHF 患者血 BNP 水平随着 CHF 严重程度。

2. BNP 对严重呼吸困难的鉴别诊断　临床工作中常需要鉴别呼吸困难是来源于呼吸系统本身,还是心源性呼吸困难,尤其是在慢性呼吸系统疾病基础上又出现心力衰竭时,往往更难分辨。以往常用的鉴别方法如症状、体征、胸部 X 线及心动超声图等均存在各自的局限性,而血脑钠肽检测有助于快速明确呼吸困难的病因。

Morrison 等[7] 对 219 例因呼吸困难而到急诊室就诊的患者进行快速 BNP 水平测定,结果与最终诊断进行对照分析发现,134 例由心衰引起的呼吸困难患者血浆 BNP 水平为(785.5±798)pg/ml,明显高于 85 例由肺部疾病引起的呼吸困难患者的(61±10)pg/ml。张书富等[8] 对 125 例急性呼吸困难的患者的研究中发现,因 CHF 引起的呼吸困难患者 68 例,非 CHF 引起的呼吸困难患者 47 例,有左心室功能不全病史,而非心源性原因而致的呼吸困难患者 10 例,其 BNP 水平分别为(805±578)pg/ml、(58±54)pg/ml 和(226±46)pg/ml。根据 2004 年美国心脏病学会专家 BNP 共识，如果 BNP＜100ng/L，心衰的可能性极小，其阴性预测值为 90%；如果 BNP＞500ng/L，心衰可能性极大，其阳性预测值为 90%。BNP 在 100～400pg/ml 还应考虑其他原因，如肺栓塞、慢性阻塞性肺疾病、心衰代偿期等。2016 年 ESC 急、慢性心力衰竭诊断和治疗指南中指出，血浆利钠肽浓度正常的患者不可能有心衰。在非急性情况下的正常值上限，B 型利钠肽（BNP）为 35pg/ml；在急性情况下，应使用较高的值（BNP＜100pg/ml）。2016 年 ESC 急、慢性心力衰竭诊断和治疗指南 [9] 较 2012 年 ESC 急、慢性心力衰竭诊断和治疗指南新增加了与 BNP 检测相关的信息或概念：①对于 LVEF 在 40%～49% 的心衰患者，推出了一个新术语——射血分数中间值的心衰（HFmrEF）；将有助于对这个人群的基本特征、病理生理和治疗的研究。②对于射血分数降低的心衰（HFrEF）、HFmrEF 和射血分数保留的心衰（HFpEF）的诊断标准，提出了明确的推荐。③根据心衰概率评估，提出了诊断非急性心衰的新流程。

2016 年 ESC 急、慢性心力衰竭诊断和治疗指南 [9] 特别提到心衰基本的初步检查，包括利钠肽、心电图和超声心动图。

利钠肽（NP）的血浆浓度可被用作一种初步诊断检测，尤其是在超声心动图不能及时可用的非急性情况下。利钠肽升高有助于确立初步的工作诊断，区别那些需要进一步心脏检查的患者；为排除重要的心功能不全，低于切点值的患者不需要超声心动图检查。血浆利钠肽浓度正常的患者不可能有心衰。在非急性情况下的正常值上限，B 型利钠肽（BNP）为 35pg/ml，N 末端 B 型利钠肽前体（NT-proBNP）为 125pg/ml；在急性情况下，应使用较高的值 [BNP＜100pg/ml，NT-proBNP＜300pg/ml 和 A 型利钠肽中区前体（MR-proANP）＜120pmol/L]。用于 HFrEF 和 HFpEF 诊断值是一样的；HFpEF 的平均值低于 HFrEF。在上述的排除性切点，阴性预测值非常相似，在非急性和急性情况下，阴性预测值高（0.94～0.98），但阳性预测值低，非急性情况为 0.44～0.57，急性情况为 0.66～0.67。因此，推荐使用利钠肽来排除心衰，但不用来确诊。

（五）BNP 检测的局限性

1. 推荐用 EDTA 抗凝血血浆进行检测，不推荐使用其他抗凝剂的血浆或血清。

2. BNP 受多种生理和病理因素影响，诊断时需要结合病史、症状及其他检测判断。

常见的影响 BNP 的生理因素有 BMI、性别、血压等 [10]（表 3-2-3）。

心脏和非心脏病理因素也会影响 BNP 水平，2016 年 ESC 上给出的病理性影响因素见表 3-2-4。

表 3-2-3　不同生理因素对 BNP 结果的影响

	年龄		性别		对数转换后盐野义制药 BNP 结果		对数转换后博适诊断 BNP 结果	
	Spearman CC	*P* 值	Spearman CC	*P* 值	Spearman CC	*P* 值	Spearman CC	*P* 值
年龄	NA	NA	0.134	0.000 2	0.173	＜0.000 1	0.283	＜0.000 1
性别	0.134	0.000 2	NA	NA	0.183	＜0.000 1	0.421	＜0.000 1
体表面积	−0.198	＜0.000 1	−0.705	＜0.000 1	−0.147	＜0.000 1	−0345	＜0.000 1
收缩压	0.255	＜0.000 1	−0.080	0.027 4	0.021	0.553 1	−0.006	0.877 3
舒张压	−0.023	0.519 8	−0.339	＜0.000 1	−0.088	0.015 2	−0.186	＜0.000 1
肌酐	−0.000	0.989 4	−0.682	＜0.000 1	−0.111	0.002 6	−0.232	＜0.000 1
肌酐清除率	−0.510	＜0.000 1	−0.454	＜0.000 1	−0.193	＜0.000 1	−0.369	＜0.000 1
左心室容积指数	0.079	0.042 6	0.449	＜0.000 1	0.134	0.000 6	0.263	＜0.000 1
左心室质量指数	0.047	0.226 5	−0.325	＜0.000 1	−0.003	0.937 1	−0.150	0.000 2
左心房容积指数	0.006	0.879 0	−0.131	0.004	0.139	0.000 2	0.096	0.011 8

注：BNP，脑钠肽；CC，相关系数；NA，不适用。

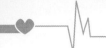
表 3-2-4　利钠肽浓度升高的原因

具体原因		
心脏	心力衰竭	先天性心脏病
	急性冠脉综合征	房性和室性快速型心律失常
	肺栓塞	心脏挫伤
	心肌炎	心脏节律、ICD 电击
	左心室肥厚	累及心脏的外科手术
	肥厚型或限制型心肌病	肺动脉高压
	瓣膜性心脏病	
非心脏	高龄	慢性阻塞性肺疾病
	缺血性脑卒中	严重感染（包括肺炎和败血症）
	蛛网膜下腔出血	重度烧伤
	肾功能不全	贫血
	肝功能不全（主要是肝硬化伴腹水）	严重代谢和激素异常（如甲状腺功能亢进、DM 酮症酸中毒）
	副肿瘤综合征	

3. 为避免外源性 BNP 对检测的干扰，必须在使用新活素或者其他重组 BNP 药物前检测，以及使用新活素或者其他重组 BNP 药物后 2 小时检测[11]。

（肖路延）

参 考 文 献

[1] 尚红，王毓三，申子瑜. 全国临床检验操作规程 [M].4 版. 北京：人民卫生出版社，2015.

[2] SUDOH T, KANGAWA K, MINAMINO N, et al. A new natriuretic peptide in porcine brain[J]. Nature, 1988, 332(6159)：78-81.

[3] GRUSON D, ROUSSEAU M F, DE CONINCK V, et al. Influence of sampling and storage conditions on B-Type Natriuretic Peptide immunoreactivity for 3 automated assays[J]. Clin Chem, 2006, 52(4)：766-767.

[4] BIONDA C, BERGEROT C, ARDAIL D, et al. Plasma BNP and NT-proBNP assays by automated immunoanalyzers：analytical and clinical study[J]. Ann Clin Lab Sci, 2006, 36(3)：299-306.

[5] MCDONGH T A, ROBB S D, MURDOCH D R, et al. Biochemical detection of left-ventricular systolic dysfunction[J]. Lancet, 1998, 351(9095)：9-13.

[6] 任节，段宝祥，毛建华，等. 脑钠肽与心力衰竭 [J]. 中国心血管杂志，2005, 10(2)：127.

[7] MORRISONL K, HARRISON A. KRISHNASWAMY P, et al. Utility of a rapid B-natriuretic peptide assay in differentiating congestive heart failure from lung disease in patients presenting with dyspnea[J]. J Am Coll Cardiol, 2002, 39(2)：202-209.

[8] 张书富，徐龙，华尔铨，等. 快速测定脑钠肽在急诊呼吸困难患者中临床应用 [J]. 中华医学杂志，2003, 83(21)：1921.

[9] PONIKOWSKI P, VOORS A A, ANKER S D, et al. 2016 ESC Guidelines for the diagnosis and treatment of acute and chronic heart failure[J]. Eur J Heart fail, 2016, 18(8)：891-975.

[10] REDFIELD M M, RODEHEFFER R J, JACOBSEN S J, et al. Plasma brain natriuretic peptide concentration：impact of age and gender[J]. J Am Coll Cardiol, 2002, 40(5)：976-982.

[11] FITZGERALD R L, CREMO R, GARDETTO N, et al. Effect of nesiritide in combination with standard therapy on serum concentrations of natriuretic peptides in patients admitted for decompensated congestive heart failure[J]. Am Heart J, 2005, 150(3)：471-477.

第四篇
冠状动脉腔内与影像评价

第1章　冠状动脉造影的技术变迁

自 1959 年美国医师 Sones 误将导管置于左、右冠状动脉口,完成了第一例选择性冠状动脉造影,从此开始了选择性冠状动脉造影术。1967 年 Judkins 穿刺股动脉完成选择性冠状动脉造影,使这一技术得以在临床上广泛应用;1977 年 9 月 15 日在瑞士苏黎世,Gruentzig 在局部麻醉下经股动脉穿刺,成功完成了第一例经皮冠状动脉腔内成形术,开始了介入心脏病学的新篇章;1989 年在加拿大,Campeau 及同事开始尝试经桡动脉行冠状动脉造影(transradial angiography,TRA);随后 1992 年荷兰医师 Keimeneij 尝试经桡动脉行介入治疗,由此把经皮介入治疗推向具有更为微创、舒适度更佳、卧床时间更短、并发症减少等诸多优势的时代,自此对冠心病介入治疗起到了更进一步的推动作用[1]。

冠状动脉造影是诊断冠心病的有效方法。通过特定型号的心导管经皮穿刺股动脉、桡动脉、尺动脉或肱动脉,将导管送至升主动脉根部,分别超选择进入左或右冠状动脉口,注入对比剂,使冠状动脉显影,可以清楚地将整个左或右冠状动脉的主干及其分支的管腔显示,从而了解血管有无狭窄、起源异常、异常通道等存在,对病变部位、范围及严重程度等作出准确判断,决定治疗方案(介入、手术或内科治疗),还可用来判断疗效。当前认为这仍是诊断冠心病的"金标准",其安全程度随着技术的不断提高得以提升,并发症发生率随着术者经验的积累和学习曲线的完成而越来越低。现有的介入治疗模式、路径及评价手段与早期均有明显变化,冠状动脉造影术是十分安全的手术方法。美国统计手术平均死亡率低于 0.1%,而中国医学科学院阜外医院连续近 5 年每年介入手术量均在 1 万例以上,择期造影死亡率约为 0.004%,急诊造影死亡率约为 0.19%,择期介入死亡率约为 0.04%,急诊介入死亡率约为 0.87%,同时中国医学科学院阜外医院单中心研究也发现经桡动脉行介入治疗总体医疗费用要低于股动脉路径。由此可以看出,无论是择期还是急诊冠状动脉造影和介入治疗,均已达到国际高水平行列[2]。一方面与围手术期准备和处理有关,另一方面与操作路径及手术熟练程度有关,目前中国医学科学院阜外医院复杂介入治疗超过 90% 是经上肢动脉路径(主要为经桡动脉)完成的。

一、造影路径上的变化

从股动脉路径行冠状动脉造影,其术后卧床时间长,并发症(穿刺部位出血、血管损伤)相对略高一些,尤其发生腹膜后血肿这一致命性并发症。但也有其优势,血管管径粗大,尤其在复杂病变和需要强支撑的病变,会使手术操作更加容易操作。随着科技的进步,1989 年开始尝试经桡动脉完成冠状动脉造影以及 1992 年完成首例经桡动脉冠状动脉介入治疗以来,冠心病介入治疗路径逐渐发生了变化,经过桡动脉介入治疗路径学习曲线,其操作相对安全且具有如下优点:创伤小、局部出血和血管并发症少,尤其是术后拔除鞘管时无须中断肝素等抗凝药物,患者舒适度提高,无须卧床。小心操作时手术路径上并发症相对轻,比较常见的是穿刺部位及路径上渗出血肿,经过加压包扎后,症状可缓解。但任何一项技术在普及应用之前临床研究及证据尤为重要,尤其在急性心肌梗死方面,REAL 研究 2003—2009 年连续纳入了 11 355 例因 STEMI 接受 PCI 的患者,其中 8 000 例接受 TFI,3 068 例首次入路为经 TRI,主要安全性终点为 30 天内严重出血和血管并发症发生率。结果显示,TRI 组比 TFI 组 2 年内死亡率更低,分别为 8.8% 和 11.4%(P=0.025);亚组分析,TRI 组 30 天内严重出血和血管并发症发生率较 TFI 组降低超过 50%。美国国家心血管数据库(NCDR)的分析结果,2007—2011 年 294 769 例 AMI 患者接受了直接 PCI。TRI 所占比例逐年提高,由 2007 年的 0.9% 提升至 2011 年的 6.4%(P<0.0001)。与 TFI 相比,TRI 具有相似的手术成功率,显著降低了硬终点事件发生率,包括院内死亡率(P=0.045 5)和出血发生率(P<0.000 1)。因此,TRI 治疗 AMI 患者与 TFI 在急性心肌梗死介入治疗中同样可行,并且血管并发症发生率更低、住院时间更短,更加有利于高危患者的早期康复。因此,从临床研究到临床

实践逐渐完成了路径的转换,国内大中心常规介入治疗均在 90% 以上经上肢路径完成,极大地方便了围手术期管理,提高了患者和家属的可接受度。此外,在行穿刺前一定要做 Allen 试验(同时按压桡动脉和尺动脉阻断手部血流,颜色由红变苍白或发绀,松开尺动脉后 10 秒内颜色恢复正常者为 Allen 试验正常或阳性)以评价尺动脉至桡动脉的侧支循环情况。我国桡动脉直径男性为(3.1 ± 0.6)mm,女性为(2.8 ± 0.6)mm,因此即便复杂病变,小心轻柔操作对于 7F 指引导管也可以完成操作。但是研究也显示经桡动脉路径的放射量要高于经股动脉,而新近研究也发现投照侧头部会增加肿瘤的风险,另外对眼部的损害还会增加白内障的概率,因此在经桡动脉介入治疗路径中,更要注意放射防护,而路径需要根据病情和病变来进行选择,不可为了追求桡动脉路径而忽略病变因素和介入治疗所需要满足的条件,一定要合理、科学地把握。

虽然桡动脉有很多的优势,但与股动脉相比,也有其固有的劣势,如容易发生痉挛,严重者可能发生不容易拔出鞘管的情况,这种情况尤其在容易紧张或女性患者发生,由此肱动脉径路也逐渐被探索应用,肱动脉血管直径较大,既可以保留桡动脉的优点,同时血管粗大,又可以克服容易痉挛的缺点,因此是桡动脉路径的有益补充。尤其适用于桡动脉痉挛、桡动脉迂曲者以及 Allen 试验阴性者。但因肱动脉相对深和容易滑动,周围伴行静脉和神经,常造成压迫不到位和包扎移位。为减少肱动脉途径并发症(局部血肿、动静脉瘘、损伤神经),注意避开浅静脉,术后加强观察穿刺部位有无出血以及包扎的松紧度,以便及时发现、及时处理,因此,从手术安全性角度而言,肱动脉并不推荐作为首选入路。此外,也有学者在尝试经尺动脉路径行冠状动脉造影及介入治疗,但并不作为首选。

正因为经上臂动脉尤其是桡动脉介入治疗的有效性和安全性,患者的舒适度明显提高。因此,国内外学者也在探索尝试一种新的方式——门诊冠状动脉造影或介入治疗,其要求是经桡动脉冠状动脉造影且病情稳定的患者,如术后观察 2~3 小时并无并发症,可以考虑出院;病情稳定的冠心病患者在较大的介入诊疗中心经熟练术者操作后观察 4~6 小时,如无并发症,可以考虑出院,但须严密随访。上述模式是比较理想的形式,既能降低医疗费用的支出,又方便患者及家属,但在当前国内实施起来比较困难,是我们以后尝试和努力的方向,但需建立在患者安全的前提下尝试。

二、评价手段上的变化

1. **血管内超声(intravenous ultrasound,IVUS)** 　IVUS 的原理与传统 B 型超声相同,其区别在于 IVUS 的超声探头非常小,可以进入血管腔内,以 360° 视角观察血管壁内部的情况。IVUS 可以弥补冠状动脉造影的不足,除了可以精确测量管腔直径外,还能对斑块性质、斑块累及的部位、范围和程度作出精准判断,目前已经成为优化介入治疗的必备工具。此外,对于临界病变的评估有较为重要的指导作用,尤其对于临床症状明显、生理功能评价正常、腔内影像学评价识别斑块性质有决定性作用,但当前 IVUS 检查费用相对昂贵,因此,并不能作为常规检查。

2. **光学相干断层成像(optical coherence tomography,OCT)** 　自 2001 年开始,国外首次报道 OCT 技术在人体冠状动脉内获得高清晰图像以来逐步在临床应用,可以帮助判断冠状动脉斑块形态及性质:区分钙化、纤维及脂质斑块。通过测量纤维帽的厚度及脂质核,发现导致急性冠脉综合征(急性心肌梗死、不稳定型心绞痛)的基质——易损斑块;判断血栓病变、内膜撕裂等冠状动脉造影不能发现的情况;精确测量支架与管壁之间的距离,判断支架植入后急性期支架的贴壁程度,以明确支架对血管壁的作用机制、支架内血栓形成等情况,判断围手术期血管的损伤;药物支架植入后数月到数年,用 OCT 评价支架植入后,中期和长期的效果。OCT 技术将原来的支架内血管再内皮化的概念更改为支架的内膜组织覆盖的概念,可以探测覆盖组织的厚度、面积、分布和血栓形成,以判断支架内内膜组织的覆盖程度,从而可以指导冠心病患者的临床抗血小板药物的应用。

3. **冠状动脉血流储备分数(fractional flow reserve,FFR)** 　FFR 是利用特殊的压力导丝准确测定冠状动脉内某一血管段的血压和流量,是冠状动脉血流功能性评价的“金标准”。通过精确测定狭窄前、后的冠状动脉血压,两者的比值即为 FFR。因此,FFR 是一个 $0 \sim 1$ 的分数,如果一个狭窄病变导致的 FFR 为 0.5,则意味着这个狭窄病变后的血压比狭窄前下降了 50%。FFR 可以特异性反映冠状动脉功能性狭窄的严重程度,并且不受到心率、血压、心肌收缩力等血流动力学因素变化以及正常参照血管的影响,同时简单易操作、可重复,对于冠状动脉各种病变的评估均具有一定的指导意义。FFR 的主要作用就是用于评价病变的功能意义,从而选择最佳的介入治疗策略,其临床指导意义已经在 FAME 及 DEFER 系列研究中得以证实,最近在 STEMI 患者介入治疗中应用 FFR 指导,对于这类患者治疗策略又给予有益的指导作用。FFR 为复合值,病变近端或远端的狭窄均能影响 FFR 的测定。一般而言,如果 FFR 值<0.75,说明狭窄会引起心肌缺血;如果 FFR 值>0.8,不引起心肌缺血;而 FFR 值在 0.75~0.80,需要结合患者的临床表现,决定治疗策略。但像其他检查一样,任何检查手段都有其局限性,在一定范围内或一定条件下方能显示其对临床的指导作用。

4. 定量血流分数(quantitative flow ratio,QFR)　FFR 由于其操作的有创性、测量的复杂性以及压力导丝成本昂贵等问题,其临床应用至少在我国尚不十分广泛。上海交通大学生物医学工程学院研究团队提出了一种基于冠状动脉造影影像快速计算 FFR 的新方法,且在不需要注射腺苷的情况下达到较高的诊断精度,与 FFR 有着高度一致性,目前已经完成 FAVOR 研究,最近中国医学科学院阜外医院也完成了 QFR 与 FFR 比较的随机对照临床试验,其结果必将帮助临床医师判断的同时又可以减少患者的痛苦和医疗费用,是一项比较有前景的检测手段。

总之,传统的冠状动脉造影操作手法和技术在桡动脉路径占优势的时代仍然有其应用的空间,临床实践中不可为了追求桡动脉路径,而忽略了医师需要从手术安全性、医护工作和患者放射线接触量、手术难度及术中可能遇到的困难角度去选择合适的手术路径,从而达到诊断和治疗的目的,更好地惠助患者。

(高立建)

参 考 文 献

[1] LAPP H, KRAKAU I. The cardiac catheter book[M]. Stuttgart:Thieme,2014.

[2] JIN C, LI W, QIAO S B, et al. Costs and benefits associated with transradial versus transfemoral percutaneours coronary intervention in china[J]. J Am Heart Assoc,2016,5(4):e002684.

第 2 章 血管内超声的新进展

选择性冠状动脉造影（coronary angiography，CAG）自 1958 年被用于临床以来，一直是诊断冠心病和评价冠状动脉狭窄的重要方法和类"金标准"，但 CAG 通过对比剂充填管腔轮廓反映血管管腔，而非管壁的粥样斑块的信息，由于冠状动脉粥样硬化斑块有时偏心或不规则，并且常伴随冠状动脉正性或负性重塑，使得 CAG 有其局限性。血管内超声（intravascular ultrasound imaging，IVUS）技术于 20 世纪 90 年代开始应用于临床，是利用导管技术将微型超声探头送至冠状动脉内，360° 向血管壁发射超声波，将血管壁组织反射回的声波通过电信号转化为冠状动脉某一横截面的影像，可以同时观察到管腔和管壁的形态，精确测量管腔大小和狭窄程度，并可根据血管壁组织间的密度差异对超声波的吸收和反射回声信号的强弱，从 IVUS 影像上分辨不同类型的组织特性 [1]。IVUS 已成为准确评价冠状动脉病变和指导介入治疗中不可或缺的重要技术。

目前临床应用的 IVUS 常规导管外径在 2.9～3.5F，长度在 135～150cm；导管顶端带有超声波探头，使用的声波频率范围在 20～45MHz，分辨力在 100～150μm；根据探头的设计类型，IVUS 主要分为单晶体机械旋转型和相控阵多晶体型，前者的导管头部超声波探头为单晶体结构，可自身旋转或带有可自身旋转的反射镜面，通过旋转发射超声波实现血管内 360° 采样，后者的超声探头则是通过多个（常用的是 64 个）晶体环状排列一周构成，每块晶体在自己对应的方向上发射并回收超声波。两种设计类型各有优缺点，单晶体机械型可以做成频率相对高的探头（常见的为 40MHz），而多晶体型每个晶体的频率只能达到 20MHz；根据声波的传播特点，频率越高，则分辨力越高，同时穿透性下降 [2]。和普通超声一样，IVUS 也是利用不同组织对超声波的反射特性不同成像，在影像上，IVUS 显示的是血管的横截面，可以观察到血管的 3 层结构，俗称为"亮暗亮"结构。对于正常的血管，这三层结构由内而外分别是血管的内膜层（亮）、中膜层（暗）和外膜层（亮）[3]。经过 30 余年的发展，IVUS 在临床上的应用主要有以下几个方面。

一、IVUS 评价冠状动脉粥样硬化斑块的性质及稳定性

众多基础与临床研究证实，急性冠脉综合征（acute coronary syndrome，ACS）的发生与冠状动脉粥样硬化斑块的易损性有关，易损斑块发生溃疡、破裂，从而导致血小板激活聚集、血栓形成以及血管完全或不完全闭塞，是 ACS 的主要病理生理机制 [4]。一般认为，易损斑块的主要病理特征为薄的纤维帽，斑块内含有丰富的脂质及巨噬细胞。IVUS 灰阶成像依据斑块的超声回声特性，可以将斑块性质分为软斑块、纤维斑块、钙化斑块和混合斑块，但并不能分辨斑块内不同的组织成分。而通过组织内散射的超声射频信号自动回归分析，并和体外病理组织学结果进行比对，对不同的组织成分进行不同颜色的标配，则可以虚拟出斑块内组织成分的图像，即虚拟组织学血管内超声（virtual histology intravascular ultrasound，VH-IVUS）[5-6]。VH-IVUS 使用深绿色代表纤维性病变，浅绿色代表纤维 - 脂质性病变，白色代表钙化性病变，红色代表坏死组织；基于病理对照研究，将冠状动脉粥样硬化分为五类，即薄帽纤维粥样硬化（thin-cap fibroatheroma，TCFA）、厚帽纤维粥样硬化（thick-cap fibroatheroma，ThCFA）、病理性内膜增厚（pathological intimal thickening，PIT）、纤维斑块和纤维钙化斑块。VH-IVUS 将 TCFA 定义为易损斑块，并规定连续性脂质坏死核＞10% 的斑块面积，与血管腔中心的角度＞30°，且与血管腔直接接触时，称为 TCFA。PROSPECT 研究提示，VH-IVUS 发现的 TCFA 是未植入架的非罪犯病变发生冠状动脉不良事件的独立预测因子。

二、IVUS 在临界病变中的应用

冠状动脉临界病变是指 CAG 显示管腔狭窄 50%～70% 的病变。CAG 评估狭窄病变是在假定参照血管

"正常"的情况下进行的，且与不同的投照体位有关。但是 IVUS 显示，冠状动脉造影所示的"正常"参考血管有时也存在不同程度的动脉粥样硬化病变；因此，在弥漫性病变、开口病变、严重偏心病变中，CAG 常会低估狭窄的严重程度。IVUS 不受投照体位的影响，能够准确测量血管直径、管腔横截面积，还可以直接显示管壁的结构，从而更精确识别冠状动脉造影显示的临界病变的狭窄程度及斑块性质。目前 IVUS 对于冠状动脉非左主干的临界病变进行定量分析多采用最小管腔面积（MLA）≥4.0mm^2 或者面积狭窄率＜60%，建议推迟介入干预治疗，MLA＜4.0mm^2 或者面积狭窄率≥60% 的患者，积极给予介入治疗。IVUS 仅能评价病变的解剖及组织学特点，然而单纯 IVUS 指导治疗假阳性率较高，容易导致过度介入治疗[7]；功能学评价对指导临界病变的处理提供越来越重要的价值，血流储备分数（fractional flow reserve, FFR）是目前最常用的评价狭窄病变对血管功能影响的指标[8]，众多研究已显示以 FFR＜0.75 为标准时，预测心肌缺血灵敏度和特异度均很高，目前国内外相关指南也均建议对冠状动脉临界病变应常规行 FFR 检查以指导临床治疗决策。尽管如此，IVUS 在临界病变中依然有其用武之地，IVUS 本身测的 MLA＜4.0mm^2 与 FFR＜0.75 的相关性很高，此外，FFR 只能评估病变区域血流动力学状态，而不能提供血管狭窄程度及管壁性质等相关信息，如上文所述，ACS 与易损斑块密切相关，TCFA 是冠状动脉不良事件的独立预测因子，而临床研究也提示冠状动脉临界病变有 6% 会在 1 年内发展为急性冠状动脉事件并需要介入治疗，故而有学者提出：临界性病变行 FFR 检查≥0.75 只能说明狭窄无血流动力学意义，需同时行 IVUS 检查判断斑块的稳定性，对不稳定斑块应及时予以药物或介入干预，稳定斑块，防止急性心血管事件发生，联合利用 FFR 与 IVUS 指导临界性病变的介入治疗可以带来最优化的结果。

三、IVUS 对冠状动脉左主干病变的评估及对介入治疗的指导

既往很多研究均显示，CAG 对左主干病变程度的判断是各种类型病变中最不准确的，左主干本身相对短，弥漫病变时缺乏正常的参考血管，走行角度多变，存在迂曲或成角的可能，左前降支和左回旋支开口变异也较大；因而通过 CAG 有时难以准确判断左主干的狭窄程度，对左主干、左前降支及左回旋支开口病变情况也不能精确掌控；对于左主干的临界性病变的评估，单纯 CAG 所提供的信息更是不能满足对左主干诊断及介入治疗的临床需要[9]。而 IVUS 可准确测得血管横截面积、管腔横截面积，并计算出斑块负荷，更精确地描述出左主干狭窄、斑块偏心及重构程度，并可精确判断左前降支和左回旋支开口受累情况，为左主干病变介入治疗提供更准确的指导信息[10]。目前国际上较为认可的对左主干狭窄干预的判断指标是最小管腔面积小于 6mm^2，最小管腔直径小于 3mm，这也得到 FFR 等临床研究结果的支持。

四、IVUS 指导冠状动脉复杂病变介入治疗策略

重度钙化病变可阻碍导丝通过病变部位、影响球囊扩张及支架释放等，容易导致支架扩张不完全、冠状动脉夹层等不良后果。CAG 可以判断是否存在钙化，但难以确认钙化在血管内膜还是外膜，是否为环形钙化，通过 IVUS 获得这些信息有助于术者判断支架是否可以到位，能否完全膨胀；是否需要采取旋磨技术等手术策略[11]。

分叉病变的靶血管再次血运重建率明显高于非分叉病变，IVUS 在评价分叉病变斑块分布、指导分叉病变治疗策略的选择方面有重要的临床意义。IVUS 可以精确测量血管的参考直径、斑块的位置，相比于 CAG，能够更加明确主、边支血管成角角度等解剖关系，评价边支开口部的狭窄程度及病变特点，有助于术者选择介入术式、球囊及支架直径。完成支架植入等介入操作后，IVUS 还可以评价主 / 边支血管支架的贴壁、膨胀情况等，可根据影像学情况决定是否再次球囊后扩张保证支架膨胀良好，降低术后不良事件的发生。

五、IVUS 在慢性完全闭塞病变介入治疗中的应用

对慢性完全闭塞（chronic total occlusion, CTO）病变的开通，是 PCI 的最后堡垒，近 10 年来随着对 CTO 病变的深入研究和对其介入技术的探索，专用导丝和器械不断研发，形成了丰富的前向和逆向开通技术；在 CTO 病变发生在血管开口处，通过 CAG 则很难发现闭塞部位，若试图使用前向技术则无从下手，此时使用 IVUS 送入邻近血管中，则可以帮助寻找闭塞开口；在前向导丝进入血管内膜下时，使用平行导丝技术重

新进入真腔时，先通过 IVUS 明确真腔位置，可以大幅度提高成功率；此外，利用导丝或其他器械通过闭塞段后，IVUS 可以通过观察血管壁的三层结构是否完整，是否有分支血管进入，来鉴别导丝是否在远端真腔内 [12]。根据 IVUS 的特性，在 CTO 病变介入治疗中可有丰富的应用，中国医学科学院阜外医院杨跃进教授等创新提出的 IVUS 引导下真腔寻径（ IVUS-guided true-lumen seeking and tracking, IVUS-TST ）技术 [13]，是一系列使用 IVUS 协助 CTO 病变介入手术的技术，研究显示 IVUS-TST 技术大幅度提高了复杂 CTO 病变的介入成功率。

六、IVUS 评价介入治疗后即刻结果及远期随访

支架膨胀不全或者贴壁不良是发生支架内再狭窄的重要原因，而在介入治疗后，行 CAG 常难以清楚判断支架膨胀或贴壁情况，通过 IVUS 可以明确支架是否存在膨胀不全或者贴壁不良，膨胀不全一般指支架的最小管腔面积未达到参照血管管腔面积的 90% 或未达到相应血管段外弹力板面积的 70%；贴壁不良则指支架丝双面均可见流动的血液，术后采取 IVUS 评估即刻结果并根据情况处理，可以避免支架膨胀不全或贴壁不良，减少支架内再狭窄的发生率。冠状动脉内夹层形成是冠状动脉介入治疗中常见的严重并发症，IVUS 比 CAG 可以更加敏感地评价冠状动脉夹层，准确地定位夹层的范围和程度，若需要补救性植入支架时，IVUS 也可以更加准确地确定夹层的长度，有助于术者选择合适的支架 [14]。IVUS 作为最重要的血管腔内影像技术之一，在观察粥样斑块演变，介入治疗长期治疗效果，新的支架、球囊技术的比较研究中同样有着不可替代的作用。

（姚　晶　赵　杰）

参 考 文 献

［1］NAIR A, MARGOLIS M P, KUBAN B D, et al. Automated coronary plaque characterization with intravascular ultrasound backscatter: ex vivo validation[J]. EuroIntervention, 2007, 3(1): 113-120.

［2］杨跃进，赵杰 . 血管内超声和光学相干断层成像在冠状动脉介入治疗中的应用价值 [J]. 中国循环杂志, 2011, 26(6): 401-403.

［3］武德崴，俞梦越，吴永健 . 冠状动脉光学相干断层成像与血管内超声成像临床应用进展 [J]. 心血管病学进展, 2014, 35 (1): 16-20.

［4］STONE G W, MAEHARA A, LANSKY A J, et al. A prospective natural history study of coronary atherosclerosis[J]. N Engl J Med, 2011, 364(3): 226-235.

［5］GARCIA H M, JANG I K, SERRUYS P W. Imaging plaques to predict and better manage patients with acute coronary events[J]. Circ Res, 2014, 114(12): 1904-1917.

［6］TAKAOKA N, TSUJITA K, KAIKITA K, et al. Comprehensive analysis of intravascular ultrasound and angiographic morphology of culprit lesions between ST-segment elevation myocardial infarction and non-ST-segment elevation acute coronary syndrome[J]. Int J Cardiol, 2014, 171(3): 423-430.

［7］ABIZAID A, MINTZ G S, PICHARD A D, et al. Clinical, intravascular ultrasound and quantitative angiographic determinants of the coronary flow reserve before and after percutaneous transluminal coronary angioplasty[J]. Am J Cardiol, 1998, 82(4): 423-428.

［8］PIJLS N H, DE BRUYNE B, PEELS K, et al. Measurement of fractional flow reserve to assess the functional severity of coronary-artery stenoses[J]. N Engl J Med, 1996, 334(26): 1703-1708.

［9］AHN J M, KANG S J, YOON S H, et al. Meta-analysis of outcomes after intravascular ultrasound-guided versus angiography-guided drug-eluting stent implantation in 26,503 patients enrolled in three randomized trials and 14 observational studies[J]. Am J Cardiol, 2014, 113(8): 1338-1347.

［10］PESARINI G, DANDALE R, RIGAMONTI A, et al. Late and very late coronary stent thrombosis：Intravascular ultrasound findings and associations with antiplatelet therapy[J]. Catheter Cardiovasc Interv, 2013, 82(7): 1056-1065.

［11］HABARA M, NASU K, TERASHIMA M, et al. Impact of frequency-domain optical coherence tomography guidance for optimal coronary stent implantation in comparison with intravascular ultrasound guidance[J]. Circ Cardiovasc Interv, 2012,

5（2）：193-201.

［12］GALASSI A R, SUMITSUJI S, BOUKHRIS M, et al. Utility of intravascular ultrasound in percutaneous revascularization of chronic total occlusions[J]. JACC Cardiovasc Interv, 2016, 9（19）：1979-1991.

［13］宋雷，杨跃进，许亮，等. 血管内超声指导的真腔寻径与跟踪技术治疗复杂冠状动脉慢性完全闭塞病变的回顾性分析[J]. 中国循环杂志，2015，30（12）：1139-1142.

［14］JANG J S, SONG Y J, KANG W, et al. Intravascular ultrasound-guided implantation of drug-eluting stents to improve outcome：a meta- analysis[J]. JACC Cardiovasc Interv, 2014, 7（3）：233-243.

第3章 冠状动脉斑块的光学相干断层成像

冠状动脉粥样硬化斑块的性质对冠心病介入治疗的策略选择有很大的指导作用。因此，对冠状动脉斑块进行影像学评估非常重要。常用的影像学评估手段包括冠状动脉 CT、冠状动脉造影、冠状动脉血管内超声（IVUS）、血管镜、冠状动脉光学相干断层成像（optical coherence tomography，OCT）等。这些影像学检查手段有各自的适用范围和优缺点：CT 和冠状动脉造影能够有效评估冠状动脉狭窄程度，也能区别钙化斑块和软斑块，但对纤维板块、脂质斑块无法区分；IVUS 能够对斑块性质进行较好的判断，但因分辨力有限，对易损斑块的识别能力较差；血管镜能够识别冠状动脉内血栓、斑块破裂等病理改变，但对于血管内膜以下的病变识别能力有限[1]。OCT 具有较高的分辨力和斑块特异性，在冠状动脉斑块的性质、稳定性判断以及斑块破裂后的病情评估方面具有较大优势。本章就冠状动脉斑块的 OCT 进行简要介绍。

一、OCT 的技术特点

OCT 是一种利用近红外线及光学干涉原理对生物组织进行成像的技术，不同组织对红外线的背散射值不同，因此可以根据背散射强度分辨组织成分。OCT 具有较高的空间分辨力，但穿透力和成像范围较小，且易受血液中红细胞的影响，成像时需排除红细胞干扰。传统的时域 OCT（TD-OCT）技术成像时，需要用球囊阻塞病变血管近端，操作复杂，引起缺血并发症的概率较大，在一定程度上限制了 OCT 的临床应用。新一代频域 OCT（FD-OCT）技术具有较快的成像速度，仅需弹丸式注射生理盐水冲洗冠状动脉即可完成成像，无须阻断病变血管，有效地减少了缺血并发症的发生率。同时，FD-OCT 进一步提高了空间分辨力。这些进展使 OCT 技术得以在临床中广泛使用[2-3]（表 4-3-1）。

表 4-3-1 TD-OCT、FD-OCT 和 IVUS 的技术对比

	TD-OCT	FD-OCT	IVUS
轴向分辨力 /μm	$10 \sim 20$	$12 \sim 15$	$100 \sim 150$
横向分辨力 /μm	$25 \sim 40$	19	$150 \sim 300$
成像速度 /(帧·s⁻¹)	$15 \sim 20$	100	30
回撤速度 /(mm·s⁻¹)	$0.5 \sim 2.0$	$10 \sim 25$	$0.5 \sim 2.0$
扫描直径 /mm	6.8	10	$8 \sim 15$
穿透深度 /mm	$1 \sim 2$	$1 \sim 2$	$4 \sim 8$
球囊阻断	需要	不需要	不需要

注：TD-OCT，时域光学相干断层成像；FD-OCT，频域光学相干断层成像；IVUS，血管内超声。

二、正常血管在 OCT 中的成像特点

正常的血管在 OCT 图像中呈现分层的结构。血管内膜较薄，呈现高密度影；中膜较厚，呈现低密度影；外膜背散射密度异质性较高，通常表现为高密度影（图 4-3-1）。在 OCT 图像中，血管内弹力膜定义为内膜和中膜高低密度的分界线，外弹力膜定义为中膜和外膜高低密度的分界线。

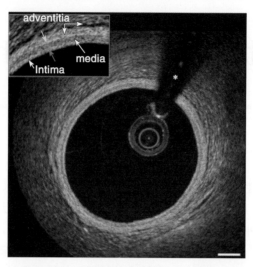

图 4-3-1 正常冠状动脉的 OCT 图像

血管壁分 3 层,白色箭头分别指示内膜、中膜和外膜,黄色箭头指示外弹力膜,绿色箭头指示内弹力膜。

三、不同性质粥样斑块在 OCT 中的成像特点

动脉粥样硬化斑块在 OCT 图像中被定义为血管组织的局部增厚、突入管腔或典型分层结构消失。在一些斑块中,血管各层结构可以被观察到,当斑块组织背散射较强时,组织造成的光信号衰减会导致正常组织分层无法分辨。

1. **纤维斑块** 纤维斑块在 OCT 图像中通常表现为均一的高密度影[4]。一般情况下,纤维斑块中可以观察到内弹力膜和外弹力膜。随着光信号衰减,纤维斑块深层逐渐表现为低密度影(图 4-3-2A)。因此,当纤维斑块较厚时,OCT 对其深层的坏死核或钙化斑块识别能力较差。

2. **钙化斑块** 如前所述,纤维斑块表现为均一的高密度影,而钙化斑块表现为边界清晰的低密度影(图 4-3-2C)。大的钙化斑块通常符合这一特点,但小型钙化或点状钙化斑块有时显示并不确切。OCT 中钙化斑块与脂质斑块的区别在于轮廓是否清晰,如果钙化斑块过大,超出 OCT 的检测范围,则有一定可能性将其误读为脂质斑块。

3. **脂质斑块和坏死核** 脂质斑块和坏死核表现为斑块内部出现低密度影,边界比较模糊,不易辨别。光信号通过坏死核时衰减显著,导致坏死核后方显影不清晰(图 4-3-2B)。坏死核与钙化斑块同样表现为低密度影,但后者边界锐利,较易进行辨别。当斑块深处出现低密度区域时,应注意排除是信号自然衰减造成,因此,OCT 对血管壁浅层的坏死核识别能力较强。此外,血管腔内的血栓、红细胞以及血管壁表面的巨噬细胞也会造成管壁内产生低密度影,诊断坏死核时也应对其进行排除。光信号不能完全通过坏死核,因此,在不能辨别外弹力层时,OCT 不能准确测量坏死核的面积,无法准确评价坏死核容量。

4. **薄壁纤维粥样斑块** 纤维粥样斑块是指在低密度的脂质斑块和坏死核表面覆盖有高密度的组织层,高密度的组织层称为纤维帽(图 4-3-2D)。薄壁纤维斑块是指包含较大的坏死核、纤维帽薄、容易破裂的纤维粥样斑块[5],是引起急性冠脉综合征的高危因素,因此,对其识别非常重要。OCT 空间分辨力较高,适用于检测易损斑块纤维帽的厚度和纤维帽中巨噬细胞的含量。通常,在 OCT 图像中,薄壁纤维斑块定义为纤维帽厚度小于 $65\mu m$ 的纤维粥样斑块[6]。此外,一些研究还规定坏死核范围应大于管腔的 1 个象限,但并未得到公认。在诊断薄壁纤维斑块时,还应排除伪影造成的假阳性坏死核。

OCT 诊断薄壁纤维斑块的敏感性和特异性很高。Kume 等对 38 个心脏标本中提取的 108 个血管病变分别进行 OCT、IVUS 和组织学检查,对于组织学检查定义的易损斑块,OCT 诊断的敏感性和特异性分别为 90% 和 79%。而 IVUS 对于易损斑块和非易损斑块没有明显的识别作用[7]。因此,OCT 在评估薄壁纤维斑块方面具有其他检查无法比拟的优势。

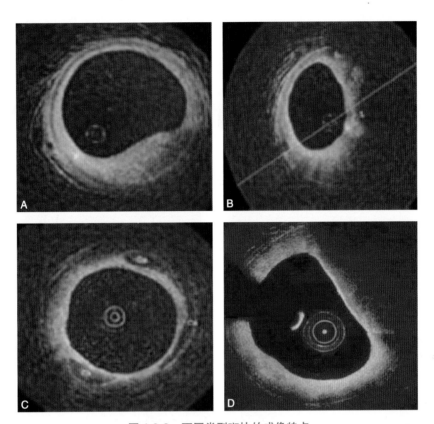

图 4-3-2　不同类型斑块的成像特点

A. 纤维斑块；B. 脂质斑块和坏死核；C. 钙化斑块；D. 薄壁纤维粥样斑块。

5. 巨噬细胞堆积　巨噬细胞堆积在 OCT 图像中表现为清晰的高密度斑点，并在其后会有明显的信号衰减[8]（图 4-3-3）。目前有关评估巨噬细胞的研究仅限于纤维粥样斑块中，尚无研究评估正常血管和血管新生内膜中的巨噬细胞。巨噬细胞常在纤维帽和坏死核的边界区域出现。巨噬细胞带来的信号衰减非常强烈，因此，血管内膜表面的巨噬细胞造成的后方低密度区域容易被误判为坏死核。此外，巨噬细胞还应与胆固醇结晶相鉴别。单个或较少的巨噬细胞是否能被观测到尚无证据。

巨噬细胞是炎症反应的重要标志，因此，巨噬细胞也是判断纤维粥样斑块是否易损的重要依据[9]。巨噬细胞的检测依赖高分辨力，因此，OCT 在评估巨噬细胞方面也具有很大的优势。

6. 胆固醇结晶　OCT 能够识别部分胆固醇结晶。胆固醇结晶表现为高密度的条带，常出现在纤维斑块或坏死核中[10]（图 4-3-4）。但是，并非所有胆固醇结晶都能被 OCT 识别，其原因尚需进一步探究[11]。因此，OCT 尚不能作为识别胆固醇结晶的可靠办法。

7. 血栓　OCT 对血栓的性质有良好的鉴别能力[2]。红细胞对近红外光具有阻挡作用，因此，当血栓成分以红细胞为主（即红色血栓）时，光线会被阻挡，血栓后面的管壁及更深层的组织显影不良（图 4-3-5B）；当血栓成分以血小板为主（即白色血栓）时，血栓背后的血管组织尚能部分显影（图 4-3-5A）。OCT 对血栓的鉴别能力，能够指导进一步治疗策略的选择。

四、OCT 在评估冠状动脉斑块时的劣势

OCT 的穿透能力较弱，并且斑块的纤维帽会造成光信号的迅速衰减，因此，当冠状动脉斑块负荷较重时，OCT 对深层的斑块评价能力较差，也不能准确评估冠状动脉斑块的整体负荷[12]。此外，光学干涉技术在组织学评价中的应用还处于初期，因此，不同组织在 OCT 中的显像特点尚需进一步组织学对比研究进行探索。

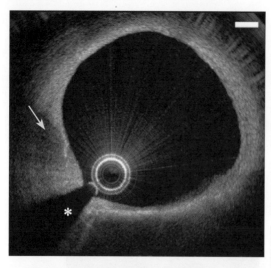
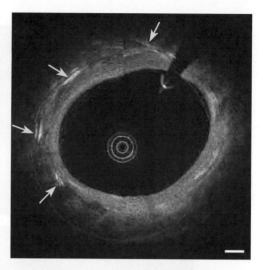

图 4-3-3　冠状动脉斑块中的巨噬细胞堆积

箭头指示巨噬细胞,表现为高密度点状影后出现较强的信号衰减。

图 4-3-4　OCT 检测的胆固醇结晶

箭头指示高密度条带状分布的胆固醇结晶。

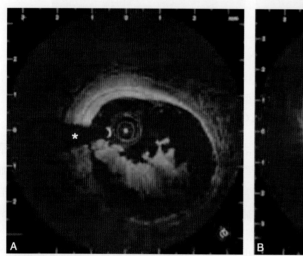
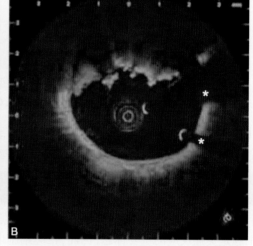

图 4-3-5　OCT 检测的血栓

A. 白色血栓:血栓后的管壁结构依然可见;B. 红色血栓,血栓后的信号迅速衰减,其后的血管壁结构不可见。

五、总结

OCT 具有较高的分辨力,不同组织在 OCT 图像中差异明显,因此可以作为评估冠状动脉斑块的重要工具。OCT 能够识别不同类型的冠状动脉斑块,并在易损斑块、巨噬细胞等成分的识别过程中有不可替代的作用。OCT 的穿透能力较差,在一定程度上限制了其应用。但是,相较于斑块负荷,其易损程度更值得关注,并对治疗策略有很大的影响。因此,OCT 应在冠状动脉斑块的评价过程中广泛应用。

(武德崴　俞梦越)

参 考 文 献

[1] GONZALO N, ESCANED J, ALFONSO F, et al. Morphometric assessment of coronary stenosis relevance with optical coherence tomography: A comparison with fractional flow reserve and intravascular ultrasound[J]. J Am Coll Cardiol, 2012,

59(12): 1080-1089.

［ 2 ］KUME T, UEMURA S. Current clinical applications of coronary optical coherence tomography[J]. Cardiovasc Interv Ther, 2018, 33(1): 1-10.

［ 3 ］TERASHIMA M, KANEDA H, SUZUKI T. The role of optical coherence tomography in coronary intervention[J]. Korean J Intern Med, 2012, 27(1): 1-12.

［ 4 ］TEARNEY G J, REGAR E, AKASAKA T, et al. Consensus standards for acquisition, measurement, and reporting of intravascular optical coherence tomography studies: A report from the international working group for intravascular optical coherence tomography standardization and validation[J]. J Am Coll Cardiol, 2012, 59(12): 1058-1072.

［ 5 ］VALGIMIGLI M, AGOSTONI P, SERRUYS P W. Acute coronary syndromes: An emphasis shift from treatment to prevention; and the enduring challenge of vulnerable plaque detection in the cardiac catheterization laboratory[J]. J Cardiovasc Med(Hagerstown), 2007, 8(4): 221-229.

［ 6 ］VIRMANI R, BURKE A P, FARB A, et al. Pathology of the vulnerable plaque[J]. J Am Coll Cardiol, 2006, 47(8 Suppl): C13-C18.

［ 7 ］KUME T, OKURA H, YAMADA R, et al. Frequency and spatial distribution of thin-cap fibroatheroma assessed by 3-vessel intravascular ultrasound and optical coherence tomography: An ex vivo validation and an initial in vivo feasibility study[J]. Circ J, 2009, 73(6): 1086-1091.

［ 8 ］TAHARA S, MOROOKA T, WANG Z, et al. Intravascular optical coherence tomography detection of atherosclerosis and inflammation in murine aorta[J]. Arterioscler Thromb Vasc Biol, 2012, 32(5): 1150-1157.

［ 9 ］LIBBY P, TABAS I, FREDMAN G, et al. Inflammation and its resolution as determinants of acute coronary syndromes[J]. Circ Res, 2014, 114(12): 1867-1879.

［ 10 ］NISHIMURA S, EHARA S, HASEGAWA T, et al. Cholesterol crystal as a new feature of coronary vulnerable plaques: An optical coherence tomography study[J]. J Cardiol, 2017, 69(1): 253-259.

［ 11 ］LUO Y, CUI D, YU X, et al. Modeling of mechanical stress exerted by cholesterol crystallization on atherosclerotic plaques[J]. PLoS One, 2016, 11(5): e0155117.

［ 12 ］ALFONSO F, DUTARY J, PAULO M, et al. Combined use of optical coherence tomography and intravascular ultrasound imaging in patients undergoing coronary interventions for stent thrombosis[J]. Heart, 2012, 98(16): 1213-1220.

第4章 冠状动脉内压力导丝技术指导冠心病的介入治疗

冠状动脉造影是评价冠状动脉病变的"金标准"，但是冠状动脉造影只能判断病变狭窄程度，并不能从功能上确定该病变是否引起心肌缺血，冠状动脉内压力导丝测定的血流储备分数（fractional flow reserve, FFR）能较准确地判断冠状动脉狭窄病变与心肌缺血的关系，从而指导冠状动脉介入治疗，并评价冠状动脉介入治疗的预后。

一、冠状动脉压力导丝技术的发展历史

通过冠状动脉内压力测量来评价病变近、远端的压力变化，从而评价病变的严重程度和对血管远端生理功能的影响，是长久以来心血管疾病专家的梦想。最早 Gruentzig 教授通过双腔球囊导管的其中一个腔实现了这种设想，1982 年随着 Over-the-wire 球囊导丝同轴技术的发展，逐渐演变为通过单腔来测定冠状动脉内压力，并发现压力变化超过 30mmHg 为显著狭窄病变。随着技术的发展，球囊导管的内、外径逐渐减少，内腔直径最小由 0.018in 改进为 0.014in，然而这种技术存在着其天然的缺点，包括球囊阻塞等因素引起的压力误报，压力在长管腔内逐渐衰减以及界值的制订没有循证医学等科学依据等。

为了改进上述冠状动脉内压力测量的缺点，人们开始不断探索，终于在 1985 年，Thomas 教授联合 Bertil Höök 教授以及 Lars Tenerz 博士共同发明了镶嵌微型光学压力探测器光学压力导丝，随后经过不断改进，其直径逐渐减少至 0.018in，并在 1991 年投入使用，并在 1994 年直径进一步缩小至 0.014in，然而这一技术并不能适应介入治疗的发展，其本身操控性差，不能介导球囊和支架通过病变，同时存在生产难度。但是人们仍然继续探索，终于随着半导体技术的飞速发展，在 1994 年由 Lars 和 Leif Smith 发明了电学压力导丝技术，1997 年产生了第一根电学压力导丝，其原理是压力导丝前端嵌入体积很小的半导体压力传感器，通过其将压力转换为电阻抗，电信号传输。其克服了压力管腔内衰减的缺点，同时较好地保持导丝的通过性，并能够直接通过球囊和支架进行冠状动脉介入治疗，再次推动冠状动脉内压力测量的浪潮，产生 FFR 的概念。

二、冠状动脉血流储备分数的基本概念

冠状动脉造影无法准确评价冠状动脉病变的性质以及对远端组织生理功能的影响，因此，往往低估或者高估病变的严重程度，无法很好地指导冠状动脉介入治疗。迫切需要一个指标来评价冠状动脉狭窄的功能意义，1993 年 FFR 的概念应运而生，其原理是在冠状动脉最大扩张和心肌充血状态下，通过测定跨病变的压力差，利用压力流量方程计算获得的反映冠状动脉狭窄功能的流量储备指标，以评估血管病变的严重程度。用公式表示如下：

$$FFR=[(Pd-Pv)/Rsmax]/[(Pa-Pv)/Rnmax]$$

其中，Pa 为充血期主动脉平均压力，Pd 为狭窄远端冠状动脉平均压力，因为 Rsmax 代表狭窄存在时最大充血反应时的心肌阻力，Rnmax 代表正常冠状动脉最大充血反应时的心肌阻力。最大充血反应时 Rsmax=Rnmax，Pv 为中心静脉压正常情况趋近于 0 故而忽略，由此可得：

$$FFR=Pd/Pa$$

由于自动调节等冠状动脉循环的自身调节功能的存在，在静息状态下，通过各种旁分泌、神经分子的调节，引起微循环扩张，诱发内皮下平滑肌细胞的舒张，降低血管张力，维持冠状动脉正常血流，只有当冠状动脉横截面积狭窄程度超过 85% 时，才会对冠状动脉血流造成影响。而当微血管床最大扩张（心肌最大充血）状态

下，冠状动脉横截面积狭窄超过 30% 时，充血相血流即开始减少，当狭窄超过 50% 后，充血相血流减少更加明显。因此，在进行 FFR 测量过程中，需要通过应用腺苷或 ATP 滴注等方式，诱发充血。

随着研究的不断深入，Pijls 教授通过将 FFR 与活动平板试验、多巴酚丁胺负荷试验、核素心肌显像试验及冠状动脉造影比较，确定 FFR=0.75 为界值，即当狭窄病变使心肌最大血流量减少至正常的 75% 以下时，则可导致严重的心肌缺血，提示狭窄有明确的血流动力学意义。其诊断心肌缺血的敏感性、特异性、准确率分别为 88%、100%、93%。一项包含 21 项研究、囊括 1 249 个病变的荟萃分析比较了无创成像与 FFR 的一致性，其敏感性和特异性为 76%。

FFR 作为评价心外膜冠状动脉生理功能的特异性指标，理论正常值为 1，正常冠状动脉 FFR 值为 0.94 ~ 1。FAME 研究是一项多中心、随机、临床对照试验，对比常规以 FFR 指导的支架植入术和传统冠状动脉造影指导的支架植入术，前者明显降低了 1 年和 2 年 MACE 发生率。自此，FFR 真正成为评价冠状动脉狭窄的重要指标，在新的介入治疗指南中，FFR 指导冠状动脉介入治疗已经成为 ⅠA 类适应证。

FFR<0.75 提示心外膜冠状动脉存在功能意义的狭窄病变，研究显示，其单纯药物治疗相对于冠状动脉介入治疗风险显著增加（MACE：27% *vs.* 9%，P=0.04）；FFR 介于 0.75 ~ 0.80 时，药物治疗与介入治疗相比，其 1 年死亡率和心肌梗死发生率无显著差别，但是再次血运重建率（23% *vs.* 5%，P=0.005）和心绞痛发生率（41% *vs.* 9%，P=0.002）较高，因此 FFR 在该区间时应该慎重决定治疗方案；而 FFR≥0.80 通常认为狭窄无功能学意义，应该首选药物治疗，延迟或者不进行冠状动脉介入治疗。

越来越多的研究显示，冠状动脉造影虽然可以从解剖学上判断管腔狭窄程度，但并不能预测狭窄对血流动力学的影像，Seung-Jung Park 等对 1 000 例患者的 1 129 处冠状动脉病变进行分析，在非左主干病变中，管腔狭窄>50% 而 FFR>0.8 者高达 57%，而左主干病变中此比例则有 35%。而管腔狭窄<50% 的非左主干病变中，FFR<0.8 者占 16%，而左主干病变中此比例则高达 40%。

三、冠状动脉内压力导丝技术指导冠状动脉介入治疗

1. 临界病变的介入治疗　冠状动脉造影显示 50% ~ 70% 的狭窄病变为临界病变，是否行冠状动脉介入治疗目前尚无定论。同样 60% 的狭窄，根据远端供血区域以及心肌存活的情况，其 FFR 值变化很大，可以准确地反映血管的功能状态，包括缺血相关血管、缺血相关病变等，从而指导介入治疗。DEFER 研究是一项前瞻性根据 FFR 决定对临界病变治疗方案的研究，包括 325 例患者，FFR<0.75 者接受介入治疗作为对照组，FFR≥0.75 者随机分成介入治疗（n=91）和推迟治疗（n=90）两组。随访结果发现，1 年和 2 年的无时间生存率在治疗和延迟治疗组类似（1 年：92% *vs.* 89%；2 年：89% *vs.* 83%），而对照组无事件生存率明显降低（80% *vs.* 78%）。无心绞痛复发的患者百分比在治疗和延迟组也类似（1 年：49% *vs.* 50%；2 年：70% *vs.* 51%），而对照组无心绞痛的患者较多（67% *vs.* 80%）。DEFER 研究 5 年随访显示，FFR>0.75 的病变每年死亡或心肌梗死的风险<1%，支架处理并不能减少这些风险。在最近发表的一项 FAME2 研究的亚组分析中，对 607 例经由 FFR 评估过的冠状动脉狭窄并接受药物治疗的患者进行 2 年随访，以评估血管相关的临床结果。随访中共出现 272 个心脏事件（26.5%）；存在 MACE 患者组 FFR 值显著低于无 MACE 患者组 [中位数（四分位距）：0.68（0.54 ~ 0.77）*vs.* 0.80（0.70 ~ 0.88），P<0.01]，MACE 发生率随着 FFR 值降低而逐渐增大。在多变量 Cox 回归分析，FFR 是 2 年内病变相关的心血管事件的独立危险因素（RR=0.87，95%CI 0.83 ~ 0.91）。

2. 多支血管病变的介入治疗　冠状动脉多支血管病变临床多见，对于多支病变血管选择缺血相关血管，从而进行支架植入直接影响患者的预后，根据冠状动脉造影选择干预目标经常是经验性的，在不同介入医师之间变异较大。由于多支血管的供血区域相互掩盖，无创心肌灌注检查也不理想。Chamuleau 等研究 107 例多支病变患者，所有患者均有 1 处临界病变（40% ~ 70% 狭窄）因阴性单光子发射计算机断层显像（SPECT）阴性而放弃干预。随访 12 个月，该临界病变 FFR<0.75 者（n=15）MACE（心源性死亡、MI 或 TVR）发生率为 27%，FFR≥0.75 者（n=92）MACE 发生率为 9%（P<0.041）。

FAME 研究入选了 1 005 例多支血管病变患者，随机、多中心对比常规以 FFR 指导的支架植入术和传统冠状动脉造影指导的支架植入术，前者明显降低了 1 年时的 MACE 发生率（13.2% *vs.* 18.3%，P=0.02），而且明显减少了每位患者的支架植入个数 [（1.9±1.3）个 *vs.*（2.7±1.2）个，P<0.001]；并在 2 年的随访中延续了 FFR 指

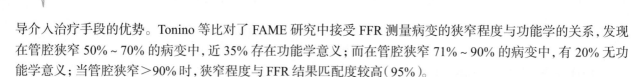

导介入治疗手段的优势。Tonino 等比对了 FAME 研究中接受 FFR 测量病变的狭窄程度与功能学的关系,发现在管腔狭窄 50% ~ 70% 的病变中,近 35% 存在功能学意义;而在管腔狭窄 71% ~ 90% 的病变中,有 20% 无功能学意义;当管腔狭窄 > 90% 时,狭窄程度与 FFR 结果匹配度较高(95%)。

FAME Ⅱ 研究旨在讨论在 FFR 指导下,PCI 对比药物治疗在稳定性冠心病患者中的治疗。该研究是一项具有前瞻性的、随机的、有对照组的,国际多中心临床试验。在 FAME Ⅱ 的随机研究组中,共入组患者 888 人,随机分为一组冠状动脉介入手术,置入药物洗脱支架,同时配合药物治疗;另一组则仅使用药物治疗,两组进行对比。由于实施 PCI 联合药物治疗的患者,事件发生率明显优于单纯药物治疗组(1 年: 4.3% *vs.* 12.7%,RR=0.32,P<0.001;2 年: 8.1% *vs.* 19.5%,RR=0.39,P<0.001),该研究被提前终止。

3. 左主干病变的介入治疗　左主干位置特殊,一旦发生闭塞,后果严重,故一般要求其完全血运重建,然而左主干介入治疗技术要求高,术中或术后发生并发症后果严重。因此,左主干病变选择治疗时机的要求更高。冠状动脉造影不管是目测还是定量分析(quantitative coronary angiography,QCA)均不能准确评估所有左主干病变,尤其左主干开口病变、左主干较短、成角及弥漫病变等,影像学诊断与左主干生理功能、临床预后相关性差。Lindstaedt 等研究来自不同医院的 4 位有经验的心脏介入医师对同一组(n=51)左主干病变造影资料的判断,每位医师的判断与 FFR(以 FFR<0.75 或 0.8 作为诊断界值)符合率只有 50% 左右。同时,采用无创检查发现的心肌缺血,有时难以鉴别缺血源于左主干病变,还是源于伴随的左前降支和左回旋支病变。鉴于左主干病变的高危风险和手术难度,FFR 在左主干病变的治疗中应该发挥更大作用。

4. 分叉病变的介入治疗　分叉病变的治疗决策直接影响患者的预后,是否选用双支架技术,分支压迫的血管是否需要血运重建。一般不主张过分干预分叉病变。Koo 等研究了 92 例患者(共 97 处分叉病变)主支支架覆盖边支开口,压力导丝成功通过 89 例(94 处),只有 1 例发生夹层。QCA 认为狭窄不足 75% 的边支病变(n=20)FFR 都在 0.75 以上。QCA 认为狭窄至少 75% 的(FFR<0.75)只占 27%(20/73);8 处(40%)FFR<0.75 的病变接受对吻球囊。随访平均 9.6 个月,无死亡或 MI;FFR<0.75 的分支中,1 例(5%)需要 TVR;FFR>0.75 的分支无一例发生不良事件或 TVR,FFR 有助于确定分支是否发生心肌缺血,排除不需要干预的边支。

5. 长病变和多处病变的介入治疗　多发或弥漫病变的"参考血管段"更加不可信,有时很难决定缺血相关病变的位置,甚至弥漫狭窄的血管可能被误诊为无显著病变。FFR 测量运用压力导丝回撤(pull back)技术,可以连续记录全血管段 FFR。如果 FFR 值存在明显变化,图像显示为"跳跃",表明该处局限病变对缺血贡献突出。同步冠状动脉造影可以显示导丝压力传感器位置,从而决定介入治疗缺血相关病变的位置。相反,如果连续记录未见明显"跳跃",提示无法通过局部干预提高血管供血能力,建议该类患者进行药物保守治疗或者外科血运重建。

6. 急性冠脉综合征的介入治疗　ACS 患者中应用 FFR 的诊断准确性不太确定,部分是因为罪犯血管的微血管阻塞导致对药物舒张作用减弱,从而使 FFR 值出现假阴性,尤其是 STEMI 患者。DANAMI-3-PRIMULTI 研究是丹麦的一项多中心、开放、随机对照研究,将 627 例 STEMI 患者随机分为 2 组,一组只对梗死相关动脉行血运重建,另一组在紧急 PCI 2 天后择期行 FFR 指导下非梗死相关动脉血运重建(FFR<0.8 且直径狭窄>50% 或者直径狭窄≥90%),结果显示,与只处理梗死相关动脉组相比,完全血运重建可降低复合主要终点(全因死亡、非致死性心肌梗死、再次血运重建)(22% *vs.* 13%,HR=0.56,95%CI 0.38 ~ 0.83,P=0.004)。COMPARE-ACUTE 是一个多中心随机对照的前瞻性研究,随访 3 年 MACE,对行急诊 PCI 的患者行完全血运重建或只处理罪犯血管,结果表明,FFR 指导的完全血运重建组优于只处理罪犯血管组。

四、冠状动脉内压力导丝技术评价冠状动脉介入治疗的预后

药物支架时代支架内再狭窄较金属裸支架时代已明显降低,然而支架扩张不充分,支架贴壁不良仍是影响介入治疗即刻效果及远期预后的操作相关危险因素。Hanekamp 等比较 QCA、FFR 和血管内超声(IVUS)三者评价支架植入的效果显示,QCA 认为理想率达 80%,而 FFR 和 IVUS 评价结果显示理想支架植入仅有 57%。三者相关性分析显示,QCA 与 FFR 和 IVUS 一致性分别是 48% 和 46%,而 FFR 与 IVUS 一致性达 91%,提示单

纯冠状动脉造影以及 QCA 评价不能很好反映冠状动脉介入治疗的效果。Pijls 教授对 750 例支架植入患者随访 6 个月显示，术后 FFR>0.95 组 MACE 发生率为 4.9%，0.90 < FFR≤0.95 组为 6.2%，0.80<FFR<0.90 组为 20.3%，而 FFR<0.80 组为 29.5%（P=0.001）；而多因素分析亦提示，FFR 是支架植入术后不良事件的独立预测因素。因此，以 FFR 指导的支架植入可获得更好的即刻效果及远期预后，其与作为"金标准"的 IVUS 相关性好；临床治疗中可以 FFR>0.90 为满意的支架植入效果，FFR>0.94 为理想支架植入效果评价及指导支架植入。

（宋光远　牛冠男）

第 5 章

血流向量成像技术在心血管疾病中的应用

随着各种心血管新技术的研究和发展，临床对心脏结构及血流动力学的综合和精确分析要求越来越高。晚近心腔内血液流场分析对于心腔内血流动力学评价的重要性已越来越多地受到高度关注。层流和涡流是心腔内的两种流场状态，涡流的形成和演变与心腔的几何结构、瓣膜开口的几何不对称性引起的回旋血流以及快速射血相关[1-2]。传统观点认为，心腔内的涡流是一种有害的流场状态，不利于心脏泵血，而且可能增加心腔内血栓形成的风险。研究表明，正常人心腔内同样存在涡流，有保持血流稳定、减少动能损失、辅助瓣膜运动等生理作用，是心脏发挥泵血功能必不可少的一种流场状态[3-7]。涡流是心腔内血液流动的直接结果，可以反映实际的血流动力学情况。因此，涡流的研究成为当下血流动力学的热点。心腔内涡流的评价方法有心脏磁共振成像、彩色多普勒成像技术等。心脏磁共振成像技术可以定量评估心腔内血流，但其耗时且费用高昂，不适用于有非无磁性或低磁性金属植入物的患者。彩色多普勒成像技术是了解心腔内涡流的基石，具有方便、快捷、无辐射及费用低等优势，但其存在角度依赖、不能进行绝对速度的定量测量等缺点，在涡流的研究中应用价值有限。因此，血流向量成像（vector flow mapping，VFM）技术应运而生。

一、VFM 技术原理

VFM 技术基于彩色多普勒成像技术，应用血流速度向量和流线方式显示血流流场。其理论基础是：心腔内血流在心动周期不同时相内均存在着层流和涡流两种运动流场状态，上述两种流场状态形成心脏特有的非线性流体动力体系。将心腔观测平面内的血流流场分解为可进出观测平面的层流与观测平面内呈封闭流场的涡流。涡流是二维流动，满足流函数性质，通过流线方程即可推算出其流速。层流为三维流动，可进出于观察平面，不满足流函数的性质。已知层流流线的切线方向即为速度矢量方向，有了流线，即可得到任意一点的切线方向，亦可得到任意一点层流的速度矢量方向。通过层流的速度方向与声束的夹角，即可得到层流的速度分量。通过速度标量可观察到心腔内的血流流场状态，以区分层流和涡流。采用二维斑点追踪技术，结合连续方程直接测量并计算出血流垂直于声束方向的流速分量，将心室壁运动对血流的影响因素纳入血流向量的计算，进一步提高了 VFM 分析血液流体的敏感性和准确性[8]。VFM 无须对比剂就能显示心腔内的层流和涡流，可以清晰显示涡流出现的时相、位置、大小、数量、旋转的方向和强度等信息，实现了心腔内血流状态的实时、准确定位，能够较好地评估人体复杂的血流状态[9-11]。研究表明，VFM 为心脏疾病的早期、精确诊断提供了丰富、可靠的血流动力学依据，是评价心功能的可靠的新方略[12-13]。

二、正常人左心室血流动力学特点

正常人左室心腔血液流场呈规则变化，在心动周期各时相均有各自不同的显著特征。

1. **等容收缩期** 左心室腔内形成持续存在的大涡流，布满整个左心室腔，涡流形态和位置大致不变，使二尖瓣下朝向心尖的血流依靠此涡流转向至流出道，到达主动脉瓣下，使血流具有一定的初始动能，完成动能的传递。

2. **快速射血期** 主动脉瓣下流出道血液首先加速射入主动脉，主动脉瓣口形成小涡流，流入道一侧出现短暂的局部涡流。

3. **缓慢射血期** 左心室腔内无明显涡流。

4. **舒张前期** 主动脉瓣关闭前瞬间，左心室内血流迅速转向心尖流动，并持续至等容舒张期结束。

5. **等容舒张期** 左心室腔内无明显涡流。

6. 舒张早中期　血流由心房经二尖瓣进入左心室形成 E 峰，在血流的快速冲击下产生二尖瓣前后瓣叶下的涡流，随着心腔逐渐充盈，进入心腔的血流推动心腔内血流，在血流碰触到室壁后转向形成回旋血流，当 E 峰下降后心腔内涡流逐渐扩大并分散、消失，大涡流碎裂后形成小涡流，通过与心内膜相互作用扩张松弛心肌，舒张中期形成的较大涡环的涡流向量速度较等容收缩期高。

7. 舒张晚期　心房收缩血流经由二尖瓣进入左心室，形成 A 峰，且左心室收缩，在二尖瓣前后叶下产生类似舒张早期的小涡流，涡流向量速度较舒张早期低，与射流产生的反向涡流和回旋血流有关，有助于二尖瓣的关闭[2, 6, 14-16]。

三、冠心病

当心肌处于缺血状态时，局部心肌节段的收缩运动减弱或消失，导致缺血节段血流紊乱、心室腔内血流协调性障碍以及心室整体排血的延迟。缺血导致血流的运动方向相对不规则，心室腔内涡流的数量、位置、大小、形态、持续时间、旋转速度在各时相均发生了明显改变，异常涡旋会增加各时期的能量损失，其分布区域大且相对离散，从而引起心脏收缩和舒张功能减低[17-21]。冠心病患者经皮冠状动脉介入治疗后，涡流相关参数较术前有明显改善[22-23]。急性心肌梗死时，左室舒张期容积增加，左室腔内各节段的舒张期的反向流量也增加[24]。节段性室壁运动异常和室壁瘤的形成引起血液流场的改变，进而影响心脏整体功能[25]。

四、慢性心力衰竭

慢性心力衰竭患者心腔内收缩期流场特征明显不同，主要表现为在等容收缩期左心室内整体涡流的提前衰减，在射血期持续存在[26-27]；在主动脉瓣开放时，沿左心室流出道轴，从心尖到基底段的速度梯度减小甚至消失，在基底段到中间段水平出现反转的速度梯度。在收缩功能障碍的患者，涡流在整个心动周期持续存在，主要位于心尖，射血期涡流的演变与左心室内径和功能密切相关[28-29]。即使在早期舒张功能减低的患者，VFM 显示舒张期左心室内的流速梯度减低，而舒张期心室内速度梯度与射血分数呈显著正相关，与心房收缩峰值速度呈负相关[30-31]。VFM 发现接受心脏再同步化治疗的慢性心力衰竭患者暂时中断起搏后，VFM 参数出现明显恶化，而这种变化与左心室功能相关[32]。

五、心肌病

1. 扩张型心肌病　VFM 发现扩张型心肌病患者心腔内涡流持续存在于整个心动周期中，涡流杂乱变化、大小不等且旋转方向不同，大量涡流相互干扰、撞击，并撞击室壁造成了大量能量损耗，特别是等容收缩期涡流大多充满整个左心室，形态不规则，运动方向杂乱，左心室内涡流没有朝向左室流出道流动的趋势[33-37]。扩张型心肌病患者心动周期的各个时相中，左心室内涡流的横径、纵径和圈数均大于正常人，心腔内血流速度、流量也明显低于正常人。即使扩张型心肌病处于代偿期时，心腔内流体的能量损耗仍较正常人高[33]。

2. 肥厚型心肌病　VFM 可以直观显示梗阻性及非梗阻性肥厚型心肌病患者左心室血液流场的分布特征。梗阻性肥厚型心肌病的心尖段峰值流量、涡流参数与梗阻程度相关[38]。收缩早期血流冲撞二尖瓣叶的后表面，射出的血流和等容涡流两种流动与二尖瓣相互作用引起了二尖瓣前叶前向运动[39]。VFM 从流速、流向、流量、涡流分布等为肥厚型心肌病患者提供了定性和定量指标，为临床采取适当的治疗方案提供了可靠的依据[40]。

3. 左心室致密化不全　VFM 观察到异常涡旋存在于左心室致密化不全患者心室内，且血流速度向量发生改变，从而引起舒张期大部分时相心室腔内能量损失增多，降低心室功能；不同程度的致密化不全所致的能量损失存在一定的差异[41-42]。

六、心脏瓣膜病

1. 二尖瓣狭窄　二尖瓣狭窄患者血流流场的均匀性明显降低，且二尖瓣下流场的均匀性与二尖瓣有效瓣口面积呈显著负相关；随着狭窄程度加重，心腔内的涡流形态、位置等也随之发生改变，舒张期左心室内有高速涡流[43-44]。二尖瓣人工机械瓣置换术后左心室内涡流较术前改善并接近正常人，但其涡流旋转方向与正常人不同[45]。

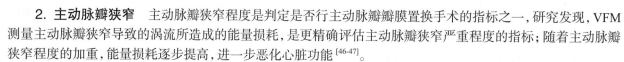

2. 主动脉瓣狭窄　主动脉瓣狭窄程度是判定是否行主动脉瓣瓣膜置换手术的指标之一，研究发现，VFM测量主动脉瓣狭窄导致的涡流所造成的能量损耗，是更精确评估主动脉瓣狭窄严重程度的指标；随着主动脉瓣狭窄程度的加重，能量损耗逐步提高，进一步恶化心脏功能[46-47]。

3. 主动脉瓣反流　VFM可以定量评估主动脉瓣关闭不全所造成的左心室能量损耗，并且发现能量损耗与主动脉瓣反流严重程度相关，随之增加而增加；主动脉瓣反流会增加左心室容量负荷，引起左心室扩大和心功能降低，研究提示，采用VFM可能定量测量主动脉瓣反流导致左心室负荷的增加量，有可能优化在心功能还未显著降低时评估外科手术时机，提高手术治疗效果[48-49]。

4. 肺动脉瓣狭窄　VFM可视化分析肺动脉瓣狭窄时存在的异常血流，分析表明，大量涡流存在于肺动脉瓣上，所造成的能量损耗可用于评估肺动脉瓣狭窄后扩张的血流涡量情况。肺动脉瓣成形术后，涡流减少，收缩期能量损耗也将大大降低。另外，能量损耗也可用于定量评价狭窄病变引起的心室压力超负荷[50]。

5. 人工瓣膜置换术后　在人工二尖瓣机械瓣置换术后，舒张早期二尖瓣叶下方显现高速且对称的小涡旋，涡流形态明显缩小，射血早期流体间相互碰撞产生额外的能量损耗，集中于二尖瓣置换区域，随着血流方向改变而相应增加。而在人工生物瓣置换术后，舒张中晚期涡旋大小、位置等接近正常，反映生物瓣膜功能更接近于正常人，能更好地改善瓣膜狭窄的血流动力学。VFM还可应用于评估人工瓣膜术后功能的恢复情况[45]。

七、先天性心脏病

在房间隔缺损患者，VFM可直接、准确地测量心内分流量[51]。VFM测得的房间隔缺损患者的肺循环、体循环血流量比均值与心导管测值相关，其相关性高于频谱多普勒法[52]。

八、糖尿病

糖尿病前期已存在与糖尿病类似的左心室流体力学异常状态。糖尿病前期及糖尿病早期均可出现心脏舒张功能受损，舒张期左心室速度场参数、流量参数及涡量场参数均减低。糖尿病前期和糖尿病患者的涡流半径、涡流面积参数增大。VFM能够较常规超声方法更早地发现糖尿病前期患者左心室流体动力学变化[53]。

糖尿病患者较正常人左心室涡旋参数发生明显变化，总能量损耗及平均能量损耗与涡旋循环强度呈正相关，并较正常人明显增高，其分布主要集中于血液流体分布区，通常会引起左室射血功能异常。等容舒张期左心室内存在一个较大的靠近主动脉瓣口的逆时针涡旋，多数糖尿病患者该涡旋中心位置远离主动脉瓣口。此外，随着病情进展，糖尿病本身高血糖或高血脂的环境对心肌的影响也会引起心腔内血流流体秩序的变化和能量损耗的改变[54]。

九、慢性肾功能不全

慢性肾功能不全患者涡流平均值较正常组增高，在减慢充盈期及心房收缩期，能量损耗平均值较正常组增高；随着涡流量的增多，肾功能不全患者心室腔内能量丢失也随着增高，进而引起心室舒张功能障碍加重[55-57]。VFM可为肾功能不全患者心功能异常的早期诊断提供依据，将成为可以评估终末期肾病患者心功能并提供更多实时信息的无危害技术[57]。

十、总结

VFM技术可以测量平面上任意长度、任意方向设置的取样线上所有质点真实的流速、流量和流量积分，通过数学计算解决了多普勒角度依赖问题，是一项简单、无创、准确地观察和量化分析人体中复杂的血液流场信息的新方法，正越来越多地应用于各种心血管疾病的临床研究。但VFM也存在一定的局限性：① VFM分析基于二维平面图像，难以反映血流三维的流场状态；② VFM无法校正超过2倍彩色多普勒脉冲重复频率的高速血流出现的混叠，如血流速度过高，VFM可能会低估；③缺乏标准评估心腔内血流流体状态的指标，导致心腔内流体效应诊断仍不确定；④需经心脏多切面观察图像，才可能减少VFM对速度向量和能量损耗的低估。尚需要进一步研究VFM技术，预期VFM技术将取得更大的突破，会有更加广阔的应用前景。

（张洪亮）

参 考 文 献

［1］ PEDRIZZETTI G，DOMENICHINI F. Nature optimizes the swirling flow in the human left ventricle[J]. Phys Rev Lett，2005，95（10）：108101.

［2］ GHARIB M，RAMBOD E，KHERADVAR A，et al.Optimal vortex formation as an index of cardiac health[J].Proc Natl Acad Sci USA，2006，103（16）：6305-6308.

［3］ TAYLOR T W，YAMAGUCHI T. Flow patterns in three-dimensional left ventricular systolic and diastolic flows determined from computational fluid dynamics[J]. Biorheology，1995，32（1）：61-71.

［4］ BOLGER A F，HEIBERG E，KARLSSON M，et al. Transit of blood flow through the human left ventricle mapped by cardiovascular magnetic resonance[J]. J Cardiovasc Magn Reson，2007，9（5）：741-747.

［5］ PASIPOULARIDES A，SHU M，SHAH A，et al. RV instantaneous intraventricular diastolic pressure and velocity distributions in normal and volume overload awake dog disease models[J]. Am J Physiol Heart Circ Physiol，2003，285（5）：H1956-H1965.

［6］ MUKDADI O M，KIM H B，HERTZBERG J，et al. Numerical modeling of microbubble backscatter to optimize ultrasound particle image velocimetry imaging：initial studies[J]. Ultrasonics，2004，42（10）：1111-1121.

［7］ PASIPOULARIDES A，SHU M，SHAH A，et al. Diastolic right ventricular filling vortex in normal and volume overload states[J]. Am J Physiol Heart Circ Physiol，2003，284（4）：H1064-H1072.

［8］ ITATANI K，OKADA T，UEJIMA T，et al. Intraventricular flow velocity vector visualization based on the continuity equation and measurements of vorticity and wall shear stress[J]. Jpn J Appl Phys，2012，52：145-146.

［9］ OHTSUKI S，TANAKA M. The Flow Velocity Distribution from the Doppler Information on a Plane in Three-Dimensional Flow[J]. J Vis，2006，9（1）：69-82.

［10］ TANAKA M，SAKAMOTO T，SUGAWARA S，et al. Blood flow structure and dynamics，and ejection mechanism in the left ventricle：analysis using echo-dynamography[J]. J Cardiol，2008，52（2）：86-101.

［11］ UDESEN J，NIELSEN M B，NIELSEN K R，et al. Examples of in vivo blood vector velocity estimation[J]. Ultrasound Med Biol，2007，33（4）：541-548.

［12］ PIERRAKOS O，VLACHOS P P. The effect of vortex formation on left ventricular filling and mitral valve efficiency[J]. J Biomech Eng，2006，128（4）：527-539.

［13］ HONG G R，PEDRIZZETTI G，TONTI G，et al. Characterization and quantification of vortex flow in the human left ventricle by contrast echocardiography using vector particle image velocimetry[J]. JACC Cardiovasc Imaging，2008，1（6）：705-717.

［14］ 陈璐璐，钱蕴秋，张海滨，等. 血流向量图分析正常左心室等容收缩期血流动力学特点 [J]. 中华超声影像学杂志，2010，19（2）：113-115.

［15］ 张瑜，丁云川，王庆慧，等. 血流向量成像定量评价正常成人左心室涡流特征 [J]. 昆明医科大学学报，2015，36（10）：36-40.

［16］ YOGANATHAN A P，HE Z，JONES C S. Fluid mechanics of heart valves[J].Annu Rev Biomed Eng，2004，6：331-362.

［17］ 丁戈琦，尹立雪，王志刚，等. 超声血流向量成像评价犬急性心肌缺血时舒张期左心室流体能量损耗 [J]. 中国医学影像技术，2015，31（6）：807-811.

［18］ 胡彧，谢明星，覃小娟，等. 血流向量成像评价心肌梗死患者收缩期左心室涡流状态 [J]. 中国医学影像技术，2010，26（10）：1873-1876.

［19］ 周丽，纳丽莎，刘丽文，等. 血流向量成像技术对前壁心肌梗死患者收缩期左室腔内涡流协调性变化的初步研究 [J]. 宁夏医科大学学报，2014，36（3）：270-272.

［20］ 杨舒萍，沈浩霖，江文婷，等. 超声血流向量成像评价心肌梗死患者左心室节段性血流结构变化 [J]. 中华超声影像学杂志，2012，21（7）：575-580.

［21］ 张蕾，田家玮，杜国庆，等. 血流向量成像技术评价心肌梗死患者左心室舒张功能的研究 [J]. 中华超声影像学杂志，2013，22（3）：190-193.

［22］ 石晶，张军，马斌，等. 血流向量图评价急性冠脉综合征患者经皮冠脉介入治疗短期左室涡流变化 [J]. 医学信息，2012，25（4）：55-57.

［23］ 刘蕊，纳丽莎，刘丽文，等.VFM 技术评价急性下壁心肌梗死患者 PCI 前后收缩期左心室的涡流特征 [J]. 中国超声医学杂志，2012，28（9）：813-816.

［24］ LU J，LI W，ZHONG Y，et al. Intuitive visualization and quantification of intraventricular convection in acute ischemic left ventricular failure during early diastole using color Doppler-based echocardiographic vector flow mapping[J]. Int J Cardiovasc Imaging, 2012, 28(5): 1035-1047.

［25］马小静, 夏娟, 吴春霞, 等. 血流向量成像技术检测广泛前壁心肌梗死患者心动周期各时相涡流及流线图变化 [J]. 解放军医药杂志, 2014, 26(4): 90-94.

［26］王超, 田家玮, 杜国庆, 等. 血流向量成像技术评价慢性心力衰竭患者左心室收缩功能的研究 [J]. 中华超声影像学杂志, 2012, 21(4): 281-283.

［27］朱美华, 邓又斌, 毕小军, 等. 应用血流向量成像技术评价慢性心功能不全左室收缩与舒张功能 [J]. 中国超声医学杂志, 2011, 27(1): 34-37.

［28］ZHANG H, ZHANG J, ZHU X, et al. The left ventricular intracavitary vortex during the isovolumic contraction period as detected by vector flow mapping[J]. Echocardiography, 2012, 29(5): 579-587.

［29］ZHANG H, LIU L W, CHEN L, et al. The evolution of intraventricular vortex during ejection studied by using vector flow mapping[J]. Echocardiography, 2013, 30(1): 27-36.

［30］陈倬, 李治安, 何怡华, 等. 应用血流速度向量和流线(VFM)技术评价左心室舒张功能的初探 [J]. 中国超声医学杂志, 2010, 26(4): 315-317.

［31］CHEN M, JIN J M, ZHANG Y, et al. Assessment of left ventricular diastolic dysfunction based on the intraventricular velocity difference by vector flow mapping[J]. J Ultrasound Med, 2013, 32(12): 2063-2071.

［32］叶晶晶, 纳丽莎, 刘丽文, 等. 血流向量图评价心脏再同步化治疗中长期患者暂时中断起搏器前后左心室流场演变 [J]. 中华超声影像学杂志, 2014, 23(2): 98-103.

［33］朱美华, 邓又斌, 刘红云, 等. 应用血流向量成像观察扩张型心肌病左心室内涡流特征 [J]. 中华超声影像学杂志, 2010, 19(10): 829-832.

［34］朱美华, 邓又斌, 黎春雷, 等. 超声血流向量成像技术评价扩张型心肌病左心室血流状态的变化 [J]. 中华超声影像学杂志, 2010, 19(9): 753-756.

［35］宿阳, 田家玮, 姜双全, 等. 应用 VFM 技术评价扩张型心肌病收缩期左心室心腔内血流动力学变化 [J]. 中国医学影像技术, 2011, 27(6): 1164-1167.

［36］马楚云, 赵宝珍, 熊文峰. 血流向量成像技术对扩张型心肌病等容收缩期左室流场变化的研究 [J]. 中国超声医学杂志, 2012, 28(2): 134-136.

［37］张瑾, 王晶, 童锴, 等. 扩张型心肌病患者左心室涡流特征研究 [J]. 解放军医学院学报, 2013, 34(1): 24-27.

［38］时嘉欣, 王冬沫, 杜国庆, 等. 血流向量成像技术评价梗阻性与非梗阻性肥厚型心肌病左心室内血流流场特征 [J]. 中华超声影像学杂志, 2014, 23(5): 372-376.

［39］RO R, HALPERN D, SAHN D J, et al. Vector flow mapping in obstructive hypertrophic cardiomyopathy to assess the relationship of early systolic left ventricular flow and the mitral valve[J]. J Am Coll Cardiol, 2014, 64(19): 1984-1995.

［40］刘冬梅, 田家玮, 宿阳, 等. 血流向量成像技术评价肥厚型心肌病左心室收缩期血流动力学特征 [J]. 中华超声影像学杂志, 2011, 20(5): 374-377.

［41］汪智慧, 尹立雪, 马荣川, 等. 超声血流向量成像评价舒张期左心室心肌致密化不全流体能量损耗 [J]. 四川医学, 2016, 37(1): 1-7.

［42］MUNOZ D R, MARKL M, MOYA MUR J L, et al. Intracardiac flow visualization: current status and future directions [J]. Eur Heart J Cardiovasc Imaging, 2013, 14(11): 1029-1038.

［43］黄品同, 尹贻梅, 邹春鹏, 等. 向量血流图技术对二尖瓣流场均匀性的研究 [J]. 中华超声影像学杂志, 2010, 19(5): 382-385.

［44］陈倬, 李治安, 何怡华, 等. 超声向量血流图对二叶式人工机械瓣置换术后左心室流场的研究 [J]. 中华超声影像学杂志, 2011, 20(4): 277-281.

［45］李建华, 王庆慧, 丁云川, 等. 二尖瓣狭窄及人工瓣膜置换左室流场的超声向量血流图 [J]. 昆明医科大学学报, 2015, 36(10): 22-27.

［46］PIBAROT P, GARCIA D, DUMESNIL J G, et al. Energy loss index in aortic stenosis: from fluid mechanics concept to clinical application[J]. Circulation, 2013, 127(10): 1101-1104.

［47］BAHLMANN E, GERDTS E, CRAMARIUC D, et al. Prognostic value of energy loss index in asymptomatic aortic stenosis[J]. Circulation, 2013, 127(10): 1149-1156.

［48］STUGAARD M, KORIYAMA H, KATSUKI K, et al. Energy loss in the left ventricle obtained by vector flow mapping as a new quantitative measure of severity of aortic regurgitation: a combined experimental and clinical study[J]. Eur Heart J Cardiovasc Imaging, 2015, 16(7): 723-730.

［49］HAYASHI T, ITATANI K, INUZUKA R, et al. Dissipative energy loss within the left ventricle detected by vector flow mapping in children：Normal values and effects of age and heart rate[J]. J Cardiol, 2015, 66(5)：403-410.

［50］HONDA T，ITATANI K，MIYAJI K，et al. Assessment of the vortex flow in the post-stemotic dilatation above the pulmonary valve stenosis in infant using echocardiography vector flow mapping[J]. Eur Heart J, 2014, 35(5)：306.

［51］汪咏莳, 董丽莉, 舒先红, 等. 血流向量图评估房间隔缺损分流量的新方法 [J]. 中国医学影像技术, 2010, 26(11)：2114-2116.

［52］韦馨, 唐红, 陈柳, 等. 血流向量成像技术在房间隔缺损右房流场可视化及肺体循环血流量比定量中的价值 [J]. 四川大学学报(医学版), 2012, 43(2)：275-279.

［53］沈洁, 尹立雪, 陆景, 等. 超声血流向量成像评价糖尿病前期左心室舒张期流场状态 [J]. 中华超声影像学杂志, 2012, 21(2)：93-98.

［54］马荣川, 尹立雪, 汪智慧, 等. 超声血流向量成像评价 2 型糖尿病患者等容收缩期左心室流场状态 [J]. 四川医学, 2016, 37(1)：11-15.

［55］SEMPLE D，SMITH K，BHANDARI S，et al. Uremic cardiomyopathy and insulin resistance：a critical role for akt？ [J]. J Am Soc Nephrol, 2011, 22(2)：207-215.

［56］DAHIRI J，GHARIH M. The role of optimal vortex formation in biological fluid transport[J]. Proc Biol Sci, 2005, 272 (1572)：1557-1560.

［57］CHEN R Z，ZHAO B W，WANG B，et al. Assessment of left ventricular hemodynamics and function of patients with uremia by vortex formation using vector flow mapping[J]. Echocardiography, 2012, 29(9)：1081-1090.

第6章　心肌声学造影在冠心病中的应用

心肌声学造影（myocardial contrast echocardiography，MCE）作为一项评价心肌微循环灌注的新技术，是指通过向血管内快速注射含有微气泡的对比剂，当微气泡经过冠状动脉小血管（直径<100μm）达到心肌时，由于微气泡的散射作用，使心肌回声增强，产生超声造影相应，获得超声检查清晰的心肌图像。

冠心病是最常见的心血管疾病，X线冠状动脉造影只能显示内径100μm以上的冠状动脉，这些冠状动脉多分布于心外膜下，对于穿透支以及分布于心内膜下心肌的微血管却无法显示，因此不能够反映整个心肌，尤其是心内膜下心肌的供血状态，而心肌缺血最先受累的却正是心内膜下心肌。所以，在微循环水平评价心肌的灌注状态，对于阐明冠心病的病理生理变化具有重要意义。目前评价心肌灌注状态的主要方法有心肌核素显像、正电子断层扫描（PET）等。但是，这些检查费用昂贵、检查耗时、无法床边操作等因素，使其临床应用受到限制。MCE技术的应用可以弥补上述不足。特别是新型声学对比剂的问世和超声新技术的进一步研究和推广，经外周静脉的MCE已经有望应用于临床。目前的经外周静脉MCE技术，可以在临床中，更加直观地显示正常或病理状况下心肌的灌注及灌注损害，了解和评价急性及慢性心肌梗死患者危险区心肌的范围、侧支循环的建立、心肌的存活性、冠状动脉血流储备等情况，并可以评估再灌注治疗的手术方案、疗效等。

一、心肌声学造影的分类及特点

理想的超声对比剂应满足以下条件：①无内在化学活性，不干扰冠状动脉血流；②微泡与红细胞的大小、分布及流动速度一致；③微气泡穿过毛细血管壁时不影响管壁的正常生理功能；④可静脉注射并持续显影直至进入心肌组织；⑤对人体无毒性作用。

目前应用于临床的对比剂有以下几类：

1. **Albunex和Optison**　为5%的人体白蛋白通过机械振动产生，其微泡平均直径为4μm，浓度为（3~5）×10^{8}个/ml，其所含气体为空气或全氟丙，静脉注射后心肌迅速显影且持续时间较长，但有超声衰减现象。

2. **Aerosmes**　采用脂质微粒制成类似于细胞膜的脂质双分子层包裹氟化碳气体的微泡，包膜厚度约0.22μm，直径为8~10μm，静脉注射后能清晰显示灌注缺损区，但有不良反应及超声衰减现象。

3. **EchoGen（QW3600）**　内含2.2% 12-氟戊烷微滴，直径为0.2μm，静脉注射后在体温条件下，微滴迅速雾化膨胀生成气体微泡，人体试用效果较差。

4. **PESDA**　是含有氟化碳气体的声振右旋糖酐白蛋白制剂。微泡直径为4~6μm，临床应用无不良反应，但后方超声衰减现象较显著。

5. **AIP201**　新近推出的对比剂，微泡直径为10μm，注射途径是直接将对比剂注入左心房，能清晰地显示心肌灌注情况。

6. **SonoVue（BRI）**　为脂类外膜包裹的六氟化硫微泡，平均直径为2.5μm，最适合于3~5MHz探头频率成像，可使心肌二维显影。

7. **NC100100**　氟碳气体类对比剂，经静脉注射后由于具有心腔内不产生声影的特点而能够清晰地观察左心室后壁。

二、心肌声学造影成像技术及分析方法

1. **谐波成像技术**　由于微气泡受到超声波声场作用后发生的受压与膨胀，可产生共振现象，此共振产生

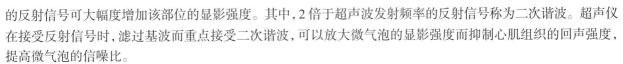

的反射信号可大幅度增加该部位的显影强度。其中,2倍于超声波发射频率的反射信号称为二次谐波。超声仪在接受反射信号时,滤过基波而重点接受二次谐波,可以放大微气泡的显影强度而抑制心肌组织的回声强度,提高微气泡的信噪比。

2. 间歇式超声显像 又称瞬间反应显像或心电触发显像。超声波的发射强度可对微气泡发生破坏作用,因此可以通过间歇发射超声波的方式来减少对微气泡的破坏。通常由心电门控在每一心动周期的固定时相,或数个心动周期中固定发射一次超声波,从而改善心肌中微气泡显影的效果。

3. 能量多普勒现象 利用肉眼对彩色的分辨力高于黑白图像的生理特点,将微气泡的反射信号以彩色标记。多普勒信号的强度与该部位微气泡的数量有关,与速度以及多普勒声束夹角无关,故又称失相关显像,为多普勒组织成像的一种方式。

4. 能量脉冲反向技术 由探头发射正、负极性相反的成对脉冲信号,由于微气泡反射的信号强度明显高于心肌组织反射的信号,所以两者相减以后得到的信号为微气泡的信息,从而排除了组织回声的干扰,改善心肌的灌注显像。

5. 背向散射积分成像技术 应用发射时间每次持续3秒的高频射束,沿每条超声扫描线采取多点取样,并将每条背向散射积分的平均功率与参考功率频谱对比,将所得数据输入扫描转换器重建为二维实时图像。

6. 数字减影及伪彩色编码技术 采用数字减影技术,将检查过程中无关的图像信号滤掉,使心肌病变部位突出易于识别,并利用人眼对彩色图像的辨别能力强于黑白图像的特点,按不同的灰阶强度编成各种颜色,使造影后的心肌灰阶强度更易于识别。

三、临床应用

1. 急性心肌梗死早期诊断 对于症状不典型或合并左束支传导阻滞,起搏器植入术后的心肌梗死患者,心电图诊断较为困难,MCE可直接显示梗死区域心肌灌注缺损,对早期诊断起重要作用。急性心肌梗死时,该血管供应区的心肌因缺血而发生坏死的区域为心肌坏死面积,在MCE上表现为对比剂充盈缺损,结果准确性强,可指导溶栓、PTCA及急诊血管旁路移植术。

2. 评估再灌注后的梗死面积 当冠状动脉阻塞缓解、血流再灌注后,对比剂注射于原阻塞冠状动脉,在该血管供应区所出现的对比剂充盈缺损区为梗死面积,提示其左心室功能不易恢复,短期预后不良。同样,陈旧性心肌梗死的梗死区不显影。

3. 评价侧支循环血流状态 MCE对于侧支循环的显示优于冠状动脉造影,对于病变或完全阻塞的血管,MCE可通过相应血管支配区域的灰阶强度,心肌不显影或延时显影,以及声学对比剂心肌排空速率,来判断血管阻塞的程度和侧支循环的大小及范围。研究表明,MCE能证明与心肌损伤有关的侧支循环的存在与否,用微泡能反映侧支循环血流量。

4. 评价心肌存活性 微血管的密度和心肌收缩功能可反映心肌存活性,而MCE的峰值强度恰恰反映血管密度,急性心肌梗死后微血管的开放是心肌存活的指征;再灌注后心肌血流灌注缺乏或减少,则表明心肌活性降低或无心肌存活。声学造影发现,冠心病进展较慢者存在着较为丰富的侧支循环,一旦发生心肌梗死,其梗死面积也较小。此外,梗死区及周围若已经建立了充足的侧支循环,PTCA后该区域的功能改善也较为明显。

5. 评价冠状动脉血流和血流储备 MCE已在临床成功地应用于冠状动脉血流储备的测定,当冠状动脉血流储备能力正常时,心肌灰阶值增加40%~100%,能力下降时,灰阶值增加减小,甚至更低;且可结合药物负荷试验(双嘧达莫、多巴酚丁胺、腺苷等),观察血流储备能力。

6. 评价慢性冠状动脉疾病 MCE不仅能通过放射性元素标记的微泡测量血流,而且可用微泡峰值强度估测血流容积,与负荷试验结合,可早期发现冠状动脉病变。MCE所采用的微泡是一种运行于血管内的示踪剂,所以在不同血管床的相应浓度能客观反映其血流容积并判断血管的狭窄程度及心肌血供不足的范围,达到诊断冠心病的目的。

7. 心肌声学造影在冠心病手术中的应用 MCE可用于急性心肌梗死、冠状动脉严重狭窄及陈旧性心肌梗死患者的溶栓、PTCA、冠状动脉旁路移植术及支架植入术等治疗效果的评价。在CABG术中,若发现移植后再予以灌注的心肌显影仍未改善,则可能移植的血管位置仍处于阻塞支冠状动脉的近端。此时,应改变血管桥的移植位置,即将血管桥再向远处吻合,跨越真正的梗阻部位,提高手术成功率。CABG患者在停机后若

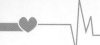

MCE 提示心肌灌注良好,则术后随访时收缩功能有所改善。

四、临床应用中的限制及发展前景

1. 安全禁忌　与其他药物一样,心肌声学对比剂也有各种不良反应的可能性,因此对于不稳定心肌缺血、急性或严重(心功能Ⅲ/Ⅳ级)心力衰竭、严重心律失常、高度过敏体质等患者,可能增加不良反应发生的机会,而且发生后后果严重,属于禁忌证。

2. 局限性　目前心肌声学造影应用还存在一定局限性,如声场能量分布不均匀、声场衰减、心肌运动伪像产生等,可能影响评价的准确性。另外,目前采用的心肌声学对比剂,尚待对其安全性、特殊作用、效果等方面的深入研究;心肌声学造影的成像技术及分析方法,对于精确的定量信息评估尚待提高,新的图像处理软件需要进一步研究开发。

3. 前景　利用分子影像的最新技术、心肌声学对比剂的良好载体性能,可装载药物、基因等物质,与靶向心肌异常组织结合,检测心肌损伤,释放细胞修复物质,达到治疗目的。另外,可用于判断冠状动脉内皮细胞功能,通过测定微泡的血管黏附性判定冠状动脉内皮细胞功能,对于早期冠状动脉硬化、血管损伤等有评估作用。此外,其对于冠状动脉血栓的探测及溶栓治疗方面也已初步应用于临床。

（段福建）

第 7 章　腔内虚拟组织学

现代研究认为,急性冠状动脉不良事件与斑块血栓形成密切相关 [1]。目前研究认为,冠状动脉内血栓的形成大多数是由于斑块破裂,也有部分是因为斑块受到侵蚀,极少数是钙化性结节继发血栓形成,与此同时,伴随那些破裂的易损斑块,约 70% 存在尚未破裂的易损斑块 [2]。由此可见,斑块性质的评价有助于预测急性冠状动脉事件的发生,因此,对冠状动脉粥样硬化斑块的形态学、病理组织学及其演变进行研究,从根本上影响冠心病的防治。

血管内超声(IVUS)是一种断层成像技术,其较冠状动脉造影能一定程度上更精确地诊断冠心病 [3]。虚拟组织学(virtual histology,简称 VH-IVUS)成像是当前进入临床的、有效实用的、在体活组织显像的方法,是一种比较新的血管内超声后处理技术。它的基本原理是利用反向散射的超声射频信号,通过功率频谱的处理(如傅立叶转换、韦尔奇功率频谱和自动回归模型等),对斑块组织成分进行彩色编码,叠加在灰阶 IVUS 图像上,得到重建的实时斑块组织图,将斑块的组织学成分进行模拟成像,对斑块进行病理组织学分类,显示斑块各成分所占的百分比,从而能更加直观地对斑块进行定性分析。它既可对血管进行横断面成像,也可沿动脉血管长轴成像,有效识别斑块富含脂质坏死核心,从而弥补灰阶 IVUS 的不足,对于研究冠心病的动脉粥样硬化斑块有很大的价值。此外,积累的证据表明,冠状动脉粥样硬化斑块病理组织学测定结果与 VH-IVUS 提供的斑块成分的信息有很高的一致性 [4-5]。

一、斑块 VH-IVUS 分类

动脉粥样硬化病变是由不同的组织和细胞形成的混合体。受限于 IVUS 的分辨力,为了便于对图像的解析,同时便于将病理组织学和临床事件联系,研究者们在 VH-IVUS 图像上用不同颜色表示不同的斑块组织,对所见的斑块组织进行如下分类 [5-6]:①纤维组织用深绿色表示,纤维组织成分是致密的胶原纤维,不含脂质,无单核细胞浸润;②纤维脂质组织用浅绿色(黄色)表示,纤维脂质组织成分是疏松的胶原纤维,有丰富的含脂质的细胞外基质,无坏死核,胆固醇极少;③坏死核用红色表示,坏死核是由高浓度的细胞外脂质与充满脂质的坏死淋巴细胞、泡沫细胞和红细胞残余物形成的软的混合物,无组织结构,部分区域有钙化;④钙化成分用白色表示,钙化组织的特点是致密的钙化结晶,对钙化区域进行组织学处理时可能会丢失,但是在灰阶 IVUS 有明确的显示。应该注意的是,这种超声影像虚拟组织分类和既往源于尸解的病理组织学分类不完全相同 [7]。

二、斑块 VH-IVUS 分类的有效性

既往对于动脉粥样硬化斑块的病理组织学认识源于尸解,研究结果具有推断性和高度的选择性。IVUS 实现了对斑块的在体、实时研究 [8-10],但对于辨别脂质成分的准确性仅为 46%,VH-IVUS 成像极大地拓展了 IVUS 对于斑块组织成分的分析认知领域。确定的体外研究证据表明了该技术的有效性,VH-IVUS 对斑块 4 种成分检测的准确性分别为纤维组织 93.5%、纤维脂质组织 94.1%、坏死核 95.8%、致密钙化 96.7%。有研究对离体盐水灌注人类动脉斑块的 VH-IVUS 成像与病理组织学进行对照,其中 40% 的动脉标本在人血灌注下再次进行 IVUS 成像,对坏死、脂质、纤维和钙化组织的判别最高可信度分别是 97%、98%、95% 和 98%,而且在猪模型上的体内研究也取得了相似的结果。同时,在体研究也取得了相似的结果,颈动脉斑块的 VH-IVUS 特征与颈动脉内膜切除术后组织学检查高度相关,VH-IVUS 诊断薄帽纤维粥样斑块、钙化的薄帽纤维粥样斑块、纤维粥样斑块、纤维钙化斑块的准确性分别是 99.4%、96.1%、85.9% 和 85.5%。有学者对 30 例心绞痛患者在

定向斑块切除术前、后进行 VH-IVUS 检查,与取得的斑块标本病理组织学检查结果进行对照,结果显示,VH-IVUS 对于纤维、纤维脂质、坏死核和致密钙化区的预测准确性分别为 87.1%、87.1%、88.3% 和 96.5%[9-10]。这些研究显示了 VH-IVUS 检测斑块成分、性质较高的准确性,其可以进行个体化的在体斑块成分分析,是冠心病动脉粥样硬化研究有价值的手段。

三、VH-IVUS 斑块分类的实际意义

一系列研究表明,2/3 的心肌梗死起源于非血流限制的粥样斑块,由此建立了易损斑块的概念,易损斑块基础上诱发血栓形成是急性冠脉综合征发生的主要病理机制。应用 VH-IVUS 的斑块成分分析,能够为易损斑块研究提供重要的认识。现有研究结果可归纳如下[11-15]:

1. **由斑块的组织形态研究斑块的易损性**　识别易于导致血栓形成的易损斑块,对于防治急性冠脉综合征具有重要的意义。血栓源于斑块破裂、糜烂和钙化结节,其中斑块破裂占 60%～75%,易损斑块特征是大的脂核和薄的纤维帽,有大量单核细胞、巨噬细胞浸润,绝大多数纤维帽的厚度纤薄,这种斑块称为薄纤维帽粥样硬化斑块(TCFA),与破裂斑块的特征很相似。糜烂的斑块无坏死核,或有坏死核但与管腔内的血栓无接触,因为有较厚和完整的纤维帽,此类斑块主要由平滑肌细胞组成,富含糖蛋白,这种斑块占 25%～40%。钙化结节占 2%～7%。一个斑块可以同时有破裂和糜烂。由此可见,TCFA 可能只是最多见的一种易损斑块。上述关于易损斑块的认识源于尸解,属于事件后的下游研究,存在选择性偏倚,活体的影像研究能提供事件前的信息,给防治提供重要的指导。VH-IVUS 是进入临床应用的可以对活体斑块进行准确分类的影像方法。VH-IVUS 分类的依据是 Virmani 等于 2000 年通过尸解总结提出的斑块病理组织学分类,该分类将斑块分为适应性内膜增厚、病理性内膜增厚、纤维粥样斑块、钙化结节、纤维钙化斑块和 TCFA 斑块,此分类代表着从动脉粥样硬化到动脉硬化性血栓形成的不同阶段。与腔内血栓相关的病变是病理性内膜增厚发生糜烂、纤维粥样斑块破裂和糜烂、钙化结节。TCFA 斑块易于破裂。由于现今的 VH-IVUS 分辨力是 150μm,不能显示薄的纤维帽(60μm 或以下),也不能准确识别病理所见的 TCFA 斑块。事实上,目前研究、临床中使用的 TCFA 的 VH-IVUS 定义是指在管腔横截面斑块负荷>40% 的血管段,连续 3 帧 VH-IVUS 图像上融合的坏死核大于斑块面积的 10%,坏死核和管腔直接接触,无纤维帽,钙化少于 10%。坏死核与管腔的接触多、钙化增多的斑块,不稳定最高。VH-IVUS 的斑块分类研究为临床活体研究斑块提供了实用的工具,借此可能会对易损斑块的识别获得不同于病理解剖学的认识。以尸解资料提示的一些与猝死有关的斑块特征为依据,也有学者对 VH-IVUS 定义的 TCFA 提出进一步的分类(对斑块易损性进行分级),包括:①坏死核分散,与管腔至少接触 2mm;②有多个坏死核,至少有一个无纤维帽;③坏死核超过 20%,无纤维帽,点状分布的钙化超过 10%,斑块正性重构,斑块负荷大等。临床研究证据证实,对冠状动脉非罪犯病变未来导致不良冠状动脉事件的 3 个独立预测因子是 TCFA、斑块负荷>70% 及最小管腔面积(minimal lumen area,MLA)≤4mm²,而且这些因子存在累加效应,TCFA 是 VH-IVUS 诊断的易损斑块,该研究中 51.2% 的患者含有至少 1 个 TCFA,经 VH-IVUS 成像检测的 48% 的事件相关病变显示存在 TCFA,16% 同时存在 TCFA 和 MLA≤4mm²,4.2% 同时存在 TCFA、MLA≤4mm² 和斑块负荷>70%[15-16]。目前有关 VH-IVUS 定义的 TCFA 预后判断价值及非 VH-IVUS TCFA 标准的斑块易损性的前瞻性研究极为重要,这类具有预后判断价值的前瞻性研究有待深入。

2. **研究冠状动脉不同部位斑块组成变化**　研究显示,VH-IVUS 检测的从冠状动脉开口到远端节段,沿血管分布的斑块中纤维、纤维脂质及钙化成分无显著改变,但与血管远段比,在血管近段脂质坏死核的成分却有显著增加[17-18]。因此,斑块位置(从冠状动脉开口到斑块的距离)可作为斑块脂质含量、负荷的独立预测因子。左主干斑块含有较少脂质成分,这与左冠状动脉远段情况相似,但从左主干远段开始至左前降支或左回旋支的近段,坏死核成分(负荷)是显著增加的,而沿着血管远段走行坏死核成分逐渐减少。与临床表型所对应的是,急性冠脉综合征患者中斑块坏死核的比例明显大于稳定型心绞痛患者,冠状动脉近段斑块破裂或管腔闭塞情况发生率较冠状动脉远段为高。

3. **VH-IVUS 检测的易损斑块和血中特定标志物的关系**　斑块的研究虽然具有很大价值,但由于是有创检查,实用意义受限[19-20]。如果能够以 VH-IVUS 为基础,研究血清标志物与易损斑块的关系,则可对 TCFA 斑块的检测研究及改善临床预后带来极大的便利。目前已有研究发现 VH-IVUS 的 TCFA 与某些血清标志物(如 MMP、NT-proBNP、脂联素、血脂等)的关系。已有证据表明,许多生物标记物可以提示不良临床预后,因此寻找能与 VH-IVUS 影像学相关的生物标记物,就可以更经济、有效地改善不良心脏事件的预测。

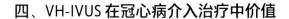

四、VH-IVUS 在冠心病介入治疗中价值

1. 指导支架选择 支架应从严重狭窄部位远端的稳定斑块覆盖到近端的稳定斑块,斑块坏死核不但分布在管腔最小处,也分布在接近罪犯病变处(近端或远端)。而冠状动脉造影(CAG)指导的支架植入,斑块坏死核可能被支架部分覆盖(不能完全覆盖罪犯病变),使支架内皮化延迟,血栓风险增加。VH-IVUS 成像可弥补 CAG 的不足,使植入的支架不仅覆盖管腔最小部位,同时也覆盖斑块肩部的坏死病变,从而减少因内皮化延迟而致的晚期支架内血栓事件[21]。

2. 在临界病变诊断治疗中的价值 CAG 诊断的冠状动脉直径狭窄 50% ~ 70% 的病变称为临界病变。由于单纯 CAG 难以区分血管狭窄是否有功能意义,不能明确显示狭窄的冠状动脉是否与患者心肌缺血、症状相关,故对临界病变的处理方案较复杂,最好方法是先行压力导丝(FFR 等)检测,后行 VH-IVUS 评价,分析斑块是否稳定,决定是否行介入治疗[22]。

3. 评价支架术后内膜覆盖和再狭窄 药物洗脱支架(DES)的临床应用,降低了支架内再狭窄及靶病变再次血运重建的发生率,但病理组织学研究显示,DES 存在新生内膜增生不完全等问题。与裸支架相比,DES 植入后不稳定病变形态发生率明显增加,斑块坏死核心体积虽无变化,但靠近管腔的坏死核心分布发生率明显升高,主要为新生内膜增生不全导致(保护性内膜增生受抑制,导致接触管腔的富含脂质坏死核心减少不明显,这种情况在参考血管节段也同样存在),提示在 VH-IVUS 检测的易损斑块植入 DES 后,坏死脂质核心和钙化组织成分占新生内膜的百分比有上升趋势,斑块的不稳定可能长期存在。

4. VH-IVUS 在支架植入无复流机制研究中的价值[23-24] 无复流现象可增加冠状动脉介入术后风险,VH-IVUS 研究结果显示,斑块富含脂质坏死核心与支架术后远程微栓塞致无复流有关。常规灰阶 IVUS 发现的超声衰减斑块,富含微(散在)钙化和胆固醇结晶,可广泛见于急性心肌梗死患者冠状动脉中(40% ~ 70%),而极少见于稳定型心绞痛患者。灰阶 IVUS 与 VH-IVUS 比较分析发现,超声衰减斑块含有大量富含脂质的坏死核心,超声衰减斑块支架术后无复流或慢血流明显增多,这与斑块在支架扩张过程中释放大量微栓塞物质损伤心肌有关。在血栓抽吸后的急性心肌梗死和心绞痛患者的择期支架术中观察到,VH-IVUS 检测的坏死核大小是无复流、慢血流的唯一预测因子。因此,冠状动脉介入术前对斑块成分进行评价、尽早发现富含脂质斑块,对介入方案选择和防治无复流有重要意义。

五、评价他汀类降脂药物治疗对斑块的影响

VH-IVUS 对他汀类药物疗效的评估有价值,他汀类药物治疗虽未改变斑块负荷,但可减少脂质成分,增加纤维组织,从而起到稳定斑块的作用。积累的证据表明[25],洛伐他汀、氟伐他汀等他汀类药物治疗与坏死核明显减少及纤维脂质组织增加等改变有关。因为几乎所有他汀类调脂药物临床试验都显示较小的斑块形态改变(VH-IVUS 成像能有效识别富含脂质坏死核、评价斑块中脂质的移除)就可以获得明显的 ACS 事件发生减少,所以在体评价斑块形态学表现在冠心病的防治链中尤为重要,对研究、筛选其他类似药物(对斑块各组织成分的作用)发挥重要作用。

六、识别高危冠心病患者

由于 VH-IVUS 能有效评价斑块性质,可以结合流行病学和病理学研究识别高危冠心病患者。已有的临床研究结果显示[26],VH-TCFA 评价与 Framingham 危险分层相关,Framingham 风险≥20% 者 TCFA 发生率高达 21.4%,而 Framingham 风险<10% 者 TCFA 发生率下降一半,约 11.3%。糖尿病患者冠状动脉病变形态学研究显示,与非糖尿病患者相比,糖尿病患者冠状动脉粥样硬化斑块含有丰富的坏死核成分,糖尿病患者冠状动脉粥样硬化斑块坏死核体积百分比明显高于非糖尿病患者。

七、VH-IVUS 的不足

尽管 VH-IVUS 对于斑块的在体实时研究有较大的价值,但其有效性仍存争议,也有一些需要解决的技术问题[1]:① VH-IVUS 不能有效识别血栓,不能区分血栓和纤维组织,因此,含有血栓的罪犯病变可能被评判为病理性内膜增厚或纤维(脂质)斑块,当 TCFA 覆盖血栓时可能被错误诊断为厚帽纤维粥样斑块,从而遗漏易损

斑块,影响易损斑块的识别;②和灰阶 IVUS 一样,TCFA 的 VH-IVUS 也不能获得钙化后方组织学信息;③尽管 VH-IVUS 能有效识别 TCFA,但现有的成像手段还不能明确斑块纤维帽的炎性浸润情况,而后者是斑块破裂的一个重要环节;④大多数 ACS 患者含有 1 个以上的易损斑块,尽管大多数易损斑块可能愈合,但何种易损斑块不会破裂(或不易破裂而导致心脏事件),VH-IVUS 技术尚不能明确;⑤易损斑块支架植入后尤其需要考虑到斑块组织成分脱垂、支架扩张和支架贴壁等问题,增加了 VH-IVUS 成像的不确定性;⑥ VH-IVUS 定义的 TCFA 并不等同于病理解剖学的 TCFA 斑块,并且 VH-IVUS 的 TCFA 定义也未完全统一。

（钱　杰　徐延路）

参 考 文 献

［1］KÖNIG A, KLAUSS V. Virtual histology[J]. Heart, 2007, 93(8): 977-979.

［2］MINTZ G S, NISSEN S E, ANDERSON W D, et al. American College of Cardiology Clinical Expert Consensus Document on Standards for Acquisition, Measurement and Reporting of Intravascular Ultrasound Studies(IVUS). A report of the American College of Cardiology Task Force on Clinical Expert Consensus Documents developed in collaboration with the European Society of Cardiology endorsed by the Society of Cardiac Angiography and Interventions[J]. J Am Coll Cardiol, 2001, 37(5): 1478-1483.

［3］SANIDAS E A, MAEHARA A, MINTZ G S, et al. Angioscopy and virtual histology intravascular ultrasound characteristics of culprit lesion morphology underlying coronary artery thrombosis[J]. Am J Cardiol, 2011, 107(9): 1285-1293.

［4］NISSEN S E, YOCK P. Intravascular ultrasound: novel pathophysiological insights and current clinical applications[J]. Circulation, 2001, 103(4): 604-611.

［5］NASU K, TSUCHIKANE E, KATOH O, et al. Accuracy of in vivo coronary plaque morphology assessment: a validation study of in vivo virtual histology compared with in vitro histopathology[J]. J Am Coll Cardiol, 2006, 47(12): 2405-2411.

［6］KANNEL W B. Lipids, diabetes and coronary heart disease: insights from the Framingham Study[J]. Am Heart J, 1985, 110(5): 1100-1111.

［7］NOIKE H, HITSUMOTO T, SAKURAI T, et al. Relationship between intravascular ultrasonic graphic findings and coronary risk factors in patients with normal coronary angiography[J]. J Cardiol, 2005, 45(1): 1-5.

［8］GLASER R, SEIZER F, FAXON D P, et al. Clinical progression of incidental asymptomatic lesions discovered during culprit vessel coronary intervention[J]. Circulation, 2005, 111(2): 143-149.

［9］PALMER N D, NORTHRIDGE D, LESSELLS A, et al. In vitro analysis of coronary atheromatous lesions by intravascular ultrasound: reproducibility and histological correlation of lesion morphology[J]. Eur Heart J, 1999, 20(23): 1701-1706.

［10］NAIR A, KUBAN B D, TUZCU E M, et al. Coronary plaque classification with intravascular ulrasound radiofrequency data analysis[J]. Circulation, 2002, 106(17): 2200-2206.

［11］NAIR A, MARGOLIS M P, KUBAN B D, et al. Automated coronary plaque characterisation with intravascular ultrasound: ex vivo validation[J]. EuroIntervention, 2007, 3(1): 113-120.

［12］HIGASHIKUNI Y, TANABE K, TANIMOTO S, et al. Impact of culprit plaque composition on the no-reflow phenomenon in patients with acute coronary syndrome: an intravascular ultrasound radiofrequency analysis[J]. Circ J, 2008, 72(8): 1235-1241.

［13］LEE S Y, MINTZ G S, KIM S Y, et al. Attenuated plaque detected by intravascular ultrasound: clinical, angiographic, and morphologic features and post-percutaneous coronary intervention complication in patients with acute coronary syndromes[J]. JACC Cardiovasc Interv, 2009, 2(1): 65-72.

［14］WU X F, MAEHARA A, MINTZ G S, et al. Virtual histology intravascular ultrasound analysis of non-culprit attenuated plaque detected by grayscale intravascular ultrasound in patients with acute coronary syndromes[J]. Am J Cardiol, 2010, 105(1): 48-53.

［15］KAWAGUCHI R, OSHIMA S, JINGU M, et al. Usefulness of virtual histology intravascular ultrasound to predict distal embolization for ST-segment elevation myocardial infarction[J]. J Am Coll Cardiol, 2007, 50(17): 1641-1646.

［16］KAWAMOTO T, OKURA H, KOYAMA Y, et al. The relationship between coronary plaque characteristics and small embolic particles during coronary stent implantation[J]. J Am Coll Cardiol, 2007, 50(17): 1635-1640.

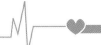

［17］ HONG M K, PARK D W, LEE C W, et al. Effects of statin treatments on coronary plaques assessed by volumetric virtual histology intravascular ultrasound analysis[J]. JACC Cardiovasc Interv, 2009, 2(7): 679-688.

［18］ NASU K, TSUCHIKANE E, KATOH O, et al. Effect of fluvastatin on progression of coronary atherosclerotic plaque evaluated by virtual histology intravascular ultrasound[J]. JACC Cardiovasc Interv, 2009, 2(7): 689-696.

［19］ KAWASAKI M, TAKATSU H, NODA T, et al. In vivo quantitative tissue characterization of human coronary arterial plaques by use of integrated backscatter intravascular ultrasound and comparison with angioscopic findings[J]. Circulation, 2002, 105(8): 2487-2492.

［20］ OKUBO M, KAWASAKI M, ISHIHARA Y, et al. Development of integrated backscatter intravascular ultrasound for tissue characterization of coronary plaques[J]. Ultrasound Med Biol, 2008, 34(5): 655-663.

［21］ SATHYANARAYANA S, CARLIER S, LI W, et al. Characterisation of atherosclerotic plaque by spectral similarity of radiofequency intravascular ultrasound signals[J]. EuroIntervention, 2009, 5(1): 133-139.

［22］ NASU K, TSUCHIKANE E, KATOH O, et al. Impact of mural thrombus on the accuracy of tissue characterization by in vivo intravascular ultrasound radiofequency data analysis[J]. Am J Cardiol, 2008, 101(9): 1079-1083.

［23］ TANAKA K, CARLIER S, KATOUZIAN A, et al. Characterization of the Intravascular Ultrasound Radiofequency Signal within Regions of Acoustic Shadowing Behind Calcium[J]. J Am Coll Cardiol, 2007, 499(11): 29B.

［24］ STONE G W, MAEHARA A, LANSKY A J, et al. A prospective natural history study of coronary atherosclerosis[J]. N Engl J Med, 2011, 364(7): 226-235.

［25］ KUBO T, MAEHARA A, MINTZ G S, et al. The dynamic nature of coronary artery lesion morphology assessed by serial virtual histology intravascular ultrasound tissue characterization[J]. J Am Coll Cardiol, 2010, 55(8): 1590-1597.

［26］ BAE J H, KWON T G, HYUN D W, et al. Predictors of slow flow during primary percutaneous coronary intervention: an intravascular ultrasound virtual histology study[J]. Heart, 2008, 94(11): 1559-1564.

第五篇
不稳定冠状动脉疾病的临床特点与治疗原则

第1章 稳定性冠心病

稳定性冠心病是冠心病中最常见类型,在冠心病中占绝大多数。虽然稳定性冠心病的死亡率相对低,但是仍可能导致心源性死亡等恶性事件的发生。因此,稳定性冠心病的防治在临床工作中有着非常重要的意义。根据《2010 慢性稳定性冠心病管理中国共识》,稳定性冠心病包括明确诊断的无心绞痛症状冠心病患者和稳定型心绞痛患者。稳定型心绞痛需要满足以下标准:近 60 天内心绞痛发作频率、持续时间、诱因或缓解方式无变化;无近期心肌损伤的证据。明确诊断的冠心病是指,有明确的心肌梗死病史、经皮冠状动脉介入治疗(PCI)和冠状动脉旁路移植(CABG)术后患者,以及冠状动脉造影或无创检查证实有冠状动脉粥样硬化或有确切心肌缺血证据的患者[1]。2013 年更新的欧洲稳定性冠心病指南认为,稳定性冠心病患者包括以下几类:①稳定型心绞痛及伴有其他可能与冠状动脉疾病相关的症状如呼吸困难;②治疗后无症状,但需要定期随访的,伴有已知阻塞性或非阻塞性冠心病;③自我首次报告症状,但病情已处于慢性稳定状态[2]。因此,稳定性冠心病的范围非常宽泛,除以冠状动脉血栓形成为主要临床表现的急性冠脉综合征(ACS)外,很多冠心病归属稳定性冠心病范畴。

稳定性冠心病患者大多预后较好,文献报道其年全因病死率为 1.2% ~ 2.4%,其中心脏性死亡为 0.6% ~ 1.4%。RITA-2 研究和 COURAGE 研究显示,非致死性心肌梗死的发生率分别为 0.6% 和 2.7%[3-4]。多支血管病变、左主干病变、LVEF<35% 和心肌缺血面积>15%(尤其是>20%)是主要高危因素。国外研究显示,稳定性冠心病患者的缺血心肌面积≥10%,平均 1.9 年的随访期内死亡率高达 5.4%[5]。国内外指南均强调,稳定性冠心病的治疗目标是控制或延缓冠心病进展,预防心肌梗死和死亡以期延长寿命;控制和缓解心绞痛症状,减少心肌缺血的发生,从而改善生活质量。稳定性冠心病的治疗策略包括药物治疗和血运重建(包括 PCI 和 CABG),其中药物治疗是稳定性冠心病治疗的基础,是否选择血运重建治疗应依据危险评估而决定,对不引起心肌缺血的病变进行血运重建治疗,不仅无益,反而有害。在指南中特别强调,稳定性冠心病的治疗应依据充分的科学证据,要将诊断和治疗的选择权交给患者,要向患者解释治疗相关的风险、获益和费用。

一、发病机制和临床表现

1. **发病机制** 稳定性冠心病的各种临床表现与不同的发病机制有关,主要包括以下几种机制:①心外膜冠状动脉固定性狭窄或动力性狭窄;②局限或弥漫的心外膜冠状动脉痉挛;③微血管功能障碍;④先前的急性心肌坏死和 / 或冬眠心肌所致心肌缺血(缺血性心肌病)。心肌缺血的发生机制可能为前 3 种机制之一或合并存在,也可以在不同时期由不同机制引发。

微血管功能障碍是稳定性冠心病的主要发病机制之一,是近几年提出的比较新的认识。心肌微循环是心脏血液循环中的重要组成部分。心外膜大血管为直径大于 400μm 的血管,阻力仅占心脏循环结构的 5%,正常状况下几乎不产生血流阻力,称为"传导血管",心肌内直径小于 400μm 的心肌微循环血管阻力占心脏循环结构的 95%,通常称为"阻力血管"。过去由于技术所限,心肌微循环难以直接评估,故早期研究者们对其认识不足。如今随着新技术的涌现,在临床上评估微循环成为可能,微循环的重要性也逐渐被认识。以往认为,部分有心肌缺血证据的患者,冠状动脉造影却未发现心外膜大血管存在狭窄的证据,则称为心脏 X 综合征,随着对心肌微循环认识的不断深入,发现这部分患者的病理基础是心肌微循环障碍,称为微血管心绞痛,2013 年欧洲发布的稳定性冠心病指南中列出了其诊断要点,主要包括:典型的缺血性胸痛,运动负荷试验(心电图、心肌核素显像)有心肌缺血表现,冠状动脉造影检查正常,须鉴别非心源性胸痛及变异型心绞痛。在冠心病中,微循环的功能损伤与否对疾病进展及预后有着重要的价值,晚近研究发现,微循环结构和功能损伤是冠心病患者不良预后的独立预测因素。在冠心病患者的诊治中,心脏科医师不仅要关注心外膜大血管的病变,还特别重视心肌微循环的功能状态,在治疗中恢复心肌微循环结构与功能的完整极为重要。

2. 临床表现 稳定性冠心病的临床表现主要包括劳力性心绞痛、静息心绞痛、无症状和缺血性心肌病。心绞痛是冠心病的最常见症状,但特异性不强,常需与其他疾病(如食管疾病、胆道疾病、胸壁疾病、肺部疾病、精神性疾病、非冠心病的心脏疾病等)引起的胸痛进行鉴别。典型的心绞痛症状符合以下 3 个特征:①胸痛在劳累或情绪应激时发作;②胸骨后的闷痛或压迫感、紧缩感,一般持续 5 ~ 15 分钟;③休息和 / 或含服硝酸酯类药物后数分钟内症状可缓解。仅符合上述 2 项者应考虑为不典型胸痛,仅符合 1 项或不符合任意 1 项者应考虑为非心源性胸痛。在收集与胸痛相关的病史后,还应了解冠心病相关的危险因素,如吸烟、血脂代谢异常、高血压、糖尿病、肥胖和早发冠心病家族史等。临床症状可以帮助初步筛查冠心病,但多数情况仍需进一步检查以明确诊断。

心绞痛严重程度的分级参照加拿大心血管学会(CCS)心绞痛严重度分级(表 5-1-1)[6]。

表 5-1-1 加拿大心血管学会(CCS)心绞痛严重度分级

分级	标准
Ⅰ级	一般体力活动不引起心绞痛,如行走和上楼,但紧张、快速或持续用力可引起心绞痛发作
Ⅱ级	日常体力活动稍受限制,快步行走或上楼、登高、饭后行走或上楼、寒冷或风中行走、情绪激动可发作心绞痛或仅在睡醒后数小时内发作。在正常情况下以一般速度平地步行200m 以上或爬一层以上的楼梯受限
Ⅲ级	日常体力活动明显受限,在正常情况下以一般速度平地步行100 ~ 200m 或爬一层楼梯时可引发心绞痛
Ⅳ级	轻微活动或休息时即可出现心绞痛症状

注:此表源自 ACC/AHA/ACP ASIM 慢性稳定型心绞痛处理指南。

稳定型心绞痛体检常无明显异常,心绞痛发作时可有心率增快、血压升高、焦虑、出汗,有时可闻及第 4 心音、第 3 心音或奔马律,或出现心尖部收缩期杂音,第 2 心音逆分裂,偶闻两肺底啰音。体检如果发现心脏扩大、心脏杂音、肺部湿啰音、颈静脉怒张和下肢水肿等体征,提示患者处于高危状态。当临床不能准确判断或需要进一步危险评估时,需选择更有针对性的检查。常规检查包括血常规及血生化、心电图等。应用静息心电图来诊断心肌缺血经常容易出错,ST-T 改变常见于普通人群。其他无创辅助检查有心肌缺血诱发试验(包括平板运动试验、负荷超声心动图、负荷心肌核素显像)和冠状动脉 CTA。目前选择性冠状动脉造影检查仍然是诊断冠心病的"金标准",可以准确评估冠状动脉病变的严重程度以及对心功能的影响。

二、诊断和危险评估

稳定性冠心病的诊断和危险评估包括临床评估和特殊心脏检查。在实践中,诊断和危险评估同时进行,不会分开进行,很多检查既用于诊断,也提供预后信息。危险评估是稳定性冠心病治疗的前提,对于诊断稳定性冠心病患者,应根据危险评估制订治疗策略。依据无创风险评估,可将稳定性冠心病患者分为高危(年死亡率>3%)、中危(年死亡率 1% ~ 3%)和低危(年死亡率<1%)。

稳定性冠心病高危人群包括:①非冠状动脉原因的静息左心室功能严重受损(LVEF<35%);②既往无心肌梗死证据,静息心肌灌注缺损≥10%;③运动心电图显示低运动负荷出现严重缺血(ST 段压低≥0.2mV 或 ST 段抬高)、室性心动过速 / 心室颤动;④超声心动图显示运动诱发的左心室功能不全:运动峰值 LVEF<45% 或运动时 LVEF 降低>10%;⑤运动诱发的大面积心肌灌注缺损(≥10% 的心肌或提示多支病变);⑥运动导致的左心室扩大;⑦可诱发的心室壁运动异常(>2 个节段或 2 支冠状动脉病变);⑧超声心动图显示多巴酚丁胺负荷超声试验提示左心室缺血、心室壁运动异常(≥3/16 个节段);⑨冠状动脉 CT 血管造影显示有近段狭窄的 3支血管病变、左主干病变和左前降支近段病变。高危患者血运重建治疗可能改善预后。

(一)临床评估

病史、症状、体格检查、心电图及实验室检查可为预后提供重要信息。心绞痛发作的次数和诱发心绞痛发作的活动量与冠状动脉病变的程度相关,是主要的预后因素。有外周血管疾病、糖尿病、慢性肾脏病、心力衰竭的心绞痛患者常预后不良。陈旧性心肌梗死、左心室肥厚及有心律失常者(完全性左束支传导阻滞、完全性

右束支传导阻滞、二度和三度房室传导阻滞、心房颤动、分支传导阻滞等）发生心血管事件的风险增高。在选择治疗策略时，还应该关注增加血运重建治疗手术风险的伴随情况，如严重的慢性阻塞性肺疾病、脑卒中、心脏外科手术史等，并进行手术风险评估。

（二）负荷试验

负荷试验是指南推荐的主要无创检测手段，可采用运动或药物负荷，结合心电图、超声、核医学、放射等影像学手段，依据运动时间、ST 段压低程度、运动中有无心绞痛、心室壁运动障碍等对患者进行诊断和危险分层。

1. 心电图运动试验

（1）适应证：有心绞痛症状而怀疑冠心病，静息心电图无明显异常的患者，可进行运动试验；确定稳定性冠心病，心绞痛症状明显者；确诊的稳定性冠心病患者用于危险分层；血管重建治疗后症状明显复发者，或者需要评估运动耐量和疗效者。

（2）禁忌证：急性心肌梗死早期、未经治疗的急性冠脉综合征、未控制的严重心律失常或高度房室传导阻滞、未控制的心力衰竭、急性肺动脉栓塞或肺梗死、主动脉夹层、已知左冠状动脉主干狭窄、梗阻性肥厚型心肌病、严重高血压、活动性心肌炎、心包炎、电解质异常等。

（3）方案：采用 Bruce 方案，运动试验的阳性标准为运动中出现典型心绞痛，运动中或运动后出现 ST 段水平或下斜型下降≥1mm（J 点后 60～80 毫秒），或运动中出现血压下降者。

（4）有下列情况一项者，需终止运动试验（症状限制）：①出现明显症状（如胸痛、乏力、气短、跛行），症状伴有意义的 ST 段变化；② ST 段明显压低（压低＞2mm 为终止运动相对指征，＞4mm 为终止运动绝对指征）；③ ST 段抬高≥1mm；④出现有意义的心律失常，收缩压持续降低＞10mmHg 或血压明显升高（收缩压＞250mmHg 或舒张压＞115mmHg）；⑤已达目标心率者。

根据运动时间、ST 段压低程度和运动中出现心绞痛的程度，可以对患者进行危险分层。DUKE 活动平板评分 = 运动时间（min）−5×ST 段下降（mm）−（4×心绞痛指数）是有价值的分层标准。心绞痛指数定义为：运动中未出现心绞痛计 0 分，运动中出现心绞痛计 1 分，因心绞痛终止运动试验计 2 分。DUKE 评分≥5 分属低危，1 年病死率平均为 0.25%；−10～4 分为中危，1 年平均病死率为 1.25%；≤−11 分属高危，1 年平均病死率为 5.25%。DUKE 评分对 75 岁以上老年人预后判断的价值可能会受影响。

下列情况不宜行心电图运动试验或运动试验难以评定：静息心电图 ST 段下降＞1mm、完全性左束支传导阻滞、预激综合征、室性起搏心律及正在服用地高辛的患者。

2. 负荷超声心动图、心肌核素负荷试验　不宜行心电图运动试验或运动试验且难以评定的患者，可以考虑进行负荷超声心动图或核素负荷试验。不能运动的患者可以考虑行药物负荷试验，常用的药物包括腺苷、三磷腺苷（ATP）、多巴酚丁胺等。

负荷超声心动图有很好的阴性预测价值，负荷试验阴性者死亡或心肌梗死的年发生率＜0.5%，负荷试验引起室壁运动异常加重者提示危险性高。核素是主要的无创危险分层手段，运动时心肌灌注正常者预后良好，每年心源性猝死、心肌梗死的年发生率＜1%，与正常人群相似；运动时出现心肌灌注缺损≥10% 者属高危患者，每年病死率＞3%。

左心室功能是稳定性冠心病患者长期生存率的预测因子，LVEF＜35% 的患者年病死率＞3%。合并 3 支血管病变的稳定型心绞痛男性患者，如心功能正常，5 年存活率可达到 93%；如心功能减退，则 5 年存活率仅为 58%。因此，心功能可以作为稳定型心绞痛患者危险分层的评估指标。

3. 计算机断层扫描血管造影（computed tomographic angiography，CTA）　多层 CT 或电子束 CT 平扫可以检出冠状动脉钙化并进行积分。临床研究显示，钙化与冠状动脉病变的高危人群相联系，但钙化程度与冠状动脉狭窄程度并不相关，因此不推荐将钙化积分常规用于心绞痛患者的诊断评价。

CTA 是近些年普遍用于临床的无创冠状动脉影像学检查手段，可用于冠状动脉病变的初步评估。指南提示，如伴有以下情况且诊断不确定的患者，建议进行 CTA 检查：①评价中无阳性发现，但持续有症状者；②运动或药物负荷试验无法定论者；③可疑稳定性冠心病症状，心电图无法定论或阴性，且不能做负荷试验（包括负荷心电图、负荷核素心肌灌注显像或超声心动图）的患者。已知的稳定性冠心病患者，如冠状动脉有中至重度钙化且已接受冠状动脉支架植入治疗，但冠状动脉血管直径＜3mm；出现新发或恶化的临床症状，但不符合不稳定型心绞痛，无论是否具有运动能力，均不建议行 CTA 检查。CTA 有较高的阴性预测价值，如果 CTA 未见冠状动脉狭窄病变，一般可不进行有创检查。CTA 对冠状动脉狭窄病变及程度的判断仍有一定限度，特别是当钙化存在时,会显著影响狭窄程度的判断,因此仅能作为参考。

4. 冠状动脉造影　冠状动脉造影是明确冠状动脉病变、推测冠心病预后的重要手段,无创检查提示高危的患者应进行冠状动脉造影。2014 年美国指南更新中特别强调,稳定性冠心病患者经过指南导向(GDMT)的药物治疗后仍有无法接受的缺血症状,若该患者情况适于血运重建治疗,且患者也愿意接受血运重建治疗,此时推荐行冠状动脉造影检查(Ⅰ类推荐,C 级证据)。对于以下 3 种情况的患者可行冠状动脉造影检查,以明确冠状动脉病变(Ⅱa 类推荐,C 级证据):①有可疑稳定缺血性心脏病症状的患者,如果其临床特征及无创检查结果(不包括负荷试验)高度提示严重缺血性心脏病,并且该患者情况适宜也愿意接受血运重建治疗;②可疑缺血性心脏病症状的患者无法行负荷试验或负荷试验无法确诊,如果高度提示冠状动脉造影的结果会使治疗方案产生重要改变;③临床高度怀疑冠心病的患者负荷试验结果正常,如高度提示冠状动脉造影的结果会使治疗方案产生重要改变。对于不同意或者不适合进行血运重建、LVEF>50% 且无创检查结果提示低危、临床提示低危且未行无创检查、无症状且无创检查未提示缺血的患者,不建议行冠状动脉造影。

冠状动脉造影至今仍是临床上评价冠状动脉粥样硬化和相对少见的非冠状动脉粥样硬化性疾病所引起的心绞痛的最主要检查方法。经血管造影评价冠状动脉和左心室功能,也是目前评价患者长期预后的最重要预测因素。目前常用的对血管病变评估的方法是,将冠状动脉病变分为 1、2、3 支病变或左主干病变。CASS 注册登记资料显示,正常冠状动脉 12 年存活率为 91%,单支病变者为 74%,双支病变者为 59%,三支病变为 50%,左主干病变预后不良。左前降支近端病变也能降低存活率,但血运重建可以降低死亡率。

5. 冠状动脉血流储备分数、微循环阻力指数和血管内超声

(1)冠状动脉血流储备分数(fractional flow reserve,FFR):是评价冠状动脉病变是否存在功能学意义,即病变是否导致心肌缺血的有创性检测方法,而有无功能性心肌缺血是决定预后的重要因素。FFR≥0.75 的患者发生死亡或心肌梗死的风险明显低于 FFR<0.75 的患者。研究显示,FFR 指导 PCI(FFR-PCI)效果优于优化药物治疗(optimal medical therapy,OMT)。目前,FFR 已经成为指导稳定性冠心病患者是否行 PCI 的"金标准"。

(2)微循环阻力指数(index of microcirculatory resistance,IMR):是目前用于临床公认的定量评价心肌微循环状态的有创检查手段,研究显示,IMR 不受心外膜狭窄病变、血流动力学状态等因素影响,能够准确反映心肌微循环状况,重复性强。国外关于 IMR 的研究多集中于用来评估不同治疗措施或药物,如血栓抽吸、阿昔单抗、冠状动脉或静脉内注射尼可地尔对微循环的作用以及 IMR 对于冠心病患者预后的预测价值,但是这些研究规模均较小,尚缺少大规模临床研究,目前国内少有心脏中心开展 IMR 检查和研究。

(3)血管内超声(intervascular ultrasound,IVUS):可较为精确地了解冠状动脉腔径、血管腔内及血管壁粥样硬化病变情况,指导介入治疗操作,并评价介入治疗效果。

三、稳定性冠心病的治疗策略

稳定性冠心病的治疗策略包括药物治疗和血运重建治疗,对于复杂冠状动脉病变的患者,在选择血运重建治疗方案和策略时,应由心脏团队共同决定。与药物治疗相比,稳定性冠心病患者接受血运重建治疗可减少心绞痛发作,改善生活质量,且不增加脑卒中、死亡和心肌梗死等主要不良事件的发生率。药物洗脱支架(drug-eluting stent,DES)的临床应用使介入治疗术后再狭窄率明显降低,远期预后得以明显改善。

(一)药物治疗

指南导向的药物治疗(guideline directed medical therapy,GDMT)是稳定性冠心病患者治疗的基础和首选。药物治疗的主要目的是预防心肌梗死和猝死,改善生存率,减轻症状和缺血发作,改善生活质量。诊断为稳定性冠心病的患者,应接受指南推荐的能改善预后的药物及生活方式干预,如果患者有心绞痛发作,还应接受减轻症状、改善缺血的药物。此外,应积极处理危险因素,延缓冠状动脉粥样硬化进展。

1. 改善预后的药物

(1)抗血小板药物:阿司匹林通过抑制环氧合酶和血栓素 A_2(TXA$_2$)的合成,达到抗血小板聚集的作用。循证医学研究证实,稳定性冠心病患者服用阿司匹林可以降低心肌梗死、脑卒中或心脏性死亡的风险。除非有禁忌证,建议每天服用阿司匹林 75~150mg。阿司匹林的禁忌证包括阿司匹林过敏;活动性胃肠道出血和需要积极治疗的消化性溃疡病;在过去 6 周内颅内出血,不能耐受阿司匹林的患者,可改用氯吡格雷作为替代治疗。

氯吡格雷是血小板 P2Y$_{12}$ 受体拮抗剂,通过选择性地、不可逆地抑制血小板 ADP 受体中的 P2Y$_{12}$ 受体,

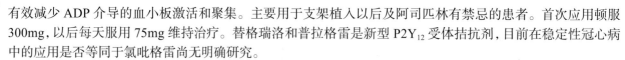

有效减少 ADP 介导的血小板激活和聚集。主要用于支架植入以后及阿司匹林有禁忌的患者。首次应用顿服 300mg，以后每天服用 75mg 维持治疗。替格瑞洛和普拉格雷是新型 P2Y$_{12}$ 受体拮抗剂，目前在稳定性冠心病中的应用是否等同于氯吡格雷尚无明确研究。

（2）β 受体阻滞剂：循证医学研究显示，多种 β 受体阻滞剂能降低冠心病死亡率，适用于心肌梗死后的患者。指南推荐应用无内在拟交感活性的 β 受体阻滞剂，如美托洛尔每天 50~200mg，比索洛尔每天 5~10mg，卡维地洛每天 25~50mg。β 受体阻滞剂的使用剂量应个体化，从小剂量开始，逐渐增加剂量，以能缓解症状，心率不低于 50 次 /min 为宜。

（3）调脂治疗：循证医学研究证实，他汀类药物能有效降低低密度脂蛋白胆固醇（LDL-C），进而降低心脏事件和死亡率。他汀类药物治疗还有延缓斑块进展、稳定斑块和抗炎等有益作用。2016 年中国成人血脂异常防治指南推荐 LDL-C 为首要干预靶点，非高密度脂蛋白胆固醇（non-HDL-C）可作为次要干预靶点。稳定性冠心病患者属于极高危人群，建议 LDL-C 目标值为 <1.8mmol/L（70mg/L）或至少使 LDL-C 水平降低 50%，非 HDL-C 目标值 <2.6mmol/L（100mg/L）。指南推荐应用的他汀类药物包括阿托伐他汀、瑞舒伐他汀、辛伐他汀、匹伐他汀、普伐他汀等。为达到更好的降脂效果，在他汀治疗基础上，可加用胆固醇吸收抑制剂依折麦布。高甘油三酯血症或低 HDL-C 血症的患者，可考虑联合应用贝特类药物（非诺贝特）或烟酸。在应用他汀类药物时，应监测转氨酶及肌酸激酶等生化指标，及时发现药物可能引起的肝脏损伤和肌病。

（4）血管紧张素转换酶抑制剂（ACEI）、血管紧张素转换酶受体阻滞剂（ARB）：循证医学研究显示，所有冠心病患者均能从 ACEI 治疗中获益，但低危患者获益可能较小。在稳定性冠心病患者中，ACEI 最有利于治疗合并糖尿病、心力衰竭、左心室收缩功能不全、高血压、心肌梗死后左室功能不全的患者。不能耐受 ACEI 者应用 ARB 替代。临床上常用的 ACEI 包括卡托普利、依那普利、培哚普利、雷米普利、贝那普利、福辛普利、赖诺普利等。常用的 ARB 包括氯沙坦、缬沙坦、替米沙坦、厄贝沙坦、坎地沙坦、奥美沙坦等。

2. 减轻症状、改善缺血的药物　减轻症状及改善缺血的药物应与预防心肌梗死和死亡的药物联合使用。目前减轻症状及改善缺血的主要药物包括 β 受体阻滞剂、硝酸酯类药物和钙通道阻滞剂。

（1）β 受体阻滞剂：β 受体阻滞剂抑制心脏 β 肾上腺素能受体，从而减慢心率、减弱心肌收缩力、降低血压，以减少心肌耗氧量，可以减少心绞痛发作和增加运动耐量。指南推荐目标静息心率控制在 50~55 次 /min。只要无禁忌证，β 受体阻滞剂抑制应作为稳定型心绞痛的初始治疗药物。β 受体阻滞剂能降低心肌梗死后稳定型心绞痛患者死亡和再梗死的风险。

β 受体阻滞剂的禁忌证包括严重心动过缓、高度房室传导阻滞及支气管哮喘。外周血管疾病和严重抑郁是相对禁忌证。没有固定狭窄的冠状动脉痉挛造成的缺血，如变异型心绞痛，不宜使用 β 受体阻滞剂，应选用钙通道阻滞剂。

（2）硝酸酯类药物：硝酸酯类药物为内皮依赖性血管扩张剂，能减少心肌需氧和改善心肌灌注，从而改善心绞痛症状。硝酸酯类药物会反射性增加交感神经张力，使心率加快，因此，常联合 β 受体阻滞剂或非二氢吡啶类钙通道阻滞剂治疗慢性稳定型心绞痛。舌下含服或喷雾用硝酸甘油仅作为心绞痛发作时的缓解症状用药，也可以在运动前使用，以减少或避免心绞痛发作。长效硝酸酯制剂用于减低心绞痛发作的频率和程度，并可能增加运动耐量。每天用药患者应注意给予足够的无药间期，以减少耐药。

硝酸酯类药物的不良反应包括头痛、面色潮红、反射性心率加快和低血压。初次含服硝酸甘油时，应注意可能发生体位性低血压。使用西地那非治疗勃起功能障碍时，应注意 24 小时内不能联用硝酸酯类药物，以避免引起严重低血压，甚至可危及生命。严重主动脉瓣狭窄或梗阻性肥厚型心肌病引起的心绞痛，不宜用硝酸酯类药物，以免加重左室流出道梗阻。

（3）钙通道阻滞剂：钙通道阻滞剂通过改善冠状动脉血流和减少心肌耗氧起缓解心绞痛的作用，对于变异型心绞痛或以冠状动脉痉挛为主的心绞痛，钙通道阻滞剂是一线药物。二氢吡啶类和非二氢吡啶类钙通道阻滞剂同样有效，非二氢吡啶类钙通道阻滞剂的负性肌力效应更强。非二氢吡啶类钙通道阻滞剂地尔硫䓬和维拉帕米能减慢房室传导，常用于合并室上性快速心律失常的心绞痛患者，不应用于已有严重心动过缓、高度房室传导阻滞和病态窦房结综合征的患者。此类药物可作为对 β 受体阻滞剂有禁忌患者的替代治疗，如与 β 受体阻滞剂联用，需特别警惕传导阻滞和心肌收缩力减弱。长效二氢吡啶类钙通道阻滞剂如硝苯地平缓释片、氨氯地平、非洛地平缓释片能减少心绞痛发作，其有效性和安全性已经有循证医学证据。此类药物与 β 受体阻滞剂联用时会增强效果，而且 β 受体阻滞剂还可减轻二氢吡啶类钙通道阻滞剂引起的反射性心动过速。当稳定型心绞痛合并心力衰竭必须应用钙通道阻滞剂时，指南推荐氨氯地平或非洛地平。外周水肿、便秘、心

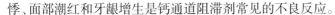

悸、面部潮红和牙龈增生是钙通道阻滞剂常见的不良反应。

（4）其他治疗药物：

1）曲美他嗪：曲美他嗪通过保护细胞在缺氧或缺血情况下的能量代谢，组织细胞内 ATP 水平的下降，从而保证离子泵的正常功能和透膜钠 - 钾流的正常运转，维持细胞内环境的稳定。临床上用于心绞痛发作的预防性治疗，适用于对一线抗心绞痛治疗效果不佳或无法耐受的稳定型心绞痛患者的对症治疗。可与 β 受体阻滞剂等抗心肌缺血药物联用。常规剂量为 60mg/d，分 3 次口服。

2）尼可地尔：尼可地尔是 ATP 敏感的钾离子通道开放剂，具有扩张冠状动脉、增加冠状动脉血流量而不增加心肌耗氧量、减轻心脏前后负荷等药理学特性，故它对各型心绞痛的治疗均有明显疗效。由于该药可以扩张冠状动脉微血管，可用于治疗微血管心绞痛。常用剂量为 15mg/d，分 3 次口服。

3）伊伐布雷定：伊伐布雷定是第一个窦房结超极化激活的内向离子电流（If）选择性特异抑制剂，其单纯减缓心率的作用是近 20 年来稳定型心绞痛治疗药物最重要的进步。伊伐布雷定在剂量依赖性减慢心率，并显著减少心率 - 收缩压乘积，使心肌耗氧量减少的同时，不影响心肌收缩力和左心室收缩功能，对支气管平滑肌、血脂、血糖、血压无影响。推荐用于不能耐受 β 受体阻滞剂的患者，或使用 β 受体阻滞剂后心率仍大于 60 次 /min 的患者。常用剂量为 10mg/d、每天 2 次，3 ~ 4 周后改为 15mg/d、每天 2 次。

4）雷诺嗪：雷诺嗪为部分脂肪酸氧化酶抑制剂，能减少脂肪酸氧化，增加葡萄糖氧化，通过改变心脏代谢方式减少心肌需氧量。雷诺嗪 500 ~ 2 000mg/d 可减少心绞痛、增加运动耐量，还不影响心率和血压。

3. 治疗性生活方式改善和危险因素的管控

（1）患者教育：有效的患者教育可使患者全身心参与治疗和预防，减轻对疾病的担心和焦虑，以便更好地依从治疗方案和控制危险因素，从而改善和提高患者的生活质量，降低死亡率。

（2）吸烟：研究显示，吸烟使心血管疾病病死率增加 50%，而戒烟 1 ~ 2 年可使因吸烟所增加的冠心病危险下降 50%。医务工作者应向患者讲明吸烟的危害，动员并协助患者戒烟。目前，已有一些医院开展戒烟门诊，采用行为及药物干预措施，如尼古丁替代治疗、采用伐尼克兰药物治疗等方法协助患者戒烟。

（3）肥胖：按照中国肥胖防治指南定义，肥胖指体重指数（BMI）≥28kg/m²；腹型肥胖指男性腰围≥90cm，女性≥80cm。肥胖多伴随其他冠心病的危险因素，减轻体重（控制饮食、运动锻炼）有利于控制其他多种危险因素，减重 5% ~ 10% 可以降低血压、胆固醇、阻塞性睡眠呼吸暂停综合征的严重程度，改善糖耐量。

（4）运动：运动锻炼能减轻患者症状、改善运动耐量、提高生活质量。所有冠心病患者都应有一份"运动处方"。医师在开"运动处方"前，应对患者进行评估，包括患者的病史、用药情况、体格检查和日常运动量，以确保没有运动的禁忌证。应根据患者是否存在并发疾病，是否存在因长期不活动导致的功能下降、肌肉萎缩、平衡能力下降和感觉异常，对患者进行运动指导。运动的频率、强度、时间和类型要求见表 5-1-2。

表 5-1-2　稳定性冠心病患者运动的频率、强度、时间和类型（FITT）要求

项目	推荐
运动频率（frequency）	每周多数时间保持运动（至少每周活动 3 天，最好每周 5 ~ 7 天），逐渐增加频度
运动强度（intensity）	达到目标心率 [最低目标心率 =（220- 年龄）×0.5，最高目标心率 =（220- 年龄）×0.7]
	呼吸加快，还能说话，但不能再唱歌
	如果还能唱歌，就要加快速度
	如果喘气、说话吃力，就要减慢速度
	随着规律运动，运动时心率加快的次数减少，这时要增加运动量以达到目标心率
运动时间（time）	至少运动 10 分钟
	逐渐增加到 20 ~ 60 分钟
	每周总运动时间达目标
运动类型（type of activity）	运动大块肌肉群的运动，如走路、骑车和游泳
	持续 10 分钟或更长时间
	举例：快步走

（5）管控血压：通过生活方式改善和使用降压药物，将血压控制在 140/90mmHg 以下（或更低）。选择药物时，优先推荐 β 受体阻滞剂和 ACEI/ARB。如果血压控制不达标，可以联合钙通道阻滞剂和 / 或利尿剂。

（6）调脂治疗：以 LDL-C 为首要干预靶点，在治疗性生活方式改善基础上，药物治疗首选他汀类药物。目标值为 LDL-C＜1.8mmol/L（70mg/dl），非 HDL-C＜2.6mmol/L（100mg/dl），若现有调脂药物标准治疗 3 个月后，难以使 LDL-C 降至基本目标值，LDL-C 至少应降低 50%，临床上也有部分极高危患者 LDL-C 基线值已在基本目标值以内，这时可将其 LDL-C 从基线值降低 30% 左右。

（7）糖尿病：在饮食控制和运动基础上使用降糖药物治疗，使糖化血红蛋白控制在≤6.5%，同时应对合并存在的其他危险因素进行积极综合干预。

（二）血运重建治疗

血运重建治疗可缓解症状，提高生活质量，改善运动能力，降低稳定型心绞痛高危患者的死亡率和心肌梗死发生率。但如果血运重建治疗目的仅是改善症状，大部分患者应在接受优化药物治疗后再做决定选择，延迟的血运重建治疗并不影响稳定性冠心病患者的预后，不应将血运重建治疗作为缓解心绞痛的首选。血运重建治疗的病变应该是必须干预的（引起症状或降低远期生活质量的严重病变），缺血严重者从血运重建治疗中获益更大。稳定性冠心病的血运重建治疗，主要包括经皮冠状动脉介入治疗（PCI）和冠状动脉旁路移植术（CABG）等。

近 40 年来，PCI 日益普遍应用于临床，由于创伤小、恢复快、危险性相对低，易于被医师和患者所接受。PCI 的方法包括单纯球囊扩张、冠状动脉支架术、冠状动脉旋磨术等。随着经验的积累，器械的进步特别是支架极为普遍的应用和辅助用药的发展，这一技术的应用范围得到了极大的拓展。荟萃分析显示，与优化药物治疗相比，PCI 可使死亡率降低 20%。另一项荟萃分析显示，无论采用何种支架，PCI 均能显著降低血运重建治疗风险，但仅应用新一代 DES 的 PCI 可显著改善存活。

近 50 年来，CABG 逐渐成为治疗冠心病最普通的手术。早期研究显示，对于低危稳定型心绞痛患者（年死亡率＜1%），CABG 并不比药物治疗给患者更多的预后获益。在比较 CABG 和药物治疗的临床试验的荟萃分析中，CABG 可改善中危至高危患者的预后。最新的关于稳定性冠心病的荟萃分析显示，与药物治疗相比，CABG 明显改善存活，降低血运重建治疗风险。

总之，稳定性冠心病的危险评估是选择治疗方案的前提，考虑血运重建治疗指征时，应从改善预后和改善症状两个方面综合考量。血运重建治疗方式的选择应关注冠状动脉病变的解剖学特点、治疗的成功率、手术风险及远期预后，以及本地的医疗条件和水平，并知情患者的意愿。指南推荐的能改善预后的药物治疗和生活方式干预，是控制或延缓稳定性冠心病进展、减少并发症、降低病残率和死亡率的关键。血运重建治疗主要用于有效药物治疗基础上仍有症状以及有明确较大范围心肌缺血证据的患者。治疗策略的选择还应该考量到本地医疗机构介入治疗（包括心脏外科 CABG）的水平和条件。此外，还应关注稳定性冠心病患者疾病的进展、并发症和治疗的依从性。

（张福春）

参 考 文 献

［1］ 马长生，杜昕，高炜，等. 2010 慢性稳定性冠心病管理中国共识 [EB/OL]. （2010-01-01）[2022-11-01]. https：//www. medsci.cn/guideline/show_article.do?id=0d4f41c000ea835c.

［2］ Task Force Members, MONTALESCOT G, SECHTEM U, et al. 2013 ESC guidelines on the management of stable coronary arterydisease：the Task Force on the management of stable coronary artery disease of the European Society of Cardiology[J]. Eur Heart J, 2013, 34（38）: 2949-3003.

［3］ HENDERSON R A, POCOCK S J, CLAYTON T C, et al. Seven-year outcome in the RITA-2 trial：coronary angioplasty versus medical therapy[J]. J Am Coll Cardiol, 2003, 42（7）: 1161-1170.

［4］BODEN W E，O'ROURKE R A，TEO K K，et al. Optimal medical therapy with or without PCI for stable coronary disease[J]. N Engl J Med，2007，356（15）：1503-1516.

［5］WEINTRAUB W S，SPERTUS J A，KOLM P，et al. Effect of PCI on quality of life in patients with stable coronary disease[J]. N Engl J Med，2008，359（7）：677-687.

［6］HEMINGWAY H，FITZPATRICK N K，GNANI S，et al. Prospective validity of measuring angina severity with Canadian Cardiovascular Society class：the ACRE study[J]. Can J Cardiol，2004，20（3）：305-309.

第2章　急性冠脉综合征

急性冠脉综合征（acute coronary syndrome, ACS）是以冠状动脉粥样硬化斑块破裂、出血、血栓形成为病理基础，并因此导致冠状动脉不同程度狭窄或闭塞，引发心肌缺血甚至梗死的临床综合征。根据心电图 ST 段改变，ACS 被分为急性 ST 段抬高心肌梗死和非 ST 段抬高急性冠脉综合征（no-ST segment elevation acute coronary syndrome, NSTE-ACS）。NSTE-ACS 包括不稳定型心绞痛（unstable angina, UA）和非 ST 段抬高心肌梗死（non-ST segment elevation myocardial infarction, NSTEMI），是 ACS 中最常见的类型。虽然介入治疗和药物治疗取得了很大进展，但在发病最初的 1 个月内，仍伴有较高的死亡率和复发率。其亚组的临床特征和预后具有较大的异质性，治疗策略的选择更加复杂。

一、NSTE-ACS 的临床分型和表现

1. 不稳定型心绞痛（UA）　UA 有以下几种表现类型：①静息心绞痛：心绞痛在安静时发作；②初发心绞痛：心绞痛初发，时间不超过 1 个月；③劳力恶化心绞痛：劳力性心绞痛病史 1 个月以上，近 1 个月内恶化加重，具体表现为发作次数增多、疼痛程度加重、时间延长，或痛阈降低（心绞痛分级至少增加 1 级，或至少达到 Ⅲ级）；④梗死后心绞痛：心肌梗死 1 个月内心绞痛再发。

体征：可无明显体征，或出现心功能不全体征，如肺部啰音，第 3 心音（S_3），二尖瓣反流杂音，可伴各种心律失常。

心电图：静息心电图诊断 UA 意义有限，多数情况下正常。与胸痛相伴随的 ST-T 一过性改变是 UA 最可靠的证据之一，这种改变可以发生在 2 个相邻导联，或更多的相邻导联。这种 ST-T 改变表现为 ST 段下移≥0.1mV，T 波倒置；或者是平时倒置的 T 波在心肌缺血发作时呈伪性改善（心肌缺血发作时 T 波反而直立），发作后恢复原倒置状态。负荷心电图常有异常发现，而且结果对缺血部位的判断和治疗选择有帮助，但检查有一定风险。

心肌坏死标记物：正常。

2. 非 ST 段抬高心肌梗死（NSTEMI）　NSTEMI 的临床表现与 UA 相似，但胸痛持续时间更长（30 分钟以上），也更严重。

体征：心功能不全的发生率较 UA 多见。

心电图：ST-T 动态演变，ST 段逐渐压低，和 / 或 T 波由直立演变为倒置；可伴病理性 Q 波，约 25% 的 NSTEMI 病例出现病理性 Q 波。

心肌坏死标记物：心肌坏死标记物增高是鉴别 UA 和 NSTEMI 的重要依据，也是判断预后的主要依据。cTnT 和 cTnI 有很高的特异性和敏感性，而且在血清中保持较高水平时间相对长，是临床危险分层的重要指标之一。

NSTE-ACS 的临床分型对疾病的认识很有帮助，对预后判断和治疗策略的选择也具有一定的指导作用，但仍有明显不足。临床分型不能准确反映疾病的危险程度，引入危险分层可以完善对 NSTE-ACS 的认识。

二、NSTE-ACS 危险分层

NSTE-ACS 的亚组之间，以及亚组内的不同病例之间，其临床特征和预后具有较大异质性，因此危险分层十分必要。准确分层对预测 NSTE-ACS 的死亡危险、心血管事件发生率，特别是对选择合理的治疗策略很有帮助。

最近发表的荟萃分析 [1] 包括 FRISC Ⅱ [2]、ICTUS[3] 和 RITA Ⅲ [4] 试验，结果显示，危险因素和早期有创策

略获益的关系。基线肌钙蛋白水平和 ST 段压低程度是有创策略是否获益的最强的独立预测因子。高敏肌钙蛋白检测手段的地位还未确定。

危险分层主要依据是不同的临床特征、心电图改变、心肌坏死标记物。国内有些医院采用 TIMI 危险评分,也有采用 GRACE 危险评分的。2016 年 ESC 修订的 NSTE-ACS 指南建议,首选 GRACE 危险评分方法(表5-2-1)作为分层标准[5]。最初,GRACE 危险评分被用于预测住院期间的死亡率,现在也用来预测 ACS 的远期预后和有创策略的获益水平[6]。

高危患者采用早期有创策略可以减少风险,并会获得较大益处[7]。另外,也不能忽视低风险患者潜在的危险、有创策略的花费和药物治疗的潜在不良反应等因素。

全球急性冠状动脉事件注册(GRACE)危险评分包括下列 8 项指标:年龄、心率、动脉收缩压、血肌酐、心电图显示 ST 段变化、心功能 Killip 分级、入院时心搏骤停、心肌标志物升高(表5-2-1)。

表 5-2-1　GRACE 危险评分方法

项目	评分 / 分	项目	评分 / 分
年龄		肌酐	
<40 岁	0	0 ~ 69mmol/L	2
40 ~ 49 岁	18	70 ~ 139mmol/L	5
50 ~ 59 岁	36	140 ~ 209mmol/L	8
60 ~ 69 岁	55	210 ~ 279mmol/L	11
70 ~ 79 岁	73	280 ~ 349mmol/L	14
≥80 岁	91	350 ~ 699mmol/L	23
心率		≥700mmol/L	31
<70 次 /min	0	Killip 分级	
70 ~ 89 次 /min	7	Ⅰ 级	0
90 ~ 109 次 /min	13	Ⅱ 级	21
110 ~ 149 次 /min	23	Ⅲ 级	43
150 ~ 199 次 /min	36	Ⅳ 级	64
≥200 次 /min	46	心肌标志物升高	
动脉收缩压		是	15
<80mmHg	63	否	0
80 ~ 99mmHg	58	ST 段变化	
100 ~ 119mmHg	47	是	30
120 ~ 139mmHg	37	否	0
140 ~ 159mmHg	26	入院时心搏骤停	
160 ~ 199mmHg	11	是	43
≥200mmHg	0	否	0

三、ACS 的抗凝和抗血小板治疗

(一)抗血小板药物

欧洲心脏病学会 2004 年发表的《抗血小板制剂应用专家共识文件》将抗血小板药物分为两类,分别是永久性抑制血小板功能类和可逆性抑制血小板功能类。前者包括阿司匹林(aspirin, ASA)、噻吩吡啶类,后者包括环氧合酶 1(COX-1)抑制剂、口服 GP Ⅱ b / Ⅲ a 受体拮抗剂、TXA_2/PGH_2(TP)受体拮抗剂、ADP 受体 $P2Y_{12}$ 拮抗剂[1-3]。

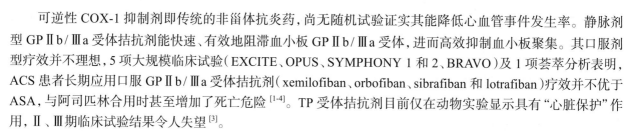

可逆性 COX-1 抑制剂即传统的非甾体抗炎药,尚无随机试验证实其能降低心血管事件发生率。静脉剂型 GP Ⅱb/ Ⅲa 受体拮抗剂能快速、有效地阻滞血小板 GP Ⅱb/ Ⅲa 受体,进而高效抑制血小板聚集。其口服剂型疗效并不理想,5 项大规模临床试验(EXCITE、OPUS、SYMPHONY 1 和 2、BRAVO)及 1 项荟萃分析表明,ACS 患者长期应用口服 GP Ⅱb/ Ⅲa 受体拮抗剂(xemilofiban、orbofiban、sibrafiban 和 lotrafiban)疗效并不优于 ASA,与阿司匹林合用时甚至增加了死亡危险 [1-4]。TP 受体拮抗剂目前仅在动物实验显示具有"心脏保护"作用,Ⅱ、Ⅲ期临床试验结果令人失望 [3]。

目前,ACS 抗血小板治疗,疗效确切而安全的抗血小板药物是阿司匹林、氯吡格雷、替格瑞洛和 GP Ⅱb/ Ⅲa 受体拮抗剂。

1. 阿司匹林　血栓素 A_2(TXA_2)是促进血小板聚集的介质之一。阿司匹林的作用是不可逆地抑制环氧合酶,因此阻断血小板 TXA_2 的合成,而发挥抗血小板作用,但抗血小板强度中等,而且消化道出血并发症多。

早期评价 PCI 术中应用阿司匹林的研究旨在确定阿司匹林是否具有预防再狭窄的作用。实验结果显示,阿司匹林不能预防支架术后的再狭窄,但是这些研究表明,阿司匹林具有预防近期缺血性并发症的作用。

2. 噻吩吡啶类　常用药物有氯吡格雷、噻氯匹定(抵克力得)、替格瑞洛。

噻吩吡啶类药物能抑制血小板 ADP 受体,从而阻断活化血小板释放的 ADP 所诱导的血小板聚集。氯吡格雷和噻氯匹定均有较强的抗血小板聚集作用,疗效相似。因噻氯匹定发生粒细胞缺乏症(1%)和血小板减少症的不良反应多于氯吡格雷,所以氯吡格雷优于噻氯匹定。替格瑞洛起效时间快,在 ACS 中应用效果优于氯吡格雷。

3. GP Ⅱb/ Ⅲa 受体拮抗剂　临床试验证据较多的三种静脉制剂为阿昔单抗(abciximab)、埃替非巴肽和替罗非班。国内替罗非班常用。

纤维蛋白原与 GP Ⅱb/ Ⅲa 受体相结合,是血小板聚集的"共同最后通路"。GP Ⅱb/ Ⅲa 受体拮抗剂是目前最强的抗血小板药物。GP Ⅱb/ Ⅲa 受体拮抗剂的主要不良反应是出血和血小板减少症,通常停药或输注血小板后可缓解。

4. 其他抗血小板药物　在急性冠脉综合征的急性期,尚无证据支持双嘧达莫能代替阿司匹林或 ADP 受体拮抗剂,也无证据支持与两者联合应用。即使阿司匹林禁忌的患者,也不建议应用双嘧达莫替代。选择性磷酸二酯酶Ⅲ抑制剂西洛他唑(cilostazol)、双嘧达莫在预防 PCI 术后的急性并发症方面无作用或作用很小。

(二)NST-ACS 抗血小板治疗个体化方案

不论是否进行 PCI 干预,均应尽早联合抗血小板治疗。

1. 低危患者

(1)未长期应用阿司匹林时,PCI 术前 3 ~ 4 天开始,剂量 300mg/d,或术前 2 ~ 24 小时,最好是 24 小时前给予阿司匹林负荷剂量 300 ~ 500mg。

(2)已经长期应用阿司匹林时,阿司匹林 75 ~ 150mg/d,术前给予负荷剂量 100 ~ 300mg。

(3)同时联合氯吡格雷 75mg/d(或替格瑞洛 90mg/ 次、2 次 /d);或 PCI 术前 24 小时氯吡格雷负荷剂量 300mg,替格瑞洛 180mg。

2. 中高危患者　不论是否决定进行 PCI,均应立即给予替格瑞洛 180mg 或氯吡格雷 300mg 负荷剂量。CURE、PCI CURE 和 CREDO 研究(300mg 负荷剂量 +75mg/d)均证实,及早应用氯吡格雷可降低 PCI 术前和术后的缺血事件发生率,即使是需要进行 CABG 手术的患者,获益也可能超过风险。

(1)已经长期应用阿司匹林时,术前给予负荷剂量 100 ~ 300mg。

(2)未长期应用阿司匹林时,术前 2 ~ 24 小时,最好是 24 小时前给予阿司匹林负荷剂量 300 ~ 500mg。

3. 同时联合氯吡格雷和替格瑞洛

(1)计划 6 小时后行 PCI 时,术前氯吡格雷负荷剂量 300mg。

(2)计划 6 小时内行 PCI 时,术前氯吡格雷负荷剂量 600mg,替格瑞洛 180mg。

根据现有的证据,GP Ⅱb/ Ⅲa 受体拮抗剂适用于 NSTE-ACS 患者,或有其他临床高危因素的患者。GP Ⅱb/ Ⅲa 受体拮抗剂主要降低 PCI 的急性缺血事件,如存在残余夹层、血栓或干预效果欠佳时,常在 PCI 术中或术后即刻使用阿昔单抗来进行补救,但是这种治疗方法并未经过前瞻性研究验证。

ISAR-REACT2 研究证实 [8-9],GP Ⅱb/ Ⅲa 受体拮抗剂对肌钙蛋白阳性的 ACS 高危患者明显有益。高危患者于 PCI 术前 2 小时应用大剂量氯吡格雷 600mg，联合阿昔单抗可以降低 30 天内的死亡率、MI 发生率，缺血导致目标血管紧急血运重建率。住院期间的严重出血和轻微出血事件均不增加。

4. **高危 ACS 患者**　是指具有以下一项的：①有心绞痛，并且伴肌钙蛋白升高。② ST 段压低超过 0.1mV；或一过性 ST 段抬高超过 0.1mV（＜20 分钟）或新出现束支传导阻滞。③原位血管，或静脉桥具有明显的病变可进行 PCI 的患者。

5. **NSTE-ACS 接受 PCI 时 GP Ⅱ b/ Ⅲ a 受体拮抗剂的适应证**　①具有急性血栓并发症高危的 NSTE-ACS 患者建议选择 GP Ⅱ b/ Ⅲ a 受体拮抗剂；②如患者未服用替格瑞洛或氯吡格雷，强烈建议 PCI 术中应用 GP Ⅱ b/ Ⅲ a 受体拮抗剂；③高危 NSTE-ACS；④已经合用氯吡格雷或替格瑞洛的高危患者可选择应用。

6. **用药开始时间**　开始用药的时间是在诊断性血管造影前，还是 PCI 术前，尚无更多证据，根据现有的证据，在血管造影前即患者已经明确诊断时，应用替罗非班或埃替非巴肽能明显获益。阿昔单抗主要对 24 小时内计划行 PCI 的患者有益，对于非介入治疗的患者，不建议应用阿昔单抗。

伴有肌钙蛋白升高，并接受 PCI 的 NSTEMI 患者，在介入干预前 24 小时内开始使用阿昔单抗。而不准备做介入治疗的患者，阿昔单抗无益处。预期在短期内行 PCI（2.5 小时内）的患者，术前 GP Ⅱ b/ Ⅲ a 受体拮抗剂可延缓，可在导管室中开始，选择阿昔单抗或埃替非巴肽。

7. **替罗非班用药剂量**　①年龄＜70 岁的患者，负荷剂量 10μg/kg，维持剂量 0.15μg/（kg·min）；②年龄在 70～75 岁，仅给负荷剂量 10μg/kg；③年龄＞75 岁，原则不常规使用，如需要，仅给减少的负荷剂量；④术后维持一般 24～36 小时。

（三）NST-ACS 抗凝治疗

普通肝素是最早被应用于 ACS 的抗凝药物。随着对抗凝治疗的研究进一步深入，更多抗凝药物在急诊 PCI 围手术期中的价值被认识。这些抗凝药物有低分子量肝素、直接凝血酶抑制剂、Ⅹ a 因子抑制剂（磺达肝葵钠）等。

1. **普通肝素（unfractioned heparin，UFH）**　肝素是一种酸性黏多糖，在体内和体外都具有抗凝作用。抗凝的主要机制是，它能结合血浆中的一些抗凝蛋白，主要是抗凝血酶Ⅲ（ATⅢ），结合后抗凝蛋白的活性大为增强，催化灭活凝血因子Ⅱa、Ⅶa、Ⅸa、Ⅹa、Ⅻa 等。当肝素与抗凝血酶Ⅲ的 ε- 氨基赖氨酸残基结合，则抗凝血酶Ⅲ与凝血酶的亲和力可增强 100 倍，使两者结合得更快、更稳定，使凝血酶立即失活。肝素抗凝作用的环节较多，作用较为复杂，易引起出血倾向。

UFH 是 PCI 术中最常用的抗凝剂，仍被多数导管室首选用于 PCI 术中抗凝。在浸泡、冲洗手术器械溶液的配制过程中，也需要加入普通肝素，以预防血栓形成。因其达到抗凝水平的标准超过了 APTT 测量范围，所以在导管室需测定 ACT 来监测肝素的剂量。

2. **低分子量肝素（low molecular weight heparin，LMWH）**　LMWH 与 UFH 抗凝机制相似，均是通过与抗凝血酶结合，增强其对凝血酶的抑制而达到抗凝效果。LMWH 具有很多优势，主要表现在它的抗凝效果可预测性更好，而且无须监测。临床常用的 LMWH 有依诺肝素（克赛）、那曲肝素（速碧林）、达肝素（法安明）。依诺肝素在 ACS 中的价值证据较充分。

有大量研究[10] 比较了 NSTE-ACS 患者应用 LMWH 与普通肝素，研究中均包含有接受 PCI 的病例，结果显示 LMWH 逐渐取代了 UFH。因 PCI 术中监测 LMWH 的抗凝水平困难，所以 LMWH 的剂量多为经验方案。

STEEPLE 研究是第一个 PCI 术中应用 LMWH（依诺肝素）与 UFH 比较的大规模临床试验，入选了 3 528 例非急诊介入治疗患者，被随机分为三组，即依诺肝素（0.5mg/kg）组、依诺肝素（0.75mg/kg）组和 UFH 组。结果显示，依诺肝素组严重出血减少 57%。如手术操作简单，静脉 0.5mg/kg 依诺肝素可使患者在术后马上拔鞘；如果手术时间长，可选择 0.75mg/kg。STEEPLE 研究推进了 PCI 术中 LMWH 取代 UFH 的进程。

3. **直接凝血酶抑制剂**　有 3 种直接凝血酶抑制剂在 PCI 术中作为肝素替代物进行过评价，分别是水蛭素、比伐芦定（bivalirudin）和阿加曲班（argatroban）。水蛭素可减少早期缺血事件，但出血危险增加。多肽类抑制剂比伐芦定在 PCI 患者中进行的研究令人鼓舞，与单用普通肝素比较，具有出血危险少的优势。目前，公认的直接凝血酶抑制剂适应证是发生肝素诱导血小板减少症（HIT）替代肝素，如比伐芦定或阿加曲班。比伐芦定对出血高危患者,如高龄、肾功能不全者有优势,对于出血高危的 PCI 患者,比伐芦定与 GPⅡb/Ⅲa 受体拮抗剂联用优于肝素与 GPⅡb/Ⅲa 受体拮抗剂联用。

针对中高危 NSTE-ACS 患者,ACUITY 研究随机比较下列 3 组:在阿司匹林和氯吡格雷基础上,UFH 或依诺肝素加 GPⅡb/Ⅲa 受体拮抗剂;比伐芦定加Ⅱb/Ⅲa 受体拮抗剂;单独应用比伐芦定。缺血事件的联合终点无统计学差异,但单独应用比伐芦定组,严重出血终点事件明显降低,比伐芦定组的临床净获益明显优于另外两组。

该研究为临床中高危 NSTE-ACS 患者早期进行介入治疗的抗凝治疗提供新的思路,比伐芦定可以替代普通肝素或依诺肝素,但是当与 GPⅡb/Ⅲa 受体拮抗剂合用时,临床净获益不如单独应用比伐芦定。

4. Xa 抑制剂(磺达肝癸钠)　磺达肝癸钠(fondaparinux)用于 ACS 抗凝治疗效果已被 OASIS 研究证实,疗效优于低分子量肝素,和低分子量肝素相比,其出血发生率明显减少。但由于它缺乏抑制接触性血栓的能力,所以不能单独用于 PCI 中。

5. 维生 K 拮抗剂　随机试验已经表明,与单用阿司匹林相比,华法林对于 ACS 患者早期效果提供的益处很少。对于无其他抗凝治疗指征的患者,无须常规使用华法林(或其他维生素 K 拮抗剂)。

一项大规模前瞻性队列研究 RIKS-HIA 显示,合并房颤的急性心肌梗死患者,与单用抗血小板药物比较,口服抗凝药物明显减少缺血性心脏病导致的死亡和致死性脑卒中导致的死亡。ACS 合并心房颤动患者应该长期联合抗血小板和抗凝治疗。

四、NSTE-ACS 的急诊 PCI 策略

选择 NSTE-ACS 治疗策略一方面要根据疾病的危险程度、缺血证据、CAG 特征、预后结果,另一方面生活质量、住院时间、有创策略和药物治疗潜在的危险,也是选择治疗策略的主要依据。再血管化作为有创的治疗手段,其最重要的目标是减轻症状,改善近期和远期预后(图 5-2-1)。

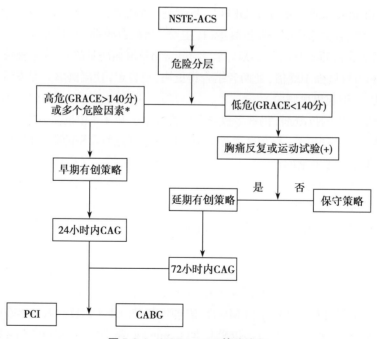

图 5-2-1　NSTE-ACS 策略流程

* 危险因素包括年龄、糖尿病、低血压、ST 段压低、体重指数(BMI)>25kg/m² 和心肌坏死标记物升高。PCI,经皮冠状动脉介入治疗;CABG,冠状动脉旁路移植术。

(一)有创策略与保守策略的选择

高危病例(GRACE>140 分):临床随机对照试验显示[7, 11-12],早期有创策略与保守策略比较,有助于减少主要终点事件(包括严重缺血复发率、再住院率、再血管化);而且还显著减少了中期心肌梗死率和死亡率;

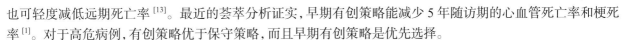

也可轻度减低远期死亡率[13]。最近的荟萃分析证实,早期有创策略能减少 5 年随访期的心血管死亡率和梗死率[1]。对于高危病例,有创策略优于保守策略,而且早期有创策略是优先选择。

低危缺血病例(GRACE＜140 分):低危病例死亡率和梗死率低,是否采用有创策略取决于是否有缺血证据。胸痛反复发作,运动试验阳性,心肌核素扫描缺血证据是有创策略的根据。

(二)造影和介入干预的时机

急诊 CAG 和 PCI:对于极高危患者,或不明原因的临床紧急情况需要鉴别诊断时,造影需要急诊完成,ESC/EACTS 2016 年版指南建议在 2 小时以内完成。为避免挽救生命至关重要的治疗手段被拒绝,随机试验多排除了极高危病例。血运重建是治疗极高危患者的关键措施。极高危病例包括缺血症状持续,伴有电学不稳定,或血流动力学不稳定,症状进行性加重,或持续不缓解,或心肌坏死标记物增高,但心电图缺少特征性变化,鉴别是否是血栓阻塞(LCX 原发闭塞)需要急诊 CAG(2010 年版指南);患者症状持续,而且心电图前壁导联 ST 段显著(特别是合并肌钙蛋白升高者)压低,可能是由后壁透壁缺血所引起的应该实施急诊 CAG(表 5-2-2)。

表 5-2-2　需要急诊 CAG 的 STE-ACS

缺血症状持续,或复发
ST 段动态自发性改变(压低＞ 0.1mV,或短暂 ST 段抬高)
前壁导联($V_2 \sim V_4$)ST 段显著压低显示后壁下壁持续缺血
血流动力学不稳定
室性心律失常为主

1. **早期有创策略**　高危患者——GRACE 危险评分大于 140 分,CAG 应该在发病 24 小时内完成[12]。血栓风险高或有进展至 MI 高度风险的患者需要早期 CAG,不要延期。表 5-2-3 列举的 5 项前瞻性临床随机试验验证了早期有创策略的疗效。试验数据支持早期有创策略好于保守策略。尚无证据表明早期药物治疗(包括强化抗栓治疗)结合延期介入治疗优于强化药物治疗联合早期冠状动脉造影和介入干预[14]。相反,早期有创策略有利于减少缺血事件和出血并发症,也可缩短住院时间。

2. **延期有创策略**　低危亚组 NSTE-ACS 患者,造影和随后的血管重建可以延期,风险并不增高,但应该在同一次住院期间实施 CAG 检查,最好在住院后 72 小时内完成。

3. **CABG 的时机**　理想的 PCI 和 CABG 的干预时机是不同的。当 NSTE-ACS 病例可从 PCI 中获益时,倾向于尽可能早地完成 PCI,当预测采用 CABG 获益更大时,需要经过药物治疗促使病情稳定数天后再行CABG。

(三)经皮冠状动脉介入治疗和冠状动脉旁路移植术

有创策略首先要进行 CAG 检查。只有明确了冠状动脉解剖及其风险特征之后,才能制订合理的干预方法。

ESC/EACTS 2016 年版指南谨慎地评估了之前所有的关于早期有创策略和延期有创策略、有创策略(包括PCI 和 CABG)和保守策略的临床对照研究。有关 NSTE-ACS 的血运重建,是应该采用 PCI 还是 CABG,尚无前瞻性随机对照试验给出特别建议。ACS 发病后已经稳定的病例,随机对照试验结果显示 PCI 和 CABG 的疗效并无不同。选择哪一种血运重建方法,取决于冠状动脉病变的严重程度和累及范围。

(四)PCI 干预血管的选择

如果治疗策略倾向于选择 PCI,那么需要根据造影结果和心电图特点鉴别出靶血管,并应该首先对靶血管进行介入干预。造影结果显示,是多支血管病变,靶血管无临床意义狭窄时,或病变严重难以判断哪一支血管是靶血管时,建议采用测量冠状动脉血流储备分数(fractional flow reserve,FFR),以准确制订治疗策略[15]。

冠状动脉多支病变,干预多支血管完全血运重建是否优于仅干预靶血管还不明确。专家建议,冠状动脉多支重度病变时,只有伴血流动力学不稳定,或电生理学不稳定时,才需要 PCI 同期完全血运重建;否则,PCI

表 5-2-3　有创策略临床随机对照试验研究

试验	早期有创策略/早期保守策略								早期/延期有创策略			
	FRISC	TRUCS	TIMI18	VINO	RITA-3	ICTUS	ELISA	ISAR-COOL	OPTIMA	TIMACS	ABOARD
例数	2 456	148	2 220	131	1 810	1 199	220	410	142	3 031	252
登记时间/年	1996—1998	1997—1998	1997—1999	1998—2000	1997—2002	2001—2003	2000—2001	2000—2002	2004—2007	2003—2008	2006—2008
造影时间/h[a]	96/408	48/120	22/79	6.2/1 464	48/1 020	23/283	6/50	2.4/86	0.5/25	14/50	1.2/21
年龄/岁	66	62	62	66	62	62	63	70	62	65	65
女性比例/%	30	27	34	39	38	27	30	33	32	35	28
DM比例/%	12	29	28	25	13	14	14	29	20	27	27
cTn↑/%	55	NA	54	100	75	67	68	67	46	77	74
有创比例/%[a,b]	78/45	100/61	64/45	73/39	57/28	79/54	74/77	78/72	100/99	74/69	91/81
PCI/CABG/%[a,b]	30/27	43/16	36/19	50/27	26/17	51/10	54/15	68/8	99/0	57/28	63/2
主要结果	D/MI 6个月	D/MI/H	D/MI/A 6个月	D/MI 6个月	D/MI 12个月	D/MI/A 12个月	心肌梗死面积 LAD	D/MI 1个月	D/MI/UR 30天	D/MI/S 6个月	肌钙蛋白峰值
是否达到终点	+	−	+	+	+	−	+	+	−	−	−

注：[a] 主要重点事件报告事件；[b] 分别代表早期有创策略/早期保守策略/策略和早期有创策略/延期有创策略。

A，再入院；D，死亡；H，住院时间；MI，心肌梗死；S，脑卒中；UR，计划外的再血管化；LAD，左前降支。

需要分期进行。

（五）NSTE-ACS 的靶血管判断

对 NSTEMI 多支血管病变靶血管的正确判断，有利于制订理想的介入方案，改善预后，降低急性期的不良事件。结合造影结果和心电图变化，一般都能明确靶病变。冠状动脉多支临界病变，血流储备分数的检测可为治疗策略的制订提供重要信息[15]。

心电图：与缺血心肌部位相对应的导联常有一过性 ST-T 演变或持续改变，据此可以推测靶血管。左前降支（LAD）Ⅰ、aVL、$V_1 \sim V_6$，或 $V_1 \sim V_3$；左回旋支（LCX）Ⅰ、aVL、$V_7 \sim V_9$，或 Ⅱ、Ⅲ、aVF 和 $V_5 \sim V_6$；右冠状动脉（RCA）Ⅱ、Ⅲ、aVF。

超声心动图：新发生的室壁运动减弱或消失部位的供血冠状动脉，常是 NSTE-ACS 的靶血管。

冠状动脉造影靶血管的特点：血栓征（病变的边界不规则、偏心、充盈缺损、对比剂滞留和染色等），狭窄程度最重（或伴有前向血流 TIMI Ⅱ级以下）；可伴有溃疡、夹层等。

血管内影像学检查：血管内超声、光学相干断层成像技术可清楚地显示冠状动脉内血栓、夹层及不稳定的动脉粥样硬化斑块，据此可以确定靶血管和"罪犯"病变。

多支临界病变时，冠状动脉血流储备减低是靶血管的重要证据。

（六）亚组策略

尽管亚组患者，如女性、高龄可能具有较高的出血风险，包括随机对照试验，尚无数据支持对这部分患者采用不同的策略。一项包括 8 个随机对照试验的荟萃分析显示，心肌坏死标记物阳性的女性患者与男性患者比较，从早期有创策略获益更多[16]。然而，血清心肌坏死标记物阴性的女性病例，早期有创策略事件发生率有增加倾向。因此，早期有创策略应该避免应用于肌钙蛋白阴性的低危的女性病例。年龄是最重要的危险指标之一，但老年患者仍然从早期有创策略获得更大的益处[1]。在高龄患者中，应该区分优先次序，首先减轻症状和避免出血。

（李惟铭）

参 考 文 献

［1］ FOX K A, CLAYTON T C, DAMMAN P, et al. Long-term outcome of a routine versus selective invasive strategy in patients with non-ST-segment elevation acute coronary syndrome a meta-analysis of individual patient data[J].J Am Coll Cardiol, 2010, 55(22): 2435-2445.

［2］ LAGERQVIST B, HUSTED S, KONTNY F, et al. 5-year outcomes in the FRISC-Ⅱ randomised trial of an invasive versus a non-invasive strategy in non-ST-elevation acute coronary syndrome：a follow-up study[J].Lancet, 2006, 368(9540): 998-1004.

［3］ DAMMAN P, HIRSCH A, WINDHAUSEN F, et al. 5-year clinical outcomes in the ICTUS(Invasive versus Conservative Treatment in Unstable coronary Syndromes) trial：a randomized comparison of an early invasive versus selective invasive management in patients with non-ST-segment elevation acute coronary syndrome[J].J Am Coll Cardiol, 2010, 55(9): 858-864.

［4］ FOX K A, POOLE-WILSON P, CLAYTON T C, et al. 5-year outcome of an interventional strategy in non-ST-elevation acute coronary syndrome：the British Heart Foundation RITA 3 randomised trial[J].Lancet, 2005, 366(9489): 914-920.

［5］ Task Force for Diagnosis and Treatment of Non-ST-Segment Elevation Acute Coronary Syndromes of European Society of Cardiology, BASSAND J P, HAMM C W, et al. Guidelines for the diagnosis and treatment of non-ST-segment elevation acute coronary syndromes[J].Eur Heart J, 2007, 28(13): 1598-1660.

［6］ YAN A T, YAN R T, TAN M, et al. In-hospital revascularization and one-year outcome of acute coronary syndrome patients stratified by the GRACE risk score[J].Am J Cardiol, 2005, 96(7): 913-916.

［7］ BAVRY A A, KUMBHANI D J, RASSI A N, et al. Benefit of early invasive therapy in acute coronary syndromes：a meta-analysis of contemporary randomized clinical trials[J].J Am Coll Cardiol, 2006, 48(7): 1319-1325.

［8］ CANNON C P, WEINTRAUB W S, DEMOPOULOS L A, et al. Comparison of early invasive and conservative strategies in patients with unstable coronary syndromes treated with the glycoprotein Ⅱb/Ⅲa inhibitor tirofiban[J].N Engl J Med，2001，344（25）：1879-1887.

［9］WALLENTIN L，LAGERQVIST B，HUSTED S，et al. Outcome at 1 year after an invasive compared with a non-invasive strategy in unstable coronary-artery disease：the FRISC Ⅱ invasive randomised trial.FRISC Ⅱ Investigators.Fast Revascularisation during Instability in Coronary artery disease[J].Lancet，2000，356（9223）：9-16.

［10］NEUMANN F J，KASTRATI A，POGATSA-MURRAY G，et al. Evaluation of prolonged antithrombotic pretreatment（"cooling-off"strategy）before intervention in patients with unstable coronary syndromes：a randomized controlled trial[J]. JAMA，2003，290（12）：1593-1599.

［11］MONTALESCOT G，CAYLA G，COLLET J P，et al. Immediate vs delayed intervention for acute coronary syndromes：a randomized clinical trial[J].JAMA，2009，302（9）：947-954.

［12］MEHTA S R，GRANGER C B，BODEN W E，et al. Early versus delayed invasive intervention in acute coronary syndromes[J].N Engl J Med，2009，360（21）：2165-2175.

［13］MEHTA S R，CANNON C P，FOX K A，et al. Routine vs selective invasive strategies in patients with acute coronary syndromes：a collaborative meta-analysis of randomized trials[J].JAMA，2005，293（23）：2908-2917.

［14］GIUGLIANO R P，WHITE J A，BODE C，et al. Early versus delayed，provisional eptifibatide in acute coronary syndromes[J].N Engl J Med，2009，360（21）：2176-2190.

［15］TONINO P A，DE BRUYNE B，PIJLS N H，et al. Fractional flow reserve versus angiography for guiding percutaneous coronary intervention[J].N Engl J Med，2009，360（3）：213-224.

［16］O'DONOGHUE M，BODEN W E，BRAUNWALD E，et al. Early invasive vs conservative treatment strategies in women and men with unstable angina and non-ST-segment elevation myocardial infarction：a meta-analysis[J].JAMA，2008，300（1）：71-80.

第3章 急性冠脉综合征并发症

急性冠脉综合征（acute coronary syndrome，ACS）是以冠状动脉粥样硬化斑块破裂、出血、血栓形成为病理基础，并因此导致冠状动脉不同程度狭窄或闭塞，引发心肌缺血甚至梗死的临床综合征。最近，伴随冠状动脉腔内影像学的广泛应用，发现粥样斑块的侵蚀和钙化结节也参与 ACS 的发病。根据心电图 ST 段改变，ACS 被分为急性 ST 段抬高心肌梗死和非 ST 段抬高急性冠脉综合征（non-ST segment elevation acute coronary syndrome，NSTE-ACS）。NSTE-ACS 包括不稳定型心绞痛（unstable angina，UA）和非 ST 段抬高心肌梗死（non-ST segment elevation myocardial infarction，NSTEMI），是 ACS 中最常见的类型。显然，ACS 具有很大的异质性。在心绞痛时，很少发生严重并发症；当出现心肌梗死时，死亡危险显著增加，其重要原因是发生致命性并发症。根据发病机制，可以将 ACS 并发症分为：①血流动力学并发症，包括急性心功能不全和心源性休克；②电生理学并发症，包括各种心律失常，其中最重要的是致命性室性心律失常和致命性缓慢心律失常；③机械并发症，而机械并发症常与严重的血流动力学障碍相伴，包括室间隔穿孔、乳头肌断裂和心肌游离壁破裂。

一、心功能不全（急性心力衰竭）

事实上，只要发生心肌梗死，心脏泵机能均会不同程度地降低。一部分患者在代偿机制的保护下没有出现临床症状。如果失代偿，那么就会发生急性心功能不全。心功能不全可以发生在右心室、左心室或双侧心室，其中急性左心衰竭更常见，对患者的生活质量和预期寿命有重要影响。在起病的最初几天内发生者多见，发生率在 32%~48%。右心衰竭常在急性下壁、右室心肌梗死的早期发生。

急性心肌梗死并发心力衰竭最常见于大面积心肌梗死的患者。广泛前壁心肌梗死最多见。左主干（left main trunk，LM）闭塞最易发生心力衰竭，其次是左前降支（left anterior descending branch，LAD）。多支血管病变的基础上的急性心肌梗死更容易并发心力衰竭。在一些特定的临床条件下，发生急性心力衰竭的可能性大幅度增加，例如原有心肌梗死病史、其他结构性心脏病等。

（一）临床表现

左心功能不全可由于病理生理改变的程度不同，临床表现差异很大，可表现为轻度肺淤血，或因每搏量（SV）和心排出量（CO）下降、左室充盈压升高而发生肺水肿。当血压下降，严重组织低灌注时，则发生心源性休克。AMI 合并左心功能不全时，临床上出现程度不等的呼吸困难、脉搏弱及末梢循环灌注不良表现。

血流动力学监测可为左心功能的评价提供可靠的指征。例如：①肺毛细血管楔压（PCWP）>18mmHg、心脏指数（CI）<2.5L/（min·m²）时，表现为左心功能不全。② PCWP>18mmHg、CI<2.2L/（min·m²）、SBP<80mmHg 时，为心源性休克。当存在典型心源性休克时，CI<1.8L/（min·m²），PCWP>20mmHg。

合并左心功能不全者必须迅速采集病史，完成体格检查、心电图、血气分析、胸部 X 线及有关生化检查，必要时做床旁超声心动图及漂浮导管血流动力学测定。漂浮导管血流动力学监测的适应证：严重或进行性充血性心力衰竭或肺水肿；心源性休克或进行性低血压；可疑的 AMI 机械并发症如室间隔穿孔、乳头肌断裂、心脏压塞；低血压而无肺淤血，扩容治疗无效。血流动力学监测指标包括 PCWP、CO、CI、动脉血压（常用无创性血压测定，危重患者监测动脉内血压）。

（二）诊断

STEMI 合并急性心功能不全的诊断一般并不困难，特别是急性左心衰竭。任何 STEMI 患者出现呼吸困难和肺部啰音时，均应想到急性左心功能不全的可能性。超声心动图、胸部 X 线摄影，有创的血流动力学检测对诊断和治疗有重要意义。

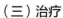

（三）治疗

STEMI 发生急性心功能不全时，常意味着梗死面积大，如不及时救治，将严重威胁患者的生命安全。在一定的时间范围内，尽早有效获得缺血心肌的再灌注，是 STEMI 伴急性心功能不全最核心的治疗原则。有时，因梗死心肌面积过于巨大，例如 LM 闭塞时，如果没有有效的循环辅助系统支持，患者将无法生存，更不要提心功能的改善了。这些循环辅助手段包括 IABP、左室辅助装置、体外膜氧合（ECMO）等。

STEMI 发生急性左心功能不全的紧急治疗措施：

1. 体位　坐位或半卧位可减少回心血量，减轻肺淤血，以改善呼吸困难的症状。

2. 吸氧　及时、合理给予氧疗，积极纠正低氧血症是缓解、改善呼吸困难的首要治疗环节之一。常规氧疗后，血气分析检测显示 PaO_2 仍不能维持在 60mmHg 以上时，而且出现意识障碍者，考虑机械通气治疗，可采用 CPAP、压力支持（PSV）或呼气末正压（PEEP）等呼吸模式加压给氧。这种方式不仅能改善和纠正缺氧，还能减少毛细血管渗出和降低体循环回心血量，改善通气，提高 PaO_2 和阻止呼气时肺泡萎陷。

3. 镇静药　镇静是急性左心功能不全，尤其是急性肺水肿处理中的一项重要措施。

吗啡：用药后不仅能迅速减轻患者的精神症状和呼吸困难，还可扩张周围动、静脉，迅速降低心脏前、后负荷，减轻肺水肿，增加心排出量。在大多数患者中可安全使用，但对伴有休克、昏迷、呼吸抑制、严重肺部疾病和老龄患者应慎用或禁用。

常规使用方法：①重症患者可以吗啡 3～5mg，静脉注射，推注时间以不短于 3 分钟为宜，必要时可酌情重复使用，间隔时间应≥15 分钟；②轻症患者可使用吗啡 5～10mg，皮下或肌内注射。

4. 快速利尿药和血滤　呋塞米：急性左心功能不全最使常用的药物之一，是强效利尿药，可迅速减轻心脏前负荷，很快缓解患者呼吸困难等症状。因此，急性肺水肿诊断一旦确立，可立即使用。

常规使用方法：呋塞米 20～40mg，静脉注射；必要时可重复使用，直至出现满意疗效。

临床应用时需注意的问题：①对用药前已有低血钾或反复给药者，注意监测电解质，并及时给予相应的补充；②低血压或伴休克者禁用；③糖尿病、氮质血症、高尿酸血症者慎用。

5. 血液滤过（hemofiltration，HF）　是模拟人体肾小球滤过和肾小管重吸收功能的原理，在超滤技术的基础上发展起来的一种血液净化技术。在 HF 基础上发展起来的连续性肾脏替代治疗已越来越广泛地应用于急危重症患者的抢救治疗中，是体液过多、尿毒症合并 STEMI 和急性心功能不全时的有效方法。

6. 血管扩张药　血管扩张药可以减轻心脏的前、后负荷，增加心排出量，减轻肺淤血，改善心脏功能，提高患者存活率。对急性肺水肿的治疗多采用静脉给药方式，较常用的制剂如下。

（1）硝酸甘油：有明显的静脉血管扩张作用，通过减少回心血量，降低心脏前负荷；也可扩张周围动脉，增加搏出量，降低心肌耗氧；同时可以增加冠状动脉的灌注，改善心肌血供。抢救急性肺水肿常用给药方法为静脉滴注 $10\mu g/min$，每 5～10 分钟在原剂量的基础上再增加 5～$10\mu g/min$，最高使用剂量可达 $200\mu g/min$。

（2）硝酸异山梨醇酯：作用与硝酸甘油相似，起始剂量为 0.5～$20\mu g/(kg\cdot min)$，根据患者反应，每 4～5 分钟增加剂量 10～$20\mu g/min$，最大剂量为 $60\mu g/(kg\cdot min)$。

（3）硝普钠：应从小剂量开始给药，逐渐增加剂量，一般为 5～$10\mu g/min$，疗效不佳时的速度调节可把握在每隔 5～10 分钟增加一次剂量，必要时可每隔 5 分钟增加 $20\mu g/min$，直至达到满意疗效。

7. 机械循环辅助装置　详见"二、心源性休克"。

二、心源性休克

心源性休克是急性心肌梗死的灾难性并发症，发生率约 8.0%，其中 1/3 病例发生在就诊当时[1-2]。心源性休克患者药物保守治疗时的死亡率高达 80% 左右[3]，有效的溶栓治疗使死亡率下降到大约 60%[4]，而介入治疗联合血流动力学支持已使心源性休克患者的院内死亡率降至 50% 左右[1-2, 5]，因此，以心肌再灌注为基础的积极治疗策略，应成为并发心源性休克的急性心肌梗死患者刻不容缓的治疗措施。但是，目前由于受到患者的临床状态、过高的介入手术风险、介入技术及设备条件等因素的限制，心源性休克常得不到最积极、有效的治疗。

（一）心源性休克的病理生理学改变及诊断标准

一般认为左室心肌坏死数量达到 40% 或以上时会导致心源性休克，主要表现为严重的左心室收缩功能减弱、顺应性减低、心肌收缩不协调，左心室压力曲线最大上升速度严重减低，左心室舒张末期压力增高、舒张和收缩末期容量增多,射血分数降低,心搏量和心排出量严重下降,动脉血氧含量降低和低氧血症,伴随有过度通气所致动脉二氧化碳分压降低,心肌坏死的延展和心肌重塑会进一步加重左室功能不全。血流动力学指标表现为心脏指数(CI)<2.2L/(min·m^2)和肺毛细血管楔压(PCWP)>18mmHg。

心源性休克的诊断标准包括[6]:

1. 无低血容量情况下收缩压(SBP)<90mmHg,或 SBP 急剧下降$≥30$mmHg。

2. 组织低灌注表现　①尿量$≤20$ml/h;②中枢神经系统功能改变;③周围血管收缩表现,如四肢末梢皮肤湿冷、发绀等。

3. 排除因疼痛、迷走神经反射、心律失常、药物和出血等所致低血压。

(二)心肌梗死患者发生心源性休克的预测因素

多种因素和心肌梗死患者发生心源性休克有关。SHOCK 研究中,发生休克的患者中存在三支病变和左主干病变的比例分别为 53% 和 16%[7]。Conde-Vela 等研究了 630 例多支血管病变的 ST 段抬高心肌梗死患者,发现心源性休克的临床预测因素包括前壁心肌梗死、女性、罪犯血管近端病变和非梗死动脉慢性闭塞[8]。Garcia-Rubira 等对 508 例 ST 段抬高心肌梗死患者包括临床、心电图和造影指标等多因素的分析显示,QRS 波终末段变形(图 5-3-1)是心源性休克的独立预测因素[9]。而 COMMA 研究亚组分析中,白介素 6 和肿瘤坏死因子增高者心源性休克的发生率增加[10]。

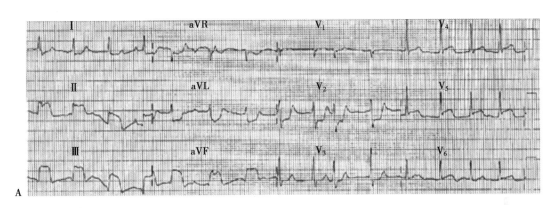

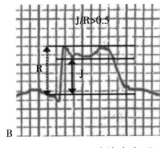

图 5-3-1　QRS 波终末变形

A. 下壁心肌梗死患者的心电图,可见下壁导联 QRS 波终末变形;B. QRS 波变形终末段处 J/R 比值分析。

(三)合并心源性休克的心肌梗死患者发生院内死亡的预测因素

已有多个临床研究评价了心源性休克患者发生院内死亡的预测因素。ALKK 研究中,急性心肌梗死心源性休克患者院内死亡率为 46.1%,多因素分析显示,罪犯血管为左主干、PCI 后 TIMI 血流<3级、高龄、三支病变、症状发作至 PCI 时间间隔更长是院内死亡的重要预测因子。其中,PCI 术后血流 TIMI 0/1 级、TIMI 2 级和 TIMI 3 级者死亡率分别为 78.2%、66.2% 和 37.4%;左主干病变、三支病变、双支病变和单支病变患者死亡率分别为 81.3%、58.2%、45.1% 和 32.8%[5]。Valente 等研究中,单因素分析结果显示,血糖>200mg/dl、血肌酐>1.5mg/dl、尿酸>6.5mg/dl、乳酸盐>6.5mmol/L、年龄$≥75$岁、高血压病史、PCI 后 TIMI 血流$≤2$级是院内死亡的预测因子;在校正性别、年龄、高血压和糖尿病后,多因素分析表明,乳酸盐>6.5mmol/L 和 PCI 后 TIMI 血流$≤2$级仍是院内死亡的独立预测因子[11]。ACC-NCDR 注册研究中,年龄(每 10 年增加)、女性、基线肾功能不全(肌酐>2.0mg/dl)、左前降支完全闭塞、未使用支架、PCI 期间未使用血小板糖蛋白Ⅱb/Ⅲa 受体拮抗剂均是院内死亡的预测因子[12]。此外,还有研究表明,陈旧性心肌梗死病史、年龄≥70岁、心源性休克继发于溶栓治疗失败,甚至入院时髓过氧化物水平增高都和院内死亡有关[13-14]。

(四)心源性休克患者急诊PCI

STEMI患者并发休克时,成功的再灌注是救治休克的基础。指南建议:①对于<75岁STEMI或新发LBBB患者,在症状发生36小时内出现的休克且在休克18小时内,可行血运重建的患者应早期血运重建(Ⅰ类推荐,A级证据);②对于≥75岁STEMI或LBBB患者,如休克出现在症状发生36小时内且在休克18小时内,既往心功能较好、冠状动脉解剖适合且同意选择介入治疗者,应行早期血运重建(Ⅱa类推荐,B级证据)[15]。

(五)心源性休克患者急诊PCI时的器械辅助

1. 主动脉内球囊反搏 主动脉内球囊反搏(intraaortic balloon pump,IABP)是心源性休克患者急诊PCI时最广泛应用的机械辅助装置。球囊充放气与循环同步,舒张期充气,恰在收缩前放气,增加冠状动脉和脑等脏器舒张期供血,减低后负荷,改善心脏指数和心肌代谢。IABP并发症包括出血、血栓性血小板减少症、下肢缺血、主动脉夹层或破裂、导管相关感染;IABP禁忌证包括严重主动脉瓣反流、主动脉动脉瘤和严重周围血管病变。近年来随着IABP工艺和放置技术的改进,并发症已经明显减少。

IABP是心源性休克患者冠状动脉成形术和冠状动脉旁路移植术时有效的循环支持措施。一项关于182例心源性休克患者成功完成PCI的随机研究中,IABP的使用显著改善了梗死相关动脉的开通率(再闭塞率:8% *vs.* 21%),并且IABP治疗组患者主要心脏事件降低(13% *vs.* 24%,包括死亡、脑卒中、再梗死、急诊再血管化和再发缺血等复合终点)[16]。NRMI-2注册研究(n=12 730)也同样发现,IABP应用率较高的医院心源性休克患者死亡率低[17]。因此,目前指南强烈推荐对心源性休克的AMI患者实行IABP治疗。

2. 左心室辅助装置 左心室辅助装置(left ventricular assist device,LVAD)可用以难治性心源性休克的血流动力学支持治疗。目前主要有三种LVAD已在临床得到评估,包括Impella Recover LP 5.0、Impella Recover LP 2.5和Tandem Heart pVAD,其中Impella Recover LP 2.5和Tandem Heart pVAD可经皮放置(图5-3-2,图5-3-3)。

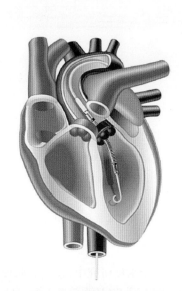

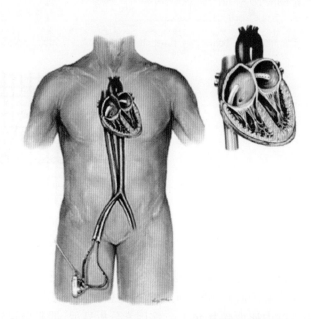

图5-3-2 Impella Recover LP 2.5轴
向血流泵跨过主动脉瓣放置在左心室

图5-3-3 Tandem Heart pVAD经皮放置简图
穿房间隔将静脉导管放置于左心房,动脉导管放置于股动脉,然后连接Tandem Heart pVAD。右上角图示静脉导管端孔和14个边孔。

Impella Recover LP 2.5为一个小的轴向血流泵,欧洲批准使用时间为5天,能够经皮插入,可提供2.5L/min的连续循环辅助。这个装置头端为猪尾形状,以确保能够稳定放置于左心室,并防止贴附于心肌[18]。最近一项随机对照比较IABP(n=13)和Impella Recover LP 2.5(n=12)的临床研究结果显示,Impella Recover LP 2.5辅助 30 分钟后患者心脏指数显著增加，但两组 30 天死亡率一致，均为 46%[19]。与 IABP 相比，Impella Recover LP 2.5 可提供更好的血流动力学支持，但死亡率接近，因此需要大样本随机对照研究进一步评估。主动脉机械瓣和主动脉狭窄是 Impella Recover LP 2.5 置入禁忌证。

Tandem Heart pVAD 是一个较新的辅助装置，经皮放置于左心房和股动脉之间，最近被批准用于左心室循环支持，已在欧洲和美国上市。它是新一代低速连续离心血流泵，血流接触面积小，降低了溶血和血栓栓塞潜在风险，可提供 4L/min 的循环辅助[18]。可行性评价研究入选了 18 例心源性休克患者，使用这个装置后，患者血流动力学和代谢指标明显改善，总死亡率为 44%[20]。随后比较 Tandem Heart pVAD（n=21）和 IABP（n=20）治疗心源性休克的随机试验中[21]，41 例合并心源性休克的急性心肌梗死患者行 PCI，Tandem Heart pVAD 可更有效改善患者血流动力学和代谢指标，但严重出血、肢体缺血和发热等并发症更多见，两组患者 30 天死亡率无差别。另一个多中心随机研究也显示了相似的结果（血流动力学指标改善，两组死亡率无差别）[22]。

合并心源性休克 STEMI 患者的急诊 PCI 仍是介入心脏病学领域棘手问题之一，与保守治疗相比，虽然急诊 PCI 的进步使心源性休克患者死亡率明显降低，但结果仍差强人意。研究提示，药物洗脱支架治疗急性心肌梗死优于裸金属支架，显示出令人鼓舞的结果[23]，但其治疗心源性休克的结果仍悬而未决。指南强调心源性休克患者完全再血管化治疗的重要性，但由于心源性休克患者的临床和冠状动脉解剖因素往往很难达到这一目标。融合介入和外科的 Hybrid 技术"一站式"心脏诊疗中心或许具有解决此问题的能力，进而显著改善心源性休克患者的预后。新型经皮左心室辅助装置初步显示出优于 IABP 的血流动力学和代谢益处，但对患者死亡率无获益，需要进一步评价。相信随着各种技术的进步和治疗器械的不断改进，心源性休克的治疗结果将会获得更大进展。

三、致命性心律失常

STEMI 时，可以发生所有类型的心律失常。其中，致命的是心室颤动、心室扑动和伴有低心排的极快速室性心动过速；长时间的停搏或极缓慢心室率的缓慢性心律失常也是致命的。STEMI 并发心律失常十分常见。心律失常是 STEMI 常见的临床表现，也可以是急性心肌梗死的首发症状。有报道，20% 以上的 AMI 有心室颤动（简称室颤）和持续性室性心动过速（简称室速）[24]。AMI 合并心律失常的机制与表现多种多样，正确认识和处理心律失常是 MI 诊断治疗的重要内容。在 AMI 的早期和后期发生的心律失常，其发生机制、临床表现、预后、处理方法不尽相同。

（一）室性快速心律失常

AMI 后，有 20% 的患者可能发生室性心律失常。非持续性室速（NSVT）发生率为 6%～40%，24～48 小时内不升高病死率，但 3 年总病死率在有 NSVT 患者和无 NSVT 患者中分别为 33% 和 15%。AMI 后 48 小时内持续性室速发生率较低，多见于广泛前壁 MI。单形性室速在 AMI 后发生率为 0.3%～2.8%，前 48 小时内发生者在以后的随访中可有复发，梗死后 1 年发生率可达 3%～5%，伴心功能不全或室壁瘤者则发生率更高。多形性室速见于急性冠脉综合征（ACS）和再灌注损伤患者，少数有报道可见于冠状动脉痉挛患者。AMI 前 24 小时内加速性室性自主心律发生率为 8%～46%，也可发生于再灌注损伤患者，多为良性，可作为冠状动脉再通的指标之一。

AMI 患者院前死亡常见原因是心室颤动，前壁和下壁 AMI 患者的心室颤动发生率相当，在 NSTEMI 患者中罕见，60% 在 AMI 发病后 4 小时内，80% 发生在发病 12 小时内[24-26]。机制有多种[27-29]：MI 后由于心肌缺血、心肌电生理重构、心肌细胞膜电位不稳定、交感神经发生重构已得到广泛的认同。心肌细胞电重构可能是 MI 急性期室性心律失常发生的主要机制。MI 发生后，由于心肌能量代谢障碍，Na^+-K^+ 泵活动降低，使膜内外的 K^+ 浓度差减小，膜电位减小，快钠通道失活，而钙通道仍可激活，心肌的快反应电位转变为慢反应电位，并有自律活动，从而引发心律失常。同时，由于 Na^+-K^+ 泵功能障碍，心肌细胞内 Na^+ 聚集，Na^+-Ca^{2+} 交换增强，细胞内 Ca^{2+} 浓度增高，容易引起触发性心律失常。在梗死区，梗死周围的损伤区及血供正常区域共存的情况下，在交感神经活动中增加了心脏的电生理的不均一性，这种改变促进自律性异常和触发活动的发生，以及折返的形成。

（二）缓慢性心律失常

窦性心动过缓和窦性停搏很常见，发生率为 9%～25%，占 STEMI 相关心律失常的 30%～40%，多见于下壁心肌梗死，常发生在急性心肌梗死的第 1 小时内，心肌梗死再灌注时也经常见到。STEMI 病例中，房室传导

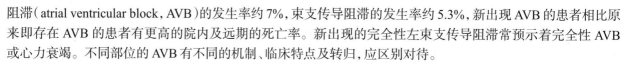

阻滞（atrial ventricular block，AVB）的发生率约7%，束支传导阻滞的发生率约5.3%，新出现AVB的患者相比原来即存在AVB的患者有更高的院内及远期的死亡率。新出现的完全性左束支传导阻滞常预示着完全性AVB或心力衰竭。不同部位的AVB有不同的机制、临床特点及转归，应区别对待。

（三）临床表现

轻者自觉心悸或心律失常，严重者出现意识丧失，甚至猝死。体征可见脉搏消失、血压显著降低等血流动力学异常。心电图或心电监护可以发现心室扑动、心室颤动或多形性室速或极快室速，以及极缓慢心室率的慢性心律失常等。

（四）治疗策略

1. 缓慢性心律失常的治疗　多数情况下，STEMI合并的缓慢性心律失常在获得有效的再灌注治疗后均可以恢复，因此多不需特别处理。超过3秒的窦性停搏，或心率慢于40次/min窦性心动过缓并出现低血压或全身血流动力学紊乱症状者，可以静脉应用阿托品或异丙肾上腺素。如条件许可，临时起搏是首选方法。因为大多可以自行恢复，植入永久起搏器应慎重。AVB引起血流动力学障碍，而且AVB持续未缓解时，则首选经静脉途径的临时起搏。因STEMI时，常需要可靠的抗凝和抗血小板治疗，这增加了临时起搏的出血风险，所以起搏电极植入路径优先选择股静脉。

（1）在以下情况下应考虑植入永久起搏器：①STEMI后持续的希-浦系二度AVB有交替束支传导阻滞或希-浦系内，或低位希-浦系三度AVB（Ⅰ类推荐，B级证据）；②一过性二度或三度房室结下AVB，或束支传导阻滞，若阻滞部位不确定，则心脏电生理检查是必要的（Ⅰ类推荐，B级证据）；③有症状的持续二度或三度AVB（Ⅰ类推荐，C级证据）；④无症状的持续的房室结水平二度或三度AVB（Ⅱb类推荐，B级证据）。

永久起搏器的禁忌证：①暂时的无心室内传导缺陷AVB（Ⅲ类推荐，B级证据）；②仅有左前分支传导阻滞的暂时AVB（Ⅲ类推荐，B级证据）；③仅有新的束支传导阻滞或分支传导阻滞而无AVB（Ⅲ类推荐，B级证据）；④无症状的持续一度AVB有束支传导阻滞或分支传导阻滞（Ⅲ类推荐，B级证据）。

（2）有永久起搏器指征者尚需注意：①所有有永久起搏指征的患者需评估埋藏式心脏转复除颤器（ICD）指征（Ⅰ类推荐，C级证据）；②对有永久起搏指征的患者推荐植入双腔起搏器，除非是持续性心房颤动、心房扑动（Ⅱa类推荐，C级证据）；③对有永久起搏指征的患者要评价是否需心室同步化治疗（Ⅱa类推荐，C级证据）。

2. 室性快速心律失常的治疗　STEMI合并的室性快速性心律失常往往更加致命，需要快速确定诊断，果断治疗。

（1）心室颤动/心室扑动/无脉性室速的治疗[30]：应立刻进行高级心肺复苏，予电复律和胸外按压。

1）如复律后血流动力学稳定者，予以静脉应用β受体阻滞剂。

2）血压低、血流动力学不稳定者，应予多巴胺、肾上腺素等血管活性药物维持血压。

3）对电复律难以控制的心室颤动，使用胺碘酮（一次性静脉推注300mg或5mg/kg）或利多卡因后重复非同步电复律。

4）为预防复律后再次发作，应纠正电解质及酸碱平衡紊乱（使血清钾浓度＞4.0mEq/L，血清镁浓度＞2.0mg/dl）。对STEMI预防性应用利多卡因的临床试验进行荟萃分析显示，利多卡因可使原发性心室颤动发生率减少约33%，但有增加死亡率的趋势，这很可能由增加致命性的心动过缓、心搏骤停所致。ESC2008年STEMI指南将维拉帕米、镁剂、利多卡因、极化液列为常规治疗的非适应证[31]。除非有禁忌，STEMI常规给予β受体阻滞剂可减少心室颤动的发生。可先给予静脉制剂，继之再给予口服。

（2）ICD治疗：STEMI急性期的致命性快速心律失常，只要抢救及时，一般预后良好，很少再发。慢性期的致命性快速心律失常与之相反，意味着较差的预后。这一类心律失常与STEMI后瘢痕组织和周围正常心肌组织的电生理学特性的不均一性有关；另外，与较差的心功能有关，特别是当LVEF＜30%时[29]。

STEMI后快速心律失常的处理原则：除非有禁忌证，均应给予β受体阻滞剂；针对SCD高危患者，建议植入ICD；胺碘酮和射频消融术可作为ICD植入后频繁发生持续性室速、心室扑动和心室颤动时的辅助治疗手段；有ICD植入指征，但不能或不愿接受ICD治疗的患者，也可考虑使用胺碘酮或射频消融术。

ICD是不可逆性室速、心室颤动的最有效治疗措施。AIVD等研究表明，ICD与抗心律失常药物相比，可明显提高室速和心室颤动幸存者的存活率。ICD常需要与抗心律失常药物联合应用，以减少放电次数，提高患者的生活质量。

STEMI 后植入 ICD 的指征：

1）不是因为可逆性心肌缺血，或再次心肌梗死，仅是 STEMI 后，如果在 2 天或超过 2 天出现心室扑动、心室颤动或血流动力学紊乱的室速时，建议植入 ICD（Ⅰ类推荐，A 级证据）；不能或未完成血运重建的 STEMI，而且左心功能低下，心室颤动存活者长期优化药物治疗预计存活＞1 年，ICD 为一线治疗[30]。

2）STEMI 后 NSVT，EF＜40%，电生理检查中诱发心室颤动或持续性室速的患者可植入 ICD（Ⅰ类推荐，B 级证据）。

3）STEMI 超过 40 天后，EF＜35%，心功能 NYHA 分级在 Ⅱ ~ Ⅲ级的患者，ICD 可以减少猝死，降低死亡率（Ⅰ类推荐，A 级证据）。

心脏再同步化治疗除颤器（CRT-D）治疗是最新研究的热点，研究发现 CRT-D 可使左室收缩功能不全患者获得更多的益处，CRT-D 可以提高 EF 值，降低 ICD 患者的住院率、死亡率，增加患者的活动量，改善生活质量，减少室性心律失常的发生及 ICD 放电次数。CRT-D 是 STEMI 后左心功能不全合并左束支传导阻滞的室性心律失常最好的治疗措施。

四、机械并发症

急性心肌梗死的机械并发症包括心室游离壁破裂、乳头肌断裂和室间隔穿孔，又称心脏破裂综合征。再灌注治疗之前时代，其发生率为 1% ~ 2%。溶栓治疗和急诊血运重建年代发生率已降至 0.2% 左右。GUSTO-Ⅰ研究中，在 41 021 例患者，发现室间隔穿孔 84 例，发生率为 0.2%，发生的平均时间是在起病后的 1 天（0 ~ 47 天），30 天死亡率为 73.8%。GRACE 研究中，入选 60 198 例患者，发现心脏破裂 273 例，发生率为 0.45%，其中心室游离壁破裂 118 例（0.2%），室间隔穿孔 155 例（0.26%）。

机械并发症是仅次于心源性休克导致心肌梗死患者死亡的第二位原因。一旦发生，死亡率高达 50% ~ 90%。研究表明，溶栓和急诊血运重建治疗，尽管降低机械并发症的发生率，但并未明降低由此所导致的死亡率。

（一）危险因素

目前认为，急性前壁心肌梗死、高血压（＞130/75mmHg）、高龄、女性、心肌梗死前无心绞痛和陈旧性心肌梗死病史及低体重者更容易发生室间隔穿孔，而心肌梗死后 24 小时内应用低分子量肝素、β 受体阻滞剂和既往有陈旧性心肌梗死病史的患者室间隔穿孔的发生率较低。同样，高龄、高血压也是乳头肌断裂的危险因素，但前壁心肌梗死患者较少发生乳头肌断裂。另外，延迟入院治疗和住院期间发生心绞痛也是乳头肌断裂的危险因素。

（二）病理分型

1. 心室游离壁破裂　Becker 等将左心室游离壁破裂分为 3 种类型：①Ⅰ型：简单型，破裂从心内膜直接穿通到心外膜，破口较小，多不伴有心肌内出血，常发生于病程的早期；②Ⅱ型：复杂型，破裂由心内膜破裂到心外膜，破裂的通道迂曲，多伴有心肌内出血，发生时间较Ⅰ型晚；③Ⅲ型：发生时间较晚，往往是发生在室壁瘤的基础上，破裂处心肌明显变薄。

2. 室间隔穿孔　可分为：①简单型：穿孔从左心室直接破裂到右心室，类似于Ⅰ型游离壁破裂，穿孔较少迂曲，多无心肌内出血。破裂部位常位于室间隔的中下部，治疗相对容易，多与急性前壁心肌梗死有关，罪犯血管多为前壁心肌梗死致间隔支闭塞。②复杂型：穿孔部位多位于室间隔基底部，穿孔多迂曲，常伴有心肌内出血，类似于Ⅱ型游离壁破裂。大多由急性下壁心肌梗死所致，治疗困难，死亡率亦高。

3. 乳头肌断裂　可分为前组乳头肌断裂和后组乳头肌断裂两类。前乳头肌断裂较少见，原因是前组乳头肌通常由左前降支和左回旋支双重血供。与前乳头肌不同，后组乳头肌通常仅由右冠状动脉的后降支供血，因此发生断裂的概率是前组乳头肌的 6 ~ 12 倍。

（三）病理生理

无论是哪一种类型的心室游离壁破裂，最主要的病理生理变化是导致急性心脏压塞，引起回心血量减少，使左心室无足够的前负荷，心排出量下降，从而导致严重低血压，并很快引起患者死亡。乳头肌断裂则会引起急性二尖瓣关闭不全，左心房压力迅速升高。由于左心房和肺静脉之间无瓣膜存在，左心房压力的增高，必然会导致肺静脉淤血，肺毛细血管压力增高，引起肺水肿，临床上表现为急性左心衰竭。一旦并发室间隔穿孔，一方面由于左心室和右心室之间存着较大的压力阶差（80 ~ 100mmHg），左心室的血液经穿孔的室间隔，高速、大量分流到右心室,使右心室的容量负荷急剧增加,肺循环血流量增加,造成肺充血,引起肺水肿;另一方面由于大量血液经穿孔的室间隔分流到右心室,使得通过主动脉瓣的前向血流明显减少,从而造成体循环低血压,周围组织灌注不足,临床上表现为心源性休克。同时,右心容量负荷突然加重,也会导致急性右心衰竭,引起体循环淤血,表现为肝大、双下肢水肿等。

(四)临床表现

心室游离壁破裂通常表现为患者在用力时或用力后突然出现意识不清,心电监护表现为电 - 机械分离,血压测不出,大动脉搏动消失。床旁超声心动图检查可见心包腔内大量液性暗区,心脏冲动微弱或消失。乳头肌断裂或室间隔穿孔则通常表现为突然出现的呼吸困难和急性肺水肿,特征性的体征是心尖部或胸骨左缘新出现的全收缩期杂音,但有时仅凭听诊很难鉴别是乳头肌断裂还是室间隔穿孔。超声心动图检查尤其是经食管超声心动图检查具有重要的鉴别诊断作用,但此类患者往往病情较重,不能耐受经食管超声心动图检查,经胸超声心动图检查也有重要的诊断意义。床旁 X 线检查可显示典型的肺水肿表现,心影亦可增大或基本正常。

早期识别:心脏游离壁破裂的诊断并不困难,经胸超声心动图检查可确诊。对于有心脏破裂危险因素的急性心肌梗死患者,一旦出现心功能急剧恶化,尤其是新出现的心脏杂音和表现为急性肺水肿的患者,应首先考虑是否发生室间隔穿孔或乳头肌断裂,结合详细的体格检查和超声心动图检查,诊断并不困难。

(五)处理策略

首先,应明确的是,急诊 CABG 和心脏修补术是 STMEI 合并机械并发症的首选治疗策略。

1. 游离壁破裂　对于心室游离壁破裂的患者,大部分生存的机会很小。对破口较小、发现及时的患者,可行紧急心包穿刺置管引流,争取时间行急诊外科手术,但死亡率仍高达 60% 以上。有机会接受外科手术者往往破口较小、出血较慢和发现及时。

2. 乳头肌断裂　目前认为,治疗乳头肌断裂除了内科的支持疗法,包括 IABP 治疗外,最有效的方法是外科手术行二尖瓣成形术或二尖瓣置换术。二尖瓣置换术的疗效优于二尖瓣成形。另外,如术前能行选择性冠状动脉造影,在二尖瓣成形(或置换)术的同时行冠状动脉旁路移植术,可明显降低死亡率。一旦手术成功,其远期生存率与单纯行冠状动脉搭桥术者相同,提示外科手术效果良好。对一般情况较差、病情重而无法接受外科手术治疗的患者,国外亦有用经导管二尖瓣夹合术(MitraClip)治疗成功的案例,疗效良好,是将来内科治疗的发展方向之一。

3. 室间隔穿孔　急性心肌梗死的再灌注治疗,有效地降低了急性心肌梗死的死亡率和室间隔穿孔的发生率,但并未明显降低心肌梗死并发室间隔穿孔的死亡率。一旦并发室间隔穿孔,单纯内科治疗,30 天死亡率高达 94%,1 年死亡率接近 100%。即使接受外科手术治疗,30 天和 1 年的死亡率分别为 47% 和 53%。目前欧美指南仍推荐,对于急性心肌梗死并发室间隔穿孔者,应行紧急外科手术治疗,但对最佳手术时机仍无统一认识。延迟手术可能会提高手术的成功率,但部分患者会在等待手术治疗的过程中,由于破口的突然扩大,导致循环崩溃而死亡。另外,早期外科手术尚存在室间隔再次发生破裂的风险。尽管指南推荐对室间隔穿孔者行早期手术治疗,但多数研究表明,外科手术的死亡率随着手术时间的延迟而明显降低。一项纳入 2 437 例室间隔穿孔患者接受外科手术治疗的研究表明,1 周内接受手术治疗的患者死亡率为 54.1%,1 周后接受手术治疗的患者死亡率明显下降,仅为 18.4%,且在穿孔发生后 6 小时内紧急手术治疗的患者死亡率最高,达 69%。2013 年 ACCF/AHA 急性 ST 段抬高心肌梗死治疗指南首次提及经导管封堵治疗急性心肌梗死导致的室间隔穿孔,但对封堵治疗的时机亦无统一意见。海军军医大学第一附属医院(上海长海医院)心血管内科从 2001 年至 2012 年共经导管封堵治疗 23 例急性心肌梗死并发室间隔穿孔患者,封堵成功 22 例,1 例因导丝未能通过室间隔穿孔处而失败。22 例手术成功的患者中,发病 2 周后治疗的 16 例患者全部存活,而发病 2 周内治疗的 6 例患者在术后 1 周内全部死亡。我国一项多中心研究共纳入 42 例室间隔穿孔患者,接受经导管介入治疗。其中 9 例患者在发病后 2 周内接受治疗,手术成功率为 66.7%,死亡率为 77.8%。发病后 2 周后接受治疗的 33 例患者,手术成功率为 97%,死亡率为 6.1%。国外研究亦得出类似结果,即治疗越早,成功率越低,死亡率越高。因此,目前认为治疗的最佳时间应在心肌梗死 2～3 周后,患者血流动力学基本稳定,且能平卧位 2 小时以上。介入治疗中应注意的问题包括:①破口的大小,最好≤15mm。破口太大,没有合适封堵器,则不宜封堵。封堵器的选择宁大勿小,一般需比超声或造影测量的破口直径大 50%～100%。②破口的位置亦是影响治疗成功率的重要因素,下壁心肌梗死引起的室间隔穿孔常位于间隔的基底部,多属于复杂型穿孔,治疗困难,效果差。而前壁心肌梗死引起的室间隔穿孔,常位于室间隔的中部或下部接近心尖部,多属于简单型穿孔,治疗相对容易。在治疗过程中，通常先行冠状动脉造影，观察冠状动脉病变情况，再行左心室造影，观察穿孔的位置和大小，制订治疗策略。对于在行封堵治疗的同时，是否同期行冠状动脉内支架植入术尚无定论。我们认为，对于大部分患者，应先行室间隔穿孔封堵治疗，1～2周后再行冠状动脉内支架植入术。理由是此类患者的血流动力学改变主要是由于室间隔穿孔导致的大量左向右分流所致，而非冠状动脉病变所引起。另外，若同期行冠状动脉内支架植入术，术后为防止支架内血栓形成，双联抗血小板治疗必不可缺，带来的问题是，封堵器处不易形成血栓，而导致严重的残余分流，极易导致无法治疗的重度溶血，最终导致患者死亡。

　　急性心肌梗死3大机械并发症发生率低，死亡率高。再灌注时代并未降低急性心肌梗死并发室间隔穿孔的死亡率。外科手术干预仍是乳头肌断裂的主要治疗方法。经导管封堵治疗室间隔穿孔有较好的发展前景，内、外科最佳治疗时机应是穿孔后2～3周。

（夏　昆）

参 考 文 献

［1］BABAEV A, FREDERICK P D, PASTA D J, et al.Trends in management and outcomes of patients with acute myocardial infarction complicated by cardiogenic shock[J].JAMA, 2005, 294(4): 448-454.

［2］JEGER R V, RADOVANOVIC D, HUNZIKER P R, et al.Ten-year trends in the incidence and treatment of cardiogenic Shock[J].Ann Intern Med, 2008, 149(9): 618-626.

［3］GOLDBERG R J, SAMAD N A, YARZEBSKI J, et al.Temporal trends in cardiogenic shock complicating acute myocardial infarction[J].N Engl J Med, 1999, 340(15): 1162-1168.

［4］HASDAI D, HOLMES D R Jr, TOPOL E J, et al.Frequency and clinical outcome of cardiogenic shock during acute myocardial infarction among patients receiving reteplase or alteplase.Results from GUSTO-Ⅲ Conclusion[J].Eur Heart J, 1999, 20(2): 128-135.

［5］ZEYMER U, VOGT A, ZAHN R, et al.Predictors of in-hospital mortality in 1333 patients with acute myocardial infarction complicated by cardiogenic shock treated with primary percutaneous coronary intervention(PCI): Results of the primary PCI registry of the Arbeitsgemeinschaft Leitende Kardiologische Krankenhausärzte(ALKK)[J].Eur Heart J, 2004, 25(4): 322-328.

［6］HOCKMAN J S, BOLAND J, SLEEPER L A, et al.Current spectrum of cardiogenic shock and effect of early revascularization on mortality[J].Circulation, 1995, 91(3): 873-881.

［7］CHIU W, SANBORN T, SLEEPER L, et al.Angiographic finding and clinical correlates in patients with cardiogenic shock complicating acute myocardial infarction: a report from the SHOCK trial registry[J].J Am Coll Cardiol, 2000, 36(3 Suppl A): 1077-1083.

［8］CONDE-VELA C, MORENO R, HERNANDEZ R, et al.Cardiogenic shock at admission in patients with multivessel disease and acute myocardial infarction treated with precutaneous coronary intervention: Related factors[J].Int J Cardiol, 2007, 123(1): 29-33.

［9］GARCIA-RUBIRA J C, GARCIA-BORBOLLA R, NUNEZ-GIL I, et al.Distortion of the terminal portion of the QRS is predictor of shock after primary percutaneous coronary intervention for acute myocardial infarction[J].Int J Cardiol, 2008, 130(2): 241-245.

［10］THEROUX P, ARMSTRONG P W, MAHAFFEY K W, et al.Prognostic significance of blood markers of inflammation in patients with ST-segment elevation myocardial infarction undergoing primary angioplasty and effects of pexelizumab, a C5 inhibitor: a substudy of COMMA trial[J].Eur Heart J, 2005, 26(19): 1964-1970.

［11］VALENTE S, LAZZERI C, VECCHIO S, et al.Predictors of in-hospital mortality after percutaneous coronary intervention for cardiogenic shock[J].Int J Cardiol, 2007, 114(2): 176-182.

［12］KLEIN L W, SHAW R E, KRONE R J, et al.Mortality after emergent percutaneous coronary intervention in cardiogenic shock secondary to acute myocardial infarction and usefulness of a mortality prediction model[J].Am J Cardiol, 2005, 96(1): 35-41.

［13］SUTTON A G, FINN P, HALL J A, et al.Predictors of outcome after percutaneous treatment for cardiogenic shock[J].Heart, 2005, 91(3): 339-344.

[14] DOMINGUEZ-RODRIGUEZ A, SAMIMI-FARD S, ABREU-GONZALEZ P, et al.Prognostic value of admission myeloperoxidase levels in patients with ST-segment elevation myocardial infarction and cardiogenic shock[J].Am J Cardiol, 2008, 101(11): 1537-1540.

[15] SMITH S C Jr, FELDMAN T E, HIRSHFELD J W Jr, et al.ACC/AHA/SCAI 2005 Guideline Update for Percutaneous Coronary Intervention--Summary Article: A Report of the American College of Cardiology/American Heart Association Task Force on Practice Guidelines (ACC/AHA/SCAI Writing Committee to Update the 2001 Guidelines for Percutaneous Coronary Intervention)[J].Circulation, 2005, 113(1): 156-175.

[16] OHMAN E M, GEORGE B S, WHITE C J, et al.Use of aortic counterpulsation to improve sustained coronary artery patency during acute myocardial infarction.Results of a randomized trial.The Randomized IABP Study Group[J].Circulation, 1994, 90(2): 792-799.

[17] CHEN E W, CANTO J G, PARSONS L S, et al.Relation between hospital intra-aortic balloon counterpulsation volume and mortality in acute myocardial infarction complicated by cardiogenic shock[J].Circulation, 2003, 108(8): 951-957.

[18] THIELE H, SMALLING R W, SCHULER G C.Percutaneous left ventricular assist devices in acute myocardial infarction complicated by cardiogenic shock[J].Eur Heart J, 2007, 28(17): 2057-2063.

[19] SEYFARTH M, SIBBING D, BAUER I, et al.A randomized clinical trial to evaluate the safety and efficacy of a percutaneous left ventricular assist device versus intra-aortic balloon pumping for treatment of cardiogenic shock caused by myocardial infarction[J].J Am Coll Cardiol, 2008, 52(19): 1584-1588.

[20] THIELE H, LAUER B, HAMBRECH R, et al.Reversal of cardiogenic shock by percutaneous left artial-to-femoral arterial bypass assistance[J].Circulation, 2001, 104(24): 2917-2922.

[21] THIELE H, SICK P, BOUDRIOT E, et al.Randomized comparison of intra-aortic balloon support with percutaneous left ventricular assist device in patients with revascularized acute myocardial infarction complicated by cardiogenic shock[J].Eur Heart J, 2005, 26(13): 1276-1283.

[22] BURKHOFF D, COHEN H, BRUNCKHORST C, et al.A randomized multicenter clinical study to evaluate the safety and efficacy of the TandemHeart percutaneous ventricular assist device versus conventional therapy with intraaortic balloon pumping for treatment of cardiogenic shock[J].Am Heart J, 2006, 152(3): 469.e1-469.e8.

[23] MAURI L, SILBAUGH T S, GARG P, et al.Drug-eluting or bare-metal stents for acute myocardial infarction[J].N Engl J Med, 2008, 359(13): 1330-1342.

[24] NEWBY K H, THOMPSON T, STEBBINS A, et al.Sustained ventricular arrhythmias in patients receiving thrombolytic therapy: incidence and outcomes.The GUSTO Investigators[J].Circulation, 1998, 98(23): 2567-2573.

[25] ORNATO J P, PEBERDY M A, TADLER S C, et al.Factors associated with the occurrence of cardiac arrest during hospitalization for acute myocardial infarction in the second national registry of myocardial infarction in the US[J].Resuscitation, 2001, 48(2): 117-123.

[26] THOMPSON C A, YARZEBSKI J, GOLDBERG R J, et al.Changes overtime in the incidence and case fatality rates of primary ventricular fibrillation complicating acute myocardial infarction: perspectives from the Worcester Heart Attack Study[J] .Am Heart J, 2000, 139(6): 1014-1021.

[27] CAMPBELL R W F.Arrhythmias[M]//JULIAN D G, BRAUNWALD E.Management of acute myocardial infarction. London, England: WB Saunders, 1994: 223-240.

[28] NORDREHAUG J E, VONDER LIPPE G.Hypokalaemia and ventricular fibrillation in acute myocardial infarction[J].Br Heart J, 1983, 50(6): 525-529.

[29] HIGHAM P D, ADAMS P C, MURRAY A, et al.Plasma potassium, serum magnesium and ventricular fibrillation: a prospective study[J].Q J Med, 1993, 86(9): 609-617.

[30] ZIPES D P, JOHNCAMM A, BORGGREFE M, et al.ACC/AHA/ESC 2006 Guidelines for Management of Patients With Ventricular Arrhythmias and the Prevention of Sudden Cardiac Death[J].Circulation, 2006, 114(10): e385-e484.

[31] VAN DE WERF F, BAX J, BETRIU A, et al.Management of acute myocardial infaction in patients presenting with persistent ST-segment elevation: the Task Force on the management of ST-segments elevation acute myocardial infarction of the European Society of Cardiology[J].Eur Heart J, 2008, 29(23): 2909-2945.

第4章 微血管心绞痛

临床上主诉胸痛，但冠状动脉造影显示冠状动脉无狭窄或仅有轻度狭窄的患者占所有行冠状动脉造影的胸痛患者的 10%~30%[1]。这些患者的胸痛，有一部分是继发于其他心脏疾病或系统性疾病，如各种心肌病、瓣膜病等[2]。而对于无基础心脏及系统性疾病患者的胸痛，目前发病机制尚不十分清楚，近年来的研究显示，冠状动脉微循环功能不全（microvascular coronary dysfunction，MCD）在其中扮演着重要角色，因而将此类胸痛称为"微血管性心绞痛"（microvascular angina，MVA）[3-4]。

一、微血管心绞痛的定义

近40年来，学者对于 MVA 的认识在不断发展。1967年 Lidoff 首先报道15名女性患者，有典型劳力性心绞痛症状且心电图运动平板试验阳性，但冠状动脉造影正常。1973年 Kemp 将这种症状称为"X综合征"[5]。1988年 Cannon 等认为此症状的出现可能与冠状动脉微循环舒张反应受损有关，遂将这种心绞痛称为"微血管心绞痛"[3]。更准确地应称为"原发性微血管心绞痛"（primary coronary microvascular angina，primary MVA），以与继发于特定疾病的微血管病变相区分。Lanza 等[4]将原发性微血管性心绞痛分为两类：

1. **稳定 MVA** 即通常所说的 X 综合征，其诊断需满足以下几点。

（1）主要或仅由劳力诱发的典型心绞痛样症状，胸痛持续时间常>15分钟，对硝酸甘油效果不佳。

（2）满足以下至少1项心肌缺血或微循环病变的客观检查证据：①自发或劳力诱发的典型胸痛伴心电图 ST 段压低；②心肌负荷灌注显像示可逆的灌注缺损；③心脏磁共振、多普勒超声等提示负荷相关的冠状动脉血流量异常的证据；④有短暂心肌缺血的代谢证据（心脏磁共振或侵入性检查证实）。

（3）冠状动脉造影正常或接近正常（管壁不规则或冠状动脉<20%狭窄）。

（4）除外其他特殊心脏疾病（变异型心绞痛、心肌病、瓣膜病等）。

2. **不稳定 MVA** 由冠状动脉微循环异常引起的初发或恶化心绞痛，表现为胸痛的时间延长、频率增多、静息发作或轻微劳力即可诱发。这一类型的 MVA 在临床上常被初诊为"急性冠脉综合征"，但行冠状动脉造影则未见明显冠状动脉狭窄。诊断不稳定 MVA 需除外冠状动脉痉挛以及一过性血栓栓塞引起的心绞痛。

二、微血管性心绞痛的发病机制

近30年许多学者对 MVA 的发病机制进行了研究，但仍无一个明确结论，目前认为可能与 MCD、心脏自主神经功能失调、雌激素水平不足、冠状动脉慢血流、血管痉挛等有关。其中，MCD 被认为是导致 MVA 的主要原因。

1. **冠状动脉微循环功能不全** 冠状动脉微循环是指由直径<500μm 的微动脉、心肌毛细血管和微静脉构成的微循环系统，是冠状动脉最重要的阻力血管床，参与调节冠状动脉血流，决定心肌氧供和心肌灌注水平。目前认为 MCD 是导致 MVA 的主要机制，冠状动脉微血管阻力异常引起冠状动脉血流应答障碍，导致无法用心外膜冠状动脉缺血解释的心肌灌注不足[6]。心脏影像学检查无法直接观察到直径<500μm 的血管，因此，研究冠状动脉微循环系统主要通过冠状动脉血流量或冠状动脉血流储备（coronary flow reserve，CFR）等功能学指标进行评估。正常情况下，当心肌血流需求量增加时，通过内皮依赖性或非内皮依赖性机制，冠状动脉大血管及微血管扩张，冠状动脉血流量增加。内皮依赖性冠状动脉循环功能主要通过冠状动脉内注射乙酰胆碱（ACh）来评价，通常认为冠状动脉血流量在注射 ACh 后增加 50% 以上为正常。非内皮依赖性冠状动脉循环功能主要通过冠状动脉或静脉内注射腺苷来评估。冠状动脉受腺苷刺激后 CFR≥2.5 为正常，CFR<2.5 则提

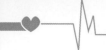

示冠状动脉微循环功能障碍[6]。

2. 冠状动脉内皮功能不全　正常情况下,冠状动脉内皮细胞通过控制和释放一系列血管活性物质来维持血管舒缩的稳态,达到心肌灌注与氧供的平衡。血管舒张功能主要是由内皮依赖性舒张因子——一氧化氮(EDRF-NO)系统来决定。

内皮功能不全是多个因素共同作用的结果,吸烟、血脂紊乱、胰岛素抵抗等均可引起内皮功能障碍。目前研究发现,X综合征患者的循环内皮祖细胞水平下降和功能异常可能是导致内皮功能障碍的原因[7]。当冠状动脉内皮功能不全时,EDRF和NO分泌减少,阻力小动脉异常收缩,导致MCD,心肌灌注不足,引起心肌缺血[6]。多个研究显示,X综合征患者冠状动脉内注射ACh后,冠状动脉血流量的增加较正常对照组减少,提示X综合征患者冠状动脉微血管舒张功能减弱而收缩功能增强[8]。内皮细胞分泌合成的血管收缩物质如内皮素1(ET-1)与血管舒张物质如NO的失衡,也被认为是导致内皮功能不全的原因。研究显示,X综合征患者血浆ET-1水平升高,血NO水平下降,NO/ET-1比值减少[9],提示血管舒缩物质失衡、舒缩功能失调在内皮功能不全中扮演着重要角色。

3. 炎症反应　研究显示,低强度的炎症反应可能导致X综合征患者微循环功能障碍。炎症反应可以促进内皮激活和内皮功能异常,导致促炎细胞因子、细胞黏附分子、生长因子等表达增加,进一步导致微循环功能异常。研究发现,X综合征患者的C反应蛋白(CRP)、白介素6、胞间黏附分子1、血管黏附分子1等炎症指标的含量较正常人增加[8]。另外,还有研究显示CRP水平升高与X综合征患者胸痛时间延长、运动平板及24小时Holter监测出现心电图ST段压低次数增多相关[5]。最近,Recio-Mayoral等[10]研究发现,在21名X综合征女性患者中,CRP>3mg/L的患者(n=8)与CRP≤3mg/L的患者(n=13)相比,CRP有明显下降。还有研究发现,X综合征患者的外周血管内皮功能较正常人明显下降,且与CRP水平呈负相关关系[11],提示慢性炎症反应在微循环异常中起着重要作用。

4. 心脏自主神经系统失调　心脏自主神经功能失调导致微循环张力异常,被认为是MVA的发病机制之一。交感神经张力增加,可导致静息状态下缩血管物质的增加,并提高阻力小动脉对缩血管物质的敏感性。研究发现,75%的X综合征患者心脏间位碘代苄胍(MIBG)摄取不足[12],心脏MIBG摄取不足可能是由于心脏神经末梢释放去甲肾上腺素增加,对MIBG的摄取形成竞争性拮抗作用[13]。去甲肾上腺素的释放增加可引起血管收缩增强,导致微循环功能障碍的发生。Cemin等[14]研究发现,在11名X综合征的患者中,7名存在迷走神经功能不全的患者与对照组即不存在迷走神经功能障碍的4名患者相比,出现CFR下降,提示迷走神经功能不全可能与冠状动脉微循环功能障碍相关。迷走神经末梢释放的ACh可增强NO对血管内皮的扩张作用,迷走神经张力下降时,NO与肾上腺素能作用之间的负性调节作用减弱,导致α肾上腺素能缩血管作用及β肾上腺素能促进心肌代谢的作用均增强。

5. 雌激素不足　雌激素通过对脂代谢等的调节发挥其心血管保护作用。文献报道,X综合征患者中66%为绝经期女性[15],提示雌激素不足可能是MVA的病因之一。雌激素不仅通过促进平滑肌松弛而有扩张血管的功能,目前还有假说认为雌激素具有抗氧化作用,可减少活性氧系列如超氧化物阴离子形成,从而减少NO的清除,保护血管舒张功能,达到抗心肌缺血的作用。文献报道,对X综合征的绝经后女性皮下注射17β-雌二醇,可减少患者的胸痛发作频率及劳力诱发心绞痛时ST段压低的发生[8]。但雌激素不足是否能直接导致冠状动脉微循环功能障碍,目前尚不清楚。另外,雌激素对心血管的有利作用似乎只表现于女性,研究发现男性患者予雌激素后不引起血管内皮功能改善及冠状动脉血流量增加[8]。

6. 冠状动脉慢血流综合征(Y综合征)　Beltrame等发现47名冠状动脉造影示冠状动脉正常但血流缓慢的胸痛患者中,有74%的患者是以急性冠脉综合征为初诊收入院的[4],提示冠状动脉血流缓慢可能参与MVA的发病。这种冠状动脉血流缓慢现象被称为"冠状动脉慢血流综合征",也被称为Y综合征[16]。Y综合征患者静息状态下血管阻力升高,导致静息状态下反复出现胸痛症状,但微血管对舒血管物质刺激反应正常,因此患者的CFR很可能正常或仅有轻度异常。目前Y综合征的发病机制仍不清楚。有组织学研究显示,此类患者有心肌纤维肥大、小动脉纤维肌性增生肥厚、内皮细胞肿胀变形、小动脉管腔狭窄等表现。也有学者认为,其发病机制可能是神经肽Y、ET-1、血栓素A_2等缩血管物质合成增加和/或血管对上述缩血管物质反应增强,导致静息状态下血管阻力升高、血流缓慢。此外,异常血液流变学的作用也不可忽视,血液黏度增加也可引起血流缓慢、心肌缺血。目前还认为,Y综合征的患者中存在血管内皮功能不全、血管内炎性反应、血小板功能及形态异常、早期动脉粥样硬化、胰岛素抵抗等。上述因素可能共同参与Y综合征的发生。

7. **冠状动脉血管痉挛**　Ong 等[17]对 124 名冠状动脉造影示冠状动脉无明显狭窄的胸痛患者冠状动脉内注射 ACh，有 77 名患者出现了异常的血管收缩，其中 45% 患者出现心绞痛症状及心外膜下冠状动脉痉挛（冠状动脉管腔收缩＞75%），其余 55% 患者出现"微血管痉挛"现象，即出现心绞痛症状，心电图呈缺血性改变，但无心外膜下冠状动脉痉挛表现。在"微血管痉挛"的患者中，又有将近一半患者同时出现至少中等程度的心外膜下冠状动脉收缩，提示血管痉挛可能也参与 MVA 的发生。冠状动脉痉挛与 MVA 在某些时候很难明确区分，有时候两者可以共同存在[18]。

8. **其他因素**　一些研究显示，痛阈异常、胰岛素抵抗等也是引起 MVA 的原因。有证据表明，X 综合征患者的疼痛敏感性增高、疼痛阈值下降，这可能是继发于自主神经功能失调、局部大脑皮质激活、内源性阿片系统活性下降的结果[3]。最近有研究显示，X 综合征的患者对重复疼痛刺激存在适应缺失[15]。既往证据提示，X 综合征与胰岛素抵抗相关；且近期有研究发现，对 X 综合征患者进行提高胰岛素敏感性的干预治疗可改善内皮功能，减少胸痛发作次数，提示胰岛素抵抗可能参与 MVA 的发生[19]。综上所述，MVA 的发病机制目前尚不十分明确，有多重因素共同参与，并且不同个体的发病机制不尽相同，心绞痛的表现形式也多种多样。针对 MVA 的治疗方法主要有抗缺血药物治疗、经皮电神经刺激或脊髓电刺激、认知行为及心理治疗等[20]。

三、微血管心绞痛的治疗

α 受体阻滞剂被认为是通过降低交感活性[21]，但使用多沙唑嗪的小型研究中并未显示出任何改善症状[22]。他汀类药物具有抗炎和抗动脉粥样硬化的作用，理论上可以改善微血管心绞痛的症状，但普伐他汀研究并未能使 CFR 显著改善[23]。钙通道阻滞剂是有效的血管扩张剂，可以降低血管张力。只有一个小型研究使用静脉注射地尔硫䓬并未显示出改善的 CFR[24]，以上几种药物均不能改善远期预后。

另几种药物通常用于心绞痛，但尚无 MVA 的证据，包括 β 受体阻滞剂、硝酸酯类药物。β 受体阻滞剂通过降低心肌耗氧量和增加舒张期灌注时间来治疗缺血，但在 MVA 方面尚无相关研究。硝酸酯类药物增加平滑肌松弛，并引起动脉舒张，但在 MVA 尚未充分研究[11]。

目前大多数临床医师应用传统的抗心绞痛方法治疗 MVA。现有的对微血管心绞痛治疗方法的研究也存在一些局限性。第一，他们通常有小样本和短期随访期。第二，基于 CFR 结论的 CMD 定义还没有明确的定义。第三，没有研究评估是否改善微血管心绞痛导致改善预后的结论，虽然众所周知，受损 CFR 本身是一个不良的预后指标。

四、微血管心绞痛的预后

X 综合征的预后尚有争议，其焦点是 X 综合征是否累及左心室功能，国外有 3～9 年的 X 综合征随访报道此综合征预后好[25]，没有发生左心室衰竭及扩张型心肌病，也无其他冠状动脉严重病变；Papanicolaou 随访 1 491 例长达 10 年，生存率达 98%，与同龄正常人相似。但是不同的学者观察也有不同的结果，如有人发现伴有左束支传导阻滞者，X 综合征可能发生扩张型心肌病，有些患者呈左心室功能进行性下降的趋势。

（张智勇）

参 考 文 献

[1] ARTHUR H M, CAMPBELL P, HARVEYP J, et al. Women, cardiac syndrome X, and microvascular heart disease[J].Can J Cardiol, 2012, 28(2 Suppl): S42-S49.

[2] HERRMANN J, KASKIJ C, LERMAN A. Coronary microvascular dysfunction in the clinical setting: from mystery to reality[J].Eur Heart J, 2012, 33(22): 2771b-2782b.

[3] CANNON RO 3rd. Microvascular angina and the continuing dilemma of chest pain with normal coronary angiograms[J].J Am Coll Cardiol, 2009, 54(10): 877-885.

[4] LANZA G A, CREA F. Primary coronary microvascular dysfunction: clinical presentation, pathophysiology, and management[J].Circulation, 2010, 121(21): 2317-2325.

［5］MELIKIAN N，DE BRUYNE B，FEARON W F，et al. The pathophysiology and clinical course of the normal coronary angina syndrome（cardiac syndrome X）[J].Prog Cardiovasc Dis，2008，50（4）：294-310.

［6］KOTHAWADE K，BAIREY MERZ C N. Microvascular coronary dysfunction in women：pathophysiology，diagnosis，and management[J].Curr Probl Cardiol，2011，36（8）：291-318.

［7］SHMILOVICH H，DEUTSCH V，ROTH A，et al. Circulating endothelial progenitor cells in patients with cardiac syndrome X[J].Heart，2007，93（9）：1071-1076.

［8］NUGENT L，MEHTA P K，BAIREY MERZ C N. Gender and microvascular angina[J].J Thromb Thrombolysis，2011，31（1）：37-46.

［9］KASKI J C. Cardiac syndrome X in women：the role of oestrogen deficiency[J].Heart，2006，92（Suppl 3）：iii5-iii9.

［10］RECIO-MAYORAL A，RIMOLDI O E，CAMICI P G，et al. Inflammation and microvascular dysfunction in cardiac syndrome X patients without conventional risk factors for coronary artery disease[J].JACC Cardiovasc Imaging，2013，6（6）：660-667.

［11］TONDI P，SANTOLIQUIDO A，DI GIORGIO A，et al. Endothelial dysfunction as assessed by flow-mediated dilation in patients with cardiac syndrome X：role of inflammation[J].Eur Rev Med Pharmacol Sci，2011，15（9）：1074-1077.

［12］DI MONACO A，BRUNO I，SESTITO A，et al. Cardiac adrenergic nerve function and microvascular dysfunction in patients with cardiac syndrome X[J].Heart，2009，95（7）：550-554.

［13］DI MONACO A，BRUNO I，CALCAGNI M L，et al. Cardiac adrenergic nerve function in patients with cardiac syndrome X[J].J Cardiovasc Med（Hagerstown），2010，11（3）：151-156.

［14］CEMIN R，ERLICHER A，FATTOR B，et al. Reduced coronary flow reserve and parasympathetic dysfunction in patients with cardiovascular syndrome X[J].Coron Artery Dis，2008，19（1）：1-7.

［15］BANKS K，LO M，KHERA A. Angina in Women without Obstructive Coronary Artery Disease[J].Curr Cardiol Rev，2010，6（1）：71-81.

［16］GORI T，FINESCHI M. Two coronary "orphan" diseases in search of clinical consideration：coronary syndromes X and Y[J].Cardiovasc Ther，2012，30（2）：e58-e65.

［17］ONG P，ATHANASIADIS A，BORGULYA G，et al. High prevalence of a pathological response to acetylcholine testing in patients with stable angina pectoris and unobstructed coronary arteries.The ACOVA Study（Abnormal COronary VAsomotion in patients with stable angina and unobstructed coronary arteries）[J].J Am Coll Cardiol，2012，59（7）：655-662.

［18］PEPINE C J，ANDERSON R D，SHARAF B L，et al. Coronary microvascular reactivity to adenosine predicts adverse outcome in women evaluated for suspected ischemia results from the National Heart，Lung and Blood Institute WISE（Women's Ischemia Syndrome Evaluation）study[J].J Am Coll Cardiol，2010，55（25）：2825-2832.

［19］JONES E，ETEIBA W，MERZ N B. Cardiac syndrome X and microvascular coronary dysfunction[J].Trends Cardiovasc Med，2012，22（6）：161-168.

［20］WRIGHT R S，ANDERSON J L，ADAMS C D，et al. 2011 ACCF/AHA focused update incorporated into the ACC/AHA 2007 Guidelines for the Management of Patients with Unstable Angina/Non-ST-Elevation Myocardial Infarction：a report of the American College of Cardiology Foundation/American Heart Association Task Force on Practice Guidelines developed in collaboration with the American Academy of Family Physicians，Society for Cardiovascular Angiography and Interventions，and the Society of Thoracic Surgeons[J].J Am Coll Cardiol，2011，57（19）：e215-e367.

［21］MARINESCU M A，LÖFFLER A I，OUELLETTE M，et al. Coronary microvascular dysfunction，microvascular angina，and treatment strategies[J].JACC Cardiovasc Imaging，2015，8（2）：210-220.

［22］BØTKER H E，SONNEH S，SCHMITZ O，et al. Effects of doxazosin on exercise-induced angina pectoris，ST-segment depression，and insulin sensitivity in patients with syndrome X[J].Am J Cardiol，1998，82（11）：1352-1356.

［23］HOUGHTON J L，PEARSON T A，REED R G，et al. Cholesterol lowering with pravastatin improves resistance artery endothelial function：report of six subjects with normal coronary arteriograms[J].Chest，2000，118（3）：756-760.

［24］SÜTSCH G，OECHSLIN E，MAYER I，et al. Effect of diltiazem on coronary flow reserve in patients with microvascular angina[J].Int J Cardiol，1995，52（2）：135-143.

［25］PUPITA G，KASKI J C，GALASSI A R，et al. Long-term variability of angina pectoris and electrocardiographic signs of ischemia in syndrome X[J].Am J Cardiol，1989，64（3）：139-143.

第5章 冠状动脉痉挛性心绞痛

流行病学调查，90%以上心绞痛系由冠状动脉粥样硬化性病变引起。一般而言，如果病变造成的冠状动脉狭窄超过 50%～75%，当心肌耗氧量增加时，冠状动脉血流将因狭窄导致供血储备能力下降，血液供应不能相应增加，即可发生心肌缺血，导致心绞痛发作。

部分患者冠状动脉造影未见主要血管狭窄，或仅轻到中度狭窄，由于血管痉挛也会发生明显心肌缺血性胸痛。1959 年，Prinzmetal 等将冠状动脉痉挛引起的缺血性心绞痛命名为"变异型心绞痛"（variant angiana，VA）。痉挛可使冠状动脉直径发生突然的一过性显著减小，结果引起心肌缺血。病情如未能有效控制，持续时间超过 30 分钟，可导致急性心肌梗死、恶性心律失常（包括室性心动过速、心室颤动）、晕厥甚至猝死。对于多数患者而言，痉挛通常可逆。

一、临床特征

这种类型的心绞痛与劳累、精神紧张无关，无明显可见诱因。多于休息和安静时发生。发作较一般心绞痛更重，持续时间长，时间从几十秒到 30 分钟不等，有的表现一系列短阵发作，每次持续 1～2 分钟，间隔数分钟后又出现，发作时血压升高，少数发作时血压下降，不能因卧床而缓解。发作过后，完全恢复的患者在医院检查冠状动脉造影、心肌标志物、心电图可无异常发现，导致漏诊。所有的客观检查中，心绞痛发作时心电图的阳性发现具有重要意义。24 小时动态心电图和院内心电监测有助于捕捉到发作时的特殊变化。患者心绞痛发作前，可见到周期性间隔 5～20 分钟的无痛性 ST 段演变，发作时心电图呈 ST 段一过性抬高，发作过后迅速恢复正常，不出现病理 Q 波。通常发作有较显著的时间分布规律，从午夜 0 时至次日上午 10 时，尤其清晨 5—6 时发作最为频繁，而从上午 10 时至下午 6 时发作最少。

二、病理生理

冠状动脉痉挛是变异型心绞痛的发病机制，已为大量冠状动脉造影所证实，但确切的发病机制尚不清楚。冠状动脉痉挛发生是多因素相互作用的结果，自主神经张力的异常改变和冠状动脉内皮细胞功能失调是发病机制的两个重要方面。

（一）自主神经张力的异常改变

在人类 α 肾上腺素受体兴奋引起冠状动脉收缩，β 受体兴奋引起冠状动脉扩张。冠状动脉痉挛或为交感神经活动增强的作用。冷加压试验是一种交感神经反射性刺激因素，能促发冠状动脉痉挛。对变异型心绞痛患者进行心脏质谱分析，VA 发作前 5 分钟低频成分增加，说明交感神经活动增加，也就是说交感神经的高反应性可能触发了冠状动脉痉挛。寒冷、剧痛、情绪激动等各种刺激可以通过兴奋交感神经引起反射性冠状动脉痉挛。但另一些研究认为副交感神经的活动性增高，交感 - 副交感的平衡失调，可能在变异型心绞痛的发病机制上起主要作用。乙酰胆碱（ACh）是副交感神经的神经递质，冠状动脉痉挛是直接由 ACh 的胆碱能效应引起的。Lanza 等通过心脏质谱分析发现，在变异型心绞痛患者心肌缺血的心电图表现前 2 分钟不仅低频成分增加，而且伴随高频成分减少，提示迷走神经活动的减少。该研究认为，对心脏迷走神经驱动的减少，以及相联系的交感神经激动的结合，可能是诱发冠状动脉痉挛的最终机制。

（二）冠状动脉内皮细胞功能失调

冠状动脉内皮细胞功能失调被认为是变异型心绞痛发病机制的一个重要方面。正常的血管内皮细胞，主要靠缩血管因子和舒血管因子之间的平衡来维持血管张力。缩血管因子主要有内皮素、内皮细胞衍生收缩因

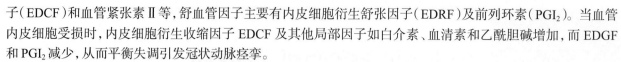

子（EDCF）和血管紧张素Ⅱ等，舒血管因子主要有内皮细胞衍生舒张因子（EDRF）及前列环素（PGI_2）。当血管内皮细胞受损时，内皮细胞衍生收缩因子 EDCF 及其他局部因子如白介素、血清素和乙酰胆碱增加，而 EDGF 和 PGI_2 减少，从而平衡失调引发冠状动脉痉挛。

（三）其他诱发变异型心绞痛发作的因素

1. 吸烟是变异型心绞痛一个重要危险因素。吸烟不仅可促进动脉粥样硬化，亦可使得冠状动脉张力增高，增加耗氧量，减少冠状动脉血流量，导致心肌缺血而引发冠状动脉痉挛。

2. 冠状动脉平滑肌肌细胞内 Ca^{2+} 含量增多。

3. 花生四烯酸代谢障碍，血小板聚集增强，血栓素 A_2 与前列环素 I_2（TXA_2/PGI_2）失衡。

4. α 受体兴奋性增强。

5. 高胰岛素血症及胰岛素抵抗也是变异型心绞痛的危险因素，可引起早期粥样硬化病变及随后发生阻塞性病变。

三、辅助检查

（一）心电图

1. 发作时心电图呈 ST 段一过性抬高，伴对应导联 ST 段压低，发作缓解后很快恢复正常。

2. 多数病例可见 ST 段抬高的同时 T 波高尖，发作缓解后原 ST 段抬高导联可出现 T 波倒置。

3. 发作前 ST 段呈压低或 T 波倒置发作时可使 ST 段回升至等电位线或 T 波直立，即所谓"假性正常化"或"伪改善"。

4. 发作时 R 波幅度增高或增宽 S 波幅度减小有时可出现 u 波倒置。

5. 发作时伴各种心律失常，如频发室性期前收缩、室性心动过速、窦性心动过缓和不同程度的房室传导阻滞等，与不同冠状动脉痉挛程度及持续时间相关。

6. 未来发生心肌梗死，其部位往往是心绞痛发作时出现 ST 段抬高的导联。

（二）冠状动脉造影（coronary artery angiography）

既往文献报道，10%～15% 变异型心绞痛的患者冠状动脉正常，这些患者中右冠状动脉痉挛更常见。大多数冠状动脉痉挛其实伴有不同程度的动脉硬化，其中高度狭窄的占 70%～80%，临界狭窄的占 10%～15%。痉挛发生在有动脉硬化的血管上，局限于狭窄的部位。

发作时痉挛处的冠状动脉管腔完全闭塞或次全闭塞，远端不显影或显影迟缓，经硝酸甘油或腺苷等冠状动脉内注射，使痉挛解除，即怀疑变异型心绞痛。但冠状动脉造影正常或硬化狭窄不显著者，宜进一步作冠状动脉激发试验。

麦角新碱激发试验：麦角新碱系冠状动脉平滑肌 α 肾上腺素能受体和 5- 羟色胺受体的兴奋剂，可诱发冠状动脉痉挛。将 0.4mg 麦角新碱用生理盐水稀释至 8ml，每隔 3～5 分钟从静脉推注，逐次增量 0.05mg、0.1mg、0.25mg，直至总量 0.4mg，每次给药后 1 分钟、3 分钟、5 分钟分别记录心电图，记录自觉症状，并进行冠状动脉造影。试验结束后，注射硝酸甘油以解除麦角新碱所致全身血管收缩作用。冠状动脉局灶性痉挛致血管狭窄≥70%，同时伴有心绞痛症状和 / 或心电图改变者为阳性，临床确诊为变异型心绞痛。变异型心绞痛患者试验阳性率高。此试验有一定危险性，术者需有熟练的冠状动脉造影经验和插管技术，并需有一定的急救设备和丰富的急救经验。

（三）其他激发性试验

1. **普萘洛尔（心得安）试验**　普萘洛尔为非选择性 β 受体抑制剂，使用之后由于 $β_1$ 受体阻滞效应，心肌舒张血管代谢产物减少（如腺苷等），使得冠状动脉的继发性收缩效应占主要作用，与 $β_2$ 受体阻滞剂对冠状动脉的直接收缩效应协同，易使变异型心绞痛患者诱发冠状动脉痉挛。普萘洛尔可以降低劳力性心绞痛患者的心肌耗氧量，增加运动耐受时间，从而改善心肌缺血。普萘洛尔试验可用以鉴别劳力性心绞痛与变异型心绞痛。

2. **阿司匹林激发试验**　大剂量阿司匹林不仅抑制 TXA_2 的生成，而且抑制 PGI_2 生成，使 α 肾上腺素能神经兴奋，引起冠状动脉张力增加，从而使变异型心绞痛发作加剧。受试者口服阿司匹林 2g/ 次、2 次 /d，共 2 天，运动试验时如有 ST 段抬高并激发心绞痛，则为阳性。

3. **冷加压试验（cold pressor test）**　人体肢体受寒冷刺激，可反射性引起血管壁 α 受体兴奋，进而导致周围血管收缩和冠状动脉痉挛,升高血压,加速心率,导致心肌耗氧量增加,从而诱发心肌缺血,变异型心绞痛患者冷加压试验可以呈阳性。受试者取坐位,将双手浸泡于 0 ~ 4℃冰水中 1 分钟,水深没腕。试验前、后每分钟分别记录血压、心率、心电图连续记录 3 次,并观察症状与反应。目前认为,本试验敏感性与特异性均不高,仅可作为各类心绞痛和辅助诊断措施参考使用。

四、治疗

(一)一般治疗

镇静、吸氧、心电监护,消除患者紧张情绪,当患者心绞痛发作时,这些措施有帮助。

非发作期去除病因,治疗危险因素,如高血压、高血脂、糖尿病等。

(二)药物治疗

1. 硝酸酯类药　硝酸酯类药扩张冠状动脉作用可有效终止心绞痛发作,也可预防发作。由于胸痛多于凌晨时发作,宜每 6 ~ 8 小时服用硝酸异山梨酯,加以预防,也可应用长效单硝酸异山梨酯。

2. 钙通道阻滞剂　钙通道阻滞剂用于治疗变异型心绞痛,可明显改善预后。钙通道阻滞剂阻断动脉壁平滑肌细胞 Ca^{2+} 内流,降低细胞内 Ca^{2+} 浓度,从而使冠状动脉扩张。其作用机制不同于硝酸酯类,两药合用有累加作用。二氢吡啶类的硝苯地平具有强力冠状动脉扩张作用,规律服用可明显减少变异型心绞痛发作。嚼服可迅速终止发作。通常剂量为 10 ~ 40mg/ 次,每 4 ~ 6 小时 1 次,使用时需监测心率及血压。非二氢吡啶类地尔硫草、硫氮草酮对变异型心绞痛的疗效显著。虽同为钙通道阻滞剂,但其作用位点不同于硝苯地平,故两药合用可加强疗效。非发作期通常选用硝苯地平治疗变异型心绞痛,连续应用半年,以后可根据情况逐渐减量直至停药。

3. β 受体阻滞剂由于有加重冠状动脉痉挛的可能,不用于治疗变异型心绞痛。

4. 变异型心绞痛发作时可发生恶性心律失常,须服用适当的抗心律失常药物。如室性心动过速、心室颤动则应予以特殊治疗,如胺碘酮等,若无效,可考虑植入 ICD。传导阻滞通常发生在下壁 ST 段抬高的患者中,如伴有较严重的心动过缓或房室传导阻滞,可予以阿托品,若无效,应考虑置入人工心脏起搏器。

5. 经皮冠状动脉成形术(PCI)　对伴有固定狭窄的变异型心绞痛有一定疗效,但不如稳定型心绞痛效果好。文献报道,再狭窄率明显较高。

6. 冠状动脉旁路移植术治疗　CABG 变异型心绞痛伴有血管明显狭窄的手术疗效好,病死率低,远期疗效好。伴冠状动脉低于 70% 狭窄者,手术后心绞痛症状改善不明显,故对此类患者不建议手术治疗。

五、预防

通常首选联合应用硝酸酯类和钙通道阻滞剂,此两类药物联用时,大约 70% 变异型心绞痛患者的发作可完全控制,另有 20% 发作次数明显减少,再加用改善心肌代谢药物效果更佳。

控制和治疗冠心病的危险因素,如高血脂、高血糖、高血压、吸烟、饮酒等,生活规律。合理安排生活和工作,参加力所能及的工作。远足旅行前需请专科医师评价,不去过于偏远、远离医疗救治设施的地方。精神愉快,注意劳逸结合,避免连续紧张工作、熬夜,保证足够的睡眠与休息时间。进行适当的体育锻炼,以期提高心肌细胞耐受能力。

（刘　宇　卢长林）

第 6 章 冠状动脉瘤

冠状动脉瘤（coronary artery aneurysm，CAA）是指冠状动脉发生局部或弥漫性扩张，一般超过局部相邻血管直径的 1.5 倍以上，呈单发性或多发性的瘤样改变。冠状动脉瘤属于罕见的一类心脏疾病，最早于 1761 年尸检时发现，以往对其报道较少。近年来随着冠状动脉造影和介入治疗的开展，临床医师对于该病的认识不断增加，其诊断和治疗手段也在不断提高。

一、流行病学

冠状动脉瘤的流行病学研究受限于其发病率较低以及确诊需要冠状动脉造影等检查手段，因此在普通人群中冠状动脉瘤的发病率未见报道。目前的资料来源于冠心病高危人群的检查结果统计。根据冠状动脉外科协作研究（Coronary Artery Surgery Study，CASS）数据库早年所统计的 20 087 例冠心病患者中，诊断为 CAA 的患者为 978 例（诊断标准为 1.5 倍冠状动脉直径），发生率为 4.9%[1]。如果以 2 倍冠状动脉直径为诊断标准，美国 1995—2003 年期间接受冠状动脉造影的患者中发病率为 0.9%（276/32 372）[2]。而国内在 2002 年报道的发病率为 2.4%（219/9 000）[3]。

二、病因和发病机制

冠状动脉瘤的发病原因分为先天性和后天性两种。

（一）先天性冠状动脉瘤

动脉壁中层呈节段性缺如、肌纤维发育不良、组织排列异常。病变血管不断扩张、变薄，进而形成动脉瘤；或因不明病因，使动脉壁呈囊性坏死及变性，其中对中层血管壁的侵犯尤为明显，中层弹力纤维严重破坏使动脉壁变薄弱，从而形成动脉瘤，或由冠状动脉瘘而发展成动脉瘤。

（二）后天性冠状动脉瘤

1. **冠状动脉粥样硬化** 这是冠状动脉瘤的最常见原因，占动脉瘤的 50%，多发生在 50 岁以上。主要由于脂质代谢紊乱、高脂血症，特别是低密度脂蛋白异常增加，使脂质首先沉积于血管壁的内皮层引起内皮细胞破坏及纤维化，进而累及中层弹力纤维以及血管全层，使血管的营养受到影响，结果造成管壁内膜撕裂、管壁变性、局部萎缩脆弱，最终形成动脉瘤。

2. **川崎病** 该病主要侵袭 6 岁以下儿童，但也可累及年轻人，川崎病患者中有 60% 会发生心脏畸形，如冠状动脉瘤、冠状动脉狭窄、心肌炎或心肌梗死。

3. **继发于严重发绀型先天性心脏病** 严重发绀型先天性心脏病患者，由于氧饱和度长期处于较低水平，冠状动脉出现弥漫性扩张，进而形成冠状动脉瘤样扩张。

4. **主动脉瓣上狭窄** 当主动脉瓣上狭窄存在时，冠状动脉的灌注不是发生在舒张期，而是主要发生在心室的收缩期，从而造成冠状动脉的异常扩张。

5. **其他病因** 除上述常见的病因外，冠状动脉瘤还可见于晚期梅毒、感染后脓毒栓塞、创伤新生物、硬皮症等（表 5-6-1）。

目前，冠状动脉瘤的发病机制尚不明确。促使血管壁受损、冠状动脉瘤形成的原因包括高血压、吸烟引起的炎性刺激、高同型半胱氨酸血症、EB 病毒感染、动脉粥样硬化过程加速、胶原交联过程受损等。在基因表达水平，*HLA-DR B1*13*、*DR16*、*DQ2*、*DQ5*、*MMP-3* 表达水平受损，*ACE DD* 基因型插入或者缺失，以及金属基质蛋白酶的表达激活均可损伤血管壁，促使冠状动脉瘤形成。

表 5-6-1　引起冠状动脉瘤常见病因及其所占比例

常见病因	所占比例
冠状动脉粥样硬化	50%
川崎病	17%
感染后脓毒栓塞、真菌感染及梅毒等	11%
结缔组织疾病及马方综合征	<10%
动脉炎	<10%
先天性原因	少见
医源性原因（冠状动脉造影或介入治疗等）	罕见

　　冠状动脉瘤的发病年龄以中老年居多，这是因为冠心病引起的冠状动脉瘤比例最高，而先天性以及动脉炎性病因引起的动脉瘤发病年龄明显较低。先天性或创伤性动脉瘤多以局限孤立病灶为常见，而动脉粥样硬化或动脉炎往往导致多支血管多发病变。在性别影响方面，男性发病率明显高于女性。

三、形态及分布

　　CAA 可呈纺锤形或囊形外观。在反复狭窄后扩张时，则表现为特殊的"串珠样"病变。目前已报道的 CAA 最大尺寸为 6cm×8cm[4]。CAA 既可局限分布于单支血管，又可弥漫分布于多支血管。冠状动脉的任何部位都可发生 CAA，但以单支血管瘤样扩张为主，而多支血管瘤样扩张的比例较低。瘤样扩张以右冠状动脉近端和中段发生率最高（68%），发生在左前降支（60%）和左回旋支（50%）的比例居中，而发生在左主干的比例最低（0.1%）（图 5-6-1）。

　　根据冠状动脉造影的结果，按形态表现冠状动脉瘤可以分为三型[5]：Ⅰ型为冠状动脉三支血管均有多发瘤样病变；Ⅱ型为一支血管多发病变，而另一支血管单发病变；Ⅲ型为单支血管多发病变。

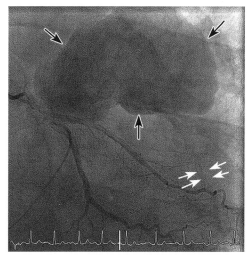

图 5-6-1　巨大左主干冠状动脉瘤

黑色箭头指示瘤体，白色箭头指示左前降支。

四、临床表现

　　冠状动脉瘤的临床表现与冠心病极为相似，可表现为无症状、稳定型心绞痛、不稳定型心绞痛、心肌梗死、心力衰竭和猝死等。巨大的瘤体还可能对周围组织产生压迫，从而发生心脏移位。其他临床表现包括血栓形成、远端栓塞、异常分流形成或者瘤体破裂。我国调查数据显示，CAA 患者因不稳定型心绞痛入院比例为 79.0%（147/186），其中存在陈旧性心肌梗死史者占 29.2%（43/147）；因急性心肌梗死入院比例为 8.1%（15/186）；因急性左心功能不全入院比例为 12.9%（24/186）。CAA 引起的缺血性心脏病表现并不仅出现在合并冠状动脉狭窄的患者中，在单纯 CAA 患者中也同样如此。CAA 患者经运动实验诱发心肌缺血的比例很高，存在弥漫性病变的患者出现心肌缺血的比例更甚于局限性病变的患者。冠状动脉造影提示，病变血管的慢血流和后向血流可能是引起心肌缺血的原因。瘤体破裂是 CAA 最严重的并发症，可导致出血、心脏压塞、急性心力衰竭甚至死亡。由于 CAA 的血管内皮功能紊乱及血流异常，易形成血栓和冠状动脉痉挛，而这可能是导致心绞痛和心肌梗死的原因之一。CAA 的瘤体体积通常扩展缓慢，极少发生急性进展性扩张。此外，CAA 的患者可能同时伴随有其他部位动脉血管的结构和功能异常。

　　检查冠状动脉瘤的无创影像学方法包括超声心动检查、CT 以及磁共振等，较为少见的巨大冠状动脉瘤在胸部 X 线片上显示为巨大的球形凸起影。对于左、右冠状动脉近端主干的巨大冠状动脉瘤，超声心动图（经胸或者经食管）检查的敏感性较高。在怀疑川崎病的年幼患者中，二维超声心动图检查是筛查冠状动脉瘤的主要检查方法。Capanneri 等报道[6]的 70 例川崎病患者中,二维超声心动图对于诊断近端冠状动脉瘤的敏感性达到 100%,从而可为患者进一步接受冠状动脉造影检查提供依据。CT 和 MRI 检查是发现儿童患者存在冠状动脉瘤的常用检查方法,其中 MRI 可以提供详细的瘤体大小和位置信息。

明确冠状动脉瘤诊断需要进行冠状动脉造影检查,该检查可以提供瘤体的大小、形状、位置和数量等信息。应注意的是,当冠状动脉发生闭塞而对比剂无法通过时,冠状动脉造影检查亦可能为假阴性结果。血管内超声检查(intravascular ultrasound,IVUS)可以区别诊断真性和假性冠状动脉瘤。在真性动脉瘤中,IVUS检查可以观察到动脉瘤壁中含有与周围正常冠状动脉相延续的中层组织;而在假性动脉瘤中,瘤壁仅由外膜组织构成。

冠状动脉瘤可能会破裂进入右心房、右心室及冠状窦等部位,形成左向右的分流通道,此时往往听诊时可听到持续性的心脏杂音。长时间的左向右分流将导致心脏功能失代偿。

真菌感染导致的冠状动脉瘤,在发生血栓形成导致的急性心肌梗死和瘤体破裂之前往往没有典型的心脏症状。一旦发生瘤体破裂,则会迅速出现大量心包积血及心脏压塞。

由于血管壁的构成组织缺陷,有冠状动脉瘤的患者往往还会合并有心脏外血管动脉瘤,故需要进行血管CT 或者磁共振检查以发现或排除身体其他部位的动脉瘤。

五、实验室检查

累及血管壁全层的广泛炎症在冠状动脉瘤的发生、发展过程中发挥着重要的作用。在冠状动脉瘤患者的血清中,可溶性黏附因子如 ICAM-1、VCAM-1 及 E-selectin 水平明显高于不伴有冠状动脉扩张的单纯冠心病患者以及冠状动脉正常人群水平,这提示炎性因子浸润可能累及全层血管壁。研究发现,血清中可溶性黏附因子如 ICAM-1、VCAM-1 及 E-selectin 的浓度与冠状动脉瘤的节段长度呈正相关[7]。另外,单纯冠状动脉瘤患者中的血清 C 反应蛋白及 IL-6 水平均高于一般冠心病患者和正常人群。

六、鉴别诊断

冠状动脉瘤需要与假性冠状动脉瘤、心包囊肿、心脏原发肿瘤、冠状动脉瘘等疾病进行鉴别诊断。

假性冠状动脉瘤往往由外伤或冠状动脉介入治疗引起,应用血管内超声检查可以发现血管壁弹力层中断以及管壁完整性破坏,仅剩一层向外凸出的外膜组织。

冠状动脉瘤与心包囊肿以及心脏原发肿瘤的鉴别诊断主要依据超声心动图、CT 及 MRI 等影像学检查,冠状动脉造影可以明确病变的性质,从而作出诊断。

冠状动脉造影是冠状动脉瘤与冠状动脉瘘鉴别诊断的主要依据。

七、治疗

冠状动脉瘤的治疗包括药物治疗、介入治疗及外科治疗三类方式。

1. 药物治疗　CAA 瘤体内血流异常,应早期应用抗血小板药物和抗凝药物来预防血栓形成导致的急性心肌梗死。曲美他嗪和双嘧达莫有一定的疗效。但硝酸酯类可加重心外膜血管扩张,增加心绞痛危险,因此不推荐使用。CAA 的 ACE 基因多态性提示,血管紧张素转化酶抑制剂(angiotensin converting enzyme inhibitor,ACEI)可能有助于治疗,但其疗效目前尚未得到证实。

最近有学者建议,CAA 无论合并冠心病与否都应控制其发生冠心病的危险因素。因 CAA 病例罕见,目前尚无较大规模的临床研究以证实上述药物的确切疗效。

2. 介入治疗　对于狭窄后扩张导致的 CAA,在狭窄处植入支架,瘤体可立即收缩减小,其原因可能是支架减小了狭窄处的血流速度,从而减轻了对血管壁的压力刺激。在扩张的 CAA 瘤体内植入带膜支架,也被证明可减少其心血管风险,并使瘤体减小甚至消失。当冠状动脉瘤合并冠状动脉狭窄时,经皮植入聚四氟乙烯覆膜的球囊扩张支架可以有效隔绝封闭冠状动脉瘤。

虽然吸栓装置可吸出 CAA 内小血栓,但若血栓较大,介入取栓困难,此时需要借助于外科手术进行治疗。

3. 外科手术　外科手术适用于存在破裂危险或对心脏产生压迫症状的 CAA。当瘤体内巨大的血栓引起冠状动脉阻塞时,切开取栓或者结扎冠状动脉瘤体并向远端冠状动脉旁路移植术治疗是有效的治疗方法。CAA 合并严重的冠状动脉瘘或弥散性冠状动脉狭窄也是进行外科手术的适应证。关于手术时机的选择,部分学者认为超过正常冠状动脉直径 3～4 倍的冠状动脉瘤发生破裂、栓塞以及出现压迫症状的概率明显增加,应尽早手术。非连续性分布的冠状动脉瘤发生破裂的概率较低,长期预后相对好,对于无症状的患者无须实施择期手术治疗。

左主干部位的 CAA 发病率极低,目前尚无统一的标准化治疗方案。虽然目前临床实践中通常建议应用华法林抗凝治疗左主干冠状动脉瘤,但尚无证据显示华法林治疗与抗血小板药物治疗相比孰优孰劣。对于左主干巨大瘤体合并血栓形成、心肌梗死或者合并冠心病的患者,应该尽早给予外科手术治疗。结扎瘤体并进行冠状动脉旁路移植是外科治疗的主要方法。既往曾有冠状动脉内溶栓药物注射治疗的报道,但因其病例数较少,其效果并不确切。

对于川崎病患者,在发病后 10 天内及时给予静脉内免疫球蛋白注射治疗,可使冠状动脉瘤发病率从 23% 降到 5%,巨大冠状动脉瘤发生率从 5% 降到 1%。

八、生存率和预后

冠状动脉瘤的发病原因不同,因此,其自然病史与原发疾病有关。此类患者大多死于栓塞、血栓形成导致的急性心肌梗死,或因动脉瘤破裂造成急性心脏压塞而死亡。CAA 患者的 5 年生存率为 71%,本病是远期病死率的独立影响因素。对于那些长期有冠状动脉瘤的患者,仍然存在因血栓形成或脱落发生心肌梗死和猝死的风险。当冠状动脉瘤患者合并糖尿病、高脂血症及狭窄性冠心病时,其远期生存率将会降低。

（万　峰）

参 考 文 献

［1］SWAYE P S, FISHER L D, LITWIN P, et al.Aneurysmal coronary artery disease[J].Circulation, 1983, 67(1): 134-138.

［2］BAMAN T S, COLE J H, DEVIREDDY C M, et al.Risk factors and outcomes in patients with coronary artery aneurysms[J]. Am J Cardiol, 2004, 93(12): 1549-1551.

［3］史冬梅, 张维君, 房芳, 等.冠状动脉瘤样扩张的临床特点 [J]. 中华心血管病杂志, 2002, 30(1): 49-51.

［4］ASSIRI A S. Giant coronary artery aneurysm[J]. Ann Saudi Med, 2000, 20(3-4): 248-250.

［5］MARKIS J E, JOFFE C D, COHN P F, et al.Clinical significance of coronary arterial ectasia[J].Am J Cardiol, 1976, 37(2): 217-322.

［6］CAPANNARI T E, DANIELS S R, MEYER R A, et al.Sensitivity, specificity and predictive value of two-dimensional echocardiography in detecting coronary artery aneurysms in patients with Kawasaki disease[J].J Am Coll Cardiol, 1986, 7(2): 355-360.

［7］TURHAN H, ERBAY A R, YASAR A S, et al. Plasma soluble adhesion molecules; intercellular adhesion molecule-1, vascular cell adhesion molecule-1 and E-selectin levels in patients with isolated coronary artery ectasia[J].Coron Artery Dis, 2005, 16(1): 45-50.

第7章 自发性冠状动脉夹层

一、概述

（一）定义

自发性冠状动脉夹层（spontaneous coronary artery dissection，SCAD）是指无明显动脉粥样硬化的冠状动脉发生内膜撕裂或中膜滋养血管破裂，导致血液积聚到冠状动脉内中膜与外弹力板之间，最终导致管腔狭窄甚至闭塞[1]。

（二）发病率和病理机制

自发性冠状动脉夹层相对少见。文献报道，冠状动脉造影对该病的检出率仅为 0.1%～1.0%。患者通常没有明确的家族 SCAD 发病倾向，一般是散发病例。但实际上，由于漏诊或患者猝死等致使该病的发生率明显被低估，真实的发病率往往不清楚。妊娠妇女和产后年轻女性由于雌激素水平的变化导致动脉壁结构变得更加脆弱，所以成为 SCAD 的高危患者。从发病率看，90% 的 SCAD 是女性患者，覆盖各个年龄段，不受种族影响，65 岁以下女性患者占多数。有文献认为，50 岁以下女性心脏病发作中有 25% 的患者至少有一次 SCAD 发作。SCAD 患者通常没有冠心病的典型易患因素，例如糖尿病、吸烟或肥胖等。该病与动脉肌纤维发育不良存在相关性。在冠状动脉结构发生改变的基础上，剧烈体力活动、情绪激动、胸部钝性损伤以及滥用毒品和冠状动脉痉挛都可能诱发 SCAD 的发生。合并冠状动脉动脉硬化的 SCAD 多见于男性患者，相对少见（常见非动脉粥样硬化 SCAD 病因见表 5-7-1）。

表 5-7-1 非粥样硬化性 SCAD 的病因和诱发因素

1. 相关动脉疾病	（5）激素治疗：服用避孕药、雌激素、β-HCG、睾酮
（1）肌纤维发育不良	（6）冠状动脉痉挛
（2）妊娠：妊娠期、有生育史、多次妊娠	（7）其他特发性因素
（3）结缔组织病：马方综合征、Loeys-Dietz 综合征、4 型皮肤弹性过度综合征、囊性中央坏死、抗胰蛋白酶缺乏症、多囊肾、多囊卵巢综合征	**2. 诱发因素和应激事件**
	（1）剧烈体力活动
	（2）强烈精神刺激
（4）系统性炎症：红斑狼疮、克罗恩病、韦格纳肉芽肿病、溃疡性结肠炎、结节性多动脉炎、结节病、变应性肉芽肿性血管炎、风湿性关节炎、川崎病、巨细胞性动脉炎、乳糜泻	（3）阵痛和分娩
	（4）需要用力屏息的活动、恶心、呕吐、排便、咳嗽等
	（5）吸毒：可卡因、安非他命、甲基苯丙胺
	（6）内分泌治疗：β-HCG

（三）SCAD 临床症状

由于 SCAD 发病机制与传统意义上的 ACS 不同，对自发冠状动脉夹层的处理也应有所区别，所以准确识别 SCAD 患者就显得尤为重要。SCAD 往往导致急性冠脉综合征（ACS）发作。临床表现为不稳定型心绞痛、ST 段抬高心肌梗死或非 ST 段抬高心肌梗死，也有心脏停搏和猝死。

（四）临床诊断

SCAD 诊断最早见于尸检报告，冠状动脉造影开展以来陆续有散发报道。随着冠状动脉腔内影像的发展，冠状动脉内超声显像技术（intravascular ultrasound，IVUS）和光学相干断层扫描（optical coherence tomography，OCT）的使用，尤其是 ACS 急诊冠状动脉造影和急诊腔内影像学检查的广泛应用，使 SCAD 的检出率明显提高[2-3]。尽管如此，目前临床研究和个案报道总例数仍然不多，缺乏长期随访观察。

冠状动脉造影是最基本的影像学筛查手段，当冠状动脉造影显示某支冠状动脉某个节段突然弥漫性狭窄，而其他冠状动脉基本正常时，要怀疑 SCAD 的诊断。经过冠状动脉内硝酸甘油治疗，去除痉挛因素后，弥漫性狭窄不能解除时，更应该想到 SCAD 的可能（见图 5-7-1）。特别是患者为妊娠妇女或产后不久的年轻女性，更要高度怀疑该病的可能性（见图 5-7-2 和图 5-7-3）。腔内影像学检查可以确诊冠状动脉自发夹层或壁内血肿的诊断。目前最常用的腔内影像学工具为血管内超声（IVUS）和光学相干断层扫描（OCT）。IVUS 和 OCT 对冠状动脉自发夹层壁内血肿的识别和治疗策略的制订都有很大价值，由于 OCT 分辨力显著高于 IVUS，所以 OCT 对内膜破口的识别显著高于 IVUS（见图 5-7-3）。然而，由于 OCT 穿透性差，再加上真假腔血栓的影响，OCT 有时不如 IVUS 能够完全显示 SCAD 累及血管范围和特有的三层结构，从而影响对病变的判断。另外，冠状动脉 CTA 也能诊断大血管近段的壁内血肿，表现为围绕血管腔（高密度对比剂）的一圈低密度环。

（五）临床治疗和预后

根据目前有限的文献报道，血流动力学稳定的 SCAD 患者预后较好，保守策略是优选方案。SCAD 患者经皮冠状动脉内介入治疗（percutaneous coronary intervention，PCI）总成功率仅有 65% 左右，PCI 仅适用于那些大血管近端的壁内血肿伴有持续性胸痛，TIMI 血流 0 ~ 1 级的患者。对于必须行 PCI 的患者，首选冠状动脉内支架治疗。根据影像学（IVUS 或 OCT）确定壁内血肿长度，支架先放远再放中间，支架要长出壁内血肿近端和远端 5mm 以上，一定要覆盖内膜破口[4]。

OCT 指导 SCAD 介入治疗的价值高于 IVUS。首先，指引导丝是否在真腔至关重要，所以当导丝通过病变处到达血管远端时，OCT 检查有助于明确导丝的位置是否正确。其次，支架完全封闭内膜破口是介入治疗成功的保障。由于 OCT 超高的空间分辨力，可以显示出内膜破口的精确位置，实现精准治疗，减少不必要支架的使用。OCT 有助于术者选择合适的治疗方案，保证良好的手术效果。最后，像常规 PCI 手术一样，OCT 也能够评价支架植入的即刻效果（如支架膨胀情况），发现并发症等（如血肿移动、支架边缘夹层情况）。

SCAD 患者药物保守治疗往往是经验性的，并且存在争议[5]。由于局部冠状动脉壁内假腔或血肿形成，溶栓和血小板 GPⅡb/Ⅲa 受体拮抗剂相对禁忌。没有足够的证据表明需要加强抗血小板和抗凝治疗，是否需要减少双重抗血小板治疗剂量和疗程也无定论。其他治疗，β 受体阻滞剂降低血流对血管壁的剪切力，对 SCAD 患者是强适应证；钙通道阻滞剂例如盐酸地尔硫草（合心爽），治疗冠状动脉痉挛，考虑联合 β 受体阻滞剂应用。他汀药物应用目前无有力证据[6]。

总之，SCAD 是部分 ACS 的一种全新病理机制，占 ACS 患者的 1% 左右，临床上并不少见。由于 SCAD 的发病机制与传统 ACS 患者存在明显差别，所以一定要对该病保持警觉，正确识别和选择合适的治疗方案。

二、重要临床研究

鉴于 SCAD 发病率低，不易识别，长期以来缺少大规模临床试验观察。早期认为 SCAD 多见与妊娠相关，目前认为动脉平滑肌肌纤维发育不良是 SCAD 的重要原因[5]。

以前的研究多数来自临床观察和尸体解剖结果。美国统计数字表明，16 000 次妊娠合并一次心肌梗死，但是其中只有 1/4 可能是 SCAD，近期研究表明对于 SCAD，妊娠相关 SCAD（P-SCAD）只占发病率的 5% 以下[7]。1998 年世界卫生组织定义 P-SCAD 为妊娠过程中（最早可见于受孕 2 周，）或产后 6 周。围产期 SCAD 时间变化范围很大，可以从第三产程延续到产后 3 ~ 5 个月，也有报道产后 11 ~ 16 个月[1]。

P-SCAD 原因很多，雌激素和黄体酮水平的突然变化可能导致滋养膜中层变化，胶原合成减少，黏多糖成分增加，导致冠状动脉中层强度下降。组织学变化包括夹层平面弹力纤维和胶原纤维断裂、排列紊乱，囊性中层坏死和炎性渗出。其他全身性疾病发病率低，但是可能也参与 SCAD 的发病过程，比如结缔组织病（4 型皮肤弹性过度综合征、马方综合征）和全身炎症状态（系统性红斑狼疮、溃疡性结肠炎等）[8]。

尽管 P-SCAD 在 SCAD 中相对常见，近年来更关注冠状动脉肌肉纤维发育不良（FMD）导致的 SCAD。2012 年 Tweetetal 提出，肌肉纤维发育不良是 SCAD 的主要发病机制[9]。FMD 是一种非动脉粥样硬化、非炎症反应、发病原因不详的血管疾病,通常影响年轻女性,可能导致动脉狭窄、夹层或动脉瘤形成。动脉壁中层纤维增生导致的典型"串珠样改变",多见于颈动脉和肾动脉。在 Pateetal 的年轻女性急性心肌梗死和猝死的病例中,冠状动脉造影多部位正常,但是在中段节段部位可见特征性的、突然出现的、弥漫性由正常到狭窄的变化。同时,肾动脉和颅内动脉发现有 FMD 改变。后续研究中 OCT 证实冠状动脉为 SCAD 表现,从此将 SCAD 和 FMD 联系起来[5]。

除了通过冠状动脉造影和冠状动脉腔内影像学检查诊断 SCAD 外,冠状动脉的磁共振显像(MRCA)和计算机扫描断层技术(CTCA)也能够初步筛选 SCAD 患者。

三、指南推荐

目前尚无系统的关于 SCAD 的专家共识和行业指南,但是 2016 年欧洲心脏病学会(ESC)工作组发布了关于冠状动脉正常或轻度狭窄的心肌梗死患者的诊疗建议。根据大规模的注册研究,1%～13% 的心肌梗死患者冠状动脉正常或轻度狭窄,冠状动脉正常指没有＞30% 的狭窄,轻度狭窄指介于 30%～50%。冠状动脉非阻塞性的心肌梗死(MINOCA),进一步研究此类心肌梗死的发病机制、预后和管理措施。工作组认为,对此类患者,要注意动脉斑块和血栓的动态变化问题,例如血栓的消失、斑块内容物的冲刷和斑块血肿的变化等,因此,磁共振、血管内超声(IVUS)和光学相干断层扫描(OCT)等检查就成了非常重要的诊断工具。

目前,对于冠状动脉正常或轻度狭窄的心肌梗死患者,应注意以下 8 种情况,包括斑块破裂、冠状动脉痉挛、冠状动脉血栓栓塞、应激性心肌病、心肌炎、2 型心肌梗死、不确定病因的非阻塞型心肌梗死及冠状动脉夹层。冠状动脉内影像是诊断冠状动脉夹层的关键。冠状动脉内夹层可能与肌纤维发育不良相关。

四、SCAD 诊断和治疗中应注意的问题

随着急诊冠状动脉介入检查和治疗的普遍开展,介入术者对冠状动脉影像的认识应该从普通二维平面拓展到三维或腔内横断面的范畴。在病情和条件允许的情况下,冠状动脉腔内影像学检查可能逐渐成为必备的检查手段。

在急诊冠状动脉介入过程中,对于总体冠状动脉走行和形态大致正常,"突然"出现的节段或弥漫性狭窄,尤其是具有"僵硬"表现的病变,应用足量硝酸甘油除外冠状动脉痉挛因素后无明确改变的情况,应该考虑到 SCAD 的可能,做 IVUS 或 OCT 检查以明确诊断。对于狭窄程度不重、血流 TIMI 3 级、临床症状和生命征稳定的患者,避免盲目性球囊扩张甚至支架植入释放,避免夹层延展,改善病情预后。对于血流 TIMI 2 级以下、位于冠状动脉近中段的节段夹层病变,可以考虑支架植入,但是应该保证支架长度覆盖夹层近端和远端 5mm 以上,原则是先两端后中间。支架释放后,IVUS 或 OCT 复查治疗效果。对于没有发现内膜撕裂,仅是滋养膜动脉破裂引起冠状动脉夹层壁内血肿,"刺破减压"或"切割球囊"切割减压的方法,临床操作不一定可靠,建议支架治疗,定期随访(参照冠状动脉内血肿治疗)。急诊患者如果明确 SCAD 诊断,术后要尽可能明确 SCAD 病因,积极治疗原发病。

择期冠状动脉介入检查和治疗的患者发现冠状动脉夹层或壁内血肿,分为两种情况。一种是造影发现 SCAD,腔内影像学检查明确诊断。另一种是有 SCAD 的病理基础,球囊扩张或支架植入释放后形成夹层和壁内血肿。这时应根据具体情况决定是继续支架覆盖还是终止支架治疗,及时转为药物保守治疗(见图 5-7-4)。

目前没有形成 SCAD 的专家共识或行业指南,我们建议参照冠状动脉介入过程中壁内血肿行程的处理过程操作。急诊造影诊断 SCAD 后 1 个月内和 1 年内复查冠状动脉造影,复查 IVUS 或 OCT。

SCAD 患者造影检查明确诊断后,一般情况下病情稳定,多数患者采用药物治疗预后好。不建议使用长时间、大剂量的肝素抗凝治疗。建议常规剂量双重抗血小板治疗 1 个月,然后过渡为阿司匹林抗血小板治疗。常规使用 β 受体阻滞剂,可以联合使用钙通道阻滞剂和硝酸酯类药物治疗冠状动脉痉挛。对于无动脉硬化的 SCAD 患者,他汀类药物无明确获益。

【病例 1】 55 岁白人男性,平素体健,无明确冠心病易患因素,突发胸痛 1 小时入急诊。心电图示前壁导联 ST 段抬高,符合急性前壁心肌梗死诊断。冠状动脉造影示左主干、左回旋支正常,左前降支近中段正常,对角支正常,左前降支中远段突然狭窄、变细、走行僵硬(图 5-7-1)。多次冠状动脉内硝酸甘油后无明显变化,IVUS 提示病变部位冠状动脉壁自发夹层、血肿。

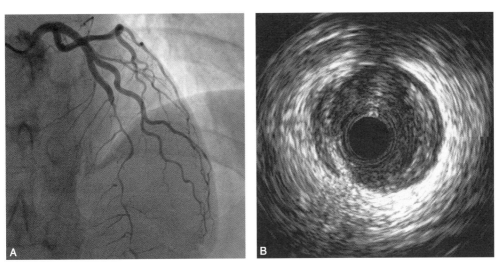

图 5-7-1　冠状动脉造影提示左前降支中远段自发夹层伴壁内血肿形成

A. 冠状动脉造影：左前降支中远段突然管腔变细，弥漫病变，走行僵硬，对硝酸甘油无反应；
B. IVUS：7～11 点处内壁夹层形成，11～3 点处可见血肿。

【病例 2】　29 岁女性，剖宫产后 3 个月，因间断胸痛 1 周，以非 ST 段抬高心肌梗死入院。心电图和心肌酶学检查支持临床诊断。患者无明确冠心病易患因素，但是近期有明确精神压力诱因。CTCA 和 CAG 检查提示左前降支近端节段狭窄 80%～90%（图 5-7-2）。OCT 发现冠状动脉壁内血肿形成（图 5-7-3）。以上提示自发

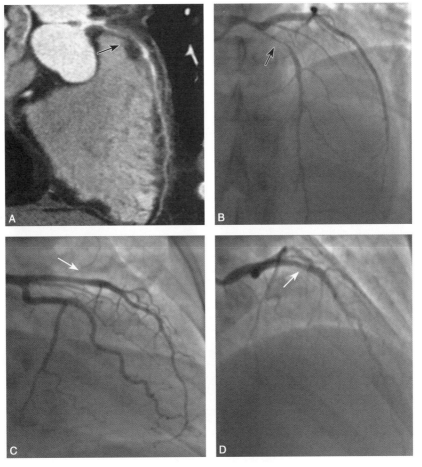

图 5-7-2　冠状动脉 CT 影像和造影影像对比

A、B. CTA 和 CAG 共同显示左前降支节段狭窄 80%～90%；C、D. 2 周后同部位冠状动脉造影示病变几乎恢复正常。

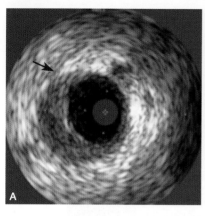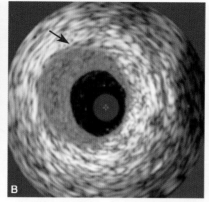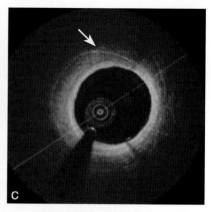

图 5-7-3　IVUS 和 OCT 提示冠状动脉壁内血肿

A. IVUS 和虚拟组织学超声；B. 提示冠状动脉壁内血肿；C. OCT 提示冠状动脉壁内膜完整，血肿形成。

性冠状动脉血肿，符合 P-SCAD 诊断（该病例由首都医科大学附属北京安贞医院刘巍提供）。

【**病例 3**】　48 岁女性，护士。未绝经。既往白塞病病史。因"非特异性心前区不适 2 周"于门诊以"冠心病"入院，行常规冠状动脉造影检查。左冠状动脉造影大致正常。右冠状动脉反复多体位造影，考虑第二弯曲处病变，给予支架治疗。支架后支架近端和远端血肿形成，近端再次支架后边缘仍有血肿形成，终止治疗（图 5-7-4）。

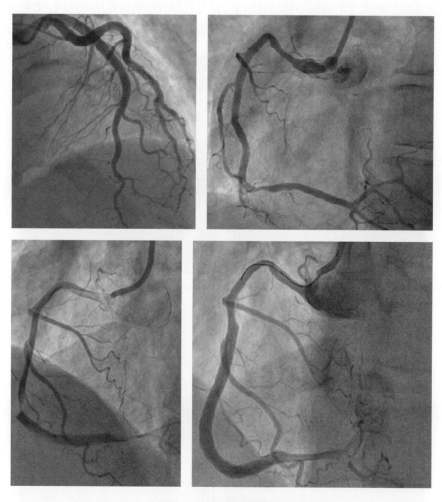

图 5-7-4　冠状动脉造影

LCA 大致正常，RCA 近端内膜不规整，狭窄 30%～40%，第二弯曲后局限狭窄 75%～80%。支架覆盖第二弯曲到后三叉前，RCA 全程"痉挛"，支架近端和远端血肿形成。多次硝酸甘油和硝普钠冠状动脉内注射后无反应。RCA 第一弯曲后分别植入 2 枚支架后，决定终止介入治疗。目前患者一般情况好。

监护观察,病情稳定。回顾分析认为,本次入院支架前、后未行 IVUS 或 OCT 检查,未能明确 SCAD 诊断,但是高度怀疑患者可能具备 SCAD 的潜在病理机制,支架后冠状动脉自发夹层,血肿形成。

（何冀芳）

参 考 文 献

［1］SAW J.Spontaneous coronary artery dissection[J].Can J Cardiol,2013,29(9):1027-1033.

［2］ALFONSO F,PAULO M,GONZALO N,et al.Diagnosis of spontaneous coronary artery dissection by optical coherence tomography[J].J Am Coll Cardiol,2012,59(12):1073-1079.

［3］PAULO M,SANDOVAL G,LENNIE V,et al.Combined use of OCT and IVUS in spontaneous coronary artery dissection[J].JACC Cardiovasc Imaging,2013,6(7):830-832.

［4］MOTREFF P,BARBER-CHAMOUX N,COMBARET N,et al.Coronary artery fenestration guided by optical coherence tomography before stenting:new interventional option in rescue management of compressive spontaneous intramural hematoma[J].Circ Cardiovasc Interv,2015,8(4):e002266.

［5］ALFONSO F.Spontaneous coronary artery dissection:New insights from the tip of the iceberg?[J].Circulation,2012,126(6):667-670.

［6］ALFONSO F,PAULO M,LENNIE V,et al.Spontaneous coronary artery dissection:Long-term follow-up of a large series of patients prospectively managed with a "conservative" therapeutic strategy[J].JACC Cardiovasc Interv,2012,5(10):1062-1070.

［7］JAMES A H,JAMISON M G,BISWAS M S,et al.Acute myocardial infarction in pregnancy:a United States population-based study[J].Circulation,2006,113(12):1564-1571.

［8］SAW J,RICCI D,STAROVOYTOV A,et al.Spontaneous coronary artery dissection:prevalence of predisposing conditions including fibromuscular dysplasia in a tertiary center cohort[J].JACC Cardiovasc Interv,2013,6(1):44-52.

［9］TWEET M S,HAYES S N,PITTA S R,et al.Clinical features,management and prognosis of spontaneous coronary artery dissection[J].Circulation,2012,126(5):579-588.

第8章 应激性心脏病

一、定义

应激性心脏病（stress cardiomyopathy）最早于1990年由日本Sato等医师报道[1-2]。这是一种急性左心室功能障碍疾病，其主要特征为一过性心尖部室壁运动异常，呈气球样变，故也称心尖气球样变综合征，因为通常发病前有情绪应激，所以被称为应激性心脏病[3-5]。由于左心室形状与渔民捕鱼用的章鱼篓形状相似，又称为Takotsubo心肌病（TTC，图5-8-1）。应激性心肌病是一种急性可逆的综合征，以室壁运动异常为主要特征，可能存在心尖部运动减低或心室基底部阶段性反常运动。这些特征和冠状动脉斑块破裂引起的心肌缺血很相似，但出现室壁运动异常不能用单一的冠状动脉血管病变来解释[6-7]。经过首例报道后的20多年，这种疾病已经被国际心血管疾病医师所认识[4,8]，在这个时间内，这种病症有了心尖部气球样变、心碎综合征等名字[9]。

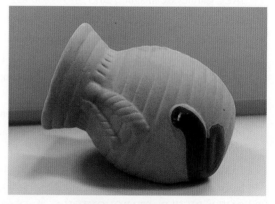

图5-8-1 应激性心肌病提示心脏发生章鱼篓（Takosubo）样改变

指南中应激性心肌病定义描述为不明原因导致、表现为左心室心尖部急性球形扩张，几乎全部发生于1个月内有急性情绪应激的患者，这种急性收缩障碍主要表现为左心室，但也有少数患者为右心室也受累。左心室流出道梗阻在部分患者中也有观察到。另外，在有一些患者中，例如急性脑血管患者，也会出现类似的心尖部气球样改变，但病理原因不明确，这类患者被诊断为"脑血管疾病合并Takosubo样心功能障碍"，是要区分于应激性心脏病的[10]。

二、流行病学

美国一项研究表明，在2008年全国住院患者样本数据库中，共有6837名患者诊断为应激性心脏病。女性患病率明显高于男性，女性患者有6178例，占90.4%；男性患者有660例，占9.6%。年龄在18~34岁者有127例，占1.9%；35~49岁者有581例，占8.5%；50~64岁者有1975例，占28.9%；65~79岁者有2952例，占43.2%；年龄大于80岁者有1202例，占17.6%。在女性中，年龄大于55岁的患病风险升高4.8倍[11]。

三、病理生理学

应激性心肌病的病理生理学机制还不明确，目前有几种假说来解释这种急性的机能紊乱。

1. 儿茶酚胺毒性　很多的证据支持应激性心肌病是由于儿茶酚胺类的过度分泌。Wittstein等报道，在应激性心脏病患者血浆中儿茶酚胺水平是急性心肌梗死患者的2~3倍。患者血浆儿茶酚胺水平升高，伴随神经肽γ水平的升高，其伴随着交感神经节后和肾上腺嗜铬细胞的儿茶酚胺而生成，在应激状态时释放。α_1和β_1受体的激活可以导致冠状动脉痉挛，但心肌病变的原因不止于此。在对应激性心肌病患者进行心肌活检，发现心肌收缩带坏死，一个与儿茶酚胺过剩（例如嗜铬细胞中）相关的罕见的细胞异常，这与心肌梗死的凝固性坏死是截然不同的。心尖球形综合征能够在应激性心肌病大鼠模型中得到复制，并且能利用肾上腺素阻滞剂的预处理来阻止其发生[12]。在患者和动物模型中，应激性心脏病组织学改变都强烈提示儿茶酚胺的毒性作用[12-16]。近年来提出，高水平肾上腺素对心肌G蛋白信使的影响是应激性心肌病特征性心尖反常运动的发生机制。去甲肾上腺素通过与 β_1 肾上腺素受体(β_1-AR)结合,刺激 G 蛋白(Gs)升高 cAMP 水平,来增加收缩力。肾上腺素也能与 β_1-AR 结合,但对 β_2-AR 有更高的亲和力。生理浓度的肾上腺素与 β_2-AR 结合刺激 Gs 并增加收缩力;但是在高浓度时情况发生了改变,肾上腺素与 β_2-AR 结合刺激抑制型 G 蛋白(Gi)并产生负性收缩作用。既然人心肌的 β_2-AR 浓度从基底到心尖逐渐增加,那么和它相匹配的 Gs 到 Gi 的转换,也就能解释应激性心肌病时心尖区室壁运动的异常。临床前的模型也支持这种假说,心尖部功能障碍对肾上腺素有反应而不是去加肾上腺,这是由于 PKA 介导的 β_2-AR 磷酸化,从而发生从 Gs 到 Gi 的转换[17-19]。

这种机制也能够解释应激性心肌病的痊愈过程。β_2-AR 与抑制型 G 蛋白能够抑制心律失常并且刺激保护机制,也促进心肌再生。伴随循环中肾上腺素的清除,肾上腺素水平恢复正常水平,收缩力增强,也就有助于解释心肌功能障碍快速恢复的机制[17]。

另一项研究提示,升高的儿茶酚胺水平通过 AMP 调节的钙超载,减低了心肌细胞的可存活性[5, 20]。儿茶酚胺同时被认为是氧自由基的来源,氧自由基可以干预钠离子和钙离子的转运,进而通过增加钙离子的跨膜内流和细胞内钙超载导致细胞功能障碍[21]。心肌的组织学改变不同于缺血性心肌坏死,包括收缩节坏死、粒细胞浸润和纤维化。收缩节坏死已经被证实出现在儿茶酚胺过多分泌的嗜铬细胞瘤和蛛网膜下腔出血[22-23]。

2. 代谢紊乱　研究证实,包括糖和脂肪酸的代谢改变可以使心肌顿抑[24-29],一种理论认为,心肌顿抑可能继发于首先出现的心肌细胞的代谢紊乱,包括对糖脂代谢影响和线粒体功能紊乱[24-26, 30]。Di Carli 等在试验性狗模型中,显示在多个缺血再灌注过程顿抑的心肌细胞中 ^{18}F-FDG 吸收减少,导致心肌持续顿抑[26]。这种糖吸收减少在心肌顿抑的机制中作用尚不能明确。一项研究提示,在早期心肌脂肪酸代谢异常比心肌灌注减少更能严重削弱心肌收缩力,影响并不局限于单支冠状动脉供血范围,可能导致应激性心肌病样的左心室功能障碍[30]。

3. 冠状动脉微循环损伤　微循环功能障碍包括内皮依赖的血管舒张功能异常,大量血管收缩,导致弥漫的冠状动脉床痉挛。Martin 等报道,急性应激性心脏病患者在实验室给予精神应激后,存在异常的血管收缩和交感神经兴奋。这可以显著削弱内皮依赖的血管舒张,而导致过度的血管收缩和儿茶酚胺释放[31]。Yoshida 等报道,在急性应激性心肌病患者 PET-CT 检查中发现心肌灌注明显减低和严重的心肌代谢异常[12, 32]。Elesber 证明,这些综合征患者心电图异常表现和微血管功能障碍之间有确实的联系[12, 33]。

4. 多支心外膜冠状动脉痉挛　这种假说认为,可逆的心室功能障碍可能是由冠状动脉痉挛继发所支配区域的心肌顿抑导致的[12]。很多学者支持在没有冠状动脉病变的患者中,情绪应激可以导致冠状动脉痉挛[5, 34]。在一项冠状动脉造影研究中发现,70% 的应激性心脏病患者中激发试验可以诱发冠状动脉痉挛[5, 35]。然而,多支心外膜冠状动脉痉挛导致心肌顿抑,不能解释严重的左心室功能障碍和轻度的心肌酶升高之间的差异;如果存在斑块破裂,则大多在单一的冠状动脉,导致的心肌运动异常不应波及正常冠状动脉的供血范围[12]。另外,应激性心肌病患者和急性冠脉综合征患者心电图表现也不尽相同,心电图可以区分左前降支近段病变导致的急性心肌梗死,但不能很好地区分左前降支远段病变导致的心肌梗死[35]。因此,冠状动脉痉挛导致的心肌顿抑不能很好地解释应激性心脏病的左心室功能障碍。

四、临床表现

在初步诊断急性冠脉综合征患者中,有 1%～2% 为应激性心脏病[6, 36-37]。1 750 例应激性心脏病患者中,89.8% 为女性,平均年龄为(66.4 ± 13.1)岁。存在精神应激并不比身体应激多(27.7% vs. 36.0%),另有 28.5% 的患者没有明显的诱发因素[38]。在急性期,其临床表现、心电图的变化和心肌损伤标志物的变化经常与急性冠脉综合征相似[3-4, 6, 38-40]。就诊的首要症状是胸痛(75.9%),第二位是呼吸困难(46.9%)和晕厥(7.7%)[38]。严重的症状如肺水肿可能出现,但是心搏骤停、心源性休克和严重的室性心律失常非常少见。非特异性的症状,如虚弱乏力、咳嗽、发热也有报道[3-4, 6, 39, 41-42]。复发的应激性心脏病罕见,研究显示,自首发症状后 4 年内每年再出现症状的概率最高为 2.9%,4 年总的再发症状的概率为 11.9%[43]。

五、诊断

应激性心脏病目前尚无全球的统一诊断标准。应激性心脏病虽然并不少见,但是很容易被忽略。现

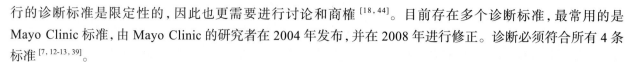

行的诊断标准是限定性的,因此也更需要进行讨论和商榷[18,44]。目前存在多个诊断标准,最常用的是Mayo Clinic 标准,由 Mayo Clinic 的研究者在 2004 年发布,并在 2008 年进行修正。诊断必须符合所有 4 条标准[7,12-13,39]。

1. 左心室间隔暂时性运动功能减退,运动麻痹或反常运动,包括或不包括心尖部。局部室壁运动异常超过了单支冠状动脉血管的供血范围。在这之前通常存在身体或感情的应激因素,但不是都存在的。

2. 无梗阻性冠状动脉疾病,或造影证实无急性冠状动脉斑块破裂。

3. 新发的心电图异常(ST 段抬高、T 波倒置或两者同时存在)或心肌肌钙蛋白水平轻度升高。

4. 排除 ①嗜铬细胞瘤;②心肌炎。

对于满足以上条件的患者,应激性心脏病诊断仍需要谨慎,一个明确的应激诱发因素必须要仔细寻找。梗阻性冠状动脉粥样硬化性疾病患者可以发生应激性心脏病,然而在我们的经验和文献报道中这是罕见的,可能是因为这种病例很容易和急性冠脉综合征混淆[45-48]。

六、鉴别诊断

对于符合诊断标准的患者,必须要除外以下疾病后才可诊断。

1. **急性冠脉综合征** 应激性心脏病和急性冠脉综合征的临床表现相似,然而在流行病学方面,年龄和性别两者有很大区别,以往的报道显示,大多数应激性心脏病患者是老年女性[3,13,49-50]。

一般来说,应激性心脏病的诊断需要排除冠状动脉病变导致的急性冠脉综合征[7,10,45,51]。冠状动脉造影是最好的鉴别方法,大多是应激性心脏病患者冠状动脉造影没有严重的冠状动脉狭窄和斑块破裂征象[12]。

关于心肌损伤标志物,约 5% 的应激性心脏病患者没有升高[4,51-52],但是大部分患者 CK-MB、cTnI、cTnT有轻度升高,但水平很低,与急性冠脉综合征有明显差别[2-3,39,51,53]。

入院心电图最常见的表现是 ST 段轻度抬高,可以出现在 50% ~ 60% 的患者中[13]。ST 段抬高通常出现在胸导联 $V_3 \sim V_6$,ST 段抬高的程度和范围通常明显小于急性冠脉综合征患者[54-56]。TTC 缺乏动态变化,没有病理性 Q 波形成,ST 段 $V_{4\sim6}/V_{1\sim3} \geqslant 1$ 都对诊断应激性心脏病有更高的敏感性和特异性[57]。应激性心脏病 ST 段压低较少见(8.3%),急性冠脉综合征较多见(31.1%)。Q-T 间期延长,对于提示可能诊断应激性心脏病有一定意义[38]。

在心脏收缩和舒张功能障碍方面,应激性心脏病和左前降支闭塞导致的急性心肌梗死难以区分[58]。

2. **心肌炎** 心脏磁共振成像可能对区分应激性心脏病、心肌炎和急性心肌梗死有益[18]。延迟增强在心肌炎和急性心肌梗死中经常表现,但在 95% 的应激性心脏病患者中不会发生[51]。心脏磁共振是对心肌炎诊断和预后评价有益的检查方式[59-60]。

3. **可卡因滥用** 可卡因滥用增加急性心肌梗死风险,加重高血压、各种心律失常、主动脉或冠状动脉夹层、心肌炎发病风险[61-62]。临床医师对于年轻、有吸毒史、因胸痛主诉来就诊的患者应详细鉴别[63]。

4. **嗜铬细胞瘤** 嗜铬细胞瘤表现为一系列的临床症状,包括阵发的或持续的高血压、心悸、出汗、阵发性头痛[14,64]。嗜铬细胞瘤释放大量儿茶酚胺刺激心脏 β 肾上腺素能受体,可以引起心律失常、无菌性心肌炎或者心肌病变[65]。心脏检查与应激性心脏病难以分辨。对于不能解释原因的怀疑有应激性心脏病患者,应检查血儿茶酚胺水平[18]。

5. **脑血管疾病** 心肌蛋白释放和可逆性的左心室功能障碍通常发生于急性脑血管病患者[47,66-67]。多个病例报道显示,蛛网膜下腔出血和应激性心脏病有相似的临床表现[47,68-69]。缺血性脑卒中同样有相近的首发症状[70]。神经损伤时,应激性心肌病与心源性功能异常之间存在很多的重叠,曾经被称为"脑性 T 波",可能是对应激性心肌病的反应。

左心室造影、超声心动图和心脏磁共振成像(MRI)能够发现 TC 中典型的室壁运动异常。心脏 MRI 有助于排除心肌炎和心肌梗死。短暂性左前降支(LAD)近端或中段闭塞,会引起局部室壁运动异常,与 TC 类似。因此,必须仔细分辨局部室壁运动异常的分布规律,检查全部三大心外膜冠状动脉供血区是否出现室壁运动异常,才能将 TC 的典型表现与大型 LAD 区梗死或顿抑区分开来。在这些情况下,存在真正的心侧壁收缩功能障碍,可以用来区分 TC 和前壁心肌梗死。其他比较少见的 TC 引起的区域性室壁运动异常形式,可以作为 TC确诊的依据,包括:心室中部发生室壁运动异常(未累及心尖部),或翻转性 TC-心室基底部运动不能或运动功能减退,但未累及心室中部和心尖部。

七、影像学检查

1. 超声心动图 典型的表现是左心室心尖部球形扩张,心室中部或左心室基底部室壁运动消失或减低[10,18,49]（图 5-8-2）。进一步,如果超声发现右心室心尖部运动消失或减低,对于诊断应激性心肌病有很强的诊断意义[71]。虽然超声发现左心室收缩功能中重度障碍,但这些患者很少发生急性心力衰竭症状,可能的解释是急性的球形扩张增加了左心室容量,保护了压力平衡,或是由于正常段心肌代偿收缩[72]。

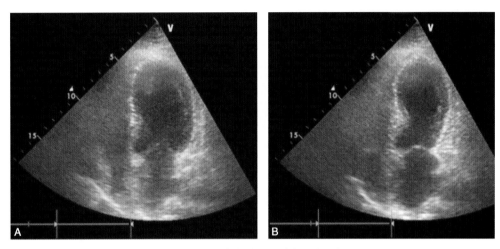

图 5-8-2 应激性心肌病（四腔图）

A. 舒张末期;B. 收缩末期。

2. 造影 CT 大部分患者冠状动脉造影提示正常的冠状动脉或轻中度的动脉粥样硬化[39-40]。节段性室壁运动异常包括运动消失或运动减低,主要位于左心室的心尖部,范围大于任何单一的冠状动脉血管[73]（图 5-8-3 ）。

3. MRI 虽然应激性心脏病通常被认为是可逆的情况,但其发生心律失常的风险也被逐渐认识。冠状动脉造影常用于区分急性冠脉综合征。心脏磁共振对于鉴别急性心肌炎和心肌梗死后心脏重塑有一定的临床意义[74-75]（图 5-8-4,图 5-8-5）。Eitel 等报道,在 59 例冠状动脉正常的左心室球形变的患者中,通过磁共振检查发现 8 例（13.6%）患者为心肌炎[76-77]。

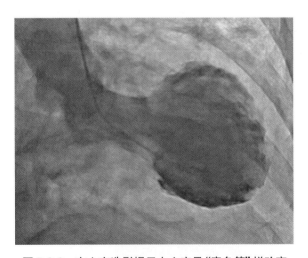

图 5-8-3 左心室造影提示左心室呈"章鱼篓"样改变

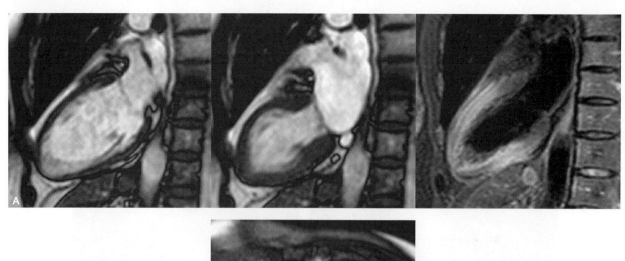

图 5-8-4　心脏增强 MRI 提示急性期左心室球形变

A.二腔心切面提示左心室球形改变；B.冠状面充盈像提示心尖球形扩张。

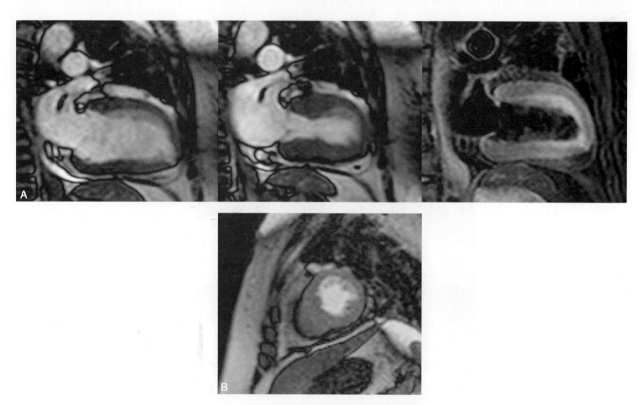

图 5-8-5　心脏增强 MRI 提示心肌梗死后心室重塑

A.二腔心切面提示左心室球形逐渐恢复；B.冠状面充盈像提示心尖球形改变较急性期恢复。

4. PET 因为心电图同样有 ST-T 改变,心肌酶学一定程度的升高,心室节段性室壁运动异常会持续一段时间,对应激性心脏病和急性冠脉综合征鉴别有时存在困难,心肌核素检查可能有帮助。一些研究提示,应激性心脏病的核素检查中,对于 ^{18}F-FDG 摄取是正常的,而急性冠脉综合征的灌注是减少的[78-79]。

八、实验室检查

1. 儿茶酚胺 近期研究主要提示,应激性心脏病的病理生理机制是由于儿茶酚胺过度分泌对心肌的毒性作用,β 肾上腺素能受体的过度激动[19]。对于有检测条件的医院,应对疑似诊断的患者进行检查。

2. 肌钙蛋白、肌酸激酶同工酶(CK-MB) 包括肌钙蛋白、肌酸激酶同工酶(CK-MB)都是由于心肌坏死,膜的通透性增加导致升高[80]。在 87% 的患者中,应激性心肌病肌钙蛋白和 CK-MB 均有轻到中度升高,虽然和急性心肌梗死相比,升高幅度明显较低[2-3, 39, 51, 53]。

3. B 型脑钠肽(BNP) BNP 是左心室收缩功能障碍的敏感指标,用于诊断充血性心力衰竭,应激性心脏病患者的 BNP 多有较明显的升高,超过急性心肌梗死的患者;近期研究提示,82.9% 应激性心脏病患者 BNP 水平升高[81]。

九、治疗

由于疾病早期表现和急性心肌梗死相像,初始治疗多按照心肌梗死方案,包括吸氧、阿司匹林、肝素、β 受体阻滞剂等。在确诊应激性心脏病后,抗血小板治疗应该停用,因为其对于疾病没有获益,反而增加出血风险[4, 82]。支持治疗是主要的治疗。更多的治疗由急性期出现的并发症决定[51]。出现心力衰竭时,治疗与抗充血性心力衰竭治疗是相同的;肾上腺素受体使病理生理趋向阻止再复发,即使缺少随机临床试验的支持,但仍有动物实验模型数据来支持这一实践。当存在血流动力学不稳定时,这可能是不可取的——不管是低血压、心力衰竭或心源性休克。一些患者需要药理学支持。非儿茶酚胺类药物如米力农或左西孟旦与儿茶酚胺类相比是更好的选择。当休克发生时,除静脉药物外,主动脉内球囊反搏(IABP)、左心室辅助装置可有效辅助循环[82]。血流动力学稳定的患者治疗包括利尿剂、ACEI 和 β 受体阻滞剂。心尖部室壁运动异常、心腔扩大和血流减慢可能导致心腔内血栓形成,为了预防这种风险,可以适当应用抗凝治疗,除非有明确的禁忌[83]。

十、预后

一般来说预后是良好的,但少数患者可有潜在的威胁生命的并发症[82]。住院死亡率范围在 0～10%[3, 8, 49, 84-85]。日本一项研究提示,2008—2009 年住院的 24 701 例患者中,死亡数达到 1027 例(4.2%),共有 8 640 例(34.5%)患者出现了急性心脏事件,例如急性心力衰竭、心源性休克、心力衰竭合并呼吸衰竭、心搏骤停等;因急性心脏事件死亡的有 610 例(2.7%)。其余 6 892 例(27.9%)患者合并其他严重疾病触发应激性心脏病,例如急性肾衰竭、败血症、呼吸衰竭、休克、非心脏的外科手术等,死亡数为 836 例(3.5%)。可以注意到,应激性心脏病合并严重的基础疾病死亡加心脏并发症的概率是 81.4%,占死亡的 59.4%,所以说基础疾病的严重性更影响应激性心脏病的短期预后,而非心源性死亡。男性患者死亡率明显高于女性患者(8.4% *vs.* 3.6%,$P < 0.000\ 1$),因为有应激性心脏病的男性患者严重基础疾病概率明显高于女性患者(36.6% *vs.* 26.8%,$P < 0.000\ 1$)[85-86]。

(郭宗生 李忠佑)

参 考 文 献

[1] SATO H, TAITEISHI H, UCHIDA T.Takotsubo-type Cardiomyopathy due to Multivessel Spasm[M]// KODAMA K, HAZE K, HON M. Clinical Aspect of Myocardial Injury: From Ischemia to Heart Failure. Tokyo, Japan: Kagakuhyouronsha, 1990: 56-64.

［2］DOTE K, SATO H, TAITEISHI H, et al. Myocardial stunning due to simultaneous multivessel coronary spasms：a review of 5 cases[J]. J Cardiol, 1991, 21(2)：203-214.

［3］TSUTCHIHASHI K, UESHIMA K, UCHIDA T, et al. Transient left ventricular apical ballooning without coronary artery stenosis：a novel heart syndrome mimicking acute myocardial infarction[J]. J Am Coll Cardiol, 2001, 38(1)：11-18.

［4］SHARKEY S W, LESSER J R, ZENOVICH A G, et al. Acute and reversible cardiomyopathy provoked by stress in women from the United States[J]. Circulation, 2005, 111(4)：472-479.

［5］WITTSTEIN I S, THIEMANN D R, LIMA J A C, et al. Neurohormonal features of myocardial stunning due to sudden emotional stress[J]. N Engl J Med, 2005, 352(6)：539-548.

［6］HURST R, PRASAD A, ASKEW J W 3rd, et al. Takotsubo cardiomyopathy：a unique cardiomyopathy with variable ventricular morphology[J]. J Am Coll Cardiol Img, 2010, 3(6)：641-649.

［7］PRASAD A, LERMAN A, RIHAL C S. Apical ballooning syndrome(Tako-Tsubo or stress cardiomyopathy)：a mimic of acute myocardial infarction[J]. Am Heart J, 2008, 155(3)：408-417.

［8］DESMET W J, ADRIAENSSENS B F, DENS J A. Apical ballooning of the left ventricle：first series in white patients[J]. Heart, 2003, 89(9)：1027-1031.

［9］SHARKEY S W, LESSER J R, MARON M S, et al. Why not just call it tako-tsubo cardiomyopathy：a discussion of nomenclature[J]. J Am Coll Cardiol, 2011, 57(13)：1496-1497.

［10］KAWAI S, KITABATAKE A, TOMOIKE H, et al.Guidelines for diagnosis of takotsubo(ampulla)cardiomyopathy[J]. Circ J, 2007, 71(6)：990-992.

［11］DESHMUKH A, KUMAR G, PANT S, et al.Prevalence of Takotsubo cardiomyopathy in the United States[J]. Am Heart J, 2012, 164(1)：66-71.

［12］AKASHI Y J, GOLDSTEIN D S, BARBARO G, et al. Takotsubo cardiomyopathy：a new form of acute reversible heart failure[J]. Circulation, 2008, 118(25)：2754-2762.

［13］PRASAD A. Apical ballooning syndrome：An important differential diagnosis of acute myocardial infarction[J]. Circulation, 2007, 115(5)：e56-e59.

［14］FRUSTACI A, LOPERFIDO F, GENTILONI N, et al. Catecholamine-induced cardiomyopathy in multiple endocrine neoplasia：a histo-logic, ultrastructural, and biochemical study[J]. Chest, 1991, 99(2)：382-385.

［15］UEYAMA T, KASAMATSU K, HANO T, et al. Emotional stress induces transient left ventricular hypocontraction in the rat via activation of cardiac adrenoceptors：a possible animal model of 'Tako-Tsubo' cardiomyopathy[J]. Circ J, 2002, 66（ 7)：712-713.

［16］GOLBIDI S, FRISBEE J C, LAHER I. Chronic stress impacts the cardiovascular system：animal models and clinical outcomes[J]. Am J Physiol Heart Circ Physiol, 2015, 308(12)：H1476-H1498.

［17］LYON A R, REES P S C, PRASAD S, et al. Stress(Takotsubo)cardiomyopathy--a novel pathophysiological hypothesis to explain catecholamine-induced acute myocardial stunning[J]. Nat Clin Pract Cardiovasc Med, 2008, 5(1)：22-29.

［18］SCANTLEBURY D C, PRASAD A. Diagnosis of Takotsubo cardiomyopathy[J]. Circ J, 2014, 78(9)：2129-2139.

［19］PAUR H, WRIGHT P T, SIKKEL M B, et al. High levels of circulating epinephrine trigger apical cardiode-pression in a β_2-adrenergic receptor/Gi-dependent manner：a new model of Takotsubo cardiomyopathy[J]. Circulation, 2012, 126(6)：697-706.

［20］MANN D L, KENT R L, PARSONS B, et al. Adrenergic effects on the biology of the adult mammalian cardiocyte[J]. Circulation, 1992, 85(2)：790-804.

［21］BOLLI R, MARBÁN E. Molecular and cellular mechanisms of myocardial stunning[J]. Physiol Rev, 1999, 79(2)：609-634.

［22］WYBRANIEC M T, MIZIA-STEC K, KRZYCH L. Neurocardiogenic injury in subarachnoid hemorrhage：a wide spectrum of catecholamine-mediated brain-heart interactions[J]. Cardiol J, 2014, 21(3)：220-228.

［23］ROGHI A, PEDROTTI P, MILAZZO A, et al. Adrenergic myocarditis in pheochromocytoma[J]. J Cardiovasc Magn Reson, 2011, 13(1)：4.

［24］YILMAZ Y. Apical ballooning syndrome：a metabolic form of cardiomyopathy?[J]. Med Sci Monit, 2008, 14(6)：HY9-H12.

［25］OBUNAI K, MISRA D, VAN TOSH A, et al. Metabolic evidence of myocardial stunning in Takotsubo cardiomyopathy：a positron emission tomography study[J]. J Nucl Cardiol, 2005, 12(6)：742-744.

［26］DI CARLI M F, PRCEVSKI P, SINGH T P, et al. Myocardial blood flow, function, and metabolism in repetitive stunning[J]. J Nucl Med, 2000, 41(7)：1227-1234.

［27］PERRONE-FILARDI P, BACHARACH S L, DILSIZIAN V, et al. Clinical significance of reduced regional myocardial glucose uptake in regions with normal blood flow in patients with chronic coronary artery disease[J]. J Am Coll Cardiol, 1994, 23(3): 608-616.

［28］KNABB R M, BERGMANN S R, FOX K A, et al. The temporal pattern of recovery of myocardial perfusion and metabolism delineated by positron emission tomography after coronary thrombolysis[J]. J Nucl Med, 1987, 28(10): 1563-1570.

［29］MYEARS D W, SOBEL B E, BERGMANN S R. Substrate use in ischemic and reperfused canine myocardium: quantitative considerations[J]. Am J Phys, 1987, 253(1 Pt 2): H107-H114.

［30］KURISU S, INOUE I, KAWAGOE T, et al. Myocardial perfusion and fatty acid metabolism in patients with Tako-tsubo-like left ventricular dysfunction[J]. J Am Coll Cardiol, 2003, 41(5): 743-748.

［31］MARTIN E S, PRASAD A, RIHAL C S, et al. Endothelial function and vascular response to mental stress are impaired in patients with apical ballooning syndrome[J]. J Am Coll Cardiol, 2010, 56(22): 1840-1846.

［32］RAMARAJ R. A pathophysiological study of Tako-tsubo cardiomyopathy with F-18 fluorodeoxyglucose positron emission tomography[J]. Eur Heart J, 2008, 29(5): 681.

［33］ELESBER A, LERMAN A, BYBEE K A, et al. Myocardial perfusion in apical ballooning syndrome correlate of myocardial injury[J]. Am Heart J, 2006, 152(3): 469.e9-469.e13.

［34］LACY C R, CONTRADA R J, ROBBINS M L, et al. Coronary vasoconstriction induced by mental stress(simulated public speaking)[J]. Am J Cardiol, 1995, 75(7): 503-505.

［35］INOUE M, SHIMIZU M, INO H, et al. Differentiation between patients with Takotsubo cardiomyopathy and those with anterior acute myocardial infarction[J]. Circ J, 2005, 69(1): 89-94.

［36］BYBEE K A, PRASAD A, BARSNESS G W, et al. Clinical characteristics and thrombolysis in myocardial infarction frame counts in women with transient left ventricular apical ballooning syndrome[J]. Am J Cardiol, 2004, 94(3): 343-346.

［37］AKASHI Y J, NAKAZAWA K, SAKAKIBARA M, et al. The clinical features of Takotsubo cardiomyopathy[J]. QJM, 2003, 96(8): 563-573.

［38］TEMPLIN C, GHADRI J R, DIEKMANN J, et al. Clinical features and outcomes of Takotsubo(stress)cardiomyopathy[J]. N Engl J Med, 2015, 373(10): 929-938.

［39］BYBEE K A, KARA T, PRASAD A, et al. Systematic review: transient left ventricular apical ballooning syndrome: a mimic of ST-segment elevation myocardial infarction[J]. Ann Intern Med, 2004, 141(11): 858-865.

［40］GIANNI M, DENTALI F, GRANDI A M, et al. Apical ballooning syndrome or Takotsubo cardiomyopathy: a systematic review[J]. Eur Heart J, 2006, 27(13): 1523-1529.

［41］YAMASA T, IKEDA S, NINOMIYA A, et al. Characteristic clinical findings of reversible left ventricular dysfunction[J]. Intern Med, 2002, 41(10): 789-792.

［42］ELESBER A A, PRASAD A, BYBEE K A, et al. Transient cardiac apical ballooning syndrome: prevalence and clinical implications of right ventricular involvement[J]. J Am Coll Cardiol, 2006, 47(5): 1082-1083.

［43］ELESBER A A, PRASAD A, LENNON R J, et al. Four-year recurrence rate and prognosis of the apical ballooning syndrome[J]. J Am Coll Cardiol, 2007, 50(5): 448-452.

［44］MADIAS J E. Why the current diagnostic criteria of Takotsubo syndrome are outmoded: a proposal for new criteria[J]. Int J Cardiol, 2014, 174(3): 468-470.

［45］SEGOVIA CUBERO J, PERAIRA MORAL R. Transient apical ballooning syndrome: a transition towards adulthood[J]. Rev Esp Cardiol, 2004, 57(3): 194-197.

［46］WITTSTEIN I S. Stress cardiomyopathy: a syndrome of catecholamine-mediated myocardial stunning?[J]. Cell Mol Neurobiol, 2012, 32(5): 847-857.

［47］REDFORS B, SHAO Y, OMEROVIC E. Stress-induced cardiomyopathy(Takotsubo)--broken heart and mind?[J]. Vasc Health Risk Manag, 2013, 9: 149-154.

［48］PARODI G, CITRO R, BELLANDI B, et al. Revised clinical diagnostic criteria for Tako-tsubo syndrome: the Tako-tsubo Italian Network proposal[J]. Int J Cardiol, 2014, 172(1): 282-283.

［49］KURISU S, SATO H, KAWAGOE T, et al. Tako-tsubo-like left ventricular dysfunction with ST-segment elevation: a novel cardiac syndrome mimicking acute myocardial infarction[J]. Am Heart J, 2002, 143(3): 448-455.

［50］ABE Y, KONDO M, MATSUOKA R, et al. Assessment of clinical features in transient left ventricular apical ballooning[J]. J Am Coll Cardiol, 2003, 41(5): 737-742.

［51］CASTILLO RIVERA A M, RUIZ-BAILÉN M, RUCABADO AGUILAR L. Takotsubo cardiomyopathy--a clinical

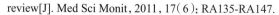
review[J]. Med Sci Monit, 2011, 17(6): RA135-RA147.

［52］MOVAHED M R, DONOHUE D. Review: transient left ventricular apical ballooning, bro-ken heart syndrome, ampulla cardiomyopathy, atypical apical ballooning, or Tako-tsubo cardiomyopathy[J]. Cardiovasc Revasc Med, 2007, 8(4): 289-292.

［53］SHARKEY S W, LESSER J R, MENON M, et al. Spectrum and significance of electrocardiographic patterns, troponin levels, and thrombolysis in myocardial infarction frame count in patients with stress(Tako-Tsubo) cardiomyopathy and comparison to those in patients with ST-elevation anterior wall myocardial infarction[J]. Am J Cardiol, 2008, 101(12): 1723-1728.

［54］DURAN-CAMBRA A, SUTIL-VEGA M, FIOL M, et al. Systematic review of the electrocardiographic changes in the Takotsubo syndrome[J]. Ann Noninvasive Electrocardiol, 2015, 20(1): 1-6.

［55］GUERRA F, RAPAJ E, PONGETTI G, et al. Differences and similarities of repolarization patterns during hospitalization for Takotsubo cardiomyopathy and acute coronary syndrome[J]. Am J Cardiol, 2013, 112(11): 1720-1724.

［56］BYBEE K A, MOTIEI A, SYED I S, et al. Electrocardiography cannot reliably differentiate transient left ventricular apical ballooning syndrome from anterior ST-segment elevation myocardial infarction[J]. J Electrocardiol, 2007, 40(1): 38.e1-38.e6.

［57］OGURA R, HIASA Y, TAKAHASHI T, et al. Specific findings of the standard 12-lead ECG in patients with Takotsubo cardiomyopathy: comparison with the findings of acute anterior myocardial infarction[J]. Circ J, 2003, 67(8): 687-690.

［58］MEDEIROS K, O' CONNOR M J, BAICU C F, et al. Systolic and diastolic mechanics in stress cardiomyopathy[J]. Circulation, 2014, 129(16): 1659-1667.

［59］DE COBELLI F, PIERONI M, ESPOSITO A, et al. Delayed gadolinium-enhanced cardiac magnetic resonance in patients with chronic myocarditis presenting with heart failure or recurrent arrhythmias[J]. J Am Coll Cardiol, 2006, 47(8): 1649-1654.

［60］COOPER L T. Myocarditis[J]. N Engl J Med, 2009, 360(15): 1526-1538.

［61］BUTTERFIELD M, CHRISTINE R, FRENKEL O, et al. Stimulant-related Takotsubo cardiomyopathy[J]. Am J Emerg Med, 2015, 33(3): 476.e1-476.e3.

［62］ARORA S, ALFAYOUMI F, SRINIVASAN V. Transient left ventricular apical ballooning after cocaine use: is catecholamine cardiotoxicity the pathologic link?[J]. Mayo Clin Proc, 2006, 81(6): 829-832.

［63］SCHWARTZ B G, REZKALLA S, KLONER R A. Cardiovascular effects of cocaine[J]. Circulation, 2010, 122(24): 2558-2569.

［64］FLAM B, BROOMÉ M, FRENCKNER B, et al. Pheochromocytoma-induced inverted Takotsubo-like cardiomyopathy leading to cardiogenic shock successfully treated with extracorporeal membrane oxygenation[J]. J Intensive Care Med, 2015, 30(6): 365-372.

［65］KANTOROVICH V, EISENHOFER G, PACAK K. Pheochromocytoma: an endocrine stress mimicking disorder[J]. Ann N Y Acad Sci, 2008, 1148: 462-468.

［66］TUNG P, KOPELNIK A, BANKI N, et al. Predictors of neurocardiogenic injury after subarachnoid hemorrhage[J]. Stroke, 2004, 35(2): 548-551.

［67］KONO T, MORITA H, KUROIWA T, et al. Left ventricular wall motion abnormalities in patients with subarachnoid hemorrhage: neurogenic stunned myocardium[J]. J Am Coll Cardiol, 1994, 24(3): 636-640.

［68］ENNEZAT P V, PESENTI-ROSSI D, AUBERT J M, et al. Transient left ventricular basal dysfunction without coronary stenosis in acute cerebral disorders: a novel heart syndrome(inverted Takotsubo)[J]. Echocardiography, 2005, 22(7): 599-602.

［69］DAS M, GONSALVES S, SAHA A, et al. Acute subarachnoid haemorrhage as a precipitant for Takotsubo cardiomyopathy: a case report and discussion[J]. Int J Cardiol, 2009, 132(2): 283-285.

［70］YOSHIMURA S, TOYODA K, OHARA T, et al. Takotsubo cardiomyopathy in acute ischemic stroke[J]. Ann Neurol, 2008, 64(5): 547-554.

［71］DONOHUE D, AHSAN C, SANAEI-ARDEKANI M, et al. Early diagnosis of stress-induced apical ballooning syndrome based on classic echocardiographic findings and correlation with cardiac catheterization[J]. J Am Soc Echocardiogr, 2005, 18(12): 1423.

［72］DASTIDAR A G, FRONTERA A, PALAZZUOLI A, et al. TakoTsubo cardiomyopathy: unravelling the malignant consequences of a benign disease with cardiac magnetic resonance[J]. Heart Fail Rev, 2015, 20(4): 415-421.

［73］DELGADO G A, TRUESDELLE A H, KIRCHNER R M. An angiographic and intravascular ultrasound study of the left anterior descending coronary artery in Takotsubo cardiomyopathy[J]. Am J Cardiol, 2011, 108(6): 888-891.

[74] GERBAUD E, MONTAUDON M, LEROUX L, et al. MRI for the diagnosis of left ventricular apical ballooning syndrome (LVABS)[J]. Eur Radiol, 2008, 18(5): 947-954.

[75] SORIANO C J, RIDOCCI F, ESTORNELL J, et al. Noninvasive diagnosis of coronary artery disease in patients with heart failure and systolic dysfunction of uncertain etiology, using late gadolinium-enhanced cardiovascular magnetic resonance[J]. J Am Coll Cardiol, 2005, 45(5): 743-748.

[76] Y-HASSAN S. Myocarditis is an essential feature rather than an exclusion criterion for Takotsubo syndrome: case report[J]. Int J Cardiol, 2015, 187: 304-306.

[77] EITEL I, BEHRENDT F, SCHINDLER K, et al. Differential diagnosis of suspected apical ballooning syndrome using contrast-enhanced magnetic resonance imaging[J]. Eur Heart J, 2008, 29(21): 2651-2659.

[78] BYBEE K A, MURPHY J, PRASAD A, et al. Acute impairment of regional myocardial glucose uptake in the apical ballooning(Takotsubo)syndrome[J]. J Nucl Cardiol, 2006, 13(2): 244-250.

[79] TESTA M, FEOLA M. Usefulness of myocardial positron emission tomography/nuclear imaging in Takotsubo cardiomyopathy[J]. World J Radiol, 2014, 6(7): 502-506.

[80] RANDHAWA M S, DHILLON A S, TAYLOR H C, et al. Diagnostic utility of cardiac biomarkers in discriminating Takotsubo cardiomyopathy from acute myocardial infarction[J]. J Card Fail, 2014, 20(1): 2-8.

[81] MUKOYAMA M, NAKAO K, SAITO Y, et al. Increased human brain natriuretic peptide in congestive heart failure[J]. N Engl J Med, 1990, 323(11): 757-758.

[82] KURISU S, KIHARA Y. Clinical management of Takotsubo cardiomyopathy[J]. Circ J, 2014, 78(7): 1559-1566.

[83] KOMAMURA K, FUKUI M, IWASAKU T, et al. Takotsubo cardiomyopathy: pathophysiology, diagnosis and treatment[J]. World J Cardiol, 2014, 6(7): 602-609.

[84] SHARKEY S W, WINDENBURG D C, LESSER J R, et al. Natural history and expansive clinical profile of stress(Takotsubo)cardiomyopathy[J]. J Am Coll Cardiol, 2010, 55(4): 333-341.

[85] BRINJIKJI W, EL-SAYED A M, SALKA S. In-hospital mortality among patients with Takotsubo cardiomyopathy: a study of the National Inpatient Sample 2008 to 2009[J]. Am Heart J, 2012, 164(2): 215-221.

[86] YOSHIKAWA T. Takotsubo cardiomyopathy, a new concept of cardiomyopathy: clinical features and pathophysiology[J]. Int J Cardiol, 2015, 182: 297-303.

第9章 心肌桥的研究进展

心肌桥是一种先天性冠状动脉解剖异常,亦称作"心肌肌桥""壁内冠状动脉""壁冠状动脉""冠状动脉天桥"或"心肌环"等,在普通的人群尸检中发现率很高,因此曾经被认为是一种良性的解剖变异,尽管这种畸形在出生时就存在,但通常在30岁以后才表现出症状,其原因目前尚不清楚。虽然大多数心肌桥患者临床无症状,通常被认为是一种良性改变,但部分心肌桥与冠状动脉粥样硬化和心肌缺血具有一定关联,会导致心绞痛、急性冠状动脉综合征甚或猝死[1]。

一、心肌桥的定义及认识

冠状动脉及其主要分支常走行于心脏外膜的脂肪组织中,但有时冠状动脉的一部分被心肌纤维所覆盖,在心肌内走行一段后又浅露于心肌表面,覆盖在冠状动脉上的心肌束称为心肌桥(myocardial bridge),位于心肌桥下的冠状动脉称为壁冠状动脉或隧道冠状动脉(mural coronary artery 或 tunneled artery)。

1922年Crainiciana首先论述了心肌桥的存在,1937年Reyman在尸检中认识到心肌桥的存在,1960年Portmann及Iwig在冠状动脉造影中证实了其存在(图5-9-1)。通过冠状动脉造影心肌桥检出率为1.5%~16%,

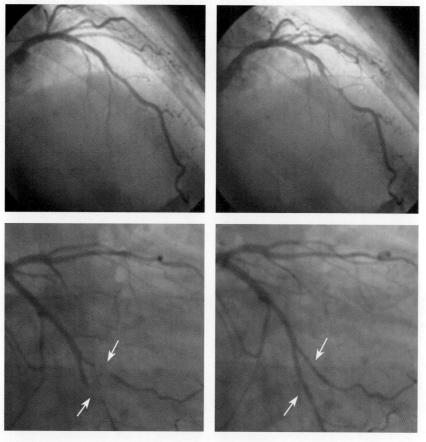

图5-9-1 心肌桥造影

但通过尸检则高达 80%[2]。其宽度在 4～40mm,厚度在 1～4mm,心肌桥常见于左前降支中段,占 67%～98%,有时在右冠状动脉、左回旋支也可以发现[3]。

二、心肌桥的解剖特点及病理生理

从解剖结构上看,左前降支的心肌桥由横跨左前降支的表浅心肌纤维或环绕左前降支的深部心肌纤维组成。冠状动脉造影时,可以发现走行于心肌桥下的壁冠状动脉在收缩期受到不同程度的挤压而呈现狭窄变细,而舒张期恢复正常,这种改变称为"挤奶现象(milking effect)"。心肌桥对血流动力学的影响取决于心肌桥的厚度和长度,以及壁冠状动脉与心肌纤维的走行方向,同时,心肌桥周围脂肪组织和 / 或结缔组织的疏松程度亦是相关的因素。

心肌桥部位的解剖和血流动力学特点使血脂斑片不易沉积,而心肌桥近端血管则容易发生动脉粥样硬化。壁冠状动脉近端存在血流动力学紊乱,收缩期由于心肌桥压迫,造成其近段血管内形成涡流,血管内膜承受的剪切力增加,易于损伤内膜并引起动脉粥样硬化,导致急性冠脉综合征的发生。葛均波等[4]曾采用血管内超声对一组心肌桥患者进行研究后发现,心肌桥近端血管动脉粥样硬化斑块的发生率高达 86%。多普勒检查发现,桥血管近端存在逆向血流。对尸检心脏标本心肌桥处血管的内皮进行扫描电镜检查发现,壁冠状动脉内皮细胞呈细长梭形,表面可有微绒毛和桥样结构,这是受到心肌桥压迫导致血流切变力增高产生的适应性反应,对内皮细胞有保护作用,使壁冠状动脉不易形成粥样硬化,但其内皮细胞功能不良,会导致冠状动脉痉挛和血栓形成,而其近段内皮细胞多呈扁平状或卵圆形,表面粗糙,有"虫蚀样"缺损,细胞容易脱落,这是由于切变力较低容易被损伤,成为动脉粥样硬化发生的基础[5]。当血液进入桥后段,血流速度减慢,对血管壁压力加大,也易于引起胆固醇沉积,形成动脉粥样硬化。组织学研究表明,心肌桥桥下血管内膜仅含有收缩型平滑肌细胞及丰富的螺旋形胶原间质,而不存在合成型平滑肌细胞,而后者可产生胶原纤维和弹力纤维,心肌桥桥下血管活性因子(eNOS、ET-1、ACE)的表达亦明显减少,因此心肌桥桥下冠状动脉粥样硬化程度要低于其近端及远端血管。

Bouraesa 等[6]的研究表明,心肌桥所导致的心肌缺血不仅与收缩期血管压力有关,实际上,收缩期的血管压力一直持续至心脏舒张中晚期。冠状动脉心肌桥内的壁冠状动脉节段平均血流最大速度增加,而舒张期血流速度仅有轻微改变这一现象,证实了舒张期存在血管腔狭窄,从而引起持续性的血流紊乱。这些因素均可导致壁冠状动脉在心肌收缩期和舒张期的血流受损,结果都会导致心肌桥患者心肌氧耗供需不平衡而出现临床相应症状。

三、心肌桥的临床表现

尽管心肌桥往往是在冠状动脉造影或尸检时意外发现,但是部分心肌桥患者亦可能出现心肌缺血、急性冠脉综合征、运动诱导的室上性心动过速、室性心动过速或房室传导阻滞、短暂性心室功能不全、晕厥甚至猝死等临床表现[7]。

1991 年 Ferreira 等[8]将心肌桥分为浅表型与纵深型两类,浅表型约占 75.6%,心肌桥多数位于冠状动脉近中 1/3 处,临床上多无明显症状;而有症状者多数为较深、较长、较厚的纵深型心肌桥,这种心肌桥可能是一种异常现象,且与猝死有关。

四、心肌桥的诊断

1. 冠状动脉造影(CAG)　冠状动脉造影是目前临床诊断心肌桥最常用的手段,为目前心肌桥诊断的"金标准"。主要依据为心脏收缩时,管腔最狭窄处直径减小≥70%,直至舒张中晚期,管腔最狭窄处直径减小仍≥35%,呈现出典型的"挤奶效应"。而收缩期心肌桥处的管腔狭窄可以通过冠状动脉内注射硝酸甘油缓解。1976 年,Nobel 等[9]根据壁冠状动脉受挤压的严重程度将心肌桥分为三级:一级狭窄<50%;二级狭窄 50%～70%;三级狭窄>70%。后期又有人将狭窄程度和形态结合起来,将壁冠状动脉的狭窄分为 4 型:A 型局限性狭窄,B 型水珠性狭窄,C 型弥漫性狭窄,D 型锥形狭窄或完全堵塞。此外,冠状动脉造影检查尚能提供受累冠状动脉血流速度、动态充盈等信息,可进一步反映受累血管的血流储备能力。

因为心肌桥的长度、厚度、肌桥纤维的走行方向，其与相应的壁冠状动脉的位置关系，以及壁冠状动脉周围结缔组织和脂肪组织的存在，均影响冠状动脉造影的检出率。冠状动脉造影检出心肌桥最有效的体位是左、右前斜位，而左、右前斜头位可能更清楚。能否显示心肌桥对冠状动脉的压迫和以下因素有关：①心肌桥的厚度和宽度；②心肌桥与壁冠状动脉的解剖关系；③壁冠状动脉周围结缔组织和脂肪组织的多少；④血管扩张剂（硝酸甘油、硝普钠等）可加重收缩期狭窄，而血管收缩剂（麦角新碱、保泰松、去甲肾上腺素）则减轻收缩期的狭窄；⑤心肌桥近段冠状动脉有粥样硬化狭窄，降低了其心肌桥远段的压力，使可能存在的收缩期狭窄显示不清。

2. **血管内超声（IVUS）**　20 世纪 90 年代葛均波院士曾采用血管内超声和血管内多普勒技术，对心肌桥患者桥血管处的血管结构及血流动力学特征进行研究。研究发现，心肌桥处血管均存在环绕心肌桥处的低回声区，称为"半月现象（half-moon phenomenon）"，其位于心外膜和血管壁之间，亦被称为葛氏现象，心肌桥近端及远端血管无此特征。血管内多普勒血流测定显示，心肌桥处血流呈现特征性的舒张早期指尖样前向血流，即所谓的"指尖现象"，其特征为舒张早期血流急剧增加，随后血流迅速下降，舒张中期至末期血流相对平稳（图 5-9-2）[4]。血管内超声的分辨力较高，对心肌桥的检测具有高度的敏感性及特异性，可检出冠状动脉造影无法发现的心肌桥，因此采用血管内超声检查可使冠状动脉造影

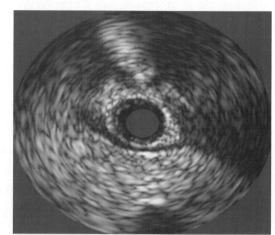

图 5-9-2　心肌桥 IVUS

疑似心肌桥而不能确诊的患者得到明确诊断。同时，血管内超声尚能检测冠状动脉粥样硬化病变的程度及性质、心肌桥近段及远段血流储备情况，以及合理测定心肌桥血管各段直径等。

3. **冠状动脉血流储备分数（FFR）**　血管狭窄对血流动力学的影响，可以通过测量 FFR 进行评估。心肌桥内冠状动脉血流储备分数<0.75 时，可能出现心肌缺血。对于不存在心肌桥的患者，FFR 介于 0.75～0.80 的冠状动脉为心肌缺血的灰色区域。对于 FFR 异常，但不引起缺血的患者，静脉用多巴酚丁胺可以升高压力阶差，导致心绞痛，意味着存在具有临床意义的心肌桥。静脉注射多巴酚丁胺较腺苷易产生更高的最大血流速度和更大的压力阶差，意味着存在显著影响血流动力学的心肌桥（图 5-9-3）。

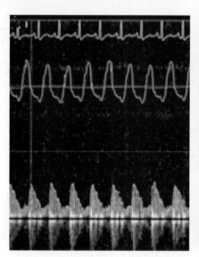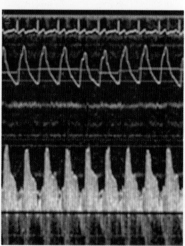

图 5-9-3　心肌桥 FFR

4. **冠状动脉 CT 血管成像（computed tomographic coronary angiography，CTCA）**　冠状动脉 CT 检查通过分层扫描及重建，可直接显示心肌桥影像，进而提供心肌桥部位与长度、壁血管受压迫程度、壁血管与心肌组织关系等信息，较冠状动脉造影相比，具有无创、检出率更高等特点，螺旋 CT 容积扫描结合回顾性心电门控技术，可于任意时相重建冠状动脉三维结构，综合了 IVUS 的断面成像和造影的多时相分析管腔压迫情况

的优势。作为一横断面成像工具，CTCA 不仅能三维重现冠状动脉管腔，同时也能准确显示血管腔同邻近组织间的空间关系。CTCA 诊断心肌桥更多依靠显示桥段血管本身同心肌间相互关系，而并非如造影那样，通过管腔受压缩情况来间接判断，从而可避免造成常规冠状动脉造影漏诊的诸多因素。

心肌桥在 CTCA 上表现为：①壁冠状动脉在心肌内走行一段距离后，又浅露于心肌表面，即"上下台阶（step down-step up）"征[10]；壁冠状动脉较邻近两端正常走行的血管略细，边缘稍模糊。②心肌桥是覆盖于壁冠状动脉上与心肌呈等密度的软组织结构，采用多层螺旋 CT 多平面重建技术和血管短轴位观察，可明确判断心肌桥 - 壁冠状动脉的整体结构，同时可测定壁冠状动脉长度，检测心肌桥位置及厚度。③诊断心肌桥 - 壁冠状动脉的同时，多层 CT 还能发现壁冠状动脉近、远段血管的动脉粥样硬化改变，以及心肌缺血情况等。

CTCA 检查也有 X 线电离辐射的危害，检查过程中需用碘对比剂，对对比剂过敏者不宜进行检查。另外，心率过快、心律不齐以及患者屏气配合不良等多种因素均易产生运动伪影，影响冠状动脉显示的精确性和图像质量，但随着时间分辨力更高的 256 层螺旋 CT 的出现，CTCA 的评估质量较前已有很大提高。

五、心肌桥的治疗

1. **心肌桥分型**　Schwarz 分型[11]将心肌桥分为 A、B、C 三型。A 型患者为冠状动脉造影偶然发现，临床上并无心肌缺血症状，亦无须治疗；B 型患者为冠状动脉造影发现，并且存在由 FFR 测定的心肌缺血的客观证据，临床上亦存在心肌缺血的主观症状，治疗上多需要钙通道阻滞剂或者 β 受体阻滞剂；C 型患者为冠状动脉造影发现，并且存在冠状动脉血流动力学的客观证据，临床上存在或不存在心肌缺血的主观症状，治疗上需要钙通道阻滞剂或者 β 受体阻滞剂，如果药物治疗无效，可以考虑血运重建治疗。

2. **药物治疗**　对于有心肌桥而同时发生动脉粥样硬化风险高的患者，可以根据 MSCT 识别亚临床动脉粥样硬化，从而进行个体化抗血小板、调脂等治疗。对于有症状患者，β 受体阻滞剂是治疗的主要药物，其可以通过减慢心率、增加舒张期冠状动脉充盈时间以及减少冠状动脉收缩的压力来缓解心肌桥导致的血流动力学紊乱[11]。另外，钙通道阻滞剂（非二氢砒啶类）可以舒张血管，可能对于伴随的冠状动脉痉挛有效，也经常被用于临床实践中。但迄今为止，尚无头对头研究比较 β 受体阻滞剂和钙通道阻滞剂的优劣，亦无 β 受体阻滞剂对心肌桥临床预后获益的长期随访研究。

因硝酸甘油可导致收缩期血管压迫增加、症状恶化，故一般不建议使用[12]，除非存在严重冠状动脉痉挛。

3. **PCI**　在壁冠状动脉植入支架可以使最小血管直径明显增加，并能改善血流，可能适用于最大药物治疗无效且不符合外科手术的心肌桥患者。但是，支架植入时及其随后的冠状动脉穿孔、支架断裂、支架内再狭窄以及支架内血栓形成等潜在风险，大大限制了支架在心肌桥患者中的使用。再狭窄可能与心肌桥长期压迫，促进冠状动脉内膜增生以及支架回缩有关。而如果以冠状动脉造影显示的心肌桥邻近血管段直径为参照，可能选择过大的支架，导致血管破裂，冠状动脉破裂还可能与壁冠状动脉长期受压，导致血管壁发育不良有关。因此，支撑力强、顺应性高的管状药物洗脱支架应作为首选支架；支架直径选择最好参照 IVUS 测量结果，且支架释放压力不宜过大，以防冠状动脉破裂发生。

4. **外科治疗**　当内科治疗无效，患者持续存在心肌桥所引起的缺血性症状时，则需考虑行外科手术治疗，可采用肌松解术或 CABG。通常心肌桥厚度<0.5cm，长度<2.5cm，舒张期管径能够完全恢复正常者可行肌松解术，但易并发冠状动脉损伤、右心室破裂，术后可能导致室壁瘤或术后瘢痕形成，压迫冠状动脉等[13]。

六、总结及展望

1. 现已证实心肌桥血管压迫不完全在收缩期，而是持续至舒张期，故目前认为心肌桥是一种并非无害的冠状动脉变异，在临床上可表现为心绞痛、心肌梗死、心律失常，甚至猝死。

2. 迄今为止，尚无针对心肌桥药物治疗最佳优化方案的临床试验；亦无针对药物治疗无效心肌桥患者的最佳治疗方案，这些均期待更多临床试验进一步研究和探索。

（张大鹏）

参 考 文 献

［1］ MARON B J, HAAS T S, MURPHY C J, et al.Incidence and causes of sudden death in US athletes[J].J Am Coll Cardiol, 2014, 63(16): 1636-1643.

［2］ ALEGRIA J R, HERRMANN J, HOLMES D R Jr, et al.Myocardial bridging[J]. Eur Heart J, 2005, 26(12): 1159-1168.

［3］ MAVI A, SEREELIK A, AYALP R, et al.The angiographie aspects of myocardial bridges in Turkish patients who have undergone coronary angiography[J].Ann Acad Med Singapore, 2008, 37(1): 49-53.

［4］ GE J, JEREMIAS A, RUPP A, et al.New signs characteristic of myocardial bridging demonstrated by intracoronary ultrasound and Doppler[J].Eur Heart J, 1999, 20(23): 1707-1716.

［5］ GE J, ERBEL R, GDRGE G, et al.High wall shear stress proximal to myocardial bridging and atherosclerosis: intracoronary ultrasound and pressure measurements[J].Br Heart J, 1995, 73(5): 462-465.

［6］ BOURAESA M G, BUTNARU A, LESPERANCE J, et al.Symptomatic myocardial bridges: overview of ischemic mechanisms and current diagnostic and treatment strategies[J].J Am Coll Cardiol, 2003, 41(3): 351-359.

［7］ FELD H, GUADANINO V, HOLLANDER G, et al.Exercise-induced ventricular tachycardia in association with a myocardial bridge[J].Chest, 1991, 99(5): 1295-1296.

［8］ FERREIRA A G, TROTTER S E, KONG B, et al.Myocardial bridge: morphological and functional aspects[J].Br Heart J, 1991, 66(4): 364-367.

［9］ NOBLE J, BOURASSA M G, PETITCLERC R, et al.Myocardial bridging and milking effect of the left anterior descending coronary artery: normal variant or obstruction?[J]. Am J Cardiol, 1976, 37(7): 993-999.

［10］ NAKANISHI R, RAJANI R, ISHIKAWA Y, et al.Myocardial bridging on coronary CTA: an innocent bystander or a culprit in myocardial infarction?[J]. J Cardiovasc Comput Tomogr, 2012, 6(1): 3-13.

［11］ SCHWARZ E R, KLUES H G, VOM DAHL J, et al.Functional, angiographic and intracoronary Doppler flow characteristics in symptomatic patients with myocardial bridging: effect of short-term intravenous beta-blocker medication[J]. J Am Coll Cardiol, 1996, 27(7): 1637-1645.

［12］ ESTEVES V, BARBOSA R R, COSTA J R, et al.Acute myocardial infarction associated to myocardial bridging[J].Rev Bras Cardiol Invasiva, 2010, 18(4): 468-472.

［13］ KATZNELSON Y, PETCHENKO P, KNOBEL B, et al. Myocardial bridging: surgical technique and operative results[J]. Mil Med, 1996, 161(4): 248-250.

第六篇
冠心病的药物治疗

第1章　阿司匹林

心血管疾病已成为威胁人类健康的头号杀手，其发病迅速、病死率高。因此，对于心血管疾病"防"重于"治"。心血管疾病多与血栓形成密切相关，阿司匹林作为经典的抗血小板药物，在心血管疾病一、二级预防中发挥着举足轻重的作用。

阿司匹林是一种历史悠久的解热镇痛药，它在预防心血管和脑血管疾病中的作用一直是20世纪具有里程碑意义的故事。早期的证据使用柳树止痛可以追溯到公元前1534年，最初古代埃及人并不知道是什么成分起作用，仅知道用柳树皮可以止痛。直到1828年，约翰·布克纳（Johann Buchner）才发现了柳树皮中的活性成分，他首先将柳树皮修饰成黄色水晶，并将其命名为水杨苷 salicin（Schindler, 1978）。1829年，法国 Pierre-Joseph Leroux 进一步完善了这一过程，并于1838年进一步改进，当时 Raffaele Piria 从柳树中分离出的晶体产生了更强的化合物，命名为水杨酸（salicylic acid）。1852年，法国化学家查尔斯·格哈特（Charles Gerhardt, 1816—1856）首次引入乙酰基代替羟基来修饰水杨酸，但是化合物不稳定。后经证实，乙酰化是减少水杨酸刺激的关键步骤。1876年，Thomas Maclagan（1838—1903）发表了有关水杨酸的第一次临床试验，证明其解热和抗炎效果，尽管水杨苷具有明显的解热益处，但由于其胃炎并发症，并没有广泛使用。1897年，费利克斯第一次合成了构成阿司匹林的主要物质——阿司匹林。阿司匹林发现过程中的关键步骤为乙酰化，乙酰化步骤使水杨酸的刺激性减小，是阿司匹林发现史上的一个突破。虽然阿司匹林是一个非常成功的产品，但其作用机制却并不明确。随着科学技术的进步，20世纪后期开始变得更为清晰，1960年由 Harry Collier（1912—1983）发表了第一篇假设阿司匹林如何发挥作用，他在豚鼠身上发现，阿司匹林在给予缓激肽后阻止豚鼠支气管收缩，他认为阿司匹林可以抑制缓激肽的产生。Priscilla Piper 与 John Vane 一起在兔子身上发现，阿司匹林可以拮抗一种未知的细胞因子，他们称之为"主动脉收缩因子"，后来证实此细胞因子为前列腺素。阿司匹林抑制前列环素合成为非甾体抗炎药（NSAID）和其他环氧合酶（COX）抑制剂的未来发展奠定了基础，并于1982年获得诺贝尔生理学或医学奖。

在1961年，由于血小板在病理性血栓形成中的作用变得越来越清晰，两位牛津科学家约翰·普尔（John Poole）和约翰·弗伦希（John French）认为抑制血小板功能可能是治疗病理性血栓形成的关键。1966年，Armand Quick（1894—1978）指出，阿司匹林延长了出血时间。1967年，美国医师 Harvey Weiss 和 Louis Aledort 报道，阿司匹林可以减少血小板聚集并延长出血时间，抑制血小板功能。1975年瑞典 Bengt Samuelsson（1934年至今）发现兔主动脉收缩因子是血栓素 A_2，并且这被阿司匹林和吲哚美辛的作用所拮抗。1976年证实阿司匹林通过抑制环氧合酶活性发挥抗血小板作用，并通过这一发现获得了2004年的诺贝尔生理学或医学奖[1]。

一、分子结构

其分子式如图6-1-1所示：

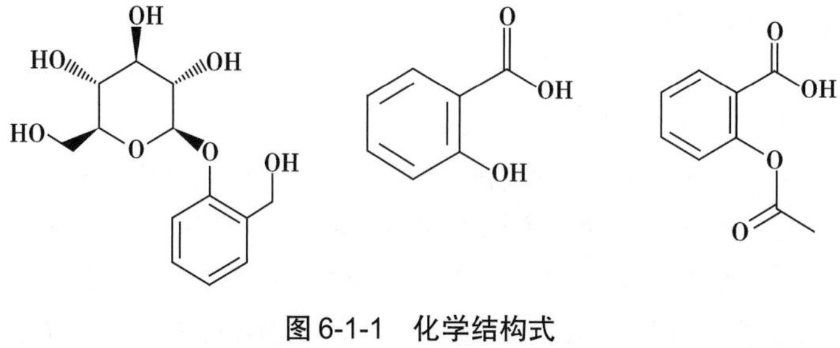

图 6-1-1　化学结构式

二、作用机制

现今研究表明，细胞中的花生四烯酸以磷脂的形式存在于细胞膜中。游离的花生四烯酸在环氧合酶（COX）的作用下转变成前列腺素 G（PGG）和前列腺素 H（PGH）。COX 在体内有两种同工酶，即 COX-1 与 COX-2。COX-1 是结构酶，正常生理情况下即存在，主要介导生理性前列腺素类物质形成。COX-2 是诱导酶，在炎性细胞因子的刺激下大量生成，主要存在于炎症部位，促使炎性前列腺素类物质的合成，可引起炎症反应、发热和疼痛。血小板内有血栓素 A_2（TXA_2）合成酶，可将 COX 的代谢产物 PGH_2 转变为 TXA_2，有强烈的促血小板聚集作用。血管内皮细胞含有前列环素（PGI_2）合成酶，能将 COX 的代谢产物 PGH_2 转变为 PGI_2，它是迄今发现的活性最强的内源性血小板抑制剂，能抑制 ADP、胶原等诱导的血小板聚集和释放。血小板产生的 TXA_2 与内皮细胞产生的 PGI_2 之间的动态平衡是机体调控血栓形成的重要机制。阿司匹林可使 COX 丝氨酸位点乙酰化，从而阻断 COX 的催化位点与底物的结合，导致 COX 永久失活，使血小板生成 TXA_2 受到抑制。综上所述，大剂量阿司匹林具有解热、镇痛、抗炎作用，小剂量阿司匹林可充分抑制血小板具有促栓活性的 TXA_2 合成 [2]。

三、药代动力学

本品口服吸收迅速、完全，吸收后分布于各组织，可渗入关节腔和脑脊液中。镇痛、解热时血药浓度为 25~50μg/ml，抗炎、抗风湿为 150~300μg/ml，蛋白结合率较低，但水解后的水杨酸盐蛋白结合率为 65%~90%。本品大部分在胃肠道、肝及血液内较快水解为水杨酸盐，然后在肝脏代谢。本品以结合的代谢物和游离的水杨酸形式经肾脏排泄（表 6-1-1，表 6-1-2）。

表 6-1-1 不同剂型药物达峰时间

不同剂型	普通制剂	肠溶缓释片	肠溶胶囊
达峰时间 /h	2	7.3	≈6

表 6-1-2 不同剂量药物半衰期

药物	半衰期	不同剂量半衰期
水杨酸盐	15~20分钟	小剂量：2~3 小时 大剂量：20 小时以上，反复用药达 5~18 小时

阿司匹林能用于心血管疾病的一级预防、急性期和二级预防，阿司匹林在心血管疾病的地位和作用，从循证医学证据和指南推荐两个方面讲。

四、重要的临床研究

（一）阿司匹林用于一级预防及二级预防的相关临床研究

越来越多的临床证据表明 [3-6]，阿司匹林用于患有高血压、糖尿病、脑卒中等疾病患者一级预防能够显著降低各项心血管事件风险，包括心血管死亡、心肌梗死、脑卒中的发生率，且 PCI 术后阿司匹林联合其他抗血小板药物应用显著降低再次心肌梗死的发生率。

1. 2011 年一项荟萃分析纳入 9 项阿司匹林一级预防研究（BMD、PHS、TPT、HOT、PPP、WHS、AAAT、POPADAD、JPAD），包含 100 076 例受试者，入组研究需符合：①随机对照实验；②研究入组患者无症状性心血管事件史；③将服用阿司匹林与安慰剂或未服用阿司匹林进行对照；④结果至少包括如下事件之一：全因死亡、心血管死亡、心肌梗死、脑卒中和出血。分析结果显示，阿司匹林可降低各项心血管事件的发生风险，使全因死亡率降低 6%，心肌梗死发生率降低 17%，缺血性脑卒中发生率降低 14% [7]（图 6-1-2）。

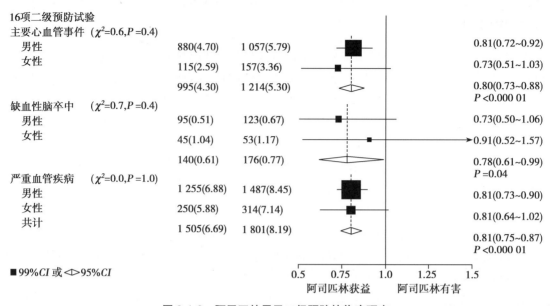

图 6-1-2 阿司匹林用于二级预防的临床研究

然而,在刚刚结束的 2018 年欧洲心脏病学会年会(ESC 2018)最新公布了刊登在新英格兰医学杂志上的关于阿司匹林的一级预防的一项研究——ASPREE 研究(Aspirin in Reducing Events in the Elderly)。研究显示,健康老年人服用阿司匹林并未延长 5 年无障碍生存期(disability-free survival),与此同时,其导致的大出血发生率高于安慰剂。ASPREE 研究提供了相当可靠的证据,表明阿司匹林用于无相关指征老年人群的一级预防,并无益处,考虑到其额外的出血风险,该类策略甚至可能"无益更有害"。因此,阿司匹林是否能作为无心血管风险老年人群一级预防用药仍存在争议。

2. ATT2009 荟萃分析 16 项二级预防研究共 17 000 例平均高危患者参与,阿司匹林组与对照组相比,严重心血管事件风险下降约 20%,主要冠状动脉事件风险下降 20%,脑卒中风险下降 20%[3]。

3. 著名的 HOT 研究(高血压最佳治疗研究)发表在 *Lancet* 杂志上,旨在评估高血压患者心血管事件风险及阿司匹林在此类人群中是否有保护作用。该研究纳入了来自 26 个国家的 18 790 例高血压患者,发现在 3.8 年的中位随访时间内,阿司匹林能显著降低高血压患者主要心血管事件风险达 15%,心肌梗死风险达 36%。

对于既往无心血管事件的糖尿病患者,若其 10 年 ASCVD 风险评分>10%,应用处方阿司匹林;10 年风险评分在 5%~10%,且获益超过风险,应处方阿司匹林;总之,对于存在高动脉粥样硬化心血管疾病风险的糖尿病患者,应给予阿司匹林[8]。

(二)PCI 术后患者应用阿司匹林联用替格瑞洛后终点事件减少

PCI 术后,PEGASUS-TIMI54 研究共纳入 21 162 例心肌梗死发病在 1 年内的患者。全部患者接受低剂量阿司匹林治疗,并按 1:1:1 的比例随机分配,使用替格瑞洛 90mg、替格瑞洛 60mg 和安慰剂,2 次/d。主要疗效终点是心血管死亡、心肌梗死或脑卒中的复合终点。主要安全终点是 TIMI 大出血事件。平均随访 33 个月,结果显示,3 年时替格瑞洛 90mg 组的主要疗效终点事件发生率为 7.85%,替格瑞洛 60mg 组为 7.77%,安慰剂组为 9.04%。与安慰剂组相比,替格瑞洛 90mg 组(*HR*=0.85,95%*CI* 0.75~0.96)与 60mg 组(*HR*=0.84,95%*CI* 0.74~0.95)的主要疗效终点发生风险较低。

(三)阿司匹林显著减低健康男性首次心肌梗死危险

内科医师健康研究(PHS)是证实阿司匹林显著降低健康男性首次心肌梗死危险的里程碑研究。该研究为随机、双盲、安慰剂对照试验,共入选 22 071 例无心肌梗死、脑梗死、TIA 病史的美国健康男性内科医师,分别接受阿司匹林 325mg/隔日或安慰剂治疗。该试验原计划进行 8 年,但是进行到第 5 年的中期结果分析显示阿司匹林具有显著疗效:使首次心肌梗死风险降低 44%,首次致死性心肌梗死发生率下降 66%(图 6-1-3)。糖尿病亚组分析结果显示,小剂量阿司匹林使首次心肌梗死发生率下降 61%,效果更显著。伦理委员会考虑分配到安慰剂组受试者的利益而提前终止试验[4]。

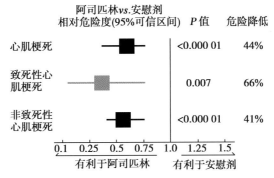

图 6-1-3　阿司匹林显著降低健康男性首次心肌梗死风险

（四）小剂量阿司匹林显著降低健康女性首次脑卒中危险

女性健康研究（WHS）是迄今为止规模最大,持续时间最长的阿司匹林随机、双盲、安慰剂对照研究。该研究历时 10 年,共纳入 39 876 例年龄≥45 岁的健康女性,接受阿司匹林 100mg/ 隔日或安慰剂治疗。主要终点为非致死性心肌梗死、非致死性脑梗死和心血管死亡的联合终点。结果显示,与安慰剂相比,小剂量阿司匹林明显降低健康女性首次脑卒中危险 17%,其中脑梗死危险显著降低 24%（图 6-1-4）。糖尿病亚组中,脑梗死发生率下降 54%（$P=0.01$）,疗效得到进一步放大。在年龄≥65 岁的女性,小剂量阿司匹林治疗使首次心血管事件危险明显降低 26%,其中,首次心肌梗死和脑梗死危险分别降低 34% 和 30%。

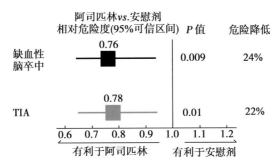

图 6-1-4　小剂量阿司匹林显著降低健康女性首次脑卒中危险

五、指南推荐

（一）阿司匹林用于心血管疾病一级预防的使用指南推荐（表 6-1-3）

表 6-1-3　各国指南中阿司匹林用于心血管疾病一级预防的使用推荐

指南共识	阿司匹林一级预防推荐内容		
	高危人群	中危人群	低危人群
2013 年抗血小板治疗中国专家共识	推荐给中高危患者给予阿司匹林,即合并以下 3 项及以上危险因素者,建议服用阿司匹林（75～100mg/d）进行一级预防：①男性≥50 岁或女性绝经期后；②高血压（血压<150/90mmHg）；③高胆固醇血症；④肥胖（BMI≥28kg/m²）；⑤有早发心、脑血管疾病家族史（男性<55 岁、女性<65 岁发病史）；⑥糖尿病；⑦吸烟；⑧合并慢性肾脏病的高血压患者		不建议使用阿司匹林

续表

指南共识	阿司匹林一级预防推荐内容		
	高危人群	中危人群	低危人群
中国2型糖尿病防治指南(2013年版)	具有高危心血管疾病风险[a](10年心血管疾病发生风险>10%)的糖尿病患者,可服用小剂量(75~100mg/d)阿司匹林作为一级预防	具有中度心血管疾病风险[b](10%>10年心血管疾病发生风险>5%)的糖尿病患者,应根据临床判断决定是否使用阿司匹林进行一级预防	心血管低风险(10年心血管疾病发生风险<5%)的糖尿病患者,不推荐使用阿司匹林
2015年中国脑卒中一级预防指导规范	心、脑血管疾病高危人群(10年心脑血管疾病发生风险≥10%)应使用阿司匹林预防心、脑血管疾病(包括但不限于脑卒中)的发生	无阿司匹林使用推荐	无阿司匹林使用推荐
2013年ESE/ESC高血压指南	高心血管疾病风险的高血压患者,在血压控制良好的情况下,应考虑使用阿司匹林	无阿司匹林使用推荐	无阿司匹林使用推荐
2015年ADA糖尿病指南	10年心血管疾病发生风险>10%的糖尿病患者,考虑使用阿司匹林(75~100mg/d)进行一级预防	10年心血管疾病发生风险为5%~10%的糖尿病患者,应根据临床判断决定是否使用阿司匹林进行一级预防	10年心血管疾病发生风险<5%的糖尿病患者,不推荐使用阿司匹林

注:[a] 包括大部分>50岁男性或>60岁的女性合并1项危险因素(即心血管疾病家族史、高血压、吸烟、血脂紊乱或蛋白尿);[b] 有1个或多个心血管危险因素的中青年(即男性<50岁或女性<60岁)患者,或无心血管疾病危险因素的年龄较大患者(男性>50岁或女性>60岁)。

最新的2015年ADA糖尿病指南推荐,10年心血管疾病风险>10%的患者,包括大部分>50岁男性或>60岁女性合并至少1项危险因素,这类患者应使用小剂量阿司匹林进行一级预防;10年心血管疾病风险为5%~10%的中危患者,应根据个体临床情况进行判断,可考虑使用小剂量阿司匹林。

(二)急性冠脉综合征阿司匹林推荐

2016年版共识(对缺血性心脏病的推荐):

(1)对非ST段抬高ACS:所有无禁忌证者初始口服阿司匹林负荷剂量300mg,75~100mg/d长期维持(Ⅰ类推荐,A级证据);不能耐受者可用氯吡格雷(300~600mg负荷剂量,75mg/d维持)替代(Ⅰ类推荐,B级证据)。

(2)PCI术前:阿司匹林的基础上加1种$P2Y_{12}$受体拮抗剂(Ⅰ类推荐,A级证据),选择包括替格瑞洛(负荷量180mg,维持量90mg,2次/d)(Ⅰ类推荐,B级证据)、氯吡格雷(负荷量300~600mg,维持量75mg/d)(Ⅰ类推荐,B级证据)。

(3)PCI术后:金属裸支架(BMS)DAPT治疗至少4周(Ⅰ类推荐,A级证据);药物洗脱支架(DES)DAPT治疗至少12个月(Ⅰ类推荐,B级证据)。

(4)CABG术前:阿司匹林100~300mg/d(Ⅰ类推荐,A级证据);正在服用阿司匹林者术前不需停药(Ⅰ类推荐,A级证据)。

(5)CABG术后:术前未服用阿司匹林者术后6小时内开始口服100~300mg/d,此后长期口服(Ⅰ类推荐,A级证据);有禁忌证者,口服氯吡格雷75mg/d或替格瑞洛60~90mg,2次/d替代(Ⅱa类推荐,C级证据);非体外循环CABG术后:阿司匹林75~150mg/d联合氯吡格雷75mg/d治疗1年(Ⅰ类推荐,A级证据);体外循环CABG术后可考虑阿司匹林联合氯吡格雷双联抗血小板1年(Ⅱb类推荐,A级证据)。

(6)溶栓治疗:在使用阿司匹林的基础上:接受抗栓治疗者尽快口服氯吡格雷负荷量300mg(年龄≤75岁)或75mg(年龄>75岁),或替格瑞洛负荷量180mg(Ⅰ类推荐,A级证据);溶栓后继续坚持DAPT,阿司匹林 75 ~ 100mg/d，长期维持；氯吡格雷 75mg/d 或替格瑞洛 90mg，2 次 /d，维持 12 个月（Ⅰ类推荐，A 级证据）。

（三）阿司匹林用于心血管疾病长期二级预防的使用指南推荐

2011 年 ESC NSTE-ACS 指南：无论治疗方案如何，患者应长期使用阿司匹林维持剂量 75 ~ 100mg/d（Ⅰ类推荐，A 级证据）。

2012 年 ESC STEMI 指南：STEMI 后应无限期使用低剂量阿司匹林（75 ~ 100mg）（Ⅰ类推荐，A 级证据）。

2012 年 ACCF/AHA UA/NSTEMI 指南：UA/NSTEMI 患者在可耐受的情况下应无限期使用阿司匹林（Ⅰ类推荐，A 级证据）。

2012 年 ACCF/AHA/ACP SIHD 指南：SIHD 患者若无阿司匹林禁忌证，应给予阿司匹林 75 ~ 162mg/d 持续治疗（Ⅰ类推荐，A 级证据）。

2013 年抗血小板治疗中国专家共识：慢性稳定型心绞痛患者如无用药禁忌均应服用，最佳剂量范围为 75 ~ 150mg/d。

（四）阿司匹林用于外周动脉疾病（PAD）的指南推荐

对有症状的 PAD 已行血管重建术的患者，长期用阿司匹林 75 ~ 300mg/d 或氯吡格雷 75mg/d（Ⅰ类推荐，B 级证据）。

ABI≤0.9 或有颈动脉粥样斑块狭窄的无症状 PAD 患者，可用上述抗血小板药物（Ⅱa 类推荐，C 级证据）。

除心血管事件发生风险高且出血风险低的有症状的 PAD 患者外，一般不推荐联合应用阿司匹林和氯吡格雷（Ⅱa 类推荐，C 级证据）。

六、使用时应注意的问题

（一）用法用量

1. 不稳定型心绞痛，推荐阿司匹林 100mg/d。

2. 急性心肌梗死时，推荐阿司匹林 100mg/d。

3. 预防心肌梗死复发时，推荐阿司匹林 300mg/d。

4. 预防大脑一过性的血流减少和已出现早期症状后预防脑梗死，推荐阿司匹林 100mg/d。

（二）不良反应及处理原则

1. 预防阿司匹林相关消化道出血的策略 《抗血小板药物消化道损伤的预防和治疗中国专家共识（2012 更新版）》对长期抗血小板治疗的患者如何预防消化道损伤给出如下标准化流程（图 6-1-5），以进行风险评估和筛查。此外，指出为减少抗血小板药物的消化道损伤：①应规范抗血小板治疗的适应证；②识别消化道损伤的高危人群；③严格掌握长期联合应用抗血栓药物的适应证，并调整至最低有效剂量；④建议对长期服用抗血小板药物的患者筛查并根除幽门螺杆菌（HP）；⑤对高危患者同时给予有效抑酸药物，首选质子泵抑制剂（PPI），不能耐受 PPI 者可给予 H₂RA。

下面对其中两个关键要点详细阐述：

（1）根治幽门螺杆菌（HP）感染：HP 感染增加了服用阿司匹林或非甾体抗炎药患者消化道溃疡的风险，对于需要阿司匹林或非甾体抗炎药治疗的患者需化验 HP，根除 HP 可降低服用非甾体抗炎药（包括低剂量阿司匹林）患者消化性溃疡的发生率。因此，对既往有溃疡疾病（出血或非出血）史的患者，在开始阿司匹林治疗前，应进行 HP 筛查并对阳性者予以治疗。即使 HP 感染得到根治，仍需在使用阿司匹林的同时联用胃肠道保护药物[5]。

（2）与胃肠道保护药物（PPI 或 H₂RA）协同治疗：国内外指南均指出[1, 3-4]，抗血小板药物联用一种质子泵抑制剂（PPI）或 H₂ 受体拮抗剂（H₂RA）较单独治疗可降低消化道出血的风险。而 PPI 是治疗与预防阿司匹林相关的消化道损伤的首选药物[4-7]。为降低抗血小板治疗的消化道出血风险而选择联用胃肠道保护药物时，应将上消化道出血的危险因素和共患内科疾病考虑在内。有过消化性溃疡疾病或胃肠出血病史的患者，接受双联抗血小板治疗或抗凝治疗时，应接受胃肠道保护药物。存在 1 种以上危险因素（年满 60 岁、使用激素、消化

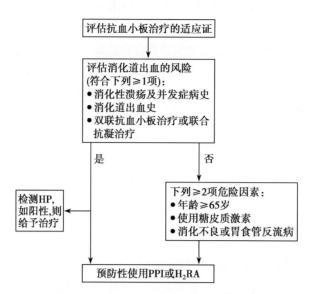

图 6-1-5 长期抗血小板治疗的患者预防消化道损伤标准化流程

HP,幽门螺杆菌;PPI,质子泵抑制剂;H₂RA,H₂受体拮抗剂。

不良或 GERD 症状)的患者应接受胃肠道保护药物。阿司匹林餐前服用,可以减少胃肠道反应[6]。

2. 围手术期阿司匹林应用 阿司匹林的抗血小板作用意味着长期服用具有出血的风险,这种风险在计划接受手术的患者中尤为突出,因此,一直以来,外科医师的原则都是,绝大部分手术要求术前停用阿司匹林 1 周以上。最近一项纳入 39 512 例患者的回顾性队列研究表明,围手术期停用阿司匹林使脑卒中的发生风险增加了 40%。另一项 RCT 研究表明,停用阿司匹林组的血栓事件发生率为 9%,不停用阿司匹林组的血栓事件发生率为 1.2%。围手术期停用阿司匹林使血栓事件的发生率上升 7.2%。那么,围手术期不停用阿司匹林导致的出血风险,总结如表 6-1-4。

表 6-1-4 围手术期不停用阿司匹林导致的出血风险

围手术期出血风险	手术操作
高度可能不增加出血风险	牙科操作
很可能不增加出血风险	有创眼科麻醉
	白内障手术
	皮肤科手术
	超声引导下前列腺活检
	脊髓/硬膜外麻醉
	腕管综合征手术
可能不增加出血风险	玻璃体视网膜手术
	肌电图检查
	支气管镜活检
	结肠息肉切除
	上消化道内镜活检
	括约肌切开手术
	超声引导下活检术
出血风险增加与否不确定	经尿道前列腺切除术
很可能增加出血风险	骨科髋关节手术

由此可见,不能仅依赖出血风险评估决定围手术期停用阿司匹林,还要综合评估血栓风险、出血风险及不同手术类型可能引发的心血管事件风险。

不同手术类型可能引发的心血管事件风险不同(危险分层见表 6-1-5)。

表 6-1-5　非心血管手术中,心血管事件危险分层[9]

心血管事件危险分层	非心血管手术、操作
高危:心血管风险>5%	急诊大手术,尤其是老年人
	主动脉和其他主要血管的手术
	周围血管手术
	预期的长时间手术,特别是预期有体液丢失或大量失血
中危:5%≥心血管风险≥1%	颈动脉内膜切除术
	头部或颈部手术
	腹腔内和胸内手术
	整形手术
	前列腺手术
低危:心血管风险<1%	内镜手术
	白内障手术
	局限于体表的手术
	乳腺手术

综上所述,综合评估患者临床特征、手术类型、停用阿司匹林的血栓风险及不停用阿司匹林导致的出血风险。第 9 版美国胸科医师学会抗栓指南(ACCP-9)[10]指出:

对正在接受阿司匹林进行心、脑血管病二级预防的患者,建议在进行低心血管事件风险的手术,例如牙科手术、皮肤手术和白内障手术围手术期继续阿司匹林治疗(Ⅱ类推荐,C 级证据)。

对正在服用阿司匹林的中危、高危(危险分层见表 6-1-5)心血管事件风险患者,若拟行非心脏手术治疗,建议手术期间持续使用阿司匹林(Ⅱ类推荐,C 级证据);而对低危的心血管事件风险患者,建议在术前 7～10 天停止使用阿司匹林(Ⅱ类推荐,C 级证据)。

对于拟行冠状动脉旁路移植术的患者,建议术前使用阿司匹林治疗的,围手术期继续阿司匹林治疗。对于术前双联抗血小板治疗(阿司匹林＋氯吡格雷)的患者,建议围手术期继续阿司匹林的治疗,同时术前停用氯吡格雷 5 天。

对正在服用双联抗血小板治疗的冠状动脉支架患者,若拟行非心脏手术,推荐手术延期至在裸金属支架植入术后 6 周或药物洗脱冠状动脉支架植入术后 6 个月进行(Ⅰ类推荐,C 级证据);对裸金属冠状动脉支架植入术后 6 周内或药物洗脱支架植入术后 6 个月内拟行非心脏手术的患者,建议在手术期间持续使用双联抗血小板治疗(Ⅱ类推荐,C 级证据)(表 6-1-6)。

表 6-1-6　增加围手术期心血管风险的临床疾病或状态[10]

围手术期心血管风险	临床疾病或者状态
高危	• 急性冠脉综合征:
	急性或近期心肌梗死伴有临床症状或心肌缺血的重要临床无创检查证据
	不稳定型心绞痛或严重心绞痛(加拿大心绞痛分级Ⅲ～Ⅳ级)
	• 心力衰竭失代偿期

续表

围手术期心血管风险	临床疾病或者状态
	• 显著心律失常： 　高度房室传导阻滞 　存在潜在心脏病的症状性室性心律失常 　伴有无法控制的心室率的室上性心律失常 • 严重瓣膜疾病
中危	• 轻度心绞痛（加拿大心绞痛分级Ⅰ级或Ⅱ级） • 既往的心肌梗死病史或病理性Q波 • 心力衰竭代偿期或心力衰竭前期 • 糖尿病（特别是胰岛素依赖型） • 肾功能不全
低危	• 高龄 • 心电图异常（左心室肥大、左束支传导阻滞、ST-T异常） • 窦外节律（例如心房颤动） • 低功能状态（例如无法爬上一层楼梯或者无法拎动一袋杂货） • 脑卒中史 • 未控制达标的高血压

（朱　平　尹先东）

参 考 文 献

[1] DESBOROUGH M J R, KEELING D M. The aspirin story-from willow to wonder drug[J]. Br J Haematol, 2017, 177 (5): 674-683.

[2] 史旭波, 胡大一. 阿司匹林的作用机制及相关临床问题 [J]. 临床荟萃, 2008, 23 (16): 1141-1143.

[3] Antithrombotic Trialists'（ATT）Collaboration, BAIGENT C, BLACKWELL L, et al. Aspirin in the primary and secondary prevention of vascular disease: collaborative meta-analysis of individual participant data from randomised trials[J]. Lancet, 2009, 373 (9678): 1849-1860.

[4] COCCHERI S. Use and Misuse of Aspirin in Primary Cardiovascular Prevention[J]. Clin Med Insights Cardiol, 2017, 11: 1179546817702149.

[5] 抗血小板药物消化道损伤的预防和治疗中国专家共识组. 抗血小板药物消化道损伤的预防和治疗中国专家共识（2012更新版）[J]. 中华内科杂志, 2013, 52 (3): 264-270.

[6] 吕剑, 卢恩先, 江志强 . 6种市售阿司匹林肠溶片的体外溶出试验比较 [J]. 中国临床药学杂志, 2001, 10 (5): 296-298.

[7] RAJU N, SOBIERAJ-TEAGUE M, HIRSH J, et al. Effect of aspirin on mortality in the primary prevention of cardiovascular disease[J]. Am J Med, 2011, 124 (7): 621-629.

[8] 汪芳 . 阿司匹林在心血管疾病一级预防中的研究进展与指南规范分析 [J]. 中国全科医学, 2015 (29): 3519-3523.

[9] EAGLE K A, BERGER P B, CALKINS H, et al. ACC/AHA Guideline Update for Perioperative Cardiovascular Evaluation for Noncardiac Surgery--Executive Summary. A Report of the American College of Cardiology/American Heart Association Task Force on Practice Guidelines (Committee to Update the 1996 Guidelines on Perioperative Cardiovascular Evaluation for Noncardiac Surgery)[J]. Circulation, 2002, 105 (10): 1257-1267.

[10] GUYATT G H, AKL E A, CROWTHER M, et al. Executive Summary: Antithrombotic Therapy and Prevention of Thrombosis, 9th ed: American College of Chest Physicians Evidence-Based Clinical Practice Guidelines[J]. Chest, 2012, 141 (2 Suppl): 7S-47S.

第 2 章 ADP 受体拮抗剂

血小板中的 ADP 存储在致密颗粒中，在血小板活化时释放。ADP 可与两种 G 蛋白偶联的血小板受体 P2Y$_1$ 和 P2Y$_{12}$ 结合产生作用 [1-2]，这两个受体对一系列嘧啶和嘌呤类激动剂均具有活性 [3]。当 ADP 结合血小板 Gαq 亚型偶联的 P2Y$_1$ 受体时，会导致磷酸肌醇水解、血栓素 A$_2$ 生成、蛋白磷酸化和胞质 Ca^{2+} 增加；ADP 同时也可结合 Gαi 亚型偶联的 P2Y$_{12}$ 受体，结合后可抑制 cAMP 的形成，从而介导血小板活化 [4]。通过基因敲除小鼠模型以及几种不同 ADP 受体拮抗剂的药理研究均发现，同时激活 P2Y$_1$ 和 P2Y$_{12}$ 受体是充分激活血小板所必需的 [1]。P2Y$_{12}$ 受体先天缺乏是一种常染色体隐性疾病，表现为过度出血、出血时间延长，P2Y$_{12}$ 受体缺乏时，即使 ADP 浓度非常高，也不能产生完全和不可逆的血小板聚集反应 [5]，这一临床表型与 P2Y$_{12}$ 受体拮抗剂作用效果相同 [6]。目前临床上常用的血小板 ADP 受体拮抗剂即 P2Y$_{12}$ 受体拮抗剂有噻吩吡啶类和非噻吩吡啶类两种。

噻吩吡啶类 P2Y$_{12}$ 受体拮抗剂均为前体药物，其化合物本身并无活性，需经过肝细胞色素 P450（CYP450）同工酶代谢形成活性产物，与 P2Y$_{12}$ 受体不可逆地结合，起到受体拮抗作用。噻氯匹定、氯吡格雷、普拉格雷均为噻吩吡啶类 P2Y$_{12}$ 受体拮抗剂。噻氯匹定虽有较强抗血小板作用，但起效较慢，且不良反应较多 [7]，临床上已不常用；氯吡格雷抗血栓作用较强，目前在临床得到广泛应用，但由于受到肝脏 CYP450 代谢酶基因多态性影响，部分患者可能有氯吡格雷抵抗 [8-9]；普拉格雷抗血小板速度和强度均强于氯吡格雷，同时不受 CYP450 多态性影响 [10-12]，但其出血风险高于氯吡格雷 [13]。

非噻吩吡啶类药物为一类新型 P2Y$_{12}$ 受体拮抗剂，此类药物本身即具有药物活性，不需肝脏代谢，同时对于 P2Y$_{12}$ 受体的抑制作用是可逆的。正是由于其不同于噻吩吡啶类的药效及药代动力学特性，非噻吩吡啶类 P2Y$_{12}$ 受体拮抗剂能提供更快、更完全的抗血小板效果，目前主要有替格瑞洛和坎格瑞洛。替格瑞洛抗血小板效果强于氯吡格雷，但轻度增加出血风险，同时可能发生呼吸困难、心动过缓等不良反应 [14]；坎格瑞洛通过静脉注射用药，2 分钟内即可快速和有效抑制 P2Y$_{12}$ 受体，并且在停药后血小板功能迅速恢复。表 6-2-1 示目前应用的四种药物的特点 [15]。

表 6-2-1　四种 ADP 抑制剂的药代动力学特点

	氯吡格雷 （clopidogrel）	普拉格雷 （prasugrel）	替格瑞洛 （ticagrelor）	坎格瑞洛 （cangrelor）
化学分类	噻吩吡啶类	噻吩吡啶类	环戊三唑嘧啶类化合物	三磷酸腺苷类似物
给药途径	口服	口服	口服	静脉注射
剂量	300～600mg 口服后 75mg/d	60mg 口服后 10mg/d	180mg 口服后 90mg、2 次/d	30μg/kg 弹丸式推注和 4μg/（kg·min）输注
慢性肾脏病患者用药剂量				
• 3 期 [eGFR 30～59ml/（min·1.73m^2）]	无剂量调整	无剂量调整	无剂量调整	无剂量调整
• 4 期 [eGFR 15～29ml/（min·1.73m^2）]	无剂量调整	无剂量调整	无剂量调整	无剂量调整

续表

	氯吡格雷 (clopidogrel)	普拉格雷 (prasugrel)	替格瑞洛 (ticagrelor)	坎格瑞洛 (cangrelor)
• 5 期 [e G F R ＜ 1 5 m l /（min·1.73m²）]	仅应用在特定指征情况下（例如预防支架内血栓形成）	不推荐	不推荐	无剂量调整
结合可逆性	不可逆	不可逆	可逆	可逆
活化方式	药物前体，肝脏代谢后生效	药物前体，肝脏代谢后生效	活性药物，代谢后仍有活性	活性药物
负荷剂量起效时间	2～6 小时	30 分钟	30 分钟	2 分钟
持续时间	3～10 天	7～10 天	3～5 天	1～2 小时
手术前停药时间	5 天	7 天	5 天	1 小时
P2Y$_{12}$ 受体拮抗剂血清半衰期	30～60 分钟	30～60 分钟	6～12 小时	5～10 分钟
抑制腺苷再摄取	否	否	是	是（自身无活性，代谢产物有抑制作用）

注：来源于 2015 年欧洲非 ST 段抬高急性冠脉综合征治疗指南。

一、重要的临床研究

1. 氯吡格雷　早期的 CAPPRIE 研究入选近期心肌梗死、缺血性脑卒中或动脉粥样硬化外周血管病患者，随机分为阿司匹林（325mg、1 次 /d）组或者氯吡格雷（75mg、1 次 /d）组，随访 1～3 年，结果显示氯吡格雷组在降低心血管死亡、心肌梗死或缺血性脑卒中上略优于阿司匹林组，而且安全性与阿司匹林相当[16]。CHARISMA 研究是一项在稳定动脉粥样硬化高危患者中氯吡格雷联合阿司匹林与单用阿司匹林的比较，结果表明，氯吡格雷联合阿司匹林服用在降低心肌梗死、脑卒中或者心血管死亡方面并没有表现出优于单用阿司匹林的效果，反而联合使用增加了主要出血的风险[17]。而 CURE 研究纳入了 12 562 名非 ST 段抬高急性冠脉综合征（NSTE-ACS）患者，随机分配到单独阿司匹林组或阿司匹林联合氯吡格雷组，结果显示，联合治疗组的心血管死亡、非致死性心肌梗死和脑卒中的风险降低 21%，安全性方面主要出血发生率增加，但致命性出血及颅内出血并未增加[18]。COMMIT/CCS-2 和 CLARITY-TIMI 28 研究证实，对于 ST 段抬高心肌梗死（STEMI）患者，相比阿司匹林单独治疗，联合治疗可显著降低复发性心血管事件发生率和死亡率，而且并未增加大出血风险[19-20]。

2. 普拉格雷　普拉格雷是第三代噻吩吡啶类 P2Y$_{12}$ 受体拮抗剂，该药虽然也必须经 CYP450 同工酶氧化加工为活性的代谢物，不同的是，影响氯吡格雷效果的常见 CYP450 多态性对普拉格雷的活化无不利影响[10-12]。TRITON-TIMI 38 研究入选 13 608 名急性冠脉综合征（ACS）患者，随机分配至阿司匹林联合普拉格雷（负荷剂量 60mg，之后 10mg/d）组或阿司匹林联合氯吡格雷（负荷剂量 300mg，之后 75mg/d）组，结果显示，普拉格雷组的复合终点（心血管死亡、非致死性心肌梗死，非致死性脑卒中）发生率明显降低（9.9% vs. 12.1%），还降低了靶血管血运重建和支架内血栓的发生率，但是普拉格雷组大出血和致命性出血的发生率增加[19, 21]。需要注意的是，该研究大多数患者是在诊断性冠状动脉造影后被随机分配入组，对于单纯药物治疗患者，普拉格雷并不优于氯吡格雷。TRILOGY-ACS 试验将 7 243 名进行保守治疗（未行介入）的 NSTE-ACS 患者随机分配到普拉格雷组或氯吡格雷组，发现两组的缺血性结局没有差异[22]。ACCOAST 试验将 4 033 名接受介入治疗的 NSTE-ACS 患者，随机分配到两组：30mg 普拉格雷预处理，PCI 时再给予 30mg 普拉格雷；对照组只在 PCI 时给予 60mg 普拉格雷。两组间缺血性结局无差异，但是普拉格雷预处理组大出血发生率增加（HR=1.90，95%CI 1.19～3.02，P=0.006）[23-24]。

3. 替格瑞洛　替格瑞洛是一种新型的 P2Y$_{12}$ 受体拮抗剂，直接与 P2Y$_{12}$ 受体结合，不需要经肝脏代谢转化为活性形式[1]。与氯吡格雷相比，该药能更完全地抑制 ADP 诱导的持续性血小板聚集，比氯吡格雷或普拉格雷作用更快，抑制血小板的效果更好[25]。PLATO 研究入选 18 642 名 ACS 患者随机分配至替格瑞洛（负荷剂量 180mg，之后 90mg、2 次 /d）组或氯吡格雷（负荷剂量 300～600mg，之后 75mg、1 次 /d）组，同时接受阿司匹林和其他标准治疗，30 天时替格瑞洛即开始显示出降低复合终点（心血管死亡、心肌梗死、脑卒中）发生率，12 个月时替格瑞洛组主要复合终点事件（心血管死亡、心肌梗死、脑卒中）发生率降低 16%（9.8% *vs.* 11.7%），总死亡率及支架内血栓发生率均降低，而总体主要出血没有增加，但非冠状动脉旁路移植术相关的主要出血发生率轻微增加[26]。PEAGUSUS-TIMI 54 研究入选既往心肌梗死的稳定性冠心病患者，随机给予阿司匹林联合替格瑞洛两个剂量组（90mg 或 60mg、2 次 /d）或阿司匹林加安慰剂，结果显示，联合替格瑞洛两个剂量组与单用阿司匹林相比，均显著减少了主要心血管事件（心血管死亡、心肌梗死或脑卒中）风险，而增加了 TIMI 主要出血，但没有增加致死性出血或颅内出血，两种剂量总体疗效相似，60mg 小剂量组出血发生率略低[27]。与 ACCOAST 试验中普拉格雷的结果不同，ATLANTIC 研究发现，PCI 前替格瑞洛预处理被认为是安全的[28]。中国替格瑞洛应用登记研究（大禹研究）也证实了替格瑞洛在中国 ACS 患者中应用的总体安全性。

4. 坎格瑞洛 坎格瑞洛是非噻吩吡啶类三磷酸腺苷类似物，可阻断 P2Y$_{12}$ 受体，其优势在于迅速发挥作用，并且在停药后血小板功能迅速恢复。坎格瑞洛的早期研究 CHAMPION PLATFORM 和 CHAMPION PCI 研究并未显示坎格瑞洛降低 PCI 围手术期心血管事件（死亡、心肌梗死、血运重建）的优势[29-30]。但后来的 CHAMPION PHOENIX 研究，PCI 术前随机使用坎格瑞洛或者 300～600mg 负荷剂量氯吡格雷进行比较，显示在降低复合终点事件（PCI 后 48 小时内死亡、心肌梗死、血运重建、支架血栓）上，坎格瑞洛优于氯吡格雷（4.7% *vs.* 5.9%），且出血风险未增加[31]。对 3 项 CHAMPION 研究进行汇总分析发现，与对照组（即氯吡格雷或安慰剂）相比，坎格瑞洛降低了 48 小时主要有效性复合终点事件（死亡、心肌梗死、因缺血行血运重建或支架内血栓形成）的发生率（3.8% *vs.* 4.7%），坎格瑞洛组轻微出血事件增加（16.8% *vs.* 13.0%），但大出血事件没有增加[32]。坎格瑞洛于 2015 年 6 月获得美国食品药品监督管理局的批准，应用于还没有接受过 P2Y$_{12}$ 血小板抑制剂治疗且目前未使用糖蛋白 GPⅡb/Ⅲa 受体拮抗剂的患者 PCI 术前。

二、指南推荐

按照当前最新的美国心脏病学会（ACC）双联抗血小板治疗专家共识，欧洲心脏病学会（ESC）稳定性冠心病、STEMI、NSTE-ACS、血运重建指南，以及中国 STEMI 诊断治疗、经皮冠状动脉介入治疗指南和抗血小板治疗中国专家共识，本书对 ADP 受体抑制剂相关推荐进行整理总结[15, 33-45]。

（一）急性冠脉综合征（ACS）

ACC/ESC/ 中国指南均推荐，当患者明确 ACS 诊断后，若无禁忌证，无论之后采取何种治疗策略（PCI/ 冠状动脉旁路移植术 / 溶栓 / 药物保守治疗），均应尽快给予负荷剂量的阿司匹林和 P2Y$_{12}$ 受体拮抗剂（负荷剂量：氯吡格雷 600mg，普拉格雷 60mg，替格瑞洛 180mg），随后开始双联抗血小板治疗（Ⅰ类推荐）。

1. ACS 行 PCI 治疗

（1）双联抗血小板药物选择：ACC/ESC 指南对于 P2Y$_{12}$ 受体拮抗剂药物及剂量作出相同的推荐，且都优先推荐替格瑞洛和普拉格雷代替氯吡格雷作为联合阿司匹林双联抗血小板治疗，但两者在推荐力度上有一定区别。中国指南仅对替格瑞洛和氯吡格雷作出相关推荐。

1）替格瑞洛：负荷剂量 180mg，维持剂量 90mg、2 次 /d。ACC 指南推荐，对于行支架植入术或药物保守治疗的 ACS 患者，可使用替格瑞洛替代氯吡格雷治疗（Ⅱa 类推荐）。ESC 指南推荐，若无禁忌，缺血事件中高危患者均可使用替格瑞洛联合阿司匹林进行双联抗血小板治疗，无论该患者目前是否正在服氯吡格雷，但换用替格瑞洛后，需立即停用氯吡格雷（Ⅰ类推荐）。

2）普拉格雷：负荷剂量 60mg，维持剂量 10mg、1 次 /d。ACC 指南推荐，对于行支架植入术或药物保守治疗的 ACS 患者，若不是出血高危人群且既往无脑卒中或短暂脑缺血发作病史，可考虑选用普拉格雷代替氯吡格雷治疗（Ⅱa 类推荐）。既往有脑卒中或短暂脑缺血发作病史的患者不推荐使用普拉格雷（Ⅲ类推荐）。ESC 指南推荐，如果患者无脑卒中或短暂脑缺血发作史，年龄小于 75 岁，且先前从未服用氯吡格雷，可使用普拉格雷进行治疗（Ⅰ类推荐）。

3）氯吡格雷：负荷剂量 600mg，维持剂量 75mg、1 次 /d。ESC 指南推荐，只有当替格瑞洛或普拉格雷无法

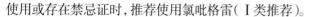

使用或存在禁忌证时,推荐使用氯吡格雷(Ⅰ类推荐)。

4)坎格瑞洛:ESC指南推荐,初治患者行PCI治疗时可应用坎格瑞洛。但是,ACC及中国指南尚未对此药品进行相关推荐。

(2)双联抗血小板治疗疗程:ACC/ESC/中国指南一致推荐ACS患者双联抗血小板治疗,服用P2Y$_{12}$受体拮抗剂至少12个月(Ⅰ类推荐)。

ACC指南推荐,冠状动脉支架植入术后ACS患者的双联抗血小板治疗中,若患者出血风险不高且无出血并发症,推荐双联抗血小板治疗大于12个月(Ⅱb类推荐)。ESC指南未作出延长双联抗血小板治疗疗程的相关推荐,但通过引用一篇纳入32 287例患者的荟萃分析研究指出,超过12个月的双联抗血小板治疗并没有显著降低缺血性事件及支架内血栓发生率,同时会增加出血事件的发生,因此总体上会增加患者的全因死亡率[46]。ACC指南推荐,ACS患者药物洗脱支架植入术后行双联抗血小板治疗,如果患者具有高出血风险或合并重度出血并发症,推荐双联抗血小板治疗6个月后中断P2Y$_{12}$受体拮抗剂(Ⅱb类推荐)。ESC指南对此未作出明确推荐。另外,ESC指南推荐对于正在行双联抗血小板治疗的患者,若需行外科手术,在充分评估患者缺血事件风险后,建议术前替格瑞洛、氯吡格雷至少停药5天,普拉格雷至少停药7天(Ⅱa类推荐)。植入金属裸支架的患者至少双联抗血小板治疗1个月后行外科手术,药物涂层支架至少双联抗血小板治疗3个月后(Ⅱb类推荐)。

2. ACS行冠状动脉旁路移植术治疗　考虑到双联抗血小板治疗对冠状动脉旁路移植术带来的出血风险,在术前须停用双联抗血小板治疗。ACC指南推荐,在术前5天需停用替格瑞洛和氯吡格雷,术前7天停用普拉格雷。ESC指南将替格瑞洛的停药时间放宽至3~5天(Ⅰ类推荐)。ACC/ESC指南均推荐,停用P2Y$_{12}$受体拮抗剂后,仍需予以低剂量阿司匹林直到冠状动脉旁路移植术前(Ⅰ类推荐)。对于需要行急诊冠状动脉旁路移植术的患者,ACC指南推荐至少停用氯吡格雷和替格瑞洛24小时,以减少出血事件的发生(Ⅰ类推荐)。

ACC指南推荐,ACS患者行冠状动脉旁路移植术治疗,术后应重新恢复P2Y$_{12}$受体拮抗剂治疗直至术后12个月(Ⅰ类推荐)。ESC也给出同样的推荐,但因为缺乏足够的临床研究证据支持,ESC对双联抗血小板治疗给出了Ⅱa类推荐、C级证据。对于术后P2Y$_{12}$受体拮抗剂种类的选择,ACC/ESC指南并未给出明确的推荐意见。

3. STEMI行溶栓治疗　对于接受溶栓治疗而未行介入的STEMI患者,ACC/ESC指南均只推荐了阿司匹林联合氯吡格雷(Ⅰ类推荐),对<75岁患者,予以氯吡格雷负荷剂量300mg,维持剂量75mg、1次/d;对>75岁患者,不予以负荷剂量,维持剂量75mg、1次/d。推荐双联抗血小板治疗至少14天,若无出血事件发生,应治疗至12个月(Ⅰ类推荐)。

4. ACS药物治疗　ACC/ESC指南推荐,单纯药物治疗(无血运重建或溶栓)ACS患者接受双联抗血小板治疗应至少持续12个月(Ⅰ类推荐),阿司匹林联合氯吡格雷或替格瑞洛,如无禁忌,优先选择替格瑞洛(Ⅱa类推荐)。ACC指南推荐,对于双联抗血小板治疗无出血并发症者,以及非出血高危者,继续双联抗血小板治疗超过12个月是合理的(Ⅱb类推荐)。

(二)稳定性冠心病(SCAD)

1. SCAD单纯药物治疗　因CHRISMA研究证明双联抗血小板治疗不能给SCAD患者带来获益[47],ACC/ESC/中国指南均未常规推荐双联抗血小板治疗,仅推荐ADP抑制剂氯吡格雷可以作为不能耐受阿司匹林患者的替代用药,中国专家共识建议氯吡格雷75mg、1次/d或替格瑞洛60~90mg、2次/d替代阿司匹林(Ⅰ类推荐)。ACC及中国专家共识提出75~100mg阿司匹林联合氯吡格雷或替格瑞洛的双联抗血小板治疗可用于高危稳定性冠心病患者(Ⅱb类推荐),血栓高危患者如出血风险较低,如1~3年内有心肌梗死病史且伴有1项危险因素:年龄65岁以上、糖尿病、2次心肌梗死、冠状动脉解剖提示高危者如多支血管病变和左主干病变等、肾功能异常(肌酐清除率<60ml/min),且出血风险低,可考虑长期双联抗血小板治疗,联合替格瑞洛时建议小剂量60mg、2次/d,治疗期间应严密监测出血。

2. SCAD行PCI治疗

(1)何时开始双联抗血小板治疗:接受PCI治疗的SCAD患者在围手术期,如无禁忌证,均应接受双联抗血小板治疗(Ⅰ类推荐)。近期一项荟萃分析结果表明,SCAD患者在PCI术前进行氯吡格雷预处理并不能降低死亡率和心血管不良事件。因此,ESC不推荐在尚无造影明确冠状动脉状况之前,予以P2Y$_{12}$受体拮抗剂

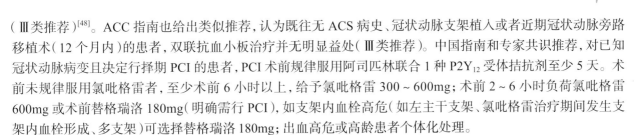

（Ⅲ类推荐）[48]。ACC 指南也给出类似推荐，认为既往无 ACS 病史、冠状动脉支架植入或者近期冠状动脉旁路移植术（12 个月内）的患者，双联抗血小板治疗并无明显益处（Ⅲ类推荐）。中国指南和专家共识推荐，对已知冠状动脉病变且决定行择期 PCI 的患者，PCI 术前规律服用阿司匹林联合 1 种 P2Y$_{12}$ 受体拮抗剂至少 5 天。术前未规律服用氯吡格雷，至少术前 6 小时以上，给予氯吡格雷 300 ~ 600mg；术前 2 ~ 6 小时负荷氯吡格雷 600mg 或术前替格瑞洛 180mg（明确需行 PCI），如支架内血栓高危（如左主干支架、氯吡格雷治疗期间发生支架内血栓形成、多支架）可选择替格瑞洛 180mg；出血高危或高龄患者个体化处理。

（2）双联抗血小板药物选择：目前 ACC/ESC 指南仍仅常规推荐使用氯吡格雷进行支架植入后 SCAD 患者的双联抗血小板治疗（Ⅰ类推荐）。但在某些高危患者支架植入术的情况下（如左主干支架、高支架内血栓形成风险、陈旧性心肌梗死高危患者、伴有糖尿病患者），可以考虑使用替格瑞洛或普拉格雷联合阿司匹林进行双联抗血小板治疗（Ⅱb 类推荐，C 级证据）。同时还指出，对于低危患者，使用替格瑞洛或普拉格雷是无益的（Ⅲ类推荐）。

（3）双联抗血小板药物疗程：SCAD 患者金属裸支架植入后，建议双联抗血小板治疗中的 P2Y$_{12}$ 受体拮抗剂治疗应至少使用 1 个月（Ⅰ类推荐）；SCAD 患者药物涂层支架植入后，双联抗血小板治疗中的 P2Y$_{12}$ 受体拮抗剂推荐使用 6 ~ 12 个月（Ⅰ类推荐）。对于高缺血而低出血事件风险的 SCAD 患者，双联抗血小板时间可延长超过 6 个月（Ⅱb 类推荐）。对于药物涂层支架植入后的高出血风险 SCAD 患者，ESC 指南推荐双联抗血小板治疗时间可小于 6 个月，但未给出具体时长（Ⅱb 类推荐），ACC 指南认为此类患者可在 3 个月后中断 P2Y$_{12}$ 受体拮抗剂（Ⅱb 类推荐）。

3. SCAD 行冠状动脉旁路移植术治疗　SCAD 患者不建议术前予以双联抗血小板治疗。ACC 指南及中国共识推荐，冠状动脉旁路移植术后 12 个月双联抗血小板治疗可提高移植静脉通畅率（Ⅱb 类推荐）。

三、使用时应注意的问题

目前在指南推荐中的 P2Y$_{12}$ 受体拮抗剂仅氯吡格雷和替格瑞洛在中国上市，本书仅对这两种药物具体使用进行讨论。

（一）氯吡格雷

1. 用法用量　口服给药，推荐常规维持剂量为一次 75mg、1 次 /d。既往未服 ADP 受体拮抗剂的患者行 PCI 术前应负荷剂量为单次 300mg，随后一次 75mg、1 次 /d，联用阿司匹林。NSTE-ACS，负荷剂量为单次 300mg，随后一次 75mg、1 次 /d 维持。STEMI，负荷剂量为单次 300 ~ 600mg，随后 75mg、1 次 /d 维持，可与或不与溶栓药联用。肝功能损害者无须调整剂量，老年患者无须调整剂量，但 75 岁以上老年 STEMI 患者溶栓或药物治疗时，不需负荷剂量。

2. 不良反应及处理原则　不良反应明显少于第一代噻氯匹定，消化道和颅内出血发生率也明显低于阿司匹林。常见不良反应有出血、过敏反应、神经系统症状、胃肠道症状、偶有血小板减少和粒细胞减少等。如有出血，应酌情减量或停药。用药前、后及用药时，应监测全血白细胞计数、红细胞计数、红细胞比容、血小板计数等。

3. 在特殊临床情况时的使用

（1）需择期手术的患者，应于术前 5 ~ 7 天停用本药。

（2）氯吡格雷抵抗是临床使用氯吡格雷时需要注意的问题。P2Y$_{12}$ 受体或 CYP450 酶的基因多态性可导致氯吡格雷药效降低，从而增加了血管事件风险[49]。氯吡格雷活性代谢产物产生的差异是由以下因素引起的：①吸收的差异：此差异受 *ABCB1* 基因多态性影响[50-53]。② CYP450 同工酶变异：CYP2C19 是氯吡格雷活性代谢产物生成过程中的主要酶[54]。外显子 5 中的 G681A 突变和外显子 4 中的 G636A 突变都将导致 CYP2C19 的功能丧失。

（3）药物间相互作用：氯吡格雷代谢可能受同时应用的其他药物影响，如质子泵抑制剂、钙通道阻滞剂、华法林等，这些药物在肝脏 CYP450 酶介导的代谢中抑制或增强 CYP 活性或与氯吡格雷相竞争[50]。

（二）替格瑞洛

1. 用法用量　口服给药，起始单次负荷剂量为 180mg，随后 90mg、2 次 /d。若用于陈旧性心肌梗死的稳定患者，联合阿司匹林时替格瑞洛 60mg、2 次 /d。本药与阿司匹林联用时，阿司匹林的维持剂量为 75 ~ 100mg、

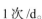

1次/d。

2. 不良反应及处理原则　常见不良反应有：

（1）各种部位出血：如出现出血，应减量或停药，并采取适当的支持治疗。

（2）腺苷机制造成缓慢性心律失常（包括心室停搏）。

（3）呼吸困难、气短症状：如出现无法耐受的呼吸困难，应停药。

（4）血尿酸升高、痛风。

（5）血肌酐水平升高。

（6）神经系统症状如头晕、头痛、感觉异常。

（7）胃肠道反应如恶心、呕吐、腹泻等。

用药前、后及用药时，应监测全血白细胞计数、红细胞计数、血红蛋白、红细胞比容、血小板计数；血尿酸水平（尤其痛风或有高尿酸血症风险的患者）、肾功能、血小板功能等。

3. 在特殊临床情况时的使用

（1）冠心病合并糖尿病、轻中度肾病、CYP2C19慢代谢及血小板高反应性者如无出血高危因素、复杂冠状动脉病变，首选替格瑞洛。

（2）75岁以上老年患者应用替格瑞洛应谨慎。

（3）尿酸性肾病患者不推荐使用本药。

（4）肝功能不全时：轻度肝功能损害者无须调整剂量；重度肝功能损害可能使本药的血药浓度升高，故此类患者避免使用本药。

（5）在行有出血风险的操作或手术前5天暂停用药。

（6）本药可引起缓慢性心律失常（包括室性间歇），故与已知可引起心动过缓的药物（如 β 受体阻滞剂、钙通道阻滞剂）合用时应谨慎。

（许海燕　赵庆豪）

参 考 文 献

[1] CATTANEO M. New P2Y$_{12}$ inhibitors[J]. Circulation, 2010, 121: 171-179.

[2] KUNAPULI S P, DORSAM R T, KIM S, et al. Platelet purinergic receptors[J]. Curr Opin Pharmacol, 2003, 3:175-180.

[3] CUNNINGHAM M R, NISAR S P, MUNDELL S J. Molecular mechanisms of platelet P2Y$_{12}$ receptor regulation[J]. Biochem Soc Trans, 2013, 41(1):225-230.

[4] STOREY R F, SANDERSON H M, WHITE A E, et al. The central role of the P$_{2T}$ receptor in amplification of human platelet activation, aggregation, secretion and procoagulant activity[J]. Br J Haematol, 2000, 110(4): 925-934.

[5] CATTANEO M. The platelet P2Y$_{12}$ receptor for adenosine diphosphate: congenital and drug-induced defects[J]. Blood, 2011, 117(7): 2102-2112.

[6] HOLLOPETER G, JANTZEN H M, VINCENT D, et al. Identification of the platelet ADP receptor targeted by antithrombotic drugs[J]. Nature, 2001, 409: 202-207.

[7] BERTRAND M E, RUPPRECHT H J, URBAN P, et al. Double-blind study of the safety of clopidogrel with and without a loading dose in combination with aspirin compared with ticlopidine in combination with aspirin after coronary stenting[J]. Circulation, 2000, 102: 624-629.

[8] WIVIOTT S D. Clopidogrel response variability, resistance, or both? [J]. Am J Cardiol, 2006, 98: S18-S24.

[9] SEREBRUANY V L, STEINHUBL S R, BERGER P B, et al. Variability in platelet responsiveness to clopidogrel among 544 individuals[J]. J Am Coll Cardiol, 2005, 45: 246-251.

[10] BRANDT J T, CLOSE S L, ITURRIA S J, et al. Common polymorphisms of CYP2C19 and CYP2C9 affect the pharmacokinetic and pharmacodynamic response to clopidogrel but not prasugrel[J]. J Thromb Haemost, 2007, 5: 2429-2436.

［11］MEGA J L，CLOSE S L，WIVIOTT S D，et al. Cytochrome P450 genetic polymorphisms and the response to prasugrel. Relationship to pharmacokinetic，pharmacodynamic，and clinical outcomes[J]. Circulation，2009，119（19）:2553-2560.

［12］ANGIOLILLO D J，BATES E R，BASS T A. Clinical profile of prasugrel，a novel thienopyridine[J]. Am Heart J，2008，156: 16S-22S.

［13］WIVIOTT S D，BRAUNWALD E，MCCABE C H，et al. Prasugrel versus clopidogrel in patients with acute coronary syndromes[J]. N Engl J Med，2007，357: 2001-2015.

［14］CANNON C P，HUSTED S，HARRINGTON R A，et al. Safety，tolerability，and initial efficacy of AZD6140，the first reversible oral adenosine diphosphate receptor antagonist，compared with clopidogrel，in patients with non-ST-segment elevation acute coronary syndrome: primary results of the DISPERSE-2 trial[J]. J Am Coll Cardiol，2007，50(19): 1844-1851.

［15］ROFFI M，PATRONO C，COLLET J P，et al. 2015 ESC Guidelines for the management of acute coronary syndromes in patients presenting without persistent ST-segment elevation[J]. Eur Heart J，2016，37: 267-315.

［16］CAPRIE Steering Committee. A randomised，blinded，trial of clopidogrel versus aspirin in patients at risk of ischaemic events（CAPRIE）[J]. Lancet，1996，348: 1329-1339.

［17］GASPOZ J M，COXSON P G，GOLDMAN P A，et al. Cost effectiveness of aspirin，clopidogrel，or both for secondary prevention of coronary heart disease[J]. N Engl J Med，2002，346: 1800-1806.

［18］STEINHUBL S R，BERGER P B，MANN J T 3rd，et al. Early and sustained dual oral antiplatelet therapy following percutaneous coronary intervention: a randomized controlled trial[J]. JAMA，2002，288(19): 2411-2420.

［19］YUSUF S，ZHAO F，MEHTA S R，et al. Effects of clopidogrel in addition to aspirin in patients with acute coronary syndromes without ST-segment elevation[J]. N Engl J Med，2001，345(7): 494-502.

［20］CHEN Z M，JIANG L X，CHEN Y P，et al. Addition of clopidogrel to aspirin in 45 852 patients with acute myocardial infarction: randomised placebo-controlled trial[J]. Lancet，2005，366(9497): 1607-1621.

［21］WHITE H D，CHEW D P. Acute myocardial infarction[J]. Lancet，2008，372(9638): 570-584.

［22］ROE M T，ARMSTRONG P W，FOX K A，et al. Prasugrel versus clopidogrel for acute coronary syndromes without revascularization[J]. N Engl J Med，2012，367(14): 1297-1309.

［23］MONTALESCOT G，BOLOGNESE L，DUDEK D，et al. Pretreatment with prasugrel in non-ST-segment elevation acute coronary syndromes[J]. N Engl J Med，2013，369(11): 999-1010.

［24］MONTALESCOT G，COLLET J P，ECOLLAN P，et al. Effect of prasugrel pre-treatment strategy in patients undergoing percutaneous coronary intervention for NSTEMI: the ACCOAST-PCI study[J]. J Am Coll Cardiol，2014，64: 2563-2571.

［25］GURBEL P A，BLIDEN K P，BUTLER K，et al. Randomized double-blind assessment of the ONSET and OFFSET of the antiplatelet effects of ticagrelor versus clopidogrel in patients with stable coronary artery disease[J]. Circulation，2009，120: 2577-2585.

［26］WALLENTIN L，BECKER R C，BUDAJ A，et al. Ticagrelor versus clopidogrel in patients with acute coronary syndromes[J]. N Engl J Med，2009，361: 1045-1057.

［27］BONACA M P，BHATT D L，COHEN M，et al. Long-Term Use of Ticagrelor in Patients with Prior Myocardial Infarction[J]. N Engl J Med，2015，372: 1791-1800.

［28］MONTALESCOT G，VAN' T HOF A W，LAPOSTOLLE F，et al. Prehospital ticagrelor in ST-segment elevation myocardial infarction[J]. N Engl J Med，2014，371（11）: 1016-1027.

［29］BHATT D L，LINCOFF A M，GIBSON C M，et al. Intravenous platelet blockade with cangrelor during PCI[J]. N Engl J Med，2009，361: 2330-2341.

［30］HARRINGTON R A，STONE G W，MCNULTY S，et al. Platelet inhibition with cangrelor in patients undergoing PCI[J]. N Engl J Med，2009，361: 2318-2329.

［31］BHATT D L，STONE G W，MAHAFFEY K W，et al. Effect of platelet inhibition with cangrelor during PCI on ischemic events[J]. N Engl J Med，2013，368: 1303-1313.

［32］STEG P G，BHATT D L，HAMM C W，et al. Effect of cangrelor on periprocedural outcomes in percutaneous coronary interventions: a pooled analysis of patient-level data[J]. Lancet，2013，382: 1981-1992.

［33］LEVINE G N，BATES E R，BITTL J A，et al. 2016 ACC/AHA Guideline Focused Update on Duration of Dual Antiplatelet Therapy in Patients With Coronary Artery Disease[J]. Circulation，2016，134（10）:e123-e155.

［34］GARA P T O，KUSHNER F G，ASCHEIM D D，et al. 2013 ACCF/AHA Guideline for the Management of ST-Elevation Myocardial Infarction[J]. J Am Coll Cardiol，2013，61: e78-e140.

［35］KELLY R F，KONTOS M C. 2014 AHA/ACC Guideline for the Management of Patients With Non-ST-Elevation Acute Coronary Syndromes[J]. Circulation，2014，130（25）:e433-e434.

［36］LEVINE G N，BATES E R，BLANKENSHIP J C，et al. 2011 ACCF/AHA/SCAI guideline for percutaneous coronary intervention[J]. J Am Coll Cardiol，2011，58: e44-e122.

［37］HILLIS L D，SMITH P K，ANDERSON J L，et al. 2011 ACCF/AHA Guideline for Coronary Artery Bypass Graft Surgery[J]. J Am Coll Cardiol，2011，58: e123-e210.

［38］FIHN S D，GARDIN J M，ABRAMS J，et al. 2012 ACCF/AHA/ACP/AATS/PCNA/SCAI/STS guideline for the diagnosis and management of patients with stable ischemic heart disease[J]. J Am Coll Cardiol，2012，60: e44-e164.

［39］Authors/Task Force members，WINDECKER S，KOLH P，et al. 2014 ESC/EACTS Guidelines on myocardial revascularization: The Task Force on Myocardial Revascularization of the European Society of Cardiology (ESC) and the European Association for Cardio-Thoracic Surgery (EACTS)Developed with the special contribution of the European Association of Percutaneous Cardiovascular Interventions (EAPCI)[J]. Eur Heart J，2014，35(37): 2541-2619.

［40］Task Force on the management of ST-segment elevation acute myocardial infarction of the European Society of Cardiology (ESC)，STEG P G，JAMES S K，et al. ESC Guidelines for the management of acute myocardial infarction in patients presenting with ST-segment elevation[J]. Eur Heart J，2012，33(20):2569-2619.

［41］Task Force Members，MONTALESCOT G，SECHTEM U，et al. 2013 ESC guidelines on the management of stable coronary artery disease: the Task Force on the management of stable coronary artery disease of the European Society of Cardiology[J]. Eur Heart J，2013，34(38): 2949-3003.

［42］中华医学会心血管病分会 . 急性 ST 段抬高型心肌梗死诊断和治疗指南 [J]. 中华心血管病杂志，2015，43: 380-393.

［43］中华医学会心血管病分会介入心脏病学组 . 中国经皮冠状动脉介入治疗指南 [J]. 中华心血管病杂志，2016，44: 382-400.

［44］中华医学会心血管病分会 . 抗血小板治疗中国专家共识 [J]. 中华心血管病杂志，2013，41: 183-194.

［45］中华老年学会心脑血管病专业委员会 . 稳定性冠心病口服抗血小板药物治疗中国专家共识 [J]. 中华心血管病杂志，2013，44: 104-111.

［46］NAVARESE E P，ANDREOTTI F，SCHULZE V，et al. Optimal duration of dual antiplatelet therapy after percutaneous coronary intervention with drug eluting stents: meta-analysis of randomised controlled trials[J]. BMJ，2015，350: h1618.

［47］BHATT D L，FOX K A，HACKE W，et al. Clopidogrel and aspirin versus aspirin alone for the prevention of atherothrombotic events[J]. N Engl J Med，2006，354(16): 1706-1717.

［48］BELLEMAIN-APPAIX A，O' CONNOR S A，SILVAIN J，et al. Association of clopidogrel pretreatment with mortality，cardiovascular events，and major bleeding among patients undergoing percutaneous coronary intervention: a systematic review and meta-analysis[J]. JAMA，2012，308: 2507-2516.

［49］ZIEGLER S，SCHILLINGER M，FUNK M，et al. Association of a functional polymorphism in the clopidogrel target receptor gene，$P2Y_{12}$，and the risk for ischemic cerebrovascular events in patients with peripheral artery disease[J]. Stroke，2005，36: 1394-1399.

［50］BONELLO L，TANTRY U S，MARCUCCI R，et al. Consensus and future directions on the definition of high on-treatment platelet reactivity to adenosine diphosphate[J]. J Am Coll Cardiol，2010，56: 919-933.

［51］BOUMAN H J，SCHÖMIG E，VAN WERKUM J W，et al. Paraoxonase-1 is a major determinant of clopidogrel efficacy [J]. Nat Med，2011，17: 110-116.

［52］SIBBING D，KOCH W，MASSBERG S，et al. No association of paraoxonase-1 Q192R genotypes with platelet response to clopidogrel and risk of stent thrombosis after coronary stenting[J]. Eur Heart J，2011，32: 1605-1613.

［53］LEWIS J P，FISCH A S，RYAN K，et al. Paraoxonase 1（PON1）gene variants are not associated with clopidogrel response[J]. Clin Pharmacol Ther，2011，90: 568-574.

［54］HAGIHARA K，KAZUI M，KURIHARA A，et al. A possible mechanism for the differences in efficiency and variability of active metabolite formation from thienopyridine antiplatelet agents，prasugrel and clopidogrel[J]. Drug Metab Dispos，2009，37: 2145-2152.

第3章　肝素

　　肝素是一种从动物体内得到的硫酸化多糖(图6-3-1),存在于哺乳动物肥大细胞分泌的颗粒中,是临床上应用最广泛的抗凝药物之一。早在1916年,美国学者McLean发现从动物肝脏中提取出的一种物质可以使凝血时间明显延长,2年后这种有抗凝作用的物质被称为肝素。20多年以后,Brinkhous及其同事证实,肝素本身不能直接灭活凝血因子,肝素的抗凝活性是通过一种血浆辅助因子来实现的。1968年,Abildgaard将这种辅助肝素的因子命名为抗凝血酶Ⅲ(ATⅢ),现在一般称为抗凝血酶(AT)。20世纪70年代后,肝素抗凝的机制逐渐被人们所认识。

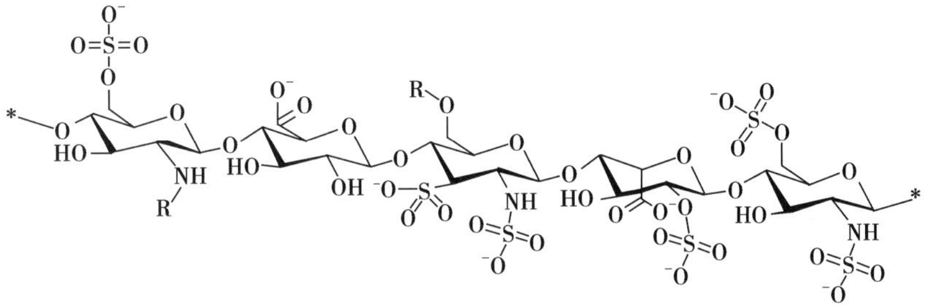

图6-3-1　肝素的分子结构

　　肝素是一种酸性黏多糖,主要由肥大细胞和嗜碱性粒细胞产生,存在于大多数组织中,在肺、心、肝和肌肉组织中更为丰富。临床所用的肝素是从猪或牛的黏膜组织中提取的。肝素是一种由不同分子量组分构成的混合物,分子量在5 000~35 000D。目前临床所用的标准肝素的平均分子量为13 000~15 000D[1-3]。一般将分子量小于7 000D的肝素称为低分子量肝素(LMWH)。由于制备方式的不同,产生不同的LMWH。LMWH主要生物学活性的不同取决于其分子量的分布。目前使用的LMWH的分子量为3 000~5 000D。标准肝素和LMWH都含有对抗凝血酶Ⅲ具有高亲和性的特异的戊糖序列,而两者的区别只是所含单糖链数量不同,由此产生不同的生物特性。

　　肝素在体内和体外都有抗凝作用,其抗凝作用主要是由抗凝血酶Ⅲ介导实现[4-6]。肝素能够与AT结合,催化灭活凝血因子Ⅱa、Xa、Ⅸa、Ⅺa和Ⅻa。AT有一个精氨酸反应中心,可以和凝血因子的丝氨酸活化中心共价结合,从而使含有丝氨酸活化中心的凝血因子(Ⅱa、Xa、Ⅸa、Ⅺa和Ⅻa)失去活性。在没有肝素存在的情况下,AT灭活凝血因子的速度非常缓慢。肝素可以和AT的赖氨酸部位结合,使抗凝血酶的精氨酸反应中心构象发生改变,AT由慢性凝血酶抑制剂变为快速抑制剂,灭活凝血因子的速度可以增加1 000~2 000倍。肝素和AT结合后,可以脱落参与再利用。肝素-AT复合物能够灭活许多凝血因子,其中Ⅱa和Xa最易受抑制。但肝素-AT复合物灭活Ⅱa和Xa的机制有所不同。肝素、AT和Ⅱa因子只有形成三联复合物,AT才能发挥作用灭活Ⅱa因子;而要形成三联复合物,肝素分子链必须有足够的长度,至少要到达18个糖U,相对分子质量要大于5 400D。而相对分子质量小于5 400D(少于18个糖U)的肝素分子,由于不能形成三联复合物,不能灭活Ⅱa因子。灭活Xa因子,肝素只需和AT结合,不需要同时和Xa因子结合,不需要形成三联复合物,对肝素分子量没有要求,因此,所有肝素分子,只要含有特殊的戊糖结构就可以灭活Xa因子。如前文所讲,普通肝素相对分子质量,绝大部分都在5 400D以上,既可以灭活Xa因子,又可以灭

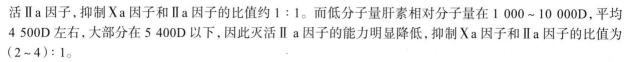

活Ⅱa因子,抑制Ⅹa因子和Ⅱa因子的比值约1:1。而低分子量肝素相对分子量在1 000~10 000D,平均4 500D左右,大部分在5 400D以下,因此灭活Ⅱa因子的能力明显降低,抑制Ⅹa因子和Ⅱa因子的比值为(2~4):1。

肝素激活肝素辅因子Ⅱ而直接灭活凝血因子Ⅱa,这是肝素抗凝的另一个机制。该作用是电荷依赖性的,不依赖戊糖结构,需要较高的肝素浓度。肝素辅因子Ⅱ介导的Ⅱa因子的灭活也是相对分子量依赖的,需要至少24个糖U(相对分子量在7 200D以上)。在严重AT缺乏时,肝素的这种机制可起作用。

肝素还能促进与内皮结合的组织因子途径抑制物(TFPI)释放,TFPI与因子Ⅹa结合并灭活Ⅹa,形成TFPI-Ⅹa复合物,然后该复合物内的TFPI灭活与组织因子结合的Ⅶa因子。肝素通过该途径可抑制内皮损伤和粥样斑块破裂所致的血栓形成,可能是肝素类药物预防血栓形成的主要机制,越来越受到人们的重视。

标准肝素分子的糖链长,分子量大,进入血液后部分和血浆蛋白、内皮细胞等结合而失去抗凝作用,只有部分和抗凝血酶Ⅲ等结合起抗凝作用。标准肝素是通过饱和和非饱和两种机制被清除。由于饱和清除方式,导致标准肝素在治疗剂量时抗凝强度、抗凝持续时间和剂量并不是线性关系,出现明显的剂量依赖的半衰期增长,一次25IU/kg时半衰期为30分钟,一次100IU/kg半衰期为60分钟,一次400IU/kg半衰期为150分钟[7-9]。标准肝素的药代动力学与药效学均不稳定,个体差异较大,临床应用必须进行抗凝活性的监测。

LMWH主要通过肾脏排泄,有着相对稳定的药代动力学和药效学。在大多数情况下,临床应用LMWH可能不需要常规,先前进行的许多大型临床试验也证实了这种观点,不进行抗凝监测的LMWH与APTT监测调整剂量的标准肝素相比,两者具有相似的临床疗效和安全性[10]。目前常用抗Ⅹa因子活性检测来对LMWH进行抗凝监测。

一、重要的临床研究

普通肝素用于急性冠脉综合征的抗凝治疗,进行了多个临床研究,包括安慰剂的对照、与低分子量肝素的对照。虽然面临着低分子量肝素的挑战,但是普通肝素在ACS的抗凝治疗中,仍然占有非常重要的作用。

Oler等在1996年发表了一项荟萃分析,总共入选了6项试验,包括Theroux、RISC、Cohen 1990、ATACS、Holdright、Gurfinkel,主要比较ACS患者中分别使用肝素+阿司匹林和单独阿司匹林对死亡/心肌梗死的影响,结果发现在联合治疗组,死亡/心肌梗死发生率为7.9%,而单独治疗组为10.4%(RR=0.67,95%CI 0.44~1.02)。

GUSTO-Ⅱb是一项回顾性研究,入选人群来自13个国家的373家医院,汇总了1994年5月至1995年10月共5 861例患者,结果发现,对于使用了普通肝素的ACS患者,其APTT与患者体重是相关的,而前12小时更长的APTT会给ACS患者带来更差的预后,建议普通肝素剂量需基于体重进行换算。

ESSENCE研究是一项荟萃分析,目的是比较在PCI的患者中应用依诺肝素和普通肝素的安全性和有效性,入选了23个试验,共30 966例患者,其中17 023例患者接受普通肝素,11 970例患者接受依诺肝素。虽然从结论看,依诺肝素在减少死亡率和出血方面要优于普通肝素,但是依然可以看出,普通肝素在延迟造影的病例和缩短住院天数方面具有优势。

二、指南推荐

凝血酶是使纤维蛋白原转变为纤维蛋白,最终形成血栓的关键环节,因此抑制凝血酶至关重要。目前国内外的指南均主张,所有STEMI患者急性期均进行抗凝治疗(Ⅰ类推荐,A级证据)。而在UA/NSTEMI中,早期使用肝素,可以降低患者AMI和心肌缺血发生率,联合使用阿司匹林获益更大[11]。LMWH与普通肝素疗效相似,依诺肝素疗效还优于普通肝素[12-13]。普通肝素和LMWH在UA/NSTEMI治疗中都是作为Ⅰ类推荐、A级证据。其他直接抗凝血酶制剂只是用于肝素诱导的血小板减少患者的抗凝治疗。

（一）STEMI的肝素抗凝治疗策略

1. **直接PCI患者**　静脉推注普通肝素(70~100U/kg),维持活化凝血时间(ACT)250~300秒。联合使用GPⅡb/Ⅲa受体拮抗剂时,静脉推注普通肝素(50~70U/kg),维持ACT 200~250秒(Ⅰ类推荐,B级证据)。使用肝素期间,应监测血小板计数,及时发现肝素诱导的血小板减少症。

2. **静脉溶栓患者**　应至少接受48小时抗凝治疗(最多8天或至血运重建)(Ⅰ类推荐,A级证据)。建议:

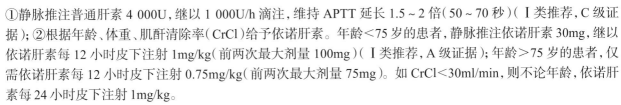

①静脉推注普通肝素 4 000U，继以 1 000U/h 滴注，维持 APTT 延长 1.5～2 倍（50～70 秒）（Ⅰ类推荐，C 级证据）；②根据年龄、体重、肌酐清除率（CrCl）给予依诺肝素。年龄＜75 岁的患者，静脉推注依诺肝素 30mg，继以依诺肝素每 12 小时皮下注射 1mg/kg（前两次最大剂量 100mg）（Ⅰ类推荐，A 级证据）；年龄＞75 岁的患者，仅需依诺肝素每 12 小时皮下注射 0.75mg/kg（前两次最大剂量 75mg）。如 CrCl＜30ml/min，则不论年龄，依诺肝素每 24 小时皮下注射 1mg/kg。

3. **溶栓后 PCI 患者**　可继续静脉应用普通肝素，根据 ACT 结果及是否使用 GPⅡb/Ⅲa 受体拮抗剂调整剂量（Ⅰ类推荐，C 级证据）。对已使用适当剂量依诺肝素而需 PCI 的患者，若最后一次皮下注射在 8 小时以内，PCI 前可不追加剂量，若最后一次皮下注射在 8～12 小时，应静脉注射依诺肝素 0.3mg/kg（Ⅰ类推荐，B 级证据）。

4. 发病 12 小时内未行再灌注治疗或发病＞12 小时的患者，须尽快给予抗凝治疗。磺达肝癸钠有利于降低死亡和再梗死，而不增加出血并发症[14]。

（二）UA/NSTMI 的肝素抗凝治疗策略

1. 无论管理策略如何，建议使用磺达肝癸钠（2.5mg、1 次/d 皮下注射），可取得最理想的效果和安全性（Ⅰ类推荐，B 级证据）。如果磺达肝癸钠的效果不佳，建议换成低分子量肝素（1mg/kg、2 次/d）或者普通肝素（Ⅰ类推荐，B 级证据）。

2. 若患者计划行 PCI 且未使用任何抗凝药物，建议使用普通肝素，70～100U/kg，静脉注射（如果同时使用 GPⅡb/Ⅲa 受体拮抗剂，则将剂量调整为 50～70U/kg）（Ⅰ类推荐，B 级证据）。

3. 对于正在使用磺达肝癸钠且计划行 PCI 的患者，建议单独使用普通肝素静脉注射（如果同时使用 GPⅡb/Ⅲa 受体拮抗剂，则将剂量调整为 50～60U/kg 或者 70～80U/kg）（Ⅰ类推荐，B 级证据）。

4. 对于计划行 PCI 手术术前皮下注射过低分子量肝素的患者，可以考虑继续使用低分子量肝素（Ⅱa 类推荐，B 级证据）。

5. 在普通肝素治疗后，且有活化凝血时间作为参考的情况下，可考虑 PCI 术间大剂量给予普通肝素（Ⅱb 类推荐，B 级证据）。

6. 除非有其他用药指征，否则 PCI 术后都应考虑停止抗凝药物（Ⅱa 类推荐，C 级证据）。

7. 不建议切换普通肝素和低分子量肝素（Ⅲ类推荐，B 级证据）[15]。

（三）肝素抗凝的监测方法

常用的监测方法有 APTT、ACT 和抗Ⅹa 因子活性检测。而抗Ⅹa 因子活性检测虽然也可以用来检测标准肝素的抗凝，但它更常用于对 LMWH 抗凝的监测。

1. **APTT 是检测内源性凝血途径是否正常的一种常用方法**　对肝素水平在 0.1～1U/ml 时非常敏感，因而对肝素在静脉血栓、不稳定型心绞痛和心肌梗死应用时的监测非常有效，肝素剂量调整的目标值，前面已有阐述。当肝素作为小剂量预防血栓时，不必监测 APTT。当然，APTT 也有它的局限性，在肝素浓度超过 1U/ml 时，APTT 常显示为过分延长，与肝素浓度相关性降低，不利于监测。

2. **ACT（激活全血凝固时间）也是检测内源性凝血途径的一种方法**　当肝素水平超过 1U/ml 时，尤其是体外循环手术时，肝素水平是 5U/ml，此时可以选择 ACT 监测。ACT 对肝素浓度在 1～5U/ml 时的反应是阶梯性的分等级反应，是监护体外循环术中肝素用量的较好指标，简单且可靠[16]。当然，ACT 也有其局限性，体外循环术后鱼精蛋白常规量中和肝素后，ACT 的变化不再能准确反映体内肝素的水平。而 APTT 则可以更准确地监测鱼精蛋白拮抗后肝素残留和肝素反跳程度，指导临床用药。APTT 和 ACT 的结合使标准肝素的监测更加准确。

3. **抗Ⅹa 因子活性检测**　LMWH 在过量抗凝血酶Ⅲ存在下，与抗凝血酶Ⅲ形成复合物，成为Ⅹa 因子和凝血酶的快速抑制剂，剩余的Ⅹa 因子或者凝血酶使特异性发色底物水解，生成对硝基苯胺，405nm 波长处测其吸收度 A，硝基苯胺生色的量与Ⅹa 因子或凝血酶的活性成正比，而与 LMWH 的抗Ⅹa 因子和抗凝血酶的活性成反比，可以定量测定 LMWH，对特殊患者特别是严重肾功能不全、有出血倾向等人群的抗凝监测起非常重要的作用。

三、使用时应注意的问题

肝素的主要不良反应是易引起自发性出血，表现为各种黏膜出血、关节腔积血和伤口出血等，而肝素诱导

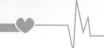

的血小板减少症是一种药物诱导的血小板减少症,是肝素治疗中的一种严重并发症。偶尔可引起过敏反应、一次性脱发和腹泻,尚可引起骨质疏松和自发性骨折。肝功能不良者,长期使用可引起抗凝血酶Ⅲ耗竭而血栓形成倾向。

(一)自发性出血

使用肝素后的自发性出血,多与用量过多有关,表现为各种黏膜出血、关节腔积血和伤口出血等。而要减少肝素不良反应的出现,首先需要严格把握适应证和禁忌证,其次要根据患者的体重、肾功能,参照肝功能及其他影响凝血系统的疾病情况,选择合适的剂量,另外还要监测出血时间(bleeding time, BT)。

1. 出血量少时,根据出血部位和病情,酌情选择继续用药或者停药。对于皮肤、肌肉、外周穿刺部位的少量出血或者皮下淤血,可继续观察,不必停药;如果为持续出血,可选择局部压迫或加压包扎。但是对于特殊部位的出血,比如心包内的出血,脑出血,尤其是出现心脏压塞、脑室压力增高时,需及时停药并进行肝素中和,必要时可选择外科手术止血。

2. 出血量多时,可选择及时停药,并静脉注射鱼精蛋白进行急救,鱼精蛋白的剂量可以按照1mg鱼精蛋白中和150U肝素进行计算。

(二)血小板减少

肝素相关性血小板减少症(HIT)是肝素临床应用中一种严重并发症,在肝素应用人群中,其发病率为1%~5%。HIT中约35%的患者并发新的血栓性病变,包括各种静、动脉血栓,称为肝素相关性血小板减少合并血栓形成(HITTS),死亡率高达30%~40%[17-18]。

1. **发病机制** HIT是体内肝素依赖性抗体介导的一种免疫性血小板减少症。在肝素作用下,体内的血小板释放出血小板因子Ⅳ(PF4),PF4可以和肝素形成H-PF4复合物,同时结合在血小板膜上。部分患者中,H-PF4复合物具有免疫原性,导致抗H-PF4抗体形成,该抗体可以通过F(ab)$_2$片段与H-PF4复合物结合形成更大的免疫复合物,通过Fc片段直接和血小板膜上的Fc受体结合,激活血小板[17]。激活的血小板释放出大量因子,进一步引起其他血小板激活和聚集,同时促进体内血小板微粒释放增多和凝血酶水平增高,导致血小板数目减少和高凝状态。HITTS的机制在于:释放到循环中的PF4可以和管腔内侧内皮细胞上的肝素样糖胺聚糖分子结合,提供给抗H-PF4抗体一个结合位点,引起免疫复合物介导的内皮损伤,容易引发血栓[19];另一个重要原因就是,抗H-PF4抗体和肝素、PF4结合形成的复合物可以激活血小板,导致凝血微粒增多和凝血酶增高,从而形成血栓。当然,HIT发病机制尚有许多不明之处,如少数HIT患者中并未发现抗H-PF4抗体,还有研究显示,约有50%使用肝素的患者,其体内可以发现抗H-PF4抗体,但是仅有少数患者表现为HIT。

2. **诊断** 目前HIT尚无明确诊断标准,主要根据以下几点:①在肝素应用后,引起无其他原因可以解释的血小板减少,血小板数目小于$100×10^9/L$或比基础值减少50%以上;②在肝素使用后出现了新的血栓性病变,包括各种静脉和动脉血栓;③有实验室检查阳性结果支持,包括血小板聚集实验、SRA或ELISA检测抗H-PF4抗体阳性。但是各种实验室检查的灵敏度和特异性都比较低,所以HIT的诊断主要依赖于临床表现,实验室检查只是辅助。

3. **预防和治疗** 预防HIT的发生尚无有效办法。缩短肝素使用时间、减少肝素用量,以及用低分子量肝素替代普通肝素,在一定程度上可以减少HIT发生。一旦出现HIT,首先要立即停用肝素,同时避免使用一切含肝素的物品,如肝素化导管等。单纯HIT未合并血栓性疾病时,只要停用肝素,同时监测血小板数目变化和有无血栓性病变出现即可,不需要进一步治疗。但大多数HIT患者都有基础的或继发的血栓性疾病,在停用肝素后,要求给予一段时间或终身的抗凝治疗,因此要求选择新的抗凝药物[20]。因低分子量肝素本身也可以与抗H-PF4抗体发生交叉结合加重HIT,而使用华法林早期,可以降低体内蛋白C含量,引起体内凝血酶水平增高,导致体内高凝状态,增加HITTS发生率,所以低分子量肝素和华法林不作为停用肝素后的替代药物,可以选择新型抗凝药物,如重组水蛭素、argatroban(具有直接和选择性抑制凝血酶活性)。大剂量静脉内给予IgG能和血小板表面抗H-PF4抗体竞争抑制膜表面受体,可能缓解HIT病情;研究显示,血浆交换可以有助于清除HIT患者体内抗体,也是HIT治疗中的一个有效手段[21]。

(郑耐心)

参 考 文 献

［1］ ANDERSSON L O，BARROWCLIFFE T W，HOLMER E，et al. Molecular weight dependency of the heparin potentiated inhibition of thrombin and activated factor X：effect of heparin neutralization in plasma[J].Thromb Res，1979，15:531-541.

［2］ HARENBERG J. Pharmacology of low molecular weight heparins[J].Semin Thromb Hemost，1990，16:12-18.

［3］ JOHNSON E A，MULLOY B. The molecular weight range of commercial heparin preparations[J]. Carbohydr Res，1976，51:119-127.

［4］ HIRSH J，RASCHKE R，WARKENTIN T E，et al. Heparin：mechanism of action，pharmacokinetics，dosing considerations，monitoring，efficacy，and safety[J]. Chest，1995，108(4 Suppl): 258S-275S.

［5］ Rosenberg R D，Bauer K A. The heparin-antithrombin system: a natural anticoagulant mechanism[M]// COLMAN R W，HIRSH J，MARDER V J，et al. Hemostasis and thromboss: basic principles and clinical practice. 3rd ed. Philadelphia: JB Lippincott，1992: 837-860.

［6］ DE SWAT C A，NIJMEYER B，ROELOFS J M，et al. Kinetics of intravenously administered heparin in normal humans[J]. Blood，1982，60(6):1251-1258.

［7］ OLSSON P，LAGERGREN H，EK S. The elimination from plasma of intravenous heparin：an experimental study on dogs and humans[J].Acta Med Scand，1963，173: 619-630.

［8］ BJORNSSON T O，WOLFRAM B S，KITCHELL B B. Heparin Kinetics determined by three assay methods[J].Clin Pharmacol Ther，1982，31:104-113.

［9］ LIM W，DENTALI F，EIKELBOOM J W，et al. Meta-analysis:low-molecular-weight heparin and bleeding in patients with severe renal insufficiency[J].Ann intern Med，2006，144（9）:673-684.

［10］ INADA E，AOKI K，KOHAMA M，et al. Effects of protamine on ACT and antithrombin III -heparin complex during cardiac surgery[J].Anesthesiology，1991，75（3A）: A78.

［11］ RISC Group. Risk of myocardial infarction and death during treatment with low dose aspirin and intravenous heparin in men with unstable coronary artery disease[J]. Lancet，1990，336（8719）:827-830.

［12］ COHEN M，DEMERS C，GURFINKEL E P，et al. A comparison of low-molecular-weight heparin with unfractionated heparin for unstable coronary artery disease. Efficacy and Safety of subcutaneous Enoxaparin in Non-Q-Wave Coronary Events Study Group[J]. N Engl J Med，1997，337（7）:447-452.

［13］ ANTMA E M，MCCABE C H，GURFINKEL E P，et al. Enoxaparin prevents death and cardiac ischemic events in unstable angina/non-Q-wave myocardial infarction. Results of the thrombolysis in myocardial infarction（TIMI）11B trial[J]. Circulation，1999，100（15）:1593-1601.

［14］ 中华医学会心血管病学分会，中华心血管病杂志编辑委员会 . 急性 ST 段抬高型心肌梗死诊断和治疗指南 [J]. 中华心血管病杂志，2015，43(5): 380-393.

［15］ ROFFI M，PATRONO C，COLLET J P，et al. 2015 ESC guidelines for the management of acute coronary syndromes in patients presenting without persistent ST-segment elevation: Task Force for the Management of Acute Coronary Syndromes in Patients Presenting without Persistent ST-Segment Elevation of the European Society of Cardiology (ESC) [J]. Eur Heart J，2016，37(3): 267-315.

［16］ ROSENBERG R D，LAM L. Correlation between structure and function of heparin[J]. Proc Natl Acad Sci U S A，1979，76(3): 1218-1222.

［17］ KIBBE M R，RHEE R Y. Heparin-induced thrombocytopenia: Pathophysiology[J]. Semin Vasc Surg，1996，9（1）: 284.

［18］ KELTON J G. Heparin-induced thrombocytopenia: an overview[J]. Blood Rev，2002，16（1）: 77.

［19］ BLANK M，SHOENFELD Y，TAVOR S，et al. Anti-platelet factor 4/heparin antibodies from patients with heparin-induced thrombocytopenia provoke direct activation of microvascular endothelial cells[J]. Int Immunol，2002，14（2）:121.

［20］ 李剑，沈悌 . 肝素相关性血小板减少症 [J]. 药物不良反应杂志，2004，6(1): 20-22.

［21］ ROBINSON J A，LEWIS B E. Plasmapheresis in the management of heparin-induced thrombocytopenia[J]. Semin Hematol，1999，36（1 Suppl 1）: 29-32.

第4章　低分子量肝素

肝素类药物包含普通肝素（unfractionated heparin，UFH）与低分子量肝素（low molecular weight heparin，LMWH）。其问世已近百年，广泛存在于动物肺、肠黏膜、血管壁等组织中，主要由肥大细胞和嗜碱性粒细胞产生，是一种硫酸根取代的黏多糖[1]，迄今为止仍是最为有效的临床抗凝血、抗血栓药物。肝素抗凝血、抗血栓活性与分子量大小有关。由于普通肝素在临床使用中出血风险较大，其临床应用受到限制，低分子量肝素应运而生。

低分子量肝素是由普通肝素经降解得到的分子量较小的肝素片段，其平均分子量为 4 000～6 000D，而普通肝素为 15 000D。与普通肝素相比，低分子量肝素具有更高的抗 Xa / 抗 II 比 [普通肝素为 1∶1，低分子量肝素为（1.5～4）∶1]，从而有更强的抗血栓效果，较弱的抗凝血效果，大大降低了出血的危险。目前已投入市场的低分子量肝素产品至少有 14 种，按世界卫生组织的非专利药（International Nonpropietary Names for Pharmaceutical Substances，INN）分属 9 大类。常用产品如表 6-4-1 所示。

表 6-4-1　常用低分子量肝素

INN（WHO）	商品名	平均分子量/D	抗 Xa/抗 IIa	半衰期/min
依诺肝素钠（enoxaparin sodium）	Clexane	4 500（3 000～8 000）	2.7∶1	129～180
达肝素钠（dalteparin sodium）	Fragmin	5 000（2 000～9 000）	2.0∶1	119～139
那屈肝素钙（nadroparin calcium）	Fraxiparin	4 500（2 000～8 000）	3.2∶1	132～162
舍托肝素钠（certoparin sodium）	Sandoparin	6 000（5 000～7 000）	2.0∶1	129～180
亭扎肝素钠（tinzaparin sodium）	Logiparin	4 500（3 000～6 000）	1.9∶1	111
瑞肝素钠（reviparin sodium）	Clivarin	3 900（3 500～4 500）	5.0∶1	

一、分子结构（图 6-4-1）[2]

R_1=H或SO_3Na；R_2=SO_3Na或CO—CH_3

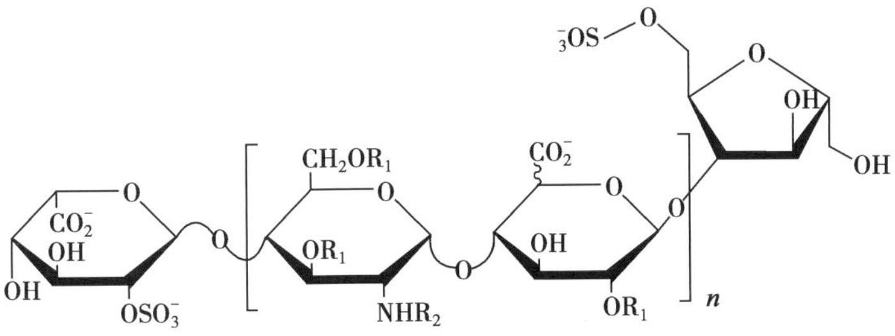

R₁=H或SO₃Na；R₂=SO₃Na或CO—CH₃

B

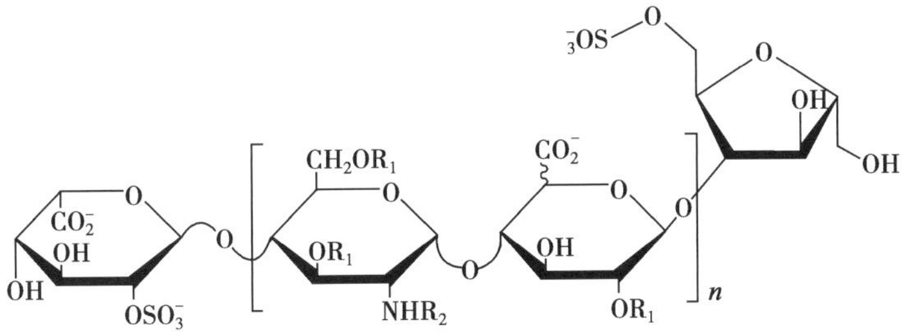

R₁=H或SO₃Na；R₂=SO₃Na或CO—CH₃

C

图 6-4-1　LMWH 结构

A.依诺肝素钠；B.达肝素钠；C.那屈肝素钙。

二、作用机制

人体内凝血机制复杂，多种凝血因子（Ⅱa、Ⅹa、Ⅸa、Ⅺa、Ⅻa）及凝血酶参与促进血栓形成。肝素本身不能直接灭活凝血因子，其抗凝活性是通过一种抗凝血酶Ⅲ（ATⅢ）来实现的，AT 有一个精氨酸反应中心，其可以和凝血因子的丝氨酸活性中心共价结合，从而使含有丝氨酸活化中心的凝血因子失去活性。AT 在普通情况下灭活凝血因子的速度非常缓慢，而肝素分子中包含一个特殊的戊糖结构域，可以与 AT 的赖氨酸部位结合，使抗凝血酶 AT 的精氨酸活性中心构象发生改变，AT 由凝血酶慢性抑制剂变为凝血酶快速抑制剂，灭活凝血因子的速度增加上千倍。肝素 -AT 复合体主要对凝血因子Ⅱa、Ⅹa 进行抑制灭活：AT 对Ⅱa 的抑制需要肝素与 AT、Ⅱa 形成三联体复合物，要形成三联体复合物，肝素必须有足够测长度，研究表明至少要达到 18 个单糖，分子量在 5 400D；对Ⅹa 的抑制只需要肝素与 AT 结合，而不需要肝素也与Ⅹa 结合，对肝素的分子量大小没有特定要求，只需要肝素分子具有特殊的戊糖结构域（图 6-4-2）[3]。

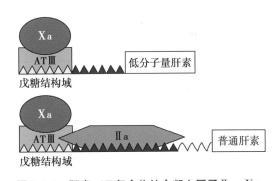

图 6-4-2　肝素、AT 复合物结合凝血因子Ⅱa、Ⅹa

普通肝素的平均分子量在 15 000D，绝大部分在 5 400D 以上，可以同时灭活Ⅹa 因子与Ⅱa 因子，抗Ⅹa/ 抗Ⅱa 约为 1：1。低分子量肝素的平均分子量在 4 000 ~ 6 000D，大部分分子量在 5 400D 以下，灭活Ⅹa 因子能力基本不变，但灭活Ⅱa 因子能力大幅下降，抗Ⅹa / 抗Ⅱa 为（1.5 ~ 4）：1。由于具有更低的分子量、更高的抗Ⅹa/ 抗Ⅱa 比值，低分子量肝素较普通肝素具有生物利用度高、皮下注射吸收好、半衰期长、不良反应少、临床效应可预测性强等优点，在临床上得到广泛应用。

三、药代动力学

低分子量肝素皮下注射吸收率为 90% ~ 98%，血浆半衰期长，无论静脉注射还是皮下注射均达 4 小时左右；而未降解肝素静脉注射后半衰期为 2 小时，皮下注射为 3 小时。在肝素与 ATⅢ结合的过程中，血浆及血管基质一些蛋白成分，如组氨酸糖蛋白、血小板Ⅳ因子（PF4）、纤维连接蛋白（fibronectin）、脂蛋白和 vWF（von Willebrand factor）等，可与肝素结合产生竞争性抑制，影响肝素的抗凝活性；而低分子量肝素由于分子量小，

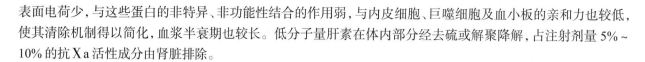

表面电荷少,与这些蛋白的非特异、非功能性结合的作用弱,与内皮细胞、巨噬细胞及血小板的亲和力也较低,使其清除机制得以简化,血浆半衰期也较长。低分子量肝素在体内部分经去硫或解聚降解,占注射剂量 5% ~ 10% 的抗Xa活性成分由肾脏排除。

四、临床应用

(一)低分子量肝素在急性冠脉综合征中的应用

1. 低分子量肝素在不稳定型心绞痛中的应用 不稳定型心绞痛(unstable angina pectoris,UAP)是临床常见的急性冠脉综合征(ACS)临床表现之一,它是介于稳定型心绞痛与急性心肌梗死之间的一组急性心肌缺血状态,如不及时治疗,极易发展为急性心肌梗死(AMI)或心源性猝死。UAP 的发病机制主要是由于冠状动脉内不稳定的粥样斑块继发病理改变,使局部心肌血流量明显下降,如斑块内出血,斑块纤维帽出现裂痕,表面上有血小板聚集或刺激冠状动脉痉挛,导致缺血性心绞痛。众所周知,阿司匹林是抗血小板的首选药物,低分子量肝素可与抗凝血酶Ⅲ结合,导致抗凝血酶Ⅲ的结构改变,从而加快对因子Xa的抑制作用,产生较强抗凝效果,有助于解除和减轻冠状动脉管腔阻塞,改善心肌缺血状况,而且还具有在体内不易消除,作用时间长;很少影响血小板功能,不减少其数目,灭活血小板表面凝血因子Xa的作用较强;几乎不与血管内皮细胞结合等特点。因此,在使用阿司匹林的基础上加用肝素能减少冠状动脉阻塞,改善冠状动脉血流,减少心肌缺血发生,最终减少 UAP 患者心肌梗死的发生率和病死率。

一项关于低分子量肝素钙联合阿司匹林治疗 UAP 的研究表明,对于 UAP 患者同时使用阿司匹林的基础上加用低分子量肝素钙治疗,对控制心绞痛发作有良好的疗效,总有效率明显高于对照组,且显著减少 UAP 患者心肌缺血的发生率、缺血发作时间,心血管事件发生率较对照组明显减低,无严重出血,用药后血小板及活化部分凝血活酶时间(APTT)等指标无明显变化。因此,应用低分子量肝素钙联合阿司匹林等规范药物治疗 UAP 是安全、有效的,值得临床推广。徐振羽等在低分子量肝素钙、阿托伐他汀联合治疗 UAP 的临床疗效观察的研究中发现,UAP 在给予硝酸酯类、β₂受体阻滞剂、血管紧张素转换酶抑制剂(ACEI)、阿司匹林等常规治疗基础上加用低分子量肝素钙与阿托伐他汀,可使治疗有效率提高 17.7%,且不良反应少。因此,UAP 在一般治疗基础上加用低分子量肝素钙可提高治疗有效率,减少不良反应。另外,低分子量肝素的安全性好,一项针对 48 例 75 岁以上高龄 UAP 患者采用不同剂量低分子量肝素配合常规治疗的临床观察结果显示,应用较大剂量低分子量肝素治疗高龄 UAP 总有效率达 89.28%,且未出现严重不良反应。由此可见,低分子量肝素治疗高龄 UAP 时无须调整剂量。

2. 低分子量肝素在急性冠脉综合征患者介入治疗中的应用 在经皮冠状动脉介入治疗(percutaneous coronary intervention,PCI)中常规使用肝素,可减少动脉损伤部位及因使用手术器械造成的血栓形成,但普通肝素对患者抗凝效果差异大,需监测活化部分凝血活酶时间及活化凝血时间(ACT)以减少出血并发症,PCI 每超过 1 小时需追加普通肝素,且 PCI 术后 4 ~ 6 小时才能拔除股动脉鞘管,卧床时间长,增加了迷走反应及周围血管并发症的发生率等。目前低分子量肝素无论有效性还是安全性均高于肝素,并且在经皮冠状动脉介入后可立即拔除导管,因此在介入治疗中越来越多地使用低分子量肝素。

一项研究入选了 451 例不稳定型心绞痛及非 ST 段抬高心肌梗死患者,分为 PCI 组和非 PCI 组,两组均皮下注射低分子量肝素 1mg/kg,每 12 小时 1 次,注射 48 小时以上,其中 PCI 组术中不加任何抗凝药物,结果显示其抗血栓疗效确切,住院期间无血管闭塞发生,无一例需紧急血管再通治疗,30 天内死亡或急性心肌梗死发生率仅 3%,低于全体患者(451 例)的 6.2% 及不行 PCI 患者(158 例)的 10.8%;PCI 组 30 天大出血发生率为 0.8%,与非 PCI 组患者发生率(1.3%)相似。此研究提示了低分子量肝素在介入治疗中的重要性,推进了介入治疗中低分子量肝素取代普通肝素的进程。

(二)低分子量肝素在血栓性疾病中的应用

1. 肺栓塞 肺栓塞(pulmonary embolism,PE)是由于内源性或外源性栓子堵塞肺动脉主干或分支,引起肺循环障碍的临床和病理生理综合征。PE 包括肺血栓栓塞症、脂肪栓塞、羊水栓塞、空气栓塞、肿瘤栓塞等。其中,肺血栓栓塞症(PTE)是最常见的 PE 类型,指来自静脉系统或右心的血栓阻塞肺动脉或其分支所致疾病,以肺循环和呼吸功能障碍为主要临床表现和病理生理特征,占 PE 的绝大多数,通常所称的 PE 即指 PTE。2014 年 ESC 年会上发布了第 3 版《急性肺栓塞诊断和治疗指南》[4],中国关于抗凝部分指出,抗凝治疗在急性

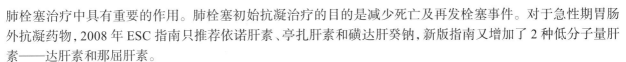

肺栓塞治疗中具有重要的作用。肺栓塞初始抗凝治疗的目的是减少死亡及再发栓塞事件。对于急性期胃肠外抗凝药物，2008年ESC指南只推荐依诺肝素、亭扎肝素和磺达肝癸钠，新版指南又增加了2种低分子量肝素——达肝素和那屈肝素。

2. 下肢深静脉血栓 深静脉血栓（deep vein thrombosis，DVT）可继发致命性的肺栓塞和远端下肢深静脉功能不全，被公认为一种严重的术后并发症。用于预防和治疗静脉血栓栓塞症（VTE），低分子量肝素的使用是公认的[5]。低分子量肝素是预防DVT的常用药物。DVT多发部位为下肢深静脉，常见于老年人骨科大手术如全髋或全膝关节置换术后，也是老年患者致残、致死的重要原因之一。临床上有多种预防术后DVT发生的措施，其中主要分为机械措施（早期活动、弹力袜、足底静脉泵）和药物治疗（阿司匹林、低分子右旋糖酐、华法林、肝素等）。华法林可降低DVT发生率约60%，但和普通肝素一样，需多次抽血检查凝血酶原时间，并根据凝血酶原时间调整用药剂量，不仅使用复杂，而且与许多药物有相互作用，其中华法林与非甾体抗炎药（NSAID）合用可使65岁以上患者胃溃疡出血的发生率增加约13倍，大大增加了老年患者术后发生应激性溃疡的潜在危险。低分子量肝素抑制血小板的功能降低，微血管的通透性增加减少，使出血的不良反应减少40%；与血浆蛋白、血管内皮细胞和血细胞结合少，半衰期约为普通肝素的4倍。这些特性使低分子量肝素无须改变剂量，1~2次/d，也无须实验室监测。

董春峰等将400例大隐静脉曲张术后患者分为对照组和观察组，每组200例，对照组术后未应用低分子量肝素，观察组术后24小时给予皮下注射低分子量肝素1 000U/kg、2次/d，共治疗7天，结果显示两组患者术后患肢深静脉血栓形成的发生率相比差异有统计学意义（$P<0.05$）。研究证实，大隐静脉曲张术后应用低分子量肝素抗凝治疗，可显著降低下肢深静脉血栓形成的发生，同时不增加患肢术后出血的风险。刘昌平等回顾分析应用低分子量肝素预防老年人股骨转子间骨折围手术期下肢深静脉血栓发生的有效性和安全性，将179例患者随机分为对照组和观察组。对照组不采用任何预防方法，观察组给予皮下注射低分子量肝素进行抗凝预防，结果显示，观察组与对照组中的下肢深静脉血栓发生率分别为12.3%和32.9%，两者差异有统计学意义（$P<0.05$）。上述说明低分子量肝素可根据体重调整剂量，皮下注射，使用方便；严重出血并发症较少，较安全；一般无须常规血液学监测；有明显预防股骨转子间骨折手术内固定患者发生下肢深静脉血栓的作用。预防下肢深静脉血栓提高临床依从性，包括改进血栓评估方法、熟悉医师的最佳决策，虽然这些方法简单，我们仍需要更加努力[6]。

（三）低分子量肝素在DIC中的应用

弥散性血管内凝血（disseminated intravascular coagulation，DIC）是一种全身系统性的凝血溶血紊乱，许多临床疾病可诱发DIC，如败血症、恶性肿瘤、产科并发症、血管内溶血等。DIC的临床治疗方法有输注新鲜冷冻血浆或血小板浓缩液，连续静脉输注低剂量UFH或LMWH作为抗凝剂，抗凝血酶Ⅲ浓缩剂或C蛋白浓缩剂等血液凝固抑制剂等。

王小勇[7]将2007年8月至2011年5月间的87例根据DIC诊断标准确诊为DIC的患者，按照治疗药物不同，分为低分子量肝素组（研究组）和普通肝素组（对照组）。结果显示，低分子量肝素治疗DIC患者治愈率及有效率较普通肝素高，但差异无统计学意义，但出血例数更少，风险更低，更为安全。

（四）低分子量肝素在妇产科方面的应用

1. 在羊水栓塞中的应用 羊水栓塞（amniotic fluid embolism，AFE）是于产程中或胎儿娩出后，产妇突然出现的喘憋、心肺功能衰竭、昏迷、意识丧失甚至心搏骤停、DIC所致严重产后出血为特征的产科并发症，病死率高达20%~60%；在全球范围内是孕产妇死亡的主要原因之一。由于羊水栓塞罕见且发病迅猛，早期识别和快速高效的团队流程化抢救是减少不良结局的关键。羊水栓塞发生DIC的确切机制仍不清楚，可能是多因素的结果。目前研究认为，羊水中的组织因子和凝血因子Ⅶ结合后激活外源性凝血途径，通过激活凝血因子Ⅹ触发凝血，继发消耗性凝血功能障碍。临床上高度怀疑羊水栓塞的患者，应尽早应用肝素，防止新的微血栓形成，并密切监测凝血功能，在抗凝的基础上可输注新鲜冰冻血浆、冷沉淀、纤维蛋白原等补充各种凝血因子。如有确切实验室证据证明纤溶亢进时，可使用抗纤溶药物如氨甲环酸、氨基己酸等。也有学者认为，由于羊水栓塞的进展快速，难以掌握何时是DIC的高凝阶段，目前使用肝素是有争议的。

2. 治疗妊娠中晚期羊水过少中的应用 羊水过少与妊娠并发症关系密切，严重威胁围生儿预后。刘珮瑜观察低分子量肝素用于妊娠中晚期羊水过少的治疗效果，通过将90例妊娠中晚期羊水过少患者随机分为两组，对照组给予常规治疗，观察组在常规治疗的基础上加用低分子量肝素（法安明）5 000U、1次/d，治疗后

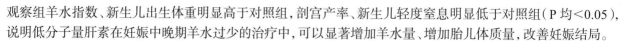

观察组羊水指数、新生儿出生体重明显高于对照组,剖宫产率、新生儿轻度窒息明显低于对照组(P均<0.05),说明低分子量肝素在妊娠中晚期羊水过少的治疗中,可以显著增加羊水量、增加胎儿体质量,改善妊娠结局。

3. 其他 此外,低分子量肝素在先兆流产、复发性流产和子痫前期都有作用。

(五)其他

低分子量肝素已在非临床试验中展现了其有效的抗炎作用,为了考察其在临床试验阶段是否具有同样有效的抗炎作用,Bievre 等报道,29 例患有轻度或中等程度溃疡性结肠炎的患者随机分为两组,一组注射低分子量肝素,另一组注射安慰剂,两组患者同时接受水杨酸类药物治疗。结果显示,两组并未有显著差异。虽然外在的实验条件对上述两组实验结果会有一定影响,但其明显的差异显然需要进一步临床试验。

对低分子量肝素的抗炎机制研究主要集中在低分子量肝素对炎症细胞、炎症因子及黏附分子的作用。目前还没有一种机制能够较好地解释不同实验的抗炎作用,如对 TNF-α 的研究,韩红等的实验表明,低分子量肝素可能通过下调炎症介质 IL-8、TNF-α 的表达而实现抗炎作用;Wan 等研究发现,低分子量肝素很可能通过干扰炎症细胞的组织浸润而抑制 TNF-α 诱发的白细胞在内皮细胞上的滚动、黏附和组织浸润,起到有效的抗炎作用,而并不是直接通过降低肠内 TNF-α 的含量实现其抗炎作用。这两种相反的研究结论一方面与实验本身条件不同有关,另一方面不同的实验结果也表明低分子量肝素很可能通过多种作用机制起到抗炎作用,而不同作用机制之间可能存在着密切联系。目前对低分子量肝素的抗炎作用机制研究还处在初级阶段,有待进一步深入。

五、指南推荐

(一)《急性 ST 段抬高型心肌梗死诊断和治疗指南》[8]

由于其应用方便、无须监测凝血时间、肝素诱导的血小板减少症发生率低等优点,建议可用低分子量肝素代替普通肝素。低分子量肝素由于制作工艺不同,其抗凝疗效亦有差异,故应强调按各自说明书使用,并避免交叉应用。EXTRACT-TIMI 25 为依诺肝素与多种溶栓药物(链激酶、阿替普酶、瑞替普酶、替奈普酶)的联合应用提供了证据。依诺肝素用法:年龄<75 岁,血肌酐≤221μmol/L(2.5mg/dl)(男)或≤177μmol/L(2.0mg/dl)(女)者,先静脉推注 30mg,15 分钟后开始 1mg/kg 皮下注射,1 次 /12h,直至出院,最长使用 8 天;≥75 岁者,不用静脉负荷量,直接 0.75mg/kg 皮下注射,1 次 /12h,最长使用 8 天。肌酐清除率<30ml/min 者,给予 1mg/kg 皮下注射,1 次 /24h。对已用适当剂量依诺肝素治疗而需 PCI 的患者,若最后一次皮下注射在 8 小时之内,PCI 前可不追加剂量,若最后一次注射在 8～12 小时,应静脉注射依诺肝素 0.5mg/kg。

(二)《依诺肝素在急性冠状动脉综合征抗凝治疗的中国专家共识》[9]

依诺肝素的治疗建议为,建议皮下注射给药,禁止肌内注射;血液透析、体外循环时,应通过静脉内给药途径。用药剂量按照年龄、体重、Ccr 调整。根据年龄、肾功能推荐给药剂量如下:年龄<75 岁者,起始给予 30mg 静脉负荷量,随后 1mg/kg,1 次 /12h,皮下注射;年龄≥75 岁者,停用起始负荷量,直接给予 0.75mg/kg,1 次 /12h,皮下注射;无论年龄,Ccr<30ml/min 者,不用起始负荷量,直接给予 1mg/kg,1 次 /d,皮下注射。

1. UA/NSTEMI 治疗建议 除非计划 24 小时内行 CABG,UA/NSTEMI 患者无论接受保守治疗或介入治疗,依诺肝素代替 UFH 作为辅助抗凝治疗药物,建议抗凝持续时间为 8 天。

2. STEMI 治疗建议 依诺肝素代替 UFH 用于 STEMI 溶栓、早期 PCI 和未溶栓患者的辅助抗凝治疗,疗程至少 48 小时,建议抗凝持续时间为 8 天。在介入治疗术中的应用:依诺肝素可代替 UFH 用于 UA/NSTEMI 患者择期或急诊 PCI 术中抗凝。一般患者可单次给予依诺肝素 0.5mg/kg 静脉注射,首次剂量后 90 分钟,静脉追加 0.3mg/kg 的依诺肝素,或病变复杂,预计手术时间长的患者,单次给予 0.75mg/kg 静脉注射。

对于已经接受依诺肝素抗凝治疗的 ACS 患者,包括 STEMI,建议在 PCI 术中继续应用依诺肝素。术中抗凝采用 8 小时为补充抗凝药物剂量的时间点:接受过 2 次标准剂量依诺肝素皮下注射 8 小时内,无须追加依诺肝素;PCI 前 8 小时内接受 1 次标准剂量依诺肝素皮下注射,或 PCI 术前 8～12 小时受过标准剂量依诺肝素皮下注射,于 PCI 前静脉追加依诺肝素 0.3mg/kg;如果在 PCI 术前最后一次使用依诺肝素的时间>12 小时,建议在 PCI 过程中按常规抗凝治疗。应注意保持导管内充满对比剂,防止鞘管内血栓形成,必要时增加抗凝药物的使用。

不推荐 UFH 与依诺肝素混用及不同低分子量肝素之间交叉使用。非复杂 PCI 术后不推荐常规抗凝治疗。不推荐常规检测 ACT 或抗 Ⅹa 因子活性,出血高危患者必要时监测抗 Ⅹa 因子活性。严重肾功能障碍患者

（Ccr<30ml/min）PCI 术中如需使用依诺肝素抗凝，其用量应减少 50%。股动脉拔鞘时间：若放置闭合装置，术后可立即拔管；若无，则在最后一次皮下给药 6 小时（静脉给药 4 小时）后拔管。

（三）《静脉血栓栓塞症抗栓治疗指南》

2016 年 1 月，美国胸科医师学会（ACCP）发布了第 10 版《静脉血栓栓塞症（VTE）抗栓治疗指南》（ACCP-10）。该指南对深静脉血栓（DVT）及肺动脉栓塞（PE）等的抗血栓治疗进行了阐述，具体如下：

1. 对于近端 DVT 或 PE 患者，推荐长期（3 个月）抗凝治疗（Ⅰ类推荐，B 级证据）。

2. 腿部 DVT 或 PE 且无癌症的患者，长期（3 个月）抗凝治疗推荐达比加群、利伐沙班、阿哌沙班或依度沙班，其效果优于维生素 K 拮抗剂（VKA）（Ⅱ类推荐，B 级证据）。腿部 DVT 或 PE 且无癌症的患者，未接受达比加群、利伐沙班、阿哌沙班或依度沙班治疗者，建议维生素 K 拮抗剂，其效果优于低分子量肝素（LMWH）（Ⅱ类推荐，C 级证据）。

3. 腿部 DVT 或 PE 且合并癌症（"癌症相关血栓"）的患者，长期（3 个月）抗凝治疗推荐 LMWH 治疗，其效果优于 VKA、达比加群、利伐沙班、阿哌沙班或依度沙班治疗（Ⅱ类推荐，C 级证据）。注意：达比加群和依度沙班给药之前需给予初始胃肠外抗凝，利伐沙班和阿哌沙班给药前无须胃肠外抗凝。

4. 对于接受延长治疗的腿部 DVT 或 PE 患者，ACCP-10 抗栓指南认为没有必要在 3 个月后换用抗凝药物（Ⅱ类推荐，C 级证据）。注意：如果患者情况发生改变或者在长期或延长治疗期间发生改变，换用其他抗凝药物是适当的。

5. 对于因手术或一过性非手术风险因素所引起的腿部孤立性远端 DVT 或 PE 患者，推荐抗凝 3 个月，其效果优于治疗时间短于 3 个月（Ⅱ类推荐，C 级证据），优于更长的确定期限（如 6 个月、12 个月或 24 个月）（Ⅰ类推荐，B 级证据），优于延长治疗（未设定停药日期）（Ⅰ类推荐，B 级证据）。注意：对孤立性远端 DVT 治疗持续时间的推荐是针对决定接受抗凝治疗的患者。

6. 对于无诱因的首次静脉血栓栓塞近端 DVT 或 PE 患者，如果伴有低度或中度出血风险，建议延长抗凝治疗（未设定停药日期），其效果优于抗凝治疗 3 个月（Ⅱ类推荐，B 级证据）；如果伴有高度出血风险，推荐抗凝治疗 3 个月，其效果优于延长抗凝（Ⅰ类推荐，B 级证据）。

（四）《2016 年脓毒症与脓毒性休克处理国际指南》[10]

文中提到关于静脉血栓的预防：

1. 对于没有禁忌证的患者，推荐使用普通肝素或者低分子量肝素进行静脉血栓栓塞症（VTE）的预防（强推荐，中等证据质量）。

2. 如果没有使用低分子量肝素的禁忌证，推荐使用低分子量肝素而不是普通肝素来预防 VTE（强推荐，中等证据质量）。

3. 建议尽可能采用药物联合机械性装置预防 VTE（弱推荐，低证据质量）。

4. 当存在药物的禁忌证时，建议使用机械性 VTE 预防策略（弱推荐，低证据质量）。

六、使用时应注意的问题

（一）低分子量肝素在临床应用中的问题

目前低分子量肝素只有注射剂应用于临床，给药途径大多为皮下注射，因预防及治疗静脉血栓需长期给药，这给患者应用带来不便，并且近年来屡有因皮下注射低分子量肝素产生不良反应的报道。White 曾报道，3 例患者在使用低分子量肝素后出现一种罕见的湿疹样Ⅳ型超敏反应，该作者推测，由于没有正确判断致病药物，该病变的发生率可能被低估；另有 Giorgini 等报道，1 例患者皮下注射那屈肝素后，注射部位出现皮内钙质沉着。因此，在使用低分子量肝素时，应注意不良反应的发生。

（二）用法用量

1. 治疗急性深部静脉血栓

（1）1 次 /d 用法：200U/kg 体重，皮下注射 1 次 /d，每天总量不可超过 18 000IU。

（2）2 次 /d 用法：100U/kg 体重，皮下注射 2 次 /d，该剂量使用于出血危险较高的患者。通常治疗中无须监测，但可进行功能性抗 Xa 测定。皮下注射后 3 ~ 4 小时取血样，可测得最大血药浓度。推荐的血药浓度范围为 0.5 ~ 1.0U 抗 Xa/ml。

治疗至少需要 5 天。

2. 血液透析期间预防血凝块形成

（1）血液透析不超过 4 小时：每次透析开始时，应从血管通道动脉端注入本品 5 000U，透析中不再增加剂量或遵医嘱。

（2）血液透析超过 4 小时：每小时须追加上述剂量的 1/4 或根据血液透析最初观察到的效果进行调整。

3. 治疗不稳定型心绞痛和非 Q 波心肌梗死　皮下注射 120U/kg，2 次 /d，最大剂量为 10 000U/12h，至少治疗 6 天。

4. 预防与手术有关的血栓形成

（1）伴有血栓栓塞并发症危险的大手术：术前 1～2 小时皮下注射 5 000U，术后每晚皮下注射 2 500U 直到患者可活动，一般需 5～7 天或更长。

（2）具有其他危险因素的大手术和矫形手术：术前晚间皮下注射 5 000U，术后每晚皮下注射 5 000U。治疗须持续到患者可活动为止，一般需 5～7 天或更长。也可术前 1～2 小时皮下注射 2 500U，术后 8～12 小时皮下注射 2 500U，然后每天早晨皮下注射 5 000U。

5. 妊娠期用法用量　商品化的各类 LMWH 预防用量提倡每天 1 次，治疗量提倡每天 2 次。对于肥胖体型者偏向根据体重调整用量，必要时监测凝血因子 X a 指标；对肝、肾功能损害者，需减少剂量。细胞学实验表明，对于反复种植失败、复发性早期流产，最适剂量 LMWH 可促进 HCG 分泌，促进胚胎发育。但临床上尚未见相关报道，对促进胚胎发育的 LMWH 最适剂量有待研究。LMWH 随剂量增加，不良反应增多，需权衡利弊。

（三）不良反应及处理原则

1. 出血　虽然临床应用低分子量肝素的安全性较高，且并发严重出血的病例报道较少，但临床仍偶见局部或部分脏器出血的病例，通过临床观察发现其中高龄（年龄＞60 岁）患者较为常见。高龄冠心病患者多并发多种基础疾病，包括高血压、糖尿病，且高龄本身即意味着患者全身脏器功能呈下降趋势。低分子量肝素主要通过肾脏代谢，对于肾功能不良的患者，药物半衰期延长，使其在体内蓄积，极易导致出血，特别是肌酐清除率低于 30ml/min 的患者更须慎用。有报道指出，使用低分子量肝素 10 天左右观察出血时间（PT）、活化部分凝血活酶时间（APTT）、纤维蛋白原（FIB）等指标有延长趋势。使用 6 天时大出血的发生率为 0.7%，14 天时为 1.3%。但由于低分子量肝素的安全性被普遍公认，且具有无须实验室监测的优点，使医务人员极易放松发生出血性并发症的警惕性，从而忽视了对患者的临床观察，且高龄患者多数对痛觉不敏感，亦可能导致严重出血并发症不能早期发现。虽然应用低分子量肝素的安全性较高，但是高龄并发肾功能不全、个体差异、不当操作、忽视临床观察增加了出血并发症发生的危险，提醒临床医护人员应注重相关环节，避免减少出血并发症的出现并及时处理。

低分子量肝素过量时，可用鱼精蛋白中和。1mg 鱼精蛋白中和 1mg 或 100IU 低分子量肝素的抗凝作用。

2. 血小板减少　药物治疗期间可能出现血小板减少，应密切监测血小板情况，及时调整药物剂量。停药后，血小板减少消除。严重患者血清中可检出药物依赖性血小板抗体，但敏感性不高而常呈假阴性。治疗的关键是：立即停用相关药物，严重病例可输注血小板、激素、丙种球蛋白甚或进行血浆置换。

3. 过敏反应　偶见。

4. 其他　长期应用可致脱发、骨质疏松和自发骨折。

（四）在特殊临床情况时的使用

出血：急性冠脉综合征合并消化道出血应该怎样平衡，是始终没有解决的问题，而且这种情况在临床上也不少见。我们的经验是，判断哪个危及生命，以哪个为主，具体情况具体分析，不能一刀切。

（李　彦　张国强）

参 考 文 献

[1] 郝丽娜，赵孝林，吴学新 . 肝素类药物防治阿尔采末病的研究进展 [J]. 药学研究，2014，33（11）:657-660.

[2] 王章杰,徐晓晖,李道远,等.低分子肝素结构分析[J].中国科技论文在线,2015,8(3):278-284.

[3] 刘晋仙,李玮涛,张在忠,等.低分子肝素药理学机制及适应证研究进展[J].药学研究,2015,34(7):420-421,424.

[4] 熊长明,郑亚国,何建国,等.2014版欧洲心脏病学会急性肺血栓栓塞症诊断治疗指南解读[J].中国循环杂志,2014,11(29):864-866.

[5] GUYATT G H,AKL E A,CROWTHER M,et al. Executive summary: Antithrombotic Therapy and Prevention of Thrombosis,9th ed: American College of Chest Physicians Evidence-Based Clinical Practice Guidelines[J]. Chest,2012,141(2 Suppl): 7S-47S.

[6] PRANDONI P. Prevention and treatment of venous thromboembolism with low-molecular-weight heparins: Clinical implications of the recent European guidelines[J]. Thromb J,2008,6: 13.

[7] 王小勇.低分子肝素在弥散性血管内凝血患者的应用研究[J].实用临床医药杂志,2012,16(13):102-104.

[8] 中华医学会心血管病学分会,中华心血管病杂志编辑委员会.急性ST段抬高型心肌梗死诊断和治疗指南[J].中华心血管病杂志,2010,38(8):675-690.

[9] 中国医师协会心血管内科医师分会,中国老年学学会心脑血管病专业委员会,中国医师协会循证医学专业委员会.依诺肝素在急性冠状动脉综合征抗凝治疗的中国专家共识[J].中华内科杂志,2010,49(1):82-87.

[10] 江利冰,李瑞杰,张斌,等.2016年脓毒症与脓毒性休克处理国际指南[J].中华急诊医学杂志,2017,26(3):263-266.

第5章 磺达肝癸钠

随着冠状动脉血运重建技术,如经皮冠状动脉介入术(PCI)和冠状动脉旁路移植术(CABG)的普及,以及多种抗血小板和抗凝药物的联合使用,大大降低了急性冠脉综合征(ACS)患者血栓事件的发生率。但临床中各种出血并发症的发生率明显增加,严重出血同样威胁生命,临床中迫切需要兼顾疗效和安全性的新型抗凝药物。

磺达肝癸钠(fondaparinux)商品名为安卓(Arixtra),是第一个人工合成的因子Xa选择性抑制剂,化学合成,不含来源于动物的成分,人工改建的戊糖序列(图6-5-1)。临床研究显示[1],磺达肝癸钠与传统的抗凝治疗药物比较,在降低ACS患者血栓事件的同时,明显减少出血的发生,死亡率也大大降低。

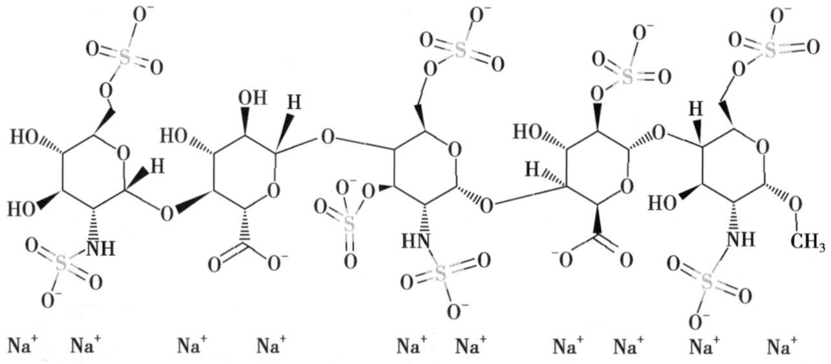

图6-5-1 磺达肝癸钠化学结构式

磺达肝癸钠的抗血栓活性是抗凝血酶Ⅲ(ATⅢ)介导的对因子Xa选择性抑制的结果。以1:1的比例与AT上的戊糖结构结合而抑制因子Xa,但这种结合是可逆的,磺达肝癸钠活化一个分子的AT后,以原形释放并结合其他AT分子。磺达肝癸钠与AT结合后,使AT抑制因子Xa的速率增加约300倍。对因子Xa的抑制作用影响了凝血级联反应的进程,并抑制了凝血酶的形成和血栓的增大。此外,并不影响AT对凝血酶(Ⅱa因子)的抑制。

此外,与普通肝素(UFH)及低分子量肝素(LMWH)不同,磺达肝癸钠对于组织因子途径抑制物没有影响。磺达肝癸钠与血小板没有相互作用,不能抑制血小板的聚集,临床罕有肝素诱导的血小板减少症(HIT)发生。剂量依赖性的抑制血栓形成和进展仅导致APTT或PT轻度异常,且不影响AT水平和出血时间。抗凝作用不能被鱼精蛋白中和,研究已证实重组Ⅶa因子可以逆转其抗凝作用。磺达肝癸钠与UFH及LMWH的作用特点比较见表6-5-1。

表6-5-1 磺达肝癸钠与UFH及LMWH的作用特点比较

	UFH	LMWH	磺达肝癸钠
蛋白、内皮细胞、巨噬细胞	高	低	无
生物利用度	15%~30%	90%	100%
激活血小板	强	弱	无

续表

	UFH	LMWH	磺达肝癸钠
血小板 4 因子中和	强	弱	无
HIT	1%	0.1%	0
监测抗凝活性	常规	非常规	不需要
骨质疏松	高	低	无
清除方式	网状内皮 / 肾脏	网状内皮 / 肾脏	肾脏
半衰期 /h	2	3 ~ 5	17
根据体重调整	需要	需要	不需要
鱼精蛋白中和	可以	部分	不可以

磺达肝癸钠可静脉或者皮下给药。皮下给药后，磺达肝癸钠能完全、快速地被吸收，绝对生物利用度为 100%，达血浆峰浓度的时间为 1.7 小时。每天 1 次给药后，在给药后 3 ~ 4 天获得稳态血浆浓度。静脉给药血浆浓度达峰更快，且特异性地结合抗凝血酶（ > 94% ）。磺达肝癸钠的分布容积有限，磺达肝癸钠与其他血浆蛋白结合不明显，包括血小板因子 4，预期不会与其他药物发生蛋白结合置换方面的相互作用。尚无有关磺达肝癸钠代谢，特别是形成活性代谢物的证据。在年轻人和老年人的血浆半衰期分别为 17 小时和 21 小时。以原形药物通过肾脏排泄。肾功能损害、老年和低体重的患者，磺达肝癸钠的清除时间延长。磺达肝癸钠在体外不会抑制 CYP450，因此，在体内不会通过抑制 CYP 介导的代谢与其他药物发生相互作用，研究表明，与华法林、阿司匹林、地高辛和吡罗昔康无药物间相互作用。

一、重要的临床研究

磺达肝癸钠用于急性冠脉综合征的抗凝治疗进行了很多研究，主要有 PENTUA、PENTALYSE、ASPIRE、OASIS-5、OASIS-6 [2] 等。其中，OASIS 系列研究结果促使磺达肝癸钠写入 ACS 诊治指南 [3-7]。

PENTUA 是早期一项 Ⅱ 期临床研究，在 1 138 例 ACS 患者比较了 4 种剂量磺达肝癸钠（2.5mg、4mg、8mg 和 12mg）和依诺肝素治疗 3 ~ 8 天的疗效和安全性。第 9 天时磺达肝癸钠 2.5mg 组复合终点发生率显著低于依诺肝素组（27.9% vs. 35.7%，P < 0.05 ），而高剂量磺达肝癸钠组与依诺肝素组在第 9 天和 30 天时的复合终点发生率相似。出血发生率在各治疗组间的差异无统计学显著性，均无大出血事件。该研究确立 2.5mg、1 次 /d 作为 ACS 患者 Ⅲ 期研究的标准剂量。

OASIS-5 是一项双盲随机非劣效研究，该研究纳入大约 20 000 例不稳定型心绞痛 / 非 ST 段抬高心肌梗死（UA/NSTEMI）患者，分别接受皮下注射磺达肝癸钠 2.5mg、1 次 /d 或者皮下注射依诺肝素 1mg/kg、2 次 /d。所有患者接受 UA/NSTEMI 标准药物治疗，34% 患者接受 PCI 术，9% 患者接受 CABG。主要终点为随机化 9 天内死亡、心肌梗死和难治性贫血的联合发生率。在第 9 天时，磺达肝癸钠组和依诺肝素组患者发生 1 次事件的发生率分别为 5.8% 和 5.7%；磺达肝癸钠组和依诺肝素组的出血发生率分别为 2.1% 和 4.1%，疗效结果和大出血的结果在各亚组之间是一致的。磺达肝癸钠与依诺肝素相比，降低大出血风险为 48%。9 天时出血率较低，能够转化为长期死亡率下降。第 30 天时，全因死亡率的发生率显著减少，从依诺肝素组的 3.5% 减少到磺达肝癸钠组的 2.9%，磺达肝癸钠和依诺肝素对心肌梗死和难治性缺血发生率的作用没有统计学意义。在接受 PCI 的患者及其他各亚组患者中，所观察到的结果与上述结果一致。

PENTALYSE 是一项多中心、随机开放 Ⅱ 期临床试验，333 例 STEMI 患者采用 t-PA 溶栓，随机分为 UFH 组和 3 种剂量磺达肝癸钠组（首次静脉推注，以后每天 1 次皮下注射，分别为 4 ~ 6mg、6 ~ 10mg 或 10 ~ 12mg），冠状动脉造影结果显示，各组 90 分钟 TIMI 血流 3 级的比例相似，但磺达肝癸钠组 5 ~ 7 天梗死血管再闭塞比例明显低于 UFH。主要的安全性终点两组相似。

OASIS-6 [3] 是一项双盲随机研究，纳入大约 12 000 例 ST 段抬高心肌梗死（STEMI）患者，旨在评价磺达肝癸钠 2.5mg、1 次 /d 和安慰剂（47%）或普通肝素（53%）治疗的疗效和安全性。所有患者接受 STEMI 的标准治疗，包括直接 PCI、溶栓药物或者非再灌注治疗。磺达肝癸钠的平均治疗时间为 6.2 天，主要指标为随机化后

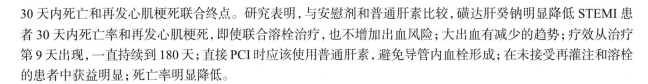

30 天内死亡和再发心肌梗死联合终点。研究表明，与安慰剂和普通肝素比较，磺达肝癸钠明显降低 STEMI 患者 30 天内死亡率和再发心肌梗死，即使联合溶栓治疗，也不增加出血风险；大出血有减少的趋势；疗效从治疗第 9 天出现，一直持续到 180 天；直接 PCI 时应该使用普通肝素，避免导管内血栓形成；在未接受再灌注和溶栓的患者中获益明显；死亡率明显降低。

二、指南推荐

（一）磺达肝癸钠用于治疗非 ST 段抬高急性冠脉综合征

对于非 ST 段抬高急性冠脉综合征（NSTE-ACS）患者，建议首先进行危险分层，高危患者应早期进行介入治疗，而低危患者可以先保守治疗或择期介入治疗。无论选择何种治疗策略，所有患者应该尽早开始抗凝治疗，可以选择 UFH、LMWH、磺达肝癸钠或比伐芦定。

1. 2014 年美国心脏病学会（ACC）和美国心脏协会（AHA）更新了 NSTE-ACS 患者管理指南[7]，该指南推荐：磺达肝癸钠 2.5mg、1 次 /d 皮下注射，住院期间持续使用或直至进行 PCI；如果进行 PCI，即使患者使用磺达肝癸钠，也应另外给予抗Ⅱa 活性的抗凝剂（普通肝素或比伐芦定），由于存在导管血栓形成的风险（Ⅰ类推荐，B 级证据）。

若 PCI 时患者正在接受磺达肝癸钠治疗，则应在 PCI 前再静脉给予 85U/kg UFH，以预防导管血栓形成；若同时应用 GPⅡb/Ⅲa 受体拮抗剂，则根据活化凝血时间（ACT）给予 60U/kg UFH（Ⅰ类推荐，B 级证据）。无论初始治疗策略如何，所有 NSTE-ACS 患者均应推荐给予抗凝联合抗血小板治疗，PCI 治疗后应停止抗凝治疗，除非有令人信服的理由需要继续该治疗（Ⅰ类推荐，C 级证据）。

2. 2015 年欧洲心脏病协会（ESC）更新了 NSTE-ACS 患者管理指南[4]，该指南对于抗凝治疗的推荐为：无论管理策略如何，建议使用磺达肝癸钠 2.5mg、1 次 /d 皮下注射，可取得最理想的效果和安全性（Ⅰ类推荐，B 级证据）；对于正在应用磺达肝癸钠且计划行 PCI 的患者，建议单独使用 UFH，静脉注射（如果同时使用 GPⅡb/Ⅲa 受体拮抗剂，则将剂量调整为 50~60U/kg 或者 70~80U/kg）（Ⅰ类推荐，B 级证据）；如果磺达肝癸钠的效果不佳，建议换成 LMWH 1mg/kg、2 次 /d，或者 UFH（Ⅰ类推荐，B 级证据）。

（二）磺达肝癸钠用于治疗 ST 段抬高心肌梗死

STEMI 患者在发病 12 小时内应该积极给予再灌注治疗，直接 PCI 或静脉溶栓治疗。对于没有进行再灌注治疗或就诊较晚而丧失早期再灌注治疗时机的患者，均应该积极进行抗凝治疗。

我国 2015 年发表的《急性 ST 段抬高型心肌梗死诊断和治疗指南》推荐[3,5-6]：

1. 直接 PCI 患者　磺达肝癸钠有增加导管内血栓形成的风险，不宜单独用作 PCI 时的抗凝选择（Ⅲ类推荐，C 级证据）。

2. 静脉溶栓患者　静脉推注磺达肝癸钠 2.5mg，之后每天皮下注射 2.5mg（Ⅰ类推荐，B 级证据）；如果肌酐清除率<30ml/(min·1.73m²)，则不用磺达肝癸钠；发病 12 小时内未行再灌注治疗或发病>12 小时的患者须尽快给予抗凝治疗，磺达肝癸钠有利于降低死亡和再发心肌梗死发生率，而不增加出血并发症（Ⅰ类推荐，B 级证据）。

三、使用时应注意的问题

（一）用法用量

对于 NSTE-ACS 患者，磺达肝癸钠推荐剂量为 2.5mg、1 次 /d，皮下注射给药。作出诊断后，应尽早开始治疗，治疗持续最长为 8 天，如果不到 8 天即可出院，则直至出院为止。如果患者将接受 PCI，在术中使用普通肝素，应基于临床判断来确定拔除鞘管后再次皮下给药的时间，在主要 UA/NSTEMI 临床试验中，再次开始使用磺达肝癸钠治疗不早于鞘管拔除后 2 小时。

对于 ST 段抬高心肌梗死患者，磺达肝癸钠推荐剂量为 2.5mg、1 次 /d，首剂应静脉内给药，随后剂量通过皮下注射给药，治疗应在诊断确立后尽早给药，治疗持续最长为 8 天，如果不到 8 天即可出院，则直至出院为止。对于将接受非直接 PCI 患者，处理方法同 NSTE-ACS 患者，在主要 STEMI 临床试验中，再次开始使用磺达肝癸钠治疗均不早于鞘管拔除后 3 小时。

对于将接受冠状动脉旁路移植术（CABG）的患者，建议在手术前 24 小时内不应该给药，可以在术后 48 小时再次开始给药。

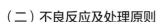

（二）不良反应及处理原则

磺达肝癸钠的安全性已经在临床研究中得到过评价，出血是较常报道的事件，OASIS-5 研究中磺达肝癸钠组的出血发生率为 2.1%，OASIS-6 研究中磺达肝癸钠的严重出血事件发生率为 1.1%。已经报道的颅内及腹膜后出血的病例很少见。头痛、胸痛和心房颤动是临床研究中较常报道的非出血性不良事件，其发生率约为 1%。血小板减少症、凝血障碍、恶心、呕吐、肝功能异常及皮疹等不良反应不常见，低血压、呼吸困难、过敏反应、腹痛等罕见。

（三）在特殊临床情况时的使用

出血风险增加的患者，如先天性或获得性出凝血异常、活动性消化道溃疡以及近期颅内出血或脑、脊髓或眼部手术后不久，与其他抗凝药相似，磺达肝癸钠的使用应谨慎。

磺达肝癸钠应谨慎用于正同时接受其他能增加出血风险的药物治疗患者，如 GP Ⅱ b/ Ⅲ a 受体拮抗剂或溶栓剂。

由于磺达肝癸钠有引起导管内血栓的风险，接受直接 PCI 的 STEMI 患者，以及在非 ST 段抬高 ACS 患者出现需要紧急血运重建的危及生命的情况时，不推荐 PCI 术前和术中使用磺达肝癸钠。接受非直接 PCI 的非 ST 段抬高 ACS 患者，应在术中使用普通肝素。

磺达肝癸钠主要通过肾脏排出，血浆清除率随肾损害的加重而降低，出血风险增加，不推荐用于肌酐清除率＜20ml/(min·1.73m^2）的患者，肌酐清除率＞20ml/(min·1.73m^2）的患者不需要减少给药剂量。肝损害的患者不需要调整药物剂量，严重肝损害时谨慎应用。

ACS 患者的风险随年龄增加而明显升高，欧美的调查显示 75 岁以上患者占所有 ACS 患者近 1/33。高龄是抗栓治疗出血的危险因素，注意抗栓治疗的获益和风险比，充分考虑患者的合并疾病和联合用药。老年和体重＜50kg 的患者出血风险增加，应谨慎使用。

禁忌证：①已知对磺达肝癸钠过敏；②具有临床意义的活动性出血；③急性细菌性心内膜炎患者；④严重肾衰竭患者 [肌酐清除率＜20ml/(min·1.73m^2)]。

（李宪伦　高　桐）

参 考 文 献

[1] YUSUF S，MEHTA S R，CHROLAVICIUS S，et al. Comparison of fondaparinux and enoxaparin in acute coronary syndromes[J]. N Engl J Med，2006，354:1464-1476.

[2] YUSUF S，MEHTA S R，CHROLAVICIUS S，et al. Effects of fondaparinux on mortality and reinfarction in patients with acute ST-segment elevation myocardial infarction: the OASIS-6 randomized trial[J]. JAMA，2006，295:1519-1530.

[3] 中华医学会心血管病学分会，中华心血管病杂志编辑委员会 . 急性 ST 段抬高型心肌梗死诊断和治疗指南 [J]. 中华心血管病杂志，2015，43（5）：380-393.

[4] ROFFI M，PATRONO C，COLLET J P，et al. 2015 ESC Guidelines for the management of acute coronary syndromes in patients presenting without persistent ST-segment elevation: Task Force for the Management of Acute Coronary Syndromes in Patients Presenting without Persistent ST-Segment Elevation of the European Society of Cardiology（ESC）[J]. Eur Heart J，2016，37（3）：267-315.

[5] STEG P G，JAMES S K，ATAR D，et al. ESC Guidelines for the management of acute myocardial infarction in patients presenting with ST-segment elevation[J]. Eur Heart J，2012，33（20）：2569-2619.

[6] LEVINE G N，BATES E R，BLANKENSHIP J C，et al. 2015 ACC/AHA/SCAI Focused Update on Primary Percutaneous Coronary Intervention for Patients With ST-Elevation Myocardial Infarction: An Update of the 2011 ACCF/AHA/SCAI Guideline for Percutaneous Coronary Intervention and the 2013 ACCF/AHA Guideline for the Management of ST-Elevation Myocardial Infarction[J]. J Am Coll Cardiol，2016，67（10）：1235-1250.

[7] AMSTERDAM E A，WENGER N K，BRINDIS R G，et al. 2014 AHA/ACC Guideline for the Management of Patients with Non-ST-Elevation Acute Coronary Syndromes: a report of the American College of Cardiology/American Heart Association Task Force on Practice Guidelines[J]. J Am Coll Cardiol，2014，64（24）：e139-e228.

第6章　水蛭素

　　水蛭别名蚂蟥,为水蛭科蚂蟥、柳叶蚂蟥及水蛭的干燥体。中药水蛭始载于《神农本草经》,主要以水蛭虫体干燥炮制后入药,具有破血逐瘀的功效。现代研究发现,其抗凝、抗血栓作用的物质基础是吸血水蛭唾液腺中分泌的一种酸性多肽,称为水蛭素(hirudin)。水蛭素是目前已知的最强有力的凝血酶天然抑制剂,具有良好的抗凝血、抗血栓作用,对多种血栓疾病如静脉血栓、弥散性血管内凝血、脑血栓、血栓性静脉炎及冠状动脉血栓都有很好的预防和治疗效果。水蛭天然来源有限,使得天然水蛭素的研究应用受到了很大程度上的限制。随着基因工程在医药领域的深入应用,重组水蛭素在细菌和酵母中得到大量表达,为抗凝血、抗血栓药物研究开辟了新的途径。

一、分子结构

　　1. 天然水蛭素　是一条含 65 个氨基酸的单链多肽,相对分子质量约为 7 000D,以头、体、尾 3 个部分形成蝌蚪状分子[1]。头部 49 个氨基酸组成疏水性 N 端结构,有 3 对二硫键(Cys6-Cysl4、Cysl6-Cys28、Cys32-Cys39),使 N 末端肽链绕叠成密集的环肽结构,对蛋白结构起稳定作用。其氨基末端含活性中心,能识别底物 - 凝血酶碱性氨基酸富集位点,并与之结合。尾部 C 末端富含带负电的酸性氨基酸残基,9 个氨基酸中有 5 个为酸性氨基酸,可与凝血酶的正电部位结合,以静电作用阻止凝血酶与纤维蛋白原的识别位点。中间体部还有一个由 Pro46-Lys47-Pro48 组成的特殊序列,与凝血酶的 Arg 环结合,是水蛭素与凝血酶结合的催化位点,且不被一般蛋白酶降解,从而维持水蛭素分子的稳定性[2]。几乎所有天然水蛭素或重组水蛭素都有一个特殊的结构,即 63 位硫酸化的酪氨酸残基,提高了它与凝血酶的结合能力,增强了水蛭素抗凝血作用的特异性[3]。

　　2. 重组水蛭素　是通过 PCR 定点诱导技术对天然水蛭素进行定点诱变来制备的。1986 年后,重组水蛭素已在大肠埃希菌和酵母菌中分别表达成功,氨基酸序列和结构与天然水蛭素很相似,但重组水蛭素对凝血酶的抑制常数较低,主要是因为它在 63 位缺少被硫酸化的酪氨酸残基这个特殊结构,重组水蛭素具有抗凝血和抗血小板聚集的双重功效,与天然水蛭素的药理活性和药动学性质十分接近,其抗栓作用比天然水蛭素更强,它可与凝血酶紧密结合,而且这种结合是不可逆的。

　　3. 比伐芦定(bivalirudin)　2000 年 12 月 15 日经 FDA 批准的水蛭素衍生物(片段)——比伐芦定在美国上市。为 20 个氨基酸组成的多肽,主要由两个部分构成,一部分是水蛭素氨基末端的短肽键,另一部分是含羧酸末端的 12 肽。两个部分靠四甘氨酸连接,它们与凝血酶的两个结合部位都有很高的亲和力。

二、作用机制

　　1. 抗凝作用　凝血酶抑制剂可分为间接凝血酶抑制剂和直接凝血酶抑制剂。前者是通过催化凝血酶的天然抑制剂(抗凝血酶Ⅲ或肝素辅助因子Ⅱ)而产生抗凝作用。水蛭素是特异性凝血酶抑制剂,能与凝血酶直接结合,以等摩尔比形成非共价键紧密结合的稳定复合物,其抗凝作用不依赖抗凝血酶Ⅲ或肝素辅助因子Ⅱ,属直接凝血酶抑制剂。通过阻断凝血酶的阳离子结合位点与催化位点发挥作用,使凝血酶失去裂解纤维蛋白原为纤维蛋白的能力,并阻止纤维蛋白的凝固,阻止凝血酶催化的止血反应及凝血酶诱导的血小板反应,达到抗凝目的。水蛭素不仅能抑制血浆中游离的凝血酶,而且能有效抑制与血块结合的凝血酶,可防止各类血栓的形成及延伸。这些性质使其最有可能成为肝素不适患者的抗凝治疗药物。

2. 抗血小板作用 水蛭素可降低血小板活性,降低血小板黏附性,从而抑制血小板的聚集;凝血酶是作用最强的促进血小板激活的物质,水蛭素与凝血酶结合,可竞争性抑制凝血酶与血小板的结合,以及血小板受到凝血酶刺激后的释放,使两者解离,从而弱化凝血酶激活血小板的作用,抑制血小板聚集。

三、药效动力学

水蛭素为大分子多肽,口服不容易吸收,健康人静脉给药 1.0mg/kg 后,半衰期为 5 ~ 8 分钟,血浆浓度峰值可达 0.6 ~ 1.0mg/ml,单次或多次静脉给药呈开放的二室模型分布全身。皮下给药吸收高达 100%,无论是单次还是多次给药,均呈一室模型分布,半衰期显著延长,1.7 ~ 2.6 小时达到峰值。重组水蛭素 lepirudin(来匹芦定)静脉或皮下注射给药时,生物利用度几乎为 100%。实验表明,大鼠口服荧光标记的水蛭素,按 10mg/kg 的剂量给大鼠灌胃,1 小时后血浓度达到峰值,2 ~ 3 小时后逐渐降低,尿浓度大于血浓度[4]。水蛭素主要是分布在胞外腔中,几乎不被肝脏代谢,以原形或衍生物的形式从尿中排出,而这些衍生物也同时具有抗凝血酶作用。由水蛭素合成的比伐芦定与凝血酶的结合是可逆的,结合后很容易被凝血酶断开 Arg3-Pro4 之间的肽键,使凝血酶的催化活性很快恢复[5],所以它的半衰期只有 20 ~ 25 分钟。比伐芦定主要经肽酶降解后清除,少部分以原形经肾排泄,所以在肾功能不全时使用安全[6]。

四、重要的临床研究

1. 治疗急性冠脉综合征 冠状动脉粥样硬化斑块破裂是急性冠脉综合征(ACS)发生的始动因素。动脉粥样硬化斑块破裂促发了血小板聚集和血栓形成,使冠状动脉内径急剧变狭窄或完全闭塞,导致不稳定型心绞痛、急性心肌梗死的发生。在 OAISS-Ⅰ 研究中,将非 ST 段抬高 ACS 患者分为肝素组和 lepirudin 组,7 天后 lepirudin 组死亡、心肌梗死和顽固性心绞痛发生率低于肝素组(P<0.05)。将 OAISS-Ⅰ 研究和 OASIS-Ⅱ 研究进行荟萃分析[7],7 天后肝素组、lepirudin 组死亡率和心肌梗死发生率分别为 4.3%、3.5%(P<0.05);35 天后肝素组、lepirudin 组死亡率和心肌梗死发生率分别为 7.7%、6.7%(P<0.05)。7 天后肝素组需冠状动脉内介入治疗、冠状动脉旁路移植术、主动脉内球囊反搏的发生率为 8.2%,lepirudin 组为 6.8%(P<0.05)。以上研究均表明,在治疗 ACS 时,lepirudin 的作用略优于肝素。在 ACUITY 研究中[8],13 819 例中 - 高危 ACS 患者择期行侵入性治疗时分为三组,即普通肝素或低分子量肝素联合 GLPⅡb/Ⅲa 受体拮抗剂组、bivalirudin 联合 GLPⅡb/Ⅲa 受体拮抗剂组和单药 Bivalirudin 组,结果显示单药 bivalirudin 组与标准的肝素联合 GLPⅡb/Ⅲa 受体拮抗剂组相比,并无劣势(缺血事件发生率:7.8% *vs.* 7.3%,P=0.32),且主要的出血事件发生率明显减低(3.0% *vs.* 5.7%,P<0.001),可减少临床不良预后的发生,单药 bivalirudin 是 ACS 伴 ST 段抬高心肌梗死(ST-segment elevation myocardial infarction, STEMI)或伴非 ST 段抬高心肌梗死(non ST-segment elevation myocardial infarction, NSTEMI)患者行经皮冠状动脉介入治疗(percutaneous coronary intervention, PCI)时的一种很好的选择[9]。随后 ISAR-REACT 研究中,将 NSTEMI 患者分为 bivalirudin 组和普通肝素组,所有患者行 PCI 前均服用阿司匹林和氯吡格雷,两组缺血事件发生率相同,但 bivalirudin 组出血发生率明显低于普通肝素组[10]。因此,重组水蛭素制剂比肝素有更高的安全性和有效性。此外,近期研究表明,在 ACS 常规治疗基础上加用水蛭素治疗,可将在常规治疗基础上加用肝素治疗 ACS 的总有效率由 75.68% 提高到 86.49%,且不良反应轻微[11]。由此可见,在常规综合治疗基础上加用水蛭素,能显著提高治疗 ACS 的近期临床疗效,出血不良反应较少,值得在临床应用中继续研究应用。

2. 预防和治疗深静脉血栓 深静脉血栓(deep venous thrombosis, DVT)是外科手术后最严重和常见的并发症,可导致肺栓塞和血栓后综合征。研究表明,髋关节和膝关节置换术后,即使用肝素或低分子量肝素抗凝,深静脉血栓的发病率仍很高,静脉造影显示 51% 的髋关节置换术患者发生 DVT[12]。研究表明,重组水蛭素可预防 DVT 的发生。Eriksson 等[13]在欧洲开展了重组水蛭素的双盲和多中心临床试验,1 119 例髋关节手术患者接受了试验,3 个重组水蛭素治疗剂量组分别为 10mg、15mg 和 20mg(静脉注射、2 次 /d),肝素对照组剂量为每 8 小时 5 000U。结果表明,使用重组水蛭素后,DVT 的发生率分别为 23.9%、18.4% 和 17.7%,肝素对照组的发生率为 34.2%。皮下注射重组水蛭素也能够得到相同的治疗效果。此外,重组水蛭素对于已形成 DVT 也有治疗作用。10 例 DVT 患者静脉推注 0.07mg/kg 重组水蛭素,然后静脉滴注 0.05mg/(kg·h),持续 5 天,能有

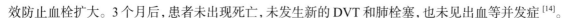

效防止血栓扩大。3 个月后,患者未出现死亡,未发生新的 DVT 和肺栓塞,也未见出血等并发症[14]。

3. 治疗肝素相关性血小板减少症 肝素相关性血小板减少症(heparin induced thrombocytopenia, HIT)是肝素治疗过程中最严重的不良反应。HIT 有两种类型,病因截然不同。HIT I 是肝素通过非免疫途径直接激活血小板,引起血小板聚集和减少,10% 接受肝素治疗的患者,在用药后第 1～2 天,血小板计数降低到 $100×10^9$/L。但通常会自行恢复,无须治疗。HIT II 是由复杂的免疫机制所引起,患者会产生肝素和血小板因子 4 复合物的抗体,而这种免疫复合物引起血小板和内皮细胞的激活,造成血小板微粒和凝血酶大量产生,血小板被消耗,最终导致血栓栓塞综合征。0.5%～5.0% 接受肝素治疗的患者在用药 5 天后会发生 HIT II,但接受低剂量肝素治疗或小分子肝素治疗的患者一般不出现。HIT II 要比 HIT I 严重得多,血小板计数为($40～60$)×10^9/L,不会自行恢复。因此,一旦怀疑有 HIT II,肝素治疗必须停止。

重组水蛭素与肝素的分子结构完全不同,作用机制也不一样,两者之间不存在交叉反应,因此,重组水蛭素用于 HIT 患者的抗凝、防栓治疗极为有效[15]。SeMele 等[16]通过临床试验发现,重组水蛭素是治疗 HIT II 的有效药物。首先,给 6 例 HIT II 患者使用重组水蛭素,使血小板计数恢复到正常水平,血小板减少症未再出现。多中心 III 期临床试验确定了 HIT II 患者使用重组水蛭素抗凝、防栓的治疗方案,评价其疗效和安全性。82 例患者分成 4 组,A1 组(n=51)首剂量静脉推注 0.4mg/kg,然后静脉滴注 0.15mg/(kg·h),患者未接受溶栓治疗;A2 组(n=5)首剂量静脉推注 0.2mg/kg,然后静脉滴注 0.1mg/(kg·h),患者接受溶栓治疗;B 组(n=18)静脉滴注 0.1mg/(kg·h),预防新的血管栓塞;C 组(n=8)静脉推注 0.25mg/kg,另追加推注 5mg/d,用于心肺旁路过程中的抗凝。结果显示,A1、A2 和 B 组患者在用重组水蛭素后的 5～6 天,血小板计数恢复到正常,更重要的是,在各组中,抗凝治疗的效果和血小板计数并不冲突。在用重组水蛭素治疗过程中,所有患者中仅仅 2 例发生新的血栓,3 例接受截肢手术。此外,未发现致死性出血等不良反应。

4. 其他 在动物实验中,目前研究表明,水蛭素作为高效、特异的凝血酶抑制剂,通过其抗凝作用抑制纤维蛋白形成或血小板聚集,从而起到抑制肿瘤细胞生长和转移的作用[17]。此外,水蛭素在对抗脑缺血损伤、对抗弥散性血管内凝血、治疗肾脏疾病等方面都有较多的研究和应用[18]。

五、指南推荐

1. AHA/ACC 2009 年《经皮冠状动脉介入治疗(PCI)指南》更新 急诊 PCI 时应用阿司匹林及噻吩吡啶治疗的患者,推荐抗凝方案:①无论术前是否应用普通肝素,比伐芦定都可作为急诊 PCI 术前的抗凝药物(I 类推荐,B 级证据);②若 STEMI 患者在 PCI 术中出血风险高,应用比伐芦定是合理的(IIa 类推荐,B 级证据)。

2. AHA/ACC 2014 年非 ST 段抬高急性冠脉综合征的治疗指南推荐 接受早期介入治疗的患者应用比伐芦定治疗,直至行冠状动脉造影或 PCI(I 类推荐,B 级证据)。

3. ACCP 2012 年根据抗栓治疗和预防血栓形成的方法论对 HIT 的治疗与预防推荐

(1)对于伴有血栓形成的 HIT 患者或单纯性 HIT 患者,如果肾功能正常,建议使用阿加曲班、重组水蛭素或达那肝素钠治疗,优于其他非肝素抗凝剂治疗(IIa 类推荐,C 级证据)。

(2)对于急性或亚急性肝素诱导的血小板减少症患者,同时需行紧急心脏手术,建议使用比伐芦定治疗,优于其他非肝素抗凝剂或肝素联合抗血小板药物治疗(IIa 类推荐,C 级证据)。

六、使用时应注意的问题

以比伐芦定为例:

(一)用法用量

1. 本品用于静脉注射和静脉滴注 推荐使用剂量:进行 PCI 前静脉注射 0.75mg/kg,然后立即静脉滴注 1.75mg/(kg·h)至手术完毕(不超过 4 小时)。静脉注射 5 分钟后,需监测活化凝血时间(activated clotting time, ACT),如果需要,再静脉注射 0.3mg/kg 剂量。4 小时后如有必要,再以低剂量 0.2mg/(kg·h)滴注不超过 20 小时。对于患有 HIT/肝素诱导的血小板减少伴血栓形成综合征(heparin-induced thrombocytopenia with thrombosis syndrome, HITTS)的患者行 PCI 时,先静脉注射 0.75mg/kg,然后在行 PCI 期间静脉滴注 1.75mg/

（kg·h）。建议比伐芦定与阿司匹林（300~325mg/d）合用。

2. 特殊人群　对于肾功能损伤患者需要减少剂量，同时监测患者抗凝状况，肾功能中度损伤患者 [30~59ml/（min·1.73m²）]给药剂量为 1.75mg/（kg·h），如果肌酸酐清除率小于 30ml/（min·1.73m²），要考虑将剂量减为 1.0mg/（kg·h），如果是接受透析的患者，静脉滴注剂量要减为 0.25mg/（kg·h），静脉注射剂量不变。

（二）不良反应及处理原则

1. 不良反应　据文献报道，6 010 例患者行 PCI 时，对一半患者进行了不良反应观察，临床试验组和对照组中，男性和 65 岁以上患者的不良反应高于女性和年轻患者。约 30% 接受比伐芦定治疗患者至少有一次不良反应，3% 患者有一次药物反应。临床上观察到的出血比较常见（≥1/10），大出血比较少见（≥1/100 和 <1/10）。血小板减少症、贫血、过敏反应、头痛、室性心动过速、心绞痛、心动过缓、血栓形成、低血压、出血、血管疾病、血管异常、呼吸困难、皮疹、背痛、注射部位出血、疼痛和胸痛等其他不良反应很少见（≥1/1 000 和 <1/100）。

2. 处理原则

（1）出血：不明原因的红细胞比容、血红蛋白或血压下降提示可能有出血，如果出现出血或怀疑出血，应停止给药。目前尚没有比伐芦定解毒药物，但其作用会很快消失（$t_{1/2}$ 为 35~40 分钟）。

（2）过敏：患者若患有荨麻疹、全身性荨麻疹、胸闷、气喘、低血压和过敏反应需提前告知，在休克情况下，利用目前的救治方法治疗。上市后对过敏及过敏致死的临床报道非常少。

（三）在特殊临床情况时的使用

1. 妊娠妇女及哺乳期妇女用药

（1）妊娠妇女：比伐芦定与阿司匹林合用，由于可能引起新生儿和产妇出血的不良反应，特别是在妊娠的最后 3 个月内，除非必要，不要给妊娠妇女同时使用比伐芦定和阿司匹林。

（2）妊娠：尽管致畸研究未发现对受孕和胚胎有损害，但动物生殖研究并不一定能预测出药物在人体中的反应。由于妊娠期妇女尚未进行足够的、有良好对照的临床研究，除非特别需要，妊娠妇女一般不宜使用比伐芦定。

（3）哺乳期：尚不清楚比伐芦定是否能经人乳分泌，由于许多药物都能经人乳分泌，故比伐芦定用于哺乳期妇女时必须特别注意。

2. 儿童用药　比伐芦定在儿科中使用的安全性和有效性尚未进行评价。

3. 老年用药　比伐芦定用于行 PCI 的临床试验中，44% 的患者 ≥65 岁，12% 的患者 >75 岁。年龄大的患者出现出血现象要比年龄小得多，与肝素相比，使用比伐芦定患者的出血事件比使用肝素少。

4. 药物相互作用　在静脉注射完肝素 30 分钟后或皮下注射完低分子量肝素 8 小时后，可使用比伐芦定。进行比伐芦定与血小板抑制剂如阿司匹林、噻氯匹定、氯吡格雷、阿昔单抗、埃替非巴肽或替罗非班的相互作用研究，结果显示，上述联合用药没有药效学上的相互作用。

从药物作用机制可知，比伐芦定与抗凝药物（肝素、华法林、血小板球蛋白或血小板抑制剂）联合用药可能会增加出血的危险，在任何情况下，当比伐芦定与血小板抑制剂或抗凝药物联合用药时，要经常监测临床和生物学的凝血参数。

（刘　英　曾　勇）

参 考 文 献

[1] 欧兴长，丁家欣，张玲 . 水蛭素的研究概况 [J]. 中国药学杂志，1991（7）:396-399.

[2] DODT J，SEEMÜLLER U，MASCHLER R，et al. The complete covalent structure of hirudin. Localization of the disulfide bonds[J]. Biol Chem Hoppe Seyler，1985，366(4):379-385.

[3] MURAMATSU R，KOMATSU Y，NUKUI E，et al. Structure-activity studies on C-terminal hirudin peptides containing sulfated tyrosine residues[J]. Int J Pept Protein Res，1996，48(2):167-173.

［4］YAN X Y，ZHANG X N，ZHANG Q. Absorption of recombinant hirudin in rats GI tract[J]. Yao Xue Xue Bao，2004，39(1):77-80.

［5］SINNAEVE P R，SIMES J，YUSUF S，et al. Direct thrombin inhibitors in acute coronary syndromes: effect in patients undergoing early percutaneous coronary intervention[J]. Eur Heart J，2005，26(22):2396-2403.

［6］于秉新，李爱君，邵民象. 水蛭开发与临床应用 [J]. 时珍国医国药，2000（2）:87-88.

［7］GREINACHER A，LUBENOW N. Recombinant hirudin in clinical practice: focus on lepirudin[J]. Circulation，2001，103（10）:1479-1484.

［8］STONE G W，MCLAURIN B T，COX D A，et al. Bivalirudin for patients with acute coronary syndromes[J]. N Engl J Med，2006，355（21）:2203-2216.

［9］WRIGHT R S，ANDERSON J L，ADAMS C D，et al. 2011 ACCF/AHA focused update incorporated into the ACC/AHA 2007 Guidelines for the Management of Patients with Unstable Angina/Non-ST-Elevation Myocardial Infarction: a report of the American College of Cardiology Foundation/American Heart Association Task Force on Practice Guidelines developed in collaboration with the American Academy of Family Physicians，Society for Cardiovascular Angiography and Interventions，and the Society of Thoracic Surgeons[J]. J Am Coll Cardiol，2011，57（19）:e215-e367.

［10］KASTRATI A，NEUMANN F J，SCHULZ S，et al. Abciximab and heparin versus bivalirudin for non-ST-elevation myocardial infarction[J]. N Engl J Med，2011，365（21）:1980-1989.

［11］王海峰. 水蛭素治疗急性冠状动脉综合征的疗效观察 [J]. 中国医药指南，2013（4）:292-293.

［12］ERIKSSON B I. New therapeutic options in deep vein thrombosis prophylaxis[J]. Semin Hematol，2000，37（3 Suppl 5）:7-9.

［13］ERIKSSON B I，EKMAN S，KALEBO P，et al. Prevention of deep-vein thrombosis after total hip replacement: direct thrombin inhibition with recombinant hirudin，CGP 39393[J]. Lancet，1996，347（9002）:635-639.

［14］PARENT F，BRIDEY F，DREYFUS M，et al. Treatment of severe venous thrombo-embolism with intravenous Hirudin（HBW 023）: an open pilot study[J]. Thromb Haemost，1993，70（3）:386-388.

［15］JOSEPH L，CASANEGRA A I，DHARIWAL M，et al. Bivalirudin for the treatment of patients with confirmed or suspected heparin-induced thrombocytopenia[J]. J Thromb Haemost，2014，12（7）:1044-1053.

［16］SCHIELE F，VUILLEMENOT A，KRAMARZ P，et al. Use of recombinant hirudin as antithrombotic treatment in patients with heparin-induced thrombocytopenia[J]. Am J Hematol，1995，50（1）:20-25.

［17］LU Q，LV M，XU E，et al. Recombinant hirudin suppresses the viability，adhesion，migration and invasion of Hep-2 human laryngeal cancer cells[J]. Oncol Rep，2015，33（3）:1358-1364.

［18］朱沂，龙江，李红燕，等. 水蛭素合用阿司匹林与单用阿司匹林或氯吡格雷治疗短暂性脑缺血发作的随机对照研究 [J]. 中华脑血管病杂志（电子版），2008（2）:70-74.

第 7 章　血小板糖蛋白Ⅱb/Ⅲa受体拮抗剂

血小板糖蛋白（glycoprotein，GP）Ⅱb/Ⅲa受体可通过多种药物和机械性介质实现血小板活化，使血小板黏附并最终聚集。血小板能够黏附于异常表面并聚集，是由血小板表面膜的GP受体介导的，血小板活化后，GPⅡb/Ⅲa构象发生改变，使其能与蛋白质配体结合，特别是能与纤维蛋白原结合[1]。这使得两个相邻血小板之间形成桥联，聚集在一起。因此，抗GPⅡb/Ⅲa抗体和受体拮抗剂能抑制血小板聚集的最终共同通路（纤维蛋白原结合至GPⅡb/Ⅲa受体形成血小板交联桥），因而也可能防止血小板黏附于血管壁上。

血小板膜GPⅡb/Ⅲa受体拮抗剂（GPI）是近几年所开发的抗血小板药物中研究最为广泛的药物。大量临床试验已证实了其作为血小板抑制剂的有效性和安全性。目前有3种可用于临床的静脉用GPI：①单克隆抗体，abciximab（阿昔单抗），是最早应用于临床的GPI，是GPⅡb/Ⅲa受体的单克隆抗体，通过占据受体的位置而阻断血小板聚集反应；②肽类抑制剂，eptifibatide（埃替非巴肽），是一类含有GPⅡb/Ⅲa受体识别序列的低分子多肽；③非肽类抑制剂，静脉的tirofiban（替罗非班），是肽衍生物，其药理性质与埃替非巴肽相似。

阿昔单抗在单次快速静脉给药后，血浆中游离阿昔单抗的浓度迅速降低。血小板功能一般在给药后48小时恢复，但阿昔单抗仍以血小板结合状态维持与低水平受体阻滞时期存在于循环中达10天之久，通过持续输注（12~24小时）能达到持续抑制的效果，完成持续输注时，接下来的6小时血浆游离药物浓度迅速降低，之后以较慢的速率降低。

替罗非班和依替巴肽抗血小板作用起效迅速并可迅速逆转，在单次快速静脉给药后，数分钟至数十分钟内可见离体血小板聚集受到剂量依赖性的抑制，且连续输注期间这一作用持续存在[2-3]（表6-7-1）。

表 6-7-1　三种 GPI 药动学差异

	阿昔单抗	替罗非班	依替巴肽
化学结构	单克隆抗体	非肽类	肽类
分子量	大分子	小分子	小分子
GPⅡb/Ⅲa受体结合	非竞争性	竞争性	竞争性
GPⅡb/Ⅲa受体结合率	≈1.5：1	≥100：1	≥100：1
半衰期	长	较短	较短
起效时间	相对慢	快	快
疗效维持时间	长	短	短
反应依赖性	剂量依赖性	剂量依赖性	剂量依赖性
主要清除方式	肝	肾	肾

一、重要的临床研究

围绕GPⅡb/Ⅲa受体拮抗剂在ACS和PCI患者的临床应用，已有大量临床试验。

1. 保守治疗相关试验　GUSTO 4-ACS试验评估了阿昔单抗在7 800例采用保守治疗的不稳定型心绞痛（unstable angina，UA）或非ST段抬高心肌梗死（non-ST elevation myocardial infarction，NSTEMI）的作用：该试验将患者随机分配至阿昔单抗单次快速给药加24小时输注组、阿昔单抗单次快速给药加48小时输注组或安慰剂组[4]。3组30天主要终点（死亡或心肌梗死）的发生率没有差异，在1年时阿昔单抗组仍没有获益[5]。

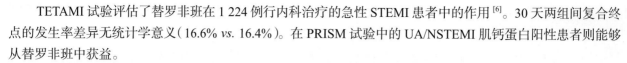

TETAMI 试验评估了替罗非班在 1 224 例行内科治疗的急性 STEMI 患者中的作用[6]。30 天两组间复合终点的发生率差异无统计学意义（16.6% *vs.* 16.4%）。在 PRISM 试验中的 UA/NSTEMI 肌钙蛋白阳性患者则能够从替罗非班中获益。

PRISM 试验评估了替罗非班在 3 232 例未行介入治疗的 UA/NSTEMI 患者中的作用[7]。替罗非班组 48 小时主要复合终点（死亡、心肌梗死和难治性缺血）的发生率明显更低（3.8% *vs.* 5.6%）。30 天时两组复合终点发生率相近，但替罗非班组死亡率明显更低（2.3% *vs.* 3.6%）。

PURSUIT 试验评估了接受保守治疗或 PCI 的 UA/NSTEMI 患者，依替巴肽组与安慰剂组相比，前者 30 天死亡或非致命性心肌梗死事件的发生率明显较低（14.2% *vs.* 15.7%）[8]。行早期 PCI 的患者和行内科治疗的患者，使用依替巴肽的获益相等[9]。

综上，在所纳入患者采用保守治疗的试验中，得到如下提示，阿昔单抗未改善预后；替罗非班可使肌钙蛋白阳性患者获益；依替巴肽可改善预后。

2. 经皮冠状动脉腔内成形术（percutaneous transluminal coronary angioplasty，PTCA）干预相关试验
一项荟萃分析评估了阿昔单抗在 5 400 余例行 PTCA 治疗的 ACS 患者中的作用，阿昔单抗显著降低了 30 天死亡和心肌梗死（myocardial infarction，MI）的发生率（$HR=0.52$，$95\%CI$ $0.41 \sim 0.65$）[10]。

几项试验在行 PTCA 治疗的 UA 或 NSTEMI 患者中比较了替罗非班的作用，包括 RESTORE 试验、PRISM-PLUS 试验和 ADVANCE 试验。

RESTORE 试验评估了替罗非班在 2 193 例患者中的作用[11]，替罗非班与安慰剂组相比，30 天主要复合终点的发生率较低（10.3% *vs.* 12.2%）。对数据的进一步分析显示，有轻微心肌损伤的证据（根据血清肌钙蛋白 I 或 T 阳性）的患者能够从替罗非班治疗中获益[12]。入院时血清肌钙蛋白 I 水平升高（≥1μg/L）的患者（28%）中，替罗非班显著降低了 30 天死亡风险（1.6% *vs.* 6.2%）和心肌梗死风险（2.7% *vs.* 6.8%）。

PRISM-PLUS 试验评价了替罗非班在 1 915 例患者中的作用，随机分为替罗非班组、肝素组或替罗非班 + 肝素组[13]。替罗非班 + 肝素组与单用肝素组相比，前者 7 天时主要复合终点的发生率明显更低（12.9% *vs.* 17.9%）。

ADVANCE 试验在 202 例患者（大部分 ACS）中评估了单次快速给予更高剂量替罗非班的作用[14]。替罗非班组 6 个月主要终点（死亡、心肌梗死、目标血管血运重建或救助性使用一种 GP Ⅱ b/Ⅲ a 受体拮抗剂）的发生率明显更低（20% *vs.* 35%），在 ACS 患者中替罗非班的获益十分显著。

PURSUIT 试验在近 11 000 例 UA 或 NSTEMI 患者中评估了依替巴肽的获益。依替巴肽组与安慰剂组相比，前者 30 天死亡或非致命性心肌梗死事件的发生率明显更低（14.2% *vs.* 15.7%）[8]。

综上，在所纳入患者采用 PTCA 干预的试验中，得出采用阿昔单抗、替罗非班或依替巴肽的预后较好。

3. PCI 支架植入术相关试验　包括 RAPPORT 试验[15]、ADMIRAL 试验[16-17]、ISAR-2 试验[18]、CADILLAC 试验[19] 和 ACE 试验[20] 在内的荟萃分析在直接 PCI 的 STEMI 患者中评估了阿昔单抗的作用，与安慰剂相比，阿昔单抗降低了 30 天死亡率（2.4% *vs.* 3.4%）、6~12 个月死亡率（4.4% *vs.* 6.2%）及 30 天再发心肌梗死发生率（1.0% *vs.* 1.9%）[21]，且未增加出血事件。

此外，EPISTENT 试验将 2 399 例行择期或急诊冠状动脉介入术的患者（主要为稳定型）随机分配，分为单纯支架植入组、支架植入加阿昔单抗组，或 PTCA 加阿昔单抗组[22-23]。阿昔单抗组患者的 30 天和 6 个月主要终点（死亡、心肌梗死或紧急靶血管血运重建）的发生率明显较低（10.8%、5.3% 和 6.9%，11.4%、5.6% 和 7.8%）。

冠状动脉内支架和抗栓治疗 - 冠状动脉治疗快速早期措施（intracoronary stenting with antithrombotic regimen-rapid early action for coronary treatment，ISAR-REACT）试验纳入 2 159 例稳定型患者，随机分为阿昔单抗组或安慰剂组[24]。两组 30 天主要终点发生率上没有差异（每组均为 4%）。两组严重出血并发症发生率均为 1%。

在 ISAR-REACT 2 试验中，2 022 例 ACS 患者随机分配至阿昔单抗组或安慰剂组[25]，阿昔单抗治疗与安慰剂相比，可显著降低 30 天主要终点的发生率（8.9% *vs.* 11.9%，$RR=0.75$，$95\%CI$ $0.58 \sim 0.97$）。此外，对于肌钙蛋白升高的患者，阿昔单抗组的事件发生率明显降低（13.1% *vs.* 18.3%，$RR=0.71$，$95\%CI$ $0.54 \sim 0.95$），且未增加出血发生率。

TIGER-PA 初步试验、On-Time 试验和 On-TIME 2 试验表明,与安慰剂相比,替罗非班治疗能改善患者临床结局[26-29]。

PESPRIT 试验在 2 064 例稳定型患者中评估了依替巴肽的作用[30],依替巴肽使主要终点(48 小时的死亡、心肌梗死、限期血运重建或需要"救助性"GPⅡb/Ⅲa受体拮抗剂)的发生率降低了 37%(6.6% vs. 10.5%)。

综上,在 PCI 支架植入术的试验中,阿昔单抗、依替巴肽和替罗非班均可使患者获益。

二、指南推荐

稳定性冠心病实施 PCI 术前已经充分双联抗血小板应用的前提下,GPI 作用有限,且有出血风险,2011年美国心脏病学院基金会 / 美国心脏协会(ACCF/AHA)指南及 2014 年欧洲心脏病学会 / 欧洲心胸外科协会(ESC/EACTS)心肌血运重建指南均降低了 GPI 在稳定性冠心病患者中的推荐级别。2011 年 ACCF/AHA 指南对 GPI 在稳定性冠心病患者中的推荐强度均较前有所下调,对已用氯吡格雷准备的患者推荐强度为 Ⅱ b 类,对未用氯吡格雷准备的患者推荐强度为 Ⅱ a 类;2014 年 ESC/EACTS 心肌血运重建指南强调,在术前充分药物准备前提下,对术中发现血栓、无复流、复杂病变等情况推荐强度为 Ⅱ a 类。

目前的权威指南均推荐 GPI 用于高危 UA/NSTEMI 实施 PCI 策略患者,与抗凝及口服双联抗血小板药物的联合应用,应权衡患者的缺血获益及出血风险。2011 年 ESC 非 ST 段抬高 ACS 管理指南推荐,GPI 用于口服双重抗血小板后高危(肌钙蛋白水平升高、血栓)且出血低危患者(Ⅰ类推荐)。2012 年美国 ACCF/AHA UA/NSTEMI 患者管理指南对行 PCI 术的 UA/NSTEMI 中危患者,推荐导管室前应用小分子 GPI 或导管室应用 GPI 作为除阿司匹林外的第二种抗血小板药物(Ⅰ类推荐);对 UA/NSTEMI 初始行保守治疗的高危患者,推荐导管室前应用小分子 GPI(Ⅰ类推荐);已用双联抗血小板药物及抗凝治疗仍有缺血者,可导管室前应用 GPI(Ⅱ a 类推荐);缺血低危患者或出血高危患者已用双重口服抗血小板药物,不推荐导管室前应用 GPI(Ⅲ类推荐)。2011 年 ESC 非 ST 段抬高 ACS 管理指南和 2012 年美国 ACCF/AHA UA/NSTEMI 患者管理指南均不推荐常规导管室前应用 GPI。

现行指南显示,GPI 用于 STEMI 行直接 PCI 患者有益,但不应常规应用,更不应常规导管室前应用。GPI 可与肝素或比伐芦定联合应用于有选择的患者(比如血栓或冠状动脉慢血流),可导管室前用于 STEMI 高危转运患者。2012 年 ESC STEMI 患者管理指南及 2013 年 ACCF/AHA STEMI 患者管理指南均不推荐常规导管室前应用 GPI,而均将 GPI 在 STEMI 高危转运患者中导管室前应用作为 Ⅱ b 类适应证推荐。此外,术中常规 GPI 应用的推荐程度较低(Ⅱ b 类推荐),但对特定情况比如造影发现血栓或慢血流 / 无血流者推荐 GPI 作为 Ⅱ a 类适应证。2012 年 ESC STEMI 患者管理指南推荐,首选比伐芦定临时加用 GPI(Ⅰ类适应证)优于肝素联合 GPI。

三、使用时应注意的问题

(一)用法用量

1. **阿昔单抗**　单次 0.25mg/kg 的剂量快速静脉输注,随后以 0.125 μg/(kg·min)的剂量持续输注(最大速度为 10 μg/min),持续 12 小时。

2. **依替巴肽**　负荷剂量为 180 μg/kg(最大剂量为 22.6mg),持续输注给药 1~2 分钟;然后以 2 μg/(kg·min)的速度持续输注给药(最大速度为 15mg/h),持续 18~24 小时。首次快速静脉推注完成 10 分钟后,应再次快速静脉输注 180 μg/kg。对于肌酐清除率估计值小于 50ml/min 的患者,持续输注给药速度应降低 50%。

3. **替罗非班**　给予负荷剂量 25 μg/kg(即单次快速静脉给药),持续输注给药不超过 5 分钟;然后以 0.15 μg/(kg·min)的速度持续输注给药,持续 18~24 小时。如果选择替罗非班,则我们建议把肌酐清除率估计值小于等于 60ml/(min·1.73m²)的患者输注剂量降低 50%。

(二)不良反应及处理原则

1. **出血**　这是目前使用 GPI 的主要担心问题,与抗凝药物合用时,可适量减少肝素用量。

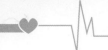

2. **血小板减少** 已观察到在 GPI 用药后 24 小时内，出现血小板减少。早期一般治疗包括避免肌内注射给药和使用通便药等措施，其他治疗措施包括输注血小板、使用糖皮质激素和免疫球蛋白，以及其他 GPI 替代治疗等。

3. **变态反应** 由于首次给予的阿昔单抗可导致人抗嵌合抗体的形成，所以再次用药可能导致严重的变态反应或超敏反应。因此，要了解、熟悉药物的不良反应，注意观察用药后表现，一旦出现相关可疑症状，及时抢救、处理。

（三）在特殊临床情况时的使用

胃肠道出血病史的患者：应给予可降低再出血风险的药物，例如质子泵抑制剂。

肾功能不全患者：需调整药物剂量，依替巴肽和替罗非班均需减半剂量。

（王 莹 曾 勇）

参 考 文 献

［1］ PLOW E F，GINSBERG M H.Cellular adhesion: GPⅡb-Ⅲa as a prototypic adhesion receptor[J].Prog Hemost Thromb，1989，9:117-156.

［2］ KEREIAKES D J，KLEIMAN N S，AMBROSE J，et al.Randomized，double-blind，placebo-controlled dose-ranging study of tirofiban（MK-383）platelet Ⅱb/Ⅲa blockade in high risk patients undergoing coronary angioplasty[J].J Am Coll Cardiol，1996，27(3):536-542.

［3］ HARRINGTON R A，KLEIMAN N S，KOTTKE-MARCHANT K，et al.Immediate and reversible platelet inhibition after intravenous administration of a peptide glycoprotein Ⅱb/Ⅲa inhibitor during percutaneous coronary intervention[J].Am J Cardiol，1995，76(17):1222-1227.

［4］ SIMOONS M L，GUSTO Ⅳ-ACS Investigators.Effect of glycoprotein Ⅱb/Ⅲa receptor blocker abciximab on outcome in patients with acute coronary syndromes without early coronary revascularisation: the GUSTO Ⅳ-ACS randomised trial[J].Lancet，2001，357(9272):1915-1924.

［5］ OTTERVANGER J P，ARMSTRONG P，BARNATHAN E S，et al.Long-term results after the glycoprotein Ⅱb/Ⅲa inhibitor abciximab in unstable angina: one-year survival in the GUSTO Ⅳ-ACS（Global Use of Strategies To Open Occluded Coronary Arteries Ⅳ--Acute Coronary Syndrome）Trial[J].Circulation，2003，107(3):437-442.

［6］ COHEN M，GENSINI G F，MARITZ F，et al.The safety and efficacy of subcutaneous enoxaparin versus intravenous unfractionated heparin and tirofiban versus placebo in the treatment of acute ST-segment elevation myocardial infarction patients ineligible for reperfusion（TETAMI）: a randomized trial[J].J Am Coll Cardiol，2003，42(8):1348-1356.

［7］ Platelet Receptor Inhibition in Ischemic Syndrome Management (PRISM) Study Investigators. A comparison of aspirin plus tirofiban with aspirin plus heparin for unstable angina[J].N Engl J Med，1998，338(21):1498-1505.

［8］ Platelet Glycoprotein Ⅱb/Ⅲa in Unstable Angina: Receptor Suppression Using Integrilin Therapy (PURSUIT) Trial Investigators.Inhibition of platelet glycoprotein Ⅱb/Ⅲa with eptifibatide in patients with acute coronary syndromes[J].N Engl J Med，1998，339(7):436-443.

［9］ KLEIMAN N S，LINCOFF A M，FLAKER G C，et al.Early percutaneous coronary intervention，platelet inhibition with eptifibatide，and clinical outcomes in patients with acute coronary syndromes[J].Circulation，2000，101(7):751-757.

［10］ BHATT D L，LINCOFF A M，CALIFF R M，et al.The benefit of abciximab in percutaneous coronary revascularization is not device-specific[J].Am J Cardiol，2000，85(9):1060-1064.

［11］ The RESTORE Investigators.Effects of platelet glycoprotein Ⅱb/Ⅲa blockade with tirofiban on adverse cardiac events in patients with unstable angina or acute myocardial infarction undergoing coronary angioplasty[J].Circulation，1997，96(5):1445-1453.

［12］ HEESCHEN C，HAMM C W，GOLDMANN B，et al.Troponin concentrations for stratification of patients with acute coronary syndromes in relation to therapeutic efficacy of tirofiban[J].Lancet，1999，354(9192):1757-1762.

［13］ Platelet Receptor Inhibition in Ischemic Syndrome Management in Patients Limited by Unstable Signs and Symptoms （PRISM-PLUS）Study Investigators. Inhibition of the platelet glycoprotein Ⅱb/Ⅲa receptor with tirofiban in unstable angina and non-Q-wave myocardial infarction[J].N Engl J Med，1998，338(21):1488-1497.

［14］VALGIMIGLI M，PERCOCO G，BARBIERI D，et al.The additive value of tirofiban administered with the high-dose bolus in the prevention of ischemic complications during high-risk coronary angioplasty: the ADVANCE Trial[J].J Am Coll Cardiol，2004，44(1):14-19.

［15］BRENER S J，BARR L A，BURCHENAL J E，et al.Randomized，placebo-controlled trial of platelet glycoprotein Ⅱ b/Ⅲ a blockade with primary angioplasty for acute myocardial infarction.ReoPro and Primary PTCA Organization and Randomized Trial（RAPPORT）Investigators[J].Circulation，1998，98:734.

［16］MONTALESCOT G，BARRAGAN P，WITTENBERG O，et al.Platelet glycoprotein Ⅱ b/Ⅲ a inhibition with coronary stenting for acute myocardial infarction[J].N Engl J Med，2001，344(25):1895-1903.

［17］Admiral Investigators.Three-year duration of benefit from abciximab in patients receiving stents for acute myocardial infarction in the randomized double-blind ADMIRAL study[J].Eur Heart J，2005，26(23):2520-2523.

［18］NEUMANN F J，KASTRATI A，SCHMITT C，et al.Effect of glycoprotein Ⅱ b/Ⅲ a receptor blockade with abciximab on clinical and angiographic restenosis rate after the placement of coronary stents following acute myocardial infarction[J].J Am Coll Cardiol，2000，35（4）:915-921.

［19］STONE G W，GRINES C L，COX D A，et al.Comparison of angioplasty with stenting，with or without abciximab，in acute myocardial infarction[J].N Engl J Med，2002，346（13）:957-966.

［20］ANTONIUCCI D，RODRIGUEZ A，HEMPEL A，et al.A randomized trial comparing primary infarct artery stenting with or without abciximab in acute myocardial infarction[J].J Am Coll Cardiol，2003，42（11）:1879-1885.

［21］DE LUCA G，SURYAPRANATA H，STONE G W，et al.Abciximab as adjunctive therapy to reperfusion in acute ST-segment elevation myocardial infarction: a meta-analysis of randomized trials[J].JAMA，2005，293（14）:1759-1765.

［22］EPISTENT Investigators.Randomised placebo-controlled and balloon-angioplasty-controlled trial to assess safety of coronary stenting with use of platelet glycoprotein-Ⅱ b/Ⅲ a blockade[J].Lancet，1998，352（9122）:87-92.

［23］LINCOFF A M，CALIFF R M，MOLITERNO D J，et al.Complementary clinical benefits of coronary-artery stenting and blockade of platelet glycoprotein Ⅱ b/Ⅲ a receptors.Evaluation of Platelet Ⅱ b/Ⅲ a Inhibition in Stenting Investigators[J].N Engl J Med，1999，341（5）:319-327.

［24］KASTRATI A，MEHILLI J，SCHÜHLEN H，et al.A clinical trial of abciximab in elective percutaneous coronary intervention after pretreatment with clopidogrel[J].N Engl J Med，2004，350（3）:232-238.

［25］LEE D P，HERITY N A，HIATT B L，et al.Adjunctive platelet glycoprotein Ⅱ b/Ⅲ a receptor inhibition with tirofiban before primary angioplasty improves angiographic outcomes: results of the TIrofiban Given in the Emergency Room before Primary Angioplasty（TIGER-PA）pilot trial[J].Circulation，2003，107（11）:1497-1501.

［26］VAN'T HOF A W，ERNST N，DE BOER M J，et al.Facilitation of primary coronary angioplasty by early start of a glycoprotein 2b/3a inhibitor: results of the ongoing tirofiban in myocardial infarction evaluation（On-TIME）trial[J].Eur Heart J，2004，25（10）:837-846.

［27］ERNST N M，SURYAPRANATA H，MIEDEMA K，et al.Achieved platelet aggregation inhibition after different antiplatelet regimens during percutaneous coronary intervention for ST-segment elevation myocardial infarction[J].J Am Coll Cardiol，2004，44（6）:1187-1193.

［28］VAN'T HOF A W，TEN BERG J，HEESTERMANS T，et al.Prehospital initiation of tirofiban in patients with ST-elevation myocardial infarction undergoing primary angioplasty（On-TIME 2）: a multicentre，double-blind，randomised controlled trial[J].Lancet，2008，372（9638）:537-546.

［29］TEN BERG J M，VAN'T HOF A W，DILL T，et al.Effect of early，pre-hospital initiation of high bolus dose tirofiban in patients with ST-segment elevation myocardial infarction on short- and long-term clinical outcome[J].J Am Coll Cardiol，2010，55（22）:2446-2455.

［30］ESPRIT Investigators.Enhanced Suppression of the Platelet Ⅱ b/Ⅲ a Receptor with Integrilin Therapy.Novel dosing regimen of eptifibatide in planned coronary stent implantation（ESPRIT）: a randomised，placebo-controlled trial[J].Lancet，2000，356（9247）:2037-2044.

第8章 溶栓剂

血栓是在循环系统中产生，并通过整合的机制修复人体损伤的血管。若血管不需要修复时就会形成血栓，从而产生不良后果，如栓塞、缺血、心脏病发作、脑卒中等。无论在静脉内还是在动脉内形成血栓，都会发生栓塞，可能会完全或部分堵塞血液供应而产生严重后果，例如肺栓塞堵塞一支或多支肺动脉，可引起呼吸困难、咯血和胸痛。血栓可堵塞组织的血供和氧供，就可引起组织缺血。其中，心肌缺血可引起呼吸困难、心绞痛、晕厥、心肌梗死、心律失常，甚至猝死。血栓也可堵塞脑供血，发生缺血性脑卒中。

溶栓治疗是指使用溶栓剂溶解血凝块或血栓，使受累区域重新恢复功能。溶栓剂通常用于治疗：①静脉血栓；②肺栓塞；③心肌梗死；④动脉血栓栓塞；⑤急性缺血性脑卒中。

溶栓剂已由第1代发展到第3代。溶栓剂的特点如下：

第1代溶栓剂包括尿激酶和链激酶：①尿激酶：由人体肾小管细胞产生，能从尿中提取出来。与链激酶相比，其优点是无抗原性和致热原性，人体内不会有抗体存在，因而不存在失效问题。在应用时，不需要做过敏试验，不引起发热反应，可重复静脉注射，半衰期短，为10～16分钟。②链激酶：从链球菌中分离出来，因而有抗原性。人体大多受过链球菌感染，体内已有一定的抗体存在，因此可发生变态反应或失效问题，使用前需要做过敏试验。当重复静脉注射时，需间隔60分钟以上，以免引起低血压反应。若第二次再用链激酶溶栓治疗时，需要注意引起变态反应的可能。尿激酶和链激酶均为外源性纤维蛋白溶解系统的激活物，可直接使纤维蛋白溶酶原转化为纤维蛋白溶酶，并溶解新鲜血栓中的纤维蛋白酶和消耗凝血因子（Ⅴ、Ⅷ）、凝血酶原和纤维蛋白，使新鲜血栓溶解、凝血因子Ⅴ和Ⅷ消耗及纤维蛋白降解产物积聚。

第2代溶栓剂：以组织型纤溶酶原激活物为代表，存在于血管内皮、血液和组织中，为天然的血栓选择性纤溶酶原激活物，能选择性地与血栓表面的纤维蛋白结合，从而溶解血栓。可通过基因重组技术生产大量重组纤溶酶原激活物，但作用机制与组织型纤溶酶原激活物不同，不影响血液循环中纤溶系统，因而不产生全身纤溶状态，其半衰期短，仅3～5分钟，血管再通效果亦优于尿激酶或链激酶。

第3代溶栓剂：以单链尿激酶型纤溶酶原激活物和乙酰化纤维蛋白溶酶原 - 链激酶激活物复合物为代表，具有高度选择性溶栓作用，也不影响全身纤溶系统，其半衰期较长，血管再通率高。但目前此上述药品正在进一步研究中。

一、分类（表6-8-1）

表6-8-1 溶栓剂的分类[1]

溶栓剂的分代	纤维蛋白特异性	非纤维蛋白特异性
第1代		尿激酶
		链激酶
第2代	重组组织型纤溶酶原激活物（t-PA）	尿激酶原
	阿替普酶	纤溶酶原 - 链激酶激活物复合物

溶栓剂的分代	纤维蛋白特异性	非纤维蛋白特异性
第3代	替奈普酶(组织型纤溶酶原激活物,TNK-t-PA)	
	瑞替普酶(溶血栓药)	
	孟替普酶(溶血栓药)	
	拉诺替普酶(纤溶酶原激活物)	
	帕米普酶(组织型纤溶酶原激活物)	

二、分子结构、基本药理作用及作用机制

溶栓剂可通过催化丝氨酸蛋白酶纤溶酶的形成而快速溶解血栓。纤溶过程的概括见图 6-8-1,常见几种类型的溶栓剂全球普遍使用,它们的药理作用概括如下:

1. 组织型纤溶酶原激活物 组织型纤溶酶原激活物(tissue-type plasminogen activator, t-PA)是一种丝氨酸蛋白酶,由 527 个氨基酸组成的单链。分子量约 70 000D。t-PA 结合到血凝块表面的纤维蛋白上,激活纤维蛋白绑定的纤溶酶原。然后,纤溶酶被一分为二,即纤维蛋白及相关的纤溶酶原激活物。纤维蛋白被纤溶酶分解为纤维蛋白分子,血凝块被溶解。通常情况下,循环中 2- 抗纤维蛋白酶使纤维蛋白酶失活,但治疗剂量的 t-PA(或纤溶酶原 - 链激酶激活物复合物)促使充足的纤溶酶形成,显著超过循环中低浓度 2- 抗纤维蛋白酶。人 t-PA 是通过重组 DNA 技术合成的阿替普酶。另一种重组 t-PA 是瑞替普酶。由于缺乏纤维蛋白结合区及较低的纤维蛋白特异性,瑞替普酶的生产成本低于 t-PA。此外,替奈普酶是 t-PA 的突变形式,其半衰期较长。另外,替奈普酶与 t-PA 相比,具有略强的纤维蛋白特异性[1]。

2. 尿激酶 尿激酶由人肾脏合成的酶,可直接使纤溶酶原转化为有活性的纤溶酶。尿激酶的分子量为 5 400D,由 3 个区域组成,即丝氨酸蛋白酶、克林格域和 411 残基蛋白的生长因子域。

3. 链激酶 链激酶是一种蛋白质(但本身不是一种酶),从不同品系的溶血性链球菌中生产,分子量为 47 000D,由 414 个氨基酸残基组成。当 pH 接近 7.5 时,链激酶的活性最强,其 pH 的等电点为 4.7。链激酶属于单链多肽,与激活物前体纤溶酶原激活物结合。链激酶复合物可使无活性的纤溶酶原转变成具有活性的纤溶酶,产生纤溶作用。

4. 复合纤溶酶链激酶 复合纤溶酶链激酶(对甲氧苯甲酰纤溶酶原 - 链激酶激活物复合物)是由纯化的人纤溶酶原和细菌链激酶组成的复合体。当使用后,酰基自然水解,使激活的链激酶 - 激活物前体复合物释放。这种溶栓剂(最近已在美国停用)允许快速静脉注射,对较大血栓有选择性,并有更强的溶栓作用[1]。

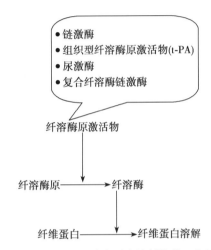

图 6-8-1 常见几种类型溶栓剂的药理作用

三、药代动力学和药效动力学(表 6-8-2)

表 6-8-2 一些溶栓剂选择的药代动力学和药效动力学参数

特点	链激酶	尿激酶	复合纤溶酶链激酶	阿替普酶	瑞替普酶	替奈普酶
血浆半衰期 /min	18	15	90～112	4～8	11～14	20
血浆清除率 /(ml·min^{-1})	10.8±8.8	无报道	594±160	572±132	103±138	105
分布容积 /(L·kg^{-1})	5.68	0.04	没有报道	0.07	没有报道	没有报道

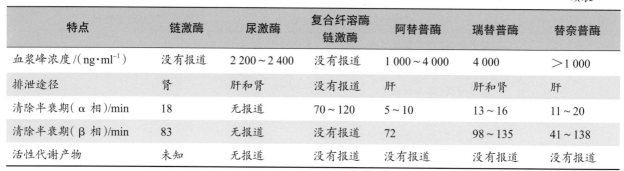

续表

特点	链激酶	尿激酶	复合纤溶酶 链激酶	阿替普酶	瑞替普酶	替奈普酶
血浆峰浓度/($ng \cdot ml^{-1}$)	没有报道	2 200～2 400	没有报道	1 000～4 000	4 000	＞1 000
排泄途径	肾	肝和肾	没有报道	肝	肝和肾	肝
清除半衰期(α相)/min	18	无报道	70～120	5～10	13～16	11～20
清除半衰期(β相)/min	83	无报道	没有报道	72	98～135	41～138
活性代谢产物	未知	无报道	没有报道	没有报道	没有报道	没有报道

四、重要的临床研究

国家神经系统疾病和卒中研究院(National Institute of Neurological Disorders and Stroke, NINDS)rt-PA 卒中研究结果显示,rt-PA 治疗后随访 90 天的死亡或致残相对风险降低。欧洲急性卒中协作研究 Ⅲ(European Cooperative Acute Stroke Study Ⅲ)提出,溶栓时间窗扩展到 4.5 小时[2]。

五、指南推荐

2013 年美国心脏病协会(AHA)指南和阿替普酶的药物说明指出:

1. 脑的影像学检查发现,颅内出血是静脉应用重组组织型纤溶酶原激活物(recombinant tissue plasminogen activator, rt-PA)治疗缺血性脑卒中的绝对禁忌证。颅内出血包括脑实质出血、蛛网膜下腔出血、脑室内出血、硬膜外血肿、硬膜下血肿及出血性梗死的转换。此外,既往有颅内出血病史者也是绝对禁忌证。

2. 严重且未控制的高血压是指血压＞180/110mmHg,绝对禁用 rt-PA,因为高血压可增加不良预后和颅内出血的风险。

3. 近 3 个月有严重头外伤是使用 rt-PA 的禁忌证,包括脑挫裂伤、颅骨骨折、弥漫性轴索损伤、外伤性脑出血,rt-PA 可增加脑出血的风险。

4. 血小板减少症和凝血功能障碍　血小板减少<100 000/mm^3 是静脉应用 rt-PA 的禁忌证。抗凝药物治疗情况下可引起凝血功能障碍,其他可能的原因包括肝硬化、终末期肾病、恶性血液病、维生素 K 缺乏、脓毒血症、抗磷脂抗体综合征。正在抗凝治疗中 INR＞1.7 或血浆凝血酶原时间(PT)＞15 秒,是 rt-PA 治疗的禁忌证。

5. 2013 年 AHA 指南还指出,21 天前发生胃肠道或泌尿道出血、脑卒中患者发生抽搐均列为应用 rt-PA 的相对禁忌证。但是,AHA 指南没有把高龄作为禁忌证。

六、使用时应注意的问题

(一)重组组织型纤溶酶原激活物

1. 适应证　rt-PA 是美国 FDA 批准的针对缺血性脑卒中、心肌梗死及肺栓塞、静脉血栓及动脉血栓形成和动静脉瘘血栓形成的溶栓剂。rt-PA 是胰蛋白酶家族的丝氨酸蛋白酶,可将纤溶酶原转换为有活性的丝氨酸蛋白酶纤溶酶,以降解血栓和血块的纤维网。rt-PA 可被内源性纤溶酶原激活物抑制因子 1 快速失活。

rt-PA 静脉内溶栓治疗目前已成为急性缺血性脑卒中患者的标准治疗,时间窗在脑卒中症状出现后的 4.5 小时内。若脑卒中不太严重、血糖<250mg/dl、年龄<65 岁、心源性栓塞脑卒中及小血管闭塞,可以从重组组织型纤溶酶原激活物溶栓中获益。脑动脉大动脉的闭塞经静脉溶栓的患者预后不好。心源性血栓脑卒中患者静脉溶栓的预后良好,因为新鲜血凝块要比陈旧血凝块更容易被溶栓剂溶解[3]。

血脂异常可影响接受 rt-PA 溶栓患者的预后,可能由于富含脂肪的血栓不易溶解,从而引起较大面积的梗死和出血。血脂异常的患者预后不好。

2. 用法用量

(1)静脉推注:rt-PA 按 0.9mg/kg 来计算,如用 50mg rt-PA 溶解在 50ml 生理盐水中,最初 5 分钟按 10% 的量静脉推注,其余药液用微量泵在 1 小时内泵入。

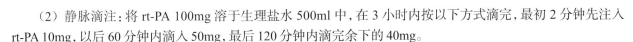

（2）静脉滴注：将 rt-PA 100mg 溶于生理盐水 500ml 中，在 3 小时内按以下方式滴完，最初 2 分钟先注入 rt-PA 10mg，以后 60 分钟内滴入 50mg，最后 120 分钟内滴完余下的 40mg。

（3）负荷给药法：总剂量为 100mg，先一次注射 15mg，然后 30 分钟内再静脉滴注 50mg，接着 1 小时内静脉滴注剩余 35mg。

（4）按体重法：先静脉一次注射 15mg，接着 30 分钟静脉滴注 0.75mg/kg，然后 1 小时内静脉滴注 0.5mg/kg。

（5）二次注射法：总量为 100mg，分 2 次静脉注射，间隔 30 分钟。

3. 药代动力学　rt-PA 经静脉注射后迅速自血中清除，用药 5 分钟后，总药量的 50% 自血中消除；用药 10 分钟后，体内剩余药量仅占总给药量的 20%；用药 20 分钟后，则剩余 10%。rt-PA 主要在肝脏代谢。

4. 不良反应

（1）出血：最常见，可有胃肠道、泌尿生殖道、腹膜后或颅内出血。浅表部位的出血主要出现在操作的部位，如静脉切口、动脉穿刺、近期外科手术的部位。另外，还可发生硬膜外血肿和筋膜下血肿。

（2）心血管系统：①心律失常：使用 rt-PA 治疗急性心肌梗死时，血管再通期间可出现再灌注心律失常，可用抗心律失常药治疗，但有可能引起再次心肌梗死和梗死面积扩大；②血管再闭塞：血管开通后，需继续用肝素抗凝，否则可能再次形成血栓，造成血管再闭塞。

（3）中枢神经系统：可出现颅内出血、癫痫发作。

（4）骨骼 / 肌系统：可出现膝部出血性滑膜囊炎。

（5）其他：过敏反应。

（6）处理：①发生出血反应者，应立即停药，对严重全身性出血，可应用 6- 氨基己酸或氨甲苯酸等抗纤溶药物治疗。②局部出血，可在出血局部压迫止血。③必要时输新鲜血浆、冷沉淀物、纤维蛋白原和新鲜血。④抗过敏、抗休克及抗心律失常治疗。

5. 禁忌证　溶栓剂使用的主要问题是出血并发症。有研究报道，溶栓剂使用的所有患者发生出血的并发症约 11%，其中 0.3% ~ 1.3% 的患者发生颅内出血[4]。溶栓剂使用的禁忌证可分为两类：

（1）绝对禁忌证：①血管损伤；②严重而未控制的高血压；③近期有颅脑外科手术或创伤；④脑瘤；⑤近期 2 ~ 3 个月内发生缺血性脑卒中；⑥活动性出血（除非正常经期出血）；⑦急性颅内出血。

（2）相对禁忌证：①缺血性脑卒中＞3 个月前；②活动期消化性溃疡；③正在应用抗凝药物；④妊娠；⑤长时间 / 创伤后心肺复苏≤3 周前；⑥外科大手术≤3 周前，如冠状动脉旁路移植术、产科分娩、器官活检，AHA 指南提出阿替普酶要慎用，但不是绝对禁忌证；⑦ 2 ~ 4 周内发生过内出血；⑧高龄：阿替普酶对 75 岁以上的老年人要慎用，但 AHA 指南没有把高龄作为禁忌证；⑨ 21 天前发生胃肠道或泌尿道出血；⑩动脉穿刺血管未能压迫：如锁骨下动脉、颈内静脉；⑪抽搐：AHA 指南把脑卒中患者发生抽搐的症状列为应用 rt-PA 的相对禁忌证。

6. 注意事项

（1）低分子量肝素作用时间较长，而且比普通肝素有更好的生物利用度。如果患者正在接受低分子量肝素治疗，脑卒中静脉溶栓是禁忌证，因为可能有较高的出血并发症风险。

（2）对严重低血糖和高血糖，血糖的测定在应用 rt-PA 前是必需的，其主要原因是要排除严重的低血糖，有时类似脑卒中症状。更少见的情况是，高血糖也可引起局灶神经系统功能障碍。急性脑卒中治疗 AHA 指南建议，血糖水平的上限 400mg/dl（22.2mmol/L）和下限 50mg/dl（2.7mmol/L）时，是溶栓治疗的禁忌证。测量血糖的另一原因是，无论低血糖还是高血糖，都能加重脑缺血，而且高血糖减少再血管化的概率及增加脑出血的风险。

（3）依据最新 AHA 指南，但欧洲指南中未列入禁忌证，要注意下列情况给予 rt-PA 时需慎用：①心肌出血可能易引起室壁破裂；②心肌梗死后心包炎可能发生出血；③可能室内血栓由于溶栓发生栓塞。

（4）颅内肿瘤或动脉瘤并不是 AHA 指南的禁忌证。但是，颅内肿瘤发生脑卒中的患者应用 rt-PA 的风险并不完全清楚。

（5）老年痴呆症在绝大多数溶栓治疗试验中并不是排除标准的内容，而且在目前的急性脑卒中指南中并不是 rt-PA 溶栓治疗的禁忌证。

（二）尿激酶（雅激酶、尿活素、人纤溶酶、人纤维蛋白溶酶）

尿激酶（urokinase）为白色状粉末。分子式：$C_{21}H_{25}BrN_2O_3$。

1. 药效动力学　尿激酶直接作用于内源性纤维蛋白溶解系统，能催化裂解纤溶酶原成纤溶酶，不仅能降解纤维蛋白凝块，亦能降解血液循环中的纤维蛋白原、凝血因子 V 和凝血因子Ⅷ，以溶解血栓。尿激酶对新形成的血栓起效快、效果好。除此之外，还能提高血管 ADP 酶活性，抑制 ADP 诱导的血小板聚集，预防血栓形成。当静脉滴注后，患者体内纤溶酶活性明显提高；停药几小时后，纤溶酶活性恢复原水平，但血浆纤维蛋白或纤维蛋白原水平的降低，以及它们的降解产物的增加可持续 12 ~ 24 小时。尿激酶无明显抗原性、致畸性、致癌性和致突变性。临床应用罕有过敏反应报道；但鉴于该品增加纤溶酶活性，降低血液循环中的未结合型纤溶酶原和与纤维蛋白结合的纤溶酶原，可能出现严重的出血危险。

Dotter 等首次报道，血栓内释放第一代溶栓剂链激酶对动脉血栓溶解作用较静脉内注射的疗效更显著。但由于链激酶的过敏反应并发症，在以后的治疗中不再使用。尿激酶作为第二代药物，相比链激酶更有效、更安全。近 30 年来，尿激酶已成为周围溶栓治疗的主要药物。

2. 药代动力学　尿激酶在人体内药代动力学特点还不完全清楚。静脉给予后经肝脏快速清除，血浆半衰期不超过 20 分钟。少量药物经胆汁和尿液排出。肝硬化等肝功能受损患者的半衰期延长。

3. 适应证　尿激酶为酶类溶血栓药，能激活体内纤溶酶原转为纤溶酶，水解纤维蛋白使新鲜形成的血栓溶解。尿激酶主要用于血栓栓塞性疾病的溶栓治疗，包括急性广泛性肺栓塞、胸痛 6 ~ 12 小时的冠状动脉栓塞和心肌梗死、3 ~ 6 小时的急性期脑血管栓塞、视网膜动脉栓塞和其他外周动脉栓塞。除此之外，还用于心脏瓣膜置换术后预防血栓形成，保持血管插管、胸腔和心包腔引流管的通畅，以及肾移植和整形外科手术术后血栓形成等。溶栓的疗效均需后继的肝素抗凝加以维持。

4. 用法用量　虽然目前已应用新一代的溶栓剂 rt-PA，但尿激酶由于价格低廉，仍然是普遍接受的主要溶栓剂，而且在我国得到广泛应用。尿激酶的最佳剂量还没有确定。Yamagami 等报道，治疗深静脉血栓的剂量是 240 000U/d，显著低于西方国家，而在我国推荐的剂量为 600 000 ~ 1 200 000U/d。我国尿激酶平均剂量为 5 880 000U，持续低剂量输注使用时间为 5.18 天[5]。Mewissen 等报道，尿激酶平均剂量为 7 800 000U，使用时间为 53.4 小时。Park 报道，尿激酶平均剂量为 4 400 000U，使用时间为 40.6 小时。Xue 等报道，尿激酶平均剂量为 3 110 000U，使用时间为 4.1 天。尿激酶溶液必须在临用前新鲜配制，随配随用。

（1）眼科应用：每天静脉滴注或推注 1 万 ~ 2 万 U，或用 200 ~ 500U 溶于 0.5ml 注射用水中做结膜下或球后注射。

（2）脑血管疾病：对急性脑血栓形成的脑卒中症状出现 6 小时至 6 天内，用 6 万 U 静脉推注或滴注。

（3）急性静脉血栓形成：首次剂量为 6 万 ~ 18 万 U/d，以后改为 6 万 U，2 次 /d，用 7 ~ 10 天。

（4）急性动脉栓塞取栓术时：注射 6 万 U，术后继续用 6 万 U，2 次 /d，用 5 ~ 7 天。

（5）急性心肌梗死：以 50 万 U 溶于 25% 葡萄糖液 20ml 中静脉推注，再以 50 万 U 加于 5% 葡萄糖液 500ml 中静脉滴注。

（6）冠状动脉输注：20 万 ~ 100 万 U 溶于氯化钠注射液或 5% 葡萄糖注射液 20 ~ 60ml 中冠状动脉内输注，按 1 万 ~ 2 万 U/min 速度输入，剂量可依患者体重、体质情况及溶栓效果等情况做调整。

（7）肺栓塞的溶解常伴随血流动力学变化，要注意采取维持血压措施。

5. 禁忌证　下列情况禁用：①14 天内有活动性出血，包括胃与十二指肠溃疡出血、咯血、痔疮出血、刚做过手术、活体组织检查、心肺复苏、不能实施压迫部位的血管穿刺以及外伤史；②控制不满意的高血压（血压＞180/110mmHg）或不能排除主动脉夹层者；③有出血性脑卒中（包括短暂性脑缺血发作）史者；④对扩容和血管加压药无反应的休克；⑤妊娠、近 10 天内分娩、细菌性心内膜炎、二尖瓣病变并有心房颤动且高度怀疑左心腔内有血栓者；⑥糖尿病合并视网膜病变者；⑦低纤维蛋白原血症及出血性疾病或出血倾向，严重的肝、肾功能障碍，以及进展性疾病；⑧意识障碍患者。

高龄老人、严重动脉粥样硬化者应用剂量宜谨慎。

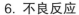

6. 不良反应

（1）当尿激酶使用剂量较大时，少数患者可能有出血现象，轻度出血如皮肤、黏膜、肉眼及显微镜下血尿、血痰或小量咯血、呕血等，采取相应措施，症状可缓解。若发生严重出血，如大量咯血或消化道大出血，腹膜后出血及颅内、脊髓、纵隔内或心包出血等，应中止使用，失血时可输血。另外，还可考虑用氨基己酸、氨甲苯酸对抗尿激酶作用。

（2）少数患者可出现过敏反应：一般表现较轻，如支气管痉挛、皮疹等。偶可见过敏性休克。

（3）发热：2%～3% 患者可见不同程度的发热。可用对乙酰氨基酚作为退热药。不可用阿司匹林或其他有抗血小板作用的退热药。

（4）其他：可见恶心、呕吐、食欲缺乏、疲倦，还可出现肝脏转氨酶 ALT 升高。可引起出血，少数有过敏反应，头痛、恶心、呕吐、食欲缺乏等应立即停药。

7. 注意事项

（1）应用尿激酶前，应对患者进行红细胞比容、血小板计数、凝血酶时间（TT）、凝血酶原时间（PT）、活化部分凝血活酶时间（APTT）测定。TT 和 APTT 应小于 2 倍延长的范围内。

（2）用药期间应密切观察患者反应，如脉搏、体温、呼吸频率和血压、出血倾向等，至少每 4 小时记录 1 次。

（3）静脉给药时，要求穿刺一次成功，以避免局部出血或血肿。

（4）动脉穿刺给药时和给药毕，应在穿刺局部加压至少 30 分钟，并用无菌绷带和敷料加压包扎，以免出血。

（5）药物过量：氨基己酸的解救作用尚无报道，但可在紧急情况下使用。

（三）链激酶（溶栓酶、链球菌激酶）

链激酶（streptokinase）是从 C 族 β- 溶血性链球菌培养液中提纯精制而成的一种高纯度酶，白色或类白色冻干粉，易溶于水及生理盐水，其稀溶液不稳定。分子量为 47kD，在 2～8℃保存，有效期为 2 年。链激酶可促进体内纤维蛋白溶解系统的活力，使纤维蛋白溶酶原转变为有活性的纤维蛋白溶酶，可在血栓内部崩解和血栓表面溶解。静脉注射后，半衰期约 15 分钟。用于治疗血栓栓塞性疾病，如深静脉栓塞、急性亚急性周围动脉血栓、急性肺栓塞、脑梗死、血管外科手术后血栓形成、导管给药所致血栓形成、急性心肌梗死、中央视网膜动静脉栓塞、血透分流术中形成的凝血、溶血性和创伤性休克及并发弥散性血管内凝血（DIC）的败血症休克等。

1. 用法用量

（1）给药前半小时，先肌内注射异丙嗪 25mg、静脉注射地塞米松 2.5～5mg 或氢化可的松 25～50mg，以预防出血倾向、感冒样寒战及发热等。

（2）初始剂量：将本品 50 万 U 溶于 100ml 0.9% 氯化钠注射液或 5% 葡萄糖溶液中，静脉滴注 30 分钟左右。

（3）维持剂量：将本品 60 万 U 溶于 250～500ml 5% 葡萄糖溶液中，加入氢化可的松 25～50mg 或地塞米松 1.25～2.5mg，静脉滴注 6 小时，保持 10 万 U/h 水平。按此疗法 4 次 /d，治疗持续 24～72 小时或直到血栓溶解或病情不再发展为止。疗程根据病情而定，视网膜血管栓塞一般用药 12～24 小时，急性心肌梗死用药 18～20 小时，周围动静血栓用药 3 天左右，至多 5～6 天，慢性动脉阻塞用药时间较长，但不宜超过 6～7 天。

（4）治疗结束时，可用低分子右旋糖酐作为过渡，以防血栓再度形成。

（5）儿童的初始剂量应根据抗链激酶值的高低而定，维持剂量根据血容量换算，保持在 20U/（ml·h）。

2. 不良反应及注意事项

（1）人体常受链球菌感染，使体内常有链激酶的抗体存在，使用时必须先给予足够的链激酶初始剂量，将其抗体中和。对新近患有链球菌感染的患者，体内链激酶抗体含量较高，在使用本品前，应先测定抗链激酶值，如 >100 万 U，即不宜应用本品治疗。链球菌感染和亚急性心内膜炎患者禁用。

（2）出血为主要并发症，一般为注射部位出现血肿，无须停药，可继续治疗，严重出血可给予氨基己酸或氨甲苯酸对抗链激酶的作用，更严重者可补充纤维蛋白原或全血。在使用本品过程中，应尽量避免肌内注射及

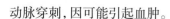
动脉穿刺,因可能引起血肿。

（3）新做外科手术者为相对禁忌,原则上3天内不得使用本品,但如产生急性栓塞必须紧急治疗时,亦可考虑应用高剂量的本品（高剂量可减少出血机会）,但应严密注意手术部位的出血问题。

（4）妊娠6周内、产前2周内和产后3天内,在使用本品以前,必须充分估计到出血危险。除此之外,对有慢性胃溃疡、新近空洞型肺结核、严重肝病伴有出血倾向者,均应慎用。出血性疾病禁用。

（5）用过抗凝血药如肝素的患者,在用本品前,可用鱼精蛋白中和。如系双香豆素类抗凝血药,则须测定凝血状况,待正常后,方可使用本品。

（6）用本品后,少数患者可能有发热、寒战、头痛、不适等症状,可给予解热镇痛药对症处理。

（7）注入速度太快时,有可能引起过敏反应,需给予异丙嗪、地塞米松等以预防其产生。

（8）链激酶溶解时,不可剧烈振荡,以免使活力降低。溶液在5℃左右可保持12小时,室温下要即时应用,放置稍久即可能减少活力。

（9）链激酶是一种酶制剂,许多化学品如蛋白质沉淀剂、生物碱、消毒灭菌剂,都会使其活力降低,故不宜配伍使用。

（四）乙酰化纤溶酶原-链激酶激活物复合物

乙酰化纤溶酶原-链激酶激活物复合物（APSAC）对血块有选择性高亲和力且半衰期长,清除半衰期为70分钟,故纤维蛋白溶解作用缓慢而持久。用药后5～8小时仍可维持有效溶栓血药浓度,有报道作用维持7～10天,而链激酶用药后3小时血中即完全清除,因此可视为长效链激酶。据报道,冠状动脉内溶栓5分钟内注射5～30mg,1～4小时后闭塞动脉再通率为70%～83%。静脉给药5分钟内注入5～30mg,再通率为60%～100%。该药全身纤溶作用微弱,用药简单,药物作用时间长,然而再闭塞率可达20%,但平均再闭塞率仍较链激酶、rt-PA为低。

（五）接受溶栓治疗期间的患者护理（表6-8-3）

表6-8-3　接受溶栓治疗期间的患者护理步骤[1]

溶栓剂给药前患者护理	溶栓剂给药中患者护理	溶栓剂给药后患者护理
（1）采集完整的患者健康状况的病史,以及最近的外科手术或创伤、过敏反应、用药史和可能的药物相互作用 （2）评估溶栓剂治疗的禁忌证 （3）评估化验检查指标：APTT、血红蛋白、PT、血小板计数及红细胞比容	（1）最初1小时内每隔15分钟评估和记录1次十分重要的体征以及注射部位的血肿或出血；随后2小时,每隔30分钟评估和记录1次；然后,每小时评估和记录1次,直到静脉导管拔出为止 评估内容：四肢的脉搏、感觉、皮肤颜色及体温。生命体征和注射部位要评估,以发现可能的并发症 （2）要让患者保持下肢静止及伸直 （3）注射药物过程中,要进行持续的心脏监测	（1）需要评估重要的体征、四肢末端脉搏和注射部位的出血情况 （2）评估对治疗的反应 （3）保持卧床休息6小时 （4）评估穿刺部位的出血 （5）评估体液、尿量、大便、呕吐物有无出血 （6）给予降低血小板黏附的药物（如阿司匹林、双嘧达莫） （7）报告血管再次闭塞的表现、ST段改变、胸痛、心律失常。早期识别血管再次闭塞的体征,以挽救心肌组织

（六）辅助药物治疗

1. 吸氧　溶栓治疗的患者常需要吸氧。当患者存在心力衰竭、心律失常（室性快速性心律失常）、低血压/低灌注及心搏骤停复苏后,应该常规吸氧。

2. 阿司匹林　对拟诊急性冠脉综合征的所有患者（不稳定型心绞痛、非ST段抬高心肌梗死和ST段抬高心肌梗死）,院前都应该考虑给予阿司匹林治疗。阿司匹林可抑制前列腺素的形成,从而减少血栓素A_2的合成。血栓素A_2可引起血小板间相互黏附聚集。

3. 氯吡格雷　氯吡格雷是一种强效血小板抑制剂,联用阿司匹林抗血小板可减少非ST段抬高心肌梗死PCI术后再发缺血事件。

4. 新型口服抗血小板制剂　新研发的口服抗血小板制剂如普拉格雷和替卡格雷,相比氯吡格雷具有更强、更可靠的抗血小板效果。

5. 肝素 对于 PCI 和溶栓治疗,肝素常规作为辅助用药,但对于接受链激酶溶栓的患者在最初 24 小时内常需停用。肝素的主要作用是减少再梗死,但是双抗血小板联合治疗和溶栓治疗时,肝素可增加出血风险。美国心脏病协会建议,应认真权衡 ST 段抬高心肌梗死溶栓治疗时使用肝素的剂量。

6. 类固醇和抗组胺药 常规应用类固醇和抗组胺药来预防低血压 / 心动过缓,特别是在链激酶使管理过程复杂化时,链激酶诱发的低血压主要由链激酶给药太快所致,链激酶激活缓激肽,类固醇和抗组胺药不可能防止低血压[1]。

（刘 宇 刘元生）

参 考 文 献

［1］ALI M R，SALIM HOSSAIN M，ISLAM M A，et al. Aspect of thrombolytic therapy: a review[J]. Scientific World J, 2014，2014:586510.

［2］MEHTA A，MAHALE R，BUDDARAJU K，et al. Intravenous thrombolysis for acute ischemic stroke: review of 97 patients[J]. J Neurosci Rural Pract, 2017，8（1）:38-43.

［3］中华医学会神经病学分会,中华医学会神经病学分会脑血管病学组 . 中国急性缺血性脑卒中诊治指南 2014[J]. 中华神经科杂志，2015，48（4）:246-257.

［4］FUGATE J E，RABINSTEIN A A. Absolute and relative contraindications to Ⅳ rt-PA for acute ischemic stroke[J]. Neurohospitalist，2015，5（3）:110-121.

［5］DU X L，KONG L S，MENG Q Y，et al. Safety and efficacy of low dosage of urokinase for catheter directed thrombolysis of deep venous thrombosis[J]. Chin Med J，2015，128（13）:1787-1792.

第9章 尼可地尔

尼可地尔是一种同时具有硝酸酯样性质和 ATP 敏感性钾通道（K_{ATP}）开放剂。化学名：N-（2- 羟乙基）烟酰胺硝酸酯。化学结构式见图 6-9-1。

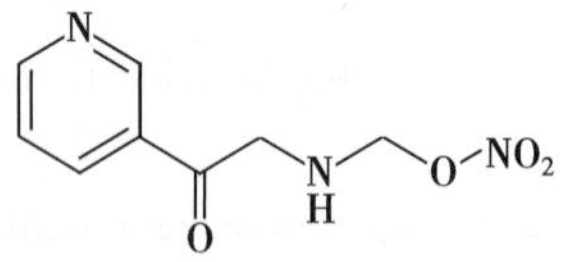

图 6-9-1　尼可地尔化学结构式

尼可地尔开放血管平滑肌上的 K_{ATP} 通道时，可以扩张微小冠状动脉，增加冠状动脉血流；当开放心肌线粒体上的 K_{ATP} 通道时，可以模拟缺血预适应，提高心肌的耐缺氧能力，保护心肌。此外，尼可地尔分子结构中的硝基可以发挥类硝酸酯作用，扩张大冠状动脉，舒张容量血管，降低前负荷 [1]。尼可地尔对不同直径的冠状动脉均有扩张作用，且具有量效关系；冠状动脉直径越小，尼可地尔的扩张作用越明显，也就是说，尼可地尔对于冠状动脉微血管的扩张作用逐级增强，这一点与其他的血管扩张药物如硝酸酯、钙通道阻滞剂、α 受体阻滞剂等截然不同 [2]。

尼可地尔主要通过脱硝化形成 N-（2- 羟乙基）烟酰胺而代谢。尼可地尔口服后 0.5 小时在血浆中出现代谢产物，2 小时后达到最高浓度，8 小时后几乎完全消失。24 小时后累积尿中排泄率分别为：尼可地尔 0.7% ~ 1.2%；代谢物 N-（2- 羟乙基）烟酰胺 6.8% ~ 17.3%。

对肝或肾损害患者进行的药代动力学研究显示，在这些患者组中无须对尼可地尔进行剂量调整。尼可地尔的药代动力学性质不受年龄的影响 [3]。

一、重要的临床研究

尼可地尔片在日本上市后的 6 年时间内，收集 8 349 例使用过尼可地尔的心绞痛患者的数据，评估尼可地尔治疗的疗效。结果显示，尼可地尔对各种类型心绞痛均有效，总有效率为 71.8%[4]。中国Ⅲ期注册研究发现，每周心绞痛发作次数减少 50% 的患者比例，尼可地尔组显著多于单硝酸酯组 [5]。

Sigmart 研究是一项前瞻性、多中心、开放性、随机对照研究，研究目的是在当前充分的冠心病二级预防治疗基础上，进一步评估尼可地尔治疗稳定型心绞痛的疗效。研究共入组 402 例稳定型心绞痛患者，按照 1∶1 的比例随机分为尼可地尔组和对照组，两组患者均接受较高比例的冠心病二级预防治疗，尼可地尔组在此基础上接受为期 12 周的尼可地尔治疗（5mg、3 次 /d）。结果显示，相比于对照组，而且在充分的冠心病二级预防治疗基础上，尼可地尔仍显著降低心肌缺血发作次数近 50%。本研究证实，在当前最佳治疗的情况下，尼可地尔仍然具有不可替代的作用 [6]。

IONA[7] 研究即尼可地尔对稳定型心绞痛患者冠状动脉事件的影响研究，于 2002 年发表在 *Lancet* 杂志。这项研究是首个在稳定型心绞痛患者中观察抗心肌缺血药物对心绞痛患者长期预后影响的研究。研究旨在探讨在标准抗心绞痛治疗基础上，尼可地尔是否能够降低稳定型心绞痛患者心血管事件的发生率，发挥心脏保护作用。该研究是一项随机、双盲、安慰剂对照研究，共入组 5 126 例高危的稳定型劳力性心绞痛患者，所有患者均接受当时最佳抗心绞痛治疗。患者随机分成两组，一组接受尼可地尔（10 ~ 20mg、2 次 /d）治疗，另一组接受安慰剂治疗。随访时间为 1 ~ 3 年，平均 1.6 年。研究主要终点包括冠心病死亡、非致死性心肌梗死和因心源性胸痛意外住院。研究显示，在标准抗心绞痛治疗的基础上，与安慰剂组相比，尼可地尔治疗显著降低心绞痛患者的主要终点事件发生率达 17%，具有统计学差异（P=0.014）。因此，IONA 这一严格的 RCT 研究首次证实尼可地尔的心脏保护作用不仅存在于实验室中，在真实的临床世界里，尼可地尔能够改善临床结局 [8-12]。

二、指南推荐

ESC 2013 年稳定性冠心病指南（Ⅱa 类推荐）：尼可地尔可用于长期治疗和预防心绞痛。IONA 证明，在 5 126 例 SCAD 患者中，尼可地尔减少心血管事件达 17%。长期口服尼可地尔可能稳定冠状动脉斑块[13]。

2011 年日本循环学会（JCS）心肌梗死二级预防指南（Ⅰ类推荐）：应用尼可地尔可以改善心绞痛症状，缓解心肌缺血；长期尼可地尔治疗可以改善缺血性心脏病患者的预后[14]。

2007 年中国慢性稳定型心绞痛诊治指南（Ⅱa 类推荐）：尼可地尔用于 β 受体阻滞剂之后的抗心绞痛治疗[15]。

2012 年日本透析治疗学会指南（Ⅱa 推荐）：尼可地尔可减少无症状透析患者的心血管事件和冠状动脉术后的心血管事件 / 心血管死亡率[10-11, 16]。

三、冠状动脉微血管疾病与尼可地尔

近年来，随着循证医学和介入性心脏病学的迅速发展，冠状动脉微血管疾病（coronary microvascular disease，CMVD）的临床意义日益受到人们的高度重视。2013 年，欧洲心脏病学会稳定性冠状动脉疾病治疗指南中正式将此病列入冠心病的临床类型，并提出初步的诊断和治疗建议。但迄今为止，国际上尚无专门针对 CMVD 的指南或共识，我国临床医师对于此病的病因、发病机制、临床分型、诊断、治疗和预后等诸方面的认识仍有很多误区。

CMVD 是指在多种致病因素的作用下，冠状前小动脉和小动脉的结构和 / 或功能异常所致的劳力性心绞痛或心肌缺血客观证据的临床综合征。以往小样本的临床研究显示，在具有心肌缺血症状但冠状动脉造影显示非阻塞性病变的患者中，CMVD 的发生率为 45% ~ 60%。2012 年欧洲一项包括 11 223 例稳定型心绞痛患者的 7.5 年随访研究显示，入院时近 1/3 的男性和 2/3 的女性患者冠状动脉造影未发现阻塞性冠状动脉疾病，但无论在男性或女性，冠状动脉造影显示正常和非阻塞性冠状动脉病变患者的主要心血管事件和全因死亡率显著高于对照人群[17]，研究者推测，CMVD 可能是导致这些患者不良预后的重要原因。2014 年发表的一项研究发现，在无冠心病病史和无正电子发射型计算机断层显像（positron emission computed tomography，PET）心肌灌注显像异常的 405 例男性和 813 例女性患者中，以 PET 测量的冠状动脉血流储备（coronary flow reserve，CFR）<2 作为判定标准，CMVD 的发生率男性为 51%，女性为 54%，且 CFR<2 是不良心血管事件的独立预测因素[18]。因此，CMVD 的检出和治疗具有十分重要的临床意义。

尼可地尔是三磷酸腺苷（ATP）敏感性钾通道开放剂，在结构上属于硝酸盐类，可有效扩张心外膜下冠状动脉和冠状小动脉，随机和安慰剂对照的临床试验显示尼可地尔可改善心绞痛症状和心电图运动试验结果[19]，因此，尼可地尔应作为冠状动脉微血管心绞痛的首选推荐药物[20]。

四、使用时应注意的问题

1. **用法用量**　通常，成人一次口服 5mg，3 次 /d。根据症状轻重，可适当增减。因老年患者的生理功能一般较弱，容易出现不良反应，应慎用，可从小剂量开始。妊娠妇女用药的安全性尚未明确，妊娠妇女或可能已妊娠的妇女最好不要使用本品。儿童用药的安全性尚未明确。

2. **以下患者禁用**　烟酸过敏者，正在服用具有磷酸二酯酶 5 阻断作用的勃起障碍治疗剂（枸橼酸西地那非、盐酸伐地那非水合物、他达拉非）的患者。

3. **以下患者慎用**　功能障碍的患者（服用本药剂时有可能出现肝功能检查值异常），青光眼患者（有可能导致眼内压上升），高龄患者。

4. **不良反应及处理原则**　在总病例数 14 323 例中，有 661 例（4.61%）出现 817 次不良反应（包括临床检查值异常）。主要的不良反应有：头痛 515 次（3.60%），恶心、呕吐 63 次（0.44%），头晕 21 次（0.15%），发热 20 次（0.14%），倦怠（感）17 次（0.12%）。在服用本制剂初期，与服用硝酸、亚硝酸酯类药物相似可能会由于血管扩张作用而引起搏动性头痛，当出现这种情况时，要采取减量或中止给药等适当的处置。

偶尔出现的不良反应包括口腔、肠道、肛周的溃疡形成[12]，如出现上述症状时，应终止给药，采取适当的处置。

（裕　丽）

参 考 文 献

［1］ TAIRA N. Nicorandil as a hybrid between nitrates and potassium channel activators[J]. Am J Cardiol，1989，63（21）：18J-24J.

［2］ AKAI K，WANG Y，SATO K，et al. Vasodilatory effect of nicorandil on coronary arterial microvessels: its dependency on vessel size and the involvement of the ATP-sensitive potassium channel[J]. J Cardiovasc Pharmacol，1995，26（4）:541-547.

［3］ MARKHAM A，PLOSKER G L，GOA K L. Nicorandil. An updated review of its use in ischaemic heart disease with emphasis on its cardioprotective effects[J]. Drugs，2000，60（4）:955-974.

［4］ 野木真一，西山徹，赤羽文夫，等 . 尼可地尔使用结果调查数据的再分析 [EB/OL].Pharma Medica，2003，5（21）：163-168. https://wenku.baidu.com/view/0e4a4f7bff4733687e21af45b307e87101f6f8db.html.

［5］ ZHU W L，SHAN Y D，GUO J X，et al. Double-blind，multicenter，active-controlled，randomized clinical trial to assess the safety and efficacy of orally administered nicorandil in patients with stable angina pectoris in China[J].Circulation J，2007，71（6）:826-833.

［6］ JIANG J，LI Y T，ZHOU Y L，et al. Oral nicorandil reduces ischemic attacks in patients with stable angina: A prospective，multicenter，open-label，randomized，controlled study[J]. Int J Cardiol，2016，224: 183-187.

［7］ IONA Study Group. Effect of nicorandil on coronary events in patients with stable angina: the Impact Of Nicorandil in Angina（IONA）randomised trial[J]. Lancet，2002，359（9314）:1269-1275.

［8］ HORINAKA S，YABE A，YAGI H，et al. Effects of nicorandil on cardiovascular events in patients with coronary artery disease in the Japanese Coronary Artery Disease（JCAD）study[J]. Circ J，2010，74（3）: 503-509.

［9］ SAKATA Y，NAKATANI D，SHIMIZU M，et al. Oral treatment with nicorandil at discharge is associated with reduced mortality after acute myocardial infarction[J]. J Cardiol，2012，59(1):14-21.

［10］ ISHII H，TORIYAMA T，AOYAMA T，et al. Efficacy of oral nicorandil in patients with end-stage renal disease: a retrospective chart review after coronary angioplasty in Japanese patients receiving hemodialysis[J]. Clin Ther，2007，29(1):110-122.

［11］ NISHIMURA M，TOKORO T，NISHIDA M，et al. Oral nicorandil to reduce cardiac death after coronary revascularization in hemodialysis patients: a randomized trial[J]. Am J Kidney Dis，2009，54(2):307-317.

［12］ YOSHIHISA A，SATO Y，WATANABE S，et al. Decreased cardiac mortality with nicorandil in patients with ischemic heart failure[J]. BMC Cardiovasc Disord，2017，17(1):141.

［13］ Task Force Members，MONTALESCOT G，SECHTEM U，et al. 2013 ESC guidelines on the management of stable coronary artery disease: the Task Force on the management of stable coronary artery disease of the European Society of Cardiology[J]. Eur Heart J，2013，34（38）: 2949-3003.

［14］ JCS Joint Working Group. Guidelines for Secondary Prevention of Myocardial Infarction（JCS 2011）[J]. Circ J，2013，77（1）:231-248.

［15］ 中华医学会心血管病学分会，中华心血管病杂志编辑委员会 . 慢性稳定性心绞痛诊断与治疗指南 [J]. 中华心血管病杂志，2007，35（3）:195-206.

［16］ HIRAKATA H，NITTA K，INABA M，et al. Japanese Society for Dialysis Therapy guidelines for management of cardiovascular diseases in patients on chronic hemodialysis[J]. Ther Apher Dial，2012，16(5):387-435.

［17］ JESPERSEN L，HVELPLUND A，ABILDSTRØM S Z，et al. Stable angina pectoris with no obstructive coronary artery disease is associated with increased risks of major adverse cardiovascular events[J]. Eur Heart J，2012，33(6): 734-744.

［18］ MURTHY V L，NAYA M，TAQUETI V R，et al. Effects of sex on coronary microvascular dysfunction and cardiac outcomes[J]. Circulation，2014，129(24):2518-2527.

［19］ ITO N，NANTO S，DOI Y，et al. High index of microcirculatory resistance level after successful primary percutaneous coronary intervention can be improved by intracoronary administration of nicorandil[J]. Circ J，2010，74(5):909-915.

［20］ 中华医学会心血管病学分会基础研究学组，中华医学会心血管病学分会介入心脏病学组，中华医学会心血管病学分会女性心脏健康学组，等 . 冠状动脉微血管疾病诊断和治疗的中国专家共识 [J]. 中国循环杂志，2017，32(5): 421-430.

第 10 章 β 肾上腺素能受体阻滞剂

　　β 肾上腺素能受体阻滞剂(β 受体阻滞剂)自 20 世纪 60 年代以来应用于各个领域,在冠心病、心力衰竭、高血压、心律失常、心肌病等的处理中 β 受体阻滞剂均发挥重要的作用,已成为最广泛应用的心血管疾病药物之一。

　　β 受体阻滞剂选择性地结合 β 肾上腺素能受体,竞争性、可逆性拮抗 β 肾上腺素能刺激物对各器官的作用。人体的交感神经活性主要由 β₁ 和 β₂ 受体介导,不同组织和脏器内 β₁ 受体和 β₂ 受体分布不一。由于不同种类 β 受体阻滞剂对于不同亚型的 β 肾上腺素能受体亲和力不同,对同一受体产生的内在拟交感活性不同,对 α 受体的阻断能力不同,且一些次要特性如药物溶解性和药理学特点等也不同[1]。

一、分类

　　1. **非选择性**　竞争性阻断 β₁ 和 β₂ 肾上腺素能受体。常用药物为普萘洛尔,近年已较少应用。

　　2. **β₁ 选择性**　对 β₁ 受体有更强的亲和力。β₁ 受体选择性为剂量依赖,大剂量使用将使选择性减弱或消失。常用药物有美托洛尔、阿替洛尔、比索洛尔等。

　　3. **β 和 α₁ 受体阻滞**　这一类 β 受体阻滞剂同时具有外周血管扩张作用,介导机制为阻断 α₁ 肾上腺素能受体(如卡维地洛、阿罗洛尔、拉贝洛尔),或激活 β₂ 肾上腺素能受体(如塞利洛尔),或与肾上腺素能受体无关的机制(如布新洛尔、奈必洛尔)。

　　β 受体阻滞剂通过降低心肌收缩力、心率和血压,可使心肌耗氧量减少;延长心脏舒张期,增加冠状动脉及其侧支的血流灌注,因而可减少和缓解日常活动或运动状态的心绞痛发作,改善生活质量。

　　在急性冠脉综合征患者中, β 受体阻滞剂可缩小梗死范围,减少致命性心律失常,降低心脏性猝死和各种心血管事件发生率。长期应用 β 受体阻滞剂,还可改善患者的远期预后,提高生存率,由于其有改善心力衰竭患者预后的作用,对于冠心病合并心力衰竭患者是指南推荐的首选药物之一。

　　通过研究还证实, β 受体阻滞剂能抑制 β 肾上腺素能通路介导的心肌细胞凋亡,抑制血小板聚集,减少对粥样硬化斑块的机械应激,防止斑块破裂,促进 β 肾上腺素能通路重新恢复功能,改变心肌基因表达,例如肌质网钙 ATP 酶 mRNA 和 α 肌球蛋白重链 mRNA 表达增加, β 肌球蛋白重链 mRNA 表达下降。某些 β 受体阻滞剂如卡维地洛还有显著的抗氧化和抗平滑肌细胞增殖作用。这些机制可能与冠心病二级预防以及改善心力衰竭患者死亡率息息相关。

二、血流动力学

　　临床应用 β 受体阻滞剂须注意剂量个体化,口服同剂量 β 受体阻滞剂的患者,其血药浓度可相差甚大。血流动力学特点与其脂溶性特点相关。脂溶性药物较易进入中枢神经系统,脂溶性 β 受体阻滞剂(如美托洛尔、普萘洛尔、噻吗洛尔)可被胃肠道迅速吸收,但口服生物利用度低(10% ~ 30%),因为在胃肠道和肝脏被广泛代谢,当肝血流下降(如老年、心力衰竭、肝硬化)时药物容易蓄积。水溶性 β 阻滞剂(如阿替洛尔)胃肠道吸收不完全,以原形或活性代谢产物从肾脏排泄,与其他肝代谢药物无相互作用,也较少穿过血 - 脑屏障。

三、重要的临床研究

(一) 急性期 ST 段抬高心肌梗死

　　急性心肌梗死患者容易发生室性心律失常, β 受体阻滞剂可以提高急性缺血时的心室颤动阈值,从而减

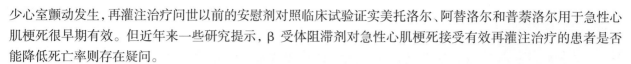

少心室颤动发生,再灌注治疗问世以前的安慰剂对照临床试验证实美托洛尔、阿替洛尔和普萘洛尔用于急性心肌梗死很早期有效。但近年来一些研究提示,β 受体阻滞剂对急性心肌梗死接受有效再灌注治疗的患者是否能降低死亡率则存在疑问。

早期两项大样本临床试验(ISIS-1[2] 和 MIAMI[3]),以及再灌注治疗广泛应用于急性心肌梗死后的大型临床研究如 TIMI-Ⅱ[4]、美国国家 MI 注册登记 2、GUSTO-Ⅰ[5]、PAMI 和 CADILLAC 等均证实,β 受体阻滞剂口服或静脉给予可降低急性心肌梗死急性期病死率,改善长期预后。

1981 年,瑞典哥德堡试验中纳入确定或疑似急性心肌梗死的患者共 1 395 名(安慰剂组 697 例,美托洛尔组 698 例)。美托洛尔 15mg 静脉注射后续口服给药,100mg、2 次 /d 持续 90 天。安慰剂组有 62 人死亡(8.9%),美托洛尔组的死亡人数为 40 人(5.7%),与安慰剂组相比,美托洛尔组减少 36% 的死亡风险(P <0.03)[6]。

2005 年,第二项中国急性心肌梗死治疗研究(Second Chinese Cardiac Study, 又名 Clopidgrel and Metoprolol in Myocardial Infarction Trial, 简称 COMMIT/CCS-2)是由英国牛津大学临床试验中心和中国医学科学院阜外医院共同组织实施的一项多中心、随机、双盲、安慰剂对照的大规模临床试验,旨在探讨联合抗血小板药及 β 受体阻滞剂(美托洛尔)治疗急性心肌梗死的疗效和安全性。该项研究从 1999 年 11 月正式启动,共有 1 250 家医院,纳入 45 825 例患者。这是迄今为止我国开展的最大一项临床试验,也是全球心血管领域最大规模的临床试验之一。此研究中,中度心力衰竭(Killip Ⅱ级或Ⅲ级)未作为禁忌证。治疗组首剂静脉给予美托洛尔 5mg,如收缩压>90mmHg 且心率>50 次 /min,同样剂量可 5 分钟后给予第 2 次和第 3 次。末次静脉注射 15 分钟后,口服美托洛尔缓释片 50mg,并在随后 24 小时内每 6 小时给药 1 次,而后应用 200mg/d,共 4 周。结果显示,主要终点事件(死亡、再梗死或心搏骤停)美托洛尔组和安慰剂组并无差异;静脉应用美托洛尔虽减少了各类再梗死,降低了致死性心律失常和心室颤动的危险,但增加了心源性休克的危险[7]。2014 年发表的 GRACE 研究提示,急性心肌梗死后早期应用静脉 β 受体阻滞剂可增加院内死亡率,而延迟 24 小时后再应用 β 受体阻滞剂则可降低院内死亡风险达 56%[8]。这些研究结果表明,急性心肌梗死患者应用静脉注射的 β 受体阻滞剂适应证及其时间点尚未明确。临床应用时,必须严格掌握适应证,排除有禁忌证包括可能发生心源性休克的患者,采用适当的剂型、剂量和速度,才能既确保安全,又使患者获益。

(二)心肌梗死后二级预防

与安慰剂相比,普萘洛尔、美托洛尔、噻吗洛尔、醋丁洛尔和卡维地洛的临床试验均得到阳性结果,而其他一些 β 受体阻滞剂如阿普洛尔、阿替洛尔、氧烯洛尔等未获得有益的阳性结果[9]。

对多达 82 项随机研究(其中 31 项为长期随访)所做的荟萃分析表明,54 234 例随机临床研究的患者中,β 受体阻滞剂可降低全因死亡率 23%,长期应用 β 受体阻滞剂的患者,尽管同时也用了阿司匹林、溶栓药物或 ACEI,急性心肌梗死后的发病率和死亡率均显著降低。应用 β 受体阻滞剂每治疗 42 位患者,2 年可减少 1 例死亡[10]。

在心血管合作项目中对超过 20 万例心肌梗死患者的回顾性分析表明,β 受体阻滞剂的应用可降低死亡率约 40%,并与其他因素如年龄、种族、伴肺部疾病、糖尿病、血压、LVEF、心率、肾功能及冠状动脉血运重建术等无关[11]。

一项回顾性研究纳入 2 161 例急性心肌梗死患者,73% 的患者出院时处方 β 受体阻滞剂,其中 59% 的患者处方美托洛尔;在这 59% 的患者中,有 34% 的患者美托洛尔用量达 200mg,46% 的患者用量达 100mg,20% 的患者用量 50mg 或更低剂量。随访时间为 5 年,评估美托洛尔不同使用情况下患者出院后 5 年死亡率。结果显示,院外长期服用美托洛尔,无论剂量高低,均可实现获益,其中美托洛尔 200mg/d 剂量组较 50mg/d 剂量组可降低心肌梗死患者 5 年内的死亡风险达 44%,大剂量美托洛尔可增加临床获益[12]。

有证据显示,β 受体阻滞剂长期应用降低死亡率和再梗死的益处显著大于风险,即使在伴 2 型糖尿病、COPD、严重外周血管疾病、P-R 间期达 0.24 秒及中度心室功能障碍患者中也是如此[13]。

(三)猝死的预防

β 受体阻滞剂的临床获益部分来源于其可减少心源性猝死。在多种心血管疾病中,β 受体阻滞剂均有明确适应证用于猝死的一级和二级预防。另外,其他具有明确疗效的治疗,如溶栓、ACEI、血管重建治疗、抗栓治疗等,均不影响 β 受体阻滞剂的临床获益。

CIBIS-2[14]、MERIT-HF[15] 研究表明,在其他治疗基础上加用 β 受体阻滞剂可使心力衰竭患者的总死亡率及猝死发生率下降 40%～50%。CAPRICORN[16] 研究证实，对于心肌梗死后 5～21 天左室射血分数低于 40% 的患者，卡维地洛可降减少房性和室性心律失常的危险，有心力衰竭或左心室功能障碍的患者获益更多。此外，β 受体阻滞剂的临床获益与心肌梗死后开始用药的时间无关。β 受体阻滞剂的选择性并非十分重要，但选择药物时，应该考虑到多数临床试验证据来自亲脂性药物。

β 受体阻滞剂应该作为预防急性心肌梗死、心肌梗死后和充血性心力衰竭患者猝死的必须用药。同时，应重视原发病的治疗以及合理使用 ICD。

（四）非 ST 段抬高急性冠脉综合征

非 ST 段抬高急性冠脉综合征包括不稳定型心绞痛和非 ST 段抬高心肌梗死。早期荟萃分析表明，β 受体阻滞剂可将进展为心肌梗死的风险降低 13%[17]；另一项早期回顾性研究显示，非 Q 波心肌梗死患者接受 β 受体阻滞剂死亡风险较低[11]。一项入组 72 054 例非 ST 抬高心肌梗死的研究发现，早期应用 β 受体阻滞剂可使院内死亡率显著下降（3.9% vs. 6.9%）[18]。Ellis 等[19] 汇总了 5 项在经皮冠状动脉介入术时应用阿昔单抗的随机试验数据，包括 2 894 例急性冠脉综合征患者。结果发现，β 受体阻滞剂可以降低 30 天、60 天及 6 个月的死亡率。在成功的经皮冠状动脉成形术后 1 年的注册研究中，β 受体阻滞剂可使死亡风险从 6% 降到 3.9%[20]。

荟萃 73 396 例急性冠脉综合征患者早期静脉输注 β 受体阻滞剂继而口服 β 受体阻滞剂的研究，β 受体阻滞剂治疗可降低 90 天内全因死亡率 8%～11%，减少 39% 的室性心动过速、27% 的再梗死，而并没有增加心源性休克和急性心力衰竭的风险[21]。

一项纳入 21 822 例非 ST 段抬高心肌梗死患者注册研究发现，在存在心源性休克风险（即年龄超过 70 岁，心率 110 次/min，收缩压低于 120mmHg）的患者中，如果入院 24 小时内用 β 受体阻滞剂，会显著增加心源性休克或死亡的发生率。因此，如果这些患者的心室功能未知，应避免使用 β 受体阻滞剂[22]。

COMMIT/CCS2 研究的患者有 3% 是非 ST 段抬高心肌梗死，故其结果在某种程度上也适用[7]。

Banglore 于 2012 年发表的 REACH 研究影响了 2015 年欧洲非 ST 抬高急性冠脉综合征指南中二级预防的 β 受体阻滞剂内容——不再推荐 β 受体阻滞剂应用于非 ST 段抬高急性冠脉综合征伴左室收缩功能基本正常者和其他低危 CAD。据此，与 2014 年美国非 ST 抬高急性冠脉综合征指南有差异。这是一个大规模的队列注册研究，观察对象被分为陈旧性心肌梗死、无心肌梗死的冠心病和仅有冠心病危险因素的非冠心病患者。主要终点包括心血管死亡、非致命性心肌梗死和非致死性脑卒中。中位随访期为 44 个月的观察结果提示，β 受体阻滞剂的使用与心血管事件或死亡风险无关，不论是在有心肌梗死或者无心肌梗死的观察组。在最近 1 年发生过心肌梗死的人群中，β 受体阻滞剂的使用与次要终点（即包含主要终点及因动脉粥样硬化性事件和血管再通操作再入院）风险降低有关[23]。

（五）慢性稳定性冠心病

研究表明，β 受体阻滞剂控制运动引起的心绞痛极为有效，可改善运动耐受性，减少或抑制有症状和无症状的心肌缺血事件[9]。不同 β 受体阻滞剂在临床疗效上无显著差别。β 受体阻滞剂和钙通道阻滞剂控制心肌缺血的疗效相仿。β 受体阻滞剂和硝酸酯类药物联用的效果优于两者单用。β 受体阻滞剂可以和二氢吡啶类药物合用，但与维拉帕米或地尔硫草合用会增加心动过缓和房室传导阻滞的风险。

BCAPS 研究[24] 和 ELVA 研究中还证实，美托洛尔缓释片可有效延缓动脉粥样硬化进展，减少死亡和心血管事件的发生，具有独立于他汀类药物之外的抗动脉粥样硬化作用。

β 受体阻滞剂对稳定性冠心病患者预后的影响，目前尚无大型临床研究的证据。β 受体阻滞剂资料汇总项目[25] 对有心绞痛病史的亚组所做的分析表明，β 受体阻滞剂使死亡率明显降低；一些随机对照研究的结果也肯定了 β 受体阻滞剂对无心肌梗死史或高血压的稳定型心绞痛患者的有益作用[26]，因此推论：该药具有预防死亡，特别是心脏性猝死和心肌梗死的作用，既往无心肌梗死情况下也是如此。

四、指南推荐

冠心病可分为急性冠脉综合征和稳定性冠心病两大类型。前者包括 ST 段抬高心肌梗死、急性冠脉综合征（非 ST 段抬高心肌梗死和不稳定型心绞痛）；后者包括稳定型劳力性心绞痛和有（或无）症状的陈旧性心肌梗死。

1. ST 段抬高心肌梗死　ST 段抬高心肌梗死患者应用 β 受体阻滞剂对患者有益，也有风险。

2007 年美国 ACC/AHA 主要根据 COMMIT/CCS-2 研究的结果，对此前颁布的 ST 段抬高心肌梗死指南作了修改，首先强调应用 β 受体阻滞剂的禁忌证，具有禁忌证的患者不得静脉应用 β 受体阻滞剂[27]。

近年欧洲、美国及中国急性 ST 段抬高心肌梗死诊断和治疗指南均提出 β 受体阻滞剂在急性冠脉综合征急性期的应用原则[28-30]：①无禁忌证时，应于发病 24 小时内常规口服 β 受体阻滞剂。②静脉应用 β 受体阻滞剂仅适用于较紧急或严重的情况，如急性前壁心肌梗死伴剧烈缺血性胸痛或显著的高血压，且其他处理未能缓解的患者。应用静脉制剂须严格掌握适应证和禁忌证。③发病 24 小时内有禁忌证者，应每 24 小时重新评估，一旦禁忌证消失，应尽早使用 β 受体阻滞剂。④早期因禁忌未能使用者，出院前应进行再评估，以便应用 β 受体阻滞剂进行二级预防。无禁忌证的 ST 段抬高心肌梗死患者，出院后应长期服用 β 受体阻滞剂，并用至目标剂量；患者若能耐受，美托洛尔可调整至足剂量 200mg/dl。

2. 非 ST 段抬高急性冠脉综合征　非 ST 段抬高急性冠脉综合征在无禁忌证的情况下[31-32]，β 受体阻滞剂应及早口服；急性期一般不静脉应用 β 受体阻滞剂，但如患者有剧烈的缺血性胸痛或伴血压显著升高，其他处理未能缓解且无禁忌证，可静脉应用 β 受体阻滞剂。急性期后仍应长期口服 β 受体阻滞剂；但根据是否合并心力衰竭，β 受体阻滞剂服用的时间长短似乎应区分对待。β 受体阻滞剂在急性期应用的方法和注意事项可参见 ST 段抬高心肌梗死。

3. 急性 ST 段抬高及非 ST 段抬高心肌梗死后二级预防　2007 年后，各大指南的意见均指出，急性期后所有患者均应给予 β 受体阻滞剂长期治疗作为二级预防[27, 29-30, 33]。

但是，在 2012 年完成的 REACH 试验使这一推荐受到挑战[23]。2012 年 ESC ST 段抬高急性心肌梗死管理指南仅强调，心肌梗死伴左室收缩功能异常或心力衰竭者应长期应用 β 受体阻滞剂。2015 年 ESC 建议，非 ST 段抬高急性冠脉综合征患者病情稳定后，LVEF≤40%，无禁忌证，应使用 β 受体阻滞剂，以降低死亡、再梗死和心力衰竭住院风险[31]，不再推荐 β 受体阻滞剂应用于非 ST 段抬高急性冠脉综合征伴左室收缩功能基本正常者和其他低危冠心病患者。

2016 年中国 PCI 指南[34]建议，心功能正常的急性冠脉综合征患者，PCI 后服用 β 受体阻滞剂持续至少 3 年至最大可耐受剂量，以降低 PCI 后患者心肌梗死及心源性死亡发生率。

4. 慢性稳定性冠心病　慢性稳定性冠心病的治疗包含两个方面，即改善预后和减轻症状。2007 年中华医学会心血管病学分会发表《慢性稳定性心绞痛诊断与治疗指南》[33]，提出 β 受体阻滞剂是治疗稳定性冠心病的基石，所有此类患者均应长期使用，以控制心肌缺血、预防心肌梗死和改善生存率，不论既往有无心肌梗死病史。慢性心绞痛或心肌缺血伴高血压、既往有心肌梗死或左心室功能低下的患者应首选 β 受体阻滞剂。

只要无禁忌证，β 受体阻滞剂应作为稳定型心绞痛的初始治疗药物。建议 β 受体阻滞剂的使用剂量应个体化，从较小剂量开始，逐级增加剂量，以能缓解症状，用药后静息心率降至 55 ~ 60 次 /min，严重心绞痛患者如无心动过缓症状，可降至 50 次 /min。

治疗慢性稳定型心绞痛更倾向于使用选择性 β₁ 受体阻滞剂，如美托洛尔、阿替洛尔及比索洛尔。同时具有 α 和 β 受体阻滞的药物，在慢性稳定型心绞痛的治疗中也有效。

2011 年 ACCF/AHA 冠心病和其他动脉粥样硬化疾病的二级预防与风险降低治疗指南（更新）[35]和 2012 年 ACCF/AHA 稳定性缺血性心脏病管理指南提出分层管理概念，即心肌梗死伴左室收缩功能异常（EF≤40%）者应长期应用 β 受体阻滞剂，伴左室收缩功能正常者至少应用 β 受体阻滞剂 3 年。2013 年 ESC 稳定性冠心病管理指南未推荐 β 受体阻滞剂应用于心肌梗死伴左室收缩功能正常者[36]。

五、使用时应注意的问题

（一）用法用量

1. ST 段抬高心肌梗死及非 ST 段抬高急性冠脉综合征

（1）口服：从小剂量开始，逐渐递增，可达到下列剂量并维持应用，例如美托洛尔平片 25 ~ 50mg、2 次 /d，或缓释片 50 ~ 100mg、1 次 /d；比索洛尔 5 ~ 10mg、1 次 /d；阿替洛尔 25 ~ 50mg、2 次 /d；普萘洛尔 10 ~ 80mg、2 ~ 3 次 /d。

（2）静脉给药：美托洛尔首剂 2.5mg 缓慢静脉注射（5 ~ 10 分钟），如需要，30 分钟后可重复 1 次。艾司洛尔首剂 0.25mg/kg 缓慢静脉注射（5 ~ 10 分钟），必要时以 0.025 ~ 0.15mg/（kg·min）维持；拉贝洛尔 5 ~ 10mg 静脉注射（3 ~ 5 分钟），必要时以 1 ~ 3mg/min 维持。

2. 慢性稳定性冠心病　用药方法：β 受体阻滞剂宜从小剂量开始（如 1/4 目标剂量），若能耐受，可渐加到目标剂量，例如比索洛尔 10mg、1 次 /d，美托洛尔平片 50 ~ 100mg、2 次 /d 或美托洛尔缓释片 200mg、

1 次 /d,阿替洛尔 25～50mg、2 次 /d。原则上使静息心率降至理想水平(55～60 次 /min)为宜。给药剂量应个体化,可根据症状、心率及血压随时调整。

若用药后出现有症状的严重心动过缓(心率低于 50 次 /min),应减量或暂时停用,而非停药,否则易致心率反跳性增加,有引起心肌缺血或心绞痛症状频发的风险。

冠状动脉痉挛患者若不能耐受钙通道阻滞剂,可选择长效硝酸酯类,除非合并肌桥及劳力性心绞痛,原则上不宜使用 β 受体阻滞剂。

(二)不良反应及处理原则

β 受体阻滞剂不良反应往往与剂量相关。

1. **心血管系统**　β 受体阻滞剂可造成严重心动过缓和房室传导阻滞,主要见于窦房结和房室结功能已受损的患者,罕见于高交感活性状态如急性心肌梗死静脉用药或慢性心力衰竭口服用药。

β 受体阻滞剂阻断血管上的 β_2 受体,α 受体失去 β_2 受体拮抗从而减少组织血流,可出现肢端发冷、雷诺综合征,伴严重外周血管疾病者病情恶化等。有血管扩张作用的 β 受体阻滞剂或选择性 β_1 受体阻滞剂则此种不良反应不明显。β 受体阻滞剂也能增加冠状动脉紧张度,部分源于失去 β_2 受体拮抗、α 受体介导的缩血管作用。

2. **代谢系统**　胰岛素依赖型(1 型)糖尿病患者使用非选择性 β 受体阻滞剂后,可掩盖低血糖的一些警觉症状(如震颤、心动过速),但低血糖的其他症状(如出汗)依然存在。但是由于 β 受体阻滞剂治疗利大于弊,对非胰岛素依赖性糖尿病患者应优先考虑选择性 β 受体阻滞剂,尤其心肌梗死后的患者。

3. **呼吸系统**　β 受体阻滞剂可导致危及生命的气道阻力增加,故禁用于哮喘或支气管痉挛性慢性阻塞性肺疾病。但对某些慢性阻塞性肺疾病患者而言,使用选择性 β 受体阻滞剂利大于弊。故除非有严重的反应性气道疾病,慢性阻塞性肺疾病并非绝对禁忌证。

4. **中枢神经系统**　β 受体阻滞剂的中枢神经系统不良反应包括疲劳、头痛、睡眠紊乱、失眠和多梦,以及压抑等。水溶性药物此类反应较为少见。患者的疲劳可能与骨骼肌血流减少有关,也可能与中枢作用有关。

5. **性功能**　一些患者可出现或加重勃起功能障碍。

6. **反跳综合征**　长期使用 β 受体阻滞剂治疗后突然停药,可发生高血压、心律失常和心绞痛恶化等,与长期治疗后 β 肾上腺素能受体敏感性上调有关。因此,应逐步撤药。若出现反跳症状,建议更缓慢地撤药。术前要停药,必须至少在 48 小时前,除非有特殊情况,如毒性弥漫性甲状腺肿(Graves 病)和嗜铬细胞瘤。

7. **与其他药物相互作用**　β 受体阻滞剂与很多药物存在相互作用,如铝盐、考来烯胺等能增加 β 受体阻滞剂的吸收,酒精、苯妥英、利福平、苯巴比妥及吸烟可诱导肝脏生物转化酶而降低药物的血浆浓度,使亲脂性 β 受体阻滞剂的半衰期延长。西咪替丁和肼屈嗪通过减少肝脏的血流而增加普萘洛尔和美托洛尔的生物利用度。同时服用维拉帕米、硫氮䓬酮和各种抗心律失常药物如胺碘酮,抑制窦房结功能和房室结传导作用协同增强。β 受体阻滞剂和其他抗高血压药物联合应用时常具有附加的降压作用,与非甾体抗炎药联合时能拮抗其降压作用。

(三)在特殊临床情况时的使用

应用 β 受体阻滞剂前,必须评估患者有无下列禁忌证:①有心力衰竭临床表现(如 Killip≥Ⅱ级);②伴低心排出量状态,如末梢循环灌注不良;③伴心源性休克较高风险(包括年龄>70 岁、基础收缩压<110mmHg、心率>110 次 /min 等),以及二、三度房室传导阻滞。

有禁忌证的患者不得应用 β 受体阻滞剂,尤其不得静脉应用 β 受体阻滞剂。

在有严重心动过缓和高度房室传导阻滞、窦房结功能紊乱、有明显的支气管痉挛或支气管哮喘的患者,禁用 β 受体阻滞剂。合并无支气管痉挛的慢性阻塞性肺疾病或外周血管疾病的心血管疾病患者,仍可从 β 受体阻滞剂治疗中显著获益。慢性肺心病患者可小心使用高选择性 β_1 受体阻滞剂。

外周血管疾病及严重抑郁是应用 β 受体阻滞剂的相对禁忌证。

糖尿病和下肢间歇性跛行不是绝对禁忌证。

继发性高血压:嗜铬细胞瘤继发高血压者应该首选 α 受体阻断剂,血压控制后心动过速者加用 β 受体阻滞剂。

主动脉夹层：可疑或确诊主动脉夹层患者的治疗，首选 β 受体阻滞剂降低动脉收缩压。

没有固定狭窄的冠状动脉痉挛造成的缺血，如变异型心绞痛，不宜使用 β 受体阻滞剂，此时钙通道阻滞剂是首选药物。

（钟　优）

参 考 文 献

[1] KENDALL M J. Clinical relevance of pharmacokinetic differences between beta blockers[J]. Am J Cardiol, 1997, 80 (9B): 15J-19J.

[2] ISIS-1(First International Study of Infarct Survival) Collaborative Group. Randomised trial of intravenous atenolol among 16 027 cases of suspected acute myocardial infarction: ISIS-1[J]. Lancet, 1986, 2 (8498): 57-66.

[3] MIAMI Trial Research Group. Metoprolol in acute myocardial infarction（MIAMI）. A randomised placebo-controlled international trial[J]. Eur Heart J, 1985, 6 (3): 199-226.

[4] ROBERTS R, ROGERS W J, MUELLER H S, et al. Immediate versus deferred beta-blockade following thrombolytic therapy in patients with acute myocardial infarction. Results of the Thrombolysis in Myocardial Infarction（TIMI）Ⅱ-B Study[J]. Circulation, 1991, 83 (2): 422-437.

[5] PFISTERER M, COX J L, GRANGER C B, et al. Atenolol use and clinical outcomes after thrombolysis for acute myocardial infarction: the GUSTO-Ⅰ experience. Global Utilization of Streptokinase and TPA（alteplase）for Occluded Coronary Arteries[J]. J Am Coll Cardiol, 1998, 32 (3): 634-640.

[6] HJALMARSON A, ELMFELDT D, HERLITZ J, et al. Effect on mortality of metoprolol in acute myocardial infarction.A double-blind randomised trial[J]. Lancet, 1981, 2 (8251): 823-827.

[7] CHEN Z M, PAN H C, CHEN Y P, et al. Early intravenous then oral metoprolol in 45, 852 patients with acute myocardial infarction: randomised placebo-controlled trial[J]. Lancet, 2005, 366 (9497): 1622-1632.

[8] PARK K L, GOLDBERG R J, ANDERSON F A, et al. Beta-blocker use in ST-segment elevation myocardial infarction in the reperfusion era（GRACE）[J]. Am J Med, 2014, 127 (6): 503-511.

[9] LOPEZ-SENDON J, SWEDBERG K, MCMURRAY J, et al. Expert consensus document on beta-adrenergic receptor blockers[J]. Eur Heart J, 2004, 25 (15): 1341-1362.

[10] FREEMANTLE N, CLELAND J, YOUNG P, et al. β Blockade after myocardial infarction: systematic review and meta regression analysis[J]. BMJ, 1999, 318 (7200): 1730-1737.

[11] GOTTLIEB S S, MCCARTER R J, VOGEL R A. Effect of beta-blockade on mortality among high-risk and low-risk patients after myocardial infarction[J]. N Engl J Med, 1998, 339 (8): 489-497.

[12] HERLITZ J, DELLBORG M, KARLSON B W, et al. Long-term mortality after acute myocardial infarction in relation to prescribed dosages of a beta-blocker at hospital discharge[J]. Cardiovasc Drugs Ther, 2000, 14 (6): 589-595.

[13] 中华医学会心血管病学分会, 中华心血管病杂志编辑委员会. β 肾上腺素能受体阻滞剂在心血管病应用专家共识 [J]. 中华心血管杂志, 2009, 37(3): 43-50.

[14] CIBIS-Ⅱ Investigators and Committees. The Cardiac Insufficiency Bisoprolol Study Ⅱ（CIBIS-Ⅱ）: a randomised trial[J]. Lancet, 1999, 353 (9146): 9-13.

[15] MERIT-HF Study Group. Effect of metoprolol CR/XL in chronic heart failure: Metoprolol CR/XL Randomised Intervention Trial in Congestive Heart Failure（MERIT-HF）[J]. Lancet, 1999, 353 (9169): 2001-2007.

[16] MCMURRAY J, KOBER L, ROBERTSON M, et al. Antiarrhythmic effect of carvedilol after acute myocardial infarction: results of the Carvedilol Post-Infarct Survival Control in Left Ventricular Dysfunction（CAPRICORN）trial[J]. J Am Coll Cardiol, 2005, 45 (4): 525-530.

[17] YUSUF S, WITTES J, FRIEDMAN L. Overview of results of randomized clinical trials in heart disease. Ⅱ. Unstable angina, heart failure, primary prevention with aspirin, and risk factor modification[J]. JAMA, 1988, 260 (15): 2259-2263.

[18] MILLER C D, ROE M T, MULGUND J, et al. Impact of acute beta-blocker therapy for patients with non-ST-segment elevation myocardial infarction[J]. Am J Med, 2007, 120 (8): 685-692.

[19] ELLIS K, TCHENG J E, SAPP S, et al. Mortality benefit of beta blockade in patients with acute coronary syndromes

undergoing coronary intervention: pooled results from the Epic, Epilog, Epistent, Capture and Rapport Trials[J]. J Interv Cardiol, 2003, 16(4): 299-305.

[20] CHAN A W, QUINN M J, BHATT D L, et al. Mortality benefit of beta-blockade after successful elective percutaneous coronary intervention[J]. J Am Coll Cardiol, 2002, 40(4): 669-675.

[21] CHATTERJEE S, CHAUDHURI D, VEDANTHAN R, et al. Early intravenous beta-blockers in patients with acute coronary syndrome--a meta-analysis of randomized trials[J]. Int J Cardiol, 2013, 168(2): 915-921.

[22] KONTOS M C, DIERCKS D B, HO P M, et al. Treatment and outcomes in patients with myocardial infarction treated with acute beta-blocker therapy: results from the American College of Cardiology's NCDR®[J]. Am Heart J, 2011, 161(5): 864-870.

[23] BANGALORE S, STEG G, DEEDWANIA P, et al. β -Blocker use and clinical outcomes in stable outpatients with and without coronary artery disease[J]. JAMA, 2012, 308(13): 1340-1349.

[24] HEDBLAD B, WIKSTRAND J, JANZON L, et al. Low-dose metoprolol CR/XL and fluvastatin slow progression of carotid intima-media thickness: Main results from the Beta-Blocker Cholesterol-Lowering Asymptomatic Plaque Study (BCAPS)[J]. Circulation, 2001, 103(13): 1721-1726.

[25] Beta-Blocker Pooling Project Research Group. The Beta-Blocker Pooling Project (BBPP): subgroup findings from randomized trials in post infarction patients[J]. Eur Heart J, 1988, 9(1): 8-16.

[26] KAUL U A, BHARGAVA M, SINGH P P, et al. Frequency and duration of silent myocardial ischemia in patients with unstable angina before and after intensive medical therapy[J]. Indian Heart J, 1991, 43(5): 377-379.

[27] ANTMAN E M, HAND M, ARMSTRONG P W, et al. 2007 Focused Update of the ACC/AHA 2004 Guidelines for the Management of Patients With ST-Elevation Myocardial Infarction--a report of the American College of Cardiology/American Heart Association Task Force on Practice Guidelines: developed in collaboration With the Canadian Cardiovascular Society endorsed by the American Academy of Family Physicians: 2007 Writing Group to Review New Evidence and Update the ACC/AHA 2004 Guidelines for the Management of Patients With ST-Elevation Myocardial Infarction, Writing on Behalf of the 2004 Writing Committee[J]. Circulation, 2008, 117(2): 296-329.

[28] 中华医学会心血管病学分会, 中华心血管病杂志编辑委员会. 急性 ST 段抬高型心肌梗死诊断和治疗指南 [J]. 中华心血管病杂志, 2015, 43(5): 380-393.

[29] O' GARA P T, KUSHNER F G, ASCHEIM D D, et al. 2013 ACCF/AHA guideline for the management of ST-elevation myocardial infarction: executive summary: a report of the American College of Cardiology Foundation/American Heart Association Task Force on Practice Guidelines[J]. J Am Coll Cardiol, 2013, 61(4): 485-510.

[30] Task Force on the management of ST-segment elevation acute myocardial infarction of the European Society of Cardiology (ESC), STEG P G, JAMES S K, et al. ESC Guidelines for the management of acute myocardial infarction in patients presenting with ST-segment elevation[J]. Eur Heart J, 2012, 33(20): 2569-2619.

[31] ROFFI M, PATRONO C, COLLET J P, et al. 2015 ESC Guidelines for the management of acute coronary syndromes in patients presenting without persistent ST-segment elevation: Task Force for the Management of Acute Coronary Syndromes in Patients Presenting without Persistent ST-Segment Elevation of the European Society of Cardiology (ESC) [J]. Eur Heart J, 2016, 37(3): 267-315.

[32] AMSTERDAM E A, WENGER N K, BRINDIS R G, et al. 2014 AHA/ACC guideline for the management of patients with non-ST-elevation acute coronary syndromes: executive summary: a report of the American College of Cardiology/American Heart Association Task Force on Practice Guidelines[J]. Circulation, 2014, 130(25): 2354-2394.

[33] 中华医学会心血管病学分会, 中华心血管病杂志编辑委员会. 慢性稳定性心绞痛诊断与治疗指南 [J]. 中华心血管病杂志, 2007, 35(3): 195-206.

[34] 中华医学会心血管病学分会介入心脏病学组, 中国医师协会心血管内科医师分会血栓防治专业委员会, 中华心血管病杂志编辑委员会. 中国经皮冠状动脉介入治疗指南 (2016) [J]. 中华心血管病杂志, 2016, 44(5): 382-400.

[35] SMITH S C Jr, BENJAMIN E J, BONOW R O, et al. AHA/ACCF Secondary Prevention and Risk Reduction Therapy for Patients with Coronary and other Atherosclerotic Vascular Disease: 2011 update: a guideline from the American Heart Association and American College of Cardiology Foundation[J]. Circulation, 2011, 124(22): 2458-2473.

[36] Task Force Members, MONTALESCOT G, SECHTEM U, et al. 2013 ESC guidelines on the management of stable coronary artery disease: the Task Force on the management of stable coronary artery disease of the European Society of Cardiology[J]. Eur Heart J, 2013, 34(38): 2949-3003.

第11章 钙通道阻滞剂

钙通道阻滞剂(calcium channel blockers,CCB)又称为钙拮抗剂(calcium antagonists),是一类通过选择性地抑制钙离子通道,抑制钙离子内流,从而降低细胞内钙离子浓度的药物。根据结合钙离子通道的部位不同,钙通道阻滞剂的类型不同,发挥的作用也不同。

一、钙离子通道

钙离子通道是一组跨越细胞膜的蛋白质大分子,主要通过控制钙离子内流进入细胞发挥作用,是调节细胞内钙离子浓度的主要途径。钙离子通道具有电压依赖性,激活速度缓慢等特性。目前已经克隆出的电压依赖型钙离子通道有 L、T、N、P、Q、R 等 6 种亚型。L 型通道位于各种可兴奋细胞,是细胞兴奋时细胞外钙离子内流最主要的途径。L 型钙离子通道开放所形成的钙电流是影响心脏兴奋 - 收缩耦联及血管收缩的重要环节。当动作电位导致细胞膜去极化后,细胞膜上的钙离子通道激活,钙离子从细胞外进入细胞内,胞质中钙离子浓度升高,触发肌质网上的 RYR 受体,肌质网中储存的钙离子释放导致细胞质中钙离子浓度进一步升高。钙离子与肌钙蛋白结合,引起细肌丝构象改变,暴露出与粗肌丝的横桥相结合的位点,横桥与其结合后发生扭动,拉动细肌丝向粗肌丝间隙内滑动,心肌收缩。T 型钙离子通道主要见于心脏传导组织,对调节心脏的自律性和血管张力有一定的作用。N 型通道存在于神经元细胞膜。

二、分类

钙通道阻滞剂有多种分类方式。1992 年国际药理学联合会(IUPHAR)根据电压依赖型钙通道的亚型,将钙通道阻滞剂分为三类[1](表 6-11-1)。临床上通常根据钙通道阻滞剂的化学结构,将其分为二氢吡啶类和非二氢吡啶类钙通道阻滞剂。两者都是选择性地抑制 L 型钙离子通道的开放,但两者与钙离子通道结合的位点不同。二氢吡啶类药物与 L 型钙离子通道 α_1 亚单位的 N 位点结合,而地尔硫䓬和维拉帕米分别与 L 型钙离子通道 α_1 亚单位的 D、V 位点结合。根据结合位点不同,钙通道阻滞剂与 α_1 亚单位结合后从细胞膜外侧或内侧抑

表 6-11-1　钙通道阻滞剂的分类

分类	代表药物
Ⅰ类:选择性作用于 L 型钙离子通道的药物	
Ⅰa:二氢吡啶类	硝苯地平、非洛地平、氨氯地平、尼群地平、拉西地平、尼卡地平、贝尼地平、乐卡地平、尼莫地平
Ⅰb:地尔硫䓬类	地尔硫䓬、克仑硫䓬
Ⅰc:苯烷胺类	维拉帕米、戈洛帕米
Ⅰd:粉防己碱	
Ⅱ类:选择性作用于其他钙离子通道的药物	
T 型通道	米贝地尔、苯妥英钠
N 型通道	芋螺毒素
P 型通道	某些蜘蛛毒素
Ⅲ类:非选择性钙离子通道调节药	普尼拉明、氟桂利嗪

制钙离子通道的开放,阻断胞外钙内流及其介导的"以钙释钙"过程,降低细胞内钙的含量。根据其作用细胞的特性不同,发挥不同的作用。钙通道阻滞剂与心肌细胞膜上的钙离子通道结合,抑制心肌收缩,减少心肌耗氧量;与血管平滑肌细胞膜上的钙离子通道结合,抑制血管平滑肌收缩,降低血压;与窦房结、房室结细胞膜上的钙离子通道结合,降低窦房结自律性,减慢房室结传导速度,减慢心率。心、脑血管临床常用的钙通道阻滞剂主要包括二氢吡啶类的硝苯地平、尼群地平、非洛地平、氨氯地平、拉西地平、乐卡地平、尼莫地平等,地尔硫䓬类的地尔硫䓬,以及苯烷胺类的维拉帕米。

三、作用机制

1. **对心脏的作用**　钙通道阻滞剂对心脏的作用主要表现为负性肌力、负性频率和负性传导作用。不同钙通道阻滞剂对不同细胞的作用强度不同,如负性肌力作用方面,维拉帕米≥地尔硫䓬＞硝苯地平;而在负性频率及负性传导方面,维拉帕米＝地尔硫䓬≫硝苯地平。因此,维拉帕米、地尔硫䓬常用于室上性心动过速的治疗,而不宜在收缩性心力衰竭患者中应用。

2. **对血管平滑肌的作用**　由于血管平滑肌细胞的肌质网发育较差,血管收缩时所需的钙离子主要来源于细胞外,故其对钙通道阻滞剂作用特别敏感。钙通道阻滞剂对动脉的作用大于静脉,通过抑制动脉平滑肌的收缩而降低血压。相比于维拉帕米、地尔硫䓬,二氢吡啶类药物的血管选择性更强。冠状动脉对钙通道阻滞剂作用敏感,故钙通道阻滞剂可用于扩张冠状动脉,改善心肌血供,治疗心绞痛。

3. **抗动脉粥样硬化作用**　钙通道阻滞剂具有抗动脉粥样硬化作用,其可能与以下几个方面有关:①减少钙内流,减轻钙超载造成的动脉壁损伤;②抑制平滑肌增殖和动脉基质蛋白的合成,增加血管壁顺应性;③抑制脂质过氧化,保护动脉内皮细胞;④通过增加细胞内环磷酸腺苷的浓度,提高水解胆固醇酯的溶酶体酶活性,降低动脉壁细胞内的胆固醇水平。

4. **对肾脏的作用**　①钙通道阻滞剂可通过扩张肾血管而增加肾血流量,改善肾缺血、缺氧。由于其可同时扩张入球小动脉和出球小动脉,对肾小球滤过率影响较小。②钙通道阻滞剂还可通过影响肾小管对电解质的转运而具有排钠利尿的作用。③钙通道阻滞剂还可作用于肾小球旁细胞,促进肾素分泌,调节肾素 - 血管紧张素 - 醛固酮系统,进一步调节血压及电解质的平衡。

5. **对红细胞的作用**　红细胞具有完整的钙离子转运系统,钙离子通道开放,细胞内钙离子浓度增加,导致红细胞膜脆性增加,容易发生溶血。钙通道阻滞剂可通过抑制钙离子内流,减轻钙超载对红细胞的损伤。

6. **对血小板的作用**　血小板被激活后,其表面的钙离子通道开放,血小板内钙离子浓度升高,介导肌动蛋白收缩使其表面的膜受体暴露,血小板聚集。地尔硫䓬可抑制血栓素 A_2 的产生,并抑制由 ADP、5-HT 引起的血小板聚集。

四、临床研究及指南推荐

(一)高血压中的应用

1. **钙通道阻滞剂的降压疗效**　钙通道阻滞剂可显著降低高血压患者的血压,是治疗高血压的基础药物之一。VALUE 试验[2] 在 15 245 例高危高血压患者中的研究发现,与缬沙坦相比,氨氯地平降压效果更佳。ALLHAT 试验[3] 纳入 33 357 例高危的高血压患者,其中 15 255 例患者采用氯噻酮治疗,9 048 例患者采用苯磺酸氨氯地平治疗,9 054 例患者采用赖诺普利治疗。研究发现,氨氯地平可明显降低高血压患者的血压,且其降压疗效与氯噻酮相当。Syst-Eur 研究[4] 纳入 4 695 例老年收缩期高血压患者,结果显示,与安慰剂组相比,尼群地平治疗组血压显著下降,且降低心血管并发症的发生率。STOP-2 研究[5] 共纳入 6 614 例老年高血压患者,钙通道阻滞剂(非洛地平或伊拉地平)、ACEI(依那普利或赖诺普利)和传统治疗(阿替洛尔、美托洛尔、吲哚洛尔、氢氯噻嗪、阿米洛利)降压效果相当。一项荟萃分析研究了 9 个比较钙通道阻滞剂和传统降压药物的试验[6](ABCD、CASTEL、FACET、INSIGHT、MIDAS、NICS-EH、NORDIL、STOP-2、VHAS),结果发现,1 项研究提示钙通道阻滞剂降低收缩压幅度大于传统药物,1 项研究显示传统药物优于钙通道阻滞剂,

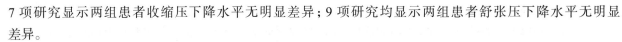

7 项研究显示两组患者收缩压下降水平无明显差异；9 项研究均显示两组患者舒张压下降水平无明显差异。

2. 心肌肥厚的逆转及心功能的影响　ELVERA[7]、PRESERVE[8] 和 FOAM[9] 研究表明，钙通道阻滞剂（硝苯地平和氨氯地平）与 ACEI（赖诺普利、依那普利和福辛普利）对心肌肥厚的逆转程度相同。BPLTT 荟萃分析[10] 显示，钙通道阻滞剂在预防心力衰竭的作用劣于 ACEI、利尿剂 / β 受体阻滞剂。另一项包含，147 项研究的荟萃分析[11] 显示，与安慰剂相比，钙通道阻滞剂减少了 19% 的新发心力衰竭；但在药物对照研究中，其在预防心力衰竭方面的作用劣于利尿剂、β 受体阻滞剂、ACEI、ARB；相似的结果也见于心力衰竭患者预防心力衰竭恶化方面。目前二氢吡啶类药物仅有氨氯地平和非洛地平在射血分数降低的心力衰竭患者安全性的证据。地尔硫草和维拉帕米在射血分数降低的心力衰竭患者中使用是不安全的，故不推荐非二氢吡啶类药物在具有射血分数降低的心力衰竭患者中使用[12]。

3. 对动脉壁或动脉粥样硬化的影响　降低血压，可以延缓颈动脉粥样硬化的进展。PREVENT 研究[8] 纳入 825 例冠心病患者，随访 3 年后，安慰剂组患者颈动脉内中膜厚度增加了 0.033mm，而氨氯地平组颈动脉内中膜厚度减小了 0.012 6mm，提示钙通道阻滞剂可以延缓颈动脉内中膜厚度的增加。ELSA 研究[13] 入选 2 334 例高血压患者，采用拉西地平和阿替洛尔治疗，随访 4 年，结果发现，拉西地平在延缓颈动脉内膜中层增厚方面优于阿替洛尔，且拉西地平组患者在随访终点时斑块数目更少。综上，钙通道阻滞剂可以延缓动脉硬化的发生与进展。

4. 对肾脏的影响　IDNT 研究[14] 纳入 1 715 例高血压合并糖尿病肾病的患者，分别采用厄贝沙坦、氨氯地平及安慰剂治疗，初级终点定义为血肌酐水平升高 2 倍、终末期肾病的发展以及全因死亡。随访 2.6 年后，结果发现，与安慰剂组相比，氨氯地平组患者血肌酐浓度变化无明显变化，而厄贝沙坦组患者肌酐浓度变化明显低于氨氯地平组和安慰剂组；厄贝沙坦组发生初级终点事件的风险明显低于氨氯地平组及安慰剂组患者，而氨氯地平组与安慰剂组之间无明显差异。AASK 研究[15] 纳入 1 094 例患高血压肾病的非洲裔美国患者，随机分配至氨氯地平组、美托洛尔和雷米普利组，结果提示，雷米普利在延缓肌酐清除率下降方面优于美托洛尔和氨氯地平。ALLHAT 研究[16] 根据肌酐清除率将 33 357 例高危高血压患者分组，终点事件定义为终末期肾病以及肌酐清除率下降 50% 以上，比较长效 CCB（苯磺酸氨氯地平）、利尿剂（氯噻酮）及 ACEI（赖诺普利）治疗对肾功能的影响，结果显示，氨氯地平组患者肌酐清除率较氯噻酮组高，但终末期肾病的发生率在两组间无明显差异。MARVAL 研究[17] 纳入 332 例 2 型糖尿病微量蛋白尿合并或不合并高血压患者，比较氨氯地平和缬沙坦治疗对尿白蛋白分泌率的影响，随访 24 周，结果发现，缬沙坦在减少尿蛋白方面明显优于氨氯地平，且缬沙坦组尿蛋白转为阴性的患者明显多于氨氯地平组。

5. 钙通道阻滞剂对心血管事件的影响　钙通道阻滞剂可在降低血压的同时，降低心血管事件的发生。Syst-China 研究[18] 入选 2 394 例老年高血压患者，结果显示，与安慰剂组相比，以尼群地平为基础的降压治疗使老年高血压患者脑卒中发生率降低 38%，全因死亡率降低 39%，心血管死亡率降低 39%，脑卒中死亡率为 58%。ALLHAT 研究[3] 比较长效 CCB（苯磺酸氨氯地平）、利尿剂（氯噻酮）及 ACEI（赖诺普利）为基础的降压药物对主要终点（致死性冠心病）的差异，随访 4～8 年结果显示，利尿剂、ACEI 及长效 CCB 主要终点无明显统计学差异。VALUE 研究[2] 结果显示，与缬沙坦相比，氨氯地平可显著降低心肌梗死及脑卒中的发生率，而心力衰竭及全因死亡的发生率两组间没有显著性差异。NORDIL 研究[6] 入选 10 881 例舒张压在 100mmHg 以上的患者，平均随访 4.5 年，结果发现，地尔硫草在预防死亡及非致死性脑卒中联合终点方面优于利尿剂 / β 受体阻滞剂或两者联用的治疗方案，而在死亡及非致死性心肌梗死联合终点方面无明显差异。BPLTT 荟萃分析[10] 显示，4 项钙通道阻滞剂与安慰剂比较的研究（IDNT、NICOLE、PREVENT、SYST-EUR）提示，钙通道阻滞剂治疗可明显降低脑卒中、冠心病、主要心血管事件、心血管死亡的风险；10 项钙通道阻滞剂和传统降压药物试验（AASK、ALLHAT、CONVINCE、ELSA、INSIGHT、NICS-EH、NORDIL、SHELL、STOP-2、VHAS）比较发现，钙通道阻滞剂在预防脑卒中方面优于 ACEI，在预防心力衰竭方面劣于 ACEI、利尿剂 / β 受体阻滞剂，而在总死亡率、心血管死亡、总心血管事件和预防冠心病方面也无明显差异。

（二）冠心病中的应用

钙通道阻滞剂可通过扩张动脉，降低外周阻力，减少心肌耗氧量；非二氢吡啶类药物具有更强的负性肌力、负性频率作用，可进一步降低心肌耗氧量。同时，钙通道阻滞剂还可扩张冠状动脉，增加冠状动脉供血，改善心肌的氧供需平衡，用于冠心病心绞痛的治疗。此外，钙通道阻滞剂还具有解除血管痉挛的作用，可用于变异型心绞痛的治疗。

VALUE 研究[2] 在 15 245 例高危高血压患者中的研究发现，与缬沙坦相比，氨氯地平可显著降低心肌梗死及心绞痛的发生率。ACCOMPLISH 研究[19] 纳入 11 506 例 60 岁以上高危高血压患者，研究发现，贝那普利联合氨氯地平治疗组患者初级终点事件（心血管死亡、非致死性心肌梗死、非致死性脑卒中、心绞痛入院、心搏骤停后的心肺复苏、冠状动脉血运重建）明显少于贝那普利联合氢氯噻嗪治疗的患者。

PREVENT 研究[20] 纳入 825 例冠心病患者，研究发现，与安慰剂相比，氨氯地平降低了不稳定型心绞痛的住院率和血运重建，但对冠状动脉狭窄的进展或主要心血管事件的风险并没有明确的作用。ACTION 试验[21] 纳入 7 665 例心绞痛患者，在使用冠心病的基础治疗后，分别加用硝苯地平控释片和安慰剂治疗。结果显示，硝苯地平控释片组患者顽固性心绞痛的发生呈下降趋势，且冠状动脉造影及冠状动脉旁路移植术的实施明显下降；在 3 977 例合并高血压患者的亚组分析发现，硝苯地平缓释片可显著降低冠心病合并高血压人群的一级终点事件，还可降低一级终点加介入治疗以及任何原因导致的心血管死亡的发生。

JBCMI 研究[22] 纳入 1 090 例 1 个月内发生急性心肌梗死的患者，结果发现，使用钙通道阻滞剂和 β 受体阻滞剂的患者在心血管死亡、再发心肌梗死、难以控制的不稳定型心绞痛及非致死性脑卒中方面无明显差异；使用钙通道阻滞剂的患者冠状动脉痉挛的发生率明显低于 β 受体滞剂组患者。RECOVER 研究[23] 显示，对于 ST 段抬高心肌梗死的患者首次 PCI 发生无复流时，静脉内注射地尔硫䓬或维拉帕米可比硝酸甘油更有效地逆转无复流现象，地尔硫䓬与维拉帕米效果相似，但地尔硫䓬安全性更好。

非二氢吡啶类药物在冠心病方面的研究：INVEST 研究[24] 在有冠心病的患者中比较维拉帕米（常和 ACEI 群多普利联用）与阿替洛尔（常和利尿剂联用），发现主要终点（全因死亡、非致死性心肌梗死和脑卒中）和次级终点均无显著差异。APSIS 研究[25] 中 809 例稳定型心绞痛患者采用维拉帕米或美托洛尔治疗，发现稳定型心绞痛患者对两种药物都可以较好地耐受，且两组患者的病死率无明显差异。NORDIOL 临床试验[6] 入选 10 881 例舒张压在 100mmHg 以上的患者，平均随访 4.5 年，结果发现，地尔硫䓬在预防死亡及非致死性脑卒中联合终点方面优于利尿剂 / β 受体阻滞剂或两者联用的治疗方案，而在死亡及非致死性心肌梗死联合终点方面无明显差异。

（三）心律失常中的应用

非二氢吡啶类药物地尔硫䓬和维拉帕米可抑制房室结功能，使其有效不应期延长，可用于终止阵发性室上性心动过速，降低心房扑动、心房颤动时的快速心室率。Walker 等[26] 对采用维拉帕米治疗室上性心动过速患者进行的随机对照研究发现，使用维拉帕米后，SVT 的发作频率和持续时间都减少了。对于心房颤动的心率控制，研究显示[27]，与 β 受体阻滞剂相比，维拉帕米和地尔硫䓬可以明显减轻心律失常相关症状，改善患者的运动耐量，降低 NT-proBNP 的水平。然而，由于维拉帕米和地尔硫䓬具有负性肌力的作用，故不宜在射血分数<40% 的患者中使用。

（四）脑血管疾病中的应用

BPLTT 荟萃分析[10, 28] 发现，钙通道阻滞剂在预防脑卒中方面优于其他传统降压药物。Syst-China 研究[18]、STONE 研究[29] 及 CNIT 研究[30] 证实，以尼群地平、硝苯地平等 CCB 为基础的积极降压治疗方案，可显著降低我国高血压患者脑卒中的发生率与死亡率。FEVER 研究[31] 显示，氢氯噻嗪加非洛地平缓释片与单用氢氯噻嗪相比，尽管加用非洛地平组血压只进一步降低了 4/2mmHg，但致死性与非致死性脑卒中降低了 27%。而对于已经发生脑卒中的患者，既往研究证实，降压治疗可显著降低缺血性脑卒中和 TIA 的再发风险。PATS 研究[32] 入选 5 665 例近期发生 TIA 或小脑卒中（包括出血性和缺血性）的患者，随机分为吲达帕胺组和安慰剂组，平均随访 24 个月，结果显示，吲达帕胺组再发脑卒中率显著低于安慰剂组（30.9% vs. 44.1%），脑卒中复发的相对风险降低 30%。一项荟萃分析[33] 显示，降压治疗可以明显降低再发脑卒中的风险，其中，相比于 ACEI、ARB、β 受体阻滞剂、钙通道阻滞剂，利尿剂组患者（尤其是利尿剂联合 ACEI 治疗的患者）再发脑卒中的风险

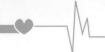

明显下降。2014 年中国缺血性脑卒中和短暂性脑缺血发作的二级预防指南[34]推荐,既往有高血压病史、长期接受降压治疗的缺血性脑卒中 /TIA 患者,如果没有绝对禁忌,发病后应重新启动降压治疗。而对降压药物的种类及剂量的选择,要求个体化方案,并无特殊推荐。

(五)肺动脉高压中的应用

钙通道阻滞剂也可通过抑制肺动脉平滑肌的收缩而降低肺动脉压,延长患者的生存时间。Rich 等[35]对 64 例特发性肺动脉高压的患者采用大剂量钙通道阻滞剂治疗,结果发现,大剂量钙通道阻滞剂可改善急性肺血管反应阳性患者的 5 年生存率。然而,钙通道阻滞剂降低肺动脉压力仅用于急性肺血管反应阳性的患者,且既往相关研究中使用的钙通道阻滞剂多为硝苯地平、地尔硫䓬和氨氯地平,主要以硝苯地平和地尔硫䓬为主[36]。一般根据患者的心率情况选择 CCB,基础心率较慢的患者选择二氢吡啶类钙通道阻滞剂如硝苯地平或氨氯地平;基础心率较快的患者则选择地尔硫䓬。此外,由于 CCB 有导致体循环血压下降、矛盾性肺动脉压力升高、心力衰竭加重、诱发肺水肿等危险,为避免并发症的发生,推荐使用短效药物,并从小剂量开始应用,在体循环血压没有明显变化的情况下,逐渐递增剂量,争取数周内增加到最大耐受剂量,然后维持应用。应用 1 年,还应再次行急性肺血管扩张试验重新评价患者是否持续敏感,只有心功能稳定在 I ~ II 级且肺动脉压力降至正常或接近正常的长期敏感者才能继续应用。

(六)肥厚型心肌病中的应用

钙通道阻滞剂具有负性肌力作用,其中又以维拉帕米作用最强。维拉帕米抑制心肌收缩,可改善肥厚型心肌病患者的心室充盈,减轻流出道梗阻,故常用于肥厚型心肌病的治疗。维拉帕米常用于存在 β 受体阻滞剂使用禁忌证或 β 受体阻滞剂效果不佳时,起始剂量为 40mg/ 次、3 次 /d,最大剂量为 480mg/d。既往多项研究[37-38]显示,口服维拉帕米治疗可以明显改善肥厚型心肌病患者的运动耐量,改善患者的症状,在不改变心肌收缩功能的前提下改善左心室的充盈。相似的研究也见于有关地尔硫䓬[38],因此在 β 受体阻滞剂和维拉帕米难以耐受的情况下,可以使用地尔硫䓬治疗,起始剂量为 60mg/ 次、3 次 /d,最大剂量为 360mg/d。尼群地平等二氢吡啶类钙通道阻滞剂不建议用于梗阻性肥厚型心肌病的治疗[39]。

(七)老年患者中的应用

老年人可从抗高血压治疗中获益,降低心血管疾病的发病率和死亡率。Syst-China 研究[18]纳入 2 394 例 60 岁以上单纯收缩期高血压患者,随机分为药物治疗组(尼群地平,必要时加用依那普利或氢氯噻嗪)和安慰剂组,随访 2 年,结果显示,药物降压组总脑卒中发生风险下降 38%,全因死亡风险下降 39%,心血管疾病死亡风险下降 39%,脑卒中死亡风险下降 58%。

不同降压药物在老年高血压患者中的应用:STOP-2 试验[5]纳入 6 614 例 70 ~ 84 岁高血压患者,随机分组至传统降压组(阿替洛尔、美托洛尔、普萘洛尔、氢氯噻嗪、阿米洛利)和新药治疗组(依那普利、赖诺普利、非洛地平、伊拉地平),结果发现,钙通道阻滞剂、ACEI、利尿剂和 / 或 β 受体阻滞剂治疗老年高血压患者心血管事件的发生率相似。ALLHAT 研究[3]表明,65 岁以上老年人中利尿剂、钙通道阻滞剂和 ACEI 对心血管事件的影响程度相同。2008 年 *British Medical Journal* 杂志发表了一篇年龄对于疗效影响的系统评价,该项研究包含 31 项临床研究[40],纳入 19 万余例患者,比较 65 岁以上组和小于 65 岁组不同治疗药物对于预后的影响。分析显示,不同年龄组间,采用不同药物治疗,在主要心血管事件的发生方面无显著性差异。由于钙通道阻滞剂降压疗效好,作用平稳,与其他 4 种基本降压药物均可联合使用,且长效制剂不良反应少,目前推荐长效二氢吡啶类 CCB 作为老年高血压患者降压治疗的基本药物。

五、使用时应注意的问题

(一)二氢吡啶类钙通道阻滞剂

二氢吡啶类钙通道阻滞剂主要用于高血压、冠心病心绞痛等的治疗。钙通道阻滞剂具有较好的降压疗效,且对一些靶器官损害及临床事件具有较好的预防作用。2010 年中国高血压指南[41]推荐,在一些特殊情况可优先使用钙通道阻滞剂,包括:单纯收缩期高血压患者(老年)、合并心绞痛、左心室肥厚、颈动脉 / 冠状动脉粥样硬化、妊娠的患者以及黑种人高血压患者。

1. 用法用量(表 6-11-2)

表 6-11-2　常用的二氢吡啶类钙通道阻滞剂用法

二氢吡啶类钙通道阻滞剂	适应证	每天剂量 /mg	服药次数	主要不良反应
氨氯地平	高血压、心绞痛	2.5 ~ 10	1	踝部水肿、头痛、潮红
硝苯地平	高血压、心绞痛	10 ~ 30	2 ~ 3	
缓释片		10 ~ 20	2	
控释片		30 ~ 60	1	
左旋氨氯地平	高血压、心绞痛	1.25 ~ 5	1	
非洛地平缓释片	高血压、心绞痛	2.5 ~ 10	1	
拉西地平	高血压	4 ~ 8	1	
尼卡地平	高血压、心绞痛	40 ~ 80	2	
尼群地平	高血压	20 ~ 60	2 ~ 3	
贝尼地平	高血压、心绞痛	4 ~ 8	1	
乐卡地平	高血压	10 ~ 20	1	

2. 联合用药　2 级高血压和 / 或伴有多种危险因素、靶器官损害或临床疾病的高危人群,往往初始治疗即需要应用 2 种小剂量降压药物。CHIEF 研究阶段报道 [42] 表明,初始用小剂量氨氯地平与替米沙坦或复方阿米洛利联合治疗,可明显降低高血压患者的血压水平,高血压的控制率可达 80% 左右,提示以钙通道阻滞剂为基础的联合治疗方案是我国高血压患者的优化降压方案之一。目前以钙通道阻滞剂为基础的双药联合方案有如下几种:

(1)二氢吡啶类钙通道阻滞剂加 ACEI 或 ARB:前者具有直接扩张动脉的作用,后者通过阻断 RAAS,既扩张动脉,又扩张静脉,故两药有协同降压作用。二氢吡啶类钙通道阻滞剂常见产生的踝部水肿,可被 ACEI 或 ARB 消除。ACEI 或 ARB 也可部分阻断钙通道阻滞剂所致反射性交感神经张力增加和心率加快的不良反应。CHIEF 研究 [42] 入选 13 542 例高血压患者,随机分为氨氯地平 + 阿米洛利组、氨氯地平 + 替米沙坦组、辛伐他汀组、常规处理组。结果提示,提示初始用小剂量两种降压药联合治疗伴心血管疾病危险因素的 1 ~ 2 级高血压患者是有益的,可明显降低患者的血压水平,显著提高血压控制率。

(2)钙通道阻滞剂加噻嗪类利尿剂:二氢吡啶类钙通道阻滞剂常见产生的踝部水肿,可被利尿剂消除。FEVER 研究 [31] 入选 9 711 例高血压患者,随机分为非洛地平联合氢氯噻嗪组和氢氯噻嗪组,结果显示,与氢氯噻嗪组相比,非洛地平联合氢氯噻嗪组患者血压显著降低,脑卒中、心血管事件、全因死亡等事件发生率也显著降低。

(3)二氢吡啶类钙通道阻滞剂加 β 受体阻滞剂:前者具有扩张血管作用,正好抵消 β 受体阻滞剂的缩血管作用;β 受体阻滞剂减慢心率的作用又可抵消钙通道阻滞剂反射性交感神经激活导致的心率增加,从而使不良反应减轻。

如双药联合仍不能达到目标水平,可在原药基础上加量或可能需要 3 种,甚至 4 种以上降压药物。二氢吡啶类钙通道阻滞剂 +ACEI(或 ARB)+ 噻嗪类利尿剂组成的联合方案是最常见的三药联合降压方案。

3. 不良反应　二氢吡啶类钙通道阻滞剂常见不良反应包括反射性交感神经激活导致心搏加快、面部潮红、脚踝部水肿、牙龈增生等。二氢吡啶类 CCB 没有绝对禁忌证,但心动过速与心力衰竭患者应慎用。急性冠脉综合征患者一般不推荐使用短效硝苯地平。

(二)非二氢吡啶类钙通道阻滞剂

非二氢吡啶类钙通道阻滞剂维拉帕米和地尔硫䓬主要用于高血压、冠心病自发性心绞痛、室上性心动过速、心房颤动控制心室率、肥厚型心肌病等的治疗。

1. 用法用量

（1）维拉帕米：用于控制心房颤动和心房扑动的心室率，减缓窦性心律。口服 80 ~ 120mg、1 次 /8h，可增加到 160mg、1 次 /8h，最大剂量为 480mg/d，老年人酌情减量。静脉注射用于终止阵发性室上性心动过速（室上速）和某些特殊类型的室性心动过速。5 ~ 10mg/5 ~ 10min 静脉注射，如无反应，15 分钟后可重复 5mg/5min。

（2）地尔硫䓬：用于控制心房颤动和心房扑动的心室率，减缓窦性心律。口服起始剂量为 30mg/ 次，最大剂量为 360mg/d。静脉注射负荷量 15 ~ 25mg（0.25mg/kg），随后 5 ~ 15mg/h 静脉滴注。如首剂负荷量心室率控制不满意，15 分钟内再给负荷量。静脉注射地尔硫䓬应监测血压。

2. 不良反应

非二氢吡啶类钙通道阻滞剂包括维拉帕米和地尔硫䓬，常见不良反应包括抑制心脏收缩功能和传导功能，有时也会出现牙龈增生。二、三度房室传导阻滞和心力衰竭患者禁止使用。因此，在使用非二氢吡啶类 CCB 前应详细询问病史，进行心电图检查，并在用药 2 ~ 6 周内复查。

（王　潇　党爱民）

参 考 文 献

［1］ SPEDDING M，PAOLETTI R. Classification of calcium channels and calcium antagonists: progress report[J]. Cardiovasc Drugs Ther，1992，6（1）：35-39.

［2］ JULIUS S，KJELDSEN S E，WEBER M，et al. Outcomes in hypertensive patients at high cardiovascular risk treated with regimens based on valsartan or amlodipine: the VALUE randomized trial[J]. Lancet，2004，363（9426）：2022-2031.

［3］ ALLHAT Officers and Coordinators for the ALLHAT Collaborative Research Group. Major outcomes in high-risk hypertensive patients randomized to angiotensin-converting enzyme inhibitor or calcium channel blocker vs diuretic: The Antihypertensive and Lipid-Lowering Treatment to Prevent Heart Attack Trial（ALLHAT）[J]. JAMA，2002，288（23）：2981-2997.

［4］ STAESSEN J A，FAGARD R，THIJS L，et al. Randomised double-blind comparison of placebo and active treatment for older patients with isolated systolic hypertension[J]. Lancet，1997，350（9080）：757-764.

［5］ HANSSON L，LINDHOLM L H，EKBOM T，et al. Randomised trial of old and new antihypertensive drugs in elderly patients: cardiovascular mortality and morbidity the Swedish Trial in Old Patients with Hypertension-2 study[J]. Lancet，1999，354（9192）：1751-1756.

［6］ HANSSON L，HEDNER T，LUND-JOHANSEN P，et al. Randomised trial of effects of calcium antagonists compared with diuretics and beta-blockers on cardiovascular morbidity and mortality in hypertension: the Nordic Diltiazem（NORDIL）study[J]. Lancet，2000，356（9227）：359-365.

［7］ TERPSTRA W F，MAY J F，SMIT A J，et al. Long-term effects of amlodipine and lisinopril on left ventricular mass and diastolic function in elderly，previously untreated hypertensive patients: the ELVERA trial[J]. J Hypertens，2001，19（2）：303-309.

［8］ DEVEREUX R B，PALMIERI V，SHARPE N，et al. Effects of once-daily angiotensin-converting enzyme inhibition and calcium channel blockade-based antihypertensive treatment regimens on left ventricular hypertrophy and diastolic filling in hypertension: the prospective randomized enalapril study evaluating regression of ventricular enlargement（preserve）trial[J]. Circulation，2001，104（11）：1248-1254.

［9］ ZANCHETTI A，RUILOPE L M，CUSPIDI C，et al. Comparative effects of the ACE inhibitor fosinopril and the calcium antagonist amlodipine on left ventricular hypertrophy and urinary albumin excretion in hypertensive patients. Results of FORM，a multicenter European study[J]. J Hypertens，2001，19（Suppl 2）：S92.

［10］ Blood Pressure Lowering Treatment Trialists' Collaboration. Effects of ACE inhibitors，calcium antagonists，and other blood-pressure-lowering drugs: results of prospectively designed overviews of randomised trials[J]. Lancet，2000，356（9246）：1955-1964.

［11］ LAW M R，MORRIS J K，WALD N J. Use of blood pressure lowering drugs in the prevention of cardiovascular disease: meta-analysis of 147 randomised trials in the context of expectations from prospective epidemiological studies[J]. BMJ，

2009，338：b1665.

［12］PONIKOWSKI P，VOORS A A，ANKER S D，et al. 2016 ESC Guidelines for the diagnosis and treatment of acute and chronic heart failure[J]. Eur Heart J，2016，37（27）：2129-2200.

［13］ZANCHETTI A，BOND M G，HENNIG M，et al. Calcium antagonist lacidipine slows down progression of asymptomatic carotid atherosclerosis：principal results of the European Lacidipine Study on Atherosclerosis（ELSA），a randomized，double-blind，long-term trial[J]. Circulation，2002，106（19）：2422-2427.

［14］LEWIS E J，HUNSICKER L G，CLARKE W R，et al. Renoprotective effect of the angiotensin-receptor antagonist irbesartan in patients with nephropathy due to type 2 diabetes[J]. N Engl J Med，2001，345（12）：851-860.

［15］TOTO R D，KIRK K A，CORESH J，et al. Evaluation of serum creatinine for estimating glomerular filtration rate in African Americans with hypertensive nephrosclerosis：results from the African-American Study of Kidney Disease and Hypertension（AASK）Pilot Study[J]. J Am Soc Nephrol，1997，8（2）：279-287.

［16］RAHMAN M，BAIMBRIDGE C，DAVIS B R，et al. Pravastatin and cardiovascular outcomes stratified by baseline eGFR in the lipid-lowering component of ALLHAT[J]. Clin Nephrol，2013，80（4）：235-248.

［17］VIBERTI G，WHEELDON N M. Microalbuminuria reduction with valsartan in patients with type 2 diabetes mellitus：a blood pressure-independent effect[J]. Circulation，2002，106（6）：672-678.

［18］LIU L，WANG J G，GONG L，et al. Comparison of active treatment and placebo in older Chinese patients with isolated systolic hypertension[J]. J Hypertens，1998，16（12 Pt 1）：1823-1829.

［19］JAMERSON K，WEBER M A，BAKRIS G L，et al. Benazepril plus amlodipine or hydrochlorothiazide for hypertension in high-risk patients[J]. N Engl J Med，2008，359（23）：2417-2428.

［20］PITT B，BYINGTON R P，FURBERG C D，et al. Effect of amlodipine on the progression of atherosclerosis and the occurrence of clinical events[J]. Circulation，2000，102（13）：1503-1510.

［21］POOLE-WILSON P A，LUBSEN J，KIRWAN B A，et al. Effect of long-acting nifedipine on mortality and cardiovascular morbidity in patients with stable angina requiring treatment（ACTION trial）：randomised controlled trial[J]. Lancet，2004，364（9437）：849-857.

［22］Japanese beta-Blockers and Calcium Antagonists Myocardial Infarction (JBCMI) Investigators. Comparison of the effects of beta blockers and calcium antagonists on cardiovascular events after acute myocardial infarction in Japanese subjects[J]. Am J Cardiol，2004，93（8）：969-973.

［23］HUANG D，QIAN J，GE L，et al. REstoration of COronary flow in patients with no-reflow after primary coronary interVEntion of acute myocaRdial infarction（RECOVER）[J]. Am Heart J，2012，164（3）：394-401.

［24］PEPINE C J，HANDBERG E M，COOPER-DEHOFF R M，et al. A calcium antagonist vs a non-calcium antagonist hypertension treatment strategy for patients with coronary artery disease. The International Verapamil-Trandolapril Study（INVEST）：a randomized controlled trial[J]. JAMA，2003，290（21）：2805-2816.

［25］FORSLUND L，HJEMDAHL P，HELD C，et al. Prognostic implications of results from exercise testing in patients with chronic stable angina pectoris treated with metoprolol or verapamil. A report from the Angina Prognosis Study In Stockholm（APSIS）[J]. Eur Heart J，2000，21（11）：901-910.

［26］WALKER W S，WINNIFORD M D，MAURITSON D R，et al. Atrioventricular junctional rhythm in patients receiving oral verapamil therapy[J]. JAMA，1983，249（3）：389-390.

［27］ULIMOEN S R，ENGER S，PRIPP A H，et al. Calcium channel blockers improve exercise capacity and reduce N-terminal Pro-B-type natriuretic peptide levels compared with beta-blockers in patients with permanent atrial fibrillation[J]. Eur Heart J，2014，35（8）：517-524.

［28］TURNBULL F. Effects of different blood-pressure-lowering regimens on major cardiovascular events：results of prospectively-designed overviews of randomized trials[J]. Lancet，2003，362（9395）：1527-1535.

［29］GONG L，ZHANG W，ZHU Y，et al. Shanghai trial of nifedipine in the elderly（STONE）[J]. J Hypertens，1996，14（10）：1237-1245.

［30］张廷杰，成都市高血压干预试验协作组. 高血压干预试验——硝苯地平与安慰剂随机对照研究 [J]. 中华心血管病杂志，1994，22(3)：201-205.

［31］LIU L，ZHANG Y，LIU G，et al. The Felodipine Event Reduction（FEVER）Study：a randomized long-term placebo-controlled trial in Chinese hypertensive patients[J]. J Hypertens，2005，23（12）：2157-2172.

［32］PATS Collaborating Group. Post-stroke antihypertensive treatment study. A preliminary result[J]. Chin Med J（Engl），1995，108（9）：710-717.

［33］FELDSTEIN C A. Lowering blood pressure to prevent stroke recurrence：a systematic review of long-term randomized trials[J]. J Am Soc Hypertens，2014，8（7）：503-513.

［34］中华医学会神经病学分会，中华医学会神经病学分会脑血管病学组 . 中国缺血性脑卒中和短暂性脑缺血发作二级预防指南 2014[J]. 中华神经科杂志，2015，48（4）：258-273.

［35］RICH S，KAUFMANN E，LEVY P S. The effect of high doses of calcium-channel blockers on survival in primary pulmonary hypertension[J]. N Engl J Med，1992，327（2）：76-81.

［36］GALIE N，HUMBERT M，VACHIERY J L，et al. 2015 ESC/ERS Guidelines for the diagnosis and treatment of pulmonary hypertension：The Joint Task Force for the Diagnosis and Treatment of Pulmonary Hypertension of the European Society of Cardiology（ESC）and the European Respiratory Society（ERS）：Endorsed by：Association for European Paediatric and Congenital Cardiology（AEPC），International Society for Heart and Lung Transplantation（ISHLT）[J]. Eur Heart J，2016，37（1）：67-119.

［37］ROSING D R，IDANPAAN-HEIKKILA U，MARON B J，et al. Use of calcium-channel blocking drugs in hypertrophic cardiomyopathy[J]. Am J Cardiol，1985，55（3）：185B-195B.

［38］TOSHIMA H，KOGA Y，NAGATA H，et al. Comparable effects of oral diltiazem and verapamil in the treatment of hypertrophic cardiomyopathy. Double-blind crossover study[J]. Jpn Heart J，1986，27（5）：701-715.

［39］ELLIOTT P M，ANASTASAKIS A，BORGER M A，et al. 2014 ESC Guidelines on diagnosis and management of hypertrophic cardiomyopathy：the Task Force for the Diagnosis and Management of Hypertrophic Cardiomyopathy of the European Society of Cardiology (ESC)[J]. Eur Heart J，2014，35（39）：2733-2779.

［40］TURNBULL F，NEAL B，NINOMIYA T，et al. Effects of different regimens to lower blood pressure on major cardiovascular events in older and younger adults：meta-analysis of randomized trials[J]. BMJ，2008，336（7653）：1121-1123.

［41］中国高血压防治指南修订委员会 . 中国高血压防治指南 2010[J]. 中华高血压杂志，2011，19(8)：701-743.

［42］王文，张宇清，马丽媛，等 . CHIEF：中国高血压干预效果研究 - 初始低剂量钙离子拮抗剂为基础的联合方案治疗高血压的随机临床研究阶段报告 -1[J]. 中国循证心血管医学杂志，2008（1）：24-27.

第 12 章　伊伐布雷定

I_f 电流是首先在窦房结发现的电流,也称 funny current [1],主要引起舒张期自动去极化,由于这种舒张期自动去极化也是起搏细胞的特点,故又将其称为"起搏电流" [2]。I_f 电流系由舒张期超极化激活的钠 - 钾离子共同内流构成,启动了舒张期去极化,其斜率决定窦房结自律性的高低,是决定窦性心律快慢的关键因素。除窦房结以外,I_f 通道在心脏传导系统的其他部位如房室结和浦肯野纤维也有表达,在这些部位,I_f 需要在负值更大的电压水平方被激活 [3]。另外,近来发现 I_f 在肺静脉的心肌袖中也有表达。

伊伐布雷定的分子式为 $C_{27}H_{36}N_2O_5$,是目前唯一被批准用于临床的 I_f 电流抑制剂。伊伐布雷定在通道开放状态下,与阳离子通道内孔结合,抑制 I_f 电流,进而降低舒张期去极化的斜率,延长窦房结细胞恢复时间,从而减慢心率,这种作用具有剂量依赖性和选择性。伊伐布雷定介导的心率减慢在静息心率高的患者中幅度更大,不易产生耐药性,在不影响其他离子通道的浓度水平即具有上述作用。相对于 β 受体阻滞剂和非二氢吡啶类钙通道阻滞剂,在临床准许使用的浓度水平,伊伐布雷定介导的心率减慢不影响心肌收缩力、房室传导功能和心室复极。在实验模型中,伊伐布雷定介导的心率减慢还能改善心脏舒张功能不全,减轻心肌缺氧 [4]。

除了降低心率之外,研究提示伊伐布雷定还具有潜在的额外获益。与比索洛尔相比,尽管两者心率降低幅度相似,伊伐布雷定治疗时冠状动脉最大血流充盈量和血流储备增加 [5]。这种作用可能与舒张期充盈时间增加、等容收缩增强和侧支循环增加有关 [6-7]。近年来进行的稳定性冠心病患者侧支循环的介入评估中发现,伊伐布雷定介导的心率减慢可使舒张期灌注时间延长、侧支循环改善,其机制可能是改变了内膜表面的切应力,增强了血管扩张,从而促进了动脉血管生成 [8-9]。伊伐布雷定介导的心率减慢可能有直接的抗动脉粥样硬化作用,并能改善内皮功能紊乱 [10-11]。在心室的心肌细胞水平抑制 I_f 通道,可增强心肌细胞活力,减少线粒体产生氧自由基,改善钙调控,提示伊伐布雷定能带来独立于降低心率以外的多种获益 [12]。新近资料表明,伊伐布雷定还能够减轻缺血后的心肌顿抑,因此可以预防由于心肌顿抑,反复发作引发心肌冬眠产生的左心室功能恶化 [13-15]。

伊伐布雷定主要经细胞色素 P450(CYP)酶 CYP3A4 代谢。它是此酶的弱抑制剂,但并不影响其代谢和其他 CYP3A4 底物的血浆浓度。相比之下,CYP3A4 抑制剂和激动剂则可改变伊伐布雷定的血浆浓度。伊伐布雷定与中或强的 CYP3A4 抑制剂(如非二氢吡啶类钙通道阻滞剂、大环内酯类抗生素、抗反转录病毒药、抗真菌药)合用是禁忌的,而质子泵抑制剂、西地那非、β - 羟 - β - 甲基戊二酸单酰辅酶 A 还原酶抑制剂(HMG-CoA)、二氢吡啶类钙通道阻滞剂、地高辛和华法林对伊伐布雷定并未显示任何对其药代动力学的影响。

伊伐布雷定口服后快速吸收,在 0.5 ~ 24mg 范围内具有线性药代动力学。空腹状态下,达到峰值浓度需要大约 1 小时,在胃肠道和肝脏的首过效应后,薄膜衣片的生物利用度约为 40%。进食状态下,血浆峰值浓度达峰时间延长约 1 小时,其峰值浓度升高 20% ~ 30%。约 70% 的伊伐布雷定与血浆蛋白结合,血浆半衰期为 2 小时,生物半衰期为 11 小时,能够产生显著的心率降低,而白昼心率变异性则能得以保存。单剂口服伊伐布雷定约有 4% 以原药从尿中排出,仅约 20% 的伊伐布雷定及其代谢产物经肾脏清除,因此尽管在晚期肾功能不全患者中使用时须加以关注,但肾功能减退对伊伐布雷定及其主要代谢产物的药代动力学影响甚小。轻度肝功能减退的患者无须调整剂量,在中度肝功能减退的患者中须慎用,禁用于肝功能严重不全的患者。伊伐布雷定的药代动力学随年龄未见显著改变,但在 >75 岁患者中对剂量的选择须加审慎。

一、重要的临床研究

2003 年报道了第一项伊伐布雷定在稳定型心绞痛患者中的随机安慰剂对照试验 [16]。在这项研究中,在 5mg、2 次 /d 和 10mg、2 次 /d 的剂量范围内,伊伐布雷定在减慢心率、减少心绞痛发作、降低短效硝酸酯类药物

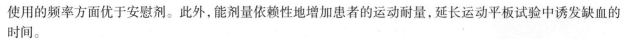

使用的频率方面优于安慰剂。此外,能剂量依赖性地增加患者的运动耐量,延长运动平板试验中诱发缺血的时间。

随机双盲的 INITIATIVE 试验[17]比较了伊伐布雷定(7.5mg、2 次 /d 和 10mg、2 次 /d)与阿替洛尔(100mg、1 次 /d)的抗缺血和抗心绞痛效应。在这项研究中,伊伐布雷定单用在增加总的运动耐量、延迟心绞痛发作时间、延缓出现 ST 段压低 1mm 的时间等参数方面不劣于阿替洛尔。伊伐布雷定在减少心绞痛频率、降低短效硝酸酯类药物使用频率方面和阿替洛尔相仿。

在与氨氯地平的对比试验[18]中,治疗 3 个月后,伊伐布雷定(7.5mg、2 次 /d 或 10mg、2 次 /d)在增加总运动耐量、延缓在平板运动试验中缺血发生和心绞痛发作时间方面不劣于氨氯地平(10mg、1 次 /d)。两种药物都减少了 60% 的心绞痛发作,并使短效硝酸酯类药物的使用下降 50% ~ 60%。与二氢吡啶类钙通道阻滞剂相比,伊伐布雷定进一步降低静息和运动高峰时的心率,从而使心率 - 收缩压乘积(rate-pressure product)的下降更为显著。这些资料提示,在稳定性冠心病患者中,伊伐布雷定在改善心绞痛症状和运动试验参数方面和指南推荐的一线药物作用相当。

心率增快是心肌缺血的决定因素,并成为药物治疗的主要靶点。流行病学资料显示,在全部心血管疾病谱中,静息心率和预后(全因死亡、心源性猝死和致命性心肌梗死)存在相关性[19-21]。在 CASS 研究中,静息心率是冠心病患者一个有力的全因死亡和心血管死亡的独立预测因子[22]。在有关收缩性心力衰竭和既往有心肌梗死病史患者的研究中,预后的改善与心率下降的幅度相关[23-24]。因此我们可以假定,降低心率不但能缓解症状,而且能够改善稳定型心绞痛患者的预后[25]。β 受体阻滞剂是典型的具有负性变时作用的药物,在欧洲和美国临床指南中被推荐为心绞痛治疗的一线用药[26-27]。然而,目标剂量的 β 受体阻滞剂常难以耐受,因此心率控制常不理想,持续的心绞痛症状往往需要联合其他药物治疗。仅有有限的证据表明,β 受体阻滞剂联合长效硝酸酯类、尼可地尔或非二氢吡啶类钙通道阻滞剂能够在缺血症状、心肌标记物和运动持续时间等方面得到改善[28-29]。因此,临床上需要发展新的药物治疗策略,能够和 β 受体阻滞剂安全地联合应用,并能被很好地耐受,从而增进患者的运动耐量、减少心绞痛症状、改善缺血负荷的客观指标,但同时不会增加发生不良反应的风险。

由于不良反应的出现,既往通过在 β 受体阻滞剂治疗的背景之上加用非二氢吡啶类钙通道阻滞剂,来优化心率控制的尝试未能取得成功[30-32]。近年来,在 ASSOCIATE 试验[33]中,在已经接受 β 受体阻滞剂稳定治疗的患者中加用伊伐布雷定(5 ~ 7.5mg、2 次 /d)能够显著有效地改善运动耐量,延长在平板运动试验中达到出现心电图缺血证据和症状性心绞痛的时间,而严重的症状性心动过缓发生率仅为 1.1%。这些资料为,在左心室功能减低或正常的稳定型心绞痛患者中进行随机临床试验,以评估伊伐布雷定控制心率对临床终点的作用提供了基础。

BEAUTIFUL 研究[34]是一项国际性多中心随机双盲安慰剂对照试验,以验证如下假设:在标准治疗基础上,在左室射血分数(left ventricular ejection fraction, LVEF)<40% 的稳定性冠心病患者中使用伊伐布雷定(5 ~ 7.5mg、2 次 /d)减慢心率,能够降低病死率和致残率。研究的主要终点是心血管死亡以及因急性心肌梗死、新发心力衰竭或心功能恶化住院的联合终点。设计此项研究,最初为一项事件驱动试验,即计划在出现 950 次主要终点事件时终止试验。观察到的事件发生率显著高于预测值,因此试验被修改为时间驱动试验,所有随机分组的患者随访 12 个月。经筛查进入研究的 12 473 名患者中,10 917 名患者被随机分为安慰机组(n=5 438)或伊伐布雷定组(n=5 479)。在随机分组时,接受 β 受体阻滞剂的患者占 87%,其平均心率为 71.6 次 /min。结果显示,伊伐布雷定治疗能被较好地耐受,症状性心动过缓发生率仅为 5%。与安慰剂相比,在随访 12 个月时,伊伐布雷定使心率减慢 6 次 /min。然而,两组主要终点并无显著差异(15.4% vs. 15.3%,HR=1.00, 95%CI 0.91 ~ 1.1,P=0.94)。在分组时心率>70 次 /min 患者的亚组分析中,主要临床终点(HR=0.91,95%CI 0.81 ~ 1.04,P=0.17)或心血管死亡及心力衰竭的次要终点两组无显著差别。然而,非致命性或致命性心肌梗死(HR=0.64,95%CI 0.49 ~ 0.84,P=0.001)和冠状动脉再血管化治疗方面(HR=0.70,95%CI 0.52 ~ 0.93,P=0.016)伊伐布雷定组显著下降。可能是因为静息心率增快会导致冠状动脉粥样增生增加,斑块破裂风险增加,而伊伐布雷定治疗可以减轻和对抗这些作用。

BEAUTIFUL 研究已经报道了两个主要的析因分析。第一个析因分析涉及随机分配至安慰剂组,以探讨静息心率和临床终点的关系;第二个析因分析探讨伊伐布雷定治疗在因心绞痛而导致活动受限的患者中的作用。在前一个析因分析中,心血管死亡率、心力衰竭住院率、因心肌梗死和冠状动脉再血管化治疗的住院率在心率＞70 次 /min 的患者中显著升高，心率每升高 5 次 /min，上述终点发生率分别增加 8%、7% 和 8%。这些结果丰富了先前的资料，支持心率增加的重要性，尤其是显示出在稳定性冠心病和左室功能减低的患者中，心率增加和心力衰竭及冠状动脉事件之间的关联[35]。

在心绞痛发作导致日常活动受限的 15 071 名患者的亚组析因分析[36] 中，伊伐布雷定治疗与主要终点的显著下降相关（$HR=0.76$，95%CI 0.58 ~ 1.00，$P=0.05$），心肌梗死住院率显著下降（$HR=0.58$，95%CI 0.37 ~ 0.92，$P=0.021$）。经心率＞70 次 /min 分层的进一步分析提示，在伊伐布雷定治疗的患者中，冠状动脉再血管化干预比例显著下降（$HR=0.41$，95%CI 0.17 ~ 0.99，$P=0.04$）。这些数据提示，伊伐布雷定治疗通过降低冠状动脉不良终点，可以改善症状性稳定性冠心病患者的预后，这一点已经被近期的研究检验。

SIGNIFY 研究（Study Assessing the Morbidity-Mortality Benefits of the If Inhibitor Ivabradine in Patients with Coronary Artery Disease）是一项国际性多中心双盲随机安慰剂对照试验[37]。入选 51 个国家的 19 102 名稳定性冠心病患者，心率＞70 次 /min，无心力衰竭证据。这些患者被随机分为两组，一组以伊伐布雷定治疗，起始剂量为 7.5mg、2 次 /d（＞75 岁患者起始剂量为 5mg、2 次 /d），另一组以安慰剂治疗。伊伐布雷定的剂量在 5 ~ 10mg、2 次 /d 调整，将心率维持在 55 ~ 60 次 /min，并避免症状性心动过缓。主要联合终点包括全因死亡、心血管死亡和非致命性心肌梗死。

伊伐布雷定治疗组中平均药物剂量为（8.2 ± 1.7）mg、2 次 /d。在随访 3 个月时，伊伐布雷定组的平均心率是（60.7 ± 9.0）次 /min，而在安慰剂组为（70.6 ± 10.1）次 /min，且这种心率的差异在研究期间得以持续维持。研究依从性很好，两组内少有 β 受体阻滞剂剂量的改变。令人失望的是，全体研究队列的意向治疗分析未有能显示伊伐布雷定和安慰剂在主要复合终点存在差异（$HR=1.08$，95%CI 0.96 ~ 1.20，$P=0.20$），在包括非致命性心肌梗死在内的任何次要终点也无差异。全因死亡、心血管死亡和猝死在两组间亦无差异。一项 CCS 心绞痛分级≥2 级的 12 049 名患者组成的亚组分析显示，伊伐布雷定治疗与主要终点的增加相关（7.6% $vs.$ 6.5%，$HR=1.18$，95%CI 1.03 ~ 1.35，$P=0.02$），不论是心血管死亡（$HR=1.16$，95%CI 0.97 ~ 1.40，$P=0.11$），还是非致命性心肌梗死（$HR=1.18$，95%CI 0.97 ~ 1.42，$P=0.09$），都有一致的观察结果。在其他亚组，不论是根据年龄、β 受体阻滞剂使用、性别、基线心率、糖尿病史、既往心肌梗死或既往冠状动脉再血管化病史进行的亚组分析中，伊伐布雷定和不良事件之间均无相关性。与安慰剂相比，伊伐布雷定治疗组症状性（7.9% $vs.$ 1.2%，$P<0.001$）和无症状性（11.0% $vs.$ 1.3%，$P<0.001$）心动过缓、心房颤动和幻视（5.4% $vs.$ 0.5%，$P<0.001$）增加。研究药物的撤出在伊伐布雷定组中为 13.2%，而在安慰剂组中仅为 7.4%（$P<0.001$）。在伊伐布雷定治疗组中，严重的不良反应绝对增加 2.2%（$P<0.001$）。此外，伊伐布雷定治疗患者中 Q-T 间期延长更为常见。

这些数据证实，伊伐布雷定能显著改善稳定性冠心病患者的心绞痛，但不支持这种单纯减慢心率的药物能改善稳定性冠心病患者的预后。这些结果提示，心率应是未来心血管风险的标志，而不稳定性冠心病患者中可以纠正心率这一危险因素。

一项开放标签试验 ADDITIONS[38] 评估了在临床中 β 受体阻滞剂治疗的基础上，仍然有心绞痛症状的患者中加用伊伐布雷定的效果。在这项研究中，逾 70% 的患者有 CCS 2 级或 CCS 3 级心绞痛，24% 的患者在 β 受体阻滞剂目标剂量下治疗，78% 至少达到目标剂量的 1/2。在伊伐布雷定启动治疗后，心率下降（19.4 ± 11.4）次 /min，短效硝酸酯类使用明显下降，CCS 心绞痛分级改善，不良反应也最小。由 EQ-5D 指数评估的生活质量改善了 0.17 ± 0.23（$P<0.000\ 1$），97% 的内科医师认为加用伊伐布雷定的临床效果"好"或"非常好"。

二、指南推荐

伊伐布雷定的临床研究多限于稳定性冠心病，因此，目前伊伐布雷定仅在稳定性冠心病的指南中出现，不论是 ESC、AHA 还是国内指南，都未曾在急性心肌梗死和不稳定型心绞痛的指南中提及伊伐布雷定。

由于当时伊伐布雷定尚未在美国上市，2012 年 AHA、ACC[39] 关于稳定型缺血性心脏病的指南中列举了伊伐布雷定的诸多试验研究结果，并指出在欧洲指南中，伊伐布雷定已经被批准用于具有 β 受体阻滞剂使用禁忌，或不能耐受的具有正常窦性节律的慢性稳定型心绞痛患者的症状治疗。

ESC 指南中指出[40]，伊伐布雷定被欧洲药品管理局批准用于不能耐受 β 受体阻滞剂或 β 受体阻滞剂控制不佳的心率超过 60 次 /min 的窦性心律的慢性稳定型心绞痛患者。同时，指出伊伐布雷定在稳定性冠心病患者中和阿替洛尔或氨氯地平一样有效，在阿替洛尔基础上加用 7.5mg、2 次 /d 能得到更佳的心率和症状控制。此外提到在 BEAUTIFUL 研究中，伊伐布雷定降低了心血管死亡、心肌梗死或心力衰竭住院的联合终点，在

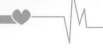

心率≥70 次 /min 的患者中,此种作用非常显著。因此,ESC 推荐伊伐布雷定不论单用或与 β 受体阻滞剂合用,都是一种有效的抗心绞痛药物。

《2010 慢性稳定性冠心病管理中国共识》中指出,伊伐布雷定是具有很高选择性的 I_f 抑制剂,可剂量依赖性地增加心脏舒张时间,降低心肌耗氧量,且心肌耗氧量与心率呈线性关系。鉴于 BEAUTIFUL 研究结果,推荐用于不能耐受 β 受体阻滞剂的患者,或者使用 β 受体阻滞剂后心率大于 60 次 /min 的患者。

三、使用时应注意的问题

伊伐布雷定的推荐起始剂量是 5mg、2 次 /d,餐时服用。2 周后进行评估,并将剂量调整至使静息心率稳定在 50～60 次 /min,此后依据患者静息心率和耐受性调整剂量,最大剂量为 7.5mg、2 次 /d。如果心率＞60 次 /min,可每次加量 2.5mg,直至 7.5mg、2 次 /d 的最大剂量。如果心率为 50～60 次 /min,则维持。如果心率＜50 次 /min 或出现心动过缓的症状和体征,则每次降低 2.5mg,如果剂量已经为 2.5mg、2 次 /d,则停止治疗。

对于既往有传导障碍病史,或有伴发血流动力学障碍的心动过缓患者,起始剂量为 2.5mg、2 次 /d,此后再根据心率调整剂量。

应用伊伐布雷定的禁忌证:急性失代偿性心力衰竭、血压低于 90/50mmHg、病态窦房结综合征、窦房传导阻滞、三度房室传导阻滞、治疗前静息心率＜60 次 /min、严重肝损害、起搏器依赖、合用细胞色素 P450 3A4 的强抑制剂。

伊伐布雷定的不良反应主要有以下几个方面:①胎儿毒性:动物实验发现,伊伐布雷定在妊娠妇女中使用能引起胎儿毒性。在器官发生阶段,予 1～3 倍人类最大暴露剂量治疗妊娠小鼠,可以导致胚胎毒性和心脏致畸作用。建议女性患者在应用伊伐布雷定期间采取有效的避孕措施。②心房颤动:伊伐布雷定增加心房颤动的风险。在 SHIFT 研究中,心房颤动发生率在伊伐布雷定治疗患者中是 5.0%/ 人年,在安慰剂组中是 3.9%/ 人年。常规监测心律,如果心房颤动发生,则停止用药。③心动过缓和传导障碍:伊伐布雷定使用可发生心动过缓、窦性停搏和心脏传导阻滞。伊伐布雷定治疗者心动过缓的发生率是 6.0%/ 人年(2.7% 有症状,3.4% 无症状),而在安慰剂组中为 1.3%/ 人年。心动过缓发生的危险因素包括窦房结功能障碍、传导障碍(一度或二度房室传导阻滞、束支传导阻滞),心室失同步化和同时使用其他负性频率药物(地高辛、地尔硫䓬、维拉帕米、胺碘酮)。另外,使用维拉帕米或地尔硫䓬可以增加伊伐布雷定的药物暴露量,同时其自身亦可减慢心率,因此应避免使用。在二度房室传导阻滞的患者中应避免使用伊伐布雷定,除非患者已经植入心脏起搏器。④闪光现象(光幻视):光幻视表现为视野的局部区域出现短暂的亮度增强,通常由光强度的突然变化触发。光幻视也可描述为光环、图像分解(频闪或万花筒效果)、彩色亮光或多重图像(视觉暂留)。伊伐布雷定能引起光幻视,可能由伊伐布雷定对视网膜感光细胞的作用所致。光幻视通常发生于治疗开始的 2 个月内,之后可能重复出现,一般为轻度至中度。所有光幻视均在治疗期间或治疗结束后消失,其中绝大部分(77.5%)在治疗期间消失。不足 1% 的患者因光幻视致使治疗中断。

伊伐布雷定在以下特殊临床情况时使用应予以特别关注:①哺乳期:目前尚无伊伐布雷定在人乳中存在、伊伐布雷定对母乳喂养的婴儿的影响以及对乳汁合成的影响研究,但动物实验研究表明,在分娩后 10～14 天接受口服伊伐布雷定 7mg/kg 的大鼠,在 14 天时服药后 0.5 小时和 2.5 小时采集乳汁和母体血浆。结果显示,乳汁的伊伐布雷定及其代谢产物是血浆的 1.5～1.8 倍,表明伊伐布雷定在口服后可以向乳汁中转移。因此,建议在伊伐布雷定应用期间不推荐母乳喂养。②生育期女性和男性:鉴于动物实验表明伊伐布雷定可能引起胎儿损害,建议育龄期女性在伊伐布雷定治疗期间进行有效的避孕。③儿童:尚无确切资料对伊伐布雷定在儿童患者中的安全性和有效性进行报道。④老年患者:未见伊伐布雷定在老年(≥65 岁)和高龄(≥75 岁)患者中的药代动力学与一般人群中存在差异。⑤肝功能障碍者:在轻 - 中度肝功能损害的患者中,伊伐布雷定无须调整剂量,但在严重肝功能损害的患者中,由于尚无相关研究,推测可能会增加伊伐布雷定在循环中的暴露剂量,建议在此人群中禁用。⑥肾功能损害患者:肌酐清除率在 15～60ml/(min·1.73m²) 的患者中无须调整剂量,尚无在肌酐清除率低于 15ml/(min·1.73m²) 患者中应用的数据资料。

(李　晶)

参 考 文 献

［1］ DI FRANCESCO D. The role of the funny current in pacemaker activity[J]. Circ Res，2010，106（3）：434-446.

［2］ BARBUTI A，BARUSCOTTI M，DIFRANCESCO D. The pacemaker current: from basics to the clinics[J]. J Cardiovasc Electrophysiol，2007，18（3）：342-347.

［3］ MARTIN R I，POGORYELOVA O，KOREF M S，et al. Atrial fibrillation associated with ivabradine treatment: meta-analysis of randomised controlled trials[J]. Heart，2014，100（19）：1506-1510.

［4］ POSTEA O，BIEL M. Exploring HCN channels as novel drug targets[J]. Nat Rev Drug Discov，2011，10（12）：903-914.

［5］ TAGLIAMONTE E，CIRILLO T，RIGO F，et al. Ivabradine and bisoprolol on Doppler-derived coronary flow velocity Reserve in Patients with stable coronary artery disease: beyond the heart rate[J]. Adv Ther，2015，32（8）：757-767.

［6］ DI FRANCESCO D，JOHN A C. Heart rate lowering by specific and selective I_f current inhibition with ivabradine: a new therapeutic perspective in cardiovascular disease[J]. Drugs，2004，64（16）：1757-1765.

［7］ TENDERA M，TALAJIC M，ROBERTSON M，et al. Safety of ivabradine in patients with coronary artery disease and left ventricular systolic dysfunction（from the BEAUTIFUL Holter Substudy）[J]. Am J Cardiol，2011，107（6）：805-811.

［8］ DE SILVA R，FOX K M. Ivabradine for treatment of stable angina pectoris[J]. Nat Rev Cardiol，2009，6（5）：329-330.

［9］ GLOEKLER S，TRAUPE T，STOLLER M，et al. The effect of heart rate reduction by ivabradine on collateral function in patients with chronic stable coronary artery disease[J]. Heart，2014，100（2）：160-166.

［10］ CUSTODIS F，BAUMHÄKEL M，SCHLIMMER N，et al. Heart rate reduction by ivabradine reduces oxidative stress，improves endothelial function，and prevents atherosclerosis in apolipoprotein E-deficient mice[J]. Circulation，2008，117（18）：2377-2387.

［11］ JEDLICKOVA L，MERKOVSKA L，JACKOVA L，et al. Effect of ivabradine on endothelial function in patients with stable angina pectoris: assessment with the Endo-PAT 2000 device[J]. Adv Ther，2015，32（10）：962-970.

［12］ KLEINBONGARD P，GEDIK N，WITTING P，et al. Pleiotropic，heart rate-independent cardioprotection by ivabradine[J]. Br J Pharmacol，2015，172（17）：4380-4390.

［13］ MARANTA F，TONDI L，AGRICOLA E，et al. Ivabradine reduces myocardial stunning in patients with exercise-inducible ischaemia[J]. Basic Res Cardiol，2015，110（6）：55.

［14］ MONNET X，COLIN P，GHALEH B，et al. Heart rate reduction during exercise-induced myocardial ischaemia and stunning[J]. Eur Heart J，2004，25（7）：579-586.

［15］ CAMICI P G，WIJNS W，BORGERS M，et al. Pathophysiological mechanisms of chronic reversible left ventricular dysfunction due to coronary artery disease（hibernating myocardium）[J]. Circulation，1997，96（9）：3205-3214.

［16］ BORER J S，FOX K，JAILLON P，et al. Antianginal and antiischemic effects of ivabradine，an I_f inhibitor，in stable angina: a randomized，double-blind，multicentered，placebo-controlled trial[J]. Circulation，2003，107（6）：817-823.

［17］ TARDIF J C，FORD I，TENDERA M，et al. Efficacy of ivabradine，a new selective I_f inhibitor，compared with atenolol in patients with chronic stable angina[J]. Eur Heart J，2005，26（23）：2529-2536.

［18］ RUZYLLO W，TENDERA M，FORD I，et al. Antianginal efficacy and safety of ivabradine compared with amlodipine in patients with stable effort angina pectoris: a 3-month randomised，double-blind，multicentre，noninferiority trial[J]. Drugs，2007，67（3）：393-405.

［19］ FOX K M. Exercise heart rate/ST segment relation.Perfect predictor of coronary disease[J]. Br Heart J，1982，48（4）：309-310.

［20］ FOX K，BORER J S，CAMM A J，et al. Resting heart rate in cardiovascular disease[J]. J Am Coll Cardiol，2007，50（9）：823-830.

［21］ JOUVEN X，EMPANA J P，SCHWARTZ P J，et al. Heart-rate profile during exercise as a predictor of sudden death[J]. N Engl J Med，2005，352（19）：1951-1958.

［22］ DIAZ A，BOURASSA M G，GUERTIN M C，et al. Long-term prognostic value of resting heart rate in patients with suspected or proven coronary artery disease[J]. Eur Heart J，2005，26（10）：967-974.

［23］ KJEKSHUS J K，GULLESTAD L. Heart rate as a therapeutic target in heart failure[J]. Eur Heart J，1999，1（Suppl H）：64-69.

［24］ KJEKSHUS J K. Importance of heart rate in determining beta-blocker efficacy in acute and long-term acute myocardial infarction intervention trials[J]. Am J Cardiol，1986，57（12）：43F-49F.

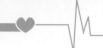
［25］GISLASON G H，RASMUSSEN J N，ABILDSTRØM S Z，et al. Long-term compliance with beta-blockers，angiotensin-converting enzyme inhibitors，and statins after acute myocardial infarction[J]. Eur Heart J，2006，27（10）：1153-1158.

［26］FOX K，GARCIA M A，ARDISSINO D，et al. Guidelines on the management of stable angina pectoris：executive summary：the task force on the Management of Stable Angina Pectoris of the European Society of Cardiology[J]. Eur Heart J，2006，27（11）：1341-1381.

［27］GIBBONS R J，ABRAMS J，CHATTERJEE K，et al. ACC/AHA 2002 guideline update for the management of patients with chronic stable angina--summary article：a report of the American College of Cardiology/American Heart Association task force on practice guidelines（committee on the Management of Patients with Chronic Stable Angina）[J]. J Am Coll Cardiol，2003，41（1）：159-168.

［28］FOX K M，MULCAHY D，FINDLAY I，et al. The Total ischaemic burden European trial（TIBET）. Effects of atenolol，nifedipine SR and their combination on the exercise test and the total ischaemic burden in 608 patients with stable angina[J]. Eur Heart J，1996，17（1）：96-103.

［29］KLEIN W W，JACKSON G，TAVAZZI L. Efficacy of monotherapy compared with combined antianginal drugs in the treatment of chronic stable angina pectoris：a meta-analysis[J]. Coron Artery Dis，2002，13（8）：427-436.

［30］KNIGHT C J，FOX K M. Amlodipine versus diltiazem as additional antianginal treatment to atenolol[J]. Am J Cardiol，1998，81（2）：133-136.

［31］VAN DER VRING J A，DANIELS M C，HOLWERDA N J，et al. Combination of calcium channel blockers and β-adrenoceptor blockers for patients with exercise-induced angina pectoris：a double-blind parallel group comparison of different classes of calcium channel blockers[J]. Br J Clin Pharmacol，1999，47（5）：493-498.

［32］TARDIF J C，PONIKOWSKI P，KAHAN T，et al. Efficacy of the I_f current inhibitor ivabradine in patients with chronic stable angina receiving beta-blocker therapy：a 4-month，randomized，placebo-controlled trial[J]. Eur Heart J，2009，30（5）：540-548.

［33］TARDIF J C，PONIKOWSKI P，KAHAN T. Effects of ivabradine in patients with stable angina receiving β-blockers according to baseline heart rate：an analysis of the ASSOCIATE study[J]. Int J Cardiol，2013，168（2）：789-794.

［34］FOX K，FORD I，STEG P G，et al. Ivabradine for patients with stable coronary artery disease and left-ventricular systolic dysfunction（BEAUTIFUL）：a randomised，double-blind，placebo-controlled trial[J]. Lancet，2008，372（9641）：807-816.

［35］FOX K，FORD S P G，TENDERA M，et al. Heart rate as a prognostic risk factor in patients with coronary artery disease and left-ventricular systolic dysfunction（BEAUTIFUL）：a subgroup analysis of a randomised controlled trial[J]. Lancet，2008，372（9641）：817-821.

［36］FOX K，FORD I，STEG P G，et al. Relationship between ivabradine treatment and cardiovascular outcomes in patients with stable coronary artery disease and left ventricular systolic dysfunction with limiting angina：a subgroup analysis of the randomized，controlled BEAUTIFUL trial[J]. Eur Heart J，2009，30（19）：2337-2345.

［37］FOX K，FORD I，STEG P G，et al. Ivabradine in stable coronary artery disease without clinical heart failure[J]. N Engl J Med，2014，371（12）：1091-1099.

［38］WERDAN K，EBELT H，NUDING S，et al. Ivabradine in combination with beta-blocker improves symptoms and quality of life in patients with stable angina pectoris：results from the ADDITIONS study[J]. Clin Res Cardiol，2012，101（5）：365-373.

［39］FIHN S D，GARDIN J M，ABRAMS J，et al. 2012 ACCF/AHA/ACP/AATS/PCNA/SCAI/STS guideline for the diagnosis and management of patients with stable ischemic heart disease：a report of the American College of Cardiology Foundation/American Heart Association task force on practice guidelines，and the American College of Physicians，American Association for Thoracic Surgery，Preventive Cardiovascular Nurses Association，Society for Cardiovascular Angiography and Interventions，and Society of Thoracic Surgeons[J]. Circulation，2012，126（25）：e354-e471.

［40］Task Force Members，MONTALESCOT G，SECHTEM U，et al. 2013 ESC guidelines on the management of stable coronary artery disease：the Task Force on the management of stable coronary artery disease of the European Society of Cardiology[J]. Eur Heart J，2013，34（38）：2949-3003.

第13章 ACEI 类药物

血管紧张素转化酶（ACE）是肾素 - 血管紧张素 - 醛固酮（RAS）系统中的一个关键环节，ACE 的主要作用是将血管紧张素 I（Ang I）转化为具有强烈缩血管作用的血管紧张素 II（Ang II），此外 ACE 还能够催化具有扩血管作用的缓激肽等肽类物质降解。Ang II 的作用非常广泛，包括收缩血管，刺激去甲肾上腺素、肾上腺素、醛固酮、加压素和内皮素 1 的释放，增加交感神经活性，刺激血小板黏附和聚集，增加黏附分子、趋化蛋白、细胞因子和纤溶酶原激活物抑制物 1 的表达，抑制内皮细胞的一氧化氮合酶，促进心肌细胞肥大，刺激血管平滑肌细胞移行和增生，增加细胞外基质蛋白及金属蛋白酶的合成，增加多种生长因子的生成，加速动脉粥样硬化等。

血管紧张素转化酶抑制剂（ACEI）主要的药理作用是通过竞争性抑制 ACE 而发挥抑制 ACE 活性，减少 Ang II 的生成，降低循环和局部的 Ang II 水平，减少缓激肽的降解，增高缓激肽的水平，增加一氧化氮和有血管活性的前列环素、前列腺素 E 的释放。ACEI 还能阻断血管紧张素 -（1-7）的降解，使其水平增加，从而通过加强刺激血管紧张素 -（1-7）受体进一步起到扩张血管及抗增生作用。ACEI 通过降低心室前、后负荷，预防压力负荷过重导致心肌细胞凋亡；抑制交感神经活性，抑制醛固酮诱导的心肌肥厚、间质纤维化；逆转高血压患者的心脏肥厚，并改善舒张功能。此外，ACEI 还能够改善血压正常的冠心病患者的血管内皮功能异常；减轻心肌梗死后的心室重构，改善冠心病的预后。

ACEI 可根据其与 ACE 分子表面锌原子相结合的活性基团，分成巯基类、羧基类和膦酸基类三类（表 6-13-1）。各种 ACEI 的吸收率变化很大（25% ~ 75%），食物不影响吸收，口服后血药浓度达峰时间为 1 ~ 10 小时。大多数 ACEI 及其代谢产物主要经肾排泄，故肾功能异常时 [肌酐清除率 ≤30ml/（min·1.73m^2）] 需要调小剂量。

表 6-13-1 ACEI 分类及药代动力学特点

药物	半衰期 /h	谷峰比（T/P）/%	经肾排泄 /%	日剂量 /mg	标准给药方法 /(次·d^{-1})
巯基类					
卡托普利	2	25	95	12.5 ~ 100	3
膦酰基类					
福辛普利	12	64	50	10 ~ 40	1
羧基类					
贝那普利	11	40	88	5 ~ 40	1
培哚普利	3 ~ 10			4 ~ 8	1
雷米普利	13 ~ 17	50 ~ 63	60	2.5 ~ 10	1
依那普利	11	40 ~ 64	88	5 ~ 40	1
西拉普利	10		80	1.25 ~ 5	1
咪达普利	8			2.5 ~ 10	1
赖诺普利	12	30 ~ 70	70	2.5 ~ 20	1
群多普利	16 ~ 24	50 ~ 100	50	1 ~ 4	1

一、重要的临床研究

ACEI 类药物在急性心肌梗死（AMI）、稳定性冠心病中有众多的临床研究。

AMI 早期干预试验多为短期研究，包括第二次新斯堪的纳维亚依那普利生存协作研究（CONSENSUS-2）、第四次心肌梗死生存率国际研究（ISIS-4）、第三次意大利急性心肌梗死研究（GISSI-3）、心肌梗死后生存率长期评价（SMILE）、第一次中国心脏研究（CCS-1）和 FAMIS 研究。ACEI 晚期干预试验包括 SAVE、急性心肌梗死雷米普利研究（AIRE）、群多普利心脏评价研究（TRACE）。这两类临床研究结果均显示，ACEI 可降低心肌梗死后患者的死亡率。

心肌梗死协作组汇总分析了 CONSENSUS-Ⅱ、GISSI-3、ISIS-4、CCS-1 四项急性心肌梗死早期干预试验（AMI 36 小时内使用 ACEI），共 98 496 名 AMI 患者，ACEI 用药 4~6 周，ACEI 组和安慰剂组 30 天死亡率分别为7.1% 和 7.6%，相对风险下降 7%，相当于用 ACEI 治疗 1 000 例患者 4~6 周，可以减少 4.8 例死亡[1]，表明早期使用 ACEI 可显著降低急性心肌梗死患者 30 天内死亡率，其中前壁梗死和伴有心力衰竭等高危患者获益更大。

晚期干预试验（AMI 48 小时后使用 ACEI）：这些试验入选 AMI 后有心力衰竭或左室收缩功能异常的高危患者，ACEI 治疗开始较晚，但持续时间较长，患者获得较大的益处。Flather 等[2] 汇总分析 SAVE、AIRE 和 TRACE三项临床试验，共 12 763 例患者，平均治疗 35 个月，ACEI 治疗使心肌梗死后患者的总死亡率较对照组降低26%，相当于每 1 000 例患者治疗 35 个月可避免大约 60 例死亡。此外，再发心肌梗死减少 20%，心力衰竭再住院减少 27%。

OASIS 登记试验[3] 分析，中国地区所有入选的非 ST 段抬高急性冠脉综合征（NSTE-ACS）患者 2 年随访结束时，联合终点事件（包括死亡、新发心肌梗死及脑卒中）的发生与多种因素（包括患者基础特征及就诊状态、主要治疗措施、用药情况等）之间的关系。结果显示，NSTE-ACS 患者住院期间早使用 ACEI，能改善 NSTE-ACS 患者的预后。MITRA PLUS 研究[4] 显示，对于 >70 岁、入院前 24 小时内未行 PCI 治疗的 ST 段抬高心肌梗死（STEMI）患者，雷米普利组住院死亡率和非致死性心脑血管事件的发生率明显低于未使用雷米普利组。FAMIS 研究[5] 对 285 例经溶栓治疗前壁 AMI 患者在发病 9 小时内随机给予福辛普利和安慰剂治疗，经过 2 年的随访发现，福辛普利组死亡率和中重度心力衰竭发病率较安慰剂组降低 30%，入院无心力衰竭的患者福辛普利组 2 年心力衰竭发病率下降 34.1%，2 年死亡和心力衰竭发病率下降 29.1%。研究表明，早期溶栓联合福辛普利治疗可降低心力衰竭和死亡联合终点。

稳定性冠心病 ACEI 研究包括心脏预后预防试验（HOPE）、培哚普利降低稳定性冠心病患者心脏事件欧洲试验（EUROPA）、ACEI 预防事件（PEACE）、SECURE 研究、APRES 研究、PHYLLIS 研究等。研究显示，ACEI显著降低冠状动脉疾病患者的心血管终点事件。HOPE 研究[6] 纳入 9 297 例具有心脑血管病或有一项其他心血管危险因素的糖尿病，而同时无心功能不全的心血管高危患者，平均随访 5 年。雷米普利治疗组主要终点事件（心血管死亡、心肌梗死和脑卒中）较安慰剂组下降 22%。EURPOPA 研究[7] 纳入 12 218 例无心力衰竭的稳定性冠心病患者，在冠心病常规药物治疗基础上，随机分为培哚普利组或安慰剂组，平均随访 4.2 年。结果显示，与安慰剂组相比，培哚普利组主要终点事件（心血管死亡、心肌梗死或心搏骤停）的相对危险下降 20%。但PEACE 研究[8] 结果则显示，群多普利组患者主要终点事件（心血管死亡、非致死性心肌梗死和冠状动脉血运重建）的相对危险比安慰剂组仅降低 4%，差异无统计学意义。进一步分析 PEACE 试验未发现显著性差异的原因，发现 PEACE 研究中安慰剂组年事件发生率低于 HOPE 研究和 EURPOPA 研究，接受的基础治疗也更为充分。Dagenais 等[9] 对 HOPE、EUROPA 及 PEACE 研究三项临床试验荟萃分析表明，无心力衰竭或左室收缩功能不全的稳定性冠心病患者 ACEI 治疗显著降低心血管终点事件，其获益与伴有心力衰竭或左室收缩功能不全的患者相似。PHYLLIS 研究[10] 对轻度高血压、高胆固醇血症并伴无症状性动脉粥样硬化患者使用福辛普利，平均随访 2.6 年，研究显示 ACEI 治疗可延缓颈动脉粥样硬化进展。因此，在所有动脉粥样硬化患者中应考虑使用 ACEI。

二、指南推荐

2011 年美国冠状动脉及其他动脉粥样硬化性血管疾病二级预防指南[11]指出，对于左室射血分数下降或合并高血压、糖尿病及慢性肾脏病的冠心病患者，ACEI 均应长期应用（Ⅰ类推荐，A 级证据）。

2013 年美国心脏协会 / 美国心脏病学会（ACC/AHA）STEMI 指南[12] 指出，前壁心肌梗死、心力衰竭或左室射血分数（LVEF）低于 40% 的 STEMI 患者在 24 小时内要给予 ACEI，除非有禁忌证。

2014 年 ACC/AHA 非 ST 段抬高急性冠脉综合征（NSTE-ACS）临床治疗指南[13] 指出，除非有禁忌证，所有 LVEF 低于 40% 以及伴有高血压、糖尿病，或稳定的慢性肾脏病的 NSTE-ACS 患者，应该尽早和长期使用 ACEI（A 级证据）。

2014 年欧洲心脏病学会 / 欧洲心胸外科学会心肌血运重建治疗指南[14] 指出，所有伴有心力衰竭、高血压或者糖尿病的冠心病患者均推荐使用 ACEI（Ⅰ类推荐，A 级证据）。

2015 年 ACC/AHA/ASH 发表联合声明[15]，对于合并有冠心病（包括稳定型心绞痛、急性冠脉综合征、心力衰竭）的高血压患者，ACEI 作为一线首选药物[15]。

2015 年中国急性 ST 段抬高心肌梗死诊断和治疗指南[16] 指出，ACEI 主要通过影响心肌重构、减轻心室过度扩张而减少慢性心力衰竭的发生，降低死亡率，建议所有无禁忌证的 STEMI 患者均应早期给予并 ACEI 长期治疗（Ⅰ类推荐，A 级证据）。不能耐受 ACEI 者用 ARB 替代（Ⅰ类推荐，B 级证据）。不推荐常规联合应用 ACEI 和 ARB；可耐受 ACEI 的患者，不推荐常规用 ARB 替代 ACEI。

2016 年血管紧张素转换酶抑制剂在冠心病患者中的应用中国专家共识[17] 指出，STEMI 发病 24 小时内，在无禁忌证的情况下，建议早期（24 小时内）应用 ACEI。除非有禁忌证，所有 AMI 后的患者都需要长期使用 ACEI，所有 NSTE-ACS 患者均应接受 ACEI 治疗。对于有心肌梗死病史或冠状动脉血运重建病史等高危因素的稳定性冠心病患者，应该长期应用 ACEI 进行二级预防。对于低危的稳定性冠心病患者，ACEI 长期治疗也能获益。共识强调，冠心病患者应用 ACEI 应遵循 3R 原则，即 right time（早期、全程和足量）、right patient（所有冠心病患者只要可以耐受，ACEI 均应使用）、right drug（选择安全、依从性好的 ACEI）。

三、使用时应注意的问题

（一）应用方法

急性冠脉综合征患者 ACEI 治疗应从小剂量开始，应视病情逐渐增加剂量。早期建议应用短效 ACEI，如应用卡托普利，首剂给予 6.25mg，能耐受者 2 小时后给予 12.5mg，10 ~ 12 小时后 25mg，然后增至 50mg、2 次 /d[17]，血流动力学稳定患者建议转换为长效 ACEI，通常在 24 ~ 48 小时内用到足量。

CONSENSUS-2 试验[18] 入选 6 090 例发病后 24 小时内的前壁 AMI 患者，随机分组接受依那普利或安慰剂治疗。依那普利组患者先静脉滴注依那普利，随后口服依那普利。依那普利组有较多患者发生低血压，1 个月及 6 个月的死亡率均略高于安慰剂组，但差异无统计学意义。因此，AMI 患者不建议采用首剂静脉注射 ACEI 方案。

稳定性冠心病患者 ACEI 应用剂量也建议采用逐渐递增的方法，从小剂量开始，逐渐递增直至目标剂量。对老年人、慢性肾脏病、糖尿病及血压偏低的患者，特别注意缓慢递增剂量，注意监测血压、肾功能及电解质，避免剂量激增过度降压，影响肾脏血流灌注，造成肾功能损伤、高钾血症。

IMAGINE 研究发现，对于不合并左心室功能障碍、胰岛素依赖型糖尿病及肾功能不全的冠状动脉旁路移植（CABG）术后患者，使用 ACEI 后主要复合终点事件发生率显著增加，不良事件（如低血压）发生率也有所增加[19]。在该研究纳入的特定人群中，CABG 术后早期应用 ACEI 类药物反而会给患者带来危害而非受益。因此，2015 年《美国心脏协会冠状动脉旁路移植术二级预防共识》[20] 建议，对于存在近期心肌梗死、左心室功能不全、糖尿病或慢性肾脏病的患者，在 CABG 术后使用 ACEI；而对于不合并近期心肌梗死、左心室功能不全、糖尿病或慢性肾脏病的患者，不建议长期使用 ACEI（Ⅲ类推荐，B 级证据）。

（二）ACEI 常见不良反应的监测和处理意见

ACEI 类药物在临床应用过程中可能出现咳嗽、皮疹、急性肾损伤、高钾血症、低血压及血管神经性水肿等不良反应。

1. 咳嗽 是 ACEI 最常见的不良反应，咳嗽多发生在服药后 1 周左右至数月之内，非剂量依赖性，表现为刺激性干咳，程度不一，阵发性发作，以夜间为重，女性多于男性，特别在老年患者和亚洲患者中发生率较高。注意鉴别 ACEI 所致的咳嗽与呼吸系统感染等疾病所致的咳嗽，一般根据用药史不难作出判断，ACEI 所致的咳嗽血常规、X 线等辅助检查为阴性结果，一般镇咳、祛痰、消炎等药物无效，停用 ACEI 类药物后咳嗽可明显减轻或消失。ACEI 咳嗽机制尚未完全阐明，一般认为 ACEI 抑制缓激肽的降解，激肽类物质在组织中发生积聚，通过多种途径诱发咳嗽。若咳嗽反应程度不重，患者能耐受，应继续坚持应用。对于 ACEI 诱发的持续性或不能耐受的咳嗽，可将 ACEI 更换为血管紧张素受体拮抗剂（ARB）类药物。

2. **低血压**　多发生在首剂给药或加量之后，一些患者在给予 ACEI 首剂治疗后出现血压迅速下降，这种效应被称为"首剂低血压"，多见于慢性心力衰竭患者，多数患者无症状，因此 ACEI 首剂给药或加量后应注意监测血压，若患者无症状，可在密切监测下继续使用；有症状的低血压患者，调整 ACEI 剂量前，可先评估是否合用其他有降压作用的药物如硝酸酯类、钙通道阻滞剂等，若有，可先调整此类药物。慢性心力衰竭患者还需评估容量负荷，若无液体潴留，可考虑利尿剂减量或暂时停用，低钠血症患者可酌情增加食盐摄入。

3. **高钾血症**　ACEI 通过抑制醛固酮释放而导致血钾升高，尤其在肾功能不全且使用保钾利尿剂及补钾药患者易发生高钾血症。使用 ACEI 时，应注意定期监测血钾。2016 年血管紧张素转换酶抑制剂在冠心病患者中的应用中国专家共识[17] 建议，轻度高钾血症（≤6.0mmol/L）可继续治疗，但应加强监测。当血钾＞6.0mmol/L 时，应停用 ACEI。

4. **急性肾损伤**　ACEI 通过扩张肾小球出球小动脉，导致肾脏灌注压降低而引起肾功能损伤，急性肾损伤易发生双侧肾动脉狭窄、孤立肾、移植肾及心力衰竭患者过度利尿血容量不足等情况下。用药后，应定期监测肾功能、电解质，最初 2 个月血肌酐、尿素氮水平可升高，升幅＜30% 为预期正常反应，可继续治疗；升幅＞30% 为异常反应，提示肾缺血，应停药，寻找缺血病因并设法排除，待肌酐恢复后再用。老年心力衰竭及原有肾脏损害的患者使用 ACEI 时特别需要加强监测，以便及时发现肾损伤，及时减量或停用 ACEI。

5. **血管性水肿**　罕见，但有致命危险。多发生在治疗第 1 个月内。一旦发生血管性水肿，应立即停药，并给予抗过敏等对症处理。另外，应终身避免应用所有的 ACEI。

6. **胎儿畸形**　妊娠中晚期妇女服用 ACEI 可引起胎儿畸形，包括羊水过少、胎儿肺发育不良、生长延缓、肾脏发育障碍、新生儿无尿及新生儿死亡等。

7. **ACEI 禁忌证**　血管性水肿、ACEI 过敏、妊娠和双侧肾动脉狭窄为 ACEI 绝对禁忌证。血钾＞6.0mmol/L、血肌酐增幅＞50% 或＞265μmol/L（3mg/dl）时，应停用 ACEI。轻度肾功能不全（肌酐＜265μmol/L）、轻度高钾血症（≤6.0mmol/L）或相对低血压（收缩压＜90mmHg）不是 ACEI 治疗的禁忌证，但应注意监测肾功能。左心室流出道梗阻的患者（如主动脉瓣狭窄及梗阻性肥厚型心肌病）不宜使用 ACEI。

（曾学寨　刘德平）

参 考 文 献

[1] ACE Inhibitor Myocardial Infarction Collaborative Group. Indications for ACE inhibitors in the early treatment of acute myocardial infarction: systematic overview of individual data from 100,000 patients in randomized trials[J]. Circulation, 1998, 97(22): 2202-2212.

[2] FLATHER M D, YUSUF S, KOBER L, et al. Long-term ACE-inhibitor therapy in patients with heart failure or left-ventricular dysfunction: a systematic overview of data from individual patients[J]. Lancet, 2000, 355(9215): 1575-1581.

[3] 梁岩，朱俊，谭慧琼，等. 中国非 ST 段抬高急性冠状动脉综合征患者二年随访终点事件的影响因素分析 [J]. 中华心血管病杂志, 2009, 37: 580-584.

[4] SZABO S, ZEYMER U, GITT A, et al. Benefit of onsite reperfusion therapy or transfer to primary PCI in STEMI patients admitted to hospitals without catheterization laboratory. Results of the MITRA PLUS Registry[J]. Acute Card Care, 2007, 9(2): 87-92.

[5] BORGHI C, MARINO P, ZARDINI P, et al. Post acute myocardial infarction: the Fosinopril in Acute Myocardial Infarction Study (FAMIS)[J]. Am J Hypertens, 1997, 10(10 Pt 2): 247S-254S.

[6] Heart Outcomes Prevention Evaluation Study Investigators. Effects of ramipril on cardiovascular and microvascular outcomes in people with diabetes mellitus: results of the HOPE study and MICRO-HOPE substudy[J]. Lancet, 2000, 355(9200): 253-

259.

［7］ FOX K M，EURopean trial On reduction of cardiac events with Perindopril in stable coronary Artery disease Investigators. Efficacy of perindopril in reduction of cardiovascular events among patients with stable coronary artery disease：randomised，double-blind，placebo controlled，multicentre trial（the EUROPA study）［J］. Lancet，2003，362(9386)：782-788.

［8］ BRAUNWALD E，DOMANSKI M J，FOWLER S E，et al. Angiotensin-converting-enzyme inhibition in stable coronary artery disease[J]. N Engl J Med，2004，351(20)：2058-2068.

［9］ MANCIA G，PARATI G，REVERA M，et al. Statins，antihypertensive treatment，and blood pressure control in clinic and over 24 hours：evidence from PHYLLIS randomised double blind trial[J]. BMJ，2010，340：c1197.

［10］ DAGENAIS G R，POGUE J，FOX K，et al. Angiotensin-converting-enzyme inhibitors in stable vascular disease without left ventricular systolic dysfunction or heart failure：a combined analysis of three trials[J]. Lancet，2006，368(9535)：581-588.

［11］ SMITH S C Jr，BENJAMIN E J，BONOW R O，et al. AHA/ACCF secondary prevention and risk reduction therapy for patients with coronary and other atherosclerotic vascular disease：2011 update：a guideline from the American Heart Association and American College of Cardiology Foundation[J]. Circulation，2011，124(22)：2458-2473.

［12］ O'GARA P T，KUSHNER F G，ASCHEIM D D，et al. 2013 ACCF/AHA guideline for the management of ST-elevation myocardial infarction：a report of the American College of Cardiology Foundation/American Heart Association Task Force on Practice Guidelines[J]. J Am Coll Cardiol，2013，61：e78-e140.

［13］ AMSTERDAM E A，WENGER N K，BRINDIS R G，et al. 2014 AHA/ACC guideline for the management of patients with non ST-elevation acute coronary syndromes：a report of the American College of Cardiology/American Heart Association Task Force on Practice Guidelines[J]. J Am Coll Cardiol，2014，64：e139-e228.

［14］ WINDECKER S，KOLH P，ALFONSO F，et al. 2014 ESC/EACTS Guidelines on myocardial revascularization：The Task Force on Myocardial Revascularization of the European Society of Cardiology（ESC）and the European Association for Cardio-Thoracic Surgery（EACTS）Developed with the special contribution of the European Association of Percutaneous Cardiovascular Interventions（EAPCI）[J]. Eur Heart J，2014，35(37)：2541-2619.

［15］ ROSENDORFF C，LACKLAND D T，ALLISON M，et al. Treatment hypertension in patients with coronary artery disease：a scientific statement from the American Heart Association，American College of Cardiology，and American Society of Hypertension[J]. J Am Soc Hypertens，2015，9：453-498.

［16］ 中华医学会心血管病学分会. 2015 急性 ST 段抬高型心肌梗死诊断和治疗指南 [J]. 中华心血管病杂志，2015，43（5）：380-393.

［17］ 中华医学会心血管病学分会. 血管紧张素转换酶抑制剂在冠心病患者中的应用中国专家共识 [J]. 中国循环杂志，2016，31：420-425.

［18］ SWEDBERG K，HELD P，KJEKSHUS J，et al. Effects of the early administration of enalapril on mortality in patients with acute myocardial infarction. Results of the Cooperative New Scandinavian Enalapril Survival Study Ⅱ（CONSENSUS Ⅱ）[J]. N Engl J Med，1992，327：678-684.

［19］ ROULEAU J L，WARNICA W J，BAILLOT R，et al. Effects of angiotensin converting enzyme inhibition in low-risk patients early after coronary artery bypass surgery[J]. Circulation，2008，117：24-31.

［20］ KULIK A，RUEL M，JNEID H，et al. Secondary prevention after coronary artery bypass graft surgery：a scientific statement from the American Heart Association[J]. Circulation，2015，131：927-964.

第14章 ARB 类药物

一、血管紧张素 II 及其受体

血管紧张素 II（Ang II）是机体稳态的重要调节因子，通过其受体影响血压、交感神经活性、电解质及液体平衡，亦在冠心病等心血管疾病的发生、发展中发挥重要作用。目前发现 Ang II 受体至少存在 4 个亚型，分别为 AT_1、AT_2、AT_3 和 AT_4，研究较多、较充分的是 AT_1 和 AT_2 受体，而对 AT_3 和 AT_4 受体的作用知之甚少。AT_1 受体主要分布在血管、脑、心脏、肾、肾上腺和神经组织中，可产生血管收缩、促进钠潴留、抑制肾素分泌、促进内皮素和血管升压素分泌和释放、激活交感神经、促进心肌细胞肥厚、刺激血管和心脏纤维化、增加心肌收缩力、诱发心律失常、刺激纤溶酶原激活物抑制剂 1 以及刺激过氧化物形成等作用，AT_2 受体主要分布在肾上腺、心脏、脑、子宫肌层、胎儿和损伤组织中，具有血管扩张、抗增殖/抑制细胞生长、细胞分化、组织修复、凋亡等效应[1-2]。

二、分子结构

目前临床使用的血管紧张素受体阻滞剂（angiotensin receptor blocker，ARB）均为非肽类药物，虽然都拥有与第一个上市的 ARB 类药物氯沙坦相似的共同活性结构，但是其化学结构各不相同。一般根据其化学结构的不同可分为 2 类：①联苯四氮唑类，包括氯沙坦（losartan）、缬沙坦（valsartan）、厄贝沙坦（irbesartan）、坎地沙坦酯（candesartan cilexetil）、他索沙坦（tasosartan）及阿齐沙坦酯（azilsartan medoxomil）；②非联苯四氮唑类，包括依普罗沙坦（eprosartan）及替米沙坦（telmisartan）。临床常用的 ARB 分子结构如图 6-14-1[1-2]。

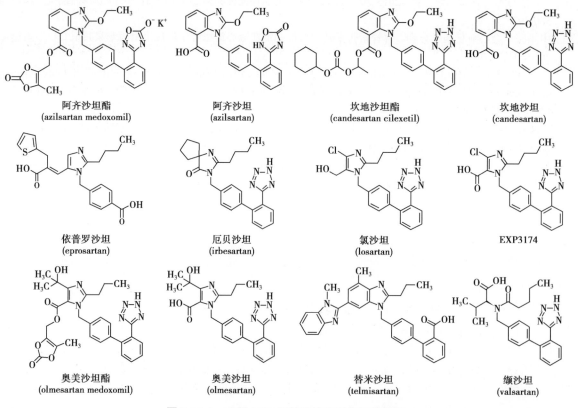

图 6-14-1　不同 ARB 及其活性代谢产物的结构

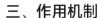

三、作用机制

目前用于临床的 ARB 均是通过选择性阻滞 Ang Ⅱ 与 AT₁ 受体结合，从而阻断了 Ang Ⅱ 的病理生理作用（收缩血管、升高血压、促进醛固酮分泌、水钠潴留、交感神经兴奋等作用），产生与血管紧张素转换酶抑制剂（ACEI）相似的药理学作用。另外，由于 Ang Ⅱ 合成反馈性增加，循环与组织中 Ang Ⅱ 水平升高，更多作用于 AT₂ 受体，产生扩血管、抗细胞增殖、调节细胞凋亡等作用。某些 ARB，尤其是替米沙坦，可与过氧化物酶体增殖物激活受体（peroxisome proliferator-activated receptor, PPAR）结合，作为部分激动剂激活 PPAR-γ，可能对改善胰岛素抵抗具有一定的临床意义 [1-2]。

四、药代动力学

所有 ARB 类药物口服后均吸收迅速，达峰时间多在 0.5 ~ 2 小时；阿齐沙坦、阿齐沙坦酯、厄贝沙坦和替米沙坦较坎地沙坦酯、依普罗沙坦、氯沙坦、奥美沙坦酯、缬沙坦拥有更高的生物利用度 [（60 ~ 80）% *vs.*（15 ~ 30）%]，同时进餐仅对缬沙坦的吸收有较大影响（减少约 40%），而对其他 ARB 均无明显影响。阿齐沙坦酯、坎地沙坦酯和奥美沙坦酯为前体药，在吸收过程中完全转化为其相应的代谢产物，口服给药后循环血液中检测不到前体药；而氯沙坦和其代谢产物 EXP3174 均可在人体血浆中检测到，且浓度相似。

不同 ARB 在体内的分布容积差别很大，坎地沙坦最小（0.13L/kg），依普罗沙坦较高（308L），替米沙坦最大（500L），可能对其整体组织分布具有重要意义。所有 ARB 类药物都与血浆蛋白高度结合（基本上均 >95%）。

尽管不同的 ARB 药物动力学相似，但是其代谢途径差异较大。阿齐沙坦主要通过 CYP2C9 代谢，代谢产物无药物活性。坎地沙坦和依普罗沙坦主要以原形排泄，基本不通过 P450 酶系代谢，治疗浓度下亦对 P450 酶无影响。厄贝沙坦主要通过葡萄糖醛酸苷结合和氧化（体外研究发现其氧化主要通过 CYP2C9）途径代谢，不是其他 CYP 同工酶的诱导剂或抑制剂。氯沙坦通过广泛的 P450 相关首关代谢后产生 EXP3174，是阻滞 AT₁ 受体的主要活性物质，其代谢具有高度的种属特异性和个体差异。体外研究提示，CYP2C9 和 CYP3A4 参与了氯沙坦的生物转化。奥美沙坦酯口服后迅速、完全转化为奥美沙坦，后者无须进一步代谢。替米沙坦口服后大部分以原形存在，P450 酶系并不参与其代谢。缬沙坦给药后只有大约 20% 转化为代谢产物，体外研究提示缬沙坦对 P450 酶无抑制作用。

不同 ARB 在体内的清除途径各异，同时需要考虑患者是否存在肝、肾功能受损。氯沙坦、坎地沙坦和厄贝沙坦由肝、肾两种途径代谢，60% 以上随粪便排出，其余由尿排泄；替米沙坦几乎全部由肝脏清除，并迅速由胆汁排泄。缬沙坦和依普罗沙坦不依赖于肝脏代谢，绝大部分经消化道清除，约 70% 以原形从粪便排出。缬沙坦、依普罗沙坦和替米沙坦不经 P450 同工酶代谢。目前所有 ARB 中氯沙坦半衰期最短（2 小时），其代谢产物 EXP3174 半衰期为 6 ~ 9 小时；替米沙坦半衰期最长（达 24 小时），大多数 ARB 半衰期在 10 ~ 20 小时。

总体而言，年龄、性别和种族对 ARB 的药代动力学会有不同程度的影响，老年人和女性通常有更高的峰值血药浓度（Cmax）和曲线下面积（AUC）（例如，坎地沙坦在 65 岁以上人群中的 Cmax 和 AUC 较年轻者分别升高 50% 和 80%；依普罗沙坦在老年人的 Cmax 和 AUC 较年轻者分别升高大约 2 倍），但是一般不需要进行用药剂量调整。传统上 ARB 对肾功能受损具有有益作用而被列为肾保护药，但是肝功能及肾功能不全对 ARB 药代动力学影响较大，此类患者临床应用时需注意剂量调整和监测 [1-2]。

五、重要的临床研究

（一）ELITE Ⅱ试验

ELITE Ⅱ试验是一项随机双盲对照试验，共入选 ≥60 岁、LVEF≤40% 的心力衰竭（NYHA Ⅱ ~ Ⅳ级）患者 3 152 例，在使用 β 受体阻滞剂的基础上随机分为氯沙坦组（*n*=1 578，氯沙坦滴定至 50mg、1 次/d）和卡托普利组（*n*=1 574，卡托普利滴定至 50mg、3 次/d），中位随访 555 天。结果发现，两组全因死亡率（年均死亡率：11.7% *vs.* 10.4%，*HR*=1.13，95%*CI* 0.95 ~ 1.35，*P*=0.16）和猝死或心搏骤停复苏的发生率（9.0% *vs.* 7.3%，*HR*=1.25，95%*CI* 0.98 ~ 1.60，*P*=0.08）均无差异。但是，氯沙坦组患者因不良反应中断治疗率明显低于卡托普利组（9.7% *vs.* 14.7%，*P*<0.001）[3]。

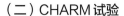

（二）CHARM 试验

CHARM 试验包括 3 个部分,分别称为 CHARM-Alternative、CHARM-Added 和 CHARM-Preserved,共入选 7 601 例≥18 岁的心力衰竭（NYHA Ⅱ～Ⅳ级）患者（其中 7 599 例资料可供分析）,主要终点为心血管死亡和心力衰竭恶化住院。CHARM-Alternative 研究入选 2 028 例 LVEF≤40%、不能耐受 ACEI 的症状性心力衰竭患者,随机分为坎地沙坦组（n=1 013）或安慰剂组（n=1 015）,中位随访 33.7 个月,两组分别有 334 例（33%）和 406 例（40%）发生主要终点事件,坎地沙坦组显著低于安慰剂组（未校正 HR=0.77,95%CI 0.67～0.89,P=0.000 4；校正后 HR=0.70,95%CI 0.60～0.81,P＜0.000 1）。两组停药率相似（坎地沙坦组 30% vs. 安慰剂组 29%,P=0.53）,但是坎地沙坦组患者因低血压、血肌酐升高或高钾血症而永久停药发生率显著高于安慰剂组。CHARM-Added 研究入选 2 548 例 LVEF≤40%、已经接受 ACEI 治疗的心力衰竭患者,随机分为坎地沙坦组（n=1 276）或安慰剂组（n=1 272）,中位随访 41 个月,两组分别有 483 例（38%）和 538 例（42%）发生主要终点事件,坎地沙坦组显著低于安慰剂组（未校正 HR=0.85,95%CI 0.75～0.96,P=0.011；校正后 P=0.010）,但是坎地沙坦组总死亡率与安慰剂相似（30% vs. 32%,P=0.086）,患者因不良反应或实验室检查异常（低血压、血肌酐升高或高钾血症等）而永久停药发生率显著高于安慰剂组（24% vs. 18%,P=0.000 3）。将 CHARM 试验 3 个部分汇总分析（称为 CHARM-Overall 研究）,患者随机分入坎地沙坦组（n=3 803）或安慰剂组（n=3 796）,中位随访 37.7 个月,主要终点为总死亡率。坎地沙坦组和安慰剂组分别有 886 例（23%）和 945 例（25%）死亡（未校正 HR=0.91,95%CI 0.83～1.00,P=0.055；校正后 HR=0.90,95%CI 0.82～0.99,P=0.032）,坎地沙坦组有更少的心血管死亡 [691 例（18%）vs. 769 例（20%）,未校正 HR=0.88,95%CI 0.79～0.97,P=0.012；校正后 HR=0.87,95%CI 0.78～0.96,P=0.006] 和心力衰竭再住院 [757 例（20%）vs. 918 例（24%）,P＜0.000 1]。但是,坎地沙坦组因肾功能恶化、低血压和高血钾而提前停药率显著高于安慰剂组[4-6]。

（三）VALIANT 试验

VALIANT 试验是国际多中心、随机、双盲、活性药物对照的大型临床试验,入选标准为年龄≥18 岁、急性心肌梗死后 0.5～10 天伴临床或放射影像学证据的心力衰竭或左室收缩功能不全患者,患者在基线时均已经接受很好的基础治疗,按 1:1:1 的比例随机分为缬沙坦组（n=4 909,缬沙坦 20～160mg,2 次/d）、卡托普利组（n=4 909,卡托普利 6.25～50mg,3 次/d）或联合治疗组（n=4 885,缬沙坦 20～80mg,2 次/d+ 卡托普利 6.25～50mg,3 次/d）,主要终点为全因死亡,次要终点包括心血管死亡、再次心肌梗死和因心力衰竭再住院。中位随访 24.7 个月,缬沙坦组、联合治疗组和卡托普利组分别有 979 例、941 例和 958 例死亡（缬沙坦 vs. 卡托普利,HR=1.00,97.5%CI 0.90～1.11,P=0.98；缬沙坦 + 卡托普利 vs. 卡托普利,HR=0.98,97.5%CI 0.89～1.09,P=0.73）。统计分析显示,缬沙坦在降低死亡（P=0.004）和致死及非致死性心血管事件复合终点（P＜0.001）方面均不劣于卡托普利。缬沙坦和卡托普利联合治疗组不良反应事件均明显多于单药治疗组；缬沙坦单药治疗组低血压和肾功能不全发生率高于卡托普利组,而咳嗽、皮疹和味觉障碍发生率显著低于卡托普利组。研究表明,缬沙坦在心肌梗死后心血管高危患者中的疗效与卡托普利相当；缬沙坦和卡托普利联合治疗不能进一步改善生存率,但不良事件发生率增加[7]。

（四）ONTARGET/TRANSCEND 试验

ONTARGET 试验共入选 25 620 例有冠心病、外周血管疾病、脑血管病、糖尿病伴靶器官损害,但无心力衰竭的心血管高危患者,随机分入替米沙坦组（n=8 542,80mg,1 次/d）、雷米普利组（n=8 576,10mg,1 次/d）或替米沙坦 + 雷米普利联合用药组（n=8 502,80mg,1 次/d+10mg,1 次/d）,中位随访 56 个月。试验的主要复合终点包括心血管疾病死亡、心肌梗死、脑卒中或心力衰竭住院。结果显示,替米沙坦组、雷米普利组和联合用药组的主要终点事件发生率无显著差异,分别为 16.7%（1 423 例）、16.5%（1 412 例）和 16.3%（1 386 例）。与雷米普利组相比,替米沙坦组患者咳嗽（1.1% vs. 4.2%,P＜0.001）及血管性水肿（0.1% vs. 0.3%,P=0.01）的发生率较低,而低血压症状（2.6% vs. 1.7%,P＜0.001）较多见；联合用药组低血压症状（4.8% vs. 1.7%,P＜0.001）、晕厥（0.3% vs. 0.2%,P=0.03）及肾功能不全（13.5% vs. 10.2%,P＜0.001）发生率均显著高于雷米普利组。研究表明,在心血管疾病或高危糖尿病患者中,替米沙坦的治疗效益与雷米普利相似,而血管性水肿发生率更低；联合使用这两种药物不增加疗效,却增加了不良反应事件[8]。

TRANSCEND 研究是为了证实 ARB 类药物替米沙坦治疗不能耐受 ACEI 的心血管高危患者的疗效优于

安慰剂。该研究共入选 5 926 例合并心血管疾病或糖尿病伴靶器官损害而有不能耐受 ACEI(主要原因为咳嗽，占 88.2%) 病史的患者，随机给予替米沙坦 80mg/d($n=2$ 954) 或安慰剂($n=2$ 972) 治疗，平均随访 56 个月。研究的主要终点为心血管死亡、心肌梗死、脑卒中或因心力衰竭住院的复合终点。结果显示，替米沙坦组平均血压较安慰剂组降低 4.0/2.2mmHg，但两组主要终点事件的发生率无显著差异。替米沙坦组和安慰剂组中分别有 465 例(15.7%) 和 504 例(17.0%) 患者发生主要终点事件($HR=0.92$，95%CI 0.81 ~ 1.05，$P=0.216$)。其中，替米沙坦组和安慰剂组的心血管死亡率分别为 7.7% 和 7.5%($P=0.778$)，心肌梗死发生率分别为 3.9% 和 5.0%($P=0.059$)，脑卒中发生率分别为 3.8% 和 4.6%($P=0.136$)，心力衰竭住院率分别为 4.5% 和 4.3%($P=0.694$)。因此，就主要终点而言，替米沙坦的疗效未能超越安慰剂。两组总死亡率(12.3% $vs.$ 11.7%，$P=0.491$)和新诊断的糖尿病发病率(11.0% $vs.$ 12.7%，$P=0.081$)亦无显著差异。替米沙坦组心血管原因住院率显著低于安慰剂组(30.3% $vs.$ 33.0%，$P=0.025$)[9]。

（五）BPLTTC(Blood Pressure Lowering Treatment Trialists' Collaboration)荟萃分析

BPLTTC 对 26 项有关 ACEI 和 ARB 与安慰剂或其他降压药物比较的大规模随机对照临床试验进行荟萃回归分析，比较 ACEI 和 ARB 对主要心血管事件(脑卒中、主要冠心病事件和心力衰竭)的血压依赖性和独立于血压的效果。共纳入 146 838 例高血压或心血管高危患者，随访中共发生 22 666 个主要心血管事件。分析显示，ACEI 和 ARB 有相似的血压依赖性心血管风险获益(血压下降产生的心血管事件减少)，同时也发现 ACEI 具有独立于血压的获益(超越于血压降低效果)，可使冠心病相对风险下降约 9%(95%CI 3% ~ 14%)，而 ARB 无类似效果，在这方面有证据表明 ACEI 和 ARB 存在不同($P=0.002$)，在脑卒中和心力衰竭方面 ACEI 和 ARB 均无独立于血压的效果(超越于血压降低效果)。研究表明，ACEI 和 ARB 对脑卒中、冠心病和心力衰竭风险有相似的血压依赖性效果；ACEI，而不是 ARB，对主要冠心病事件风险具有独立于血压的效果(超越于血压降低效果)[10]。

六、指南推荐

（一）稳定性冠心病

美国 AHA/ACC 冠心病及其他动脉粥样硬化性血管疾病二级预防指南 2011 年更新版推荐 ARB 类药物用于以下情况：合并心力衰竭或心肌梗死后左室射血分数(LVEF)≤40% 且血管紧张素转化酶抑制剂(ACEI)不耐受者，推荐使用 ARB(Ⅰ类推荐，A 级证据)；其他不能耐受 ACEI 者推荐使用 ARB(Ⅱa 类推荐，B 级证据)；合并收缩性心力衰竭的患者 ARB 与 ACEI 联合使用的证据不充分(Ⅱb 类推荐，A 级证据)。我国 2007 年发布的慢性稳定型心绞痛诊断与治疗指南中将 ACEI 类药物与阿司匹林、β 受体阻滞剂和他汀类药物作为改善预后的治疗加以推荐，限于当时的文献资料和临床证据，该指南没有提及 ARB 类药物。根据 2012 年美国 ACC/AHA 稳定性缺血性心脏病(SIHD)诊断和治疗指南，ARB 类药物推荐用于合并高血压、糖尿病、左室收缩功能不全或慢性肾脏病(CKD)以及有 ACEI 适应证但不能耐受 ACEI 的 SIHD 患者(Ⅰ类推荐，A 级证据)，其他不能耐受 ACEI 的患者使用 ARB 也是合理的(Ⅱa 类推荐，C 级证据)。2013 年欧洲稳定性冠心病处理指南对 ARB 类药物的推荐与美国指南相似，对于合并心力衰竭、高血压或糖尿病的稳定性冠心病患者不能耐受 ACEI 时，推荐使用 ARB 作为替代治疗(Ⅰ类推荐，A 级证据)[11-14]。

（二）急性冠脉综合征

对于急性 ST 段抬高心肌梗死(STEMI)患者，2013 年美国 ACC/AHA STEMI 处理指南推荐 ARB 用于有 ACEI 使用指征但又不能耐受 ACEI 者(Ⅰ类推荐，B 级证据)，推荐使用缬沙坦(20mg、2 次 /d 起始，如能耐受，逐渐滴定至 160mg、2 次 /d)。该指南推荐，所有前壁心肌梗死、心力衰竭或 LVEF≤40% 的 STEMI 患者如果没有禁忌证，均应在 24 小时内给予 ACEI 治疗(Ⅰ类推荐，A 级证据)；所有 STEMI 患者如果没有禁忌证，均可给予 ACEI(Ⅱa 类推荐，A 级证据)。2012 年欧洲 ESC STEMI 指南对 ARB 的推荐与上述美国指南相似，主要用于合并心力衰竭或左室收缩功能不全尤其不能耐受 ACEI 的患者，优选缬沙坦(Ⅰ类推荐，B 级证据)。对于非 ST 段抬高急性冠脉综合征(NSTE-ACS)，2014 年美国 ACC/AHA 指南推荐对合并心力衰竭或心肌梗死伴 LVEF<40% 而又不能耐受 ACEI 治疗的患者使用 ARB(Ⅰ类推荐，A 级证据)；其他合并心脏或其他血管疾病而又不能耐受 ACEI 的患者也可使用 ARB(Ⅱa 类推荐，B 级证据)。2015 年欧洲 ESC NSTE-ACS 指南同样推荐 ARB 作为 ACEI 的替代治疗或 ACEI 不耐受者，用于 LVEF≤40% 或伴有心力衰竭、高血压、糖尿病的

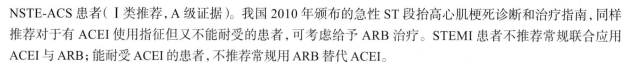

NSTE-ACS 患者（Ⅰ类推荐，A 级证据）。我国 2010 年颁布的急性 ST 段抬高心肌梗死诊断和治疗指南，同样推荐对于有 ACEI 使用指征但又不能耐受的患者，可考虑给予 ARB 治疗。STEMI 患者不推荐常规联合应用 ACEI 与 ARB；能耐受 ACEI 的患者，不推荐常规用 ARB 替代 ACEI。

综合国内外指南，冠心病（包括稳定性冠心病及急性冠脉综合征）患者，尤其合并心力衰竭、左室收缩功能不全、LVEF≤40%、高血压、糖尿病和慢性肾脏病的患者，推荐优先使用 ACEI，如不能耐受 ACEI，推荐使用 ARB[15-19]。

七、使用时应注意的问题

（一）用法用量

冠心病患者常使用多种药物或合并多种临床疾病，因此使用 ARB 类药物时宜从小剂量开始，并遵循个体化原则，按照指南推荐逐渐滴定至最佳或最大耐受剂量。临床常用的 ARB 类药物用法用量见表 6-14-1。

表 6-14-1　临床常用的 ARB 类药物用法用量

药物	推荐用法	常用剂量
氯沙坦	1 次 /d	50～100mg
缬沙坦	1 次 /d	80～160mg
厄贝沙坦	1 次 /d	150～300mg
替米沙坦	1 次 /d	40～80mg
坎地沙坦	1 次 /d	4～12mg
奥美沙坦	1 次 /d	20～40mg
依普罗沙坦	1 次 /d	400～800mg

（二）不良反应及处理原则

ARB 类药物不良反应较少，大多数患者耐受性良好。常见的不良反应包括头晕、头痛、高钾血症、低血压、腹痛、腹泻、皮疹、咳嗽、肝功能异常、肾功能损伤等，通常轻微且短暂，鲜有出现血管神经性水肿，一般不影响继续治疗。如出现过敏、高钾血症、肾功能恶化及明显低血压时，则需要停药，并给予相应处理。血容量不足或同时大量使用利尿剂将增加低血压的风险，使用 ARB 时应注意血容量的变化，出现低血压时应平卧，必要时输注生理盐水；联合使用 ACEI 或醛固酮受体阻滞剂将增加高钾血症风险，应尽量避免合用；长期使用 ARB 类药物者必须注意定期复查监测血钾及肌酐（肾功能）变化。同 ACEI 相似，ARB 类药物禁用于双侧肾动脉狭窄、妊娠妇女及高血钾患者。

（三）特殊临床情况时的使用[20]

1. 老年人　同年轻人相比，氯沙坦、阿齐沙坦和替米沙坦在老年人中的 Cmax 和 AUC 变化不大，而坎地沙坦、依普罗沙坦、厄贝沙坦和奥美沙坦在老年人中的 Cmax 和 AUC 则有不同程度的升高，但是这种药代动力学改变很少产生有临床意义的血压变化或其他效应，因此老年人使用 ARB 时，通常不需要进行剂量调整[1]。

2. 肝功能不全　不同的 ARB 代谢清除途径不同，临床用药时应注意肝功能不全可能产生的影响，必要时进行剂量调整。药代动力学资料表明，氯沙坦在肝硬化患者的血浆浓度明显增加，故对有肝功能损害病史的患者应考虑使用较低剂量。缬沙坦不经生物转化，约 70% 以原形经胆汁随粪便排泄，因此非胆管源性或非胆汁淤积性肝功能不全患者无须调整剂量；而胆汁淤积性肝功能不全或胆道梗阻患者缬沙坦清除率降低，此类患者服用缬沙坦时应特别慎重。替米沙坦主要通过胆汁排泄，肝功能不全使其清除率减低，因此不应用于胆汁淤积、胆道阻塞性疾病或严重肝功能不全的患者；对轻中度肝功能不全的患者也应慎用替米沙坦，此类患者应以小剂量开始，缓慢调整治疗剂量，用药不应超过 40mg/d。厄贝沙坦在轻中度肝功能损害的患者无须调整剂量，对严重肝功能损害的患者，目前尚无临床资料和经验。坎地沙坦用于肝功能障碍的患者时，应从小剂量开始，慎重用药。奥美沙坦在中度至显著肝功能不全患者,通常无须调整剂量[1]。

3. 肾功能不全　虽然一般认为肾素-血管紧张素系统(RAS)阻滞剂(ACEI或ARB)具有肾脏保护作用,但是敏感患者用药后可能会有肾功能改变,在某些情况下还可能导致肾功能恶化,因此在用药之前必须了解患者的肾功能状况,必要时进行剂量调整。肾损害患者包括透析的患者使用氯沙坦时,通常不必调整起始剂量。缬沙坦由于只有30%从肾排泄,故肾功能不全患者也通常无须调整剂量;目前尚没有严重肾功能不全[肌酐清除率<10ml/(min·1.73m²)]患者使用缬沙坦的资料,因此使用时仍需注意。替米沙坦在轻或中度肾功能受损的患者无须调整剂量,在严重肾功能损害或血液透析患者中的应用经验有限。厄贝沙坦在肾功能损伤患者无须调整剂量,但进行血液透析的患者,初始剂量可考虑使用低剂量(75mg)。坎地沙坦用于严重肾功能障碍患者时,应从小剂量(2mg)开始,并慎重用药。奥美沙坦在中度至显著肾功能不全[肌酐清除率<40ml/(min·1.73m²)]患者无须调整剂量。所有肾功能不全患者,尤其是肾功能依赖肾素-血管紧张素-醛固酮系统活性的患者(如严重的充血性心力衰竭),用ACEI或ARB治疗可能导致少尿和/或进行性氮质血症及急性肾衰竭,必须定期监测血钾及血肌酐水平[1]。

(四)ARB类药物最新进展

2016年ESC发布的慢性心力衰竭指南[21]纳入一类作用于RAAS和中性肽链内切酶的新型药物——血管紧张素受体脑啡肽酶抑制剂(angiotensin receptor-neprilysin inhibitor,ARNI),为高血压和心力衰竭的治疗提供了新的方案。其中,第一个药物是LCZ696。

1. 作用机制　ARNI是缬沙坦基团和沙库巴曲(脑啡肽酶抑制剂)相结合的单一物质分子,血管紧张素受体拮抗剂与脑啡肽酶抑制剂按照1∶1结合,通过抑制脑啡肽酶,延缓钠尿肽、缓激肽和其他肽类的降解。利钠肽(NPs)包括心房利钠肽(ANP)、B型脑钠肽(BNP)、C型利钠肽和尿扩张素(urodilatin),通过与利钠肽受体结合促cGMP生成增多而发挥生理作用,影响体内钠和液体平衡,且抑制RAAS,降低交感神经兴奋,并具有降压和抗增生纤维化作用。钠尿肽还可以抑制肾素和醛固酮分泌。减轻血管收缩、水钠潴留及心肌重构。

2. 相关研究　PARADIGM-HF研究对比了ARNI(沙库巴曲/缬沙坦)与ACEI(依那普利)治疗对心力衰竭发病率和死亡率的影响。结果显示,沙库巴曲/缬沙坦(97/103mg、2次/d)对降低心力衰竭恶化住院、心血管死亡和全因死亡,优于ACEI(依那普利10mg、2次/d)。另一项研究(PARAMOUNT-Ⅱ研究)显示,ARNI能够降低与HFpEF患者预后相关的氨基末端脑钠肽原(NT-proBNP)水平,同时可能对心力衰竭患者起到逆转心肌重构的作用。

3. 临床应用

(1)心力衰竭:根据最新指南,目前的心力衰竭可以分为射血分数保留的心力衰竭及射血分数降低的心力衰竭,在此分别论述。

1)射血分数保留的心力衰竭:目前此类心力衰竭的诊断尚有一定的争议,近期指南建议的诊断指标为,存在心力衰竭的症状或体征,左室射血分数基本正常,左心室舒张末期容积指数<97ml/m²,左心室舒张功能障碍的证据(如左心室充盈压升高或异常左心室舒张),和/或结构异常(如左心室肥厚、左心房扩大、心房颤动)与高BNP或NT-proBNP。研究认为,氧化应激和炎症在HFpEF的进展中发挥重要的作用,随着内皮功能受损,影响一氧化氮-环磷酸鸟苷蛋白-蛋白激酶G信号通路。研究证实,内皮细胞一氧化氮合酶(eNOS)激活物能够改善舒张功能,基质金属蛋白酶-9(MMP-9)抑制剂和硝酰基供体亦有改善舒张功能的作用。

2)射血分数降低的心力衰竭:PARADIGM-HF Ⅲ期临床研究发现,ARNI治疗射血分数降低的心力衰竭可减少心血管疾病死亡率、心力衰竭住院率和全因死亡率。

(2)高血压:ARNI具有更好的降压效果,同时通过影响肾小球出球、入球压力,对肾脏功能具有较好的保护作用。同时,ARNI具有减轻血管收缩、水钠潴留和心肌重构的作用。ARNI抑制心肌纤维化的作用更凸显心脏保护作用。

(3)脑卒中:ARB是已知的预防脑卒中后缺血性脑损伤的有效药物,脑啡肽酶抑制剂增加了利尿肽水平,也可防止脑损伤。

(4)代谢综合征:褐色脂肪组织分解受心房利钠肽影响,脑啡肽可诱导脂肪分解,增强白色脂肪组织向棕

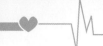

色脂肪组织转变。脑啡肽在小鼠和人的脂肪细胞通过 p38 MAPK 诱导棕色脂肪产热的程序。在糖尿病患者中，对于肥胖和心力衰竭，这是一个创造性的降低胰岛素抵抗方式，减轻肥胖和心力衰竭的症状。

4. 相关问题　在 PARADIGM-HF 试验中，尽管 ARNI 优于依那普利，但当在临床实践中用这种药物启动治疗时，仍然存在一些相关的安全问题。首先 ARNI 引起的症状性低血压更常见（在年龄≥75 岁的患者中，ARNI 组为 18%，而依那普利组为 12%）。此外，由于 ARNI 重叠使用 ACEI 和脑啡肽酶抑制剂导致血管性水肿的风险增加，而且 ACEI（ARB）与 ARNI 联合治疗是禁忌的 [22]。此外，ARNI 可能影响大脑中 β - 淀粉样肽的降解，理论上它能加速淀粉样沉积。长期安全性尚需进一步观察。

（张瑞生　王　征）

参 考 文 献

［1］ MICHEL M C，FOSTER C，BRUNNER H R，et al. A Systematic Comparison of the Properties of Clinically Used Angiotensin Ⅱ Type 1 Receptor Antagonists[J]. Pharmacol Rev，2013，65：809-848.

［2］ BURNIER M. Angiotensin Ⅱ Type 1 Receptor Blockers[J]. Circulation，2001，103：904-912.

［3］ PITT B，POOLE-WILSON P A，SEGAL R，et al. Effect of losartan compared with captopril on mortality in patients with symptomatic heart failure：randomised trial--the Losartan Heart Failure Survival Study ELITE Ⅱ [J]. Lancet，2000，355：1582-1587.

［4］ PFEFFER M A，SWEDBERG K，GRANGER C B，et al. Effects of candesartan on mortality and morbidity in patients with chronic heart failure：the CHARM-Overall programme[J]. Lancet，2003，362：759-766.

［5］ GRANGER C B，MCMURRAY J J，YUSUF S，et al. Effects of candesartan in patients with chronic heart failure and reduced left-ventricular systolic function intolerant to angiotensin-converting-enzyme inhibitors：the CHARM-Alternative trial[J]. Lancet，2003，362：772-776.

［6］ MCMURRAY J J，OSTERGREN J，SWEDBERG K，et al. Effects of candesartan in patients with chronic heart failure and reduced left-ventricular systolic function taking angiotensin-converting-enzyme inhibitors：the CHARM-Added trial[J]. Lancet，2003，362：767-771.

［7］ PFEFFER M A，MCMURRAY J J V，VELAZQUEZ E J，et al. Valsartan，Captopril，or Both in Myocardial Infarction Complicated by Heart Failure，Left Ventricular Dysfunction，or Both[J]. N Engl J Med，2003，349：1893-1906.

［8］ ONTARGET Investigators. Telmisartan，Ramipril，or Both in Patients at High Risk for Vascular Events[J]. N Engl J Med，2008，358（15）：1547-1559.

［9］ TRANSCEND Investigators. Effects of the angiotensin-receptor blocker telmisartan on cardiovascular events in high-risk patients intolerant to angiotensin-converting enzyme inhibitors：a randomised controlled trial[J]. Lancet，2008，372：1174-1183.

［10］ Blood Pressure Lowering Treatment Trialists' Collaboration. Blood pressure-dependent and independent effects of agents that inhibit the renin-angiotensin system[J]. J Hypertens，2007，25：951-958.

［11］ 中华医学会心血管病学分会，中华心血管病杂志编辑委员会 . 慢性稳定性心绞痛诊断与治疗指南 [J]. 中华心血管病杂志，2007，35：195-206.

［12］ SMITH S C，BENJAMIN E J，BONOW R O，et al. AHA/ACCF Secondary Prevention and Risk Reduction Therapy for Patients With Coronary and Other Atherosclerotic Vascular Disease：2011 Update[J]. J Am Coll Cardiol，2011，58（23）：2432-2446.

［13］ FIHN S D，GARDIN J M，ABRAMS J，et al. 2012 ACCF/AHA/ACP/AATS/PCNA/SCAI/STS Guideline for the Diagnosis and Management of Patients With Stable Ischemic Heart Disease[J]. J Am Coll Cardiol，2012，60：e44-e164.

［14］ MONTALESCOT G，SECHTEM U，ACHENBACH S，et al. 2013 ESC guidelines on the management of stable coronary artery disease[J]. Eur Heart J，2013，34：2949-3003.

［15］ O' GARA P T，KUSHNER F G，ASCHEIM D D，et al. 2013 ACCF/AHA Guideline for the Management of ST-Elevation Myocardial Infarction[J]. J Am Coll Cardiol，2013，61：e78-e140.

［16］ AMSTERDAM E A，WENGER N K，BRINDIS R G，et al. 2014 AHA/ACC Guideline for the Management of Patients

With Non-ST-Elevation Acute Coronary Syndromes[J]. J Am Coll Cardiol，2014，64：e139-e228.

［17］Task Force on the management of ST-segment elevation acute myocardial infarction of the European Society of Cardiology (ESC)，STEG P G，JAMES S K，et al. ESC Guidelines for the management of acute myocardial infarction in patients presenting with ST-segment elevation[J]. Eur Heart J，2012，33（20）：2569-2619.

［18］ROFFI M，PATRONO C，COLLET J P，et al. 2015 ESC Guidelines for the management of acute coronary syndromes in patients presenting without persistent ST-segment elevation[J]. Eur Heart J，2016，37：267-315.

［19］中华医学会心血管病学分会，中华心血管病杂志编辑委员会 . 急性 ST 段抬高型心肌梗死诊断和治疗指南 [J]. 中华心血管病杂志，2010，38：675-690.

［20］DÉZSI C A. Differences in the Clinical Effects of Angiotensin-Converting Enzyme Inhibitors and Angiotensin Receptor Blockers：A Critical Review of the Evidence[J].Am J Cardiovasc Drugs，2014，14（3）：167-173.

［21］YANCY C W，JESSUP M，BOZKURT B，et al. 2017 ACC/AHA/HFSA Focused Update of the 2013 ACCF/AHA Guideline for the Management of Heart Failure：A Report of the American College of Cardiology/American Heart Association Task Force on Clinical Practice Guidelines and the Heart Failure Society of America[J]. J Card Fail，2017，23（8）：628-651.

［22］邱爽 . 血管紧张素受体脑啡肽酶抑制剂在心力衰竭中的研究进展 [J]. 中国循环杂志，2015，30（11）：1131-1133.

第 15 章　硝酸酯类药物

　　硝酸酯类药物是治疗冠心病中的常用药物,1867 年英国医师 Lauder Brunton 发现给心绞痛患者吸入亚硝酸异戊酯可以缓解症状,由此开启了硝酸酯类药物抗心绞痛的历史。1879 年,英国医师 Murrell 首先报道应用硝酸甘油治疗心绞痛[1],因其起效迅速、作用确切,成为冠心病患者的一线治疗必备药物之一。为了延长硝酸甘油的作用时间,人类先后合成了多种硝酸酯类化合物。目前临床上常用的有机硝酸酯类药物主要包括硝酸甘油(nitroglycerin)、硝酸异山梨酯(isosorbide dinitrate)及单硝酸异山梨酯(isosorbide mononitrate)等。

　　硝酸酯类药物具有扩张静脉、冠状动脉、小动脉的作用,其分子结构中都含有脂溶性的硝酸多元酯,作为一氧化氮(nitric oxide,NO)的供体,在体内发挥相应的药理作用。硝酸酯类药物通过扩张全身血管以及冠状动脉,降低左室舒张末压力和心肌需氧量,从而具有抗心肌缺血作用,能改善冠心病患者运动耐量、减少心绞痛发作的时间,与 β 受体阻滞剂或钙通道阻滞剂联合使用时,硝酸酯类可发挥更强的抗心绞痛和心肌缺血的作用。目前临床硝酸酯类药物主要用于心肌缺血综合征(心绞痛、冠状动脉痉挛、无痛性心肌缺血、急性心肌梗死)、心力衰竭、高血压急症等。但连续应用硝酸酯类会产生耐药性,因此在临床应用时要引起注意。

一、作用机制

　　硝酸酯类药物进入人体血管平滑肌细胞后,通过线粒体乙醛脱氢酶(mitochondrial aldehyde dehydrogenase-2,ALDH2 或 mtALDH)的作用代谢为 1,2-二硝酸甘油和亚硝酸盐,然后转化成 NO 或者亚硝基硫醇,激活鸟苷酸环化酶,使细胞内的三磷酸鸟苷(GTP)转化为环磷酸鸟苷(cGMP),进而激活 cGMP 依赖的蛋白激酶(PKG),影响细胞内、外离子的分布和相关蛋白,抑制细胞外 Ca^{2+} 内流,增加细胞内 Ca^{2+} 外排,减少细胞内肌质网 Ca^{2+} 释放,降低细胞膜上钾(K^+)通道活性,降低收缩蛋白对 Ca^{2+} 的敏感性,从而引起血管平滑肌松弛和血管舒张。硝酸酯类药物的生物转化主要通过线粒体乙醛脱氢酶的作用,因此,该酶受抑制会导致耐药。

　　NO 的上述作用使得全身血管平滑肌松弛,扩张静脉、动脉、冠状动脉,对静脉扩张作用更明显。不同剂量的硝酸酯类药物产生不同的扩血管效应:小剂量主要扩张静脉血管,使静脉回流减少,左室舒张末压下降;中等剂量可扩张冠状动脉及其侧支循环;大剂量则主要扩张动脉,降低血压。

　　1. 扩张静脉　这是硝酸酯类药物抗心绞痛的主要机制。静脉扩张后血容量增加,回心血量减少,降低了心脏的容量负荷(即前负荷)。心室内容量下降,心室壁受到的张力减低,增加心内膜下缺血区域的血液供应,降低心肌耗氧量,坐位或站立时前负荷的降低更明显。

　　2. 扩张动脉　降低心脏射血阻力(即后负荷),降低心室内压力和室壁张力,心肌耗氧量减少。但扩张动脉血管同时引起血压下降,会反射性地兴奋交感神经,加快心率,反而导致心肌耗氧量增加。治疗剂量的硝酸酯类药物综合作用仍是减少心肌耗氧量,同时联合应用 β 受体阻滞剂等减慢心率的药物可抵消硝酸酯类药物加快心率的不良反应。但大剂量使用时,兴奋交感神经、加快心率的作用增强,可使心肌耗氧量显著增加,可能诱发心绞痛。

　　3. 扩张冠状动脉,引起心肌血流的重分布　硝酸酯类选择性地扩张心外膜较大的冠状动脉血管和侧支血管,解除冠状动脉痉挛,增加冠状动脉血流量。狭窄的冠状动脉管腔轻度扩张就能显著减少阻塞部位血管血液潴留。硝酸酯可减轻由内皮功能异常引起的血管收缩,从而对冠状动脉血流储备下降的患者也产生有益作用。因此,在稳定型心绞痛患者,硝酸盐能提高运动耐力。

　　硝酸甘油使血流从正常灌注区重新分配至缺血区域,特别是在心内膜下。这种血流的再分配通过增加侧支血流和减低左室舒张末压力。心肌核素显像证实,硝酸甘油优先降低缺血心肌的冠状动脉血管阻力。冠状动脉内血流更多地流向缺血心肌,从而有效缓解症状,提高患者运动耐力。

4. 抗血栓形成 除了扩张血管外,硝酸酯类和其释放的 NO 还能够促进前列环素合成、抑制血栓素 A_2 合成和增加血小板内 cGMP 浓度,从而抑制血小板黏附聚集,抑制血栓形成,起到治疗冠心病心绞痛的作用。虽然静脉内使用硝酸甘油的抗血小板作用在不稳定型心绞痛和慢性稳定型心绞痛患者中得到证实,但这些作用的临床意义仍不清楚。

二、药代动力学

不同的硝酸酯剂型有不同的特点,且区别很大,临床应用时应根据患者的情况选用:

1. 硝酸甘油 硝酸甘油是硝酸酯的代表药物,易从口腔黏膜、胃肠道和皮肤吸收,有舌下含片、口腔喷剂、静脉和透皮贴片等多种剂型。硝酸甘油口服后在肝脏内迅速代谢("首过清除效应"),生物利用度极低,约为 10%,因此口服硝酸甘油无效。舌下含服该药吸收迅速、完全,避免口服用药的首过效应,生物利用度可达 80%,2～3 分钟起效,5 分钟达最大效应,作用持续 20～30 分钟。硝酸甘油在肝脏被迅速代谢为两个几乎没有活性的中间产物——1,2-二硝酸甘油和 1,3-二硝酸甘油,经肾脏排出,血液透析清除率低。硝酸甘油做成喷雾剂时,喷雾 0.4mg 的吸收效果优于黏膜干燥的患者舌下含服。硝酸甘油制作成软膏或贴剂外用可维持较长的作用时间。贴膜经皮肤持续均匀吸收,使用后 2 小时达到稳态浓度。

硝酸甘油注射液须用 5% 葡萄糖注射液或生理盐水稀释混匀后静脉滴注,不得直接静脉注射,且不能与其他药物混合,由于普通的聚氯乙烯输液器可大量吸附硝酸甘油溶液,使药物浓度损失达 40%～50%,因而需适当增大药物剂量以达到其血药浓度,或选用玻璃瓶及其他非吸附型特殊输液器,静脉给药时须同时尽量避光,静脉滴注硝酸甘油起效迅速,清除代谢快,剂量易于控制和调整,因此在急性心肌缺血发作、急性心力衰竭和肺水肿等治疗中占据重要地位,但大量或连续使用可导致耐药,因而需小剂量、间断给药,长期使用后需停药时,应逐渐减量,以免发生心绞痛等。因药物过量而导致低血压时,应抬高双下肢,增加静脉回流,必要时可补充血容量及加用升压药物。

2. 硝酸异山梨酯 硝酸异山梨酯(消心痛)1938 年被合成,硝酸异山梨酯的常用剂型包括口服平片、缓释片、舌下含片及静脉制剂等。口服吸收完全,肝脏的首过清除效应明显,生物利用度为 20%～25%,平片 15～40 分钟起效,作用持续 2～6 小时;缓释片约 60 分钟起效,作用可持续 12 小时。舌下含服生物利用度约 60%,3～5 分钟起效,15 分钟达最大效应,作用持续 1～2 小时。硝酸异山梨酯母药分子的半衰期约 1 小时,活性弱,在肝脏代谢为两种有活性的代谢产物(2-单硝酸异山梨酯和 5-单硝酸异山梨酯)后发挥生物学效应,代谢产物排泄较原药慢。活性代谢产物 5-单硝酸异山梨酯,半衰期 4～5 小时,而另一个代谢产物 2-单硝酸异山梨酯几乎无临床作用。代谢产物经肾脏排出,不能经血液透析清除。其静脉注射、舌下含服和口服的半衰期分别为 20 分钟、1 小时和 4 小时。

3. 5-单硝酸异山梨酯 5-单硝酸异山梨酯是上述硝酸异山梨酯的代谢产物,1991 年被美国食品药品监督管理局(FDA)批注上市用于心绞痛治疗。临床的合理剂型有口服平片和缓释剂型,在胃肠道吸收完全,无肝脏首过清除效应,生物利用度接近 100%。母药无需经肝脏代谢而直接发挥药理学作用,平片 30～60 分钟起效,作用持续 3～6 小时,缓释片 60～90 分钟起效,作用可持续约 12 小时,半衰期为 4～5 小时。在肝脏经脱硝基代谢为无活性产物,主要经肾脏排出,其次为胆汁排泄。肝病患者无药物蓄积现象,肾功能受损对本药清除亦无影响,可由血液透析清除。与硝酸异山梨酯不同,该药口服后无肝脏首过清除效应,100% 被机体利用,能减少不同个体间的血药浓度差异。缓释 5-单硝酸异山梨酯每天 1 次给药,可提供 10～12 小时的硝酸酯低浓度期,即可避免耐药性的发生,又可预防反跳性心绞痛,适宜于长期治疗。

5-单硝酸异山梨酯静脉滴注的起效、达峰和达稳态时间亦明显延迟于同等剂量的口服制剂,弹丸式静脉推注虽可明显加快起效时间,但可造成血流动力学的急剧变化和难以预计的后期药物蓄积效应,因此 5-单硝酸异山梨酯静脉剂型缺乏合理性,应予以摒弃。

三、重要的临床研究

硝酸酯类药物历史悠久,相关临床研究多集中于 20 世纪。研究显示,口服长效硝酸酯类药物能有效降低稳定型心绞痛发作频率,增加运动试验中无症状持续时间。有限的一些研究还认为,硝酸酯类药物对无症状性心肌缺血也有一定的作用,可以减少 ST 段下移。静脉应用硝酸甘油还可缩短不稳定型心绞痛患者的胸痛时间。1982 年公布的一项安慰剂对照研究显示,单次给予 15 ~ 120mg 的硝酸异山梨酯后,改善运动耐量的持续时间 6 ~ 8 小时,而相同剂量每天 4 次分次给药仅改善 2 小时,提示偏心性的给药方式能获得更好的用药效果。

早期一些小规模临床研究显示,持续 24 ~ 48 小时的硝酸甘油静脉滴注可能减小心肌梗死的面积。其中规模最大的一项研究[2]纳入 310 名患者,随机分为硝酸甘油组(平均静脉滴注 39 小时)或安慰剂对照组,发现与安慰剂相比,试验组肌酸激酶水平更低,提示心肌梗死面积可能更小;心肌梗死 10 天后,试验组发生左室容积增加或室壁变薄无明显增加;在前壁发生 Q 波心肌梗死的患者中,试验组死亡率低。但随后的两项大规模多中心临床试验推翻了人们的早期认识。纳入 19 394 名患者的 GISSI-3 研究[3]发现,单独应用赖诺普利或联合硝酸甘油静脉滴注均能显著降低急性心肌梗死患者的死亡率 [分别为 0.88(95%CI 0.79 ~ 0.99)和 0.90(95%CI 0.84 ~ 0.98)],但单独应用静脉硝酸甘油不能降低死亡率 [0.94(95%CI 0.84 ~ 1.05)]。另一项共纳入 58 050 名患者的多中心安慰剂对照研究——ISIS-4[4]发现,口服单硝酸异山梨酯并不能显著降低急性心肌梗死患者 5 周时的全因死亡率(7.34% $vs.$ 7.54%),随后的随访也未能发现额外的生存获益,但应用硝酸酯类药物却增加了低血压的发生率(1.5%)。

硝酸酯可迅速缓解心绞痛,显著改善心肌缺血,临床疗效肯定,有关改善心肌缺血的机制也很明确。但是至今在不同版本的冠心病治疗指南中,有关硝酸酯的定位仍然仅限于改善临床症状的治疗,并不推荐作为改善预后的药物。冠心病不论其病变或分类有多复杂或多大差异,其病理生理的本质都是心肌缺血,硝酸酯明确改善心肌缺血却不能改善预后。心肌缺血是疾病治疗的一项中间指标,循证医学的历史曾经告诉我们,对于疾病中间指标的有效治疗并不必然会带来疾病预后的改善,关键是这些循证研究是否真的说明了问题。

上述 2 项研究完成于 20 年前循证医学研究兴起的早期,因其规模很大,故颇受重视,但是经过认真分析,不少学者发现了许多研究设计中的问题:① 2 项试验均为非双盲研究,此为循证研究的大忌,必然会影响对比研究结果;②缺血症状患者不可能耐受长期安慰剂对照的研究,临床试验不可能要求安慰剂组患者长期忍受心绞痛发作而不予硝酸酯治疗,何况是在非双盲的条件下,因此,最终安慰剂组中 60% 以上患者都在接受硝酸酯治疗,实际上,所谓硝酸酯与安慰剂的两组对比已是名存实亡;③ 2 项研究的用药时间分别为 4 周及 6 周,对于观察疾病预后而言,用药时间太短,很难期望带来对长期预后的影响;④硝酸酯在临床应用中为了避免耐药性的产生,需经常根据个体化原则调整药物剂量或用药间歇,但在临床试验中,不论病情或个体情况,采用一成不变的固定剂量及方法,这样就人为地制造了大批硝酸酯的耐药人群,不仅与临床实践所要求的用法相违背,其结果也无从对硝酸酯疗效作出正确评价。

ISIS-4 和 GISSI-3 可谓是超大规模的临床试验,但是由于上述涉及的缺陷和不足,不能不使我们对其所得到的结论有所保留,并且硝酸酯在心绞痛治疗中迄今尚无恰当的取代药物,因此难以完成严格的安慰剂对照研究,继上述 2 项试验后,至今未再有评价硝酸酯预后影响的大型临床试验发表,其结论也就一直沿用至今。

1988 年 Yusug 等在荟萃分析中发现,硝酸酯长期治疗使冠心病的病死率降低 35%。GISSI-3 的亚组分析提示,在 >70 岁的老人和女性患者中,硝酸酯使病死率显著降低。2010 年 Ambrosio 等[5]在包括 14 个国家、123 个中心的共 52 693 例冠心病资料库分析发现,硝酸酯的长期治疗使急性冠脉综合征 ST 段抬高心肌梗死的发生显著减少,心肌坏死标记物水平显著下降,提示硝酸酯治疗有利于降低急性冠状动脉事件的程度。而样本量超过 80 000 例的 22 个急性心肌梗死的临床试验汇总分析显示,对照组病死率为 7.7%,硝酸酯组为 7.4%,因此,在溶栓的基础上加用硝酸酯,可进一步小幅降低急性心肌梗死病死率,每治疗 1 000 例患者可减少 3 ~ 4 例死亡,加之其抗缺血、改善心功能等作用明确,因此硝酸酯仍是目前急性心肌梗死抗缺血治疗不可或缺的药物之一[6]。

总之,在获得严格硝酸酯双盲对照研究结果之前,关于硝酸酯长期应用对冠心病预后意义的争论还会继续下去,目前也缺乏有力证据证明硝酸酯可显著改善冠心病预后。基于上述研究结果,目前认为硝酸酯类药物能有效缓解心绞痛症状,但不能降低死亡率或改善患者预后。

四、指南推荐

硝酸酯类药物能有效缓解心绞痛症状、降低心脏负荷,同时具有降血压作用,但不能改善预后,因此国内外相关指南,无论是对慢性稳定性冠心病还是急性冠脉综合征,均将此类药物作为抗心肌缺血药物推荐,同时强调用药过程中监测血压,避免药物相关不良反应。

(一)急性冠脉综合征

硝酸酯在急性 ST 段抬高、非 ST 段抬高心肌梗死及不稳定型心绞痛的使用原则和方法近似,在相关诊治指南中推荐类似[7-11]。推荐硝酸酯类用于有胸痛或心肌缺血表现的急性冠脉综合征患者(Ⅰ类推荐,A 级证据)。对无禁忌证的 NST-ACS 患者,应立即舌下含服硝酸甘油 0.3 ~ 0.6mg,每 5 分钟重复 1 次,总量不超过 1.5mg,同时评估静脉用药的必要性。在最初 24 ~ 48 小时内,若患者存在进行性缺血、高血压和心力衰竭,可静脉滴注硝酸甘油(Ⅰ类推荐,C 级证据)。非吸附性输液器起始剂量为 5 ~ 10μg/min(普通聚氯乙烯输液器 25μg/min),每 3 ~ 5 分钟以 5 ~ 10μg/min 剂量递增,但一般不超过 200μg/min,收缩压一般应不低于 110mmHg。在密切监测血压的情况下,硝酸酯类药物应通过滴定逐渐加量至症状缓解。剂量调整主要依据缺血症状和体征的改善,以及是否达到血压效应。若缺血症状或体征无减轻,逐渐递增剂量至如下血压效应,既往血压正常者收缩压不应降至 110mmHg(1mmHg=0.133kPa)以下,高血压患者平均动脉压的下降幅度不应超过 25%。连续静脉滴注 24 小时可产生耐药,临床若需长时间用药,应小剂量、间断给药,缺血一旦缓解,即应逐渐减量,并向非耐药剂型的口服药过渡。病情稳定后,尽快转换成口服制剂。应维持每天至少 8 小时的无药期,期间可用舌下含服硝酸甘油缓解症状。在应用硝酸酯抗缺血治疗的同时,应尽可能加用改善预后的 β 受体阻滞剂和 / 或血管紧张素转换酶抑制剂(angiotensin converting enzyme inhibitor, ACEI)。当出现血压下降等限制上述药物合用的情况时,应先停用硝酸酯,为 β 受体阻滞剂和 / 或 ACEI 的使用提供空间。冠状动脉痉挛的患者应使用钙通道阻滞剂和硝酸酯类药物,而不是 β 受体阻滞剂(Ⅱa 类推荐,B 级证据)。硝酸甘油能改善心肌缺血表现,但不能真正减轻冠状动脉堵塞造成的心肌损伤,除非是冠状动脉痉挛引起的心肌损伤。而无症状、已处于康复期的急性 ST 段抬高心肌梗死患者,则无须使用硝酸酯类药物。收缩压<90mmHg 或较基础血压降低>30%、严重心动过缓(<50 次 /min)或心动过速(>100 次 /min)、拟诊右心室梗死的 STEMI 患者,不应使用硝酸酯类药物(Ⅲ类推荐,C 级证据)。24 小时内曾应用磷酸二酯酶抑制剂(治疗勃起功能障碍、肺动脉高压)的患者易发生低血压,应避免使用硝酸酯类。尤其是 24 小时内使用过西地那非或伐地那非,或 48 小时内使用过他达拉非(Ⅲ类推荐,B 级证据)。

(二)慢性稳定性冠心病

2013 年欧洲心脏病协会(ESC)公布的稳定性冠心病诊治指南[12]强调,稳定性冠心病患者需口服至少 1 种抗缺血药物(Ⅰ类推荐,C 级证据),短效硝酸酯类推荐用于缓解心绞痛发作(Ⅰ类推荐,B 级证据)。缓解心绞痛症状的一线治疗仍是能够减慢心率的 β 受体阻滞剂和 / 或钙通道阻滞剂(Ⅰ类推荐,A 级证据),长效硝酸酯类药物是二线推荐(Ⅱa 类推荐,B 级证据),但对于不能耐受一线治疗的患者硝酸酯类药物推荐应用(Ⅰ类推荐,C 级证据)。临床实践中,抗心绞痛治疗常采用联合用药。β 受体阻滞剂与硝酸酯联合,可相互取长补短。硝酸酯降低血压和心脏后负荷后,可反射性增加交感活性,使心肌收缩力增强、心率增快,削弱其降低心肌耗氧量的作用,而 β 受体阻滞剂可抵消这一不良反应;β 受体阻滞剂通过抑制心肌收缩力、减慢心室率等,可显著降低心肌做功和耗氧量,但心率减慢,伴随舒张期延长,回心血量增加,使左室舒张末期容积和室壁张力增加,部分抵消了其降低心肌氧耗的作用,硝酸酯扩张静脉血管,使回心血量减少,可克服 β 受体阻滞剂的这一不利因素。因此,两者合用较单独使用其中的任何一种可发挥更大的抗缺血效应。冠状动脉痉挛的患者应使用钙通道阻滞剂和硝酸酯类药物,而不是 β 受体阻滞剂(Ⅱa 类推荐,B 级证据)。指南将硝酸酯分为急性心绞痛发作时应用的短效药物和预防心绞痛发作的长效药物两类。其中,舌下含服硝酸甘油是劳力性心绞痛发作时的首选治疗,推荐的使用方法是坐位每 5 分钟含服 0.3 ~ 0.6mg,最大剂量为 1.2mg(15 分钟内)。从事可能诱发心绞痛的活动前可预防性使用硝酸甘油,硝酸甘油气雾剂起效更加迅速。使用硝酸酯类应注意避免耐药性产生（Ⅱa 类推荐，C 级证据），没有空窗期的长期服用长效硝酸酯类药物不仅不能产生持续的效应，还可能造成内皮功能的进一步下降。

心脏 X 综合征是稳定型心绞痛的一个特殊类型，又称微血管性心绞痛，主要的治疗是缓解症状，可使用硝酸酯类、β 受体阻滞剂和钙通道阻滞剂单一治疗或联合治疗（Ⅰ类推荐，B 级证据），硝酸酯类药物对半数左右的患者有效，可作为初始治疗。

预防和控制缺血发作是各类冠心病治疗的重要目标，硝酸酯是其中的重要组成部分，与改善生活方式，积极控制危险因素，合并使用抗血小板药、他汀、β 受体阻滞剂和 ACEI 等药物，以及在高危患者中实施血管重建手术等综合措施联合应用，可显著改善冠心病患者的生活质量和预后。

五、使用时应注意的问题

（一）用法用量（表 6-15-1）

表 6-15-1　硝酸酯类用药

药物名称	给药途径	剂量 /mg	起效时间 /min	持续时间 /h
硝酸甘油	舌下含服	0.3 ~ 0.6	2 ~ 5	0.5
	透皮贴剂	2.6 ~ 6.5	30 ~ 60	8 ~ 12
	气雾剂	0.4	0.5 ~ 3	
	静脉注射	0.3 ~ 3/h	即刻起效	滴注结束
硝酸异山梨酯	舌下含服	2.5 ~ 10	10 ~ 30	1.5 ~ 4
	口服	5 ~ 30，2 次 /d、3 次 /d	15 ~ 45	2 ~ 6
	缓释口服		60 ~ 90	10 ~ 14
单硝酸异山梨酯	口服	20，2 次 /d	30 ~ 60	8
	缓释口服		60 ~ 90	10 ~ 14

（二）常见不良反应和处理原则

硝酸酯类药物常见的不良反应包括头痛、面部发红、低血压、心率加快等，均与药物的扩张血管作用相关，药物扩张脑血管引起搏动性头痛，通常 1 ~ 2 周可逐渐缓解，初始剂量减半可明显减少头痛的发生率。低血压多不严重，但在一些容量不足患者处在直立位时，硝酸酯类药物可诱导低血压伴心动过缓，与血管迷走反射类似，较常见于中老年人，对低血容量耐受性差，炎热的天气时易发生。硝酸酯还会升高颅内压，因此高颅压患者禁用硝酸酯。药物扩张眼部血管可增高眼压，因此未手术的闭角型青光眼患者禁用，经过治疗的开角型青光眼患者需在密切监测眼压的情况下使用。在使用大剂量硝酸甘油后，在肺泡低氧区域，肺血管床不能收缩，由于通气 - 灌注的不平衡，可引起动脉氧分压的下降。硝酸酯类药物降低心脏前负荷，会使左室流出道梗阻进一步加重，因此梗阻性肥厚型心肌病患者严禁使用。

大剂量应用时，NO_2^- 氧化血红蛋白中的 Fe^{2+}，引起高铁血红蛋白血症，血红蛋白携氧能力下降，产生中毒。

硝酸酯的耐药性是指连续使用硝酸酯后，血流动力和抗缺血效应的迅速减弱乃至消失的现象。可分为假性耐药、真性耐药（亦称血管性耐药）及交叉性耐药类。假性耐药发生于短期（1 天）连续使用后，可能与交感 - 肾素 - 血管紧张素 - 醛固酮系统等神经激素的反向调节和血管容量增加有关。血管性耐药最为普遍，发生于长期（3 天以上）连续使用后引起血管结构和功能的改变。交叉性耐药是指使用一种硝酸酯后，抑制或削弱其他硝酸酯或 NO 供体性血管扩张剂及内源性 NO 等的作用。后两者发生机制相似，可能与血管内过氧化物生成过多以及生物活化 / 转化过程异常等有关，如巯基耗竭可导致硝酸酯在血管内的生物转化异常而导致耐药。停药后，耐受性可逐渐消失。使用此类药物时应间歇性偏心性给药，保持每天有一定时间（一般为 7 ~ 8 小时）的无药"空窗期"。

硝酸酯的耐药现象是困扰其临床使用的最主要问题。任何剂型的硝酸酯使用不正确均可导致耐药，如连续 24 小时静脉滴注硝酸甘油，或不撤除透皮贴剂，未以非耐药方式口服几种剂量的硝酸异山梨酯或 5- 单硝酸异山梨酯等。硝酸酯一旦发生耐药，不仅影响临床疗效，而且可能加剧内皮功能损害，对预后产生不利影响，因此长期使用硝酸酯时，必须采用非耐药方法。由于担心患者夜间出现心肌缺血发作，在临床实践中有些医师采用早晨予患者长效的缓释5-单硝酸异山梨酯，傍晚再加作用时间较短的异山梨酯等硝酸异山梨酯药物的做法反而可加剧硝酸酯的耐药性，应予以避免。

硝酸酯耐药现象呈剂量和时间依赖，以及短时间内易于恢复等特点。克服耐药性常采用如下偏心性给药方法：①小剂量、间断使用静脉滴注硝酸甘油及硝酸异山梨酯，每天提供8～12小时的无药期；②每天使用12小时硝酸甘油透皮贴剂后及时撤除；③偏心性方法口服硝酸酯，保证8～12小时的无硝酸酯浓度期或低硝酸酯浓度期。上述方法疗效确切，在临床中使用最为广泛。在无硝酸酯覆盖的时段可加用β受体阻滞剂，钙通道阻滞剂等预防心绞痛和血管反跳效应，心绞痛一旦发作，可临时舌下含服硝酸甘油等予以终止。研究表明，巯基供体类药物、β受体阻滞剂、他汀、ACEI或ARB等药物可能对预防硝酸酯的耐药性有益，同时其又多是改善冠心病和心力衰竭预后的重要药物。因此，提倡合并使用。

（三）在特殊情况时的使用

硝酸酯类与降压药物、其他血管扩张药物或麻醉药物合用降压效果增加，易导致显著的低血压，联合应用时应适当减小剂量。乙醇本身可扩张血管，还会抑制硝酸酯的代谢，导致低血压，因此使用药物过程中应避免饮酒。硝酸酯类会增强三环类抗抑郁药物的降压作用，联合应用时需慎重。

硝酸酯类的作用机制是增加细胞内cGMP的生成，磷酸二酯酶5抑制剂（如西地那非）的作用机制是减少细胞内cGMP的降解，两种药物联合使用会使细胞内cGMP浓度激增，产生显著血管扩张，可能导致难以纠正的低血压甚至休克，因此国内外的各个指南均强调近期（24～48小时）使用过磷酸二酯酶抑制剂，不应给予硝酸酯类。硝酸酯类会增加双氢麦角碱（缩血管药物）的活性，引起冠状动脉疾病患者冠状动脉痉挛。

硝酸酯类的禁忌证：①对硝酸酯过敏；②急性下壁伴右室心肌梗死；③收缩压<90mmHg；④梗阻性肥厚型心肌病；⑤重度主动脉瓣和二尖瓣狭窄；⑥心脏压塞或缩窄性心包；⑦限制型心肌病；⑧已使用磷酸二酯酶抑制剂（如西地那非等）；⑨颅内压增高。

下列情况亦应慎用：①循环低灌注状态；②心室率<50次/min，或>110次/min；③青光眼；④肺心病合并动脉低氧血症；⑤重度贫血。

（王　华　柴　珂）

参 考 文 献

［1］ MURRELL W. Nitro-glycerine as a remedy for angina pectoris[J]. Lancet, 1879, 113(2891): 113-115.

［2］ JUGDUTT B I, WARNICA I W. Intravenous nitroglycerin therapy to limit myocardial infarct size, expansion, and complications: effect of timing, dosage, and infarct location[J]. Circulation, 1988, 78(4): 906-919.

［3］ Gruppo Italiano per lo Studio della Sopravvivenza nell'Infarto Miocardico. GISSI-3: effects of lisinopril and transdermal glyceryl trinitrate singly and together on 6 week mortality and ventricular function after acute myocardial infarction[J]. Lancet, 1994, 343(8906): 1115-1122.

［4］ ISIS-4(Fourth International Study of Infarct Survival) Collaborative Group. ISIS-4: a randomised factorial trial assessing early oral captopril, oral mononitrate, and intravenous magnesium sulphate in 58,050 patients with suspected acute myocardial infarction[J]. Lancet, 1995, 345(8951): 669-685.

［5］ AMBROSIO G, DEL PINTO M, TRITTO I, et al. Chronic nitrate therapy is associated with different presentation and evolution of acute coronary syndromes: insights from 52,693 patients in the Global Registry of Acute Coronary Events[J]. Eur Heart J, 2010, 31(4): 430-438.

［6］ ANTMAN E M, HAND M, ARMSTRONG P W, et al. 2007 Focused Update of the ACC/AHA 2004 Guidelines for the Management of Patients With ST-Elevation Myocardial Infarction: a report of the American College of Cardiology/American Heart Association Task Force on Practice Guidelines: developed in collaboration With the Canadian Cardiovascular Society endorsed by the American Academy of Family Physicians: 2007 Writing Group to Review New Evidence and Update the ACC/AHA 2004 Guidelines for the Management of Patients With ST-Elevation Myocardial Infarction, Writing on Behalf of the 2004 Writing Committee[J]. Circulation, 2008, 117(2): 296-329.

[7] 中华医学会心血管病学分会, 中华心血管病杂志编辑委员会. 非 ST 段抬高急性冠脉综合征诊断和治疗指南 [J]. 中华心血管病杂志, 2012, 40(5): 353-367.

[8] AMSTERDAM E A, WENGER N K, BRINDIS R G, et al. 2014 AHA/ACC Guideline for the Management of Patients with Non-ST-Elevation Acute Coronary Syndromes: a report of the American College of Cardiology/American Heart Association Task Force on Practice Guidelines[J]. J Am Coll Cardiol, 2014, 64(24): e139-e228.

[9] ROFFI M, PATRONO C, COLLET J P, et al. 2015 ESC Guidelines for the management of acute coronary syndromes in patients presenting without persistent ST-segment elevation: Task Force for the Management of Acute Coronary Syndrome in Patients Presenting without Persistent ST-Segment Elevation of the European Society of Cardiology(ESC)[J]. Eur Heart J, 2016, 37(3): 267-315.

[10] O' GARA P T, KUSHNER F G, ASCHEIM D D, et al. 2013 ACCF/AHA guideline for the management of ST-elevation myocardial infarction: a report of the American College of Cardiology Foundation/American Heart Association Task Force on Practice Guidelines[J]. Circulation, 2013, 127(4): e362-e425.

[11] 中华医学会心血管病学分会, 中华心血管病杂志编辑委员会. 急性 ST 段抬高型心肌梗死诊断和治疗指南 [J]. 中华心血管病杂志, 2015, 43(5): 380-393.

[12] MONTALESCOT G, SECHTEM U, ACHENBACH S, et al. 2013 ESC guidelines on the management of stable coronary artery disease: the Task Force on the management of stable coronary artery disease of the European Society of Cardiology[J]. Eur Heart J, 2013, 34(38): 2949-3003.

第 16 章 他汀类药物

　　他汀类药物问世在人类动脉粥样硬化心血管疾病防治史上具有里程碑式的意义，是广泛应用于临床的一大类降脂药物，1976 年日本远藤从真菌桔青霉和短密青霉代谢物中分离得到的美伐他汀（compactin，ML-236B），是人们发现的一个 HMG-CoA 还原酶抑制药。但因其对犬小肠致畸作用停止使用。洛伐他汀（lovatatin）是推向市场的第一个他汀类药物，由远藤及 Albort 等于 1979 年和 1980 年首次从红曲霉和土曲霉的发酵液中发现，后由默克公司开发于 1987 年上市。辛伐他汀（simvastatin）是一个半合成的他汀类药物，由默克公司于 1988 年上市。普伐他汀（pravastatin）是 1983 年 Serikawa 等由 ML-236B 生物转化得到的一个新的羟基化合物，由日本三共株式会社开发于 1989 年上市。氟伐他汀（fluvaststin）是第一个全化学合成的他汀类药物，由瑞士 Sandoz 公司于 1994 年在英国上市。西立伐他汀（cerivastatin）是拜耳公司于 1997 年在英国上市，但因其诱发严重肌病并造成肾衰竭的不良反应，目前已停用。阿托伐他汀（atovastatin）由华纳 - 兰伯特公司研制，1997 年在英国率先上市。瑞舒伐他汀（rosuvastatin）由日本野义公司开发，1998 年转让给英国 Zeneca公司。匹伐他汀（pitavastatin）是日本日产化学工业株式会社合成，日本兴和药品株式会社开发，2004 在日本上市。

一、分子结构

　　各类他汀分子式见图 6-16-1。

辛伐他汀　　　　　　　普伐他汀　　　　　　　氟伐他汀

阿托伐他汀　　　　　　　　　　瑞舒伐他汀

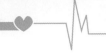

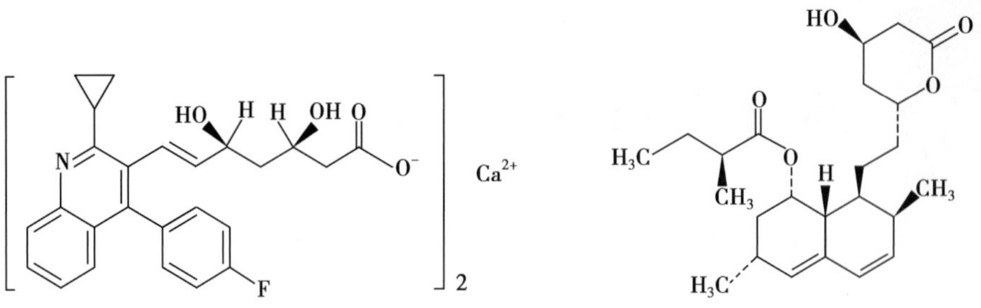

匹伐他汀　　　　　　　　　　　　　　洛伐他汀

图 6-16-1　几种不同他汀类药物化学结构式

二、作用机制

HMG-CoA 还原酶是胆固醇合成的限速酶,因而其抑制剂可降低血浆胆固醇的水平,而目前临床上广泛使用的降胆固醇药——他汀类药物,即 HMG-CoA 还原酶抑制剂。它们能阻断类异戊二烯的形成,即 HMG-CoA+2NADPH+2H$^+$→(R)异戊二烯 +2NADP$^+$+CoASH,进而降低了胆固醇的合成。内源性胆固醇水平的降低促进了与内质网膜结合的 SREBP 水解,使后者转变成有活性的带有螺旋 - 环形 - 螺旋 - 亮氨酸拉练的蛋白质,后者脱离内质网并移入细胞核,与低密度脂蛋白受体基因(LDLR)的启动子结合,激活 LDLR 基因的转录,使细胞 LDLR 水平升高,加强了 LDLR 与血浆中的低密度脂蛋白(LDL)的结合,从而降低血浆 LDL 的水平。除此之外,他汀类药物也可促进 LDLR 的合成,提高循环中高密度脂蛋白(HDL)和降低甘油三酯(TG)的水平。

他汀类药物本身以非活性内酯形式存在,在体内被酶水解后才成为有活性的羟酸形式。它们带有疏水基团,后者可能结合在 HMG-CoA 还原酶活性区中的 HMG 结合区,他汀类药物中类似于 HMG 的基团与 HMG-CoA 还原酶 cis 环中残基(Ser684、Asp690、Lys691、Lys692)之间形成极性作用,这些众多氢键和离子对导致他汀类药物中类似于 HMG 的基团与 HMG-CoA 还原酶之间电荷与结构的互补,使他汀类药物特异、紧密地结合 HMG-CoA 还原酶,从而在空间上阻碍该酶的底物与之结合。因此,他汀类药物通过与 HMG-CoA 还原酶竞争性结合,抑制后者的活性。但这一过程并不影响 HMG-CoA 还原酶与 NADPH 的结合。现已确定 HMG-CoA 还原酶的羧基端与他汀类药物结合,从而在调节血浆胆固醇水平中起重要作用[1]。

三、药代动力学

他汀类药具有广泛的首关效应,口服生物利用度不高,为 5%~30%,匹伐他汀口服生物利用度可达 80%。常用他汀类药物的药代动力学比较见表 6-16-1。除普伐他汀、氟伐他汀的代谢产物无活性外,其余他汀类代谢产物均有活性,其中阿托伐他汀活性代谢物的作用占总抑制作用的 70%。氟伐他汀血浆半衰期短,仅 30 分钟,在血液中停留时间较短,因此肌病发生率要低于其他他汀类。阿托伐他汀、瑞舒伐他汀的血浆半衰期较长,因此给药时间可以不受限制,其余他汀类药物则适宜晚上给药[2]。

表 6-16-1　常用他汀类药物的药代动力学比较

项目	洛伐他汀	辛伐他汀	普伐他汀	氟伐他汀	阿托伐他汀	瑞舒伐他汀	匹伐他汀
Tmax/h	2~4	3~4	1~1.5	0.8	1~2	3~5	0.5~0.8
血浆蛋白结合率 /%	95	95~98	50	>98	>98	88	99
肝药酶 CYP	3A4	3A4	不需要	2C9	3A4	少量,约 10% 经过 2C9 及 2C19	极少经 2C9,不经过 3A4
代谢产物有无活性	有	有	无	无	有	有	多以药物原形经胆汁排出
肾脏排泄 /%	10	13	20	<6	2	10	2
生物利用度 /%	21	5	17	24	30	20	80
半衰期 /h	1~2	2	1.5~2	0.5	14	20.8	11

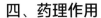

四、药理作用

1. 调脂作用　他汀类药物化学结构中的开放部分与胆固醇合成酶系中的限速酶 HMG-CoA 还原酶相似，对 HMG-CoA 还原酶有特异性的强效竞争性抑制作用，使胆固醇合成减少，增加肝细胞膜表面 LDL 受体的表达，促进浓度依赖的 LDL 受体活性提高，增加从血中摄取胆固醇，加速 LDL 分解代谢[3]。他汀类药物显著降低 TC 和 LDL-C 水平。同时抑制肝细胞合成 apoB100，富含甘油三酯的脂蛋白 VLDL 合成减少，轻度降低血浆 TG 水平，使 VLDL 转化成的 LDL 含量减少，降低 LDL 水平，升高 HLD 水平。

2. 非调脂作用　他汀类药物除降脂外，还具有多重药理作用，包括：①改善内皮功能：内皮细胞可分泌多种血管活性物质，具有调节血管舒缩功能、防止血小板黏附、血栓形成，防治炎细胞浸润、抑制平滑肌细胞增殖等重要作用。高胆固醇血症本身可引起内皮损伤，他汀类药物可能通过调脂作用间接改善血管内皮功能。也有不少研究表示，其对内皮作用独立于调脂作用之外，主要通过增加内皮型一氧化氮合酶（eNOS）mRNA 表达和增加 eNOS 活性，NO 增多。甲羟戊酸使 eNOS 表达不稳定，他汀类抑制甲羟戊酸，使 eNOS 稳定表达；他汀类抑制类异戊二烯合成，抑制 Rho 激酶活性，增加一氧化氮合酶 mRNA 表达。②抑制平滑肌细胞增殖和迁移：动脉粥样硬化形成的两个关键因素是动脉壁内平滑肌增殖与迁移和脂质蓄积，在形成过程中，平滑肌细胞被激活，表型从收缩性转变为合成型。他汀类药物直接干预血管平滑肌细胞在动脉粥样硬化形成中许多环节，且与调脂作用无关。③抗炎作用：动脉粥样硬化是血管壁的慢性炎症反应，白细胞分泌的细胞因子损伤血管内皮。他汀类药物能抑制白细胞 - 内皮反应，改善血管内皮功能，抑制斑块内炎性细胞向炎症区浸润而减轻炎症反应。④抗氧化应激作用：逆转氧化 LDL 对 eNOS 的抑制作用，还可直接抑制 LDL 的氧化，抑制 LDL 氧化诱导的巨噬细胞生长、成熟及形成泡沫细胞。⑤抗血小板和血栓形成作用：斑块破裂后血小板激活和聚集，组织因子激活，启动外源性凝血性血系统，抗凝与纤溶失平衡导致血栓形成。他汀类药物发挥抗凝、抗血栓形成作用。⑥稳定粥样斑块作用：动脉粥样斑块破裂是导致急性冠状动脉事件的主要原因。充满脂质的泡沫细胞易于破裂，纤维帽将血液与脂核分开，变薄后更易破溃，纤维帽下斑块成分在血液中暴露，启动血栓形成。他汀类可使冠状动脉粥样斑块病变进展延缓或终止，甚至逆转。他汀类降低血浆 LDL 水平，减少胆固醇酯生成及内膜下沉积，缩小脂质斑块并改变脂质核心理化特性，减少斑块脂质含量，将液态胆固醇酯水解为固态胆固醇结晶而使斑块牢固。他汀类药物通过对金属蛋白酶抑制而减少纤维帽基质成分降解，从而抑制纤维帽降解、斑块破裂[4]。

五、重要的临床研究

他汀类药物在人类动脉粥样硬化性心血管疾病防治史上具有里程碑式的意义。他汀相关的临床试验逐渐发现他汀类药物在冠心病二级及一级预防中有着举足轻重的地位，各国临床指南基于各大临床研究多对他汀类药物作出高级别的推荐，以下介绍他汀类药物重要的临床研究。

（一）4S 研究[5]

首次证实他汀类可降低冠心病死亡率和患者的总死亡率。

4S 研究主要内容：1994 年发表在 *Lancet* 杂志的北欧辛伐他汀生存研究（Scandinavian Simvastatin Survival Study，4S）试验最早证实，他汀类药物能够有效预防冠状动脉事件，并降低死亡率。

北欧辛伐他汀生存研究（4S）试验的设计是为了评估冠心病（CAD）患者应用辛伐他汀降低胆固醇水平后对死亡率和发病率的影响。4S 试验是一项随机、双盲、安慰剂对照研究。在涉及包括丹麦、芬兰、冰岛、挪威和瑞典在内的 5 个北欧国家，共有 4 444 例年龄在 35 ~ 70 岁的男性和女性有心肌梗死病史或心绞痛病史，血清总胆固醇（TC）为 5.15 ~ 8.10mmol/L（212 ~ 309mg/dl），甘油三酯（TG）为 2.15mmol/L（221mg/dl）。6 个月内心肌梗死史、需要接受抗心律失常治疗，需要接受药物治疗的充血性心力衰竭，计划进行冠状动脉手术或冠状动脉造影以及脑卒中的患者不入选。入选患者随机分为辛伐他汀 20mg、1 次 /d 的治疗组或安慰剂对照组。入选的患者中，男性占 81%，女性占 19%；年龄＞60 岁占 51%；有过心肌梗死病史的患者占 79%；曾有冠状动脉旁路移植术或冠状动脉造影术的患者占 8%；经常吸烟者占 26%；高血压患者占 26%；血脂水平基线为总 TC 6.175mmol/L（261mg/dl），LDL-C 4.187mmol/L（188mg/dl），HDL-C 1.119mmol/L（46mg/dl），TG 1.15mmol/L（132mg/dl）。患者中，37% 使用阿司匹林，57% 使用 β 受体阻滞剂。在辛伐他汀治疗组中，总 TC 在第 6 周或

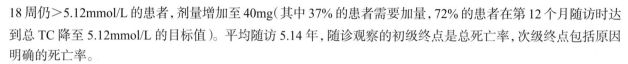

18周仍＞5.12mmol/L的患者,剂量增加至40mg(其中37%的患者需要加量,72%的患者在第12个月随访时达到总TC降至5.12mmol/L的目标值)。平均随访5.14年,随诊观察的初级终点是总死亡率,次级终点包括原因明确的死亡率。

4S研究中每天给予辛伐他汀20~40mg,可长期平均降低LDL-C水平35%,同时升高HDL水平8%。在安慰剂组中256例患者死亡(11.15%),而辛伐他汀组中182例患者死亡(8.12%)。这些数据表明,辛伐他汀使冠状动脉硬化患者的死亡危险性降低42%(P<0.000 01),从而使在平均5.14年的随访中,辛伐他汀组中死亡的危险性下降30%(P<0.000 01),而其他受益于治疗的情况包括使心肌血管再通术的危险性降低37%(P<0.000 01)。对于致死性和非致死性脑血管事件采用posthoc分析,安慰剂组有98例患者发生此类事件,在辛伐他汀组中有70例患者发生此类事件(辛伐他汀使其危险性降低30%)。4S试验是第一个明确证明降低胆固醇能够明显延长患者寿命的试验,分析表明冠心病死亡率及发病率的降低与胆固醇水平降低程度成正比。

在4S试验结束后,研究者将随访期延长5年,旨在基于入选患者的数据,分析辛伐他汀组和安慰剂组的死因及其死亡率和癌症发病率。随访研究的主要发现是,辛伐他汀组患者在双盲期和扩展期中的生存率比安慰剂组更高,前者癌症的发病率和死亡率比后者略有降低。在5年扩展随访期或全部10年随访期中,辛伐他汀组非心血管死亡率均未增加。在10年期间,辛伐他汀组和安慰剂组的癌症发病率和死亡率相似。

4S试验是第一个证明降低胆固醇能显著延长冠心病患者寿命的临床研究,并证明冠心病死亡率的降低与胆固醇水平的降低呈正相关。基于LDL-C低值的冠心病患者同样受益的事实,说明无论胆固醇水平高低,辛伐他汀都使冠心病患者获益。4S试验是开创调脂药物预防动脉粥样硬化研究的里程碑。

(二)他汀类药物在冠心病二级预防中的相关研究

1. CARE研究[6]　普伐他汀降脂治疗能够显著降低血胆固醇正常的冠心病患者脑卒中的危险性。

该研究共入选4 159名既往有明确心肌梗死史的冠心病患者,LDL-C水平为(3.6±0.39)mmol/L。经普伐他汀平均治疗5年后,脑卒中相对危险性下降32%(P=0.03),其中缺血性脑卒中危险性呈下降趋势(RR=21%,P=0.26);出血性脑卒中相对危险性无显著改变(对照组6例,治疗组2例)。

2. LIPID研究[7]　对已肯定的冠心病者,不管血脂水平如何,普伐他汀不仅可以减少急性心肌梗死和不稳定型心绞痛患者的冠心病事件发生率,而且可减少冠心病死亡率和总体死亡率。

该研究为双盲、随机研究,入选9 014名31~75岁患者,随机分为普伐他汀组(40mg/d)和安慰剂治疗组,平均随访6.1年。入选患者有急性心肌梗死或因不稳定型心绞痛而住院,初始血浆胆固醇水平为155~271mg/dl。主要研究终点为冠心病死亡。

结果显示,在安慰剂组中,有8.3%死于冠心病,而普伐他汀组为6.4%(RR减少24%,P<0.001)。安慰剂组总死亡率为14.1%,而普伐他汀组为11%(RR减少22%,P<0.001)。接受普代他汀治疗的患者中所有心血管终点的发生率始终较低,这些终点包括心肌梗死(RR减少29%,P<0.001)、冠心病或非致死性心肌梗死的死亡(RR减少24%,P<0.001)、脑卒中(RR减少19%,P<0.048)及冠状动脉重建(RR减少20%,P<0.001)。普伐他汀组心血管原因死亡危险较安慰剂组下降25%(7.3% *vs.* 9.6%,P<0.001)。

(三)HPS研究[8]

在冠心病或高危人群且胆固醇水平各异的人群中,降低胆固醇治疗可减少心脑血管终点事件的发生和死亡率。

HPS研究为随机、双盲研究,入选英国20 536例(年龄40~80岁)患者,被随机分配入辛伐他汀40mg每日1次治疗组和安慰剂组,平均随访时间5年,入选患者胆固醇水平＞3.5mmol/L(135mg/dl),同时具有以下任何一项:有心肌梗死或其他CHD(不稳定或稳定型心绞痛、冠状动脉旁路移植术和血管成形术);有非冠状动脉阻塞性疾病(非出血性脑卒中、短暂性脑缺血发作、颈动脉和下肢动脉狭窄)的证据;有糖尿病;治疗中的高血压。

结果显示,辛伐他汀组主要血管事件发生率明显降低。其中,非致死性心肌梗死和冠心病死亡降低27%;脑卒中发生率降低25%,缺血性脑卒中发生率降低30%,而出血性脑卒中发生率与安慰剂组无差别;心血管血运重建减少24%。无论性别、入组时年龄、基线的血脂水平,各亚组主要血管事件发生率下降约1/4,包括无冠

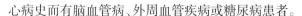

心病史而有脑血管病、外周血管疾病或糖尿病患者。

（四）冠心病强化他汀治疗的临床试验

1. PROVE-IT 研究[9]　阿托伐他汀强化降脂可在30天时使ACS患者获益，提示对于ACS高危患者应及早和足量应用他汀类药物，充分干预获益更大，是冠心病强化他汀治疗的第一个临床研究。

该研究是8个国家约350个医疗中心参加的双盲、随机和安慰剂对照研究，纳入4 162例因10天内发生ACS而住院的患者，并对普伐他汀（40mg、1次/d，标准治疗组）与阿托伐他汀（80mg、1次/d，强化治疗组）进行比较。主要终点是由所有原因所致死亡、心肌梗死、需再次住院的确诊的不稳定型心绞痛（随机分组后至少30天后进行的）、血运重建和脑卒中组成的复合终点。随访持续平均24个月。

结果显示，在标准治疗剂量普伐他汀组中为2.46mmol/L，在大剂量阿托伐他汀组中为1.6mmol/L（$P < 0.01$）。2年主要终点发生率在普伐他汀组中为26.3%，在阿托伐他汀组中为22.4%，反映了阿托伐他汀的风险比下降16%（$P < 0.01$）。研究没有满足事先规定的两药等效的标准，反而发现强化治疗方案疗效较优。

2. A to Z 研究[10]　双期研究，A阶段比较替罗非班加普通肝素或低分子量肝素的疗效，随后的Z阶段对4 500例血脂无明显升高的急性冠脉综合征患者随机分为两组。一组辛伐他汀40mg、1次/d治疗1个月，随后改为80mg、1次/d；另一组为安慰剂治疗16周后，改为辛伐他汀20mg/d。主要终点事件包括心血管死亡、非致死性心肌梗死、再发ACS和脑卒中，随访时间6个月到2年。

结果显示，早期强化组与延迟保守组相比，主要终点事件的发生率有降低趋势（14.4% *vs.* 16.7%），但是没有统计学差异（$P > 0.05$）；心血管死亡为4.1% *vs.* 5.4%（$P = 0.05$）。

3. TNT 研究[11]　强化他汀治疗是冠心病二级预防的重要治疗。

该研究共入选10 001例35~75岁既往发生冠心病的患者，被分为常规剂量阿托伐他汀（10mg、1次/d）组及高剂量阿托伐他汀（80mg、1次/d）组。入选血脂标准为LDL-C≤130mg/dl。随访中位数时间为4.9年。

结果显示，高剂量组LDL-C降至77mg/dl，常规剂量组LDL-C降至101mg/dl。高剂量组与常规剂量组的严重心血管事件发生率分别为8.7%（434例）和10.9%（548例），即高剂量组的严重心血管事件相对风险减少22%（$P < 0.001$）。

4. MIRACL 研究[12]　阿托伐他汀治疗改善ACS患者的预后与LDL-C水平降低无关，考虑改善ACS患者的预后可能与他汀类药物降脂外作用有关。

结果显示，ACS患者使用阿托伐他汀80mg、1次/d治疗16周后，心血管事件减少。阿托伐他汀可显著降低LDL-C水平，第6周LDL-C水平和基线到第6周LDL-C的绝对变化均对临床终点时间无显著影响。

5. IDEAL 研究[13]　在有心肌梗死病史的极高危患者中，强化降低LDL-C并未使主要冠状动脉事件显著降低，但确实能降低其他联合次要终点事件和非致死性急性心肌梗死的发生风险。这奠定了极高危患者强化降脂治疗的循证医学基础，并肯定了强化降脂治疗的安全性。

该研究为1999—2005年对北欧190所非卧床心脏病患者进行前瞻性、随机、开放标记、终点事件盲法评价试验，中位随访时间为4.8年。共纳入8 888例年龄≤80岁、有急性心肌梗死病史患者。干预措施：患者被随机分配接受大剂量阿托伐他汀80mg、1次/d或常规剂量辛伐他汀（20mg、1次/d）。主要观察指标为主要冠状动脉事件（定义为冠心病死亡、确诊的非致死性急性心肌梗死或心搏骤停复苏）。

结果显示，辛伐他汀组463例患者发生了主要冠状动脉事件，而阿托伐他汀组为411例（$HR = 0.89$，$P = 0.07$）。两组分别有321例和267例发生非致死性急性心肌梗死（$HR = 0.83$，$P = 0.02$）；但主要终点事件中，其他两项的发生率未见差异。两组发生心血管事件的患者分别为608例和533例（$HR = 0.87$，$P = 0.02$）。两组冠状动脉事件有显著差异。阿托伐他汀组患者因并不严重的不良事件而停药的比例较高；两组因转氨酶升高而停药者分别为43例和5例（$P < 0.001$）。两组中严重肌病和横纹肌溶解症均属罕见。

（五）ASTEROID 研究[14]

研究证实，他汀类药物治疗可逆转冠状动脉粥样硬化斑块。

该研究应用瑞舒伐他汀40mg、1次/d治疗24个月，采用血管内超声（IVUS），并盲法分析治疗前、后IVUS结果（斑块体积等指标）。507例冠状动脉造影轻中度病变狭窄>20%，IVUS观察目标血管狭窄程度<50%、不需血运重建治疗的患者，治疗前及2年后查IVUS。最终349例资料完整可供分析。LDL-C降低53.2%，降至60.8mg/dl，HDL-C升高14.7%。IVUS各项指标均显示冠状动脉粥样硬化斑块显著消退，结果与年

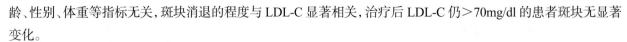

龄、性别、体重等指标无关,斑块消退的程度与 LDL-C 显著相关,治疗后 LDL-C 仍＞70mg/dl 的患者斑块无显著变化。

（六）他汀一级预防相关研究

1. WOSCOPS 研究[15] **及 MEGA 研究**[16]　均证实胆固醇水平增高,但对无心肌梗死或脑卒中病史的患者给予他汀治疗可以预防冠心病的发生。这两项研究合计总样本量超过 14 500 例,经过 5 年随访,均证实普伐他汀可以降低心肌梗死的发生率（WOSCOPS 研究为 31%,MEGA 研究是 48%）和死亡率（WOSCOPS 研究为 32%,MEGA 研究是 28%）。

2. CARDS 研究[17]　2 型糖尿病患者在 LDL-C 水平无显著升高的情况下,每日服用 10mg 阿妥伐他汀,可以安全降低心血管疾病和脑卒中的危险。

该研究入选 2 838 例 40～75 岁 2 型糖尿病患者,无冠心病和脑血管病及严重外周血管病变病史;至少有一项其他冠心病危险因素,随机分为阿妥伐他汀 10mg/d 治疗组 1 428 例和安慰剂组 1 410 例。该实验观察的主要终点是实验之初到首次发生终点事件的时间,主要终点事件是指急性冠心病死亡、非致死性心肌梗死（包括无症状心肌梗死）、不稳定型心绞痛、冠状动脉旁路移植术或冠状动脉腔内成形术、骤停复苏、脑卒中。该实验计划观察 4 年,由于中期分析的结果显示阿妥伐他汀治疗组患者明显获益,故 2003 年 6 月提前结束实验。

3. JUPITER 研究[18]　在一级预防中应用他汀类药物是合理的。

该研究为一项随机、双盲、安慰剂对照的大型研究,共入选 17 802 例健康人,旨在明确在 LDL-C＜3.367mmol/L（130mg/dl）依年龄判断心血管风险增加的人群中,应用瑞舒伐他汀 20mg 是否可以降低心脏事件、脑卒中和其他主要心血管事件的风险。大部分患者至少有一项危险因素,包括高血压、低 HDL-C、早发冠心病家族史或吸烟。该研究最长随访时间为 5 年,但研究在随访 1.9 年中位数时因瑞舒伐他汀治疗组受益显著而提前终止。

结果显示,与安慰剂组相比,瑞舒伐他汀 20mg 可显著减少主要心血管事件风险（定义为心肌梗死、脑卒中、动脉血运重建、因不稳定型心绞痛住院或心血管原因死亡的综合风险）44%（P＜0.001）,心脏事件、脑卒中或心血管死亡的综合风险下降近一半（47%,P＜0.001）。

（七）针对特殊人群的临床研究

1. SPARCL 研究[19]　对于脑卒中患者的他汀二级预防治疗不依附于冠心病诊断。

该研究首次针对脑卒中和 / 或 TIA 患者,入选患者为起病 1～6 个月的无已知冠心病,LDL-C 在 2.6～4.9mmol/L,非心源性脑卒中和 / 或 TIA 的患者,共入选 4 731 例患者,随机给予阿托伐他汀 80mg、1 次 /d 或安慰剂治疗,平均随访 4.9 年。

结果显示,强化阿托伐他汀治疗,显著降低了脑卒中和 / 或 TIA 患者再发脑卒中风险 16%（P=0.03）,显著降低主要冠状动脉事件风险 35%（P=0.003）。

2. PROSPER 研究[20]　对于入院时未使用他汀类药物的缺血性脑卒中老年患者,出院后使用他汀类药物治疗可导致 MACE 风险较低,并且延长了近 1 个月的出院后 2 年期在家生存时间。

3. ALLHAT-LLT 研究[21]　在血压控制良好及 LDL-C 中度升高的老年患者中,普伐他汀并不能显著减低各种原因死亡率及冠心病事件发生率。

该研究为多中心、随机、非盲法实验,共入选 10 335 例≥55 岁、LDL-C 在 120～189mg/dl 的患者,分为普伐他汀治疗组（40mg/d）及普通治疗组。随访 8 年以上,主要终点为各种原因死亡,次要终点包括非致命性心肌梗死或合并致命性冠心病、特殊原因死亡率。

结果显示,LDL-C 水平在应用普伐他汀的患者下降 28%,应用常规药物治疗的患者下降 11%。两组间各种死亡率相似,两组间 6 年冠心病事件发生率无明显差异。

六、指南推荐

（一）2016 年 ESC/EAC 血脂异常管理指南[22]

指南认为,LDL-C 下降程度呈剂量依赖性,且不同他汀类药物的下降程度不一（图 6-16-2）。相同用药剂量下 LDL-C 下降程度也具有相当大的个体间差异。

　　2016 年 ESC/EAC 指南认为，依据一些大规模试验，他汀类药物能以一级和二级预防的形式，显著降低所有性别和年龄段受试者心血管疾病的发病率和死亡率。已被证实可减慢动脉粥样硬化进展，甚至使动脉粥样硬化逆转。大型胆固醇治疗试验（CTT）的分析数据中包含了超过 170 000 名参与者以及 26 项他汀类药物的随机对照试验（RCT）。LDL-C 每降低 1.0mmol/L（40mg/dl），全因死亡率下降 10%，心血管疾病死亡减少 20%。还有荟萃分析提示，LDL-C 每降低 1.0mmol/L（40mg/dl），重大冠状动脉不良事件风险降低 23%，脑卒中风险降低 17%。所有亚组均产生相近的获益。所以，推荐冠心病血管疾病低风险及高风险人群均接受他汀类治疗，尤其是低风险人群也具有较低的绝对风险降低程度。研究认为，临床获益很大程度上与他汀类药物的种类无关，而是取决于 LDL-C 的降低程度。这进一步奠定了他汀类药物在一级及二级预防中的地位（图 6-16-2）。

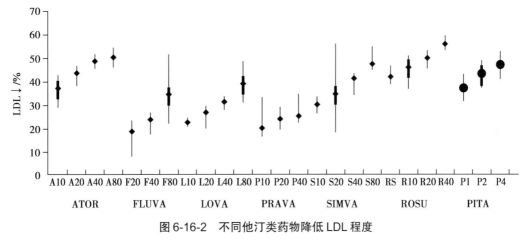

图 6-16-2　不同他汀类药物降低 LDL 程度

ATOR，阿托伐他汀；FLUVA，氟伐他汀；LOVA，洛伐他汀；PRAVA，普伐他汀；SIMVA，辛伐他汀；ROSU，瑞舒伐他汀；PITA，匹伐他汀。

　　建议应用他汀类药物方案：①评估受试者的总体心血管风险；②请患者参与心血管风险管理的决策过程；③确定其风险水平所对应的 LDL-C 目标；④计算达到该目标需要 LDL-C 降低的百分比数值；⑤选择某种在某个剂量下通常能够产生这种降低效果的他汀类药物，并确定这一剂量；⑥不同人对他汀类药物的反应不同，因此可能需要上调用药剂量；⑦如果采用他汀类药物的最大耐受剂量也无法达到目标，可以考虑组合用药；⑧此外，如果受试者处于极高风险或高风险中，则要求 LDL-C 水平下降≥50%。具体从起始数值来看，LDL-C 达到目标所需降低的百分比数值详见表 6-16-2。

表 6-16-2　LDL-C 达到目标所需降低的百分比数值

起始 LDL-C		达到 LDL-C 目标所需的降低程度 /%		
mmol/L	mg/dl	<1.8mmol/L（70mg/dl）	<2.6mmol/L（100mg/dl）	<3mmol/L（115mg/dl）
＞6.2	＞240	＞70	＞60	＞55
5.2～6.2	200～240	65～70	50～60	40～55
4.2～5.2	170～200	60～65	40～50	30～45
3.9～4.4	150～170	55～60	35～40	25～30
3.4～3.9	130～150	45～55	25～35	10～25
2.9～3.4	110～130	35～45	10～25	<10
2.3～2.9	90～110	22～35	<10	—
1.8～2.3	70～90	<22	—	—

（二）《中国成人血脂异常防治指南（2016 年修订版）》[23]

推荐他汀类药物是血脂异常药物治疗的基石；推荐将中等强度的他汀作为中国血脂异常人群的常用药物；他汀不耐受、胆固醇水平不达标者或严重混合型高脂血症者应考虑调脂药物的联合应用；注意观察药物的不良反应。

此版指南推荐认为，他汀类能显著降低血清 TC、LDL-C 和 Apo B 水平，也能降低血清 TG 水平和轻度升高 HDL-C 水平。有充分的临床试验和荟萃分析推荐：①他汀类药物在冠心病二级预防中的重要作用。②在基线胆固醇不高的高危人群中，他汀类治疗能获益。另外，强化他汀治疗与常规剂量他汀类相比，冠心病患者强化他汀治疗可进一步降低心血管事件，但降低幅度不大，且不降低总死亡率。③他汀类药物治疗可逆转冠状动脉粥样硬化斑块。④他汀类应用从 ASCVD 患者扩展到一级预防和更广泛的人群。但在心血管疾病低危人群中的应用效果有待于进一步研究。⑤他汀在脑卒中、老年人、糖尿病及高血压患者中有临床获益。⑥中国的临床研究证据不支持 ACS 患者经皮冠状动脉介入治疗（percutaneous coronary intervention，PCI）术前短期强化他汀治疗的心血管获益。⑦他汀类药物适用于高胆固醇血症、混合性高脂血症和 ASCVD 患者。

目前国内临床上有洛伐他汀、辛伐他汀、普伐他汀、氟伐他汀、阿托伐他汀、瑞舒伐他汀和匹伐他汀。不同种类与剂量的他汀降胆固醇幅度有较大差别，但任何一种他汀剂量倍增时，LDL-C 进一步降低幅度仅约 6%，即所谓"他汀疗效 6% 效应"。他汀类可使 TG 水平降低 7%～30%，HDL-C 水平升高 5%～15%。他汀降低 ASCVD 事件的临床获益大小与其降低 LDL-C 幅度呈线性正相关，他汀治疗产生的临床获益来自 LDL-C 降低效应。不同种类与剂量的他汀降低 LDL-C 幅度见表 6-16-3。

表 6-16-3 不同种类与剂量的他汀降低 LDL-C 幅度

高强度（每日剂量可降低 LDL-C≥50%）	中等强度（每日剂量可降低 LDL-C 25%～50%）
阿托伐他汀 40～80mg*	阿托伐他汀 10～20mg
瑞舒伐他汀 20mg	瑞舒伐他汀 5～10mg
	氟伐他汀 80mg
	洛伐他汀 40mg
	匹伐他汀 2～4mg
	普伐他汀 40mg
	辛伐他汀 20～40mg
	血脂康 1.2g#

注：* 阿托伐他汀 80mg 国人经验不足，须谨慎使用。# 中国血脂指南中对中成药血脂康胶囊的推荐认为，其调脂机制与他汀类似，系通过现代 GMP 标准工艺，由特制红曲加入稻米生物发酵精制而成，主要成分为 13 种天然复合他汀，系无晶型结构的洛伐他汀及其同类物。常用剂量为 0.6g、2 次 /d。中国冠心病二级预防研究（CCSPS）及其他临床研究证实，血脂康胶囊能够降低胆固醇，并显著降低冠心病患者总死亡率、冠心病死亡率及心血管事件发生率，不良反应少。LDL-C，低密度脂蛋白胆固醇。

（三）针对极高危冠心病患者各项指南推荐

1. 2015 年 ESC NSTEMI 指南 [24] 对于非 ST 段抬高急性冠脉综合征的管理，如无禁忌证，建议早期开始大剂量他汀治疗并长期维持（Ⅰ类推荐，A 级证据）。

尽量介绍最大耐受剂量他汀，LDL-C 仍≥70mg/dl（1.8mmol/L）的患者，应考虑加用非他汀类降脂药物进一步降低 LDL-C（Ⅱa 类推荐，B 级证据）。

2. 中国《非 ST 段抬高型急性冠状动脉综合征诊断和治疗指南（2016）》[25] 降脂治疗：长期坚持降脂达标治疗，是二级预防的基石（Ⅰ类推荐，A 级证据）。

总体针对极高危患者的各项指南中，根据大规模临床试验及荟萃分析得出的明确结果，均对极高危冠心病患者他汀类药物应用给出了最高级别的推荐，并强烈建议长期坚持应用最大耐受剂量他汀，LDL-C 达标为最终目的。

七、使用时应注意的问题

（一）用法用量

目前国内临床上有洛伐他汀、辛伐他汀、普伐他汀、氟伐他汀、阿托伐他汀、瑞舒伐他汀和匹伐他汀,还包括中成药物血脂康。

1. 洛伐他汀　成人常用量:口服 10～20mg、1 次 /d,晚餐时服用。剂量可按需要调整,但最大剂量不超过每天 80mg。

2. 辛伐他汀　冠心病患者可以每天晚上服用 20mg 作为起始剂量,如需要剂量调整,可参考高胆固醇血症用法与用量。

高胆固醇血症:一般始服剂量为 10mg/d,晚间顿服。对于胆固醇水平轻至中度升高的患者,始服剂量为 5mg/d。若需调整剂量,则应间隔 4 周以上,最大剂量为 40mg/d,晚间顿服。当低密度脂蛋白胆固醇水平降至 75mg/dl(1.94mmol/L)或总胆固醇水平降至 140mg/dl(3.6mmol/L)以下时,应减低辛伐他汀的服用剂量。

3. 普伐他汀　成人开始剂量为 10～20mg、1 次 /d,临睡前服用,最高剂量为 40mg/d。

4. 氟伐他汀　推荐的起始剂量为 20mg 或 40mg 常释胶囊 1 次 /d。可以根据患者治疗效果和推荐需达到的治疗目标调整剂量。对于严重的高胆固醇血症或者 40mg 常释胶囊治疗效果不满意的患者,可以使用氟伐他汀钠缓释片 80mg、1 次 /d。推荐的最大剂量为 80mg/d。

5. 阿托伐他汀　常用的起始剂量为 10mg、1 次 /d,剂量调整时间为 4 周或更长,本品最大剂量为 80mg、1 次 /d,阿托伐他汀每天用量可在一天内的任何时间一次服用,并不受进餐影响。

6. 瑞舒伐他汀　常用起始剂量为 5mg、1 次 /d。

起始剂量的选择应综合考虑患者个体的胆固醇水平、预期的心血管危险性以及发生不良反应的潜在危险性。对于那些需要更强效地降低低密度脂蛋白胆固醇(LDL-C)的患者,可以考虑 10mg、1 次 /d 作为起始剂量,该剂量能控制大多数患者的血脂水平。可在治疗 4 周后调整剂量至高一级的剂量水平。本品每日最大剂量为 20mg。

可在一天中任何时候给药,可在进食或空腹时服用。

轻度和中度肾功能损害的患者无须调整剂量。重度肾功能损害的患者禁用本品的所有剂量。

7. 匹伐他汀　成人每次 1～2mg、1 次 /d,饭后口服。

根据年龄、病情可以酌情增减药量,低密度脂蛋白值下降不明显时,可以考虑增加药量,最大用药量为 4mg/d。

8. 血脂康胶囊　一粒 0.3g,一次 2 粒,2 次 /d,早、晚饭后服用;轻、中度患者 2 粒 /d,晚饭后服用;或遵医嘱。

（二）不良反应及处理原则

他汀类药物在吸收、生物利用度、血浆蛋白结合度、排泄和溶解性方面都具有差异。洛伐他汀和辛伐他汀属于前体药物,而其他他汀类药物在服用时都属于活化形式。这些药物的吸收率在 20%～90%。除了普伐他汀、瑞舒伐他汀和匹伐他汀外,许多他汀类药物在肝脏细胞色素 P450 同工酶(CYP)作用下被大量代谢。这些酶主要在肝脏和肠壁表达。他汀类药物通常耐受性良好,主要不良反应如下 [22-23]:

1. 肝功能异常　主要表现为转氨酶升高 [26],发生率为 0.5%～3.0%,呈剂量依赖性。血清谷丙转氨酶(ALT)和 / 或谷草转氨酶(AST)升高达正常值上限 3 倍以上及合并总胆红素升高患者,应减量或停药。对于转氨酶升高在正常值上限 3 倍以内者,可在原剂量或减量的基础上进行观察,部分患者经此处理后转氨酶可恢复正常。

ALT 轻微升高,通常与肝毒性或肝功能改变无关。这种状态发展到肝功能衰竭的可能性非常小,因此不再建议在他汀类治疗期间对 ALT 进行常规监控。对他汀类药物治疗时因脂肪变性导致 ALT 轻微升高的患者进行研究,未发现他汀类药物导致肝脏疾病恶化。失代偿性肝硬化及急性肝功能衰竭是他汀类药物应用禁忌证。

2. 他汀类药物相关肌肉不良反应包括肌痛、肌炎和横纹肌溶解[27-28]。

肌肉症状是他汀类药物最常见的临床相关不良反应。

横纹肌溶解是他汀类药物导致肌肉病变中最严重的一种，特征包括肌肉剧痛、肌肉坏死，以及可能引发肾衰竭和死亡的肌红蛋白尿症。发生横纹肌溶解时，肌酸激酶（CK）会升高到正常值上限的至少 10 倍，有时常升高到 40 倍。横纹肌溶解的发生频率估计在 1～3 例/（100 000 患者·年）。

另一种更常见的肌肉不良反应是肌肉疼痛和压痛（肌痛症），但不伴随 CK 升高或重大功能丧失。然而这种不良反应的实际发生频率并不清楚，不同报道之间存在差异。对随机对照试验进行荟萃分析，没有发现他汀类药物治疗组的发生频率升高。另外，观察性研究报道的发生频率在 10%～15%。一项专门调查他汀类药物引发肌肉症状的研究发现，与肌肉不良反应相关的患者投诉频率约为 5%。此类反应的诊断依据是临床观察、停用他汀类药物后症状是否消失，以及重新开始服用后症状是否再次出现。这些症状常比较模糊，也很难确定与他汀类药物的关联。

当患者具有 CVD 高风险时，必须在患者脱离他汀类治疗获益之前进行明确诊断。目前已确定肌肉不良反应的风险因素。其中，尤其要注意与联用药物的相互作用。

当患者具有 CVD 高风险或极高风险时，应考虑采用最高耐受剂量的他汀类药物，并联用胆固醇吸收抑制剂，可行时也可以使用 PCSK9 抑制剂。一些研究表明，每 2 天服用一次或 1 周服用 2 次阿托伐他汀或瑞舒伐他汀，就能产生明显的降 LDL-C 作用。尽管目前还没有临床终点试验，但无法耐受每天服用他汀类药物的高风险患者，应考虑采用这种治疗方案。

3. 长期服用他汀有增加新发糖尿病的危险，发生率为 10%～12%，属他汀类效应。一项包含 91 140 名受试者的荟萃分析显示，治疗组的相对风险比安慰剂组高 9%，绝对风险升高 0.2%。然而，所用的他汀类药物效力越强、剂量越高，糖尿病风险就越高，老年人以及具有体重超重、胰岛素抵抗等其他糖尿病风险因素的人发生糖尿病的风险相对更高。他汀类对心血管疾病的总体益处远大于新增糖尿病危险，无论是糖尿病高危人群还是糖尿病患者，有他汀类治疗适应证者都应坚持服用此类药物。

4. 肾脏　他汀类药物对肾功能的影响仍存在争议。一项实验对瑞舒伐他汀进行分析，原因是该药在较高剂量（80mg）下会引发高频率蛋白尿。报道显示，在 80mg 剂量下，发生频率为 12%。剂量调整到最高 40mg 时，发生频率明显降低，与其他他汀类药物的频率抑制。他汀类药物引起的蛋白尿症状是从肾小管产生的，原因可能是肾小管重吸收减少，而不是因为肾小球功能紊乱。实验系统观察到肾脏细胞的胞饮作用减少。他汀类药物引起的胞饮作用减少与胆固醇合成抑制直接相关。临床试验中蛋白尿的出现频率通常比较低，大多数时候治疗组的频率并不高于安慰剂组。

5. 他汀治疗可引起认知功能异常，但多为一过性，发生率不高。荟萃分析结果显示，他汀对肾功能无认知功能影响。他汀类药物的其他不良反应还包括头痛、失眠、抑郁以及消化不良、腹泻、腹痛、恶心等消化道症状。

6. 药物的互相作用　经 CYP3A4 代谢，有可能与他汀类药物互相作用，而导致肌病及横纹肌溶解风险升高的药物见表 6-16-4。

表 6-16-4　导致肌病及横纹肌溶解风险升高的药物

抗感染药	钙通道阻滞剂	其他
伊曲康唑	维拉帕米	环孢素
酮康唑	地尔硫䓬	达那唑
泊沙康唑	氨氯地平	胺碘酮
红霉素		雷诺嗪
克拉霉素		葡萄柚汁
泰利霉素		奈法唑酮
HIV 蛋白酶抑制剂		吉非罗齐

他汀类药物与贝特类药物联用，可能会增加肌病风险。吉非罗齐的风险最高，因此，需避免将吉非罗齐与他汀类药物联用。他汀类药物与非诺贝特、苯扎贝特或环丙贝特联用时，肌病风险增高程度较小。

（裕　丽）

参 考 文 献

[1] 童煜，苏智广，张思仲 .3- 羟 -3- 甲基戊二酰辅酶 A 还原酶及他汀类药物 [J]. 生命的化学，2003，23（2）：141-143.

[2] 高蓝，李浩明 . 他汀类降脂药物的药代动力学研究进展 [J]. 中国临床药理学与治疗学，2007，12（8）：850-860.

[3] 朱依谆，殷明 . 药理学 [M].7 版 . 北京：人民卫生出版社，2015：203.

[4] 叶平，陈红，万绿娅 . 血脂异常诊断和治疗 [M]. 北京：人民军医出版社，2013：171.

[5] Candinavian Simvastatin Survival Study Group. Randomised trial of cholesterol lowering in 4444 patients with coronary heart disease: the Scandinavian Simvastatin Survival Study（4S）[J].Lancet，1994，344：1383-1389.

[6] SACKS F M，PFEFFER M A，MOYE L A，et al. The effect of pravastatin on coronary events after myocardial infarction in patients with average cholesterol levels. Cholesterol and Recurrent Events Trial investigators[J]. N Engl J Med，1996，335（14）：1001-1009.

[7] Long-Term Intervention with Pravastatin in Ischaemic Disease（LIPID）Study Group. Prevention of cardiovascular events and death with pravastatin in patients with coronary heart disease and a broad range of initial cholesterol levels[J]. N Engl J Med，1998，339（19）：1349-1357.

[8] Heart Protection Study Collaborative Group. MRC/BHF Heart Protection Study of cholesterol lowering with simvastatin in 20，536 high-risk individuals: a randomised placebo-controlled trial[J]. Lancet，2002，360（9326）：7-22.

[9] CANNON C P，BRAUNWALD E，MCCABE C H，et al. Intensive versus moderate lipid lowering with statins after acute coronary syndromes[J]. N Engl J Med，2004，350（15）：1495-1504.

[10] DE LEMOS J A，BLAZING M A，WIVIOTT S D，et al. Early intensive vs a delayed conservative simvastatin strategy in patients with acute coronary syndromes: phase Z of the A to Z trial[J]. JAMA，2004，292（11）：1307-1316.

[11] LAROSA J C，GRUNDY S M，WATERS D D，et al. Intensive lipid lowering with atorvastatin in patients with stable coronary disease[J]. N Engl J Med，2005，352：1425-1435.

[12] SCHWARTZ G G，OLSSON A G，EZEKOWITZ M D，et al. Effects of atorvastatin on early recurrent ischemic events in acute coronary syndromes: the MIRACL study: a randomized controlled trial[J]. JAMA，2001，285：1711-1718.

[13] PEDERSEN T R，FAERGEMAN O，KASTELEIN J J，et al. High-dose atorvastatin vs usual-dose simvastatin for secondary prevention after myocardialinfarction: the IDEAL study: a randomized controlled trial[J]. JAMA，2005，294：2437-2445.

[14] NISSEN S E，NICHOLLS S J，SIPAHI I，et al. Effect of very high-intensity statin therapy on regression of coronary atherosclerosis: the ASTEROID trial[J]. JAMA，2006，295：1556-1565.

[15] NAKAMURA H，ARAKAWA K，ITAKURA H，et al. Primary prevention of cardiovascular disease with pravastatin in Japan（MEGA Study）: a prospective randomised controlled trial[J]. Lancet，2006，368（9542）：1155-1163.

[16] SHEPHERD J，COBBE S M，FORD I，et al. Prevention of coronary heart disease with pravastatin in men with hypercholesterolemia[J]. N Engl J Med，1995，333（20）：1301-1307.

[17] COLHOUN H M，BETTERIDGE D J，DURRINGTON P N，et al. Primary prevention of cardiovascular disease with atorvastatin in type 2 diabetes in the Collaborative Atorvastatin Diabetes Study（CARDS）: multicentre randomised placebo controlled trial[J]. Lancet，2004，364：685-696.

[18] RIDKER P M，DANIELSON E，FONSECA F A，et al. Rosuvastatin to prevent vascular events in men and women with elevated C-reactive protein[J]. N Engl J Med，2008，359：2195-2207.

[19] AMARENCO P，BOGOUSSLAVSKY J，CALLAHAM A 3rd，et al. High-dose atorvastatin after stroke or transient ischemic attack[J]. N Engl J Med，2006，355：549-559.

[20] SHEPHERD J，BLAUW G J，MURPHY M B，et al. Pravastatin in elderly individuals at risk of vascular disease（PROSPER）: a randomized controlled trial[J]. Lancet，2002，360：1623-1630.

［21］ ALLHAT Officers and Coordinators for the ALLHAT Collaborative Research Group. Major outcomes in moderately hypercholesterolemic，hypertensive patients randomized to pravastatin vs usual care：the Antihypertensive and Lipid-lowering treatment to prevent heart attack trial（ALLHAT-LLT）[J]. JAMA，2002，288（23）：2998-3007.

［22］ CATAPANO A L，GRAHAM I，BACKER G D，et al. 2016 ESC/EAS Guidelines for the management of dyslipidaemias[J]. Eur Heart J，2016，37（39）：2999-3058.

［23］ 中国成人血脂异常防治指南修订联合委员会. 中国成人血脂异常防治指南（2016 年修订版）[J]. 中国循环杂志，2016，31(10)：937-953.

［24］ ROFFI M，PATRONO C，COLLET J P，et al. 2015 ESC Guidelines for the management of acute coronary syndromes in patients presenting without persistent ST-segment elevation：Task Force for the Management of Acute Coronary Syndrome in Patients Presenting without Persistent ST-Segment Elevation of the European Society of Cardiology(ESC)[J]. Eur Heart J，2016，37(3)：267-315.

［25］ 中华医学会心血管病学分会，中华心血管病杂志编辑委员会. 非 ST 段抬高型急性冠状动脉综合征诊断和治疗指南(2016)[J]. 中华心血管病杂志，2017，45（5）：359-376.

［26］ MCKENNEY J M，DAVIDSON M H，JACOBSON T A，et al. Final Conclusions and Recommendations of the National Lipid Association Statin Safety Assessment Task Force[J]. Am J Cardiol，2006，97：89C-94C.

［27］ ROSENSON R S，BAKER S K，JACOBSON T A，et al. An assessment by the Statin Muscle Safety Task Force：2014 update[J]. J Clin Lipidol，2014，8：S58-S71.

［28］ STROES E S，THOMPSON P D，CORSINI A，et al. Statin-associated muscle symptoms：impact on statin therapy-European Atherosclerosis Society Consensus Panel Statement on Assessment，Aetiology and Management[J]. Eur Heart J，2015，36：1012-1022.

第17章　依折麦布

高胆固醇血症是动脉粥样硬化形成的重要危险因素[1]，大量临床试验结果证实，降低血胆固醇水平可以延缓动脉粥样硬化的进展，甚至逆转动脉粥样硬化的进程[2]。在人体内胆固醇的来源主要通过自身细胞的合成和吸收膳食及胆汁中的胆固醇两个途径，胆固醇的清除主要通过合成胆汁酸和从胆汁排泄这两个途径[3]。目前临床中最常用的他汀类降脂药物，是通过抑制肝脏中胆固醇合成限速酶3-羟基-3-甲基戊二酰辅酶A（HMG-CoA）还原酶的活性，来减少体内胆固醇的合成，从而发挥作用。

一、分子结构

依折麦布（ezetimibe）则是通过抑制胆固醇从胃肠道的吸收来发挥降低胆固醇的作用[4]。其化学名为1-(4-氟苯基)-3(R)-[3-(4-氟苯基)-3(S)-羟丙基]-4(S)-(4-羟苯基)-2-吖丁啶（氮杂环丁烷）酮，分子结构见图6-17-1。

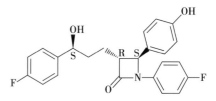

图6-17-1　依折麦布化学结构式

2001年Van Heek等发现依折麦布可以选择性抑制小肠上皮细胞对于胆固醇的吸收，但是对于脂溶性维生素、甘油三酯、胆汁酸的吸收没有影响[5]。以往的研究发现，依折麦布可以抑制大约50%通过饮食吸收的胆固醇，从而减少小肠吸收的胆固醇向肝脏的转运，使得肝脏胆固醇的贮存量降低，从而增加对血液中胆固醇的清除。

2004年Altmann等通过染色体生物信息系统证实了依折麦布的分子学机制，其药物作用靶点是胆固醇吸收蛋白即Niemann-Pick C1 Like 1蛋白（NPC1L1），它的氨基酸结构有42%与Niemann-Pick C1型蛋白相同，这也是它名称的来源[6]。NPC1L1蛋白是细胞内胆固醇转运的主要载体，在人类和啮齿类动物，NPC1L1蛋白和其mRNA主要表达在小肠细胞和肝细胞内，在其他组织中几乎不表达或<10%小肠细胞的表达。小肠标本的免疫荧光染色显示，NPC1L1蛋白主要位于小肠细胞的刷状缘，在空肠近段的上皮细胞中含量最高[6-7]。电子免疫细胞化学显微镜检查显示，NPC1L1蛋白在细胞结构中主要位于微绒毛、溶酶体、内涵体和线粒体的膜上[8]。它的结构上具有13个跨细胞膜的区域，并具有特定的固醇感知区域[6]。应用依折麦布标记葡糖苷酸的技术显示，药物特异性地结合到小鼠和人的小肠上皮细胞刷状缘。应用分子生物学技术进行NPC1L1基因敲除的动物，其通过肠道吸收的胆固醇明显减少[9]。研究也发现，NPC1L1蛋白缺乏的动物，应用依折麦布对于肠道胆固醇的吸收没有任何作用[10]。通过上述一系列研究证实，NPC1L1蛋白是肠道胆固醇和植物固醇吸收的转运载体。

药代动力学口服后依折麦布被迅速吸收，并广泛结合成具有药理活性的酚化葡糖苷酸（依折麦布-葡萄糖苷酸）。在服药后1~2小时内依折麦布-葡糖苷酸结合物达到血浆峰浓度（Cmax），而依折麦布则在4~12小时出现血浆峰浓度。依折麦布同食物（高脂或无脂饮食）一起服用不影响其口服生物利用度。依折麦布在小肠和肝脏中与葡糖苷酸结合，并随后由胆汁和肾脏排出。依折麦布和依折麦布-葡糖苷酸结合物是血浆中检测到的主要药物成分，分别占血浆中总药物浓度的10%~20%和80%~90%。血浆中依折麦布和依折麦布-葡糖苷酸结合物的清除较为缓慢，提示有明显的肠肝循环。依折麦布和依折麦布-葡糖苷酸结合物在体内的半衰期约为22小时。

二、重要的临床研究

在两项多中心、双盲、安慰剂对照、为期 12 周的研究中，1 719 名原发性高胆固醇血症患者接受 10mg/d 药物治疗。12 周后试验组较对照组的总胆固醇（TC）、低密度脂蛋白胆固醇（LDL-C）、脂蛋白 B（Apo B）、甘油三酯（TG）水平均明显降低，并增加了高密度脂蛋白胆固醇（HDL-C）的水平（表 6-17-1）。在不同年龄、性别、种族和基础 LDL-C 水平的患者中，LDL-C 的降低具有一致性。同时，对脂溶维生素 A、D、E 的血浆浓度没有影响，对凝血酶原时间也没有影响，并且不影响肾上腺皮质类固醇的生成。

表 6-17-1　原发性高胆固醇血症患者接受本品治疗后的各指标变化均值
（与基线值比较的平均变化量 %）

	治疗组	n	TC	LDL-C	Apo B	TG[a]	HDL-C
试验 1	安慰剂	205	+1	+1	−1	−1	−1
	本品	622	−12	−18	−15	−7	+1
试验 2	安慰剂	226	+1	+1	−1	+2	−2
	本品	666	−12	−18	−16	−9	+1
总数据（试验 1 和 2）	安慰剂	431	0	+1	−2	0	−2
	本品	1 288	−13	−18	−16	−8	+1

注：[a] 对 TG，为与基线值比较变化量 % 的中位数。

Pandor 等发表的一项包括 8 个研究 2 772 例患者的荟萃分析也得到了类似的结果，LDL-C 水平下降 18.6%，甘油三酯水平下降 8.1%，HDL-C 水平升高 3%[11]。

在 4 项多中心、双盲、安慰剂对照、为期 12 周的研究中，1 187 名原发性高胆固醇血症患者接受每天单独应用本品 10mg 治疗或联合应用阿托伐他汀、辛伐他汀、普伐他汀和洛伐他汀的治疗。联合用药的患者 LDL-C 降低程度与他汀类药物的种类和剂量无关。本品与最小剂量他汀类药物联合应用，降低 LDL-C 的作用优于大剂量单独应用他汀类药物治疗（表 6-17-2）。

表 6-17-2　与基线值相比，联合用药患者的 LDL-C 血浆浓度平均变化量 %

	阿托伐他汀研究	辛伐他汀研究	普伐他汀研究	洛伐他汀研究
安慰剂	+4	−1	−1	0
本品	−20	−19	−20	−19
10mg 他汀类	−37	−27	−21	−20
本品 +10mg 他汀类	−53	−46	−34	−34
20mg 他汀类	−42	−36	−23	−26
本品 +20mg 他汀类	−54	−46	−40	−41
40mg 他汀类	−45	−38	−31	−30
本品 +40mg 他汀类	−56	−56	−42	−46
80mg 他汀类	−54	−45	−	−
本品 +80mg 他汀类	−61	−58	−	−
总数据：所有他汀类剂量	−44	−36	−25	−25
总数据：所有本品 + 他汀类剂量	−56	−51	−39	−40

依折麦布与他汀类药物联合应用的总体分析中,对 TC、Apo B、TG 均有明显降低作用,并且对 HDL-C 有升高作用(表 6-17-3)。

表 6-17-3　与基线值相比,TC、Apo B、TG、HDL-C 在汇总分析中的平均变化量 %

	TC	Apo B	TG[a]	HDL-C
本品＋阿托伐他汀	−41	−45	−33	+7
单独用阿托伐他汀	−32	−36	−24	+4
本品＋辛伐他汀	−37	−41	−29	+9
单独用辛伐他汀	−26	−30	−20	+7
本品＋普伐他汀	−27	−30	−21	+8
单独用普伐他汀	−17	−20	−14	+7
本品＋洛伐他汀	−29	−33	−25	+9
单独用洛伐他汀	−18	−21	−12	+4

注:[a] 对 TG,为变化量 % 的中位数。

ENHANCE 研究是一项针对家族性高胆固醇血症的前瞻性、随机、双盲的对照性研究,比较在辛伐他汀 80mg 的基础上加用依折麦布对于颈动脉内中膜厚度的影响。经过 24 个月的试验观察,LDL-C 的水平可以得到进一步下降,但是两组治疗方案对于颈动脉内中膜厚度的影响没有明显的差别[12]。这项研究的局限性主要在于,入选人群为家族性高胆固醇血症的患者,同时没有临床终点事件的差异。

SHARP 研究是一项针对心血管预后的临床研究,比较在慢性肾脏病患者中联合应用依折麦布和辛伐他汀治疗,相比于安慰剂而言,可使主要动脉粥样硬化事件的风险减少 17%,肌病、肝胆疾病、癌症或非血管性死亡的风险没有明显增加,同时对于肾功能也没有不良的影响。这项研究证实了依折麦布联合辛伐他汀的治疗效果,但是其获益效应难以明确区分依折麦布和他汀的作用[13]。

SEAS 研究主要针对无症状性轻到中度主动脉瓣狭窄的患者,治疗组应用依折麦布 10mg 和辛伐他汀 40mg 的合剂,对照组采取安慰剂治疗。主要终点为多种严重心血管事件的复合终点,包括心源性死亡、主动脉瓣置换术、非致死性心肌梗死、冠状动脉旁路移植术、经皮介入治疗、非出血性脑卒中。次要终点包括主动脉瓣狭窄和缺血性心血管事件。研究表明,相比于安慰剂而言,治疗组 LDL-C 明显下降达 61%,同时动脉粥样硬化事件发生率明显下降,但是对于主动脉瓣狭窄的进展没有明显影响[14]。

IMPROVE-IT 研究是一项多中心、随机、双盲、活性药物对照研究,在 18 144 例急性冠脉综合征患者中,比较在常规使用辛伐他汀 40mg 的基础上应用依折麦布 10mg 能否进一步改善患者的预后。经过平均 7 年的随访观察,可以观察到 LDL-C 的水平得到进一步下降,分别为 1.4mmol/L 和 1.8mmol/L,同时在包括心血管死亡、非致死性心肌梗死、不稳定型心绞痛住院、再血管化治疗和脑卒中的总复合终点进一步下降,分别为 32.7% 和 34.7%,缺血性脑卒中的发生减少 21%[15]。亚组分析进一步显示,对于糖尿病和＞75 岁老年人可以带来更多的临床获益。这是一个里程碑式的研究,突破了既往血脂指南中 LDL-C 治疗的目标值,发现将 LDL-C 进一步降低到 1.4mmol/L,仍能进一步减少心血管事件的发生,给患者带来临床的获益,从另一方面也证实了在动脉粥样硬化发病机制中血脂的关键作用。同时这是首次证实,在应用他汀的基础上加用依折麦布可以进一步减少心血管事件的发生。

三、指南推荐

2016 年中国血脂指南建议依折麦布作为降低胆固醇的药物,可以单独使用,或与他汀类药物一起联合使用。一般推荐与他汀类药物联合使用,可以发挥协同降胆固醇作用,使 LDL-C 水平进一步下降 18%,同时不增加他汀的不良反应。建议对于中等强度他汀治疗胆固醇水平不达标或不耐受大剂量他汀的患者,可考虑中 / 低强度他汀与依折麦布联合治疗(Ⅰ级推荐,B 类证据)[16]。

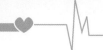

2016年英国国家卫生与临床优化研究所发表了一篇建议，基于以往的临床研究，依折麦布可以联合他汀用于杂合子家族性或非家族性高胆固醇血症的治疗，包括应用他汀后 LDL-C 未达标或不耐受大剂量他汀治疗等情况。依折麦布单药治疗可以用于他汀不耐受或存在禁忌的情况，虽然没有试验单独应用依折麦布证实临床事件的获益，但是考虑到依折麦布的降低胆固醇的治疗效果，仍然建议使用[17]。

在 2016 年欧洲心脏病学会血脂异常指南中，建议依折麦布作为降低胆固醇的二线治疗药物，应用于他汀使用最大剂量仍未达标的患者（Ⅱa 级推荐，B 类证据）或他汀不耐受的患者（Ⅱa 级推荐，C 类证据）[18]。

四、使用时应注意的问题

（一）用法用量

依折麦布商品名为益适纯（EZETROL），单片剂量为 10mg。推荐剂量为 1 次 /d，每次 10mg，可单独服用，或与他汀类药物联合应用，或与非诺贝特联合应用。可在一天之内任何时间服用，可空腹服用或与食物同时服用。

依折麦布和辛伐他汀的单片复方制剂名为葆至能（VYTORIN），根据辛伐他汀剂量的不同，分别为 VYTORIN 10/10 依折麦布 10mg 和辛伐他汀 10mg，VYTORIN 10/20 依折麦布 10mg 和辛伐他汀 20mg，VYTORIN 10/40 依折麦布 10mg 和辛伐他汀 40mg。推荐剂量为 1 次 /d，晚上服用，可空腹服用或与食物同时服用。一般推荐的起始剂量为每天 10/20mg。对于不要求积极降低 LDL-C 的患者，起始剂量可为每天 10/10mg。对于需要大幅度降低 LDL-C（大于 55%）的患者，起始剂量可为每天 10/40mg。一般在初始治疗或调整剂量 2 周后需测定血脂水平，必要时应调整剂量。

（二）常见不良反应及处理原则

依折麦布长期使用的安全性和耐受性良好，不良反应轻微且多为一过性，常见不良反应包括腹痛、腹泻和腹胀等胃肠道症状，少见不良反应包括咳嗽、疲倦、肌痛等。与他汀联用时，也可发生转氨酶增高、肌酸激酶升高、肌痛、乏力等不良反应。

（三）特殊临床情况下的使用

1. **年龄**　依折麦布在老年患者中不需要调整剂量，在年龄≥10 岁的儿童及青少年不需要调整剂量。<10 岁的儿童没有相关用药数据，不推荐应用本品治疗。

2. **肝功能异常**　轻度肝功能不全患者（Child-Pugh 评分为 5 分或 6 分）服用单剂量依折麦布 10mg 后，总依折麦布曲线下面积（AUC）较正常人群增加约 1.7 倍。因此，轻度肝功能受损患者不需要调整剂量，中重度肝功能受损患者影响尚不明确，不推荐使用。

3. **肾功能受损**　严重肾功能不全 [肌酐清除率≤30ml/（min·1.73m²）] 患者单剂量应用 10mg 依折麦布后，其总依折麦布曲线下面积较正常人群增加 1.5 倍。此结果无临床显著性意义，因此肾功能受损患者使用时不需要调整剂量。

4. **妊娠和哺乳**　目前尚无关于妊娠期用药的临床资料。动物实验表明，本品对妊娠、胚胎及胎儿发育、分娩及出生后新生儿发育均无直接或间接的不良影响。然而，妊娠妇女仍应谨慎应用本品。对大鼠的研究发现，依折麦布可由大鼠母乳排泌。目前尚不确定依折麦布是否可经人类母乳排泌，因此，除非能够证明其潜在益处大于对婴儿的潜在危险性，本品不宜用于哺乳期妇女。

（李　辉）

参 考 文 献

[1] KANNEL W B，CASTELLI W P，GORDON T. Cholesterol in the prediction of atherosclerotic disease. New perspectives based on the Framingham study[J]. Ann Intern Med，1979，90：85-91.

[2] NISSEN S E，NICHOLLS S J，SIPAHI I，et al. Effect of very high intensity statin therapy on regression of coronary atherosclerosis: the ASTEROID trial[J]. JAMA，2006，295（13）：1556-1565.

[3] KWITEROVICH P O. Lipid，Apolipoprotein，and Lipoprotein Metabolism：Implications for the Diagnosis of Dyslipidemia[M]// KWITEROVICH P O. The Johns Hopkins Textbook of Dyslipidemia. Philadelphia：Lippincott Williams

& Wilkins，2009：1-29.

[4] VAN HEEK M，FRANCE C F，COMPTON D S，et al. In vivo metabolism-based discovery of a potent cholesterol absorption inhibitor，SCH58235，in the rat and rhesus monkey through the identification of the active metabolites of SCH48461[J]. J Pharmacol Exp Ther，1997，283（1）：157-163.

[5] VAN HEEK M，COMPTON D S，DAVIS H R. The cholesterol absorption inhibitor，ezetimibe，decreases diet-induced hypercholesterolemia in monkeys[J]. Eur J Pharmacol，2001，415（1）：79-84.

[6] ALTMANN S W，DAVIS H R Jr，ZHU L J，et al. Niemann-Pick C1 Like 1 protein is critical for intestinal cholesterol absorption[J]. Science，2004，303：1201-1204.

[7] SANE A T，SINNETT D，DELVIN E，et al. Localization and role of NPC1L1 in cholesterol absorption in human intestine[J]. J Lipid Res，2006，47：2112-2120.

[8] CARSTEA E D，MORRIS J A，COLEMAN K G，et al. Niemann-Pick C1 disease gene：homology to mediators of cholesterol homeostasis[J]. Science，1997，277：228-231.

[9] YU L. The structure and function of Niemann-Pick C1-like 1 protein[J]. Curr Opin Lipidol，2008，19：263-269.

[10] BRUCKERT E，GIRAL P，TELLIER P. Perspectives in cholesterol-lowering therapy：the role of ezetimibe，a new selective inhibitor of intestinal cholesterol absorption[J]. Circulation，2003，107（25）：3124-3128.

[11] PANDOR A，ARA R M，TUMUR I，et al. Ezetimibe monotherapy for cholesterol lowering in 2，722 people：systematic review and meta-analysis of randomized controlled trials[J]. J Intern Med，2009，265：568-580.

[12] KASTELEIN J J，SAGER P T，DE GROOT E，et al. Comparison of ezetimibe plus simvastatin versus simvastatin monotherapy on atherosclerosis progression in familial hypercholesterolemia. Design and rationale of the Ezetimibe and Simvastatin in Hypercholesterolemia Enhances Atherosclerosis Regression（ENHANCE）trial[J]. Am Heart J，2005，149：234-239.

[13] MIHAYLOVA B，SCHLACKOW I，HERRINGTON W，et al. Cost-effectiveness of Simvastatin plus Ezetimibe for Cardiovascular Prevention in CKD：Results of the Study of Heart and Renal Protection（SHARP）[J]. Am J Kidney Dis，2016，67：576-584.

[14] ROSSEBO A B，PEDERSEN T R，BOMAN K，et al. Intensive lipid lowering with simvastatin and ezetimibe in aortic stenosis[J]. N Engl J Med，2008，359：1343-1356.

[15] BLAZING M A，GIUGLIANO R P，CANNON C P，et al. Evaluating cardiovascular event reduction with ezetimibe as an adjunct to simvastatin in 18，144 patients after acute coronary syndromes：final baseline characteristics of the IMPROVE-IT study population[J]. Am Heart J，2014，168：205-212.

[16] 中国成人血脂异常防治指南修订联合委员会. 中国成人血脂异常防治指南（2016 年修版）[J]. 中华心血管病杂志，2016，44（10）：833-853.

[17] CHARLES Z，PUGH E，BARNETT D. Ezetimibe for the treatment of primaryheterozygous-familial and non-familial hypercholesterolaemia：NICE technology appraisal guidance[J/OL]. (2016-02-24) [2022-05-08]. https：//www.nice.org.uk/guidance/ta385.

[18] CATAPANO A L，GRAHAM I，DE BACKER G，et al. 2016 ESC/EAS Guidelines for the management of dyslipidaemias[J]. Eur Heart J，2016，37（39）：2999-3058.

前蛋白转化酶枯草溶菌素 9(proprotein convertase subtilisin/kexin 9, PCSK9)是一种主要由肝脏合成的丝氨酸蛋白酶,在 LDL 代谢中起重要作用。循环中的 LDL-C 通过与细胞表面 LDL 受体(LDLR)结合而被摄取进入肝细胞,在内体(endosome)中 LDLR 因 pH 的降低发生构象改变与 LDL-C 分离,LDLR 被重新运送到细胞表面进行循环利用,一个 LDLR 可被循环利用 150 次。而被分泌至循环中的 PCSK9 可在细胞表面与 LDLR-LDL-C 结合,使两者的亲和力增高 100 倍,从而阻止 LDLR 的循环再利用,转而以 PCSK9-LDLR-LDL-C 复合体形式进入溶酶体途径被降解,进而造成低密度脂蛋白胆固醇(LDL-C)水平升高。因此,降低 PCSK9 水平,可以通过促进 LDLR 的循环利用显著降低 LDL-C。

针对抑制 PCSK9 的治疗,目前缺乏有效的口服小分子药物。现在临床开发中的 PCSK9 抑制剂是 PCSK9 的单克隆抗体,包括 evolocumab、alirocumab 和 bococizumab(后者因产生自身抗体问题于 2017 年宣布终止进一步药物研发)。PCSK9 单克隆抗体经皮下注射后进入循环,封闭 PCSK9,阻止 PCSK9 与肝细胞表面的 LDL 受体(LDLR)结合,使 LDLR 得以循环利用,加强其摄取外周 LDL 颗粒的能力,从而达到降低循环中胆固醇的目的。

另一种可能抑制 PCSK9 的方法是应用 RNA 干扰技术(RNAi)抑制 PCSK9 的合成。通过小分子干扰 RNA(siRNA)在肝细胞内结合 RNA 诱导的沉默复合物(RISC)对 PCSK9 的 mRNA 进行序列特异性地降解,从而减少肝脏 PCSK9 的合成。目前有 inclisiran(ALN-PCSsc)已完成 I 期临床研究。Inclisiran 包含靶向合成的双链 siRNA 与作为药物载体的 N- 乙酰半乳糖胺,后者可与肝细胞表面大量表达的唾液酸糖蛋白受体结合,从而介导靶向 siRNA 选择性地高效进入肝细胞内介导 RISC 对 PCSK9 的 mRNA 进行降解。

一、重要的临床研究

(一)PCSK9 单克隆抗体

1. PCSK9 单克隆抗体的降脂作用   2015 年 7 月 21 日 evolocumab(商品名 Repatha, 安进)获得欧盟批准,成为全球首个上市的 PCSK9 抑制剂。2015 年 7 月 24 日, Praluent(赛诺菲的 alirocumab)成了首个获美国 FDA 批准的 PCSK9 抑制剂药物。而 bococumab(辉瑞)也紧随其后,成为第三个 PCSK9 单克隆抗体制剂。

早期多个 2 期临床研究显示,PCSK9 单克隆抗体可以使 LDL-C 水平较基线降低 50%～70%[1-5]。即使对于已经接受最大耐受的中等 / 大剂量他汀治疗的人群,evolocumab 仍然能够大幅降低 LDL-C 水平,如 LAPLACE-2 研究显示,已接受中 / 大剂量他汀治疗的患者, evolocumab 140mg 每 2 周给药方案干预 12 周能使 LDL-C 降低 66%～75%(从基线的 115～124mg/dl 降至 39～49mg/dl), evolocumab 420mg 每月给药方案能使 LDL-C 水平降低 63%～75%(从基线 89～94mg/dl 降至 33～35mg/dl)[2]。此外,对于他汀不耐受的患者,PCSK9 单克隆抗体优于依折麦布,在 GAUSS-3 研究中 evolocumab 治疗组在 24 周后 LDL-C 水平较基线降低 54.5%(降低 106.8mg/dl),远优于依折麦布组(LDL 较基线降低 16.7%, 下降 31mg/dl)。作为单克隆抗体制剂,是否会诱导抗体产生以及降低 LDL-C 的作用,是否具有持续有效性是需要关注的问题。在 3 个开发的 PCSK9 单克隆抗体中, evolocumab 和 alirocumab 为人(fully human)IgG2 单克隆抗体,而 bococumab 与前两者不同,为人源化的(humanized)单克隆抗体。3 期临床研究 DESCARTES 旨在观察高脂血症患者接受 52 周的 evolocumab 治疗(420mg 每周皮下注射 1 次)血脂的变化,结果表明,evolocumab 可持续有效地使 LDL-C 水平降至 70mg/dl 以下, LDL-C 较基线水平降低 >50%[6]。而 bococumab 则在 SPIRE 研究中被发现在大部分受试者中产生抗药抗体,从而影响其长期降低 LDL-C 的有效性 [7]。

2. PCSK9 单克隆抗体对 ASCVD 的影响　　他汀研究已证明 ASCVD 患者二级预防中降低 LDL-C 的重要性,目前的国内外指南中均将二级预防中 LDL-C 管理的目标设定为<70mg/dl,或较基线水平下降 50%。显然 PCSK9 单克隆抗体的优势在于其可以大幅降低 LDL-C 的水平,尤其在他汀不耐受患者以及已经使用最大耐受剂量他汀甚至联合依折麦布的患者中,仍具有强大的降低 LDL-C 作用。那么,PCSK9 的降脂优势是否转化为临床获益呢? 首先,冠状动脉粥样斑块的负荷与心血管事件的发生相关,在观察 PCSK9 对冠心病患者冠状动脉斑块影响的 GLAGOV 研究中,经 IVUS 评估结果显示,evolocumab(420mg 每月注射 1 次)干预 76 周较对照组能显著促进斑块的消退[8]。其次,在针对两项 PCSK9 安全有效性研究 OSLER 研究和 ODYSSEY Long Term 研究的事后分析中发现,无论 evolocumab 还是 alirocumab,均能降低主要心血管事件的发生(包括冠状动脉疾病死亡、非致死性心肌梗死、致死或非致死性脑卒中、需要住院的不稳定型心绞痛)[9-10]。2017 年 3 月,旨在评估 PCSK9 单克隆抗体对临床事件影响的 FOURIER 研究结果进一步证明,PCSK9 强有力的降低 LDL-C 的作用带来临床获益。FOURIER 研究纳入 27 000 名已使用最大耐受剂量他汀,但有残存心血管风险,且血脂未达标(LDL-C>70mg/dl 或 non-HDL>100mg/dl)的 ASCVD 患者,平均随访 26.4 个月,evolocumab 干预组在降低 LDL-C 59% 的基础上,主要复合终点(心血管死亡、心肌梗死、脑卒中、需要住院治疗的不稳定型心绞痛)风险较对照组减少 19%,主要二级终点(心血管死亡、脑卒中、心肌梗死)风险减少 25%[11]。而针对另一个 PCSK9 单克隆抗体 alirocumab 对临床事件影响的 ODYSSEY Outcomes 研究正在进行中。

(二) siRNA

除了 PCSK9 单克隆抗体以外,研究发现,还可通过采用注射小分子的干扰 RNA(siRNA)通过降解 PCSK9 mRNA 而抑制 PCSK9 的合成。目前在研究中的此类药品有 inclisiran(ALN-PCSsc)。在 I 期临床试验中,血浆 LDL-C 水平≥2.6mmol/L(100mg/dl)的健康成年志愿者接受首次剂量 siRNA(inclisiran)后,实验组血浆 PCSK9、LDL-C 水平在第 84 天较基线分别降低 74.5%~83.8% 和 50.6%~59.7%。另外,无论接受单次给药方案或多次给药方案(2 个月内完成),inclisiran 降低 PCSK9 和 LDL-C 的作用至少可稳定持续 6 个月。I 期临床研究结果显示,inclisiran 降低 LDL-C 的作用与 PCSK9 单克隆抗体大致相当,且由于其单次给药后作用持续时间长,可每 3~6 个月给药 1 次,因在经济费用及依从性上较 PCSK9 单克隆抗体具有优势,而具有进一步研发前景。但其安全、有效性及对临床事件的影响,尚待进一步临床研究评估。

二、指南推荐

(一) 2017 年国际血脂协会(NLA)对 PCSK9 抑制剂使用的推荐

动脉粥样硬化性心血管疾病(ACSVD):

1. 对于稳定动脉粥样硬化性心血管疾病患者,特别是合并 ASCVD 危险因素,接受最大耐受剂量他汀 ± 依折麦布治疗后,LDL-C≥70mg/dl 或非 HDL-C≥100mg/dl,应考虑给予 PCSK9 抑制剂(推荐强度:A;证据等级:高)。

2. 对于进展的动脉粥样硬化性心血管疾病患者,在接受最大耐受剂量他汀 ± 依折麦布治疗后,LDL-C≥70mg/dl 或非 HDL-C≥100mg/dl 时,可考虑使用 PCSK9 抑制剂(推荐强度:B;证据等级:中)。

3. **有表型的家族性高胆固醇血症(FH: LDL-C≥190mg/dl)**　　对于有临床表现,基线 LDL-C≥190mg/dl 的 FH 患者,PCSK9 可用于:①不合并其他未控制的 ASCVD 危险因素,无其他附加关键指标,包括未控制的高血压、糖尿病、吸烟、早发 ASCVD 家族史,年龄 40~79 岁,接受最大耐受剂量他汀 ± 依折麦布治疗后 LDL-C≥100mg/dl 或非 HDL-C≥130mg/dl(推荐强度:B;证据等级:中)。②合并其他未控制的 ASCVD 危险因素或其他附加关键高危指标,包括冠状动脉钙化≥300;Lp(a)≥50mg/dl(采用异构体非特异试剂盒检测);hs-CRP≥2mg/L;CKD 者白蛋白 / 肌酐比率≥30mg/g,或为经基因检测明确的 FH 患者,年龄 40~79 岁,在接受最大耐受剂量他汀 ± 依折麦布治疗后 LDL-C≥70mg/dl 或非 HDL-C≥100mg/dl(推荐强度:B;证据等级:中)。③合并其他未控制的 ASCVD 危险因素或上述其他附加关键高危指标,或为经基因检测明确的 FH 患者,年龄 40~79 岁,在接受最大耐受剂量他汀 ± 依折麦布治疗后 LDL-C≥100mg/dl 或非 HDL-C≥130mg/dl(推荐强度:E;证据等级:低)。

4. **极高风险 / 他汀不耐受**　　对于存在极高风险的他汀不耐受患者,经其他降脂药物治疗血脂尚未达标者(推荐强度:C;证据等级:低)。

（二）2016年欧洲血脂异常管理指南对PCSK9抑制剂使用的推荐（表6-18-1）

表6-18-1　2016年欧洲血脂异常管理指南对PCSK9抑制剂使用的推荐

血脂异常者：

对危险分层为极高危的患者,经最大耐受剂量他汀联合依折麦布治疗后LDL-C水平仍持续升高者,可考虑使用PCSK9抑制剂（Ⅱb类推荐,C级证据）

FH：

当FH患者合并CVD或存在CHD高危因素如：冠心病家族史、Lp（a）升高、他汀不耐受是应考虑给予PCSK9抑制剂治疗（Ⅱa类推荐,C级证据）

ACS或接受冠状动脉支架治疗的患者：

1. 当患者已使用最大耐受剂量的他汀和/或依折麦布,LDL-C仍未达标时,应考虑使用PCSK9抑制剂（Ⅱb类推荐,C级证据）

2. 对于他汀不耐受或有使用他汀禁忌的患者,应考虑使用PCSK9抑制剂或同时联合依折麦布（Ⅱb类推荐,C级证据）

（三）《中国成人血脂异常防治指南（2016年修订版）》对PCSK9使用的推荐

PCSK9目前尚未在中国上市,鉴于他汀联合PCSK9的降脂方案已成为欧美国家治疗严重血脂异常的联合方式,可较任何单药治疗带来更大程度的LDL-C水平下降。因此我国血脂异常防治指南推荐,对FH,尤其是HoFH患者,经改善生活方式联合最大剂量调脂药物（如他汀＋依折麦布）治疗后LDL-C水平仍＞2.6mmol/L的ASCVD患者,加用PCSK9抑制剂,组成不同作用机制调脂药物的三联合用。

三、不良反应及安全性评价

PCSK9抑制剂可以使部分患者的LDL-C降至极低水平,如在FOURIER研究中,evolocumab治疗组有42%的受试者LDL-C＜25mg/dl,25%的受试者LDL-C＜20mg/dl。如此显著的LDL-C降低是否会带来神经认知功能障碍？虽然在针对evolocumab和alirocumab的两个安全有效性研究OSLER和ODYSSEY研究中,PCSK9抑制剂干预组较对照组有更多人出现神经认知不良反应（0.9% vs. 0.3%；1.2% vs. 0.5%）,但与对照组比较并无显著差别,且与LDL-C降低水平无关。EBBINGHAUS研究针对PCSK9单克隆抗体对FOURIER研究中的受试者认知功能影响进行评价,结果也并未发现evolocumab与安慰剂组有显著差异[12]。总的来说,目前尚无证据表明PCSK9抑制剂对神经认知功能有不利的影响。此外,虽然孟德尔随机研究提示PCSK9基因多态性与糖尿病风险相关,但目前的临床研究并无证据表明其增加新发糖尿病的风险。接受PCSK9抑制剂治疗的患者主要具有较高的非特异性的不良反应,如关节痛、头痛、肢体痛、乏力以及注射部位局部反应。

（彭道泉　王　帅）

参 考 文 献

[1] KOREN M J，SCOTT R，KIM J B，et al. Efficacy，safety，and tolerability of a monoclonal antibody to proprotein convertase subtilisin/kexin type 9 as monotherapy in patients with hypercholesterolaemia（MENDEL）：a randomised，double-blind，placebo-controlled，phase 2 study[J]. Lancet，2012，380：1995-2006.

[2] ROBINSON J G，NEDERGAARD B S，ROGERS W J，et al. Effect of evolocumab or ezetimibe added to moderate-or high-intensity statin therapy on LDL-C lowering in patients with hypercholesterolemia：the LAPLACE-2 randomized clinical trial[J]. JAMA，2014，311：1870-1882.

[3] STROES E，COLQUHOUN D，SULLIVAN D，et al. Anti-PCSK9 antibody effectively lowers cholesterol in patients with statin intolerance：the GAUSS-2 randomized，placebo-controlled phase 3 clinical trial of evolocumab[J]. J Am Coll Cardiol，

2014，63：2541-2548.

［4］NISSEN S E，STROES E，DENT-ACOSTA R E，et al. Efficacy and Tolerability of Evolocumab vs Ezetimibe in Patients With Muscle-Related Statin Intolerance：The GAUSS-3 Randomized Clinical Trial[J]. JAMA，2016，315：1580-1590.

［5］RAAL F J，STEIN E A，DUFOUR R，et al. PCSK9 inhibition with evolocumab（AMG 145）in heterozygous familial hypercholesterolaemia（RUTHERFORD-2）：a randomised，double-blind，placebo-controlled trial[J]. Lancet，2015，385：331-340.

［6］BLOM D J，HALA T，BOLOGNESE M，et al. A 52-week placebo-controlled trial of evolocumab in hyperlipidemia[J]. N Engl J Med，2014，370：1809-1819.

［7］RIDKER P M，TARDIF J C，AMARENCO P，et al. Lipid-Reduction Variability and Antidrug-Antibody Formation with Bococizumab[J]. N Engl J Med，2017，376：1517-1526.

［8］NICHOLLS S J，PURI R，ANDERSON T，et al. Effect of Evolocumab on Progression of Coronary Disease in Statin-Treated Patients：The GLAGOV Randomized Clinical Trial[J]. JAMA，2016，316：2373-2384.

［9］SABATINE M S，GIUGLIANO R P，WIVIOTT S D，et al. Efficacy and safety of evolocumab in reducing lipids and cardiovascular events[J]. N Engl J Med，2015，372：1500-1509.

［10］ROBINSON J G，FARNIER M，KREMPF M，et al. Efficacy and safety of alirocumab in reducing lipids and cardiovascular events[J]. N Engl J Med，2015，372：1489-1499.

［11］SABATINE M S，GIUGLIANO R P，KEECH A C，et al. Evolocumab and Clinical Outcomes in Patients with Cardiovascular Disease[J]. N Engl J Med，2017，376：1713-1722.

［12］GIUGLIANO R P，MACH F，ZAVITZ K，et al. Design and rationale of the EBBINGHAUS trial：A phase 3，double-blind，placebo-controlled，multicenter study to assess the effect of evolocumab on cognitive function in patients with clinically evident cardiovascular disease and receiving statin background lipid-lowering therapy-A cognitive study of patients enrolled in the FOURIER trial[J]. Clin Cardiol，2017，40：59-65.

第 19 章　胆固醇酯转移蛋白抑制剂

心血管疾病是严重威胁人类健康的常见重大疾病,而循环中脂蛋白谱的变化与动脉粥样硬化、心血管疾病的风险密切相关。低密度脂蛋白胆固醇(low density lipoprotein-cholesterol, LDL-C)升高和高密度脂蛋白胆固醇(high density lipotrotein-cholesterol, HDL-C)降低都是导致心血管疾病发生的独立危险因素。

高密度脂蛋白(high density lipoprotein, HDL)具有抗炎、抗氧化、促进一氧化氮生成、抗凋亡等功能[1],其中最重要的功能是促进胆固醇逆向转运(reverse cholesterol transportation, RCT),即将外周组织和细胞中的胆固醇运送到肝脏,用于合成脂蛋白、胆汁酸、类固醇激素及脂溶性维生素,这是 HDL 抗动脉粥样硬化最重要的功能体现[2]。HDL 中的胆固醇酯可以被肝脏或产生类固醇的组织通过 HDL 清道夫受体 β_1 选择性摄取,也可以通过血浆胆固醇酯转运蛋白(cholesteryl ester transfer protein, CETP)转运给含载脂蛋白 B 的脂蛋白,如乳糜微粒、极低密度脂蛋白(very low density lipoprotein, VLDL)[3]。在 CETP 作用下,血液中的 HDL 将与富含甘油三酯脂蛋白进行胆固醇酯与甘油三酯(triglyceride, TG)的交换,这使 HDL 变得富含 TG[4]。富含 TG 的 HDL 容易被肝脂酶和内皮脂酶所脂解,从而形成较小的 HDL 颗粒,随后在 cubilin 和 megalin 这两个蛋白的作用下被肾小球过滤和重吸收,最终在远曲小管降解。这说明 HDL 中的胆固醇酯含量甚至其代谢过程在很大程度上受到血清 TG 水平影响。血清 TG 水平越高,那么富含 TG 的 HDL 越容易被肾脏降解代谢,从而影响到 HDL-C 水平。对于 HDL 的功能,胆固醇的逆向转运过程主要涉及 3 个环节:①胆固醇外流:由 HDL 介导胆固醇从细胞内流出;②胆固醇酯化:LCAT 催化进入 HDL 内的游离胆固醇的酯化过程,即生成胆固醇酯;③胆固醇清除:HDL 将胆固醇酯转运到肝脏经胆汁酸排出或通过 CETP 转移到富含 TG 脂蛋白如 VLDL 中。

1991—2001 年 Framingham 心脏研究[5] 对 1 666 名成人进行了 3 次血脂水平调查,采用同样的方法对 HDL-C、TG 和 BMI 进行检测。第三次调查结果和第一次调查结果相比,调查对象 HDL-C 平均水平升高,男性分别为 44.4mg/dl、46.6mg/dl,女性分别为 56.9mg/dl、60.1mg/dl。另外,发现 HDL-C 低是心血管疾病的独立风险因子。当血浆 LDL-C 不变时,血浆 HDL-C 从高变到低可使冠心病的危险性增加 10 倍。其他流行病学调查也发现了相同的结论[6]。同时,冠心病发病风险在有高水平 HDL-C 的人中明显降低,HDL-C 每升高 1mg/dl,男性冠心病风险下降 2%,女性冠心病风险下降 3%,因此升高 HDL-C 的相关药物成为近年来调脂药物的研发方向[7],通过介导脂质在不同脂蛋白之间的转运来调节脂类代谢。抑制 CETP 对调节 LDL-C 和 HDL-C 浓度均具有直接的有利作用,预计有望进一步改善心血管疾病结局[8]。胆固醇酯转移蛋白抑制剂(CETP)是一种新的调脂药物,其作用机制为:①通过抑制 CETP 的作用,使血浆 HDL-C 浓度增高,有利于其发挥抗动脉粥样硬化作用;②降低血浆 LDL-C 浓度,使其致动脉粥样硬化作用减弱;③有利于 HDL 携带胆固醇酯至肝脏进行代谢;④减少 LDL 的氧化修饰;⑤保留血浆中载脂蛋白 A～I 浓度,从而发挥其抗动脉粥样硬化作用[9]。以下对目前已开发及正在研发中的 CETP 抑制剂进行总结。

托彻普(托塞匹布, torcetrapib)是最早开发的 CETP 抑制剂,也是第一个进入 3 期临床试验(ILLUMINATE 研究)的 CETP 抑制剂,但是因为托彻普患者过高的冠心病发病率及死亡率,torcetrapib 的研发工作于 2006 年被迫提前结束,具体临床试验结果详见下文。

达塞曲匹(dalcetrapib)是罗氏公司开发的 CEPT 抑制剂,2012 年 5 月 7 日因 dalcetrapib 在提高 HDL-C 方面缺乏疗效,其公司所进行的 dal-OUTCOMES 及 dal-PLAQUE 试验所有相关研究项目均已终止,具体临床试验结果详见下文。

安塞曲匹(anacetrapib)是由默沙东公司开发的新一代 CETP 抑制剂,REVEAL 研究评估心血管疾病治疗的有效性的最终结果将在 2017 年得到最终结果,其实验结果也被大家关注。

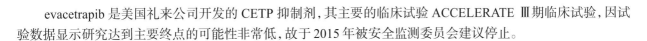

evacetrapib 是美国礼来公司开发的 CETP 抑制剂，其主要的临床试验 ACCELERATE Ⅲ期临床试验，因试验数据显示研究达到主要终点的可能性非常低，故于 2015 年被安全监测委员会建议停止。

一、重要的临床研究

1. 托彻普（托塞匹布，torcetrapib）相关临床研究 torcetrapib 是首个 CETP 抑制剂，一项单盲安慰剂对照Ⅰ期临床研究[10]针对 19 例 HDL＜1.034mmol/L 的患者，随机分为 torcetrapib 组（120mg/d）和安慰剂组，治疗 4 周后发现，torcetrapib 组患者 CETP 活性平均降低 28%，HDL-C 水平升高 46%。

torcetrapib 的Ⅲ期临床研究为多国多中心进行的 ILLUMINATE 研究（Investigation of Lipid Level Management to Understand Its Impact in Atherosclerotic Events）[11]。该研究在 7 个国家进行，为一项多中心、前瞻、随机、对照试验。试验共入组 15 067 例心血管和 / 或 2 型糖尿病患者，经过 4 ~ 10 周阿托伐他汀治疗的导入期后使 LDL-C＜2.6mmol/L，入选患者随机进入治疗组与对照组，治疗组给予 torcetrapib+ 阿托伐他汀治疗（n=7 533），对照组给予阿托伐他汀 + 安慰剂治疗（n=7 534），研究拟随访 4 ~ 5 年，观察对心血管事件终点事件的影响。

实验结果提示：①血脂水平：对照组 HDL-C 治疗前、后差异无统计学意义。而治疗组 LDL-C 从基线的 2.08mmol/L 降至 1.52mmol/L；HDL-C 由基线的 1.26mmol/L 上升至 2.15mmol/L。治疗组 HDL-C 升高及 LDL-C 降低程度明显优于对照组。②血压：12 个月时治疗组收缩压增高 5.3mmHg，舒张压增高 2.0mmHg，升高幅度均显著高于对照组。③电解质：治疗组治疗后与治疗前相比血清钾下降，碳酸盐及血清钠均增加。④血浆醛固酮水平：治疗组由治疗基线＞8ng/L 的 16.2% 增加至 21.6%。⑤终点分析：冠心病死亡在治疗组比对照组降低 21%（P=0.41）；但治疗组的脑卒中发生率较对照组增加 8%（P=0.74），因不稳定型心绞痛住院增加 35%（P=0.001），所有原因死亡治疗组较对照组增加 58%（P=0.006）。在分析死亡原因时发现，在治疗组任何心血管死亡比对照组多 14 例，非心血管死亡增加 20 例，其中肿瘤增加 10 例，感染死亡增加 9 例。因此，ILLUMINATE 研究由于 torcetrapib 组心血管事件发生率高于对照组，在随访 550 天时而提前终止。

2. 达塞曲匹（dalcetrapib）相关临床研究 dalcetrapib 抑制 CETP 的作用相对弱，dal-VESSEL 研究[12]显示，dalcetrapib 600mg/d 治疗 36 周，CETP 活性降低 56%，HDL-C 水平升高 31%，对血压无影响，具有良好的安全性和耐受性。遂进一步进行 DAL-OUTCOMES 研究，旨在使用 CETP 抑制剂提高 HDL-C 水平，来观察是否改善心血管疾病的预后。共入选 15 871 例新诊急性冠脉综合征患者，分别接受 CETP 抑制剂 dalcetrapib（600mg、1 次 /d）或安慰剂治疗，并为患者提供基于证据的最适合护理。受试患者随访均值为 31 个月。主要有效终点事件为冠状动脉心脏疾病死亡、非致命性心肌梗死、缺血性脑卒中、不稳定型心绞痛或可复苏的心搏骤停等。试验结果显示，安慰剂治疗组患者 HDL-C 水平从基线水平上升到 11%（自基线水平的变化量为 4%），而 dalcetrapib 治疗组则上升到 40%（自基线时的变化量为 31%），同时还发现 CETP 抑制剂 dalcetrapib 对 LDL-C 水平仅有极微小的影响。预先设定的中期分析所纳入的 1 135 个主要终点事件表明，与安慰剂组相比，尽管 dalcetrapib 治疗组患者的 C 反应蛋白均值水平高出 0.2mg/L，收缩压均值高出 0.6mmHg，但 dalcetrapib 组不能降低主要终点事件的风险，而且对主要终点事件的任一组分或总死亡率均不能产生显著影响[13]。

3. 安塞曲匹（anacetrapib）相关临床研究 安塞曲匹（anacetrapib）是口服小分子选择性 CETP 抑制剂，用于治疗动脉粥样硬化和冠心病等，目前已进入Ⅲ期临床研究。一项Ⅱ期临床研究[14]纳入 47 例健康志愿者，分为本品组（50mg/d、100mg/d、200mg/d、400mg/d 或 800mg/d）和安慰剂组，治疗 14 天。结果显示，安慰剂组 HDL-C 仅增加 3.05%，而药物组（50mg/d、100mg/d、200mg/d、400mg/d 和 800mg/d）的 HDL-C 分别增加 98.30%、84.19%、118.01%、118.23% 和 96.93%；安慰剂组 LDL-C 水平提高 3.45%，而服用药物 50mg/d、100mg/d、200mg/d、400mg/d 和 800mg/d 受试者的 LDL-C 水平分别降低 36.02%、45.89%、55.67%、56.66% 和 45.28%。DEFINE 研究为一项为期 18 个月的随机国际多中心双盲安慰剂对照Ⅲ期临床研究[15]，纳入 1 623 例冠心病或冠心病高危患者，受试者口服 100mg/L anacetrapib 或安慰剂。结果显示，24 周后，受试者血液中 LDL-C 水平从 810mg/ml 降至 450mg/ml，降幅达到 40%（P＜0.001），安慰剂组从 820mg/ml 降至 770mg/ml。HDL-C 水平从 400mg/ml 升至 1 010mg/ml，升高幅度达到 138%（P＜0.001），安慰剂组从 400mg/ml 升至 460mg/ml。在主要安全性指标上，anacetrapib 组和安慰剂组差异无统计学意义。anacetrapib 不会改变血压、电解质水平和血清醛固酮水平，也不增加心血管事件的发生。停药 12 周后，anacetrapib 组有持续的降血脂作用。一项名为 REVEAL

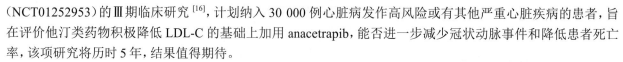

（NCT01252953）的Ⅲ期临床研究[16]，计划纳入 30 000 例心脏病发作高风险或有其他严重心脏疾病的患者，旨在评价他汀类药物积极降低 LDL-C 的基础上加用 anacetrapib，能否进一步减少冠状动脉事件和降低患者死亡率，该项研究将历时 5 年，结果值得期待。

4. evacetrapib 相关临床研究 evacetrapib 为 CETP 抑制剂。evacetrapib 的Ⅱ期临床研究[17]共纳入 398 例高 LDL-C 或低 HDL-C 的患者，随机分为安慰剂组、evacetrapib 组（30mg/d、100mg/d 或 500mg/d）、他汀类药物组（辛伐他汀 40mg/d、阿托伐他汀 20mg/d 或瑞舒伐他汀 10mg/d），以及 evacetrapib（100mg/d）和上述他汀类药物联合治疗组，治疗 12 周。结果显示，无论是单用还是联合他汀类药物，evacetrapib 均可显著升高 HDL-C 和降低 LDL-C。evacetrapib 组患者 HDL-C 升高幅度可达 53.6%～128.8%，LDL-C 降低幅度可达 13.6%～35.9%。与他汀类药物组相比，evacetrapib 和他汀类药物联合治疗组 HDL-C 升高幅度达 78.5%～88.5%，LDL-C 降低幅度达 11.2%～13.9%。在安全性方面，未见 evacetrapib 导致的肾脏、肌肉或肝脏毒性增加，以及对血压、醛固酮及皮质醇水平的影响。上述表明，evacetrapib 能有效升高 HDL-C，联合他汀类药物可进一步降低 LDL-C，但不能进一步升高 HDL-C 水平。其Ⅲ期临床研究 ACCELERATE[18]试验选在 37 个国家的 540 家医院进行，共纳入 12 095 例糖尿病患者，受试者均有急性冠脉综合征、他汀耐受性血脂异常病史及其他高危特征。主要终点是心血管死亡、心肌梗死、脑卒中、血运重建或不稳定型心绞痛入院复合终点。试验数据显示，研究达到主要终点的可能性非常低，因此试验安全监测委员会建议停止试验。

二、指南推荐

1. 2016 年 ESC/EAC 血脂异常管理指南[19] 低水平 HDL-C 是早发动脉硬化风险的一项独立而强劲的预测指标。另外，HDL-C 水平为 0.65～1.17mmol/L（25～45mg/dl）时引发的 CV 风险加剧尤其严重。使用血管内超声评估冠状动脉斑块容积变化的 4 项干预实验的荟萃分析，结果表明 HDL-C 升高≥7.5%，LDL-C 降至目标值 2.0mmol/L，这表示达到斑块消退这一最低要求。

至今为止，升高低水平 HDL-C 最有效的药理方法包括直接小分子抑制剂的 CETP 干预，该药物在剂量依赖的基础上，可诱导 HDL-C 升高≥100%。在最初开发的 3 种 CETP 抑制剂（托彻普、达塞曲匹和 tanacetrapib），其中，管理血脂水平以了解其对动脉粥样硬化事件影响研究（ILLUMINATE）显示，托彻普组中随访死亡率过多，故托彻普撤市。用 evacetrapib 治疗血管预后高风险患者评估胆固醇酯转运蛋白抑制剂临床效果实验（ACCELERATE），evaetrapib 治疗 ACS 患者由于无效而终止。

回顾性分析显示，托彻普的恶化作用主要与 RAAS 系统激活导致的脱靶毒性相关。达塞曲匹实验（Dal-OUTCOMES）结果显示，该药物对 ACS 患者无效。anacetrapib Ⅲ期临床试验（REVEAL）正在进行[20]。

未来展望，有效提高 HDL-C 和 Apo A₁ 水平，同时对动脉粥样硬化和 CV 事件方面获益的药物研究即将出现突破性进展。其中，主要研究方向集中在 Apo A₁ 模拟肽，它不仅激活细胞内胆固醇流出，而且可发挥一系列的生物活性作用，包括抗炎和免疫调节作用，然而，遗传研究表明 HDL-C 低不是 CVD 的原因，这一发现对这些治疗选择的可能性带来了不确定性。

2. 2017 年中国台湾省高风险患者血脂指南[21] CETP 是血浆一种糖蛋白，它能够把胆固醇酯从 HDL 转移到 LDL、IDL 和 VLDL，并交换甘油三酯，从而在调节血浆 HDL 水平和重塑 HDL 颗粒组成方面发挥重要作用。所以，CETP 抑制剂可以阻滞 HDL-C 向 LDL-C 及 VLDL-C 的转化。CETP 抑制剂可以降低 LDL-C（45%）及升高 HDL-C（179%）。当和他汀类药物比较，CETP 抑制剂可以额外升高 LDL-C 到 50%。过去的这些年，共有 4 种 CETP 抑制剂最终达到末期临床试验，包括 anacetrapiv、dalcetrapib、evacetrapib 及 torcetrapib。前三种 CETP 抑制剂在最终临床试验中得出失败的结果，它们可以对 HDL-C 代谢产生影响，但未达到有临床意义的阳性结果。anacetrapib Ⅲ期临床试验（REVEAL）共纳入 30 624 例动脉粥样硬化性疾病高危患者，平均随访 4 年，随机对照了 anacetrapib 组（100mg/d）及安慰剂组，anacetrapib 较对照组显著降低一级复合终点 9%（包括冠状动脉死亡、心肌梗死和冠状动脉血运重建术），估计在现有优化药物治疗的基础上，每治疗 1 000 名患者，4 年可额外避免 10 个冠状动脉事件。

《中国成人血脂异常防治指南（2016 年修版）》[22]未对 CETP 抑制剂做特殊说明，仅认为 HDL-C 超标患者需要进行生活方式干预，目前无药物干预证据。对于 HDL-C＜1.0mmol/L（40mg/dl）者，主张控制饮食和改善生活方式，目前无药物干预的足够证据。

3. 2014 年 NLA（美国国家脂质协会）血脂异常管理建议[23] HDL-C 水平是 ASCVD 的一个重要风险指标，用于风险因素计算和定量的风险评估，男性＜40mg/dl，女性＜50mg/dl。HDL-C 是代谢综合征的指标之一，HDL-C 本身不作为推荐的治疗靶点，但通过生活方式治疗和药物治疗降低致动脉粥样硬化性胆固醇和甘油三酯后，其浓度通常会升高。

4. 小结 2013 年版 ACC/AHA 成人血脂指南[24]发布较早，当时认为 CETP 抑制剂相关实验均以失败告终。ILLUMINATE 研究纳入人群为既往有阻塞性血管病史，因增加主要 CV 事件发生率和总死亡率而提前终止。托彻普（torcetrapib）主要不良反应为血压升高，故托彻普撤市。达塞曲匹（dalcetrapib），Dal-OUTCOMES 实验纳入人群为 ACS 病史患者，CV 复合终点较安慰剂组无差异。虽然 REVEAL 试验得到了积极的临床结果，但目前对于 HDL 未达标的治疗，尚无指南进行此方面的推荐。因此，CETP 抑制剂仍需要更多临床试验证据去验证其安全性及有效性。

（裕 丽）

参 考 文 献

［1］ROSENSON R S，BREWER H B Jr，Ansell B J. Dysfunctional HDL and atherosclerotic cardiovascular disease[J]. Nat Rev Cardiol，2016，13（1）：48-46.

［2］张慧平，孙福城，王抒. 高密度脂蛋白与动脉粥样硬化和冠心病 [J]. 中国动脉硬化杂志，2004，12（6）：733-736.

［3］RADER D J，HOVINGH G K. HDL and cardiovascular disease[J]. Lancet，2014，384（9943）：618-625.

［4］汪俊军，陈大宁，张凌，等 . 胆固醇酯转运蛋白基因突变患者低密度脂蛋白亚组分颗粒直径增大 [J]. 中国动脉硬化杂志，2002，8（3）：217-220.

［5］INGELSSON E，MASSARO J M，SUTHERLAND P，et al. Contemporary trends in dyslipidemia in the Framingham heart study[J]. Arch Intern Med，2009，169（3）：279-286.

［6］BARTER P，GOTTO A M，LAROSA J C，et al. HDL cholesterol，very low levels of LDL cholesterol，and cardiovascular events[J]. N Engl J Med，2007，357（13）：1301-1310.

［7］KÜNAST S，FIOCCO M，VAN DER HOORN J W，et al. Innovative pharmaceutical interventions in cardiovascular disease：Focusing on the contribution of non-HDL-C/LDL-C-lowering versus HDL-C-raising：A systematic review and meta-analysis of relevant preclinical studies and clinical trails[J]. Eur J Pharmacol，2015，763（Pt A）：48-63.

［8］BARTEN P J，NICHOLLS S J，KASTELEIN J J，et al. Is cholesteryl ester transfer protein inhibition an effective strategy to reduce cardiovascular risk? CETP inhibition as a strategy to reduce cardiovascular risk[J]. Circulation，2015，132（5）：423-432.

［9］BARTER P J，KASTELEIN J J. Targeting cholesterol eater transfer protein for the prevention and management of cardiovascular disease[J]. J Am Coll Cardiol，2006，47（3）：492-499.

［10］NISSEN S E，TARDIF J C，NICHOLLS S J，et al. Effect of torcetrapib on the progression of coronary atherosclerosis[J]. N Engl J Med，2007，356（13）：1304-1316.

［11］CLARK R W，SUTFIN T A，RUGGERI R B，et al. Raising high-density lipoprotein in humans through inhibition of cholesteryl ester transfer protein：an initial multidose study of torcetrapib[J]. Arterioscler Thromb Vasc Biol，2004，24（3）：490-497.

［12］LUSCHER T F，TADDEI S，KASKI J C，et al. Vascular effects and safety of dalcetrapib in patients with or at risk of coronary heart disease：the dal-VESSEL randomized clinical trial[J]. Eur Heart J，2012，33（7）：857-865.

［13］SCHWARTZ G G，OLSSON A G，ABT M，et al. Effects of dalcetrapib in patients with a recent acute coronary syndrome[J]. N Engl J Med，2012，367（22）：2089-2099.

［14］BLOOMFIELD D，CARLSON G L，SAPRE A，et al. Efficacy and safety of the cholesteryl ester transfer protein inhibitor anacetrapib as monotherapy and coadministered with atorvastatin in dyslipidemic patients[J]. Am Heart J，2009，157（2）：352-360.

［15］GOTTO A M Jr，MOON J E. Safety of inhibition of cholesteryl ester transfer protein with anacetrapib：the DEFINE study[J]. Expert Rev Cardiovasc Ther，2012，10（8）：955-963.

［16］ BARTER P，RYE K A. Cholesteryl ester transfer protein inhibition to reduce cardiovascular risk：Where are we now?[J]. Trends Pharmacol Sci，2011，32（12）：694-699.

［17］ SENADO-LARA I，CASTRO-MENDOZA A，PALACIO-VÉLEZ F，et al. Experience in management of trauma-related acute abdomen at the "General Ignacio Zaragoza" Regional Hospital in Mexico City[J].Cir Cir，2004，72（2）：93-97.

［18］ NICHOLLS S J，LINCOFF A M，BARTER P J，et al. Assessment of the clinical effects of cholesteryl ester transfer protein inhibition with evacetrapib in patients at high-risk for vascular outcomes: rationale and design of the ACCELERATE trial[J]. Am Heart J，2015，170（6）：1061-1069.

［19］ CATAPANO A L，GRAHAM I，BACKER G D，et al. 2016 ESC/EAS Guidelines for the management of dyslipidaemias[J]. Eur Heart J，2016，37(39)：2999-3058.

［20］ REVEAL Collaborative Group，BOWMAN L，CHEN F，et al. Randomized Evaluation of the Effects of Anacetrapib through Lipid-modification (REVEAL)-A large-scale，randomized，placebo-controlled trial of the clinical effects of anacetrapib among people with established vascular disease: Trial design，recruitment，and baseline characteristics[J]. Am Heart J，2017，187: 182-190.

［21］ LI Y H，UENG K C，JENG J S，et al. 2017 Taiwan lipid guidelines for high risk patients[J]. J Formos Med Assoc，2017，116(4): 217-248.

［22］ 中国成人血脂异常防治指南修订联合委员会 . 中国成人血脂异常防治指南（2016 年修订版）[J]. 中国循环杂志，2016，31(10): 937-953.

［23］ JACOBSON T A，ITO M K，MAKI K C，et al. National Lipid Association recommendations for patient-centered management of dyslipidemia: part 1 - executive summary[J]. J Clin Lipidol，2014，8（5）：473-488.

［24］ STONE N J，ROBINSON J G，LICHTENSTEIN A H，et al. 2013 ACC/AHA guideline on the treatment of blood cholesterol to reduce atherosclerotic cardiovascular risk in adults: a report of the American College of Cardiology/American Heart Association Task Force on Practice Guidelines[J]. J Am Coll Cardiol，2014，63(25 Pt B): 2889-2934.

第 20 章 多廿烷醇

多廿烷醇（policosanol）是一种高级脂肪醇混合物，由古巴科学家在 20 世纪 80 年代末期发现，系古巴西部特种甘蔗（*Saccharun officinarum* L.）的蜡汁经丙酮、n- 己烷醇等有机溶剂特殊处理后，再进行皂化提纯得到的一种含有 8 种长链脂肪醇的混合物，由于其中 5 种脂肪醇含有 20 余个碳原子，故被称为多廿烷醇。1991 年多廿烷醇作为一种调脂药物在古巴获得第一个新药证明，目前在全球 30 多个国家销售，2006 年进入中国市场，商品名为呗呗嘿。

多廿烷醇是一种灰白色或乳白色的晶体粉末，极不溶于水，其所含的高脂肪醇≥90%，而且每一种脂肪醇的比例都相当稳定，其中以二十八烷醇含量最高，约占 66%，摩尔质量为 410.5，分子式：$CH_3(CH_2)_{26}CH_2OH$。另两种主要的脂肪醇为三十烷醇（约占 12%）和二十六烷醇（约占 7%），其余少数脂肪醇包括二十四烷醇、二十七烷醇、二十九烷醇、三十二烷醇和三十四烷醇。

研究证实，多廿烷醇能够抑制胆固醇合成、提高低密度脂蛋白（LDL）的血液清除率，有效降低低密度脂蛋白胆固醇（LDL-C）水平、升高高密度脂蛋白胆固醇水平（HDL-C）、降低 LDL 脂质过氧化敏感性、抑制血小板聚集、改善动脉粥样硬化程度，是独立于他汀类、贝特类、烟酸类、胆酸螯合剂和胆固醇吸收抑制剂这五大类调脂药之外的第六类调脂药。

一、药代动力学

多廿烷醇产物对原料和提纯工艺要求很高，不同产地和不同提纯工艺会导致其药理学特性有所差异。多廿烷醇包含 8 个相互紧密关联的分子，整体的药代动力学和代谢情况很难测定。由于二十八烷醇是多廿烷醇中含量最大的组成部分，动物实验模型显示多廿烷醇的药理作用主要归功于混合物中的二十八烷醇，因此，药代动力学研究即以二十八烷醇的药代分析为基础。

实验动物中[1]，多廿烷醇口服给药后 0.5~2 小时血浆药物浓度达峰值，药物半衰期为 36~74 小时。健康志愿者血浆药物浓度第一、二峰值分别在用药后第 1 小时和第 4 小时，药物半衰期在 36~140 小时。药物口服吸收后，主要分布在肝脏，其次为心脏、关节和血浆，在脂肪组织中也有少量分布。该药通过细胞色素（CYP）P450 系统代谢，在肝脏具有首过效应，二十八烷酸和二十八碳酸是其主要代谢产物，体内代谢物无活性，是一种亲水的非 CYP 酶底物，对 CYP450-3A4 无竞争抑制作用，并不影响 P450 酶的活性，在肝脏中无蓄积，不影响转氨酶指标。它可对半乳糖胺和硫代酰胺所诱导的干细胞毒性作用有明显的抑制作用，同时对肝细胞有保护作用。二十八烷醇可部分通过 β- 氧化途径被氧化和降解为脂肪酸；肝脏可将二十八烷醇转化为长链脂肪酸后随即被肌肉吸收。绝大多数药物由粪便排出体外，而尿液排泄可忽略不计。动物研究表明，药物不能通过胎盘屏障。

二、作用机制

（一）多廿烷醇的调脂作用机制

1. 正常细胞通过羟甲基戊二酰辅酶 A（3-hydroxy-3-methylutaryl-coenzyme A，HMG-CoA）还原酶调节内源性胆固醇合成，通过低密度脂蛋白受体（low density lipoprotein receptor，LDL-R）介导的 LDL 内吞提供外源性胆固醇，内源性与外源性胆固醇又通过特定机制相互调节，以保持细胞胆固醇水平的相对稳定。多廿烷醇不是直接抑制醋酸盐消耗和甲羟戊酸生成之间的胆固醇生物合成，而是通过激活腺苷酸激酶（AMP-kinase）途径，调节 HMG-CoA 的活性，减少该酶新的合成或增加其降解来抑制肝脏的胆固醇合成，这种调节而非抑制 HMG-

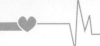

CoA 还原酶的活性降低胆固醇的作用被认为有利于治疗的安全性[2-3]。

2. 多廿烷醇还可以通过增加 LDL 受体的数量提高 LDL 受体依赖作用，增大 LDL 的血液清除率，促使血清中低密度脂蛋白胆固醇（LDL-C）水平的降低。

3. 多廿烷醇具备独有的减少肝脏中极低密度脂蛋白（VLDL）的合成机制，可以降低血浆甘油三酯（TG）水平。

（二）多廿烷醇调脂外的多效性作用机制[4]

1. **抗氧化作用**　阻止肝脏微粒体的脂质过氧化和脂蛋白氧化。

2. **抗血小板聚集作用**　降低血栓素 A_2（TXA_2）的水平，增加前列环素（PGI_2）水平，抑制血小板聚集；抑制由 ADP、肾上腺素、胶原、花生四烯酸介导的血小板聚集，具有抗血小板和血管舒张作用。

3. **稳定斑块作用**　抑制血管平滑肌细胞增生和内膜增生，降低血管内膜/中层比值，稳定斑块。

4. **保护血管内皮作用**　降低循环系统中内皮细胞的数量，有一定保护内皮的作用。

5. **抗动脉粥样硬化作用**　独立于调脂作用之外，对动脉粥样硬化大鼠血清炎症因子超敏 C 反应蛋白（hs-CRP）和 p38MAPK 磷酸化有一定抑制作用，阻止动脉粥样硬化的发展。

6. **抗疲劳作用**　有效逆转应激导致的肾上腺素含量下降和血清多巴胺含量增高，提高人体的有氧代谢，起到抗疲劳的作用。

三、重要的临床研究

在各种致动脉粥样硬化心血管危险因素中，胆固醇（LDL-C 或非 HDL-C）升高起到核心作用，是导致动脉粥样硬化的主要原因。从 20 世纪 60 年代开始，全世界范围内进行的有关降低胆固醇防治冠心病的研究表明，血浆胆固醇降低 1%，冠心病事件发生危险可降低 2%。他汀类药物在冠心病治疗中有着重要的地位，被多项临床试验证明可以大幅度降低 LDL-C，使冠心病病死率、心血管事件发生率和致残率明显下降。然而，他汀类药物与多种心血管药物之间存在相互作用，对肝功能和肌肉代谢均有潜在致命损伤，尤其对于老年人群，不良反应会随剂量增加而增加。多廿烷醇作为一种新型调脂药物，以其独特的作用机制为调脂治疗带来新的靶点。

（一）多廿烷醇降低胆固醇的临床研究

正常至轻度高血清总胆固醇（TC）（<6.0mmol/L）受试者研究显示，多廿烷醇 5～10mg/d 口服 4～12 周，可降低 LDL-C 16.7%～22.7%，降低 TC 10.5%～17.4%，升高 HDL-C 9.0%～18.6%，TG 基本保持不变。15 项针对 Ⅱ 型高胆固醇血症患者的随机、双盲、安慰剂对照试验[5] 显示，多廿烷醇 2～40mg/d 显著降低 TC 8%～23%，降低 LDL-C 11.3%～27.5%，降低 LDL-C/HDL-C 15.3%～38.3%，降低 TC/HDL-C 9.1%～30.5%；其中，7 项试验显示 HDL-C 显著升高。在 20mg/d 的剂量范围内，多廿烷醇降低 TC、LDL-C、LDL-C/HDL-C、TC/HDL-C 以及升高 HDL-C 的作用存在剂量依赖性，多廿烷醇 40mg、1 次 /d 未能带来更大的益处；多廿烷醇 40mg、1 次 /d 降低 TG 的作用显著，在低剂量时作用不明显。3 项对于 2 型糖尿病合并高胆固醇血症患者的研究显示，多廿烷醇 5mg、2 次 /d 口服 12 周，可降低 TC 14%～29%，降低 LDL-C 24%～52%，降低 LDL-C/HDL-C 8%～24%，对血糖无任何不良影响。

分别比较多廿烷醇 10mg、1 次 /d 与洛伐他汀 20mg、1 次 /d，普伐他汀 20mg、1 次 /d，氟伐他汀 20mg、1 次 /d，辛伐他汀 10mg、1 次 /d，阿托伐他汀 10mg、1 次 /d 的降脂疗效，疗程为 6～8 周，多廿烷醇降低 TC 的作用与洛伐他汀、普伐他汀、氟伐他汀相似，降低 LDL-C 的作用略强于洛伐他汀、普伐他汀、氟伐他汀，降低 TC 和 LDL-C 弱于阿托伐他汀和辛伐他汀，多廿烷醇升高 HDL-C 的作用强于其他他汀类药物。同时发现，多廿烷醇可降低 39.0% 花生四烯酸诱导的血小板聚集，而普伐他汀和阿托伐他汀均未见有类似作用。与贝特类药物比较，多廿烷醇 10mg、1 次 /d 比苯扎贝特 400mg、1 次 /d 和吉非贝齐 1 200mg、1 次 /d 更有效降低 LDL-C 和 TC，降幅分别是 LDL-C 30.6%、20.0% 和 19.3%，TC 25.4%、16.9% 和 15.3%，降低 TG 作用贝特类强于多廿烷醇，对 HDL-C 均有增加作用（14% vs. 24% vs. 11%）。多廿烷醇 10mg/d 与阿昔莫司 750mg、1 次 /d 和普罗布考 1g、1 次 /d 相比，多廿烷醇降低 LDL-C 和 TC 的作用更有效，降幅分别是 LDL-C 21%、7.5% 和 2.7%，TC 15.8%、7.5% 和 7.8%。

多廿烷醇与他汀类药物合用增加 HDL-C 的程度比单独应用他汀类药物高。低剂量多廿烷醇（5mg、

1 次 /d)不能增加他汀类药物抑制 HMG-CoA 还原酶的作用,两者合用未见到降低 TC 的作用增强。研究显示,10mg、1 次 /d 多廿烷醇联合 10mg、1 次 /d 阿托伐他汀治疗糖尿病合并高脂血症的老年患者,较单独应用阿托伐他汀 20mg、1 次 /d 更显著地降低 TC、LDL-C 和 TG。多廿烷醇 5mg、1 次 /d 联合应用吉非贝特 600mg、1 次 /d 或苯扎贝特 400mg、1 次 /d,比单独应用多廿烷醇 10mg/d 或吉非贝特 1 200mg、1 次 /d 或苯扎贝特 400mg、1 次 /d 更有效。多廿烷醇单药升高 HDL-C 10.7%;吉非贝特单药升高 HDL-C 10.9%,降低 TG 33.9%;联合治疗 TC 降低 20.8%,LDL-C 降低 7.7%,TG 降低 47.1%,HDL-C 升高 25.6%。

前蛋白转化酶枯草溶菌素 9 基因(PCSK9)是近 10 年来发现的一种新的致病基因 [6]。基因突变主要有功能获得型、功能缺失型,前者通过介导肝脏低密度脂蛋白受体(LDLR)的降解、减少 LDLR 的数量、降低肝脏对 LDLR 的清除,引起高胆固醇血症,在脂质代谢中发挥着重要作用。细胞实验发现,使用西立伐他汀、阿托伐他汀、洛伐他汀、辛伐他汀等处理人肝癌细胞 HepG2 及人原代肝细胞后,PCSK9 呈浓度依赖性表达上调。Guo 的研究证实,对于动脉粥样硬化患者,在他汀基础上联合多廿烷醇治疗可以削弱由他汀导致的血清 PCSK9 升高,表明多廿烷醇具有适度降低血清 PCSK9 水平的作用 [7]。

欧美血脂及糖尿病指南一致推荐,植物甾醇和固醇可辅助降脂。涉及 52 项研究、纳入 4 596 例患者的荟萃分析显示 [8],多廿烷醇与植物甾醇和固醇具有同样的安全性和耐受性。多廿烷醇 12mg/d(剂量范围 5 ~ 40mg/d)较植物甾醇和固醇 3.4mg/d(剂量范围 2 ~ 9mg、1 次 /d)能够更大限度地降低 LDL-C(24% vs. 10%),其对 TC、HDL-C、TG 的影响同样优于后者。

老年人群使用多廿烷醇与中青年受试者的结果近似。古巴一项纳入 1 470 例平均年龄为 66 岁的老年高胆固醇血症患者平均随访 3 年的随机、双盲、安慰剂对照研究 [9] 显示,5mg、1 次 /d 多廿烷醇在用药后 12 个月、24 个月和 36 个月,LDL-C 降低 19.7%、27.1% 和 29.7%,TC 降低 15.5%、19.1% 和 21.3%,HDL-C 升高 10.3%、14.6% 和 7.8%,未见临床及生化指标的异常变化,而且累积不良反应发生率、累积病死率和累积心脑血管事件发生率多廿烷醇均明显低于安慰剂。2004 年我国由柯元南教授牵头 [10] 的多廿烷醇多中心临床研究评价了多廿烷醇 10mg、1 次 /d 与普伐他汀 10mg、1 次 /d 治疗老年高脂血症的疗效和安全性,纳入 60 ~ 75 岁高胆固醇血症患者 238 例,分为 2 组,经 12 周药物治疗,多廿烷醇与普伐他汀降低 LDL-C 和 TC 的作用相似(分别为 14.2% vs. 13.9%,13.4% vs. 16.9%),多廿烷醇不良事件发生率低于普伐他汀(9.2% vs. 19.3%),表明中国人群应用该药有效性和安全性良好。丁宇 [11] 等评价多廿烷醇在高龄老年心血管疾病患者调脂治疗中的有效性和安全性,结果证明,多廿烷醇可以发挥有效的血脂调节作用,小剂量多廿烷醇(10mg、1 次 /d)联合常规剂量阿托伐他汀(20mg、1 次 /d)可进一步增强调脂作用;10mg、20mg 多廿烷醇及联合常规剂量阿托伐他汀均具有良好的安全性。

对于转氨酶异常 [谷丙转氨酶(ALT)>45U/L,γ- 谷氨酰转肽酶(GGT)>55U/L] 的高胆固醇血症患者,降脂治疗是一个难题。基础和临床研究均证实,多廿烷醇对肝功能和肝酶指标没有影响。动物实验显示 [12],多廿烷醇可以通过抗氧化机制防止肝功能损害加重;临床研究显示,伴有肝酶升高的原发性高胆固醇血症患者接受 5mg、1 次 /d 或 10mg、1 次 /d 的多廿烷醇治疗 12 周,明显降低血脂的同时对肝酶无不良影响。事实上,与安慰剂相比,5mg/d 多廿烷醇明显降低血浆 GGT 和 ALT 水平,10mg/d 多廿烷醇明显降低 ALT,GGT 无明显变化,提示肝脏功能改善。

绝经后妇女冠心病的风险增加,降低这部分人群血清胆固醇水平对于降低其冠心病风险非常重要。两项共针对 300 名患有高胆固醇血症的绝经后妇女的随机、双盲、安慰剂对照研究显示出了多廿烷醇的有效性。这两项研究多廿烷醇的起始剂量均为 5mg、1 次 /d,各自应用至 8 周和 12 周时增加剂量至 10mg、1 次 /d,并继续应用相同的时间。在多廿烷醇 5mg、1 次 /d 阶段,TC、LDL-C、LDL-C/HDL-C 及 TC/HDL-C 在第 8 周和第 12 周下降分别为 12.9%、12.6%、17.3%、17.7%、17.2%、17.0%,以及 16.3%、16.7%,HDL-C 在其中一项研究中降低 16.5%,而在另一项研究中无变化;10mg、1 次 /d 多廿烷醇用至 8 周和 12 周时,TC、LDL-C、LDL-C/HDL-C 及 TC/HDL-C 分别降低 19.5%、16.8%、26.7%、25.4%、26.5%、29.6%,以及 21%、27.3%,HDL-C 分别升高 7.4%、29.3%。两项研究多廿烷醇表现出的不良反应均明显低于安慰剂。

(二)多廿烷醇的抗动脉粥样硬化研究

LDL-C 的氧化被认为是动脉粥样硬化进展的必需步骤。人体和动物研究均显示,多廿烷醇可降低 LDL-C 的氧化 [13]。喂食大鼠 250 ~ 500mg/(kg·d)多廿烷醇 4 周,可显著增加 LDL-C 氧化延迟时间,降低 LDL-C 氧化

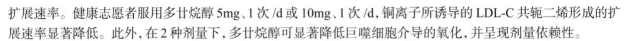

扩展速率。健康志愿者服用多廿烷醇 5mg、1 次 /d 或 10mg、1 次 /d，铜离子所诱导的 LDL-C 共轭二烯形成的扩展速率显著降低。此外，在 2 种剂量下，多廿烷醇可显著降低巨噬细胞介导的氧化，并呈现剂量依赖性。

平滑肌细胞增殖相关的内膜增生是粥样硬化斑块进展的决定性步骤[14]，给予试验性家兔模型 5～25mg/（kg·d）多廿烷醇 15 天，可见颈动脉内膜形成减少，提示平滑肌细胞增殖的减少。实验发现，在家兔中，多廿烷醇减少动脉内膜形成的程度强于洛伐他汀。

有研究报道，多廿烷醇可对动脉粥样硬化大鼠血清炎症因子 hs-CRP 和 p38MAPK 磷酸化有一定抑制作用，这可能与多廿烷醇的抗动脉粥样硬化机制相关。给予糖尿病高脂血症大鼠 10mg/kg 多廿烷醇喂养 8 周，可以显著降低主动脉空泡数量，抑制血管壁钙化的进展；其降低主动脉泡沫细胞的密度和数量以及改善主动脉内膜损伤的效果优于阿托伐他汀；多廿烷醇较 ω-3 脂肪酸和阿托伐他汀更多地降低血糖，在减轻炎症、氧化应激、钙沉积方面也优于上述两种药物。

血管内皮损伤是动脉粥样硬化病变的始动因子之一。循环内皮细胞计数是目前在活体内直接反映血管内皮损伤的标志物之一，他汀类药物具有抑制循环内皮祖细胞老化、增加循环内皮祖细胞数量和加速循环内皮祖细胞内皮化的作用，从而改善动脉粥样硬化病变的内皮功能。丁宇等[11]的研究显示，多廿烷醇 20mg、1 次 /d 与多廿烷醇 10mg、1 次 /d 均表现出与阿托伐他汀 20mg、1 次 /d 相似的减少循环内皮细胞计数，改善内皮功能，维持内皮细胞稳定的作用。但多廿烷醇 10mg、1 次 /d 与阿托伐他汀 20mg、1 次 /d 联合应用，并未显现累加效应。

一项针对老年高血压患者多廿烷醇对颈动脉内膜中层（IMT）厚度影响的研究报道[15]，多廿烷醇 10mg、1 次 /d 联合氨氯地平 5mg、1 次 /d 治疗 9 个月和 12 个月后，LDL-C 和颈动脉 IMT 水平较基线及单独应用氨氯地平 5mg、1 次 /d 均明显降低，提示长期口服多廿烷醇能够达到强化降脂效果，延缓老年高血压患者动脉粥样硬化的发展。

（三）多廿烷醇抗血小板聚集作用

抗血小板聚集可以预防和治疗由于血小板在血管中聚集引起栓塞而导致的心血管事件，而抗血小板聚集是多廿烷醇降脂作用外的另一重要特性。无论是动物实验，还是在健康志愿者或 Ⅱ 型高胆固醇血症患者中，多廿烷醇均显示出降低血栓素 B_2（TXB_2）水平，抑制胶原和花生四烯酸（AA）以及二磷酸腺苷（ADP）和肾上腺素诱导的血小板聚集作用，而对血小板具有抑制作用的 PGI_2 并没有影响。

有研究[16]显示，多廿烷醇的抗血小板聚集作用具有剂量依赖性[3]。递增性地给予健康志愿者 10mg、1 次 /d，20mg、1 次 /d，以及 40mg、1 次 /d 的剂量各 7 天，多廿烷醇呈现剂量依赖地抑制由 ADP、肾上腺素以及胶原所诱导的血小板聚集。但另有研究显示，健康志愿者服用 30 天较高剂量（40mg、1 次 /d）多廿烷醇与常规剂量（20mg、1 次 /d）多廿烷醇对于血小板的抑制并无显著性差异：与基线比较，两种剂量下，2mmol/L AA 诱导的血小板聚集降低分别为 24.9% 和 28.2%，1μg/ml 胶原诱导的血小板聚集降低分别为 20.2% 和 21.1%，1μmmol/L ADP 诱导的血小板聚集降低分别为 29.1% 和 30.9%。在 Ⅱ 型高胆固醇血症患者中，表现出相似的结果。

由于多廿烷醇在抑制 TXB_2 的同时并不影响 PGI_2 的水平，所以多廿烷醇可能比阿司匹林具有更大的优势。在一项对比多廿烷醇、阿司匹林及两者联合治疗对血小板聚集影响的随机、双盲、安慰剂对照的研究中，多廿烷醇 20mg、1 次 /d 显著降低由 ADP、肾上腺素和胶原诱导的血小板聚集（分别为 37.3%、32.3% 和 40.5%）；阿司匹林 100mg、1 次 /d 对 ADP 诱导的血小板聚集没有明显抑制作用，对由肾上腺素和胶原诱导的血小板聚集的抑制作用与多廿烷醇相近（分别为 3.8%、21.9%、61.4%）。联合治疗可以降低所有激动剂诱导的血小板聚集（分别为 31%、57.5%、71.3%），对于肾上腺素诱导的血小板聚集，联合治疗明显优于阿司匹林，但仅显示出略强于多廿烷醇的趋势；对于胶原诱导的血小板聚集，联合治疗比任意一种单药治疗均显示出更强的抑制作用。无论是单药治疗还是联合治疗，对于凝血时间均未造成不良影响。

我国韩雅玲院士的 SPIRIT 研究[17]亚组分析了老年急性冠脉综合征患者多廿烷醇对药物洗脱支架植入术后血小板高反应性（HPR）的疗效与安全性。结果显示，标准双抗（氯吡格雷 75mg、1 次 /d+ 阿司匹林 100mg、1 次 /d）基础上联合多廿烷醇 40mg、1 次 /d，术后 6 个月时，HPR 的逆转率显著优于标准双抗（57.4% *vs.* 34.5%），与双倍氯吡格雷（氯吡格雷 150mg、1 次 /d+ 阿司匹林 100mg、1 次 /d）的逆转率相当。该研究证实，对于药物洗脱支架植入术后老年 ACS 合并 HPR 患者，在标准双抗基础上联合多廿烷醇可以取得与双倍维持剂量氯吡格雷相近的改善 HPR 的疗效，同时出血风险明显减少，是更为安全、有效的抗血小板治疗策略。

（四）多廿烷醇在心、脑及周围血管疾病患者中的临床研究

有别于他汀类药物已被众多的临床研究证实可以减少心血管事件，多廿烷醇尚缺少针对心血管事件或死

亡率的研究,但仍有一些试验关注了冠状动脉健康。Batista[18] 等通过心肌灌注扫描评估心肌缺血程度、运动心电图评估运动耐量、二维超声心动图评估左心室功能的方法,观察多廿烷醇长期应用对冠心病患者心脏功能改善的效果:多廿烷醇 5mg、2 次 /d 联合阿司匹林 125mg、1 次 /d 或两种药物单独应用,治疗 20 个月,运动耐量和左心室功能在应用多廿烷醇的患者中,改善程度显著优于单独应用阿司匹林的患者,心功能分级提高,静息和运动诱发的心绞痛发作减少,心脏事件和缺血性 ST 段变化减少,以上获益特别以联合治疗的患者最为显著。

多廿烷醇的主要成分“二十八烷醇”是世界公认的抗疲劳功能性物质,可显著提高小鼠对于常压密闭缺氧、大脑缺血缺氧和心肌的缺氧耐受能力。长期服用,可以增加心肌收缩力,改善通过特殊活动量表(SAS)进行评估的心血管功能。SAS 是利用一系列问题来评估患者完成正常日常活动的数量。每一项活动被给予一定的数值,称为代谢当量(metabolic equivalent, MET),合计的结果将患者划分为四个功能等级。一项针对伴有冠心病高危风险的 II 型高胆固醇血症患者的随机、双盲、安慰剂对照研究显示,与安慰剂相比,20mg/d 多廿烷醇治疗 1 年,最大 MET 明显增加,并且 MET 的改善与心血管功能级别的提高保持一致,这一现象在老年人群也同样存在。

LTEPOI 研究[19](缺血性脑卒中二级预防研究)中,缺血性脑卒中患者在急性期给予多廿烷醇 20mg、1 次 /d,5 年后,在阿司匹林及维生素治疗的基础上,应用改良加拿大神经病学量表(CNS 量表)进行评估,患者神经功能明显提高(CNS 得分升高),并且缺血性脑卒中的复发率降低 80%。

间歇性跛行是一种闭塞性的周围动脉疾病,可引起患者不同程度的残疾,严重影响工作及社交。一项为期 24 个月的随访研究[20] 显示,与安慰剂相比,多廿烷醇 10mg、1 次 /d 在 6 个月时可使间歇性跛行患者初始跛行距离由 125.9m 提升至 201.1m(提升 60.1%),在 24 个月时提升至 333.5m(提升 187.8%);绝对跛行距离在 6 个月时由 219.5m 提升至 380.7m(提升 81%),在 24 个月时提升至 648.9m(提升 249.5%)。另有一项针对中重度间歇性跛行患者的双盲对照研究[21] 显示,与 20mg、1 次 /d 洛伐他汀相比,多廿烷醇 10mg/d 治疗 20周,除显著增加患者的初始跛行距离和绝对跛行距离外,还可使患者踝臂指数(ABI)增加,并改善间歇性跛行患者的缺血性症状,其生活质量的改善也明显优于洛伐他汀。分析多廿烷醇可以改善这部分患者行走距离的原因,除了它的降脂作用之外,还与其抑制血小板聚集、抑制脂质过氧化和抑制血管平滑肌增殖的作用有关。

四、毒性、安全性和不良反应

1. 毒性及安全性　动物实验表明,剂量高达 500mg/(kg·d)(相当于正常成人 20mg、1 次 /d 剂量的 1 500倍)的多廿烷醇是安全的。在大鼠中应用 500mg/(kg·d)的剂量 12 ~ 24 个月,未见毒性及长期口服的致癌性;大鼠自妊娠第 15 ~ 21 天分娩后持续喂养多廿烷醇 500mg/(kg·d),未见母鼠及其后代发生毒性反应。健康受试者口服多廿烷醇 1 000mg、1 次 /d(单次最大口服剂量 20mg/d 的 50 倍),未出现临床、血液和生化指标的改变,耐受性良好。多廿烷醇 5 ~ 20mg、1 次 /d,不具肝毒性,不加重肝功能异常患者的肝脏损伤;无肌病及肌溶解的病例报道。老年人群应用多廿烷醇,同样具有良好的耐受性和安全性。多廿烷醇通过细胞色素 P450 系统代谢,但不影响细胞色素 P450 酶活性。联合降脂治疗中,无论是与他汀类药物或是贝特类药物联合,均未发现药物相互作用导致的临床不良事件的发生。

2. 不良反应　发现药物不良反应本质的最佳途径是对大样本的长程随访。多廿烷醇的上市后研究(PMS)显示出了优越的安全性:27 879 例患者平均随访 2.7 年,不良反应总体发生率为 0.31%。常见不良反应为体重减轻(0.08%)、多尿(0.07%)、失眠(0.05%)、多食(0.05%)。因不良反应的撤药率仅为 0.14%。对 37 400例患者超过 7 年的药理学监测显示,撤药率为 0.3%。比较实验中不同调脂药物不良事件相关撤药率,多廿烷醇为 0.8%,他汀类药物和贝特类药物分别为 4.7% 和 6.9%。

五、临床应用

到目前为止,国内外尚未出台关于多廿烷醇的临床应用指南。2008 年《中华内科杂志》发表了新型调脂植物药——多廿烷醇临床应用专家共识。共识针对多廿烷醇从药物动力学、药物作用机制、降脂作用与临床研究、降脂外多效性作用临床研究、多廿烷醇的毒性、安全性和不良反应等诸多方面进行了阐述。

适应证及禁忌证：多廿烷醇适用于高 TC 血症、高 LDL-C 血症或低 HDL-C 血症患者。尽管多廿烷醇在动物实验中未发现有致畸作用，不损害大鼠的生殖能力，但 TC 及其相关的代谢产物在胎儿的生长、发育过程中是必需的，所以禁用于妊娠期妇女；因尚无证据证实多廿烷醇及其代谢产物是否可以通过人类乳汁分泌，故哺乳期妇女禁用；因尚无证据证实多廿烷醇对儿童的有效性和安全性，故目前不推荐儿童使用多廿烷醇。

用法及用量：推荐起始剂量为 5mg、1 次 /d，10mg、1 次 /d 可以增加疗效，推荐最大治疗剂量为 20mg、1 次 /d，安全性和耐受性良好。因胆固醇生物合成在夜间活跃，推荐每天晚餐后服用。可与贝特类药物合用，治疗混合型高脂血症。该药为辅助性治疗药物，在治疗期间，应保持低脂健康饮食。

多廿烷醇的临床应用中国专家共识如下[22]：①因多廿烷醇具有良好的安全性、耐受性和明确的调脂疗效，可用于高 TC 血症、高 LDL-C 血症或低 HDL-C 血症患者心血管疾病的预防，尤其适用于老年人、肝功能异常和不能耐受他汀类药物的高 TC 血症患者；②多廿烷醇与贝特类药物合用时安全性良好，可与贝特类药物联合用于混合型高脂血症的治疗。

（李　晶）

参 考 文 献

[1] MARINANGELI C P，KASSIS A N，JAIN D，et al. Comparison of composition and absorption of sugarcane policosanols[J]. Br J Nutr，2007，97（2）：381-388.

[2] BANERJEE S，GHOSHAL S，PORTER T D. Activation of AMP-kinase by policosanol requires peroxisomal metabolism[J]. Lipids，2011，46（4）：311-321.

[3] SINGH D K，LI L，PORTER T D. Policosanol inhibits cholesterol synthesis in hepatoma cells by activation of AMP-kinase[J]. J Pharmacol Exp Ther，2006，318（3）：1020-1026.

[4] 李晶晶，田乃亮，朱中生，等 . 多廿烷醇抗动脉粥样硬化的分子机制研究 [J]. 南京医科大学学报（自然科学版），2012，32（5）：650-654.

[5] Monograph. Policosanol[J]. Altern Med Rev，2004，9（3）：312-317.

[6] 宋三兵，董旭南 .PCSK9——高胆固醇血症的新靶点 [J]. 医学综述，2016，22（6）：1080-1084.

[7] 李雪靖，王梅 . 多廿烷醇临床应用研究进展 [J]. 临床合理用药杂志，2016，9（17）：172-173.

[8] CHEN J T，WESLEY R，SHAMBUREK R D，et al. Meta-analysis of natural therapies for hyperlipidemia: plant sterols and stanols versus policosanol[J]. Pharmacotherapy，2005，25（2）：171-183.

[9] CASTAÑO G，MÁS R，FERNÁNDEZ J C，et al. Effects of policosanol on older patients with hypertension and type Ⅱ hypercholesterolaemia[J]. Drugs R D，2002，3（3）：159-172.

[10] 王云，柯元南，王嘉莉，等 . 多廿烷醇与普伐他汀治疗高脂血症的疗效和安全性 [J]. 中国新药与临床杂志，2008，27（2）：124-128.

[11] 丁宇，司全金，陆蔷蔷，等 . 多廿烷醇在老年心血管病患者中的多效性分析 [J]. 中国临床保健杂志，2015（5）：468-471.

[12] NOA M，MENDOZA S，MÁS R，et al. Effect of policosanol on carbon tetrachloride-induced acute liver damage in Sprague-Dawley rats[J]. Drugs R D，2003，4（1）：29-35.

[13] JANIKULA M. Policosanol: a new treatment for cardiovascular disease[J]. Altern Med Rev，2002，7（3）：203-217.

[14] NOA M，MÁS R，MESA R. A comparative study of policosanol vs lovastatin on intimal thickening in rabbit cuffed carotid artery[J]. Pharmacol Res，2001，43（1）：31-37.

[15] 许槟，林小娟，王梅平 . 多廿烷醇对老年高血压人群颈动脉内膜中层厚度的影响 [J]. 中国医药指南，2013，11（27）：143-144.

[16] ARRUZAZABALA M L，MOLINA V，MAS R，et al. Antiplatelet effects of policosanol（20 and 40mg/day）in healthy volunteers and dyslipidaemic patients[J]. Clin Exp Pharmacol Physiol，2002，29（10）：891-897.

[17] 余晓凡，王贺阳，李毅，等 . 多廿烷醇治疗老年急性冠状动脉综合征患者药物洗脱支架置入术后血小板高反应性的疗效与安全性研究：SPIRIT 研究预设亚组分析 [J]. 中国介入心脏病学杂志，2016，24（12）：661-666.

［18］ STÜSSER R，BATISTA J，PADRÓN R，et al. Long-term therapy with policosanol improves treadmill exercise-ECG testing performance of coronary heart disease patients[J]. Int J Clin Pharmacol Ther，1998，36（9）:469-473.

［19］ ORTEGA L L，SÁNCHEZ J，MÁS R，et al. Effects of policosanol on patients with ischemic stroke: a pilot open study[J]. J Med Food，2006，9（3）: 378-385.

［20］ CASTAÑO G，MÁS F R，FERNÁNDEZ L，et al. A long-term study of policosanol in the treatment of intermittent claudication[J]. Angiology，2001，52（2）:115-125.

［21］ CASTAÑO G，MÁS R，FERNÁNDEZ L，et al. Effects of policosanol and lovastatin in patients with intermittent claudication: a double-blind comparative pilot study[J]. Angiology，2003，54（1）:25-38.

［22］ 多甘烷醇临床应用专家共识组. 新型调脂植物药——多甘烷醇临床应用专家共识 [J]. 中华内科杂志，2008，47（11）:961-963.

第21章　普罗布考

普罗布考(probucol,又名丙丁酚),不同于其他调脂药物,具有特殊的双酚结构,这是它最初作为一种抗氧化剂的分子基础,但随后发现其具有降低血浆胆固醇的作用,化学结构见图6-21-1。由于普罗布考降低胆固醇缺乏选择性,在降低LDL-C的同时降低HDL-C,并且具有潜在延长Q-T间期致心律失常的作用,在1987年他汀问世以来,普罗布考就撤出了欧美市场,目前仅在包括中国、日本在内的少数国家仍有使用。然而,经过20多年的临床研究发现,普罗布考具有明显的抗动脉粥样硬化作用,特别是对其他降脂药无效的家族性高胆固醇血症纯合子患者,普罗布考显示了独特的疗效,它可使此类患者的黄色瘤显著消退。除此之外,普罗布考还具有强大的抗氧化、防治经皮冠状动脉成形术后再狭窄等作用。

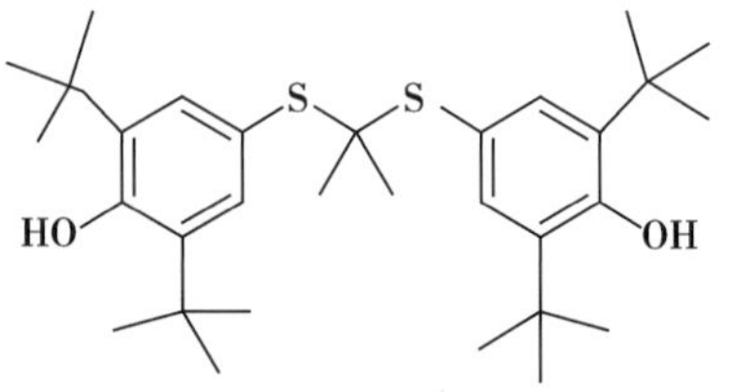

图6-21-1　普罗布考化学结构式

促进胆固醇逆转运。HDL是唯一一个可以从动脉粥样硬化斑块的泡沫/巨噬细胞中摄取胆固醇,并将其转运至肝脏进行代谢的载脂蛋白,这也是HDL被认为是动脉粥样硬化的保护因子最主要原因。HDL介导的这一过程被称为胆固醇逆转运。HDL在泡沫/巨噬细胞胆固醇转运子ABCG1和ABCA1的介导下获取胆固醇,HDL负载的胆固醇(HDL-C)经过两条途径被运输到肝脏进行代谢:①通过血浆胆固醇酯转运蛋白(CETP)的作用,将胆固醇转移给VLDL、IDL和LDL,IDL和LDL经LDLR途径被肝细胞摄取;②HDL-C直接经SR-BI途径被肝细胞摄取。近年来研究已反复证明,HDL介导胆固醇逆转运的能力才是动脉粥样硬化的保护因子,而非循环中HDL-C浓度。CETP抑制剂及SR-BI突变所带来的HDL-C升高非但不带来心血管保护作用,反而循环中堆积的HDL-C会在炎症、氧化因子修饰下具有致动脉粥样硬化作用。普罗布考可以增强CETP和SR-BI的活性,因此,虽然表面上看普罗布卡降低了HDL-C,但从本质上其具有促进胆固醇逆转运的作用。

强大的抗炎、抗氧化作用。作为强抗氧化剂,普罗布考可以抑制LDL的氧化修饰,还可通过增强HDL中PON-1的活性促进HDL的抗氧化作用。此外,普罗布考还被发现通过抑制血管黏附分子(VCAM-1)的表达而具有内皮细胞保护功能,可以通过上调血红素加氧酶(HO-1)发挥抑制平滑肌增殖作用。

普罗布考可以使LDL-C降低10%~20%,这一作用不依赖于LDLR,但其具体作用机制尚不明确。

一、重要的临床研究

1. **对FH患者,普罗布考促进黄色瘤消退,降低心血管事件风险**　早年研究显示,对于家族性高胆固醇血症患者,普罗布考促进黄色瘤消退的作用优于包括他汀在内的其他降脂药物[1]。在日本一项纳入51例家族性高胆固醇血症患者的研究中,对基线胆固醇水平(359±10)mg/dl的杂合子患者,在其他降脂基础上联合普罗布考可使胆固醇水平降至正常或接近正常水平。即使对于其他降脂药无效的家族性高胆固醇血症纯合子患者,接受普罗布考单药治疗或联合其他降脂药均能有效促进黄色瘤的消退[2]。而进一步的POSITIVE(probucol observaatinal study illuminating therapeutic impact on vascular events)研究结果显示,普罗布考能有效降低FH患者的心血管事件[3-4]。

2. **普罗布考对心血管风险的影响**　颈动脉内膜中层厚度(IMT)作为心血管事件的预测因子,是针对心血管风险前瞻性研究中的首选替代终点。FAST研究(Fukuoka Atherosclerosis Trial)纳入246名无症状的高脂血症患者,将其随机分配接受普罗布考(500mg、1次/d)、普伐他汀(10mg、1次/d)、安慰剂,随访2年后发现:

虽然普罗布考减低 LDL-C 的水平不如他汀，并且使 HDL-C 减低 30%，但普罗布考降低 IMT 的作用与他汀相当（普罗布考组 −13.9%，他汀 −13.9%，安慰剂 +23.2%），并且能降低心血管事件的发生不劣于普伐他汀（普罗布考组总心血管事件的发生率为 2.4%，普伐他汀组总心血管事件的发生率为 4.8%，安慰剂组总心血管事件发生率为 13.6%）。研究结果也再次提示，普罗布考的心血管保护作用不依赖其降脂作用。

3. 普罗布考对 PCI 术后冠状动脉再狭窄的影响　在药物涂层支架应用以前，冠状动脉成形术后再狭窄是临床医师面临的一个问题。MPV 研究和 PART 研究旨在观察接受冠状动脉成形术的患者观察普罗布考对 PCI 术后冠状动脉再狭窄的影响，结果发现：在 PCI 术前 1 个月至术后 6 个月接受普罗布考治疗，能较安慰剂组显著降低冠状动脉狭窄的发生[5-6]。

二、使用时应注意的问题

目前，普罗布考仅在我国及日本等少数国家使用，主要用于家族性高胆固醇血症患者的治疗。PCSK9 因其价格昂贵，其经济负担难以被一般患者承受，对于他汀联合依折麦布疗效不佳或他汀治疗不耐受的家族性高胆固醇血症纯合子患者，普罗布考也可作为药物选择。普罗布考降脂作用确切，对家族性高胆固醇血症有特效。降低 LDL-C 10%～20%，长期用药可降低总胆固醇 20%～25%，能有效促进黄色瘤消退，降低家族性高胆固醇血症患者心血管事件风险。普罗布考常用剂量为 250～500mg、2 次 /d，饭后服。该药很少用于儿童，因其对儿童的安全性和有效性还未充分证明。不过少数研究表明，儿童对小剂量 [10mg/（kg·d）] 有较好的耐受性。本品最常见的不良反应为胃肠道不适，腹泻的发生率大约为 10%，还有胀气、腹痛、恶心和呕吐。其他少见的反应有头痛、头晕、感觉异常、失眠、耳鸣、皮疹、皮肤瘙痒等。有报道发生过血管神经性水肿的过敏反应。罕见的严重的不良反应有心电图 Q-T 间期延长、室性心动过速、血小板减少等。

（彭道泉　王　帅）

参 考 文 献

[1] FUJITA M，SHIRAI K. A comparative study of the therapeutic effect of probucol and pravastatin on xanthelasma[J]. J Dermatol，1996，23:598-602.

[2] BLOM D J，HALA T，BOLOGNESE M，et al. A 52-week placebo-controlled trial of evolocumab in hyperlipidemia[J]. N Engl J Med，2014，370:1809-1819.

[3] YAMASHITA S，HBUJO H，ARAI H，et al. Long-term probucol treatment prevents secondary cardiovascular events: a cohort study of patients with heterozygous familial hypercholesterolemia in Japan[J]. J Atheroscler Thromb，2008，15(6):292-303.

[4] YAMAMOTO A. A uniqe antilipidemic drug--probucol[J]. J Atheroscler Thromb，2008，15(6):304-305.

[5] YOKOI H，DAIDA H，KUWABARA Y，et al. Effectiveness of an antioxidant in preventing restenosis after percutaneous transluminal coronary angioplasty: the Probucol Angioplasty Restenosis Trial[J]. J Am Coll Cardiol，1997，30:855-862.

[6] TARDIF J C，COTE G，LESPERANCE J，et al. Probucol and multivitamins in the prevention of restenosis after coronary angioplasty. Multivitamins and Probucol Study Group[J]. N Engl J Med，1997，337:365-372.

第 22 章 血脂康

血脂康胶囊的有效成分:血脂康胶囊由特制红曲发酵精制而成,含有 13 种天然莫纳可林(monacolin),是他汀同系物,每粒血脂康胶囊中他汀同系物约 6mg,起调脂作用。血脂康胶囊以洛伐他汀为质控标准,每粒胶囊中洛伐他汀含量 2.5mg。血脂康胶囊的发酵产物中含有 8% 的不饱和脂肪酸[1]。血脂康胶囊发酵采用了欧美国家普遍认可的先进的质量控制技术高效液相指纹图谱,以保证有效成分含量稳定。血脂康胶囊的指纹图谱清晰显示了他汀吸收峰、色素吸收峰、甾醇吸收峰,证明血脂康胶囊中不但含有他汀类物质,还含有多种有效调脂成分,不等同于化学药物洛伐他汀。

血脂康胶囊作用机制:①抑制内源性胆固醇合成。②麦角甾醇竞争性干扰胆固醇的吸收,在使外源性胆固醇吸收减少的同时转化成维生素 D,可促进老年人对钙、磷的吸收;对细胞膜的完整性、膜结合酶的活性、膜的流动性和细胞活力具有重要作用,并可能抑制肿瘤。③所含的不饱和脂肪酸抑制甘油三酯(TG)合成。④所含的异黄酮,具有部分雌激素样作用,可能有降脂、抗血栓、调节免疫功能、抗炎、抗氧化、抑制平滑肌细胞增殖和舒张血管等作用。⑤所含有的氨基酸成分具有调脂、降糖、心肌保护、调节免疫功能、降低血压、抗炎、抗氧化、保护内皮细胞和解毒作用。⑥其中的微量元素具有多种保护作用。血脂康胶囊富含天然他汀类物质,包括洛伐他汀等 13 种他汀同系物,大多数成分均有调脂活性。动物实验及人体药代动力学研究表明,血脂康胶囊对 HMG-CoA 还原酶活性的抑制优于洛伐他汀。血脂康胶囊的多种有效成分使其具有调脂、抗动脉粥样硬化、改善胰岛素抵抗以及可能存在的抑制肿瘤的作用[1]。

血脂康胶囊药代动力学研究显示,血脂康胶囊(1 200mg)比洛伐他汀(20mg)口服达峰时间快、血浆峰浓度高,生物利用度优于洛伐他汀。临床上观察到血脂康胶囊优于单纯洛伐他汀,可能与血脂康胶囊中的他汀成分特点以及其他成分共同促进血脂康胶囊调脂疗效有关[1](图 6-22-1,图 6-22-2)。

北京大学第三医院国家药物临床试验总结报告,血脂康在健康男性受试者的药代动力学特征评估见图 6-22-3。

血脂康胶囊调脂作用特点:①降低 TC、TG 和 LDL-C,降低载脂蛋白 B(ApoB),降低 Lp(a),升高高密度脂蛋白胆固醇(HDL-C)和升高载脂蛋白 A ~ I(Apo A ~ I);②降低小而密的低密度脂蛋白水平;③降低氧化型低密度脂蛋白(ox-LDL)水平;④降低餐后 TG 水平。血脂康胶囊常规剂量(1 200mg/d)降低 TC 及 LDL-C 的作用与阿托伐他汀 5 ~ 10mg、辛伐他汀 10 ~ 20mg、普伐他汀 20mg、氟伐他汀 20 ~ 40mg 相似[1]。血脂康是新

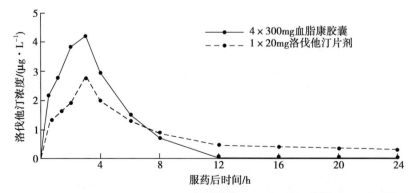

图 6-22-1 受试者口服 4 × 300mg 血脂康胶囊和 20mg 洛伐他汀片剂后,洛伐他汀血药浓度 - 时间曲线

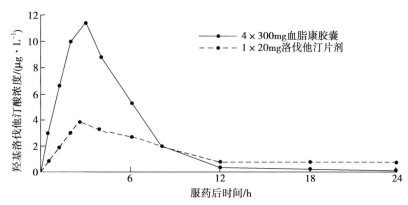

图 6-22-2　受试者口服 4×300mg 血脂康胶囊和 20mg 洛伐他汀片剂后，羟基洛伐他汀酸血药浓度 - 时间曲线

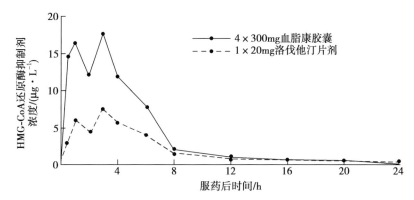

图 6-22-3　受试者口服 4×300mg 血脂康胶囊和 20mg 洛伐他汀片，平均血浆 HMG-CoA 还原酶抑制剂浓度 - 时间曲线

型天然调脂药，以特制红曲为原料，运用现代生物技术发酵而成。其有效成分包括以洛伐他汀为主的多种他汀类物质，还含 8% 不饱和脂肪酸、0.3% 甾醇类物质、0.35% 生物碱和少量黄酮类物质等多种成分[1]。

　　血脂康通过多途径综合调节血脂。其主要药效成分——他汀类是通过竞争性抑制 HMG-CoA 还原酶，阻断胆固醇的合成途径，从而降低肝脏中胆固醇的合成，减少肝细胞内胆固醇的储存；同时，当肝细胞内胆固醇浓度降低时，反馈性地促进肝细胞表面的 LDL，受体的活性和数量增加，从而加速 LDL 胆固醇的摄取与代谢，使血浆中的胆固醇水平进一步降低。血脂康中的不饱和脂肪酸，可通过抑制肝脏内甘油三酯的合成，促进其代谢，降低血浆中甘油三酯的水平。另外，还有多种有效成分协同作用，起到综合调节血脂作用。血脂康主要适用于各型高脂血症，高脂血症及动脉粥样硬化引起的冠心病、脑卒中等心脑血管疾病，以及与高脂血症相关的疾病如糖尿病、肾病综合征及脂肪肝等的治疗。

一、重要的临床研究

　　血脂康调整血脂对冠心病二级预防研究（China Coronary Secondary Prevention Study，CCSPS）[2-7]：中国多中心 4 870 例 18～75 岁血清 TC 170～250mg/dl 的心肌梗死患者随机、双盲、安慰剂对照研究，其中血脂康组 2 429 例，安慰剂组 2 441 例，平均随访 4 年。主要重点为冠心病事件，包括非致死性心肌梗死及冠心病死亡，次要重点为非心血管事件如肿瘤、脑卒中、自杀、经皮冠状动脉介入术（PCI）和 / 或冠状动脉旁路移植术（CABG）需求以及总死亡。结果显示，两组主要终点发生率分别为 5.72% 与 10.41%，血脂康组相对危险降低 45.1%（P=0），其中 CHD 死亡与非致死性心肌梗死分别降低 31.00% 与 60.80%（P=0.004 8 与 P=0）。次要终点的发生率降低 31.10%（P=0.000 4）。总死亡率降低 33.00%（P=0.000 3），其中肿瘤死亡率降低 54.70%（P=0.013 8）。临床不良反应和实验室指标异常两组未见统计学差异。结论为，与安慰剂组相比，血脂康组治疗能显著降低

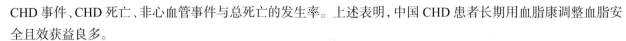

CHD 事件、CHD 死亡、非心血管事件与总死亡的发生率。上述表明，中国 CHD 患者长期用血脂康调整血脂安全且效获益良多。

血脂康对老年人冠心病二级预防的作用：陆宗良等[8] 与叶平[9] 分别对 CCSPS 试验中＞60 岁的 2 550 例老年和 2 320 例非老年 CHD 患者的干预结果做对比分析与解读。结果显示，老年组各类临床实践的发生率远高于非老年组。其中，1 280 例服血脂康与 1 270 例服安慰剂相比，CHD 事件发生率、CHD 死亡率、总死亡率及肿瘤死亡率分别减少 41.3%、34%、34.8% 及 57.6%（$P<0.05$）。未见药物不良反应增加。上述提示，老年 CHD 患者处于更高危状态，血脂康对老年 CHD 患者的二级预防也是安全、有效的。

血脂康对冠心病合并糖尿病患者二级预防的作用：陆宗良等[10] 与 Zhao 等[11] 分别对 CCSPS 中合并 2 型糖尿病的 591 例患者（血脂康组 360 例，安慰剂组 231 例）干预结果显示，合并糖尿病患者各类临床事件发生率均高于无糖尿病的 CHD 患者，血脂康治疗后 CHD 事件发生率及死亡率分别减少 50.8% 与 44.1%（$P=0.000\ 8$ 与 $P=0.009\ 7$）；脑卒中肿瘤及 PCI/CABG 需求合计减少 20.2%。研究表明，合并糖尿病的 CHD 是极高危患者血脂康对这部分患者的二级预防治疗同样安全、有效。

血脂康对合并高血压患者的冠心病二级预防作用：杜保民等[12] 对 CCSPS 中 2 740 例合并高血压与 2 166 例不合并高血压的 CHD 患者干预结果及对高血压患者按脉压分组统计分析。结果显示，合并高血压者 CHD 事件与总死亡率明显高于不合并高血压者，高血压患者中高脉压组（脉压＞50mmHg）的死亡率和脑卒中发生率明显高于低脉压组（脉压≤50mmHg），与安慰剂组相比，CHD 事件与总死亡危险在合并高血压患者中分别降低 44% 与 35.8%（$P<0.000\ 1$ 与 $P=0.001\ 2$），在不合并高血压患者中分别降低 47.4% 与 28.6%（$P<0.000\ 1$ 与 $P=0.073\ 7$）。上述提示，调脂治疗对合并高血压患者的 CHD 二级预防与不合并高血压患者同样受益。

二、指南推荐

中国成人血脂异常防治指南[13] 指出，血脂康胶囊虽被归入调脂中药，但其调脂机制与他汀类似，系通过现代 GMP 标准工艺，由特制红曲加入稻米生物发酵精制而成，主要成分为 13 种天然复合他汀，系无晶型结构的洛伐他汀及其同类物。常用剂量为 0.6g、2 次 /d。中国冠心病二级预防研究（CCSPS）及其他临床研究证实，血脂康胶囊能够降低胆固醇，并显著降低冠心病患者总死亡率、冠心病死亡率及心血管事件发生率，不良反应少。血脂康 1.2g、1 次 /d 可使 LDL-C 降低 28.5%。血脂康可用于冠心病的二级预防治疗，也可用于血脂水平边缘升高或不高的冠心病患者；以及用于冠心病高危患者的调脂治疗，并可用于其他他汀类药物不能耐受或引起肝酶和肌酶升高的血脂异常患者。

三、使用时应注意的问题

（一）用法用量

血脂康为口服胶囊，临床常规推荐剂量为每次 2 粒，2 次 /d，早、晚饭后服用。维持剂量为每次 2～3 粒，1 次 / 晚。

（二）不良反应及处理原则

血脂康胶囊上市 10 余年的临床应用及 CCSPS 中国人群研究等临床试验证据表明，血脂康胶囊不良反应少而轻，主要为胃肠道不适，偶见过敏反应。很少出现实验室检查指标如 ALT、BUN、Cr 和 CK 等异常，临床尚未发现血脂康胶囊所致的横纹肌溶解及其他严重不良反应。研究显示，血脂康胶囊用于冠心病、糖尿病、高血压及老年患者安全性良好。

CCPCS 研究中未诱发横纹肌溶解症，无一例 CK 水平升高大于正常值上限 5 倍以上，血脂康上市至今有 500 万例以上人群的安全使用记录，以及查阅血脂康的文献 500 余篇，无横纹肌溶解症的报道，表明长期服用血脂康是安全的。建议首次服用血脂康 4～8 周后，复查肝功能及肌酶，以后根据监测结果延长监测时间，若肝功及肌酶正常，可每半年复查 1 次。

（三）在特殊临床情况时的使用

临床医师可依据病情与疗效酌情增减剂量，但要注意以下事项：①妊娠妇女及哺乳期妇女慎用；②长期服用应注意检查 CPK、SGPT；③因血脂康呈弱酸性，饭后服用较好，可减少胃肠道反应，一般轻度胃肠道反应无须停药。

（王　斌）

参 考 文 献

［1］血脂康胶囊临床应用中国专家共识组．血脂康胶囊临床应用中国专家共识［J］．中国社区医师，2009，14（380）：9-10．

［2］寇文镕．血脂康防止冠心病若干研究进展［J］．中国全科医学，2007，10（15）：1294-1295．

［3］ZHAO S P，LIU L，CHENG Y C，et al. Xuezhikang，an exaract of cholestin，protects endothelial function through antiinflammatory and lipid-lowering mechanisms in patients with coronary heart disease［J］. Circulation，2004，110（8）：915-920.

［4］LI J J，HU S S，FANG C H，et al. Effects of Xuezhikang，an extract of cholestin，on lipid profile and C-reactive protein：a short-term time course study in patients with stable angina［J］. Chin Chim Acta，2005，352(1-2)：217-224.

［5］HU C L，LI Y B，TANG Y H，et al. Effects of withdrawal of Xuezhikang，an extract of cholestin，on lipid profile and C-reactive protein：a short-time course study in patients with corona artery disease［J］. Cardiovasc Drugs Ther，2006，20(3)：185-191.

［6］LI J J，WANG Y，NI S P，et al. Xuezhikang，an extract of cholestin，decreases plasma inflammatory markers and edothelin-1，improve exercise-induced ischemia and subjective feelings in patients with cardiac syndrome X［J］. Int J Cardiol，2007，122(1)：82-84.

［7］张传海，苏美庆．血脂康的药理与临床研究进展［J］．河北医药，2004，26：911．

［8］陆宗良，杜保民，武阳丰，等．血脂康对老年人冠心病二级预防的作用［J］．中华老年医学杂志，2005，24：805-808．

［9］叶平．血脂康胶囊可有效用于老年患者冠心病二级预防［J］．中国社区医师，2010，16：29．

［10］陆宗良，杜保民，陈祚，等．中国冠心病二级预防研究——对合并糖尿病患者的干预结果分析［J］．中华心血管病杂志，2005，33（12）：1067-1070．

［11］ZHAO S P，LU Z L，DU B M，et al. Xuezhikang，an extract cholestin，reduces cardiovascular events type 2 diabetes patients with coronary disease：subgroup analysis of patients type 2 diabetes from China Coronary Secondary Prevention Study（CCSPS）［J］. J Cardiovasc Pharmacol，2007，49（2）：81-84.

［12］杜保民，陆宗良，陈祚，等．血脂康对合并高血压患者的冠心病二级预防作用［J］．中华心血管病杂志，2006，34（10）：890-894．

［13］中国成人血脂异常防治指南修订联合委员会．中国成人血脂异常防治指南（2016 年修订版）［J］．中国循环杂志，2016，31（10）：937-953．

第 23 章　胺碘酮

胺碘酮（amiodarone）又称乙胺碘呋酮，已在临床应用40年，其强大的抗心律失常作用已被越来越多的循证医学结果所证实。目前，胺碘酮是临床应用最多、最广泛的抗心律失常药物，在美国和欧洲，其占抗心律失常药物处方的1/3，而在拉美国家高达70%[1-3]。

我国从20世纪80年代初开始应用胺碘酮，目前临床应用的范围越来越广，从大的省和国家级教学医院到小的基层和社区医院都在应用。但其临床应用还存在着较多问题。诸如使用剂量不足的情况十分普遍，对其严重不良反应尚有过度恐惧的倾向，对不同适应证的不同应用剂量，静脉用药后如何转变为口服用药等还存在困惑和不解。因此，临床医师建立胺碘酮的现代观点十分重要。

胺碘酮是一个含碘苯呋喃的衍生物，结构类似于甲状腺素的含碘剂（图6-23-1）。其由Charlier发现，并于1962年在比利时Labaz实验室合成。由于胺碘酮具有扩张血管、减慢心率的作用，1968年作为一个血管扩张剂在法国上市，用于心绞痛治疗。一次偶然的机会，胺碘酮明显的抗心律失常作用被发现，随后Rosenbaum首先在南非将其用于各种快速性心律失常的治疗，并获得较好的临床疗效，其后在欧美国家也逐渐应用。1985年，美国食品药品监督管理局（FDA）正式批准胺碘酮可用于危及生命、反复发生的室性心律失常，如心室颤动或血流动力不稳定的室性心动过速。应用适应证还包括对其他抗心律失常药物治疗反应不好或不能耐受的心律失常。与此同时，胺碘酮在心房颤动和心房扑动中的应用也日趋广泛。

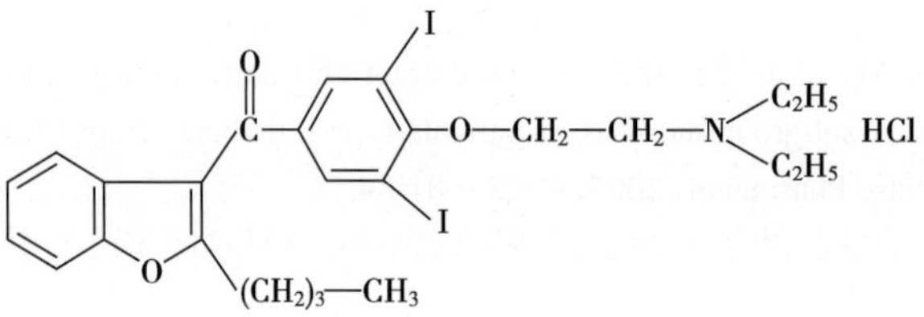

图 6-23-1　胺碘酮的化学结构式

一、药代动力学

1. 吸收　胺碘酮口服后在胃肠道吸收缓慢且不完全，这是其药代动力学最大的特点之一。单次口服剂量后，达到血浆浓度的峰值需4～7小时，与食物同时服用可增加胺碘酮口服吸收的程度和速率。健康受试者分别在空腹和高脂肪餐后服用胺碘酮600mg，结果表明，进餐后服用时，血浆峰浓度和药时曲线下面积分别是空腹时的3.8倍和2.4倍，达峰时间从7.1小时缩短为4.5小时。药物经胃肠道吸收到达体循环之前，部分在肝脏脱乙基后生成去乙基胺碘酮（desethyiamiodarone），去乙基胺碘酮的吸收也受食物影响，但不如原药明显，进食后去乙基胺碘酮的血浆峰浓度可增加36%。食物提高胺碘酮吸收的原因是进食能增加胆汁的分泌，提高胺碘酮片剂在消化道的崩解速率，故胺碘酮片剂最好与食物同服。

胺碘酮的肠道吸收率个体差异大，一般情况下每天服100mg胺碘酮可产生0.5μg/ml的血药浓度，服用剂量与平均血药浓度呈线性关系，而有效的治疗血药浓度为1.0～2.5μg/ml。

2. 生物利用度　生物利用度是指药物口服后，经胃肠道吸收并以药物原形进入体循环的比例。胺碘酮口服后生物利用度波动于30%～60%，绝对生物利用度为50%，但其生物利用度不稳定，老年人服用胺碘酮的生物利用度较低。胃肠道吸收后首次通过肝脏的效应相对弱，提示肝脏的摄取量低，但去乙基胺碘酮大量产生时，肝脏的摄取量相应增多。

3. 药物分布　胺碘酮在体内分布的特点是其另一个药代动力学特征,胺碘酮及其代谢产物具有高度的脂溶性,吸收后,大量与蛋白和脂肪结合,与蛋白的结合率高达 96%,与脂肪组织的亲和力也十分强。药物从中央室向周围室不断运送,使其广泛分布在全身脂肪组织、肝、肺、骨髓、睾丸、皮肤及其他组织。胺碘酮在体内分布的有效容积高达 5 000L,而且不稳定。分布容积是一个假定的容积,药物在此容积内稀释为一定的血浓度,因此通过测定分布容积,可知药物在血管外的分布情况。胺碘酮的分布容积很大,超过了实际体液量的上百倍,说明胺碘酮在血管外多种组织的浓度比血浆浓度高。以心肌为例,胺碘酮在体内达到稳态后,药物在心肌的浓度高出血浆浓度的 10～50 倍,脂肪中的药物浓度则比血浆浓度高出 500 倍,而且主要含胺碘酮原药。但在肝、肺、皮肤中,去乙基胺碘酮的浓度却比胺碘酮高出 7 倍。因此,心脏部位胺碘酮达到稳态血浆浓度时,位于心外膜的脂肪垫中药物浓度比心肌浓度高出 10 倍,心肌中浓度又比血浆浓度高出 50 倍。

胺碘酮在体内分布容积大的特征还提示,药物口服后达到体内稳态血药浓度所需时间长,稳态血药浓度又称坪值,是指按照固定的时间间隔连续给药的过程中,血药浓度随给药次数的增多而上升,最后将达到一个相对稳定值,此时进入体内的药量与自体内消除的药量达到平衡状态。胺碘酮服用后,常需数周或 1 个月以上才能达到稳态血药浓度。为了更快达到体内稳态血药浓度,胺碘酮初始服用时应给予负荷量,负荷量越大,起效越快,可缩短达效时间 30%,同时也缩短达到体内稳态血药浓度所需时间。

胺碘酮在体内分布的另一个特点是呈三室开放模型。药物摄入后在体内分布的模型虽然对描述体内药物的代谢过程有些简单化,但对如何选择服用的负荷量及维持量有重要意义。

单室开放模型是把整个人体看成一个单一的均质容器,单一的中央室(房室),药物进入人体后很快均匀地分布到全身(全室),故体内的药物浓度等于体内药量除以房室的容积,而房室的容积等于药量除以药物浓度(图 6-23-2)。

双室开放模型是把整个机体分为两个房室,即中央室和周围室。中央室是药物首先进入的部位,包括血浆和细胞外流,以及血液循环良好,血管丰富的心、肝、脑、肺、肾等器官,而周围室则由灌注不良、血管稀少、血流缓慢的肌肉、皮肤、脂肪等组织构成。药物进入人体后,可在很短的时间分布到整个中央室,然后再从中央室缓慢分布到周围室或直接排泄(图 6-23-3)。药物在体内达到稳态血药浓度后,中央室与周围室之间的血药浓度处于动态平衡,此时药物的摄入量与排泄量相等。双室开放模型中分布容积及药物的分布比单室开放模型更加复杂。对于多数抗心律失常药物而言,周围室一般要比中央室大。双室开放模型药物的代谢过程分成:① α 相:药物从中央室排泄,同时进入周围室,此时体内尚未达到稳态血药浓度,因此血药浓度下降较快,静脉注射药物的代谢过程与 α 相相似;② β 相:此时,中央室和周围室的血药浓度处于动态平衡,因此仅表现出中央室的排泄。

三室开放模型是在双室开放模型的基础上,中央室不变,将循环不好的周围室进而分为浅室和深室。浅室与中央室药物交换的速度相对快,包括皮肤、肌肉等;而深室则与中央室的药物交换速度较慢,主要是脂肪(图 6-23-4)。因此,中央室的药物浓度由 4 个同时并存的药物分布过程决定,即药物进入中央室时的生物利用

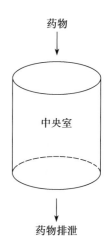

图 6-23-2　药物在体内分布的单室开放模型

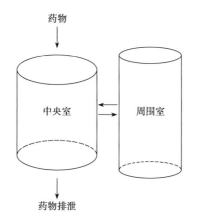

图 6-23-3　药物在体内分布的双室开放模型

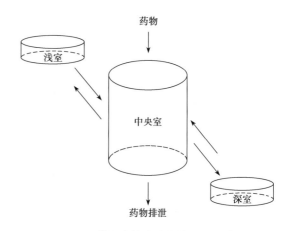

图 6-23-4　药物在体内分布的三室开放模型

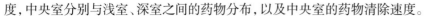

度,中央室分别与浅室、深室之间的药物分布,以及中央室的药物清除速度。

了解药物进入人体后分布的三个不同类型,对药物的应用有重要意义。一般口服药物在体内分布过程近似单室开放模型。静脉给药近似双室开放模型,即在给药的初期,血药浓度下降较快(α相),给药一定剂量与时间后,血药浓度下降呈现缓慢的β相。因此,当静脉给予胺碘酮的时间长短不同,而又需转变为口服时,口服衔接的剂量完全不同。脂溶性较好的药物在体内分布可能呈三室开放模型,胺碘酮的脂溶性很强,体内分布表现出典型的三室开放模型。其对脂肪组织有很强的亲和性,用药后,药物先进入中央室,然后进入浅室和深室,最后达到体内稳态的血药浓度,此时,中央室的排泄量与摄入量相等或近似相等,在这之后,只需服用维护这一平衡的维持剂量则可。

胺碘酮超大的体内分布容积及其进入体内呈现三室开放模型的分布特点决定了胺碘酮治疗时的几个特征:①达到稳态血药浓度的时间较长,2~4周或更长。初始服用给予较大的负荷量时,可缩短达到稳态血药浓度约30%的时间。②达到稳态血药浓度前,过早评价药物的临床疗效显然不妥。③考虑到个体化因素、体重和脂肪量的不同,服药的负荷量和维持量也应个体化。④三室开放模型药物的清除半衰期同样较长,因为药物消除的过程实际是体内分布的反过程。胺碘酮停药后的清除半衰期为50~60天,少数人长达3~4个月,而5个半衰期的时间将更长。所以临床应用时,当胺碘酮的维持剂量消减或停服药物后一段时期,心律失常没有发作时,不能过早断言"心律失常已被根治",或"该维持量十分恰当",因为药物此时还可能处于缓慢的排泄过程中。

4. 有效的血药浓度　药代动力学中的药峰时间(Tmax)是指单次给药后,血药浓度达到峰值所需时间。静脉注射时,在注射完即刻血药浓度即达峰值。口服给药则因药物吸收快慢不一,药峰时间各有差异。药峰时间短,表示药物吸收快,起效迅速,同时消除也快;药峰时间长,则表示药物吸收和起效较慢,但药物作用的持续时间也往往延长。药峰时间是应用药物时应考虑的一个重要指标。胺碘酮口服后的药峰时间为4~12小时,相对长。

药峰浓度(Cmax)又称峰值,是另一个药代动力学指标。药峰浓度是指用药后所能达到的最高血药浓度。药峰浓度与药物的临床应用密切相关。当药峰浓度达到有效浓度时才能显效,而高出药物的安全范围时又可显示毒性反应。

胺碘酮的药峰时间长,说明服用后起效时间缓慢,一般需2~3天,而静脉给药时起效较快(10~30分钟),起效的时间与给药方法、给药剂量有关。胺碘酮给药剂量与平均血药浓度呈线性关系。资料表明,服用后起效较快的患者,停药后心律失常会较早复发,同时毒性作用的发生率较低,提示其消除快,组织的蓄积量少。胺碘酮要使全身脂肪及组织达到稳态血药浓度时约需要15g,目前,胺碘酮的应用指南中常建议较高的负荷量服用达10g后,则改服不同维持量,这给医师对不同个体给予个体化治疗留出了空间。

一般情况下,药代动力学的观点认为血药浓度的高低与疗效及不良反应之间有明显的相关性,因而用药时应严密监测血药浓度、调整药物剂量,以增强药物的疗效,预防不良反应的发生。但胺碘酮及其代谢产物——去乙基胺碘酮的血药浓度与临床疗效及毒性之间的相关性很差,应用现代药代动力学的原则不能可靠预测胺碘酮的稳定疗效,因此服用胺碘酮期间测定血药浓度,借此评价疗效、监测不良反应的意义不大。相反,胺碘酮有效治疗的血浆药物浓度的个体差异很大,临床应用时只能根据疗效调整负荷量和维持量,才能取得理想的临床疗效。所以,胺碘酮的应用实际是一个经验用药的过程。

文献认为,胺碘酮有效的血药浓度范围为1.6~3.5μg/ml,最低的有效血药浓度为1.0~2.0μg/ml,而血药浓度<1.0μg/ml时,心律失常可能复发。对心律失常有强烈抑制作用而不良反应也明显增加时的血药浓度>3.5μg/ml,所以最适宜的治疗浓度为1.0~2.5μg/ml。

5. 胺碘酮的代谢与排泄　胺碘酮在体内的清除主要通过肝细胞代谢,代谢时先脱碘(deiodination),进而在肝脏通过细胞色素氧化酶(CYP)脱乙基,生成胺碘酮在体内的最主要的代谢产物去乙基胺碘酮。应了解,肝脏内有多种细胞色素氧化酶,每种酶对胺碘酮的代谢能力都有个体差异,取决于肝脏中这些酶的含量和胺碘酮浓度,不同酶的不同代谢类型将能影响体内胺碘酮和去乙基胺碘酮的浓度,最终导致疗效的个体差异。

胺碘酮代谢后通过肝脏经胆汁排泄,单次给药后的清除半衰期为18~36小时,多次给药后清除半衰期为20~60天,长期给药后清除半衰期可达数月。代谢后,胺碘酮部分进入肝肠循环。肝脏循环是指经肝排泄的药物,随胆汁进入肠道排出时,肠道可以对剩余的药物原形或有效的代谢产物部分再吸收,再吸收的药物其再次经门静脉及肝脏进入全身循环。具有肝肠循环的药物作用时间一般较长。胺碘酮长期服用,去乙基胺碘酮大量产生时,被肝肠循环的再摄取量也将增多。

去乙基胺碘酮的抗心律失常作用与原药相同,其比胺碘酮的清除半衰期更长,去乙基胺碘酮的浓度随治疗时间的延长逐渐增加,两者的体内比值可以固定,也可以在一定范围内有动态改变。服用初期,胺碘酮血药浓度高,其与去乙基胺碘酮的比例为 3∶2,但长期服用后,两者的比例可能达到 1∶1,甚至去乙基胺碘酮的浓度还要高。实验表明,胺碘酮的抗心律失常作用很大程度是去乙基胺碘酮在体内蓄积后产生的。

体内胺碘酮只有极少量(1%)经肾脏清除,因此,胺碘酮可用于肾功能减退者而无须减量。此外,胺碘酮及其代谢产物均不能经血透或腹腔透析而排出体外。

在体内,10%~15% 的胺碘酮可以通过胎盘,并能在乳汁中被检测出。

胺碘酮停服后,血药浓度下降的曲线呈 α 和 β 双相曲线。β 相又称浅终末相(shallow terminal phase),该相时胺碘酮从中央室能较快地被清除,但同时药物从灌注差的组织中又缓慢进入中央室再进一步被清除。胺碘酮在体内排泄速度缓慢,停药 30 天时,体内血药浓度仅降低 16%~34%,最终半衰期为 26~180 天,平均 50~60 天,停药 9 个月时在血浆内还能检测到胺碘酮。清除半衰期较长的原因是与药物结合的脂肪组织内血流灌注较差,药物不易被清除。

静脉注射后,血浆药物浓度下降较快的原因不是药物代谢的速度快,而是相当部分的药物从中央室再分布到周围室,从血浆进入周围组织的结果。

胺碘酮药代动力学的主要参数见表 6-23-1。

表 6-23-1　口服胺碘酮的药代动力学参数

项目	参数
口服生物利用率	30%~60%
药峰时间(Tmax)/h	4~12
分布容积(Vd)/L	>5 000
主要消除途径	肝代谢、胆道排泄
主要代谢物	去乙基胺碘酮
消除半衰期/d	26~107(50~60)
蛋白结合率	高
治疗浓度/(μg·ml^{-1})	1.0~2.5

二、重要的临床研究

胺碘酮作为抗心律失常药物,在临床应用的几十年中,应用地位及重要性不断上升,这种情况的出现绝非偶然,这与胺碘酮在体内多重有益作用密切相关。当今冠心病、高血压、心律失常是心血管领域最常见的三大疾病,而胺碘酮兼有扩张冠状动脉、降压、抗心律失常三重作用,实属少见。临床医师为了用好胺碘酮,必须全面、深入地了解其多方面的心血管作用,才能更加主动和有效地用好此药。

(一)胺碘酮在心血管方面的作用

1. 扩张冠状动脉、抗心肌缺血　　胺碘酮最初作为一个抗心绞痛药物上市而在临床应用,应用几年后其身份改变为一个抗心律失常药物,因而对其抗心肌缺血的作用较少详细阐述。

胺碘酮抗心肌缺血的作用来自两个方面,一是松弛血管平滑肌,直接扩张冠状动脉,降低冠状动脉阻力,增加心肌血供;二是非竞争性肾上腺素的拮抗作用,对 α 受体的抑制可使冠状动脉扩张。动物实验表明,静脉注射 5mg/kg 胺碘酮后,扩张冠状动脉的作用则能出现。临床应用时,口服胺碘酮对劳力性心绞痛、冠状动脉痉挛引起的变异型心绞痛均有治疗作用,而静脉注射对不稳定型心绞痛、冠状动脉痉挛引起的心绞痛有治疗作用。其在缩小心肌梗死的面积、改善心肌梗死患者的预后等方面均有肯定作用。

胺碘酮明显的抗心肌缺血的作用,是其被强烈推荐适用于冠心病伴发心律失常治疗的机制和理由。

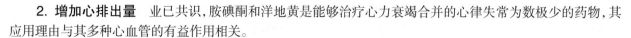

2. 增加心排出量　业已共识，胺碘酮和洋地黄是能够治疗心力衰竭合并的心律失常为数极少的药物，其应用理由与其多种心血管的有益作用相关。

胺碘酮两个方面的药理作用中有心肌抑制作用，其一是胺碘酮有 β 受体的抑制作用，但其与 β 受体阻滞剂的作用并非相同。胺碘酮并不直接作用于 β 受体，也不是完全竞争性阻滞，而属于非竞争性抑制，阻滞心肌细胞内的信息传递，同时还能减少心肌细胞肾上腺素能受体的数量，这些作用可减弱心肌收缩力。其二有心肌细胞膜 L 型钙离子通道的阻滞作用，理论上，这一作用对病态心肌有肯定的负性肌力作用。但胺碘酮应用后基本不显现负性肌力作用，反而能够增加多数患者的心排出量，其应用后的净效应对心功能有改善作用。引起这种矛盾性结果的原因：①胺碘酮对钙离子通道阻滞的作用强度要比其他非吡啶类的Ⅳ类抗心律失常药物抑制心肌收缩力的程度弱；②其对肥大心肌的钙通道阻滞作用比对正常心肌收缩力的抑制作用弱；③胺碘酮能够延长动作电位的时程（APD），其对钙通道阻滞的负性肌力作用能在动作电位时程的延长中得到补偿；④胺碘酮对钙通道的阻滞作用有明显的频率依赖性，治疗时心率较快则作用强；⑤对心肌收缩力的抑制作用呈一过性，而且仅在剂量较大时才显示负性肌力作用。动物实验表明，当给予 5mg/kg 胺碘酮时心肌收缩力无改变，给予 10mg/kg 时可出现负性肌力作用，但令人欣慰的是，动物实验发现明显负性肌力作用出现时，心排出量却增高，显然这是胺碘酮其他有益的心血管作用抵消了该不良作用的结果，这些有益的作用包括抑制平滑肌后扩张外围动脉，降低外周血管阻力；非竞争性抑制 α 及 β 受体后减慢心率，减少心肌氧耗量等。因此，对绝大多数心力衰竭伴心律失常患者用药后能获得两个方面益处，即心功能改善、心律失常好转。口服胺碘酮的研究证明，绝大多数患者，甚至有严重心功能不全者，服用胺碘酮后，对血流动力学参数或心功能无不良影响，多数患者能从治疗中获益，仅少数患者（约 2%）用药后心功能恶化。所以，目前胺碘酮的应用适应证中，强烈推荐用于心力衰竭患者伴发的心律失常，因为对血管的多重作用产生的净效应是增加心排出量而不恶化心功能。

3. 降低血压的作用　胺碘酮的降压作用比负性肌力作用相对明显。小剂量胺碘酮应用后，则有一定的降压作用。动物实验给予 5mg/kg 胺碘酮，则能出现体循环阻力下降，动脉血压下降。由于静脉给药时这一作用更为明显，使其十分适合用于高血压患者伴发的心律失常。胺碘酮的降压作用与其扩张血管的作用有关，另外与静脉制剂的助溶赋形剂有关。胺碘酮是高度脂溶性药物，几乎不溶于水，制成静脉制剂时需要助溶赋形剂，目前常用的赋形剂聚山梨醇酯 80 本身就有降低血压作用，因此胺碘酮的降压作用常在注射时发生，口服用药时几乎没有。

4. 抗甲状腺素作用　胺碘酮的药理作用，除对心脏血管的直接作用，对心脏电生理的直接作用外，还应注意胺碘酮的抗甲状腺素的药理作用。

胺碘酮的化学结构与甲状腺素相似，其含 2 个碘原子。1 片胺碘酮（200mg）中含有机碘 75mg。而人体正常每天从食物及水中仅摄取 0.1～0.2mg 碘，其中 1/3 进入甲状腺，甲状腺含碘总量为 5mg，占全身碘量的 90%。

可以想象，含碘量巨大、化学结构与甲状腺素相似的胺碘酮，进入人体后能够产生甲状腺素受体的竞争作用，产生拮抗甲状腺素的作用，并间接产生抗心律失常作用。胺碘酮干扰甲状腺素系统，抑制 T_4 转化为 T_3，抑制 T_3、T_4 进入细胞内，抑制 T_3 与受体结合。

胺碘酮对心脏的作用与甲状腺功能减退时的心脏表现相似，如 Q-T 间期延长，不应期延长，心动过缓，心肌氧耗降低，心肌受体密度的减少等。因此认为，胺碘酮对心脏的影响有类甲减样作用。

目前认为，静脉胺碘酮与口服胺碘酮的体内作用迥然不同的原因，除离子通道的作用有差别外，还与胺碘酮静脉给药时抗甲状腺素的作用弱，以及代谢产物（去乙基胺碘酮）在血浆或组织中的蓄积不够有关。

（二）胺碘酮的心脏电生理作用

胺碘酮的心脏电生理作用广泛而复杂，临床心脏电生理学方面，其对心脏多部位组织的自律性、传导性、兴奋性均有影响。在心肌细胞电生理学方面，胺碘酮对多种离子通道都有程度不同的阻断和抑制作用，这些特征使其成为至今为止作用最强的广谱抗心律失常药物。除此之外，其口服和静脉制剂的心脏电生理作用迥然不同，判若两个不同的抗心律失常药物，这些特征使胺碘酮的临床应用具有更大的挑战性。

1. 心肌细胞的电生理学作用　根据 Vaughan Williams 抗心律失常药物的分类法，胺碘酮因能延长动作电位时程而划入Ⅲ类抗心律失常药物，实际其是一个多通道的阻滞剂。

（1）广泛阻断钾通道：心肌细胞具有很多种类的离子通道，而钾通道是其中最重要、最基本的离子通道。钾通道在维持心肌细胞的正常活动方面十分重要，尤其在心肌细胞动作电位复极过程中更是重要。动作电位中,除 0 相外,在复极的各时相中钾通道均起重要作用。此外,钾通道的类型也最多,截至目前,已相继发现 10 余种钾离子通道。

根据钾离子通道的不同特性,可分成 3 种类型,即延迟整流钾电流(I_k)、瞬时外向钾电流(Ito)和即时发生而无失活的钾电流。第一类的延迟整流钾电流(I_k)又能进一步分成 3 个亚型:①快速激活的延迟整流钾电流(I_{kr}):顾名思义,其在除极化电位时激活较快,并随除极化时间的延长,电流强度逐渐增大。在心室壁的内、中、外三层心肌中,其分布密度基本一致,但在中层心肌含量最大。因此,其决定着 Q-T 间期的长短。应用单纯的 I_{kr} 阻滞剂时,能使 Q-T 间期明显延长,跨室壁的复极离散度加大,容易发生 2 相折返,引发尖端扭转型室性心动过速。②缓慢激活的延迟整流钾电流(I_{ks}):这种钾通道主要分布在外层心肌,其特点是激活的时程缓慢,激活后需经数秒才能达到稳态。此外,其电流强度比 I_{kr} 大得多。③超快延迟整流钾电流(I_{kur})。

胺碘酮是一种混合性钾通道阻滞剂,既能阻断 I_{ks},又能阻断 I_{kr} 和 I_{kur},只是对 I_{ks} 的阻滞作用较强。当 I_{kr} 及 I_{ks} 钾通道阻滞时,Q-T 间期将延长,但因胺碘酮能阻滞心室肌三层的钾通道,而且心动过速时 I_{ks} 的复极电流大,使胺碘酮的作用强,因此,在一定的剂量范围内,胺碘酮引起的跨壁复极的离散度反而缩小,不易产生 2 相折返,不易引发尖端扭转型室性心动过速。

(2)轻度阻断钠通道:胺碘酮作用于钠通道的失活态,尤其心率快时这种阻断作用更强。胺碘酮对钠通道的阻滞强度与利多卡因的作用相似,因此明显不增宽 QRS 波群时限,不增加心室的非同步收缩,不影响心室的收缩功能,没有 I 类抗心律失常药物常有的促心律失常作用。

(3)阻断 L 型钙通道:胺碘酮阻断钙离子通道的强度要比其他非吡啶类的Ⅳ类抗心律失常药物弱,因此,不产生明显的负性肌力作用。但能抑制早期后除极和延迟后除极,进而能够治疗触发机制引起的各种心律失常。

(4)非竞争性抑制 α 和 β 受体:与 β 受体或 α 受体阻断剂不同,胺碘酮的作用是部分抑制这些受体,而不是完全阻断。其作用方式优于 β 受体阻滞剂,不是直接作用于受体,而是阻止心肌细胞的信息传递。此外,还能减少 β 受体的数量。与真正的 β 受体阻滞剂相比,其作用较弱,停止治疗时,由于不伴有新的受体生成,故不会出现停药后的反跳现象。这一特点使其临床应用时可以和 β 受体阻滞剂合用。

总之,在细胞和离子通道水平,胺碘酮有多方面的作用,而且口服片剂和静脉制剂在离子通道方面的作用显著不同。胺碘酮静脉注射后的第 1 小时,无Ⅲ类抗心律失常作用,只有轻度的阻滞钠通道、抗肾上腺素能及钙通道阻滞作用。静脉制剂与口服胺碘酮的各自心脏电生理的作用特点见表 6-23-2。两者作用的差异可能与原形药物在体内的缓慢蓄积和活性代谢产物的形成有关,也与有否对抗甲状腺素的作用有关。

表 6-23-2　静脉制剂与口服胺碘酮的电生理及药理作用特点

变化指标	口服	静脉注射
延长心房及心室肌 APD,阻断 K^+ 通道	＋＋＋	＋
阻断 Na^+ 通道,减低 Vmax	＋＋＋	＋＋
减慢窦房结自律细胞的 4 相除极	＋＋＋	＋
阻断 Ca^{2+} 通道	＋＋＋	＋＋＋
房室结有效不应期	↑↑↑	↑↑↑
心房肌有效不应期	↑↑↑	↑
心室肌有效不应期	↑↑↑	↑
QRS 时限	↑↑	↑
QTc 间期	↑↑↑	－/↑
AH 间期	↑↑	↑↑↑
HV 间期	↑	－
抑制 α 及 β 受体	＋	＋
心率	↓↓	－/↓
干扰甲状腺素激素系统,阻止 T_4 转为 T_3	＋＋＋	

注:↑,增加/上升;↓,减低。

2. 心脏电生理作用　胺碘酮对心脏不同组织的电生理作用有以下几方面：

（1）降低自律性：主要抑制窦房结和房室交界区的自律性。动物实验表明，胺碘酮可使受试动物窦房结自律细胞的 4 相自动化除极的斜率降低，抑制起搏细胞的自律性。长期服用胺碘酮，可使窦性心律减缓 10% ~ 15%，此外对心房肌、心室肌、浦肯野纤维细胞的自律性也有抑制作用。

（2）减慢传导：胺碘酮能够减慢心房肌、房室结和预激旁路的激动传导速度，在心内电图表现为 A-H 间期延长，心房 A 波的时限延长，房室结下传功能服药后明显下降（图 6-23-5）。胺碘酮对心室肌和希浦系的传导无明显影响，用药后心内电图 H-V 间期和 QRS 波时限无明显延长，但快速给药时可引起室内传导一定程度的抑制。

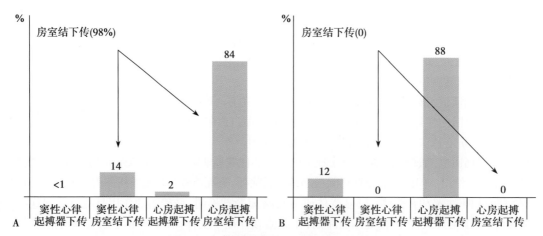

图 6-23-5　胺碘酮使房室结传导功能下降

A. 服胺碘酮前；B. 服胺碘酮后。

（3）延长不应期：胺碘酮对心脏各部位的不应期影响广泛，对心房肌、心室肌的动作电位时程、复极时间和有效不应期延长，对窦房结、房室结及希浦系的不应期延长，对预激旁路的前向与逆向有效不应期均有延长作用。但静脉短期用药时，即使剂量较大时，对复极也仅有轻度延长作用。静脉给药延长心室肌的复极时间，但对浦肯野纤维的复极还有缩短作用（见表 6-23-2）。

（三）对心电图的影响

由于 Ⅰ ~ Ⅳ 类抗心律失常药物对离子通道的作用完全不同，故对体表心电图的影响也明显不同（图 6-23-6），Ⅰ 类钠通道阻滞剂影响 0 相动作电位的速率与幅度，因而影响 QRS 波时限，Ⅱ 类 β 受体阻滞剂可使窦性心律减慢，Ⅲ 类钾通道阻滞剂使 Q-T 间期延长，Ⅳ 类钙通道阻滞剂常使 P-R 间期延长。

由于胺碘酮兼有 Ⅰ ~ Ⅳ 类抗心律失常药物的离子通道作用，故能产生上述多种心电图的基本改变，只是程度不同而已。临床应用时，胺碘酮对心电图的主要影响表现在以下几方面：

1. 心率减慢　长期服药后，窦性心率可比原来降低 10% ~ 15%，降低心率的作用有频率依赖性，基础心率较快时，用药后心率的降低更明显。

2. 延长 Q-T 间期　胺碘酮通过阻断各种钾离子的外流而使复极时间延长，在心室水平则表现为 Q-T 间期延长，常比用药前能够延长 30%。Q-T 间期延长的主要原因是 T 波时限的增宽，与其他延长 QT 的药物不同，其延长 Q-T 间期的同时不增加尖端扭转型室性心动过速的危险。但过度延长时，心室肌不应期的离散度也会增加，致心律失常的作用也会出现。因此，用药期间需要监测体表心电图 Q-T 间期，当 Q-T 间期延长到 550 毫秒时应减药，延长到 600 毫秒时应停药。

3. T 波　T 波形态在用药过程中可变平或出现双峰。

4. U 波　胺碘酮用药后可使 U 波出现，但并非一定出现，出现 U 波时无须停药。

5. 心内电图　胺碘酮延长心内电图的 A-H 间期，而 H-V 间期不变。

6. 其他　心电图其他改变包括 P-R 间期、QRS 波时限等，用药后都能有轻度改变，但原来已有明显异常者，包括房室结传导延缓或希浦系传导已有延迟者，用药后心电图的原有改变将更明显。

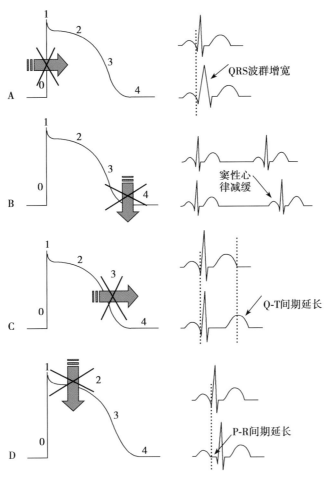

图 6-23-6　4 类抗心律失常药物引起的心电图改变

A. Ⅰ类（钠通道阻滞剂）；B. Ⅱ类（β 受体阻滞剂）；C. Ⅲ类（钾通道阻滞剂）；D. Ⅳ类（钙通道阻滞剂）。

　　鉴于胺碘酮多重广泛的电生理作用,胺碘酮兼有相对弱的Ⅰ~Ⅳ类抗心律失常药物的离子通道作用,因此,胺碘酮单药应用时似乎相当于小剂量的 4 种抗心律失常药物联合应用,这种联合应用可不同程度减少各类药物的不良作用。胺碘酮有钠通道阻滞作用,但没有Ⅰ类药物的致心律失常作用,其既不增加死亡率,又不影响心功能,还能提高心力衰竭患者的左室射血分数。其兼有Ⅱ类 β 受体阻滞剂作用,但因作用较弱而没有 β 受体阻滞剂的不良反应,胺碘酮与其他Ⅲ类药物的作用也有明显区别,即很少引起尖端扭转型室性心动过速,并且这种Ⅲ类药物的作用在快速心率时仍然存在,而其他Ⅲ类抗心律失常药物的作用只在心率缓慢时明显。胺碘酮较弱的钙通道阻滞作用可使存在的负性肌力作用能被其他有益的心血管作用抵消,因而可用于心力衰竭患者伴发心律失常的治疗。

　　自 1976 年起,胺碘酮作为抗心律失常药物在临床应用已 30 年。第一个 10 年,胺碘酮因剂量应用过大,导致不良反应严重而且发生率高,使应用走向低谷;第二个 10 年,胺碘酮经历了临床应用的再认识和再评价后重新受到重视;近 10 年来,大量循证医学证实,胺碘酮是一个历史上少见、十分安全且有很强疗效的药物,开始了胺碘酮辉煌的鼎盛时代。

　　中国医师对胺碘酮的认识过程与国外几乎一样,近年来,在心律失常的药物治疗中,临床医师逐步认识到胺碘酮是快速性心律失常治疗的一个广谱强效的药物,也是很多心律失常治疗的首选药物,胺碘酮已成为恶性室性心律失常药物治疗的基石,是其他抗心律失常药物治疗无效时的一个坚强后盾。但当今中国医师中,能够科学合理应用胺碘酮的医师比例尚少,还有不少医师受诸多因素的影响而使胺碘酮的合理应用远未到位。

三、指南推荐

胺碘酮是一个名副其实的广谱抗心律失常药物,具有多种离子通道作用和β受体阻滞作用,几乎适用于所有快速性心律失常,其中很多是指南中Ⅰ类推荐或首选药物。

(一)胺碘酮在心房颤动治疗中的应用

心房颤动发生率高,危害性大,近年来致病率和死亡率明显增加,已成为心脏病领域最为关注的热点。心房颤动的治疗有多种方法,但药物治疗仍然是应用最普遍的一线治疗。

心房颤动的治疗目标是控制心率、转复心律、预防血栓。初步治疗策略为心率和节律的控制,胺碘酮在这些治疗中都有举足轻重的作用。

1. 心房颤动心室率的控制

(1)治疗的必要性:很多心房颤动发生时心室率过快而引发症状,长期持续的快速心室率可引起明显的血流动力学改变,进而使心功能减退,影响患者的预后。因此,心房颤动的治疗首先要把心室率减慢。抗心律失常药物能使80%心房颤动患者的快速心室率得到有效控制,治疗后静息心率达到60~80次/min,适量运动时心率为90~115次/min。

(2)指南的推荐意见:2006年ACC/AHA/ESC心房颤动治疗指南中,在控制心室率的治疗中,对胺碘酮的推荐意见如下。

1)Ⅰ类推荐:无旁路的心房颤动患者,心力衰竭静脉注射地高辛或胺碘酮。

2)Ⅱa推荐:其他方法不成功或有禁忌证时,静脉注射胺碘酮能有效控制心室率。

3)Ⅱb推荐:当单独或联合应用β受体阻滞剂、钙通道阻滞剂和洋地黄不能很好控制静息和运动状态下心室率时,可口服胺碘酮。心房颤动合并预激旁路前传时,如血流动力学稳定,可应用静脉注射胺碘酮。

(3)胺碘酮应用时的优势:

1)70%的心房颤动患者合并器质性心脏病,甚至心力衰竭,其使患者心血管死亡的危险性增加4倍。胺碘酮的负性肌力作用弱,兼有抗心肌缺血作用,用药后在有效控制心室率的同时,可使总死亡率明显下降,故在最新指南中被Ⅰ类推荐。

2)指南中静脉注射地高辛也被Ⅰ类推荐,但地高辛仅能控制心室率,无心房颤动的转复功能,而胺碘酮两者兼有,故优于地高辛。因此,心力衰竭伴心房颤动需要控制心室率治疗时,胺碘酮应首选。

3)心房颤动时心室率的快慢取决于房室结本身特性及自主神经的影响,胺碘酮兼有β受体阻滞和钙通道阻滞的作用,不仅减慢房室结传导,又可抑制交感神经的兴奋性,故对心室率的控制作用十分明显。对于心房颤动快心室率不伴心力衰竭,当其他治疗药物无效时,静脉注射胺碘酮将能有效控制心室率。

(4)用药剂量:治疗时,不论口服或静脉注射,都给一般的负荷量和维持量即可。

2. 心房颤动复律时的应用

(1)治疗的必要性:多数新近发生的心房颤动能在24~48小时内自行转复,而持续时间超过7天变为持续性心房颤动时,则不易自行转复。心房颤动时丧失了房室同步及心房辅助泵作用,使心功能恶化,进而能引发急性心力衰竭、心绞痛恶化等不良后果。因此,心房颤动需要转复并能转复为窦性心律时,一定要尽量给予复律治疗。心房颤动复律有药物和电除颤两种方法。资料表明,阵发性心房颤动越早干预治疗,复律的概率越高。

(2)指南的推荐意见:2006年ACC/AHA/ESC心房颤动治疗指南中,在心房颤动药物复律中作为Ⅱa类推荐,胺碘酮可作为转复心房颤动的药物。同一指南中的另一个Ⅱa类推荐,预先服用胺碘酮、普罗帕酮等药物,对提高直流电复律的成功率和防止复发均有效。

(3)胺碘酮治疗时的优势:①转复率高:应用胺碘酮进行心房颤动转复的成功率为45%~95%,平均成功率高达80%。一项荟萃分析总结了441例心房颤动转复的情况,结果显示354例转复成功(图6-23-7);②胺碘酮治疗心房颤动的机制是延长心房不应期、抑制房性期前收缩发生、延长房室结的有效不应期,其各种电生理作用完备,不需要或能够避免联合应用地高辛、β受体阻滞剂或钙通道阻滞剂;③突破了心房颤动转复的传统界限:循证医学及临床资料都已证实,传统的心房颤动转复适应证已被胺碘酮打破。传统的这一界限是,当心

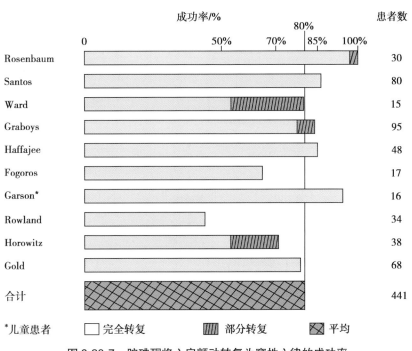

图 6-23-7　胺碘酮将心房颤动转复为窦性心律的成功率

房颤动患者左心房直径>45mm,或心房颤动持续超过 1 年时,不再适宜心房颤动的转复治疗,但是绝大多数的这类患者使用胺碘酮后能成功转复,并能维持窦性心律。

（4）器质性心脏病患者心房颤动转复时,胺碘酮可作为首选:心房颤动转复治疗时,对于无器质性心脏病患者的心房颤动转复,胺碘酮与其他药物无明显差别。但对有器质性心脏病和心力衰竭患者的心房颤动转复,胺碘酮更适合,并被列为首选。

（5）延迟的心房颤动转复作用:与其他药物转复心房颤动相比,胺碘酮转复心房颤动的起效时间相对要晚。静脉胺碘酮转复阵发性心房颤动可能要在 12 小时后才能生效,持续性心房颤动口服胺碘酮转复时,不少患者服够负荷量后还需继续再服几天才能起效。一项包括 18 项临床试验的荟萃分析表明,静脉注射胺碘酮 3 ~ 7mg/kg 时,转复心房颤动的有效率为 34% ~ 69%,而静脉注射后再持续静脉滴注 900 ~ 3 000mg/d 时,转复的成功率可提高到 55% ~ 95%。与其他药物相比,胺碘酮延迟复律后心房颤动复发的比例低。对心房颤动持续时间不到 7 天或>7 天的转复治疗中,指南对胺碘酮推荐的类别分别为 Ⅱb 和 Ⅱa。

（6）提高电转复的成功率:电转复是心房颤动转复的重要方法,转复的失败率为 10% ~ 20%。但加服胺碘酮后再次进行体外电复律时,80% ~ 90% 的原失败病例可获成功,而第一次电转复之前就口服胺碘酮时,也能增加电转复的成功率,还使成功电转复时所需能量降低,并减少术后的复发。

3. 心房颤动转复后维持窦性心律的治疗

（1）治疗的必要性:阵发性心房颤动患者,经各种方法转复为窦性心律后应给予维持窦性心律的治疗,这不仅能减少心房颤动复发后的各种不利影响,长期的窦性心律还能去除或逆转心房颤动的"连缀作用",因此维持窦性心律的治疗与控制心室率和转复心房颤动的治疗一样重要。

（2）指南的推荐意见:2006 年心房颤动治疗指南中,收集了 7 种药物的 30 项维持窦性心律治疗的结果,但对比资料显示无证据支持对药物有效性进行级别分类,因而未作出不同类别的推荐意见。指南提出两条意见:①证据支持阵发性或持续性心房颤动患者,在其他药物治疗无效时,应用胺碘酮长期维持窦性心律的效果优于任何 Ⅰ 类药物,如索他洛尔等,但鉴于其有较大的心外不良反应,很多情况时只能作为二线用药,甚至是最后的选择;②对合并左心室肥厚、心力衰竭、冠心病、心肌梗死患者,由于胺碘酮的促心律失常作用发生的风险较低,因此是维持窦性心律、预防心房颤动复发的一个较好的药物选择（图 6-23-8）。

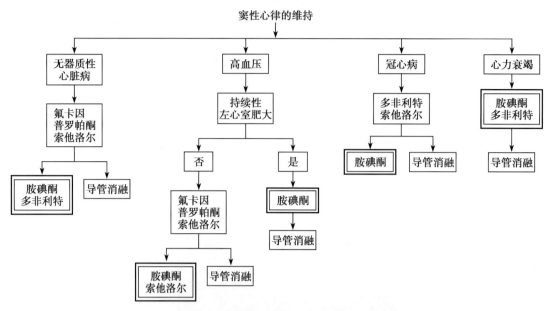

图 6-23-8　心房颤动患者维持窦性心律的建议流程

这是 2006 年心房颤动治疗指南中建议的维持窦性心律治疗时药物及非药物方法选择的流程。

（3）胺碘酮应用时的优势：①有效维持窦性心律的成功率高：CTAF 研究证明，慢性心房颤动转复后，应用胺碘酮进行维持窦性心律治疗时，1 年、3 年和 5 年有效维持率高达 95%、90% 和 82%，而对阵发性心房颤动 1 年、3 年和 5 年的窦性心律维持率分别为 80%、57% 和 43%；②对于有器质性心血管疾病的心房颤动患者，胺碘酮对窦性心律的维持肯定有重大的优势，应首选。

4. 胺碘酮在围手术期心房颤动中的应用　心胸外科手术患者心房颤动的发生率高而危害性大，因此，应用受体阻滞剂或胺碘酮等抗心律失常药物治疗一直备受关注。

（1）心房颤动在围手术期高发的主要原因：①患者年龄常偏大，存在不同程度的心肌缺血、纤维化等基质；②对手术的担心与恐惧，以及外科手术的创伤引起的不适症状都能使交感神经的张力与循环中儿茶酚胺的水平剧增。这些原因可使心胸外科围手术期心房颤动的发生率明显增加。非心胸外科手术中心房颤动的发生率约 3%，但心胸外科手术时心房颤动的发生率高达 17%～50%。约 50% 发生在术后 2 天，另 50% 发生在术后 3 天内，3 天后发生率迅速下降。

（2）心房颤动发生后常从几个方面给患者带来不利影响，包括：①产生不良的血流动力学影响：心房颤动伴较快心室率时，常使患者本来血流动力学不稳定的血流动力学状态恶化，产生更严重的心脏损害；②增加脑卒中的发生率：术后发生的心房颤动可使患者脑卒中的危险从 3.5% 升高到 6.6%；③增加患者住院天数及医疗费用。

因此，尽管部分围手术期的心房颤动具有自限性，即发生后可自行终止，但多数需要治疗。除 β 受体阻滞剂之外，胺碘酮在围手术期心房颤动的预防与治疗作用逐渐受到重视。

（3）给药方法：①口服胺碘酮：研究表明，术前 7～14 天开始预防性服用胺碘酮，可显著有效减少围手术期心房颤动的发生。几项循环循证医学研究中，给药时或缓慢给药，术前 5 天到术后 5 天口服胺碘酮 7g；或快速给药，术后 1 天到术后 5 天口服胺碘酮 6g；②静脉注射胺碘酮：口服胺碘酮预防性用药对急性手术的患者显然不现实，因多数医疗中心，冠状动脉造影与冠状动脉旁路移植术仅间隔 1～2 天，面对这种情况，只能应用静脉注射胺碘酮的给药方法。

（4）疗效与评价：循证医学结果表明，口服给药及静脉给予胺碘酮后均能明显减少围手术期心房颤动的发生率，控制心房颤动时的心室率，缩短心房颤动的持续时间，患者也均能很好地耐受，不增加围手术期的并发症。

（二）胺碘酮在室性心律失常治疗中的应用

1. 治疗的必要性　室性心律失常包括室性心动过速（室速）和心室颤动，室速又根据心电图特征分为非

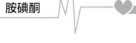

持续性室速、持续性室速、双向性室速、尖端扭转型室速等。多数快速性室速和心室颤动属于恶性或称致命性室性心律失常,常伴有严重的血流动力学障碍,若处理不及时,容易导致猝死。因此,及时、有效的治疗极为重要,甚至需要分秒必争。

2. 指南的推荐意见　2006 年 ACC/AHA/ESC 的室性心律失常处理和心脏性猝死预防指南提出,胺碘酮是最有效的抗心律失常药物。

推荐意见有 Ⅰ 和 Ⅱa 类两种:

(1) Ⅰ类推荐:①对于反复发作的多形性室速,不伴长 Q-T 间期时,应给予负荷量的胺碘酮;②因心肌缺血造成的复发性或无休止性室速的患者给予冠状动脉血运重建术和 β 受体阻滞剂后,应静脉应用胺碘酮。

(2) Ⅱa 类推荐:①持续性单形性室速伴血流动力学不稳定,当复律不成功及其他药物治疗无效时,应选择静脉胺碘酮;②冠心病伴发的反复性单形性室速应静脉应用胺碘酮;③陈旧心肌梗死伴左室功能不全的症状性室速者,胺碘酮与 β 受体阻滞剂的合用,可以有效治疗单用 β 受体阻滞剂治疗无效的室速;④应植入 ICD 治疗的各种室速,对不能或拒绝植入 ICD 患者,可用胺碘酮替代治疗。

3. 胺碘酮应用时的优势

(1) 同时治标与治本:很多恶性室性心律失常的发生原因与冠心病、心肌梗死、心力衰竭等相关。应用胺碘酮治疗时,其不仅能有效控制恶性室性心律失常,起到治标的作用,同时还有抗心肌缺血、扩张血管、改善心功能的作用,起到室速治疗时的治本作用。

(2) 治疗各种室速及心室颤动的总有效率高:1995 年 Scheinman 总结了 324 例反复发作、血流动力学不稳定的室速和心室颤动,应用胺碘酮治疗的总有效率达 78%。Levine 对 273 例利多卡因、普卡胺、溴卞胺治疗无效,反复发作室速伴低血压者,改用静脉注射胺碘酮治疗的有效率达 40.3%,可见其治疗恶性室性心律失常的作用优于其他药物。

(3) 胺碘酮对室速或心室颤动的一级和二级预防治疗都有明显的疗效。在重症心力衰竭患者一级治疗中能有效降低死亡率,胺碘酮组死亡率为 33.5%(安慰剂组为 41.6%)。胺碘酮对猝死者二级预防治疗后,存活者高达 78%,而其他药物治疗组存活率仅 52%。

严重室性心律失常治疗应用的负荷量及维持量与室速治疗的剂量相同。

(三) 胺碘酮在顽固性心室颤动心肺复苏中的应用

1. 治疗的必要性　顽固性心室颤动是指心室颤动或无脉性室速患者在心肺复苏的抢救过程中,连续 3 次电除颤均告失败。这种患者有效循环已经丧失,导致意识同时丧失,若不积极治疗,将很快死亡。

2. 指南的推荐意见　2005 年 AHA 心肺复苏和心血管疾病急救的指南中指出:①胺碘酮对心室颤动或血流动力学极不稳定的患者,可持续提高对电除颤的反应;②与安慰剂和利多卡因相比,胺碘酮对电除颤治疗无效的心室颤动,可提高近期入院的存活率;③胺碘酮可用于电除颤、心肺复苏和升压药无效的心室颤动和无脉性室速的治疗。

3. 胺碘酮应用时的优势

(1) 胺碘酮可影响钾、钠、钙多种离子通道,并具有 β 受体阻滞剂的作用。此外,其抗心肌缺血和扩张血管作用,可能是治疗顽固性心室颤动的机制。

(2) 胺碘酮是第一个在心搏骤停治疗中被系统研究的抗心律失常药物,ARREST 研究中,入组的 504 例顽固性心室颤动患者在院外抢救时随机、双盲分成胺碘酮和安慰剂组,两组都接受标准的心肺复苏及其他治疗,只是胺碘酮组推注 300mg 胺碘酮,然后静脉滴注维持。比较两组从院外转运到医院时的存活率,结果显示,胺碘酮组为 44%,安慰剂组为 34%,胺碘酮的治疗可使入院时存活率相对提高近 30%,绝对提高 10%,两组间有显著差异(P=0.03)。研究表明,多次电除颤治疗无效的心室颤动患者,静脉给予胺碘酮可显著提高院外抢救患者的存活入院率。

4. 给药剂量和方法　胺碘酮初始剂量 300mg 推注,维持量为 0.5mg/min 持续滴注,需要时可间隔 10 分钟以上再次推注胺碘酮 150mg。

(四) 胺碘酮在充血性心力衰竭合并心律失常的治疗中的应用

1. 治疗的必要性　心力衰竭时左室射血分数降低,交感神经张力上升,RASS 系统活性增加,心电活动十分不稳定,使心房颤动、室速或心室颤动的发生率上升,使心力衰竭患者心律失常的发生率和猝死率升高。

心功能 Ⅲ~Ⅳ 级伴室性期前收缩 ≥10 次 /h 或年龄 ≥65 岁伴有室速者,都属于心力衰竭猝死的高危患者。

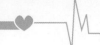

心力衰竭伴发心律失常患者应用抗心律失常药物治疗时,常因药物的致心律失常作用,负性肌力作用使总死亡率增加,成为心力衰竭伴心律失常患者治疗的一个难题。

2. 指南的推荐意见　2005 年 AHA 心肺复苏指南提出,各种心律失常若合并心功能不全时,胺碘酮应作为首选治疗药物。

3. 胺碘酮应用时的优势

（1）胺碘酮的负性肌力作用较轻,其降低外周阻力的作用降低了后负荷,使负性肌力作用被抵消。心力衰竭合并心律失常应用胺碘酮治疗时,虽然其延长 Q-T 间期,但属于均匀性延长,QT 离散度并不增加,使胺碘酮的致心律失常作用很小。

（2）临床及循证医学资料都证实,胺碘酮治疗心力衰竭合并心律失常时有效、安全,可作为首选药物。CESICA 研究中,516 例慢性充血性心力衰竭患者（EF 值≤0.35）随机分成胺碘酮组 260 例（给予心力衰竭治疗加用胺碘酮）、对照组 256 例（仅接受心力衰竭治疗）。随访 2 年,结果表明,胺碘酮能显著降低心力衰竭患者的总死亡危险 28%,降低因心力衰竭恶化的死亡危险 23%,降低猝死危险 27%,心功能至少改善一个级别,降低死亡和心力衰竭住院的危险 31%。

（五）胺碘酮在心肌梗死合并心律失常治疗中的应用

1. 治疗的必要性　急性心肌梗死时,缺血性心电不稳定可引发室性期前收缩、室性心动过速、心室颤动或加速性室性自主心律;心力衰竭引起的过度交感兴奋可引起窦性心动过速、房性期前收缩、心房颤动、心房扑动或室上性心动过速。急性心肌梗死并发快速性心律失常的治疗必须在积极血运重建、改善心功能及抑制交感过度激活的基础上进行。

2. 指南的推荐意见

（1）ACC/AHA 制定的 ST 段抬高心肌梗死的治疗指南指出,血流动力学稳定的心律失常患者（无心绞痛、低血压、肺水肿等）,静脉注射胺碘酮为治疗的首选药物。

（2）急性心肌梗死后发生的快速室上性心律失常,特别是心房颤动,需要抗心律失常药物治疗时,不宜长期应用Ⅰ类抗心律失常药物。胺碘酮属于首选药物。

3. 胺碘酮应用时的优势

（1）胺碘酮因具有明显的抗心肌缺血作用而用于冠心病心绞痛、心肌梗死的治疗。其抗心肌缺血的作用包括:直接扩张冠状动脉竞争性肾上腺素的拮抗作用,使冠状动脉扩张。因此,胺碘酮适合用于心肌梗死伴发心律失常的治疗。

（2）循证医学证实胺碘酮治疗的有效性[4-10]:①胺碘酮治疗心肌梗死伴发心律失常的研究（CAMIAT 研究）中,心肌梗死后 6～45 天伴频发或反复发作的室性期前收缩患者 1 202 例,随机分入胺碘酮组（606 例）和安慰剂组（596 例）。口服胺碘酮负荷量 10mg/（kg·d）2 周后,逐渐减量至 200mg/d。随访 2 年,结果显示,胺碘酮能显著降低心室颤动及心律失常死亡的危险（48.5%,P=0.016）;②急性心肌梗死存活者心律失常药物研究（BASIS 研究）入选 312 例心肌梗死后伴发 Lown 分级Ⅲ～Ⅳb 级的心律失常患者,其中 100 例接受个体化治疗,主要是Ⅰ类抗心律失常药物,98 例接受小剂量胺碘酮治疗（维持量 200mg/d）,114 例不接受抗心律失常药物治疗。随访 1 年,与未治疗组相比,胺碘酮能显著降低总死亡率（61%,P=0.048）和心律失常事件的发生率（66%,P=0.024）;与个体化治疗组相比,胺碘酮降低总死亡率和心律失常事件的发生率约 50%。

四、使用时应该注意的问题

胺碘酮有顿服、口服及静脉注射三种给药方法,给药剂量分成负荷量及维持量,但治疗时针对不同的心律失常,不同临床背景的患者,用药剂量需个体化,在此过程中医师的个人经验将起很大作用。所谓合理用药,是指已被推荐的给药方法与个人经验完美的结合,最后获得理想的临床治疗效果[6-9]。

（一）胺碘酮的顿服法

胺碘酮顿服法临床应用较少,相关资料与经验也少。其主要用于阵发性心房颤动伴快速心室率,临床需要很快转复心房颤动或控制心室率而采取临时服药的一种方法。顿服法主要治疗偶尔发生的心房颤动伴快速心室率事件,属于中度紧急情况,当病情更为紧急时,需要采用静脉给药的方法。

1. 给药剂量　胺碘酮顿服剂量为 30mg/kg,患者体重 60kg 时顿服胺碘酮剂量 1 800mg,以此类推。

2. 临床应用　有些阵发性心房颤动患者几个月甚至几年心房颤动才发作一次,发作时伴有一定症状,发作后用胺碘酮治疗容易转复为窦性心律。对这种患者长期每天服药的方法显然不妥,可以选用心房颤动发作后顿服胺碘酮的方法。服用时患者常需住院,在医师严密监护下完成一次性服药过程。当多次采用顿服法转复心房颤动明显有效且安全时,可考虑该患者在院外自用胺碘酮顿服法转复阵发性心房颤动。应用胺碘酮顿服法时,应排除患者存在以下疾病,包括病窦综合征、房室传导阻滞、束支传导阻滞、长 QT 综合征、器质性心脏病。

3. 临床评价　对阵发性心房颤动不能自行转复的患者,胺碘酮顿服法转复心房颤动所需时间比口服法短,而对体重较大的患者,这一剂量实际与推荐的口服剂量的上限已十分接近。但目前临床顿服法应用较少,不能提供更多的应用经验。

（二）胺碘酮的口服法

1. 适应证　口服胺碘酮主要用于可以"择期"治疗的心律失常,这些心律失常需要治疗,但不存在明显血流动力学障碍,不需要紧急治疗。

2. 给药剂量

（1）负荷量:住院患者口服负荷量为 1.2 ~ 1.8g/d,分次服用,直到总量 10g 后改维持量。门诊患者的口服负荷量为 600mg/d,分次服用,总量达 10g 后改维持量。

（2）维持量:治疗心房颤动或室性心律失常时,维持量多数为 200 ~ 400mg/d,维持量越低,心律失常的复发率越高。

治疗室性心律失常时,口服的维持量相对大,用药第一年的维持量为 400 ~ 600mg/d,分次服用,第二年减量。一般认为,第一年的维持量不能低于 400mg/d,少数患者可减到 200 ~ 300mg/d。

服用维持量期间,患者出现便秘和中枢神经系统等不良反应时,应提前将维持量减到 200 ~ 300mg/d 或更低,女性体重指数较低的患者,负荷量及维持量均宜较低。维持量减到 200mg/d 后,室性心律失常容易复发。复发后可再次补充负荷量,或加服另一种抗心律失常药物,多数情况加服 β 受体阻滞剂更为有效。

（三）胺碘酮的静脉应用

对不少临床医师来说,静脉应用胺碘酮是个难点,因为静脉注射胺碘酮临床应用的机会少,积累的经验也少,再者国内不同参考书有关胺碘酮静脉用药的剂量悬殊,使读者难以是从,最后只好选择安全系数较高的低剂量给药,造成国内静脉胺碘酮使用剂量普遍偏低的现状。

合理用好注射用胺碘酮的意义重大,因为国内能够应用的静脉抗心律失常药物本身为数就少,临床需要用静脉药物紧急控制的心律失常却并非少见,而静脉注射胺碘酮对严重和致命性心律失常的治疗效果十分明显,因此熟悉和用好静脉注射胺碘酮十分重要。很多患者不是对某种药物治疗的反应不佳,而是因医师用药的剂量不够造成。我们常强调,当应用某种剂量的药物(例如静脉注射胺碘酮 150mg)对患者室性心动过速控制不理想时,不应认为胺碘酮对该患者室性心动过速疗效不佳,甚至认为无效,这一治疗结果只说明应用胺碘酮 2mg/kg 的剂量对该患者的室性心动过速控制不好,剂量一旦加大,情况可能很快就会改观。总之,为了应用好静脉注射胺碘酮,必须熟悉和掌握其药理及应用的各种特点。

1. 静脉注射胺碘酮与口服胺碘酮药理作用明显不同　静脉与口服胺碘酮的药理作用显著不同,有时判若两种不同的药物,原因有以下几点:

（1）与静脉制剂的助溶剂特性有关:胺碘酮为高度脂溶性药物,几乎不溶于水,制成静脉制剂时需要助溶剂,国内生产的胺碘酮注射液应用聚山梨醇酯 80 为助溶剂,其本身具有一定的心血管活性作用,主要是降低血压和负性肌力作用,静脉注射胺碘酮产生的低血压反应与其有关。

（2）静脉胺碘酮的抗甲状腺素作用弱:胺碘酮含碘量很大,化学结构又与甲状腺素相似,进入人体后可竞争性与甲状腺素受体结合而产生类甲减样心血管作用。但静脉给药的时间短,产生类甲减样作用弱。

（3）去乙基胺碘酮的蓄积不够:去乙基胺碘酮是胺碘酮在体内的主要代谢物,具有与原药相同的作用,只是半衰期更长。胺碘酮静脉给药的时间短,代谢物在血浆及组织中的蓄积量不够,因而作用相对要弱。

2. 静脉胺碘酮的作用特点　与口服剂相比,静脉注射胺碘酮有三个特点:负性肌力作用、降低外周血管阻力、无Ⅲ类抗心律失常药物作用。

（1）负性肌力作用:静脉胺碘酮最起始给药时,无Ⅲ类抗心律失常药物的作用,因而使 β 受体阻滞及钙通道阻滞的作用相对增强,再加上助溶剂一定的负性肌力作用的叠加,而表现出负性肌力作用。这种负性肌力作用使其在严重心力衰竭或急性失代偿性心力衰竭患者不能使用。

（2）降低外周血管阻力：静脉注射胺碘酮有舒张血管作用，可降低外周血管阻力，降低血压。这一作用在快速给药时更为明显。静脉给药时，约2%的患者能产生明显的血压下降，因而需要血压监测。

（3）给药之初无Ⅲ类抗心律失常药物作用：胺碘酮属于Ⅲ类抗心律失常药物，但静脉给药的最初无Ⅲ类药物的作用，仅显示轻度的钠通道阻滞、β受体阻滞及钙通道阻滞的作用，因而形成的特殊电生理作用，对所有折返性心律失常均有治疗作用，抑制窦房结和房室结的传导速度，有利于伴心室率较快的房性心律失常的治疗。

3. 静脉注射用胺碘酮其他的药代动力学特点 静脉注射胺碘酮与血浆蛋白结合率高达96%，体内分布容积硕大，胺碘酮150mg静脉给药10分钟后，血浆峰浓度为2~26mg/L，由于胺碘酮在体内快速分布，停止注射30~40分钟时，血浆峰浓度将下降10%。研究表明，连续滴注48小时后，胺碘酮量达到250mg、1 000mg和2 000mg的患者，平均胺碘酮的血药浓度为0.7~1.4mg/L。

注射用胺碘酮主要在P4503A同工酶的作用下，代谢为有活性的去乙基胺碘酮，药物经肝脏排泄，极少量经肾脏重吸收。给健康人5mg/kg的胺碘酮一次注射后，其清除半衰期为20~47天，对去乙基胺碘酮的半衰期尚无精确测定，但至少与原药相同。有左心室功能不全者，去乙基胺碘酮的半衰期延长。

4. 注射用胺碘酮治疗的适应证 静脉给予足够剂量的胺碘酮治疗时，可在给药30分钟内发挥抗心律失常作用。这比口服起效明显增快，适用于已引起明显血流动力学障碍的急性快速性心律失常的治疗，包括：①阵发性心房颤动发作48小时内的药物复律；②心房颤动伴快速心室率时的心室率控制；③心室颤动或无脉性室速，多次电除颤无效时；④血流动力学稳定的室速；⑤心肺复苏等。

5. 胺碘酮静脉注射给药的剂量

（1）一般性剂量：首次负荷剂量为10分钟内静脉注射150mg，心律失常控制不理想或复发时，间隔10分钟可追加150mg，24小时内追加不超过6~8次，短时间内给药剂量可达5~10mg/kg。维持静滴的剂量为0.5~1mg/min，给药后第一个24小时中，前6小时以1mg/min维持，后18小时以0.5mg/min维持。

（2）重症时大剂量：重症是指因心室颤动或无脉性室速发生心搏骤停，连续3次电除颤无效者。给予肾上腺素后，可以大剂量静脉注射胺碘酮治疗。负荷剂量为10分钟内静脉注射300mg，此后病情需要时可间隔10分钟后追加150mg多次，维持量与前述相同。

6. 静脉注射给药的注意事项

（1）每天总剂量：静脉用药每天一般不超过2 000mg，少数病例可用到3 000mg。

（2）静脉注射胺碘酮可连续应用的时间：一般情况下，常连续应用2~4天，平均3天。特殊情况时，可持续应用2~3周，持续应用3周以上的病例更少。

（3）静脉注射胺碘酮的不良反应：不良反应主要发生在心脏，静脉给药时尖端扭转型室速或心室颤动的发生率<1%。最常见的不良反应为低血压，早期文献报道的发生率高达16%，发生后应立即减慢给药速度，同时给予升压、正性肌力药物、扩容等治疗，低血压反应也是静脉给药被迫停止的一个常见原因（1.6%）。除此之外，还可发生心动过缓、心脏停搏、肝功能异常、新发室速、房室传导阻滞、心源性休克、充血性心力衰竭等。

（4）静脉给药时的监测：静脉给药时，应连续监测心率、心电图、QTc间期、血压等。

（5）肝脏酶学升高：肝脏酶学升高可见于心室颤动和致命性室速的患者。除此之外，心肌梗死、心力衰竭、反复的电除颤都能引起肝脏酶学升高。因此，肝脏酶学升高，不是静脉应用胺碘酮的禁忌证，胺碘酮用药后，约81%患者的肝脏酶学改善或不变。当治疗中肝损害进行性加重时，应立即减药或停药。

（6）胺碘酮的溶解和稀释：静脉注射胺碘酮时，用5%的葡萄糖稀释，给药时静脉炎的发生率<3%，药液浓度应保持在2mg/ml以下，浓度太高时需经中心静脉给药，减少静脉炎的发生。

（四）静脉注射胺碘酮改为口服的方法

临床及循证医学的资料表明，绝大多数应用静脉注射胺碘酮治疗的心律失常患者最终需要改为口服胺碘酮继续治疗，因为这些患者多数存在引起严重心律失常的不可逆转病因。改变给药方式时，静脉用药的时间越长，改为口服后继续服用的剂量相对要小（表6-23-3）。

表 6-23-3　静脉注射胺碘酮改为口服给药的方法

静脉用药时间	改为口服时剂量
≤7 天	负荷量 800~1 200mg/d, 再改为维持量
≤14 天	负荷量 400~800mg/d, 再改为维持量
>14 天	直接改为 300~400mg 的维持量

表 6-23-3 的建议值来自估算及经验, 并无严格的药理学参数测试为基础。口服胺碘酮在体内起效较慢, 因此两者交替时, 口服与静脉用药最好重叠几天。

（五）口服胺碘酮改为静脉给药的方法

少数情况时, 长期口服胺碘酮的患者突然不能口服, 需改为静脉给药, 如果停药时间短, 胺碘酮在体内清除半衰期较长而影响不大, 可进行 5~7 天的观察。此后仍不能口服时, 应及时改用静脉注射胺碘酮。改为静脉注射胺碘酮时, 给药剂量等于原口服剂量的一半即可, 这与两者的生物利用度相关。口服胺碘酮的生物利用度为 30%~70%, 平均 50%, 因此口服胺碘酮剂量的 1/2 量正好是静脉注射的等同剂量, 老年或有心肺疾病患者改为静脉应用时, 剂量适当降低。

（六）胺碘酮应用的禁忌证

1. 明显缓慢性心律失常而未植入起搏器　①窦性心律过缓（平均心率<50 次/min）; ②病态窦房结综合征; ③严重的窦房或房室传导阻滞。

2. 甲状腺功能障碍。

3. 肝硬化或其他肝脏疾病。

4. 严重的肺部疾病, 尤其有弥漫性肺纤维化。

5. 已知碘过敏。

6. 服用过胺碘酮并有严重不良反应。

（七）胺碘酮的不良反应及处理

胺碘酮的结构和药理学特征复杂, 作用广泛而多样, 因此服用后引起心外不良反应的概率较高, 这也是指南常把胺碘酮作为二线药物推荐的重要原因[1-3, 11]。

1. 胺碘酮可能产生的各种不良反应

（1）甲状腺功能障碍: 服用胺碘酮时, 引起甲状腺功能障碍的发生率最高, 甲状腺的功能指标都会有变化, 表现为 T_4、TSH、rT_3 轻度升高, T_3 轻度降低, 这是胺碘酮抑制外周 T_4 转化为 T_3 的结果, 这些功能性指标的变化正是胺碘酮作用的标志。

（2）发生率: 发生率随服药时间, 地区不同而差异很大, 文献报道为 1%~22%。胺碘酮所致甲减的发生率相对更高, 年发生率约 6%, 甲亢的年发生率约 2%, 前者高出 2~4 倍。甲减多发生在碘摄入正常的地区, 而甲亢多发生在碘摄入量相对低的地区, 与服药后碘的负荷过量有关。

（3）临床表现: 甲亢发生时可有体重下降、兴奋不安、食欲增大、心律失常加重等。实验室检查可显示 T_3 增高和 TSH 降低。T_4 升高是诊断甲亢的不可靠参数。由于胺碘酮有 β 受体阻断作用而能掩盖甲亢时交感神经兴奋的临床症状, 同时其负性变时作用能使静息心动过速的出现率降低。甲减发生时的临床症状多数隐匿, 症状和体征可被误为其他原因所致, 例如心动过缓可误为药物的自身作用。甲状腺功能检查表现为 T_4 下降及 TSH 升高, 这些对甲减的诊断意义重大。

（4）发生机制: 胺碘酮治疗后使体内甲状腺浓度明显变化。每片胺碘酮含碘 75mg, 其碘含量超过人体每天生成激素所需碘的 100 倍, 因而能抑制甲状腺素的合成及释放, 同时抑制周围及垂体中 T_4 转化为 T_3, 进而影响甲状腺功能。此外, 胺碘酮的结构式与甲状腺素相似, 也有干扰甲状腺功能的作用。为何同样药物对不同服药者作用不同, 有的引起甲减, 有的引起甲亢的机制仍然不清, 可能与遗传因素造成对药物的敏感性不同有关, 也可能服药前患者已有潜在的甲亢或甲减, 服药只是让其变为显性。

（5）诊断: 只要服用胺碘酮, 甲状腺功能的生化指标就有变化, 因此区分药物的正常作用还是发生不良反应有时困难。除此之外, 药物的其他作用可使甲减或甲亢发生时的症状不典型, 使诊断有时更困难。

应注意容易发生甲状腺功能异常的易患人群, 包括有甲状腺疾病个人或家族史者, 服药时间超过 4 个月,

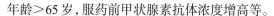

年龄＞65岁,服药前甲状腺素抗体浓度增高等。

当患者已有甲亢或甲减的临床症状,TSH值显著升高到服药前3倍以上时,提示发生了甲减,如伴T₃值升高提示发生了甲亢。为避免不适当停药,甲状腺功能的化验检查需两次异常时才诊断。

(6)治疗:①对于仅化验异常而无临床表现者,持续监测TSH水平,不需停药,不需特殊处理。②比治疗前甲状腺功能有明显变化,并有轻微临床表现者,可减少药量后观察。③临床症状及实验室指标均明显异常时,应及时停药。④不良反应严重者,除停药外,还应给予其他的积极治疗;甲减者服用左甲状腺素片治疗。甲亢者需服用丙硫氧嘧啶和甲巯咪唑,可服用糖皮质激素,还可选择甲状腺次全切手术治疗,但不宜进行碘放射治疗。⑤不良反应严重,但停服胺碘酮又有生命危险时,可在服用甲状腺素片或丙硫氧嘧啶等药物的同时,继续服用胺碘酮。

胺碘酮引起的甲状腺功能异常多数在停药或其他治疗后逆转及恢复,只是甲状腺功能的生化指标恢复需要1～6个月,患者与医师都应有耐心。

2. 肺毒性 胺碘酮引起肺毒性的发生率近年明显减少。

(1)发生率:近年来随着胺碘酮日服量的降低(≤300mg/d),肺毒性造成的肺纤维化的年发生率为1%左右。多数发生在日服量≥600mg,服用6个月至1年以上者。但易感者在日服200mg/d时也能发生,服药短者1～3个月则可发病。发病的趋势表明,服药的累积量起重要作用,日服量600mg以上的患者需格外小心。

荟萃分析的结果表明,服药者成人呼吸窘迫综合征的年发生率为1%。

(2)临床表现:常见症状为活动后气短(93%)、干咳(40%)、乏力、体重下降、低热(30%)等,严重者可有进行性呼吸困难。常见体征有呼吸音减低或双肺啰音(4%)。胸部X线片常见双肺弥漫性间质改变、斑片状肺泡或间质浸润(90%)。少数有胸腔积液或胸膜增厚。肺功能检查表现为限制性肺功能障碍伴弥漫性功能减退。

(3)发生机制:胺碘酮引起磷脂沉着或免疫介导的过敏反应所致肺间质浸润和肺纤维化。

(4)诊断:服用胺碘酮的患者,尤其是大剂量服用者,出现上述症状、胸部X线片和其他各项检查异常时,诊断并不困难。当连续测定发现肺的弥漫性功能下降20%时,结合临床应作出诊断。需要注意,胺碘酮引起的肺毒性可进展迅速,在服药者出现明显的咳嗽及呼吸困难时,应立即对其评估。此外,肺毒性的早期表现可能类似于充血性心力衰竭,因此,提高对肺毒性的认识及诊断意识十分重要。

(5)治疗:一旦怀疑或诊断肺毒性时,应立刻停药观察,常可在几周内临床症状好转,胸部X线片恢复正常,但有些早期未能及时诊断的严重病例可导致生命危险。

是否应用肾上腺皮质激素治疗仍有争议,对较重病例,多数医师主张激素治疗,尤其镓扫描阳性者更适宜应用,并通常有效。应用激素治疗时,医师应了解部分病例可能产生激素依赖,激素减量时能引起临床症状的反跳。已发生一定程度的肺毒性,同时又必须服用胺碘酮治疗时,有人主张服药的同时应用激素治疗。

3. 心脏的不良反应 与心外不良反应相比,心脏不良反应的发生率相对少见。

(1)发生率:服药后过缓性心律失常的发生率为1%～3%,尖端扭转型室速的发生率＜1%,引起心功能恶化的发生率＜2%,主要发生在重症心功能不全患者静脉给药时。此外,部分患者静脉用药时可发生低血压。

(2)临床表现:过缓性或过速性心律失常的临床表现无特殊,除心悸、头晕等不适外,主要是血流动力学不稳定引起的系列症状,包括黑矇、晕厥、阿斯综合征,甚至猝死。

(3)发生机制:作为抗心律失常药物,胺碘酮有负性传导和负性频率的作用,用药后可引起窦性心动过缓、窦房传导阻滞、窦性停搏、窦房结和希浦系传导阻滞,这种作用对原有自律性及传导功能障碍者更为明显。但因发生率低,用药后患者的获益远远超过可能发生传导障碍的不良影响,所以用药前已有轻度传导障碍时不是胺碘酮应用的禁忌证。

另外,胺碘酮的促室性心律失常的作用轻,使用的安全性高,用药后仅不到1%的服药者发生尖端扭转型室速,尖端扭转型室速主要见于女性,尤其原来已有低钾或Q-T间期延长者。尖端扭转型室速发生率低的原因是胺碘酮是I_K(延迟整流钾电流)的混合性阻滞剂,其主要阻滞分布在中层心肌的I_{Kr}(是Q-T间期的决定者),又阻滞外层心肌的I_{Ks},结果用药后Q-T间期延长,心肌细胞动作电位的时程延长,但跨壁复极的离散度缩小,不引起2相折返,发生尖端扭转型室速的概率也甚低(图6-23-9)。

(4)诊断:心脏的不良反应主要是心律失常,常依靠心电图及动态心电图诊断,心律失常严重并引起血流动力学不稳定伴有相应症状及体征时,诊断更为容易。

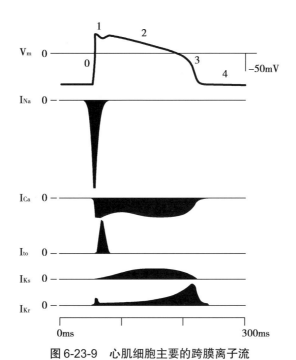

图 6-23-9　心肌细胞主要的跨膜离子流

图示心肌细胞 5 种主要的跨膜离子流,胺碘酮对 I_{Ks} 和 I_{Kr} 均有抑制作用。

（5）治疗:

1）缓慢性心律失常发生时的治疗:①不良反应轻者:仅密切观察,适当减药;②不良反应重者:应停药或植入临时起搏器保护,可静脉注射异丙肾上腺素提高心率,此时应用起作用;③不良反应明显,但临床又必须服用胺碘酮时,可植入永久性起搏器后同时服药。

2）过速性心律失常发生时的治疗:①不良反应轻者:密切观察或适当减药,因为这些不良反应有时为一过性,随药物减量可消失;②不良反应严重者应及时停药,心室颤动发生时及时电转复,并给予补钾补镁等治疗。

4. 胃肠道反应　胃肠道反应相对常见,但严重者少。

（1）发生率:胃肠道反应包括恶心、食欲下降、便秘等,发生率约 30%,肝脏酶学升高包括谷草转氨酶、谷丙转氨酶等升高到正常 2 倍者,发生率为 15%~30%,最严重的消化系统不良反应是肝炎和肝硬化,近年的资料表明,引起严重消化系统不良反应的年发生率仅 0.6%。

（2）临床症状:可出现恶心、呕吐、食欲缺乏和便秘,同时肝脏酶学可升高 2 倍左右,但也有仅肝脏酶学升高,而无明显消化道症状者。一旦引发肝硬化时,症状可能迅速加重,很快发生肝性脑病而死亡。

（3）发生机制:胺碘酮可引起胆汁淤积性肝炎、脂肪肝、类酒精性肝炎,以及微结节性肝硬化。电镜检查可见肝细胞及胆管上皮细胞有溶酶脂质包涵体。这些变化可引起服药后发生肝炎和肝硬化。

（4）诊断:当肝脏酶学高出 2 倍以上时,则应考虑可能发生了药物性肝炎,肝脏活检有助于明确是否发生了肝炎或坏死性肝硬化。此外,应除外病毒、酒精等其他原因引起的肝功能异常。

（5）治疗:肝脏酶学升高时,部分病例可以不停药就恢复正常,减药有助于酶学更快地恢复。当肝脏酶学高出正常 2 倍以上时,应立即停药。发生胺碘酮肝脏毒性时,也应立即停药。当已经发生肝功能损害,甚至肝性脑病时,应及时、有效地作出针对性治疗。

5. 眼睛的不良反应　眼睛的不良反应发生率高,但严重者少见。

（1）发生率:角膜微粒沉着伴畏光的发生率>90%,强光下存在光晕者<5%,发生视神经炎者<1%。

（2）临床表现:不良反应发生时,患者常无症状,严重时畏光、强光下晕视或视物模糊,视敏感不受影响,眼部反应常与用药剂量,服药时间及血药浓度高低有关。

（3）发生机制:其本质是角膜表层的微粒沉着,镜下可见角膜上皮细胞含有溶酶包涵体,严重时可影响功能。

（4）诊断：依靠裂隙灯检查，可见患者双眼角膜表层有棕色微粒沉着。

（5）治疗：无症状者不需反复做眼科复查，角膜的沉积物属正常现象，症状经减少药量后改善，发生视神经炎时应停药。

6. 皮肤的不良反应　皮肤不良反应有时使患者被迫停药。

（1）发生率：皮肤光过敏的发生率为 25%～30%，长期药物服量较高者可发生皮肤灰蓝色的色素沉着，发生率<10%。

（2）临床症状：皮肤光过敏发生后，患者可在阳光照射下产生烧灼感、红斑及肿胀，光过敏的发生似乎与剂量及血药浓度无关，皮肤的色素沉着主要发生在肢体暴露的部位，面部和眼部周围明显，日晒使之加重。

（3）发生机制：研究发现，受累部位皮肤中胺碘酮及去乙基胺碘酮的含量明显高于正常皮肤。因此，皮肤发生的炎症反应、色素沉着都与局部药物含量增大、发生局部反应有关。

（4）诊断：根据服药及皮肤不良反应史诊断容易。

（5）治疗：发生皮肤不良反应时，应作好解释工作，尤其有色素沉着者，药物减量后症状减轻，多数患者经避光照射或氧化锌软膏治疗后，可继续服药，发生皮肤色素沉着时，停药后缓慢消退。

7. 中枢神经系统的不良反应

（1）发生率：中枢神经系统的毒性反应表现为共济失调、震颤等。文献报道的发生率差别很大，近年文献认为其发生率仅 0.3%。

（2）临床症状：临床表现为共济失调、步态不稳、感觉异常、末梢神经炎、睡眠障碍、震颤、记忆力下降等，视神经病变少见，运动神经病和严重的近端肌无力者少见。

（3）发生机制：神经毒性反应明显与服药剂量、血药浓度的高低相关。

（4）诊断：根据神经科症状及服药史诊断不难，服用较大负荷量者神经系统的不良反应可在 24～48 小时发生。

（5）治疗：经药物减量数天或数周后，临床症状可缓解到能够耐受的程度，偶尔需要停药。

8. 泌尿生殖系的不良反应　泌尿生殖系的不良反应包括非感染性附睾炎、勃起功能障碍等，发生率<1%，主要发生在维持量较高的患者，发生时单侧或双侧阴囊疼痛及肿胀，附睾炎的发生与睾丸中药物及代谢物的浓度很高有关。发生后需要停药，附睾疼痛的消失常与停药无关。

（八）胺碘酮对其他治疗药物的影响

胺碘酮与很多临床常用药物有相互作用，尤其对经肝、肾代谢的药物有明显的抑制作用。胺碘酮对地高辛和华法林的作用临床最重要。

1. 与地高辛的相互作用　心力衰竭合并心律失常的发生率高，使胺碘酮与地高辛合用的机会较多。

（1）对地高辛的影响：两者合用时，胺碘酮可使地高辛的浓度增加 50%～100%。

（2）影响的机制：地高辛主要经肾脏排泄，而胺碘酮通过抑制肾小球对地高辛的分泌和 P 糖蛋白膜转运系统，使地高辛浓度增加。

（3）合用时的措施：服用胺碘酮期间，地高辛服用剂量应减半。

2. 与华法林的相互作用　高龄心房颤动患者治疗时，华法林与胺碘酮经常合用。

（1）对华法林的影响：胺碘酮可增加华法林的血药浓度，使患者 INR 值突然显著增高，药物相互作用的峰值多数在治疗开始后的第 7 周。

（2）影响的机制：胺碘酮通过几种细胞色素 P450 途径抑制某些药物的代谢，而华法林就是通过 CYP2C9 代谢，因而减少华法林的清除与代谢，使华法林的血药浓度升高，进而导致凝血酶时间及 INR 值的突然增加。

（3）合用时的措施：监测 INR 值的变化，相应调整华法林服量。

3. 与其他抗心律失常药物的相互作用　胺碘酮和其他几类抗心律失常药物都能合用，合用时需注意协同作用。

（1）对抗心律失常药物的影响：与其他抗心律失常药物合用时，有明显的协同作用，使心动过缓和房室传导阻滞用药后的发生率增加，与 I 类药物合用时，可增加尖端扭转性室速的发生率。

（2）影响的机制：两种抗心律失常药物合用时，其负性频率和负性传导的作用将累加；此外，β受体阻滞剂（Ⅱ类抗心律失常药物）是经 CYP206 途径代谢，而钙通道阻滞剂则通过 CYP3A4 代谢，胺碘酮能抑制其代谢，进而提高血药浓度。

（3）合用时的措施：两种药物合用时，剂量都可相应减少，并加强心电监测。

4. 与其他药物的相互作用　通过影响代谢途径，胺碘酮对其他多种药物也有影响（表 6-23-4）。

表 6-23-4　胺碘酮对其他几种药物的相互作用

药物	相互作用及结果
辛伐他汀	当剂量＞20mg/d 时，增加肌病的发生
环孢素	升高环孢素的血浆浓度，并增加其作用
喹诺酮类	进一步延长 Q-T 间期，增加致心律失常作用的危险
抗抑郁药	抑制药物经肝脏代谢，使药物的血浆浓度升高，增加致心律失常作用的危险
麻醉药物	血浆浓度升高，增加低血压和心动过缓的发生

5. 与电除颤之间的作用　与电除颤之间的作用包括对体外电除颤的作用，以及对植入体内 ICD 的影响。

（1）体外电除颤的影响：与其他抗心律失常药物不同，胺碘酮可增加体外电除颤治疗心室颤动及心房颤动的效果。

（2）对 ICD 的影响：植入 ICD 的患者常有致命性心律失常而需长期服用胺碘酮，后者能从几方面影响 ICD。①可减慢患者室速发作时的心率，使其降到 ICD 设置的室速检出频率之下，而被漏诊；②长期服用时提高除颤阈值。因此，服用胺碘酮的患者，在服完负荷量后应进行相应的电生理检查，明确对 ICD 功能是否造成影响。

（九）严格随访，降低胺碘酮的不良作用

胺碘酮的服用时间一般比较长，不少病例长达几年，甚至更长，因此长期合理的随访至关重要。

1. 随访目的

（1）评价药物的疗效。

（2）仔细调整胺碘酮达到血药浓度稳态后的服用剂量。

（3）发现和处理不良反应。

（4）观察与其他药物和 ICD 之间的相互作用，并做调整。

2. 随访时间　第一年随访时间每 3 个月 1 次，第二年起每 6 个月 1 次。

3. 常规随访内容　随访内容包括询问病史、体格检查和实验室检查。

（1）询问病史：注意询问有无乏力、心悸、咳嗽和呼吸困难、体重改变、晕厥、视觉变化、皮肤改变、用药改变等。

（2）体格检查：注意生命体征、皮肤颜色、脉搏、甲状腺、肺部啰音、肝脏大小、有无神经系统异常表现等。

（3）实验室检查：常规检查电解质、肝功能、肾功能、甲状腺功能、肺功能等，胸部 X 线片及心电图也是必查项目。

4. 非常规的随访内容　当服药者出现某一器官或系统明显甚至严重的不良反应时，需要进行非常规随访，包括该器官或系统重要的实验室和器械检查，调整药物剂量后需定期复查，直到严重的不良反应逆转或完全消失。

（郭继鸿）

参 考 文 献

［1］PODRID P J.Amiodarone:Reevaluation of an old drug[J].Ann Intern Med, 1995, 122:689.

［2］HAGENS V E, RIENSTRA M, VAN GELDER I C. Determinants of sudden cardiac death in patients with persistent atrial fibrillation in the rate control versus electrical cardioversion（RACE）study[J].Am J Cardiol, 2006, 98:929-932.

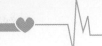
［3］SINGH B N.Antiarrhythmic actions of amiodarone:A profile of a paradoxical agent[J].Am J Cardiol，1996，78（suppl 4A）:41.

［4］LAZZARA R. From first class to third class:Recent upheaval in antiarrhythmic therapy-lessons from clinical trials[J].Am J Cardiol，1996，78（suppl 4A）:28.

［5］SINGH B N.When is QT prolongation anti-arrhythmic and when is it proarrhythmic?[J]. Am J Cardiol，1988，63:867.

［6］SINGH B N.Controlling cardiac arrhythmias by lengthening repolarization: Historical overview[J]. Am J Cardiol，1993，72:18F.

［7］BURKART F，PFISTERER M，KIOWSKI W，et al.Effect of antiarrhythmic therapy on mortality on survivors of myocardial infarction with asymptomatic complex ventricular arrhythmias:basel arrhythmic study of infarct survival(BASIS)[J].J Am Coll Cardiol，1990，16(7):1711-1718.

［8］CARIRNS J A，CONNOLLY S J，ROBERTS R，et al.Randomised trial of outcome after myocardial infarction in patients with frequent or repetitive ventricular premature depolarisation:CAMIAT[J].Lancet，1997，349:675.

［9］JULIAN D G，FRANGIN G，CAMM A J，et al.Randomised trial of effect of amiodarone on mortality in patients with left-ventricular dysfunction after recent myocardial infarction:EMIAT[J].Lancet，1997，349:667.

［10］DOVAL H C，NUL D R，GRANCELLI H O，et al.Randomised trial of low-dose amiodarone in severe congestive heart failure[J].Lancet，1994，344:493.

［11］CHEN C C，WU C C.Acute Hepatotoxicity of Intravenous Amiodarone:Case Report and Review of the Literature[J].Am J Ther，2016，23(1):e260-e263.

第 24 章 沙库巴曲／缬沙坦钠

　　沙库巴曲／缬沙坦（sacubitril/valsartan）是一种新型血管紧张素受体脑啡肽酶抑制剂（ARNI）类药物，主要由 ARB 类药物缬沙坦和脑啡肽酶抑制剂沙库巴曲按照 1∶1 的比例结合而成[1]，与钠离子结合以钠盐复合物的形式存在。沙库巴曲是前体药物，在体内经酶切作用去掉乙酯基团得到其活性形式 LBQ657。LBQ657 在体内外均有较强的抑制脑啡肽酶作用。研究表明[2]，脑啡肽酶能够降解多种血管活性肽，比如利钠肽、缓激肽、肾上腺髓质素、血管紧张素Ⅱ等。LBQ657 通过抑制脑啡肽酶上调利钠肽、缓激肽、肾上腺髓质素水平，发挥利钠利尿，扩张血管降低血压，抑制交感神经张力，降低醛固酮水平，抑制心肌纤维化及心肌肥大等作用。但是抑制脑啡肽酶同时会升高血管紧张素Ⅱ浓度，引起血管收缩，抵消利钠肽等物质的血管舒张作用[3]。联用血管紧张素Ⅱ受体拮抗剂缬沙坦，可很好地解决上述问题。此外，缬沙坦还具有抑制交感神经、降低醛固酮水平、抑制心肌纤维化、逆转心肌重塑的作用。

　　因此，沙库巴曲／缬沙坦通过这两个方面发挥舒张血管、预防、逆转心血管重构和促进尿钠排泄等作用。其独特的结构特征和药理作用使心力衰竭患者明显获益，化学结构式见图 6-24-1。

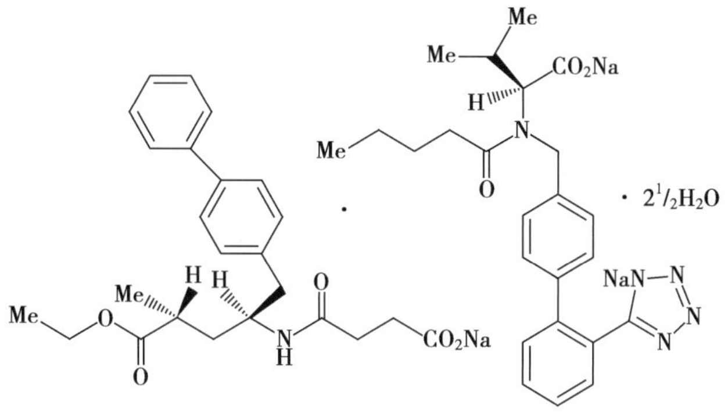

图 6-24-1　沙库巴曲／缬沙坦钠结构式

一、药代动力学

　　口服给药后，沙库巴曲／缬沙坦体内分解为沙库巴曲（随后在肝脏进一步代谢为 LBQ657）和缬沙坦[4]，这三种成分体内达峰时间分别为 0.5 ~ 1.25 小时、1.8 ~ 3.5 小时和 1.5 ~ 4.9 小时[5]，平均血浆消除半衰期分别为 1.43 小时、11.48 小时和 9.9 小时[6]。沙库巴曲／缬沙坦的蛋白结合率很高，约 95%[7]。每天 2 次给药后，沙库巴曲、LBQ657 和缬沙坦在 3 天内达到稳态水平，此时，沙库巴曲和缬沙坦没有显著蓄积，而 LBQ657 有 1.6 倍的蓄积。与食物同服对沙库巴曲、LBQ657 和缬沙坦的血药浓度影响无统计学意义[8]。因此，沙库巴曲／缬沙坦可与食物同服，或空腹服用。沙库巴曲／缬沙坦主要经尿液排泄，其次经粪便排泄。沙库巴曲／缬沙坦对 CYP 酶基本没有影响，一般不与经过 CYP 酶代谢的药物发生相互作用。

二、药效动力学

　　沙库巴曲／缬沙坦可以提高心力衰竭患者血浆 B 型利钠肽（BNP）的浓度，但是不影响 N 末端 B 型利钠肽原（NT-proBNP）的浓度，故服用沙库巴曲／缬沙坦应该监测 NT-proBNP 以了解病情，而不是监测 BNP[9]。Solomon[10] 等临床研究表明，与缬沙坦相比，沙库巴曲／缬沙坦可显著降低患者心力衰竭症状。Gu[5] 等临床研

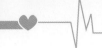

究结果显示,连续 12 天给予健康受试者口服沙库巴曲 / 缬沙坦后,测量能够反映肾素 - 血管紧张素 - 醛固酮系统(RAAS)系统抑制作用的肾素活性、血管紧张素 II 水平以及能够反映 NEP 抑制作用的环磷酸鸟苷(cGMP)水平,均在给药 4 小时后显著升高。

三、重要的临床研究

PARADIGM-HF[11] 试验是一项由 47 个国家 947 个中心参与、平均随访时间长达 27 个月的 III 期临床试验,共纳入 8 442 名 NYHA 分级为 2～4 级的心力衰竭患者,纳入标准为左室射血分数(LVEF)≤35%、血利钠肽水平(BNP)≥150pg/ml 以及至少使用相当于 10mg/d 依那普利的 ACEI/ARB 类药物治疗 4 周。患者将被随机分配到沙库巴曲 / 缬沙坦(200mg、2 次 /d)组和依那普利(10mg、2 次 /d)组。结果表明,沙库巴曲 / 缬沙坦能够比依那普利进一步降低心力衰竭患者心血管死亡或心力衰竭住院的风险达 20%(复合终点发生率: 21.8% vs.26.5%, HR=0.80, 95%CI 0.73～0.87, P<0.001)。其中,沙库巴曲 / 缬沙坦组比依那普利组患者心血管死亡风险降低 20%(心血管死亡: 13.3% vs.16.5%, HR=0.80, 95% CI 0.71～0.89, P<0.001),因心力衰竭住院风险降低 21%(住院率: 12.8% vs.15.6%, HR=0.79, 95%CI 0.71～0.89, P<0.001)。次要终点方面,沙库巴曲 / 缬沙坦组比依那普利组全因死亡风险降低 16%(死亡率: 17.0% vs.19.8%, HR=0.84, 95%CI 0.76～0.93, P<0.001),患者心力衰竭的症状和体力活动受限也明显改善。同时试验结果还显示,LVEF 是心力衰竭患者重要的独立预后因素,LVFF 每减少 5%,患者心血管死亡率或 HF 住院治疗的风险增加约 10%,而沙库巴曲 / 缬沙坦对不同左室射血分数的患者均表现有效。

安全性方面: 沙库巴曲 / 缬沙坦组低血压发生率有所增加,高血钾和咳嗽的不良反应发生率降低(表 6-24-1)。

表 6-24-1　PARADIGM-HF 试验中出现的不良反应和安全相关事件

	低血压 /%	高钾血症 /%	咳嗽 /%	头晕 /%	肾衰竭 / 急性肾衰竭 /%
沙库巴曲 / 缬沙坦(n=4 203)	18	12	9	6	5
依那普利(n=4 229)	12	14	13	5	5

总之,与 ACE 抑制剂的指南推荐剂量相比,血管紧张素受体和脑啡肽酶的联合作用机制给患者带来的获益不仅在于降低全因和心血管死亡率更有效,同时更有利于降低存活患者多种恶化表现的风险和发生率。沙库巴曲 / 缬沙坦对心力衰竭病程的稳定作用,可能对这种疾病的生活质量和资源利用均会产生重要影响[12]。

PARAMOUNT[13] 研究是由 13 个国家 65 个研究中心共同参与的一项随机、平行、双盲、对照的 II 期临床试验,旨在验证沙库巴曲 / 缬沙坦对射血分数保留的心力衰竭(HFpEF)患者的疗效、安全性和耐受性,同时对比沙库巴曲 / 缬沙坦和缬沙坦对患者 NTproBNP 及心脏结构和功能的影响。研究共纳入 301 例 HFpEF 患者,纳入标准为 40 岁以上、NYHA 心功能分级为 II～III 级、左室射血分数(LVEF)≥45%、N 末端脑钠肽前体(NT-proBNP)＞400pg/ml。患者被随机分到沙库巴曲 / 缬沙坦(200mg、2 次 /d)组和缬沙坦(160mg、2 次 /d)组进行治疗,并随访 36 周。结果显示,用药 12 周后,沙库巴曲 / 缬沙坦组 NT-proBNP 水平比缬沙坦组下降 23%(P=0.005)(图 6-24-2)。

用药 36 周后,沙库巴曲 / 缬沙坦组患者的左心房内径、左心房容积比缬沙坦组显著缩小,这表明沙库巴曲 / 缬沙坦治疗左心室 HFpEF 患者是有效的,并且可能逆转心力衰竭患者的心室重构(图 6-24-3)。

在不良反应方面,沙库巴曲 / 缬沙坦组有 22 例(15%)患者发生严重不良反应,缬沙坦组有 30 例(20%)患者发生严重不良反应,两组的不良反应发生率无显著差异,这表明沙库巴曲 / 缬沙坦具有良好的安全性。

PIONEER-HF[14] 研究是一项由美国 129 个中心共同参与的多中心、随机、双盲、对照试验,共纳入 881 例急性失代偿性心力衰竭住院患者,纳入标准为射血分数≤40%、NT-proBNP ≥1 600pg/ml 或 BNP ≥400pg/ml、血流动力学稳定。患者被随机分配到沙库巴曲 / 缬沙坦组(200mg、2 次 /d)或依那普利组(10mg、2 次 /d)。主要疗效终点是 NT-proBNP 从基线到 4 周和 8 周的变化。结果显示,沙库巴曲 / 缬沙坦组 NT-proBNP 浓度的降低显著大于依那普利组(图 6-24-4)。

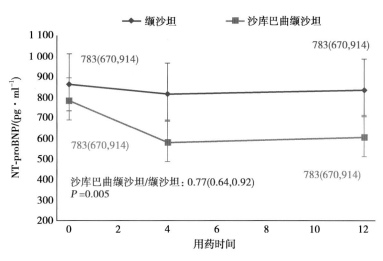

图 6-24-2　主要终点：用药 12 周 NT-proBNP 水平的变化

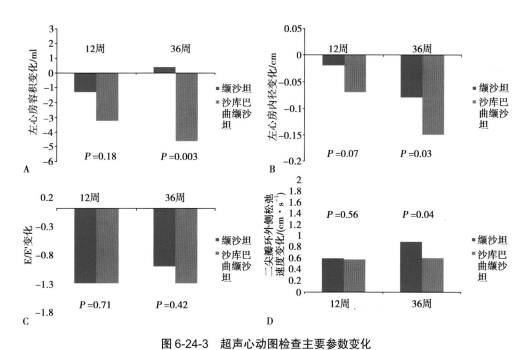

图 6-24-3　超声心动图检查主要参数变化

A. 左心房容积；B. 左心房内径；C. E/E'；D. 侧壁 E'。

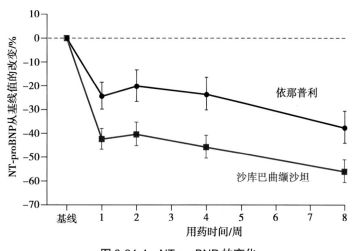

图 6-24-4　NT-proBNP 的变化

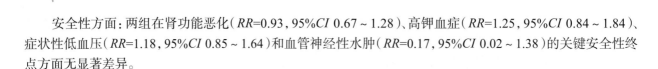

安全性方面：两组在肾功能恶化（RR=0.93，95%CI 0.67～1.28）、高钾血症（RR=1.25，95%CI 0.84～1.84）、症状性低血压（RR=1.18，95%CI 0.85～1.64）和血管神经性水肿（RR=0.17，95%CI 0.02～1.38）的关键安全性终点方面无显著差异。

四、指南推荐

2018 年中国心力衰竭和治疗指南[15]建议，对于 NYHA 心功能Ⅱ～Ⅲ级、有症状的射血分数降低的心力衰竭（HFrEF）患者，若能够耐受 ACEI/ARB，推荐以沙库巴曲/缬沙坦替代 ACEI/ARB，可以进一步减少心力衰竭的发病率及死亡率（Ⅰ类推荐，B 级证据）。

2016 年 ESC 指南[16]建议，对于 ACEI、β 受体阻滞剂和醛固酮受体拮抗剂优化治疗后仍有症状的 HFrEF 非卧床患者，推荐使用沙库巴曲/缬沙坦替代 ACEI，以进一步降低心力衰竭住院和死亡风险（Ⅰ类推荐，B 级证据）。

2017 年 ACC/AHA/HFSA 心力衰竭管理指南[17-18]推荐，LVEF≤35% 的 HFrEF 患者可使用沙库巴曲/缬沙坦治疗（Ⅰ类推荐，B 级证据），推荐所有 NYHA 心功能Ⅱ～Ⅲ级、可耐受 ACEI/ARB 治疗的慢性症状性 HFrEF 患者更换为沙库巴曲/缬沙坦（Ⅰ类推荐，A 级证据）。

五、使用时应注意的问题

（一）用法用量

本品可与食物同服，或空腹服用。

推荐本品起始剂量为 100mg、2 次/d。在未服用 ACEI 或者 ARB 的患者中，用药经验有限，推荐此时本品剂量为 50mg、2 次/d。根据患者的耐受情况，本品剂量应该每 2～4 周倍增 1 次，直至达到 200mg、2 次/d 的目标维持量。

由服用 ACEI/ARB 转为本品前血压需稳定，并停用 ACEI/ARB 36 小时后才可以使用本品。

血钾水平＞5.4mmol/L 的患者不可开始给予本品治疗，SBP＜100mmHg 的患者开始给予本品治疗时需慎重，注意监测血压变化，对于 SBP 在 100～110mmHg 的患者，应考虑起始剂量为 50mg、2 次/d。

（二）不良反应

本品可导致的具有临床意义的不良反应有血管性水肿、低血压、肾功能损害、高钾血症，还具有胚胎毒性。如果患者出现不耐受本品的上述情况，建议调整合并用药，暂时降低本品剂量或者停用本品。

（三）禁忌证及慎用条件

1. 以下情况应禁用　有血管神经性水肿病史；双侧肾动脉严重狭窄；妊娠妇女、哺乳期妇女；重度肝损害（Child-Pugh 分级 C 级）、胆汁性肝硬化和胆汁淤积；对本品的活性成分（沙库巴曲、缬沙坦）或任何辅料过敏。

2. 以下情况者须慎用　血肌酐＞221μmol/L（2.5mg/dl）或 eGFR＜30ml/（min·1.73m^2）；血钾＞5.4mmol/L；症状性低血压（收缩压＜95mmHg）。

（四）注意事项

1. 胚胎毒性　本品可能造成胎儿损害。妊娠中期和妊娠晚期应用作用于肾素-血管紧张素系统的药物，可降低胎儿肾功能，并增加胎儿和新生儿发病率和死亡率。发现妊娠时，要考虑替代药物治疗，并停用本品。

2. 血管性水肿　沙库巴曲/缬沙坦可能导致血管性水肿。如果发生，立即停用，给予适当的治疗，并监测呼吸道受累情况。禁止再次应用本品。对于已确认的局限于面部和唇部的血管性水肿病例，一般无须治疗便可缓解。伴有喉头水肿的血管性水肿可能是致命性的。如果水肿累及舌、声门或喉，可能会导致气道阻塞，要给予适当的治疗，例如皮下注射肾上腺素溶液 1∶1 000（0.3～0.5ml）以及采取必要措施，以确保患者气道通畅。

因有发生血管性水肿的风险，本品不得与 ACEI 合用。必须在 ACEI 末次给药 36 小时之后才能开始应用本品。如果停止本品治疗，必须在末次给药 36 小时之后才能开始应用 ACEI。

3. 低血压　本品可降低血压，并可能造成症状性低血压。肾素-血管紧张素系统被激活的患者（如血容量不足或电解质不足的患者、正接受高剂量利尿剂治疗患者）风险更大。在给予沙库巴曲/缬沙坦之前，应纠正血容量不足或电解质不足的状况，或是以较低剂量开始给药。如果发生低血压，应考虑调整利尿剂、合用的降压药的剂量,并治疗导致低血压的其他病因(如血容量不足)。如果在采取这些措施之后低血压仍持续存在,则降低本品剂量或暂时停用。通常不需要永久停止治疗。

4. **肾功能损害** 本品抑制肾素-血管紧张素-醛固酮系统(RAAS),因此,治疗过程可能出现肾功能减退。在肾功能取决于肾素-血管紧张素-醛固酮系统活性的患者中(如严重充血性心力衰竭患者),应用 ACEI/ARB 治疗可伴发少尿、进行性氮质血症、罕见急性肾衰竭和死亡。如果患者出现具有临床意义的肾功能减退,则应密切监测血清肌酐,并降低本品剂量或暂停给药。

5. **高钾血症** 通过作用于肾素-血管紧张素-醛固酮系统(RAAS),应用本品治疗时可能发生高钾血症。要定期监测血清钾水平,并进行适当治疗,尤其是对存在高钾血症风险因素的患者(如重度肾功能损害、糖尿病、低醛固酮血症或正在接受高钾饮食),可能需要降低本品剂量或暂停给药。

(五)特殊人群

1. **儿童** 18 岁以下儿童用药的安全性和有效性尚不明确。

2. **老人** 尚未观察到老年患者与总体人群之间存在有临床相关性的药代动力学差异。

3. **妊娠期妇女** 妊娠妇女应用沙库巴曲/缬沙坦,可对胎儿造成损害。妊娠中期和妊娠晚期应用作用于肾素-血管紧张素系统的药物,可降低胎儿肾功能,增加胎儿和新生儿的患病情况和死亡率。

4. **哺乳期妇女** 暂时没有沙库巴曲/缬沙坦经乳汁分泌的相关信息,但由于母乳喂养的婴儿暴露于沙库巴曲/缬沙坦,存在发生严重不良反应的可能性,故要告知哺乳妇女在本品治疗期间不推荐哺乳。

(郑　丽　刘德平)

参 考 文 献

［1］LANGENICKEL T H, DOLE W P.Angiotensin receptor-neprilysin inhibition with LCZ696: A novel approach for the treatment of heart failure[J].Drug Discov Today, 2012, 9(4):e131-e139.

［2］LIU Y, STUDZINSKI C, BECKETT T, et al.Circulating neprilysin clears brain amyloid[J].Mol Cell Neurosci, 2010, 45 (2):101-107.

［3］FERRO C J, SPRATT J C, HAYNES W G, et al.Inhibition of Neutral Endopeptidase Causes Vasoconstriction of Human Resistance Vessels In Vivo[J].Circulation, 1998, 97(23):2323-2330.

［4］SHI J, WANG X, NGUYEN J, et al.Sacubitril Is Selectively Activated by Carboxylesterase 1(CES1) in the Liver and the Activation Is Affected by CES1 Genetic Variation[J].Drug Metab Dispos, 2016, 44(4): 554-559.

［5］GU J, NOE A, CHANDRA P, et al.Pharmacokinetics and Pharmacodynamics of LCZ696, a Novel Dual-Acting Angiotensin Receptor-Neprilysin Inhibitor(ARNi)[J].J Clin Pharmacol, 2009, 50(4):401-414.

［6］HAN Y, AYALASOMAYAJULA S, PAN W, et al.Pharmacokinetics, Safety and Tolerability of Sacubitril/Valsartan (LCZ696) After Single-Dose Administration in Healthy Chinese Subjects[J].Eur J Drug Metab Pharmacokinet, 2017, 42(1):109-116.

［7］FLARAKOS J, DU Y, BEDMAN T, et al.Disposition and metabolism of ^{14}C Sacubitril/Valsartan(formerly LCZ696) an angiotensin receptor neprilysin inhibitor, in healthy subjects[J].Xenobiotica, 2016, 46(11):15.

［8］AKAHORI M, AYALASOMAYAJULA S, LANGENICKEL T, et al.Pharmacokinetics After Single Ascending Dose, Food Effect, and Safety of Sacubitril/Valsartan(LCZ696), an Angiotensin Receptor and Neprilysin Inhibitor, in Healthy Japanese Subjects[J].Eur J Drug Metab Pharmacokinet, 2017, 42(3): 407-416.

［9］SEMENOV A G, KATRUKHA A G.Different Susceptibility of B-Type Natriuretic Peptide(BNP) and BNP Precursor (proBNP) to Cleavage by Neprilysin: The N-Terminal Part Does Matter[J].Clin Chem, 2016, 62(4):617.

［10］SOLOMON S D, ZILE M, PIESKE B, et al.The angiotensin receptor neprilysin inhibitor LCZ696 in heart failure with preserved ejection fraction: a phase 2 double-blind randomised controlled trial[J].Lancet, 2012, 380(9851):1387-1395.

［11］SOLOMON S D, ZILE M, PIESKE B, et al.The angiotensin receptor neprilysin inhibitor LCZ696 in heart failure with preserved ejection fraction: a phase 2 double-blind randomised controlled trial[J].Lancet, 2012, 380(9851):1387-1395.

［12］MCMURRAY J J, PACKER M, DESAI A S, et al.Dual angiotensin receptor and neprilysin inhibition as an alternative to angiotensin-converting enzyme inhibition in patients with chronic systolic heart failure: rationale for and design of the

Prospective comparison of ARNI with ACEI to Determine Impact on Global Mortality and morbidity in Heart Failure trial（PARADIGM-HF）[J].Eur J Heart Fail, 2014, 15（9）:1062-1073.

［13］PACKER M, MCMURRAY J J, DESAI A S, et al.Angiotensin Receptor Neprilysin Inhibition Compared With Enalapril on the Risk of Clinical Progression in Surviving Patients With Heart Failure[J].Circulation, 2015, 131（1）:54-61.

［14］VELAZQUEZ E J, MORROW D A, DEVORE A D, et al.Angiotensin-Neprilysin Inhibition in Acute Decompensated Heart Failure[J].N Engl J Med, 2019, 380(6):539-548.

［15］中华医学会心血管病学分会心力衰竭学组, 中国医师协会心力衰竭专业委员会, 中华心血管病杂志编辑委员会. 中国心力衰竭诊断和治疗指南 2018[J]. 中华心血管病杂志, 2018, 46（10）:760-789.

［16］PONIKOWSKI P, VOORS A A, ANKER S D, et al.2016 ESC guidelines for the diagnosis and treatment of acute and chronic heart failure: The Task Force for the diagnosis and treatment of acute and chronic heart failure of the European Society of Cardiology（ESC）.Developed with the special contribution of the Heart Failure Association（HFA）of the ESC[J]. Eur Heart J, 2016, 37（27）:2129-2200.

［17］YANCY C W, JESSUP M, BOZKURT B, et al.2017 ACC/AHA/HFSA focused update of the 2013 ACCF/AHA guideline for the management of heart failure: a report of the American College of Cardiology/American Heart Association task force on clinical practice guidelines and the Heart Failure Society of America[J]. Circulation, 2017, 136（6）:e137-e161.

［18］YANCY C W, JESSUP M, BOZKURT B, et al.2016 ACC/AHA/HFSA focused update on new pharmacological therapy for heart failure: an update of the 2013 ACCF/AHA guideline for the management of heart failure: a report of the American College of Cardiology/American Heart Association task force on clinical practice guidelines and the Heart Failure Society of America[J].Circulation, 2016, 134（13）:e282-e293.

第七篇
与药物治疗有关的特殊问题

第 1 章　肝素诱导的血小板减少症

肝素诱导的血小板减少症（heparin induced thrombocytopenia，HIT）是机体暴露于肝素类药物后发生的免疫介导的血小板下降，伴血栓形成（HIT with thrombosis，HITT）或不伴血栓形成（isolated HIT，孤立性 HIT）。

一、病理生理机制

HIT 是一种特异性自身免疫性疾病，是由免疫系统对肝素 - 血小板因子 4（platelet-factor-4，PF4）复合物的识别所造成。PF4 存在于血小板的 α 颗粒内，是天然的肝素灭活剂。PF4 与肝素（或其他多聚阴离子，polyanion）结合后发生构象变化，暴露出新抗原（neoantigen），诱导体内免疫反应，产生针对 PF4- 肝素复合物的 IgG 抗体（HIT 抗体）。再次肝素暴露后，IgG 抗体与 PF4- 肝素（抗原）形成免疫复合物，该抗原 - 抗体复合物与血小板上面的 FcγRⅡa 受体结合，导致血小板激活、聚集和释放促凝物质（血小板微颗粒），活化的血小板又释放更多PF4，导致更多肝素 -PF4 复合物形成，使上述反应呈几何式放大，最终导致血小板数量下降及高凝状态。PF4还可与血管内皮细胞的硫酸肝素分子结合，并被 HIT 抗体识别，导致内皮细胞活化和损伤，并释放组织因子，参与血栓形成过程。同时，HIT 抗体可与单核细胞上面的FcγRⅠ受体结合，表达和释放组织因子，参与激活凝血系统。

因为发生 HIT 和血小板下降，临床往往停用抗血栓药物，同时未使用或者未及时使用非肝素类抗凝药物替代，或者使用不当，也是导致血栓相关事件增加或者危害加重的因素之一。

HIT 血小板下降的原因有两个，一是抗体结合的血小板被单核 - 吞噬细胞系统吞噬，二是在形成血栓过程中的消耗。

二、流行病学

HIT 的主要危险因素是暴露于普通肝素，包括静脉 / 皮下使用，体外循环和各种体外装置（如肾脏替代治疗），肝素冲管、封管等。同类药物（抗凝血酶依赖性抗凝药物）中，低分子量肝素发生率明显低于普通肝素，磺达肝癸钠发生率最低，甚至在某些发生 HIT 的患者，磺达肝癸钠可作为肝素的替代。肝素暴露时间的长短与HIT 发生也有关系，心脏手术或者骨科大手术 HIT 发生率高于内科或者产科患者，女性发生率是男性的 2 倍。肝素暴露的患者总体发生率不足 0.1%～5%。

三、临床表现

HIT 分为Ⅰ型和Ⅱ型，两者发生的时间、机制、临床后果和处理方面不同[1]。

Ⅰ型 HIT 为良性过程，发生率为 10%～20%，一般发生在使用肝素后的 1～2 天，可能为物理性因素导致的血小板下降，血小板计数一般不低于 100×10^9/L，不会导致血栓和出血，不需要停药和处理，仅观察即可，但须与其他原因导致的血小板减少症相鉴别，血小板计数在不停用肝素的情况下可自行恢复。

一般所指的 HIT 是Ⅱ型 HIT，是由抗体介导的免疫反应，发生在首次肝素暴露后的 5～10 天，发生率为1%～3%，血小板计数一般＜150×10^9/L，最低血小板计数一般大于 20×10^9/L，平均 60×10^9/L 左右，可导致灾难性的动脉或者静脉血栓形成（HITT），死亡率可以高达 20%，一旦怀疑，须紧急停用肝素类药物，改用非肝素类抗凝药物替代。

典型 HIT 伴血栓形成，同时临床检测 HIT 抗体阳性的患者，血小板计数绝对值不一定低于正常参考范围，但其相对值下降，典型 HIT 血小板下降幅度一般在 50% 以上。

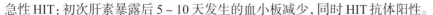

急性 HIT：初次肝素暴露后 5 ~ 10 天发生的血小板减少，同时 HIT 抗体阳性。

亚急性：发生 HIT 后血小板已经恢复正常，但是 HIT 抗体仍阳性。

亚临床 HIT：指已经从 HIT 恢复，但 HIT 抗体持续阳性的状态，与亚急性 HIT 相似。

自发性 HIT：既往没有肝素暴露的患者，发生类似 HIT 的综合征（血小板下降），伴动脉或者静脉血栓形成。多数患者先前发生过感染或者炎症事件（如革兰氏阴性细菌、骨科大手术后），体内 HIT 抗体检测和血小板功能测定阳性。这是由于 PF4 也可以与携带阴电荷的细菌表面多糖结合，产生类似于与肝素结合后的新抗原，诱导抗体产生，导致 HIT。

HIT 主要的临床检查发现是血小板计数减少（血小板计数下降＜150×10⁹/L 或者下降 30% ~ 50%），一般发生于肝素暴露后的 5 ~ 10 天（typical-onset HIT，典型 HIT）。速发型 HIT（rapid-onset HIT）指的是血小板计数在 24 小时内突然下降，往往发生于近期（一般为 1 个月以内，可长达 100 天）曾暴露于肝素，同时血中仍存在 HIT 抗体的患者。偶尔，在停用肝素后长达 3 周时可发生血小板减少（delayed-onset HIT，迟发型 HIT）。虽然血小板减少是 HIT 最常见的临床表现，但高达 25% 的 HIT 患者在血小板减少之前就已形成血栓。

HIT 最常见的并发症是静脉血栓形成。17% ~ 55% 表现为血小板减少而未给予非肝素类抗凝药物治疗的患者发生深静脉血栓形成（DVT）和 / 或肺栓塞（PE）。动脉血栓栓塞如肢体动脉血栓形成、栓塞性脑卒中和心肌梗死也可能发生，但比较少见（3% ~ 10%）。心脏外科手术后，大部分 HIT 相关血栓栓塞事件多发生于动脉。5% ~ 10% 的 HIT 患者发生死亡，多为血栓栓塞并发症所致。但在一些很罕见的情况下，血栓并发症的出现可不伴有血小板下降，特别是在患者有非典型表现如皮肤坏疽时。

HIT 并发 DVT 初始治疗如给予较大剂量的华法林，可以导致静脉性肢体坏疽和皮肤坏死性改变，尤其在肝素注射部位，也可由于肾上腺静脉血栓形成导致肾上腺出血性坏死。肝素静脉注射后 30 分钟内可以发生急性全身性反应，如发热、寒战、心动过速、血压升高、呼吸困难，甚至可以导致心脏心搏、呼吸骤停。HIT 也可并发弥散性血管内凝血，造成纤维蛋白原大量消耗和下降。

HIT 患者血小板计数很少小于 20×10⁹/L，因此，罕见皮肤瘀斑或者其他部位出血。

HIT 是一种急性、自限性疾病。约 65% 的患者在停用肝素 1 周后，血小板完全恢复正常。如果血小板减少持续时间较长（＞7 天），通常提示疾病较重。血小板数量已经恢复正常后，其发生血栓事件的风险仍会继续存在 4 ~ 6 周，这与肝素 -PF4 抗体的持续活跃有关。肝素 -PF4 抗体清除的中位时间是 85 ~ 90 天，但有约 35% 的患者在 1 年后血清抗体仍为阳性。目前缺少关于 HIT 患者再次应用肝素时的风险数据，大多数回顾分析认为，当血清抗体呈阴性时再次应用是较安全的。

四、诊断

HIT 的诊断首先基于病史及临床表现，如既往或正在使用肝素、血小板计数下降，伴或者不伴血栓栓塞并发症。使用肝素的患者出现血小板下降或者出现血栓栓塞合并症，临床应高度怀疑，并系统评估临床可能性（验前概率），目前使用最多的是 4T 评分[2]（表 7-1-1）。HIT 抗体检测和血小板功能检测有助于诊断或者排除 HIT（图 7-1-1）。

表 7-1-1　HIT 临床可能性评估（4T 评分系统）

4T	2 分	1 分	0 分
急性血小板减少（thrombocytopenia）	血小板下降＞50% 和最低值 ≥20×10⁹/L	血小板下降 30% ~ 50% 或者最低（10 ~ 19）×10⁹/L	血小板下降＜30% 或者最低≤10×10⁹/L
血小板减少开始的时间（timing of onset）	5 ~ 10 天，或者在近期肝素暴露患者第 1 天	＞10 天或者暴露时间不清楚	≤4 天，无近期肝素暴露
血栓形成（thrombosis）	新出现的血栓形成，肝素注射部位皮肤坏死或者肝素静脉推后过敏反应	进展性或者复发性血栓形成；非坏死性皮损（如红斑）；可疑血栓形成	无
其他导致血小板减少的原因（other cause of thrombocytopenia）	无	可能	肯定

注：4 项评分相加，根据积分多少确定 HIT 的临床可能性，6 ~ 8 分为高度可能；4 ~ 5 分为中度可能；0 ~ 3 分为低度可能。

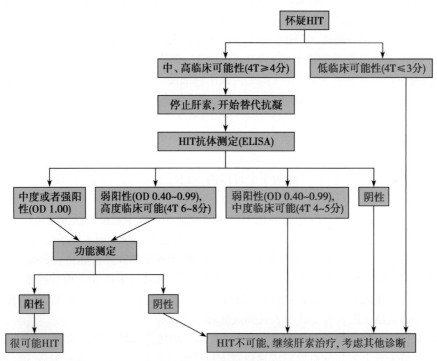

图 7-1-1　HIT 诊断流程

（一）临床可能性评估

证据显示,4T 评分与 HIT 可能性明显相关,如果低积分(0～3 分),则 HIT 的可能性非常低(0～3%),但在较高积分的患者,24%～61% 最终证明无 HIT。

（二）血小板计数

肝素治疗存在发生 HIT 的风险,所有患者在使用肝素前都应常规行全血细胞计数(白细胞、血红蛋白含量、红细胞比容及血小板)检查,在肝素应用过程中,应复查血常规,留意血红蛋白含量(是否出血)和血小板数量(是否发生 HIT)的变化。

对于使用肝素的患者,应首先评估发生 HIT 的风险,如果 HIT 风险>1%,如心脏手术患者和大手术后接受普通肝素治疗的患者,推荐在应用肝素的 4～14 天或者直到停用肝素(以两者先发生的为准),每 2～3 天监测 1 次血小板计数。对于临床评估 HIT 的风险<1% 的患者,不推荐常规系列监测血小板计数。

近期(过去的 30～100 天内)曾暴露于肝素或 LMWH 的患者,如果血液中仍存在 HIT 抗体,可于使用肝素后 24 小时以内出现显著的血小板下降。推荐这些患者再次使用肝素之前,应常规检测血小板数量,并于开始使用肝素后的 24 小时以内重复血小板计数,并根据 HIT 发生的临床可能性决定是否继续系列监测血小板数量。

对于静脉推注肝素后发生急性全身反应(例如发热、寒战)和循环呼吸系统症状(例如高血压、心动过速、呼吸困难、胸痛、心搏骤停)的患者,强烈提示发生了急性 HIT,应立即启动血小板监测。

（三）实验室检查

就试验类型而言,HIT 相关的实验室检查可分为两大类,即功能分析试验和 HIT 抗体检测[3-5]。前者多采用疑似患者的血浆诱导正常血小板发生功能改变以识别 HIT,包括 5- 羟色胺释放试验(serotonin release assay,SRA)、肝素诱导的血小板活化试验(heparin induced platelet activation assay,HIPA)等;后者主要是以 HIT 抗体为检测目标的试验方法,包括免疫比浊法、化学发光法、酶联免疫吸附试验(ELISA)、侧流免疫分析等[6]。目前国内有商品化试剂的试验方法主要是基于免疫比浊、ELISA 或化学发光技术的 HIT 抗体检测方法。

1. 基于免疫学方法的 HIT 抗体检测　HIT 抗体检测是现阶段唯一实现试剂商品化且可在普通实验室或床旁实施的实验方法。在 4T 评分或临床评估基础上进行 HIT 抗体检测,可为医师快速判定风险和实施替代抗凝治疗提供重要的依据。HIT 抗体检测包括混合抗体(IgG、IgA、IgM)检测和 IgG 特异性抗体检测。HIT 混合抗体的诊断特异性较低,仅可用于排除诊断;IgG 特异性抗体的诊断特异性高,在设定合理临界值的基础上,结合临床评估,可实现诊断。

HIT 抗体检测适用于 4T 评分为中、高度临床可能性患者,以及心脏外科术后 5~14 天,患者血小板降至基线值的 50% 或更低时,伴有血栓事件发生。

HIT 混合抗体或 IgG 特异性 HIT 抗体检测呈阴性,可排除 HIT;中度临床可能性患者,IgG 特异性 HIT 抗体呈阳性,非常可能是 HIT;高度临床可能性患者,IgG 特异性 HIT 抗体呈阳性,可基本确诊;心脏外科术前的 HIT 抗体检测结果不能预测患者术后血栓并发症或死亡风险(表 7-1-2)。

表 7-1-2　实验室诊断评价

测定方法	机制	项目	敏感性	特异性	评价
免疫	检测 HIT 抗体,不考虑激活血小板的能力	1. 多特异 ELISA 2. IgG 特异 ELISA 3. PaGIA	>95%	50%~89%	ELISA 的 OD 值与 HIT 的临床可能性和阳性功能测定的 OR 值相关
功能	检测诱导肝素依赖血小板活化的抗体	1. SRA 2. HIPA	90%~98%	90%~95%	没有广泛得到,需要送到参考实验室

2. 功能分析试验　5- 羟色胺释放试验(serotonin release assay, SRA)是利用洗涤过的正常血小板与经放射性核素如 ^{14}C 标记的 5- 羟色胺共同孵育,5- 羟色胺可与代谢旺盛的血小板结合并储存于血小板内的致密颗粒中。将该血小板悬液与患者的血清或血浆一起孵育一段时间后,测量上清液中的放射量,计算释放量和血小板放射总量的百分比。SRA 具有高度灵敏性和特异性,是目前公认的 HIT 检测参考标准。该试验的缺点是检测过程复杂,有一定放射性,试验成本高且耗时长。

肝素诱导的血小板活化试验(heparin induced platelet activation assay, HIPA)是由三位健康志愿者捐赠的血小板血浆与患者血清或血浆以及肝素一起孵育,并以磁珠进行搅拌混匀,根据一定时间后反应杯中的液体透明度变化判断结果。HIPA 的敏感性和特异性与 SRA 相近,但同样存在成本高和耗时长(4~8 小时)的缺点,而且对检测结果的判断依赖技术人员的主观视觉观察,使结论可靠性降低。

SRA 和 HIPA 属于检测 HIT 的"功能分析试验",是诊断 HIT 的"金标准",但操作复杂、耗时长以及健康人血小板难以获得,因此难以作为常规技术在普通实验室或床旁应用,仅有极少数实验室可以开展,多用于回顾性研究或科研领域(表 7-1-2)[7]。

(四)鉴别诊断

1. 血栓性血小板减少性紫癜　血栓性血小板减少性紫癜(thrombotic thrombocytopenic purpura, TTP)以溶血性贫血、血小板计数减低、神经系统症状、发热和肾损害(五联症)为主要特征。该病病因不清,主要发病机制与各种病因所致的微血管内皮细胞损伤有关,循环血液中 vWF 多聚体浓度增加且清除不足,血小板显著激活并聚集,导致多发性微血管血栓形成。该病与 HIT 的主要鉴别点是,患者血小板严重减少伴皮肤、黏膜和内脏明显广泛出血,严重者颅内出血。

2. 免疫性血小板减少性紫癜　免疫性血小板减少性紫癜(immune thrombocytopenic purpura)以前也称为特发性血小板减少性紫癜(idiopathic thrombocytopenic purpura, ITP),是临床上常见的出血性疾病,患者血浆和血小板表面多存在抗血小板抗体,该病根据发病机制、病因、疾病过程分为急性和慢性两类。

急性 ITP 发病与多种病毒感染密切相关,常见于儿童,发病前 1~3 周多有呼吸道或其他病毒感染史,起病急骤,突然发生广泛而严重的皮肤黏膜紫癜,严重者可见大片瘀斑和血肿;该病与 HIT 的主要鉴别点是,患者全身性皮肤瘀点,下肢多见且分布均匀,鼻和齿龈黏膜出血,口腔可见血疱。

慢性 ITP 常见于年轻女性,起病隐匿,症状较轻,出血反复发作,每次出血可持续数天到数月,皮肤紫癜以下肢远端多见,有鼻、齿龈和口腔出血。该病与 HIT 的主要鉴别点是,患者出血程度与血小板计数相关,>50×10^9/L 时常为损伤后出血,(20~59)×10^9/L 时可有不同程度自发性出血,<20×10^9/L 时常有严重出血。

3. 药物、感染等所致的血小板减少　药物性因素导致的血小板减少(drug-induced thrombocytopenia)多与药物抑制骨髓对血小板的生成、药物性抗体介导血小板免疫性破坏有关,严重者可引起皮肤紫癜,通常在停药后血小板计数可恢复。感染性因素导致的血小板减少多与病原体抑制骨髓增殖或免疫复合物介导血小板免

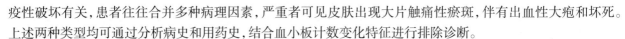

疫性破坏有关,患者往往合并多种病理因素,严重者可见皮肤出现大片触痛性瘀斑,伴有出血性大疱和坏死。上述两种类型均可通过分析病史和用药史,结合血小板计数变化特征进行排除诊断。

4. EDTA 诱导的血小板聚集 "EDTA 诱导的血小板聚集"是一种体外现象,可造成患者血小板减低的假象。乙二胺四乙酸盐(如 EDTA-K$_2$)是全血细胞计数标本使用的抗凝剂,通过与血浆中钙离子形成络合物产生抗凝效果。EDTA 在实现抗凝的同时,也会激活血小板膜表面糖蛋白 II b/III a(GP II b/III a)的表达。在某些人群中(特殊是动脉粥样硬化患者),血浆中存在一种 IgM 型免疫球蛋白,其主要病理机制是参与动脉斑块形成的慢性炎性病变过程。IgM 在体外环境中可与 GP II b/III a 结合,导致血小板发生明显聚集,使血小板显著减低。此现象在应用肝素治疗患者中,易误诊为 HIT。鉴别方法是,将血标本同时分别置于 EDTA-K$_2$ 试管和枸橼酸钠试管中抗凝,测定血小板,结果显示为 EDTA-K$_2$ 抗凝血的血小板减低,而枸橼酸钠抗凝血的血小板正常,即可确诊。

5. 替罗非班诱导的血小板减少 临床应用血小板 GP II b/III a 受体拮抗剂最常见的不良反应之一是血小板减少症,其发生率在 0.5% ~ 5.6%。多数研究将替罗非班所致的血小板减少症(GIT)定义为替罗非班应用 24 小时内,血小板计数 $100 \times 10^9/L$ 为轻度血小板减少症,$<50 \times 10^9/L$ 为重度血小板减少症,$<20 \times 10^9/L$ 为极重度血小板减少症;其中,轻、重度血小板减少症发生率分别为 2.3% 和 0.3%,罕见极重度血小板减少症。与 HIT 不同的是,GIT 多发生于用药后 2 ~ 24 小时,停药后恢复较快,多于停药 1 ~ 6 天后即可恢复至正常范围。

五、治疗

(一)HIT 治疗的一般性原则[6]

一旦发生 HIT,处理原则是:①立即停用肝素治疗,包括肝素冲管、肝素涂层导管、肝素化透析及其他任何来源的肝素药物;②常规行超声检查,如下肢血管彩色超声;③留取血标本送实验室检查,抗原方法检测 HIT 抗体,血小板功能检测;④开始非肝素类抗凝药物替代治疗,为预防复发性血栓形成,至少应持续 2 ~ 3 个月;⑤密切监测血栓事件;⑥监测血小板计数直至恢复正常;⑦血小板计数恢复至正常后,才启动 VKA 治疗;⑧应避免预防性的血小板输注,避免加重高凝状态而导致新的血栓形成,如果患者有出血或正在进行较大的外科介入手术,可以考虑治疗性的血小板输注。

1. 输注血小板 尽管部分 HIT 患者可有显著血小板减少,但很少发生自发性出血。虽已有给 HIT 患者输注血小板无疑是"火上浇油"和增加血栓形成危险的广泛报道,但现已证实需要侵入性操作的 HIT 患者预防性输注血小板,可减少出血风险。

到目前为止,没有直接证据能够证明,HIT 患者输注血小板后可增加血栓形成风险。然而,支持输注血小板安全性的证据也非常有限。因此,HIT 并严重血小板减少的患者,只有在出血或者在有较大出血风险的侵入性治疗过程中,才建议输注血小板。

2. 血浆置换和丙种球蛋白的使用 20 世纪 80 年代有研究者使用血浆置换治疗 HIT,取得良好效果,随后的随机对照研究证实血浆置换治疗 4 天内发生血小板减少的 HIT 患者死亡率显著下降,目前认为血浆置换治疗 HIT 可以缓解临床症状和降低血栓风险。大剂量输注丙种球蛋白可以阻断血小板 Fc γ 受体,可能有助于 HIT 治疗,但目前证据尚不明确。

(二)HIT 的药物治疗

HIT 的替代抗凝治疗可以分为两个阶段,即初始替代治疗和后续的维持抗凝治疗。

1. 初始替代治疗 作为 HIT 的初始替代治疗药物,我国临床可以得到的非肝素类抗凝药物包括阿加曲班、比伐芦定和磺达肝癸钠,皆为非口服制剂(表 7-1-3)。

对于肾功能正常的 HIT 伴血栓形成患者或者孤立性 HIT 患者,推荐使用阿加曲班。对于肾功能不全的 HIT 患者,推荐使用阿加曲班。对于急性 HIT 或者亚急性 HIT 的患者,如果需要紧急心脏手术,推荐使用比伐芦定。

新型口服抗凝药物(NOAC)或者直接口服抗凝药物(DOAC)在多数情况下(换瓣手术除外)可以替代华法林,效果至少与华法林相当,安全性更好,理论上可以代替华法林作为初始非口服(胃肠外)给药后序贯维持抗凝治疗的药物,但相关研究较少,尚未得到指南推荐。新型口服抗凝药物具有良好的剂量反应关系,起效快,与其他食物、药物相互作用少,相信有研究会进一步探讨用于 HIT 的初始替代治疗。

表 7-1-3　非肝素抗凝药物的选择、剂量和监测

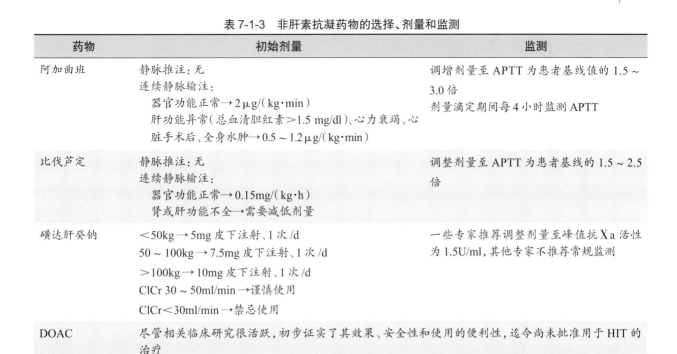

药物	初始剂量	监测
阿加曲班	静脉推注：无 连续静脉输注： 　器官功能正常→2μg/（kg·min） 　肝功能异常（总血清胆红素＞1.5 mg/dl）、心力衰竭、心脏手术后、全身水肿→0.5~1.2μg/（kg·min）	调增剂量至 APTT 为患者基线值的 1.5~3.0 倍 剂量滴定期间每 4 小时监测 APTT
比伐芦定	静脉推注：无 连续静脉输注： 　器官功能正常→0.15mg/（kg·h） 　肾或肝功能不全→需要减低剂量	调整剂量至 APTT 为患者基线的 1.5~2.5 倍
磺达肝癸钠	＜50kg→5mg 皮下注射、1 次/d 50~100kg→7.5mg 皮下注射、1 次/d ＞100kg→10mg 皮下注射、1 次/d ClCr 30~50ml/min→谨慎使用 ClCr＜30ml/min→禁忌使用	一些专家推荐调整剂量至峰值抗 Xa 活性为 1.5U/ml，其他专家不推荐常规监测
DOAC	尽管相关临床研究很活跃，初步证实了其效果、安全性和使用的便利性，迄今尚未批准用于 HIT 的治疗	

2. 维持抗凝治疗　华法林是 HIT 初始替代治疗后维持抗凝的药物，在血小板恢复正常后，方可使用。建议孤立性 HIT 抗凝总疗程 1 个月，HIT 合并血栓栓塞者抗凝 3 个月。

HIT 初始替代治疗不用华法林，有导致静脉性肢体坏疽和皮肤坏死的风险，血小板计数≥150×10⁹/L 时开始用华法林，初始剂量为 2.5~3mg/d，避免大剂量。胃肠外非肝素抗凝药与华法林交叉至少 5 天，直到 INR 达标。

阿加曲班升高 INR，转换到华法林应注意：

（1）如果阿加曲班剂量≤2μg/（kg·min），肝功能正常：①两者合用，INR＞4 时，停用阿加曲班；②4~6 小时后复测 INR；③如果 INR＜2，重新开始用阿加曲班；④每天复测 INR，直到 INR≥2。

（2）如果阿加曲班剂量＞2μg/（kg·min），肝功能正常：①降低阿加曲班剂量至 2μg/（kg·min）；②4~6 小时后复测 INR；③两者合用，INR＞4 时，停用阿加曲班；④4~6 小时后复测 INR；⑤如果 INR＜2，重新开始用阿加曲班；⑥每天复测 INR，直到 INR≥2。

替代方案在最终转换为华法林之前，从阿加曲班转换为磺达肝癸钠，因其对 INR 影响很小。根据情况，也可以直接转换为 DOAC。

六、特殊临床情况

1. 经皮冠状动脉干预　多个证据显示，比伐芦定和阿加曲班可安全、有效地用于 PCI（经皮冠状动脉介入干预）术中。

对于既往发生过 HIT，如果 HIT 抗体检测已经转为阴性的患者，如果拟行冠状动脉造影和介入干预，建议术中使用比伐芦定或者阿加曲班。如果比伐芦定或者阿加曲班不能得到，可以考虑使用普通肝素，并注意观察，PCI 术后需要继续抗凝者应使用非肝素类抗凝药物。PCI 术后需要继续抗凝的患者，如果短期，可以考虑继续使用比伐芦定或者阿加曲班；如果需要较长的抗凝时间，可以使用磺达肝癸钠或者过渡到使用华法林，甚至考虑使用新型口服抗凝药物（NOACs）。

对于 PCI 术前发生急性 HIT，或者 HIT 后抗体仍为阳性（亚急性 HIT）的患者，建议 PCI 术中使用比伐芦定或者阿加曲班，不可使用肝素或者低分子量肝素。磺达肝癸钠也很少有这方面的证据。

2. 心脏及血管外科手术　肝素抗体在血液中存留的时间是短暂的，平均消失的时间为 50~90 天，一般不超过 100 天。

外科心脏和血管体外循环手术前,不建议进行 HIT 抗体检测。但如术后(5～14 天)血小板计数下降 50% 左右时,无论是否伴有血栓事件,应进行 HIT 抗体检测。

有 HIT 病史,但 HIT 抗体检测阴性的患者(肝素暴露通过在 100 天以上),建议术中仍使用普通肝素,但术前和术后需要抗凝的患者,应使用非肝素类抗凝药物。

有 HIT 病史,并且抗体免疫检测阳性的患者,行心脏或者血管手术时,推荐使用非肝素类抗凝药物如比伐芦定。

急性 HIT(血小板计数减少且抗体检测阳性)或者亚急性(血小板计数恢复正常,但 HIT 抗体检测阳性)患者行心脏或者血管手术时,推荐使用比伐芦定。如果因故只能使用肝素,应短期使用,并考虑行术中血浆置换疗法,以便降低 HIT 抗体滴度。

急性 HIT 患者,如无紧急心脏或者血管手术适应证,应尽量推迟手术时间,直到 HIT 痊愈,且抗体检测转为阴性(100 天左右)。

亚急性 HIT 抗体免疫检测阳性的患者,建议行抗体的功能检测(如肝素诱导的血小板聚集)。如果功能检测为阴性,可以考虑术中谨慎、短期使用普通肝素,并可结合血浆置换疗法降低抗体滴度。

3. 肾脏替代治疗　肾脏替代治疗(renal replacement therapy)包括间断血液透析、连续性静脉 - 静脉血液滤过、连续性静脉 - 静脉及连续性动脉 - 静脉血液透析等,抗凝的目的是防止过滤装置和体外通路形成血栓,肝素是最常用的抗凝药物。

肾脏替代治疗(透析或者超滤)患者,如果已经发生急性 HIT 或者透析过程中发生急性 HIT,推荐应用阿加曲班抗凝,也可使用达那肝素,但我国没有此药。如果是亚急性 HIT,也推荐使用阿加曲班,替代使用肝素类药物。

对于既往有 HIT 病史、需要连续性肾脏替代治疗或者留置导管的患者,推荐局部使用枸橼酸盐抗凝。

4. 妊娠期　妊娠期间需要继续抗凝的患者,往往使用低分子量肝素替代华法林。妊娠期 HIT 的发生率明显低于非妊娠人群。妊娠时一旦发生 HIT,应即刻停用肝素类药物,并开始非肝素类抗凝药物治疗。

妊娠期间使用的抗凝药物要求不能通过胎盘屏障,达那肝素符合这一条件,应用的例数相对多,但我国无此药,可以选择使用磺达肝癸钠(我国有药)。

5. 既往 HIT 患者血栓防治药物选择　既往发生过 HIT 的患者再次暴露于肝素类药物,发生 HIT 的风险高于无 HIT 病史者,无论是血栓的预防(如关节置换术后)还是治疗(如发生静脉血栓栓塞),选择磺达肝癸钠发生 HIT 的风险小于肝素或者低分子量肝素。另外,根据既往已有的研究,新型口服抗凝药(尤其利伐沙班和阿哌沙班)可以完全替代肝素类药物用于静脉血栓栓塞症(VTE)的预防和治疗,而且用于 VTE 的长期治疗,不需要像肝素类药物或者磺达肝癸钠那样更换成华法林。

6. HIT 伴出血　HIT 的主要风险是发生血栓栓塞,而不是出血。发生 HIT 患者血小板数量很少低于 20 000/ml,出血非常少见。但如果发生严重出血或者需要进行侵入性的干预措施,仍可考虑输注血小板。如果输注血小板,最好在停用肝素数小时后,并建议积极采取非药物如压迫、结扎等止血方法。不建议预防性输注血小板,因为没必要,并可能增加血栓栓塞的风险。

(许俊堂　门剑龙)

参 考 文 献

[1] LINKINS L A, DANS A L, MOORES L K, et al. Treatment and Prevention of Heparin-Induced Thrombocytopenia: Antithrombotic Therapy and Prevention of Thrombosis, 9th ed: American College of Chest Physicians Evidence-Based Clinical Practice Guidelines[J].Chest, 2012, 141(2 Suppl):e495S-e530S.

[2] CROWTHER M, COOK D, GUYATT G, et al.Heparin-induced thrombocytopenia in the critically ill: interpreting the 4Ts test in a randomized trial[J].J Crit Care, 2014, 29(3):470.e7-e15.

［3］SUN L，GIMOTTY P A，LAKSHMANAN S，et al.Diagnostic accuracy of rapid immunoassays for heparin-induced thrombocytopenia.A systematic review and meta-analysis[J].Thromb Haemost，2016，115（5）:1044.

［4］SOLOMON C G.Heparin-Induced Thrombocytopenia[J].N Engl J Med，2015，373:252-261.

［5］WATSON H，DAVIDSON S，KEELING D.Guidelines on the diagnosis and management of heparin inducedthrombocytopenia: second edition[J].Br J Haematol，2012，159（5）:528-540.

［6］SALTER B S，WEINER M M，TRINH M A，et al.Heparin-Induced Thrombocytopenia.A Comprehensive Clinical Review[J].J Am Coll Cardiol，2016，67（21）:2519-2532.

［7］门剑龙，任静.肝素诱导的血小板减少症的实验室诊断进展[J].中华检验医学杂志，2016，39（10）:795-800.

第 2 章　抗栓治疗与出血

冠心病发病机制的核心是动脉粥样硬化,血栓栓塞是动脉粥样硬化进展及并发症的重要因素,无论是抗血小板治疗还是抗凝治疗,即抗栓治疗已成为冠状动脉疾病治疗的基石。抗栓治疗的重点包括非 ST 段抬高急性冠脉综合征(NSTE-ACS)患者、经皮冠状动脉介入治疗(PCI)围手术期辅助治疗和 ST 段抬高心肌梗死(STEMI)辅助溶栓、冠状动脉旁路移植术(CABG)后的治疗等,恰当应用抗栓治疗,可改善患者的早期和远期临床预后及预防介入治疗的并发症。针对冠心病抗栓治疗的新型药物不断出现,并进行了大量循证医学研究,在抗栓治疗、降低缺血事件风险方面取得了进展;但是老年冠心病的治疗策略需要考虑"平衡",临床净获益是当代医师需要时时考虑的问题,在改善缺血事件的同时需要兼顾出血风险的管控;强化抗血栓治疗势必带来出血风险的增加,故而冠心病抗栓治疗的同时兼顾合理控制出血风险十分必要,因此需要循证证据充分的药物。

一、冠心病的抗栓治疗

(一)抗血小板治疗

目前,具有循证医学证据的抗血小板药物包括三类,即阿司匹林、二磷酸腺苷(ADP)受体拮抗剂、静脉血小板膜糖蛋白Ⅱb/Ⅲa受体拮抗剂。

1. 阿司匹林　阿司匹林不可逆地抑制血小板环氧合酶,从而阻止血栓烷 A_2 的形成,阿司匹林对其他激动剂所引起的血小板聚集没有影响,因此是一种较弱的血小板抑制剂。主要不良反应是黏膜出血,特别是胃肠道(GI)出血,但在使用小剂量(75~150mg/d)时较少见,没有证据支持常规应用抑酸药物如质子泵抑制剂进行预防。所有怀疑或确诊急性冠脉综合征的患者都应给予阿司匹林,除非有明确禁忌证或存在其他抗栓治疗的禁忌证,如主动脉夹层。阿司匹林的禁忌证包括:不能耐受和过敏(表现为哮喘),活动性出血、严重未控制的高血压、活动性消化性溃疡、活动性出血、血友病或可疑颅内出血。

阿司匹林在早期和晚期就诊的冠心病患者中疗效是一致的,一旦就诊,治疗应尽早开始。不同情况下的剂量略有差异:

(1)NSTE-ACS:即刻 75~300mg 口服,随后均长期治疗,75~150mg/d。

(2)STEMI:怀疑为 STEMI 的胸痛患者,应该给予阿司匹林 150~300mg 嚼服,非肠溶制剂较肠溶制剂经口腔黏膜吸收更快,除非有禁忌证或已经服用;STEMI 患者无论是否接受纤溶治疗,初诊时阿司匹林 150~300mg 嚼服,随后长期使用,75~150mg/d。

(3)稳定、慢性冠状动脉疾病的患者 75~150mg/d。

(4)NSTE-ACS 或 STEMI 后,CABG 术前不应停药;且 CABG 术后应尽快(24 小时内)开始阿司匹林(75~300mg)。

阿司匹林的生物利用度及抗血小板作用可能延迟,PCI 术前至少 2 小时给予阿司匹林 75~300mg。若应用小剂量阿司匹林(75~100mg),至少应于术前 24 小时服药。

阿司匹林一级预防的获益取决于患者的冠心病危险。对于冠状动脉事件风险大于 1.5%/ 年的患者,阿司匹林用于一级预防是安全和获益的;有中等冠状动脉事件风险的患者(以年龄和心脏危险因素为标准,10 年心脏事件风险>10%),建议使用阿司匹林 75~150mg/d,优于维生素 K 拮抗剂(VKA)或不接受抗栓治疗。服用阿司匹林后出血或有出血危险因素的患者,推荐使用小剂量阿司匹林(≤100mg/d)。不能耐受或禁忌使用阿司匹林的患者,可考虑长期使用氯吡格雷 75mg/d 替代。

药物相互作用:不应同时使用布洛芬,布洛芬可能阻断阿司匹林的抗血小板作用。非甾体抗炎药不能替

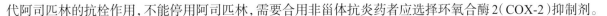

代阿司匹林的抗栓作用,不能停用阿司匹林,需要合用非甾体抗炎药者应选择环氧合酶 2(COX-2)抑制剂。

正确认识"阿司匹林无效"或"阿司匹林抵抗":有 5.2%~40% 服用阿司匹林的患者存在一定程度的耐受性差异,即所谓"阿司匹林抵抗"。抗血小板药物的抵抗可能广泛存在,不能因此而放弃抗血小板治疗。目前,还不推荐常规应用实验室方法测定血小板功能,以评价阿司匹林的抗血小板作用。

2. ADP 受体拮抗剂　噻吩并吡啶抑制 ADP 诱导的血小板聚集和活化,其通过与 P2Y 型特殊疏基受体结合,抑制 ADP 受体的激活。两种噻吩并吡啶衍生物——氯吡格雷和噻氯匹定目前正作为抗血小板药物用于冠心病的治疗和预防。氯吡格雷与噻氯匹定抑制血小板效果相当,但由于噻氯匹定毒性反应即中性粒细胞、血小板减少风险更大,现较少使用。阿司匹林和噻吩并吡啶类衍生物的作用机制相互补充,联合应用主要用于 NSTE-ACS 和 PCI 后。氯吡格雷还是阿司匹林过敏者的替代用药。

(1)用药方法:氯吡格雷 75mg、1 次 /d,需要快速起效时,负荷剂量为 300~600mg。噻氯匹定 250mg、2 次 /d,需要快速起效时,负荷剂量为 500mg。治疗期间应监测血小板计数和白细胞计数。正在服用氯吡格雷的患者,如准备进行 CABG,可能的情况下,至少停用 5 天,最好 7 天,除非血运重建紧急程度大于出血危险。拟行择期冠状动脉旁路移植手术的患者,建议择期手术前停用氯吡格雷 5~7 天。

(2)一级预防:CHARISMA 研究针对氯吡格雷对心血管疾病的一级预防进行了探讨,研究入选至少具有一项危险因素且年龄>45 岁患者 15 603 例,低剂量阿司匹林 75~100mg 联合或未联合氯吡格雷。结果显示,在没有明确心血管疾病而仅具有多重危险因素的患者,在阿司匹林基础上加用氯吡格雷并不能明显降低主要疗效终点心肌梗死、脑卒中和心血管死亡;而具有明确心血管疾病的患者,如确诊冠心病和脑血管疾病,有症状外周血管疾病的患者联合应用双联抗血小板药物能降低主要终点。CHARISMA 研究提示,长期双联血小板治疗不适于一级预防,而对明确冠心病、脑血管疾病和外周动脉疾病的患者,能够降低心肌梗死 / 脑卒中 / 心血管死亡的危险 12.5%,无严重出血危险增加。仅具有多重危险因素的患者,双联抗血小板治疗没有益处。

(3)NSTE-ACS 急性期和长期治疗:CURE 研究明确了多靶点抗血小板治疗获益增加,特别是高危 NSTE-ACS 患者。在接受阿司匹林治疗的基础上使用氯吡格雷治疗的患者,24 小时的心血管原因死亡、心肌梗死、脑卒中及严重缺血发生的相对风险下降了 34%。氯吡格雷组致命性出血、需要手术治疗的出血及出血性脑卒中的概率没有增加。

不准备进行早期(5 天内)介入治疗或冠状动脉旁路移植术的患者,在阿司匹林基础上,应尽早使用氯吡格雷(首剂 300mg 负荷剂量,随后 75mg、1 次 /d),并维持 9~12 个月。氯吡格雷导致的出血风险增加与手术相关,因此短期内(≤24 小时)进行冠状动脉造影的 NSTE-ACS 患者,在冠状动脉病变明确之后,尽早开始氯吡格雷治疗。

(4)PCI:阿司匹林和一种噻吩并吡啶类衍生物合用已成为预防冠状动脉支架植入术后并发症的标准治疗,氯吡格雷仍优于噻氯匹定。

PCI 术前:噻吩并吡啶类药物的抗血小板抑制作用滞后,但给予负荷量后,抗血小板作用迅速出现,应于 PCI 术前 6 小时以上预先给予氯吡格雷负荷量 300mg。PCI 术前给更高剂量的氯吡格雷(450~600mg)较常规负荷量 300mg 可使其抗血小板作用更为迅速,从而使行紧急介入治疗术的患者获得更多的益处,6 小时内行 PCI 患者可加大负荷剂量至 600mg。PCI-CLARITY 研究证实,即使是急性 STEMI 患者,溶栓后在 PCI 前应用氯吡格雷(负荷 300mg)可使死亡、心肌梗死复发或脑卒中减少 38%。此外,如果由于病变的特殊性(不适合 PCI)或 PCI 相关并发症而需要考虑急诊 CABG 术的患者,在考虑预先给予氯吡格雷治疗获益的同时,还需要权衡其增加出血的风险。

PCI 术后:CREDO、PCI-CURE 和 CLASSIC 研究支持急性冠脉综合征患者在 PCI 术后或选择性血管成形术后,长期联合应用阿司匹林和氯吡格雷可降低缺血性事件的发生率。对拟行 PCI 术的患者,应尽早在阿司匹林基础上联合氯吡格雷(75mg/d)至少 9~12 个月。对于出血风险不大的患者,应使用至 12 个月。如术前未用药,应给予负荷剂量(300~600mg)。

如应用氯吡格雷,根据植入支架的种类采取不同疗程:裸金属支架术后至少 1 个月;西罗莫司涂层支架术后应用 3 个月,紫杉醇涂层支架术后无出血风险者可用 6~12 个月。出于对费用和潜在出血并发症的顾虑,孤立冠状动脉病变或动脉粥样硬化危险较低的患者 PCI 后氯吡格雷治疗时间可相应缩短,裸金属支架术后至少 2 周;西罗莫司涂层支架术后 2~3 个月;紫杉醇涂层支架术后 6 个月。

(5)STEMI:在 STEMI 治疗中,氯吡格雷只用于阿司匹林严重过敏或明确阿司匹林抵抗时的替代用药,以及已经进行诊断性冠状动脉造影并准备行 PCI 或支架植入术后。CLARITY-TIMI28 研究和 COMMIT/CCS-2 研究均证实,急性心肌梗死在未接受直接 PCI 患者在阿司匹林基础上应用氯吡格雷可以获益。对年龄＜75 岁,发病 12 小时内的 ST 段抬高急性心肌梗死患者,氯吡格雷辅助溶栓能使梗死相关动脉闭塞、死亡和心肌梗死复发减少 36%,30 天时进一步改善预后,包括死亡、心肌梗死和需进行血运重建的缺血复发的复合终点下降 20%,而严重出血和颅内出血并发症没有增加。COMMIT/CCS-2 研究则发现,STEMI 早期患者无论是否进行纤溶治疗,氯吡格雷每治疗 1 000 例患者,可预防 10 例主要心血管事件(包括死亡)。两项研究均显示,在标准治疗(无论是否采用纤溶治疗)基础上,氯吡格雷均未明显增加严重出血或颅内出血的风险。

现有治疗下仍有 10% 的 STEMI 患者于出院后 1 个月内死亡,18% 的男性和 35% 的女性在 6 年内将再发心肌梗死,因此对急性心肌梗死患者采用早期和长期的积极抗血小板治疗,正受到极大关注,必将成为新的治疗趋势。在 STEMI 患者中无论是否采用纤溶治疗,早期应用氯吡格雷(负荷 300mg、75mg/d)可能使 75 岁以下患者获益。

3. GPⅡb/Ⅲa受体拮抗剂 在高剪切力状态下,血小板通过纤维蛋白原与 GPⅡb/Ⅲa 受体相结合,使相邻的血小板桥联在一起,是血小板聚集的"共同最后通路"。北美已批准使用 3 种静脉GPⅡb/Ⅲa受体拮抗剂,即单克隆抗体阿昔单抗(abciximab)、肽类抑制剂埃替非巴肽(eptifibatide)及非肽类抑制剂替罗非班(tirofiban),可使急性冠脉综合征患者的临床事件下降 35% ~ 50%。应用GPⅡb/Ⅲa受体抑制剂所要考虑的主要问题之一是药物种类。现有的临床试验证据支持阿昔单抗和埃替非巴肽适用于 PCI 患者抗栓治疗,而埃替非巴肽和替罗非班则被批准应用于 NSTE-ACS 患者。

(1)NSTE-ACS 急性期治疗:在常规抗血小板和抗凝治疗的基础上应用 GPⅡb/Ⅲa 受体拮抗剂的获益不确定,而出血并发症可能增加。已报道GPⅡb/Ⅲa受体拮抗剂在肌钙蛋白水平升高的高危患者中良好的疗效,部分是因其在介入治疗中的价值。中、高危患者的早期,在阿司匹林及肝素基础上加用埃替非巴肽或替罗非班。不准备行 PCI 者,不建议使用阿昔单抗。

(2)STEMI:许多溶栓联合应用GPⅡb/Ⅲa受体拮抗剂的临床试验都采用全剂量,结果显示再灌注率提高,但出血风险也增加。随后进行了部分剂量纤溶药物和GPⅡb/Ⅲa受体拮抗剂联合应用的试验。联合治疗中发现开通率增加,进一步减少死亡率优于传统纤溶治疗。联合用药组比标准治疗组再梗死绝对减少 1.2%,对 30 天的死亡率几乎没有影响。联合用药组严重出血明显高于纤溶治疗组(13.3% vs.4.1%)。因此,＞75 岁患者不宜采用溶栓联合应用GPⅡb/Ⅲa受体拮抗剂。

(3)PCI:GPⅡb/Ⅲa受体拮抗剂主要降低 PCI 的急性缺血事件,如存在残余夹层、血栓或干预效果欠佳时,常在 PCI 术中或术后即刻使用阿昔单抗来进行补救,但是这种做法并没有经过前瞻性研究验证。在 PCI 尤其是直接 PCI 者或难治性心绞痛、其他高危患者,使用 GPⅡb/Ⅲa 受体拮抗剂(阿昔单抗或埃替非巴肽)。若伴有肌钙蛋白水平升高、接受 PCI 的 NSTEMI/UA 患者,在介入干预前 24 小时内开始使用阿昔单抗。GPⅡb/Ⅲa受体拮抗剂在 STEMI 患者中的使用是有争议的。接受 PCI 的 STEMI 患者,阿昔单抗优于埃替非巴肽,替罗非班或埃替非巴肽的研究资料有限。

ISAR-REACT 和 ISAR-SWEET 研究曾显示,糖蛋白Ⅱb/Ⅲa受体拮抗剂阿昔单抗对于低危的 PCI 患者不必要。ISAR-REACT2 研究探讨在 600mg 氯吡格雷基础上,应用阿昔单抗对进行 PCI 的高危 ACS 患者的作用,2 022 例患者入院前 48 小时内有心绞痛发作,并且伴肌钙蛋白升高、ST 段压低超过 0.1mV、一过性 ST 段抬高超过 0.1mV(<20 分钟)或新出现束支传导阻滞,原位血管或静脉桥具有明显的病变,可进行 PCI,至少术前 2 小时应用大剂量氯吡格雷。与安慰剂组相比,阿昔单抗组主要终点事件 30 天内的死亡、心肌梗死、缺血导致目标血管紧急血运重建下降(8.9% vs. 11.9%)。住院期间的严重出血(均为 1.4%)和轻微出血事件均没有显著差异。亚组分析中肌钙蛋白阴性患者两组间总死亡率无显著性差异,而肌钙蛋白阳性者明显获益。

4. 其他抗血小板治疗 没有证据支持急性冠脉综合征患者急性期应用双嘧达莫来替代阿司匹林或 ADP 受体拮抗剂,或与两者联合治疗。选择性磷酸二酯酶Ⅲ抑制剂西洛他唑(cilostazol)、双嘧达莫等在预防 PCI 术后的急性并发症和再狭窄方面没有作用或作用极小。如患者合并外周动脉闭塞性疾病,伴有间歇性跛行,可应用西洛他唑。

(二)抗凝治疗

1. 普通肝素(UFH) 普通肝素临床应用中最重要的问题是剂量和监测。临床试验均采用 APTT 的经典范围 50 ~ 70 秒,而不考虑不同研究机构采用的凝血酶原活化剂反应的不同,这种统一化的 APTT 治疗范围并不合理。合理的 APTT 范围应该按照所用特异性凝血酶原活化剂的不同而具体制订。普通肝素的初始剂量可按体重调节,60～70U/kg(最大剂量为 5 000U),随后 12～15U/kg 持续静脉输注(最大剂量为 1 000U/kg)。普通肝素剂量调整方案见表 7-2-1。

表 7-2-1　肝素剂量调整的方案

APTT/s	重复推注量 /U	停止静脉滴注时间 /min	改变滴注速率 /(ml·h⁻¹)或(U·24h⁻¹)	下次测 APTT 时间
<50	5 000	0	3 或 2 880	6 小时
50～59		0	3 或 2 880	6 小时
60～85		0	0	次日晨
86～95		0	−2 或 1 920	次日晨
96～120		30	−2 或 1 920	6 小时
>120		60	−4 或 3 840	6 小时

注:首剂 5 000U 静脉推注,随后 32 000U/24h 持续输注(40U/ml)。第一次测定 APTT 在静脉推注后的 6 小时,根据上述表格调整剂量,再根据最右侧一栏的时间再次测定 APTT。APTT 范围 60～85 秒相当于肝素抗 Ⅹ a 活性在 0.35～0.7U/ml。

(1)NSTE-ACS 急性期治疗:UFH 抗凝治疗的理想水平尚未充分确定。现有证据支持根据体重调整肝素剂量方案,静脉冲击量为 60～70U/kg(最大量为 5 000U),然后以 12～15U/(kg·h)(最大量为 1 000U)静脉滴注,逐渐调节以达到 APTT 目标值(50～75 秒)。治疗结束时,采用"断乳"的方法逐渐停用,可能有助于减少反跳性血栓形成及缺血 / 血栓事件的发生。

(2)STEMI:抗凝药物作为溶栓的辅助治疗和栓塞高危患者的预防。链激酶溶栓的高危患者,可以考虑静脉普通肝素 5 000U 冲击量,随后以 1 000U/h(>80kg)或 800U/h(<80kg),APTT 目标值为 50～75 秒,或者皮下注射普通肝素 12 500U、1 次 /12h,维持 48 小时。使用非选择性纤溶剂且具有体循环或静脉血栓栓塞风险的高危患者(大面积或前壁心肌梗死、泵衰竭、栓塞史、心房颤动、已发现左心室血栓、心源性休克),给予静脉普通肝素、t-PA、阿替普酶、替奈普酶或瑞替普酶溶栓的患者,按体重调整给予肝素(60U/kg 冲击量,最大量为 4 000U),随后 12U/(kg·h)(最大量为 1 000U/h)维持 48 小时,调整剂量保持 APTT 在 50～75 秒。

没有进行再灌注治疗的 STEMI,没有抗凝禁忌,静脉或皮下 UFH、皮下 LMWH 至少 48 小时。临床中延长卧床时间和 / 或限制活动时,应该持续抗凝,直至患者可以活动。预防深静脉血栓形成,皮下 LMWH 或 UFH(7 500～12 000U)至患者下床能活动。

(3)PCI:UFH 是 PCI 术中最常用的抗凝剂,由于需要达到的抗凝水平超过 APTT 测量范围,在导管室测定 ACT 来确定 PCI 术中肝素的剂量。未联用 GP Ⅱ b/Ⅲ a 受体抑制剂时,建议肝素剂量为 60～100IU/kg,靶 ACT 为 250～350 秒(HemoTec 法)或 300～350 秒(Hemachron 法);联合使用 GP Ⅱ b/Ⅲ a 受体抑制剂时,靶 ACT 为 200 秒。随机研究表明,延长肝素用药时间并不能减少缺血并发症,尚可增加鞘血管部位的出血,无合并症的成功 PCI(包括单纯 PTCA 和支架植入)术后不常规应用静脉肝素。

2. 低分子量肝素(LMWH)　LMWH 是由 UFH 裂解和纯化得到的一类分子量较低(2 000～10 000D)的肝素的总称。LMWH 与 UFH 相比,具有更多的药代动力学和药效动力学优势。目前,绝大多数 UFH 的适应证可用 LMWH 取代。LMWH 制剂对凝血酶的抑制程度较 UFH 为小,引起 APTT 延长程度较轻。大部分临床试验均不要求根据抗 Ⅹ a 监测来调整药物剂量。LMWH 主要通过肾脏清除,严重肾功能不全可使药物清除下降,此时有必要监测抗 Ⅹ a 因子活性,此时用静脉 UFH 优于 LMWH。

(1)NSTE-ACS 急性期治疗:多项研究(FRISC、FRIC、TIMI 11B、FRAXIS、FRISC Ⅱ 、ESSENCE)证实了 LMWH 的疗效和安全性。FRISC 研究结果显示,与安慰剂相比,达肝素显著减少治疗后 6 天的死亡率和再梗死率,并且显著减少对静脉普通肝素和血晕重建的需要。在治疗后 40 天时,差别依然存在。与 UHF 比较,LMWH 疗效相似或更优,其中 TIMI 11B 和 ESSENCE 研究中依诺肝素略优于普通肝素,FRIC 和 FRAXIS 研究显示,达肝素和那屈肝素与普通肝素的疗效与安全性类似。但不同研究在人群、用药方案、肝素治疗方案和预后终点有所不同。总体上,LWMH 至少与 UFH 等效,但在无须监测和操作方便等方面具有优势。因此,

LWMH 已取代 UFH 作为 NSTE-ACS 急性期治疗的一线用药。如果患者由于某些原因，推迟进行血运重建（PCI 和 CABG），可考虑延长 LMWH 的用药时间（>7 天），作为血运重建的"桥梁"。应用 LMWH 治疗的 ACS 患者，Xa 因子抑制的理想水平尚未确定。现有的非随机临床研究表明，抗 Xa 活性>0.5U/ml 时，缺血/血栓及出血事件的发生率较低。发生严重出血患者的抗 Xa 活性在 1.8~2.0IU/ml。

（2）STEMI：STEMI 患者的大规模随机临床试验对 LMWH 作为溶栓的辅助治疗进行探索性研究。总的来说，尽管小型和中型试验中 LMWH 显示出优势，但常规应用 LMWH 替代 UFH 还需进一步研究。早期有一些较小规模的研究显示，LMWH 可以代替 UFH 用于溶栓的辅助抗凝治疗。

年龄≤75 岁，肾功能良好（男性肌酐≤2.5mg/dl 和女性肌酐≤2.0mg/dl），应用替奈普酶和依诺肝素（30mg 静脉推注，随后以 1mg/kg 皮下注射、1 次/12h，用到 7 天或出院），是目前研究证据最多的一种给药方法。75 岁以上患者或 75 岁以下合并明显肾功能障碍的患者，不应以 LMWH 代替 UFH 辅助溶栓。ExTRACT-TIMI 25 研究为 LMWH 与多种溶栓药物的联合应用和 75 岁以上患者提供了确实的证据。ExTRACT-TIMI 25 随机入选超过 2 万例 STEMI 住院患者接受依诺肝素（静脉推注 30mg，随后 1.0mg/kg、1 次/12h 皮下注射，年龄 75 岁以上者不予静脉推注，仅皮下注射 0.75mg/kg、1 次/12h）或普通肝素[静脉推注 60U/kg（最大 4 000U），随后 12U/（kg·h）静脉滴注（最大 1 000U/h）]，联合应用 150~325mg 阿司匹林。80% 患者接受纤维蛋白特异性溶栓治疗，20% 链激酶溶栓。平均治疗时间 UFH 组为 2 天，而依诺肝素组为 7 天。主要终点 30 天的死亡和心肌梗死，依诺肝素组低于 UFH 组（9.9% vs. 12.0%，RR=0.83，P<0.001）。次要终点（死亡、心肌梗死或心肌缺血导致紧急血运重建）也明显降低。TIMI 严重出血和轻微出血的发生率在依诺肝素组较高，但颅内出血没有差异。包括死亡、心肌梗死和致残性脑卒中的净获益，依诺肝素组较优。

对未行再灌注治疗的患者，无抗凝禁忌，给予 LMWH 至少 48 小时。STEMI 伴发 DVT 或肺栓塞时，给予足量 LMWH 至少 5 天，直至华法林充分抗凝（INR 2.0~3.0）。STEMI 后发生充血性心力衰竭，住院延长，不能行走或有其他 DVT 高危，未抗凝者，应用 LMWH 预防性抗凝。

（3）PCI：许多 NSTE-ACS 患者接受 PCI，LMWH 逐渐取代了 UFH，但 PCI 术中监测 LMWH 的抗凝水平困难，因此目前多为经验剂量 LMWH 的方案。STEEPLE 研究是第一个 PCI 术中应用 LMWH（依诺肝素）与 UFH 比较的大规模临床试验，入选 3 528 例非急诊介入治疗患者，被随机分为三组，即依诺肝素（0.5mg/kg）组、依诺肝素（0.75mg/kg）组和 UFH 组，结果显示依诺肝素组严重出血减少 57%。STEEPLE 研究推进了 PCI 术中 LMWH 取代 UFH 的进程。在 PCI 中依诺肝素与替罗非班或埃替非巴肽联合应用是安全的，有报道在 PCI 术中达肝素与阿昔单抗联合应用获有益结果。PCI 术后继续应用 LMWH 并没有显著减少早期缺血事件，成功无并发症的 PCI 术后无须常规应用。

3. 维生素 K 拮抗剂　早年研究显示，中危和低危冠心病患者应用调整剂量和固定剂量的华法林并不优于阿司匹林，而出血并发症增加。但某些临床情况下，仍然会涉及华法林单独或与阿司匹林联合用药的问题，包括下列情况：

（1）对于高危 MI 患者（包括大面积前壁心肌梗死、严重心力衰竭、超声心动图发现心脏血栓和血栓栓塞病史），推荐心肌梗死后 3 个月联合应用中等剂量华法林（INR 2.0~3.0）和小剂量阿司匹林（≤100mg/d）。

（2）无阿司匹林过敏，有抗凝治疗的指征，如持续性心房颤动、左心室功能不全和广泛室壁运动障碍等，采取两种治疗策略：阿司匹林（75~150mg）加华法林（INR 2.0~3.0）或较高强度华法林（INR 2.5~3.5）抗凝。如植入支架术后，可联合阿司匹林（75~150mg）加氯吡格雷（75mg）加华法林（INR 2.0~3.0）。

（3）阿司匹林过敏：年龄<75 岁，出血危险小且可监测 INR，华法林维持 INR 2.5~3.5，可用于替代氯吡格雷治疗。对于阿司匹林过敏且有抗凝指征者，如未植入支架，较高强度华法林（INR 2.5~3.5）；如植入支架，服用氯吡格雷 75mg 加中等强度华法林（INR 2.0~3.0）。

（4）STEMI 患者发生缺血性脑卒中并有持续性心房颤动，应终身华法林抗凝（INR 2.0~3.0）。

（5）STEMI 患者伴心源性栓塞危险（心房颤动、附壁血栓或节段性运动障碍），应用华法林（INR 2.0~3.0）。疗程取决于临床具体情况，附壁血栓或节段性运动障碍时至少 3 个月。早期重叠 LMWH 或肝素，至华法林达到充分抗凝。

（6）STEMI 后二级预防：可以按标准方法并常规严密监测 INR 的医疗机构，心肌梗死后高危和低危患者，年龄<75 岁，长期（4 年）应用高强度 VKA[目标 INR 为 3.5（3.0~4.0）] 不联合阿司匹林，或中等强度的口服华法林中等强度抗凝 [目标 INR 为 2.5（2.0~3.0）] 联用阿司匹林。

4. 直接凝血酶抑制剂　直接凝血酶抑制剂（DTI）在某些方面克服了肝素类药物局限性，包括：无须抗凝血酶，对血栓结合的凝血酶仍有效，抑制凝血酶介导的血小板活化，与 PF-4 无相互作用，血浆半衰期短，为 25 分钟，无须抗凝监测，主要为水蛭素及其衍生物。水蛭素（hirudins）是一种强效的二价直接凝血酶抑制剂，其半衰期为 60 分钟，主要通过肾脏清除。临床实践中所采用的水蛭素剂量可使 APTT 和 ACT 等凝血指标延长，且与血浆药物浓度具有很好的相关性。阿加曲班（argatroban）是精氨酸衍生的小分子肽，只与凝血酶活性部位结合，在肝脏代谢并产生多种活性中间代谢产物。尽管阿加曲班的半衰期不受肾功能的影响，其清除受肝功能的影响较明显。比伐芦定（bivalirudin）是由 20 个氨基酸组成的多肽，可与凝血酶的活性部位及阴离子结合部位相互作用。这类药物在冠心病抗凝治疗的适应证较窄证据正在积累。

对于 NSTE-ACS 患者，不推荐使用 DTI 作为最初常规的抗凝治疗，用于肝素诱导的血小板减少症（HIT）患者。针对进行介入治疗的中高危 NSTE-ACS 患者，ACUITY 研究随机比较下列三组：在阿司匹林和氯吡格雷基础上，UFH 或依诺肝素加Ⅱb/Ⅲa受体拮抗剂；直接凝血酶抑制剂比伐芦定加Ⅱb/Ⅲa受体拮抗剂；单独应用比伐芦定。各组间缺血事件的联合终点没有统计学差异，但单独应用比伐芦定组，严重出血终点事件明显降低，比伐芦定组的临床净获益明显优于另外两组。该研究为临床中高危 NSTE-ACS 患者早期进行介入治疗的抗凝治疗提供新的思路，比伐芦定可以替代普通肝素或依诺肝素，但是当与糖蛋白Ⅱb/Ⅲa受体拮抗剂合用时，单独应用比伐芦定的临床净获益更多。

STEMI 溶栓辅助治疗中 DTI 没有显著的临床益处，当存在或怀疑 HIT 时，DTI 应该作为肝素的替代用药，如链激酶溶栓时，联合比伐芦定替代肝素。对出血高危患者如高龄、肾功能不全以及联合应用 GPⅡb/Ⅲa受体抑制剂，比伐芦定较 UFH 更优。

5. 新型抗凝药物　对凝血机制的深入研究及重组 DNA 技术的发展，加速了新抗凝药物的研究步伐，研发了一系列以凝血过程中特定凝血因子或抗凝机制为靶标的新抗凝剂，如组织因子途径抑制物（TFPI）、活化蛋白 C、NAPc 等。其中，临床研究最广泛的是 X a 因子抑制剂和口服直接凝血酶抑制剂。

（1）Ⅹa 因子抑制剂——磺达肝癸钠：磺达肝癸钠（分子量为 1 728D）是一种合成戊糖，戊糖序列是与抗凝血酶结合及灭活凝血因子的关键结构，可以促进抗凝血酶介导的因子Ⅹa 抑制。该药物的抗Ⅹa 因子活性随血浆药物浓度的增高而增加，用药后 3 小时内达高峰。肾脏是唯一清除途径，其血浆半衰期为 17～21 小时。目前多项研究支持磺达肝癸钠用于髋部骨折、髋关节置换及膝关节置换术后和内科住院患者深静脉血栓的预防和治疗。

关于磺达肝癸钠用于 ACS 的最大规模临床试验 OASIS-5 研究，入选 2 万例不稳定型心绞痛和 NSTEMI 患者，比较磺达肝癸钠（2.5mg、1 次 /d）和依诺肝素（1mg/kg、2 次 d）皮下注射，9 天后，死亡、MI 和难治性心绞痛在两组之间没有差异，但磺达肝癸钠组严重出血减少 50%。研究支持磺达肝癸钠在 NSTE-ACS 的抗凝治疗中优于低分子量肝素，尤其是出血并发症，并且与死亡率相关。

评价 STEMI 患者磺达肝癸钠的安全性及有效性的大规模随机临床试验 OASIS-6，比较磺达肝癸钠与普通肝素或安慰剂，12 092 例 ST 段抬高心肌梗死患者症状发作 24 小时内，随机接受磺达肝癸钠 2.5mg/d 共 8 天或出院。对照进行分层，即没有肝素指征的患者接受磺达肝癸钠或安慰剂，有肝素指征的患者接受磺达肝癸钠或 UFH。直接 PCI 占 31%，溶栓占 45%（多数采用链激酶），24% 患者未进行再灌注治疗。30 天死亡和心肌梗死主要终点，磺达肝癸钠组明显低于安慰剂组（9.7% *vs.*11.2%，*P*=0.008）。主要终点下降主要来源于磺达肝癸钠与安慰剂的比较，而磺达肝癸钠与 UFH 没有显著性差异。进行 PCI 的患者主要终点事件也没有差异，直接 PCI 中导管内血栓和冠状动脉并发症磺达肝癸钠组较高。治疗组出血并发症没有差异，颅内出血的发生率两组均为 0.2%。研究证实，只有那些没有 UFH 指征的患者应用磺达肝癸钠可获益，也仅限于没有进行 PCI 的患者。

（2）口服直接凝血酶抑制剂——西美加群：西美加群是与凝血酶活性位点直接结合并产生抑制作用的前体药物，经小肠吸收后迅速被转化为美拉加群，经肾脏清除。血浆半衰期为 3～4 小时，口服给药，2 次 /d。迄今为止，未发现可能影响其吸收的食物或药物。西美加群抗凝反应的可预测性良好，不需要凝血监测。但肾功能不全患者和老年人需要调整剂量。西美加群在高危矫形外科患者血栓的预防、静脉血栓栓塞的治疗、非瓣膜性心房颤动患者血栓栓塞事件的预防等方面获得了大量证据。ESTEEM 试验结果显示，在近期发生心肌梗死（ST 段抬高或无 ST 段抬高）的患者，与单用阿司匹林相比，联合西美加群和阿司匹林可显著减少死亡、非致命心肌梗死和严重的缺血复发。

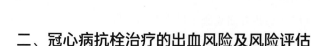

二、冠心病抗栓治疗的出血风险及风险评估

冠心病患者抗栓治疗合并出血临床并不少见,且出血风险会增加患者死亡率。ACS 患者接受抗栓治疗,非 CABG 相关出血发生率为 1%～10%[1];冠心病抗栓治疗中的常见出血部位包括皮肤、胃肠道、穿刺部位、颅内、眼、泌尿生殖器、呼吸道、腹膜后、口腔、起搏器囊袋等[2]。

(一)出血定义

临床基于不同的研究,关于出血评分的标准有十余种。出血是 ACS 患者远期不良预后的独立危险因素,如术后 30 天合并出血,则患者 1 年死亡率显著增加[3],ACS 患者如合并大出血,则院内死亡率会显著升高[4];研究也发现,出血程度与死亡率密切相关[5]。真实世界中,出血并发症临床十分常见,包括滋扰型出血(容易瘀伤、小切口出血、瘀点及瘀斑)、内出血(血肿、鼻出血、口腔出血、阴道出血、黑便、眼睛出血、血尿及呕血)及严重出血(颅内出血、危及生命出血或需输血);这些出血往往导致患者抗血小板治疗的依从性显著下降[6]。

1. TIMI 出血分级标准

(1)大出血:颅内出血或临床可见出血(包括影像学),伴血红蛋白浓度下降≥5g/dl。

(2)小出血:临床可见出血(包括影像学),伴血红蛋白浓度下降 3～5g/dl。

(3)轻微出血:临床可见出血(包括影像学),伴血红蛋白浓度下降＜3g/dl。

2. GUSTO 出血分级标准

(1)严重或威胁生命的出血:颅内出血或血流动力学受损且需要干预的出血。

(2)中度出血:需要输血,但不导致血流动力学受损的出血。

(3)轻微出血:不符合严重和中度出血标准的出血。

3. 欧美出血学术研究联合会(BARC)出血分级标准(表 7-2-2)

表 7-2-2　不同类型出血学术研究联合会(BARC)定义

类型	出血学术研究联合会(BARC)定义
0 型	无出血
1 型	出血无须处理,不需要患者额外寻求医务人员帮助
2 型	任何明显的出血征象(例如预料之外的出血,包括仅由影像学发现的出血),不符合 3、4、5 型出血的标准,但是满足以下至少一条:①需要非手术的处理;②导致住院或治疗等级增加;③需要评估
3 型	
3a 型	明显的出血伴有血红蛋白下降 3～5g/L(排除与出血无关的血红蛋白下降),需要输血的明显出血
3b 型	明显的出血伴有血红蛋白下降超过 5g/L(排除与出血无关的血红蛋白下降),并:心脏压塞/需要外科止血(除外牙科、鼻腔、皮肤和痔疮)\\需要静脉升压药物
3c 型	颅内出血(不包括微出血或出血转化,包括脊髓内出血)、亚类(经由尸检、影像或实验室结果证实)、眶内出血导致视物模糊
4 型	CABG 相关的出血 围手术期 48 小时内出现的颅内出血 需要再次开胸止血 在 48 小时内需要输不少于 5 个单位的全血或浓缩红细胞 24 小时内胸腔引流不少于 2L 如果 CABG 相关的出血达不到 3 型的严重程度,则不归类为出血事件
5 型	致命的出血
5a 型	很可能的致命性缺血:没有尸检或影像学证据,但临床上高度怀疑
5b 型	确定的致命性出血:明显的出血或尸检或影像学证实

（二）出血风险评估

ACS 治疗策略中出血风险评估是重要的部分；2007 年 ESC UA/NSTEMI 指南 [7]（ⅠB）推荐，制订治疗方案时，应该将出血风险考虑在内，对出血高危患者，应该采用已知可降低出血风险的药物、联合用药和非药物方法（血管途径）；2011 年 ESC UA/NSTEMI 指南 [8]（ⅠB）推荐，用已建立的评分工具评估预后及出血风险（如 GRACE 危险分层、CRUSADE 出血评估）。

在具有明显动脉粥样硬化性血栓性疾病的患者中，除存在过敏、活动性出血、既往颅内出血外，推荐使用小剂量阿司匹林，推荐剂量为 75～100mg、1 次 /d，继续增加剂量会增加消化道出血的风险。

对于急性冠状动脉再灌注抗血栓治疗，其院内死亡的比例明显增加，出血风险也明显增加。对于出血的患者，输血是一种治疗手段，同时也是影响预后的因素。在相关研究中，如果患者发生出血事件后进行输血治疗的话，对于患者远期预后的影响远远大于疾病本身，在疾病的急性期，疾病本身对预后的影响大，而在疾病的晚期，出血和输血则增加了风险。

亚洲人群中应用氯吡格雷需注意基因多态性的影响，对高血栓风险或反复发作血栓事件的高龄患者，可考虑行基因多态性检测。PURSUIT 研究入选 9 461 例 NSTE-ACS 患者，PURSUIT 危险评分越高，死亡或联合终点事件的发生率越高。该危险评分尤其强调年龄的重要性，高龄患者亚组分析显示，年龄大于 70 岁，出血风险增加；年龄大于 80 岁，中、大量出血风险明显增加，且 30 天死亡率及心肌梗死发生率均增加。

大禹研究证实，中国人群中替格瑞洛治疗的严重出血发生率较低。随访 2 年出血事件发生率仅为 2.3%，甚至低于 PLATO 研究中替格瑞洛组患者随访 1 年时大出血的发生率（7.9%），也低于其他亚洲人群（10.0%）[9]。

随年龄增长，口服维生素 K 拮抗剂抗凝导致严重出血的风险大大增加。心房颤动随机研究中，华法林引起的大出血事件在 75 岁以下患者中发生率为 1.7%～3.0%，在 75 岁以上患者中则上升至 4.2%～5.2%。较高的出血风险来自多种影响因素，如年龄、药物、食物的相互作用等。因此，高龄患者抗凝治疗中应减少华法林的用量。此外，在服用华法林的高龄患者中，过高的 INR 恢复到目标治疗值所需时间较长，这使得高龄患者更长时间暴露在危险梯度之上 [10]。

指南推荐，ACS 患者接受 DAPT 治疗时间为 12 个月。75 岁以上人群中，替格瑞洛相关的总死亡风险低于氯吡格雷，但小出血发生率高于氯吡格雷；稳定型心绞痛患者 DAPT 的治疗时间取决于支架类型和个体出血风险的大小；接受 PCI 治疗的高龄 ACS 患者中，植入裸金属支架的 DAPT 时间短于药物洗脱支架；应尽量避免延长三联抗栓治疗的时间；目前尚缺少大规模临床研究证据支持，但已有研究提示 DAPT 中，停用阿司匹林较停用氯吡格雷能够更有效减少出血的发生。

基于既往的大量循证研究，数种出血风险评估系统在临床先后应用。

（三）HAS-BLED 出血评分系统

抗凝治疗可能增加患者出血风险，因此在患者治疗前和治疗过程中必须对出血风险进行评估，对于高龄患者更应谨慎处理。目前有多种方法评估出血风险，其中 HAS-BLED 出血评分系统包括以下因素：

1. **高血压**　收缩压＞160mmHg（1 分）。
2. **肾功能异常**　长期透析、肾移植或血清肌酐≥200μmol/L（1 分）。
3. **肝功能异常**　慢性肝病（如肝硬化）或显著肝功能异常（1 分）。
4. **出血**　指既往出血史和 / 或出血易感性（1 分）。
5. **INR 易变**　指 INR 不稳定 [INR 值易变 / 偏高或达不到治疗范围（如＜60%）]（1 分）。
6. **药物 / 酒精应用**　指同时应用抗血小板药物、非甾体抗炎药或酗酒等（药物 / 酒精各 1 分）。

HAS-BLED 评分是目前指南普遍推荐的评分方法，评分 0～2 分为低出血风险患者，≥3 分提示出血高风险。

（四）CRUSADE 出血评分系统

2011 年 ESC 冠心病治疗指南推荐，使用 CRUSADE 出血评分系统对患者的预后及出血风险进行评估（证据等级：ⅠB 级）；2011 年 ACCF/AHA 不稳定型心绞痛 / 非 ST 段抬高心肌梗死治疗指南建议，使用 CRUSADE 出血评分系统来评估非 ST 段抬高心肌梗死（NSTEMI）患者的出血风险。基于 CRUSADE 出血风险评分，将患者分为 5 级（表 7-2-3）。患者的 CRUSADE 出血风险评分越高，其出血风险越高（表 7-2-4）。

表 7-2-3 CRUSADE 出血风险分级

风险	病例数	最低分 / 分	最高分 / 分	出血率
很低	19 486	1	20	3.10%
低	12 545	21	30	5.50%
中度	11 530	31	40	8.60%
高	10 961	41	50	11.90%
很高	15 210	51	91	19.50%

表 7-2-4 CRUSADE 出血风险评分

预估	范围	分数 / 分	预估	范围	分数 / 分
基线血细胞比容 /%	<31	9		111 ~ 120	10
	31 ~ 33.9	7		≥121	11
	34 ~ 36.9	3	性别	男性	0
	37 ~ 39.9	2		女性	8
	≥ 40	0	心力衰竭体征	是	0
肌酐清除率 /(ml·min⁻¹)	≤15	39		否	7
	>15 ~ 30	35	血管疾病病史（PAD 或脑卒中病史）	否	0
	>30 ~ 60	28		是	6
	>60 ~ 90	17	糖尿病	否	0
	>90 ~ 120	7		是	6
	>120	0	收缩压 /mmHg	≤90	10
心率 /(次·min⁻¹)	≤70	0		91 ~ 100	8
	71 ~ 80	1		101 ~ 120	5
	81 ~ 90	3		121 ~ 180	1
	91 ~ 100	6		181 ~ 200	3
	101 ~ 110	8		≥201	5

SYNERGY 研究表明，交替使用低分子量肝素（LMWH）和普通肝素（UFH）会增加出血风险；2011 年欧洲 ESC 非 ST 段抬高 ACS 指南中提到，不推荐之前使用低分子量肝素治疗的 NSTE-ACS 患者再交叉使用其他抗凝药物，其推荐级别为ⅢB。2011 年美国 ACCF/AHA/SCAI 指南中也指出，PCI 12 小时内使用低分子量肝素的患者，不应该在 PCI 书中再额外接受普通肝素治疗，其推荐级别也是ⅢB。而在中国 2012 年经皮冠状动脉介入治疗指南中也提到，术前与术后肝素和低分子量肝素应避免交叉使用，推荐等级也和前面 2 个指南一样。尽管有研究认为交叉使用各种肝素不具有这样的风险，但是相关指南还是这样推荐的。

2012 年欧洲 ST 段抬高心肌梗死指南中提出：第一，因为对有效的抗血栓药物和抗血小板药物的需要，ACS 患者直接行 PCI 与择期行 PCI 手术的患者相比，出血风险更高且更为常见；第二，更强力的抗血栓药物的使用通常伴随着出血风险的增加；第三，女性通常具有较低的体重和更容易受到出血的伤害，这就是为何抗血栓治疗和它们的使用剂量更要密切关注出血风险；第四，ACS 患者合并慢性肾脏病通常会因过量使用抗血栓药物而增加出血的风险。

2013 年美国相关指南认为，肾功能是决定患者出血风险的重要因素，在这些患者中毫无疑问需要使用双通道抗血栓药物。而在阿司匹林剂量上，无论是相关的欧洲指南还是美国的指南，都倾向于推荐使用低剂量阿司匹林，一般是 75 ~ 150mg。阿司匹林指南编写委员会的共识是维持剂量首选 81mg，在直接 PCI 植入支架的患者中也是如此。这种推荐是基于增加出血风险的证据的。如果出血风险大于双重血小板 P2Y$_{12}$ 受体拮抗剂的预期效益的话，早期停药可能是必要的。

如果患者出血风险比较大，对于急诊、早期侵入策略：①比伐芦定联合 GP Ⅱ b/ Ⅲ a 受体拮抗剂可作为 UFH+GP Ⅱ b/ Ⅲ a 受体拮抗剂的替代选择（ⅠB）；②每天磺达肝癸钠皮下注射 2 次，每次 2.5mg 可作为有效且安全的抗凝治疗（ⅠA）；③如果起始治疗选择磺达肝癸钠，在 PCI 术中要选择 UFH，85IU/kg 单独使用监测 ACT 或 60IU+UFH+GP Ⅱ b/ Ⅲ a 受体拮抗剂（ⅠB）。

GRACE 评分和 CRUSADE 评分方面有很多相同之处，第一是心率；第二是血压，换而言之，患者的血流动力学情况决定了患者的缺血程度和出血风险；第三是肾功能；第四是心脏状态。这四个项目在两种评分中，无论在缺血程度和出血风险方面，都有其地位。

出血风险带来死亡、心肌梗死和脑卒中的高风险；大出血的发生率与非 ST 段抬高急性冠脉综合征（NSTE-ACS）急性期的死亡率一样高；预防出血与预防缺血事件同等重要，可以明显减少死亡、心肌梗死和脑卒中的风险；对出血风险的评估应该成为治疗决策的一个重要组成部分。

三、冠心病抗栓治疗合并出血的治疗

冠心病患者合并出血是临床棘手的问题，因此，预防出血的发生才是核心。急性冠状动脉再灌注和急性消化道内出血的问题——这是心血管内科医师、普通内科医师、介入医师时常面对的问题，治疗的矛盾使临床策略的制订举步维艰。缺血的治疗与出血合并存在又互为因果，要是处理上难以决断的话，可以通过治疗的经验和指南共同来指导患者的个体化治疗。这是一个涉及多学科的交叉问题，需要心血管内科、血液科、消化科、肾内科等多学科共同关注来解决这个问题。

（一）预防出血策略

预防出血的主要策略包括三个方面：

1. **药物** 推荐使用低剂量肝素、依诺肝素、磺达肝癸钠、比伐芦定；短期 GP Ⅱ b/ Ⅲ a 受体拮抗剂；肝素过量时，使用鱼精蛋白逆转。

2. **手术** 推荐早期拔除鞘管，使用较小的鞘管尺寸，推荐桡动脉路径，推荐全程射线下导引通路，超声导引通路，安全区切开动脉。

3. **技术** 推荐使用血管闭合装置。

ACS 患者合并大出血的发生率为 2.3% ~ 4.8%，最常见的出血部位就是消化道，约占所有出血部位的 1/3（31.5%），死亡率超过 1/3（36.3%）。因此，消化道出血在 ACS 中，是一个至关重要的问题，怎样评价抗血栓药物在治疗消化道出血的风险呢？

2008 年美国心脏病基金会学会、美国心脏学会、美国消化学会共同颁布了一个专家共识，如果需要抗血小板治疗，我们一定要先评估患者的消化道出血风险。

（1）如果患者有溃疡病史或溃疡相关并发症病史，但是非出血性的，我们需要检查是否有幽门螺杆菌感染，做 ^{13}C 呼气实验，如为阳性，就需要抗感染治疗。

（2）如果患者有消化道出血的情况，又需要双联抗体治疗的话，一定要使用质子泵抑制剂，如果没有这个问题，我们则需要评估危险因素：①年龄超过 60 岁；②使用皮质类固醇；③有消化道症状或胃食管反流症状。有 1 个以上的危险因素，仍需要使用质子泵抑制剂。权衡利弊，如果 ACS 患者发生消化道出血风险高，在这种情况下，是否行 PCI？要进行危险分层，低危者趋向保守治疗，高危者需要急诊 PCI。如果需行 PCI，我们要掌握急诊介入的时机，重视介入策略，在这种情况下是给患者植入支架，还是适时中止？大家一定要慎重。如果要放支架，是用裸金属支架（BMS），还是使用药物洗脱支架（DES），须做好选择。

对于特殊情况的出血风险管理，2011 年 ESC 血栓工作组对出血提出了 3 个比较重要的管理策略：①发生小出血时，不需要改变现有的治疗（ⅠC）；②发生大出血时，需要中断或中和抗血小板和抗凝治疗，除非出血可以通过其他止血措施控制（ⅠC）；③输血可使临床结局恶化，需要个体化考虑输血措施（ⅠC）。在急性冠状动脉再

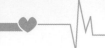

灌注中,出血并不少见,应该引起临床医师的足够重视,考虑患者的风险,评估出血和缺血的平衡点,才能更好地使患者得到救治。

(二)出血的治疗

按照出血的严重程度或缺血再发概率,选择输血、止血(按压止血、镜下止血、手术止血)、部分或完全停用抗栓药物、替代治疗或应用拮抗剂治疗。在血流动力学不稳定或红细胞比容<25%及血红蛋白低于7g/dl的患者中,推荐输血治疗。熟练掌握抗凝、抗血小板药物的作用机制、半衰期及肾功能的影响,对于提高治疗的有效性具有重要意义。

质子泵抑制剂的应用:在DAPT中,推荐使用质子泵抑制剂作为预防消化道出血的药物。由于缺少以消化道大出血作为观察终点的大规模随机临床试验,接受单一药物治疗的高龄患者中应用质子泵抑制剂是否获益尚不清楚。质子泵抑制剂主要通过肝P450酶系代谢,参与代谢的同工酶主要是CYP2C19和CYP3A4。因此,在应用氯吡格雷的患者中,联合应用质子泵抑制剂时,应注意两者之间的药物相互作用。奥美拉唑对氯吡格雷的抗血小板作用抑制最明显,推荐使用具有与CYP2C19亲和作用较低的质子泵抑制剂,如泮托拉唑、雷贝拉唑等。在口服达比加群酯治疗者中,由于该药在酸性环境中能更好地吸收,故与质子泵抑制剂等抑酸剂合用时会影响该药物的吸收[11]。

ACS伴消化道出血的术后处理:①术后必须应用阿司匹林、氯吡格雷和低分子量肝素,用哪种药需要根据实际情况取舍,如果出血风险较低的话,低分子量肝素可以不用,有些特殊出血需要使用特殊的办法处理;②如果患者病情允许,需要内镜检查,可以明确出血的部位,在内镜下止血;③特殊的止血手段也可以使用,例如血管造影局部栓塞止血、三腔二囊管压迫;④避免使用全身性止血药物;⑤同时考虑用质子泵抑制剂、强力抑酸和保护胃黏膜的药物,但是在使用氯吡格雷时应尽量避免合用奥美拉唑;⑥其他策略:血压管理、增加出血风险药物的管理(非甾体抗炎药、糖皮质激素等)、应用华法林患者的INR监测以及酒精摄入。中国台湾心脏病学会特别建议,服用抗凝药物预防脑卒中的高血压患者,血压目标值应在130/80mmHg以下。

小的出血事件、小范围的操作(如皮肤、经皮穿刺、牙齿、内镜等检查),不需停用抗栓药物。大出血时,应考虑中断重要部位的手术(眼睛球后、脊髓、颅内)和出血风险高的手术(手术范围大、重建手术、前列腺手术)。在缺血性脑卒中患者中,根据脑卒中范围的大小,非VKA的口服抗凝药物停用时间为3~12天。颅内出血发生后,重启抗凝治疗应更为慎重。华法林所致小出血如皮肤出血、瘀斑、牙龈出血等应严密观察,必要时或大出血情况下给维生素K_1 5~10mg静脉注射。UFH相关出血可给予鱼精蛋白,但不能完全中和其抗凝活性,用量需增大。

(刘　兵)

参 考 文 献

[1] FITCHETT D. The impact of bleeding in patients with acute coronary syndromes: how to optimize the benefits of treatment and minimize the risk[J].Can J Cardiol, 2007, 23(8):663-671.

[2] Task Force on the management of ST-segment elevation acute myocardial infarction of the European Society of Cardiology (ESC), STEG P G, JAMES S K, et al.ESC Guidelines for the management of acute myocardial infarction in patients presenting with ST-segment elevation[J].Eur Heart J, 2012, 33(15): 2569-2619.

[3] NDREPEPA G, BERGER P B, MEHILLI J, et al.Periprocedural bleeding and 1-year outcome after percutaneous coronary interventions: appropriateness of including bleeding as a component of a quadruple end point[J].J Am Coll Cardiol, 2008, 51(7):690-697.

[4] MOSCUCCI M, FOX K A, CANNON C P, et al.Predictors of major bleeding in acute coronary syndromes: the Global Registry of Acute Coronary Events(GRACE)[J].Eur Heart J, 2003, 24(20):1815-1823.

[5] RAO S V, O'GRADY K, PIEPER K S, et al.Impact of bleeding severity on clinical outcomes among patients with acute coronary syndromes[J].Am J Cardiol, 2005, 96(9):1200-1206.

[6] ARMERO S, BONELLO L, BERBIS J, et al.Rate of nuisance bleedings and impact on compliance to prasugrel in acute coronary syndromes[J].Am J Cardiol, 2011, 108(12):1710-1713.

［7］BASSAND J P, HAMM C W, ARDISSINO D, et al.Guidelines for the diagnosis and treatment of non-ST-segment elevation acute coronary syndromes[J].Eur Heart J, 2007, 28（13）:1598-1660.

［8］HAMM C W, BASSAND J P, AGEWALL S, et al.Guidelines for the diagnosis and treatment of non-ST-segment elevation acute coronary syndromes[J].Eur Heart J, 2011, 32（23）:2999-3054.

［9］李志华, 张亚晨, 解玉泉, 等. 替格瑞洛在行经皮冠状动脉介入治疗的急性冠状动脉综合征患者中的疗效和安全性观察 [J]. 中国介入心脏病学杂志, 2015, 23: 45-49.

［10］BUDNITZ D S, LOVEGROVE M C, SHEHAB N, et al.Emergency hospitalizations for adverse drug events in older Americans[J].N Engl J Med, 2011, 365（21）: 2002-2012.

［11］AGEWALL S, CATTANEO M, COLLET J P, et al.Expert position paper on the use of proton pump inhibitors in patients with cardiovascular disease and antithrombotic therapy[J].Eur Heart J, 2013, 34(23):1708-1713.

第3章 RAAS抑制剂与肾衰竭

心血管疾病和肾脏疾病常常合并存在,它们有着诸多共同的危险因素及共同的疾病进展机制,所以慢性肾脏病(CKD)患者有着远高于一般人群的高血压及心血管疾病发病率,而高血压和心血管疾病又会促进慢性肾脏病的进展,这是一个恶性循环。而RAAS抑制剂既有很好的降压作用,又有额外心、脑血管及肾脏保护作用,对于打破CKD患者中的这一恶性循环、改善CKD患者的预后至关重要。但是,CKD中存在的肾功能异常、药物清除异常及合并用药复杂等特殊因素,会增加RAAS抑制剂使用的复杂性及急性肾损伤和高钾血症等风险,这往往会造成临床上肾病患者中RAAS抑制剂使用不当或不足等情况。因此,有必要对RAAS抑制剂在CKD中使用的利弊及其原则予以阐述。

现有的RAAS抑制剂,按其在RAAS系统中阻断位点的不同,分为直接肾素抑制剂(direct renin inhibitor, DRI)、血管紧张素转换酶抑制剂(angiotensin converting enzyme inhibitor, ACEI)、血管紧张素Ⅱ型受体阻滞剂(angiotensin Ⅱ receptor blocker, ARB)及醛固酮受体拮抗剂(aldosterone receptor antagonist, ARA)。

一、CKD患者中使用RAAS抑制剂的获益

1. **RAAS抑制剂的肾保护作用** RAAS抑制剂,尤其ACEI及ARB,已经成为CKD治疗的基石。它们能有效地降低尿蛋白水平,从而延缓患者肾功能的恶化。对于CKD,不论其病因,不论其是糖尿病肾病抑或非糖尿病肾病,ACEI和ARB的肾保护作用都独立存在。最近发表的大型网状荟萃分析表明,在CKD患者中,ACEI和ARB与安慰剂对比分别降低了38%(OR=0.61, 95%CI 0.47~0.79)及30%(OR=0.70, 95%CI 0.52~0.89)的肾脏联合终点事件(即肌酐倍增、eGFR下降50%,或进入ESRD),与其他活性药物对比分别降低了35%(OR=0.65, 95%CI 0.51~0.80)及25%(OR=0.75, 95%CI 0.54~0.97)的肾脏联合终点事件[1]。但是,ACEI与ARB在肾脏保护上的疗效大体相当[1]。

目前,有关ACEI或ARB肾脏保护的证据更多集中在血肌酐<265μmol/L的CKD人群。但也有探索性的RCT发现,对于血肌酐>265μmol/L的非透析的CKD人群,ACEI或ARB仍然有肾保护作用。甚至还有研究表明,即使对已经接受规律透析治疗的患者,使用ACEI或ARB仍能延缓残余肾功能的丧失或至少不影响残余肾功能。这些证据表明,ACEI或ARB肾功能保护可能是全程的。但实际应用中,也应该考虑到,基础肾功能越差的患者,使用RAAS抑制剂出现近期的肌酐升高以及高钾血症的风险会相应增高。

ACEI或ARB的肾保护作用有着剂量依赖性,在一定范围内随剂量增大而降蛋白作用加强,肾脏的远期预后也会进一步改善。所以,若患者没有因此引起高血钾及低血压等不良反应,建议ACEI或ARB的剂量尽可能加到循证证据推荐的最适剂量,一般为基础用量的2~4倍。

但更强的RAAS抑制,如ACEI与ARB联用,或DRI与ACEI或ARB联用,虽然可以进一步减低蛋白尿,但却不增加对心血管及肾的保护作用,反而会增加急性肾损伤的风险。所以,一般不推荐使用。

动物研究及临床研究都已经证实,直接肾素抑制剂阿利吉仑也有着不劣于ACEI或ARB的降尿蛋白作用[2]。小样本的短期临床研究也提示,在使用ACEI或ARB的基础上加用醛固酮受体拮抗剂(螺内酯或依普利酮),可进一步降低蛋白尿[3]。所以,直接肾素抑制剂及醛固酮受体拮抗剂可能也存在肾脏保护作用,但两者都缺乏大规模的循证医学证据验证。

RAAS抑制剂的肾保护作用通过血流动力学和非血流动力学机制实现。RAAS抑制剂抑制了循环中的RAS,引起体循环血压下降及肾小球的出球小动脉扩张甚于入球小动脉,这两种作用共同有效降低肾小球的灌注压及滤过压,最终减少肾病患者的蛋白尿,并延缓其肾功能恶化。另外,RAAS抑制剂抑制了肾脏局部

RAAS 系统，能改善因 RAAS 激活导致的炎症反应、氧化应激、肾脏系膜细胞的增殖及间质纤维化等，从而减少尿蛋白及延缓肾功能恶化。

2. CKD 患者中 RAAS 抑制剂的心血管保护依旧存在　CKD 患者中，心血管疾病高发，且心血管的发病率随着尿白蛋白量增多及肾功能下降而递增。到了肾病终末期，患者心血管事件的发生率要比常人高出 20～30 倍。

CKD 患者中，心血管事件的高发，不仅因为心血管疾病与 CKD 有着诸多共同的危险因素及发病机制，而且因为 CKD 本身可以导致许多心血管疾病的危险因素，如高血压、脂代谢紊乱、钙磷代谢异常导致异位钙化、贫血、酸碱失衡等。

虽然 CKD 患者中存在独特的非传统的 CVD 危险因素，但 RAAS 抑制剂的心血管保护作用在 CKD 患者中依旧存在。与安慰剂对比，ACEI 和 ARB 使 CKD 患者的心血管事件（包括致死或非致死性的心肌梗死、脑卒中、心力衰竭及心血管死亡）分别减少 17%（OR=0.82，95%CI 0.71～0.92）及 24%（OR=0.76，95%CI 0.62～0.89）[1]。即使患者已经进入规律透析，这种心血管的保护作用依然存在。另外，因为 CKD 患者中存在更高的心血管疾病的风险，所以使用 RAAS 抑制剂其心血管的绝对获益可能高于普通人群。

3. CKD 患者高血压的治疗首选 RAAS 抑制剂　高血压是 CKD 的常见并发症，随 CKD 进展，高血压的患病率增高，严重程度加重。另外，高血压又是导致 CKD 和心血管疾病的重要病因及促进 CKD 和心血管疾病进展的主要危险因素之一。所以，在 CKD 患者中积极控制血压尤为重要。

因为 RAAS 抑制剂既能降压，又有肾脏和心血管保护作用，所以 KDIGO、ASH/AHA、JNC8、ESH 等指南均推荐 ACEI 和 ARB 作为 CKD 伴高血压患者的首选降压药物，对于有白蛋白尿的患者尤其如此。

二、CKD 患者中使用 RAAS 抑制剂的风险

药物都是双刃剑，既能治病，也能致病，概莫能外，RAAS 抑制剂也是如此。在慢性肾脏病患者中使用 RAAS 抑制剂有最大的两个顾虑：短期内肾功能恶化及高钾血症。

1. RAAS 抑制剂导致的肾小球滤过率（GFR）下降　CKD 患者在使用 RAAS 抑制剂的早期可能会引起 GFR 轻度下降，而且患者基础肾功能越差，这种 GFR 下降的风险越高。一般情况下，这种下降不会超过 30%，且会在 2 周内达稳定，所以 RAAS 抑制剂不需要因此减量或停用。

RAAS 抑制剂使用 2 个月内，若患者 GFR 下降＞30%，RAAS 抑制剂宜适当减低剂量或停用；若 GFR 下降＞50%，则停用。同时，要积极寻找可能的导致 GFR 下降的其他危险因素，主要是各种原因导致的肾血流灌注不足，如双侧肾动脉严重狭窄或孤立肾的肾动脉严重狭窄、低血压、心力衰竭、低血容量、弥漫肾小动脉硬化、多囊性肾病、过度限盐（＜5g/d 钠盐）、过度利尿、合并使用非甾体抗炎药（NSAID）或钙调酶抑制剂等。若这些诱因能纠正或去除，则待肾功能恢复后，RAAS 抑制剂可以再次尝试使用，但必须从小剂量开始，逐渐滴定；否则，RAAS 抑制剂不宜再使用。

RAAS 抑制剂使用后早期 GFR 下降，不论是否＞30%，都可能与肾脏及心血管的不良预后相关[4-5]。

正因为 RAAS 抑制剂可以引起早期的 GFR 下降，所以一般不主张在急性肾损伤的患者中使用，但恶性高血压和硬皮病肾危象除外。这两种病中，RAAS 的激活对病情进展起了至关重要的作用，所以 RAAS 抑制剂对于阻断病情进展尤为重要，也显著改善了患者的预后。

值得注意的是，肾功能异常会影响 ACEI 的排泄与清除。除福辛普利由肝肾双通道排泄外，ACEI 主要经肾脏排泄，在肾功能异常时容易蓄积，增加不良反应的风险，所以使用时应该适当减量。而 ARB 多由肝脏代谢，在肾功能异常的患者中不需要剂量调整。另外，除福辛普利和贝那普利外，其他 ACEI 药物的蛋白结合率都偏低，能被透析清除，所以透析后可能需要补充剂量；而 ARB 蛋白结合率都比较高，基本不被透析清除。

2. RAAS 抑制剂导致的高钾血症[6-7]

（1）钾的排泄及其调控：人体内的钾主要经肾脏排泄。对肾脏排钾的调控主要在集合管，受两个因素影响，即血醛固酮水平及排泄至远端肾单位的钠含量。而醛固酮的释放由血管紧张素 Ⅱ 和血钾水平调控，且两者间有协同作用。

（2）RAAS 抑制剂对肾脏钾排泄的影响：RAAS 抑制剂可减少或抑制血管紧张素 Ⅱ（前者如 DRI 和 ACEI，后者如 ARB），使醛固酮释放减少或直接抑制醛固酮作用（如 ARA），从而减少尿钾的排出。但一般情况下，这不足以导致高钾血症，除非同时存在其他危险因素。

（3）RAAS 抑制剂使用时高钾血症的危险因素：RAAS 抑制剂使用时，若有表 7-3-1 所示的任何一种情况，均有增加高钾血症的风险。其机制不外乎以下几种，包括钾摄入或吸收过多、细胞内钾向胞外释放或转移、经肾脏的钾排出减少（可因为排泄至远端肾单位的钠减少、醛固酮缺乏或肾皮质集合管功能障碍）。但实际临床上，这些危险因素常合并存在，在 CKD 患者中尤其如此。

表 7-3-1　RAAS 抑制剂使用时高钾血症的危险因素[6-7]

危险因素	机制
钾摄入过多	
低钠盐	低钠盐一般含钾较高，致摄入过多
高钾食物 [如豌豆、肉类、奶类、坚果、蔬菜、水果（香蕉、猕猴桃）等]	摄入过多
中草药（以全草、全花或全叶入药者）	摄入过多
补钾药物，如枸橼酸钾和氯化钾等	摄入过多
细胞内向细胞外转移或释放	
细胞破坏（如横纹肌溶解、溶血、肿瘤溶解、外伤、烧伤等）	细胞内钾释放入血
代谢性酸中毒	通过 K^+-H^+ 交换促进钾向细胞内转移
胰岛素缺乏	胰岛素可以促进细胞对钾的摄取
基础疾病	
高龄	肾素释放减少导致的低醛固酮血症（即低肾素性低醛固酮血症）
糖尿病	低肾素性低醛固酮血症；胰岛素缺乏
慢性肾脏病（尤其 eGFR＜30ml/min、DN、梗阻性肾病、移植肾、SLE、淀粉样变性、镰状细胞贫血）	肾小球滤过率下降；低肾素性低醛固酮血症
心力衰竭	排泄至远端肾单位的钠减少
血容量减低或脱水	醛固酮释放减少；排泄至远端肾单位的钠减少
合并用抑排钾药物	
酮唑类抗真菌药	抑制糖皮质激素合成
甲氧苄啶	抑制集合管钠通道对于钠的重吸收，使小管管腔的负电荷减少，从而减少钾的排泌
喷他脒	同上
钙调酶抑制剂	低肾素性低醛固酮血症；干扰集合管对钾的排泌
β 受体阻滞剂	低肾素性低醛固酮血症；减低细胞 Na^+/K^+-ATP 酶活性，从而减少钾向细胞内转移
保钾利尿剂（阿米洛利、氨苯蝶啶）	干扰集合管对钾的排泌；抑制集合管钠通道对于钠的重吸收，使小管管腔的负电荷减少，从而减少钾的排泌
非甾体抗炎药	影响前列腺素所致的促肾素释放作用；减少钠排至远端肾单位；降低肾上腺对高钾的反馈性调节
肝素	抑制肾上腺合成醛固酮
地高辛	过量时，抑制 Na^+/K^+-ATP 酶，使肌肉减少对钾的摄取

（4）使用 RAAS 抑制剂时 CKD 患者易发生高钾血症的可能原因：①CKD 患者中，eGFR 下降减少了排至远端肾单位的钠量，从而减少了 K^+ 的排泄，这种减少作用随 eGFR 下降而增强，相应地，高钾血症的风险也增

高；②CKD 的特殊病因也可能导致高钾血症的高发，如肾移植、梗阻性肾病、糖尿病肾病、SLE、淀粉样变性、镰状细胞贫血等；③CKD 患者若有肾功能异常，常合并代谢性酸中毒，它会促进钾由细胞内向细胞外转移，从而导致高钾血症；④CKD 患者合并用药很多，若合并用钙通道阻滞剂、β 受体阻滞剂、肝素等，都可能促进高钾血症的发生。

（5）使用 RAAS 抑制剂时高钾血症的发生率：在没有其他危险因素的高血压患者中单用 RAAS 抑制剂，高钾血症（＞5.5mmol/L）的发生率一般＜2%，钾升高的绝对值约为 0.1mmol/L；但若联合使用两种 RAAS 抑制剂，高血钾的风险会显著增加（约 5%）。在 CKD 患者中，单用 RAAS 抑制剂也会增加高钾血症的风险（5%～10%），一般血钾增加的绝对值为 0.1～0.3mmol/L[8]。

（6）RAAS 抑制剂导致高钾血症的预防：RAAS 抑制剂使用中出现的高钾血症应该以预防为主。预防措施包括：①使用前仔细评估是否存在导致高钾血症的其他危险因素（见表 7-3-1）；若存在，尽可能在使用 RAAS 抑制剂前去除或纠正。②用 RAAS 抑制剂前，检查血钾和 eGFR 水平。若 eGFR＜60ml/（min·1.73m^2），则高钾血症的风险会显著增加。③在有 eGFR 下降的患者中，尽量使用不单纯经肾排泄的 RAAS 抑制剂，而且对于合并危险因素的患者从小剂量开始用。④尽量不合并使用可能导致高钾血症的药物。若有指征，联合使用排钾利尿剂。⑤定期监测血钾水平，尤其对合并有高钾危险因素的患者。真实世界研究表明，定期的血钾监测能减少 70% 高钾血症相关的不良事件[9]。

（7）RAAS 抑制剂导致高钾血症的处理：分紧急处理和一般处理。

若血钾＞6.0mmol/L 或由高钾导致的心电图异常，则除下述的一般处理外，还应该进行紧急处理，具体包括：用钙对抗高钾的心脏作用，使血钾往细胞内转移（如使用碳酸氢钠、胰岛素或雾化吸入沙丁胺醇等），以及清除体内多余的钾（使用利尿、口服聚磺苯乙烯钠或血液透析等）。

若无上述紧急情况，则进行以下一般处理即可，包括：RAAS 抑制剂停用，积极寻找其他导致血钾升高的因素（见表 7-3-1）并予以纠正或去除，低钾饮食，增加钾经尿或肠道的排出，以及监测血钾水平等。

高钾血症缓解后，若因病情需要继续使用 RASI，可适当减量使用且尽可能用不是以肾脏排泄为主的 RASI，而且需要采取措施预防其再次发生，并定期监测血钾水平。

三、CKD 患者中 RAAS 抑制剂的使用

根据上面的讨论，对 CKD 患者中 RAAS 抑制剂的使用总结如下：

1. CKD 患者中应该积极使用 RAAS 抑制剂。

2. 使用 RAAS 抑制剂前，应该进行短期内肾功能下降以及高钾血症的风险评估，根据风险的大小，决定 RAAS 抑制剂是否使用、使用时机、如何使用以及如何监测。高危患者，若危险因素能够纠正或去除，尽量在纠正或去除后用 RAAS 抑制剂；使用时从小剂量开始逐渐滴定，而且密切监测肌酐和血钾，尤其在初始用药以及加量时 1 周内。

3. CKD 3 期或以下分期以及规律透析患者中应该积极使用 RAAS 抑制剂。CKD 4 期及未透析的 CKD 5 期患者目前是否使用尚有争议，但不是禁忌；对于能密切监测、知情同意的患者，也可以酌情使用。

4. 为了更好的心血管及肾脏保护，ACEI 和 ARB 使用时最好能加到最适剂量，但一般不推荐 ACEI、ARB 及 DRI 间的联合应用。

5. 为减少风险，使用 RAAS 抑制剂应该定期监测血肌酐和血钾，一般使用或加量的 1～2 周内要监测 1 次。

6. CKD 患者中使用 RAAS 抑制剂，要考虑到肾功能异常对于 RAAS 抑制剂清除的影响以及合并用药的影响。

（蔡建芳 谢怀娅 李 航）

参 考 文 献

[1] XIE X, LIU Y, PERKOVIC V, et al. Renin-Angiotensin System Inhibitors and Kidney and Cardiovascular Outcomes in Patients With CKD: A Bayesian Network Meta-analysis of Randomized Clinical Trials[J]. Am J Kidney Dis, 2016, 67

（5）:728-741.

［2］LIZAKOWSKI S, TYLICKI L, RUTKOWSKI B. Direct renin inhibition--a promising strategy for renal protection? [J]. Med Sci Monit, 2013, 19:451-457.

［3］VIAZZI F, BONINO B, CAPPADONA F, et al. Renin-angiotensin-aldosterone system blockade in chronic kidney disease: current strategies and a look ahead[J]. Intern Emerg Med, 2016, 11（5）:627-635.

［4］CLASE C M, BARZILAY J, GAO P, et al. Acute change in glomerular filtration rate with inhibition of the renin-angiotensin system does not predict subsequent renal and cardiovascular outcomes[J]. Kidney Int, 2017, 91（3）:683-690.

［5］SCHMIDT M, MANSFIELD K E, BHASKARAN K, et al. Serum creatinine elevation after renin-angiotensin system blockade and long term cardiorenal risks: cohort study[J].BMJ, 2017, 356:j791.

［6］RAEBEL M A. Hyperkalemia associated with use of angiotensin-converting enzyme inhibitors and angiotensin receptor blockers[J]. Cardiovasc Ther, 2012, 30（3）:e156-e166.

［7］PALMER B F. Managing hyperkalemia caused by inhibitors of the renin-angiotensin-aldosterone system[J]. N Engl J Med, 2004, 351: 585-592.

［8］WEIR M R, ROLFE M. Potassium homeostasis and renin-angiotensin-aldosterone system inhibitors[J]. Clin J Am Soc Nephrol, 2010, 5（3）:531-548.

［9］RAEBEL M A, ROSS C, XU S, et al. Diabetes and drug-associated hyperkalemia: effect of potassium monitoring[J]. J Gen Intern Med, 2010, 25（4）:326-333.

第4章 他汀相关肌病

他汀是羟甲基戊二酰辅酶 A（HMG-CoA）还原酶抑制剂，可以竞争性抑制内源胆固醇合成限速酶，使胆固醇生成减少。其广泛用于动脉硬化、冠心病的治疗。他汀也会带来一些治疗相关的不良反应，如肌肉症状、肝功能异常、代谢失衡、神经症状等，统称为他汀相关症状（SAS）。其中他汀相关的肌肉症状，简称 SAMS，是最常见的不良反应。主要发生于大剂量用药。潜在的发病机制包括胆固醇缺乏、辅酶 Q10 缺乏、免疫因素及遗传因素等。在接受他汀治疗的患者中，发病率占 10%～25%[1-2]。美国心脏病学会（ACC）和美国心脏协会（AHA）、加拿大工作组（GWG）、美国国家脂质协会（NLA）相关建议中，均给出了他汀相关肌病的定义[3-5]。欧洲表型标准化计划（European Phenotype Standardization Project）还给出了分型[6]（表 7-4-1）。

表 7-4-1　欧洲表型标准化计划中他汀相关肌肉毒性（SRM）分型

SRM 分型	表型	定义
SRM-0	CK 升高，<4 倍上限	无肌肉症状
SRM-1	肌痛，可忍受	有肌肉症状，无 CK 升高
SRM-2	肌痛，不可忍受	肌肉症状，CK<4 倍上限，可以完全缓解
SRM-3	肌病	CK 升高>4 倍上限，<10 倍上限，伴/不伴肌肉症状，完全缓解
SRM-4	严重肌病	CK 升高>10 倍上限，<50 倍上限，完全缓解
SRM-5	横纹肌溶解	CK 升高>10 倍上限，有肾损伤证据+肌肉症状；或 CK 升高>50 倍上限
SRM-6	免疫介导坏死性肌炎	出现 HMGCR 抗体，肌肉活检显示 HMGCR 表达，不完全缓解

他汀相关肌病不一定伴随 CK 升高，也可以只有症状。欧洲动脉硬化协会的专家共识中，以患者是否有症状进行分组，而避免使用了 CK 升高的程度[7]。临床工作中，通常将横纹肌溶解定义为 CK 升高 10 倍正常值以上，多是>2 000U/L。CK 升高代表肌肉细胞的损伤，但是单纯 CK 升高并不一定代表着危险程度。也有很多其他原因可以导致 CK 升高。CK 升高也不代表坏死性肌炎的出现，可能仅由于肌质网破坏。

一、他汀相关肌病的发生机制

他汀可以抑制 HMG-CoA 还原酶，是甲羟酸通路中的限速酶。在抑制胆固醇合成的通路中，可以导致肌细胞线粒体中泛醌的缺乏，干扰氧化呼吸链，激发横纹肌溶解。这是理论上的推测，但是在人体体内的研究中，使用辛伐他汀 20mg/d，并未发现肌细胞中高能磷酸和泛醌浓度的变化[3]。Thompson 研究提到了其他 SAS 的机制假说[8]。T 管系统在肌肉收缩过程中，负责钙的释放。在使用他汀患者中，肌肉活检电镜分析发现 T 管结构异常。在使用辛伐他汀的患者中，肌细胞内植物甾醇的含量升高，这提示植物甾醇可能诱发肌病发生。辅酶 Q10 参加线粒体氧化磷酸化中的电子转运，维持肌肉活动所需能量。他汀抑制 HMG-CoA 还原酶，降低胆固醇的同时，下游产物甲羟戊酸也减少，辅酶 Q10 的合成需要甲羟戊酸。辅酶 Q10 的含量减少，也是可能的机制。激活 PI3K/AKT 通路的证据也较多。这个通路在调节肌肉发育中十分重要，既可以通过 mTOR 通路导致肌肉肥厚，也可以通过 FOXO 通路导致肌肉萎缩。在他汀相关肌病的模型中，体内试验证实，焦磷酸香叶基香叶酯（GGPP）可以防止肌肉损伤。其他可能的机制还有线粒体功能损伤、硒蛋白减少和遗传因素。

二、他汀相关肌病的临床表现

各个专家共识中指出，他汀相关肌痛症状包括肌肉酸痛、肌肉痉挛、肌无力等多种表现。回顾性研究提示，疼痛是最常见的症状[9]。疼痛通常是对称性的，大肌群受累，如臀部、大腿、小腿、后背、肩膀等。痉挛通常表现为非对称性的，小肌群受累，如手和脚。活动能力越好的患者，越容易出现肌肉症状[1]。症状的出现可早可晚，短则数天，长则数周。有些患者之前耐受良好，在他汀使用剂量增加后，才出现肌肉症状。不同种类的他汀，发生的肌痛症状表现类似。但实际工作中，确实发现有些患者对某一种他汀耐受良好，而不能耐受另外一种。停止使用他汀以后，肌肉症状多在数周之内缓解。如果超过2个月，肌肉症状还未缓解，需要查找背后的其他原因。特别在老年人中，潜在的关节炎、肌腱炎、肌病都容易被误诊成SAS，并不少见[10]。

对于一个正在服用他汀的患者，当出现肌肉酸痛、肌肉痉挛时，都会怀疑是否与他汀使用相关。但是，临床上缺乏特异性的检查或化验来证实。一些有肌肉症状的患者，检测CK水平可能正常；而另一些CK升高的患者，可能没有任何症状。所以，美国NLA提供了一个评分系统（表7-4-2）。

表7-4-2　美国NLA评分系统

临床表现	评分/分	临床表现	评分/分
新出现的或不能解释的肌肉症状		撤药后改善（2～4周）	1
分布区域		撤药后无改善（>4周）	0
对称的臀大肌或大腿痛	3	激发试验	
对称的小腿痛	2	撤药<4周的时间里，再次用药，同样的症状出现	3
对称的上肢近端肌痛	2		
非特异、不对称、间发的疼痛	1	撤药4～12周的时间里，再次用药，同样的症状出现	1
时间			
症状出现<4周	3	**他汀肌痛临床指数评分**	
症状出现4～12周	2	怀疑	9～11
症状出现>12周	1	可能	7～8
撤药后反应		不是	<7
撤药后改善（<2周）	2		

这个评分系统主要来自一些他汀的相关临床研究，如PRIMO（PRedIction of Muscular Risk in Observational Conditions）研究和STOMP（Effect of STatins On Skeletal Muscle Performance）研究[11]。STOMP研究入选420例使用阿托伐他汀或者安慰剂治疗的患者，观察6个月，每2周随访1次。在阿托伐他汀治疗组，有23例受试者出现肌痛相关症状，对照组中为14例（P=0.08）。从症状出现到距离他汀使用的时间，在阿托伐他汀治疗组时间更短，有统计学差异[（35～31）天 vs.（61～33）天，P=0.045]。所以，肌痛出现的症状如果在他汀起始治疗的4周内，将更为特异，加分更多。但是由于STOMP研究只观察了6个月，所以这个评分系统只推荐于他汀起始治疗6个月内的患者。STOMP研究中，阿托伐他汀治疗组中有9.4%的受试者出现肌肉相关症状，对照组中为4.6%。这提示真正的他汀相关肌痛发生率只有约5%。在这个研究中，受试者平均年龄为44岁，所以推测在年长者中，发生率会更高一些。

在辅酶Q10治疗他汀肌病的研究（Coenzyme Q10 in Statin Myopathy study）[12]中，观察到一个有趣的现象。120例受试者被随机分到辛伐他汀治疗组（20mg/d）和安慰剂组。受试者需停止使用降胆固醇药物4周后方可入组，服用第一方案治疗8周，经过4周洗脱期，再进行交叉。43例患者（35.8%）仅在服用辛伐他汀期间出现肌痛，而使用安慰剂时没有；35例患者（29.2%）在仅服用安慰剂期间发生肌痛，而服用他汀期间没有。有21例患者（17.5%）在服用他汀或安慰剂期间均无症状，还有21例患者（17.5%）在服用他汀和安慰剂期间均出现肌痛。在这个研究中，并非使用高剂量他汀，而是常规剂量，辛伐他汀20mg/d。这提示肌痛并不是SAS的特异表现。PPRIMO 研究获得 7 924 例受试者的调查问卷。这些受试者均接受他汀治疗 3 个月，氟伐他汀 80mg、阿托伐他汀 40～80mg、普伐他汀 40mg 或辛伐他汀 40～80mg。肌肉相关症状的发生率为 10.5%。很多随机对照双盲研究，并未具体给出肌病的详细描述，或者 CK 升高的具体数值。一项系统回顾研究[13]纳入 26 个临床试验，他汀相关肌痛的发生率在他汀治疗和对照组中分别为 12.7% 和 12.4%，差别并不显著（P=0.06）。

　　近期的一些 PCSK9 的研究数据也可以给我们一些启示。Odyssey Alternative 研究，在他汀不耐受的人群中，比较 alirocumab 和依折麦布。他汀不耐受定义为，换用 2 种他汀以上，仍有不能解释的骨骼肌痛症状。该研究提供了很多 SAS 方面的数据。6.4% 的受试者在 4 周安慰剂的洗脱期就因出现肌肉症状而停药。77.8% 的受试者均可耐受长达 24 周的阿托伐他汀联合 alirocumab 治疗，肌肉症状的不良反应持续发生在各个组别、各个时期[14]。GAUSS-3 研究是纳入他汀不耐受患者 511 人，试验最初的 24 周是阿托伐他汀和安慰剂的交叉阶段，真正的他汀不耐受定义为，仅在使用阿托伐他汀期间出现症状，而使用安慰剂期间没有不适的人。42.6% 的患者在使用阿托伐他汀期间出现肌肉症状，26.5% 的人自诉出现肌肉症状，但仅在安慰剂阶段，而非他汀阶段。那些筛选期出现 SAS 的患者进入随机分组后，在非他汀治疗组出现更多肌肉相关症状[15]。

（一）横纹肌溶解

　　大多数临床试验中，将横纹肌溶解定义为 CK 升高 10 倍以上，没有其他原因所致肌肉损伤。也有学者倾向诊断横纹肌溶解时，除了具有 CK 一定程度的升高外，还要伴随肾功能损伤。需要注意的是，并不是所有 CK 显著升高者，都能诊断为横纹肌溶解。因为有些患者存在慢性 CK 升高情况，或者特发性高 CK 血症，并没有使用他汀治疗。

　　运动可使 CK 显著升高，特别是离心运动中，比如步行上下山，或者放重物。在 1979 年波士顿的马拉松比赛中，有一段明显的上下坡。比赛后第二天，检测运动员中的 CK 水平，平均值为 3 434U/L。另一个研究中[16]，让 203 例受试者每天做 50 次上臂的离心运动，4 天后，CK＞2 000U/L 的人有 111 例，CK＞10 000U/L 的人有 51 例。使用他汀的患者中，如果进行运动，也会加剧 CK 升高的效应[17]。

　　在他汀相关的临床研究中，横纹肌溶解的发生率占 0.1%。在一项纳入 473 343 受试者的研究中，有 144 例患者怀疑横纹肌溶解，后被证实的有 44 例[18]。他汀所致横纹肌溶解的年发生率为 2.0/1 万。洛伐他汀为 0.3/1 万，西立伐他汀为 8.4/1 万，阿伐他汀为 0.6/1 万，瑞舒伐他汀为 1.2/1 万。西立伐他汀因为发生横纹肌溶解的风险过高而退市。

（二）他汀介导的坏死性自身免疫性肌病（SINAM）

　　大多数病例中，CK 水平和肌肉症状可以随着他汀的停用而好转。有一种特殊的情况除外，就是他汀介导的坏死性自身免疫性肌病。SINAM 患者通常表现为肌肉无力，显著升高的 CK，尽管停用了他汀，症状持续存在，或 CK 水平持续升高。肌肉活检发现肌肉坏死，炎性细胞浸润[19]。血中检测出抗 HMG-CoA 还原酶的抗体[20]。认识 SINAM 这个疾病非常重要，这类患者应有助于尽早使用免疫抑制剂，阻止疾病恶化，防止发生不可逆的肌肉损伤。SINAM 背后的机制不十分清楚。他汀阻断了 HMG-CoA 还原酶，可能促进一些异常蛋白的生产，从而产生抗体。破坏的肌肉细胞中含有大量 HMG-CoA 还原酶，促进抗体不断产生和免疫失控。尽管停用了他汀，但是免疫反应在持续。SINAM 发生率，在所有他汀使用者中，推测占到 1/10 万。

（三）危险因素

　　SAS 相关危险因素包括高龄、女性、缺乏运动、低体重指数、高剂量他汀使用。甲状腺减低患者，由于抑制他汀代谢，使得他汀血药浓度升高。秋水仙碱、酒精这些有肌毒性的药物，也增加他汀相关肌病的风险[18]。

　　他汀代谢主要在肝脏的细胞色素酶 P450，洛伐他汀、辛伐他汀、阿托伐他汀均主要通过 3A4 通路代谢。只有普伐他汀除外，普伐他汀不经过 P450 代谢[21]。75% 的药物需经 CYP 通路代谢，其中一半经过 3A4 酶。CYP3A4 主要在肠道黏膜中产生。氟伐他汀、匹伐他汀和瑞舒伐他汀主要通过 CYP2C9 通路，药物相互作用所致的影响略小。严重的肌病在辛伐他汀的使用者中更多见，所以 FDA 建议避免使用辛伐他汀 80mg。因为在 SEARCH 研究中，使用 80mg 辛伐他汀组中，CK 超过 10 倍上限和 50 倍上限的比例分别为 1/251 和 1/755[22]。有研究统计了 1990—2002 年 FDA 数据库中 3 339 例横纹肌溶解患者的资料，发现 58% 的患者由合并用药所致[23]。

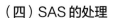

（四）SAS 的处理

如果发生他汀相关肌病，我们应该立刻评估患者使用他汀的必要性。尽量去除诱因，调整他汀种类和剂量，选择其他替代药物。根据 NLA 评分系统，分析他汀相关肌病诊断的可能性。必要时，停止他汀治疗，观察病情变化。检测 CK 水平。如果患者存在潜在的促发因素，如运动、甲状腺功能减退、维生素 D 缺乏或合并其他用药，应分析 CK 突然升高是否有其他原因。使用辅酶 Q10 的证据欠充分，并不推荐。许多人的不良反应是一过性的，多是可逆的。>90% 的他汀相关肌病患者可以耐受常规剂量他汀，不能耐受而终止治疗的毕竟是少数[24]。如果患者症状缓解，尝试换用另一种他汀，密切观察。许多患者可以耐受小剂量他汀，或者联合依折麦布治疗。一些半衰期长的他汀，如瑞舒伐他汀、阿托伐他汀、匹伐他汀，可以尝试着隔天给药[25]。也有研究显示，使用瑞舒伐他汀，每周 2 次给药，可以降低低密度脂蛋白胆固醇（LDL-C）达 26%[26]。

仅有血肌酸激酶（CK）升高而不伴肌痛或肌无力等其他肌损伤证据，并非他汀所致肌损伤。而出现肌无力或肌痛时，即便 CK 正常，也提示他汀诱发了肌损伤。发生上述情况时，不建议行肌活检，建议根据 NLA 评分系统，分析他汀相关肌病诊断的可能性。目前国内外指南建议，在开始他汀类药物治疗时检测 CK，治疗期间定期监测 CK。在服用他汀类药物期间出现肌肉不适或无力症状以及排褐色尿时，应及时监测 CK。如果发生或高度怀疑肌炎，应立即停止他汀治疗。其他情况的处理如下：①如果患者报告可能的肌肉症状，应检测 CK，并与治疗前水平进行对比。甲状腺功能减退患者易发生肌病，因此，对于有肌肉症状的患者，还应检测促甲状腺素水平。②若患者有肌肉触痛、压痛或疼痛，伴或不伴 CK 升高，应排除常见的原因，如运动和体力劳动。对于有上述症状而又联合用药的患者，建议其适度活动。③当患者有肌肉触痛、压痛或疼痛，CK 不升高或中度升高，应进行随访，每周检测 CK 水平，直至排除了药物作用或症状恶化（应及时停药）。如果连续检测 CK 呈进行性升高，应慎重考虑减少他汀类药物剂量或暂时停药。然后决定是否或何时再开始他汀类药物治疗。④一旦患者发生横纹肌溶解，应停止他汀类药物治疗。必要时，住院进行静脉内水化治疗。一旦恢复，应重新仔细考虑他汀治疗的风险、获益情况。

对于曾因服用他汀出现过肌病的患者，可考虑下列方法：①更改他汀种类：对肌病易感或停用后再次接受他汀治疗的患者，尽量选用诱发肌病可能性较小的他汀；②调整药物剂量：大剂量他汀强化降脂治疗过程中，若出现相关肌病，可适当减少他汀用量，并严密观察临床症状及实验室指标变化；③间断给药：瑞舒伐他汀和阿托伐他汀血浆半衰期较长（15~20 小时），为他汀间断用药治疗提供可能；④药物联合治疗：在他汀的基础上加用其他调脂药（如依折麦布、贝特类、缓释型烟酸等）不仅能达到全面调脂的目标，还能减少单独他汀治疗的药物用量，减少相关肌病的发生；⑤补充辅酶 Q10 治疗：研究证实，补充辅酶 Q10 治疗后，可改善肌病的症状，但确切疗效仍待验证。

最新的两项关于烟酸的研究中，在使用他汀的基础上加用烟酸治疗，并未看到进一步获益。但是，这些研究的基线 LDL-C 水平已经到达 72.5mg/dl 和 63mg/dl[27-28]。烟酸治疗在升高高密度脂蛋白胆固醇（HDL-C）、降低甘油三酯（TG）和降低 LDL-C 方面有显著性差异。另一项既往在冠心病患者中的研究提示，烟酸组与对照组相比，在 6 年随访时降低心肌梗死风险 29%，15 年随访时降低总死亡风险 11%[29]。在 HPS2-THRIVE 研究中，烟酸联合他汀组使得严重不良反应发生风险提高了 2.9%。值得注意的是，在中国的受试者中，烟酸组肌病的发生风险是欧洲受试者的 10 倍。这在其他亚洲研究中，也看到相似的结果。吉非贝齐由于和他汀联合使用时，发生横纹肌溶解的风险高，目前已经很少应用。但在 Helsinki 心脏研究中，单独使用吉非贝齐，可以降低心脏事件绝对风险 34%[30]。ACCORD 研究提示，糖尿病合并低 HDL-C 和高 TG 的患者，联合他汀和非诺贝特可以降低心血管事件绝对风险 4.9%。针对前蛋白转化酶枯草溶菌素 9（PCSK9）的人类单克隆抗体，最新的在 FOURIER 研究中，已经证实能够有效地强化降脂，和他汀联合使用的安全性得到证实，并取得临床获益[31]。在他汀不能耐受的患者中，可以尝试更换上述治疗方案。

（贾　娜　夏　昆）

<h1>参 考 文 献</h1>

［1］ BRUCKERT E，HAYEM G，DEJAGER S，et al. Mild to moderate muscular symptoms with high-dosage statin therapy in hyperlipidemic patients--the PRIMO study[J]. Cardiovasc Drugs Ther，2005，19（6）:403-414.

［2］ COHEN J D，BRINTON E A，ITO M K，et al. Understanding Statin Use in America and Gaps in Patient Education（USAGE）: an internet-based survey of 10，138 current and former statin users[J]. J Clin Lipidol，2012，6（3）:208-215.

［3］ PASTERNAK R C，SMITH S C Jr，BAIREY-MERZ C N，et al. ACC/AHA/NHLBI Clinical Advisory on the Use and Safety of Statins[J]. Stroke，2002，33（9）:2337-2341.

［4］ MANCINI G B，BAKER S，BERGERON J，et al. Diagnosis，Prevention，and Management of Statin Adverse Effects and Intolerance: Canadian Consensus Working Group Update（2016）[J]. Can J Cardiol，2016，32（7 Suppl）:S35-S65.

［5］ ROSENSON R S，BAKER S K，JACOBSON T A，et al. An assessment by the Statin Muscle Safety Task Force: 2014 update[J]. J Clin Lipidol，2014，8（3 Suppl）:S58-S71.

［6］ ALFIREVIC A，NEELY D，ARMITAGE J，et al. Phenotype standardization for statin-induced myotoxicity[J]. Clin Pharmacol Ther，2014，96（4）:470-476.

［7］ STROES E S，THOMPSON P D，CORSINI A，et al. Statin-associated muscle symptoms: impact on statin therapy-European Atherosclerosis Society Consensus Panel Statement on Assessment，Aetiology and Management[J]. Eur Heart J，2015，36（17）:1012-1022.

［8］ THOMPSON P D，PANZA G，ZALESKI A，et al. Statin-Associated Side Effects[J]. J Am Coll Cardiol，2016，67（20）:2395-2410.

［9］ PEDRO-BOTET J，MILLAN NUNEZ-CORTES J，CHILLARON J J，et al. Severity of statin-induced adverse effects on muscle and associated conditions: data from the DAMA study[J]. Expert Opin Drug Saf，2016，15（12）:1583-1587.

［10］ RAMKUMAR S，RAGHUNATH A，RAGHUNATH S. Statin Therapy: Review of Safety and Potential Side Effects[J]. Acta Cardiol Sin，2016，32（6）:631-639.

［11］ PARKER B A，CAPIZZI J A，GRIMALDI A S，et al. Effect of statins on skeletal muscle function[J]. Circulation，2013，127（1）:96-103.

［12］ TAYLOR B A，LORSON L，WHITE C M，et al. A randomized trial of coenzyme Q10 in patients with confirmed statin myopathy[J]. Atherosclerosis，2015，238（2）:329-335.

［13］ GANGA H V，SLIM H B，THOMPSON P D. A systematic review of statin-induced muscle problems in clinical trials[J]. Am Heart J，2014，168（1）:6-15.

［14］ MORIARTY P M，THOMPSON P D，CANNON C P，et al. Efficacy and safety of alirocumab vs ezetimibe in statin-intolerant patients，with a statin rechallenge arm: The ODYSSEY ALTERNATIVE randomized trial[J]. J Clin Lipidol，2015，9（6）:758-769.

［15］ NISSEN S E，STROES E，DENT-ACOSTA R E，et al. Efficacy and Tolerability of Evolocumab vs Ezetimibe in Patients With Muscle-Related Statin Intolerance: The GAUSS-3 Randomized Clinical Trial[J]. JAMA，2016，315（15）:1580-1590.

［16］ CLARKSON P M，KEARNS A K，ROUZIER P，et al. Serum creatine kinase levels and renal function measures in exertional muscle damage[J]. Med Sci Sports Exerc，2006，38（4）:623-627.

［17］ THOMPSON P D，ZMUDA J M，DOMALIK L J，et al. Lovastatin increases exercise-induced skeletal muscle injury[J]. Metabolism，1997，46（10）:1206-1210.

［18］ CZIRAKY M J，WILLEY V J，MCKENNEY J M，et al. Risk of hospitalized rhabdomyolysis associated with lipid-lowering drugs in a real-world clinical setting[J]. J Clin Lipidol，2013，7（2）:102-108.

［19］ GRABLE-ESPOSITO P，KATZBERG H D，GREENBERG S A，et al. Immune-mediated necrotizing myopathy associated with statins[J]. Muscle Nerve，2010，41（2）:185-190.

［20］ MAMMEN A L，CHUNG T，CHRISTOPHER-STINE L，et al. Autoantibodies against 3-hydroxy-3-methylglutaryl-coenzyme A reductase in patients with statin-associated autoimmune myopathy[J]. Arthritis Rheum，2011，63（3）:713-721.

［21］ BELLOSTA S，CORSINI A. Statin drug interactions and related adverse reactions[J]. Expert Opin Drug Saf，2012，11（6）:933-946.

［22］ ARMITAGE J，BOWMAN L，WALLENDSZUS K，et al. Intensive lowering of LDL cholesterol with 80mg versus 20mg simvastatin daily in 12，064 survivors of myocardial infarction: a double-blind randomised trial[J]. Lancet，2010，376（9753）:1658-1669.

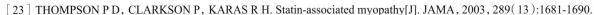
［23］THOMPSON P D, CLARKSON P, KARAS R H. Statin-associated myopathy[J]. JAMA, 2003, 289(13):1681-1690.

［24］ZHANG H, PLUTZKY J, SKENTZOS S, et al. Discontinuation of statins in routine care settings: a cohort study[J]. Ann Intern Med, 2013, 158(7):526-534.

［25］KEATING A J, CAMPBELL K B, GUYTON J R. Intermittent nondaily dosing strategies in patients with previous statin-induced myopathy[J]. Ann pharmacother, 2013, 47(3):398-404.

［26］GADARLA M, KEARNS A K, THOMPSON P D. Efficacy of rosuvastatin(5mg and 10mg) twice a week in patients intolerant to daily statins[J]. Am J Cardiol, 2008, 101(12):1747-1748.

［27］BODEN W E, PROBSTFIELD J L, ANDERSON T, et al. Niacin in patients with low HDL cholesterol levels receiving intensive statin therapy[J]. N Engl J Med, 2011, 365(24):2255-2267.

［28］LANDRAY M J, HAYNES R, HOPEWELL J C, et al. Effects of extended-release niacin with laropiprant in high-risk patients[J]. N Engl J Med, 2014, 371(3):203-212.

［29］CANNER P L, BERGE K G, WENGER N K, et al. Fifteen year mortality in Coronary Drug Project patients: long-term benefit with niacin[J]. J Am Coll Cardiol, 1986, 8(6):1245-1255.

［30］FRICK M H, ELO O, HAAPA K, et al. Helsinki Heart Study: primary-prevention trial with gemfibrozil in middle-aged men with dyslipidemia.Safety of treatment, changes in risk factors, and incidence of coronary heart disease[J]. N Engl J Med, 1987, 317(20):1237-1245.

［31］SABATINE M S, GIUGLIANO R P, KEECH A C, et al. Evolocumab and Clinical Outcomes in Patients with Cardiovascular Disease[J]. N Engl J Med, 2017, 376(18):1713-1722.

全世界糖尿病的患病率迅速增加，糖尿病是心血管疾病发生、发展的主要危险因素之一。很多心血管疾病患者合并糖尿病，这部分患者与无糖尿病患者相比，预后更加不良。合理控制血压、低密度脂蛋白胆固醇及血糖水平，能明显降低糖尿病患者的心血管风险，但令人遗憾的是，一些降低心血管风险的药物可能干扰患者的糖代谢，反而可能增加心血管风险。现就常用心血管药物的新发糖尿病风险研究进展进行综述。

一、心血管药物与新发糖尿病

（一）他汀类药物

1. **药物作用机制**　他汀类药物是 3- 羟基 -3- 甲基戊二酰辅酶 A（ 3-hydroxy-3-methylglutaryl coenzyme A，HMG-CoA）还原酶抑制剂，结构与 HMG-CoA 相似，通过竞争性抑制内源性胆固醇合成限速酶——HMG-CoA 还原酶，抑制 HMG-CoA 向甲基戊酸盐的转化，阻断细胞内甲羟戊酸代谢途径，使肝细胞内胆固醇合成减少，血浆和组织细胞内胆固醇浓度均降低；从而反馈性地增加肝细胞表面低密度脂蛋白胆固醇（ low density lipoprotein cholesterol，LDL-C）受体的表达，以增加肝细胞对血 LDL-C 的摄取和清除，有效降低血胆固醇含量。他汀还可减少极低密度脂蛋白胆固醇（ very low density lipoprotein cholesterol，VLDL-C）生成，使 VLDL-C 转化成 LDL-C 减少，加速血浆 LDL-C 清除，导致 LDL-C 水平下降。

2. **他汀类药物与新发糖尿病发生风险的关系**　阿托伐他汀糖尿病协作（Collaborative Atorvastain Diabetes Study，CARDS）研究 [1] 结果显示，阿托伐他汀使 2 型糖尿病患者心血管疾病发生率减少 37%；一项大型观察性队列研究 [2] 结果显示，LDL-C 达标者心血管疾病风险下降 48%，LDL-C 水平与心血管疾病发生率呈显著独立相关。虽然这些研究再次验证了血脂控制对糖尿病大血管病防治的重要性，但不可否认，他汀类药物的广泛应用也导致不良反应增多。

他汀类药物在显示出其临床获益的同时，增加新发糖尿病风险的不良反应也引起关注。日本医生 Ohmura 等 [3] 报道了第一例疑似使用他汀类药物后出现新发糖尿病且血糖控制恶化的病例。无既往血糖异常史的患者使用阿托伐他汀后出现血糖显著升高和明显的糖尿病症状，停药并使用胰岛素后，血糖下降，但调整降脂药物普伐他汀后糖化血红蛋白再次升高，血糖控制恶化。

2012 年 2 月 28 日，美国 FDA 发布公告批准他汀类药物说明书中安全信息的重要修订，警告他汀类药物可能增加新发糖尿病风险并使血糖控制恶化。FDA 要求增加他汀对新发糖尿病及 HbA1c 和 / 或空腹血糖的影响及需要监测 HbA1c 和空腹血糖的信息。FDA 的声明基于对他汀类药物上市后的临床试验数据和不良反应的系列报告以及相关文献等，系统性回顾分析显示他汀增加新发糖尿病的风险，升高 HbA1c 和 / 或空腹血糖。

已知的多项临床研究均指出，他汀类药物存在此种不良反应。

2010 年 Sattar 等 [4] 在 *Lancet* 发表的荟萃分析，纳入包括西苏格兰冠状动脉预防研究（West of Scotland Coronary Prevention Study，WOSCOPS）和评价瑞舒伐他汀的干预性试验（Justification for the Use of Statins in Primary Prevention：An Intervention Trial Evaluating Rosuvastatin，JUPITER）研究在内的 13 个大规模随机对照研究，旨在研究他汀类药物与新发糖尿病的相关性。分析共纳入 91 140 例非糖尿病受试者，与对照组相比，他汀治疗组新发糖尿病风险增加了 9%（ *OR*=1.09，95%*CI* 1.02 ~ 1.17）（治疗组 2 226 例，对照组 2 052 例），老年受试者风险最高，年轻受试者未发现发病率增加。阿托伐他汀、辛伐他汀、瑞舒伐他汀、普伐他汀、洛伐他汀等 5 种他汀类药物单独分析时，均有增加新发糖尿病的风险；水溶性他汀（普伐他汀和瑞舒伐他汀）和脂溶性他汀（阿托伐他汀、辛伐他汀和洛伐他汀）间无明显差异。

2011 年 *JAMA* 发表了一项荟萃分析[5]，纳入 5 项他汀类药物治疗的随机对照研究，共 32 752 例基线无糖尿病受试者，平均随访 4.9 年。结果显示，与中等剂量他汀组相比，强化他汀治疗组新发糖尿病风险增加 12%（ *OR*=1.12，95%*CI* 1.04 ~ 1.22），而心血管事件风险降低 16%。

2017 年的一项荟萃分析[6]纳入 14 项研究，其中 8 项研究的目标 LDL-C 水平是 ≤100mg/dl（2.6mmol/L）或较基线值至少降低 30%。结果显示，整体新发糖尿病风险增加 11%（ *OR*=1.11，95%*CI* 1.03 ~ 1.20）。强化降 LDL-C 组新发糖尿病风险增加 18%（ *OR*=1.18，95%*CI* 1.10 ~ 1.28）。另外，LDL-C 降低 30% ~ 40% 组和 40% ~ 50% 组新发糖尿病风险分别为 13%（ *OR*=1.13，95%*CI* 1.01 ~ 1.26）和 29%（ *OR*=1.29，95%*CI* 1.13 ~ 1.47），提示 LDL-C 降低水平不同，新发糖尿病的风险会有动态变化，因此当 LDL-C 水平降低超过 30% 时，就需要在糖尿病高危人群中监测是否有新发糖尿病出现。

2012 年的一项研究[7]纳入 1993—1998 年共 15 840 例基线无糖尿病的绝经后女性受试者，年龄为 50 ~ 79 岁，7.04% 服用他汀类药物。随访至 2005 年时，新发糖尿病病例共计 10 242 例，基线应用他汀类药物者糖尿病发病风险增加 71%。校正混杂因素后，应用他汀类药物者新发糖尿病风险增加 48%。在白种人、西班牙裔和亚裔受试者中，应用他汀类药物者新发糖尿病风险依次增加 49%、57% 和 78%。此外，在按 BMI 分组的亚组中，他汀类药物致糖尿病风险均增加；和肥胖者相比，BMI<25.0kg/m² 者新发糖尿病风险更高。

3. 他汀类药物影响糖代谢的可能机制

（1）抑制葡萄糖摄取与 ATP 生成：他汀类药物在降低血胆固醇的同时，还会抑制胆固醇合成链中代谢产物的生成，包括类异戊二烯和辅酶 Q10。类异戊二烯的减少已被证实下调葡萄糖转运体 4（glucose transporter 4，GLUT4）的表达，从而抑制脂肪细胞对葡萄糖的摄取。辅酶 Q10 是线粒体电子传递链中重要的电子载体，其含量的降低使电子传递减缓，致胰腺 β 细胞 ATP 生成减少，从而使胰岛素分泌受抑[8]。研究发现，补充辅酶 Q10，可以降低血糖水平[9]。

（2）抑制 β 细胞钙离子内流：胆固醇能维持 β 细胞电压钙通道的正常功能，而且对于胰岛素颗粒的动员及其与细胞膜的融合至关重要。因此，他汀类药物的降脂作用可能会导致 β 细胞膜胆固醇异常[10]，影响 β 细胞内葡萄糖介导的钙离子内流，使细胞内钙离子减少，从而抑制胰岛素分泌[11]。

（3）抑制外周胰岛素信号转导：他汀类药物可能通过影响外周胰岛素信号转导来抑制胰岛素分泌。动物实验发现，高剂量他汀暴露下调骨骼肌中磷酸化 AKT 和 Foxol 的表达，同时减少白色脂肪组织中 GLUT4 的表达[12]。

（4）代谢异常：葡萄糖代谢过程的中间产物乙酰 CoA 可以进入三羧酸循环产生 ATP，也可以合成胆固醇（图 7-5-1）。因他汀类药物可抑制胆固醇合成的限速酶羟甲基戊二酸单酰 CoA 还原酶的活性，故在应用他汀类药物时，乙酰 CoA 合成胆固醇的通路被阻断，其合成底物乙酰 CoA 可能会增加。原本用于合成胆固醇的乙酰 CoA 过多堆积，而氧化供能所需乙酰 CoA 数量有限，多余的乙酰 CoA 可能会反馈抑制葡萄糖的分解，引起血糖升高（图 7-5-1）。

4. 他汀类药物致新发糖尿病的影响因素

（1）药物种类：虽然他汀类药物的降脂机制相同，但不同他汀之间的化学特性和药代动力学存在差异。其中，他汀类药物的吸收转运与其脂溶性密切相关，相较于可不借助载体被动扩散入肝细胞膜的脂溶性他汀，水溶性他汀具有较强的肝细胞选择性，可能减弱其对胰腺及脂肪细胞的影响所致的血糖波动。他汀种类与新发糖尿病的关系引起关注。

Danaei 等的随访研究[13]显示，辛伐他汀与阿托伐他汀都增加患者的新发糖尿病风险，由于两者均为脂溶性，故 Danaei 等推测脂溶性他汀有致糖尿病作用。而另一项回顾性研究指出，普伐他汀和阿托伐他汀新发糖尿病风险高于对照组，使用氟伐他汀、洛伐他汀和瑞舒伐他汀者风险低于对照组，辛伐他汀与新发糖尿病无关联[14]。但 Sattar 等的[4]荟萃分析并未发现水溶性他汀与脂溶性他汀在新发糖尿病风险上的显著差异。

现有的临床研究并未对这一问题达成共识，对于个体他汀的致糖尿病风险也存在争议，但根据现有资料推断，他汀的致糖尿病作用更倾向于一种药物类效应。

（2）药物剂量：许多药物不良反应存在剂量依赖性，药物剂量对他汀致糖尿病风险的影响也受到关注。在 Thongtang 等[15]的研究中，接受 6 周最高剂量阿托伐他汀（80mg/d）和瑞舒伐他汀（40mg/d）治疗后，患者的血胰岛素水平分别较基线升高 5.2% 和 8.7%。Preiss 等[5]对 5 项涉及 32 752 例患者、平均随访 4.9 年的随机对照

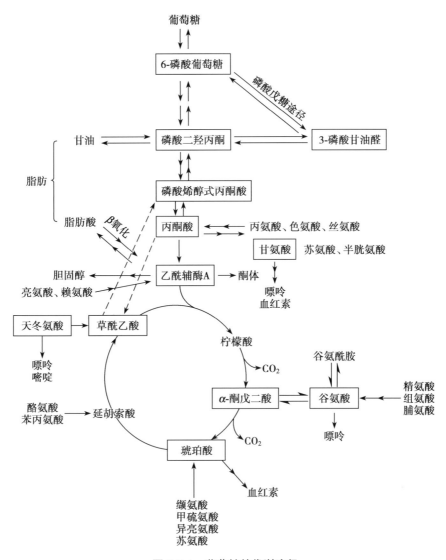

图 7-5-1 葡萄糖的代谢途径

试验进行的荟萃分析发现,与中等剂量相比,高剂量他汀治疗使患者的新发糖尿病风险增加 12%,但同时降低 16% 的心血管事件发生率。在澳大利亚老年女性中进行的一项研究[16] 发现,他汀类药物会增加新发糖尿病的风险(HR=1.33,95%CI 1.04 ~ 1.70,P=0.024),并且随着他汀剂量的增大,新发糖尿病的风险也增加,使用最低剂量的他汀新发糖尿病风险增加 17%(HR=1.17,95%CI 0.84 ~ 1.65),而使用最高剂量的他汀新发糖尿病风险增加 51%(HR=1.51,95%CI 1.14 ~ 1.99)。现有临床试验与荟萃分析均提示,他汀类药物治疗与新发糖尿病风险增加之间存在剂量依赖性。

(3)年龄:Sattar 等的[4] 荟萃分析指出,在他汀类药物使用组中新发糖尿病风险最高的是老年患者。而 Wang 等[17] 对 42 060 例无内分泌紊乱基础且未接受过全身类固醇激素治疗病例的随访研究发现,65 岁以上与 65 岁以下人群新发糖尿病风险相近。故其认为原荟萃分析中的研究对象多为糖尿病发病风险高的患者,对统计结果存在影响。他汀的致糖尿病作用是否与年龄相关?两者的关系在糖尿病基础风险不同的人群之间是否存在差异?这一结论需要更多临床研究验证,尤其是他汀对普通人群的作用。

(4)性别:WOSCOP 研究第一个提出普伐他汀可降低新发糖尿病风险,但其研究对象均为男性[18]。 JUPITER 研究中[19],与非他汀治疗组相比,瑞舒伐他汀治疗组的新发糖尿病风险,女性高于男性,但该研究的性别异质性不显著。Culver 等[7] 随访了 153 840 名参加妇女健康倡议的绝经后妇女,结果提示,他汀类药物明显升高糖尿病发病风险。韩国一项回顾性队列研究[20] 发现,他汀组新发糖尿病的风险高于对照组(HR=1.872, 95%CI 1.432 ~ 2.445),男性新发糖尿病风险更高(HR=1.944,95%CI 1.497 ~ 2.523)。现有资料提示,接受他汀

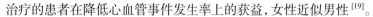

治疗的患者在降低心血管事件发生率上的获益，女性近似男性[19]。

（5）种族：Culver等[7]还对受试者的种族进行了亚组分析，校正后，白种人、非洲裔美国人、西班牙裔、亚裔的风险比分别为1.49、1.18、1.57和1.78，提示亚洲人群对他汀类药物更加敏感。

（6）糖尿病高危人群：Rocco[21]认为现有的临床研究可能仅纳入了具有基础高糖尿病发病风险的病例，因此，糖尿病高危状态可能与糖尿病发病率增高相关。糖尿病高危状态包括糖耐量受损（impaired glucose tolerance，IGT）、空腹血糖受损（impaired fasting glucose，IFG）和代谢综合征。

芬兰2型糖尿病研究（Finnish type 2 diabetes，FIN-D2D）的回归分析提示，与正常糖耐量人群相比，IGT患者接受他汀治疗后糖尿病发病率显著增加[22]。对JUPITER研究数据的独立分析指出，77%瑞舒伐他汀治疗后发生糖尿病的患者有空腹血糖受损基础[23]。这提示IFG可能与使用他汀类药物后发生糖尿病相关。Ridker等[24]重新分析了JUPITER研究中无基础心血管疾病的病例，发现具有1项或1项以上基础糖尿病危险因素（包括代谢综合征、IFG、肥胖或糖化血红蛋白>6%）的患者接受他汀治疗后新发糖尿病增加28%，而无上述危险因素者糖尿病发病率未增加。Izzo等[25]对4 750例患者的1年随访发现，他汀相关新发糖尿病的重要预测因子为老年、高血压和高基础体重指数、空腹血糖、胆固醇、甘油三酯。上述研究结果均提示，糖尿病高危患者接受他汀治疗后新发糖尿病风险高于普通人群。

5. 他汀类药物的风险获益评估

（1）冠心病的二级预防：Sattar等[4]通过荟萃研究及分析CTT数据，推测在4年他汀治疗期间，每255例患者将发生1例新发糖尿病，但同时可避免5.4例冠心病死亡和非致死性心肌梗死，这一比例在预防脑卒中和冠状动脉血运重建中近似，他汀类药物预防总体血管事件与致新发糖尿病之间的获益风险比为9:1。值得注意的是，对于糖尿病患者，他汀降脂治疗也能显著减少心血管事件的发生，糖尿病患者LDL-C每下降1mmol/L，全因病死率下降9%，主要血管事件显著下降21%[26]。

现有研究结果提示，即使他汀类药物会轻度增加新发糖尿病风险，但与患者接受他汀降脂治疗后得到的冠心病二级预防获益相比，其绝对风险很低。对存在心血管疾病风险或心血管疾病的患者，仍应积极使用他汀类药物治疗，临床医师不应对此产生误读，导致有他汀使用指征的患者放弃其明显的保护作用。针对冠心病的二级预防，不能因考虑可能的致糖尿病风险而拒绝或停用他汀，也不建议因此减少药物剂量。对于此类患者，应重视治疗期间的血糖监测，相较于停药或减量，更应该提倡减重、饮食治疗和有氧运动等生活方式。

（2）冠心病的一级预防：既往的临床研究均关注高风险患者，他汀类药物对低风险人群的作用未被重视。最新的CTT荟萃研究显示，在5年主要血管事件发生率低于10%的人群中，每降低1mmol/L的LDL-C，每1 000人中即显著减少11人的主要血管事件[27]。这一获益远胜于任何已知的他汀治疗风险，但这一低风险人群尚未被现有指南视为适宜他汀降脂治疗[27]。

虽然荟萃研究显示，低风险人群接受他汀治疗在冠心病一级预防中有获益，但对于有基础糖尿病高发风险的患者，尤其是处于IGT、代谢综合征等糖尿病前期状态的人群，是否需要在一级预防中积极应用他汀，值得更多的研究探讨。因此，尽管对于低风险患者不必过分抵触他汀类药物，但应充分告知患者可能的风险，不推荐在一级预防中采用过于激进的降脂治疗，治疗期间应密切监测血糖。

（二）β 受体阻滞剂

1. 药物作用机制　β受体阻滞剂是能选择性地与β肾上腺素受体结合，从而拮抗神经递质和儿茶酚胺对β受体的激动作用的一类药物。肾上腺素受体分布于大部分交感神经节后纤维所支配的效应器细胞膜上，分为3种类型，即$β_1$受体、$β_2$受体和$β_3$受体。$β_1$受体主要分布于心肌，可激动引起心率和心肌收缩力增加；$β_2$受体存在于支气管和血管平滑肌，可激动引起支气管扩张、血管舒张、内脏平滑肌松弛等；$β_3$受体主要存在于脂肪细胞上，可激动引起脂肪分解。这些效应均可被β受体阻滞剂所阻断。

根据作用特性不同，β受体阻滞剂分为三类：第一类为非选择性的，作用于$β_1$和$β_2$受体，常用药物为普萘洛尔（心得安）；第二类为选择性的，主要作用于$β_1$受体，常用药物为美托洛尔（倍他乐克）、阿替洛尔（氨酰心安）、比索洛尔（康忻）等；第三类也为非选择性的，可同时作用于β和$α_1$受体，具有外周扩血管作用，常用药物为阿罗洛尔、卡维地洛、拉贝洛尔。β受体阻滞剂主要作用机制是通过抑制肾上腺素能受体，减慢心率，减弱心肌收缩力，降低血压，减少心肌耗氧量，防止儿茶酚胺对心脏的损害，改善左心室和血管的重构及功能。

2. 传统 β 受体阻滞剂与糖尿病发生风险的关系　应用传统β受体阻滞剂，如阿替洛尔、美托洛尔会增加高血压患者新发2型糖尿病的风险。一项包含3 804例高血压患者的大型前瞻性队列研究，即动脉硬化风险研究（Atherosclerosis Risk in Communities，ARIC）[28]，在校正混杂因素后，应用 β 受体阻滞剂者发生 2 型糖尿病的风险较未用药组增加 28%（$RR=1.28$，95%CI 1.04～1.57），而应用 ACEI 或 CCB 者发生 2 型糖尿病的风险没有增加。

在氯沙坦干预减少终点事件研究（Losartan Intervention For Endpoint reduction study，LIFE study）[29]中，9 193 例有左心室肥厚的高血压患者被随机分到氯沙坦组或阿替洛尔组，研究持续 4 年，结果发现入组时没有糖尿病的受试者服用氯沙坦后新发糖尿病的风险较服用阿替洛尔低 25%（$RR=0.75$，95%CI 0.63～0.88）。

国际维拉帕米 - 群多普利研究（International Verapamil-Trandorapril Study，INVEST）共纳入 22 576 例高血压伴冠状动脉疾病的患者，随机分为维拉帕米组和阿替洛尔组，入组时没有糖尿病的患者在维拉帕米组新发糖尿病的风险较阿替洛尔组低 15%（$RR=0.85$，95%CI 0.77～0.95）[30]。与上述研究结果不同的是，瑞典老年高血压研究 2（Swedish Trial in Old Patients with Hypertension 2，STOP-Hypertension 2）中应用传统 β 受体阻滞剂的患者新发糖尿病的风险与 ACEI 或 CCB 相比均无明显差异[31]。

大多数研究提示，传统 β 受体阻滞剂会增加新发 2 型糖尿病的风险，但一些方法学问题限制了相关结论的得出。例如，上述没有一个研究[28-31]的终点是新发糖尿病。在某些研究中，ACEI 或 CCB[31]会与利尿剂或 β 受体阻滞剂联用，因此药物的净效应不能轻易评价。另外，研究观察到的差异[29-30]可能是 β 受体阻滞剂的不利作用导致的，也可能是其他药物的有益作用导致的，所以不能得出肯定的结论。如果要得出肯定的结论，需要进一步的随机、双盲、对照研究，并把新发糖尿病发生率作为主要研究终点，应用 β 受体阻滞剂与安慰剂进行比较，且两组间应用二线药物的比例应相同。

3. 传统 β 受体阻滞剂增加新发糖尿病风险的机制　传统的 β 受体阻滞剂能够影响糖代谢，可能与以下机制有关：

（1）骨骼肌血流量减少：在正常情况下，胰岛素会促进血管扩张，增加骨骼肌的血流量，从而增加葡萄糖在这一组织的分布[32]。而在 2 型糖尿病和肥胖等胰岛素抵抗的状态下，胰岛素介导的血管内皮依赖性血管扩张作用受到破坏，从而导致周围组织摄取葡萄糖下降[32-33]。另外，交感神经系统激活会导致骨骼肌血管收缩和血流量下降，从而导致胰岛素介导的骨骼肌摄取葡萄糖减少[34-35]。应用传统 β 受体阻滞剂进行治疗时，因 α 受体活性不受抑制，会导致血管收缩、骨骼肌血流量降低[36]，这种作用会降低胰岛素介导的葡萄糖摄取，导致胰岛素抵抗。

（2）抑制胰岛素分泌，尤其是抑制第一时相的胰岛素分泌：可能是通过阻滞 β_2 受体介导的胰岛素释放来实现的[37-40]。第一时相胰岛素分泌减弱是 2 型糖尿病发生过程中非常重要的表现，是 2 型糖尿病的重要预测因子[41]。因此，β 受体阻滞剂抑制胰岛素分泌是 2 型糖尿病发展过程中非常重要的因素。

（3）体重增加：既往许多研究表明，应用 β 受体阻滞剂与体重增加显著相关[42-43]，而体重增加与胰岛素敏感性下降有密切联系。但这个机制似乎不是主要原因，因为在体重没有增加的个体中也发现了胰岛素敏感性下降的现象[37-39]，在 ARIC 研究中，使用 β 受体阻滞剂导致的体重增加与未用药者相同[28]。

4. 新型 β 受体阻滞剂与糖尿病发生风险的关系　国内多中心协作组研究[44]表明，高选择性 β_1 受体阻滞剂比索洛尔对糖代谢没有影响，但需要注意的是，随着选择性 β_1 受体阻滞剂剂量的加大，其选择性将会降低，使其不良反应与非选择性药物相似，故最好小剂量使用。塞利洛尔可同时阻滞 β_1 受体和 β_2 受体，但对 β_1 受体的亲和力是 β_2 受体的 20～30 倍，应用 12 个月后，胰岛素敏感性增加了 35%[45]。

卡维地洛是非选择性 β 受体阻滞剂，但有阻滞 α_1 受体的作用，不会引起血管收缩、血流量下降以及骨骼肌摄取葡萄糖减少，也可以改善胰岛素敏感性。Jacob 等对 72 例非糖尿病高血压患者给予卡维地洛或美托洛尔治疗 12 周后，卡维地洛组胰岛素敏感性增加 14%，而美托洛尔组胰岛素敏感性降低[46]。

5. 新型 β 受体阻滞剂对胰岛素敏感性及血糖水平影响的可能机制　新型 β 受体阻滞剂对血糖水平及胰岛素敏感性的影响是有益的，或者至少是中性的。其病理生理机制与传统 β 受体阻滞剂（非选择性 β 受体阻滞剂）不同，因 β_2 受体激活会引起血管扩张[47]，所以传统 β 受体阻滞剂阻滞 β_2 受体后可导致血流量下降，这可能是与新型 β 受体阻滞剂（选择性阻滞 β_1 受体）相比，应用普萘洛尔会导致胰岛素敏感性下降更多的原因[37-39,47]。另外，新型 β 受体阻滞剂不会影响 β_2 受体介导的第一时相的胰岛素分泌[40]。

非选择性 β 受体阻滞剂可掩盖早期低血糖症状（如心悸），选择性 β_1 受体阻滞剂掩盖低血糖症状的危险性要小于非选择性 β 受体阻滞剂。研究证实，应用胰岛素的糖尿病患者使用非选择性 β 受体阻滞剂可诱发低血糖，这可能与其掩盖低血糖反应有关。

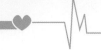

卡维地洛因为有 α_1 受体阻滞作用,会抑制 α_1 介导的血管收缩[48]。另外,卡维地洛对 α 受体和 β 受体阻滞的比例为 1：7.6,与拉贝洛尔(对 α 受体和 β 受体阻滞的比例为 1：4.9)相比,卡维地洛因血管扩张引起的不良反应也很少,如体位性低血压和头晕,这对于受自主神经病变困扰的糖尿病患者尤为重要。

(三)噻嗪类利尿剂

1. 药物作用机制 噻嗪类利尿剂作用于髓袢升支远段皮质部(远曲小管起始部位),抑制钠的再吸收,此段排 Na^+ 量达原尿 Na^+ 的 10%～15%,尿中除含较多 Na^+ 及 Cl^- 外,还含 K^+,长期服用可致低血钾、低血镁。本类药物具有碘酰胺基的结构,对碳酸酐酶有轻度抑制作用,所以也略增加 HCO_3^- 的排泄。噻嗪类利尿剂通过增加水钠排泄,降低血容量而产生降压作用。

2. 噻嗪类利尿剂与新发糖尿病发生风险的关系 降压和降脂治疗控制心脏病发作试验(Antihypertensive and Lipid-Lowering Treatment to Prevent Heart Attack Trial, ALLHAT)明确了长期的噻嗪类利尿剂治疗与空腹血糖升高有关。该研究入选 42 418 例患者,分为 3 组,即氯噻酮组、氨氯地平组、赖诺普利组。结果表明,治疗 2 年,后氯噻酮组的平均空腹血糖比基线升高 0.47mmol/L,氨氯地平组升高 0.31mmol/L,而赖诺普利组仅升高 0.19mmol/L[49]。在随访 4 年后,代谢综合征患者新发糖尿病发生率在氯噻酮组为 17.1%,氨氯地平组为 16%(两组比较 P=0.49),赖诺普利组为 12.6%(氯噻酮组与赖诺普利组比较 P<0.05);非代谢综合征患者新发糖尿病发生率在氯噻酮组、氨氯地平组、赖诺普利组分别为 7.7%、4.2%、4.7%(氯噻酮组与氨氯地平组、赖诺普利组比较 P 均<0.05)[50]。

2005 年欧洲心脏病学会(European Society Of Cardiology, ESC)年会公布了益格鲁 - 斯堪的纳维亚心脏研究 - 降压分支研究(Anglo-Scandinavian Cardiac Outcomes Trial-Blood Pressure Lowering Arm, ASCOT-BPLA)的结果,表明阿替洛尔 + 苄氟噻嗪组的新发糖尿病病例明显高于氨氯地平 + 培哚普利组。虽然该研究缺乏苄氟噻嗪的单药治疗组,但因合用苄氟噻嗪的比例高达 91%,再次提示噻嗪类利尿剂很可能是新发糖尿病发生率升高的因素之一[51]。

Zillich 等[52] 收集 1996—2004 年间包括 ALLHAT 在内的有关噻嗪类利尿剂治疗高血压的临床研究报道。入选标准如下:单一的噻嗪类利尿剂治疗高血压时间至少 8 周;噻嗪类降压药作为一线治疗或基础的一线治疗药物;有血糖和血钾的数据;研究的患者不少于 10 例。在收集到的 780 项研究中,有 59 项符合以上条件,其中安慰剂对照研究 20 项,活性药物对照研究 39 项。荟萃分析结果表明,即使氢氯噻嗪用量小于 50mg/d,也能引起糖耐量异常;还显示补钾治疗可以改善血糖水平。

然而,也有研究提示噻嗪类利尿剂不增加新发糖尿病风险。一项包含 12 550 名 45～64 岁既往不合并糖尿病的受试者的前瞻性研究发现[28],随访 6 年后,新发糖尿病总体发生率为 1.6%,其中高血压患者为 2.9%,非高血压患者为 1.2%。对其中的 3 804 例高血压患者进行分析发现,服用噻嗪类利尿剂、ACEI、钙通道阻滞剂者新发糖尿病风险并未增加(噻嗪类利尿剂 RR=0.95,95%CI 0.77～1.17),仅服用 β 受体阻滞剂者新发糖尿病风险增加(RR=1.28,95%CI 1.04～1.57)。

3. 噻嗪类利尿剂增加新发糖尿病发生风险的可能机制

(1)钾过度丢失:缺钾可能降低胰岛素细胞 ATP-K^+ 通道功能。噻嗪类利尿剂容易引起钾的大量排泄,导致机体钾的缺失。Lindstrom 等[53] 在低渗状态下的小鼠胰岛 β 细胞研究中,用丁卡因和格列本脲增加 β 细胞的渗透阻力,通过低渗压差减少胞内 K^+ 的含量。细胞内 K^+ 电流减少,细胞的功能因此受到影响,可直接减少胰岛素的分泌。

Franse 等[54] 的研究发现,氢氯噻嗪使用剂量与低血钾发生率呈正相关,氢氯噻嗪 6.25mg/d 的低血钾发生率为 0.4%,12.5mg/d 的发生率为 5%,25mg/d 的发生率为 10%,50～100mg/d 的发生率为 20%。

(2)抑制胰岛素原向胰岛素的转化:研究发现,低血钾的冠心病患者血液中胰岛素原水平比胰岛素高,其原因可能是转化受到抑制。由于胰岛素原的生物活性比胰岛素低,继而导致血糖的升高,引起糖耐量的异常或新发糖尿病。

(3)钾缺失和高尿酸增加胰岛素抵抗:Reungjui 等[55] 的动物实验研究发现,噻嗪类利尿剂引起的钾缺失和高尿酸可降低一氧化氮的生物利用率,加重内皮功能的衰竭,降低胰岛素的效能,引起胰岛素抵抗。增加钾的摄入或使用别嘌醇,可以减少此类代谢异常的发生。

(4)周围组织糖利用受抑制:Jacobs 等[56] 发现,给雄性大鼠使用噻嗪类利尿剂后,活体睾丸脂肪细胞的细胞膜和微粒体储备池的糖运转受到抑制,从而减少周围组织的糖利用,引起血糖升高。停用噻嗪类利尿剂后,这种抑制可以缓慢逆转。

（5）与 β 受体阻滞剂联用：一项包含 22 项临床研究、涵盖 143 153 人的荟萃分析发现[57]，在不同种类的降压药物中，利尿剂导致新发糖尿病的风险最高，β 受体阻滞剂次之。其中，在氯沙坦高血压患者生存研究（Losartan Intervention For Endpoint reduction in hypertension study，LIFE）中，氢氯噻嗪 25mg 与阿替洛尔 100mg 联用 5.5 年；在益格鲁 - 斯堪的那维亚心脏终点试验（Anglo Scandinavian Cardiac Outcome Trial，ASCOT）中，苄氟噻嗪 2.5mg 与阿替洛尔 100mg 联用 5 年，利尿剂导致的新发糖尿病风险增高很可能与联用 β 受体阻滞剂有关。

4. 预防噻嗪类利尿剂导致的新发糖尿病　既然噻嗪类利尿剂比其他降压药物更易引发糖尿病，那么在能保证降低血压的前提下，噻嗪类利尿剂不应作为首选。但是，由于它的降压效果好、价格低廉，一直在广泛使用。预防新发糖尿病的发生是一项不容忽视的任务，从我们目前认识的噻嗪类利尿剂导致新发糖尿病的机制和临床试验结果来看，低剂量、联合用药和预防低钾血症是预防新发糖尿病的关键。

（1）使用低剂量噻嗪类利尿剂：研究表明，低剂量（12.5 ~ 25mg/d）氢氯噻嗪或氯噻嗪与高剂量（50mg/d）的降压效果没有明显差别[52]。Shargorodsky 等[58]的研究结果也显示，低剂量噻嗪类利尿剂有明显的降压作用，剂量的增加对降低血压和增加动脉弹性并无影响，反而更明显地升高血糖值。

（2）联合用药：目前有多项研究都认为，噻嗪类利尿剂联用其他降压药物既能有效降低血压，又能减少新发糖尿病的发生率。Burke 等[59]对 98 629 例服用降压药的高血压患者进行跟踪研究发现，有 ACEI 组的新发糖尿病发生率小于无 ACEI 组；ACEI+ 噻嗪类利尿剂组的新发糖尿病发生率最低。噻嗪类利尿剂与 ARB 联合治疗比单药治疗降压效果更好，也能减少新发糖尿病的发生率[60]。另外，ACEI 和 ARB 都能扩张肾小球出球小动脉，降低肾小球内压，从而降低肾小球滤过率，减少钾的排泄；防止 β 细胞的功能损害和胰岛素原向胰岛素转化受阻，从而达到预防新发糖尿病的目的。

2007 年欧洲高血压指南支持噻嗪类利尿剂 +CCB 联用[61]。但是，噻嗪类利尿剂 +CCB 组和噻嗪类利尿剂 + β 受体阻滞剂组新发糖尿病的发病风险高于 ACEI/ARB+ 噻嗪类利尿剂组[55]。ASCOT-BPLA 试验结果提示，噻嗪类利尿剂 + β 受体阻滞剂比 ACEI/ARB+CCB 可增加更多的新发糖尿病病例[51]。2007 年欧洲高血压指南也指出，噻嗪类利尿剂与 β 受体阻滞剂联用应谨慎，尤其是对已有代谢异常的人群[57]。

（3）补钾或者配合保钾利尿剂：国内研究认为，小剂量氢氯噻嗪（12.5mg/d）+ 螺内酯（20mg/d）的降压效果比氢氯噻嗪单药（12.5mg/d）更明显，而且对 12 个月后糖、脂、电解质的代谢无明显影响[62]。但长期使用螺内酯容易引起男性乳房女性化，因而不宜长期用于高血压的治疗。故对于长期使用噻嗪类利尿剂降压的患者，应定期检测血钾浓度以便及时发现低钾血症，并及早予以补钾。

（四）血管紧张素转换酶抑制剂 / 血管紧张素受体阻滞剂（ACEI/ARB）

1. 药物作用机制　ACEI 的药理作用主要靠抑制肾素 - 血管紧张素 - 醛固酮系统（RAAS），可抑制血管紧张素转化酶（ACE），在血管紧张素Ⅰ转化为血管紧张素Ⅱ的过程起作用，从而抑制血管紧张素Ⅱ刺激醛固酮的合成、分泌及其直接缩血管作用所导致的血压升高。ACEI 同时降低心力衰竭患者的前负荷和后负荷，也可减少左心室重构。ACEI 类药物可使肾小球滤过率呈不同程度降低，从而出现程度不等的血肌酐升高现象，有基础肾功能不全和心力衰竭的患者更易发生。ACEI 还可减轻肾小球肾病伴随的蛋白尿。

ARB 通过选择性阻断血管紧张素受体 1（AT₁），阻断血管紧张素Ⅱ收缩血管、升高血压、促进醛固酮分泌、水钠潴留、交感神经兴奋等作用，产生与 ACEI 相似的药理学作用。另外，由于血管紧张素Ⅱ合成反馈性增加，血液与组织中血管紧张素Ⅱ水平升高，作用于 AT₂，产生扩血管、抗细胞增殖、调节细胞凋亡等作用。

2. ACEI/ARB 与新发糖尿病发生风险的关系　为分析 ACEI 与新发糖尿病的关系，Geng 等进行了一项荟萃分析[63]，包含 9 项 RCT，共 92 404 名受试者（72 128 人在基线时无糖尿病），与对照组相比，ACEI 组新发糖尿病发生率显著降低（OR=0.80，95%CI 0.71 ~ 0.91）。与 β 受体阻滞剂 / 利尿剂（OR=0.78，95%CI 0.65 ~ 0.93）、安慰剂（OR=0.79，95%CI 0.64 ~ 0.96）、钙通道阻滞剂（OR=0.85，95%CI 0.73 ~ 0.99）相比，ACEI 组新发糖尿病发生率均明显降低。此外，ACEI 还可以降低高血压（OR=0.80，95%CI 0.68 ~ 0.93）、冠心病（OR=0.83，95%CI 0.68 ~ 1.00）、心力衰竭（OR=0.22，95%CI 0.10 ~ 0.47）患者的新发糖尿病发生风险。

缬沙坦抗高血压长期应用评价研究（Valsartan Antihypertensive Long-term Use Evaluation，VALUE）发现[64]，以缬沙坦为基础治疗组新发糖尿病发生率为 13.1%，以氨氯地平为基础治疗组为 16.4%，缬沙坦组较氨氯地平组新发糖尿病风险降低 23%（P＜0.001）。

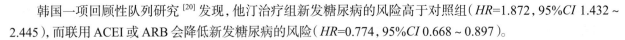

韩国一项回顾性队列研究[20]发现,他汀治疗组新发糖尿病的风险高于对照组(HR=1.872,95%CI 1.432~2.445),而联用 ACEI 或 ARB 会降低新发糖尿病的风险(HR=0.774,95%CI 0.668~0.897)。

3. ACEI/ARB 不易导致糖尿病的潜在机制[65]

(1)对胰岛素分泌的影响:①通过对机体内钾的保留,增强葡萄糖介导的胰岛素分泌;②通过增加胰岛的血流,增强 β 细胞的灌注。

(2)对胰岛素作用的影响:①增加骨骼肌微循环血流量;②降低交感神经活性;③增加 GLUT-4 水平及易化过程;④减少游离脂肪酸水平,增加脂联素的血浆浓度;⑤影响脂肪细胞的生成;⑥调节肌纤维的组成。

二、新发糖尿病的预后

2 型糖尿病是冠心病的等危症,但药物所致新发糖尿病与普通 2 型糖尿病的发病机制不同,那么两种类型糖尿病的预后是否会有差异呢？与其他种类的降压药相比,利尿剂导致新发糖尿病的风险显著增加[66],但基于几十年来严格实施的临床研究结果,利尿剂一直被作为一线降压药物来推荐[67]。

Joshua 等[68]将降压和降脂治疗控制心脏病发作试验(Antihypertensive and Lipid-Lowering Treatment to Prevent Heart Attack Trial, ALLHAT)的受试者进行筛选之后,最终入选 22 418 例受试者,分为三组,即基线糖尿病组、新发糖尿病组(氯噻酮组 7.5%、氨氯地平组 5.6%、赖诺普利组 4.3%)、随访 2 年仍未出现糖尿病组。主要研究终点是心血管疾病死亡率(包括冠心病、脑卒中、心力衰竭或其他心血管疾病)。其他研究终点是全因死亡率、非心血管疾病死亡率、冠心病(非致死性心肌梗死或致死性冠心病)。结果表明,氯噻酮组中新发糖尿病组与无糖尿病组相比,心血管疾病死亡率(HR=1.04,95%CI 0.74~1.47)、全因死亡率(HR=1.04,95%CI 0.82~1.30)、非心血管疾病死亡率(HR=1.05,95%CI 0.77~1.42)均未明显增加(图 7-5-2)。而氨氯地平和赖诺普利的新发糖尿病组的上述死亡率较无糖尿病组明显增加(HR 为 1.22~1.53)。整体新发糖尿病患者发生心血管疾病的风险较无糖尿病组明显升高(HR=1.46,95%CI 1.09~1.96),而氯噻酮组的风险明显低于赖诺普利组(HR 分别为 1.18 和 2.57,P=0.04)。

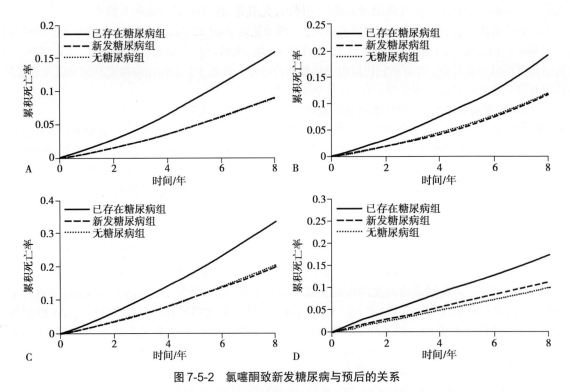

图 7-5-2　氯噻酮致新发糖尿病与预后的关系

A. 心血管死亡; B. 非心血管死亡; C. 全因死亡; D. 冠心病。

所以,尽管利尿剂导致新发糖尿病的风险增加,但利尿剂相关的新发糖尿病对长期心血管疾病的影响小于其他降压药导致的新发糖尿病,利尿剂仍是一线降压药推荐。

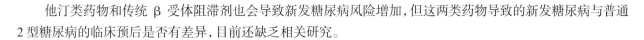

他汀类药物和传统 β 受体阻滞剂也会导致新发糖尿病风险增加，但这两类药物导致的新发糖尿病与普通 2 型糖尿病的临床预后是否有差异，目前还缺乏相关研究。

三、合并糖尿病时心血管药物的选择

（一）他汀类药物

2013 年 11 月 12 日，美国心脏病学会和美国心脏协会（ACC/AHA）临床实践工作小组发布了新版胆固醇治疗指南，推荐临床存在动脉粥样硬化性心血管疾病（atherosclerotic cardiovascular disease，ASCVD）者（包括急性冠脉综合征；心肌梗死病史，稳定型或不稳定型心绞痛；冠状动脉血运重建；动脉粥样硬化源性脑卒中或短暂性脑缺血发作，外周动脉疾病或外周血管重建）需要应用他汀治疗。虽然他汀类药物有增加新发糖尿病的风险，但是糖尿病患者应用他汀治疗能显著减少心血管事件的发生，LDL-C 每下降 1mmol/L，全因死亡率下降 9%，主要血管事件发生率下降 21%[26]。最新的 CTT 荟萃研究显示，在 5 年主要血管事件发生率低于 10% 的人群中，LDL-C 每降低 1mmol/L，每 1 000 人中即可显著减少 11 人的主要血管事件[27]。

（二）β 受体阻滞剂

1. 选择性 β₁ 受体阻滞剂和兼有 α 受体阻断作用的 β 受体阻滞剂不同于传统非选择性 β 受体阻滞剂，它们对糖、脂代谢的影响以及对外周血管的影响较小，可以较安全、有效地应用于糖尿病合并高血压的患者。

2. β 受体阻滞剂对合并以下情况的患者具有不可替代的地位，应首选：快速性心律失常（如心房颤动）、冠心病（稳定型 / 不稳定型心绞痛、心肌梗死后）、心力衰竭合并高血压患者；围手术期高血压患者等；禁忌使用或不能耐受 ACEI/ARB 的年轻高血压患者。

3. 在无心力衰竭、心肌梗死的高血压糖尿病患者中，应避免大剂量 β 受体阻滞剂与噻嗪类利尿剂的单独联合，以减少引起糖、脂代谢紊乱的可能性。

4. 对于反复低血糖发作的 1 型糖尿病患者和应用胰岛素治疗的 2 型糖尿病患者，慎用 β 受体阻滞剂，以免其掩盖低血糖症状。

（三）噻嗪类利尿剂

多项权威指南均推荐利尿剂作为高血压治疗的一线用药：备受瞩目的《2014 年美国成人高血压新指南》（JNC8）正式颁布，几乎同期，美国还先后颁布了另外两部高血压指南，一部是美国心脏协会（AHA）、美国心脏病学会（ACC）与国家疾病控制中心（CDC）共同制定的《有效控制高血压的科学建议》（AHA/ACC/CDC 科学建议）；另一部是美国高血压协会（ASH）与国际高血压协会（ISH）联合颁布的《社区高血压管理临床实践指南》（ASH/ISH 指南），这三部指南均肯定了噻嗪类利尿剂在降压治疗中的基石地位。JNC8 指南认为，对于非黑人高血压患者，噻嗪类利尿剂、CCB、ACEI 与 ARB 均可作为一线药物。在黑人高血压患者中，利尿剂则具有更为重要的临床地位。ASH/ISH 指南推荐，≥60 岁的老年高血压患者首选噻嗪类利尿剂与 CCB 治疗。AHA/ACC/CDC 科学建议更认为，噻嗪类利尿剂适合于多数高血压患者的初始与维持治疗。2010 年中国高血压指南建议，心力衰竭、老年高血压、单纯收缩期高血压患者优先选择噻嗪类利尿剂。

噻嗪类利尿剂比其他降压药物更易引发新发糖尿病，而低剂量、联合用药和预防低钾血症是预防新发糖尿病的关键。低剂量（12.5～25mg/d）氢氯噻嗪或氯噻酮与高剂量（50mg/d）的降压效果没有明显的差别[52]。目前有多项研究认为，噻嗪类利尿剂联合使用其他降压药物，既能有效降低血压，又能减少新发糖尿病的发生率。小剂量氢氯噻嗪（12.5mg/d）+ 螺内酯（20mg/d）的降压效果比氢氯噻嗪单药（12.5mg/d）更明显，而且对 12 个月后糖、脂、电解质的代谢无明显影响。对于长期使用噻嗪类利尿剂降血压的患者，应定期检测血钾浓度以便及时发现低钾血症，并及早予以补钾。

（王丽娟）

参 考 文 献

［1］DESHMUKH H A, COLHOUN H M, JOHNSON T, et al. Genome-wide association study of genetic determinants of LDL-c response to atorvastatin therapy: importance of Lp(a)[J]. J Lipid Res, 2012, 53(5): 1000-1011.

［2］NICHOLS G A, JOSHUA-GOTLIB S, PARASURAMAN S. Independent contribution of A1C, systolic blood pressure, and LDL cholesterol control to risk of cardiovascular disease hospitalizations in type 2 diabetes: an observational cohort study[J]. J Gen Intern Med, 2013, 28(5): 691-697.

［3］OHMURA C, WATADA H, HIROSE T, et al. Acute onset and worsening of diabetes concurrent with administration of statins[J]. Endocr J, 2005, 52(3): 369-372.

［4］SATTAR N, PREISS D, MURRAY H M, et al. Statins and risk of incident diabetes: a collaborative meta-analysis of randomised statin trials[J]. Lancet, 2010, 375(9716): 735-742.

［5］PREISS D, SESHASAI S R, WELSH P, et al. Risk of incident diabetes with intensive-dose compared with moderate-dose statin therapy: a meta-analysis[J]. JAMA, 2011, 305(24): 2556-2564.

［6］WANG S, CAI R, YUAN Y, et al. Association between reductions in low-density lipoprotein cholesterol with statin therapy and the risk of new-onset diabetes: a meta-analysis[J]. Sci Rep, 2017, 7: 39982.

［7］CULVER A L, OCKENE I S, BALASUBRAMANIAN R, et al. Statin use and risk of diabetes mellitus in postmenopausal women in the Women's Health Initiative[J]. Arch Intern Med, 2012, 172(2): 144-152.

［8］SASAKI J, IWASHITA M, KONO S. Statins: beneficial or adverse for glucose metabolism[J]. J Atheroscler Thromb, 2006, 13(3): 123-129.

［9］SHEN Q, PIERCE J D. Supplementation of Coenzyme Q10 among Patients with Type 2 Diabetes Mellitus[J]. Healthcare (Basel), 2015, 3(2): 296-309.

［10］MASCITELLI L, GOLDSTEIN M R. Statins, cholesterol depletion and risk of incident diabetes[J]. Int J Cardiol, 2011, 152(2): 275-276.

［11］SAMPSON U K, LINTON M F, FAZIO S. Are statins diabetogenic? [J]. Curr Opin Cardiol, 2011, 26(4): 342-347.

［12］PREISS D, SATTAR N. Statins and the risk of new-onset diabetes: a review of recent evidence[J]. Curr Opin Lipidol, 2011, 22(6): 460-466.

［13］DANAEI G, GARCIA R L, FERNANDEZ C O, et al. Statins and risk of diabetes: an analysis of electronic medical records to evaluate possible bias due to differential survival[J]. Diabetes Care, 2013, 36(5): 1236-1240.

［14］MA T, TIEN L, FANG C L, et al. Statins and new-onset diabetes: a retrospective longitudinal cohort study[J]. Clin Ther, 2012, 34(9): 1977-1983.

［15］THONGTANG N, AI M, OTOKOZAWA S, et al. Effects of maximal atorvastatin and rosuvastatin treatment on markers of glucose homeostasis and inflammation[J]. Am J Cardiol, 2011, 107(3): 387-392.

［16］JONES M, TETT S, PEETERS G M, et al. New-Onset Diabetes After Statin Exposure in Elderly Women: The Australian Longitudinal Study on Women's Health[J]. Drugs Aging, 2017, 34(3): 203-209.

［17］WANG K L, LIU C J, CHAO T F, et al. Statins, risk of diabetes, and implications on outcomes in the general population[J]. J Am Coll Cardiol, 2012, 60(14): 1231-1238.

［18］FREEMAN D J, NORRIE J, SATTAR N, et al. Pravastatin and the development of diabetes mellitus: evidence for a protective treatment effect in the West of Scotland Coronary Prevention Study[J]. Circulation, 2001, 103(3): 357-362.

［19］MORA S, GLYNN R J, HSIA J, et al. Statins for the primary prevention of cardiovascular events in women with elevated high-sensitivity C-reactive protein or dyslipidemia: results from the Justification for the Use of Statins in Prevention: An Intervention Trial Evaluating Rosuvastatin(JUPITER) and meta-analysis of women from primary prevention trials[J]. Circulation, 2010, 121(9): 1069-1077.

［20］YOON D, SHEEN S S, LEE S, et al. Statins and risk for new-onset diabetes mellitus: A real-world cohort study using a clinical research database[J]. Medicine(Baltimore), 2016, 95(46): e5429.

［21］ROCCO M B. Statins and diabetes risk: fact, fiction, and clinical implications[J]. Cleve Clin J Med, 2012, 79(12): 883-893.

［22］RAUTIO N, JOKELAINEN J, OKSA H, et al. Do statins interfere with lifestyle intervention in the prevention of diabetes in primary healthcare? One-year follow-up of the FIN-D2D project[J]. BMJ Open, 2012, 2(5):e001472.

［23］RIDKER P M, DANIELSON E, FONSECA F A, et al. Rosuvastatin to prevent vascular events in men and women with elevated C-reactive protein[J]. N Engl J Med, 2008, 359(21): 2195-2207.

[24] RIDKER P M, PRADHAN A, MACFADYEN J G, et al. Cardiovascular benefits and diabetes risks of statin therapy in primary prevention: an analysis from the JUPITER trial[J]. Lancet, 2012, 380(9841): 565-571.

[25] IZZO R, DE SIMONE G, TRIMARCO V, et al. Primary prevention with statins and incident diabetes in hypertensive patients at high cardiovascular risk[J]. Nutr Metab Cardiovasc Dis, 2013, 23(11): 1101-1106.

[26] KEARNEY P M, BLACKWELL L, COLLINS R, et al. Efficacy of cholesterol-lowering therapy in 18 686 people with diabetes in 14 randomised trials of statins: a meta-analysis[J]. Lancet, 2008, 371(9607): 117-125.

[27] MIHAYLOVA B, EMBERSON J, BLACKWELL L, et al. The effects of lowering LDL cholesterol with statin therapy in people at low risk of vascular disease: meta-analysis of individual data from 27 randomised trials[J]. Lancet, 2012, 380 (9841): 581-590.

[28] GRESS T W, NIETO F J, SHAHAR E, et al. Hypertension and antihypertensive therapy as risk factors for type 2 diabetes mellitus. Atherosclerosis Risk in Communities Study[J]. N Engl J Med, 2000, 342(13): 905-912.

[29] DAHLOF B, DEVEREUX R B, KJELDSEN S E, et al. Cardiovascular morbidity and mortality in the Losartan Intervention For Endpoint reduction in hypertension study(LIFE): a randomised trial against atenolol[J]. Lancet, 2002, 359 (9311): 995-1003.

[30] PEPINE C J, HANDBERG E M, COOPER-DEHOFF R M, et al. A calcium antagonist vs a non-calcium antagonist hypertension treatment strategy for patients with coronary artery disease. The International Verapamil-Trandolapril Study (INVEST): a randomized controlled trial[J]. JAMA, 2003, 290(21): 2805-2816.

[31] HANSSON L, LINDHOLM L H, EKBOM T, et al. Randomised trial of old and new antihypertensive drugs in elderly patients: cardiovascular mortality and morbidity the Swedish Trial in Old Patients with Hypertension-2 study[J]. Lancet, 1999, 354(9192): 1751-1756.

[32] STEINBERG H O, BARON A D. Vascular function, insulin resistance and fatty acids[J]. Diabetologia, 2002, 45(5): 623-634.

[33] SARTORI C, SCHERRER U. Insulin, nitric oxide and the sympathetic nervous system: at the crossroads of metabolic and cardiovascular regulation[J]. J Hypertens, 1999, 17(11): 1517-1525.

[34] LEMBO G, CAPALDO B, RENDINA V, et al. Acute noradrenergic activation induces insulin resistance in human skeletal muscle[J]. Am J Physiol, 1994, 266(2 Pt 1): E242-E247.

[35] TAPPY L, GIRARDET K, SCHWALLER N, et al. Metabolic effects of an increase of sympathetic activity in healthy humans[J]. Int J Obes Relat Metab Disord, 1995, 19(6): 419-422.

[36] LITHELL H, POLLARE T, BERNE C, et al. The metabolic and circulatory response to beta-blockade in hypertensive men is correlated to muscle capillary density[J]. Blood Press, 1992, 1(1): 20-26.

[37] LITHELL H, POLLARE T, VESSBY B. Metabolic effects of pindolol and propranolol in a double-blind cross-over study in hypertensive patients[J]. Blood Press, 1992, 1(2): 92-101.

[38] POLLARE T, LITHELL H, MORLIN C, et al. Metabolic effects of diltiazem and atenolol: results from a randomized, double-blind study with parallel groups[J]. J Hypertens, 1989, 7(7): 551-559.

[39] POLLARE T, LITHELL H, SELINUS I, et al. Sensitivity to insulin during treatment with atenolol and metoprolol: a randomised, double blind study of effects on carbohydrate and lipoprotein metabolism in hypertensive patients[J]. BMJ, 1989, 298(6681): 1152-1157.

[40] KANETO A, MIKI E, KOSAKA K. Effect of beta and β_2 adrenoreceptor stimulants infused intrapancreatically on glucagon and insulin secretion[J]. Endocrinology, 1975, 97(5): 1166-1173.

[41] DEFRONZO R A, MANDARINO L, FERRANNINI E. Metabolic and molecular pathogenesis of type 2 diabetes mellitus[M]. DEFRONZO RA, FERRANNINI E, KEEN H, et al. International Textbook of Diabetes Mellitus. 3rd ed. New York: John Wiley & Sons, 2004: 359-373.

[42] UK Prospective Diabetes Study Group. Efficacy of atenolol and captopril in reducing risk of macrovascular and microvascular complications in type 2 diabetes: UKPDS 39[J]. BMJ, 1998, 317(7160): 713-720.

[43] ROSSNER S, TAYLOR C L, BYINGTON R P, et al. Long term propranolol treatment and changes in body weight after myocardial infarction[J]. BMJ, 1990, 300(6729): 902-903.

[44] 比索洛尔多中心研究协作组 . 国产比索洛尔对高血压 2 型糖尿病患者糖代谢的影响 [J]. 中华内科杂志, 2005, 44(7): 503-505.

[45] MALMINIEMI K. Association between serum lipids, glucose tolerance, and insulin sensitivity during 12 months of celiprolol treatment[J]. Cardiovasc Drugs Ther, 1995, 9(2): 295-304.

［46］JACOB S, RETT K, WICKLMAYR M, et al. Differential effect of chronic treatment with two beta-blocking agents on insulin sensitivity: the carvedilol-metoprolol study[J]. J Hypertens, 1996, 14(4): 489-494.

［47］REAVEN G M, LITHELL H, LANDSBERG L. Hypertension and associated metabolic abnormalities--the role of insulin resistance and the sympathoadrenal system[J]. N Engl J Med, 1996, 334(6): 374-381.

［48］EGGERTSEN R, SIVERTSSON R, ANDREN L, et al. Acute and long-term hemodynamic effects of carvedilol, a combined beta-adrenoceptor blocking and precapillary vasodilating agent, in hypertensive patients[J]. J Cardiovasc Pharmacol, 1987, 10 Suppl 11: S97-S100.

［49］BARZILAY J I, DAVIS B R, CUTLER J A, et al. Fasting glucose levels and incident diabetes mellitus in older nondiabetic adults randomized to receive 3 different classes of antihypertensive treatment: a report from the Antihypertensive and Lipid-Lowering Treatment to Prevent Heart Attack Trial(ALLHAT)[J]. Arch Intern Med, 2006, 166(20): 2191-2201.

［50］BLACK H R, DAVIS B, BARZILAY J, et al. Metabolic and clinical outcomes in nondiabetic individuals with the metabolic syndrome assigned to chlorthalidone, amlodipine, or lisinopril as initial treatment for hypertension: a report from the Antihypertensive and Lipid-Lowering Treatment to Prevent Heart Attack Trial(ALLHAT)[J]. Diabetes Care, 2008, 31 (2): 353-360.

［51］DAHLOF B, SEVER P S, POULTER N R, et al. Prevention of cardiovascular events with an antihypertensive regimen of amlodipine adding perindopril as required versus atenolol adding bendroflumethiazide as required, in the Anglo-Scandinavian Cardiac Outcomes Trial-Blood Pressure Lowering Arm(ASCOT-BPLA): a multicentre randomised controlled trial[J]. Lancet, 2005, 366(9489): 895-906.

［52］ZILLICH A J, GARG J, BASU S, et al. Thiazide diuretics, potassium, and the development of diabetes: a quantitative review[J]. Hypertension, 2006, 48(2): 219-224.

［53］LINDSTROM P, NORLUND L, SEHLIN J. Potassium and chloride fluxes are involved in volume regulation in mouse pancreatic islet cells[J]. Acta Physiol Scand, 1986, 128(4): 541-546.

［54］FRANSE L V, PAHOR M, DI BARI M, et al. Serum uric acid, diuretic treatment and risk of cardiovascular events in the Systolic Hypertension in the Elderly Program(SHEP)[J]. J Hypertens, 2000, 18(8): 1149-1154.

［55］REUNGJUI S, RONCAL C A, MU W, et al. Thiazide diuretics exacerbate fructose-induced metabolic syndrome[J]. J Am Soc Nephrol, 2007, 18(10): 2724-2731.

［56］JACOBS D B, MOOKERJEE B K, JUNG C Y. Furosemide inhibits glucose transport in isolated rat adipocytes via direct inactivation of carrier proteins[J]. J Clin Invest, 1984, 74(5): 1679-1685.

［57］ELLIOTT W J, MEYER P M. Incident diabetes in clinical trials of antihypertensive drugs: a network meta-analysis[J]. Lancet, 2007, 369(9557): 201-207.

［58］SHARGORODSKY M, BOAZ M, DAVIDOVITZ I, et al. Treatment of hypertension with thiazides: benefit or damage-effect of low-and high-dose thiazide diuretics on arterial elasticity and metabolic parameters in hypertensive patients with and without glucose intolerance[J]. J Cardiometab Syndr, 2007, 2(1): 16-23.

［59］BURKE T A, STURKENBOOM M C, OHMAN-STRICKLAND P A, et al. The effect of antihypertensive drugs and drug combinations on the incidence of new-onset type-2 diabetes mellitus[J]. Pharmacoepidemiol Drug Saf, 2007, 16(9): 979-987.

［60］NASH D T. Rationale for combination therapy in hypertension management: focus on angiotensin receptor blockers and thiazide diuretics[J]. South Med J, 2007, 100(4): 386-392.

［61］MANCIA G, DE BACKER G, DOMINICZAK A, et al. 2007 Guidelines for the Management of Arterial Hypertension: The Task Force for the Management of Arterial Hypertension of the European Society of Hypertension(ESH) and of the European Society of Cardiology(ESC)[J]. J Hypertens, 2007, 25(6): 1105-1187.

［62］赵海燕，吴寿岭，孙立霞，等. 氢氯噻嗪与螺内酯、卡托普利联合治疗原发性高血压 [J]. 高血压杂志，2006，14(1): 23-27.

［63］GENG D F, JIN D M, WU W, et al. Angiotensin converting enzyme inhibitors for prevention of new-onset type 2 diabetes mellitus: a meta-analysis of 72,128 patients[J]. Int J Cardiol, 2013, 167(6): 2605-2610.

［64］JULIUS S, KJELDSEN S E, WEBER M, et al. Outcomes in hypertensive patients at high cardiovascular risk treated with regimens based on valsartan or amlodipine: the VALUE randomised trial[J]. Lancet, 2004, 363(9426): 2022-2031.

［65］MATHUR G, NORONHA B, RODRIGUES E, et al. The role of angiotensin Ⅱ type 1 receptor blockers in the prevention and management of diabetes mellitus[J]. Diabetes Obes Metab, 2007, 9(5): 617-629.

［66］ALLHAT Officers and Coordinators for the ALLHAT Collaborative Research Group. The Antihypertensive and Lipid-Lowering Treatment to Prevent Heart Attack Trial. Major outcomes in high-risk hypertensive patients randomized to angiotensin-converting enzyme inhibitor or calcium channel blocker vs diuretic: The Antihypertensive and Lipid-Lowering Treatment to Prevent Heart Attack Trial（ALLHAT）[J]. JAMA, 2002, 288（23）: 2981-2997.

［67］ CHOBANIAN A V, BAKRIS G L, BLACK H R, et al. The Seventh Report of the Joint National Committee on Prevention, Detection, Evaluation, and Treatment of High Blood Pressure: the JNC 7 report[J]. JAMA, 2003, 289（19）: 2560-2572.

［68］ BARZILAY J I, DAVIS B R, PRESSEL S L, et al. Long-term effects of incident diabetes mellitus on cardiovascular outcomes in people treated for hypertension: the ALLHAT Diabetes Extension Study[J]. Circ Cardiovasc Qual Outcomes, 2012, 5（2）: 153-162.

替格瑞洛(ticagrelor)属于直接、可逆性结合的 $P2Y_{12}$ 受体拮抗剂[1]，作用于二磷酸腺苷(ADP)位点上，阻滞与之偶联的血小板膜糖蛋白Ⅱb/Ⅲa 与纤维蛋白原结合，从而抑制血小板聚集[2-3]，其独特的药效动力学及药代动力学特点使越来越多急性冠脉综合征(ACS)患者获益，化学结构如图 7-6-1 所示。与此同时，替格瑞洛也存在很多不良反应，最常见的是呼吸困难，发生率可达 10% 以上。

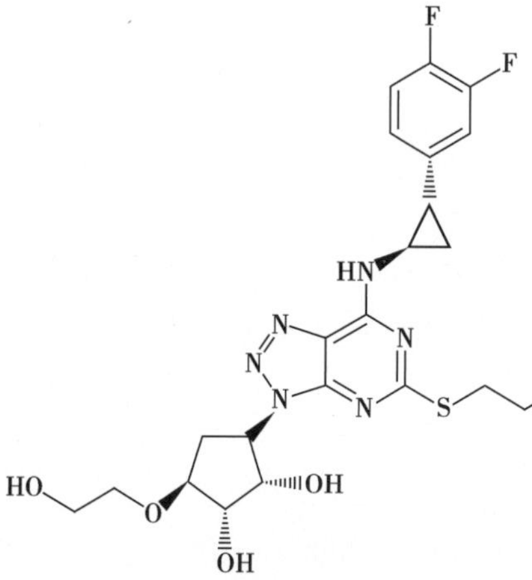

图 7-6-1   替格瑞洛化学结构式

一、发生率和临床特点

服用替格瑞洛的呼吸困难发生率显著高于氯吡格雷[4-6]。替格瑞洛两项Ⅱ期临床试验 DISPERSE 和 DISPERSE-2 结果显示，替格瑞洛导致呼吸困难的发生率为 10%~20%，且呈剂量相关性。对照组氯吡格雷为 0~6.4%[4-5]。多中心、随机、双盲临床试验 ONSET/OFFSET 研究发现，稳定性冠状动脉疾病患者分别服用替格瑞洛、氯吡格雷和安慰剂时，呼吸困难的发生率为 38.6%、9.3% 和 8.3%。其中，由研究者确定的药物相关的呼吸困难发生率分别为 24.6%、3.7% 和 0[6]。RESPOND 研究分析了替格瑞洛对氯吡格雷无反应者及两者换药后的血小板抑制作用，研究显示，替格瑞洛组和氯吡格雷组呼吸困难发生率分别为 13% 和 4%[7]。PLATO[1] 研究共纳入 18 624 例急性冠脉综合征(ACS)患者，经过 12 个月随访发现，替格瑞洛组(负荷剂量 180mg，维持剂量 90mg，2 次 /d)出现呼吸困难的概率为 13.8%，显著高于氯吡格雷组(负荷剂量 300~600mg，维持剂量 75mg，1 次 /d)7.8% 的发生率($P<0.001$)。替格瑞洛相关呼吸困难呈剂量相关性[4-5]，多在用药后早期发作，大部分可自行缓解，患者的肺功能指标也未受到显著影响，约 0.9% 的患者因呼吸困难停药[8]。

二、发生机制

PLATO 试验的亚组分析发现，ACS 患者的肺功能在使用替格瑞洛前后无明显变化[9]。另外，ACS 或稳定性冠状动脉疾病等患者往往合并多种基础疾病，如充血性心力衰竭、慢性阻塞性肺疾病和支气管哮喘等，这些疾病能引起明显的呼吸困难。不过，以稳定性冠状动脉疾病患者为对象的 ONSET/OFFSET 研究中，排除了心源性呼吸困难和慢性阻塞性肺疾病、支气管哮喘等肺源性呼吸困难的患者，结果仍显示替格瑞洛相关呼吸困难的发生率高于氯吡格雷和安慰剂组[6]。ONSET/OFFSET 的亚组研究[10]通过分析受试者用药前后或发生呼吸困难后的心电图、超声心动图、N 末端 B 型利钠肽原和肺功能等数据发现,使用替格瑞洛后呼吸困难发生率高于氯吡格雷组和安慰剂组,但患者心、肺功能均无显著改变。该研究还检测了各组治疗前后血清 HCO_3^-,以除外酸中毒可能引发的呼吸困难。结果显示,使用替格瑞洛后受试者血清 HCO_3^- 未见显著下降,没有酸中毒的证据[10]。这些结果表明,替格瑞洛并不加重可能伴随的心、肺基础疾病或者影响患者心、肺功能,进而引起呼吸困难。

1. 替格瑞洛通过增加细胞外腺苷浓度引起呼吸困难　目前认为,替格瑞洛可能通过增加血浆腺苷浓度,进而引发呼吸困难[4,6]。因为腺苷可以刺激肺迷走神经 C 纤维引起呼吸困难[11]。腺苷主要是 ADP 或 ATP 通过核苷酸酶代谢产生的嘌呤核苷;细胞应激(如损伤、缺血 / 再灌注或炎症)时,其血浆浓度水平升高[12]。腺苷通过非钠离子依赖性平衡核苷转运体(ENT1/2)和钠离子依赖性集中核苷转运体(CNT2/3)[13]迅速被细胞吸收。胞内腺苷通过腺苷脱氨酶代谢为肌苷或通过腺苷激酶[12,14]转化为腺嘌呤核苷酸。腺苷的摄取和代谢相当迅速,使得胞外腺苷仅具有几秒[15]的半衰期,因此可以通过抑制腺苷转运入细胞而延长其半衰期,增加腺苷的血浆浓度。

大量研究结果表明,替格瑞洛能够抑制细胞摄取腺苷[3,13,16]。为了探讨替格瑞洛抑制的通道类型,van Giezen 等[3]研究了替格瑞洛对多种细胞株(包括人红细胞、人乳腺癌 MCF-7 细胞、马 - 达氏犬肾 MDCK 细胞和小鼠肝癌 H4IIE 细胞)摄取腺苷的影响,结果显示,替格瑞洛能够剂量依赖性地抑制实验中 4 种细胞株摄取腺苷。其中,犬 MDCK 细胞株仅表达 ENT1,而最终结果仍显示替格瑞洛能够抑制其摄取腺苷,这提示替格瑞洛可能是通过阻断 ENT1 抑制细胞对腺苷的摄取。随后,Armstrong 等[13]使用 cDNA 转染技术构建分别表达 ENT1、ENT2、CNT2 和 CNT3 型的 MDCK 细胞,观察它们能否被替格瑞洛抑制,从而减少对腺苷的摄取,结果显示,替格瑞洛对表达 ENT1 细胞摄取腺苷有抑制作用,其半抑制质量浓度(IC_{50})值为 0.26 μmol/L。对于表达 ENT2、CNT2 或 CNT3 的细胞株,腺苷摄取并没有被替格瑞洛抑制,其 IC_{50} 值均 >10 μmol/L。该研究进一步检测了替格瑞洛与 ENT1 的亲和力,从而证实替格瑞洛能够通过阻断 ENT1 来减少细胞摄取腺苷。另有研究表明,服用替格瑞洛患者的血清可以在体外抑制红细胞对腺苷的摄取[17],提示口服治疗剂量的替格瑞洛所形成的血药质量浓度足够抑制细胞对腺苷的摄取,从而延长腺苷的半衰期,使其血浆质量浓度增高。综上所述,替格瑞洛通过阻断细胞膜上 ENT1,减少细胞摄取腺苷,使血浆腺苷浓度升高,进而刺激肺迷走神经 C 纤维引起呼吸困难。

2. 替格瑞洛通过直接抑制神经元细胞 $P2Y_{12}$ 受体引起呼吸困难　Cattaneo 等[18]认为,除了血液腺苷堆积的因素外,神经元细胞 $P2Y_{12}$ 受体受到持久抑制也是替格瑞洛导致呼吸困难发生率较高的原因。其理由是:①双嘧达莫作为更强的 ENT1 抑制剂,能够增加血腺苷质量浓度,但却没有增加呼吸困难发生率的报道。②其他可逆性 $P2Y_{12}$ 受体拮抗剂如坎格瑞洛(cangrelor)和依利格雷(elinogrel)并不能显著抑制 ENT1,但仍能引发呼吸困难[19-20]。已知 $P2Y_{12}$ 受体不仅表达在血小板表面,同时也表达在神经元细胞表面,通过抑制环腺苷酸(cAMP)的产生,从而抑制神经信号转导。当血小板上 $P2Y_{12}$ 受体受到抗血栓药物抑制的同时,神经元细胞上相应受体也会受到抑制,后者的抑制可导致 cAMP 堆积、增加神经元信号转导的敏感性,继而导致呼吸困难[21]。在此基础上,Cattaneo 等[20]提出了替格瑞洛可能通过直接抑制感觉神经元上的 $P2Y_{12}$ 受体而增加神经信号转导,从而引发呼吸困难等兴奋样症状的假说。

3. 替格瑞洛通过引起输血相关急性肺损伤样(TRALI)反应引起呼吸困难　替格瑞洛、坎格瑞洛和依利格雷都能显著增加患者呼吸困难的感觉,且都属于可逆性 $P2Y_{12}$ 受体拮抗剂。Serebruany 等[22]认为,替格瑞洛相关呼吸困难可能与其"可逆性结合 $P2Y_{12}$ 受体"有关。替格瑞洛等可逆性抗血小板药物反复与血小板上 $P2Y_{12}$ 受体结合 / 解离,打乱了血小板内促生存蛋白 B 细胞淋巴瘤 -xL 和促细胞凋亡蛋白 Bcl2 拮抗 / 杀伤因子之间的平衡[23],最终引起血小板过早凋亡和破坏。这些受到破坏的血小板被人体免疫防御系统当作外来物质,从而引发自身免疫防御反应;另外,受到破坏的血小板可能释放一些有毒物质而激活白细胞。这些反应可能引起输血相关急性肺损伤(TRALI)样症状,包括呼吸困难。不过,Schror[24]对上述观点提出了质疑:①血小板因素在 TRALI 的发生中所占比重甚少。最新的研究数据显示,血小板作为致 TRALI 的危险因素所占的比重为 6%,并且即使输注"衰老"的血小板也并未增加 TRALI 的发生率[25]。②TRALI 发生率要远远低于替格瑞洛相关呼吸困难的发生率。据报道,TRALI 的发生率为 0.081‰[25],远远低于替格瑞洛相关呼吸困难的发生率。③如果上述观点成立,其他具有可逆性作用于血小板受体的药物应该也会引起呼吸困难,但并未见此类相关报道。

三、治疗

替格瑞洛引起呼吸困难多在用药后早期发作,大部分可自行缓解,患者的肺功能指标也未受到显著影响,约 0.9% 的患者因呼吸困难而停药[8]。近年来研究表明,可以通过静脉注射腺苷拮抗剂茶碱来缓解替格瑞洛引起的呼吸困难[26]。TROCADERO 试验作为一项正在进行的研究,将有效评估另一种腺苷拮抗剂咖啡因能否在不影响替格瑞洛抗血小板聚集的情况下,缓解替格瑞洛引起的呼吸困难[27]。但是,目前临床仍然缺乏有效且成熟的方法来治疗替格瑞洛引起的呼吸困难,希望 TROCADERO 试验最终能为替格瑞洛引起的呼吸困难指出明确的治疗方案。

（郑　丽）

参 考 文 献

［1］WALLENTIN L, BECKER R C, BUDAJ A, et al. Ticagrelor versus clopidogrel in patients with acute coronary syndromes[J]. N Engl J Med, 2009, 361(11):1045-1057.

［2］JAMES S, BUDAJ A, AYLWARD P, et al. Ticagrelor versus clopidogrel in acute coronary syndromes in relation to renal function: results from the Platelet Inhibition and Patient Outcomes (PLATO) trial[J]. Circulation, 2010, 122(11):1056-1067.

［3］VAN GIEZEN J J, SIDAWAY J, GLAVES P, et al. Ticagrelor inhibits adenosine uptake in vitro and enhances adenosine-mediated hyperemia responses in a canine model[J]. J Cardiovasc Pharmacol Ther, 2012, 17:164-172.

［4］CANNON C P, HUSTED S, HARRINGTON R A, et al. Safety, tolerability and initial efficacy of AZD6140, the first reversible oral adenosine diphosphate receptor antagonist, compared with clopidogrel, in patients with non-ST-segment elevation acute coronary syndrome: primary results of the DISPERSE-2 trial[J]. J Am Coll Cardiol, 2007, 50(19): 1844-1851.

［5］HUSTED S, EMANUELSSON H, HEPTINSTALL S, et al. Pharmacodynamics, pharmacokinetics, and safety of the oral reversible P2Y$_{12}$ antagonist AZD6140 with aspirin in patients with atherosclerosis: a double-blind comparison to clopidogrel with aspirin[J]. Eur Heart J, 2006, 27(9): 1038-1047.

［6］GURBEL P A, BLIDEN K P, BUTLER K, et al. Randomized double-blind assessment of the ONSET and OFFSET of the antiplatelet effects of ticagrelor versus clopidogrel in patients with stable coronary artery disease: The ONSET /OFFSET study[J]. Circulation, 2009, 120(25): 2577-2585.

［7］GURBEL P A, BLIDEN K P, BUTLER K, et al. Response to ticagrelor in clopidogrel nonresponders and responders and effect of switching therapies: The RESPOND study[J]. Circulation, 2010, 121(10): 1188-1199.

［8］STOREY R F, BECKET R C, HARRINGTON R A, et al. Characterization of dyspnea in PLATO study patients treated with ticagrelor or clopidogrel and its association with clinical outcomes[J]. Eur Heart J, 2011, 32(23): 2945-2953.

［9］STOREY R F, BECKER R C, HARRINGTON R A, et al. Pulmonary function in patients with acute coronary syndrome treated with ticagrelor or clopidogrel (from the Platelet Inhibition and Patient Outcomes[PLATO] pulmonary function substudy)[J]. Am J Cardiol, 2011, 108(11): 1542-1546.

［10］STOREY R F, BLIDEN K P, PATIL S B, et al. Incidence of dyspnea and assessment of cardiac and pulmonary function in patients with stable coronary artery disease receiving ticagrelor, clopidogrel, or placebo in the ONSET /OFFSET study[J]. J Am Coll Cardiol, 2010, 56(3): 185-193.

［11］BURKI N K, DALE W J, LEE L Y. Intravenous adenosine and dyspnea in humans[J]. J Appl Physiol(1985), 2005, 98(1): 180-185.

［12］HEADRICK J P, LASLEY R D. Adenosine receptors and reperfusion injury of the heart[J]. Handb Exp Pharmacol, 2009, 193: 189-214.

［13］ARMSTRONG D, SUMMERS C, EWART L, et al. Characterization of the adenosine pharmacology of ticagrelor reveals therapeutically relevant inhibition of equilibrative nucleoside transporter 1[J]. J Cardiovasc Pharmacol Ther, 2014, 19: 209-219.

［14］HEADRICK J P, ASHTON K J, ROSE' MEYER R B, et al. Cardiovascular adenosine receptors: expression, actions and interactions[J]. Pharmacol Ther, 2013, 140: 92-111.

[15] MOSER G H, SCHRADER J, DEUSSEN A. Turnover of adenosine in plasma of human and dog blood[J]. Am J Physiol, 1989, 256: C799-C806.

[16] NYLANDER S, FEMIA E A, SCAVONE M, et al. Ticagrelor inhibits human platelet aggregation via adenosine in addition to P2Y$_{12}$ antagonism[J]. J Thromb Haemost, 2013, 11: 1867-1876.

[17] BONELLO L, LAINE M, KIPSON N, et al. Ticagrelor increases adenosine plasma concentration in patients with an acute coronary syndrome[J]. J Am Coll Cardiol, 2014, 63(9):872-877.

[18] CATTANEO M, SCHULZ R, NYLANDER S. Adenosine-mediated effects of ticagrelor: evidence and potential clinical relevance[J]. J Am Coll Cardiol, 2014, 63(23): 2503-2509.

[19] OHMAN J, KUDIRA R, ALBINSSON S, et al. Ticagrelor induces adenosine triphosphate release from human red blood cells[J]. Biochem Biophys Res Commun, 2012, 418(4): 754-758.

[20] CATTANEO M, FAIONI E M. Why does ticagrelor induce dyspnea?[J]. Thromb Haemost, 2012, 108(6): 1031-1036.

[21] MALIN S A, MOLLIVER D C. Gi- and Gq-coupled ADP(P2Y) receptors act in opposition to modulate nociceptive signaling and inflammatory pain behavior[J]. Mol Pain, 2010, 6:21.

[22] SEREBRUANY V L. Viewpoint: reversible nature of platelet binding causing transfusion-related acute lung injury(TRALI) syndrome may explain dyspnea after ticagrelor and elinogrel[J]. Thromb Haemost, 2012, 108(6): 1024-1027.

[23] MASON K D, CARPINELLI M R, FLETCHER J I, et al. Programmed anuclear cell death delimits platelet life span[J]. Cell, 2007, 128(6): 1173-1186.

[24] SCHROR K. Reversible nature of platelet binding causing transfusion-related acute lung injury(TRALI) syndrome may explain dyspnea after ticagrelor and elinogrel - a hypothesis that remains unproven[J]. Thromb Haemost, 2012, 108(6): 1028-1030.

[25] TOY P, GAJIC O, BACCHETTI P, et al. Transfusion-related acute lung injury: incidence and risk factors[J]. Blood, 2012, 119(7): 1757-1767.

[26] WITTFELDT A, EMANUELSSON H, BRANDRUP W G, et al. Ticagrelor Enhances Adenosine-Induced Coronary Vasodilatory Responses in Humans[J]. J Am Coll Cardiol, 2013, 61(7): 723-727.

[27] LINDHOLM D, STOREY R F, CHRISTERSSON C, et al. Designand rationale of TROCADERO: a trial of caffeine to alleviate despnea related to ticagrelor[J]. Am Heart J, 2015, 170(3): 465-470.

第7章 胺碘酮与甲状腺疾病

心律失常是老年心脏病中最常见的并发症,发病率高,其发生随年龄增长而增高。同时,当老年患者罹患高血压、冠心病、风湿性心脏病及糖尿病等合并心律失常时,更易发生致命性心律失常,其中室性心律失常最常见。胺碘酮是一种Ⅲ类抗心律失常药物,结构见图7-7-1,对心肌除极和复极有多种作用,因此非常有效。然而,胺碘酮有很多不良反应,甲状腺功能异常(包括甲状腺功能亢进和减退)是其常见的不良反应之一[1]。

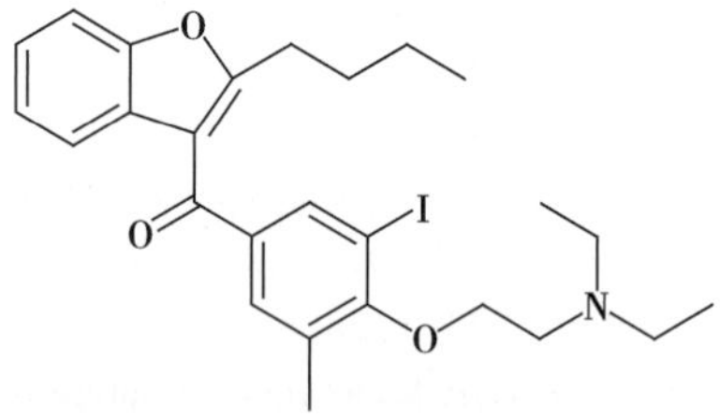

碘对维持正常甲状腺的功能必不可少,它只能通过摄入含碘或加碘的食品而获得。美国医学研究所食品和营养委员会推荐,成年人碘摄入量为150μg/d,妊娠女性220μg/d,哺乳女性290μg/d[2]。与之相比,一个胺碘酮分子中含有2个碘原子,口服100mg胺碘酮,经肝脏代

图7-7-1 胺碘酮化学结构式

谢会释放约3mg无机碘进入体循环,如果每天使用的胺碘酮剂量为200mg,会产生6mg碘,这显著增加了每天碘负荷[3]。同时,胺碘酮的亲脂性很高,会浓集于脂肪组织、心肌、骨骼肌和甲状腺。机体清除胺碘酮的半衰期约为100天。因此,停药后很久也可出现胺碘酮的毒性。

一、发病机制

在讨论胺碘酮与甲状腺间的相互作用之前,有必要对甲状腺激素代谢和药物影响的途径进行简要回顾。

(一)甲状腺激素的合成、转运和代谢

膳食中的碘以碘化物的形式被吸收,并迅速分布于细胞外液,细胞外液中也含有从甲状腺中释放的碘化物和碘化甲状腺原氨酸通过甲状腺外脱碘作用生成的碘化物。碘化物逆化学梯度和电梯度被转运至甲状腺腺泡细胞内。碘化物的转运与钠的转运相关联,依靠钠-碘共转运体完成转运。其他离子(如高氯酸根和高锝酸根)也通过相同的机制被转运到甲状腺中,因此,这些离子是碘化物转运的竞争性抑制剂。在甲状腺腺泡细胞中,碘化物迅速扩散至细胞顶端,并转运至可与顶端细胞膜相融的胞吐小泡中。碘化物在这些小泡中被迅速氧化,并与甲状腺球蛋白的酪氨酸残基共价结合(有机化),之后碘化的酪氨酸残基发生偶联,形成T_4和T_3。碘化物的氧化和碘化酪氨酸残基的偶联均是被甲状腺过氧化物酶所催化的[4]。

T_4均在甲状腺内生成;大部分T_3(80%)由T_4在甲状腺外脱碘生成,其余由甲状腺生成;rT_3几乎全部来自T_4的甲状腺外脱碘。约80%的T_4发生脱碘,40%形成T_3,40%生成rT_3,其余20%与葡萄糖甘酸和硫酸共轭结合,脱去氨基和羧基,形成四碘甲腺乙酸(tetraiodothyroacetic acid, tetrac)。T_4脱碘生成T_3,导致生物学活性增加,但T_4的其他代谢产物无生物学活性。

由于血清中99.95%以上的T_4和99.5%以上的T_3都处于结合状态,血清中结合蛋白(尤其是TBG)浓度的改变对T_4和T_3的血清总浓度及其部分代谢会产生显著影响[5]。然而,它们不会改变游离激素的浓度,也不会改变T_4和T_3的绝对代谢速率。

(二)正常人应用胺碘酮后甲状腺功能的变化

无基础甲状腺疾病的人群暴露于超高浓度的碘中,甲状腺对碘和激素代谢都发生了非常大的调整。其甲状腺功能的改变可以分为急性效应(≤3个月)和慢性效应(>3个月)。

急性效应包括:在治疗的前几周,血清T_3浓度最多可降低30%,而血清T_4和游离T_4浓度升高20%~40%,血清rT_3浓度升高约20%。治疗开始后,血清TSH浓度通常略有升高,可能超过正常值的上限。

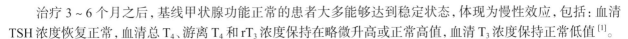

治疗 3 ~ 6 个月之后，基线甲状腺功能正常的患者大多能够达到稳定状态，体现为慢性效应，包括：血清 TSH 浓度恢复正常，血清总 T_4、游离 T_4 和 rT_3 浓度保持在略微升高或正常高值，血清 T_3 浓度保持正常低值[1]。

应用胺碘酮治疗的患者尽管可能 TT_4 和 FT_4 水平稍有升高，还是应视为甲状腺功能正常，因为血清 T_3 水平还保持在正常低限，而 T_3 是发挥作用的主要激素。

（三）胺碘酮影响甲状腺功能的机制

胺碘酮对甲状腺功能的影响可分为两种，一种是药物本身特性的影响，另一种是碘产生的影响。

1. 胺碘酮对甲状腺的直接影响[1]　抑制 T_4 外环的 5'- 单脱碘酶的作用，继而减少 T_3 的生成，rT_3 不能被代谢为 T_2；胺碘酮，尤其是其代谢产物去乙基胺碘酮，可阻断 T_3 与其核受体的结合，并减少某些甲状腺激素相关基因的表达；以及对甲状腺的直接毒性作用（破坏性甲状腺炎）。

2. 胺碘酮对甲状腺的其他影响　主要由于其含碘量很高，高剂量的碘可引起甲状腺功能减退。正常甲状腺泡细胞具有几种自动调节功能，防止碘化物摄取突然升高。一旦暴露于高浓度碘化物，甲状腺细胞就会减少碘的氧化和甲状腺激素的形成（此反应称为 Wolff-Chaikoff 效应）[6]。在持续暴露于过量碘的 2 ~ 4 周内，碘离子有机化和甲状腺激素生物合成会以一种正常的形式恢复，称为逃逸现象。这种逃逸的机制尚不明确，但可与钠 - 碘共转运体（Na^+/I^- symporter, NIS）活性降低，引起碘化合物捕获减少有关[7]。因此，对于正常人群，暴露于高血清浓度碘化物仅引起 T_4 和 T_3 血清浓度小幅度和暂时性降低。然而，对于有桥本甲状腺炎、之前接受过放射性碘或甲状腺手术的甲状腺功能正常患者，Wolff-Chaikoff 效应的逃逸现象受损，因此给予高剂量碘化物可能造成其甲状腺功能减退[8]。

碘诱发的甲状腺功能亢进在无基础甲状腺疾病的患者中很少发生[9]，而对于地方性甲状腺肿的患者或结节性甲状腺肿含自主功能性组织的患者，大量的碘摄入可导致甲状腺功能亢进。当碘供给增加时，有自主功能区的结节性甲状腺肿患者不能自主调节碘，增加更多的底物可能导致甲状腺激素合成过量（称为 Jod-Basedow 现象）[10]。

二、胺碘酮诱发的甲状腺功能异常的分型

甲状腺功能减退和甲状腺功能亢进都是胺碘酮治疗的并发症。一项荟萃分析纳入 4 项随机试验共 1 465 例甲状腺功能正常的患者，接受胺碘酮治疗（150 ~ 330mg/d，持续至少 1 年）患者的临床甲状腺疾病发生率高于安慰剂组（3.7% vs. 0.4%）[11]。在其他回顾性研究和报道中，胺碘酮引起甲状腺功能异常的风险范围为 2% ~ 30%，具体取决于个人的基础甲状腺状态、膳食碘摄入量，以及是否纳入亚临床甲状腺疾病的病例[1, 11-12]。

（一）胺碘酮引起的甲状腺功能减退

甲状腺功能正常者接受胺碘酮治疗，常会发生甲状腺功能的暂时性改变。然而，大多数患者在胺碘酮治疗期间的甲状腺功能保持正常。一项试验显示，接受胺碘酮治疗的患者中有 5% 发生了显性甲状腺功能减退（TSH＞10mU/L），但另有 25% 的患者发生了亚临床甲状腺功能减退[12]。

（二）胺碘酮诱发性甲状腺毒症

胺碘酮诱发性甲状腺毒症（amiodarone-induced thyrotoxicosis，AIT）有两种类型[13]。Ⅰ 型是甲状腺激素的合成增加，而 Ⅱ 型是破坏性甲状腺炎引起的 T_4 和 T_3 过量释放。然而，这两种类型之间通常很难区分，有些患者可能同时出现这两种机制。

（三）服用胺碘酮发生甲状腺功能异常风险的预测因素

个体发生胺碘酮引起的甲状腺功能减退或甲状腺功能亢进的风险，取决于基础甲状腺状态和膳食碘摄入量。

1. 有基础自身免疫性甲状腺疾病的患者发生胺碘酮引起的甲状腺功能减退的风险最高，因为他们"不能逃脱" Wolff-Chaikoff 效应。

2. 结节性甲状腺肿患者发生 Ⅰ 型 AIT 的风险增加。胺碘酮提供的过量碘增加了底物的量，导致甲状腺激素合成增加和甲状腺功能亢进。

3. 破坏性甲状腺炎，即 Ⅱ 型 AIT，通常发生于无基础甲状腺疾病的患者。

4. 膳食碘摄入量也会影响个人发生胺碘酮引起甲状腺功能异常的风险。在碘充足的区域，胺碘酮引起的甲状腺功能减退似乎多于甲状腺功能亢进。相反，在缺碘地区，胺碘酮引起的甲状腺功能亢进（通常为 Ⅰ 型 AIT）多于甲状腺功能减退[11]。

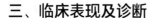

三、临床表现及诊断

(一)胺碘酮引起的甲状腺功能减退

胺碘酮相关甲状腺功能减退的临床表现和诊断,与其他任何原因引起的甲状腺功能减退相似。甲状腺功能减退和甲状腺功能减退症状的发生时间,最早可在胺碘酮治疗开始后的2周,最晚可在39个月[1]。

在开始胺碘酮治疗后几周,需评估患者的甲状腺功能,之后每几个月评估1次,以确定是否发生显性甲状腺功能减退。应该通过筛查血清TSH值,在患者出现症状之前即诊断出甲状腺功能减退。由于甲状腺功能正常的患者在开始胺碘酮治疗后的前3~6个月,血清TSH浓度可略高出正常上限或有轻度升高,一般低于10~20mU/L,所以只有当血清T_4浓度处于正常低值、偏低或TSH轻度升高一直持续时,才能诊断为胺碘酮引起的甲状腺功能减退。

(二)AIT的临床表现和诊断

胺碘酮引起甲状腺功能亢进的临床表现经常被掩盖,因为胺碘酮具有阻断β受体的活性,使甲状腺激素过量引起的很多肾上腺素能表现变得微弱。常见的症状和体征包括新发或复发的房性心律失常、缺血性心脏病或心力衰竭加重[14-15],或不明原因的体重减轻、烦躁或低热。

区分Ⅰ型和Ⅱ型非常重要,因为这两型的治疗方法不同。然而,用临床标准可能很难区分,部分原因是有些患者可能同时存在两种机制[16]。有基础自身免疫性结节或甲状腺肿的情况下的Ⅰ型,往往发生于开始胺碘酮治疗后的早期(一项研究显示中位时间为3.5个月),而Ⅱ型的发生晚得多(中位时间为30个月)[15]。甲状腺功能检测对区分Ⅰ型和Ⅱ型AIT没有帮助。细胞因子白介素6(IL-6)可成为甲状腺炎症过程常用的标记物:Ⅰ型AIT患者仅轻度升高,而Ⅱ型AIT患者可明显升高[17]。但也有研究显示,白介素6浓度对区分Ⅰ型与Ⅱ型没有帮助。24小时放射性碘摄取率通常也不能区分Ⅰ型和Ⅱ型AIT,因为无论是Ⅰ型还是Ⅱ型AIT,以胺碘酮的形式摄入的大量碘都会导致大多数患者24小时的摄碘率低于1%。彩色血流多普勒超声(color flow Doppler sonography, CFDS)可能是区分这两种AIT的最好方法,有两项研究表明,CFDS可区分Ⅰ型(血流增强)与Ⅱ型(无血流),80%的患者可通过CFDS分型[18]。有研究用 ^{99m}Tc 甲状腺扫描来区分Ⅰ型(正常或升高)和Ⅱ型(降低)AIT[19]。

关于Ⅰ型和Ⅱ型AIT的鉴别总结见表7-7-1。

表7-7-1 Ⅰ型和Ⅱ型AIT的鉴别

鉴别	Ⅰ型AIT	Ⅱ型AIT
发生机制	甲状腺激素的合成增加	破坏性甲状腺炎
发病时间	较早	较晚
甲状腺肿大	常有多结节性或弥漫性甲状腺肿	一般没有甲状腺肿或有轻度弥漫性甲状腺肿
T_3、T_4	升高	升高
TSH	降低	降低
白介素6	常降低	常升高
吸碘率	降低	降低
甲状腺扫描	^{99m}Tc 摄取正常或升高	^{99m}Tc 摄取降低
彩色血流多普勒超声	血流增加	无血流
治疗选择	硫脲类药物	糖皮质激素

四、治疗

(一)胺碘酮引起的甲状腺功能减退

建议对发生胺碘酮引起甲状腺功能减退的患者继续使用胺碘酮治疗。

给予甲状腺激素替代治疗可使甲状腺功能恢复正常。左甲状腺素(L-T_4)替代治疗的目的是使血清 TSH 浓度恢复正常,需要注意的是,由于胺碘酮对垂体内 T_4 代谢和 T_3 生成可能有影响,还可能对甲状腺激素的作用有影响,所以可能需要给予的剂量比常规剂量更高[11]。

如果可以停用胺碘酮,治疗之前无明显甲状腺疾病的患者的甲状腺功能减退常会缓解。而对于有基础慢性自身免疫性甲状腺炎且抗甲状腺过氧化物酶抗体滴度较高和有甲状腺肿的患者,在停用胺碘酮后甲状腺功能减退可能持续,所以这类患者可能需要永久性 L-T_4 替代治疗。

(二) AIT 的治疗

1. 是否停用胺碘酮　在决定是否停用胺碘酮时,应考虑以下几点:①胺碘酮对于控制危及生命的心律失常可能必不可少;②由于机体清除胺碘酮的半衰期约为 100 天,所以停用胺碘酮也不会立即有改善;③胺碘酮通过阻断 T_4 转化为 T_3 的过程、阻断 β 肾上腺素能受体,并且还可能阻断 T_3 受体,可能减轻甲状腺功能亢进。停用胺碘酮实际上可能会加重甲状腺功能亢进的症状和体征。

如果出现 AIT 患者是因危及生命的室性心律失常而使用胺碘酮,且胺碘酮有效,则建议继续使用胺碘酮,同时治疗甲状腺功能亢进。如果不是因危及生命的室性心律失常而使用胺碘酮,或者胺碘酮无效,建议心血管内科医师和内分泌科医师共同会诊,如果可使用其他抗心律失常药物作为替代,则可考虑停用胺碘酮。

2. 对于 Ⅰ 型 AIT 患者,抗甲状腺药物通常有效,不过起效可能较慢,一般需要使用高于平均水平的剂量,例如甲巯咪唑 30～40mg/d,同时仔细监测是否出现不良反应。患者如果继续使用胺碘酮,则需持续使用抗甲状腺药物。如果之后停用胺碘酮,则应持续使用抗甲状腺药物直至尿碘检测结果恢复正常,这可能需要 6～18 个月,之后可以尝试逐步减少抗甲状腺药物的剂量。Ⅰ 型 AIT 患者因放射性碘摄取率低而不宜选择放射性碘治疗。如果抗甲状腺药物治疗无效,应接受甲状腺切除术[20]。

3. 对于 Ⅱ 型 AIT 患者,可以考虑继续使用胺碘酮。给予中等大剂量的糖皮质激素治疗[1],通常起始给予泼尼松 40～60mg/d,继续治疗 1～3 个月再减量,以避免甲状腺功能亢进加重。通常最早在 1 周时见到一定的改善。一项研究纳入 66 例患者,60% 的患者在 1 个月内甲状腺功能恢复正常,16% 的患者甲状腺功能亢进持续超过 3 个月[21]。Ⅱ 型 AIT 患者可能在甲状腺功能亢进消退时发生暂时性甲状腺功能减退,有时是永久性甲状腺功能减退,这种情况下应给予 L-T_4 替代治疗。

4. 对于分型鉴别不清的 AIT,初始治疗可选择泼尼松 40mg/d 加甲巯咪唑 40mg/d。快速缓解则提示为 Ⅱ 型 AIT,最初疗效不佳则提示为 Ⅰ 型 AIT。

五、监测

由于胺碘酮治疗引起甲状腺功能异常的现象相对常见,所有患者均应在治疗开始前检测甲状腺功能,然后在治疗期间每 3 个月检测 1 次[10]。甲状腺功能异常可能发生在胺碘酮停药后,因此,对甲状腺功能的评估应至少持续至停药后 1 年。

(王晓霞)

参 考 文 献

[1] MARTINO E, BARTALENA L, BOGAZZI F, et al. The effects of amiodarone on the thyroid[J]. Endocr Rev, 2001, 22(2):240-245.

[2] HOLLOWELL J G, STAEHLING N W, HANNON W H, et al. Iodine nutrition in the United States. Trends and public health implications: iodine excretion data from National Health and Nutrition Examination Surveys Ⅰ and Ⅲ (1971—1974 and 1988—1994)[J]. J Clin Endocrinol Metab, 1998, 83(10):3401-3408.

[3] BASARIA S, COOPER D S. Amiodarone and the thyroid[J]. Am J Med, 2005, 118(7):706-714.

[4] KOPP P. Thyroid hormone synthesis[M]// BRAVERMAN L E, UTIGER R D. The Thyroid: Fundamental and Clinical Text. 9th ed. Philadelphia: Lippincott Williams and Wilkins, 2005: 52-55.

[5] SPITZWEG C, HEUFELDER A E, MORRIS J C. Thyroid iodine transport[J]. Thyroid, 2000, 10(4):321-330.

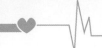

［6］BRAVERMAN L E. Iodine induced thyroid disease[J]. Acta Med Austriaca, 1990, 17 Suppl 1:29-33.

［7］ENG P H, CARDONA G R, FANG S L, et al. Escape from the acute Wolff-Chaikoff effect is associated with a decrease in thyroid sodium/iodide symporter messenger ribonucleic acid and protein[J]. Endocrinology, 1999, 140(8):3404-3410.

［8］PHILIPPOU G, KOUTRAS D A, PIPERINGOS G, et al. The effect of iodide on serum thyroid hormone levels in normal persons, in hyperthyroid patients, and in hypothyroid patients on thyroxine replacement[J].Clin Endocrinol(Oxf), 1992, 36(6):573-578.

［9］HINTZE G, BLOMBACH O, FINK H, et al. Risk of iodine-induced thyrotoxicosis after coronary angiography: an investigation in 788 unselected subjects[J]. Eur J Endocrinol, 1999, 140(3):264-267.

［10］HARJAI K J, LICATA A A. Effects of amiodarone on thyroid function[J]. Ann Intern Med, 1997, 126(1):63-73.

［11］VORPERIAN V R, HAVIGHURST T C, MILLER S, et al. Adverse effects of low dose amiodarone: a meta-analysis[J]. J Am Coll Cardiol, 1997, 30(3):791-798.

［12］TSADOK M A, JACKEVICIUS C A, RAHME E, et al. Amiodarone-induced thyroid dysfunction: brand-name versus generic formulations[J]. CMAJ, 2011, 183(12):E817-E823.

［13］LAMBERT M, UNGER J, DE NAYER P, et al. Amiodarone-induced thyrotoxicosis suggestive of thyroid damage[J]. J Endocrinol Invest, 1990, 13(6):527-530.

［14］O' SULLIVAN A J, LEWIS M, DIAMOND T. Amiodarone-induced thyrotoxicosis: left ventricular dysfunction is associated with increased mortality[J]. Eur J Endocrinol, 2006, 154(4):533-536.

［15］TOMISTI L, ROSSI G, BARTALENA L, et al. The onset time of amiodarone-induced thyrotoxicosis(AIT) depends on AIT type[J]. Eur J Endocrinol, 2014, 171(3):363-368.

［16］DANIELS G H. Amiodarone-induced thyrotoxicosis[J]. J Clin Endocrinol Metab, 2001, 86(1):3-8.

［17］BARTALENA L, GRASSO L, BROGIONI S, et al. Serum interleukin-6 in amiodarone-induced thyrotoxicosis[J]. J Clin Endocrinol Metab, 1994, 78(2):423-427.

［18］BOGAZZI F, MARTINO E, DELL' UNTO E, et al. Thyroid color flow doppler sonography and radioiodine uptake in 55 consecutive patients with amiodarone-induced thyrotoxicosis[J]. J Endocrinol Invest, 2003, 26(7):635-640.

［19］PIGA M, COCCO M C, SERRA A, et al. The usefulness of ^{99m}Tc-sestaMIBI thyroid scan in the differential diagnosis and management of amiodarone-induced thyrotoxicosis[J]. Eur J Endocrinol, 2008, 159(4):423-429.

［20］HOUGHTON S G, FARLEY D R, BRENNAN M D, et al. Surgical management of amiodarone-associated thyrotoxicosis: Mayo Clinic experience[J]. World J Surg, 2004, 28(11):1083-1087.

［21］BOGAZZI F, BARTALENA L, COSCI C, et al. Treatment of type Ⅱ amiodarone-induced thyrotoxicosis by either iopanoic acid or glucocorticoids: a prospective, randomized study[J]. J Clin Endocrinol Metab, 2003, 88(5):1999-2002.

大量临床研究已证实,抗血小板治疗对血栓栓塞性疾病一级和二级预防的益处。目前低剂量阿司匹林(75～150mg/d)广泛用于冠心病、脑血管疾病和外周动脉疾病的治疗,尤其对急性冠脉综合征(ACS)和植入药物洗脱支架(DES)的患者,双联抗血小板治疗即阿司匹林联合二磷酸腺苷(ADP)受体拮抗剂(如氯吡格雷)更为重要。

抗血小板药物是一柄"双刃剑",阿司匹林通过抑制环氧合酶,一方面抑制血小板活化和血栓形成,另一方面损伤消化道黏膜,导致溃疡形成和出血,严重时甚至可致患者死亡;其他抗血小板药物如氯吡格雷也能加重消化道黏膜损伤,联合用药时损伤更为严重。使用质子泵抑制剂(PPI)可以在减少消化道出血和溃疡方面使患者获益,因此,PPI与氯吡格雷联用曾被国际权威组织推荐。但近年来有研究[1]表明,联合应用氯吡格雷与PPI将显著增加不良心血管事件发生的危险性。因此,临床医师有必要综合评估长期抗血小板治疗,以及联合质子泵抑制剂治疗的获益和风险。

一、阿司匹林与质子泵抑制剂

1. 阿司匹林相关上消化道出血及损伤的作用机制　随着阿司匹林在冠心病二级预防治疗中广泛应用,阿司匹林相关上消化道出血的发病率也逐渐增加。阿司匹林致消化道黏膜损伤有局部作用和全身作用两种机制,其中更为主要的作用机制是阿司匹林的全身作用。阿司匹林的局部作用机制主要是对胃黏膜磷脂层的直接刺激作用,破坏胃黏膜疏水保护屏障;阿司匹林在胃内崩解,诱导细胞毒性物质(如白三烯等)释放,刺激并损伤胃黏膜上皮,导致胃酸逆向弥散。阿司匹林的全身作用主要通过抑制下丘脑体温调节中枢的环氧合酶(COX)生成,减少前列腺素(PG)合成,PG通过COX-1途径发挥促进胃十二指肠黏膜血流量、刺激黏液和碳酸氢盐的合成与分泌、促进上皮细胞增生等作用,实现对胃十二指肠细胞的保护,以及增加肾血流灌注和促血小板聚集;通过COX-2途径介导炎症反应、疼痛及发热。阿司匹林主要通过抑制COX-1途径阻碍PG的合成,促进消化性溃疡和出血。

2. 阿司匹林与PPI　长期服用低剂量阿司匹林的心脑血管疾病或高危因素的患者发生消化性溃疡和出血并发症的风险增高。为进一步明确这些患者中联合使用PPI的获益,荷兰学者Tran-Duy等研究者检索了截至2013年11月在PUBMED、EMBASE及Cochrane中心注册研究数据库中发表的相关文章。该项荟萃分析共纳入13项研究,其中12项研究(2项RCT和10项观察性研究)报道了胃肠道不良事件,1项队列研究报道了胃肠道和心血管的不良事件。联合应用低剂量阿司匹林和PPI,可降低73%胃溃疡的发生率和50%的胃肠道不良事件的发生率。该研究结论认为,有一些证据支持服用低剂量阿司匹林的患者中同时使用质子泵抑制剂,但证据强度较弱[2]。但目前仍不明确联合使用质子泵抑制剂的获益是否超过危害。对于患者和医疗决策者,需要更强级别的一些证据来证实。

二、氯吡格雷与质子泵抑制剂

(一)氯吡格雷与质子泵抑制剂相互作用机制

氯吡格雷是一种药物前体,通过细胞色素P450(CYP)同工酶CYP3A4和CYP2C19等的代谢、氧化水解形成具有药理活性的硫醇衍生物,该活性代谢产物不可逆地与血小板二磷酸腺苷受体P2Y$_{12}$结合,抑制纤维蛋白原受体GPⅡb/Ⅲa活化,继而实现抑制血小板聚集的作用。而PPI的代谢途径与氯吡格雷一致,也主要通过CYP2C19和CYP3A4同工酶在肝脏代谢。PPI与氯吡格雷联合应用,可能会因共同竞争CYP450同工酶相同

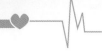

的结合位点而发生竞争性抑制，其程度和结果取决于与 CYP450 同工酶相对亲和力的大小，高亲和力化合物将与酶结合并抑制低亲和力化合物的生物转化。有研究结果证实[3]，CYP2C19 的作用最为重要。

Li[4] 等使用人类肝脏微粒体制备物（HIM）和重组 CYP2C19（rCYP2C19）来研究奥美拉唑、埃索美拉唑、兰索拉唑、泮托拉唑和雷贝拉唑对 CYP2C19 抑制的效力和特异性。研究证实，5 种 PPI 显示对 CYP2C19 活性均具有竞争性抑制，其中兰索拉唑的抑制常数（Ki）最小，而泮托拉唑最大。Ki 越小，表示对该同工酶抑制效力越强。奥美拉唑通过 CYP2C19 代谢为奥美拉唑羟基砜，母体化合物与 CYP2C19 的亲和力几乎比与 CYP3A4 的亲和力大 10 倍左右。奥美拉唑对 CYP2C19 的 Ki 为 $2 \sim 6 \mu M$。埃索美拉唑是奥美拉唑的 S 型异构体，主要通过 CYP3A4 代谢，相比于奥美拉唑及 R 型异构体，埃索美拉唑引起的药物相互作用少，该药对 CYP2C19 的 Ki 约为 $8 \mu M$。兰索拉唑与奥美拉唑的代谢机制基本相同，对 CYP2C19 具有很强大的抑制作用，Ki 为 $0.4 \sim 1.5 \mu M$。泮托拉唑在代谢过程中有转硫基作用，且对 CYP450 依赖性酶的亲和力低，特别是对 CYP2C19 抑制作用远低于其他 PPI。另外，泮托拉唑还具有独特的 II 期代谢途径，从而不易发生药物代谢酶系的竞争性作用，减少了体内药物间的相互作用。雷贝拉唑主要代谢途径是经非酶降解，因此对 CYP2C19 和 CYP3A4 影响较少，但其代谢产物雷贝拉唑硫醚对 CYP450 同工酶 CYP2C19 具有较强的抑制效力，其抑制常数 Ki 为 $2 \sim 8 \mu M$。

（二）氯吡格雷与 PPI 联合应用的影响

1. 氯吡格雷与 PPI 联合应用影响临床结局的研究　美国心脏病协会和美国心脏病学会均建议，心脏血管支架术后予抗血小板治疗，氯吡格雷和 PPI 合用可以减少消化道出血的风险。然而近年有研究发现，PPI 可能抑制氯吡格雷的抗血小板疗效，给患者带来风险。

2008 年，法国学者 Gilard 等进行了一项前瞻随机对照试验，将 PCI 术后的 124 例患者随机分组，口服阿司匹林与氯吡格雷的同时，予奥美拉唑抑制胃酸分泌，试图减少消化道出血，并以安慰剂组做对照。1 周后检测血小板活性，奥美拉唑组的血小板活性指数（platelet reactivity index, PRI）显著升高（51.8% *vs.* 39.8%），未能达到理想的血小板活性抑制水平（PRI＜50%）。此研究首次揭示了奥美拉唑可能会影响抗血小板药物的药效。

Ho[3] 等在美国医学会杂志（*JAMA*）发表了回顾性队列研究，以 8 205 例出院后服用氯吡格雷的 ACS 患者为研究对象，其中 5 244 例（63.9%）在出院或随访时，医师为其开具了 PPI 的处方。1 561 例联合使用 PPI 和氯吡格雷患者发生了死亡或再次住院的联合终点，经多变量分析显示，其较对照组相对风险增高 25%。PPI 联合氯吡格雷患者的全因死亡较对照组差异无统计学意义，但再入院率显著增高（14.6% *vs.* 6.9%），再血管化比例也较对照组增多（15.5% *vs.* 11.9%）。随后，其余系列小型队列研究或者注册研究也提示，使用氯吡格雷的冠心病患者联合应用 PPI，可能增加其心血管风险。其中，Stokcl 等在联合用药的随访队列中，泮托拉唑并未能降低患者因缺血性心脏病再住院率。

一项纳入 25 项研究共 159 138 例患者的荟萃分析显示，PPI 联合氯吡格雷增加 29% 的主要心血管事件（MACE）风险，其中心肌梗死的风险增加 31%。但是，PPI 与氯吡格雷的联合并未增加患者死亡率，同时消化道出血的风险与对照组相比降低 50%。Hulot[5] 等在一项包含 11 959 例患者共 10 项研究的荟萃分析中发现，携带功能失活 CYP2C19 等位基因的患者较非携带者的 MACE 风险增加 30%。Hulot 等也认为，PPI 联合氯吡格雷发生不良事件的人群，多倾向于存在多种合并症的高危人群，包括糖尿病、肾衰竭、心力衰竭等。

2. 氯吡格雷与 PPI 联合应用未影响临床结局的研究　一些临床研究结果揭示，MACE 风险与 PPI 及氯吡格雷联用并不相关[6]。TRITON-TIMI 38 试验观察 6 795 例 ACS 患者，其中 33%（2 795 例）的患者同时接受 PPI 治疗。与对照组相比，未见其心血管死亡、脑卒中及心肌梗死的联合终点事件风险增加。无论患者是否持续应用 PPI，或者与从未使用 PPI 者相比，还是各种 PPI 间分组对比，包括 H_2 受体拮抗剂，患者临床结局的差异均无统计学意义。哈佛医学院的 Rassen 等纳入 3 个州属 65 岁以上冠心病患者队列研究，总计 8 565 例研究对象。最终，联合 PPI 和氯吡格雷的患者较未使用 PPI 者，无论是再住院率、死亡率、心肌梗死、再血管化等终点事件，差异均无统计学意义。德国学者 Sarafoff 等的队列研究纳入 3 338 例接受抗血小板治疗的 PCI 术后患者，发现接受联合 PPI 治疗的患者基线特征更为高危，死亡相对风险更高。上述提示需要使用 PPI 的患者临床情况更差，导致预后更差，同样不能将死亡风险增高直接归因于使用 PPI。CRED0 研究结果与之相符，联合 PPI 治疗的患者无论在氯吡格雷组及安慰剂组，均较不需 PPI 治疗的患者预后更差。我国学者蔡军等研究了奥美拉唑和泮托拉唑对 PCI 术后氯吡格雷联合阿司匹林抗血小板治疗疗效的影响，发现不同机制 PPI 奥美拉唑与泮托拉唑对 PCI 术后氯吡格雷联合阿司匹林抗血小板治疗患者的血小板功能无明显影响,不降低对心血管事件的预防效果,同时明显降低患者胃肠出血事件的发生率。

尽管 PPI 与氯吡格雷在药代动力学上存在相互作用,并且体外血小板功能研究证实 PPI 减弱氯吡格雷的抗血小板作用。但是,目前并没有大规模临床研究证实 PPI 增加服用氯吡格雷的心血管疾病患者心血管事件和死亡率。2009 年至今,美国 FDA 与欧盟相继警示氯吡格雷不要与奥美拉唑(及埃索美拉唑)联合应用,但是不包括其他 PPI。临床实践中,是否预防性使用 PPI 以减少抗血小板药物的消化道损伤,临床医师应根据患者的个体特点、用药时间等评估。对于消化道出血高危患者仍需联合 PPI,但应充分考虑不同 PPI 对氯吡格雷抗血小板作用的影响,建议避免使用对 CYP2C19 抑制作用强的 PPI,如奥美拉唑和埃索美拉唑。

三、普拉格雷与质子泵抑制剂

TRITON-TIMI 38 研究发现,新型噻吩吡啶类药物普拉格雷对血小板的抑制作用优于氯吡格雷。普拉格雷需经肝酶 P450 系统代谢转化为活性成分,因此面世之初,便遭到药物相互作用的质疑。在一项开放、四阶段交叉药效动力学与药代动力学研究[7]中,健康志愿者予以普拉格雷 60mg 或氯吡格雷 300mg,同时联合或者不应用兰索拉唑。体外检测提示,兰索拉唑并未降低普拉格雷的血小板聚集抑制力,而氯吡格雷却有所影响。Jackson 对 11 955 例急性心肌梗死(MI)患者进行 TRANSLATE-ACS 研究,比较了普拉格雷和氯吡格雷发生 MACE 与 GUSTO 中度 / 重度出血的相关性。17% 的普拉格雷治疗患者和 19% 的氯吡格雷治疗患者在出院时接受了 PPI 治疗。1 年后,接受 PPI 的患者出院后 MACE 风险以及 GUSTO 重度、重度出血较未使用 PPI 的患者高,而普拉格雷和氯吡格雷之间的 MACE 风险与 PPI 使用无关。氯吡格雷的使用与普拉格雷使用相关性出血风险有差异,但不能达到统计学意义。PPI 没有显著影响与普拉格雷相关的 MACE 和出血风险。

四、替格瑞洛与质子泵抑制剂

2009 年 PLATO 试验结果[8]公布,在 ACS 的患者中应用替格瑞洛治疗有效降低死亡及心血管并发症,并不增加出血。替格瑞洛是可直接作用于 ADP 受体的活性成分,药物清除主要经 CYP3A4 代谢,截至目前尚未发现经 CYP2C 酶的代谢途径。因此,替格瑞洛可能避免与 PPI 产生显著的药代动力学影响。PLATO 的亚组研究也显示,替格瑞洛有效性不受基因多态性影响。该研究纳入 10 285 例患者,其疗效和临床预后不受 CYP2C19 和 ABCB1 多态性影响,而氯吡格雷却依赖于 CYP2C19 或 ABCB1 基因型的变化。另一项 PLATO 的亚组研究[9]表明,替格瑞洛无论是否联合 PPI,其血小板活性水平大致相同。替格瑞洛成为既优化 ACS 药物疗效,又较少与 PPI 发生相互作用的药物。在临床中,替格瑞洛联合使用 PPI 是合理且安全的[10]。

五、需联合应用质子泵抑制剂与抗血小板药物时的注意事项

根据抗血小板药物消化道损伤的预防和治疗中国专家共识建议[11]:阿司匹林是心脑血管疾病患者长期抗血栓治疗的基石,包括一级预防和二级预防。阿司匹林导致的致命性消化道损伤的比例很低,平均每 5 000 例接受阿司匹林治疗的患者中出现 1 例呕血,而阿司匹林每治疗 1 000 例患者,每年减少 19 例严重心脑血管事件。因此,对于有适应证的患者应坚持长期抗血小板治疗,同时采取适当措施避免和减少消化道损伤发生。同时,对消化道损伤高风险的人群需评估是否有必要服阿司匹林进行一级预防。ADP 受体拮抗剂(如氯吡格雷)可加重消化道损伤。发生消化道损伤后是否停用抗血小板药物,需平衡患者的血栓和出血风险。出血稳定后,尽早恢复抗血小板治疗。对于阿司匹林所致的溃疡、出血患者,不建议氯吡格雷替代阿司匹林治疗,推荐阿司匹林联合 PPI 治疗。服用氯吡格雷的患者需联合使用 PPI 时,尽量避免使用奥美拉唑及埃索美拉唑。双联抗血小板治疗时,如需合用 PPI,建议连续使用不超过 6 个月,此后可换用 H_2 受体拮抗剂或间断使用 PPI。临床医师和患者均需注意监测长期服用抗血小板药物治疗时的消化道损伤,注意有无黑便,定期行粪便潜血及血常规检查。

(何　爽　易　忠)

参 考 文 献

［1］GILARD M, ARNAUD B, CORNILY J C, et al. Influence of omeprazole on the antiplatelet action of clopidogrel associated with aspirin: the randomized, double-blind OCLA(Omeprazole CLopidogrel Aspirin)study[J]. J Am Coll Cardiol, 2008, 51(3): 256-260.

［2］CHAN F K, KYAW M, TANIGAWA T, et al. Similar Efficacy of Proton-Pump Inhibitors vs H_2-Receptor Antagonists in Reducing Risk of Upper Gastrointestinal Bleeding or Ulcers in High-Risk Users of Low-Dose Aspirin[J]. Gastroenterology, 2017, 152(1):105-110.

［3］HO P M, MADDOX T, WANG L, et al. Risk of adverse outcomes associated with concomitant use of clopidogrel and proton pump inhibitors following acute coronary syndrome[J]. JAMA, 2009, 301(9): 937-944.

［4］LI X Q, ANDERSSON T B, AHLSTROM M, et al. Comparison of inhibitory effects of the proton pump-inhibiting drugs omeprazole, esomeprazole, lansoprazole, pantoprazole, and rabeprazole on human cytochrome P450 activities[J]. Drug Metab Dispos, 2004, 32(8):821-827.

［5］HULOT J S, COLLET J P, SILVAIN J, et al. Cardiovascular risk in clopidogrel treated patients according to cytochrome P450 2C19 2 loss-of-function allele or proton pump inhibitor co-administration: a systematic meta-analysis[J]. J Am Coll Cardiol, 2010, 56:134-143.

［6］BHATT D L, CRYER B L, CONTANT C F, et al. Clopidogrel with or without omeprazole in coronary artery disease[J]. N Engl J Med, 2010, 363(20): 1909-1917.

［7］ROE M T, AMSTRORNG P W, FOX K A, et al. Prasugrel versus clopidogrel for acute coronary syndromes without revascularization[J]. N Engl J Med, 2012, 367(14): 1297-1309.

［8］WALLENTIN L, JAMES S, STOREY R F, et al. Effect of CYP2C19 and ABCB1 single nucleotide polymorphisms on outcomes of treatment with ticagrelor versus clopidogrel for acute coronary syndromes: a genetic substudy of the PLATO trial[J]. Lancet, 2010, 376(9749): 1320-1328.

［9］STOREY R F, ANGIOLILLO D J, PATIL S B, et al. Inhibitory effects of ticagrelor compared with clopidogrel on platelet function in patients with acute coronary syndromes: the PLATO(PLATelet inhibition and patient Outcomes) PLATELET substudy[J]. J Am Coll Cardiol, 2010, 56(18):1456-1462.

［10］JACKSON L R, PETERSON E D, MC COY L A, et al. Impact of Proton Pump Inhibitor Use on the Comparative Effectiveness and Safety of Prasugrel Versus Clopidogrel: Insights From the Treatment With Adenosine Diphosphate Receptor Inhibitors: Longitudinal Assessment of Treatment Patterns and Events After Acute Coronary Syndrome (TRANSLATE-ACS)Study[J]. J Am Heart Assoc, 2016, 5(10):e003824.

［11］抗血小板药物消化道损伤的预防和治疗中国专家共识组 . 抗血小板药物消化道损伤的预防和治疗中国专家共识（ 2012 更新版)[J]. 中华内科杂志, 2013, 52(3):264-270.

第9章　新型口服抗凝剂在冠心病中的应用

新型口服抗凝剂近些年来发展迅速,在心房颤动预防脑卒中领域以及深静脉血栓的预防和治疗方面都取得了长足的进展,临床应用越来越广泛。同时,新型口服抗凝剂在不稳定型心绞痛、心肌梗死,以及冠状动脉支架植入术等方面也有一些循证研究问世,相关指南也对冠心病抗血小板及抗凝治疗相关问题更新了建议。本文就新型口服抗凝剂在冠心病方面的应用做一简要介绍。

一、临床常用口服抗凝剂及其相关临床研究

临床常用的新型口服抗凝药包括以下几种:①直接凝血酶抑制剂 DTI:能够阻止凝血酶将纤维蛋白原裂解为纤维蛋白。DTI 直接与凝血酶结合,而非像肝素那样通过增强抗凝血酶的活性发挥作用。目前唯一可用于临床的口服 DTI 为达比加群酯(Pradaxa)。②直接因子 Xa 抑制剂:直接因子 Xa 抑制剂可抑制因子 Xa 将凝血酶原裂解为凝血酶。其与因子 Xa 直接结合,而非像肝素那样通过增强抗凝血酶Ⅲ的活性发挥作用。几种可用的口服药物包括利伐沙班、阿哌沙班以及依度沙班等。

1. 达比加群　目前唯一临床上应用的口服直接凝血酶抑制剂,已获批用于降低非瓣膜性心房颤动患者发生脑卒中和全身性栓塞的风险。但在冠心病 ACS 患者中目前没有明确的证据推荐使用。

在 RE-DEEM Ⅱ期临床试验[1]共入选 1 878 例 ST 段抬高或非 ST 段抬高心肌梗死后病情稳定的患者(均服用服阿司匹林和氯吡格雷),采用安慰剂对照、随机化、盲法、平行组设计,将患者分为 5 组,即达比加群酯 50mg、2 次 /d(369 例),75mg、2 次 /d(368 例),110mg、2 次 /d(406 例),150mg、2 次 /d(347 例)及安慰剂(371 例)治疗。平均随访 6 个月。主要终点为严重或轻度出血发生率,次要终点为凝血活性,以及由心血管死亡、心肌梗死或脑卒中所组成的复合终点。结果显示,主要终点发生率分别为:安慰剂组 2.2%,其他相应剂量达比加群组分别为 3.5%、4.3%、7.9% 和 7.8%。与安慰剂相比,达比加群酯组 D- 二聚体水平(反映凝血负荷)较安慰剂组分别下降 37%(第一周)和 45%(第四周),心血管死亡、心肌梗死或非出血性脑卒中所组成的复合终点发生率分别为 4.6%、4.9%、3.0%、3.5% 和 3.8%。心血管死亡、心肌梗死及脑卒中的复合终点无明显下降,主要或非主要的临床相关出血事件,反而呈剂量依赖性升高,风险比分别为 1.77、2.17、3.92、4.27。所以,达比加群酯在治疗 ACS 中的作用,仍需进行进一步临床研究与验证。另外,来自 28 个随机对照试验荟萃分析(n=138 948)研究表明[2],达比加群可能与心肌梗死(MI)的发生率增加有关。达比加群组(OR=1.30, 95%CI 1.04 ~ 1.63, P=0.021)的心肌梗死(MI)/急性冠脉综合征(ACS)风险比更高。目前在冠心病 ACS 患者中暂不推荐使用达比加群。

2. 阿哌沙班　阿哌沙班是一种口服 Xa 因子抑制剂,其在术后患者预防静脉血栓栓塞以及心房颤动患者预防体循环栓塞事件的作用已经得到研究。在冠心病患者中的使用也有一些研究。PPRAISE-1 Ⅱ期临床试验[3]共入选 1 715 例 ACS 患者,随机分为阿哌沙班 2.5mg、2 次 /d,10mg、1 次 /d,10mg、2 次 /d,20mg、1 次 /d 剂量组及安慰剂组,疗程为 6 个月。结果显示,阿哌沙班呈剂量依赖性增加严重和临床相关非严重出血的风险,因此 10mg、2 次 /d 及 20mg、1 次 /d 两个高剂量组被提前终止。而阿哌沙班 2.5mg、2 次 /d,10mg、1 次 /d 剂量组缺血事件仅有降低的趋势,出血风险仍为安慰剂组的 1.8 倍和 2.5 倍。APPRAISE-J 试验[4]遵循与 APPRAISE-1 相似的设计,旨在评估阿哌沙班与抗血小板治疗急性冠脉综合征在日本患者的安全性。该试验将新近诊断为 ACS 的患者随机分为阿哌沙班 2.5mg、2 次 /d(n=49),阿哌沙班 5mg、2 次 /d(n=50)以及安慰剂组(n=52),标准抗血小板治疗 6 个月,阿哌沙班治疗组及安慰剂组主要或临床相关的非大出血的复合主要终点分别为 4.1% 和 2.0%,并且出血事件呈剂量依赖性增加。本研究因此提前终止。APRAISE-2 Ⅲ期试验[5]选取 7 392 例 ACS 患者(服用阿司匹林或阿司匹林 + 氯吡格雷治疗),按 1︰1 随机分成阿哌沙班组(5mg、2 次 /d)及安慰剂组,随访 241 天,发现与安慰剂组相比,阿哌沙班组心血管死亡、心肌梗死及脑卒中主要复合终点无显

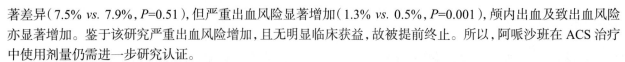

著差异(7.5% *vs.* 7.9%,*P*=0.51),但严重出血风险显著增加(1.3% *vs.* 0.5%,*P*=0.001),颅内出血及致出血风险亦显著增加。鉴于该研究严重出血风险增加,且无明显临床获益,故被提前终止。所以,阿哌沙班在 ACS 治疗中使用剂量仍需进一步研究认证。

3. 利伐沙班 利伐沙班是一种口服 Xa 因子抑制剂,其在术后患者预防静脉血栓栓塞以及心房颤动患者预防体循环栓塞事件的作用已经得到研究。目前研究[6-7]认为,对于出血风险不高的 ACS 患者,在双联抗血小板(DAPT)治疗的基础上加入利伐沙班是一种合理的策略。该推荐的依据是 ATLAS 2 ACS-TIMI 51[7]试验的结果,其发现 2.5mg 利伐沙班使绝对死亡率减少约 1.5%,大于大出血绝对发生率约 1.2% 的增加。

ATLAS ACS-TIMI 46 试验[6]是利伐沙班在 ACS 患者应用的 II 期试验,共入选 3 491 例 ACS 患者,随机分为利伐沙班 6 个剂量组(最高剂量 20mg、1 次 /d)及安慰剂组。所有患者均接受阿司匹林治疗,约 75% 的患者接受氯吡格雷或噻吩吡啶治疗。结果表明,与安慰剂组相比,利伐沙班组死亡、心肌梗死或脑卒中的次级疗效终点由 5.5% 下降至 3.9%(*HR*=0.69,95%*CI* 0.50 ~ 0.96,*P*=0.027),但临床相关的出血事件亦呈剂量依赖性增加(5mg:*HR*=2.21;10mg:*HR*=3.35;15mg:*HR*=3.36;20mg:*HR*=5.06,*P*<0.001)。试验证明利伐沙班组明确的临床获益,最后确定利伐沙班两个剂量(2.5mg、2 次 /d,5mg、2 次 /d)进入 III 期临床试验。

ATLAS 2 ACS-TIMI 51 试验[7-9]将 15 526 例近期 ACS 患者随机分配至利伐沙班组或安慰剂组,利伐沙班 2 次 /d,每次 2.5mg 或 5mg("极低剂量"和"低剂量")。这些剂量是足量抗凝剂量的 1/4 和 1/2。该试验排除了既往缺血性脑卒中或短暂性脑缺血发作的患者。所有患者均打算接受采用阿司匹林加氯吡格雷或噻氯匹定的 DAPT(未开具替格瑞洛和普拉格雷),最终有 93% 的患者接受了 DAPT。主要效果终点包括心血管性死亡、心肌梗死或脑卒中。约有 50% 的患者存在 STEMI,25% 存在 NSTEMI,25% 存在不稳定型心绞痛。超过 75 岁的患者不足 10%。75% 以上的患者肾功能正常。平均随访 13.1 个月发现:①与安慰剂组相比,利伐沙班(两种剂量组联合分析)显著降低了主要效果终点的发生率(8.9% *vs.* 10.7%,*HR*=0.84,95%*CI* 0.74 ~ 0.96,*P*=0.008)。2.5mg 和 5mg 利伐沙班组的主要效果终点发生率分别为 9.1% 和 8.8%。② 2.5mg 利伐沙班可显著降低心血管性死亡率或全因死亡率 [与安慰剂组相比,分别为 2.7% *vs.* 4.1%(*P*=0.002)和 2.9% *vs.* 4.5%(*P*=0.002)]。5mg 组没有这种生存获益。两种剂量的利伐沙班都使支架内血栓形成率显著降低约 31%。③利伐沙班显著增加了与冠状动脉旁路移植术无关的 TIMI 大出血发生率(2.1% *vs.* 0.6%,*HR*=3.96,95%*CI* 2.46 ~ 6.38,*P*<0.001)。该发生率在 2.5mg 和 5mg 利伐沙班组中分别为 1.8% 和 2.4%。④与安慰剂相比,利伐沙班显著增加了颅内出血的发生率(0.6% *vs.* 0.2%),其在 2.5mg 和 5mg 利伐沙班组中分别为 0.4% 和 0.7%。致死性出血没有显著增加(0.3% *vs.* 0.2%);其在 2.5mg 和 5mg 组中分别为 0.1% 和 0.4%。在 7 817 例 STEMI 患者中,利伐沙班降低了主要效果终点的发生率(8.4% *vs.* 10.6%,*HR*=0.81,95%*CI* 0.67 ~ 0.97)。在 9 631 例接受了 PCI 并至少植入 1 个支架的患者中,利伐沙班降低了学术研究联盟(Academic Research Consortium)定义的明确或可能的支架内血栓形成的风险(1.5% *vs.* 1.9%,*HR*=0.65,95%*CI* 0.46 ~ 0.93)。基于上述研究结果,利伐沙班 2.5mg、2 次 /d 能较 5mg、2 次 /d 净获益,提示 ACS 的二级预防,在常规的抗血小板基础上,若采用小剂量的利伐沙班抗凝也有可能在平衡好出血风险的同时减少不良心血管事件,而使患者远期净获益。但是,因 ATLAS ACS 2-TIMI 51 试验排除了高危出血风险的患者(如近期有消化道出血、既往颅内出血、缺血性脑卒中及 TIA 患者),与心房颤动患者所用剂量(即 15mg 或 20mg、1 次 /d)相比,每次 2.5mg 或 5mg、2 次 /d 的抗凝水平都较低。此外,并未评价利伐沙班与替格瑞洛或普拉格雷联用的安全性,故不建议应用于具有高出血风险的患者,不建议利伐沙班与两种新型 P2Y$_{12}$ 受体抑制剂联用。

最近 GEMINI-ACS-1 研究[10]结果发布,提示与常规治疗(阿司匹林 +1 种抗血小板药物)相比,ACS 患者接受利伐沙班(1 种抗凝剂)+1 种抗血小板药物(氯吡格雷或替格瑞洛)不增加出血并发症。GEMINI-ACS-1 研究是一项在 ACS 患者评估低度抗凝治疗(利伐沙班)联合口服抗血小板治疗(氯吡格雷或替格瑞洛)与双联口服抗血小板治疗(阿司匹林 + 氯吡格雷或替格瑞洛)对严重出血的影响的多中心(21 个国家 371 个中心)、随机、双盲研究。此项双盲研究旨在评估 ACS 患者在 P2Y$_{12}$ 受体拮抗剂基础上加用低剂量利伐沙班或阿司匹林的安全性,共纳入来自 21 个国家 3 037 例发病 10 天以内的 ACS 患者,平均年龄为 63 岁,75% 为男性。过去 1 年内曾有肾功能受损、活动性出血、脑出血或胃肠道出血者,以及接受长期抗凝治疗者排除在外。患者服用稳定剂量的氯吡格雷或替格瑞洛至少 48 小时(氯吡格雷 44%,1 333 例;替格瑞洛 56%,1 704 例),随机分为接受低剂量利伐沙班(2.5mg、2 次 /d)治疗组和阿司匹林(100mg/d)治疗组(其中 1 518 例接受阿司匹林,1 519 例接受利伐沙班)。中位治疗时间为 291 天,中位随访期为 326 天。研究的主要终点为临床显著出血。结果显示,利伐沙班组非 CABG 的 TIMI 定义的出血有 80 例(发生率为 5%),与阿司匹林组 74 例(5%)没有明显区别(HR=1.09,95%CI 0.80~1.50,P=0.584 0)。在复合缺血事件(包括心血管死亡、心肌梗死、脑卒中、支架内血栓)及独立缺血事件方面,两组亦无差别。

PIONEER AF-PCI(在行 PCI 的心房颤动患者中探索两种利伐沙班治疗方案及剂量调整的口服维生素 K 拮抗剂治疗方案的开放标签、随机对照多中心研究)[11] 是一项探索性、随机、开放标签、为期 12 个月的固定时间试验,入选 2 124 例非瓣膜性、接受 PCI 支架植入术的心房颤动患者。患者被随机以 1:1:1 的比例接受利伐沙班 15mg、1 次/d 加噻吩吡啶类药物治疗 12 个月,利伐沙班 2.5mg、2 次/d(根据 DAPT 1 个月、6 个月或 12 个月进行预分层),以及调整剂量的 VKA、1 次/d(根据 DAPT 1 个月、6 个月或 12 个月进行预分层)。主要安全性终点是临床显著出血率(包括 TIMI 大出血、轻微出血或需要医治的出血)。次要终点是评估心血管不良事件,包括心血管死亡、心肌梗死或脑卒中的复合终点,以及复合终点并发症和支架内血栓形成。结果显示,与传统的三联抗栓治疗方案相比,低剂量利伐沙班(15mg、1 次/d)+P2Y$_{12}$ 受体拮抗剂和极低剂量(2.5mg、2 次/d)利伐沙班 + 阿司匹林 +P2Y$_{12}$ 受体拮抗剂的联合抗栓治疗方案出血事件发生率更低(分别为 26.7%、16.8% 和 18.0%),而三组间主要有效性终点,即心血管死亡、心肌梗死或脑卒中的发生率无统计学差异(分别为 6.0%、6.5% 和 5.6%),支架内血栓发生率也无明显区别(分别为 0.7%、0.8% 和 0.9%)。该研究提示,基于利伐沙班的双联或三联抗栓治疗方案出血发生率明显低于传统的三联抗栓方案。PIONEER AF-PCI 对心房颤动合并 PCI 的临床实践有重要指导意义。利伐沙班在欧盟已被批准用于 ACS 二级预防用药。

此外,darexaban 和 letaxaban 是另外两种新型 X a 因子抑制剂,不过两种药物都因为不理想的 II 期临床试验结果而中断研发。

二、有长期抗凝治疗指征的冠心病患者抗凝药的使用

一些冠心病患者因其他原因例如伴发心房颤动、左心室血栓或室壁瘤、人工心脏瓣膜或静脉血栓栓塞等而需要口服抗凝药治疗,特别是冠心病患者中合并心房颤动非常多,而冠心病本身需要抗血小板治疗。荟萃分析显示,双联抗血小板联合口服抗凝治疗明显增加出血风险。新型口服抗凝药物在心房颤动人群的研究均排除需双联抗血小板治疗的冠心病患者,新型抗血小板药物在冠心病研究排除了需抗凝治疗的患者。基于此,不同国家的相关组织制定了抗血小板合用抗凝治疗的相关指南和建议归纳如下:

(一)中国 2015 年发布的《心房颤动:目前的认识和治疗建议 -2015》[12]

对于冠心病接受 PCI 的心房颤动患者,仅进行双联抗血小板治疗可增加死亡率和主要心血管不良事件,应根据患者血栓危险分层、出血危险分层和冠心病的临床类型(稳定型或急性冠脉综合征)决定抗栓治疗的策略和时间。心房颤动患者 PCI 术后短期内华法林、阿司匹林(75~100mg)、氯吡格雷(75mg)联合应用,其安全性是可以接受的。植入支架的类型也影响联合抗栓治疗的时间,在同样情况下植入裸金属支架者三联抗栓时间可少至 4 周,而植入药物洗脱支架者要联合抗栓治疗 3~6 个月,在冠心病稳定期(心肌梗死或 PCI 后 1 年)若无冠状动脉事件发生,可长期单用口服抗凝治疗(华法林或 NOAC)。联合抗栓治疗过程中,应增加 INR 监测频度,同时适当降低 INR 的目标范围(2.0~2.5)。

(二)《稳定性冠心病口服抗血小板药物治疗中国专家共识》[13]

心房颤动患者约 1/3 合并冠心病,某些稳定性冠心病患者还同时存在静脉血栓栓塞性疾病而需要长期抗凝治疗,此时抗栓治疗的临床证据不多。荟萃分析显示,双联抗血小板联合口服抗凝治疗明显增加出血风险。新型口服抗凝药物在心房颤动人群的研究均排除了需双联抗血小板治疗的冠心病患者,新型抗血小板药物在冠心病研究排除了需抗凝治疗的患者,更多相关研究正在进行中。冠心病二级预防研究显示,华法林的疗效至少不劣于阿司匹林,需要长期口服抗凝治疗的 SCAD 患者如仅需单个抗血小板治疗,首选单用华法林(国际标准化比值 2.0~3.0),其次可选择新型口服抗凝药物。如选择达比加群,应考虑同时联合抗血小板治疗。SCAD 患者需双联抗血小板治疗,如 PCI 术后或高危患者,可选择华法林或新型口服抗凝药联合 1 种抗血小板药物,证据最充分的方案是华法林联合氯吡格雷。如患者出血风险较低,也可考虑短期三联,即口服抗凝药物联合阿司匹林和氯吡格雷。新型口服抗凝药物和新型口服抗血小板药物均缺乏证据。

(三)ACS 合并心房颤动患者抗血小板及抗凝治疗

2014 年 ESC/EHRA/EAPCI/ACCA 非瓣膜病心房颤动合并急性冠脉综合征和/或拟接受经皮冠状动脉或瓣膜介入术患者的抗凝治疗管理联合共识[14] 推荐,心房颤动合并冠心病抗栓治疗"4 步走"(图 7-9-1)。该共识

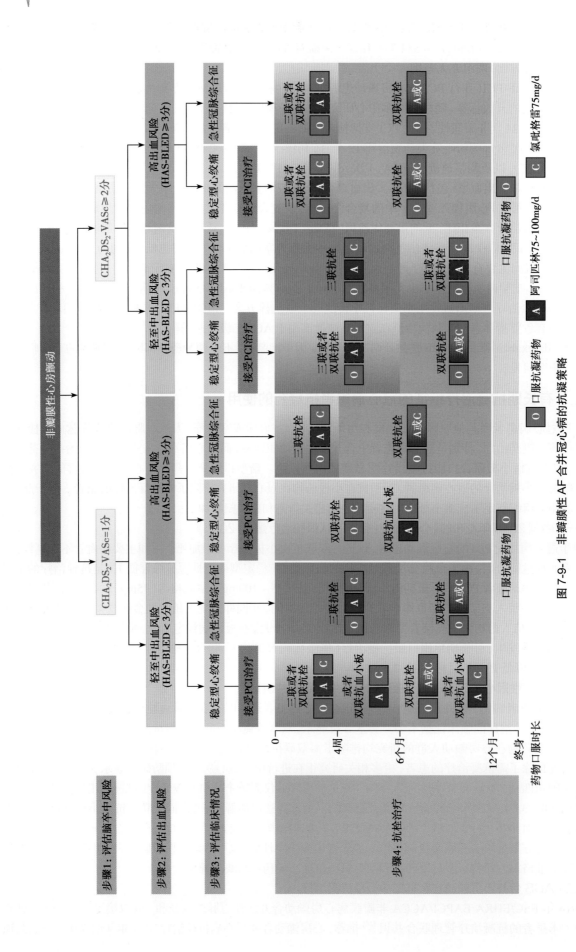

图 7-9-1 非瓣膜性 AF 合并冠心病的抗凝策略

提出了心房颤动合并冠心病患者的抗栓治疗原则：心房颤动合并稳定性血管疾病（任何急性缺血事件或再次血运重建超过 1 年）患者应仅接受口服抗凝治疗（VKA 或 NOAC）（Ⅱa 类推荐，B 级证据）。

对于心房颤动合并 ACS/PCI 患者，应给予尽可能短的三联治疗，之后接受 OAC+ 单一抗血小板治疗（更推荐氯吡格雷 75mg/d，阿司匹林 75～100mg/d 可作为备选）；三联治疗时间应综合考虑以下多个因素后决定：急诊手术或择期手术、出血风险（HAS-BLED 评分）、支架类型（裸金属支架或药物洗脱支架）。

2015 年 ESC 非 ST 段抬高急性冠脉综合征管理指南[15]推荐心房颤动患者的危险评估，CHA_2DS_2-VASc 评分＞2 分患者可起始口服抗凝药治疗，根据出血风险评分 HAS-BLED 结果，低出血风险（HAS-BLED≤2 分）的患者给予 OAC+ 阿司匹林 + 氯吡格雷治疗 6 个月，之后给予 OAC+ 阿司匹林或 OAC+ 氯吡格雷继续治疗至 12 个月；高出血风险（HAS-BLED≥3 分）的患者给予 OAC+ 阿司匹林 + 氯吡格雷治疗 1 个月，之后给予 OAC+ 阿司匹林或 OAC+ 氯吡格雷继续治疗至 12 个月。根据 WOEST 研究证据，新指南也建议 OAC+ 氯吡格雷的双抗治疗，可以取代 OAC+ 阿司匹林 + 氯吡格雷的三联抗栓策略，用于某些特定的患者。基于替格瑞洛和普拉格雷无合并心房颤动患者的治疗证据，新指南不推荐使用上述两药用于 NSTE-ACS 合并心房颤动患者的治疗。

2016 年 ESC/EACTS 心房颤动管理指南[16]对于心房颤动合并 ACS/PCI 抗凝治疗提出了更简化的流程（图 7-9-2，图 7-9-3）。

1. 稳定性冠心病合并心房颤动，并伴有脑卒中风险的患者，在支架植入术后推荐使用口服抗凝药 + 阿司匹林 75～100mg/d+ 氯吡格雷 75mg/d 三联抗栓治疗 1 个月（Ⅱa 类推荐，B 级证据）。

2. ACS 合并心房颤动，且有脑卒中风险的患者，在支架植入术后推荐使用口服抗凝药 + 阿司匹林 75～100mg/d+ 氯吡格雷 75mg/d 三联抗栓治疗 1～6 个月（Ⅱa 类推荐，C 级证据）。

3. ACS 合并心房颤动，且有脑卒中风险，但未行支架植入的患者，推荐使用口服抗凝药 + 阿司匹林 75～100mg/d 或氯吡格雷 75mg/d 双联治疗 12 个月（Ⅱa 类推荐，C 级证据）。

4. 联合抗凝和抗血小板的治疗，尤其是三联抗栓治疗方案，时程应该尽量缩短，同时平衡冠状动脉的缺血及出血风险（Ⅱa 类推荐，B 级证据）。

5. 在某些患者中，口服抗凝药 + 氯吡格雷 75mg/d 的双联抗栓治疗方案可能可以替代三联抗栓治疗方案（Ⅱb 类推荐，C 级证据）。

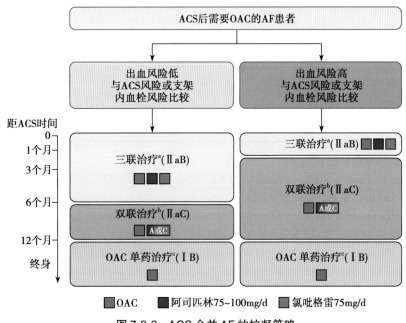

图 7-9-2　ACS 合并 AF 的抗凝策略

a 在经选择的患者中可以考虑 OAC 和阿司匹林或氯吡格雷双联治疗，尤其是没有接受支架或距事件发生时间较长的患者；b OAC 加一种抗血小板药物；c 在冠状动脉事件高风险的患者中可以考虑 OAC 和一种抗血小板药物（阿司匹林或氯吡格雷）双联治疗。

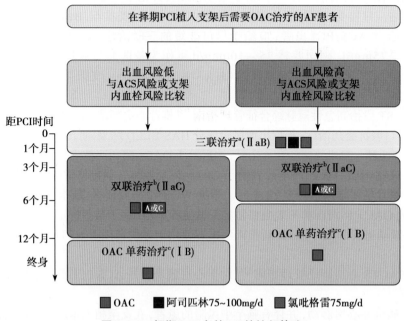

图 7-9-3　择期 PCI 合并 AF 的抗凝策略

[a] 在经选择的患者中可以考虑 OAC 和阿司匹林或氯吡格雷双联治疗；[b]OAC 加一种抗血小板药物；[c] 在冠状动脉事件高风险的患者中可以考虑 OAC 和一种抗血小板药物（阿司匹林或氯吡格雷）双联治疗。

　　总体来看，三联治疗的时间尽量短，除出血低危 6 个月外，其余可 1 个月；指南推荐中，把双联（抗凝药 + 氯吡格雷）定为 Ⅱ b 类推荐；不建议抗凝与新型 $P2Y_{12}$ 受体拮抗剂替格瑞洛合用，除非合并支架血栓。

　　总之，根据目前的指南和建议，抗凝与抗血小板治疗需要权衡出血与栓塞风险，三联治疗尽可能缩短。对于房颤合并冠心病患者，抗凝药物如选择华法林，其证据充分且疗效确切，但出血风险高。新型口服抗凝药的疗效与华法林相当，而出血风险更低，这将是更好的选择。

（齐　欣）

参 考 文 献

［1］ OLDGREN J, BUDAJ A, GRANGER C B, et al. Dabigatran vs. placebo in patients with acute coronary syndromes on dual antiplatelet therapy: a randomized, double-blind, phase Ⅱ trial[J]. Eur Heart J, 2011, 32(22):2781-2789.

［2］ MAK K H. Coronary and mortality risk of novel oral antithrombotic agents: a meta-analysis of large randomized trials[J]. BMJ Open, 2012, 2(5):e001592.

［3］ APPRAISE Steering Committee and Investigators, ALEXANDER J H, BECKER R C, et al. Apixaban, an oral, direct, selective factor Xa inhibitor, in combination with antiplatelet therapy after acute coronary syndrome: results of the Apixaban for Prevention of Acute Ischemic and Safety Events(APPRAISE)trial[J]. Circulation, 2009, 119(22):2877-2885.

［4］ OGAWA H, GOTO S, MATSUZAKI M, et al. Randomized, double-blind trial to evaluate the safety of apixaban with antiplatelet therapy after acute coronary syndrome in Japanese patients(APPRAISE-J)[J]. Circ J, 2013, 77(9):2341-2348.

［5］ HESS C N, JAMES S, LOPES R D, et al. Apixaban Plus Mono Versus Dual Antiplatelet Therapy in Acute Coronary Syndromes: Insights From the APPRAISE-2 Trial[J]. J Am Coll Cardiol, 2015, 66(7):777-787.

［6］ MEGA J L, BRAUNWALD E, MOHANAVELU S, et al. Rivaroxaban versus placebo in patients with acute coronary syndromes(ATLAS ACS-TIMI 46): a randomised, double-blind, phase Ⅱ trial[J]. Lancet, 2009, 374(9683):29-38.

［7］ CAVENDER M A, GIBSON C M, BRAUNWALD E, et al. The effect of rivaroxaban on myocardial infarction in the ATLAS ACS 2-TIMI 51 trial[J]. Eur Heart J Acute Cardiovasc Care, 2015, 4(5):468-474.

［8］ GIBSON C M, MEGA J L, BURTON P, et al. Rationale and design of the Anti-Ⅹa therapy to lower cardiovascular events in addition to standard therapy in subjects with acute coronary syndrome-thrombolysis in myocardial infarction 51（ATLAS-ACS 2 TIMI 51）trial: a randomized, double-blind, placebo-controlled study to evaluate the efficacy and safety of rivaroxaban in subjects with acute coronary syndrome[J]. Am Heart J, 2011, 161（5）:815-821.

[9] GIBSON C M, CHAKRABARTI A K, MEGA J, et al. Reduction of stent thrombosis in patients with acute coronary syndrome treated with rivaroxaban in ATLAS ACS 2-TIMI 51[J]. J Am Coll Cardiol, 2013, 62（4）: 286-290.

[10] POVSIC T J, ROE M T, OHMAN E M, et al. A randomized trial to compare the safety of rivaroxaban vs aspirin in addition to either clopidogrel or ticagrelor in acute coronary syndrome: The design of the GEMINI-ACS-1 phase Ⅱ study[J]. Am Heart J, 2016, 174:120-128.

[11] GIBSON C M, MEHRAN R, BODE C. An open-label, randomized, controlled, multicenter study exploring two treatment strategies of rivaroxaban and a dose-adjusted oral vitamin K antagonist treatment strategy in subjects with atrial fibrillation who undergo percutaneous coronary intervention（PIONEER AF-PCI）[J]. Am Heart J, 2015, 169（4）:472-478.e5.

[12] 中国医师协会心律学专业委员会心房颤动防治专家工作委员会, 中华医学会心电生理和起搏分会. 心房颤动:目前的认识和治疗建议 -2015[J]. 中华心律失常学杂志, 2015, 19（5）:321-384.

[13] 中国老年学学会心脑血管病专业委员会, 中国康复医学会心脑血管病专业委员会. 稳定性冠心病口服抗血小板药物治疗中国专家共识 [J]. 中华心血管病杂志, 2016, 44（2）: 104-111.

[14] LIP G Y, WINDECKER S, HUBER K, et al. Management of antithrombotic therapy in atrial fibrillation patients presenting with acute coronary syndrome and/or undergoing percutaneous coronary or valve interventions: a joint consensus document of the European Society of Cardiology Working Group on Thrombosis, European Heart Rhythm Association (EHRA), European Association of Percutaneous Cardiovascular Interventions (EAPCI) and European Association of Acute Cardiac Care (ACCA) endorsed by the Heart Rhythm Society (HRS) and Asia-Pacific Heart Rhythm Society (APHRS) [J]. Eur Heart J, 2014, 35(45):3155-3179.

[15] ROFFI M, PATRONO C, COLLET J P, et al. 2015 ESC guidelines for the management of acute coronary syndromes in patients presenting without persistent ST-segment elevation: Task Force for the Management of Acute Coronary Syndromes in Patients Presenting without Persistent ST-Segment Elevation of the European Society of Cardiology (ESC) [J]. Eur Heart J, 2016, 37(3):267-315.

[16] KIRCHHOF P, BENUSSI S, KOTECHA D, et al. 2016 ESC guidelines for the management of atrial fibrillation developed in collaboration with EACTS[J]. Eur Heart J, 2016, 37(38):2893-2962.

第10章 SGLT2类药物

已知动脉粥样硬化性心血管疾病（ASCVD）与2型糖尿病关系密切，糖尿病是ASCVD的独立危险因素。因此，血糖管理是ASCVD合并2型糖尿病患者管理的重要一环。国际权威指南推荐，对于ASCVD合并2型糖尿病患者，在兼顾降糖效果的同时，应优先选择具有心血管获益的降糖药物[1]。近年来出现的钠-葡萄糖共转运蛋白2（sodium-dependent glucose transporters 2，SGLT2）抑制剂被认为是一类兼有心血管获益和肾脏获益的口服降糖药。其在改善血糖控制的同时，具有避免低血糖风险、减轻体重、降低血压等多重益处[2-3]。

SGLT2抑制剂药物的问世，源于1835年从苹果树皮中分离出来的根皮苷（phlorizin），最初被用作退热药。50年后，人们发现了根皮苷的降低血糖作用，由于口服生物利用度低（15%），根皮苷的使用没有进展；然而，它对糖尿病患者的有益作用引发了对其他抑制SGLT2转运体的药物研究。目前全球已有7种SGLT2抑制剂上市，其中获得美国食品药品监督管理局（FDA）批准、在美国应用的SGLT2抑制剂有4种，分别是卡格列净（canagliflozin，2013年3月上市）、恩格列净（empagliflozin，2014年8月上市）、达格列净（dapagliflozin，2014年1月上市）以及埃格列净（ertugliflozin，2017年12月上市）。除埃格列净外，前3种SGLT2抑制剂已在中国上市（表7-10-1）。

表7-10-1　目前中国上市的3种SGLT2抑制剂产品（截至2019年1月）

	安达唐（达格列净）	欧唐静（恩格列净）	怡可安（卡格列净）
制药公司	阿斯利康	勃林格殷格翰/礼来	杨森/默克
中国上市时间	2017年5月	2018年1月	2018年7月

一、概述

（一）分子结构

目前中国已上市的3种三类SGLT2抑制剂分子结构见图7-10-1。

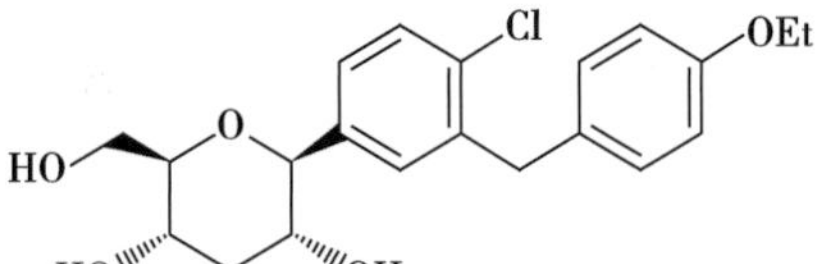

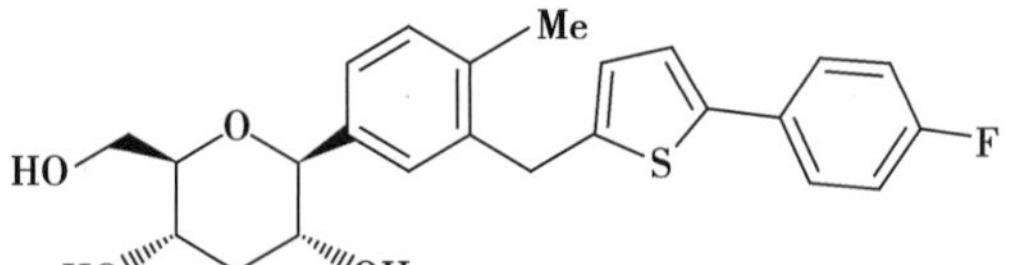

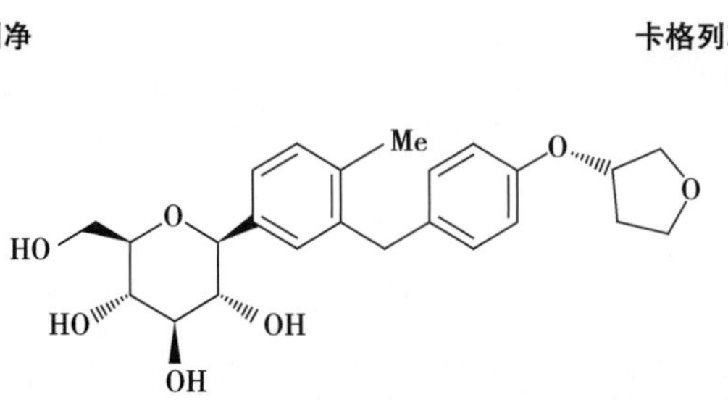

图7-10-1　中国已上市的SGLT2抑制剂分子结构

（二）作用机制

人体的葡萄糖在肾脏通过肾小球过滤后，大部分在肾小管经 SGLT2 和钠 - 葡萄糖共转运蛋白 1（sodium-dependent glucose transporters 1，SGLT1）重吸收回到血液循环中。SGLT2 负责了其中 90% 的葡萄糖重吸收。当血糖在正常范围内时，SGLT 几乎重吸收所有葡萄糖。当血糖上升，经滤过的葡萄糖量超过肾脏最大重吸收能力时，葡萄糖则会被排泄到尿液中 [4]。

研究显示，2 型糖尿病患者肾小管细胞 SGLT2 表达上调，肾小管葡萄糖重吸收能力增加。SGLT2 抑制剂通过抑制 SGLT2 通过，减少经肾小管滤过的葡萄糖的重吸收，从而增加尿葡萄糖排泄（urinary glucose excretion，UGE），降低肾糖阈（出现糖尿排泄时的最低血糖浓度），发挥降低血糖作用（表 7-10-2）。

表 7-10-2　国内已上市 3 种 SGLT2 抑制剂 24 小时尿葡萄糖排泄量

SGLT2 抑制剂类型	卡格列净 [5]（剂量 100mg）	达格列净 [6]（剂量 10mg）	恩格列净 [7]（剂量 10mg）
24 小时尿葡萄糖排泄量	100g	70g	64g

在国内已上市的 3 种 SGLT2 抑制剂中，达格列净和恩格列净主要抑制肾脏 SGLT2；而卡格列净不仅抑制肾脏 SGLT2，也部分抑制肠道 SGLT1。作为 SGLT 家族的一员，SGLT1 主要在肠道表达，抑制 SGLT1 可减少 2 型糖尿病患者肠道对葡萄糖的吸收 [8-9]，达到降低血糖的作用。

SGLT2 抑制剂不通过刺激胰岛素分泌降低血糖，单独使用时不增加低血糖发生风险。此外，SGLT2 抑制剂具有减重效果，减重部分大多为脂肪组织。

（三）药代动力学

因 SGLT 抑制剂药物分子结构和受体选择性的不同，各种药物药代动力学参数也不尽相同（表 7-10-3）。

表 7-10-3　SGLT2 抑制剂药代动力学参数

项目	达格列净	卡格列净	恩格列净
作用受体	SGLT2	SGLT2，SGLT1	SGLT2
生物利用度 /%	78	65	60
血药浓度达峰时间 /h	1.0～1.5	1.00～1.25	1.0～1.5
血清蛋白结合率 /%	91	99	86.2
药物清除半衰期 /h	12.9	13.1	12.4
稳态分布容积 /L	118	83.5	73.8

（四）药理作用 [10]

SGLT2 抑制剂降糖疗效确切，低血糖风险极低。与其他口服降糖药物相比，其降糖疗效与二甲双胍相当。在具有心血管高危风险的 2 型糖尿病患者中应用 SGLT2 抑制剂恩格列净或卡格列净的临床研究显示，此类药物可使主要心血管不良事件和肾脏事件的复合终点风险显著下降。SGLT2 抑制剂通过抑制钠 - 葡萄糖共转运体来促进尿糖排泄，同时也促进尿液中钠的排泄。这两条通路殊途同归，带来心脏 / 肾脏保护（图 7-10-2）。

1. 尿糖排泄通路　①改善脂毒性：通过排出多余能量使 2 型糖尿病患者处于负能量代谢平衡状态，减少全身脂肪量及心外膜脂肪，减少脂毒性，改善炎症及纤维化；②改善糖毒性：尿糖排泄使全身血糖水平降低，缓解糖毒性，进而改善炎症状态；③降低尿酸：尿糖排泄促进尿液中的尿酸排泄，从而降低血液中尿酸含量，进而改善动脉僵硬度。总之，SGLT2 抑制剂通过尿糖排泄缓解脂毒性、糖毒性，并改善炎症及纤维化程度，降低动脉僵硬度，带来心、肾保护作用。

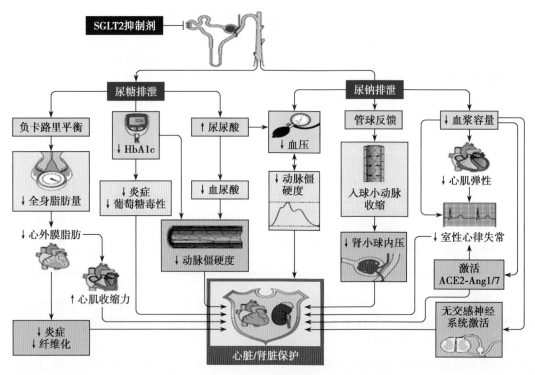

图 7-10-2 SGLT2 抑制剂的心、肾保护机制

2. **尿钠排泄通路** ①降低血压：SGLT2 抑制剂可使收缩压 / 舒张压分别降低 4～6mmHg/1～2mmHg，其降压机制有待进一步阐释，可能与其增加钠排泄、减少血浆容量和改善动脉僵硬度等有关；②修复管球反馈，减少蛋白尿：钠离子是肾脏管球反馈的调节因子，SGLT2 抑制剂抑制钠 - 葡萄糖共转运受体，减少近端小管中钠和葡萄糖的重吸收，以至于到达致密斑的钠离子增加，致密斑感受钠离子浓度增加，通过管球反馈，引起入球小动脉收缩、口径缩小、阻力增加，从而使 2 型糖尿病患者升高的肾血流量和肾小球滤过率恢复至原来水平。在临床表现上，在糖尿病肾脏病变早期，SGLT2 抑制剂降低肾小球高滤过，使肾小球滤过率一过性下降，同时减少蛋白尿；远期获益表现为保持肾小球滤过率稳定，持续减少蛋白尿。

二、重要的临床研究

1. **EMPA-REG 研究**[11] 恩格列净心血管事件结局研究（EMPA-REG）于 2015 年公布。该研究纳入 7 020 例伴有心血管疾病的 2 型糖尿病患者，中位随访时间为 3.1 年。结果显示，在常规治疗基础上，与安慰剂相比，恩格列净可显著降低主要心血管不良事件（major adverse cardiovascular events，MACE）复合终点（包括心血管死亡、非致死性心肌梗死或非致死性脑卒中）风险 14%（P=0.04），降低心血管死亡风险 38%（$P < 0.001$），降低心力衰竭住院风险 35%（P=0.002）。

2. **CANVAS 研究**[12] 卡格列净心血管事件结局研究（CANVAS）于 2017 年公布。该研究纳入 10 142 例合并心血管疾病（65%）或心血管疾病高危（35%）的 2 型糖尿病患者。研究显示，在常规治疗基础上，在所有 2 型糖尿病患者中，与安慰剂相比，卡格列净显著降低主要心血管不良事件（心血管死亡、非致死性脑卒中、非致死性心肌梗死）风险 14%（P=0.02）。在合并心血管疾病的 2 型糖尿病患者中，卡格列净降低主要心血管不良事件风险 18%（P=0.008）。在所有 2 型糖尿病患者中，卡格列净降低心血管死亡或心力衰竭住院复合风险 22%，（HR=0.78，95%CI 0.67～0.91）；降低心力衰竭住院风险 33%（HR=0.67，95%CI 0.52～0.87）；在合并心力衰竭的 2 型糖尿病患者中，降低心血管死亡或心力衰竭住院风险 39%（HR=0.61，95%CI 0.46～0.80）。

3. **DECLARE 研究**[13] 达格列净心血管事件结局研究（DECLARE）于 2018 年公布。该研究纳入 17 160 例 2 型糖尿病患者，约 40% 为合并心血管疾病的 2 型糖尿病患者群，约 60% 为伴随心血管高危因素的 2 型糖尿病患者群。该研究主要终点为 MACE、心血管死亡或心力衰竭住院，平均随访 4.5 年。结果显示，达格列净组 MACE 终点未达统计学差异（HR=0.93，95%CI 0.83～1.03，P=0.17）。心血管死亡或心力衰竭住院复合终点下降 17%（ *HR*=0.83，95%*CI* 0.73 ~ 0.95，*P*=0.005 ）。

三项心血管结局研究中总体人群（表 7-10-4）与 2 型糖尿病合并心血管疾患者群（表 7-10-5）的 MACE 结局汇总如下：

表 7-10-4　三项心血管结局研究总体人群 MACE 结局

	入组例数（*n*）和特征	中位随访 / 年	事件数 /1 000 患者·年	*HR*（95%*CI*）
EMPA-REG	7 020 例：心血管疾病患者＞99%	3.1	恩格列净 37.4 *vs.* 安慰剂 43.9	0.86（0.74 ~ 0.99）
CANVAS	10 142 例：心血管疾病患者 65%，心血管疾病高危患者 35%	3.6	卡格列净 26.9 *vs.* 安慰剂 31.5	0.86（0.75 ~ 0.97）
DECLARE	17 160 例：心血管疾病患者 41%，心血管疾病高危患者 59%	4.5	达格列净 22.6 *vs.* 安慰剂 24.2	0.93（0.83 ~ 1.03）

表 7-10-5　三项心血管结局研究中 2 型糖尿病合并心血管疾病患者 MACE 结局比较

	例数（*n*）	中位随访 / 年	事件数 /1 000 患者·年	*HR*（95%*CI*）
EMPA-REG	7 020 例	3.1 年	恩格列净 37.4 *vs.* 安慰剂 43.9	0.86（0.74 ~ 0.99）
CANVAS	6 656 例	3.6 年	卡格列净 34.1 *vs.* 安慰剂 41.3	0.82（0.75 ~ 0.95）
DECLARE	6 974 例	4.5 年	达格列净 36.8 *vs.* 安慰剂 41.0	0.90（0.79 ~ 1.02）

研究显示，恩格列净和卡格列净均显著降低 MACE 14%，达格列净 MACE 未达统计学差异。在上述大型临床研究基础上，FDA 和欧洲委员会批准将降低心血管不良事件写入卡格列净说明书，将降低心血管死亡写入恩格列净说明书。

4. OBSERVE-4D 研究[14]　卡格列净 4 个糖尿病观察数据库的真实世界荟萃分析研究（OBSERVE-4D）于 2018 年公布。该研究纳入 4 个美国行政索赔数据库（US administrative claims databases）70 余万例 2 型糖尿病患者，与其他 SGLT2 抑制剂相比，卡格列净组因心力衰竭住院的风险显著降低（*HR*=0.39，95%*CI* 0.26 ~ 0.60，*P*=0.01）；与非 SGLT2 抑制剂相比，卡格列净并不增加膝关节以下截肢风险（*HR*=1.01，95%*CI* 0.93 ~ 1.10，*P*=0.71）。

5. CREDENCE 研究[15]　卡格列净与 2 型糖尿病合并肾脏疾病患者的肾脏结局研究（CREDENCE）于 2019 年发布。CREDENCE 研究采用随机、双盲、安慰剂对照设计，共纳入 4 401 例合并肾脏疾病的成年 2 型糖尿病患者，是首个在 2 型糖尿病合并肾病患者进行的降糖药物肾脏结局研究。CREDENCE 以肾脏硬终点事件（终末期肾病、血清肌酐倍增、肾脏或心血管死亡）为主要终点。结果显示，卡格列净在 2 型糖尿病合并肾脏疾病患者中，显著降低主要终点事件 30%（*HR*=0.70，95%*CI* 0.59 ~ 0.82，*P*=0.000 01）；显著降低终末期肾病风险 32%（*HR*=0.68，95%*CI* 0.54 ~ 0.86，*P*=0.002）；卡格列净也显著降低 MACE（*HR*=0.80，95%*CI* 0.67 ~ 0.95，*P*=0.01）和心力衰竭风险（*HR*=0.61，95%*CI* 0.47 ~ 0.80，*P*＜0.001）；卡格列净不增加肾脏相关不良事件的发生风险；除男性生殖系统真菌感染、糖尿病酮症酸中毒外，卡格列净不增加其他不良事件发生风险。

三、指南推荐

2016 年欧洲慢性心力衰竭指南（ESH）提出，SGLT2 抑制剂用于预防或延缓心力衰竭的发生以及延长 2 型糖尿病患者的寿命[16]。

2017 年加拿大心力衰竭管理指南提出，SGLT2 抑制剂用于预防 2 型糖尿病和确诊 CVD 患者的心力衰竭相关结局[17]。

2018 年中国心力衰竭指南指出，SGLT2 抑制剂（卡格列净或恩格列净）能够降低具有心力衰竭高危风险的 2 型糖尿病患者的死亡率和心力衰竭住院率[18]。

2018 年 11 月由美国心脏病学会（ACC）发表的《降低 2 型糖尿病合并动脉粥样硬化性心血管疾病（ASCVD）患者心血管风险的新型治疗决策路径共识》指出，有证据表明，新型降糖治疗 SGLT2 抑制剂卡格列净、恩格列净可降低 MACE 风险，改善糖尿病患者心血管结局[19]。

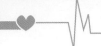

2018 年 ADA/EASD 共识推荐，SGLT2 抑制剂作为 2 型糖尿病 ASCVD、心力衰竭、CKD 或超重肥胖患者的优选联合用药[1]。

2019 年 1 月美国糖尿病协会（ADA）指南指出，在 2 型糖尿病合并 ASCVD、心力衰竭患者中，推荐 SGLT2 抑制剂[20]。

2019 年 9 月欧洲 ESC/ESAD 指南[21]指出，SGLT2 抑制剂恩格列净、卡格列净和达格列净推荐用于 2 型糖尿病合并心血管疾病或心血管风险高危或极高危的患者，以降低心血管事件（Ⅰa）。

四、使用时应注意的问题

1. 用法用量　目前国内临床上应用的 SGLT2 抑制剂有卡格列净、恩格列净、达格列净。

（1）卡格列净：推荐剂量为 100mg、1 次 /d，当天第一餐前服用。对于耐受本品 100mg、1 次 /d 剂量，肾小球滤过率估计值（eGFR）≥60ml/（min·1.73m²）且需要额外血糖控制的患者，剂量可增加至 300mg、1 次 /d。

在开始本品治疗前，建议评估患者的肾功能，并在治疗开始后定期进行评估。轻度肾损害 [eGFR≥60ml/（min·1.73m²）] 的患者无须调整剂量。对于中度肾损害 [eGFR≥45 至 <60ml/（min·1.73m²）] 的患者，卡格列净的应用剂量限制为 100mg、1 次 /d。对于 eGFR<45ml/（min·1.73m²）的患者，不建议使用本品。当 eGFR 持续低于 45ml/（min·1.73m²）时，不建议使用本品。eGFR 低于 30ml/（min·1.73m²）的患者禁用本品。轻度至中度肝损害患者无须调整剂量。目前没有在重度肝损害患者中开展临床研究，故不推荐重度肝损害的患者使用本品。

（2）恩格列净：本品的推荐剂量是早晨 10mg、1 次 /d，空腹或进食后给药。在耐受本品的患者中，剂量可以增加至 25mg。

开始使用本品前建议评估肾功能，之后应定期评估。eGFR<45ml/（min·1.73m²）的患者不应使用本品。eGFR≥45ml/（min·1.73m²）的患者无须调整剂量。如果 eGFR 持续低于 45ml/（min·1.73m²），应停用本品。肝损害患者无须调整剂量。本品在重度肝损害患者中的治疗经验有限，不建议对该部分人群使用。

（3）达格列净：推荐起始剂量为 5mg、1 次 /d，晨服，不受进食限制。对于需加强血糖控制且耐受 5mg、1 次 /d 的患者，剂量可增加至 10mg、1 次 /d。

建议在开始本品治疗之前评估肾功能情况，并在此后定期评估。对于 eGFR 低于 60ml/（min·1.73m²）的患者，不推荐使用达格列净治疗。对于轻度肾功能不全的患者 [eGFR≥60ml/（min·1.73m²）]，无须调整剂量。如果出现 eGFR 范围持续在 30~60ml/（min·1.73m²），不推荐使用本品治疗。如果出现 eGFR 低于 30ml/（min·1.73m²），禁忌使用本品。对于轻度、中度或重度肝功能受损患者，无须调整剂量。但是，尚未在重度肝功能受损患者中具体研究本品的安全性和疗效，因此应单独评估该人群使用本品的获益风险。

2. 不良反应及处理原则

（1）泌尿生殖道感染：SGLT2 抑制剂促进大量葡萄糖从尿液中排出，增加了泌尿生殖道局部的葡萄糖浓度，导致发生细菌和霉菌感染的机会增加。临床研究数据显示，SGLT2 抑制剂治疗后其生殖道感染的发生率为 4.8%~5.7%，但多为轻到中度感染，常规抗感染治疗有效；女性较男性生殖道感染发生率稍高，最为常见的生殖道感染疾病在女性中为外阴阴道真菌感染、阴道念珠菌病和外阴阴道炎，在男性中为念珠菌性龟头炎和阴茎包皮炎；有感染疾病史的患者，感染率升高；且发生感染后，需抗感染治疗；女性生殖道感染大部分发生在用药的初始 4 个月内，而男性则在第 1 年内[22-24]。为避免生殖道和泌尿道感染的发生，建议使用前询问病史，半年内反复发生泌尿生殖感染的患者不推荐使用；在使用过程中，如果发生感染并需要抗感染治疗时，建议暂停 SGLT2 抑制剂。感染治愈后，可继续使用。使用 SGLT2 抑制剂过程中，尤其是使用的第 1 个月，需要关注患者是否出现感染的症状和体征。如果患者出现泌尿和生殖道感染的症状，应就医并作相关检查，以明确有无感染。使用 SGLT2 抑制剂的患者，建议注意个人外阴部卫生，适量饮水，保持小便通畅，减少感染的发生。

（2）低血糖：SGLT2 抑制剂单药治疗不增加低血糖发生风险[25-26]。与二甲双胍、二肽基肽酶 -4 抑制剂（DPP-4i）、噻唑烷二酮类药物（TZDs）等药物联合使用时，低血糖发生的风险也没有明显增加[27-28]；与胰岛素或磺脲类药物联合使用时，低血糖发生风险增加[29-30]。建议与胰岛素或磺脲类药物联合使用时，注意调整胰岛素或磺脲类药物的剂量，避免低血糖发生。

（3）酮症酸中毒（DKA）：在 SGLT2 抑制剂临床研究中[31-32]及上市后临床应用[33]中，曾发现发生 DKA 及酮症的病例，但非常少见。临床报道的病例中，部分病例为 1 型糖尿病，多数患者存在手术、过度运动、心肌梗死、脑卒中、严重感染、长时间禁食或极低碳水化合物摄入量和其他生理及病理的压力等诱因，部分联合使用胰岛素的患者胰岛素减量过快。使用 SGLT2 抑制剂时发生 DKA 及酮症的患者症状不典型，血糖通常不超13.9mmol/L，被称为"血糖不高的 DKA"，往往不易被诊断。专家建议，在使用 SGLT2 抑制剂期间[34]，如果患者出现和 DKA 相关的症状如腹痛、恶心、呕吐、乏力、呼吸困难，需要考虑患者是否出现 DKA，并检测血酮体和动脉血酸碱度，以明确诊断。明确诊断为 DKA 的患者，应立即停用 SGLT2 抑制剂，并按照传统的 DKA 治疗程序进行治疗。为减少患者在使用 SGLT2 抑制剂期间发生 DKA 的风险，建议在择期手术、剧烈体力活动如马拉松比赛前 24 小时停用 SGLT2 抑制剂，同时注意停药后的后续效应；避免停用胰岛素或过度减量；对于紧急手术或大的应激状态，需立即停用 SGLT2 抑制剂，采用其他合适的降糖措施；口服 SGLT2 抑制剂期间避免过多饮酒及极低碳水化合物饮食。

（刘德平）

参 考 文 献

［1］ DAVIES M J, D'ALESSIO D A, FRADKIN J, et al. Management of hyperglycemia in type 2 diabetes, 2018. A consensus report by the American Diabetes Association（ADA）and the European Association for the Study of Diabetes（EASD）[J]. Diabetes Care, 2018, 1（12）: 2669-2701.

［2］ LIANG Y, ARAKAWA K, UETA K, et al. Effect of canagliflozin on renal threshold for glucose, glycemia, and body weight in normal and diabetic animal models[J]. PLoS One, 2012, 7（2）: e30555.

［3］ GARBER A J, ABRAHAMSON M J, BARZILAY J I, et al. Consensus statement by the Association of Clinical Endocrinologists and American College of Endocrinology on the comprehensive type 2 diabetes management algorithm - 2018 Executive Summary[J]. Endocr Pract, 2018, 4（1）: 91-120.

［4］ MATHER A, POLLOCK C. Glucose handling by the kidney[J]. Kidney Int Suppl, 2011（120）: S1-S6.

［5］ DEFRONZO R A. Banting Lecture. From the triumvirate to the ominous octet: a new paradigm for the treatment of type 2 diabetes mellitus[J]. Diabetes, 2009, 58（4）: 773-795.

［6］ DEFRONZO R A. Pathogenesis of type 2 diabetes mellitus[J]. Med Clin N Am, 2004, 88（4）: 787-835.

［7］ KALRA S, SINGH V, NAGRALE D, et al. Sodium-glucose cotransporter-2 inhibition and the glomerulus: A Review[J]. Adv Ther, 2016, 33（9）: 1502-1518.

［8］ OHGAKI R, WEI L, YAMADA K, et al. Interaction of the sodium/glucose cotransporter（SGLT）2 inhibitor canagliflozin with SGLT1 and SGLT2[J]. J Pharmacol Exp Ther, 2016, 358（1）:94-102.

［9］ 纪立农，郭立新，郭晓蕙，等 . 钠 - 葡萄糖共转运蛋白 2（SGLT2）抑制剂临床合理应用中国专家建议 [J]. 中国糖尿病杂志, 2016, 24（10）:865-870.

［10］ HEERSPINK H J, PERKINS B A, FITCHETT D H, et al. Sodium glucose cotransporter 2 inhibitors in the treatment of diabetes mellitus: cardiovascular and Kidney effects, potential mechanisms, and clinical applications[J]. Circulation, 2016, 134（10）: 752-772.

［11］ ZINMAN B, WANNER C, LACHIN J M. Empagliflozin, cardiovascular outcomes, and mortality in type 2 diabetes[J]. N Engl J Med, 2015, 373（22）: 2117-2128.

［12］ NEAL B, PERKOVIC V, DE ZEEUW D, et al. Efficacy and safety of canagliflozin, an inhibitor of sodium-glucose cotransporter 2, when used in conjunction with insulin therapy in patients with type 2 diabetes[J]. Diabetes Care, 2015, 38（3）: 403-411.

［13］ WIVIOTT S D, RAZ I, BONACA M P, et al. Dapagliflozin and cardiovascular outcomes in type 2 diabetes[J]. N Engl J Med, 2019, 380（4）: 347-357.

［14］ RYAN P, BUSE J B, SCHUEMIE M, et al. Comparative effectiveness of canagliflozin, SGLT2 inhibitors and non-SGLT2 inhibitors on the risk of hospitalization for heart failure and amputation in patients with type 2 diabetes mellitus: A real-world meta-analysis of 4 observational databases（OBSERVE-4D）[J]. Diabetes Obes Metab, 2018, 20（11）:2585-2597.

［15］ PERKOVIC V, JARDINE M J, NEAL B, et al. Canagliflozin and Renal Outcomes in Type 2 Diabetes and Nephropathy[J]. N Engl J Med, 2019, 380（24）:2295-2306.

［16］ PONIKOWSKI P, VOORS A A, ANKER S D, et al. 2016 ESC guidelines for the diagnosis and treatment of acute and

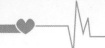
chronic heart failure: The task force for the diagnosis and treatment of acute and chronic Heart Failure of the European Society of Cardiology(ESC). Developed with the special contribution of the Heart Failure Association(HFA)of the ESC[J]. Eur J Heart Fail, 2016, 18(8): 891-975.

［17］EZEKOWITZ J A, O'MEARA E, MCDONALD M A, et al. 2017 Comprehensive update of the Canadian Cardiovascular Society guidelines for the management of heart failure[J]. Can J Cardiol, 2017, 33(11): 1342-1433.

［18］中华医学会心血管病学分会心力衰竭学组，中国医师协会心力衰竭专业委员会，中华心血管病杂志编辑委员会．中国心力衰竭诊断和治疗指南 2018[J]．中华心血管病杂志，2018, 46(10): 760-789.

［19］DAS S R, EVERETT B M, BIRTCHER K K, et al. 2018 ACC expert consensus decision pathway on novel therapies for cardiovascular risk reduction in patients with type 2 diabetes and atherosclerotic cardiovascular disease: A Report of the American College of Cardiology Task Force on Expert Consensus Decision Pathways[J]. J Am Coll Cardiol, 2018, 72(24): 3200-3223.

［20］American Diabetes Association. Summary of revisions: standards of medical care in diabetes-2019[J]. Diabetes Care, 2019, 42(Suppl 1): S4-S6.

［21］COSENTINO F, GRANT P J, ABOYANS V, et al. 2019 ESC Guidelines on diabetes, pre-diabetes, and cardiovascular diseases developed in collaboration with the EASD[J]. Eur Heart J, 2020, 41(2):255-323.

［22］SAEED M A, NARENDRAN P. Dapagliflozin for the treatment of type 2 diabetes: a review of the literature[J]. Drug Des Devel Ther, 2014, 8: 2493-2505.

［23］YANG X P, LAI D, ZHONG X Y, et al. Efficacy and safety of canagliflozin in subjects with type 2 diabetes: systematic review and meta-analysis[J]. Eur J Clin Pharmacol, 2014, 70(10): 1149-1158.

［24］LIAKOS A, KARAGIANNIS T, ATHANASIADOU E, et al. Efficacy and safety of empagliflozin for type 2 diabetes: a systematic review and meta-analysis[J]. Diabetes Obes Metab, 2014, 16(10): 984-993.

［25］CHERNEY D, LUND S S, PERKINS B A, et al. The effect of sodium glucose cotransporter 2 inhibition with empagliflozin on microalbuminuria and macroalbuminuria in patients with type 2 diabetes[J]. Diabetologia, 2016, 59(9): 1860-1870.

［26］STENLOF K, CEFALU W T, KIM K A, et al. Efficacy and safety of canagliflozin monotherapy in subjects with type 2 diabetes mellitus inadequately controlled with diet and exercise[J]. Diabetes Obes Metab, 2013, 15(4): 372-382.

［27］FERRANNINI E, SEMAN L, SEEWALT-BECKER E, et al. A Phase Ⅱb, randomized, placebo-controlled study of the SGLT2 inhibitor empagliflozin in patients with type 2 diabetes[J]. Diabetes Obes Metab, 2013, 15(8):721-728.

［28］RODEN M, WENG J, EILBRACHT J, et al. Empagliflozin monotherapy with sitagliptin as an active comparator in patients with type 2 diabetes: a randomised, double-blind, placebo-controlled, phase 3 trial[J]. Lancet Diabetes Endocrinol, 2013, 1(3): 208-219.

［29］STROJEK K, YOON K H, HRUBA V, et al. Effect of dapagliflozin in patients with type 2 diabetes who have inadequate glycaemic control with glimepiride: a randomized, 24-week, double-blind, placebo-controlled trial[J]. Diabetes Obes Metab, 2011, 13(10): 928-938.

［30］JI L, MA J, LI H, et al. Dapagliflozin as monotherapy in drug-naive Asian patients with type 2 diabetes mellitus: a randomized, blinded, prospective phase Ⅲ study[J]. Clin Ther, 2014, 36(1): 84-100.e9.

［31］YANG W, HAN P, MIN K W, et al. Efficacy and safety of dapagliflozin in Asian patients with type 2 diabetes after metformin failure: A randomized controlled trial[J]. J Diabetes, 2016, 8(6): 796-808.

［32］JI L, HAN P, LIU Y, et al. Canagliflozin in Asian patients with type 2 diabetes on metformin alone or metformin in combination with sulphonylurea[J]. Diabetes Obes Metab, 2015, 17(1): 23-31.

［33］HARING H U, MERKER L, SEEWALDT-BECKER E, et al. Empagliflozin as add-on to metformin plus sulfonylurea in patients with type 2 diabetes: a 24-week, randomized, double-blind, placebo-controlled trial[J]. Diabetes Care, 2013, 36(11): 3396-3404.

［34］GARBER A J, ABRAHAMSON M J, BARZILAY J I, et al. Consensus statement by the American Association of Clinical Endocrinologists and American College of Endocrinology on the comprehensive type 2 Diabetes management algorithm - 2016 Executive Summary[J]. Endocr Pract, 2016, 22(1): 84-113.

第八篇
冠心病与抗栓治疗

第1章 PCI术后抗血小板治疗和消化道出血

血小板的黏附、活化和聚集与血栓事件形成直接相关,而血栓事件形成是冠心病发生的重要原因之一。因此,及时、有效的抗血小板药物应用是治疗冠心病的关键。目前,抗血小板药物主要通过抑制花生四烯酸代谢、拮抗血小板膜受体如二磷酸腺苷(ADP)受体和血小板糖蛋白 Ⅱ b/ Ⅲ a 受体以及增加血小板内环腺苷酸(cAMP)水平而起效。在冠心病患者中接受 PCI 术后,双联抗血小板治疗的强度越来越大,疗程逐渐延长,这也带来许多问题。其中,最大的问题就是消化道出血。消化道出血可以从最轻微的便潜血阳性(约 5ml)发展至黑便(50 ~ 70ml)、呕血(250 ~ 300ml),甚至发生致命性出血(1 000ml 以上)。VALIANT 研究证实,急性心肌梗死后行 PCI 患者服用了双联抗血小板药物治疗最初 2 个月,消化道出血的风险是随后的 22 个月内的 7 倍。另外,ACS 患者出现消化道出血,会明显延长住院时间以及增加住院期间或 6 个月内的死亡率。因此,早期发现出血征兆,及时调整治疗方案,是临床医师需要密切关注的问题。

一、目前抗血小板治疗的指南推荐

(一)阿司匹林

阿司匹林是抗血小板治疗的基石,如无禁忌证,无论采用何种治疗策略,所有患者均应口服阿司匹林首剂负荷量 150 ~ 300mg(未服用过阿司匹林的患者),并以 75 ~ 100mg/d 的剂量长期服用(Ⅰ 类推荐,A 级证据)。

(二)P2Y$_{12}$ 受体拮抗剂

除非有极高出血风险等禁忌证,在阿司匹林基础上应联合应用 1 种 P2Y$_{12}$ 受体拮抗剂,并维持至少 12 个月(Ⅰ 类推荐,A 级证据)。选择包括替格瑞洛(180mg 负荷剂量,90mg,2 次 /d 维持)或氯吡格雷(负荷剂量 300 ~ 600mg,75mg/d 维持)(Ⅰ 类推荐,B 级证据)。

目前国内常用的口服 P2Y$_{12}$ 受体拮抗剂包括氯吡格雷和替格瑞洛。氯吡格雷是一种前体药物,需通过肝细胞色素酶 P450(CYP)氧化生成活性代谢产物才能发挥抗血小板作用,与 P2Y$_{12}$ 受体不可逆结合。替格瑞洛是一种直接作用、可逆结合的新型 P2Y$_{12}$ 受体拮抗剂,相比氯吡格雷,具有更快速、强效抑制血小板的特点。

无论采取何种治疗策略,一旦诊断 NSTE-ACS,均应尽快给予 P2Y$_{12}$ 受体拮抗剂。尚缺乏对计划给予介入治疗的 NSTE-ACS 患者应用替格瑞洛或氯吡格雷的最佳术前给药时间的相关研究。对计划接受保守治疗的 NSTE-ACS 患者,如无禁忌证,确诊后应尽早给予 P2Y$_{12}$ 受体拮抗剂。不推荐常规进行血小板功能检测。

(三)双联抗血小板治疗的时间

接受药物保守治疗、植入裸金属支架(BMS)或药物洗脱支架(DES)的患者,P2Y$_{12}$ 受体拮抗剂治疗(替格瑞洛、氯吡格雷)应至少持续 12 个月(Ⅰ 类推荐,B 级证据);能耐受双抗治疗(DAPT)、未发生出血并发症且无出血高风险(如曾因 DAPT、凝血功能障碍、使用 OAC 出血)的患者,DAPT 可维持 12 个月以上(Ⅱ b 类推荐,A 级证据)。

DES 植入后接受 DAPT 且伴有出血高风险(如接受 OAC 治疗)、严重出血并发症高风险(如重大颅内手术)或伴有明显出血的患者,P2Y$_{12}$ 受体拮抗剂治疗 6 个月后停用是合理的(Ⅱ b 类推荐,C 级证据)。

总之,建议 NSTE-ACS 患者接受至少 1 年的 DAPT,根据缺血或出血风险的不同,可以选择性地缩短或延长 DAPT 的时间(表 8-1-1)。

表 8-1-1　欧美指南对 DAPT 疗程的推荐

疾病	支架类型	欧洲指南		美国指南	
		出血低危	出血高危	出血低危	出血高危
SCAD	BMS	≥1 个月（Ⅰ）	1 个月（Ⅱa）	• 氯吡格雷治疗 ≥1 个月（Ⅰ） • 如果不是出血高危且没有明显的出血，>1 个月可能是合理的（Ⅱb）	
	DES	• 氯吡格雷治疗 ≥1 个月（Ⅱb） • 缺血高危者，DAPT >6 个月（Ⅱb）	可考虑短期（<6 个月）DAPT（Ⅱb）	• 氯吡格雷治疗 ≥6 个月（Ⅰ） • >6 个月可能是合理的（Ⅱb）	3 个月后停药可能是合理的（Ⅱb）
ACS	BMS 或 DES	氯吡格雷、普拉格雷或替格瑞洛治疗 ≥12 个月（Ⅰ）	可考虑 DES 植入术后短期（3~6 个月）治疗（Ⅱb）	• 氯吡格雷、普拉格雷或替格瑞洛治疗 ≥12 个月（Ⅰ） • >12 个月可能是合理的（Ⅱb）	6 个月后停药可能是合理的（Ⅱb）

二、抗血小板药物导致消化道出血的特点和相关影响因素

（一）消化道出血特点

患者中老年女性比例更高，有明确的抗血小板药物用药史，多以无痛性溃疡为主要表现。就损伤部位来讲，胃溃疡较十二指肠溃疡更多见，典型的胃溃疡主要发生在胃角部、胃窦部，而血小板药物导致的多发生在不典型的胃底部和胃体部，深大的溃疡更常见。而往往深大的溃疡更容易导致出血和穿孔。

（二）影响因素

1. 服药时间　服药 12 个月内，消化道损伤多发，最初的 3 个月是高峰期。

2. 用药剂量及是否联合用药　应用阿司匹林剂量越大，损伤可能性越大，因此建议使用最低有效剂量。CURE 研究显示，联合应用阿司匹林及氯吡格雷出血风险较单用阿司匹林出血风险增加；MATCH 研究显示，单用氯吡格雷较联合应用氯吡格雷及阿司匹林，胃肠道出血风险降低。

3. 幽门螺杆菌感染　幽门螺杆菌即使在不使用阿司匹林的情况下，也是消化道溃疡最重要的因素。当幽门螺杆菌阳性时，如果患者再服阿司匹林，溃疡发生率及出血风险都会增加。

4. 年龄因素　年龄越大，胃肠道不良反应越多。患者年龄 >65 岁，与 <65 岁相比，溃疡发生率明显增加（表 8-1-2）。

表 8-1-2　年龄增加胃肠道的影响

脏器	特点	对药物影响
消化系统	胃酸减少，pH 升高	药物吸收减慢，固体药物崩解延迟，药物产生的有效代谢产物在血中浓度减低，生物利用度差
	胃排空减慢	药物主要经小肠吸收，药物因排空减慢导致吸收速率、血药峰浓度下降，影响药物发挥作用，小肠远程吸收的药物受影响较大
	流经胃肠道血流减少，吸收面积减少	胃肠平滑肌的肌张力和运动性随年龄增长而减低
	胃肠及肝血流减少	降低药物的吸收速率，但肝脏的血流减少会导致首过效应减弱

三、抗血小板药物导致消化道出血机制

阿司匹林通过削弱黏膜的防御和修复功能而导致消化性溃疡发病，损害作用包括局部作用和系统作用两个方面，抑制血栓素 A（TXA）介导的血小板凝集；破坏前列腺素 PGE 和 PGI_2 介导的胃黏膜保护作用。阿司匹

林可抑制环氧合酶 COX-1，阻碍胃黏膜内前列腺素的合成，前列腺素具有增加胃肠黏膜血流、刺激黏液分泌和促进上皮细胞增殖的作用，阿司匹林削弱了前列腺素对胃肠道的保护作用，使其更易受到危险因素的侵害，从而导致消化道出血。氯吡格雷是一种二磷酸腺苷（ADP）受体（$P2Y_{12}$）拮抗剂，它通过抑制 ADP 诱导的血小板聚集而发挥其抗血小板作用。氯吡格雷与阿司匹林所致的消化道损害机制不同，阿司匹林系直接损伤消化道黏膜，而氯吡格雷主要是延缓溃疡愈合。

GP Ⅱb/Ⅲa 受体拮抗剂（依替巴肽、替罗非班）作为静脉及冠状动脉用药，其药效相对稳定，作用于血小板聚集的最终环节，阻断纤维蛋白原与血小板 GP Ⅱb/Ⅲa 受体结合，被认为是迄今最强的抗血小板药物之一[1]。对于年龄≥70 岁的患者慎用 GP Ⅱb/Ⅲa 受体拮抗剂，使用前需严格评估出血风险，并建议常规加用 PPI 类药物。

四、出血风险评估

根据前文中的危险因素进行筛查，如高龄患者（65 岁以上）、使用非甾体抗炎药或糖皮质激素、既往有消化道溃疡出血病史、存在消化不良或胃食管反流症状、合并幽门螺杆菌感染、联合抗血小板抗凝治疗等都是危险因素。

2016 年 ACC/AHA 关于冠心病患者双联抗血小板治疗（DAPT）的指南更新，认为 DAPT 评分有助于医师进行临床决策，判断接受 PCI 治疗的患者是否需要延长 DAPT。

1. **DAPT 评分细则**　≥75 岁计 2 分，65～74 岁计 1 分，<65 岁计 0 分，糖尿病计 1 分，吸烟计 1 分，既往心肌梗死或 PCI 计 1 分，充血性心力衰竭或左室射血分数（LVEF）<30% 计 2 分，心肌梗死计 1 分，静脉移植血管 PCI 计 2 分，支架直径<3mm 计 1 分。

2. **DAPT 评分的局限性**　①只选择了氯吡格雷和普拉格雷，而没有包括替格瑞洛等药物；②未入选亚、非、拉美等规范性治疗较差的地区 PCI 患者；③前 12 个月 DAPT 使用了开放标签的氯吡格雷和普拉格雷治疗而没有设计双盲试验，因此在药物选择上可能存在偏倚；④排除了使用口服抗凝药物和预期寿命小于 3 年的患者。因此，在使用中尚需验证。

我国专家共识建议，具有消化道溃疡及并发症、消化道出血病史的患者，或者有其他危险因素超过 2 项的，建议预防性使用 PPI 或 H_2RA，对于极高危人群，建议检测幽门螺杆菌，如果幽门螺杆菌阳性，要及时给予治疗。

五、消化道出血的治疗

急性消化道出血的总治疗原则是：平衡、获益和风险。是否停用抗血小板药物，需要多学科商讨；同时，应大剂量静脉输注质子泵抑制剂；必要时输血或内镜下止血。

目前应用质子泵抑制剂（PPI）与 H_2 受体拮抗剂（H_2RA）预防抗血小板相关的消化道损伤出血，其中 PPI 是预防阿司匹林相关消化道损伤首选的药物，疗效优于 H_2RA[2]。后者对不能使用 PPI 的患者可考虑应用。消化道出血高危患者可在抗血小板药物治疗的前 6 个月联合使用 PPI，6 个月后改为 H_2RA 或间断服用。

（一）质子泵抑制剂的应用

在双联抗血小板治疗（dural antiplatelet therapy，DAPT）中，推荐使用质子泵抑制剂作为预防消化道出血的药物。由于缺少以消化道大出血作为观察终点的大规模随机临床试验，接受单一抗血小板药物治疗的高龄患者中应用质子泵抑制剂是否获益尚不清楚[3]。由于质子泵抑制剂也主要通过肝 P450 酶系代谢，参与代谢的同工酶主要是 CYP2C19 和 CYP3A4。因此，在应用氯吡格雷的患者中，联合应用质子泵抑制剂时，应注意两者之间的药物相互作用。奥美拉唑对氯吡格雷的抗血小板作用抑制最明显，推荐使用具有与 CYP2C19 亲和作用较低的质子泵抑制剂，如泮托拉唑、雷贝拉唑等。在口服达比加群酯治疗者中，由于该药在酸性环境中能够更好地吸收，故与质子泵抑制剂等抑酸剂合用时会影响该药物的吸收。

早期针对心肌梗死或不稳定型心绞痛患者的回顾性研究显示，联用 PPI 不增加严重心血管疾病危险，且不同种类 PPI 间差异并无统计学意义。COGENT 研究评价了联用 PPI 和氯吡格雷对心血管临床终点事件的影响。结果显示，氯吡格雷与 PPI 联用，消化道事件风险显著下降，而缺血事件复合终点风险差异无统计学意义。

但近期研究显示，PPI 是心肌梗死的一项独立危险因素，与是否使用氯吡格雷及高龄无关。其可能机制是：PPI 抑制二甲基精氨酸氨基水解酶（DDAH）的活性，DDAH 可代谢非对称二甲基精氨酸（ADMA），ADMA 是一氧化氮合酶（NOS）内源性竞争性抑制剂，ADMA 增多使 NOS 受抑制，从而抑制 L- 精氨酸代谢为一氧化氮和瓜氨酸,使一氧化氮产生减少,进而减弱血管舒张功能,使心肌梗死发生的危险性增加。也有一些研究认为,PPI可影响心血管系统的血流动力学或导致一些营养成分吸收障碍如维生素 B_{12},进而增加心血管不良事件。因此近期专家共识建议,鉴于 PPI 是心血管事件独立的危险因素,临床医师在使用 PPI 时均应评估患者心血管风险。

从质子泵抑制剂的代谢机制来分析,PPI 被有效吸收后迅速通过细胞色素 P450 代谢,尤其是 CYP2C19和 CYP3A4。在代谢过程中,PPI 可与氯吡格雷类药物竞争性抑制 CYP2C9、CYP2D6、CYP3A4,特别是 CYP2C19。PPI 的半衰期是 1 ~ 2 小时,可通过 CYP2C19 影响其他药物的代谢。PPI 对其他药物的强大抑制作用取决于 CYP2C19 的等位基因,CYP2C19*17 增强代谢为快代谢基因型,CYP2C19*2 低代谢为慢代谢基因型。药理学研究证实,不同 PPI 对氯吡格雷抗血小板作用的影响存在差异,氯吡格雷为前体药物,必须经 CYP2C19 代谢为有活性的产物才能抑制血小板。而奥美拉唑既是 CYP2C19 的底物,又是 CYP2C19 的强效抑制剂,与氯吡格雷同服,彼此既可发生竞争性抑制 CYP2C19,也可直接抑制 CYP2C19,减少氯吡格雷代谢为有活性的产物,从而降低其抗血小板作用;如患者携带 CYP2C19*2,其表型药酶则几无活性,即所谓氯吡格雷"低反应"。但是,尚无临床预后终点研究证据。目前发表的 RCT 和倾向性匹配(PSM)研究尚无 PPI 降低氯吡格雷作用的临床证据,在消化道出血方面,联合应用 PPI 均可使患者获益。对服用氯吡格雷的患者,临床医师应遵循药物说明书,选择没有争议的 PPI;根据患者具体情况,决定 PPI 联合应用的时间,高危患者可在抗血小板治疗的前 6 个月联合使用 PPI,6 个月后改为 H_2 受体拮抗剂(H_2RA)或间断服用 PPI[4]。

长期应用 PPI,可能会导致高胃泌素血症、维生素 B_{12} 吸收障碍、低镁血症、骨质疏松、骨折、小肠细菌过度增殖、获得性肺炎等。但对于需要长期 PPI 治疗的患者来说,使用最小有效剂量,并且有明确的临床适应证。PPI 是一种相对安全的药物,其治疗的益处远远超过其风险。

(二)内镜下止血[5]

考虑到早期停用 DAPT 的风险,如果在应用 DAPT 早期(3 个月之内),应在不停用 DAPT 的基础上应用内镜下止血。

(三)消化道出血后重启抗栓治疗的时机

抗栓治疗患者消化道出血稳定后,应该尽快恢复抗栓治疗,治疗时机应个体化处理,充分治疗下 1 周可能是合理的选择(图 8-1-1)。

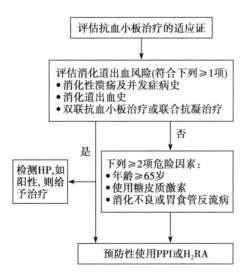

图 8-1-1　抗血小板治疗风险评估

(四)随访与监测

医师和患者均需注意监测和观察消化道不适和出血,尤其在用药最初 12 个月内,重点是有高危因素的患者[6]。需要注意有无黑便或不明原因贫血。对所有长期接受抗血小板药物治疗的患者进行指导,监测粪便颜色,及时发现柏油样便,每 1 ~ 3 个月定期检查粪便潜血及血常规(图 8-1-2)。

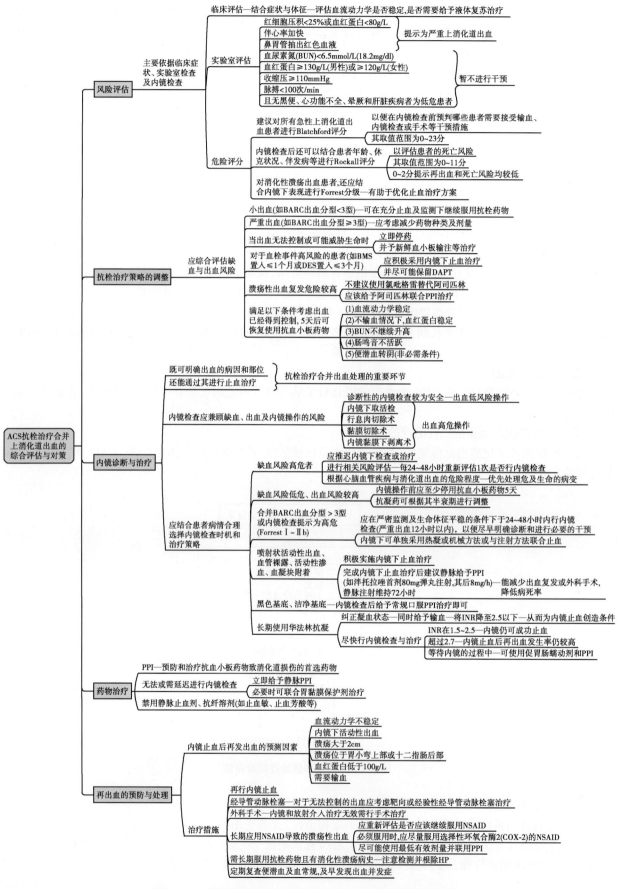

图 8-1-2 ACS 抗栓治疗合并上消化道出血的综合评估与对策

（王 征）

参 考 文 献

［1］血小板糖蛋白Ⅱb/Ⅲa 受体拮抗剂在冠状动脉粥样硬化性心脏病治疗的中国专家共识（2016）专家组 . 血小板糖蛋白Ⅱb/Ⅲa 受体拮抗剂在冠状动脉粥样硬化性心脏病治疗的中国专家共识（2016）[J]. 心肺血管病杂志，2016，35（12）：923-932.

［2］GELLATLY R M，ACKMAN M L. Single antiplatelet therapy for patients with previous gastrointestinal bleeds[J]. Ann Pharmacother，2008，42（6）：836-840.

［3］PATRONO C，GARCÍA RODRÍGUEZ L A，LANDOLFI R，et al. Low-dose aspirin for the prevention of atherothrombosis[J]. N Engl J Med，2005，353（22）：2373-2383.

［4］抗栓治疗消化道损伤防治专家组 . 抗栓治疗消化道损伤防治中国专家建议（2016·北京）[J]. 中华内科杂志，2016，55（7）：564-567.

［5］VEITCH A M，VANBIERVLIET G，GERSHLICK A H，et al. Endoscopy in patients on antiplatelet or anticoagulant therapy，including direct oral anticoagulants: British Society of Gastroenterology（BSG）and European Society of Gastrointestinal Endoscopy（ESGE）guidelines[J]. Endoscopy，2016，48（4):385-402.

［6］海峡两岸医药卫生交流协会老年医学专业委员会 .75 岁以上老年抗栓治疗专家共识 [J]. 中国循环杂志，2017，32（6）：531-538.

第2章　冠心病合并血液病患者的抗血小板治疗

随着药物治疗的不断进展，血液病患者的生存时限逐渐延长，合并冠心病的概率越来越高[1]。对冠心病患者而言，抗血小板治疗应贯穿始终，是心血管二级预防治疗的重要手段。因此，在众多血液疾病中，血小板减少（thrombocytopenia，TP）越来越引起心血管医师的关注。临床实践中，很多冠心病患者合并 TP[2]。对于 TP 患者来说，冠心病的标准治疗（包括抗血小板、抗凝、溶栓、PCI 及 CABG）均有可能导致出血并发症；同时，PCI 治疗、心导管应用、因心力衰竭住院等心血管相关因素是冠心病患者发生 TP 的危险因素。目前，合并 TP 的冠心病患者接受血运重建及抗血小板治疗的安全性仍然不明确，没有一部指南和共识能够给出明确指导。于是，选择何种抗血小板治疗策略，是困惑临床医师的现实问题。因此，本章将尝试对冠心病合并 TP 患者抗血小板治疗的机制及原则进行探讨。

一、冠心病合并血小板减少症

从 GRACE 等研究结果来看[3]，冠心病合并血小板减少症的发病比例较高，不容忽视。就分类而言，根据血小板减少发生的时间，可将冠心病合并血小板减少症分为基线水平血小板减少与 PCI 围手术期获得性血小板减少。前者可进一步分为假性血小板减少、骨髓性血小板减少、外周血小板破坏或消耗增加、脾肿大储存血小板增加；后者需要首先排除抗凝剂引起的假性血小板减少，可分为阿司匹林及 ADP 受体拮抗剂引起的血小板减少、肝素诱导的血小板减少（HIT）以及血小板糖蛋白 Ⅱb/Ⅲa 受体拮抗剂所致的血小板减少（GIT）。假性血小板减少通过推片镜检、手工计数即可有效鉴别。其他的血小板减少情况则需结合血液红细胞、白细胞计数，肝、脾查体，临床用药及治疗过程进行分析鉴别。

1. **TP 与冠心病到底是什么关系？**　原发性血小板增多症患者的急性心肌梗死发病率高达 9.4%[4]，因此有学者将血小板增多作为急性心肌梗死的危险因素。但不能想当然地认为，血小板减少就可以降低急性心肌梗死的发生。由于血小板的生成受到血小板总量（平均血小板体积 × 血小板计数）的调节，故 TP 患者的血小板体积相应增大。动物实验发现，随着循环中血小板数量的减少，在 12 小时即出现体积增大的血小板，在 18 小时则有超过一半的血小板体积增大[5]。已经证实，平均血小板体积越大，血小板活性越高，对血管壁的黏附性越强，发生血栓的潜在风险则越高。此外，凝血瀑布的激活需要生物活性物质等颗粒的参与，而许多颗粒正是来源于血小板的释放[6]。在合并特发性血小板减少性紫癜的脑血管病患者以及合并血小板减少的急性冠脉综合征患者体内，血小板颗粒（platelet microparticles，PMPs）水平要明显高于普通人群[7-8]。有证据表明，TP 患者体内的 PMPs 发挥了重要的凝血功能，其大量分泌来激活凝血瀑布[7]，这可能也是 TP 患者形成血栓的原因之一。对合并 TP 的心肌梗死患者尸检发现[9]，引起左前降支闭塞的是常见的纤维蛋白和血小板的混合型血栓；这说明 TP 患者的冠状动脉内闭塞性血栓与动脉粥样硬化性疾病的血栓并无二致。一项汇集了 10 569 例患者的数据分析表明，5.4% 的冠心病患者基础血小板＜150×10⁹/L，且以冠状动脉三支多处病变为显著特点[2]。因此，冠心病患者血小板减少时可能提示冠状动脉多支受累或病变复杂，更应引起临床注意。

2. **血小板减少对接受 PCI 治疗的冠心病患者的预后有何影响呢？**　GRACE[3] 研究表明，在 52 647 例 ACS 患者中，血小板减少症与其出血、再梗死、脑卒中发生率增高相关。ACUITY[10] 研究共纳入 13 819 例中高危 ACS 患者，其中 7 789 例患者在血管造影后行 PCI，结果表明，合并血小板减少症的患者较血小板计数正常的患者其 30 天内发生大出血率（14% *vs.* 4.3%，*P*＜0.01）及 1 年死亡率（6.5% *vs.* 3.4%，*P*＜0.01）均明显增加，并得出血小板减少症是 ACS 患者 30 天内发生大出血及 1 年死亡率的独立预测因子。CRUSAD[11] 研究

486

表明,在 36 182 例非 ST 段抬高急性冠脉综合征患者中,其住院期间死亡率及出血风险与血小板减少程度密切相关,即使是轻度血小板减少 [(100～149)×10⁹/L],也增加了患者出血(OR=3.76,95%CI 3.43～4.12)及死亡(OR=2.01,95%CI 1.69～2.38)风险。其住院期间合并心力衰竭、心源性休克、再梗死、脑卒中等不良事件也明显增加。但一项纳入 138 例血小板计数<100×10⁹/L 并接受冠状动脉介入治疗的回顾性研究表明[12],共计 27 例 TP 患者(20%)发生与血管穿刺相关的出血事件,所有 TP 患者院内死亡率及心肌梗死发生率与接受介入治疗的非 TP 患者相比无统计学差异,但前者介入术后 3 年全因死亡率明显高于其他患者(49% $vs.$ 14%,P<0.001)。

因此,对于接受 PCI 治疗的冠心病患者,合并 TP 影响患者远期预后,使出血风险、再梗死率、MACE 发生率及全因死亡率均增加。

二、冠心病合并血小板减少症抗的血小板治疗策略

对于合并血小板减少症的冠心病患者,应明确血小板减少的诱因,并积极治疗;谨慎评估介入治疗的获益与潜在出血风险,选择最佳治疗方案。对于介入治疗效果确切者,应合理选择介入治疗的器械及策略,在介入治疗后进行个体化抗血小板治疗,并严密随访以动态观察血小板计数、血小板功能及出血风险。

具体来说,基线水平血小板减少的冠心病患者的抗血小板治疗尚无大型临床循证研究,应坚持个体化治疗,一般在血小板<20×10⁹/L 或伴有出血倾向时停用抗血小板治疗。

1. 阿司匹林致血小板减少的机制　①免疫抑制:作为半抗原药物,与血浆中血小板结合形成抗原,导致血小板抗体产生,抗原与抗体形成药物-血小板复合物附着于血小板膜上,使血小板在巨噬细胞系统内被破坏。血小板被药物包覆,药物-血小板复合物与药物抗体起反应,致血小板破坏。②药物对血小板的不良反应:阿司匹林抑制前列环素的合成,而阻止血小板聚集,它使血小板环聚酶发生不可逆的乙酰化作用。因此,由阿司匹林引起的血小板减少应及时停药,并应用免疫抑制剂治疗。

2. ADP 相关性血小板减少应停用 ADP 受体拮抗剂,评估血栓形成风险,改用其他抗栓药物。

HIT 的首发表现常为血小板计数降低,血小板下降幅度常>50%,但一般不低于 20×10⁹/L。同时,HIT 患者的血栓形成发生率较高,占 20%～50%,以深静脉血栓多见,包括下肢静脉血栓、肺静脉栓塞等,静脉血栓高于动脉血栓,发生比例约为 4∶1。而动脉血栓多发在血管受损的情况下(如手术、插入导管等)[13]。因此,对接受肝素治疗的患者经常进行血小板计数检查,是预防并及时发现 HIT 的重要措施。临床中,高度或高度可疑 HIT 时,应立即停用肝素类药物,同时开始非肝素类抗凝药物替代治疗。目前可用于 HIT 替代治疗的抗凝药物包括直接凝血酶抑制剂如比伐芦定、阿加曲班,以及 Xa 因子抑制剂如达那肝素、磺达肝癸钠。2012 年美国胸科医师学会(ACCP)指南建议[14]:①肾功能正常的 HIT 患者,建议使用阿加曲班、比伐芦定、达那肝素作为抗凝药物(2C 类)。HIT 伴肾功能受损者,推荐使用阿加曲班(2C 类)。②拟行急诊心脏手术的急性或亚急性 HIT 患者,推荐使用比伐芦定替代其他抗凝和抗血小板药物(2C 类)。③拟行 PCI 的急性或亚急性 HIT 患者,推荐使用比伐芦定(2C 类)或阿加曲班(2C 类)。④ HIT 伴严重血小板减少的患者,仅当发生出血或拟行出血高风险的有创性操作时给予血小板输注治疗(2C 类)。

3. 合并 GIT 者应立即停用血小板糖蛋白 Ⅱb/Ⅲa 受体拮抗剂及其他抗血小板及抗凝药,有研究建议:①血小板计数在(50～100)×10⁹/L 时,每 2 小时监测血小板值,如呈下降趋势或合并出血时则停用 GPⅡb/Ⅲa 受体拮抗剂,多数患者血小板计数 1～6 天可恢复正常[15];②血小板计数在(20～50)×10⁹/L 时,停用 GPⅡb/Ⅲa 受体拮抗剂及肝素类抗凝药物[15];③血小板计数在(10～20)×10⁹/L 或合并出血时,考虑停用抗血小板聚集类药物阿司匹林及氯吡格雷[15];④血小板计数<10×10⁹/L 或出现致命性出血(脑、肺、心包)时,考虑静脉输注血小板[15],并且静脉输注免疫球蛋白已被证实临床有效[16-17]。也有研究建议,GIT 患者血小板低于 20×10⁹/L 时即可考虑输注血小板。

综上所述,血小板减少症在冠心病患者并不少见,多种疾病、药物及治疗均会导致其发生,且与 PCI 患者术后近期、远期不良事件发生密切相关。但现在关于冠心病合并血小板减少患者的抗血小板药物治疗的循证医学证据不足,临床上应密切监测血小板计数、血小板功能,及时去除诱因,做到早期识别、明确病因、合理用药,可能有效改善患者预后。

(韩雅蕾　王　征)

参 考 文 献

［1］ZAMORANO J L, LANCELLOTTI P, RODRIGUEZ MUÑOZ D, et al. 2016 ESC Position Paper on cancer treatments and cardiovascular toxicity developed under the auspices of the ESC Committee for Practice Guidelines: The Task Force for cancer treatments and cardiovascular toxicity of the European Society of Cardiology (ESC) [J]. Eur J Heart Fail, 2017, 19(1):9-42.

［2］GENEREUX P, MAEHARA A, KIRTANE A, et al. Association between coronary calcification and bleeding after PCI in ACS: pooled analysis from HORIZONS-AMI and ACUITY trials[J]. J Am Coll Cardiol, 2013, 61(10):E143.

［3］MOSCUCCI M, FOX K A, CANNON C P, et al. Predictors of major bleeding in acute coronary syndromes: the Global Registry of Acute Coronary Events（GRACE）[J]. Eur Heart J, 2003, 24（20）:1815-1823.

［4］ROSSI C, RANDI M L, ZERBINATI P, et al. Acute coronary disease in essential thrombocythemia and polycythemia vera[J]. J Intern Med, 1998, 244（1）:49-53.

［5］ODELL T T, MURPHY J R, JACKSON C W. Stimulation of megakaryocytopoiesis by acute thrombocytopenia in rats[J]. Blood, 1976, 48（5）:765-775.

［6］VANWIJK M J, VANBAVEL E, STURK A, et al. Microparticles in cardiovascular diseases[J]. Cardiovasc Res, 2003, 59（2）:277-287.

［7］JY W, HORSTMAN L L, ARCE M, et al. Clinical significance of platelet microparticles in autoimmune thrombocytopenias[J]. J Lab Clin Med, 1992, 119（4）:334-345.

［8］OZNER M D, AHN Y S, HORSTMAN L L, et al. Chronic Platelet Activation and Acute Coronary Syndromes in 13 Middle-Aged Patients[J]. Clin Appl Thromb Hemost, 1997, 3（1）:46-53.

［9］OLOMONS H D, STANLEY A, KING P C, et al. Acute promyelocytic leukaemia associated with acute myocardial infarction. A case report[J]. S Afr Med J, 1986, 70（2）:117.

［10］CAIXETA A, DANGASAB G D, FEIT F, et al.Incidence and clinical consequences of acquired thrombocytopenia after antithrombotic therapies in patients with acute coronary syndromes: Results from the Acute Catheterization and Urgent Intervention Triage Strategy（ACUITY）trial[J]. Am Heart J, 2011, 161（2）:298-306.

［11］WANG T Y, OU F S, ROE M T, et al. Incidence and prognostic significance of thrombocytopenia developed during acute coronary syndrome in contemporary clinical practice[J]. Circulation, 2009, 119（18）:2454-2462.

［12］SPOON D B, PSALTIS P J, KIDD S, et al. Outcomes after PCI in patients with thrombocytopenia[J]. J Am Coll Cardiol, 2013, 61（10）:E1718.

［13］LEE G M, AREPALLY G M. Heparin-induced thrombocytopenia[J]. Hematology Am Soc Hematol Educ Program, 2013, 2013:668-674.

［14］LINKINS L A, DANS A L, MOORES L K, et al. Treatment and prevention of heparin-induced thrombocytopenia: Antithrombotic Therapy and Prevention of Thrombosis. 9th ed. American College of Chest Physicians Evidence-Based Clinical Practice Guidelines[J]. Chest, 2012, 141（2）:e495S.

［15］SAID S M, HAHN J, SCHLEYER E, et al. Glycoprotein Ⅱ b/ Ⅲ a inhibitor-induced thrombocytopenia: diagnosis and treatment[J]. Clin Res Cardiol, 2007, 96（2）:61-69.

［16］EKE H Ü, TEKE D. Profound thrombocytopenia related with tirofiban: will it be enough to only stop medicine?[J]. Platelets, 2013, 24（4）:335-337.

［17］ELCIOGLU O C, OZKOK A, AKPINAR T S, et al. Severe thrombocytopenia and alveolar hemorrhage represent two types of bleeding tendency during tirofiban treatment: case report and literature review[J]. Int J Hematol, 2012, 96（3）:370-375.

第3章 双联抗血小板治疗时长再探讨

有关双联抗血小板治疗（dual anti-platelet therapy，DAPT）的疗程之争由来已久，各家指南众说纷纭。

一、冠状动脉介入治疗后 DAPT 方案

先简单复习一下 DAPT 疗程之争的由来。

药物洗脱支架（drug eluting stent，DES）因极大降低了血管再狭窄率[1]，被认为是冠状动脉介入治疗（percutaneous coronary intervention，PCI）的第三大里程碑。然而 2006 年欧洲心脏病学会（ESC）公布的 BASKET、BASKET-LATE 以及之后的 SCAAR 研究结果指出，DES 晚期支架内血栓（stent thrombosis，ST）形成风险显著高于裸金属支架[2-3]（bare metal stent，BMS）。2006 年美国经导管心血管治疗学术会议（TCT，2006）明确 DES 晚期血栓形成风险，并指出植入 1 年后危险最明显。究其原因，第 1 代 DES 的涂层药物减少新生内皮形成是晚期支架内血栓的病理生理基础[4]。2007 年 AHA/ACC/SCAI/ACS/ADA 公布的双联抗血小板声明指出，过早停用双联抗血小板药物是晚期和超晚期支架内血栓的主要危险因素[5]。因此，基于 DES 植入后血管内的病理生理改变及临床观察到晚期支架内血栓风险增加，提出了 DAPT 最佳疗程的问题。2007 年双联抗血小板声明推荐，DES 植入后，连续应用双抗 12 个月，提前终止抗血小板治疗是危险的[5]。

然而，日本一项随访期为 2 年的观察性研究（j-Cypher Registry 研究）表明，支架内血栓形成的风险增加与停用噻吩吡啶类药物 + 阿司匹林联合抗栓相关，但服用双抗超过 6 个月并没有获得预期的临床收益。该研究共入选西罗莫司 DES 植入术后的 10 778 例患者。结果表明，停用双抗治疗的患者，较在支架植入术后 31 ~ 180 天、181 ~ 365 天、366 ~ 548 天 3 个时间段内仍使用双抗的患者支架内血栓发生率显著升高（1.76% *vs.* 0.1%，*P*＜0.001；0.72% *vs.* 0.07%，*P*=0.02；2.1% *vs.* 0.14%，*P*=0.004）。但是，仅停用噻吩吡啶类药物的患者在支架植入术后 31 ~ 180 天、181 ~ 365 天、366 ~ 548 天 3 个时间段内较继续服用双抗治疗并不存在过多的 ST 事件（0.1% *vs.* 0.08%；0.07% *vs.* 0.08%；0.14% *vs.* 0.2%，*P* 均＞0.05）。之后韩国学者进行的 DES-LATE 研究对已经服用 DAPT 达 1 年的 2 701 例患者，随机分为继续 DAPT 组和单用阿司匹林，随访观察 2 年，结果显示两组在终点事件的发生方面（包括支架内血栓）并无显著差别。如果以死亡、心肌梗死和脑卒中的联合终点来看，DAPT 组有不良的趋势。然而应该注意到，本研究排除了 DES-PCI 后所有发生过心脏事件或出血的患者。对此类患者和其他的高危患者如左主干支架植入者，服用双联抗血小板治疗的持续时间似乎应该更长。

另外，一些荟萃分析指出 DAPT 方案也导致出血风险显著增高。

目前，大部分指南推荐 PCI 患者术后 DAPT 应持续 12 个月。但对于植入第 2 代药物洗脱支架（drug eluting stent，DES）者，可考虑将 DAPT 时间缩短到 3 ~ 6 个月。

2016 年 ACC/AHA 在 PEGASUS 等研究基础上，参考 6 项最新国际指南，专门就冠心病患者的 DAPT 疗程制定了指南。新指南回答了有关 DAPT 的三个关键问题：①对于接受新型 DES 治疗的稳定型缺血性心脏病（stable ischemia heart disease，SIHD）或 ACS 患者而言，与 12 个月 DAPT 相比，3 ~ 6 个月 DAPT 能不能同样有效地预防支架血栓、MACE 和 / 或减少出血？②对于接受新型 DES 治疗的患者，与 12 个月 DAPT 相比，DAPT＞12 个月（18 ~ 48 个月）能否减少死亡、MACE、支架血栓和 / 或增加出血发生？③对于临床情况稳定、MI＞12 个月的患者，与阿司匹林单药相比，继续 DAPT 能否减少死亡、非致死性 MI、MACE 和 / 或增加出血发生？

新指南在回顾相关证据后认为：

1. 加强抗血小板治疗（即阿司匹林 +P2Y$_{12}$ 受体拮抗剂）和延长 DAPT 时必须权衡缺血风险降低与出血

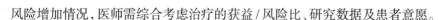

风险增加情况,医师需综合考虑治疗的获益/风险比、研究数据及患者意愿。

2. 此次推荐特别适用于冠心病患者 DAPT 中的 $P2Y_{12}$ 受体拮抗剂用药时程指导,冠心病患者基本上需要无限期进行阿司匹林治疗。

3. 减少阿司匹林日剂量(包括 DAPT 患者)与出血风险降低有关,且缺血预防效果与高剂量无明显差异。指南推荐,DAPT 患者的阿司匹林日剂量为 81mg(范围为 75～100mg)。

4. 对于植入 DES 后接受 DAPT 的稳定型缺血性心脏病(SIHD)患者,至少予以 6 个月的氯吡格雷治疗(I 级);对于植入 BMS 后 DAPT 的 SIHD 患者,氯吡格雷治疗至少持续 1 个月(I 级)。

5. 若 SIHD 患者在 PCI 术后耐受 DAPT,未发生出血并发症,且无出血高危(曾因 DAPT、凝血病或口服抗凝出血),则 BMS 患者 DAPT 中氯吡格雷持续 1 个月以上或 DES 患者 DAPT 中氯吡格雷持续 6 个月以上是合理的(Ⅱb 级)。

6. 对于 PCI 后接受 DAPT 的急性冠脉综合征(NSTE-ACS+STEMI)患者,$P2Y_{12}$ 受体拮抗剂治疗至少持续 12 个月(I 级)。

7. 对于植入支架后耐受 DAPT、未发生出血并发症且无出血高危的 ACS 患者,DAPT(氯吡格雷、普拉格雷或替格瑞洛)持续 12 个月以上可能是合理的(Ⅱb 级)。DAPT 研究给出的风险评分可能有助于冠心病患者的 DAPT 决策。

8. 对于植入支架后接受 DAPT 的 ACS 患者与单纯接受药物治疗(无血运重建)的 NSTEACS 患者,优先选择替格瑞洛(较氯吡格雷)是合理的(Ⅱa 级);对于无出血高危患者和无脑卒中、TIA 病史患者,优先选择普拉格雷(较氯吡格雷)是合理的(Ⅱa 级)。

9. 对于正在接受 DAPT 且拟行 CABG 的 ACS 患者,应在 CABG 术后继续接受 $P2Y_{12}$ 受体拮抗剂治疗,确保在 ACS 发病后完成 12 个月的 DAPT。

10. 对于联合纤溶治疗与 DAPT 的 STEMI 患者,$P2Y_{12}$ 受体拮抗剂(氯吡格雷)至少持续 14 天,理想情况下至少为 12 个月(I 级)。

11. 植入支架后,BMS 患者的非心脏手术应推迟 30 天,DES 患者推迟 6 个月。若患者植入支架后因必须行外科手术,不得不停用 DAPT 中的 $P2Y_{12}$ 受体拮抗剂,则应继续阿司匹林治疗,并在术后尽快恢复 $P2Y_{12}$ 受体拮抗剂治疗(I 级)。

简而言之,短期 DAPT 用于新一代 DES 患者更为合理;对于植入新型 DES 治疗者,延长 DAPT 可降低晚期支架血栓及缺血并发症,增加出血并发症;对于植入新一代 DES 的既往 MI 患者,延长 DAPT 更有利于提高获益/风险比,且不会增加死亡率。

众所周知,优化 DAPT 疗程的目的在于既实现支架保护作用,又兼顾长期二级预防。临床实践中,我们可以借助 DAPT 风险评分指导 DAPT 疗程的临床决策。简要来说,若患者合并增加缺血或支架血栓风险的因素,则可能支持更长疗程的 DAPT;若患者合并增加出血的因素,则可能支持更短疗程的 DAPT;若患者的 DAPT 评分≥2 分,则延长 DAPT 有利于提高获益/风险比;若患者的 DAPT 评分<2 分,则延长 DAPT 对于提高获益/风险比无益处。总之,对伴有 MI 病史、合并糖尿病、慢性肾脏病、外周动脉疾病及多支血管病变的高缺血风险患者可考虑长程 DAPT。

二、未接受 PCI 治疗的 ACS 患者 DAPT 方案

COMMIT 试验也显示,STEMI 患者即使未接受 PCI 或选择溶栓,DAPT 方案也较阿司匹林单药在 28 天时降低上述风险 9%。而 2016 年 ACC/AHA 双联抗血小板治疗声明也对这部分患者的 DAPT 进行了推荐:未接受 PCI 或 CABG 治疗的急性或近期 ACS 患者,无论是接受溶栓治疗,还是直接开始药物治疗,DAPT 均能使患者获益,并推荐 DAPT 方案至少维持 12 个月;并且在 12 个月时评价出血风险或有无明显出血事件,若为出血低危患者,可考虑 DAPT 方案延长>12 个月(Ⅱb 级)。

综上所述,目前对于 DAPT 方案的最佳疗程仍无法统一,需依据指南综合考虑患者因素、冠状动脉解剖因素及支架因素来优化 DAPT 疗程。

(韩雅蕾)

参 考 文 献

［1］SMITH S C Jr，FELDMAN T E，HIRSHFELD J W Jr，et al. ACC/AHA/SCAI 2005 guideline update for percutaneous coronary intervention: a report of the American College of Cardiology/American Heart Association Task Force on Practice Guidelines (ACC/AHA/SCAI Writing Committee to Update the 2001 Guidelines for Percutaneous Coronary Intervention) [J]. J Am Coll Cardiol, 2006, 47(1):e1-e121.

［2］BAVRY A A，KUMBHANI D J，HELTON T J. Late thrombosis of drug-eluting stents: a meta-analysis of randomized clinical trials[J]. Am J Med, 2006, 119(12):1056-1061.

［3］STONE G W，MOSES J W，ELLIS S G，et al. Safety and efficacy of sirolimus- and paclitaxel-eluting coronary stents[J]. N Engl J Med, 2007, 356(10):998-1008.

［4］SIA S F，ZHAO X，LI R，et al. Evaluation of the carotid artery stenosis based on minimization of mechanical energy loss of the blood flow[J]. Proc Inst Mech Eng H, 2016, 230(11):1051-1058.

［5］PARK D W，PARK S W，PARK K H，et al. Frequency of and risk factors for stent thrombosis after drug-eluting stent implantation during long-term follow-up[J]. Am J Cardiol，2006，98(3):352-356.

第4章 冠心病合并心房颤动患者的口服抗栓治疗

心房颤动（房颤）是最常见的心律失常之一。中国经年龄标化的房颤患者患病率为0.77%，基于2010年的人口普查数据，中国房颤患者约有526万例。其中，80岁以上人群中患病率达30%以上。血栓栓塞性并发症是房颤致死、致残的主要原因，而脑卒中则是最为常见的表现类型[1]。冠心病患者合并房颤在临床极为多见，研究显示STEMI和NSTE-ACS患者中，合并房颤的比例为7.5%；另外，研究显示阵发性、持续性和永久性房颤患者中，合并冠心病的比例分别为30.0%、32.9%和34.3%。

一、抗凝治疗与抗血小板治疗的机制

房颤抗凝与冠心病的抗血小板治疗机制完全不同：血栓是由纤维蛋白、红细胞和血小板构成的，由于血流动力学的不同影响，造成在动脉血管里的血栓和静脉血管里的血栓的构成比例不同。动脉血栓在快速血流的环境中形成，主要成分为由纤维蛋白链绑扎在一起的血小板聚合体，因为几乎不含红细胞，常被称为"白色血栓"。这种血栓通常形态扁平、体积较小，多紧紧附着于血管壁。这种血栓是急性冠脉综合征发病的主要机制。

静脉血栓在血流淤滞的区域形成，主要成分为大量纤维蛋白交织其中的红细胞集合体，以及少量血小板，常被称为"红色血栓"。这种血栓一般较大，常呈分枝状深入到若干支流静脉腔中，与静脉内膜的附着较弱，容易脱落造成下游静脉栓塞，同样，这种血栓在心房尤其是左心耳等血流缓慢、多皱褶的部位亦容易出现（图8-4-1，图8-4-2）。

联合应用抗凝及抗血小板治疗会明显增加患者的出血风险，在老年患者中这种情况更为突出，一方面是高龄患者随年龄增加凝血功能出现变化，另一方面则是脏器功能衰退对药物代谢的影响（表8-4-1，表8-4-2）。

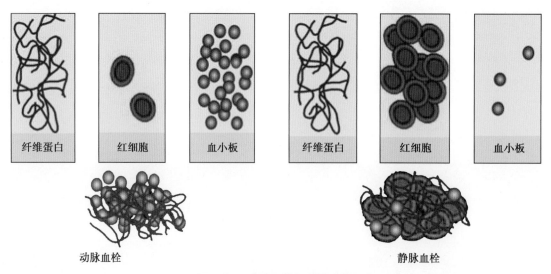

图8-4-1 动脉血栓与静脉血栓

动脉血栓主要由血小板与纤维蛋白聚合而成，红细胞含量较少；静脉血栓主要由红细胞与纤维蛋白聚合而成，血小板含量非常少。

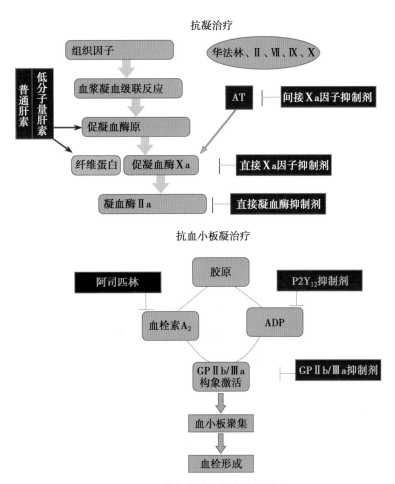

图 8-4-2　抗凝治疗与抗血小板治疗

阿司匹林通过抑制血栓素 A_2 途径, 以氯吡格雷为代表的 $P2Y_{12}$ 受体拮抗剂抑制 ADP 介导的血小板聚集途径, 血小板糖蛋白 IIb/IIIa 受体拮抗剂 (替罗非班、阿昔单抗、依替巴肽等) 则通过与血小板糖蛋白 IIb/IIIa 受体结合, 抑制血小板糖蛋白 IIb/IIIa 的构象激活, 分别起到抗血小板聚集的作用。ADP, 二磷酸腺苷; GP, 血小板糖蛋白。

表 8-4-1　影响药物代谢的机体内环境因素

影响因素	结果	举例
细胞内液减少 (10%~15%)	水溶性药物的分布容积减小	吗啡、乙醇
脂肪组织增加 / 肌肉容量降低	脂溶性药物分布容积增大	地西泮、利多卡因
血浆蛋白减少 (约 10%)	药物游离型药物浓度增加	华法林

表 8-4-2　血浆蛋白中与凝血相关因子随年龄变化情况

凝血因子	年龄影响	凝血因子	年龄影响
促凝因子		纤溶酶原启动物抑制剂	升高 (女性)
纤维蛋白原	升高	纤溶酶原	降低 (女性)
凝血因子 VII	升高	抗栓因子	
凝血因子 VIII	升高	蛋白 C	升高 (女性)
纤溶系统		抗凝血酶原	升高 (女性)
纤溶酶原启动物抑制剂 1	升高 (女性)	组织因子途径抑制物	升高 (女性)

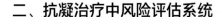
二、抗凝治疗中风险评估系统

（一）栓塞事件评分系统

1. CHADS$_2$、CHA$_2$DS$_2$-VAS 评分系统　2010 年欧洲心房颤动指南提出了针对心房颤动患者新的血栓风险评估体系——CHA$_2$DS$_2$-VASc 评分系统[2]。该评分系统有别于以往 CHADS$_2$ 评分，将年龄在 65～75 岁、脑卒中之外的血管疾病以及女性作为评分标准。除性别之外，只要患者存在另一个影响因素，就是脑卒中的高危患者（年脑卒中发生率超过 1%）。当评分≥2 分，推荐口服抗凝药物治疗，如华法林（Ⅰ类推荐，A 级证据）。评分为 1 分，可以选择口服华法林或阿司匹林，推荐口服抗凝药治疗（Ⅰ类推荐，A 级证据）。评分为 0 分，可以口服阿司匹林或者不用抗凝药物治疗，推荐不使用抗凝治疗（Ⅰ类推荐，A 级证据）。华法林抗凝治疗一定要达到有效剂量。

2. 新近发表的血栓栓塞事件评分系统——ABC 评分　借助 ARISTOTLE 研究的数据进行推导和验证，将炎症反应和氧化应激相关的生物标记物（如 NT-proBNP、hs-cTnI 或 hs-cTnT）等因素纳入评估体系，形成了 ABC 评分。该评分是基于年龄（age）、生物标记物（biomarkers）和临床病史（clinical history），可为临床提供更多的决策支持。

（二）出血风险评分

1. HAS-BLED 出血评分　HAS-BLED 出血评分包括以下因素：①高血压：SBP＞160mmHg（1 分）；②肾功能异常：长期透析或肾移植或血清肌酐≥200μmol/L（1 分）；③肝功能异常：慢性肝病（如肝硬化）或显著肝功能异常（1 分）；④出血：指既往出血史和/或出血易感性（1 分）；⑤INR 易变：指 INR 不稳定（INR 值易变/偏高或达不到治疗范围（如＜60%）（1 分）；⑥药物/酒精应用：指同时应用抗血小板药物、非甾体抗炎药或酗酒等（药物/酒精应用各占 1 分）。HAS-BLED 评分是目前指南普遍推荐的评分方法，≥3 分提示出血高风险。

2. ORBIT 评分　ORBIT 评分系统是基于 ORBIT-AF 研究资料形成的，旨在确定接受口服抗凝药物治疗患者出血的影响因素。

其中具有最高影响因素的因子包括高龄（＞75 岁）、血红蛋白下降（男性＜13mg/dl，女性＜12mg/dl）、红细胞比容低（男性＜40%，女性＜36%）或既往贫血、出血史、肾功能不全[肾小球滤过率＜60mg/（dl·1.73m^2）]，并对这些因子赋予分值：高龄计 1 分，血红蛋白下计 2 分，红细胞比容低或既往贫血计 2 分，肾功能不全计 1 分，抗性血小板治疗计 1 分。根据总分对危险评分进行分层，低危为 0～2 分，中危为 3 分，高危大于 4 分。

三、冠心病合并房颤患者的抗栓治疗方案[3]

既往房颤的抗凝治疗主要应用华法林，因此以往进行的研究主要引入阿司匹林、氯吡格雷和华法林的联合应用方案为主，对 2004 年前发表的在 ACS 患者中比较阿司匹林＋华法林和阿司匹林单药治疗的 RCT 荟萃分析，以评价在阿司匹林基础上添加华法林的风险和获益。对于出血低或中度风险的 ACS 患者，华法林的心血管获益大于其引发的出血风险。WOEST 研究表明，在长期抗凝且行 PCI 治疗的患者中，与阿司匹林＋氯吡格雷联合华法林治疗相比，氯吡格雷单药联合华法林可在不增加血栓事件的基础上，显著降低出血事件发生率；三联抗栓治疗会显著降低脑卒中的发生率，而心肌梗死的发生率相当，但是三联抗栓治疗会明显增加大出血的发生率（表 8-4-3）。

表 8-4-3　冠心病合并房颤患者的抗栓治疗方案

缺血性心脏病	治疗方案	备注
稳定型心绞痛	阿司匹林 75～150mg/d 或氯吡格雷 75mg/d	有抗凝指征：可单独应用华法林（INR 2.0～3.0）
不稳定型心绞痛/NSTEMI	阿司匹林负荷 300mg，75～150mg/d；联合应用氯吡格雷 75mg/d×12 个月（或其他噻吩吡啶类药物）	急性期需要应用 UTH 或 LMWH 5～7 天

续表

缺血性心脏病	治疗方案	备注
STEMI	阿司匹林负荷 300mg，75～150mg/d；联合应用氯吡格雷 75mg/d×12 个月（或其他噻吩吡啶类药物）（75 岁以下需给予负荷剂量，如氯吡格雷 300～600mg）	合并有 AF 或心腔内附壁血栓者，联合应用华法林（若出血低风险，则华法林＋阿司匹林＋氯吡格雷 3～6 个月；若出血高风险，则华法林联合阿司匹林或氯吡格雷之一）；三联抗栓时，INR 推荐控制在 2.0～2.5
PCI 术后	裸支架：华法林＋阿司匹林＋氯吡格雷三联治疗 4 周，华法林＋噻吩吡啶类药物 12 个月，然后单用华法林治疗	涂层支架：三联治疗 3～6 个月，华法林＋噻吩吡啶类药物 12 个月，然后单用华法林治疗

近年来，由于多种新型口服抗凝药物的出现，对房颤的抗凝治疗方案产生了极大的冲击，近期针对冠心病合并房颤患者的抗栓治疗研究层出不穷。

ATLAS ACS2-TIMI 51 研究显示，利伐沙班可降低 ACS 患者的血栓风险，但增加了出血风险；RE-LY 研究分别比较达比加群 110mg、150mg 与华法林和抗血小板药物联用的差别，结果显示，所有治疗组中，合并治疗均增加大出血发生率，但达比加群 110mg 的大出血风险最低，因此近年来的指南逐渐将新型口服抗凝药物列入指南，欧洲指南推荐，在近期（＜1 年）的 ACS 患者中将低剂量达比加群（110mg、2 次 /d）与低剂量的阿司匹林或氯吡格雷联合应用可作为首选。而对于稳定型心绞痛患者，单用新型口服抗凝药物治疗房颤合并稳定型 CAD 患者，比 VKA 更为安全、有效。对于目前正在应用抗凝治疗的房颤患者发生 ACS，在急性期推荐按照表 8-4-4 处理。

表 8-4-4　ACS 合并房颤患者急性期抗栓治疗方案

抗凝药物应用	治疗方案推荐
暂停药物	STEMI 患者：强烈建议 PCI NSTEMI 患者：延迟冠状动脉造影术至 NOAC 药效消退
立即起始 DAPT（除外高出血风险患者）	避免 NOAC 与新型抗血小板药物（普拉格雷和替卡格雷）联用，避免应用 GP Ⅱ b/ Ⅲ a 受体拮抗剂
NOAC 抗凝作用逐渐减弱时，起始注射用抗凝药物	重启 NOAC 需考虑出血和血栓风险，从而调整剂量

四、不同人群抗栓治疗差异

（一）亚洲人群应用口服抗凝药物治疗的差异性

1. **氯吡格雷**　冠心病患者在服用氯吡格雷时存在个体差异。这种差异很大程度上来源于基因型的不同。与野生型 *CYP2C19*1* 等位基因相比，*CYP2C19*2* 是最常见的能导致 CYP2C19 功能缺失的等位基因。服用氯吡格雷后，血小板呈高反应性的比例在 *CYP2C19*2* 纯合子、杂合子、*CYP2C19* 野生型纯合子中呈依次下降的趋势。*CYP2C19*2* 基因突变的频率在中国人群中高达 30%（白种人仅为 15%）。此外，在白种人中几乎不存在 *3 突变，在中国人群中的频率约为 5%，有 50% 的中国人都是 CYP2C19 慢代谢者。CYP2C19 功能增强的等位基因 *17 能使氯吡格雷的活性代谢产物增多，血小板抑制能力增强，同样会影响氯吡格雷疗效，它在白种人中的基因频率高于 *2 等位基因，但几乎不存在于亚洲人群中心。由于我国慢代谢者数量增多，基因检测的预测作用可能更大。

2. **亚洲人群的抗凝治疗**　关于亚洲人群中应用抗凝治疗的研究显示，以中国台湾省为例，CHA_2DS_2-VASc 评分为 0 分者，男性脑卒中发生率为 1.15%，女性为 1.12%，且随年龄增加而增长。在年龄＞50 岁时突然增加，即以 50 岁为分界点，＜50 岁者脑卒中发生率为 0.53%/ 年，＞50 岁者为 1.78%/ 年。而在目前的指南推荐中，＜50 岁的患者中，脑卒中发生率仅为 0.53%，是真正的低危人群，可以暂时不服用口服抗凝药物；而年龄

超过 50 岁的亚洲房颤人群是否需要服用 OACs 需重新考量临床危险因素,需要进一步针对房颤进行研究。同时进行的另一项研究显示,在 CHA$_2$DS$_2$ 评分为 0 分的患者,每年脑卒中的发生率可以达到 1.7%,与之相比,若 CHA$_2$DS$_2$-VASc 评分为 0 分,则缺血性脑卒中的发生率明显降低,约在 1.15%。这一发病率远高于欧美高加索人群中报道的每年 0.04% ~ 0.66% 的范围。因此,相较白种人,亚洲人群应采用 CHA$_2$DS$_2$-VASc 作为脑卒中的风险评分[2]。

在亚洲人群中,氯吡格雷和华法林的应用,较之欧美人群,基因多态性对药物具有明显的影响。亚洲人群中进行的研究显示,氯吡格雷无反应或抵抗的发生率在 14% ~ 40%,因此,在应用过程中,对高血栓风险或反复发作血栓事件的高龄患者,可考虑行基因多态性检测。

(二)高龄老人的抗栓治疗

1. 高龄老人房颤发作的特点　老年人随着年龄增长,房颤发病率也逐年增加,80 岁以上人群中约 35% 发作过房颤。老年房颤患者的临床症状可能轻微且无特异性,常有其他伴随疾病。随着年龄增加,脑卒中的风险亦逐渐增长。在 CHA$_2$DS$_2$-VASc 危险评分系统中,65 ~ 74 岁计 1 分,而≥75 岁计 2 分。

老年房颤患者血栓栓塞的发生率高于年轻患者。在 50 ~ 59 岁患者中,房颤所致脑卒中的发生率为 1.5%/ 年,占脑卒中总数的 6.7%;而在 80 ~ 89 岁患者中,房颤所致脑卒中的发生率则升高到 23.5%/ 年,约占脑卒中总数的 36.2%。荟萃分析研究表明,房颤患者发生缺血性脑卒中的独立危险因素包括高龄、有过脑卒中或短暂脑缺血发作(transient ischemic attack, TIA)、左心房增大、高血压和糖尿病史。年龄<65 岁且无危险因素的患者脑卒中发生率<1%,而既往有脑卒中、TIA 或血栓栓塞史的患者年发生率可达 12% 以上。

高龄(>75 岁)是缺血性脑卒中和主要出血事件的危险因素。在 RE-LY 研究中,无论使用华法林还是达比加群 150mg,严重出血风险差异均无统计学意义,在年龄和出血风险之间有明显相关性。年龄在 75 岁以下,应用达比加群并无差异,但 150mg 达比加群会导致 75 岁以上老人出血风险增加,更慎重的做法是处方 110mg。对于利伐沙班和阿哌沙班,年龄是否大于 75 岁并不是影响因素。

2. 高龄患者应用华法林的注意事项　随年龄的增长,维生素 K 口服抗凝药物导致大出血的风险增加,华法林引起的大出血事件在 75 岁以下患者中发生率为 1.7% ~ 3.0%,在 75 岁以上患者中发生率为 4.2% ~ 5.2%。高出血风险来自多种影响因素,保留年龄、华法林与药物、食物的相互作用。因此,老年患者较之年轻患者,应减少华法林的剂量,此外在服用华法林的高龄患者中,INR 过高的患者恢复到正常治疗窗所需的时间非常缓慢,这使得高龄患者会有更长的时间暴露在危险梯度之上。应用华法林的患者,82% 的出血发生率在 INR 治疗窗内,出血发生时,INR 的中位数为 2.5。单因素分析显示,年龄大于 85 岁是危险因素之一[4]。

3. 血栓直接抑制剂——达比加群酯　年龄是达比加群酯血药浓度的重要影响因素。美国 FDA 批准在合用决奈达隆、酮康唑时,推荐使用达比加群酯的剂量为 75mg、2 次 /d。80 岁以上患者中,欧洲指南推荐使用达比加群酯 110mg、2 次 /d,75 ~ 79 岁患者中适当考虑应用。与非亚洲人群相比,亚洲普通人群采用达比加群酯 150mg、2 次 /d 治疗,较华法林组具有更优异的脑卒中和血栓疾病的预防效果(55% vs. 28%),且大出血风险的发生率也明显较低。因此,近期发表的高龄老人抗凝治疗专家共识推荐[5]:①达比加群酯预防非瓣膜性心房颤动所致血栓栓塞,具有与华法林同等的临床证据水平,用于 75 岁以上高龄患者安全、有效,但应针对栓塞和出血事件进行评估,明确风险 / 获益比,75 岁以上高龄患者推荐使用达比加群酯 110mg、2 次 /d;②CrCl 小于 30ml/(min·1.73m^2),是应用达比加群酯的禁忌证;③75 岁以上高龄患者在需要联合应用抗血小板及抗凝治疗时,必须严格评估出血风险,达比加群酯拮抗剂已被证实在治疗达比加群酯引起的出血事件中安全、有效。

4. FXa(Ⅹ因子)直接抑制剂——利伐沙班、阿哌沙班、依度沙班　直接 FXa(Xa 因子)抑制剂是高选择性直接抑制因子 Xa 的口服抗凝药。通过直接抑制因子 Xa 可以中断内源性和外源性凝血途径,抑制凝血酶的产生和血栓形成。在高龄患者中推荐:①直接 FXa 抑制剂(利伐沙班、阿哌沙班、依度沙班)可用于 75 岁以上患者心房颤动、深静脉血栓的抗凝治疗,应用前需进行血栓事件和出血事件量化评分,评估风险 / 获益比。②在 CrCl>15ml/(min·1.73m^2)的 75 岁以上非瓣膜性心房颤动患者中,推荐应用直接 FXa 抑制剂。③75 岁以上非瓣膜性心房颤动患者中推荐剂量:利伐沙班 15mg、1 次 /d;阿哌沙班 2.5mg、2 次 /d;依度沙班 30mg、1 次 /d。④75 岁以上下肢深静脉血栓栓塞和肺栓塞治疗推荐剂量:利伐沙班 15mg、2 次 /d 共使用 21 天,继以 20mg、1 次 /d,若 CrCl 在 15 ~ 50ml/(min·1.73m^2),则减至 15mg、1 次 /d;阿哌沙班 5mg、2 次 /d,如符合以下 2 项或以

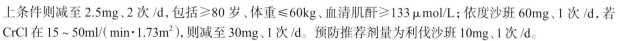

上条件则减至 2.5mg、2 次 /d，包括≥80 岁、体重≤60kg、血清肌酐≥133μmol/L；依度沙班 60mg、1 次 /d，若 CrCl 在 15 ~ 50ml/（min·1.73m²），则减至 30mg、1 次 /d。预防推荐剂量为利伐沙班 10mg、1 次 /d。

（三）合并肾功能不全患者的抗栓治疗[4]

肾功能不全是冠心病及房颤患者中常出现的一种合并症，目前应用的主流抗血小板药物，如阿司匹林、氯吡格雷及新近的替格瑞洛，在肾功能不全患者中均无明显禁忌证，因此主要就新型口服抗凝药物进行推荐（表 8-4-5）。

表 8-4-5　合并慢性肾功能不全患者新型口服抗凝药物推荐剂量

肾功能	达比加群酯	利伐沙班	阿哌沙班
正常或轻度损害（CrCl＞50ml/min）	150mg、2 次 /d 或 110mg、2 次 /d	20mg、1 次 /d	5mg、2 次 /d* 或 2.5mg、2 次 /d
中度损害（CrCl：30 ~ 50ml/min）	110mg、2 次 /d 或 75mg、2 次 /d	15mg、1 次 /d	5mg、2 次 /d* 或 2.5mg、2 次 /d
重度损害（CrCl：15 ~ 30ml/min）	75mg、2 次 /d（仅在美国批准使用）	15mg、1 次 /d	2.5mg、2 次 /d
严重损害（CrCl＜15ml/min）	不推荐使用	不推荐使用	不推荐使用

注：CrCl，肌酐清除率。*当患者符合以下条件中任 2 条时应使用 2.5mg、2 次 /d 的剂量：①血清肌酐（Cr）≥133mol/L；②年龄≥80 岁；③体重≤60kg。

综上所述，冠心病是危害健康的重大疾病，抗血小板治疗是不可或缺的一环，但随着房颤、深静脉血栓等疾病为大家所重视，抗凝治疗、抗血小板治疗之间究竟该如何协调成了临床重要的课题，近年来随着治疗药物的日新月异，不同的指南与共识层出不穷，本章中对抗凝和抗血小板的口服药物治疗进行梳理，在临床工作中仍需进一步总结经验，对此类患者进行更好的管理。

（王　征）

参 考 文 献

［1］CHAO T F，WANG K L，LIU C J，et al. Age Threshold for Increased Stroke Risk Among Patients With Atrial Fibrillation: A Nationwide Cohort Study From Taiwan[J]. J Am Coll Cardiol, 2015, 66（12）: 1339-1347.

［2］CHAO T F，LIU C J，TUAN T C，et al. Comparisons of CHADS₂ and CHA₂DS₂-VASc scores for stroke risk stratification in atrial fibrillation: Which scoring system should be used for Asians? [J]. Heart Rhythm, 2016, 13（1）: 46-53.

［3］中华医学会心电生理和起搏分会 . 心房颤动：目前的认识和治疗建议—2015[J]. 中华心律失常学杂志, 2015, 19（5）: 321-384.

［4］DI MINNO A，SPADARELLA G，PRISCO D，et al. Antithrombotic drugs, patient characteristics, and gastrointestinal bleeding: Clinical translation and areas of research[J]. Blood Rev, 2015, 29（5）: 335-343.

［5］海峡两岸医药卫生交流协会老年医学专业委员会 . 75 岁以上老年抗栓治疗专家共识 [J]. 中国循环杂志, 2017, 32（6）: 531-538.

第九篇
冠心病的介入治疗

第1章　冠心病介入治疗概况

冠状动脉粥样硬化性心脏病(简称冠心病)是指冠状动脉粥样硬化病变引致管腔狭窄或阻塞,导致心肌缺血、缺氧或坏死的心脏病。它是心血管科常见的一种慢性病,其致死率和致残率极高,被称为"人类第一杀手"。据美国心脏疾病及脑卒中资料显示,美国每 6 例死亡患者中就有 1 例死于冠心病[1],而我国每 5 例死亡患者中就有 2 例死于冠心病[2]。目前,由于生活水平的提高及生活方式的改变,冠心病发病率呈现逐年递增和年轻化的趋势。因此,冠心病的防治任务艰巨。

一、冠状动脉介入治疗的发展历程

药物是冠心病综合治疗的基石,当药物治疗效果欠佳时,应考虑行冠状动脉造影详细评价冠状动脉解剖结构和病变情况,并视患者的身体状况、经济条件及期望值来决定是否选择冠状动脉介入治疗(percutaneous coronary intervention, PCI)或冠状动脉旁路移植术(coronary artery bypass graft, CABG)。因此,药物、PCI 和 CABG 是目前冠心病治疗的三驾"马车",其中,PCI 以其疗效好、创伤小、康复快、紧急情况下能迅速恢复心肌再灌注等优势,已成为缓解心绞痛和降低急性心肌梗死死亡率最重要的治疗手段。

近 40 年来,冠状动脉介入治疗历经了经皮腔内冠状动脉成形术(percutaneous transluminal coronary angioplasty, PTCA)、冠状动脉裸金属支架(bare metal stent, BMS)、冠状动脉药物洗脱支架(drug eluting stent, DES)和生物可吸收支架(bioresorbable scaffold, BRS)四个"里程碑"式的发展,其技术日趋完善,目前已成为冠心病治疗的重要手段之一。

1. 经皮腔内冠状动脉成形术　1977 年 9 月,Gruentzig 在瑞士苏黎世使用自制的双腔球囊导管完成了世界首例 PTCA,从而改变了冠心病治疗的总格局,开启了冠心病的介入治疗时代。

根据 PTCA 的时机不同,可将其分为三类:①直接 PTCA,即对急性心肌梗死患者发病 12 小时以内血管进行再通;②补救性 PTCA,即对急性心肌梗死患者药物溶栓失败后采取的恢复心肌再灌注的补救性措施,尤其对早期出现休克、心力衰竭、恶性心律失常患者获益更显著;③选择性 PTCA,即对冠心病患者采取的一种择期治疗措施,主要适用于稳定型心绞痛、中低危非 ST 段抬高急性冠脉综合征和错过急诊再灌注时间窗的 ST 段抬高心肌梗死。

PTCA 能迅速扩张狭窄的病变冠状动脉,改善心肌缺血症状,但因其技术本身存在缺陷,易导致内膜撕裂、急性冠状动脉闭塞、无复流、管腔再狭窄等并发症,从而限制了 PTCA 的发展和临床应用,同时也促进了支架时代的到来。

2. 裸金属支架　1986 年,Ulrich Sigwart 和 Jacques Puol 医师开展了世界上首例 BMS 植入术。随后,BMS 于 1994 年在美国上市,正式用于临床。BMS 的应用弥补了单纯 PTCA 的诸多不足,被称为冠状动脉介入治疗的第二个里程碑。

与 PTCA 相比,BMS 有效减少了冠状动脉内膜撕裂、血管弹性回缩和血管负性重塑等 PTCA 相关并发症,改善了 PTCA 的远期疗效。同时,第 2 代 BMS 通过改良支架形状和金属材料,显著提高了支架韧性,更容易在扭曲或钙化的血管中植入。BMS 植入后,通过包括双联抗血小板药物在内的综合防控措施预防支架内血栓和再狭窄,使再狭窄率较单纯 PTCA 显著降低。BMS 广泛用于临床,并逐渐替代单纯 PTCA,但在一些复杂、不稳定的病变中,BMS 再狭窄率仍然很高,需要新的技术和策略出现。

3. 药物洗脱支架　2001 年公布的 RAVEL 试验[3]结果,开辟了 DES 新纪元。2003 年,首个 DES 在美国批准上市,标志着冠状动脉介入治疗进入了 DES 时代。DES 是材料、药物的创新,被称为冠状动脉介入治疗的第三个里程碑。

DES 主要由支架平台、药物载体、药物 3 个部分构成,支架平台表面的药物载体携带药物。当病变血管植入 DES 后,药物从载体中通过洗脱方式有控制地释放至血管壁组织,抑制内膜过度增殖,显著降低支架再狭窄率。第 1 代 DES 以不锈钢为骨架,载药以紫杉醇或西罗莫司为代表。第 2 代 DES 以钴铬合金为骨架,相比第 1 代 DES 骨架,提高了支架弹性,增加了径向强度,载药以依维莫司、佐他莫司为代表。第 3 代 DES 主要包括生物降解聚合物洗脱支架和无聚合物支架。前者在支架植入后 6 ~ 9 个月作为药物载体的聚合物可完全降解,有效减少支架聚合物引起的血管壁炎症和过敏反应;后者通过将药物直接储存于支架微孔内而缓慢释放。

DES 显著降低了 BMS 术后支架再狭窄率,拓宽了冠状动脉介入治疗的适应证。HORIZON-AMI、SIRIUS 等研究 [4-5] 显示,DES 组与 BMS 组相比,1 年内主要心脏不良事件发生率相似,但 DES 组靶血管重建率和再狭窄率显著低于 BMS 组。

尽管 DES 能显著降低冠状动脉支架的再狭窄率,但也存在亟须解决的问题,尤其是支架内血栓。2006 年,在欧洲心脏病学会年会暨世界心脏病学大会(ESC/WCC)上,瑞士学者 [6] 公布的两项临床荟萃分析显示,植入 DES 增加了晚期或极晚期支架内血栓形成及远期临床不良事件,将 DES 推到了"血栓风暴"的风口。2007 年,Bern-Rotterdam 研究 [7] 结果显示,植入 DES 后支架内血栓的形成在长期随访中稳定增加。因此,与 BMS 相比,DES 虽显著降低支架术后再狭窄率,但增加支架内血栓形成的风险,尤其是不能耐受长疗程双联抗血小板治疗的患者。

4. 生物可吸收支架 BRS 是近年来新出现的一种新型支架,理论上克服了 BMS 和 DES 的缺点,有望成为冠状动脉介入治疗的第四个里程碑。

现有 BRS 主要包括多聚物可降解支架及金属合金可吸收支架。多聚物可降解支架主要有雅培完全生物降解药物洗脱冠状动脉支架、Igaki-Tamai 聚乙醇酸支架、ReIolve BRS 支架、DESolve 支架、IDEAL 多聚酐酯水杨酸支架。金属合金可吸收支架主要有可吸收金属镁支架。BRS 植入后初期支架结构的完整性能避免血管弹性回缩和急性闭塞,在完成机械性支撑后,支架结构开始缓慢降解,降解产物被组织吸收,无异物残留。因此,与 BMS 和 DES 相比,BRS 具有如下优势:①极晚期支架内血栓形成、局部内膜慢性炎症等潜在风险大大降低;②恢复血管结构及舒缩功能,使血管对生理刺激恢复至自然反应;③支架被组织吸收后,有利于血管正性重塑;④不妨碍再次血运重建。目前 BRS 尚处于临床试验阶段,POLAR ACS、BVS Expand、ARSORB、ARSORB extend 等研究 [8-11] 结果都表明 BRS 安全、有效。但 BRS 在支架厚度、通过性能、可视性、早期支架内血栓等方面仍存在缺陷,有待进一步改进。在不远的将来,改进后的 BRS 有望引领新的冠状动脉介入时代。

二、冠状动脉介入路径的选择

冠状动脉介入路径多选取四肢动脉为入路,早期以经股动脉路径为主,近年来,经桡动脉路径在各心脏中心广泛使用。

1. 经股动脉路径 与其他路径相比,股动脉粗大、较直,是早期冠状动脉介入的常规路径。但其位置较深,术后压迫止血时间较长,需要患者较长时间卧床和患肢制动,增加了患者的痛苦,且假性动脉瘤、动静脉瘘、迷走神经反射、腹膜后血肿、血栓栓塞等并发症较多。近年在各心脏中心,经股动脉路径逐渐被经桡动脉路径所替代,但在双侧桡动脉严重狭窄或弯曲、左主干分叉病变、需行逆行开通的慢性完全闭塞病变等特殊情况下,经股动脉路径有其独特的优势。

2. 经桡动脉路径 在冠状动脉介入的发展历程中,减轻患者痛苦和增加操作的可接受性始终是介入医师努力的方向。1989 年,加拿大 Lucien Campean 医师率先开展了经桡动脉路径冠状动脉造影;20 世纪 90 年代中期,复旦大学附属中山医院和中国医学科学院阜外医院在我国首先开展经桡动脉路径行冠状动脉介入。

较经股动脉路径而言,桡动脉穿刺点位置相对表浅,易于止血,术后患者即可下床活动,减轻患者痛苦的同时,增加了其耐受性。在解剖结构上,桡动脉穿刺点周围没有重要的血管和神经;且桡动脉、尺动脉通过掌深弓与掌浅弓形成丰富的侧支循环,不易引起手部缺血、坏死等并发症。但经桡动脉路径同样有如下缺点:①桡动脉细小,容易发生痉挛;②导管支撑力不如股动脉路径强;③多年高血压未正规治疗患者,锁骨下动脉常弯曲明显,易导致导管通过困难或无法通过;④桡动脉闭塞、假性动脉瘤、前臂血肿、前臂骨筋膜室综合征等并发症并不少见。

3. 其他路径 在一些特殊情况下,尺动脉、肱动脉可酌情作为适宜的血管路径。每种路径都有其独特的优势和缺陷,在临床实际应用中,心脏介入医师应根据患者具体情况,灵活选用适宜的路径。

三、冠状动脉介入诊疗技术的发展

冠心病的介入诊断技术主要分为"解剖诊断"和"功能诊断"。解剖诊断主要用于观察冠状动脉粥样硬化斑块及其造成的管壁和管腔改变,主要有血管内超声(intravascular ultrasound,IVUS)、光学相干断层成像(optical coherence tomography,OCT)等。功能诊断主要用于评价冠状动脉狭窄的血流动力学状态,主要有血流储备分数(fractional flow reserve,FFR)、微循环阻力系数(index of microcirculatory resistance,IMR)、冠状动脉血流储备(coronary flow reserve,CFR)等。冠状动脉介入诊断技术的发展,使冠状动脉狭窄程度能够进行全方位评价,对冠状动脉介入治疗有重要的指导作用和随访价值。

(一)解剖诊断

1. 血管内超声　IVUS是首个直接观察粥样硬化病变及其他发生在血管壁内病理改变的临床方法。主要由超声导管和图像处理系统两个部分组成。将安装在心导管顶端的微型超声探头插入血管腔,在血管腔内发射和接收高频信号,实时显示360°管腔横截面及血管壁全层的高清晰度数字图像,并能对血管壁/腔的各种腔径或面积进行精确测量。

随着微型超声探头及声学成像技术的飞速发展,IVUS已成为冠状动脉介入治疗中重要的辅助工具,主要体现如下。

(1)冠状动脉介入治疗术前:①IVUS可以对冠状动脉造影尚不能确定或确定有困难的病变的诊断(尤其是开口部位或扭曲部位)作出强有力的补充。②对非左主干临界病变,目前在临床实践中认为:最小管腔面积(MLA)≥4mm²或面积狭窄率<60%的患者,建议推迟介入干预;MLA<4mm²或面积狭窄率≥60%的患者,建议积极介入干预。③对左主干病变,早期Fassa等[12]认为MLA≤7.5mm²为血运重建的标准,自FFR应用于临床后,Jasti等[13]以FFR<0.75为对照,认为MLA≤5.9mm²可作为血运重建的标准。近期Kang等[14]发现,MLA≤4.8mm²与FFR<0.80有很好的相关性。

(2)冠状动脉介入治疗术中:①根据IVUS测量的正常参考血管,指导选择合适尺寸的球囊与支架;②根据钙化病变部位血管壁的组成成分、管腔到钙化沉积之间的距离,指导选择是直接支架植入还是冠状动脉旋磨联合支架植入策略;③检测血管夹层或壁内血肿,监测并发症的发生。

(3)冠状动脉介入治疗术后:①及时发现支架梁的分布不均匀或断裂;②有助于区分支架内再狭窄是由单纯的内膜增生还是由支架扩张不完全造成的。

尽管IVUS是冠状动脉介入过程中非常重要的辅助工具之一,但仍有一定的局限性,主要表现在:①超声导管本身直径在1mm左右、推送能力较差,有时无法通过严重狭窄的病变;②超声导管本身或冠状动脉的特殊解剖特征等因素均可引起一些伪像,严重影响了其准确度。

2. 光学相干断层成像　OCT是继IVUS后出现的一种新的冠状动脉内成像技术,具有接近组织学水平的超高分辨率,在医学上被称为"光学活检"。OCT主要由低相干光源、干涉仪、光电探测系统、导管系统及计算机系统组成。采用近红外线光波为光源,将光源发出的光分为两束,一束发射到被测物体,另一束发射到参照反光镜,当两束光的长度一致时就会发生干涉,得到的干涉信号经计算机处理成组织断层图像,其中光波强度代表深度,光波反射时间和延迟时间代表距离。

如今的频域OCT逐渐淘汰了最初的时域OCT,技术的不断优化使OCT在冠状动脉介入中的作用日益重要,主要体现在:①易损斑块的检测:OCT不仅可以测量易损斑块纤维帽厚度及脂核大小,而且能够观察斑块表面糜烂和巨噬细胞聚集的情况;②血栓的识别:红色血栓表现为信号迅速衰减,白色血栓表现为均匀的中强度信号;③支架植入的指导:通过OCT了解病变冠状动脉的精细结构,判断其病变特征,指导选择合适的支架;④支架植入后的评价:OCT可检测支架小梁是否贴壁,并对其覆盖情况进行定量分析;另外,OCT可观察支架边缘有无夹层,支架内有无组织脱垂、有无再狭窄及血栓等。

同其他诊断技术一样,OCT也有自身的缺点。主要有:①其组织穿透厚度有限,难以对斑块深部的性质及血管外膜结构作出评价;②由于OCT需要复杂的成像程序,不适用于扭曲的、大口径冠状动脉。

(二)功能诊断

1. 血流储备分数　FFR是指冠状动脉最大充血反应时狭窄远端平均压(压力导丝测得)与狭窄近端平

均压(导管测得)的比值,它是从生理角度评估病变冠状动脉对心肌供血的影响,反映了固定狭窄病变存在时,心肌血流量的受限程度。无狭窄的正常冠状动脉,血流从近端流向远端时,因为没有能量的丢失,所以不产生压力阶差,但当血流通过狭窄冠状动脉时,部分能量转化为动能和热能,压力因而降低。任何一支冠状动脉其 FFR 正常值为"1.0",临床上认为当 FFR<0.75 时,可导致严重的心肌缺血,应对病变血管进行血运重建;当 FFR>0.80 时,几乎不会诱发心肌缺血,推迟血管重建也是安全的。

FFR 在临床上发挥着举足轻重的作用,主要应用于:①评价临界病变:Pijls 等[15]对 45 例临界病变患者,将 FFR 值与 ECG 运动试验、心肌显像及超声心动图进行比较,结果显示 FFR≥0.75 判断心肌有无缺血的敏感性为 88%,特异性为 100%,阴性预测值为 88%,准确性为 93%;②评价急性冠脉综合征非罪犯血管、急性 ST 段抬高心肌梗死发病 6 天后的罪犯血管、非 ST 段抬高心肌梗死罪犯血管不明确的病变功能学;③评估左主干病变:临床上认为对于左主干病变,FFR 选取 0.80 作为界限值是比较合理的;④评价 PCI 患者预后:PCI 后 FFR 值越高,预后越好,FFR≥0.90 提示 PCI 在功能意义上冠状动脉血流恢复且心肌无缺血,0.75≤FFR<0.90 提示 PCI 成功且冠状动脉血流恢复但心肌可疑缺血。

但 FFR 也有自身的不足和缺陷,主要体现在:①测定时要求冠状动脉处于最大充血状态,有时难以达到理想要求;②难以评价急性心肌梗死患者冠状动脉的病变程度;③在微血管病变及中心静脉压明显升高时,FFR 值可能存在误差;④在冠状动脉痉挛、心肌桥、左心室肥厚、存在侧支循环等情况下,FFR 应用受到限制。

2. 微循环阻力系数　IMR 是指冠状动脉最大充血状态下,通过温度稀释法测量出的平均传导时间(Tmn)与微循环两端的压力阶差(Pd)的乘积,即 IMR=Tmn×Pd,是反映冠状动脉微循环阻力的特异性指标。IMR<25 时,为正常;IMR 为 25～30 时,为灰色地带;IMR>30 时,为异常。

IMR 的临床应用主要有:①预测围手术期心肌梗死的发生率:通过统计分析显示,PCI 术前 IMR 值预测围手术期心肌梗死的敏感性为 80%,特异性为 85%。②评估 STEMI 患者的预后:STEMI 患者行急诊 PCI 后,微血管功能是心肌存活和左心室功能恢复的重要决定因素之一。McGeoch 等[16]对心肌梗死患者的第 2 天和第 3 个月进行随访发现,IMR 值与左室射血分数呈负相关,与梗死面积呈正相关。Fearon 等[17]发现,与 IMR≤32 的患者相比,IMR>32 的患者急诊 PCI 后室壁运动分数显著降低。③提供微循环功能改善措施的参考标准:Noritoshiho 等[18]研究发现,当 IMR≥21,冠状动脉内注入尼可地尔可显著降低 IMR 值;但当 IMR<21 时,则效果不显著。④诊断应激性心肌病:目前认为应激性心肌病与冠状动脉痉挛、微循环功能障碍有关,Daniels 和 Cuisset 等[19-20]通过临床实践得出,应激性心肌病患者微循环阻力显著升高。

尽管目前 IMR 在临床上的作用越来越受到关注,但其同样有自身的局限性,主要表现在:①需达到最大充血状态;②心外膜血管存在侧支循环时,需通过球囊阻闭心外膜血管远端压力来校正 IMR,否则可能会高估。

3. 冠状动脉血流储备　CFR 是指冠状动脉充血相与静态相的血流比值。正常值≥2.0,CFR 值越大,意味着心脏做功能力越强;CFR 值越小,意味着心肌越易处在相对缺血的地位。

随着 CFR 技术的不断发展,其临床应用的重要性也在不断增加,主要体现在以下几方面:①发现早期冠心病患者:CFR 值降低是冠心病的早期表现,且冠状动脉硬化程度越严重,CFR 值越低;②评价没有冠状动脉狭窄的微循环功能:CFR 反映整个冠状动脉系统与血流的关系,同时受冠状动脉狭窄与微循环功能的影响,因此,临床上 CFR 更适用于评价没有冠状动脉狭窄的微循环功能。

近年来,虽然 CFR 的作用越来越受到重视,但其自身的局限性同样需引起关注,主要有:①受血流动力学(如血压、心率等)影响,测量的数值稳定性较差;②评估的是整个冠状动脉系统的血流情况,对心外膜血管病变而微循环功能正常的患者,CFR 值也会出现异常,限制了 CFR 的应用。

四、冠状动脉介入治疗辅助技术

在冠状动脉介入的发展中,涌现了冠状动脉旋磨术(coronary transluminal rotational atherectomy,RA)、切割球囊成形术(cutting balloon angioplasty,CBA)、准分子激光冠状动脉成形术(excimer laser coronary angioplasty,ELCA)、血栓抽吸术等一些辅助技术。随着这些技术的开展,冠心病的介入治疗方法也日臻完善。

1. 冠状动脉旋磨术　RA 根据"微分切割"和"选择性切割"为原理,利用带有钻石颗粒的橄榄型旋磨头,在超高速旋转下将冠状动脉内粥样硬化斑块、钙化组织碾磨成直径小于 5μm 的微粒,这些微粒可被单核-吞噬细胞系统吞噬,从而将阻塞血管腔的斑块消除。由于旋磨的选择性切割特点,旋磨头通过有弹性的组织时血管壁会偏离旋磨头,维持相邻组织的完整性。

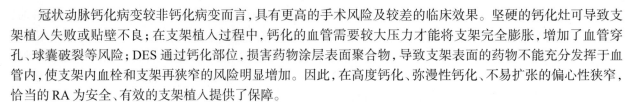

冠状动脉钙化病变较非钙化病变而言,具有更高的手术风险及较差的临床效果。坚硬的钙化灶可导致支架植入失败或贴壁不良;在支架植入过程中,钙化的血管需要较大压力才能将支架完全膨胀,增加了血管穿孔、球囊破裂等风险;DES 通过钙化部位,损害药物涂层表面聚合物,导致支架表面的药物不能充分发挥于血管内,使支架内血栓和支架再狭窄的风险明显增加。因此,在高度钙化、弥漫性钙化、不易扩张的偏心性狭窄,恰当的 RA 为安全、有效的支架植入提供了保障。

但在以下情况下,禁止使用 RA,例如>60°的成角病变、退行性大隐静脉桥病变、球囊扩张后形成夹层、急性心肌梗死、有明显内膜撕裂的病变。

2. 切割球囊成形术　CBA 是指将切割刀片纵向安装在非顺应性球囊表面的小垫片上,使球囊在扩张过程中,对病变部位的斑块进行切割。切割球囊长度有 6mm、10mm 和 15mm,刀片的数量取决于球囊直径,3.5mm、4.0mm 直径的球囊有 4 枚刀片,其他直径的球囊只有 3 枚刀片。

由于 CBA 用低压扩张病变,安全、有效地切割血管壁的同时,增加了最小管腔直径,在一定程度上减少普通球囊扩张引起的内膜撕裂或急性闭塞,因此,CBA 在处理支架内再狭窄病变、非钙化向心性狭窄病变、开口病变、小血管病变、分叉病变等复杂病变中有独特的优势。

CBA 的相对禁忌证是严重钙化、成角、扭曲的病变。使用 CBA 时需注意:①进入导管之前需体外湿化;②球囊直径与血管直径之比不要超过 1:1;③切割球囊无法到达病变部位时,需使用小球囊预扩;④加压切割球囊时,最大压力应持续 5~10 秒;⑤在操作过程中,时刻防止冠状动脉穿孔、夹层、切割球囊嵌顿等并发症的发生。

3. 准分子激光冠状动脉成形术　20 世纪 80 年代,准分子激光首次用于治疗动脉粥样硬化性血管性疾病;PTCA 时代,ELCA 是治疗 PTCA 术后再狭窄或闭塞病变的办法之一。尽管目前 ELCA 在介入治疗中取得了一定的效果,但由于 ELCA 设备庞大、操作烦琐、并发症多及 DES 的问世等,使 ELCA 被其他技术所取代。近年来,随着激光导管的改进、操作技术的改良及安全性的提高,ELCA 再一次受到临床医师的关注,并应用于冠状动脉介入治疗的过程中。

如今,ELCA 已成为一种激光消融血管内狭窄、实现血流再通的微创技术,主要由 ELCA 激光机和快速交换型激光导管组成。其基本原理是通过斑块、血栓或组织内的水将激光的能量转化为热能,使细胞内液温度升高,导致细胞破裂并在导管前端产生水蒸气气泡,气泡的膨胀和暴缩瓦解血管内的阻塞成分。ELCA 以脉冲波形式发射,避免了因连续发射造成组织的热损伤。

ELCA 具有使球囊扩张造成的不规则管腔面变光滑、封焊剥离的内膜、减少血栓形成及光热等作用,有利于血管的持久扩张,因此其适应证主要有:①急性冠脉综合征及急性心肌梗死:CARMEL 研究[21] 显示,ELCA 对血栓负荷越重的病变,其获益越大;②无法扩张的病变;③慢性完全性闭塞病变;④支架内再狭窄;⑤分叉病变;⑥大隐静脉桥血管病变。

ELCA 除无保护左主干病变外,几乎没有绝对禁忌证。但在实际操作过程中需注意:①指引导管需有充分的支撑力,并保持同轴性;②导管与组织间交界面的血液要尽可能清除;③推进导管速度要慢;④消融部位要全程用生理盐水来降低温度。

4. 血栓抽吸术　血栓抽吸术是指利用血栓抽吸装置对富含血栓的冠状动脉病变进行血栓抽吸。其装置分为普通手动抽吸导管和机械性血栓抽吸装置。普通手动抽吸导管因操作简便、快捷、实用、费用低等优势,在临床应用较多。机械性血栓抽吸装置因抽吸力度大、范围广、更彻底,在血栓负荷重的情况下有独特的优势。

血栓抽吸术在急诊 PCI 中可以及时、有效地减轻血栓负荷,开通梗死相关动脉,改善心肌灌注和提高临床疗效,预防冠状动脉无再流及末梢栓塞等并发症。ATTEMPT 研究[22] 进行大规模荟萃分析显示,对于急性心肌梗死患者,PCI 联合血栓抽吸组与单纯 PCI 组相比,能够明显降低患者的全因死亡率。但并非所有急诊 PCI 患者都能够成功抽吸并从中获益,梗死相关动脉近端弥漫高度狭窄、钙化病变、分叉病变是导致血栓抽吸失败的独立预测因素,患者年龄、收缩压、血栓的可视度也不同程度地影响着血栓抽吸术的成功率。

五、冠状动脉介入适应证和禁忌证的争鸣

早期的器械极其简陋粗糙,冠状动脉介入仅适用于严重的稳定型心绞痛、单支血管病变、A 型病变。但随着指引导管、指引导丝、球囊导管不断改进,介入适应证也在不断拓宽,到 20 世纪 80 年代,拓宽为稳定型和不

稳定型心绞痛、急性心肌梗死、多支血管病变、B型和C型病变。20世纪90年代初,随着BMS和DES相继应用于临床,介入适应证拓宽到几乎所有冠心病患者。但是,无保护的左主干病变(unprotected left main coronary artery,ULMCA)、糖尿病合并多支血管病变、ST段抬高心肌梗死(ST-segment elevation myocardial infarction,STEMI)合并多支血管病变、稳定性冠心病(stable coronary artery disease,SCAD)、慢性完全闭塞病变(chronic total occlusion,CTO)等病变在介入治疗策略上仍存在争议。

1. 无保护的左主干病变 ULMCA指冠状动脉造影示左主干狭窄程度大于或等于50%,同时不存在通畅的血管桥或自身右向左良好的侧支循环。

ULMCA血运重建策略的选择,一直是心脏病学争论的焦点。MAIN-COMPARE临床研究[23]显示,3年和5年随访中,PCI组和CABG组在死亡、复合不良事件发生率上相似,但再次血管重建率PCI组明显高于CABG组。Park等[24]研究显示,PCI的效果不劣于CABG。SYNTAX研究[25]随访3年结果表明,PCI治疗ULMCA的效果与病变复杂程度密切相关。对SYNTAX评分<33分的低、中危患者,PCI组与CABG组主要心脏不良事件发生率无明显差异;对SYNTAX评分≥33分的高危患者,PCI组效果明显劣于CABG组。指南对ULMCA推荐PCI已由绝对禁忌证演变成如今的相对适应证。PCI在ULMCA治疗策略中地位的提高,提示对ULMCA的治疗要综合患者的临床状况,合理选择血运重建策略。

2. 糖尿病合并多支血管病变 糖尿病是冠心病的危险因素,是血运重建术中及术后心血管不良事件发生的独立预测因素。糖尿病患者冠状动脉病变更弥漫、严重,往往合并多支血管病变,且侧支循环较差,死亡率较高。

糖尿病合并多支血管病变,究竟应该采用PCI还是CABG,目前尚存在争议。对于糖尿病合并多支血管病变患者,ARTS研究[26]随访5年显示,PCI组和CABG组在死亡、脑卒中及心肌梗死的发生率方面无显著差异(25.0% *vs.* 19.8%),但PCI组5年无事件生存率明显低于CABG组(45.5% *vs.* 75.0%)。CARDia试验[27]显示,以1年时的死亡、非致命性心肌梗死及脑卒中为主要终点,PCI组与CABG组无显著差异(13.0% *vs.* 10.5%),但PCI组的再次血运重建率显著高于CABG组(11.8% *vs.* 2.0%)。Bravata等[28]对23个临床资料进行荟萃分析,结果显示,PCI组的围手术期死亡率与CABG组无明显差异(1.1% *vs.* 1.8%),但PCI组的脑卒中发生率明显低于CABG组(0.6% *vs.*1.2%)。因此,对于糖尿病合并多支血管病变,血运重建方式的选择应根据患者的冠状动脉解剖特点、心室功能、年龄、基础疾病等个体情况来决定。

3. ST段抬高心肌梗死合并多支血管病变 近50%的STEMI患者合并多支血管病变,治疗关键是尽早恢复梗死区域的心肌再灌注,挽救濒死的心肌,防止左心室重构,从而改善心功能和降低病死率。

STEMI合并多支血管病变的血运重建策略一直是急诊介入领域存在争议的问题。2013年AHA/ACC/SCAI对STEMI急诊PCI指南推荐,对于血流动力学稳定的STEMI合并多支血管病变患者,急诊PCI时完全血运重建为Ⅲ类指征。但同期发表的PRAMI研究[29]结果却显示,平均随访23个月,完全血运重建组与仅处理罪犯血管组相比,主要终点(心源性死亡、非致死性心肌梗死、难治性心绞痛)的相对风险降低65%。DANAMI-3 PRIMULTI、CvLPRIT等研究[30-31]也得出相似的结论。因此,2015年AHA/ACC/SCAI对STEMI急诊PCI指南更新中,将完全血运重建由之前的Ⅲ类指征改为ⅡB类指征。同时,《2016年中国经皮冠状动脉介入治疗指南》也推荐,在血流动力学稳定的情况下,非罪犯血管与罪犯血管同期完成的指征为ⅡB。临床实践中,对急诊PCI患者,可以从术者经验、病情轻重及患者预后三大方面进行综合考量,决定是否同期处理非罪犯血管。

4. 稳定性冠心病 SCAD是冠心病中最常见的类型,在药物治疗基础上是否积极进行血管重建目前有争议。早期发表的COURAGE试验[32]结果显示,在最佳药物治疗基础上行PCI,虽然不能减少死亡、心肌梗死和其他心血管不良事件的发生,但可以改善症状,提高生活质量。但Hannan等[33]对1 866例SCAD患者进行随访4年发现,与单纯药物治疗组相比,药物治疗联合PCI组显著降低心肌梗死(8.0% *vs.* 11.3%)、死亡(10.2% *vs.* 14.5%)及再次血运重建率(24.1% *vs.* 29.1%)。DFAME-2研究[34]将FFR≤0.8的SCAD患者分为单纯药物治疗组与药物治疗联合PCI组,随访2年结果显示,药物治疗联合PCI组显著降低死亡或心肌梗死率(4.6% *vs.* 8.0%),且血运重建率明显降低(4.0% *vs.* 16.3%)。因此,《2016年中国经皮冠状动脉介入治疗指南》推荐,对SCAD患者,若强化药物治疗后,患者仍有缺血症状或有较大范围心肌缺血的证据,且预判选择血运重建的潜在获益大于风险,可根据病变特点选择相应的治疗策略。同时,该指南建议以冠状动脉病变直径狭窄程度作为是否干预的决策依据。病变直径狭窄≥90%时,可直接干预;当病变直径狭窄<90%时,建议仅对有相应缺血

证据，或 FFR≤0.8 的病变进行干预。

5. 慢性完全闭塞病变　CTO 指冠状动脉完全闭塞时间至少 3 个月以上，其组织成分多为粥样硬化斑块、血栓、纤维化、钙化组织。CTO 行冠状动脉造影时能见到侧支循环，发育不良的侧支循环将心肌坏死限制到心内膜层，发育良好的侧支循环能维持心肌存活，但在心肌需氧增加时仍产生明显的临床缺血症状。

PCI 开通 CTO 对缓解心绞痛症状、改善左心室功能、降低心血管不良事件及减少 CABG 需求有重要意义。Joyal 等[35] 随访 6 年发现，CTO 开通后患者心绞痛症状得到明显改善。Hoebers 等[36] 通过荟萃分析发现，PCI 成功开通 CTO 可使左室射血分数总体提高 4.44%。美国中部心脏研究所（MAHI）连续对 2 007 例行 PCI 的 CTO 患者分析发现，PCI 成功组住院期间心血管不良事件发生率低于 PCI 失败组（3.8% *vs.* 5.4%）[37]。TOAST-GISE 研究[38] 随访 1 年显示，PCI 成功组需要 CABG 的概率显著低于 PCI 失败组（2.5% *vs.* 15.7%）。

近年来对成功开通 CTO 是否减少患者的病死率尚存在争议。Hoye 等[39] 研究显示，PCI 成功组较 PCI 失败组，5 年生存率显著提高（93.5% *vs.* 88.0%）。但后来的 OAT 研究[40] 却显示，随访 4 年，PCI 组与药物治疗组在死亡和心力衰竭发生率上无差别。因此，对于 CTO 患者，心血管介入医师应根据手术难度（闭塞时间和长度）、患者可能获得的潜在利益、处于缺血危险中的存活心肌数量等三个方面综合考虑。

六、冠状动脉介入的并发症及其防治

1. 支架内血栓　支架内血栓是指 PCI 后突然发生心脏症状并伴心肌坏死标志物升高或心电图发现心肌损伤的证据。根据发生时机，分为急性支架内血栓（PCI 后 24 小时以内）、亚急性支架内血栓（PCI 后 1～30 天）、晚期支架内血栓（PCI 后大于 30 天）和迟发晚期血栓（PCI 后 1 年以上）。

预防措施：术前充分双联抗血小板和抗凝治疗，高危患者加用 GP Ⅱ b/Ⅲ a 受体拮抗剂；合理地选择支架种类，支架充分贴壁，减少后扩球囊对支架两端血管的损伤；术后长疗程使用双联抗血小板治疗。

处理措施：支架血栓一旦形成，其后果往往是灾难性的，静脉溶栓效果不肯定，再次介入治疗仍是最为快捷、有效的方法。

2. 无复流和慢血流　在无夹层、血栓、痉挛的情况下，冠状动脉造影示病变血管 TIMI 0～1 级为无复流，TIMI 2 级为慢血流。无复流和慢血流可能与微循环功能障碍有关，推测与心肌微血管痉挛、微栓塞、碎片栓塞和微血管壁损伤致微血管堵塞有关[41]。

预防措施：术前充分药物治疗，控制血糖、血脂水平，PCI 中避免反复的球囊扩张。

处理措施：一旦无复流或慢血流发生，利用微导管在冠状动脉靶病变处内给予腺苷、维拉帕米、硝普钠等药物或应用血栓抽吸及主动脉内球囊反搏（IABP），可能有助于改善血流，稳定血流动力学。

3. 冠状动脉穿孔　冠状动脉穿孔是一种少见但严重的并发症。主要与器械因素（指引导丝穿孔、斑块旋磨过度、球囊或支架型号偏大）、患者自身因素（血管钙化、成角、弥漫性病变、慢性闭塞性病变、小血管病变）有关。

预防措施：选择合适的器械，轻柔、准确地操作导丝，注意掌握操作技术可有效预防冠状动脉穿孔的发生；针对复杂病变时，在追求手术成功和完美的同时，时刻警惕发生穿孔风险的可能。

处理措施：当冠状动脉穿孔一旦发生，立即将直径匹配的球囊送至穿孔部位，低压持续封堵破口，间断注射对比剂以了解外渗情况；若穿孔较大或止血失败，可植入覆膜支架封堵；当心脏压塞时，立即心包穿刺，引流出的血液可经动脉鞘注入体内以维持血容量；若上述治疗不能封堵破口，应紧急外科手术治疗。

4. 心律失常　心律失常包括房性期前收缩、室性期前收缩、心房颤动、窦性心动过速、窦性心动过缓、室性心动过速、心室颤动等，其中心室颤动最严重，临床并不少见，需紧急处理。心室颤动发生原因主要有：导管嵌顿，阻塞冠状动脉；导管插入或对比剂注入圆锥支，阻塞圆锥支血供；注入对比剂时间过长，剂量过大；误注入大量气栓；球囊或支架长时间阻断冠状动脉血流等。

预防措施：掌握患者病情，加大手术检测力度，及时处理相关问题。

处理措施：立即嘱患者用力、连续地咳嗽，同时撤出导管，电除颤转复心律。

5. 其他　包括冠状动脉痉挛、冠状动脉夹层、支架脱载、导丝断裂、对比剂过敏反应、对比剂肾病、血管迷走反射、血管径路并发症、支架内再狭窄等。

随着复杂介入技术的开展，介入数量的增加，完全杜绝并发症是不可能的，只有做到围手术期完善药物治疗、积极预防、规范操作，才能最大限度降低并发症的发生率，造福患者。

（胡泽平　钱海燕）

参 考 文 献

［1］Writing Group Members，MOZAFFARIAN D，BENJAMIN E J，et al. Heart disease and stroke statistics—2016 update: a report from the American Heart Association[J]. Circulation，2016，133（4）:e38-e360.

［2］陈伟伟，高润霖，刘力生，等.《中国心血管病报告 2015》概要 [J]. 中国循环杂志，2016，31（6）:521-528.

［3］REGAR E，SERRUYS P W，BODE C，et al. Angiographic findings of the multicenter Randomized Study With the Sirolimus-Eluting Bx Velocity Balloon-Expandable Stent（RAVEL）: sirolimus-eluting stents inhibit restenosis irrespective of the vessel size[J]. Circulation，2002，106（15）:1949-1956.

［4］STONE G W，WITZENBICHLER B，GUAGLIUMI G，et al. Heparin plus a glycoprotein Ⅱb/Ⅲa inhibitor versus bivalirudin monotherapy and paclitaxel-eluting stents versus bare-metal stents in acute myocardial infarction（HORIZON-AMI）: final 3-year results from a multicenter，randomized controlled trial[J]. Lancet，2011，377（9784）:2193-2204.

［5］MOSES J W，LEON M B，POPMA J J，et al. Sirolimus-Eluting stents versus standard stents in patients with stenosis in a Native Coronary Artery[J]. N Engl J Med，2003，349（14）:1315-1323.

［6］BRUNNER-LA ROCCA H P，KAISER C，PFISTERER M，et al. Targeted stent use in clinical practice based on evidence from the Basel Stent Cost Effectiveness Trial（BASKET）[J]. Eur Heart J，2007，28（6）:719-725.

［7］COOK S，WENAWESER P，TOGNI M，et al. Incomplete stent apposition and very late stent thrombosis after drug-eluting stent implantation[J]. Circulation，2007，115（18）:2426-2434.

［8］DUDEK D，RZESZUTKO Ł，ZASADA W，et al. Bioresorbable vascular scaffolds in patients with acute coronary syndromes: the POLAR ACS study[J]. Pol Arch Med Wewn，2014，124(12): 669-677.

［9］FELIX C M，FAM J M，DILETTI R，et al. Mid- to Long-Term Clinical Outcomes of Patients Treated With the Everolimus-Eluting Bioresorbable Vascular Scaffold The BVS Expand Registry[J]. JACC Cardiovasc Interv，2016，9(16):1652-1663.

［10］ONUMA Y，DUDEK D，THUESEN L，et al. Five-year clinical and functional multislice computed tomography angiographic results after coronary implantation of the fully resorbable polymeric everolimus-eluting scaffold in patients with de novo coronary artery disease: the ABSORB cohort A trial[J]. JACC Cardiovasc Interv，2013，6(10): 999-1009.

［11］ABIZAID A，COSTA J R Jr，BARTORELLI A L，et al. The ABSORB EXTEND study: preliminary report of the twelve-month clinical outcomes in the first 512 patients enrolled[J]. EuroIntervention，2015，10（12）: 1396-1401.

［12］FASSA A A，WAGATSUMA K，HIGANO S T，et al. Intravascular ultrasound-guided treatment for angiographically indeterminate left main coronary artery disease: a long-term follow-up study[J]. J Am Coll Cardiol，2005，45（2）:204-211.

［13］JASTI V，IVAN E，YALAMANCHILI V，et al. Correlations between fractional flow reserve and intravascular ultrasound in patients with an ambiguous left main coronary artery stenosis[J]. Circulation，2004，110(18):2831-2836.

［14］KANG S J，LEE J Y，AHN J M，et al. Intravascular Ultrasound-Derived Predictors for Fractional Flow Reserve in Intermediate Left Main Disease[J]. JACC Cardiovasc Interv，2011，4(11):1168-1174.

［15］PIJLS N H，DE BRUYNE B，PEELS K，et al. Measurement of fractional flow reserve to assess the functional severity of coronary-artery stenoses[J]. N Eng J Med，1996，334(26):1703-1708.

［16］MCGEOCH R，WATKIN S，BERRY C，et al. The index of microcirculatory resistance measured acutely predicts the extent and severity of myocardial infarction in patients with ST-segment elevation myocardial infarction[J]. JACC Cardiovasc Interv，2010，3(7):715-722.

［17］FEARON W F，SHAH M，NG M，et al. Predictive value of the index of microcirculatory resistance in patients with ST-segment elevation myocardial infarction[J]. J Am Coll Cardiol，2008，51(5):560-565.

［18］ITO N，NANTO S，DOI Y，et al. High index of microcirculatory resistance level after successful primary percutaneous coronary intervention can be improved by intracoronary administration of nicorandil[J]. Circ J，2010，74（5）:909-915.

［19］DANIELS D V，FEARON W F. The index of microcirculatory resistance（IMR）in takotsubo cardiomyopathy[J]. Catheter Cardiovasc Interv，2011，77（1）:128-131.

［20］CUISSET T，QUILICI J，PANKERT M，et al. Usefulness of index of microcirculatory resistance to detect microvascular dysfunction as a potential mechanism of stress-induced cardiomyopathy（Tako-tsubo syndrome）[J]. Int J Cardiol，2011，153

（3）:e51-e53.

［21］TOPAZ O, EBERSOLE D, DAS T, et al. Excimer laser angioplasty in acute myocardial infarction(the CARMEL multicenter trial)[J]. Am J Cardiol, 2004, 93(6):694-701.

［22］BURZOTTA F, DE VITA M, GU Y L, et al. Clinical impact of thrombectomy in acute ST-elevation myocardial infarction:an individual patient-date pooled analysis of 11 trials[J]. Eur Heart J, 2009, 30(18):2193-2203.

［23］EUNG K B, PARK D W, KIM Y H, et al. Stents versus coronary-artery bypass grafting for left main coronary artery disease[J]. N Engl J Med, 2008, 358(17):1781-1792.

［24］PARK S J, KIM Y H, PARK D W, et al. Randomized trial of stents versus bypass surgery for left main coronary artery disease[J]. N Engl J Med, 2011, 364(18):1718-1727.

［25］SERRUYS P W, MORICE M C, KAPPETEIN A P, et al. Percutaneous coronary intervention versus coronary-artery bypass grafting for severe coronary artery disease[J]. N Engl J Med, 2009, 360(10):961-972.

［26］SERRUYS P W, ONG A T, VAN HERWERDEN L A, et al. Five-year outcomes after coronary stenting versus bypass surgery for the treatment of multivessel disease: The final analysis of the Arterial Revascularization Therapies Study(ARTS) randomized trial[J]. J Am Coll Cardiol, 2005, 46(4):575-581.

［27］KAPUR A, HALL R J, MALIK I S, et al. Randomized comparison of percutaneous coronary intervention with coronary artery bypass grafting in diabetic patients. 1-year results of the CARDia(Coronary Artery Revascularization in Diabetes) trial[J]. J Am Coll Cardiol, 2010, 55(5):432-440.

［28］BRAVATA D M, GIENGER A L, MCDONALD K M, et al. Systematic review: the comparative effectiveness of percutaneous coronary interventions and coronary artery bypass graft surgery[J]. Ann Intern Med, 2007, 147(10):703-716.

［29］WALD D S, MORRIS J K, WALD N J, et al. Randomized trial of preventive angioplasty in myocardial infarction[J]. N Engl J Med, 2013, 369(12):1115-1123.

［30］ENGSTRM T, KELBK H, HELQVIST S, et al. Complete revascularisation versus treatment of the culprit lesion only in patients with ST-segment elevation myocardial infarction and multivessel disease(DANAMI-3 PRIMULTI): an open-label, randomised controlled trial[J]. Lancet, 2015, 386(9994):665-671.

［31］GERSHLICK A H, KHAN J N, KELLY D J, et al. Randomized trial of complete versus lesion only revas-cularization in patients undergoing primary per-cutaneous coronary intervention for STEMI and multivessel disease: the CvLPRIT trial[J]. J Am Coll Cardiol, 2015, 65(10): 963-972.

［32］BODEN W E, O'ROURKE R A, TEO K K, et al. The evolving pattern of symptomatic coronary artery disease in the United States and Canada: baseline characteristics of the Clinical Outcomes Utilizing Revascularization and Aggressive Drug Evaluation(COURAGE)trial[J]. Am J Coll Cardiol, 2007, 99(2):208-212.

［33］HANNAN E L, SAMADASHVILI Z, COZZENS K, et al. Comparative outcomes for patients who do and do not undergo percutaneous coronary intervention for stable coronary artery disease in New York[J]. Circulation, 2012, 125(15):1870-1879.

［34］DE BRUYNE B, FEARON W F, PIJLS N H, et al. Fractional flow reserve-guided PCI for stable coronary artery disease[J]. N Engl J Med, 2014, 371(13):1208-1217.

［35］JOYAL D, AFILALO J, RINFRET S. Effectiveness of recanalization of chronic total occlusions: a systematic review and meta-analysis[J]. Am Heart J, 2010, 160(1):179-187.

［36］HOEBERS L P, CLAESSEN B E, ELIAS J, et al. Meta-analysis on the impact of percutaneous coronary intervention of chronic total occlusions on left ventricular function and clinical outcome[J]. Int J Cardiol, 2015, 187:90-96.

［37］SUERO J A, MARSO S P, JONES P G, et al. Procedural outcomes and longterm survival among patients undergoing percutaneous coronary intervention of a chronic total occlusion in native coronary arteries: a 20-year experience[J]. J Am Coll Cardiol, 2011, 38(2):409-414.

［38］OLIVARI Z, RUBARTELLI P, PISCIONE F, et al. Immediate Results and One-Year Clinical Outcome After Percutaneous Coronary Interventions in Chronic Total Occlusions[J]. J Am Coll Cardiol, 2003, 41(10):1672-1678.

［39］HOYE A, VAN DOMBURG R T, SONNENSCHEIN K, et al. Percutaneous coronary intervention for chronic total occulusion: the Thorax center experience 1992-2002[J]. Eur Heart J, 2005, 26(24):2630-2636.

［40］HOCHMAN J S, LAMAS G A, BULLER C E, et al. Occluded Artery Trial Investigators: Coronary intervention for persistent occlusion after myocardial infarction[J]. N Engl J Med, 2006, 355(23):2395-2407.

［41］REZKALLA S H, KLONER R A. No-reflow Phenomenon[J]. Circulation, 2002, 105(5): 656-662.

急性冠脉综合征（acute coronary syndrome, ACS）是由冠状动脉不稳定斑块的破裂、继发血栓形成，并导致病变血管不同程度阻塞而引起的具有不同特征及预后的一组临床综合征。ACS 包括非 ST 段抬高 ACS（non-ST segment elevation-ACS, NSTE-ACS）和 ST 段抬高心肌梗死（ST segment elevation myocardial infarction, STEMI），前者包括不稳定型心绞痛（unstable angina, UA）和非 ST 段抬高心肌梗死（non-ST segment elevation myocardial infarction, NSTEMI）。

一、不稳定型心绞痛和非 ST 段抬高心肌梗死

（一）定义和分类

UA 包括以下几种类型：①静息心绞痛：心绞痛于休息时发作，且通常持续时间≥20 分钟；②初发心绞痛：初次心绞痛发作于 1 个月内，且轻度劳力时诱发，程度达 CCS Ⅲ级（心绞痛 CCS 分级见表 9-2-1）以上；③恶化心绞痛：既往有心绞痛病史，近 1 个月内心绞痛恶化加重（持续时间延长、发作次数频繁或心绞痛程度剧烈：CCS 增加 Ⅰ级以上或程度达 CCS Ⅲ级以上）。当患者出现心肌梗死的证据，如 CK-MB、cTnI、cTnT 等升高，而心电图无 ST 段抬高，则称为 NSTEMI。

表 9-2-1 加拿大心血管学会（CCS）的心绞痛分级

级别	心绞痛临床表现
Ⅰ级	日常体力活动不引起心绞痛，如行走和上楼，但紧张、快速或持续用力可引起心绞痛
Ⅱ级	日常体力活动稍受限，如行走 200m 以上或上一层楼以上、登高、饭后行走或上楼、寒冷或风中行走、情绪激动可诱发心绞痛，或睡醒后数小时内发作
Ⅲ级	日常体力活动明显受限，如平地步行 100～200m 或登一层楼梯时可发作心绞痛
Ⅳ级	轻微活动或休息时即可出现心绞痛症状

注：此表引自 2007 年美国心脏病学会（ACC）/美国心脏协会（AHA）/美国内科医师协会（ACP）制定的慢性稳定型心绞痛诊疗指南。

（二）病因和发病机制

NSTE-ACS 的发病机制为心肌需氧与供氧之间的急性失衡，其病理特征为冠状动脉内粥样斑块的破裂、血栓形成，继而引起病变血管不同程度的阻塞，最终导致不同程度的急性心肌缺血及心肌损伤。NSTE-ACS 引起的急性心肌缺血大多由不稳定斑块破裂所致，而破裂的斑块多数并非存在于管腔狭窄最严重的血管。不稳定斑块的突发破裂通过释放组织因子和活化因子而促进局部血小板急性聚集，继而形成非闭塞性的白色血栓，血栓的形成进一步加剧管腔局部狭窄，导致心肌缺血突然加重而引起心绞痛急性发作或程度加重，表现为不稳定型心绞痛；当心肌缺血进一步加重而引起局部心肌坏死释放心肌坏死标记物时，表现为 NSTEMI。

（三）临床表现

1. 症状 与劳力性心绞痛相比，NSTE-ACS 患者典型的心绞痛症状发作时，其持续时间更长，疼痛更剧烈，诱发的阈值更低，甚至可出现静息或夜间心绞痛。但不同的 NSTE-ACS 患者可能临床症状差别巨大，老年及糖尿病患者发病时心绞痛症状多不典型，约 1/3 的 NSTE-ACS 患者发病时并无胸痛症状。

2. 体征 NSTE-ACS 患者多数情况下并无明显的阳性体征。少数患者发病时可有一过性第 3 心音（S_3）或第 4 心音（S_4）、心动过缓或过速，或心尖区收缩期杂音等体征。当病变管腔严重阻塞而引起大面积心肌缺

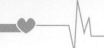

血,导致急性心功能不全时,可有肺部湿啰音。

3. 心电图表现 NSTE-ACS 患者心电图 ST-T 的动态变化可提高诊断的准确性,2 个以上相邻导联 ST 段的动态改变(≥0.1mV)和 T 波低平或倒置,提示可能存在严重的冠状动脉病变。但即使正常或无动态变化的心电图,并不能排除 ACS 的可能性。对于胸痛反复发作的可疑高危患者,需进行连续多导联心电监护,以便发现 ST 段的动态演变,减少漏诊率(具体推荐见表 9-2-2)。

表 9-2-2 2014 年 AHA/ACC NSTE-ACS 早期风险评估推荐意见 [1]

推荐内容	推荐级别	证据等级
✧ 对症状提示 ACS 的患者,应迅速评估 ACS 可能性,包括在急救设施到达 10 分钟内完成心电图检查	I	C
✧ 如果初次心电图无诊断意义,但患者仍有症状,需连续监测心电图(第 1 小时内每 15 ~ 30 分钟评估 1 次)	I	C
✧ 在所有症状均提示 ACS 的患者中检测肌钙蛋白水平(cTnI 或 cTnT)	I	A
✧ 对于所有症状提示 ACS 的患者,在入院和症状发生后 3 ~ 6 小时内连续监测肌钙蛋白水平(cTnI 或 cTnT)	I	A
✧ 对初次心电图无诊断意义的高危 ACS 患者,可完善 V_7 ~ V_9 导联心电图	II a	B
✧ 对初次心电图无诊断意义的高危 ACS 患者,行 12 导联心电图连续监测可作为一种选择	II b	B

注:①推荐级别:I 类指推荐使用的操作或治疗,获益远大于风险。II 类指存在不同观点但普遍认为合理的操作或治疗,其中 II a 类指有证据倾向的操作或治疗;II b 类指证据并不充分但考虑可行的操作或治疗;III 类指不推荐使用的操作或治疗。②证据等级:A 指资料来源于多项随机临床研究 / 荟萃;B 指资料来源于多项非随机对照研究或单项随机临床试验;C 指仅为小规模研究、回顾性研究和注册研究或专家共识。

4. 心肌坏死标记物 动态检测心肌坏死标记物可鉴别 UA/NSTEMI,其中,cTnI 和 cTnT 诊断 NSTEMI 的敏感性及特异性较高(具体推荐见表 9-2-2)。若 NSTE-ACS 患者在临床症状发作 6 小时内测定肌钙蛋白为阴性,应在 6 ~ 12 小时重复检测。最新研究 [2-3] 显示,与 cTnI/cTnT 相比,高敏肌钙蛋白 T(high-sensitive troponin T, hsTnT)的灵敏度更高,能提高入院即刻及入院 1 小时 AMI 早期诊断的准确性,缩短 AMI 诊断的"肌钙蛋白盲期",且能快速排除 AMI,减少医疗资源浪费和经济负担。常用的心肌坏死标记物及其演变见表 9-2-3。

表 9-2-3 心肌坏死标记物及其演变时间

演变时间	肌红蛋白	肌钙蛋白		CK-MB
		cTnT	cTnI	
开始升高时间 /h	1 ~ 2	2 ~ 4	2 ~ 4	6
峰值时间 /h	4 ~ 8	10 ~ 24	10 ~ 24	18 ~ 24
持续时间 /d	0.5 ~ 1.0	5 ~ 10	5 ~ 14	3 ~ 4

5. 超声心动图 对于有严重心肌缺血或梗死后心绞痛患者,超声心动图能发现缺血或坏死区的心室壁异常运动、评估左心室功能,有助于判断预后。另外,还能鉴别其他疾病导致的心绞痛,如梗阻性肥厚型心肌病、主动脉瓣狭窄、主动脉缩窄等。

6. 冠状动脉造影 冠状动脉造影作为有创性检查手段,是目前诊断 ACS 较准确的方法,可提供详细的血管信息,指导治疗,并评估预后。而冠状动脉造影正常或无明显阻塞的患者,胸痛症状可能为冠状动脉痉挛、冠状动脉血栓自溶、微循环障碍所致。

(四)危险分层和评分

NSTE-ACS 患者临床病情严重程度不同,转归和预后差别较大,因此,对该类患者进行危险分层和评分,是决定是否进行早期血运重建治疗的基础,并指导临床治疗和判断预后。常用的危险分层(表 9-2-4)和评分系统[4]（表 9-2-5 ~ 表 9-2-7）应结合患者病史、体征、心电图、超声心动图、心肌坏死标记物、冠状动脉造影等综合考虑。对 NSTE-ACS 患者进行危险分层，可评估血运重建的病死率或主要术后不良心脑血管事件（major adverse cardiac and cerebrovascular events，MACCE）的发生率，为临床医师选择合适的血运重建方案提供参考。

表 9-2-4　NSTE-ACS 患者死亡或非致死性心肌梗死的短期危险分层

项目	高度危险性（至少具备下列特征之一）	中度危险性（无高度危险特征，但具备下列特征之一）	低度危险性（无高度、中度危险特征，但具备下列特征之一）
病史	缺血症状在 48 小时内恶化	既往有心肌梗死、脑血管疾病或冠状动脉旁路移植术，或使用阿司匹林	过去 2 周内新发 CCS 分级Ⅲ级或Ⅳ级心绞痛
疼痛特点	长时间（>20 分钟）静息性胸痛	长时间（>20 分钟）静息性胸痛目前缓解，并有高度或中度冠心病可能	无长时间（>20 分钟）静息性胸痛，有中度或高度冠心病可能
临床表现	缺血引起肺水肿，新出现二尖瓣关闭不全杂音或原杂音加重，S_3、新出现湿啰音或原湿啰音加重，低血压、心动过缓、心动过速，年龄>75 岁	静息性胸痛（<20 分钟）或因休息、舌下含服硝酸甘油缓解；年龄>70 岁	
心电图	静息性心绞痛伴一过性 ST 段改变（>0.05mV），新出现束支传导阻滞或新出现的持续性心动过速	T 波倒置>0.2mV，病理性 Q 波	胸痛期间心电图正常或无变化
心脏标记物	cTnT 明显增高（>0.1μg/L）	cTnT 轻度增高（>0.01μg/L，但<0.1μg/L）	正常

表 9-2-5　NSTE-ACS 患者的 TIMI 评分

每一变量计 1 分	14 天死亡及缺血风险
◇ 年龄≥65 岁	◇ 低：0~2 分（<8.3% 事件率）
◇ ≥3 种危险因素（高血压、糖尿病、家族史、高血脂、吸烟）	◇ 中：3~4 分（<19.3% 事件率）
◇ 已行冠状动脉造影（狭窄≥50%）	◇ 高：5~7 分（41% 事件率）
◇ 过去 7 天内服用过阿司匹林	
◇ 严重心绞痛（24 小时内发作≥2 次）	
◇ ST 段偏移≥0.5mm	
◇ 心肌标志物升高	

注：① TIMI 评分的优点：简单易行，有利于判断患者临床预后情况，从而选择最佳的治疗方案。② TIMI 评分的缺点：需要冠状动脉造影，缺少血压、心率、心功能等临床指标，对于每一项指标没用具体定量分级，从而降低了对死亡风险的预测价值。

表 9-2-6　GRACE 评分系统

A. GRACE 危险评分方法

项目	评分/分	项目	评分/分
年龄/岁		70~79	73
<40	0	≥80	91
40~49	18	心率/（次·min⁻¹）	
50~59	36	<70	0
60~69	55	70~89	7

续表

项目	评分 / 分	项目	评分 / 分
90～109	13	0.8～1.19	8
110～149	23	1.2～1.59	11
150～199	36	1.6～1.99	14
＞200	46	2.0～3.99	23
收缩压 /mmHg		＞4.0	31
＜80	63	Killip 分级	
80～99	58	Ⅰ级	0
100～119	47	Ⅱ级	21
120～139	37	Ⅲ级	43
140～159	26	Ⅳ级	64
160～199	11	危险因素	
＞200	0	院前心搏骤停	43
肌酐 /(mg·dl^{-1})		心肌酶升高	15
0～0.39	2	ST 段下移	30
0.4～0.79	5		

B. GRACE 危险评分预测 ACS 患者院内和出院后 6 个月的死亡风险

危险级别	院内		出院后 6 个月	
	GRACE 评分 / 分	死亡风险 /%	GRACE 评分 / 分	死亡风险 /%
低危	≤108	＜1	≤88	＜3
中危	109～140	1～3	89～118	3～8
高危	＞140	＞3	≥118	＞8

　　注：①GRACE 评分系统的优点：目前全球性最大样本量的 ACS 注册研究，包括所有类型的 ACS 患者，具有广泛的代表性，适用范围最广，能预测住院期间及近期死亡风险，预测的准确性高。②GRACE 评分系统的缺点：计算复杂，影响其广泛应用。

表 9-2-7　SYNTAX 评分系统

A. 冠状动脉树 16 分段法各节段权重

节段数值	名称	右冠优势型	左冠优势型
1	RCA 近段	1	0
2	RCA 中段	1	0
3	RCA 远段	1	0
4	后降支动脉	1	－
16	来自 RCA 的后侧分支	0.5	－
16a	来自 RCA 的后侧分支	0.5	－
16b	来自 RCA 的后侧分支	0.5	－
16c	来自 RCA 的后侧分支	0.5	－
5	左主干	5	6

续表

续表

节段数值	名称	右冠优势型	左冠优势型
6	LAD 近段	3.5	3.5
7	LAD 中段	2.5	2.5
8	LAD 心尖部	1	1
9	第 1 对角支	1	1
9a	第 1 对角支 a	1	1
10	第 2 对角支	0.5	0.5
10a	第 2 对角支 a	0.5	0.5
11	左回旋支近段	1.5	2.5
12	中间支或前侧支	1	1
12a	钝缘支 a	1	1
12b	钝缘支 b	1	1
13	左回旋支远段	0.5	1.5
14	左室后侧支	0.5	1
14a	左室后侧支 a	0.5	1
14b	左室后侧支 b	0.5	1
15	后降支	–	1

注：关于分叉病变类型，A 型指主血管分支前狭窄，未累及侧支开口；B 型指主血管分支后狭窄，未累及侧支开口；C 型指主血管狭窄围绕侧支，未累及侧支开口；D 型指狭窄累及主血管及侧支开口；E 型指狭窄仅累及侧支开口；F 型指狭窄累及分叉前主血管及侧支开口；G 型指狭窄累及分叉后主血管及侧支开口。

B. 病变严重程度计分

项目	评分 / 分	项目	评分 / 分
直径缩短量		累及 3 支血管	+5
完全闭塞	×5	累及 4 支血管	+6
显著狭窄（50%～99%）	×2	分叉病变	
完全闭塞	+1	A 型、B 型、C 型	+1
病程＞3 个月或未知	+1	D 型、E 型、F 型、G 型	+2
残端钝头	+1	成角＜70°	+1
桥侧支	+1	冠状动脉开口狭窄	+1
闭塞远端有显影节段	+1/ 每个不可见节段	严重扭曲病变	+2
侧支	+1	长度＞20mm	+1
三分叉病变		严重钙化	+2
累及 1 支血管	+3	血栓	+1
累及 2 支血管	+4	弥漫 / 小血管病变	+1/ 每个节段

注：SYNTAX 评分系统对直径≥1.5mm 的冠状动脉进行综合评分，用于指导血运重建方案的选择，低分（0～22 分）患者可根据个体特征及其自身意愿，选择 PCI/CABG；中分（23～32 分）患者根据有无合并症及自身情况，选择 PCI 依然合理；高分（≥33 分）患者应优先选择 CABG。

C. SYNTAX 评分预测 1 年 MACCE 的发生率

SYNTAX 评分	PCI	CABG	P 值
低分（0~22 分）	13.6%	14.7%	0.71
中分（23~32 分）	16.7%	12.0%	0.10
高分（≥33 分）	23.4%	10.9%	0.001

注：① SYNTAX 评分系统的优点：指导心脏内、外科医师客观选择合理的血运重建方案。对于 PCI 组与 CABG 组 MACCE 发生率无明显差异的低、中度评分的患者，PCI 可减少患者的创伤、住院天数及费用；而对于评分≥33 分尤其是左主干复杂病变及三支病变的患者，首先 CABG。② SYNTAX 评分系统的缺点：计算较复杂，不适用于急诊血运重建患者。

由美国心脏协会、美国造影及介入协会、美国胸科医师协会、美国胸外科协会等联合发布的 2016 年冠状动脉介入合理应用标准（AUC），针对 NSTE-ACS 是否适合进行血运重建进行合理评分（表 9-2-8），评分规则如下：A（appropriate care）为 7~9 分，合理；M（may be appropriate care）为 4~6 分，可以；R（rarely appropriate care）为 1~3 分，不合理。

表 9-2-8　NSTE-ACS 血运重建的适应证

适应证	合理应用评分
通过 PCI 或 CABG 进行血运重建	
◇ 有证据证实的心源性休克 　冠状动脉的 1 处或多处及时血运重建	A（9）
◇ 患者情况稳定 　发生不良临床事件的风险为中危或高危（如 TIMI 评分为 3~4 分） 　1 处或多处冠状动脉的血运重建	A（7）
◇ 患者情况稳定 　发生不良临床事件的风险为低危（如 TIMI 评分≤2 分） 　1 处或多处冠状动脉的血运重建	M（5）

（五）血运重建治疗

患者入院明确诊断后，尽快完成危险分层，并确定是否进行血运重建治疗（包括 PCI 和 CABG）。目前临床采用全球急性冠状动脉事件注册（global registry of acute coronary events，GRACE）预后评分对 NSTE-ACS 患者进行危险分层，以作为紧急（2 小时以内）、早期（24 小时以内）和延迟（72 小时以内）血运重建策略的选择依据。其中，紧急、早期、延迟治疗分别适用于极高危、高危、中危患者；对低危缺血患者，可寻找缺血证据后，决定是否进行血运重建治疗。

进行血运重建时，通常根据心电图和冠状动脉造影来判断罪犯血管，若冠状动脉造影显示多支血管病变而结合心电图无法确定罪犯血管时，需进一步检测血流储备分数来确定血运重建策略（具体推荐见表 9-2-9）。

表 9-2-9　NSTE-ACS 患者冠状动脉造影和血运重建推荐 [5]

推荐	推荐类别	证据水平
极高危患者，包括：①血流动力学不稳定或心源性休克；②难治性心绞痛；③危及生命的心律失常或心脏停搏；④心肌梗死机械性并发症；⑤急性心力衰竭伴难治性心绞痛和 ST 段改变；⑥再发心电图 ST-T 动态演变，尤其是伴有间歇性 ST 段抬高。推荐进行紧急冠状动脉造影（<2 小时）	I	C
高危患者，包括：①肌钙蛋白升高；②心电图 ST 段或 T 波动态演变（有或无症状）；③GRACE 评分>140 分，推荐早期行冠状动脉造影，根据病变情况决定是否行侵入策略（<24 小时）	I	A

推荐	推荐类别	证据水平
中危患者,包括:①糖尿病;②肾功能不全,eGFR<60ml/(min·1.73m²);③左心室功能下降(LVEF<40%)或慢性心力衰竭;④心肌梗死后早发心绞痛;⑤近期行 PCI 治疗;⑥既往行 CABG 治疗;⑦ 109 分<GRACE 评分<140 分;⑧无创性负荷试验时再发心绞痛症状或出现缺血性心电图改变。推荐侵入策略(<72 小时)	I	A
低危缺血患者,先行非侵入检查(首选超声心动图等影像学检查),寻找缺血证据,再决定是否采用侵入策略	I	A
根据患者临床情况、合并症、冠状动脉病变严重程度(如 SYNTAX)评分,由心脏团队或心脏内、外科联合会诊制订血运重建策略	I	C

(六)PCI术中操作

1. 介入治疗入径　股动脉径路作为介入治疗经典径路,是目前应用时间最长、成功率最高、保障性最强的路径,是急诊 PCI、复杂 PCI 需要应用较大鞘管(≥8F)或需多次手术穿刺的首选。但随着穿刺技术的进步及相关器械的研发,目前在我国大多介入医师选择经桡动脉径路作为首选(桡动脉和股动脉入径优缺点见表 9-2-10)。

表 9-2-10　经桡动脉和股动脉入径优缺点对比

方法	优点	缺点
经股动脉	◇ 技术容易掌握 ◇ 血管直径大,适合较大器械	◇ 需要严格卧床制动 ◇ 闭合器械昂贵 ◇ 血管并发症多,可发生假性动脉瘤、腹膜后血肿等严重并发症
经桡动脉	◇ 双重血供,安全性高 ◇ 适合于严重主动脉、髂动脉病变、背痛、肥胖、心力衰竭的患者 ◇ 可以早期下床活动 ◇ 无须闭合设备、成本更低 ◇ 较少顾及凝血的问题 ◇ 血管并发症少见	◇ 学习时间长 ◇ 桡动脉痉挛

2. 指引导管及导引导丝的选择　根据冠状动脉造影选择合适的指引导管、导丝,是介入成功的关键和保证。充分了解器械的性能,并根据术中情况进行合理的选择,是手术成功和安全性的重要因素。指引导管根据扭控性、支撑性、内径大小、顺应性、抗折性的不同而具有不同的性能,适用于不同解剖、不同病变的血管类型。导引导丝根据金属材质、粗细程度、头端硬度、表面涂层物的特性而具有不同的性能(如操纵性、通过性、柔韧性、支撑力、推送力等)。指引导管及导引导丝具体推荐[6]见表 9-2-11 ~ 表 9-2-13。

表 9-2-11　常用指引导管型号和用途

型号	主要用途
JL(JCL、FL、FCL)	适用于多数 LCA,常用 JL4.0,升主动脉增宽可选用 JL5.0,升主动脉较窄可选用 JL3.5,JCL 等导管均为 JL 的改良型,其过渡段更为自然,同轴性与后座支撑力更好
JR(JCR、FR、FCR)	适用于绝大多数 RCA,经股动脉路径常用 JR4.0,经桡动脉时常用 JR3.5

续表

型号	主要用途
EBU、XB、XBC、VL、Q Curve、BL	指引导管可靠在对侧主动脉壁上以增加后座支撑,适用于左冠状动脉复杂病变。常用 EBU3.75 或 XB3.5,主动脉增宽时可选用 EBU 4.0/4.5 或 XB 4.0/4.5,主动脉缩窄时可选用 EBU3.5 或 XB3.0 等,XBC、VL、Q Curve 与 XB、EBU 的形状较为类似
XB LAD	导管更容易指向左前降支,更适用于左前降支病变
XB RCA、XBR	导管头端弯曲较小,可指向右冠状动脉并进入开口
AL、VR	AL 是较为常用的多用途导管,导管可靠在主动脉壁与主动脉窦内,具有较强的支撑力,只是操作有一定的难度,既适用于 LCA 开口畸形、开口过高的患者,也适用于大多数 RCA 复杂病变,VR/AL 形态类似,常用于需要强力支撑的 RCA 复杂病变、左冠状动脉静脉桥病变
AR	主要用于 RCA 开口异常或开口向下,导管头端较短,不具备后座支撑力,临床较为少用
3DRC、NR	适用于普通、开口略偏前或偏后的 RCA,只需前送或回撤导管即可进入冠状动脉,一般无须旋转,导管无法深插,难以提供强力的支撑力,一般使用 NR4
MP、MPA、MPB	适用于开口向下的右冠状动脉,以及大多数静脉桥血管
CHAMP	适用于多种血管,具有 Amplatz 的支撑力,CHAMP0.5 主要用于 IMA,1.0/1.5 主要用于 RCA,2.0/2.5/3.0 用于静脉桥血管,2.5/3.0 用于 LCA(尤为 LAD)
LCB、BP-L	适用于左冠状动脉静脉桥、右冠状动脉开口异常
RCB	适用于右冠状动脉静脉桥
Radial Runway	经右侧桡动脉入路的左、右冠状动脉共用导管,对 LCA 支撑力较好,与右冠状动脉同轴性较差
Kimney Runway	与上相同,为左、右冠状动脉共用指引导管
IM(A)、IM(VB)	适用于内乳动脉桥的病变处理
RB	桡动脉多功能指引导管
HS、SCR	主要用于向上开口的 RCA

表 9-2-12 根据冠状动脉开口走行选择指引导管

开口走行	LCA 指引导管	RCA 指引导管
开口正常	JL、XB、XB-LAD、EBU、AL、VL	JR、AL、XB-RCA
开口偏前	AL2.0、MPA、XB3.5、XB-LAD	AL1.0、AR2.0
开口偏后	AL2.0、XB3.5、XB-LAD3.5	AL1.0、AR2.0、HS
开口偏高	AL3.0、JL3.5、XB3.0	AR2.0、JR3.5、JL4.0ST、LCB
开口向上	AL2.0ST、JL4.0、XB3.5、XBC3.5、JCL	AL1.0、AR2.0、HS、XBRCA
开口向下	JL4.0MOD、XBC3.5	JR4.0MOD、JR4.0ST、MPA、RCB、XBR1.0、JCR

表 9-2-13 根据冠状动脉病变情况选择导引导丝

病变类型	建议选择导丝名称(按优递减排序)
一般简单病变	BMW, ATW, Luge, Wizdom Soft, Wizdom Supersoft
扭曲病变	
不使扭曲血管变形(不阻碍血流)	ChoICE PT Floppy, Wizdom Supersoft, Luge, Floppy Ⅱ
使扭曲血管变形(以利植入支架)	Stablizer supersoft, ATW, Extra support
钙化扭曲病变	Stablizer support, Luge, ATW, ChoICE PT Floppy

续表

病变类型	建议选择导丝名称（按优递减排序）
完全闭塞病变	
短、直病变（＜2cm）	
闭塞时间＜3个月	Stablize soft, Hi Torque Intermediate
闭塞时间＞3个月	Hi Torque Standard, Shinobi, Cross IT, Conquest, Miracle
病变（＞2cm）	
闭塞时间＞1个月	PT Graphix Intermediate, Cross NT, Cross IT, Conquest, Miracle
急性心肌梗死闭塞	Supersoft, BMW, ATW, Luge, Traverse
边支保护（禁用多聚酯包裹导丝）	Traverse, Trooper
开口病变（左主干、右冠状动脉）	Stablizer, ATW, Luge, Extra support, BHW
二级血管	Stablizer supersoft, Wizdom Soft, BMW, Traverse, Trooper

3. 支架选择

（1）裸金属支架（bare-metal stent，BMS）：近期有出血史、1年内因接受侵入性外科手术必须中断抗血小板治疗、不能耐受长时间双联抗血小板治疗、血管直径＞3mm、病变局限的单支血管病变，可考虑植入 BMS。

（2）药物洗脱支架（drug eluting stent，DES）：

1）第1代 DES：第1代 DES（西罗莫司洗脱支架和紫杉醇洗脱支架）采用永久材料作涂层。与 BMS 相比，DES 可明显降低 PCI 术后患者早、中期支架再狭窄率，但晚期内皮化延迟和血栓形成等风险增加。

2）第2代 DES：与第1代 DES 相比，第2代 DES 采用钴铬合金支架和抗内膜增生药物（百奥莫司、依维莫司和佐他莫司），其生物相容性更好，支架梁更薄，有利于 PCI 术后管壁较早内皮化，降低了支架内再狭窄率及晚期支架内血栓形成的风险，但仍存在支架内再狭窄与晚期支架内血栓等问题。

3）第3代 DES：第3代 DES 主要指生物降解聚合物洗脱支架（Biomatrix 支架、JACTAX 支架、Nevo 支架、Excel 支架等）和无聚合物支架。前者具有较理想的药物释放动力学，一般在支架植入后6~9个月完全降解，可有效减少支架聚合物引起的血管壁炎症和过敏反应；后者通过将药物储存于支架微孔内而达到缓慢释放的效果，有利于早期的内皮化。第3代 DES 已成为防治支架内再狭窄和晚期血栓形成的新策略。

4）生物可吸收支架：生物可吸收支架又称全降解支架，被誉为冠状动脉介入的第四次革命，其在完成对病变血管一定时间的机械支撑后，迅速完全自行降解（开始于 PCI 手术6~8周后），有望成为新一代支架的发展方向。但是，存在支架降解过快、机械支撑不足而导致血管弹性回缩发生再狭窄的问题，目前我国生物可吸收支架正在进行相关临床试验。

4. 药物涂层球囊

药物涂层球囊主要通过扩张将球囊表面抗再狭窄的药物（紫杉醇）释放于病变局部，从而达到抑制内膜增生的目的。目前对 BMS 和 DES 相关的支架内再狭窄病变、多层支架病变、分叉病变中边支病变及不能耐受双联抗血小板的患者，药物涂层球囊可考虑作为优先选择的治疗方案。

5. 术中辅助诊断和治疗技术

（1）血管内超声（intravascular ultrasound，IVUS）：IVUS 可以直接观察管腔的形态、管壁的解剖，发现不稳定斑块，通常用于冠状动脉造影结果不明确的情况，如早期病变、临界病变、开口病变、血管重叠及分叉病变等。针对高危病变（左主干、钙化及分叉病变等），可明确选择支架大小、支架膨胀是否充分以及定位是否准确等。对慢性闭塞病变，IVUS 有助于明确闭塞始点及判断导丝是否走行在真腔，提高 PCI 成功率。但 IVUS 对于血栓性病变检出率较低，对尚未破裂的临界病变的 PCI 治疗效果仍待进一步证实。

（2）冠状动脉血流储备分数（fractional flow reserve，FFR）：FFR 能特异性反映冠状动脉狭窄的功能学严重程度，不受血流动力学参数的影响，重复性好。对多支病变、分叉病变和临界病变等介入治疗策略的选择均有指导意义。

FAME 研究发现[7]，对存在多支病变的不稳定型心绞痛和 NSTEMI 患者，FFR 指导下的 PCI 显著减少 1 年内 MACE 的发生率，显著减少药物洗脱支架的使用数量及对比剂的用量。DKCRUSH-Ⅵ研究结果[8]提示，针对冠状动脉真性分叉病变的患者应用"必要时分支支架技术"处理分支病变，与造影指导相比，FFR 指导分支干预的概率减少，而 1 年内 MACE 无差异，提示 FFR 可用于指导真性分叉病变的分支介入治疗。多项研究[9]显示，FFR<0.75 的患者首选血运重建治疗；而经造影排除不稳定斑块后，FFR>0.75 的患者使用药物治疗、推迟相关血管段的介入治疗是安全、可行的。但是，FFR 对于 ACS 的罪犯血管、冠状动脉痉挛、微血管病变等应用较局限。

（3）光学相干断层成像（optical coherence tomography，OCT）：研究[10]显示，与 IVUS 相比，OCT 具有更高的空间分辨率，对发现靠近冠状动脉腔内病变及植入支架的边缘损伤更有价值，对明确血栓、造影未识别的斑块破裂及支架膨胀不良的价值优于 IVUS。但 OCT 穿透力较差，对判定斑块负荷程度及斑块组织内部特征不够准确，且对冠状动脉开口病变的检出率较低。

（4）冠状动脉斑块旋磨术：对指引导丝已通过而预扩球囊无法跨越或无法充分扩张的纤维性或严重钙化病变，植入支架前采用旋磨术可提高钙化病变 PCI 成功率，使支架均匀贴壁，但并不能降低 PCI 术后再狭窄率。

（5）主动脉内球囊反搏（intra-aortic balloon pump，IABP）：对无保护的左主干病变、有保护的左主干病变合并左室功能中重度下降、ACS 伴左室充盈压增高或广泛室壁运动异常、高危 PCI 术中需行冠状动脉斑块旋磨术的患者，植入 IABP 能降低 PCI 的手术风险。

（七）PCI 围手术期的药物治疗

对于 NSTE-ACS 患者，围手术期充分的药物准备可降低血栓事件、改善患者症状、降低介入治疗相关心血管事件的风险，改善预后。药物治疗主要包括抗血小板和抗凝治疗，以及其他抗缺血、改善预后的药物治疗。

1. 抗血小板治疗 目前常用的抗血小板药物主要有口服的阿司匹林、氯吡格雷和替格瑞洛，以及静脉注射用的替罗非班。所有无禁忌证的准备行 PCI 术的 NSTE-ACS 患者均应使用阿司匹林联合 P2Y$_{12}$ 受体拮抗剂进行双联抗血小板治疗。在接受 PCI 的 NSTE-ACS 患者、不准备 PCI 的高危 NSTE-ACS 患者中，使用 GP Ⅱb/Ⅲa 受体拮抗剂（GPI）可能使患者明显受益，但对不准备行 PCI 的低危患者不建议使用 GP Ⅱb/Ⅲa 受体拮抗剂。NSTE-ACS 患者 PCI 围手术期抗血小板治疗具体推荐见表 9-2-14。

表 9-2-14 PCI 围手术期抗血小板治疗推荐[5]

推荐	推荐类型	证据水平
NSTE-ACS	Ⅰ	A
所有无禁忌证的患者均应初次使用阿司匹林 100~300mg，并 100mg/d 长期维持	Ⅰ	A
在阿司匹林的基础上加用 P2Y$_{12}$ 受体拮抗剂至少 12 个月，除非存在禁忌证（如出血风险高），选择包括：		
◇ 替格瑞洛（首次 180mg，继以 90mg/次，2 次/d），建议无禁忌证的中高危风险患者（如肌钙蛋白升高、已服用氯吡格雷）首选	Ⅰ	B
◇ 氯吡格雷（首次 600mg，继以 75mg/d），建议用于无禁忌证的或需长期服用抗凝药的患者	Ⅰ	B
◇ 早期 PCI 患者，建议首选替格瑞洛，次选氯吡格雷	Ⅱa	B
对于出血风险低、缺血风险高的患者，建议阿司匹林加 P2Y$_{12}$ 受体拮抗剂治疗至少 1 年	Ⅱb	A
紧急情况或发生血栓并发症时，可考虑使用 GP Ⅱb/Ⅲa 受体拮抗剂	Ⅱa	C
冠状动脉病变未知的情况下，不建议预使用 GP Ⅱb/Ⅲa 受体拮抗剂	Ⅲa	A

2. 抗凝治疗 NSTE-ACS 患者 PCI 术中均应抗凝治疗。目前国内常用的抗凝药物包括普通肝素、依诺肝素、比伐芦定和磺达肝癸钠。NSTE-ACS 患者 PCI 围手术期抗凝治疗具体推荐见表 9-2-15。

表 9-2-15　NSTE-ACS 患者 PCI 围手术期抗凝治疗推荐 [5]

推荐	推荐类型	证据水平
所有患者 PCI 术中的抗血小板治疗基础上加用抗凝药物	I	A
综合考虑缺血和出血风险及有效性和安全性，选择性地使用抗凝药物	I	C
PCI 术中使用比伐芦定 [一次性静脉注射 0.75mg/kg，随后 1.75mg/（kg·h）维持至术后 3～4 小时] 作为普通肝素合用 GP Ⅱ b/ Ⅲ a 受体拮抗剂的替代治疗	I	A
PCI 开始时，对未用其他抗凝剂患者，一次性静脉注射普通肝素 70～100U/kg，合用 GP Ⅱ b/ Ⅲ a 受体拮抗剂时，一次性静脉注射普通肝素 50～70 U/kg	I	B
PCI 开始时应用肝素抗凝剂患者，可考虑在 ACT 监测下追加肝素（ACT≥225s）	Ⅱ b	B
PCI 术前使用磺达肝癸钠（2.5mg/d）的患者，在 PCI 术中一次性静脉注射普通肝素 85U/kg 或普通肝素 60U/kg 合用 GP Ⅱ b/ Ⅲ a 受体拮抗剂	I	B
对皮下依诺肝素抗凝剂预处理患者，PCI 术中应考虑使用依诺肝素	Ⅱ a	B
除非存在其他抗凝指征，PCI 后停止抗凝治疗	Ⅱ a	C

3. 特殊人群的抗栓治疗　对复杂冠状动脉病变、糖尿病、慢性肾功能不全或正在口服抗凝药物的拟接受 PCI 的 NSTE-ACS 患者，其血栓或出血风险相对增高，应用抗血栓药物时更应充分权衡其疗效与安全性，抗血小板治疗首选替格瑞洛（负荷剂量 180mg，维持剂量 90mg，2 次 /d），并与阿司匹林联合应用至少 12 个月 [11]。

对 CHA_2DS_2-VAS 评分≥2 分、HAS-BLED≤2 分合并心房颤动的 NSTE-ACS 患者，PCI 术后均口服抗凝药物加阿司匹林 100mg/d、氯吡格雷 75mg/d 6 个月，继而口服抗凝药物加阿司匹林 100mg/d 或氯吡格雷 75mg/d 持续至 1 年。对 HAS-BLED 评分≥3 分、需口服抗凝药物的 NSTE-ACS 患者，建议口服抗凝药物加阿司匹林 100mg/d、氯吡格雷 75mg/d 至少 1 个月，继而口服抗凝药物加阿司匹林 100mg/d 或氯吡格雷 75mg/d（持续时间根据临床具体情况而定）。

4. 其他药物治疗　对 NSTE-ACS 患者，无论是否接受再灌注治疗，均及早服用他汀药物，使低密度脂蛋白胆固醇（LDL-C）<1.8mmol/L，且达标后不应停药或盲目减小剂量。对于应用耐受剂量的他汀治疗后 LDL-C 仍不能达标的患者，可联合应用非他汀类调脂药物。硝酸酯类能降低心肌需氧，同时增加心肌供氧，对缓解心肌缺血有帮助。β 受体阻滞剂通过负性肌力和负性频率作用而降低心肌氧耗，在无禁忌证的 NSTE-ACS 患者中应尽早使用，目标静息心率为 50～60 次 /min。ACEI 可以降低 NSTE-ACS 患者的死亡率，对 NSTE-ACS 高危患者或合并高血压的患者，应使用 ACEI。

二、ST 段抬高心肌梗死

（一）定义和分型

STEMI 是指在冠状动脉病变的基础上突发冠状动脉持续性、完全闭塞，血流急剧减少或中断，导致相应的心肌严重而持久的急性缺血、损伤、坏死的临床综合征。

我国推荐使用第 3 版"心肌梗死全球定义" [12]**，将心肌梗死分为 5 型：**

1 型：自发性心肌梗死。由于动脉粥样斑块破裂、溃疡、裂纹、糜烂或夹层，引起冠状动脉血栓形成，最终导致心肌急性缺血、坏死。该类患者大多有严重的冠状动脉病变，少数患者冠状动脉仅有轻度狭窄甚至正常。通常情况下若无特殊说明，STEMI 所指的是 1 型自发性心肌梗死。

2 型：继发于心肌氧供需失衡的心肌梗死。由冠状动脉病变外的其他情形（冠状动脉内皮功能异常、冠状动脉痉挛或栓塞、心动过速 / 过缓性心律失常、贫血、呼吸衰竭、低血压、高血压伴或不伴左心室肥厚）引起心肌需氧与供氧失平衡，导致心肌损伤和坏死。

3 型：心脏性猝死。心脏性死亡伴心肌缺血症状和新的缺血性心电图改变或左束支传导阻滞，但无心肌损伤标志物检测结果。

4a 型：经皮冠状动脉介入治疗（percutaneous coronary intervention，PCI）相关心肌梗死。PCI 术后肌钙蛋白（cardiac troponin，cTn）升高超过正常上限 5 倍；或基线 cTn 增高、PCI 术后 cTn 升高≥20%，继而逐渐下降。同

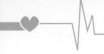

时发生：①心肌缺血症状；②心电图缺血性改变或新发左束支传导阻滞；③造影示冠状动脉阻塞、持续性慢血流或无复流、血栓形成；④新出现心肌节段性室壁运动异常的影像学表现。

4b 型：支架血栓形成引起的心肌梗死。冠状动脉造影或尸检发现支架植入处血栓性阻塞，患者有心肌缺血症状和 / 或至少 1 次心肌损伤标志物高于正常上限。

5 型：冠状动脉旁路移植术（coronary artery bypass grafting，CABG）相关心肌梗死。术后 cTn 升高超过正常上限 10 倍，同时发生：①新出现的病理性 Q 波或左束支传导阻滞；②冠状动脉造影提示桥血管或自身冠状动脉闭塞；③新出现心肌节段性室壁运动异常的影像学表现。

（二）病因和发病机制

STEMI 的病因多为不稳定斑块破裂、糜烂继发血栓形成，少数为冠状动脉栓塞、痉挛、炎症、先天畸形或冠状动脉开口阻塞导致的血管持续、完全闭塞，最终引起心肌急性缺血、坏死。冠状动脉闭塞 20 分钟后，其供应的心肌即发生坏死，当继发严重的心律失常、休克、心力衰竭等并发症时，可进一步减少心肌灌注，扩大梗死面积。

（三）临床表现

1. 症状　典型症状为无明显诱因心前区剧烈压榨性疼痛，疼痛症状和性质与心绞痛类似，持续时间较长，可达数小时，常伴有濒死感、恶心、呕吐、大汗和呼吸困难等，含服硝酸甘油不能完全缓解。

2. 体征　应密切监测患者生命体征，观察患者有无皮肤湿冷、面色苍白、烦躁不安、颈静脉怒张等；听诊有无肺部湿啰音、心律不齐、心脏杂音和奔马律；评估神经系统体征。

3. 心电图表现　超急期心电图可表现为异常高大且两支不对称的 T 波。早期心电图表现为 ST 段弓背向上抬高（呈单向曲线）伴或不伴病理性 Q 波、R 波减低（正后壁心肌梗死时，ST 段变化可以不明显）。首次心电图不能明确诊断时，需在 10 ~ 30 分钟后复查。左束支传导阻滞患者发生心肌梗死时，心电图变化不典型，需结合临床情况仔细判断。建议尽早开始心电监测，尽早发现致命性的恶性心律失常。

4. 心肌坏死标记物　详见本章"一、不稳定型心绞痛和非 ST 段抬高心肌梗死"。

5. 超声心动图　超声心动图有助于检测心肌梗死范围、附壁血栓，以及左心室功能和机械并发症，明确有无室间隔穿孔、乳头肌功能失调或断裂、室壁瘤等并发症，判断预后。

6. 冠状动脉造影　对于选择行血运重建的患者，有助于判断冠状动脉的狭窄程度、血栓负荷程度，有无夹层、冠状动脉肌桥、冠状动脉痉挛、起源异常、冠状动脉瘘等特殊病变，指导治疗方案的选择和判断预后。

（四）血运重建治疗

早期、快速和完全地开通梗死相关动脉（infarct relative artery，IRA），是 STEMI 患者实施再灌注、改善预后的关键（图 9-2-1）。应尽量缩短首次医疗接触（first medical contact，FMC）至 PCI 的时间，降低院内死亡风险。若根据症状和心电图能够明确诊断 STEMI 的患者，不需等待心肌损伤标志物和 / 或影像学检查结果，而应尽早给予再灌注及其他相关治疗。

1. 溶栓治疗　溶栓治疗快速、简便，在不具备 PCI 条件的医院或各种原因使首次医疗接触 FMC 至 PCI 时间明显延迟时（预计 FMC 至 PCI 的时间延迟＞120 分钟），应于 30 分钟内尽早启动溶栓治疗[14]。决定是否溶栓治疗时，应综合分析预期风险 / 效益比、发病至就诊时间、就诊时临床及血流动力学特征、合并症、出血风险、禁忌证和预期 PCI 延误时间。左束支传导阻滞、大面积梗死（前壁心肌梗死、下壁心肌梗死合并右心室梗死）患者溶栓获益较大。

对于溶栓后患者，无论临床判断是否再通，均应早期（3 ~ 24 小时内）进行冠状动脉造影；溶栓后 PCI 的最佳时机仍有待进一步研究。无 PCI 条件的医院，在溶栓治疗后，应将患者转运到有 PCI 条件的医院进一步治疗。

2. PCI 治疗

（1）直接 PCI：开展急诊介入的心导管室每年 PCI 量≥100 例，主要操作者具备介入治疗资质且每年独立完成 PCI≥50 例。开展急诊直接 PCI 的医院应全天候应诊，并争取 STEMI 患者首诊至直接 PCI 时间≤90 分

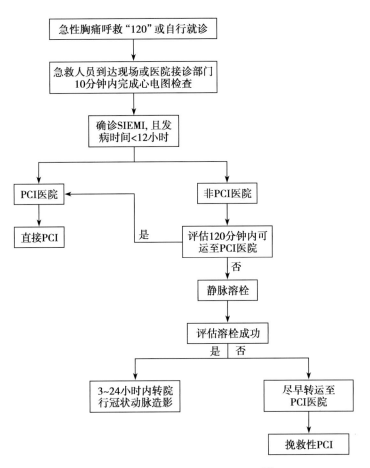

图 9-2-1 STEMI 患者急救流程[13]

钟。2016 年冠状动脉介入合理应用标准（AUC）针对 STEMI 患者的直接 PCI、非 IRA 相关的 PCI 策略进行合理评分[15]，具体推荐见表 9-2-16 和表 9-2-17。

表 9-2-16 STEMI 患者即刻 PCI[15]

适应证	合理应用评分
对罪犯血管的血运重建（直接 PCI）	
1. 出现症状的 12 小时内	A（9）
2. 出现症状的 12～24 小时内，并且出现严重心力衰竭、缺血症状以及血流动力学或电生理的不稳定	A（8）
3. 出现症状的 12～24 小时内，并且不伴有严重心力衰竭、缺血症状以及血流动力学或电生理的不稳定，经直接 PCI 成功开通罪犯血管后，同时对 1 支或多支罪犯血管进行即刻血运重建	M（6）
4. 针对罪犯血管行 PCI 后出现持续性心源性休克，对另外的 1 支或多支血管行 PCI 或 CABG	A（8）
5. 针对罪犯血管行 PCI 后患者情况稳定，存在额外的 1 支或多处严重狭窄血管	M（6）
6. 针对罪犯血管行 PCI 后患者情况稳定，存在额外的 1 处或多处中度狭窄（50%～70%）血管	M（4）

（2）溶栓后 PCI：直接 PCI 是 STEMI 患者的首选治疗，但目前国内急救系统尚不完善，部分三级以下医院不具备直接 PCI 条件，而导致部分 STEMI 患者首先选择溶栓治疗（表 9-2-17）。但由于冠状动脉溶栓后再灌注率明显低于直接 PCI，而再发梗死的风险较高，近来临床研究显示，不管溶栓成功与否，溶栓后一定时间窗内的 PCI 可明显降低 STEMI 患者近期再发心肌梗死、急性心力衰竭、死亡等风险。

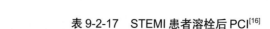

表 9-2-17　STEMI 患者溶栓后 PCI[16]

推荐	推荐类别	证据水平
溶栓后 PCI		
建议所有患者溶栓后 24 小时内送至 PCI 中心	I	A
建议溶栓成功后 24 小时内行冠状动脉造影，并根据需要行 IRA 手术	I	A
溶栓后出现心源性休克、急性左心衰竭时，行急诊冠状动脉造影及 IRA 手术	I	B
溶栓失败（溶栓后 60 分钟 ST 段回落<50% 或者仍有胸痛者），行急诊 PCI	I	A
补救 PCI		
溶栓成功后再次出现胸痛、血流动力学不稳、恶性心律失常或再发闭塞时，行急诊 PCI	Ⅱa	A
溶栓成功后血流动力学稳定，3~24 小时内行冠状动脉造影		

　　1）溶栓后 PCI：易化 PCI 是指 STEMI 患者发病 12 小时内等待介入治疗时给予不同剂量的静脉溶栓治疗或联合 GPⅡb/Ⅲa 受体拮抗剂的不同组合的溶栓治疗，但增加了出血风险。因此，对于不能直接 PCI 的出血风险较低的年轻高危 STEMI 患者，可考虑易化 PCI，而不推荐应用全量静脉溶栓剂量后立即 PCI。

　　2）补救 PCI：补救 PCI 是指溶栓失败后的急诊 PCI。2009 年我国 PCI 指南 [16] 推荐指征为：溶栓 60 分钟后仍有持续性心肌缺血症状；合并心源性休克，年龄<75 岁，发病<36 小时，休克<18 小时；发病 12 小时合并心力衰竭或肺水肿；年龄>75 岁，心源性休克，STEMI 发病<36 小时，休克<18 小时，评估出血风险后行补救 PCI；血流动力学不稳定或心电不稳定。

　　（3）非 IRA 的 PCI：以往观点认为，对无血流动力学紊乱的 STEMI 患者，仅对 IRA 进行 PCI。2014 年 ESC 公布的 CvLPRIT 研究显示，与仅开通 IRA 的直接 PCI 相比，完全血运重建可显著降低患者 MACCE 的发生率。2016 年冠状动脉介入合理应用标准（AUC）对 STEMI 患者非 IRA 的 PCI 进行合理评分，具体评分见表 9-2-18。

表 9-2-18　STEMI 入院初期对非罪犯血管进行血运重建 [15]

适应证	合理应用评分
成功通过直接 PCI 或溶栓治疗罪犯血管，同次住院期间对 1 或多处非罪犯血管进行即刻血运重建	
通过 PCI 或 CABG 进行血运重建	
◇ 自发的或极易诱发的心肌缺血症状 　存在额外的 1 处或多处严重血管狭窄	A（8）
◇ 症状消失 　非侵入性检查发现存在缺血 　存在额外的 1 处或多处严重血管狭窄	A（7）
◇ 症状消失（未进行额外的检查） 　存在额外的 1 处或多处严重血管狭窄	M（6）
◇ 症状消失（未进行额外的检查） 　存在额外的 1 处或多处中度（50%~70%）血管狭窄	R（3）
◇ 症状消失 　存在额外的 1 处或多处中度（50%~70%）血管狭窄 　FFR ≤ 0.80	A（7）

　　（4）转运 PCI：当患者就诊医院无直接 PCI 的条件，而患者有溶栓禁忌证，或虽无溶栓禁忌证但发病时间>3 小时且<12 小时，应尽可能转运至有直接 PCI 条件的医院，转运前应给予抗血小板和抗凝治疗。

（5）延迟 PCI：早期未接受再灌注治疗（发病＞24 小时）的患者，自发或诱发的心肌缺血症状、存在血流动力学不稳、严重的恶性心律失常，建议行 PCI。对于无心肌缺血证据而 IRA 严重狭窄者，可考虑行 PCI。

（6）急诊 CABG：应行急诊 CABG 的指征，包括直接 PCI 失败（如冠状动脉穿孔、严重夹层、急性闭塞、支架脱载、导丝断裂等）；冠状动脉造影提示解剖适合 CABG；存在大面积抑顿心肌导致持续缺血或血流动力学不稳而难以耐受 PCI 手术；并发室间隔穿孔、乳头肌坏死或断裂导致的二尖瓣关闭不全、游离壁破裂需外科修补；心源性休克、致命性室性心律失常同时伴有左主干或三支病变。

（五）PCI 术中辅助治疗技术

1. 抽吸导管　既往观点认为，STEMI 患者 PCI 术中进行血栓抽吸可迅速减少罪犯血管的血栓负荷，恢复心肌再灌注，抑制远端栓子形成和微血管阻塞，降低支架植入后无复流发生率。但近年来临床研究[17]显示，与传统 PCI 相比，常规进行血栓抽吸并未降低 PCI 术后近期全因死亡率。2016 年我国冠状动脉介入指南不推荐直接 PCI 前进行常规冠状动脉内手动血栓抽吸，但对于血栓负荷较重、支架内血栓的患者，可进行血栓抽吸，或将其作为应急使用。

2. IABP　IABP 球囊通过左室舒张早期主动脉瓣关闭后的立即充气而升高升主动脉舒张压，从而增加冠状动脉血流；球囊在心室收缩、主动脉瓣开放前排气而降低升主动脉压，从而降低后负荷、减少心肌氧耗。2016 年中国经皮冠状动脉介入治疗指南指出，对 STEMI 合并心源性休克患者，在充分药物治疗后仍存在血流动力学不稳定时，可用 IABP 支持治疗，而不推荐常规应用 IABP。ACS 合并机械并发症（室间隔破裂、二尖瓣腱索断裂、右心室梗死等）患者，在发生血流动力学不稳定时，可植入 IABP。对于 PCI 术中发生严重无复流的患者，IABP 有助于稳定血流动力学。

（六）围手术期的药物治疗

1. 抗血小板治疗　首先，所有无禁忌证的 STEMI 患者均立即嚼服肠溶性阿司匹林或口服水溶性阿司匹林 300mg，继以 75～100mg/d 维持。其次，行 PCI 患者应给予替格瑞洛（首次 180mg，继以 90mg/ 次，2 次 /d）或氯吡格雷（首次 600mg，继以 75mg/d）至少 12 个月[18]；静脉溶栓后，氯吡格雷 75mg/d 维持 12 个月（年龄＞75 岁），或氯吡格雷首次 300mg，继以 75mg/d 维持 12 个月（年龄≤75 岁）；未行再灌注治疗的 STEMI 患者，替格瑞洛（90mg/ 次，2 次 /d）或氯吡格雷（75mg/d）至少 12 个月。针对冠状动脉造影提示血栓负荷重的患者，可冠状动脉内注射替罗非班，有助于减少无复流、改善心肌灌注。对不准备行 PCI 的低危患者不建议使用 GP Ⅱb/Ⅲa 受体拮抗剂。

2. 抗凝治疗　直接 PCI 患者，术中静脉推注普通肝素（70～100U/kg），联合使用 GP Ⅱb/Ⅲa 受体拮抗剂时，静脉推注普通肝素（50～70U/kg），并维持至 PCI 术后 4 小时（首次推注普通肝素后每隔 1 小时给予 1 000U，直至手术结束），或静推比伐芦定 0.75mg/kg，继之以 1.75mg/（kg·h）持续静滴，以降低急性支架内血栓形成的风险[19]。静脉溶栓的患者至少抗凝治疗 48 小时：依诺肝素静推 30mg，继以 1mg/kg 皮下注射，2 次 /d（＜75 岁）；或仅 1mg/kg 皮下注射，2 次 /d（≥75 岁）。静脉溶栓后 8～12 小时拟行 PCI 的患者，给予静推依诺肝素 0.3mg/kg。

3. 其他药物治疗　对 STEMI 患者，无论是否接受 PCI 治疗，入院后均服用他汀类药物，使 LDL-C ＜1.8mmol/L，且达标后不应停药或盲目减小剂量[20]，他汀类药物除调脂作用外，还有抗炎、改善内皮功能、抑制血小板聚集的作用。硝酸酯能缓解缺血性胸痛，降低心肌氧耗，降低高血压，减轻肺水肿。β 受体阻滞剂通过负性肌力和负性频率作用，降低心肌需氧量和增加冠状动脉灌注时间，有利于缩小心肌梗死面积，减少恶性心律失常的发生，降低病死率，无禁忌证的 STEMI 患者发病 24 小时内开始服用小剂量美托洛尔，逐渐加量，目标静息心率为 50～60 次 /min。ACEI 可延缓心肌重构，减少慢性心力衰竭的发生，降低糖尿病伴左心室功能不全及高危冠心病患者的死亡率，所有无禁忌证的 STEMI 患者应及早服用，不能耐受 ACEI 的患者用 ARB 替代。针对 STEMI 患者 LVEF＜40%、心功能不全或糖尿病、血清肌酐≤221μmol/L（男性）或 177μmol/L（女性），应在 ACEI/ARB 治疗的基础上，给予醛固酮受体拮抗剂。

（胡泽平　钱海燕）

参 考 文 献

［1］RODRIGUEZ F, MAHAFFEY K W. Management of Patients With NSTE-ACS: A Comparison of the Recent AHA/ACC and ESC Guidelines[J]. J Am Coll Cardiol, 2016, 68（3）:313-321.

［2］MUELLER C, GIANNITSIS E, CHRIST M, et al. Multicenter Evaluation of a 0-Hour/1-Hour Algorithm in the Diagnosis of Myocardial Infarction With High-Sensitivity Cardiac Troponin T[J]. Ann Emerg Med, 2016, 68（1）:76-87.e4.

［3］CREA F, JAFFE A S, COLLINSON P O, et al. Should the 1h algorithm for rule in and rule out of acute myocardial infarction be used universally?[J]. Eur Heart J, 2016, 37（44）:3316-3323.

［4］DE ARAÚJO GONÇALVES P, FERREIRA J, AGUIAR C, et al. TIMI, PURSUIT, and GRACE risk scores: sustained prognostic value and interaction with revascularization in NSTE-ACS[J]. Eur Heart J, 2005, 26（9）:865-872.

［5］中华医学会心血管病学分会, 中华心血管病杂志编辑委员会. 中国经皮冠状动脉介入治疗指南（2016）[J]. 中华心血管病杂志, 2016, 44（5）:328-400.

［6］马长生, 霍勇, 方唯一, 等. 介入心脏病学[M]. 2版. 北京: 人民卫生出版社, 2012.

［7］TONINO P A, DE BRUYNE B, PIJLS N H, et al. Fractional flow reserve versus angiography for guiding percutaneous coronary intervention[J]. N Engl J Med, 2009, 360（3）:213-224.

［8］CHEN S L, YE F, ZHANG J J, et al. Randomized Comparison of FFR-Guided and Angiography-Guided Provisional Stenting of True Coronary Bifurcation Lesions: The DKCRUSH- Ⅵ Trial（Double Kissing Crush Versus Provisional Stenting Technique for Treatment of Coronary Bifurcation Lesions Ⅵ）[J]. JACC Cardiovasc Interv, 2015, 8（4）:536-546.

［9］AHN J M, PARK D W, SHIN E S, et al. Fractional Flow Reserve and Cardiac Events in Coronary Artery Disease: Data From a Prospective Registry (Interventional Cardiology Research Incooperation Society Fractional Flow Reserve) [J]. Circulation, 2017, 135(23):2241-2251.

［10］ALI Z A, MAEHARA A, GÉNÉREUX P, et al. Optical coherence tomography compared with intravascular ultrasound and with angiography to guide coronary stent implantation（ILUMIEN Ⅲ : OPTIMIZE PCI）: a randomised controlled trial[J]. Lancet, 2016, 388（10060）:2618-2628.

［11］JAMES S, ANGIOLILLO D J, CORNEL J H, et al. Ticagrelor vs. clopidogrel in patients with acute coronary syndromes and diabetes: a substudy from the PLATelet inhibition and patient Outcomes（PLATO）trial[J]. Eur Heart J, 2010, 31（24）:3006-3016.

［12］JAFFE A S, APPLE F S. The third Universal Definition of Myocardial Infarction--moving forward[J]. Clin Chem, 2012, 58（12）:1727-1728.

［13］中华医学会心血管病学分会, 中华心血管病杂志编辑委员会. 急性 ST 段抬高型心肌梗死诊断和治疗指南（2015）[J]. 中华心血管病杂志, 2015, 43（5）:380-393.

［14］CARRILLO X, FERNANDEZ-NOFRERIAS E, RODRIGUEZ-LEOR O, et al. Early ST elevation myocardial infarction in non-capable percutaneous coronary intervention centres: in situ fibrinolysis vs. percutaneous coronary intervention transfer[J]. Eur Heart J, 2016, 37（13）:1034-1040.

［15］BATES E R, TAMIS-HOLLAND J E, BITTL J A, et al. PCI Strategies in Patients With ST-Segment Elevation Myocardial Infarction and Multivessel Coronary Artery Disease[J]. J Am Coll Cardiol, 2016, 68（10）:1066-1081.

［16］中华医学会心血管病学分会, 中华心血管病杂志编辑委员会. 中国经皮冠状动脉介入治疗指南（2016）[J]. 中华心血管病杂志, 2016, 44（5）:328-400.

［17］JOLLY S S, JAMES S, DŽAVÍK V, et al. Thrombus Aspiration in ST-Segment-Elevation Myocardial Infarction: An Individual Patient Meta-Analysis: Thrombectomy Trialists Collaboration[J]. Circulation, 2017, 135（2）:143-152.

［18］SIBBING D, KASTRATI A, BERGER P B. Pre-treatment with P2Y$_{12}$ inhibitors in ACS patients: who, when, why, and which agent?[J]. Eur Heart J, 2016, 37（16）:1284-1295.

［19］SINNAEVE P R, VAN DE WERF F. Transporting STEMI patients for primary PCI: a long and winding road paved with good intentions?[J]. Eur Heart J, 2016, 37（13）:1041-1043.

［20］BAIGENT C, KEECH A, KEARNEY P M, et al. Efficacy and safety of cholesterol-lowering treatment: prospective meta-analysis of data from 90 056 participants in 14 randomised trials of statins[J]. Lancet, 2005, 366（9493）:1267-1278.

第3章 稳定性冠心病的介入治疗

一、稳定性冠心病概述

稳定性冠心病是一种常见的以一过性心肌需氧与供氧失衡为特征的临床综合征,常由体力运动、情绪改变等应激因素引起,也可无诱因自发,主要表现为心前区不适,同时也包括 ACS 发作前的稳定、无症状阶段,是冠心病最常见的表现。多见于左主干狭窄≥50% 以及一支或多支冠状动脉主要分支狭窄≥70%,当体力或精神应激时,冠状动脉血流供氧不能满足心肌代谢的需要,导致心肌缺血,从而引起心绞痛的发作,休息或含服硝酸甘油可缓解。慢性稳定型心绞痛是指心绞痛发作的程度、频度、性质及诱发因素在数周内无显著变化的患者。

2013 年欧洲心脏病学协会发布的稳定性冠心病管理指南中,稳定性冠心病的特点总结见表 9-3-1。

表 9-3-1　稳定性冠心病的特点

项目	特点
病因	稳定的冠状动脉粥样硬化或心外膜血管及微循环的功能改变
自然病程	症状稳定或以 ACS 发作为结尾的无症状期
心肌缺血的机制	心外膜冠状动脉的狭窄
	微血管功能障碍
	局部或弥漫的心外膜冠状动脉痉挛
	上述不同机制可同时出现在一位患者中,并可随时间进展而发生改变
临床表现	劳力性心绞痛;静息性心绞痛;缺血性心肌病;无症状

(一)病因和发病机制

绝大多数(90% 以上)稳定性冠心病系由冠状动脉粥样硬化性病变引起,在心肌耗氧量增加,而冠状动脉血流又不能增加时,即可发生心肌缺血,导致心绞痛发作。心绞痛也可发生在瓣膜病(尤其主动脉瓣病变)、肥厚型心肌病和未控制的高血压以及甲状腺功能亢进、严重贫血等患者。冠状动脉"正常"者也可由于冠状动脉痉挛或内皮功能障碍等发生心绞痛。某些非心脏性疾病如食管、胸壁或肺部疾病也可引起类似心绞痛的症状,临床上需注意鉴别。

(二)病理生理

稳定型心绞痛是心肌缺血的后果,心肌缺血则由心肌需氧及供氧之间失衡所致。心肌需氧量(MVO_2)的主要决定因素为心肌收缩力、心率及室壁张力。心肌供氧则取决于冠状动脉血流量及冠状动脉氧含量。

体力活动或情绪激动是引起 MVO_2 增加,导致心绞痛发作的最常见原因,其他如进餐后运动、寒冷、发热、甲状腺功能亢进、心动过速及低血糖等,对于有冠状动脉阻塞性病变的患者,均可使 MVO_2 增加而诱发心绞痛。心率增快是诱发心肌缺血的重要因素,心肌缺血的发生与心率增加的程度及时间成比例。

冠状动脉收缩所致的一过性供氧不足也会诱发心绞痛,在有固定性冠状动脉阻塞病变的患者,其阻塞程度仅稍增加,即可使冠状动脉血流降至临界水平之下,从而引起心肌缺血,这种一过性供氧的减少即可造成心绞痛发作。

(三)临床表现

心肌缺血相关临床症状的特点主要包括发作部位、性质、持续时间以及其与体力活动或其他加重缓解因素之间的关系。稳定型心绞痛的主要临床表现是胸部正中胸骨后或心前区的不适感，可呈紧束、压迫、烧灼、压榨或窒息感等，有时可伴发呼吸困难、头晕或乏力。绞痛可向臂部放射，尤其是左臂内侧，直至环指及小指，也可放射至头部、下颌、咽部、牙齿或上腹等部位，但也有少数心肌缺血表现为上腹或下颌疼痛。典型的心绞痛发作 2 ~ 3 分钟，开始时较轻微，以后逐渐增重，数分钟时达高峰，然后缓解。少数由情绪激动诱发的心绞痛持续时间较长。稳定型心绞痛经休息、坐下、原位站立或者服用硝酸酯类药物，即可在数分钟内缓解。心绞痛发作时，舌下含服硝酸甘油后，在 1 ~ 3 分钟之内可使心绞痛缓解。

典型的慢性稳定型心绞痛最常见的诱因是体力活动及情绪激动。体力活动可致心肌耗氧量增加，在病变冠状动脉供血能力有限的情况下，即可引起心绞痛。这种稳定型心绞痛的发作或加重通常出现于体力活动增加，情绪激动及精神紧张时，这些诱因使心率加快，血压升高，心肌收缩力增强而致 MVO_2 增加，并可引起冠状动脉张力增高，冠状动脉痉挛，使冠状动脉的血流减少，从而导致心绞痛。其他如寒冷、饱餐、酷热、顶风行走等也可诱发心绞痛。如何判断心绞痛是否典型，总结见表 9-3-2。

表 9-3-2　典型心绞痛的判断

分类	特点
典型心绞痛（确诊）	符合以下全部 3 个特点：①胸骨后不适感具有特征性的持续时间和疼痛性质；②体力活动或情绪应激时诱发；③经休息或使用硝酸酯类药物数分钟内缓解
不典型心绞痛（可疑）	符合以上特点中的两个
非心绞痛性胸痛	只符合以上特点中一个或都不符合

（四）稳定性冠心病的诊断流程

可疑冠心病的诊断需要用到验前概率（pre-test probability，PTP；即试验前评估患稳定性冠心病的可能性），将无创性检查的结果与验前概率相结合，可以针对不同患者作出更准确的个体化诊断。验前概率由特定人群中该疾病的发生率以及患者的个体特点决定，其主要决定因素有年龄、性别和症状特性。稳定性胸痛患者临床验前概率的计算见表 9-3-3。

表 9-3-3　稳定性胸痛患者临床验前概率的计算

年龄/岁	典型心绞痛		不典型心绞痛		无心绞痛症状	
	男性	女性	男性	女性	男性	女性
30 ~ 39	59	28	29	10	18	5
40 ~ 49	69	37	38	14	25	8
50 ~ 59	77	47	49	20	34	12
60 ~ 69	84	58	59	28	44	17
70 ~ 79	89	68	69	37	54	24
>80	93	76	78	47	65	32

如果疼痛已明确为非心绞痛，则需要进行其他诊断性试验来确定引起胸痛的原因，如胃肠、肺和肌肉骨骼等。可疑稳定性冠心病患者中，如果其合并症不允许血运重建，则应进行药物治疗，必要时可行药物负荷显像以协助鉴别诊断。LVEF<50% 且伴典型心绞痛者发生心血管事件的风险较高，应在进行其他检查之前就立即行冠状动脉造影。有可疑胸痛，但 PTP 小于 15% 的患者，应先排除其他引起胸痛的心源性因素。PTP 中等（15% ~ 85%）的患者需行进一步的无创性检查。而 PTP 大于 85% 的患者即可诊断为稳定性冠心病，此时再多的无创检查也无法提高其诊断的准确性，但这些无创性检查的结果可用于风险分层。严重心绞痛、活动能力低的患者通常不良事件发生率较高，此时直接进行冠状动脉造影是合理的，并且要根据 FFR 的结果来判断是否进行血运重建。可疑稳定性冠心病的初步诊断流程如图 9-3-1。

冠状动脉 CTA 有较高的阴性预测价值，所以当冠状动脉 CTA 提示无狭窄时，可直接开始药物治疗，而不用再进行其他检查或有创性治疗。这对于 PTP 偏低的患者尤其有效，PTP 中等的可疑稳定性冠心病患者无创性检查的选择见图 9-3-2。

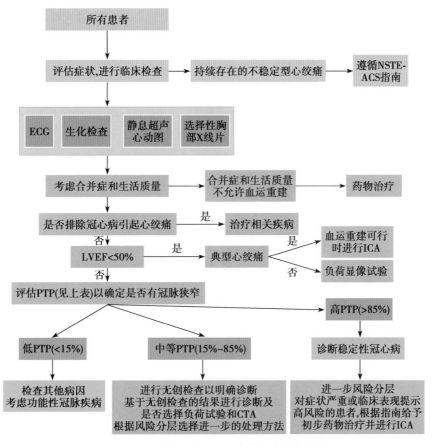

图 9-3-1　可疑稳定性冠心病的初步诊断流程

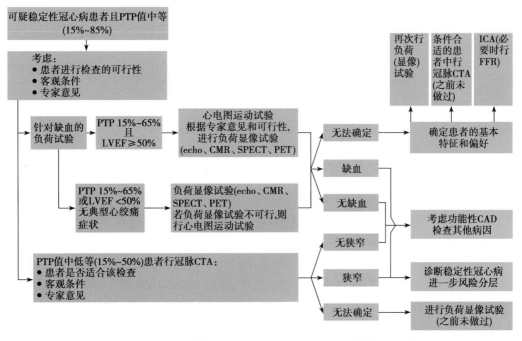

图 9-3-2　PTP 中等的可疑稳定性冠心病患者无创性检查的选择

（五）风险分层

负荷试验广泛运用于冠心病的诊断与风险分层。无创性检查的结果与稳定性冠心病患者的死亡、心肌梗死发生风险之间的关系见表9-3-4。

表9-3-4 无创性检查的结果与稳定性冠心病患者的死亡、心肌梗死发生风险之间的关系

无创性危险分层	具体内容
高危（死亡率或心肌梗死率＞3%）	1. 严重的左心室功能失调（LVEF＜35%）不能由非冠状动脉因素解释 2. 无心肌梗死病史或心肌梗死证据的患者静息灌注异常面积≥10% 3. 负荷心电图发现低负荷时 ST 段压低≥2mm、活动所致 ST 段抬高或活动所致的 VT/VF 4. 严重的应激所致的左心室功能失调（LVFF 峰值＜45%，或应激时 LVEF 下降≥10%） 5. 应激所致灌注异常面积≥10%，或应激节段评分显示多根血管异常 6. 应激所致左心室扩张 7. 可诱发的室壁运动异常（＞2 个节段） 8. 低剂量多巴酚丁胺 [≤10mg/（kg·min）] 或低心率（＜120 次 /min）时出现肌壁运动异常 9. 冠状动脉钙化（CAC）评分＞400 Agatston 单位 10. 冠状动脉CTA 示多支阻塞性CAD（≥70% 狭窄）或左主干狭窄（≥50% 狭窄）
中危（死亡率或心肌梗死率为1%～3%）	1. 轻中度左心室功能失调（35%＜LVEF＜49%）不能由非冠状动脉因素解释 2. 无心肌梗死病史或心肌梗死证据的患者静息灌注异常面积为 5%～9.9% 3. 劳力症状伴随 ST 段压低≥1mm 4. 应激所致灌注异常面积为 5%～9.9%，或应激节段评分显示单根血管异常，但无左心室扩张 5. 少量室壁运动异常（1～2 个节段） 6. 冠状动脉钙化（CAC）评分为 100～399 Agatston 单位 7. 冠状动脉 CTA 示单支阻塞性 CAD（≥70% 狭窄）或≥2 支中度狭窄（50%～69%）
低危（死亡率或心肌梗死率＜3%）	1. 平板试验评分为低风险（≥5 分）或达到最大活动水平时无新的 ST 段改变、无活动所致胸痛症状 2. 静息时灌注正常或轻微异常（＜5%） 3. 应激时肌壁运动正常或与静息时相比无改变 4. 冠状动脉钙化（CAC）评分＜100 Agatston 单位 5. 冠状动脉 CTA 示无＞50% 狭窄的冠状动脉

静息超声心动图推荐用于所有可疑稳定性冠心病的患者以确定左心室功能。风险分层应基于临床评估过程和为确定稳定性冠心病的诊断所做的负荷试验的结果。心电图运动试验未能得出结论的患者应行负荷显像试验。左束支传导阻滞的患者和起搏节律的患者应考虑行药物负荷下超声心动图和 SPECT。心肌灌注显像已是国际上公认的诊断冠心病最可靠的无创性检测方法，它明显优于心电图（ECG）运动试验。心肌灌注显像诊断冠心病的灵敏度平均为82%，特异性平均为88%。根据心肌平面或断层图像的心肌灌注缺损的部位，还可以判断冠状动脉狭窄的部位。

关于有创性冠状动脉造影何时用于风险分层，2013 年发布的欧洲稳定性冠心病管理指南推荐如表9-3-5。

表9-3-5　2013年欧洲稳定性冠心病管理指南

高危（死亡率或心肌梗死率≤3%）	推荐等级	证据等级
ICA（必要时FFR）推荐用于严重稳定型心绞痛（CCS 3）或临床资料提示不良事件高风险，尤其是症状对药物治疗反应不足的患者的风险分层	I	C
ICA（必要时FFR）推荐用于药物治疗后无症状或症状轻微，且无创性检查提示不良事件高风险，并考虑为改善预后进行血运重建的患者的风险分层	I	C
ICA（必要时FFR）考虑用于无创性检查无法得到肯定结论或得到矛盾性结论的患者的风险分层	IIa	C
冠状动脉CTA用于风险分层时，应考虑到可能对于严重钙化节段的狭窄程度估计过高，尤其是PTP中高等的患者。患者指向ICA的症状较少或无时，需先进行额外的负荷显像	IIa	C

二、稳定性冠心病的冠状动脉造影

临床症状、病史及无创性检查方法在确立冠心病诊断中极有价值，在评估患者病情中也是必不可少的。然而，冠心病的确诊以及要对冠状动脉狭窄病变的部位及严重程度作出准确判断，仍需作冠状动脉造影。在行冠状动脉造影的慢性稳定型心绞痛患者中，有1、2、3支冠状动脉病变者（即管腔直径狭窄＞70%）各有约25%，5%~10%有左主干阻塞性病变，15%无明显阻塞性病变。初步诊断过程中何时选择冠状动脉造影见图9-3-2。

冠状动脉造影仍然是诊断冠心病的"金标准"，慢性稳定型心绞痛患者进行冠状动脉造影的指征为：

I类：①严重稳定型心绞痛（CCS 3级或以上者），特别是药物治疗不能缓解者（证据水平B）；②无创检查手段评价为高危的患者，不论心绞痛严重程度如何（证据水平B）；③心脏停搏存活者（证据水平B）；④患者有严重的室性心律失常（证据水平C）；⑤血管重建（PCI、CABG）患者有中等或严重的心绞痛复发（证据水平C）；⑥伴有慢性心力衰竭或左室射血分数（LVEF）明显降低的心绞痛患者（证据水平C）；⑦无创检查手段评价属中-高危的心绞痛患者需考虑大的非心脏手术时，尤其是血管手术时（如主动脉瘤修复、颈动脉内膜剥脱术、股动脉旁路移植术等）。

IIa类：①无创检查不能下结论；或冠心病中-高危者，但不同的无创检查结论不一致（证据水平C）。②对预后有重要意义的部位PCI后有再狭窄高危的患者（证据水平C）。③特殊职业人群必须确诊者，如飞行员、运动员等（证据水平C）。④怀疑冠状动脉痉挛，需行激发试验者（证据水平C）。

IIb类：轻-中度心绞痛（CCS 1~2级）患者，心功能好、无创检查非高危患者（证据水平C）。

III类（不推荐行冠状动脉造影）：严重肾功能不全、对比剂过敏、精神异常不能合作者，或合并其他严重疾病，血管造影的得益低于风险者。对糖尿病患者、＞65岁老年患者、＞55岁女性胸痛患者，冠状动脉造影更有价值。不典型胸痛、不确定或不一致的检查结果，有时也需要做冠状动脉造影来确诊。中等程度的冠状动脉阻塞（冠状动脉狭窄50%~70%）需要进行其他检查评价，如冠状动脉血流储备的评估。疑有血管痉挛或微血管性心绞痛时，也需做其他特殊检查。

2012年发布的美国稳定性缺血性心脏病诊断和管理指南指出，推荐对以下稳定性冠心病人群，将冠状动脉造影作为风险评估的初步检查手段：①突发心脏停搏或致死性室性心律失常的患者；②出现心力衰竭症状或体征的患者。

有创血管造影至今仍是临床上评价冠状动脉粥样硬化和非冠状动脉粥样硬化性疾病所引起的心绞痛的最精确检查方法。经血管造影评价冠状动脉和左心室功能也是目前评价患者长期预后最重要的预测因素。目前常用的对血管病变评估的方法是将冠状动脉病变分为1、2、3支病变或左主干病变。冠状动脉造影对确定患者是否需做冠状动脉血运重建术（包括PCI及CABG）是不可或缺的措施。

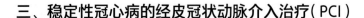

三、稳定性冠心病的经皮冠状动脉介入治疗(PCI)

(一)冠心病介入治疗的演变发展

1977 年 Gruentzig 在瑞士苏黎世进行了世界上第一例经皮冠状动脉腔内成形术(PTCA),开辟了介入心脏病学的新纪元。1987 年 Sigwart 等首先将自膨胀式支架应用于临床。此后,球囊扩张型支架(如 Gianturco-Ronbin、Palmaz-Schuatz、Nir、Multilink 支架等)相继问世并广泛应用。裸金属支架植入可避免血管弹性回缩引起的再狭窄,但由于金属异物刺激,仍会有 15%~30% 患者因新生内膜过度增生引起再狭窄。

20 世纪 90 年代末问世的西罗莫司药物洗脱支架(Cypher)和紫杉醇药物洗脱支架(TAXUS)等,则由于支架携带的药物抑制内膜增生,而明显降低再狭窄率至 10% 以下。但第 1 代药物洗脱支架(DES)在抑制平滑肌细胞增生、减少再狭窄的同时,也延迟了内膜愈合,从而增加晚期及极晚期支架内血栓形成的发生。第 2 代 DES(XIENCEV、PROMUS Element、RESOLUTE 支架等)则明显减少了支架内血栓形成,其安全性及有效性优于第 1 代 DES 及裸金属支架。

DES 在完成抑制血管弹性回缩和新生内膜增生后,在血管内的存在已无必要,由于金属支架持久存在还可影响血管正常舒缩活性,并可能妨碍日后需要进行的血管重建,故全降解的药物洗脱支架是支架发展的目标。目前世界上第一个多聚物全降解药物洗脱支架(ABSORB)临床试验正在进行中。

(二)冠状动脉血管重建术前评价

1. 血管内超声显像(IVUS) 20 世纪 90 年代初开始应用于临床,被认为是诊断冠心病新的"金标准"。正常冠状动脉的超声成像由圆形的管腔,以及环绕管腔、具有不同回声特性的层状结构的管壁组成,通过向指引导管注入生理盐水或对比剂清洗血管,可以鉴别管腔和内膜的边界。正常血管壁有内层(内膜和内弹力膜)、中膜和外层,但 30%~50% 的正常冠状动脉表现为单层结构。

2. 血管内光学干涉断层成像(OCT) 是一种新型、无创/微创的生物组织断层成像方法,能获得生物组织内微观结构的高分辨率图像。OCT 在冠状动脉病变的检测、评估及治疗中具有较大价值。

OCT 可精确测量纤维帽厚度,诊断易损斑块,从而判断斑块是否稳定。易损斑块的特征是薄的纤维帽(<65μm),较大的脂核,以及较多的巨核细胞浸润等。易损斑块不稳定、易形成血栓和突然破裂而导致急性心血管事件。OCT 可测出纤维帽的厚度,对斑块撕裂的识别率可达 73%,纤维帽厚度<52μm 和斑块脂质负荷>76% 是斑块破裂的临界点。早期发现易损斑块,并进行药物干预,有助于降低心血管事件风险。OCT 研究发现,他汀类药物可显著增加脂质斑块纤维帽厚度,减少纤维帽中巨噬细胞含量,从而稳定易损斑块,改善冠心病患者临床预后。

OCT 能更好地评价 PCI 术后效果,指导 PCI 操作。OCT 能清晰地显示冠状动脉管腔及血管边界,更精确地评估冠状动脉的狭窄程度、支架小梁、内膜内皮化程度、支架贴壁情况、扩张是否规整、是否完全覆盖病变以及有无血栓、内皮撕裂等,可以较冠状动脉造影更细致、清晰,全面观测与评估 PCI 术后即刻、近期及远期效果,在发现切割球囊后即刻存在的组织肿胀和 PCI 后管壁破裂、夹层、组织脱垂等方面也优于 IVUS 影像。

3. 血流储备分数(FFR) 冠状动脉造影主要用于评价冠状动脉病变的严重程度,冠状动脉造影显示>70% 以上的血管狭窄被认为是支架植入的适应证,然而,传统的冠状动脉造影仅能显示病变的解剖学特征,无法反映病变是否导致心肌缺血。一些造影显示很重的狭窄也许并不引起心肌缺血,而一些看似不重的病变反而能够引起心绞痛,甚至心肌梗死的发生。此外,冠状动脉造影存在一定的主观性,不同医师对于病变严重程度的判断可能存在差异。

应用冠状动脉病变远端和近端压力的比值来评价心肌缺血的客观方法,即血流储备分数(FFR)。FFR 通过计算冠状动脉狭窄远端压力与主动脉根部压力之比获得,狭窄远端压力可以通过压力导丝在最大灌注血流[通过冠状动脉内或静脉内注射罂粟碱、腺苷或三磷酸腺苷(ATP)]时测得,FFR 不受心率、血压、既往心肌梗死的影响,因此,FFR 是反映狭窄血管对心肌灌注影响的特异性指标,在检测心肌缺血的可靠性方面与冠状动脉造影相比有一定的优势。大量研究证实,无论冠状动脉狭窄程度如何,FFR≤0.80 即说明病变能够引起心肌缺血,可以从支架治疗中获益,如果 FFR>0.80,则无须支架治疗。

　　DEFER 研究为首个 FFR 评价血管狭窄程度的临床试验,纳入 325 例冠状动脉造影为单支血管病变的患者,对 FFR≥0.75 的患者随机给予药物治疗和 PCI 治疗,随访 5 年,两组的复合终点(死亡率和 MI 发生率)分别为 3.3% 和 7.9%,差异显著(P=0.21),表明 FFR≥0.75 的患者支架植入并不能使患者受益,这类患者无须行 PCI。

　　FAME 研究纳入多支血管病变的冠心病患者 1 005 例,比较经 FFR 指导的 PCI 患者的临床结局是否优于传统冠状动脉造影指导的 PCI。结果显示,1 年后前组主要心血管事件发生率和 MI 及死亡的复合终点发生率均明显下降,2 年后前组仍具有明显优势。研究表明,经 FFR(≤0.80)指导的 PCI 的临床结局优于经冠状动脉造影指导的 PCI,这类患者需放置支架。

　　FAME 2 研究共纳入 888 例稳定性冠心病考虑行 PCI 的患者,患者至少有一处为功能性显著狭窄(FFR≤0.80),随机行 FFR 指导的 PCI 加最佳药物治疗(PCI 组)或单用最佳药物治疗(药物治疗组)。一级终点为死亡、MI 或紧急血运重建的复合。结果显示,一级终点在 PCI 组及药物治疗组分别为 4.3% 及 12.7%,两组差别十分显著,紧急血运重建在 PCI 组也比药物治疗组明显减少。研究表明,稳定性冠心病伴显著功能性狭窄患者,与单用最佳药物治疗相比,FFR(≤0.80)指导的 PCI 加最佳药物治疗组减少了紧急血运重建的需要(7.6 倍)。

　　2013 年欧洲心脏病学协会发布的稳定性冠心病管理指南中关于以上三种评估方案的推荐如下:

　　Ⅰ类:①无缺血证据时,推荐 FFR 用于确定血流动力学相关的冠状动脉病变;②有心绞痛症状或应激试验阳性的患者若 FFR<0.8,推荐对狭窄处进行血运重建。

　　Ⅱ类:IVUS 和 OCT 可用于确定病变的性质,以及指导支架植入。

　　Ⅲ类:冠状动脉造影显示中度狭窄,且无缺血或 FFR≥0.8,不推荐进行血运重建。

　　4. SPECT 心肌灌注显像　冠心病患者在治疗前行心肌灌注显像(MPI)检查的主要目的是明确诊断、评估病情,尤其是评价心肌缺血的程度和范围,发现并确认导致心肌缺血的罪犯血管,为治疗决策提供翔实的循证医学证据。血管重建术前 MPI 提供的信息见表 9-3-6,MPI 评价危险度的标准及处理原则见表 9-3-7。

表 9-3-6　血管重建术前 MPI 提供的信息

评价心肌缺血的部位、范围和程度	一定程度上评价存活心肌
危险分层	评价左心室整体功能
筛选罪犯血管	指导个体化治疗方案的制订(药物、PCI、CABG、心脏移植)

表 9-3-7　MPI 评价危险度的标准

低危险度(发生心源性死亡率<1%)
心肌缺血面积占左心室面积<10%
心肌灌注显像正常或者基本正常
心肌灌注显像正常或者基本正常,LVEF 也正常或者基本正常,则为典型的低危险度
中等危险度(心源性死亡率<1%,非致死性心肌梗死率接近 1%),随访,特殊症状随时处理
心肌缺血面积占左心室面积 10%~20%,LVEF 正常;没有运动状态下左心室失代偿
高危险度(发生心源性死亡率>3%)最好行血管重建术治疗
静息状态下左心室功能严重受损(LVEF≤30%)
运动(药物)负荷 LVEF- 静息 LVEF<5%
心肌缺血面积占左心室面积>20%
心肌缺血面积占左心室面积 10%~20%,伴有肺部放射性摄取增高
出现≥5 个心肌节段的心肌缺血区

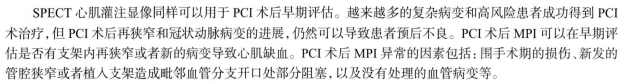

SPECT 心肌灌注显像同样可以用于 PCI 术后早期评估。越来越多的复杂病变和高风险患者成功得到 PCI 术治疗，但 PCI 术后再狭窄和冠状动脉病变的进展，仍然可以导致患者预后不良。PCI 术后 MPI 可以在早期评估是否有支架内再狭窄或者新的病变导致心肌缺血。PCI 术后 MPI 异常的因素包括：围手术期的损伤、新发的管腔狭窄或者植入支架造成毗邻血管分支开口处部分阻塞，以及没有处理的血管病变等。

（三）PCI 治疗慢性稳定性冠心病的适应证

①有较大范围心肌缺血证据；②较复杂病变，如慢性完全闭塞性冠状动脉（CTO）；③外科手术风险高；④糖尿病合并多支血管病变，无保护左主干病变中，PCI 与 CABG 哪种疗效较优迄今尚无定论，需视具体情况而定，尤其是经验不多的医疗单位和 PCI 术者，不宜普遍推荐 PCI 用于治疗这类复杂且风险高的病变。

慢性稳定性冠心病 PCI 推荐指征（2009 年我国 PCI 治疗指南，表 9-3-8）：

表 9-3-8 慢性稳定性冠心病 PCI 推荐指征

指征	推荐类别	证据水平	证据来源
有较大范围心肌缺血的客观证据	I	A	ACME, ACIP
自体冠状动脉的原发病变常规植入支架	I	A	BENESTENT, STRESS
静脉旁路血管的原发病变常规植入支架	I	A	SAVED, VENESTENT
慢性完全闭塞病变	IIa	C	
外科手术高风险患者	IIa	B	AWESOME
多支血管病变无糖尿病，病变适合 PCI	IIa	B	BARI, ARTS
多支病变合并糖尿病	IIb	C	Hoffma 等, Takagi 等, Daemen 等
经选择的无保护左主干病变	IIb	B	SYNTAX, MAIN-COMPARE

根据我国 2007 年指南对慢性稳定型心绞痛患者为改善症状进行血管重建术的治疗建议：

1. I 类 药物不能控制症状的中、重度心绞痛患者，若潜在获益大于手术风险者：①对技术上适合手术血管重建的多支血管病变行 CABG（证据水平 A）；②对技术上适合经皮血管重建的单支血管病变行 PCI（证据水平 A）；③对技术上适合经皮血管重建的无高危冠状动脉解剖情况的多支血管病变行 PCI（证据水平 A）。

2. IIa 类

（1）药物不能满意控制症状的轻、中度心绞痛，若潜在获益大于手术风险者：①对技术上适合经皮血管重建的单支血管病变行 PCI（证据水平 A）；②对技术上适合手术血管重建的多支血管病变行 CABG（证据水平 A）；③对技术上适合经皮血管重建的多支血管病变行 PCI（证据水平 A）。

（2）药物不能满意控制症状的中、重度心绞痛，若潜在获益大于手术风险，对技术上适合手术血管重建的单支血管病变行 CABG（证据水平 A）。

3. IIb 类 药物不能满意控制症状的轻、中度心绞痛，获益大于手术风险者，对技术上适合手术血管重建的单支血管病变行 CABG（证据水平 A）。

（四）行 PCI 的稳定性冠心病患者的抗栓治疗

双联抗血小板包括 150～300mg 口服负荷剂量、75～100mg/d 维持剂量的阿司匹林（ASA），以及 300～600mg 口服负荷剂量、75mg/d 维持剂量的氯吡格雷。为了平衡 ASA 的胃肠道反应和其抗血小板的效果，最适宜剂量为 75～100mg/d。对于冠状动脉结构已知、择期行 PCI 的患者，更推荐将 600mg 作为氯吡格雷的负荷剂量。有研究提出，对于高血栓风险（如糖尿病、心肌梗死复发、早期或晚期支架内血栓，以及复杂病变等）的患者将 150mg 作为氯吡格雷的维持剂量，但是目前没有研究能够证明 150mg/d 维持剂量的长期和短期获益。

鉴于支架内血栓和心肌梗死的风险，患者在支架植入后不应过早停止口服抗血小板治疗。对于植入药物洗脱支架（DES）的患者，目前的数据不支持服用双联抗血小板药物的时程超过 1 年。但稳定性冠心病患者 PCI 术后应终身服用单种抗血小板药物，尤其是 ASA。

2014 年欧洲血运重建指南中，对于稳定性冠心病行 PCI 的抗栓治疗的推荐如表 9-3-9。

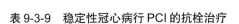

表 9-3-9 稳定性冠心病行 PCI 的抗栓治疗

抗栓治疗推荐	推荐等级	证据等级
术前的抗血小板治疗		
冠状动脉解剖结构已知的、计划择期行 PCI 的患者推荐在术前 2 小时或更早服用 600mg 氯吡格雷治疗	I	A
CAD 可能性大的患者考虑术前应用氯吡格雷	Ⅱ b	C
已服用维持剂量 75mg/d 的患者，在明确 PCI 指征后，应考虑重新运用≥600mg 负荷剂量的氯吡格雷	Ⅱ b	C
术中的抗血小板治疗		
择期行支架植入的患者推荐 ASA	I	B
若未提前服用，ASA 的负荷剂量推荐为 150～300mg（或 80～150mg，静脉输注）	I	C
择期行支架植入的患者推荐 ASA（≥600mg 的负荷剂量，75mg/d 维持剂量）	I	A
紧急情况时，考虑 GP Ⅱ b/ Ⅲ a 受体拮抗剂	Ⅱ a	C
支架植入后的抗血小板治疗		
裸金属支架植入后，双联抗血小板治疗至少持续 1 个月	I	A
药物洗脱支架植入后，双联抗血小板治疗持续 6 个月	I	B
高出血风险的患者植入药物洗脱支架后，考虑缩短双联抗血小板治疗的持续时间	Ⅱ b	A
推荐终身服用单药抗血小板治疗，通常为 ASA	I	A
推荐让患者知晓抗血小板治疗的重要性	I	C
高缺血和低出血的患者考虑延长运用双联抗血小板的治疗时间大于 6 个月	Ⅱ b	C
抗凝治疗		
未分级肝素 70～100U/kg	I	B
为预防肝素所致的血小板减少，应用比伐芦定 [0.75mg/kg 弹丸式注射，随后术中 1.75mg/（kg·h）达 4 小时]	I	C
高出血风险患者应用比伐芦定 [0.75mg/kg 弹丸注射，随后术中 1.75mg/（kg·h）]	Ⅱ a	A
依诺肝素静脉输注，0.5mg/kg	Ⅱ a	B

四、PCI 与药物治疗和 CABG 的比较

稳定性冠心病治疗的主要目的为预防死亡和心肌梗死，延缓心功能不全进展，改善预后；有效缓解心绞痛症状，提高生活质量。目前循证医学证据显示，PCI 是否能降低稳定性冠心病的远期死亡和心肌梗死风险尚存争议，但可以明显减少心绞痛的发作频率，改善生活质量。

（一）PCI 与药物治疗的比较

目前尚无随机研究证实，与药物治疗相比，PCI 可以降低稳定性冠心病患者死亡和心肌梗死的危险。一项包括 11 个随机试验的荟萃分析也显示，无新近心肌梗死的稳定性冠心病患者，与药物保守治疗相比，PCI 并不减少死亡、心肌梗死与血运重建率。另一项纳入 5 项随机对照试验的荟萃分析也显示，PCI 未降低死亡、心肌梗死和再次血运重建的风险。另外 2 项荟萃分析结果显示，与药物治疗相比，PCI 存在明显生存益处。但多数研究较为一致地证实，与药物治疗相比，PCI 可有效缓解稳定性冠心病患者的心绞痛症状，提高运动耐量，改善生活质量（表 9-3-10）。

表 9-3-10　药物治疗与 PCI 治疗稳定性冠心病的比较研究

研究	死亡和心肌梗死	心绞痛的缓解	QOL	再次血运重建
RITA-2	ND	PCI	PCI 更优	PCI
ACME	ND	PCI	PCI 更优	PCI
ACME-2	ND	PCI	PCI 更优	无资料
MASS	ND	PCI	PCI 更优	ND
MASS-Ⅱ	ND	PCI	PCI 更优	ND
AVERT	ND	PCI	PCI 更优	ND
TIME	ND	PCI	PCI 更优	PCI
COURAGE	ND	ND	PCI 更优	PCI

注：PCI，经皮冠状动脉介入治疗；QOL，生活质量；ND，无差异。

COURAGE 研究共入选 2 287 例有心肌缺血客观证据的稳定性冠心病患者，随机分入 PCI 并优化药物治疗组与单纯优化药物治疗组，随访 4.6 年的结果显示，稳定性冠心病患者在最佳药物治疗的基础上行 PCI 并不降低死亡、心肌梗死与其他主要心血管事件的风险。1 年与 3 年随访发现，PCI+ 最佳药物治疗组的心绞痛缓解率高于单纯最佳药物治疗组。5 年随访发现，两组心绞痛缓解率无差异，可能与药物治疗组中 1/3 的患者在随访期间因症状无法控制而接受血运重建治疗有关（图 9-3-3）。与以往研究不同，COURAGE 研究中 PCI 组的 94% 患者至少植入 1 枚支架，但仅有 31 例患者（1.8%）植入药物洗脱支架。两组均接受了优化药物治疗。值得注意的是，糖尿病合并多支病变患者的死亡或心肌梗死的发生率在两组也没有明显差异。但是 COURAGE 研究存在一定的局限性：35 539 名患者中，仅筛选出 3 071 例符合入选标准，其中 784 例符合入选标准的患者（25%）并未纳入研究中来；药物治疗组中有 32% 的病例交叉到 PCI 组，影响了最终结果的判定；该研究还排除了明显可从血运重建获益的病例，例如严重心绞痛、负荷试验强阳性及 LVEF＜30% 的患者；仅有少数患者植入药物洗脱支架；此外，研究中药物治疗达到很高强度，动脉硬化的危险因素控制很好，而在现实临床实践中，绝大多数患者达不到研究中的强度（图 9-3-4）。

COURAGE 研究也给介入医师带来了很多有益的启示。第一，PCI 明显改善了患者的无心绞痛的生存情况。第二，COURAGE 研究进一步证实了早期的研究结果，对于多支病变患者行不完全血运重建降低了临床获益，并且再次血运重建率增高。第三，药物治疗组的患者尽管接受了优化到脱离临床实践的药物治疗的水平，仍然有高达 32% 的患者因复发严重或进展性心绞痛而接受 PCI 治疗。注册研究显示，真实世界中 PCI 在药物治疗基础上可进一步改善预后。研究于 2003—2008 年从纽约州 9 586 例稳定性冠心病患者入选 20 项因素匹配的分别接受 PCI 或药物治疗的 933 对患者；4 年随访结果显示，PCI 可明显降低死亡、MI 和血运重建的风险。第四，DES 的应用和完全血运重建有可能进一步改善无心绞痛的生存率和持续时间。而目前对大多数随机对

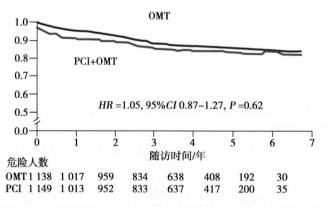

图 9-3-3　COURAGE 研究随访无死亡与心肌梗死生存率

随访 4.6 年的结果显示，与单纯优化药物治疗相比，PCI+ 优化药物治疗的全因死亡和心肌梗死的发生率没有明显差异。PCI，经皮冠状动脉介入治疗；OMT，优化药物治疗。

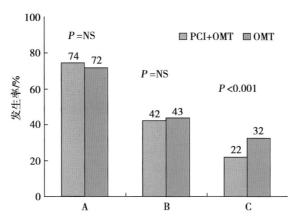

图 9-3-4　COURAGE 研究随访无心绞痛生存和再次血运重建情况

A. 随访 4.6 年时的无心绞痛生存率在优化药物治疗组与 PCI+ 优化药物治疗组间没有明显差异；B. 基线时的无症状及症状轻微的发生率也没有明显差异；C. 与优化药物治疗组相比，PCI+ 优化药物治疗组的再次血运重建的发生率明显降低。

照试验都是在药物洗脱支架出现之前开展的，COURAGE 研究中第 1 代 DES 使用率不足 3%，新 1 代 DES 进一步改善了临床结果。第五，COURAGE 试验患者入选前均进行了冠状动脉造影，由此可见，冠状动脉造影对慢性稳定型心绞痛患者的诊断及预后判断有一定价值。

COURAGE 试验核医学亚组研究显示，与单纯优化药物治疗相比，在优化药物治疗的基础上行 PCI 能明显减轻心肌缺血，尤其是治疗前存在中重度心肌缺血的患者。COURAGE 试验生活质量分析也显示，在优化药物治疗的基础上行 PCI 能更好地缓解 24 个月内心绞痛症状，改善健康状况，术前心绞痛症状较严重或较频繁者从 PCI 获益更大。

此外，Hambrecht 等将 101 例稳定性冠心病患者随机分入 12 个月的运动组（每天 20 分钟的自行车运动）和 PCI 组，结果显示，运动组与 PCI 相比，明显改善了无事件生存率（88% vs. 70%，P=0.023），氧气的最大摄入量也明显改善 [基线（22.7 ± 0.7）mlO_2/kg 改善至（26.2 ± 0.8）mlO_2/kg，P<0.001；较 PCI 组 12 个月后也明显改善，P=0.008]。研究者认为，12 个月的规律体育锻炼与 PCI 相比，可以明显改善稳定性冠心病患者无事件生存情况（主要是降低再住院和再次血运重建的发生率）和运动耐力，并且花费更低。

BARI 2D 研究评价了血运重建对于糖尿病患者的益处，该研究共入选 2 368 例合并 2 型糖尿病的稳定性冠心病患者，随机分入药物治疗组和 PCI 组。5 年时的 PCI 亚组分析结果显示，药物治疗组与 PCI 组的生存情况（89.8% vs. 89.2%，P=0.48）和无 MACE 的生存情况（78.9% vs. 77.0%，P=0.15）没有明显差异。BARI 2D 研究进一步证实了 COURAGE 等以往研究的结果，药物治疗仍然是糖尿病合并冠心病患者治疗的基础。

目前的无创评价检查不能明确缺血的罪犯血管和病变位置，对临床的指导价值有一定局限性。冠状动脉血流储备分数（FFR）是评价冠状动脉病变是否导致心肌缺血的重要指标，有无功能性心肌缺血是决定预后的重要因素。研究提示，FFR<0.75 提示病变导致功能性心肌缺血，患者的远期死亡或 MI 的风险明显升高。FAME-2 研究结果的公布，对稳定性冠心病治疗策略具有里程碑的意义。该研究原计划纳入 1 832 例患者，由于两组的主要终点事件发生率差异明显而提前终止，实际纳入 1 220 例，其中 888 例至少有 1 处 FFR≤0.80 的狭窄病变，随机分入 FFR 指导 PCI 组和单纯优化药物治疗组。随访 2 年结果显示，与药物治疗相比，FFR 指导 PCI 明显降低死亡、非致死心肌梗死或紧急血运重建的主要终点风险（4.3% vs. 12.7%，HR=0.32，95%CI 0.19 ~ 0.53，P<0.001），主要与 FFR 指导 PCI 组的紧急血运重建率显著低于药物治疗组（1.6% vs. 11.1%，P<0.001）有关；界标分析发现，与药物治疗相比，FFR 指导 PCI 明显降低 8 天至 2 年死亡和心肌梗死风险。

（二）PCI 和 CABG 的比较

多支血管病变患者的临床表现复杂多样，应结合具体病变特征、左心室功能、合并症及年龄等因素，综合考虑不同血运重建方式的危险及其对预后的影响，从而合理选择血运重建策略。随着 DES 的应用和 PCI 技术的进展,明显降低了再狭窄的发生率,提高了完全血运重建率,明显改善多支血管病变 PCI 的远期疗效。PCI 在多支血管病变中的应用有日渐增多的趋势,业已成为多支血管病变的主要治疗策略之一。

研究表明,BMS 可降低 ULMCA 病变患者的围手术期和院内死亡率,但支架再狭窄率较高,长期预后并不理想。CABG 比 BMS 对血管的血运重建更完全,长期预后更好,包括减少心绞痛、降低再狭窄率及总死亡率;故亦不支持在 ULMCA 植入裸金属支架。因此,2001 年美国有关 PCI 的指南建议,无手术禁忌证的左主干病变患者,应首选 CABG。

2013 年欧洲心脏病学会发布的稳定性冠心病管理指南中推荐的决策流程如图 9-3-5。

左主干病变及三支血管病变的介入治疗(详见本篇第 7 章)。

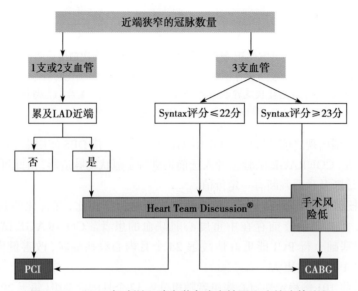

图 9-3-5　2013 年欧洲心脏病学会稳定性冠心病的决策流程

(刘　巍)

一、DCB 研发背景

1977 年 Gruntzig 首创球囊扩张用于治疗冠心病，开始了冠心病介入治疗的新篇章。但球囊扩张后导致的内膜撕裂、管壁回缩及内膜增生，使术后急性闭塞及再狭窄的发生率高达 30% ~ 50%[1]。20 世纪 80 年代裸金属支架（BMS）问世，基本避免了术后血管急性闭塞的发生，并且使术后再狭窄率降至 30%[2]。2001 年药物洗脱支架（DES）出现，使总体术后再狭窄率降至 5% ~ 10%[3]。然而在某些复杂病变中，药物洗脱支架 9 个月时支架内再狭窄率仍高达 20%[4]。

对支架术后再狭窄的处理比较棘手，早年放射治疗虽有成效，但设备昂贵、技术复杂，特别是辐射安全等问题限制了该技术的应用。继续植入支架或普通球囊扩张，甚至旋切、旋磨术效果均不满意。在此背景下，近年出现了由球囊输送系统、药物涂层和载体组成的药物涂层球囊（drug coated balloon，DCB），由于 DCB 能抗支架内增殖，不改变冠状动脉血管生理属性，目前不仅在处理支架内再狭窄方面已取得一定效果，在处理小血管病变、分叉病变等方面也有所应用。

二、DCB 研发历史

DCB 研发过程有两个阶段。由于支架内再狭窄的主要原因是血管内膜增生，所以人们首先想到局部使用抗增殖药物。抗细胞增殖药物有以紫杉醇为代表的细胞毒性药物，也有以西罗莫司及其衍生物为代表的细胞增殖抑制剂。紫杉醇属于细胞毒性药物，在细胞有丝分裂过程中通过抑制 β 微管蛋白的功能来抑制细胞的增殖；在治疗剂量范围内抑制平滑肌细胞增殖而不干扰内皮细胞的生成；较西罗莫司类衍生物亲水性好，故在血管壁层中滞留时间长[5]，所以已问世的 DCB 多以紫杉醇药物为主。而以西罗莫司及其衍生物为药物的 DCB 球囊虽然也已经问世，但目前还处于临床前期试验阶段[6]。已经证实紫杉醇药物抑制支架内增生的机制有：抑制平滑肌和成纤维细胞的增殖；抑制平滑肌、白细胞和成纤维细胞的迁移；抑制细胞外基质的分泌[7]。

其次是通过何种方法将抗细胞增殖药物有效地输送至血管壁。早期研究发现，通过灌注球囊或微导管输送抗增殖药物可以明显抑制血管内膜的增生，但效率偏低，不能将抗增殖药物均匀释放并浸润于血管壁[1,7-8]。为了解决这个问题，学者们进行了两个方面的改进。一方面，开发新的药物载体。2003 年德国学者 Scheller 在猪冠状动脉模型研究中发现，紫杉醇与碘普胺混合后短时冠状动脉灌注即可显著抑制支架术后内膜增生[9]。其他动物研究显示，丙酮和丁酰柠檬酸三正己酯（BTHC）也可以与碘普胺的效果媲美，卵磷脂效果较差[10]。德国学者 Scheller 在猪冠状动脉模型研究中发现，紫杉醇与碘普罗胺混合的药物球囊，抑制支架术后内膜增生的效果明显好于普通球囊[11]。另一方面，改善药物的剂量和传送方式。动物研究显示，在血管组织中，紫杉醇药物浓度在 1 ~ 9μg/mm^2 是最适剂量，此时可以最大限度减少新生内膜增生，又不明显增加血管内血栓风险。目前多种 DCB 表面紫杉醇药物浓度是 3μg/mm$^{2[12]}$。

当然药物的效果还与血管内膜的完整性有关。完整的血管内膜可能阻碍抗增殖药物在组织中的渗透和贮留，所以在使用 DCB 前要先用切割或非顺应性球囊对病变进行预处理。

三、全球目前主要 DCB 及主要特性

目前全球已研发 10 余种 DCB，具体参数见表 9-4-1。

表 9-4-1　目前全球已研发的主要 DCB 参数

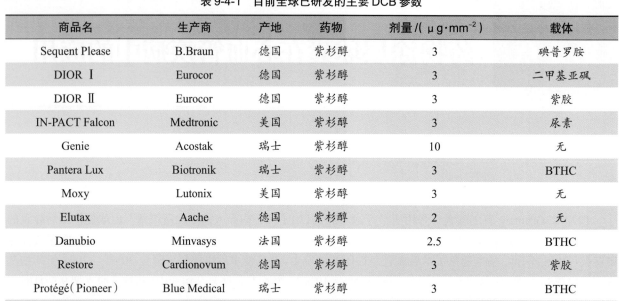

商品名	生产商	产地	药物	剂量 /($\mu g \cdot mm^{-2}$)	载体
Sequent Please	B.Braun	德国	紫杉醇	3	碘普罗胺
DIOR Ⅰ	Eurocor	德国	紫杉醇	3	二甲基亚砜
DIOR Ⅱ	Eurocor	德国	紫杉醇	3	紫胶
IN-PACT Falcon	Medtronic	美国	紫杉醇	3	尿素
Genie	Acostak	瑞士	紫杉醇	10	无
Pantera Lux	Biotronik	瑞士	紫杉醇	3	BTHC
Moxy	Lutonix	美国	紫杉醇	3	无
Elutax	Aache	德国	紫杉醇	2	无
Danubio	Minvasys	法国	紫杉醇	2.5	BTHC
Restore	Cardionovum	德国	紫杉醇	3	紫胶
Protégé(Pioneer)	Blue Medical	瑞士	紫杉醇	3	BTHC
Magic Touch	Concept	印度	西罗莫司	1.27	无
Cotavance	Medrad	德国	紫杉醇	2.2 ~ 3	无

尽管 DCB 所涂药物基本都是紫杉醇，但单位球囊面积的载药量并不相同；有的有载体，有的无载体；载体的种类也不尽相同，具体见表 9-4-1。关于各种 DCB 孰优孰劣，目前的相关研究较少，因此尚无定论。但已有的动物研究显示，用 DCB 处理猪的冠状动脉 28 天后，以碘普罗胺为载体的 DCB 不论是在晚期管腔丢失（LLL），还是最小管腔直径（MLD）方面，都好于无载体的 DIOR Ⅰ DCB[13]。而改进后的以紫胶为载体的 DIOR Ⅱ DCB 不仅使组织内的药物浓度较 DIOR Ⅰ增加了 20 倍，在效果上也与以碘普罗胺为载体的 DCB 不相上下[14]。瑞典冠状动脉血管成形术登记研究（SCAAR/Swedenheart）是一项回顾性人群研究[15]，分别入选 919 例有载体的 DCB（Sequent Please，德国）和 217 例无载体的 DCB（Elutax，德国），经随访 11 个月后，不论是在 De novo 还是再狭窄病变（裸金属支架再狭窄），有载体的 DCB 组发生再狭窄的风险都较低（校正后 RR=0.39，95%CI 0.24 ~ 0.65）。

四、DCB 操作要求

（一）DCB 操作规范

基于从 2009 年由 2 319 位患者参与的多个大型注册临床试验研究结果，2010 年德国制定了首个药物球囊使用规范[16]。该规范提出药物球囊主要应用于支架内再狭窄，其次为小血管病变和分叉病变，规定如下：

1. **支架内再狭窄**　①普通球囊预扩张（直径小于靶血管 0.5mm，常规压力），若效果不理想，则改用普通高压球囊（长度为靶血管的 80% ~ 100%）12 ~ 16atm 预扩张；②若靶血管前向血流 TIMI<3 级，病变残余狭窄>30%，则选择 DES 治疗，否则选择 DCB 治疗。

2. **小血管病变**　①普通球囊预扩张（直径小于靶血管 0.5mm，常规压力），若效果不理想，则改用普通高压球囊（长度为靶血管的 80% ~ 100%）12 ~ 16atm 预扩张；②若靶血管前向血流 TIMI<3 级，病变残余狭窄>30%，则选择 DES 治疗，否则选择 DCB 治疗（比靶血管长 2 ~ 3mm，压力为 8 ~ 10atm，时间为 30 ~ 60 秒）。

3. **分叉处病变**　①普通球囊预扩张（直径小于靶血管 0.5mm，常规压力）；②若靶血管前向血流 TIMI<3 级，病变残余狭窄>30%，则选择 DES 治疗，否则选择 DCB 治疗（比主支血管长 4 ~ 5mm，比边支血管长 2 ~ 3mm。DCB 处理后尚可选择植入裸金属支架）。

（二）DCB 使用注意事项

DCB 使用方法不同于普通球囊，其使用目的不在于利于支架传送、释放而预扩张病变，而是在于达到降低再狭窄和再次血运重建的目的。DCB 使用注意事项包括以下方面：①球囊大小选择：DCB 需要和血管壁良好接触，才能使药物有效释放，球囊大小需和血管大小相匹配，建议球囊与参照血管直径比为 1∶1；②球囊长度的选择：地理丢失（DCB 未能覆盖再狭窄病变）是 DCB 治疗后发生再狭窄的重要原因，通常 DCB 扩张的部位要充分覆盖到病变的整个长度；③球囊的充盈压：由于球囊为半顺应性，以充分扩张病变为佳，无须过高压力，若压力过高，易发生严重夹层，导致额外支架植入；④球囊的充盈时间：DCB 一次充盈时间≥30 秒就可达到超过 90% 的药物释放，若患者能耐受缺血，DCB 扩张时间最好能持续 60 秒；⑤ DCB 后的支架植入：如果 DCB 治疗后发生严重夹层或显著弹性回缩，则需要植入支架。由于 DES 可能增加管壁内药物浓度，存在潜在安全性问题，故目前不主张 DCB 扩张后再植入 DES；必须使用支架时，通常考虑植入 BMS。

五、DCB 适应证和证据

自 2003 年 12 月首个紫杉醇涂层球囊治疗支架内再狭窄的临床研究（PACCOCATH ISR Ⅰ）开始实施至今，DCB 在治疗支架内再狭窄病变、小血管病变和分叉病变等方面进行了多项临床试验（表 9-4-2 ~ 表 9-4-4）。对 BMS 和 DES 支架内再狭窄而言，DCB 与单纯球囊相比可减少 LLL，虽然在临床效果方面并不优于第 2 代 DES，但因无须再增加额外的支架植入，所以仍被 ESC 2014 年心肌血运重建指南列为Ⅰa 类推荐[17]，在中国也认可了用于治疗支架内再狭窄的适应证，并得到中国专家共识的推荐[18]。SICI-GISE（意大利心脏介入协会）关于 DCB 治疗立场声明指出，治疗 BMS-ISR 为Ⅰa 类推荐；治疗 DES-ISR 为Ⅱa 推荐；Ⅱb 类推荐治疗小血管病变；Ⅱb 类推荐治疗分叉病变。

在小血管病变使用 DCB 及后续必要时 BMS 策略，优点是避免支架植入后导致血管管腔进一步减少，也减少双联抗血小板治疗的时间。关于这方面的研究，目前的临床试验例数都很少，从仅有的几项研究结果来看，在 3 年随访期内 DCB 及必要时 BMS 治疗在再狭窄率和再次血运重建方面与 DES 的疗效相当。

目前还没有 DCB 处理弥漫狭窄病变的前瞻性临床试验，因此是单独使用 DCB，还是 DCB 和 DES 混搭更好，尚无明确结论。对于分叉病变的处理，目前的热点是主支 DES+ 边支 DCB 和必要时 BMS 的策略，但同样也缺乏前瞻性临床试验的支持。

在非小血管的 De novo 病变，因为 DES 已被证实具有优异的疗效和安全性，所以应尽量避免应用 DCB。但在有缩短双联抗血小板药物疗程的考虑时，可以酌情考虑 DCB。

DCB 在急性心肌梗死方面的临床研究非常少，有限的研究结果显示：使用 DCB 后的造影终点与 BMS 相当，但不如 DES，而且还有紧急植入支架的风险。所以，目前暂没有指南予以推荐。

六、DCB 术后抗血小板治疗背景和策略

相比于 DES，DCB 没有血管内金属残留，因此不会导致内皮延迟愈合和炎症反应，理论上短期和长期血栓风险应较低。从已公布的关于 ISR 和小血管病变的研究来看，单纯 DCB 术后仅使用 1 个月的双联抗血小板治疗，并不增加血栓事件[19, 35-36]；但若 DCB 与 BMS 联用，术后血栓事件是增加的。目前进行的临床研究中，DCB 多是与 BMS 联合使用，因此各 DCB 厂商在说明书中都提及 "DCB 术后要使用双联抗血小板治疗 3 个月"。然而，仍不断有 DCB 与 BMS 治疗 6 个月后出现支架内血栓事件的报道，不禁让人产生疑惑：DCB 与 BMS 联用是否也应该如 DES 一样，使用 6 ~ 12 个月双联抗血小板治疗？甚至在某些高危患者，应该使用 12 个月？这需要未来设计相关试验来回答上述问题。

七、DCB 的未来

尽管当前证据显示 DCB 有较好的安全性和有效性，处理支架内再狭窄已经显示出良好的应用前景，还可用于不适合植入支架以及不能耐受或不适合长期口服双联抗血小板药物的患者。虽然如此，DCB 仍有许多问题有待解决。

1. DCB 相关研究样本量小，观察时间短，虽然 LLL 等替代指标显示其有效性，但 MACE 等硬终点均未能显示出差异，所以其证据强度还有待进一步加强；相关研究均为国外经验，其结论是否可指导国内的临床实践尚需商榷。

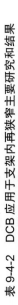

表9-4-2　DCB应用于支架内再狭窄主要研究和结果

DCB类型	发表时间/年	适应证	研究设计	随访时间	主要终点	次要终点	试验名称
Paccocath	2006	BMS-ISR	DCB 26例/普通球囊26例	6个月、12个月、24个月	6个月 LLL:(0.03±0.48)mm vs.(0.74±0.86)mm, $P=0.002$	12个月 MACE:4% vs. 31%, $P=0.01$	PACCOCATH ISR I[19]
Paccocath	2008、2012	BMS-ISR	DCB 54例/普通球囊54例	6个月、24个月、60个月	6个月 LLL:(0.11±0.45)mm vs.(0.81±0.79)mm, $P<0.001$	6个月再狭窄:6% vs. 51%, $P<0.001$；24个月 MACE:11% vs. 46%, $P=0.001$；60个月 MACE:27.8% vs. 59.3%, $P=0.009$	PACCOCATH ISR II[20-21]
DIOR II	2011	BMS-ISR、DES-ISR	DCB 250例	8个月	MACE:11.1%	TLR:7.4%	Valentines I[22]
SeQuent Please	2011	DES-ISR	DCB 25例/普通球囊25例	6个月	LLL:(0.18±0.45)mm vs.(0.72±0.55)mm, $P=0.001$	再狭窄:8.7% vs. 62.5%, $P=0.0001$；TLR:4.3% vs. 41.7%, $P=0.003$；MACE:96% vs. 60%, $P=0.005$	Habara等[23]
SeQuent Please	2012	DES-ISR	DCB 72例/普通球囊38例	6个月	LLL:(0.43±0.61)mm vs.(1.03±0.77)mm, $P<0.001$	MACE:16.7% vs. 50.0%, $P<0.001$；再狭窄:17.2% vs. 58.1%, $P<0.001$	PEPCAD-DES[24]
SeQuent Please	2012	BMS-ISR、DES-ISR 和 De novo病变	DCB 2 095例	9个月	TLR:9.6% vs. 3.8%, $P<0.001$	MACE:11.6% vs. 5.3%, $P<0.001$	SeQuent Please World Wide Registry[25]
Pantera Lux	2012	BMS-ISR、DES-ISR	DCB 81例	6个月、12个月	6个月 LLL:(0.07±0.31)mm	6个月 MACE:6.5%；12个月 MACE:11.8%	PEPPER[26]
SeQuent Please	2013	DES-ISR	DCB 137例/TAXUS支架131例/普通球囊134例	6个月、36个月	9个月再狭窄:38% vs. 54.1%, $P_{非劣效性}=0.007$	9个月 TLR:22.1% vs.13.5% vs. 43.5%(DCB vs. 支架, $P=0.09$；DCB vs. 普通球囊, $P<0.0001$；支架 vs. 普通球囊, $P<0.0001$)；36个月 TLR:DCB vs. 支架, $HR=1.46$, 95%CI 0.91~2.33, $P=0.11$；DCB vs. 球囊, $HR=0.51$, 95%CI 0.34~0.74, $P<0.001$	ISAR-DESIRE[27-28]
SeQuent Please	2014	DES-ISR	DCB 110例/TAXUS支架110例	9个月、12个月	9个月 LLL:(0.46±0.51)mm vs.(0.55±0.61)mm, $P_{非劣效性}=0.0005$	12个月 TLR:14.5% vs. 13.6%, $P=0.84$	PEPCAD China ISR[29]

续表

DCB 类型	发表时间 / 年	适应证	研究设计	随访时间	主要终点	次要终点	试验名称
Pantera Lux	2014	BMS-ISR、DES-ISR 和 De-novo 病变	DCB 1 064 例	6 个月、12 个月	6 个月、12 个月总 MACE：8.5% 和 15.1%		DELUX registry[30]
SeQuent Please	2014	BMS-ISR	DCB 25 例 /DES 25 例	9 个月、12 个月	9 个月支架内 MLD、再狭窄率和 LLL 分别是 2.13mm vs. 2.54mm（P=0.006）26.4% vs. 11.4%（P=0.002）和 0.28mm vs. 0.07mm（P=0.1）	12 个月 MACE：P=NS	SEDUCE trial[31]
SeQuent Please	2014	BMS-ISR	DCB 95 例 /DES 94 例	8 个月、12 个月	8 个月 MLD：(2.01±0.6) mm vs. (2.36±0.6) mm，P<0.001 8 个月 LLL：(0.14±0.5) mm vs. (0.04±0.5) mm，P=0.14	12 个月 MACE：8% vs. 6%，P=0.6	RIBS V Trial[32]
SeQuent Please	2015	BMS-ISR	DCB 66 例 / TAXUS 支架 65 例	6 个月、12 个月、36 个月	6 个月 LLL：(0.17±0.42) mm vs. (0.38±0.61) mm，P=0.03	6 个月再狭窄：7% vs. 20%，P=0.06 12 个月 MACE：9% vs. 22%，P=0.08 36 个月 MACE：9.1% vs. 18.5%，P=0.14	PEPCAD II[33]
SeQuent Please	2016	BMS-ISR	DCB 68 例 /DES 68 例	12 个月	LLL：-0.02mm vs. 0.19mm，P=0.000 4	MACE：10.29% vs. 19.12%，P=0.213	In-Stent Restenosis Study[34]
SeQuent Please	2016	BMS-ISR	DCB 68 例 /DES 68 例	12 个月	LLL：(0.09±0.44) m m vs. (0.44±0.73) mm，P=0.000 4	MACE：10.29% vs. 19.12%，P=0.213	TISR study[34]

注：BRR，支架内再狭窄发生率；BMS，裸金属支架；DCB，药物涂层球囊；DES，药物洗脱支架；LLL，晚期管腔丢失；MACE，主要不良心血管事件；MLD，最小管腔直径；TLR，靶病变再血运重建。

表 9-4-3 DCB 应用于小血管病变主要研究和结果

研究名称	DCB 类型	病例例数	参考血管直径	主要终点	后期随访数据	紧急支架植入
PEPCAD Ⅰ[35]	SeQuent Please	DCB 82例/DCB+BMS 32例	(2.35±0.19)mm	LLL:(0.18±0.38)mm vs.(0.73±0.74)mm, P<0.0001；BRR: 5.5% vs. 41.3%, P<0.0001；TLR: 4.9% vs. 28.1%, P=0.0005；MACE: 6.1% vs. 37.5%, P<0.0001	随访3年期间无心肌梗死和死亡	27%
PICCOLETTO[36]	Dior Ⅰ	DCB 28例/TAXUS支架 29例	(2.45±0.28)mm vs.(2.36±0.25)mm, P=0.2	PDS:(43.6±27.4)% vs.(24.3±25.1)%, P=0.029；BRR: 32.1% vs. 10.3%, P=0.043；MACE: 35.7% vs. 13.8%, P=0.054	无	36%
BELLO[37]	IN-PACT Falcon	DCB 90例/TAXUS支架 92例	(2.1±0.27)mm vs.(2.26±0.24)mm, P=0.004	6个月LLL:(0.08±0.38)mm vs.(0.29±0.44)mm, P=0.001；BRR: 8.9% vs. 14.1%, P=0.25；TLR: 4.4% vs. 7.6%, P=0.37；MACE: 7.8% vs. 13.2%, P=0.77	TVR: 3.3% vs. 6.5%, P=0.32；TLR: 6.7% vs. 13%, P=0.14	20.2%
Prospective 'real-world' registry in SVD[38]	SeQuent Please	DCB 447例	(2.14±0.35)mm	9个月TLR: 3.6%；MACE: 4.7%	无	6%
Spanish multicentre registry: observational study[39]	Dior Ⅰ和Ⅱ	DCB 104例	(1.9±0.32)mm	8个月LLL:(0.31±0.2)mm；BRR: 19.6%；TLR: 2.9%；MACE: 4.8%	无	6.8%

注：BRR，支架内再狭窄发生率；BMS，裸金属支架；DCB，药物涂层球囊；DES，药物洗脱支架；ISR，支架内再狭窄；LLL，晚期管腔丢失；MACE，主要不良心血管事件；MLD，最小管腔直径；PDS，直径狭窄百分比；SVD，小血管病变；TLR，靶病变再次血运重建；TVR，靶血管再次血运重建。

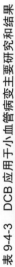

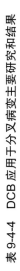

表9-4-4　DCB应用于分叉病变主要研究和结果

研究名称	DCB类型	研究内容	入选病例数	真分叉比例	MB/SB参考血管直径	随访时间	研究终点指标	紧急支架植入比例
DEBIUT[40]	Dior I	DCB-(MB+SB)+MB-BMS vs. MB-BMS vs. MB-DES	总117例(40例) vs. 37例 vs. 40例)	52.5% vs. 51.4% vs. 35%	(2.70±0.51)mm/(2.53±0.56)mm vs. (2.77±0.53)mm/(2.35±0.47)mm vs. (2.66±0.49)mm/(2.36±0.53)mm	6个月,12个月	6个月 LLL(MB):(0.58±0.65)mm vs. (0.60±0.65)mm vs. (0.13±0.45)mm,P=0.87; 6个月 LLL(SB):(0.19±0.66)mm vs. (0.11±0.43)mm vs. (0.13±0.45)mm,P=0.92; 6个月 BRR:24.2% vs. 28.6% vs. 15%,P=0.79; 12个月 MACE:20% vs. 29.7% vs. 17.5%,P=0.32	10% vs. 5.4% vs. 5%,P=0.68
PEPCAD V[41]	SeQuent Please	DCB	28例	71.4%	MB:2.5~3.8mm SB:2.0~3.5mm	9个月,12个月	9个月 LLL(MB/SB):(0.38±0.46)mm/(0.21±0.48)mm; 9个月 BRR(MB/SB):3.8%/7.7%; 9个月 TLR(MB/SB):3.8%/0; 12个月 MACE:10.7%	14.3%
Schulz等[42]	SeQuent Please和IN-PACT Falcon	DCB	39例	38.5%	无	4个月	BRR:10%; MACE:7.7%	12.8%
BABILON[43]	SeQuent Please	DCB+MB-BMS/MB-DES	52例 vs. 56例	78.8% vs. 80.4%,P=0.85	(3.11±0.52)mm/(2.29±0.46)mm vs. (3.02±0.41)mm/(2.35±0.26)mm,P=NS	9个月,24个月	9个月 LLL(MB):(0.31±0.48)mm vs. (0.16±0.38)mm,P=0.15; 9个月 LLL(SB):(-0.04±0.76)mm vs. (-0.03±0.51)mm,P=0.98; 24个月 BRR(MB/SB):13.5%/5.8% vs. 1.8%/3.6%,P=0.027/0.67; 24个月 TLR:15.4% vs. 3.6%; 24个月 MB支架血栓形成:1.9% vs. 1.8%,P=0.96; 24个月 MACE:17.3% vs. 12.5%,P=0.11	7.8% vs. 8.9%,P=1.0

续表

研究名称	DCB类型	研究内容	入选病例例数	真分叉比例	MB/SB参考血管直径	随访时间	研究终点指标	紧急支架植入比例
SARPEDON[44]	Pantera Lux	DCB	58例	41.2%	（2.74±0.42）mm/（2.16±0.62）mm	6个月、12个月	6个月 LLL（MB/SB）:（0.21±0.35）mm/（0.09±0.21）mm; 12个月 BRR（MB/SB）:4%/6%; 12个月 TVR:5.2%; 12个月 MACE:11(19%)	已排除需要紧急支架植入病例
BILOLUX-Ⅰ[45]	Pantera Lux	DCB + MB-DES	35例	31.4%	（3.03±0.56）mm/（2.08±0.59）mm	9个月、12个月	9个月 LLL（MB/SB）:（0.28±0.59）mm/（0.10±0.43）mm; 12个月 MACE:25.7%	11.4%
DEBSIDE[46]	Danubio	SB-DCB+MB-DES	50例	64%	（3.03±0.38）mm/（2.48±0.32）mm	6个月	LLL（MB/SB）:（0.54±0.60）mm/（-0.04±0.34）mm; BRR（MB/SB）:0/0; MACE:5(10%)	已排除需要紧急支架植入病例

2. 与 DES 相比,单独 DCB 治疗 ISR 和小血管病变并未表现出优势;DCB 与裸金属支架联合治疗除小血管病变外的冠状动脉原位病变处于劣势,主要是再狭窄和支架血栓的发生风险均有所增加。

3. DCB 相比普通球囊外廓较大,有时难以达到与血管壁的完美贴合,与 DES 植入相关的边缘效应和血管正性重构是否会出现在 DEB 处理的病变中,有待长期造影随访结果证实。

4. 目前 DCB 仅用作单次充盈,不可重复使用,对长病变或初次扩张效果不满意的病变需使用多个药物涂层球囊;同时 DCB 不能克服管壁弹性回缩,后者在再狭窄中起着重要作用,因此 DCB 还不能完全取代 DES,需在以后研究中不断完善药物涂层球囊设计。

5. 涂层药物浓度和药物释放药代动力学相比,DES 更为复杂;DCB 是否如同普通球囊一样,可减少晚期血管负性重构的发生,还不十分明确。

综上所述,DCB 的出现无疑是冠心病介入治疗发展进程中的有益尝试,其作为一种新生事物,是近年介入治疗的一次飞跃,随着制作工艺的进步、相关试验结论的公布及更为有效承载药的开发,期待药物涂层球囊迎来更为美好的明天。

（程宇彤）

参 考 文 献

[1] GRÜNTZIG A R, SENNING A, SIEGENTHALER W E. Nonoperative dilatation of coronary-artery stenosis: percutaneous transluminal coronary angioplasty[J]. N Engl J Med, 1979, 301(2): 61-68.

[2] SERRUYS P W, DE JAEGERE P, KIEMENEIJ F, et al. A comparison of balloon-expandable-stent implantation with balloon angioplasty in patients with coronary artery disease. Benestent Study Group[J]. N Engl J Med, 1994, 331(8): 489-495.

[3] FAROOQ V, GOGAS B D, SERRUYS P W. Restenosis: delineating the numerous causes of drug-eluting stent restenosis[J]. Circ Cardiovasc Interv, 2011, 4(2): 195-205.

[4] MERAJ P M, JAUHAR R, SINGH A. Bare Metal Stents Versus Drug Eluting Stents: Where Do We Stand in 2015[J]. Curr Treat Options Cardiovasc Med, 2015, 17(8): 393.

[5] AXEL D I, KUNERT W, GÖGGELMANN C, et al. Paclitaxel inhibits arterial smooth muscle cell proliferation and migration in vitro and in vivo using local drug delivery[J]. Circulation, 1997, 96(2): 636-645.

[6] BUERKE M, GUCKENBIEHL M, SCHWERTZ H, et al. Intramural delivery of Sirolimus prevents vascular remodeling following balloon injury[J]. Biochim Biophys Acta, 2007, 1774(1): 5-15.

[7] NG V G, MENA C, PIETRAS C, et al. Local delivery of paclitaxel in the treatment of peripheral arterial disease[J]. Eur J Clin Invest, 2015, 45(3): 333-345.

[8] OBERHOFF M, KUNERT W, HERDEG C, et al. Inhibition of smooth muscle cell proliferation after local drug delivery of the antimitotic drug paclitaxel using a porous balloon catheter[J]. Basic Res Cardiol, 2001, 96(3): 275-282.

[9] SCHELLER B, SPECK U, SCHMITT A, et al. Addition of paclitaxel to contrast media prevents restenosis after coronary stent implantation[J]. J Am Coll Cardiol, 2003, 42(8): 1415-1420.

[10] RADKE P W, JONER M, JOOST A, et al. Vascular effects of paclitaxel following drug-eluting balloon angioplasty in a porcine coronary model: the importance of excipients[J]. EuroIntervention, 2011, 7(6): 730-737.

[11] SCHELLER B, SPECK U, ABRAMJUK C, et al. Paclitaxel balloon coating, a novel method for prevention and therapy of restenosis[J]. Circulation, 2004, 110(7): 810-814.

[12] KELSCH B, SCHELLER B, BIEDERMANN M, et al. Dose response to Paclitaxel-coated balloon catheters in the porcine coronary overstretch and stent implantation model[J]. Invest Radiol, 2011, 46(4): 255-263.

[13] CREMERS B, BIEDERMANN M, MAHNKOPF D, et al. Comparison of two different paclitaxel-coated balloon catheters in the porcine coronary restenosis model[J]. Clin Res Cardiol, 2009, 98(5): 325-330.

[14] PÓSA A, NYOLCZAS N, HEMETSBERGER R, et al. Optimization of drug-eluting balloon use for safety and efficacy: evaluation of the 2nd generation paclitaxel-eluting DIOR-balloon in porcine coronary arteries[J]. Catheter Cardiovasc Interv, 2010, 76(3): 395-403.

［15］BONDESSON P, LAGERQVIST B, JAMES S K, et al. Comparison of two drug-eluting balloons: a report from the SCAAR registry[J]. EuroIntervention, 2012, 8(4): 444-449.

［16］KLEBER F X, MATHEY D G, RITTGER H, et al. How to use the drug-eluting balloon: recommendations by the German consensus group[J]. EuroIntervention, 2011, 7 Suppl K: K125-K128.

［17］WINDECKER S, KOLH P, ALFONSO F, et al. 2014 ESC/EACTS Guidelines on myocardial revascularization: The Task Force on Myocardial Revascularization of the European Society of Cardiology(ESC) and the European Association for Cardio-Thoracic Surgery(EACTS)Developed with the special contribution of the European Association of Percutaneous Cardiovascular Interventions(EAPCI)[J]. Eur Heart J, 2014, 35(37): 2541-2619.

［18］陈韵岱, 王建安, 刘斌, 等. 药物涂层球囊临床应用中国专家共识[J]. 中国介入心脏病学杂志, 2016, 24(2): 61-67.

［19］SCHELLER B, HEHRLEIN C, BOCKSCH W, et al. Treatment of coronary in-stent restenosis with a paclitaxel-coated balloon catheter[J]. N Engl J Med, 2006, 355(20): 2113-2124.

［20］SCHELLER B, HEHRLEIN C, BOCKSCH W, et al. Two year follow-up after treatment of coronary in-stent restenosis with a paclitaxel-coated balloon catheter[J]. Clin Res Cardiol, 2008, 97(10): 773-781.

［21］SCHELLER B, CLEVER Y P, KELSCH B, et al. Long-term follow-up after treatment of coronary in-stent restenosis with a paclitaxel-coated balloon catheter[J]. JACC Cardiovasc Interv, 2012, 5(3): 323-330.

［22］STELLA P R, BELKACEMI A, WAKSMAN R, et al. The Valentines Trial: results of the first one week worldwide multicentre enrolment trial, evaluating the real world usage of the second generation DIOR paclitaxel drug-eluting balloon for in-stent restenosis treatment[J]. EuroIntervention, 2011, 7(6): 705-710.

［23］HABARA S, MITSUDO K, KADOTA K, et al. Effectiveness of paclitaxel-eluting balloon catheter in patients with sirolimus-eluting stent restenosis[J]. JACC Cardiovasc Interv, 2011, 4(2): 149-154.

［24］RITTGER H, BRACHMANN J, SINHA A M, et al. A randomized, multicenter, single-blinded trial comparing paclitaxel-coated balloon angioplasty with plain balloon angioplasty in drug-eluting stent restenosis: the PEPCAD-DES study[J]. J Am Coll Cardiol, 2012, 59(15): 1377-1382.

［25］WÖHRLE J, ZADURA M, MÖBIUS-WINKLER S, et al. SeQuent Please World Wide Registry: clinical results of SeQuent please paclitaxel-coated balloon angioplasty in a large-scale, prospective registry study[J]. J Am Coll Cardiol, 2012, 60(18): 1733-1738.

［26］HEHRLEIN C, DIETZ U, KUBICA J, et al. Twelve-month results of a paclitaxel releasing balloon in patients presenting with in-stent restenosis First-in-Man(PEPPER)trial[J]. Cardiovasc Revasc Med, 2012, 13(5): 260-264.

［27］BYRNE R A, NEUMANN F J, MEHILLI J, et al. Paclitaxel-eluting balloons, paclitaxel-eluting stents, and balloon angioplasty in patients with restenosis after implantation of a drug-eluting stent(ISAR-DESIRE 3): a randomised, open-label trial[J]. Lancet, 2013, 381(9865): 461-467.

［28］KUFNER S, CASSESE S, VALESKINI M, et al. Long-Term Efficacy and Safety of Paclitaxel-Eluting Balloon for the Treatment of Drug-Eluting Stent Restenosis: 3-Year Results of a Randomized Controlled Trial[J]. JACC Cardiovasc Interv, 2015, 8(7): 877-884.

［29］XU B, GAO R, WANG J, et al. A prospective, multicenter, randomized trial of paclitaxel-coated balloon versus paclitaxel-eluting stent for the treatment of drug-eluting stent in-stent restenosis: results from the PEPCAD China ISR trial[J]. JACC Cardiovasc Interv, 2014, 7(2): 204-211.

［30］TOELG R, MERKELY B, ERGLIS A, et al. Coronary artery treatment with paclitaxel-coated balloon using a BTHC excipient: clinical results of the international real-world DELUX registry[J]. EuroIntervention, 2014, 10(5): 591-599.

［31］ADRIAENSSENS T, DENS J, UGHI G, et al. Optical coherence tomography study of healing characteristics of paclitaxel-eluting balloons vs. everolimus-eluting stents for in-stent restenosis: the SEDUCE(Safety and Efficacy of a Drug eluting balloon in Coronary artery restenosis)randomised clinical trial[J]. EuroIntervention, 2014, 10(4): 439-448.

［32］ALFONSO F, PÉREZ-VIZCAYNO M J, CÁRDENAS A, et al. A randomized comparison of drug-eluting balloon versus everolimus-eluting stent in patients with bare-metal stent-in-stent restenosis: the RIBS Ⅴ Clinical Trial(Restenosis Intra-stent of Bare Metal Stents: paclitaxel-eluting balloon vs. everolimus-eluting stent)[J]. J Am Coll Cardiol, 2014, 63(14): 1378-1386.

［33］UNVERDORBEN M, VALLBRACHT C, CREMERS B, et al. Paclitaxel-coated balloon catheter versus paclitaxel-coated stent for the treatment of coronary in-stent restenosis: the three-year results of the PEPCAD Ⅱ ISR study[J]. EuroIntervention, 2015, 11(8): 926-934.

［34］PLEVA L, KUKLA P, KUSNIEROVA P, et al. Comparison of the Efficacy of Paclitaxel-Eluting Balloon Catheters and Everolimus-Eluting Stents in the Treatment of Coronary In-Stent Restenosis: The Treatment of In-Stent Restenosis Study[J].

Circ Cardiovasc Interv, 2016, 9(4): e003316.

[35] UNVERDORBEN M, KLEBER F X, HEUER H, et al. Treatment of small coronary arteries with a paclitaxel-coated balloon catheter in the PEPCAD I study: are lesions clinically stable from 12 to 36 months[J]. EuroIntervention, 2013, 9(5): 620-628.

[36] CORTESE B, MICHELI A, PICCHI A, et al. Paclitaxel-coated balloon versus drug-eluting stent during PCI of small coronary vessels, a prospective randomised clinical trial. The PICCOLETO study[J]. Heart, 2010, 96(16): 1291-1296.

[37] LATIB A, RUPARELIA N, MENOZZI A, et al. 3-Year Follow-Up of the Balloon Elution and Late Loss Optimization Study(BELLO)[J]. JACC Cardiovasc Interv, 2015, 8(8): 1132-1134.

[38] ZEYMER U, WALISZEWSKI M, SPIECKER M, et al. Prospective 'real world' registry for the use of the 'PCB only' strategy in small vessel de novo lesions[J]. Heart, 2014, 100(4): 311-316.

[39] VAQUERIZO B, MIRANDA-GUARDIOLA F, FERNÁNDEZ E, et al. Treatment of Small Vessel Disease With the Paclitaxel Drug-Eluting Balloon: 6-Month Angiographic and 1-Year Clinical Outcomes of the Spanish Multicenter Registry[J]. J Interv Cardiol, 2015, 28(5): 430-438.

[40] STELLA P R, BELKACEMI A, DUBOIS C, et al. A multicenter randomized comparison of drug-eluting balloon plus bare-metal stent versus bare-metal stent versus drug-eluting stent in bifurcation lesions treated with a single-stenting technique: six-month angiographic and 12-month clinical results of the drug-eluting balloon in bifurcations trial[J]. Catheter Cardiovasc Interv, 2012, 80(7): 1138-1146.

[41] MATHEY D G, WENDIG I, BOXBERGER M, et al. Treatment of bifurcation lesions with a drug-eluting balloon: the PEPCAD V(Paclitaxel Eluting PTCA Balloon in Coronary Artery Disease) trial[J]. EuroIntervention, 2011, 7 Suppl K: K61-K65.

[42] SCHULZ A, HAUSCHILD T, KLEBER F X. Treatment of coronary de novo bifurcation lesions with DCB only strategy[J]. Clin Res Cardiol, 2014, 103(6): 451-456.

[43] LÓPEZ MÍNGUEZ J R, NOGALES ASENSIO J M, DONCEL VECINO L J, et al. A prospective randomised study of the paclitaxel-coated balloon catheter in bifurcated coronary lesions(BABILON trial): 24-month clinical and angiographic results[J]. EuroIntervention, 2014, 10(1): 50-57.

[44] JIM M H, LEE M K, FUNG R C, et al. Six month angiographic result of supplementary paclitaxel-eluting balloon deployment to treat side branch ostium narrowing(SARPEDON)[J]. Int J Cardiol, 2015, 187: 594-597.

[45] WORTHLEY S, HENDRIKS R, WORTHLEY M, et al. Paclitaxel-eluting balloon and everolimus-eluting stent for provisional stenting of coronary bifurcations: 12-month results of the multicenter BIOLUX- I study[J]. Cardiovasc Revasc Med, 2015, 16(7): 413-417.

[46] BERLAND J, LEFÈVRE T, BRENOT P, et al. DANUBIO-a new drug-eluting balloon for the treatment of side branches in bifurcation lesions: six-month angiographic follow-up results of the DEBSIDE trial[J]. EuroIntervention, 2015, 11(8): 868-876.

第 5 章　生物可降解支架

　　1977 年，Andreas R. Gruentzig 开展首例球囊血管成形术，成为治疗冠状动脉疾病的先驱。但内膜夹层、急性血管回缩、亚急性血管闭塞，晚期血管重塑极大地限制了单纯球囊扩张的临床使用[1]。裸金属支架（bare-metal stent，BMS）克服了单纯球囊扩张的缺点，表现出优越的即刻血管造影结果[2]。但 BMS 不能解决支架内再狭窄的难题，尤其在长病变和小血管中，其再狭窄率可高达 16%～44%。第 1 代药物洗脱支架（drug eluting stent，DES）的聚合物大大降低了内膜增生，在特定人群中其再狭窄率甚至为 0。2003 年美国食品药品监督管理局（Food and drug administration，FDA）批准第 1 代 DES 的临床使用。但在随后的临床应用中，人们发现金属聚合物具有延迟血管内皮化和致局部超敏反应，增加支架血栓形成的特点[3-7]。人们将支架平台进行技术改良，如减少钢梁支柱厚度、使用新型抗增殖剂、应用生物相容性涂层等技术等，但金属支架仍是血管炎症、支架内动脉粥样硬化和血管内皮功能受损的重要诱因。科学家们研发了生物可降解支架（bioresorbable stent，BRS），它不仅具有支撑血管的作用（小于 6 个月），全部被吸收后还可恢复冠状动脉解剖及生理功能。目前几种药物洗脱 BRS 已经过人体试验，经 3 年随访后表现出优异的影像学和临床结果，BRS 的临床应用日臻成熟[8]。

一、概述

　　理论上讲，药物洗脱 BRS 具有弹性好、顺应性佳、预防急慢性血管回缩、封闭血管夹层、抑制支架内再狭窄等特点。van der Giessen 等率先研究用于制造 BRS 的材料，分别对聚乙醇酸 / 聚乳酸、聚己内酯和聚环氧乙烷 / 聚对苯二甲酸丁二醇酯等可降解聚合物进行动物实验。但初期实验结果令人失望，冠状动脉植入支架后，出现显著的炎症反应和内膜增生。进一步研究证实，聚合物分子量的大小是血管炎性反应的主要原因，高分子量聚乳酸左旋异构体（poly-L-lactic acid，PLLA）诱发血管炎症和内膜增生的概率较低分子量 PLLA 低得多。目前 BRS 常使用聚合物或金属合金材料，除 PLLA 外，酪氨酸衍生的聚碳酸酯和水杨酸聚（酐 - 酯）也较常见（图 9-5-1）。

　　BRS 可能与如下机制有关：① BRS 能够恢复血管的解剖结构：具有更顺应的支架平台，减轻血管炎性反应，恢复血管的自然角度和曲率；此外，冠状动脉支架同血管直径不匹配产生的局部湍流，也可随着可降解支架的吸收而消失[9]。②恢复血管生理功能：冠状动脉支架完全吸收管腔内膜愈合后，冠状动脉逐渐恢复血管搏动和舒缩功能[10]。③恢复正常的出、凝血内环境：当"异物"（平台 + 涂层）被结缔组织代替，或支架段被内皮组织所覆盖，支架内血栓形成的风险便会大大降低。同时，由于 BRS 能够被完全吸收，贴壁不良导致的血栓风险也将大大减少。④降低支架内新生动脉粥样硬化的风险：内皮功能障碍和内皮不完全愈合同支架内新生动脉粥样硬化密切相关，但支架内新生斑块的发生机制至今尚不明了。

Igaki-Tamai支架 Kyoto Medical	DREAMS I/ Biotronik	生物可吸收支架/ 雅培公司	DESolve scaffold/ Elixir	ReZolve scaffold/ REVA Medical	BTI scaffold/ (−)	ART 18Z scaffold/ ART
FIM试验	FIM试验	FIM试验	FIM试验	FIM试验	FIM试验	FIM试验
聚-L-乳酸Igaki-Tamai 支架	BIOSOLVE-1	Absorb Cohort B	DeSolve 1	RESTORE	Whisper	ARTDIVA
支架厚度	支架厚度	支架厚度	支架厚度	支架厚度	支架厚度	支架厚度
170μm	150μm	150μm	150μm	150μm	200μm	170μm
支架材料	支架材料	支架材料	支架材料	支架材料	支架材料	支架材料
左旋聚乳酸聚合物	镁合金	左旋聚乳酸聚合物	左旋聚乳酸聚合物	酪氨酸衍生的聚碳酸酯聚合物	多聚糖酸	聚D,L-丙交酯
药物涂层材料	药物涂层材料	药物涂层材料	药物涂层材料	药物涂层材料	药物涂层材料	药物涂层材料
(−)	紫杉醇	依维莫司	大环内酯化合物	西罗莫司	西罗莫司	(−)
射线可视化	射线可视化	射线可视化	射线可视化	射线可视化	射线可视化	射线可视化
Gold markers	Platinum markers	Platinum markers	Platinum markers	Iodination of tyrosine	(−)	(−)
管腔丢失指数	管腔丢失	管腔丢失	管腔丢失	管腔丢失	管腔丢失	管腔丢失
0.48mm(6m)	0.64mm(6m) & 0.52(12m)	0.19mm(6m) & 0.29(36m)	0.19mm(6m)	0.29(12m)	(−)	(−)
吸收时间	吸收时间	吸收时间	吸收时间	吸收时间	吸收时间	吸收时间
至少2年	至少2年	至少3年	至少1年	至少1.5年	至少1年	至少2年
机构批准:EU CE/ 美国FDA	机构批准:EU CE/ 美国FDA	机构批准:EU CE/ 美国FDA	机构批准:EU CE/ 美国FDA	机构批准:EU CE/ 美国FDA	机构批准:EU CE/ 美国FDA	机构批准:EU CE/ 美国FDA
EU CE /−	− / −	EU CE / PMA	EU CE /−	− / −	− / −	− / −

图 9-5-1 临床生物可降解支架的技术参数

二、BRS 的聚合物

"聚合物"一词起源于希腊语,是指由众多原子或原子团以共价键结合而成的,分子量 10 000D 以上的化合物。聚合物高分子是由小分子通过聚合反应而形成,因此,也常被称为聚合物或高聚物,而小分子则被称为聚合物"单体"。最常用的生物可吸收支架聚合物是聚 -L- 乳酸(PLLA),应用此聚合物的支架还有 Lgaki-Tamai 支架、Absorb BVS、DESolve 支架和 ART。同聚合物支架相比,可吸收金属支架如可吸收镁支架可提供更大的拉伸强度,可以达到 220 ~ 330MPa。PLLA 为半结晶聚合物,主要通过水解途径在体内降解成为乳酸单体,去质子化成为乳酸盐,并转化为丙酮酸盐进入柠檬酸循环(Krebs 循环),最终以二氧化碳和水的形式排出体外 [11]。在动物实验中,人们将 PLLA Absorb BVS 植入猪的冠状动脉中,并进行相干断层扫描(optical coherence tomography,OCT)与组织学的长期随访(图 9-5-2),28 天时 OCT 检查发现大多聚合物支柱保持原有的盒形外观,组织学显示所有支柱外形完整,没有吸收痕迹;2 年随访发现 80.4% 的支架支柱保留盒状外观,组织学显示聚丙交酯已被富含蛋白多糖的基质替代;3 年 OCT 影像发现仅有 5.4% 支柱维持盒状外形,43.75% 支柱呈现"空"盒外观,组织学则显示富含蛋白多糖的结缔组织代替之前的聚合物支柱;4 年 OCT 影像学显示完整的血管管壁,组织学检查已经检测不到支柱的痕迹。

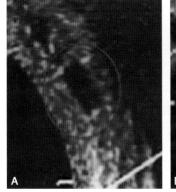
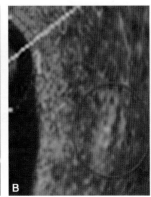
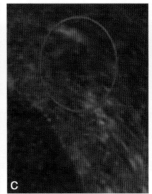
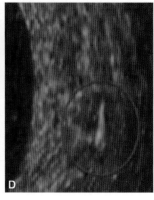

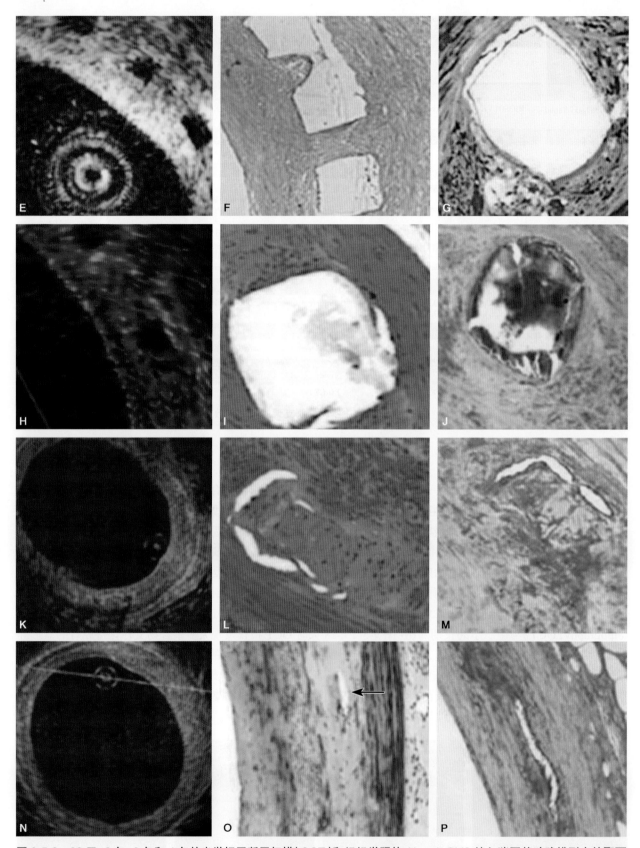

图 9-5-2　28 天、2 年、3 年和 4 年的光学相干断层扫描（OCT）和组织学照片 Absorb BVS 植入猪冠状动脉模型中的聚丙交酯的生物再吸收过程

A~D. 具有清晰界限的聚合物（A），已经溶解的聚合物（D）；E~G.28 天的 OCT 横截面显示聚合物的边界清晰，组织学可见染色阴性、完整的聚合物边界；H~J.2 年的 OCT 横截面显示较为清晰的聚合物边界，组织学则发现染色阳性的蛋白聚糖基质代替聚丙交酯蓝色；K~M.3 年随访中 OCT 发现完整的聚合物边界消失，组织学证实原先的聚合物空间已经被结缔组织所代替；N~P.4 年 OCT 图像显示完整血管壁，没有支架植入痕迹，组织学检查见不到支架支柱。

三、BRS 的临床应用

1. 聚 -L- 乳酸 Igaki-Tamai 支架　Igaki-Tamai 是第一种接受人体试验的聚合物支架。支架骨架结构是聚 -L- 乳酸材料，具有螺旋 Z 字形设计，支架两端带有不透射线的金标记（图 9-5-3）。一项临床试验入选 15 例患者进行血管造影检查并植入支架，30 天无主要不良心脏事件，无支架血栓形成。6 个月随访发现管腔丢失指数（晚期丢失 / 急性获得）为 0.48 ± 0.32，同 BMS 相似；冠状动脉内超声（intravascular ultrasound, IVUS）显示支架面积由（7.42 ± 1.51）mm² 增至（8.13 ± 2.52）mm²。另一项（＞10 年）前瞻性研究中，63 处病变入选，共植入 84 枚 Igaki-Tamai 支架，10 年心血管事件（major adverse cardiovascular events, MACE）发生率为 50%，其中 2 例为明确的支架内血栓形成，而靶病变重建（target lesion revascularization, TLR）率高达 38%[12]。由于该型支架需要热源进行支架的自膨胀，同时缺乏药物涂层和需要更大的指引导管等诸多缺陷而未获准上市。

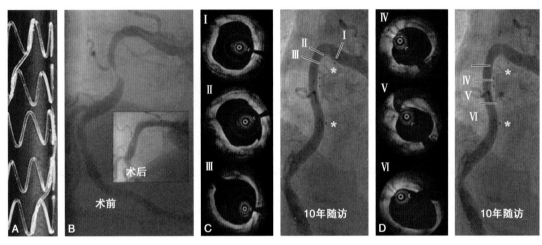

图 9-5-3　Igaki-Tamai 支架的 10 年随访

A. 聚合物支架的螺旋之字形设计。B. 血管造影检查右冠状动脉（RCA）植入 Igaki-Tamai 支架前、后的血管造影结果。C、D.10 年随访 Igaki-Tamai 支架无支架内再狭窄；黄色星号表明支架近端和远端的金标记；红色星号显示侧支。Ⅰ ~ Ⅵ.10 年 Igaki-Tamai 支架的 OCT 影像显示管腔通畅，无支架支柱残留。

2. 可吸收镁支架　镁（Mg）是世界上最轻金属，可以与多种元素如稀土元素碱土金属、铝、锰、锂、锌和锆构成合金。此类合金最主要特征具有较高的降解速度（3 个月内达到可完全生物降解），最终产物为元素镁和无机盐（图 9-5-4）。Heublein 等首先证明这种合金材料有良好的生物相容性，在动物模型中具有快速内皮化和低血管炎症反应等优点。PROGRESS AMS 研究（clinical Performance and Angiographic Results of Coronary Stenting with Absorbable Metal Stents）是一项非随机、多中心、前瞻的首次人体试验（First-in-Man, FIM）研究，旨在研究第 1 代可吸收镁支架（AMS-1）的安全性和临床性能。AMS-1 支架中含 93% Mg 和 7% 稀土金属，支柱厚度为 165mm，近端和远端分别有不透射线的标记物。相关试验入选 63 例稳定性冠心病患者，植入 71 枚支架。随访包括 4 个月血管造影和血管内超声（IVUS）检查，6 个月和 12 个月临床评估。4 个月血管造影显示支架内管腔丢失（1.08 ± 0.49）mm，IVUS 显示多数支柱被完全吸收，仍可见支柱残余物嵌在内膜中，4 个月 TLR 率为 23.8%，1 年时达到 45%。

虽然此项研究证明了 AMS-1 支架的安全性，临床没有死亡、心肌梗死或支架血栓形成等事件的发生，但该研究引发了对支架内新生内膜和血管回缩等问题的临床关注。为解决这些问题，人们又设计了 AMS-2 和 AMS-3 试验。在 AMS-2 试验中，镁合金支架在 9 ~ 12 个月内可完全降解，矩形的支架支柱厚度降低到 125μm。AMS-3 研究为解决内膜增生难题，在 AMS-2 支架基础上添加控制紫杉醇释放的可吸收基质，该型可吸收支架遂被命名为 Drug eluting AMS（DREAMS）1.0。其安全性、可行性和有效性在前瞻性多中心的 FIM BIOSOLVE-1 试验中得到验证。该研究入选 46 名稳定性和不稳定性冠心病或无症状缺血患者，共植入 47 枚支架。6 个月和 12 个月分别行血管造影和 IVUS 检查，并在 1 个月、6 个月、12 个月、24 个月和 36 个月进行临床随访。6 个月时血管造影检查发现支架内管腔丢失为（0.64 ± 0.50）mm，12 个月的管腔丢失为（0.52 ± 0.49）mm，同 AMS-1 试验相

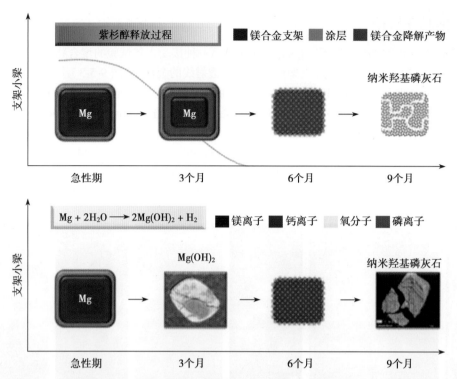

图9-5-4　金属镁支架的降解过程模式图：第1代DREAM支架在9个月之内降解完毕

比，管腔丢失减少61%。第2代DREAMS支架涂附了西罗莫司，取代了紫杉醇，支架两端也带有不透射线的标记物，具有更加优良的通过性，同第1代DREAMS支架相比，再吸收速度更慢。为了证实这一代支架具有快速内皮化和减少血管炎症的作用，人们设计了BIOSOLVE-Ⅱ研究，旨在评估这一代支架的安全性、有效性。该研究入选120例患者，分别进行1个月、6个月、12个月、24个月和36个月的临床随访，主要终点为冠状动脉支架内晚期管腔丢失。

3. **聚-L-乳酸生物可吸收支架**　Absorb生物可降解血管支架（BVS）包括第1代Absorb BVS 1.0和第2代Absorb BVS 1.1，其安全性、可行性已经在ABSORB研究中得到验证（图9-5-5）。两种支架聚合物主链由控制抗增殖剂依维莫司释放的聚-D-L-乳酸制成。Absorb BVS 1.0设计为正弦环形结构，支柱及聚合物-药物涂层总厚度为156μm，横剖面为1.4mm。因室温下聚合物易老化，Absorb BVS 1.0的储存运输必须在冷藏条件下进行。一项研究入选30例de novo病变，植入Absorb BVS 1.0，随访包括半年和2年的影像学检查，囊括血管造影、IVUS、虚拟组织学-IVUS（VH-IVUS）和光学相干断层扫描（OCT），并进行6个月、1年和2年的临床评估，部分患者进行18个月和5年的冠状动脉CTA（coronary computed tomographic angiography，CTA）检查。造影发现6个月支架内管腔丢失为（0.44 ± 0.35）mm，高于金属依维莫司洗脱支架，而远低于BMS（0.85mm）的内膜增生。2年血管造影随访发现同6个月相比，管腔丢失没有发生显著的变化[（0.48 ± 0.28）mm]，与此同时还发现：①支架植入段血管对乙酰胆碱等恢复血管反应；②6个月至2年斑块体积明显减少；③MACE的发生率低至3.4%，4年无支架内血栓事件发生。

Absorb BVS 1.0支架的事件发生率低，但由于其径向支撑力较差，使得人们开始了第2代Absorb BVS的研发。Absorb BVS 1.1采用与上一代支架相同的聚合物骨架结构，同时采用延迟酯键水解速度技术，增加机械支撑和延长支架吸收时间，支架支柱厚度保持不变，整体骨架结构采用3个纵向桥连接相同的Z形箍，其两端铂金标记为不透光设计，方便术中的支架定位和释放。Absorb Cohort B试验入选101名患者，在植入Absorb BVS 1.1支架后将患者分为2个亚组，即B1组（$n=45$），在术后即刻、6个月和2年分别进行血管造影、IVUS、VH-IVUS和OCT检查；B2组（$n=56$），在术后即刻、1年和3年进行上述检查。18个月时所有患者进行CTA检查。6个月冠状动脉造影发现支架管腔丢失为（0.19 ± 0.18）mm，2年为（0.27 ± 0.20）mm，3年为（0.29 ± 0.43）mm。IVUS检查发现3年间内膜由（0.08 ± 0.13）mm^{2}增生至（0.28 ± 0.41）mm^2[△（0.20 ± 0.41）mm^2，$P<0.002$]，但同时支架内面积增加了（0.80 ± 1.26）mm^2[由（6.29 ± 0.91）mm^{2}到（7.08 ± 1.55）mm^2，$P<0.001$][13-14]；3年支架内再狭窄

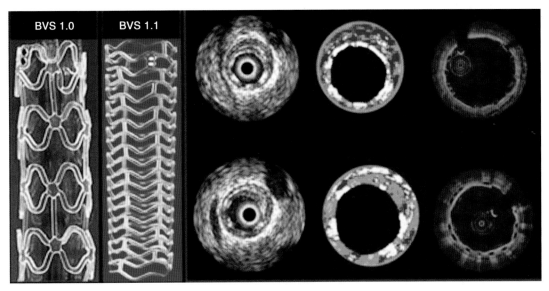

图 9-5-5　Absorb BVS 1.0 是 Absorb A 研究中的第 1 代支架，第 2 代 Absorb BVS 1.1 也已经获得研发，右侧顶部横截面分别为 Absorb BVS 植入即刻后的 IVUS、VH-IVUS 和 OCT 图像，右侧底部横截面为 6 个月随诊图像

发生率为 6%，MACE 发生率为 10%，支架血栓形成率为 0。除了 ABSORB Cohort B 临床试验外，针对 BVS 1.1 的相关临床试验还包括：① ABSORB 扩展研究（NCT01023789），是一项多中心注册研究（100 个非美国网站），旨在招募 1 000 名患者，评估长病变生物可降解支架的安全性和性能（>28mm）；② ABSORB Ⅱ 前瞻性随机临床试验（NCT01425281），招募 501 名患者，以 2∶1 的比例随机分配以 Absorb BVS 或 Xience Prime 支架，并比较两种支架的优劣；③ ABSORB Ⅲ RCT（NCT01751906）招募 2 350 名患者，旨在比较完全可再吸收 Absorb BVS 与 Xience Ⅴ 或 Xience Prime 金属支架的优劣；④正在进行的 ABSORB Ⅳ（NCT02173379）是一项前瞻随机（1∶1，Absorb BVS 至 XIENCE）单盲的多中心研究，拟入组 3 000 名患者。由于上述结果源于小样本人群（n=100）和相对简单病变，故其结果的准确性还有待进一步商榷。Absorb BVS 1.1 自 2012 年获得欧盟获认证，目前待 ABSORB Ⅲ 和 Ⅳ 随机临床试验完成后，有望获得美国 FDA 批准正式上市。

4. 聚 -L- 乳酸 DESolve 支架　第 1 代 DESolve 可降解支架由 PLLA 制成，并涂覆以 3μg/mm 免疫抑制剂和抗增殖剂 myolimus；第 2 代 DESolve 采用相同的 PLLA 平台，涂覆以 5μg/mm 大环内酯 novolimus。支架设计为正弦同相环形结构，支柱厚度为 150μm，预期完全吸收时间为 1 年，支架两端均具有不透射线的铂金标记，横截面直径为 1.47mm。降解过程类似 Absorb BVS，历经聚合物水解、Krebs 循环并进一步代谢为二氧化碳和水。DESolve FIM 试验对 DESolve 洗脱支架的安全性进行评价，共招募 16 例 de novo 病变患者植入 DESolve 支架，6 个月后进行 IVUS、VH-IVUS 和 OCT 检查，1 年、2 年后分别进行 CTA 检查，同时评估 30 天、6 个月临床终点。6 个月血管造影发现其晚期管腔丢失为（0.19±0.19）mm；IVUS 影像学检查并未发现支架回缩；12 个月 CTA 显示支架内直径与 6 个月血管造影直径大致相同，分别为（2.40±0.28）mm 和（2.41±0.28）mm。随后的 DESolve Nx 研究进一步评估了第 2 代 novolimus 洗脱支架。该研究招募 126 名 de novo 病变患者，植入支架后 6 个月管腔丢失为（0.21±0.34）mm，IVUS 发现其中 40 例患者支架和管腔面积分别增加 16% 和 9%。目前 DESolve 支架是唯一获得欧盟认证用于冠状动脉介入治疗的可降解支架。

5. 聚（酐 - 酯）水杨酸可吸收支架　聚（酸酐 - 酯）是一种可降解三聚体复合物，由两个水杨酸分子和中间的连接分子构成。该型支架由以下两个部分组成：①核心部分由癸二酸桥连水杨酸而成；②表层由水杨酸连接己二酸并以 1∶1 比例同西罗莫司相连，药物剂量密度为 8.3μg/mm。临床研究证明，同裸金属支架（Multi Link Vision 支架）相比，仅有轻微的血管炎性反应，可能缘于水杨酸的抗炎作用[15]。支架支柱厚度为 200μm，横断面直径为 1.83mm（3.0mm 支架）和 1.98mm（3.5mm 支架）。2008 年进行的 WHISPER FIM 试验证实了该型支架的安全性和有效性，但由于该型支架载药量较少（只有 Cypher 支架的 25%），支架内膜增生引起的再狭窄发生率较高。为了克服这一点缺点，人们开始研发第 2 代生物支架，该型支柱厚度减低至 175μm，横断面直径降低到 1.52mm（3.0mm 支架）。目前聚（酐 - 酯）水杨酸可吸收支架的临床试验仍在进行中，尚未获得欧洲或美国 FDA 上市批准。

6. 酪氨酸聚合物支架　酪氨酸衍生聚碳酸酯是一组碳酸酯 - 酰胺共聚物,共聚物烷基酯侧链的长度各异(图 9-5-6)。REVA 支架由酪氨酸聚碳酸酯聚合物制成。聚合物水化后产生水解碘化脱氨基酪氨酰 - 酪氨酸乙酯(I_2DTE)和二氧化碳,降解途径同聚乳酸相类似,完全降解时间需要 18 个月。电子显微镜对支架进行扫描发现,植入支架 30 天内局部炎症发生率较低,并且完全内皮化。IVUS 证实,12 个月管腔面积由 $3.65mm^2$ 增至 $8.28mm^2$。在随后的 FIM RESORB(REVA Endovascular Study of a Bioresorbable Coronary Stent)研究中入选 30 例 de novo 患者,发现可能由于聚合物的易脆特性,导致该型支架 TLR 高达 66.7%。因此,人们研发了第 2 代 ReZolvee 支架,支架涂覆抗增殖剂西罗莫司,并可通过 6F 指引导管进行介入手术。其安全性将在 FIM RESTORE(ReZolve Sirolimus-Eluting Bioresorbable Coronary Scaffold)研究中进一步验证。

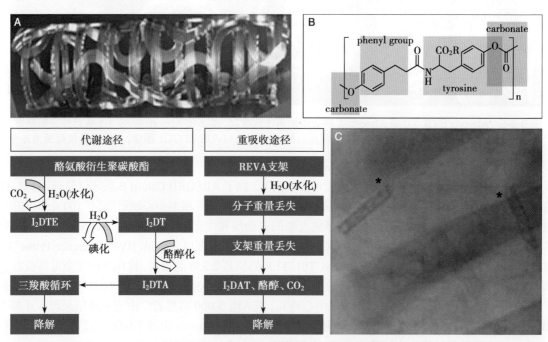

图 9-5-6　可吸收的酪氨酸衍生的聚合物支架

A.ReZolve(第 2 代)酪氨酸衍生的聚碳酸酯支架;B. 氨基酸酪氨酸、碳酸酯和苯基的化学结构,其提供了酪氨酸衍生的聚碳酸酯聚合物的主链;C.ReZolve 支架在 X 线下可见。

7. 聚 -D-L- 乳酸 ART 支架　ART 支架是以 PDLLA 为材料,带有聚合物的非药物洗脱支架。支架支柱厚度为 170μm,兼容 6F 指引导管。前期临床试验发现其具有早期内皮化、抑制炎症的作用,18 个月内可以完全吸收。目前,第 2 代 ART18Z 支架的表现正在 ARTDIVA 研究中进行 FIM 评估(NCT01761578)。

四、BRS 的未来

1. 恢复冠状动脉解剖结构　冠状动脉支架的材质、支柱厚度、支架长度及连接设计均是影响支架柔顺性的重要因素,并影响支架及支架边缘的血管反应。和金属支架相比,聚合物和镁基 BRS 具有更顺应的支架平台,能够减轻血管炎性反应,恢复血管的自然角度和曲率;此外,冠状动脉支架同血管直径不匹配产生的局部湍流,也可随着可降解支架的吸收而消失。

2. 恢复血管生理功能　在 ASORB 队列 A 和 B 研究、BIOSOLVE-1 研究 1 年随访中均发现,支架内血管在注射乙酰胆碱后出现血管活性反应的恢复[16]。这提示支架内功能性内皮愈合的间接证据,可以大大降低由于内皮延迟覆盖引发的晚期或极晚期支架血栓形成的风险。

3. 恢复局部的血流动力学环境　利用计算机模型进行支架的设计,已成为生物工程学研发的重要手段,也可用于评估冠状动脉血流和支架的相互作用。同时,支架植入后的三维影像也能模拟血管剪切力和支架吸收的过程,这种计算机模型对未来生物可降解支架的设计和完善将大有裨益[17]。

4. 进行无创性检查　植入有聚合物的金属支架,可以进行无创 CTA 检查,并在 CTA 结果上进行血流储备的生理学评价。在 ABSORB 队列 A 试验中,30 例 de novo 病例植入完全可降解的聚合物支架,在 18 个月和 5 年分别进行 CTA 检查,同时进行无创冠状动脉生理学检查,其结果发现同有创性检查有高度的一致性。

五、BRS 面临的挑战

毫无疑问,在过去的 10 年中,金属支架的应用是介入心脏病的革命性改变。同时,越来越多证据表明临床事件归因于晚期支架内再狭窄[18],晚期和极晚期支架内血栓形成和支架内新生动脉粥样硬化。BRS 具有支架吸收和血管功能恢复的特点,具有改善长期预后的潜质,因此,在特定人群中和病变中,在获得进一步的性能改进后,可降解支架有望能够替代金属支架。

六、支架支柱厚度和完整性

支架支柱的厚度和形状是 TLR 和支架内再狭窄的重要决定因素。目前美国 FDA 批准的 DES 支柱厚度在 90mm 范围之内。过厚的支柱容易引起冠状动脉侧支的闭塞、延迟内皮化,尤其容易发生在支架重叠处。BRS 支柱厚度类似于 Cypher 金属支架支柱($<150\mu m$),但同时保留了其机械性能,而 Cypher 支架由于其横截面较大,容易诱发更强烈的血管炎症反应,在迂曲、钙化和小血管病变($<2.5mm$)中通过困难。聚合物支架不宜高压扩张,压力过高可能导致支架断裂,在植入 BRS 时需仔细研读冠状动脉造影资料,选择大小合适的支架,避免过高压力后扩张。对于复杂病变如分叉、左主干病变及 ST 段抬高心肌梗死的患者来说,在使用 BRS 时尤其要关注以上细节。

综上所述,生物可降解支架在介入心血管界是继药物洗脱支架、裸金属支架和球囊血管成形术后的第 4 次革命。目前该项技术仍需进一步改进,最终成熟运用到心血管疾病治疗的领域。

(孙　涛)

参 考 文 献

[1] GRUNTZIG A. Transluminal dilatation of coronary-artery stenosis[J]. Lancet, 1978, 1(8058):263.

[2] SERRUYS P W, DE JAEGERE P, KIEMENEIJ F, et al. A comparison of balloon-expandable-stent implantation with balloon angioplasty in patients with coronary artery disease. Benestent Study Group[J]. N Engl J Med, 1994, 331(8):489-495.

[3] JONER M, FINN A V, FARB A, et al. Pathology of drug-eluting stents in humans: delayed healing and late thrombotic risk[J]. J Am Coll Cardiol, 2006, 48(1):193-202.

[4] CAMENZIND E, STEG P G, WIJNS W. Stent thrombosis late after implantation of first-generation drug-eluting stents: a cause for concern[J]. Circulation, 2007, 115(11):1440-1445.

[5] PALMERINI T, BIONDI-ZOCCAI G, DELLA RIVA D, et al. Stent thrombosis with drug-eluting and bare-metal stents: evidence from a comprehensive network meta-analysis[J]. Lancet, 2012, 379(9824):1393-1402.

[6] FINN A V, NAKAZAWA G, JONER M, et al. Vascular responses to drug eluting stents: importance of delayed healing[J]. Arterioscler Thromb Vasc Biol, 2007, 27(7):1500-1510.

[7] RABER L, MAGRO M, STEFANINI G G, et al. Very late coronary stent thrombosis of a newer-generation everolimus-eluting stent compared with early-generation drug-eluting stents: a prospective cohort study[J]. Circulation, 2012, 125 (9):1110-1121.

[8] WYKRZYKOWSKA J J, ONUMA Y, SERRUYS P W. Vascular restoration therapy: the fourth revolution in interventional cardiology and the ultimate "rosy" prophecy[J]. EuroIntervention, 2009, 5 Suppl F:F7-F8.

[9] THURY A, WENTZEL J J, VINKE R V, et al. Images in cardiovascular medicine. Focal in-stent restenosis near step-up: roles of low and oscillating shear stress? [J]. Circulation, 2002, 105(23):e185-e187.

[10] BRUGALETTA S, HEO J H, GARCIA-GARCIA H M, et al. Endothelial-dependent vasomotion in a coronary segment treated by ABSORB everolimus-eluting bioresorbable vascular scaffold system is related to plaque composition at the time of bioresorption of the polymer: indirect finding of vascular reparative therapy? [J]. Eur Heart J, 2012, 33(11):1325-1333.

[11] GOGAS B D, FAROOQ V, ONUMA Y, et al. The ABSORB bioresorbable vascular scaffold: an evolution or revolution in

interventional cardiology? [J]. Hellenic J Cardiol, 2012, 53(4):301-309.

［12］NISHIO S, KOSUGA K, IGAKI K, et al. Long-Term(10 Years) clinical outcomes of first-in-human biodegradable poly-l-lactic acid coronary stents: Igaki-Tamai stents[J]. Circulation, 2012, 125(19):2343-2353.

［13］ORMISTON J A, SERRUYS P W, ONUMA Y, et al. First serial assessment at 6 months and 2 years of the second generation of absorb everolimus-eluting bioresorbable vascular scaffold: a multi-imaging modality study[J]. Circ Cardiovasc Interv, 2012, 5(5):620-632.

［14］SERRUYS P W, ONUMA Y, GARCIA-GARCIA H M, et al. Dynamics of vessel wall changes following the implantation of the Absorb everolimus-eluting bioresorbable vascular scaffold: a multi-imaging modality study at 6, 12, 24 and 36 months[J]. EuroIntervention, 2014, 9(11):1271-1284.

［15］JABARA R, CHRONOS N, ROBINSON K. Novel bioabsorbable salicylate-based polymer as a drug-eluting stent coating[J]. Catheter Cardiovasc Interv, 2008, 72(2):186-194.

［16］SERRUYS P W, ONUMA Y, DUDEK D, et al. Evaluation of the second generation of a bioresorbable everolimus-eluting vascular scaffold for the treatment of de novo coronary artery stenosis: 12-month clinical and imaging outcomes[J]. J Am Coll Cardiol, 2011, 58(15):1578-1588.

［17］GOGAS B D, YANG B, PASSERINI T, et al. Computational fluid dynamics applied to virtually deployed drug-eluting coronary bioresorbable scaffolds: Clinical translations derived from a proof-of-concept[J]. Glob Cardiol Sci Pract, 2014, 2014(4):428-436.

［18］RYAN J, COHEN D J. Are drug-eluting stents cost-effective? It depends on whom you ask[J]. Circulation, 2006, 114 (16):1736-1743.

第 6 章　静脉桥血管的介入治疗

　　1967 年 5 月 Garrett 开展了世界上第一例大隐静脉桥血管移植手术,开创了缺血性心肌病血运重建新时代 [1]。静脉桥血管(saphenous vein graft, SVG)的退行性变或闭塞一直是冠状动脉旁路移植术(CABG)后患者所面临的一个突出问题。CABG 后第 1 年静脉桥血管闭塞发生率高达 15%,术后 10 年通畅率仅为 60%[2],静脉桥血管的退行性病变可导致死亡、心肌梗死和再次血运重建等心血管事件的发生率显著增加。随着我国CABG 的普遍开展,术后静脉桥血管狭窄的病例数日益增多,使得越来越多的 CABG 后患者需要接受再次血运重建治疗。然而,再次旁路移植术具有较大的技术难度和死亡风险,难以取得理想的即刻和远期效果,对 SVG 的介入治疗成为 CABG 术后患者再次血运重建的较好选择,成为冠心病介入医师必须面对的一个临床问题。本文就 SVG 病变病理机制及临床意义、介入治疗预后判断与指征、介入治疗技术策略以及并发症的防治等方面进行论述。

一、SVG 病变病理机制及临床意义

　　静脉桥血管病变的定义为:移植的静脉桥血管由于显著的粥样硬化导致管腔狭窄超过 50%,引起供血范围的心肌缺血。静脉移植血管的病理过程包括血栓形成、内膜增生和粥样硬化。这些病理过程在静脉移植血管疾病的发生、发展中前后有序而又彼此相互联系。

(一)血栓形成

　　根据 Virchow 原理,静脉损伤、血流缓慢和血液高凝状态是造成静脉血栓形成的三大因素,3% ~ 12% 的静脉桥血管在旁路移植术后第 1 个月内即发生闭塞 [3],此阶段 SVG 病变的病理机制主要是血栓形成(图 9-6-1)。

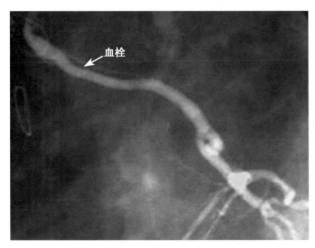
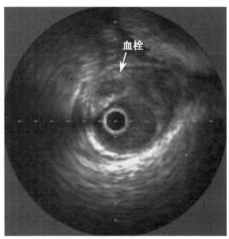

图 9-6-1　静脉桥血管中血管造影和血管内超声下的新鲜血栓影像

　　在取静脉桥血管时,物理刺激、管腔内压力过高和过分牵拉均能损伤静脉内膜,导致局灶内皮损伤,纤维蛋白聚集,血小板和中性粒细胞黏附,组织纤溶酶原激活物(tissue plasminogen activator, t-PA)产生减少,同时组织因子暴露,从而激活外源性凝血途径 [4-7]。此时,内源性血管收缩剂内皮素 1 的浓度开始上升,静脉桥血管收缩,导致血流速度减慢。

　　凝血调节蛋白是重要的膜结合抗血栓剂,与调节蛋白凝血酶形成 1 : 1 复合物,导致循环中抗凝血活化分

子——蛋白 C 的激活。由抗凝血酶Ⅲ（antithrombin Ⅲ, AT Ⅲ）介导激活的蛋白多糖分子——硫酸乙酰肝素，在静脉的内弹力膜中表达较弱，两种血小板活化抑制剂一氧化氮（NO）和前列环素同样在静脉中表达较低[8]。同时，静脉桥血管血流缓慢进一步导致剪切依赖性的 t-PA、NO 和前列环素释放。静脉桥血管旁路移植显著升高围手术期血浆纤维蛋白原血浆水平，也有助于桥血管内血栓的形成。

此外，完整的静脉瓣，吻合口狭窄，旁路移植术后出现缓慢持续的内皮素 1 浓度升高，最终导致静脉桥血管血流速度减缓并直至停滞。

（二）内膜增生

内膜增生是平滑肌细胞和细胞外基质沉积在血管内膜部分，是移植静脉桥血管 1 个月到 1 年间主要的病理机制。在移植之前，静脉桥血管多已经有轻中度内膜纤维化表现[9]，一旦静脉桥接入动脉循环中，其内膜在 4 ~ 6 周内出现增厚，使管腔面积减少（图 9-6-2）。

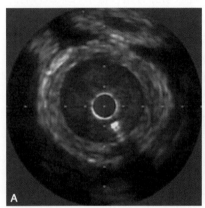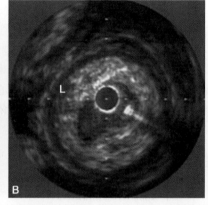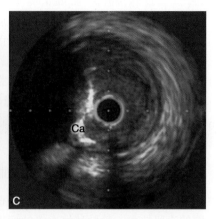

图 9-6-2　经典的血管内超声影像

A. 静脉移植新生内膜增生；B. 同心，脂质（L）富集静脉移植动脉粥样硬化；C. 偏心，钙化（Ca）原生冠状动脉动脉粥样硬化。

无论是球囊损伤后的动脉还是移植静脉中，都能够发现新的内膜增生。在血小板、活化的内皮细胞和巨噬细胞释放的生长因子和细胞因子刺激下，中膜平滑肌细胞出现大量增殖，随后平滑肌细胞迁移至内膜中，并进一步增殖。活化的平滑肌细胞合成细胞外基质，沉积在静脉桥血管内膜下。同时，在血小板释放的促平滑肌细胞增殖和迁徙细胞因子的刺激下，静脉桥血管的非闭塞性血栓会逐渐被纤维化组织所代替[10]。

（三）粥样硬化

CABG 后 1 年静脉桥血管狭窄的主要原因是粥样硬化斑块形成，并导致心肌缺血。血管造影显示静脉旁路移植术后发生的不稳定型心绞痛、非 Q 波心肌梗死和 / 或 Q 波心肌梗死，70% ~ 85% 是由于静脉桥粥样硬化，常同时伴发血栓[11-12]。

尸检研究静脉旁路移植术后 1 年内即出现粥样硬化表现；致血流动力学障碍的狭窄多出现在静脉桥移植后 3 年左右；临床症状的出现则多在 CABG 术 5 ~ 7 年之后。静脉桥血管粥样斑块富含泡沫细胞、炎症细胞和多核巨细胞，静脉桥血管粥样硬化具有弥漫、同心性、易碎、缺乏纤维帽及钙化较少的特点；而自身冠状动脉粥样斑块多源于冠状动脉血管近端，呈局灶性，偏心，有较厚的纤维帽，钙化成分较多（图 9-6-2）。

二、介入治疗预后判断与指征

由于 SVG 血栓负荷较重，远端血栓防治措施不足，针对 SVG 在 PCI 时的心肌梗死、死亡等心脏不良事件显著增加。因此，SVG 病变属于高危病变。

（一）静脉桥血管血运重建的原则

1. 采取合理的措施尽量减少无复流的发生　患者一旦发生无复流，多种治疗手段常难以奏效，因此术前预防措施尤为重要。由于 SVG 脂质斑块并非新鲜血栓，故简易的血栓抽吸装置常难以奏效，远端血栓保护装置则是有效的预防措施（Ⅰ类推荐，证据水平 A）。同时，准备选择合适直径的支架，减少预扩张和后扩张也有助于无复流的减少。

2. 合理选择支架以期获得良好的预后　在静脉桥血管的介入治疗中药物洗脱支架和裸金属支架的优劣，目前尚未得出一致的结论。在 SVG 植入 DES 目前尚存在争议，首先，SVG 通常是大于 3.5mm 的大血管，因此 DES 减少再狭窄的优势在此类病变中并不突出；其次，SVG 内植入 DES 的远期疗效是否优于 BMS 缺乏研究支持。因此，在没有更新临床数据支持下，对 SVG 不应一味选择植入 DES，尤其对于那些不能耐受双联抗血小板治疗的患者。

（二）静脉桥血管血运重建的策略

1. 静脉桥血管介入治疗的基本策略　由于 SVG 介入治疗的并发症风险较高，故尽可能首先对自身冠状动脉进行介入治疗，以期获得良好的远期效果。影响 SVG 介入治疗远期疗效的主要因素有左心室功能、年龄、糖尿病和手术时间等。多支血管病变合并多支桥血管狭窄，不宜行 PCI 治疗。

2. 几种特殊情况下的静脉桥血管的介入策略　由于患者常合并多支病变、既往心肌梗死、高龄和静脉桥血管富含血栓等特点，急诊介入治疗的并发症及院内死亡率明显高于自身冠状动脉的介入治疗。联合应用远端保护装置和血小板糖蛋白Ⅱb/Ⅲa 受体拮抗剂，可以降低无复流、心肌梗死和死亡等严重并发症的发生率。

静脉桥血管完全闭塞：ACC/AHA 指南将其列为Ⅲ类适应证。主要原因是静脉桥血管完全闭塞的介入成功率低，并发症高，远期效果不良（再狭窄率和闭塞率较高）。

SVG 植入支架后的再狭窄：SVG 植入支架后再狭窄行血运重建的安全性较高。单纯 PTCA 在治疗 SVG 支架内再狭窄的安全性高，但复发率较高。再次植入 DES 有待进一步临床研究证实。

（三）主要的介入治疗技术

静脉桥血管造影前最好要了解 CABG 手术情况，清楚桥血管的数目和部位，以避免盲目寻找桥血管开口造成过量应用对比剂、过度照射放射线以及血管并发症的发生。近年研究表明，采用 MDCT 冠状动脉造影在判断静脉桥血管病变有独到之处，评估静脉桥血管通畅的敏感性和特异性分别为 96% 和 95%。

由于静脉桥血管发出的部位、角度以及主动脉的宽度不同，导管的选择对静脉桥血管造影和介入非常重要。到右冠状动脉的桥血管尤其向下发出时，一般采用多功能导管，亦可选择 Judkins Right（JR）或 Amplatzer Left（AL）导管。静脉桥血管的常见位置和指引导管的选择如图 9-6-3，到左冠状动脉的桥血管尤其水平发出时，一般选择 JR 导管，亦可采用 Left Bypass 和 Hockey Stick 导管，向上发出时可能需要 IMA 或 AL 导管。当桥血管出现病变需要介入治疗时，通常需要考虑自身血管 PCI 是否具有可行性，因自身血管 PCI 术的并发症一般低于桥血管 PCI。根据指南推荐，当行静脉桥血管 PCI 时，只要技术可行，应尽量应用栓塞保护装置，病变狭窄严重时，可用小球囊进行预扩张。支架与参考血管直径的比率为 1∶1，避免高压扩张，以免增加远端栓塞的危险。必要时应用血管扩张药，预防无复流现象的发生。

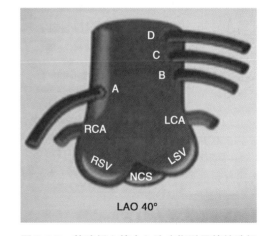

图 9-6-3　静脉桥血管介入治疗指引导管的选择
A.SVG 至 RCA 或 LCX（左优势型冠状动脉）：通常首选 Multipurpose、AL；次选 JR、AL；如 SVG 前向起源，则首选 AL，次选 Multipurpose、JR 和 Hockey Stick。B.SVG 至 LAD：通常首选 AL；次选 JR、Multipurpose、Hockey Stick。C.SVG 至对角支：通常首选 JR、Hockey Stick，次选 AL、Multipurpose 和 Left Bypass。D.SVG 至 OM 或中间支：通常首选 AL、Hockey Stick；次选 JR、Multipurpose 和 Left Bypass。

1. 指引导管的选择　选择支撑力强的指引导管至关重要。指引导管的选择取决于桥血管在主动脉的起源位置，而指引导管的大小取决于主动脉的直径。

2. 主要介入治疗技术

（1）远端血栓保护装置：血栓保护装置在病变远端释放，通过完全阻断前向血流或滤过回收介入治疗过程中脱落的血栓，以防止远端血栓栓塞及其所致的无复流或慢血流的发生。

（2）近段血栓保护装置：将近段血栓保护装置在血栓病变部位的近段释放，通过球囊完全阻断前向血流，并回收血栓防治远端血栓栓塞。该装置适用于远端复杂病变、相对直的血管。

（3）定向血栓旋切术：当血栓负荷较大时，应用机械旋切装置 Angiojet、X-sizer 等冠状动脉血栓旋切术，有助于减少心肌梗死、无复流等并发症。

（4）冠状动脉斑块旋磨术：冠状动脉斑块旋磨术是静脉桥血管病变介入治疗禁忌证（Ⅲ级推荐），远端血管栓塞、无复流、急性血管闭塞和心肌梗死等并发症的发生风险较高。

（5）药物洗脱支架：裸金属支架在治疗 SVG 病变远期疗效并不理想，再狭窄率达到 37%～65%。目前关于 DES 在静脉桥血管的有效性和安全性的研究有限，单中心、小规模和回顾性的研究随访时间较短、结果不一，DES 在静脉桥血管病变介入治疗的长期效果目前尚不确定。

三、介入治疗技术策略以及并发症的防治

与冠状动脉自身血管的动脉粥样硬化斑块相比，静脉桥血管的病变更加弥漫、脆弱，富含更多泡沫细胞和炎症细胞，纤维帽较小或缺如，很少有钙化成分。这些病变特点导致静脉桥血管病变往往伴有更多的血栓负荷，介入治疗过程中容易发生远端栓塞以及由此引发的无复流现象和围手术期心肌梗死。为此，人们尝试了多种药物或机械性的方法来降低此并发症发生率。研究表明，血小板糖蛋白Ⅱb/Ⅲa 受体拮抗剂可改善急性心肌梗死直接 PCI 术中冠状动脉血流和微循环灌注，但迄今尚无随机前瞻性临床试验明确证实其在静脉桥血管 PCI 术中应用的益处，回顾性研究与观察性研究未得出一致性结论。静脉桥血管 PCI 术中应用腺苷的资料有限，几个小样本的研究显示腺苷可逆转无复流现象，但尚无研究证实其有预防作用。两种钙通道阻滞剂维拉帕米和尼卡地平均经小样本研究证实，可预防或逆转静脉桥血管 PCI 术中的无复流现象，但因资料有限，尚不足以作为常规推荐应用。

人们曾试图采用带膜支架去预防静脉桥血管支架释放过程中栓子脱落及术后再狭窄的发生。然而，随机研究未能证实带膜支架优于裸金属支架，既未能降低支架术后再狭窄率，亦未能降低死亡、心肌梗死、靶病变血运重建等临床事件发生率。机械性栓塞保护装置包括远端阻断/抽吸系统（PercuSurge GuardWire system，图 9-6-4）、远端过滤系统（FilterWire system）和近端阻断/抽吸系统（Proxis system）均经随机研究证实，可以降低静脉桥血管 PCI 术后 MACE 发生率。美国 ACC 指南中，将静脉桥血管 PCI 术中应用栓塞保护装置作为Ⅰ类推荐。然而，注册资料显示栓塞保护装置的实际应用率仅约 20%，原因主要是静脉桥血管的解剖特征因素决定了使用该类装置的难度，例如桥血管由主动脉发出的方向特殊、桥血管直径太大、病变远端或近段缺乏足够的着陆区。另外，手术费提高、手术时间延长、放射线照射剂量增加，可能也是限制栓塞保护装置应用的因素。

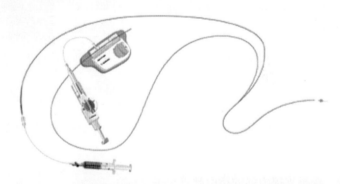

图 9-6-4　远端阻断/抽吸系统（PercuSurge GuardWire system）

SVG 介入治疗过程中远段血栓栓塞的发生率为 15%～30%，导致无复流或慢血流，尤其常见于移植 3 年以上的退化的静脉桥血管。无复流的病因至今不明，可能由于微血管栓塞或痉挛。需要注意的一个"陷阱"即静脉桥血管造影可无明显血栓或溃疡影的血栓典型征象。SVG 病变 PCI 过程中远端血栓栓塞的独立预测因素为血栓弥漫退化（桥龄超过 3 年）和斑块负荷过重。其处理方法：无复流的防治策略在于预防，SVG 介入治疗均应该在血栓保护装置下进行。冠状动脉内注射 100～300μg 地尔硫䓬、100～200μg 维拉帕米、10～30μg 腺苷，有助于恢复冠状动脉血流及改善灌注。

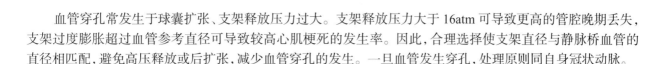

血管穿孔常发生于球囊扩张、支架释放压力过大。支架释放压力大于 16atm 可导致更高的管腔晚期丢失，支架过度膨胀超过血管参考直径可导致较高心肌梗死的发生率。因此，合理选择使支架直径与静脉桥血管的直径相匹配，避免高压释放或后扩张，减少血管穿孔的发生。一旦血管发生穿孔，处理原则同自身冠状动脉。

（孙　涛）

参 考 文 献

［1］GARRETT H E, DENNIS E W, DEBAKEY M E. Aortocoronary bypass with saphenous vein grafts seven-year follow-up[J]. JAMA, 1973, 223(7):792-794.

［2］CAMPEAU L, ENJALBERT M, LESPERANCE J, et al. The relation of risk factors to the development of atherosclerosis in saphenous vein bypass grafts and the progression of disease in the native circulation: a study 10 years after aortocoronary bypass surgery[J]. N Engl J Med, 1984, 311(21): 1329-1332.

［3］FITZGIBBON G M, KAFKA H P, LEACH A J, et al. Coronary bypass graft fate and patient outcome: angiographic follow-up of 5, 065 grafts related to survival and reoperation in 1, 388 patients during 25 years[J]. J Am Coll Cardiol, 1996, 28 (3):616-626.

［4］ROUBOS N, ROSENFELDT F L, RICHARDS S M, et al. Improved preservation of saphenous vein grafts by the use of glyceryl trinitrate-verapamil solution during harvesting[J]. Circulation, 1995, 92(9 Suppl):II31-II36.

［5］VERRIER E D, BOYLE E M Jr. Endothelial cell injury in cardiovascular surgery[J]. Ann Thorac Surg, 1996, 62(3):915-922.

［6］DILLEY R J, MCGEACHIE J K, TENNANT M. Vein to artery grafts: a morphological and histochemical study of the histogenesis of intimal hyperplasia[J]. Aust N Z J Surg, 1992, 62(4):297-303.

［7］NACHMAN R L, SILVERSTEIN R. Hypercoagulable states[J]. Ann Intern Med, 1993, 119(8):819-827.

［8］ALLAIRE E, CLOWES A W. Endothelial cell injury in cardiovascular surgery: the intimal hyperplastic response[J]. Ann Thorac Surg, 1997, 63(2):582-591.

［9］THIENE G, MIAZZI P, VALSECCHI M, et al. Histological survey of the saphenous vein before its use asautologous aortocoronary bypass graft[J]. Thorax, 1980, 35(7):519-522.

［10］VERRIER E D, BOYLE E M Jr. Endothelial cell injury in cardiovascular surgery[J]. Ann Thorac Surg, 1996, 62(3):915-922.

［11］CHEN L, THÉROUX P, LESPÉRANCE J, et al. Angiographic features of vein grafts versus ungrafted coronary arteries in patients with unstable angina and previous bypass surgery[J]. J Am Coll Cardiol, 1996, 28(6):1493-1499.

［12］DOUGLAS J S Jr. Percutaneous approaches to recurrent myocardial ischemia in patients with prior surgical revascularization[J]. Semin Thorac Cardiovasc Surg, 1994, 6(2):98-108.

一、左主干病变的介入治疗

左主干病变(left main lesion,LM)占冠心病患者的 4%~6%,患者常合并较高的猝死率,治疗的预后不佳。由于其特殊的解剖及生理学特征,无保护左主干病变(unprotected left main lesion,UPLM)的经皮血管重建治疗具有围手术期风险高、远期疗效不满意等缺陷。随着介入治疗技术的成熟及药物洗脱支架(DES)的问世,PCI 解决左主干复杂冠状动脉病变逐渐被临床所接受。既往已有多项研究证实,对于无保护左主干病变患者,经皮冠状动脉介入治疗(PCI)具有不逊于冠状动脉旁路移植术(CABG)的疗效与安全性,2014 年 ESC/EACTS 心肌血运重建指南中也在相关条目中提高了推荐级别,标志着 PCI 终于成为可与 CABG 一决高下的治疗手段。

(一)欧美、中国指南的差异

1. 美国指南 根据 2011 年 ACCF/AHA/SCAI 经皮冠状动脉介入指南,对于有缺血性心脏病(IHD)的 LM 患者,根据其解剖学特性可分为低危、中危、高危。低危(如 SYNTAX 评分≤22 分,左主干病变位于口部或体部)、PCI 术后并发症少、长期预后好且根据临床表现认为外科手术后预后不良(如 STS 预测术后死亡率≥5%)的患者 PCI 为 IIa 类适应证;中危(例如 SYNTAX 评分<33 分,左主干病变位于分叉部)、PCI 术后可能发生并发症、长期预后中等或较好且根据临床表现认为外科手术后可能会发生不良后果(如中到重度 COPD、脑卒中、STS 预测死亡率>2%)的患者 PCI 为 IIb 类适应证;高危(SYNTAX 评分≥33 分)且 CABG 预后良好的患者不推荐 PCI(IIIb 类适应证)[1]。

根据 2011 年 ACC/AHA 指南,对于不适合行 CABG 的 NSTEMI/不稳定型心绞痛 LM 患者 PCI 为 IIb 类适应证;对于 STEMI 患者,当远端冠状动脉 TIMI 血流<3 级时,可尽早行 PCI(IIa 类适应证)[1](表 9-7-1)。

2. 欧洲指南 最新的 2014 年 ESC/EACTS 心肌血运重建指南显示,对于 LM 患者,CABG 均为 I 类适应证;根据 SYNTAX 评分分级,PCI 分别为 I 类、IIa 类、III 类适应证[2-4](表 9-7-1)。

表 9-7-1 左主干病变介入治疗的欧美指南推荐

	美国 2011 年 ACCF/AHA/SCAI 指南		欧洲 ESC 2014 年血运重建指南	
	PCI	CABG	PCI	CABG
低危(SYNTAX 评分 0~22 分)	IIaB	IB	IB	IB
中危(SYNTAX 评分 23~32 分)	IIbB	IB	IIaB	IB
高危(SYNTAX 评分>32 分)	IIIB	IB	IIIB	IB

3. 中国指南 我国 2016 年经皮冠状动脉介入指南 LM 的介入治疗适应证与欧洲指南大致相同[5](表 9-7-2)。

表 9-7-2 中国 2016 年经皮冠状动脉介入指南左主干病变血运重建方法推荐

冠心病程度(解剖/功能)	PCI		CABG	
	推荐类别	证据水平	推荐类别	证据水平
SYNTAX 评分≤22 分	I	B	I	B
SYNTAX 评分 22~32 分	IIa	B	I	B
SYNTAX 评分>32 分	III	B	I	B

（二）非保护左主干 PCI 与 CABG 的对比研究

1. **裸金属支架（BMS）**　研究发现，BMS 可降低 ULMCA（无保护左主干冠状动脉）病变患者的围手术期和院内死亡率，但支架再狭窄率较高，长期预后并不理想。在 ULMCA 介入治疗多中心评估研究（ULTIMA）[6] 中发现，279 例 ULMCA 病变患者 PCI 后 [其中 69% 使用裸金属支架，另外 31% 使用 PTCA（经皮冠状动脉成形术）]1 年死亡率在高危组为 40%，低危组为 3.5%，其中 34% 的患者需要再次血运重建，5 年生存率低于 CABG 组平均水平的 85%；再者，由于 70%～80% 的左主干病变患者伴有 2 支或 3 支病变，CABG 比 BMS 对血管的血运重建更完全，长期预后更好，包括减少心绞痛、降低再狭窄率及总死亡率；故不支持在 ULMCA 植入裸金属支架。

2. **第 1 代药物洗脱支架（first generation DES）**　DES 的问世显著降低了支架内再狭窄的发生，多项研究比较了 DES 与 CABG 在 LM 患者中的应用，其中 SYNTAX 试验的结果影响尤为重大。

SYNTAX（Synergy between PCI with TAXUS drug-eluting stent and Cardiac Surgery）是一项用于比较 LM 和 / 或 3VD 患者 CABG 和药物洗脱支架 PCI 治疗后血运重建的前瞻性多中心随机试验[7]。SYNTAX 试验最初的目的为比较 CABG 和 PCI 治疗后 12 个月内主要不良心脑血管事件（main adverse cardiac and cerebral events，MACCE）。根据试验最新结果显示，5 年内 TAXUS（紫杉醇药物洗脱支架）组 MACCE（包括死亡、脑卒中、心肌梗死、再次血运重建）发生率高于 CABG 组（图 9-7-1），再次血运重建的发生是促成这种差异的主要原因之一[2]。

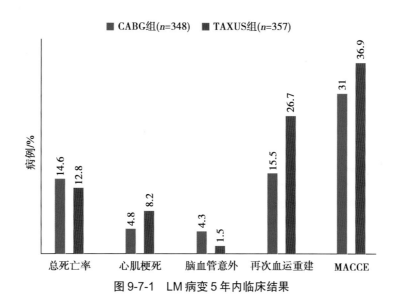

图 9-7-1　LM 病变 5 年内临床结果

SYNTAX 试验对 LM 患者根据评分进行了亚组分析。分析结果显示：①较低和中等评分（0～32 分）患者 PCI 治疗后死亡率（7.9% vs. 15.1%，P=0.02）和 CVA（变异性哮喘）发生率（1.4% vs. 3.9%，P=0.11）较 CABG 组显著下降；②评分较高（≥33 分）的患者 TAXUS 组 MACCE 发生率显著高于 CABG 组（46.5% vs. 29.7%，P=0.003），再次血运重建率也显著升高（34.1% vs. 11.6%，P<0.001）[2]。

单发 LM 患者较少见（13%），大多数 LM 患者常合并 1VD（20%）、2VD（31%）、3VD（37%）。SYNTAX 评分系统全面考虑到了病变的数目、部位及每处病变的复杂程度，能整体评估冠状动脉病变的复杂程度，可以用于评估病变复杂程度对临床疗效的影响。

3. **第 2 代药物洗脱支架（second generation DES）**　第 2 代药物洗脱支架依维莫司药物洗脱支架（EES）改进了支架平台、聚合物及抗增殖药物。2013 年 Moynagh 等[8] 的试验结果显示，EES 相较于第 1 代 PES 明显降低了 PCI 后支架栓塞、TLF、心源性猝死等事件的发生率（图 9-7-2）。

SYNTAX Score Ⅱ 用于不同人群 PCI 或 CABG 治疗后临床效果的比较。该评分涉及 SYNTAX 评分、年龄、CCr、左室射血分数、病变范围、性别等多因素，全面涵盖了不同人群对于血运重建治疗的推荐方案（图 9-7-3）[9]。

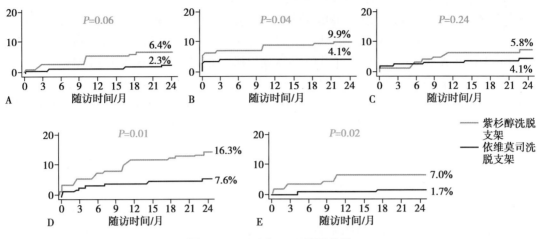

图9-7-2　EES与PES预后比较

A.心源性死亡；B.靶血管导致心肌梗死；C.靶血管相关心绞痛；D.靶病变失败；E.支架内血栓。

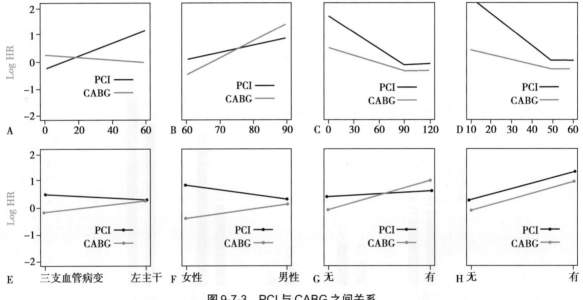

图9-7-3　PCI与CABG之间关系

A.SYNTAX评分；B.年龄；C.肌酐清除率；D.左室射血分数；E.多支或左主干病变；F.性别；G.慢性阻塞性肺疾病；H.外周动脉狭窄。

除SYNTAX试验之外，近年来一些其他试验同样对比了LM患者PCI或CABG治疗后临床结果。2011年根据4项随机对照试验（LEMANS、SYNTAX LM、Boudriot等、PRECOMBAT）进行的荟萃分析[4]结果显示，PCI组1年脑卒中发生率显著下降（0.1% vs. 1.7%，P=0.01），而再次血运重建率显著升高（11.4% vs. 54%，P＜0.001）。

（三）最新的临床证据

2016年美国心脏协会（AHA）公布的EXCEL及NOBEL试验为LM的介入治疗提供了新的证据。

EXCEL试验选取3 600例UPLM患者，其中实际入选2 600例（SYNTAX评分≤32分），按1∶1的比例随机分配接受经皮冠状动脉介入治疗（PCI）和冠状动脉旁路移植术（CABG），PCI所用支架均为依维莫司洗脱支架（XIENCE EES），在IVUS指导下植入。该试验用于比较XIENCE EES-PCI和CABG的疗效和安全性，主要终点是3年全因死亡、心肌梗死（MI）和脑卒中复合终点。3年随访表明，PCI和CABG主要终点没有显著差别（15.4% vs. 14.7%，HR=1.00，95%CI 0.79 ~ 1.26，P非劣效性=0.018，P优效性=0.98），PCI组30天死亡、MI（心肌梗死）和脑卒中不良事件率低于CABG组（4.9% vs. 7.9%，HR=0.61，95%CI 0.42 ~ 0.88，P非劣效性＜0.001，P优效性=0.008），3年死亡、MI、脑卒中或缺血驱动的血运重建发生率PCI组和CABG组差别无显著意义（23.1%

vs. 19.1%，*HR*=1.18，95%*CI* 0.97 ~ 1.45，*P*~非劣效性~=0.01，*P*~优效性~=0.10）。研究表明，对于 SYNTAX 评分≤32 分的 LMCAD 患者，PCI-EES 与 CABG 均可行，PCI-EES 甚至是优选疗法。这两种技术的其他区别，还需较远期随访结果证实[10-11]。

NOBLE 研究选取了 1 200 例 UPLM 患者，按 1∶1 的比例随机分配接受经皮冠状动脉介入治疗（PCI）和冠状动脉旁路移植术（CABG），经过 5 年随访，比较 Biolimus 可降解涂层支架（BES，BioMartix）-PCI 和 CABG 用于左主干血运重建的临床结局。主要终点为 5 年 MACCE 复合终点（全因死亡、非操作相关的 MI、脑卒中和再次冠状动脉血运重建）。结果显示，意向治疗分析 PCI 组及 CABG 组 MACCE 发生率为 29% 与 19%（*HR*=1.48，95%*CI* 1.11 ~ 1.96），超过了非劣效性检验值（*HR*=1.35），CABG 组 MACCE 发生率显著低于 PCI 组（*P*=0.006 6）。实际治疗组分析 MACCE 发生率为 28% 与 19%（*HR*=1.55，95%*CI* 1.18 ~ 2.04，*P*=0.001 5）。PCI 组和 CABG 组 5 年全因死亡率相似（11.6% *vs.* 9.5%，*HR*=1.07，95%*CI* 0.67 ~ 1.72，*P*=0.77），两组脑卒中发生率无显著差异（5% *vs.* 2%，*HR*=2.25，95%*CI* 0.93 ~ 5.48，*P*=0.073）；但 PCI 组非操作相关性的 MI 较高（7% *vs.* 2%，*HR*=2.88，95%*CI* 1.40 ~ 5.90，*P*=0.004），再次血运重建发生率较高（16% *vs.* 10%，*HR*=1.50，95%*CI* 1.04 ~ 2.17，*P*=0.03）。研究表明，两组死亡率相似，但 PCI 组 MACCE 风险较 CABG 组高，与此前有关 LM 病变患者的冠状动脉血运重建相关研究的结果是一致的，与 SYNTAX 研究所不同的是，PCI 和 CABG 两组之间的差别并不受 SYNTAX 评分的影响，无论是≤32 分还是≥33 分的患者，PCI 组 MACCE 风险率均高于 CABG 组，但两组死亡率均较低，提示 PCI 和 CABG 这两种技术都可以大大提高稳定性 LMCAD 患者生存率。此外，PCI 组发生 MI、脑卒中和再血运重建较高，也提示我们在制订治疗方案时应谨慎考虑，选择合适的患者[12]。

（四）LM 的介入治疗要点

左主干病变常较为复杂，超过 50% 患者合并钙化，70% 的患者合并多血管疾病及左主干远端分叉部损害，且病变范围较广，导致血流动力学不稳定，因此 UPLM 的介入治疗存在较高的风险。LM 从解剖学上可以分为 3 个部分，即远端分叉部、中段和口部，其中 LM 中段及口部病变操作相对简单，已经列为欧洲及中国指南的 I 类适应证和美国 AHA 指南的 IIa 类适应证。UPLM 的治疗难点是累及 LM 分叉的病变。LM 介入治疗的要点包括：

1. 制订合适的手术策略

（1）必要时的边支支架植入（provisional stent）*vs.* 双支架技术（two-stent techniques）：必要时的边支支架植入是一种单支架技术，但在必要时（边支明显受累如>75% 残余狭窄、TIMI 血流<3 级、FFR<0.75）可以在边支植入另一枚支架。2014 年 Song[13] 的研究表明，患者接受必要时的边支支架植入术后 MACE、MI、TVR（靶血管血运重建）及猝死发生率低于接受 T 支架技术后（*RR* 分别为 0.42、0.41、0.47、0.30）。2016 年发表在 *Journal of the American College of Cardiology* 上的 SMART-STRATEGY 随机试验结果显示，相比于保守治疗，分叉部病变患者接受必要时边支支架植入长期获益明显提高[14]。因此，目前专家共识倾向于默认首选单支架治疗，必要时行第二支架植入策略，主要因为相对于双支架术式来说，其具有更低的 MACE 和支架内血栓发生率[4, 15-16]。

（2）ATP 技术[17][边支斑块主动转移单支架技术（active transfer of plaque）] 主要用于治疗左主干分叉病变，在分叉病变的处理中，在靶分支血管开口部位预置的球囊预先扩张，主动将靶分支开口的斑块转移至主支一侧，这样随后扩张主支支架而不至于导致斑块移位，从而达到保护分叉的治疗目的。该术式是传统必要性支架术式的有效改进，操作相对简单，且能有效保护边支。目前由首都医科大学附属北京安贞医院牵头，18 家研究中心共同参与的比较 ATP 技术和 Provisional 技术处理左主干分叉病变的前瞻性、多中心、随机对照临床研究正在进行。ATP 术式示意图见图 9-7-4。

2. 利用腔内的影像诊断手段指导 LM 治疗
对于 LM 的介入治疗，单纯造影容易导致对左主干病变的误判。因此，需要借助腔内影像 [如血管内超声（IVUS）、光学相干扫描（OCT）、血流储备分数（FFR）] 或功能学手段（图 9-7-5）。

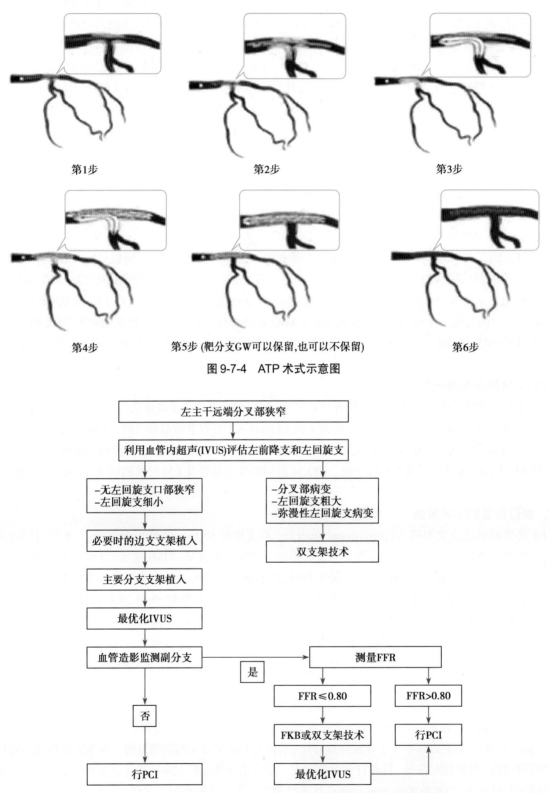

第1步　　　　　　　　　　　　第2步　　　　　　　　　　　　第3步

第4步　　　　　第5步 (靶分支GW可以保留,也可以不保留)　　　　　第6步

图 9-7-4　ATP 术式示意图

图 9-7-5　应用腔内影像及功能学制订左主干远端分叉部病变治疗策略

IVUS 被视为左主干病变严重程度判断的影像学"金标准",在左主干病变策略的制订、手术优化及术后效果判断方面拥有众多循证医学证据。Kang 等在一项研究[18]中提出了血管内超声(IVUS)指导下的左主干介入治疗策略,在分析了 403 名左主干病变介入治疗患者数据后发现,支架后最小管腔面积可预测术后支架内再狭窄发生率,其最小界值在左回旋支(LCX)开口、左前降支(LAD)开口、两者交汇处和左主干近端分别

为 5.0mm^2、6.3mm^2、7.2mm^2、8.2mm^2，即我们所熟知的 5、6、7、8 原则，应用上述界值在 2 年随访中可有效预测 MACE 的发生。此外研究结果中，扩张效果良好的双支架治疗组其支架内再狭窄发生率与单支架组相似（6.0% vs. 6.3%），提示无论何种治疗策略，只要满足最小治疗后管腔面积，均可达到满意的疗效，且在这其中 IVUS 技术的应用是必不可少的。

FFR（血流储备分数）是一个评价冠状动脉病变病程的血流动力学指标，可对冠状动脉狭窄功能进行功能检测。一项荟萃分析表明，在诊断性血管造影时，常规使用 FFR，血运重建的需求可减少 50%，死亡、心肌梗死和再次血运重建发生率相对减少 20%。主干病变 FFR 值会受到左前降支（LAD）、左回旋支（LCX）狭窄病变的影响，所测结果是一个复合的 FFR 值，此 FFR 值会高于实际值，而且 LCX 和 LAD 病变越重，越靠近近端，对左主干 FFR 测量影响越大。在实际操作中，可以将压力导丝置于无病变或病变更轻的血管。由于左主干供血范围大，且下游血管往往存在病变，故其 FFR 取截断值 0.8 是比较合理的。研究表明，FFR 与 IVUS 测量值密切相关，FFR 测量值小于 0.80 时，IVUS 测量的管腔界值为 4.8mm^2，两者测量值存在显著性相关关系[19]。

OCT 是一门新兴的断层扫描成像技术（腔内影像学技术），分辨率较高，轴向分辨率可达 4～10μm，是 IVUS 分辨率（70～100μm）的 10～20 倍。因此，OCT 可以提供更加细微的冠状动脉病变、支架及导丝信息，能克服以上 IVUS 成像的诸多不足。最新 OCT 增加了 3D 功能，可更能体现支架网眼与边支开口的关系，在评价边支开口受影响程度以及导引导丝 Rewire 进入边支方面均有独特的优势。但由于指引导管的限制，OCT 不能获得左主干开口及邻近部位的影像信息，故不能评价左主干开口病变。

3. 对左主干的开口进行近端优化（POT 技术）　POT 技术（proximal optimization technique）利用 IVUS、OCT 及 Finet's 评估球囊大小，从而选择最合适大小的支架[20]（图 9-7-6）。

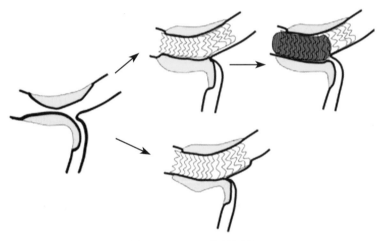

图 9-7-6　POT 作用展示

近端开口优化有助于导丝再进入边支，使支架在主支贴壁完全，防止斑块移位，保障边支开口支架的覆盖。POT 对边支进行扩张时，可通过将边支球囊微微伸入主支进行对吻扩张，以防止主支支架变形和损坏[20]。

4. 选择合适的双支架术式

（1）T 支架技术：T 支架技术是相对简单且常用的支架技术，特别适合主支与分支血管夹角接近 90° 的分叉病变。目前较为常用的是改良的 T 支架技术。改良的 T 支架技术同时送入 2 枚支架，边支支架突入主支血管内 1mm，随后依次释放边支和主支支架，并最终行对吻扩张。

（2）TAP 技术：TAP 技术是一种改良的 T 支架技术，可用在必要性支架术主支植入支架后、边支受累的情况下，于边支行支架植入术，很大程度上取代了 T 支架技术[17]。TAP 技术首先于主支植入支架，导丝重新进入边支，边支支架要求完全覆盖边支开口并突入主支支架 1～2mm，在支架释放后，将支架球囊部分回撤并与预先放置在主支的球囊行对吻扩张。TAP 技术可以有效克服传统 T 支架术边支开口丢失问题，同时避免多层支架重叠的问题。

（3）Crush技术：在药物洗脱支架时代提出的利用主支支架将边支支架部分挤压在血管壁上的术式，经典Crush技术实际上属于T支架技术更为极端的改良，同样为了克服边支开口未覆盖完全的问题，边支支架近端回撤4~5mm至主支血管内释放，随后释放主支支架并对边支支架进行挤压。该种技术操作简便，同时可以保证完全覆盖边支开口，同样由于其三层支架壁覆盖边支开口，对最终的球囊对吻扩张造成一定的难度。目前改良的Mini-crush技术通过减少边支支架回撤距离（2~3mm），以减少支架金属网重叠面积，可应用在大部分真性分叉病变中，研究显示，该种术式可减少边支开口残余狭窄[21]。DK crush技术即为了更好地达到支架塑形及对吻扩张的效果，陈绍良教授提出了DK（double kissing）crush技术，其在主支支架植入之前首先进行一次球囊对吻扩张，扩张边支支架开口，并在主支支架植入后进行第二次对吻扩张。在最新的DKCRUSH Ⅲ随机对照研究中，DK crush术与Culotte术式相比，显示出了更好的造影结果[22]。

（4）Culotte技术：该种技术应用2个支架分别植入主支和边支血管，先放置边支支架，再通过其网眼植入主支支架，可做到完全覆盖分叉病变部位，适合真性分叉病变，即刻造影效果较为满意[23]。其主要缺点包括边支支架植入后可能会引起术中主支血管急性闭塞，多层支架覆盖可能引起血管内皮化延迟及支架内血栓形成，主支支架可能因边支支架扩张而效果不佳或贴壁不良，操作较为复杂，导丝穿过多层支架网眼有一定的难度。为了克服上述缺点，近期DK mini-culotte研究[24]显示出良好的效果，该种术式特点在于边支支架植入之前先于主支放入球囊，以防止可能出现的主支闭塞情况，同时在主支支架植入前、后均行球囊对吻扩张。

5. 使用最为合适的DES　左主干支架介入中，血管直径的差异明显。而市面上各种支架的支架后扩张性能不甚相同。所以，有必要了解各种支架后扩张，支架的扩张能力以确保支架的良好贴壁。各种进口支架后扩张后的性能，以及扩张后支架网眼可达到的最大面积。

6. 选择合适的抗凝、抗血小板药物治疗　详见第八篇。

二、三支血管病变的介入治疗

三支血管病变（three vessels disease，3VD）是指左前降支、左回旋支、右冠状动脉均发生严重病变。其临床表现复杂多样，应结合具体病变特征、左心室功能、合并症及年龄等因素，综合考虑不同血运重建方式的危险及其对预后的影响，从而合理地选择血运重建策略。随着PCI技术的进步和药物洗脱支架（DES）应用，再狭窄的发生率显著降低，提高了完全血运重建率，明显提高了三支血管病变PCI的远期疗效。PCI在三支血管病变中的应用有日渐增多的趋势，业已成为三支血管病变的主要策略之一。

（一）药物治疗与介入治疗

就3VD的治疗方案而言，CLARITY-TIMI 28研究和COMMIT/CCS-2研究均支持在阿司匹林基础上应用氯吡格雷可获益。氯吡格雷辅助溶栓不仅能使梗死动脉闭塞减少，同时也能改善患者的预后。血管紧张素转化酶抑制剂（ACEI）对血管内皮功能有保护作用，长期应用甚至可以逆转动脉粥样硬化[7,25-26]。但是到目前为止，还没有任何一种药物能够使冠状动脉已经形成的粥样斑块消失。另外，对3VD患者而言，药物保守治疗已经远远不能满足医学发展的需要。目前一致认为，冠心病尤其是严重三支冠状动脉狭窄发生的机制为冠状动脉粥样斑块破溃、溃烂，进而出血，导致血小板聚集，从而引起冠状动脉内血栓形成。上述一系列结果导致冠状动脉内血流急剧减少，严重甚至中断。因此，治疗冠心病尤其是严重的3VD，应早期药物保守治疗和血运重建治疗联合干预。

（二）指南推荐

血运重建策略包括PCI和CABG。对于3VD患者，采用PCI还是CABG目前仍存在争议。2014年，ESC/EACT血运重建指南基于目前循证医学证据，建议应根据患者冠状动脉造影表现如左前降支近段是否受累、病变血管数目及SYNTAX评分等，选择合理的血运重建方式。该建议推荐CABG适合于所有类型的多支病变患者；对于SYNTAX评分≤22分的3VD患者，PCI为Ⅰ类适应证；对于SYNTAX评分＞22分的患者，不推荐行PCI治疗（Ⅲ类适应证）[2,7,27-28]。同时，还应考虑患者是否合并其他病变。当患者合并慢性肾脏病时，若手术风险高，则推荐选择行PCI（Ⅱa类适应证）；若手术风险可接受，则考虑CABG（Ⅱa类适应证）。合并糖尿病类患者CAGB均为Ⅰa类适应证，SYNTAX评分≤22分时可考虑PCI（Ⅱa类适应证）。

根据 2011 年 ACCF/AHA/SCAI 经皮冠状动脉介入指南,CABG 均为 Ⅰ 类适应证;只有 SYNTAX 评分≤22 分时可考虑行 PCI(Ⅱb 类适应证);当患者合并慢性肾脏病时,若手术风险较高,则推荐选择 PCI(Ⅱa 类适应证),若手术风险可接受,则考虑 CABG(Ⅱa 类适应证);当患者合并糖尿病时,CABG 均为 Ⅰ 类适应证,而 SYNTAX 评分≤22 分时 PCI 为Ⅱb 类适应证(图 9-7-7)。

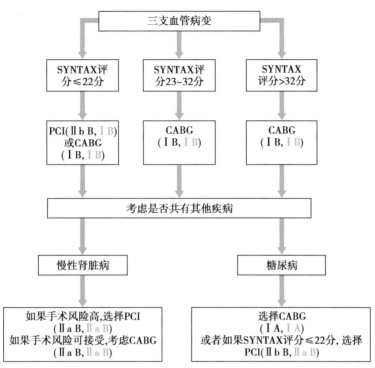

图 9-7-7 ACC、AHA 及 ESC 关于血运重建的推荐

ESC 为黄色,ACC 和 AHA 为白色。

(三)糖尿病合并 3VD 的血运重建

糖尿病增加了心血管疾病的发生率,常作为球囊扩张、BMS 植入后死亡率、心肌梗死和再狭窄发生的预测因子。糖尿病患者发生冠状动脉疾病的概率显著升高,其病变范围广泛,常发生包括左主干狭窄在内的多血管病变。糖尿病合并冠心病患者药物治疗临床效果不佳,往往需要血运重建治疗。但是,糖尿病患者冠状动脉血运重建策略目前仍有争议。

早期研究显示,糖尿病多支血管病变患者 CABG 的生存率明显高于 PTCA。例如,BARI 试验 10 年随访结果显示,糖尿病多支血管病变患者 CABG 的生存率显著高于 PCI(57.9% vs. 45.5%,P=0.025)[29]。因此,CABG 被认为可以改善糖尿病合并多支血管病变患者的临床预后。然而,BMS 时代的大量研究显示,CABG 的生存率与 PCI 相当。Hlatky 等的一项包括 6 个随机试验共 499 例糖尿病患者的荟萃分析显示,PCI 与 CABG 的 5 年死亡率并无差异(19.3% vs. 17.3%,P=NS)[30]。多项研究证实,DES 与 BMS 相比,显著降低了糖尿病患者再狭窄的发生率。随着 DES 的广泛应用和 PCI 技术的不断进步,PCI 可获得更高的完全血运重建率,从而改善糖尿病多支血管病变患者 PCI 的临床结果。

SYNTAX 试验 1 年随访结果显示:①糖尿病合并 LM 和 / 或 3VD 患者 PES 组 MACE 发生率显著高于 CABG 组;②相比无糖尿病患者,糖尿病患者 PES 组及 CABG 组死亡率均有所升高;③病变复杂(SYNTAX 评分≥33 分)的糖尿病患者和无糖尿病患者 PES 治疗后死亡率均高于 CABG 组;④糖尿病和非糖尿病患者经 PCI 治疗后再次血运重建率均高于 CABG 组;⑤糖尿病患者经 PCI 治疗后再次血运重建率高于非糖尿病患者,CABG 治疗后无这种差异。综上所述,糖尿病合并 LM 和 / 或 3VD 患者 1 年内 MACCE 发生率 PES 组较 CABG 组高,这可能是由于再次血运重建发生率增高[31]。

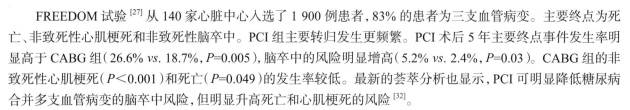

FREEDOM 试验[27] 从 140 家心脏中心入选了 1 900 例患者,83% 的患者为三支血管病变。主要终点为死亡、非致死性心肌梗死和非致死性脑卒中。PCI 组主要转归发生更频繁。PCI 术后 5 年主要终点事件发生率明显高于 CABG 组(26.6% *vs.* 18.7%,P=0.005),脑卒中的风险明显增高(5.2% *vs.* 2.4%,P=0.03)。CABG 组的非致死性心肌梗死(P<0.001)和死亡(P=0.049)的发生率较低。最新的荟萃分析也显示,PCI 可明显降低糖尿病合并多支血管病变的脑卒中风险,但明显升高死亡和心肌梗死的风险 [32]。

(四)多支血管病变合并心功能不全

多支血管病变患者往往合并心功能不全且病变程度更重,合并更多高危因素和其他疾病,是血运重建的高危人群。研究显示,存在大面积心肌缺血的心力衰竭患者,单纯药物治疗的 5 年死亡率高达 60%。对于此类患者,在积极药物治疗的同时,血运重建治疗有助于改善其症状和心室功能,降低死亡率。尽管心功能不全患者进行血运重建时,发生围手术期不良事件的风险较心功能正常的患者高,但其血运重建的绝对收益也较大。但是,目前对于合并心功能不全患者如何选择血运重建策略,还存在很大的争议。

DES 可以改善严重左心功能不全患者的远期临床结果,降低死亡和 MACE 的发生率。一项临床研究比较了 DES 与 CABG 对心功能不全患者临床结果的影响。该研究共入选 220 例严重心功能不全的患者,分别行 CABG(n=92)和 DES(n=128),平均随访(15 ± 9)个月。两组的年龄、LVEF(左室射血分数)、糖尿病和 MI 病史比率均无明显差别,仅 CABG 组的病变血管支数明显多于 DES 组。结果显示,30 天时 CABG 的死亡率明显高于 DES(5.4% *vs.* 0.8%,P=0.04),到 2 年时两组的生存率没有明显差异(83% *vs.* 83%),分析晚期死亡率增加的原因可能与再狭窄和支架血栓有关,尤其是严重的左心室功能不全,是发生支架血栓重要的危险因素。2 年时两组的无 MACE 生存率也没有明显差异(76% *vs.* 79%)。由此可见,植入 DES 可获得与 CABG 相当的长期生存获益和无 MACCE 生存率 [33]。

基于目前的研究资料,与 DES 相比,CABG 改善心功能不全患者生存方面优势不明显,因而对于左心室功能不全的患者,CABG 与 PCI 均是可选择的血运重建策略。此外,完全血运重建与否是与患者临床结果密切相关的重要因素,因而在选择血运重建策略时,必须充分考虑到这方面的因素。

(五)最新进展

随着介入技术的发展,近年来出现了一站式 Hybrid 手术。Hybrid 手术是指分期微创冠状动脉旁路移植术与 PCI 相结合,以治疗冠心病。通过微创冠状动脉旁路移植术(minimally invasive direct CABG, MIDCAB)、胸腔镜辅助下冠状动脉旁路移植术(video-assisted coronary artery bypass grafting, VACAB)或全内镜下机器人辅助的冠状动脉旁路移植术(robotic totally endoscopic coronary artery bypass, TECAB)完成乳内动脉(left internal mammary artery, LIMA)与左前降支吻合,而应用 PCI 处理其他血管病变。Hybrid 手术可弥补 MIDCAB 手术范围有限、PCI 远期通畅率不高的缺陷。目前已有多项研究证实,Hybrid 手术可安全、有效地用于多支血管病变的血运重建。

关于一站式 Hybrid 手术,是指医院具备同时进行介入治疗和心脏外科手术的 Hybrid 手术室,所以无须在导管室和手术室之间多次转移患者,而在同一手术室即可完成全部操作,从而避免患者多次麻醉和转运可能带来的风险。更为重要的是,在"一站式"手术室可以即时对手术疗效进行评价,从而指导实施手术。

Hybrid 手术的 LIMA-LAD 的旁路移植血管可明显提高患者的长期生存率,从而对患者远期预后的改善具有重要的意义。此外,与常规 CABG 相比,Hybrid 手术也具有一些明显的优势,包括手术切口更小,外观上更受欢迎;不必插管和升主动脉阻断,无须体外循环设备,避免体外循环损伤,同时减少了输血及其并发症;住院时间大为缩短,并发症减少,恢复迅速,患者较易接受手术。因此,Hybrid 手术对于不适合行传统 CABG 的高危患者,会是更合适的选择。当然,Hybrid 手术也存在一定的缺陷,例如术前的强化抗凝可导致出血增加,从而影响到手术视野,最终影响 LIMA-LAD 旁路移植血管的吻合效果;PCI 围手术期的抗凝不足会增加支架血栓的风险;仅少数心脏中心设有"一站式 Hybrid"手术室,影响到该技术的推广。总而言之,Hybrid 手术可安全、有效地用于多支血管病变的血运重建,尤其是"一站式 Hybrid",有望成为多支血管病变血运重建的未来发展方向之一。

（六）利用影像学技术指导 3VD 治疗

近年来，评估冠心病的各种无创性影像技术均日益改进与完善，包括计算机断层冠状动脉造影（CTCA）、单光子发射电子计算机断层显像（SPECT）、正电子发射计算机断层显像（PET）或磁共振显像（MRI）等。随着融合软件技术的迅猛发展，融合影像技术的发展越来越受到临床医师的青睐。SPECT/CTA 是目前最成熟、应用最多的融合影像技术。它将 SPECT 的心肌血流灌注的功能信息与 CTA 冠状动脉解剖信息相结合，可将同一部位的心肌缺血情况和血管狭窄情况同时展现给临床医师，对冠心病的诊断起到互相补充且不可互相替代的作用。

SPECT 核素心肌灌注显像[34]是目前国际上公认的无创性诊断冠心病心肌缺血最可靠的探测方法，可以从细胞学层面直接显示心肌血流灌注情况和心肌细胞功能状态，如果心肌灌注显像正常，即使有冠状动脉狭窄，心脏事件的年发生率小于 1%，预后良好。但是，SPECT 心肌灌注显像不能显示冠状动脉狭窄的解剖情况，由于冠状动脉解剖变异性大，故无法精准判断是哪支冠状动脉导致心肌缺血。另外，对于有多支的均衡性冠状动脉病变的患者，SPECT 心肌灌注显像可以完全正常，需要通过 PET 心肌灌注显像测定冠状动脉血流储备值，才能筛选出这类高危患者。

多排 CT 冠状动脉成像（multi row CT coronary angiography，CTA）是无创性诊断冠状动脉血管狭窄情况的检查方法，对冠状动脉狭窄病变的诊断有较高的灵敏度、特异性和阴性预测值[35]。它不仅可以显示冠状动脉管腔的狭窄程度，还可显示冠状动脉斑块大小、位置、钙化情况及血管的重构情况。研究表明，冠状动脉斑块的存在（尤其是高脂质的软斑块）比冠状动脉狭窄对冠心病的危险分层和预后评价具有更重要的临床价值[34]，CT 值小于 30HU 的软斑块和有血管重构是预测发生急性心脏缺血事件很强的独立危险因子。心肌灌注显像提示的心肌缺血信息结合冠状动脉钙化积分的信息，可以明显提高对弥漫性冠状动脉多支病变的检出率[36]。但是，CTA 与冠状动脉造影有同样的局限性，不能准确判断有粥样硬化斑块和狭窄的冠状动脉是否可以导致心肌缺血。

目前诊断冠心病的"金标准"仍是侵入性的冠状动脉造影（coronary angiography，CAG），冠状动脉狭窄大于 50% 的病变仍被认为可以导致血流动力学异常（导致心肌缺血）。但近年许多临床研究显示，冠状动脉狭窄病变并没有引发心肌缺血，而且对无心肌缺血的冠状动脉狭窄进行血管重建术治疗，对缓解患者的临床症状及改善预后方面均无明显价值[37]。目前临床实践中对冠心病的诊疗理念发生了改变，更加关注冠状动脉血流动力学功能方面的异常变化[38]，全面评价冠状动脉是否有狭窄病变和是否有相应的心肌缺血性改变，而 SPECT/CTA 融合显像技术可以满足这一要求，SPECT/CTA 图像融合技术能准确定位"功能相关性冠状动脉病变"，明显提高了早期诊断冠心病的准确性[39]。

无创性 SPECT/CTA 心脏融合显像（SPECT/CTA fusion imaging）通过"一站式"获取冠状动脉解剖学及功能学方面的信息，符合当前精准医疗的目标，它不仅能提高诊断冠心病的准确性，还能作为制订冠心病治疗方案的可靠依据，指导临床医师对冠心病患者制订个体化治疗方案。SPECT/CTA 融合显像已被建议作为侵入性冠状动脉造影检查的"守门人"[40]。对于单一影像技术难于确诊的患者，通过融合显像技术可以进一步确诊或排除冠状动脉病变，减少不必要的有创性的冠状动脉造影检查和介入治疗，从而提高冠状动脉血管重建术的精准性和疗效，节省医疗费用[40-41]。最近欧洲心脏协会和欧洲心胸外科协会共同发布的指南[42]明确指出，在任何心脏血管重建术治疗前，一定要评估冠心病患者是否有心肌缺血，并将其列为 I 类 A 级推荐水平。近期国内也提出由"完全性再血管化"向"功能性再血管化"的治疗观念的转变。中华医学会心血管病学分会颁布的《慢性稳定性心绞痛诊断与治疗指南》重点强调，在冠心病的诊治过程中，需结合冠状动脉的解剖学信息和心肌灌注的功能学综合信息，制订正确的冠心病诊疗决策。

此外，SPECT/CTA 融合显像能够对患者进行很好的风险度评估及估测预后。首都医科大学附属北京安贞医院利用 SPECT/CTA 融合影像技术研究了 78 例可疑或临床确诊冠心病患者[43]，结果表明，无创性 SPECT/CTA 融合显像探测功能相关冠状动脉病变的敏感性、特异性、准确性、阳性预测值和阴性预测值分别为 94.3%、72.0%、87.2%、87.7%、85.7%（基于患者分析），以及 88.7%、92.4%、91.5%、80.9%、95.8%（基于冠状动脉血管分析）。对明确诊断为无"功能相关冠状动脉病变"的患者，均没有接受进一步的再血管化治疗。研究结果证实，SPECT/CTA 融合显像能准确探测"功能相关冠状动脉病变"，因而可以作为冠状动脉造影和再血管化治疗前的"守门人"（图 9-7-8）。

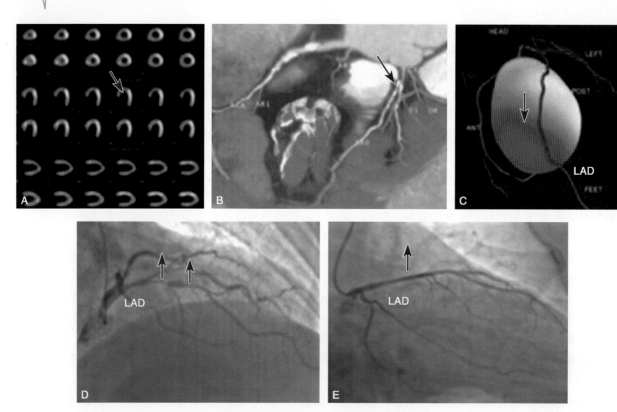

图 9-7-8 SPECT/CTA 心脏融合显像[44]

男性患者,65 岁,主诉活动后前胸痛 1 年,近 5 个月加重。A.单光子发射电子计算机断层显像(SPECT,1、3、5 排为负荷心肌,2、4、6 排为静息心肌):红色箭头示心尖,前壁心尖段、间隔心尖段、前间隔中段,可逆性重度心肌缺血,占左心室面积的 30%;B.计算机断层冠状动脉造影(CTCA):三支血管均有多发钙化斑块及狭窄,红色箭头示 LAD 多发钙化斑块伴管腔明显狭窄;C.无创性 SPECT/CTA 心脏融合显像(SPECT/CTA):红色箭头示融合图像中的 LAD 病变与心肌缺血部位一致,提示心肌缺血由 LAD 狭窄病变导致,为罪犯血管;D.冠状动脉造影(CAG):LAD 90% 狭窄;E.PCI 术后 CAG:血管重建术治疗后 LAD(罪犯血管)血管通畅,患者症状明显好转。

（刘 巍 董 微 高雅楠）

参 考 文 献

[1] LEVINE G N, BATES E R, BLANKENSHIP J C, et al. 2011 ACCF/AHA/SCAI Guideline for Percutaneous Coronary Intervention. A report of the American College of Cardiology Foundation/American Heart Association Task Force on Practice Guidelines and the Society for Cardiovascular Angiography and Interventions[J]. J Am Coll Cardiol, 2011, 58(24):e44-e122.

[2] MOHR F W, MORICE M C, KAPPETEIN A P, et al. Coronary artery bypass graft surgery versus percutaneous coronary intervention in patients with three-vessel disease and left main coronary disease: 5-year follow-up of the randomised, clinical SYNTAX trial[J]. Lancet, 2013, 381(9867): 629-638.

[3] BITTL J A, HE Y, JACOBS A K, et al. Bayesian methods affirm the use of percutaneous coronary intervention to improve survival in patients with unprotected left main coronary artery disease[J]. Circulation, 2013, 129(4): e309.

[4] CAPODANNO D, STONE G W, MORICE M C, et al. Percutaneous coronary intervention versus coronary artery bypass graft surgery in left main coronary artery disease: a meta-analysis of randomized clinical data[J]. J Am Coll Cardiol, 2011, 58(14): 1426-1432.

[5] 中华医学会心血管病学分会介入心脏病学组. 中国经皮冠状动脉介入治疗指南(2016)[J]. 中华心血管病杂志, 2016, 44(5): 382-400.

[6] PARISI A F, FOLLAND E D, HARTIGAN P. A comparison of angioplasty with medical therapy in the treatment of single-vessel coronary artery disease. Veterans Affairs ACME Investigators[J]. N Engl J Med, 1992, 326(1): 10.

[7] SERRUYS P W, MORICE M C, KAPPETEIN A P, et al. Percutaneous coronary intervention versus coronary-artery bypass

grafting for severe coronary artery disease[J]. N Engl J Med, 2009, 360(10):961-972.

[8] MOYNAGH A, SALVATELLA N, HARB T, et al. Two-year outcomes of everolimus vs. paclitaxel-eluting stent for the treatment of unprotected left main lesions: a propensity score matching comparison of patients included in the French Left Main Taxus(FLM Taxus)and the LEft MAin Xience(LEMAX)registries[J]. EuroIntervention, 2013, 9(4): 452-462.

[9] FAROOQ V, VAN KLAVEREN D, STEYERBERG E W, et al. SYNTAX score II - Authors' reply[J]. Lancet, 2013, 381 (9881): 1899-1900.

[10] CAPODANNO D, TAMBURINO C. Unraveling the EXCEL: promises and challenges of the next trial of left main percutaneous coronary intervention[J]. Int J Cardiol, 2012, 156(1): 1-3.

[11] VORA A N, RAO S V, STONE G W. Drug-Eluting or Bare-Metal Stents for Coronary Artery Disease[J]. N Engl J Med, 2016, 375(26): 2602.

[12] MAKIKALLIO T, HOLM N R, LINDSAY M, et al. Percutaneous coronary angioplasty versus coronary artery bypass grafting in treatment of unprotected left main stenosis(NOBLE): a prospective, randomised, open-label, non-inferiority trial[J]. Lancet, 2016, 388(10061): 2743-2752.

[13] SONG Y B, HAHN J Y, YANG J H, et al. Differential prognostic impact of treatment strategy among patients with left main versus non-left main bifurcation lesions undergoing percutaneous coronary intervention: results from the COBIS (Coronary Bifurcation Stenting)Registry II [J]. JACC Cardiovasc Interv, 2014, 7(3): 255-263.

[14] KOO B K. The Smart Strategy for Side Branch Intervention: Still the Less, the Better? [J]. JACC Cardiovasc Interv, 2016, 9(6): 527-529.

[15] PALMERINI T, MARZOCCHI A, TAMBURINO C, et al. Impact of bifurcation technique on 2-year clinical outcomes in 773 patients with distal unprotected left main coronary artery stenosis treated with drug-eluting stents[J]. Circ Cardiovasc Interv, 2008, 1(3): 185-192.

[16] KIM W J, KIM Y H, PARK D W, et al. Comparison of single-versus two-stent techniques in treatment of unprotected left main coronary bifurcation disease[J]. Catheter Cardiovasc Interv, 2011, 77(6): 775-782.

[17] BURZOTTA F, GWON H C, HAHN J Y, et al. Modified T-stenting with intentional protrusion of the side-branch stent within the main vessel stent to ensure ostial coverage and facilitate final kissing balloon: the T-stenting and small protrusion technique (TAP-stenting). Report of bench testing and first clinical Italian-Korean two-centre experience[J]. Catheter Cardiovasc Interv, 2007, 70(1):75-82.

[18] KANG S J, AHN J M, SONG H, et al. Comprehensive intravascular ultrasound assessment of stent area and its impact on restenosis and adverse cardiac events in 403 patients with unprotected left main disease[J]. Circ Cardiovasc Interv, 2011, 4 (6): 562-569.

[19] JELNIN V, DUDIY Y, EINHORN B N, et al. Clinical experience with percutaneous left ventricular transapical access for interventions in structural heart defects a safe access and secure exit[J]. JACC Cardiovasc Interv, 2011, 4(8): 868-874.

[20] VAN ROTHEM J. TCT-835 Permanent Pacemaker Implantation After Transcatheter Aortic Valve Implantation: is There Any Impact on Survival?[J]. J Am Coll Cardiol, 2012, 60(17): B243-B243.

[21] ORMISTON J A, WEBSTER M W, WEBBER B, et al. The "crush" technique for coronary artery bifurcation stenting: insights from micro-computed tomographic imaging of bench deployments[J]. JACC Cardiovasc Interv, 2008, 1(4):351-357.

[22] CHEN S L, XU B, HAN Y L, et al. Comparison of double kissing crush versus culotte stenting for unprotected distal left main bifurcation lesions: results from a multicenter, randomized, prospective DKCRUSH- III study[J]. J Am Coll Cardiol, 2013, 61:1482-1488.

[23] STANKOVIC G, DARREMONT O, FERENC M, et al. European Bifurcation Club. Percutaneous coronary intervention for bifurcation lesions: 2008 consensus document from the fourth meeting of the European Bifurcation Club[J]. EuroIntervention, 2009, 5:39-49.

[24] FAN L, CHEN L, LUO Y, et al. DK mini-culotte stenting in the treatment of true coronary bifurcation lesions: a propensity score matching comparison with T-provisional stenting[J]. Heart Vessels, 2016, 31(3):308-321.

[25] BOOTH J, CLAYTON T, PEPPER J, et al. Randomized, controlled trial of coronary artery bypass surgery versus percutaneous coronary intervention in patients with multivessel coronary artery disease: six-year follow-up from the Stent or Surgery Trial(SoS)[J]. Circulation, 2008, 118(4): 381-388.

[26] STETTLER C, WANDEL S, ALLEMANN S, et al. Outcomes associated with drug-eluting and bare-metal stents: a collaborative network meta-analysis[J]. Lancet, 2007, 370(9591): 937-948.

[27] FARKOUH M E, DOMANSKI M, SLEEPER L A, et al. Strategies for multivessel revascularization in patients with diabetes[J]. N Engl J Med, 2012, 367(25): 2375-2384.

［28］HEAD S J, DAVIERWALA P M, SERRUYS P W, et al. Coronary artery bypass grafting vs. percutaneous coronary intervention for patients with three-vessel disease: final five-year follow-up of the SYNTAX trial[J]. Eur Heart J, 2014, 35（40）: 2821-2830.

［29］BARI Investigators. The final 10-year follow-up results from the BARI randomized trial[J]. J Am Coll Cardiol, 2007, 49（15）: 1600-1606.

［30］HOFFMAN S N, TENBROOK J A, WOLF M P, et al. A meta-analysis of randomized controlled trials comparing coronary artery bypass graft with percutaneous transluminal coronary angioplasty: one- to eight-year outcomes[J]. J Am Coll Cardiol, 2003, 41(8):1293-1304.

［31］BANNING A P, WESTABY S, MORICE M C, et al. Diabetic and nondiabetic patients with left main and/or 3-vessel coronary artery disease: comparison of outcomes with cardiac surgery and paclitaxel-eluting stents[J]. J Am Coll Cardiol, 2010, 55（11）: 1067-1075.

［32］FANARI Z, WEISS S A, ZHANG W, et al. Meta-analysis of three randomized controlled trials comparing coronary artery bypass grafting with percutaneous coronary intervention using drug-eluting stenting in patients with diabetes[J]. Interact Cardiovasc Thorac Surg, 2014, 19(6):1002-1007.

［33］GIOIA G, MATTHAI W, GILLIN K, et al. Revascularization in severe left ventricular dysfunction: outcome comparison of drug-eluting stent implantation versus coronary artery by-pass grafting[J]. Catheter Cardiovasc Interv, 2007, 70（1）: 26-33.

［34］ISKANDER S, ISKANDRIAN A E. Risk assessment using single-photon emission computed tomographic technetium-99m sestamibi imaging[J]. J Am Coll Cardiol, 1998, 32（1）:57-62.

［35］MARK D B, BERMAN D S, BUDOFF M J, et al. ACCF/ACR/AHA/NASCI/SAIP/SCAI/SCCT 2010 expert consensus document on coronary computed tomographic angiography: a report of the American College of Cardiology Foundation Task Force on Expert Consensus Documents[J]. Circulation, 2010, 121:2509-2543.

［36］SCHENKER M P, DORBALA S, HONG E C, et al. Interrelation of coronary calcification, myocardial ischemia, and outcomes in patients with intermediate likelihood of coronary artery disease: a combined positron emission tomography/computed tomography study[J]. Circulation, 2008, 117:1693-1700.

［37］TONINO P A, DE BRUYNE B, PIJLS N H, et al. Fractional flow reserve versus angiography for guiding percutaneous coronary intervention[J]. N Engl J Med, 2009, 360（3）:213-224.

［38］GOULD K L, JOHNSON N P. Coronary artery disease: percent stenosis in CAD--a flaw in current practice[J]. Nat Rev Cardiol, 2010, 7(9):482-484.

［39］SANTANA C A, GARCIA E V, FABER T L, et al. Diagnostic performance of fusion of myocardial perfusion imaging（MPI）and computed tomography coronary angiography[J]. J Nucl Cardiol, 2009, 16（2）:201-211.

［40］GAEMPERLI O, HUSMANN L, SCHEPIS T, et al. Coronary CT angiography and myocardial perfusion imaging to detect flow-limiting stenoses: a potential gatekeeper for coronary revascularization[J]. Eur Heart J, 2009, 30（23）:2921-2929.

［41］GAEMPERLI O, SCHEPIS T, VALENTA I, et al. Cardiac image fusion from stand-alone SPECT and CT: clinical experience[J]. J Nucl Med, 2007, 48（5）:696-703.

［42］WIJNS W, KOLH P, DANCHIN N, et al. Guidelines on myocardial revascularization: the Task Force on Myocardial Revascularization of the European Society of Cardiology（ESC）and the European Association for Cardio-Thoracic Surgery（EACTS）[J]. Eur Heart J, 2010, 31（20）:2501-2555.

［43］DONG W, WANG Q, GU S, et al. Cardiac hybrid SPECT/CTA imaging to detect "functionally relevant coronary artery lesion": a potential gatekeeper for coronary revascularization[J]. Ann Nucl Med, 2014, 28（2）:88-93.

［44］苏航, 王蒨, 董薇, 等. 核素心肌灌注显像和 CT 冠状动脉造影检测冠状动脉心肌桥所致心肌血液供应异常 [J]. 中华核医学与分子影像杂志, 2014, 34（2）:112-115.

第 8 章 老年人冠心病的介入治疗

一、老年冠心病的特征

目前中国老龄化人群日益增多,随着年龄增长,冠心病发病率也随之增加,尤其是在老年人群中发病率更高,对老年人健康造成了重要的影响,防治任务十分严峻。老年冠心病与年轻或早发冠心病相比,有其自身的特点,通常病程较长,动脉粥样硬化病变较重,病变常表现为多支、弥漫、钙化、慢性完全性闭塞病变等,较容易发生心肌梗死,在 ACS 患者中,>75 岁以上的老年人占总发病人群的 1/3[1-3]。另外,由于病变复杂导致急诊血运重建时成功率下降,术中及术后发生无再流、出血、感染、心力衰竭、肾功能不全等并发症概率较高,导致预后不佳[4-5]。《2015 年中国卫生和计划生育统计年鉴》报告指出,急性心肌梗死死亡率也随年龄增加而增加,40 岁开始上升,其递增趋势近似指数关系,尤其是 80 岁以上人群,急性心肌梗死死亡率增加更为显著,75 ~ 80 岁、80 ~ 85 岁和 85 岁以上年龄组 AMI 病死率:城市男性分别是 84.68/10 万、207.26/10 万和 685.94/10 万;城市女性分别是 66.36/10 万、215.10/10 万和 616.25/10 万;农村男性分别是 225.92/10 万、347.04/10 万和 801.04/10 万;农村女性分别是 177.62/10 万、348.69/10 万和 804.85/10 万[6]。此外,年龄和患者预后直接相关,年龄每增加 10 岁,ACS 导致的院内死亡率风险增加 70%[7-8]。

老年患者合并症较多,常与原发性高血压、高脂血症、糖尿病、心律失常、慢性呼吸道疾病、慢性肾脏病、外周动脉粥样硬化疾病等伴随发生,冠心病的治疗需要考虑对其他脏器功能的影响,对此类患者,无论是药物治疗还是介入或外科手术治疗,均需要在综合评价全身各器官功能状态下进行。

临床症状方面,老年人由于自身活动量减低、合并糖尿病或其他疾病容易掩盖症状,导致心绞痛或心肌梗死症状不典型,不适症状可以由运动、情绪、饮食甚至其他负荷状态诱发,也可以呈自发性发作,常缺乏典型胸痛症状,可能造成就诊及治疗延误,易漏诊及误诊,且老年人 ACS 多以 NSEMI 为主,STEMI 相对少见。报道中 80 岁及以上老年冠心病患者漏诊及误诊率高达 65%[9],临床实践中对可疑患者推荐多次检查心电图及心肌酶,动态观察其变化,避免漏诊。

二、老年冠心病介入治疗(PCI)的安全性与有效性

老年慢性稳定性冠心病治疗的首要措施是药物治疗,能够有效缓解缺血症状及改善远期预后,相对风险也较低。但对于已经给予充分药物治疗后仍有反复缺血发作的老年冠心病患者,如果 PCI 可以改善生活质量和远期生存率,可以考虑介入治疗。但应注意术前充分的个体化评估,早期介入治疗相对药物治疗可能会增加风险,但在远期病死率、再次住院率方面仍有优势,相对获益更多[10]。但临床实践中,不推荐对 90 岁以上高龄稳定性冠心病患者进行介入诊断及治疗,除非发生 ACS。

三、老年冠心病介入治疗与 CABG 的选择

在冠心病常规治疗中,根据冠状动脉造影结果可以计算 SYNTAX 评分,而 SYNTAX 评分是评估患者适合行 PCI 或者是 CABG 的重要区分手段,高危患者(≥33 分)首选的治疗方式为 CABG 治疗。随着心脏外科技术的进步,80 岁以上老龄人群已经不是冠状动脉旁路移植术(CABG)的禁忌证,但老年人自身脏器储备功能较差,同时常合并多系统疾病,如呼吸系统疾病、慢性肾功能不全、心律失常、高血压、糖尿病、脑梗死、心房颤动等,使得 CABG 围手术期风险和并发症风险明显增加。国外荟萃分析曾报道高龄患者 CABG 术后平均死亡率约为 10.8%,而国内肖志斌等研究显示如果在充分的术前准备、评估及围手术期管理的条件下,80 岁以上老年患者合并三支病变或左主干 + 三支病变行 CABG 治疗,围手术期死亡率约为 5%,提示在老年患者中,充分

评估管理的必要性,可以尽可能减少手术风险[11]。

CABG 术后死亡和并发症的独立危险因素为低心排综合征、急性肾功能不全、感染等。如术前经过严格的术前呼吸道准备,血气分析结果仍不能达到 $PaO_2>60mmHg$ 和 / 或 $PaCO_2<50mmHg$,特别是后者,被视为 CABG 手术禁忌[11]。在部分患者中,如果外科手术的 STS 评分风险极高,而血管病变形态也能够行 PCI 治疗,可以考虑行 PCI 治疗,有时候需要权衡手术风险及获益。与 PCI 相比,CABG 术后的优势是不需要长期双联抗血小板治疗,可以减少老年人出血等并发症的发生。但由于开胸手术创伤及恢复问题,CABG 术后短期内风险较 PCI 要明显增加。

四、老年冠心病复杂病变血运重建策略

随着年龄增长,老年人合并复杂病变,例如左主干病变、三支病变等的比例随之增高,为了减少外科手术带来的风险,许多患者也接受了 PCI 治疗,在这些患者中到底何种治疗最佳尚无定论。Chang 等荟萃分析了 BEST、PRECOMBAT、SYNTAX 研究中的老年人群(70~89 岁)合并左主干或者三支病变,选择不同血运重建策略的预后[12]。CABG 组和 PCI 组两者在 SYNTAX 评分 [(29.2±10.8)分 *vs.* (28.1±10.8)分,$P=0.079$] 和 EuroSCORE 评分 [(5.5±2.1)分 *vs.* (5.4±2.0)分,$P=0.202$] 间没有统计学差异,患者平均随访 4.9 年,CABG 相较 PCI 在全因死亡率和脑卒中方面并无差别,但在心肌梗死及再次血运重建率方面 CABG 要优于 PCI,分别为 4% *vs.* 8%($P=0.037$)及 8% *vs.* 17%($P\leqslant0.001$)。进一步亚组分析提示,主要是在 SYNTAX 评分≥33 分的高危患者中 CABG 要明显优于 PCI,而在中低危患者中两者并无显著差异,在低危患者(SYNTAX 评分≤22 分)中 CABG 甚至有增加不良事件的趋势。分析其主要原因,可能与高危患者中 CABG 能够进行更完全的血运重建,从而减少了心肌梗死及再次血运重建有关。另一项注册研究比较了 1 932 例多支病变的老年人(≥75 岁)分别行 CABG 及 PCI 治疗,随访 18 个月后结果显示,全因死亡、心肌梗死并无差异,CABG 主要获益也是减少了再次血运重建率[13]。这些研究表明,老年人复杂病变的血运重建还需要结合病变特点,在 SYNTAX 评分基础上选择合适的治疗策略,才能够达到最大获益。

五、老年冠心病介入围手术期准备与并发症防治

老年人是一类特殊的群体,介入手术对老年人来说风险主要有三点:出血风险、肾损伤、心力衰竭。

1. 出血风险　高龄本身就是应用抗凝、抗血小板治疗患者发生颅内出血的一个危险因素,另外高龄患者合并胃肠道、脑血管等疾病概率要高于普通患者,隐匿性出血风险,尤其是发生致命性出血风险较高,加用质子泵抑制剂对于胃肠道大出血有一定预防作用,可以在高龄患者中预防性应用。在抗血小板药物选择方面,新型 $P2Y_{12}$ 二磷酸腺苷(ADP)受体拮抗剂替格瑞洛由于其起效快、效果更强,已被推荐应用于 STEMI/NSTEMI 的患者中,但也有对高龄患者应用替格瑞洛出血风险增加的担忧。PLATO 的亚组研究专门分析了替格瑞洛在高龄人群(≥75 岁)中的应用,纳入≥75 岁老年患者 2 878 例、<75 岁者 15 744 例。结果发现,年龄并未影响替格瑞洛和氯吡格雷带来的获益,两个年龄组 MACE 包括心肌梗死、死亡、支架内血栓等方面的获益并无显著差异,而且高龄和较低年龄组中替格瑞洛和氯吡格雷相比,均未增加主要出血事件,虽然呼吸困难等不良反应发生率替格瑞洛组要高于氯吡格雷组,但年龄不是其影响因素[14],国内对高龄患者中应用替格瑞洛尚持相对保守态度,高龄患者常选择负荷氯吡格雷而非替格瑞洛。血小板糖蛋白 II b/III a 受体拮抗剂可以根据患者血栓负荷、出血风险综合评价后酌情选用,但术后应严密观察,如出现血小板明显减少或出血,要及时停用。抗凝治疗药物如无禁忌证,可以应用在≥80 岁的高龄患者中,但应注意剂量适当减低,尤其是低体重、肾功能不全的老年患者,推荐降低至常规剂量的 1/2,使用时间不超过 3~5 天。

2. 肾损伤　老年人常合并肾功能减退,部分患者因糖尿病合并服用二甲双胍等药物,在围手术期需要充分评估患者肾功能,影响急性肾损伤的危险因素包括年龄、糖尿病、肌酐水平、左室射血分数、心电图缺血表现[15]。必要时,通过水化治疗减少对比剂肾病的发生,但应注意心功能不全的患者,水化速度可以减半,避免容量负荷增高导致心力衰竭。高危患者或者慢性肾脏病 3 期以上患者,可以考虑血液滤过治疗。

3. 心力衰竭　心力衰竭发生在严重大面积缺血或者既往有陈旧性心肌梗死、心功能下降的患者中更多见,老龄患者冠状动脉病变常较严重,及时开通罪犯血管、改善心肌灌注是最有效的方法,但术中对比剂及术后补液都可能加重或诱发心力衰竭,因此对患者的液体入量应严格掌控。如术前已经心力衰竭严重,可考虑早期及时应用机械通气、主动脉球囊反搏(IABP)、左心辅助装置等有创辅助措施。

目前中国介入治疗中,经桡动脉途径经验已经十分丰富,在老年冠心病患者中也首选经桡动脉途径,可以有效减少出血等并发症的发生,但老年人常有锁骨下动脉迂曲,严重时可以导致指引导管到位及手术操作困难,必要时可以改行股动脉途径,但应注意外周动脉粥样硬化程度评估,严重的股动脉狭窄迂曲或者钙化斑块同样可以导致手术失败,尤其是植入 IABP 等外径较大器械时更需谨慎,严重者可能需要外科切开股动脉帮助撤出。

六、老年冠心病介入新型器械的应用

目前介入治疗已经进入药物洗脱支架(DES)时代,相较于裸金属支架(BMS),可能明显降低再狭窄概率,减少再次血运重建率,但由于对内膜修复的抑制,需要至少 1 年的双联抗血小板治疗,以减低支架内血栓的发生风险,但同时延长时间的抗血小板治疗也增加了对出血的担忧。尤其老年人介入治疗的顾虑,主要在于支架术后双抗及出血后抗血小板药物的调整,而最新应用于临床的药物涂层球囊(DCB)主要是通过球囊扩张,将高脂溶性药物释放至血管壁,而不留下金属支架等异物,因此可将双联抗血小板时间缩短,对出血高危的患者可以减少出血风险。

既往 PACCOCATH-Ⅰ/PACCOCATH-Ⅱ/PEPCAD-Ⅱ研究已经对 BMS 和 DES 术后支架内再狭窄进行过充分试验,证实了 DEB 的有效性,在处理支架内再狭窄方面,DCB 已经作为Ⅰ A 类推荐[16-17]。研究也证实,DCB 联合 BMS 治疗手段在原发冠状动脉病变治疗时 MACE 发生率较单用 BMS 明显减少,但相较于新一代 DES,DCB+BMS 仍增加了心肌梗死、靶血管重建等事件发生率,不过在老年合并出血高危的患者中,DCB+BMS 仍为可考虑的方法[18]。

在老年冠心病患者中,由于可以不用植入新的药物洗脱支架,如患者需要行大型外科手术或者发生严重出血,即使需要终止双抗血小板治疗,发生支架内血栓的风险也会大大减低。还有研究认为,对于出血高危的支架内再狭窄患者,应用 DCB 术后 1 个月的双抗治疗是安全、有效的[16]。目前国内外指南或共识对 DCB 后双抗时间的推荐为至少 1 个月,如若另外植入支架,则根据支架不同,进行 3~12 个月的双抗治疗。对 ACS 患者应用 DCB 的推荐仍为至少 12 个月。

另外,小血管病变中,尤其是直径过小、DES 不能植入或者植入后再狭窄概率增高的患者中,DCB 也提供了新的选择。BELLO 研究提示,与 DES 相比,DCB 虽然再狭窄、靶血管重建及总 MACE 发生率并无明显差别,但可以减少 6 个月时晚期管腔丢失,长期获益还有待进一步研究证实[19]。

另外,研究发现老龄人群中,造影提示的狭窄程度常被高估,而且随着年龄增长,被高估的比例也随之增加[20]。Nanette 等的研究通过对比老年人的造影结果和 FFR 结果发现,72 岁以上人群中有 22% 的造影提示,重度狭窄的 FFR 值>0.8,而这一比例在<58 岁的人群中仅为 8%($P \leqslant 0.001$),越是高龄的患者,其造影提示的狭窄程度越容易被高估,一部分原因可能与老年人常有钙化病变,导致狭窄程度被高估有关[21];另一部分原因是老年人功能性心肌缺失或者对扩血管药物反应较低的影响,FFR 的测量数值也可能会增高[22]。老年患者合并多支病变概率较高,推荐进行冠状动脉血流储备分数、血管内超声等腔内影像学检查充分评估,以判定罪犯血管及病变,减少不必要的支架植入。

(李　闯　王天杰)

参 考 文 献

[1] ABBOTT R D, UESHIMA H, MASAKI K H, et al. Coronary artery calcification and total mortality in elderly men[J]. J Am Geriatr Soc, 2007, 55(12): 1948-1954.

[2] OHSHIMA K, IKEDA S, KADOTA H, et al. Impact of culprit plaque volume and composition on myocardial microcirculation following primary angioplasty in patients with ST-segment elevation myocardial infarction: virtual histology intravascular ultrasound analysis[J]. Int J Cardiol, 2013, 167(3): 1000-1005.

[3] VLIEGENTHART R, OUDKERK M, HOFMAN A, et al. Coronary calcification improves cardiovascular risk prediction in the elderly[J]. Circulation, 2005, 112(4): 572-577.

［4］HOEBERS L P, CLAESSEN B E, DANGAS G D, et al. Long-term clinical outcomes after percutaneous coronary intervention for chronic total occlusions in elderly patients（≥75 years）: five-year outcomes from a 1,791 patient multi-national registry[J]. Catheter Cardiovasc Interv, 2013, 82（1）:85-92.

［5］YEH R W, DRACHMAN D E. Coronary chronic total occlusion in the elderly: demographic inevitability, treatment uncertainty[J]. Catheter Cardiovasc Interv, 2013, 82（1）:93-94.

［6］中华医学会老年医学分会, 高龄老年冠心病诊治中国专家共识协作组 . 高龄老年冠心病诊治中国专家共识 [J]. 中华老年医学杂志, 2016, 35（7）: 683-690.

［7］JOKHADAR M, WENGER N K. Review of the treatment of acute coronary syndrome in elderly patients[J]. Clin Interv Aging, 2009, 4:435-444.

［8］AVEZUM A, MAKDISSE M, SPENCER F, et al. Impact of age on management and outcome of acute coronary syndrome: observations from the Global Registry of Acute Coronary Events（GRACE）[J]. Am Heart J, 2005, 149(1):67-73.

［9］WANG H, FANG F, CHAI K, et al. Pathological characteristics of coronary artery disease in elderly patients aged 80 years and over[J]. Chin J Cardiol, 2015, 43（11）:948-953.

［10］PFISTERER M, Trial of Invasive versus Medical therapy in Elderly patients Investigators. Long-term outcome in elderly patients with chronic angina managed invasively versus by optimized medical therapy: four-year follow-up of the randomized Trial of Invasive versus Medical therapy in Elderly patients（TIME）[J]. Circulation, 2004, 110（10）: 1213-1218.

［11］肖志斌, 张永, 李大连, 等 .80 岁以上高龄患者行冠状动脉旁路移植术临床疗效分析 [J]. 中国循证心血管医学杂志, 2014（6）:724-726.

［12］CHANG M, LEE C W, AHN J M, et al. Outcomes of Coronary Artery Bypass Graft Surgery Versus Drug-Eluting Stents in Older Adults[J]. J Am Geriatr Soc, 2017, 65（3）:625-630.

［13］HANNAN E L, ZHONG Y, BERGER P B, et al. Comparison of intermediate-term outcomes of coronary artery bypass grafting versus drug-eluting stents for patients ≥75 years of age[J]. Am J Cardiol, 2014, 113:803-808.

［14］HUSTED S, JAMES S, BECKER R C, et al. Ticagrelor versus clopidogrel in elderly patients with acute coronary syndromes: a substudy from the prospective randomized PLATelet inhibition and patient Outcomes（PLATO）trial[J]. Circ Cardiovasc Qual Outcomes, 2012, 5（5）:680-688.

［15］TOSO A, SERVI S D, LEONCINI M, et al. Acute kidney injury in elderly patients with non-ST elevation acute coronary syndrome: insights from the Italian elderly: ACS Study[J]. Angiology, 2015, 66（9）:826-830.

［16］MIGLIONICO M, MANGIACAPRA F, NUSCA A, et al. Efficacy and safety of paclitaxel-coated balloon for the treatment of in-stent restenosis in high-risk patients[J]. Am J Cardiol, 2015, 116:1690-1694.

［17］BUCCHERI D, PIRAINO D, ANDOLINA G, et al. Drug-coated balloon for instent restenosis in patients at high risk: another brick in the wall of the challenging settings for interventionists[J]. Am J Cardiol, 2016, 117(11): 1859-1861.

［18］CUI K, LYU S, SONG X, et al. Drug-eluting balloon versus bare-mental stent and drug-eluting stent for de novo coronary artery disease: A systematic review and meta- analysis of 14 randomized controlled trials[J]. PLoS One, 2017, 12（4）:e0176365.

［19］LATIB A, COLOMBO A, CASTRIOTA F, et al. A randomized multicenter study comparing a paclitaxel drug-eluting balloon with a paclitaxel-eluting stent in small coronary vessels: the BELLO（Balloon Elution and Late Loss Optimization）study[J]. J Am Coll Cardiol, 2012, 60:2473-2480.

［20］BORREN N M, OTTERVANGER J P, REINDERS M A, et al. Coronary artery stenoses more often overestimated in older patients: Angiographic stenosis overestimation in elderly[J]. Int J Cardiol, 2017, 241:46-49.

［21］TOTA-MAHARAJ R, BLAHA M J, MCEVOY J W, et al. Coronary artery calcium for the prediction of mortality in young adults <45 years old and elderly adults >75 years old[J]. Eur Heart J, 2012, 33（23）: 2955-2962.

［22］KANG S J, AHN J M, HAN S, et al. Sex differences in the visual-functional mismatch between coronary angiography or intravascular ultrasound versus fractional flow reserve[J]. JACC Cardiovasc Interv, 2013, 6（6）: 562-568.

第十篇
冠心病的其他治疗方法

第1章　冠状动脉旁路移植术

20世纪30年代人们开始尝试外科手术方法来治疗冠心病,但效果并不理想。1966年Kolessov应用一小段金属管连接乳内动脉和冠状动脉,患者症状得到改善。Rene Favaloro于1969年报道用大隐静脉跨过严重狭窄的冠状动脉病变部位,将其吻合到管腔尚好的远端冠状动脉上,即冠状动脉旁路移植术(coronary artery bypass grafting,CABG)取得成功,冠状动脉外科基本方法得到确立。中国医学科学院阜外医院郭加强教授于1974年完成了国内第一例冠状动脉旁路移植术。由于我国社会经济的发展,心血管疾病谱也在发生变化,目前我国每年完成的各类心脏外科手术中,冠状动脉旁路移植术的病例数已取代瓣膜性心脏病跃居第一位。

一、手术适应证

随着药物支架的广泛应用,PCI的治疗范围不断突破禁区,而手术技术及围手术期治疗的进步,CABG也成为广泛普及的治疗手段。对于部分患者如何选择治疗方案的争论从未停止[1]。冠状动脉旁路移植术的手术指征是基于外科手术与冠心病自然病史、药物治疗和介入治疗的结果比较而得。2011年美国心脏病学会和美国心脏协会组织多学科专家参考大量文献编写了冠状动脉旁路移植术指南[2],分析多种临床情况,并给予治疗建议,该指南目前被大多数医疗中心采纳。对每一位冠心病患者治疗方案的选择,需综合考虑到患者社会经济状况、心功能、年龄、外周血管病变、肺部病变、肾脏病变及糖尿病程度等差异,由包含心脏外科医师和内科介入医师形成的心脏团队(heart team)形成治疗决策(表10-1-1~表10-1-3)。

表 10-1-1　应考虑 CABG 的临床情况

临床情况	推荐级别	证据水平
急性心肌梗死	Ⅰ级——符合下列情况推荐行急诊 CABG:①PCI 失败或无法实施;②冠状动脉解剖适合行 CABG;③静息下显著区域存在持续心肌缺血和/或非外科治疗后仍存在血流动力学不稳定	B
	Ⅰ级——心肌梗死后出现机械性并发症需外科修补,如室间隔穿孔,二尖瓣乳头肌梗死和/或断裂引起二尖瓣关闭不全,心室游离壁破裂,推荐行急诊 CABG	B
	Ⅰ级——心源性休克且适合行 CABG,不论心肌梗死到发生休克和心肌梗死到 CABG 间的时间间隔,推荐行急诊 CABG	B
	Ⅰ级——存在由心肌缺血引起的危及生命的室性心律失常,且存在左主干≥50% 的狭窄或 3 支血管病变,推荐行急诊 CABG	C
	Ⅱa级——多支血管病变患者 STEMI 48 小时内反复发生心绞痛或心肌梗死,CABG 作为再血管化策略是合理的	B
	Ⅱa级——年龄>75 岁、有 ST 段抬高或左束支传导阻滞,冠状动脉适合再血管化治疗,不管心肌梗死到休克发作的时间间隔,早期再血管化在部分患者中是合理的	B
PCI 失败	Ⅰ级——①出现进行性心肌缺血或大面积心肌有发生危及生命的冠状动脉堵塞风险,推荐行急诊 CABG;②血流动力学异常,但患者无凝血功能异常及既往正中开胸手术,推荐行急诊 CABG	B
	Ⅱa级——①为取回重要冠状动脉解剖位置的异物(最可能是断裂的导丝或支架),行急诊 CABG 是合理的;②血流动力学异常患者,凝血功能异常而既往无正中开胸手术,行急诊 CABG 可能是有益的	C
同期行其他心脏手术	Ⅰ级——进行非冠状动脉心脏手术,若合并左主干≥50% 管腔狭窄或其他主要冠状动脉≥70% 管腔狭窄,推荐行冠状动脉旁路移植术	C

续表

临床情况	推荐级别	证据水平
	Ⅱa级——①在同期非冠状动脉心脏手术时,使用 LIMA 为显著狭窄的 LAD 行旁路移植时是合理的;②在同期非冠状动脉心脏手术时,中度(50% 管腔狭窄)冠状动脉病变行 CABG 是合理的	C
其他临床因素	Ⅲ级——如患者对双联抗血小板不能耐受或依从性差,不能按冠状动脉支架(金属裸支架或药物涂层支架)类型所需选择双抗的不宜行 PCI	B

注:CABG,冠状动脉旁路移植术(coronary artery bypass grafting);PCI,经皮冠状动脉介入术(percutaneous coronary intervention);LIMA,左胸廓内动脉(left internal mammary artery);LAD,左前降支(left anterior descending branch)。

表 10-1-2　冠状动脉旁路移植术以提高生存率

冠状动脉解剖特点	推荐级别	证据水平
UPLM	Ⅰ级——左主干显著狭窄(≥50%)推荐行 CABG	B
3 支血管病变有/无 LAD 近端病变	Ⅰ级——3 支主要冠状动脉显著狭窄(>70%)推荐行 CABG	B
	Ⅱa级——复杂 3 支病变(如 SYTAX 评分>22 分)如旁路移植术容易实施,选择 CABG 是合理的	B
LAD 近端加另一支主要冠状动脉病变	Ⅰ级——推荐行 CABG	B
2 支血管病变,其中无 LAD 近端病变	Ⅱa级——存在广泛缺血	B
	Ⅱb级——无广泛缺血,则 CABG 获益不确定	C
单支 LAD 近端病变	Ⅱa级——以 LIMA 旁路移植术可获长期受益	B
非 LAD 近端的单支病变	Ⅲ级——CABG 有害	B
左心功能不全	Ⅱa级——轻中度左心室收缩功能不全(EF 为 35%~50%),有显著狭窄的多支血管病变且准备再血管化的区域存有存活心肌	B
	Ⅱb级——EF<35%、无明显左主干病变	B
心源性猝死幸存者怀疑有缺血导致的室性心动过速	Ⅰ级——心源性猝死幸存者怀疑室性心动过速由主要冠状动脉显著狭窄(>70%)缺血导致	B

注:合并糖尿病的多支血管病变,选择 CABG 而非 PCI 是合理的(Ⅱa,B)。UPLM,无保护左主干(unprotected left main);CABG,冠状动脉旁路移植术(coronary artery bypass grafting);LAD,左前降支(left anterior descending branch);SYNTAX,Synergy between percutaneous coronary intervention with TAXUS and cardiac surgery;LIMA,左胸廓内动脉(left internal mammary artery);EF,射血分数(ejection fraction)。

表 10-1-3　CABG 为有显著解剖(左主干≥50% 或非左主干≥70%)
或生理性(FFR≤0.80)狭窄改善症状

临床情况	推荐级别	证据水平
1 处或以上显著狭窄且有规范药物治疗无法缓解的心绞痛	Ⅰ级	B
1 处或以上显著狭窄且规范药物治疗有禁忌、不良反应或者患者倾向 CABG	Ⅱa级	C
既往 CABG,现 1 处或以上显著狭窄且用规范药物治疗无法缓解的心绞痛	Ⅱb级	C
复杂 3 支病变(如 SYNTAX 评分为 22 分)有或无左前降支近端病变	Ⅱa级——CABG 优于 PCI	B

注:CABG,冠状动脉旁路移植术(coronary artery bypass grafting);FFR,血流储备分数;SYNTAX,Synergy between percutaneous coronary intervention with TAXUS and cardiac surgery。

二、手术危险因素

外科医师术前需对患者病史及一般状况详细了解,并评估患者接受 CABG 的风险程度,各国发展出不同风险预测系统如 Euroscore、STSscore、Sinoscore 等可对拟手术患者进行风险分层以及进行医疗质量评估,可视情况采用。外科医师术前还要对患者冠状动脉解剖特点仔细研习,判断手术难易程度,判断术后患者是否可能从再血管化中获益。SYNTAX 评分可用作参考[3],这是一种根据冠状动脉病变解剖特点进行危险分层的评分

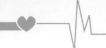

系统,根据病变位置、严重程度、分叉、钙化等解剖特点,定量评价冠状动脉病变的复杂程度。

综合文献报道,年龄>65 岁、体重指数>24kg/m² 或<18kg/m²、女性(特别是身高<160cm)、术前 NYHA 心功能分级 Ⅲ 级以上、外周血管病史、慢性阻塞性肺疾病、术前心房扑动或心房颤动、陈旧性心肌梗死或反复心肌梗死、射血分数<30%、非择期手术、合并瓣膜手术、术前危重状态均可能使手术后并发症发生率和死亡率升高[4]。外科因素如血管病变广泛、靶血管远端条件差、外科医师及有关人员经验不够,均可能使手术死亡率增高。

三、围手术期处理

适当的围手术期处理可以加速患者康复、减少并发症发生率和减少死亡率。医护给予患者正确的健康教育,给予适当镇静安眠药物以保持良好睡眠。合理的营养支持,适量活动,有助于控制围手术期血糖、血脂水平。控制血糖可以减少术后纵隔感染并发症发生率,术前血糖应努力控制在正常范围,术后可维持在 10mmol/L 以下,术后血糖控制困难,可应用胰岛素持续静脉泵入的方法。戒烟及呼吸功能锻炼对减少术后肺部感染、呼吸功能不全等并发症至关重要。患者围手术期饮食结构变化、活动量减少,可能出现便秘,可以适当应用通便药。

1. 维持血流动力学稳定 围手术期维持患者血流动力平稳最为重要,维持心肌氧的供需平衡,避免加重心肌缺血。术前冠状动脉心肌灌注取决于患者心率、舒张压或平均动脉压,以及左、右心室舒张期末压等因素,应优化患者心率、血压、容量状态以减少围手术期心肌缺血和心肌梗死的发生。通过降低心肌收缩力、心室壁张力、心率等因素,降低心肌氧耗。维持稳定的心率在 60～80 次/min,可避免加重心肌缺血,减慢心率,使心脏舒张期延长,有利于增加心脏供血。

动脉血压对心肌氧的供、耗平衡起双重作用,血压升高,增加氧耗,但同时也增加冠状动脉的灌注压力,从而增加心肌的血供。围手术期应维持血压稳定,根据患者基础血压调整,维持 110～130/60～80mmHg,降压药以钙通道阻滞剂、血管紧张素转换酶抑制剂(ACEI)和血管紧张素 Ⅱ 受体阻滞剂(ARB)为常用。如老年患者有明显颅脑、肾动脉等重要器官动脉狭窄,可视情况提高灌注压。如患者术前心功能不全、组织灌注不足,可给予一定剂量强心药物。

2. 围手术期抗血小板治疗 降低抗血小板强度,使围手术期心肌梗死风险增高,但持续高强度抗血小板使出血风险大大增加。目前指南推荐,阿司匹林(100mg/d)应一直应用至手术。择期 CABG 患者,氯吡格雷和替卡格雷术前应停用至少 5 天,普拉格雷应停用至少 7 天,以减少围手术期输血。急诊 CABG 患者,氯吡格雷和替卡格雷术前应停用至少 24 小时,以减少严重出血并发症。短效静脉用糖蛋白血小板 Ⅱb/Ⅲa 受体拮抗剂(依替巴肽或替罗非班)手术前停用至少 2～4 小时,阿昔单抗需停用至少 12 小时,以减少失血和大量输血。需行择期 CABG 的患者,应在氯吡格雷、替卡格雷停药 5 天内,普拉格雷停药 7 天内接受手术,避免长时间停药发生冠状动脉事件。

术后 12 小时内开始应用阿司匹林 100mg/d,如患者术前阿司匹林停用,应在术后 6 小时内重新启用,以减少大隐静脉桥堵塞和其他心血管不良事件的发生率。患者如果不能耐受阿司匹林或者阿司匹林过敏,可以考虑以氯吡格雷 75mg/d 替代。

3. 高脂血症的处理 如无禁忌,所有 CABG 患者均应接受他汀类降脂药治疗。如无严重不良反应,围手术期停用他汀或其他调脂药是有害的,应该用足剂量使低密度脂蛋白胆固醇水平降至 100mg/dl 以下,并使低密度脂蛋白胆固醇水平下降至少 30%。对确诊心血管疾病加下列危险因素,控制低密度脂蛋白胆固醇水平在 70mg/dl 以下是合理的:①多重危险因素(尤其糖尿病);②严重且控制差的危险因素(未戒烟);③代谢综合征(甘油三酯≥200mg/dl 加非高密度脂蛋白胆固醇≥130mg/dl,而高密度脂蛋白胆固醇<40mg/dl);④发作急性冠脉综合征的极高危组患者。如患者术前未接受降脂药物,应在术后尽早启用高强度他汀治疗。

4. 围手术期应用 β 受体阻滞剂 应用 β 受体阻滞剂可减少围手术期心肌缺血发生率,术前应用尤其在左室射血分数>30% 的患者中,可以减少住院死亡率。CABG 术前应用 β 受体阻滞剂,可以减少术后心房颤动发生率和心房颤动所带来的不良后果。术后应尽早恢复使用,如术后早期不能口服,可考虑应用静脉制剂。患者出院后,仍应继续 β 受体阻滞剂治疗。

四、桥血管材料

1. 左侧内乳动脉(LIMA) 或称左侧胸廓内动脉(left internal thoracic artery, LITA),其独特的分子细胞学特点使其具有抗粥样硬化作用,在重建左前降支血运上已被证实可实现良好的早期及远期通畅率,以及更好地改善患者预后,其 10 年、15 年桥通畅率达 95%、88%[5]。无论患者年龄大小,LIMA 应成为桥血管吻合左前降支的第一选择。

可采用带蒂和骨骼化技术获取 LIMA。LIMA 起自锁骨下动脉上端,沿胸骨外侧肋软骨下方向下走行,表面有胸内筋膜、壁层胸膜及胸横肌覆盖。带蒂获取时可从第 3、4 肋间切开胸内筋膜,用电刀头将血管蒂从胸壁上钝性分离,轻轻牵拉暴露动静脉分支,予以夹闭,向远端分离,血管组织脆弱,容易出血甚至发生内乳动脉夹层,操作动作应轻柔。取完血管后肝素化,喷洒罂粟碱溶液,在分叉前断开 LIMA 远端备用。带蒂获取 LIMA 后对胸骨供血影响很大,保证胸内静脉的完整,可以一定程度上减少胸骨缺血,尤其在取双侧乳内动脉时,使用骨骼化技术可减少胸骨感染。

2. 桡动脉(radial artery)　最早报道使用桡动脉作为桥血管,但最初的结果令人失望,2 年随访时 32% 的桥血管闭塞,因此此技术一度被放弃。但 Acar 的研究发现,早期造影闭塞的桡动脉桥,在 5 年再行造影时显示为通畅[6]。因此,桡动脉的使用又重新流行,使用带蒂结合药物防止血管痉挛,使桡动脉桥在中 - 远期有较好效果。

许多因素影响桡动脉通畅率,靶血管狭窄程度越重,桡动脉闭塞率低。桡动脉移植至右冠状动脉的通畅率低,右冠状动脉 90% 狭窄程度下的病变不建议行桡动脉移植。桡动脉近端可吻合于升主动脉或以 Y 形或 T 形吻合于内乳动脉,何种吻合方式更具有优势仍有待研究。Jung 等研究发现,吻合于升主动脉,5 年时桡动脉桥通畅率为 98%[7]。

桡动脉起自肱动脉肱二头肌肌腱近端,在前壁肌肉、筋膜下走行,在掌部通过血管弓与尺动脉形成交通。一般选取非有利手臂,术前采用 Allen 试验或超声评估尺动脉对远端指端的血供,包括伴行静脉及静脉的带蒂获取,注意保护前壁外侧皮神经和桡神经浅支。

3. 大隐静脉(great saphenous veins)　大隐静脉容易获取、不易痉挛、长度优势以及远期结果可接受,仍然是目前最常用的旁路移植桥血管材料。众多研究显示,近、远期通畅率存在差异。较近期研究显示,术后早期应用阿司匹林可以减少术后血栓形成,提高桥血管近期通畅率,减少死亡率。大剂量他汀类药物将低密度脂蛋白胆固醇降至 100mg/dl,可以减缓旁路移植血管粥样硬化,减少再次血运重建的需要。

大隐静脉可以采用开放或者内镜获取,各有优缺点。开放获取提供良好暴露,对血管损伤最小,但伤口并发症高。一种改良的方法是使用皮肤桥,皮肤切开一段后,解剖游离静脉后,保留一段皮肤,在皮肤下组织隧道内操作,一段距离后再切开皮肤操作,可以减少术后疼痛和伤口并发症。内镜取静脉时,在膝关节上切 1.5cm 口,充入二氧化碳,向上、下两侧分离至需要长度,利用双极电凝切断侧支,离断后取出静脉,切开疼痛、感染风险最小。上述方式通畅率相比,何种更有优势,目前尚无定论。为改善静脉桥的远期通畅率,有人提出"不接触"(no touch)技术,静脉连同周围组织一同取下,不对静脉进行扩张。一项随机试验显示,104 名患者应用"不接触"技术获取静脉,随访 18 个月后血管造影通畅率为 95%,5 年通畅率为 90%,与乳内动脉相当,但该结论仍需大样本数据验证。

五、手术技术

冠状动脉旁路移植术,顾名思义是让心脏搏出的血从主动脉经过所架的血管桥流向因冠状动脉狭窄或梗阻导致缺血的远端心肌。因为体外循环技术及围手术期监护治疗的进步,体外循环带来的不良反应基本可以控制,当前全球约 80% 的旁路移植术是在体外循环下完成,外科医师在静止的心脏上完成远端吻合,过程中干扰因素少。但体外循环确实激活了全身炎症反应,一部分外科医师选择非体外循环下冠状动脉旁路移植术(off-pump coronary artery bypass grafting, OPCAB),既往研究虽也证实 OPCAB 在减少输血量、降低术后血清心肌酶学水平、缩短住院时间等方面有一定优势,但是仍缺少令人信服的随机对照试验证明 OPCAB 优于常规传统 CABG。甚至一些研究认为,两者近期并发症和死亡率相当,常规 CABG 的桥血管远期通畅率高于OPCAB。

1. 开胸和建立体外循环　最常用的是胸骨正中切口,切开后避免过度烧灼,以免增加术后切口并发症。开胸的同时取大隐静脉或桡动脉,劈开胸骨后按前述方法获取 LIMA。

肝素化后建立体外循环,升主动脉远端插动脉灌注管,插管时降低动脉血压至大约 100mmHg,以减少发生主动脉夹层风险,注意调整插管头端深度和方向,避免进入头臂分支动脉内。静脉插管通常经右心耳插入双极静脉插管,管端进入下腔静脉内。主动脉根部插入停搏液灌注针头,如冠状动脉严重狭窄,经主动脉根部顺

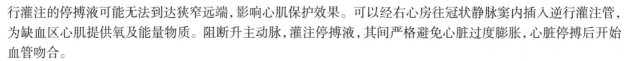

行灌注的停搏液可能无法到达狭窄远端,影响心肌保护效果。可以经右心房往冠状静脉窦内插入逆行灌注管,为缺血区心肌提供氧及能量物质。阻断升主动脉,灌注停搏液,其间严格避免心脏过度膨胀,心脏停搏后开始血管吻合。

2. 桥血管吻合　冠状动脉外科技术的核心是选择和找到正确的靶血管,并在病变远端合适位置上做好远端吻合,高质量的血管吻合是保证近期和远期通畅率的最重要条件。体外循环下 CABG 吻合顺序一般先远端,后近端;先做心脏背侧的冠状动脉即钝缘支,再做右冠状动脉,最后做左前降支。如果先做左前降支,再做其他血管吻合,搬动心脏的过程中可能会造成左前降支损伤。

(1)冠状动脉的远端吻合:放置合适的心包牵引线,心包腔内放置冰盐水纱垫,充分暴露靶血管,方便进一步探查手术。心外膜探查并结合术前冠状动脉造影结果,决定吻合的冠状动脉分支及其位置。切开心外膜及脂肪,游离冠状动脉时,注意避免损伤伴行静脉。右冠状动脉分叉处常有病变,应吻合在后降支上,除非远端太细,一般不吻合到主干上。

用小尖刀切开冠状动脉前壁,不要损伤后壁,沿长轴用小 Potts 剪延长切口,直到切口大小合适,切口边缘要尽量整齐。冠状动脉切口长度应与桥血管直径相匹配,并应至少达远端冠状动脉直径的 1.5 倍。

动脉吻合的目的在于尽量准确地对合桥血管与靶血管的内皮,尽量减少血流阻力。避免血管内皮损伤而形成血栓。将桥血管剪成接近 30° 的斜面,并在足跟部剪开,可以增加吻合面积。用 7-0 聚乙烯线连续外翻缝合。缝合要均匀,布线不可过稀,拉线力量需适度,既不能漏血,又需避免产生荷包线效应而使吻合口缩小。

可以一支移植血管吻合一支靶血管,也可以在一支移植血管上切两个以上切口,序贯法缝在不同靶血管区域。序贯缝合可有效利用桥血管长度,并有可能增加桥血管内流量,其劣势在于两个或以上远端吻合口均依赖一个近端吻合口、一根桥血管,使所属较大区域心肌存在风险。进行序贯吻合时,推荐先对远端进行吻合,这样有助于计算长度及设计血管走行形态;如进行左前降支 - 对角支序贯移植,先吻合对角支比较容易。序贯吻合的桥血管和靶血管可以采用平行放置或者垂直放置。桥血管和冠状动脉均沿长轴切开,将两个吻合口平行或垂直(菱形)对合。菱形吻合时,需注意冠状动脉切口不宜过长;否则,使桥血管形成海鸥翼样改变,血流可能在此处受阻。

(2)主动脉近端吻合:近端吻合可选在主动脉开放、心脏复跳后,再在升主动脉上钳夹侧壁钳打孔,该方法虽然减少主动脉阻断时间,但是侧壁钳对主动脉造成额外的操作,可能增加神经系统并发症风险。另一种技术是,在心脏停搏过程中,远端吻合完成后即进行近端吻合,这样在完成一根血管桥后,可以经桥灌注停搏液,进行心肌保护。

吻合完成后,需使桥血管长轴与升主动脉保持合适的角度,故需在升主动脉合适位置打孔,并设计好桥血管口及吻合口方向。剔除主动脉外膜脂肪组织,4.0mm 打孔器打孔,充盈心脏以确定桥血管长度。桥血管近端剪成斜面,足跟部延长切口,6-0 滑线连续缝合,排气后打结。

(3)乳内动脉的吻合:一般将左乳内动脉与左前降支吻合,故应先游离左前降支病变远端,在合适位置切开。乳内动脉近端用哈巴狗钳阻断,修建乳内动脉远端,沿长轴切开,长度视冠状动脉切口长度而定。吻合可用 7-0 或 8-0 聚乙烯线连续缝合。缝完最后一针,减低灌注流量和压力,开放哈巴狗钳,打结后检查是否出血。

3. 非体外循环下冠状动脉旁路移植术(OPCAB)　在搏动的心脏上进行操作技术要求高,尤其对初学者有很大困难,良好的显露是手术顺利进行的关键。有许多辅助性器械可以帮助使拟缝合区域稳定,保持手术野清洁、无血。如局部组织稳定器用于稳定目标血管,心脏定位器放置在心尖上,将心脏牵引至特定位置,以协助显露靶血管位置。除了上述器械外,放置心包牵引线也可帮助显露,心脏后方的深部牵引线可以抬高心脏并且将心脏拉到心包外,向不同方向提拉牵引线,心脏下方放置温湿纱垫帮助抬高心脏,配合手术床位置变化,可以良好地显露各支血管。

为使外科医师可以精确缝合,需要术野少血、清洁。在做远端吻合口时,可以用带钝针的软硅胶带环绕于吻合口的近端临时阻断冠状动脉血流,如切开冠状动脉后回血较多,可在远端再放置一个硅胶阻断带。部分外科医师习惯使用冠状动脉内分流栓,中空的分流栓可以保持冠状动脉内血流,减少心肌缺血损伤,并可以预防误缝到冠状动脉后壁,但放置分流栓有可能损伤冠状动脉内膜。助手可以持二氧化碳吹雾管来清除术野中血液,还可以帮助吹干靶血管和桥血管吻合口,便于更清晰地吻合。如心表覆盖大量脂肪,可以使用心表脂肪牵开器来辅助显露靶血管。

OPCAB 血管吻合顺序与传统 CABG 不同,术前应仔细阅读血管造影图像,制订计划。首先应该对完全阻塞或有侧支循环保护的靶血管进行吻合。如左前降支不由侧支血管供应,先吻合 LIMA-LAD,以保证后续吻合过程中前壁的血流灌注。可以选择先做近端吻合口,这样完成一个远端吻合口即可依次开放一个,为相应区域心肌提供灌注。

升主动脉近端吻合可以使用传统的侧壁钳钳夹的方法,但有可能使粥样斑块或钙化斑块脱落,导致脑卒中等器官栓塞并发症,尤其在升主动严重钙化的患者中更容易发生。避免使用侧壁钳的方法包括使用近端吻合器,常见的近端吻合器包括 Heart-string 或 PAS-Port 近端吻合系统。Heart-string 装置在主动脉内面隔离出一个无血的区域,可以在这个区域内打孔,手工完成近端吻合,吻合完毕撤出装置并打结止血。PAS-Port 是一套一体的全自动系统,同时完成主动脉打孔和血管吻合。

4. 微创冠状动脉旁路移植术　胸骨正中切口的创伤巨大,术后患者疼痛,影响呼吸功能,部分患者发生切口感染。因此,不需要正中切口的不停跳冠状动脉旁路移植术应运而生,被称为微创冠状动脉旁路移植术(MIDCAB)。通常取 10°~20° 右侧卧位,经左前外侧第 4 肋间进胸,皮肤切口 5~6cm。直视下或腔镜辅助获取乳内动脉,一般需置入特制肋骨撑开器,乳内动脉需要有足够长度,并严密止血。在 LAD 上方打开心包,向主动脉、肺动脉反褶处延长,有助于暴露靶血管,可以适当牵引心包,使拟吻合位置处于直接、方便的位置。因常规的负压吸引固定器过于笨重,MIDCAB 中一般使用压力固定器,显露清楚后,吻合技术与 OPCAB 相同。为进一步减少创伤,发展出胸腔镜冠状动脉旁路移植术和机器人手术,以遥控操作装置和机械臂执行游离和缝合等操作,但因为学习曲线过长,每台手术耗材使用量大,最主要的是可以吻合的部位受限(如 LAD 单支病变及少数双支病变),其应用并未得到进一步推广[8]。

冠状动脉杂交手术在 1996 年由 Angelini 首次提出[9],其定义为计划中外科手术与介入技术联合应用,LIMA 至左前降支旁路移植术,同期对 1 支以上非左前降支冠状动脉行 PCI。LIMA-LAD 桥血管远期通畅率极高,是其他再血管化方法无法替代的,而静脉桥用在其他血管上通畅率较低,与 PCI 相比无明显优势,故杂交手术有可能兼具微创和远期通畅率高的优势。在传统旁路移植术受限,比如升主动脉近端严重钙化,或靶血管条件差(而易于 PCI)时,或缺少足够或合适的血管作为桥移植物以及 LAD 不适合 PCI(如 LAD 严重扭曲或CTO 病变),为改善操作总的风险 - 受益比,可考虑杂交手术。

由于真正整合外科和 X 线透视能力的手术室越来越普及,大多数杂交手术采用一站式复合技术来完成血运重建。如先行 PCI,治疗术后需要双联抗血小板治疗,增加随后进行的外科手术出血风险。先行外科旁路移植术,建立左前降支血流供应,对包括左主干在内的其他冠状动脉病变行介入治疗会更加安全,并可以通过介入时对小切口冠状动脉旁路移植血管进行造影,明确血管是否通畅[10]。

六、结果

(一)生存率

有巨量的关于冠状动脉旁路移植术后远、近期的生存率数据,总的来说,单独行 CABG 的生存率在术后 1个月、1 年、5 年、10 年和 15 年时分别为 98%、97%、92%、81% 和 66%[11]。对一份包含 172 000 例病例的统计显示[12],早期死亡率的危险因素包括高龄、女性、既往旁路移植术史、急诊手术、左心室功能不全、左主干病变和冠状动脉病变累及范围广。心力衰竭是患者术后死亡的最主要原因(约占 55%),约 15% 死亡原因为猝死,25%的死亡与心脏病和手术没有相关性。

(二)桥血管通畅率

乳内动脉远端以端侧吻合至 LAD 表现出极好的通畅率,术后 10~20 年的通畅率在 90%~95%,更长时间的随访发现随后此通畅率保持稳定[13]。部分仍有血流的乳内动脉会有狭窄,但一般不发展至堵塞。乳内动脉内皮释放血管舒张因子、前列环素及其具有的抗粥样硬化特性可能是高通畅率的原因。乳内动脉桥狭窄最主要的原因是内膜增生,其他还可能有靶血管远端狭窄、存在竞争血流和序贯吻合法。

桡动脉桥可以有接近乳内动脉的远、近期通畅率。靶血管狭窄率>70% 的远期通畅率高,可能机制为存在竞争血流的情况下,桡动脉更容易发生痉挛。桡动脉吻合至左前降支通畅率最高(96%),而桡动脉吻合至右冠状动脉通畅率最低(83%)[14]。

大隐静脉获取并接入动脉系统后发生内膜损伤,基底膜和胶原暴露,血小板、纤维蛋白原聚集,静脉在高压系统发生重构,内膜增生、血管腔变细,随着时间推移,至 10 年时移植静脉大多数发生粥样病变[15]。因为上述病理改变,约 10% 的静脉桥在术后数周内发生闭塞。1~2 年通畅率在 75%~85%。远期通畅率在不同报道

差异较大,为 50%～80%。氯吡格雷联合阿司匹林抗血小板有可能提高静脉桥近期通畅率[16]。

(三)旁路移植术后再干预

再干预发生率随首次手术前患者临床特征、首次手术的手术细节以及术后处理方法不同而有较大差异。Sergeant 报道,5 年时免除干预率为 97%,10 年时为 89%,而到 15 年时仅 72%,术后 5 年需要再次手术者显著上升[17]。需要再次干预最主要的原因是静脉桥狭窄,其次是冠状动脉病变进展。使用 LIMA-LAD 减少再次干预发生,使用双侧乳内动脉可能进一步降低再干预率。再次冠状动脉旁路移植术能显著改善症状,89% 有严重心绞痛的患者在术后无或仅有轻度心绞痛[18]。

(四)并发症

1. 神经系统　术后神经系统功能不全可发生在术中或者术后已苏醒后,其与术后死亡率相关。体外循环 CABG 后重要的神经损伤发生率在 5%～6%,Ⅰ类神经损伤(显著局灶性神经功能不全、昏迷)发生率为 3%,死亡率显著升高(达 21%)。术前预测因素包括:主动脉近端粥样硬化,既往神经系统疾病,使用主动脉内球囊反搏,糖尿病、高血压、不稳定型心绞痛和高龄[19]。一些随机研究并没能证实 OPCAB 可以降低神经系统损伤的发生率[20]。术中减少主动脉操作,可以降低脑卒中的发生率[21]。

2. 纵隔感染　体外循环 CABG 术后胸骨深部感染的发生率为 1%～4%,其死亡率高[22]。肥胖是感染的重要危险因素,其他还包括糖尿病、再次旁路移植术、使用双侧乳内动脉、手术时间长[23]。OPCAB 并不降低纵隔感染发生率。

3. 肾功能不全　在一项纳入 2 222 例患者的多中心研究中,肾功能不全(术后肌酐 ≥2.0mg/dl,或较术前增加 0.7mg/dl)发生率为 7.7%,1.4% 的患者需要血液透析治疗。未发生肾功能不全的早期死亡率为 0.9%,发生肾功能不全但不需要透析的早期死亡率为 19%,而在需要透析的患者中高达 63%[24]。术前危险因素包括高龄、中重度心力衰竭、既往行 CABG、糖尿病和术前有肾病。体外循环 CABG 和 OPCAB 间肾功能不全发生率相似。

(沈中华)

参 考 文 献

[1] Goldman B S. The life and hard times of a coronary surgeon[J]. Can J Cardiol, 2007, 23(3): 183-188.

[2] HILLIS L D, SMITH P K, ANDERSON J L, et al. 2011 ACCF/AHA Guideline for Coronary Artery Bypass Graft Surgery: Executive Summary A Report of the American College of Cardiology Foundation/American Heart Association Task Force on Practice Guidelines[J]. Circulation, 2011, 124(25): e957.

[3] ONG A T, SERRUYS P W, MOHR F W, et al. The SYNergy between percutaneous coronary intervention with TAXus and cardiac surgery(SYNTAX)study: design, rationale, and run-in phase[J]. Am Heart J, 2006, 151:1191-1204.

[4] 郑哲, 张路, 胡盛寿. 中国冠状动脉旁路移植手术风险评估[J]. 中华心血管病杂志, 2010, 38(10): 901-904.

[5] TATOULIS J, BUXTON B F, FULLER J A. Patients of 2127 arterial to coronary conduits over 15 years[J]. Ann Thorac Surg, 2004, 77:93.

[6] ACAR C, RAMSHEYI A, PAGNY J Y, et al. The radial artery for coronary artery bypass grafting: clinical and angiographic results at five years[J]. J Thorac Cardiovasc Surg, 1998, 116:981.

[7] JUNG S H, SONG H, CHOO S J, et al. Comparison of radial artery patency according to proximal anastomosis site: direct aorta to radial artery anastomosis is superior to radial artery composite grafting[J]. J Thorac Cardiovasc Surg, 2009, 138:76.

[8] BONATTI J, SCHACHNER T, BONAROS N, et al. Effectiveness and safety of total endoscopic left internal mammary artery bypass graft to the left anterior descending artery[J]. Am J Cardiol, 2009, 104(12):1684-1688.

[9] ANGELINI G D, WILDE P, SALERNO T A, et al. Integrated left small thoracotomy and angioplasty for multivessel coronary artery revascularization[J]. Lancet, 1996, 347(9003):757-758.

[10] MACK M J, BROWN D L, SANKARAN A. Minimally invasive coronary bypass for protected left main coronary stenosis angioplasty[J]. Ann Thorac Surg, 1997, 64(2): 545-546.

[11] SERGEANT P, BLACKSTONE E, MEYNS B. Validation and interdependence with patient-variables of the influence of

procedural variables on early and late survival after CABG. Leuven Coronary Surgery Program[J]. Eur J Cardiothorac Surg，1997，12:1.

[12] JONES R H, HANNAN E L, HAMMERMEISTER K E, et al. Identification of preoperative variables needed for risk adjustment of short-term mortality after coronary artery bypass graft surgery. The Working Group Panel on the Cooperative CABG Database Project[J]. J Am Coll Cardiol, 1996, 28:1478.

[13] SABIK J F 3rd, LYTLE B W, BLACKSTONE E H, et al. Does competitive flow reduce internal thoracic artery graft patency? [J]. Ann Thorac Surg, 2003, 76:1490-1497.

[14] TATOULIS J, BUXTON B F, FULLER J A, et al. Long-term patency of 1108 radial arterial-coronary angiograms over 10 years[J]. Ann Thorac Surg, 2009, 88:23-30.

[15] CAMPEAU L, ENJALBERT M, LESPERANCE J, et al. The relation of risk factors to the development of atherosclerosis in saphenous-vein bypass grafts and the progression of disease in the native circulation[J]. N Engl J Med, 1984, 311:1329.

[16] GAO G, ZHENG Z, PI Y, et al. Aspirin plus clopidogrel therapy increases early venous graft patency after coronary artery bypass surgery: a single-center, randomized, controlled trial[J]. J Am Coll Cardiol, 2010, 56(20):1639-1643.

[17] SERGEANT P, BLACKSTONE E, MEYNS B, et al. First cardiological or cardiosurgical reintervention for ischemic heart disease after primary coronary artery bypass grafting[J]. Eur J Cardiothorac Surg, 1998, 14(5):480-487.

[18] LOOP F D, LYTLE B W, COSGROVE D M, et al. Reoperation for coronary atherosclerosis. Changing practice in 2509 consecutive patients[J]. Ann Surg, 1990, 212:378.

[19] ROACH G W, KANCHUGER M, MANGANO C M, et al. Adverse cerebral outcomes after coronary bypass surgery. Multicenter Study of Perioperative Ischemia Research Group and the Ischemia Research and Education Foundation Investigators[J]. N Engl J Med, 1996, 335:1857.

[20] PUSKAS J D, WILLIAMS W H, DUKE P G, et al. Off-pump coronary artery bypass grafting provides complete revascularization with reduced myocardial injury, transfusion requirements, and length of stay: a prospective randomized comparison of two hundred unselected patients undergoing off-pump versus conventional coronary artery bypass grafting[J]. J Thorac Cardiovasc Surg, 2003, 125:797-808.

[21] TARAKJI K G, SABIK J F 3rd, BHUDIA S K, et al. Temporal onset, risk factors, and outcomes associated with stroke after coronary artery bypass grafting[J]. JAMA, 2011, 305:381-390.

[22] SHROYER A L, GROVER F L, HATTLER B, et al. On-pump versus off-pump coronary-artery bypass surgery[J]. N Engl J Med, 2009, 361:1827-1837.

[23] MILANO C A, KESLER K, ARCHIBALD N, et al. Mediastinitis after coronary artery bypass graft surgery. Risk factors and long-term survival[J]. Circulation, 1995, 92:2245.

[24] MANGANO C M, DIAMONDSTONE L S, RAMSAY J G, et al. Renal dysfunction after myocardial revascularization: risk factors, adverse outcomes, and hospital resource utilization[J]. Ann Intern Med, 1998, 128:194.

第2章 杂交技术治疗冠状动脉多支病变

我国面临严重的心血管疾病负担,根据《中国心血管病报告2015》统计,目前全国约有2.6亿心血管疾病患者,预计这一患者数量还将在2010—2030年间增加50%。其中,心肌梗死患者约为250万人[1]。中国每年心血管外科手术量也在不断增长,目前全国年手术量约为16 000例。和欧美国家一样,中国心脏外科医师也面临着来自导管介入技术对传统手术方式的挑战。随着患者群体对术后生活质量的要求越来越高,以及医疗市场化的不断推进,一系列新兴手术技术在全国范围内普及开来,使传统开胸手术的接纳度逐渐降低。

作为发展中国家,中国在过去30余年中经济迅速增长,随着医疗救治水平的进步,更多患者能够负担心脏手术的费用,全国主要心脏中心的年手术总量也以15%~20%的速度不断增长。在中国居民中,冠心病及心肌梗死的发生率仍不断增加[1],冠状动脉旁路移植术(coronary artery bypass graft, CABG)及经皮冠状动脉支架植入术(percutaneous coronary intervention, PCI)作为两种独立的血运重建方法,均存在显著优势及一定不足。CABG中左胸廓内动脉(left internal mammal artery, LIMA;又称左乳内动脉)至左前降支(left anterior descending artery, LAD)旁路仍具有任何支架都无法比拟的极高远期通畅率(10年通畅率大于90%)[2-5]。但传统手术创伤大,且大隐静脉旁路桥远期通畅率不甚理想,不同报道提示术后5年25%~50%桥血管闭塞[3,5-7]。同时,药物洗脱支架(drug eluting stent, DES)的诞生和不断发展,使得PCI术后再狭窄率显著下降(1年为5%~10%,5年为20%~25%)[8]。虽然多种微创心脏外科术式已经在行业内普及,但是对于多数患者而言,创伤更小的经皮冠状动脉介入技术仍然是更具有吸引力的选择。对于介入心脏医师而言,心肌的不完全血运重建、居高不下的支架再狭窄发生率以及与器械相关的其他并发症等都是有待解决的问题。如此,学科之间的隔阂降低了,使得探索一种多学科间合作的新型治疗模式成为可能,从而为患者提供最佳的治疗选择。1996年,意大利心脏外科医师Angelini等[9]同时采用了经皮冠状动脉介入技术和微创冠状动脉旁路移植术来治疗冠状动脉多支病变。这是国际上首次将介入技术和心外科技术整合的杂交技术用于患者的治疗中。在过去数十年中,杂交技术在治疗中联合两种术式各自的优势,真正做到了"把患者放在第一位"。随着医疗设备尤其是实时影像技术的发展,建立能够同时实施心脏外科手术和导管介入治疗的杂交手术室成为现实。在冠状动脉介入造影的协助下,有多种介入诊疗设备可供医师使用。从理论上说,心血管外科医师对解剖学的认识更加深刻,不会受限于治疗操作的切口入路,且同时掌握着外科手术理念,可以同时采取传统外科手术的治疗方法。10余年间,我们见证了杂交手术的理念在中国的传播以及杂交手术室在各地的不断建立。目前全国已有40余家单位建立了50余间杂交手术室[10]。

中国医学科学院阜外医院作为全国乃至全世界规模最大的心脏外科手术中心,担负着引领我国心血管诊疗技术发展的使命,早在1997年,便由高润霖、胡盛寿教授等牵头开展了我国第一例胸腔镜辅助直视下冠状动脉旁路移植术联合经皮冠状动脉介入技术治疗冠状动脉多支病变,也是中国首次介入导管室与手术室协作的分期杂交手术尝试[11]。2007年,中国医学科学院阜外医院建立了国内首个杂交手术室(hybrid operating room),成为院内手术量最多的手术间之一。

过去十年间,经皮冠状动脉介入技术和冠状动脉旁路移植术都取得了明显的进步,药物洗脱支架大量应用于冠心病的介入治疗中,冠状动脉旁路移植术中动脉桥血管的应用也逐渐增加。即便如此,冠状动脉分叉病变、左前降支完全闭塞及左主干病变仍是心脏科医师颇具挑战性的难题。得益于左乳内动脉优异的长期通畅率,心内科医师可以在外科医师完成左乳内动脉至冠状动脉左前降支的吻合后,继续进行"受保护下的"冠状动脉介入操作。在首次分期杂交手术成功经验指引下,中国医学科学院阜外医院在2007年探索出独特的"一站式"杂交冠状动脉手术策略,到目前为止,已有超过500名符合条件的冠心病患者在该医院接受了一站式杂交手术治疗。人口老龄化的加快、冠心病发病率的攀升,使得多支病变的冠心病血运重建手术在中国逐年增加。一项针对中国人群冠心病注册登记研究的结果显示,在 3 720 例冠心病患者中,左主干病变、分叉病变及左前降支完全闭塞病变比例达到 20%[12]。根据中国医学科学院阜外医院郑哲教授等的研究,在复杂冠状动脉病变尤其是非保护性左主干病变中,冠状动脉旁路移植术的远期效果优于应用药物洗脱支架的 PCI[13]。在上述前提下,探索一种对多支病变的冠心病患者最佳的治疗方式,杂交术式似乎是更好的选择。

可以说,是非体外循环下的冠状动脉旁路移植术(OPCAB)和药物洗脱支架(DES)的诞生及广泛开展,联合促成了杂交冠状动脉血运重建进入临床应用[14]。杂交手术的技术路线,即是非体外旁路移植术和 PCI 的融合。杂交冠状动脉血运重建的适应证目前在国际上尚有争议[14],在中国医学科学院阜外医院实施杂交冠状动脉旁路移植术的指征是:①不适合行 PCI 的左前降支病变(开口病变、慢性完全闭塞、弥漫病变等),非保护性的左主干病变,并同时存在适宜行 PCI 药物洗脱支架植入的非左前降支病变;②存在传统冠状动脉旁路移植手术的限制性因素,如并存的重要器官功能障碍,主动脉近端严重钙化,或无法获取合适的桥血管等。

在中国医学科学院阜外医院,一个杂交心脏团队通常由两名具有丰富冠心病介入经验的心脏内科医师和另外两名外科医师组成,该心脏团队负责审核患者的病情并评估冠状动脉解剖情况,以决定是否可行左乳内动脉 - 左前降支旁路移植术(LIMA-LAD)及非左前降支(non-LAD)PCI。最终治疗选择由心脏团队与患者一起决定。杂交冠状动脉血运重建可以分期或同期进行,可由手术团队所在的心脏中心自行决定[15],中国医学科学院阜外医院设立的杂交手术室开展的是“一站式”杂交冠状动脉手术。手术技术方面,首先由外科医师取胸骨下段 L 形小切口正中开胸,常规直视下带蒂获取左乳内动脉,在心脏固定器辅助下完成左乳内动脉至左前降支的远端吻合。关胸后,随即行冠状动脉造影确认 LIMA-LAD 桥的通畅性,之后即对非左前降支血管行 PCI。导丝及支架型号的选择由介入医师自行决定。抗凝策略方面,术前持续口服阿司匹林 100mg/d,氯吡格雷则术前停药至少7 天。LIMA-LAD 吻合完成并造影确认通畅后,立即经鼻胃管一次性给予氯吡格雷 300mg。术中经静脉给予肝素,至 ACT 大于 250 秒。术后第 1 个月服用阿司匹林 300mg/d,之后改为终身服用 100mg/d,术后第 1 年服用氯吡格雷 75mg/d。杂交冠状动脉血运重建围手术期不常规应用血小板糖蛋白Ⅱb/Ⅲa 受体拮抗剂[16]。

目前国际上对于杂交冠状动脉血运重建的应用价值存在一定的争议,主要原因在于缺乏长期的随访研究证据。一般认为,杂交冠状动脉血运重建的理论优势在于左前降支在冠状动脉三大分支中的重要性,毕竟左心室 50% ~ 60% 的血供都来自左前降支,几乎是左回旋支和右冠状动脉所提供的 2 倍[15]。如果单纯比较 CABG 和 PCI 两种血运重建方式,LIMA-LAD 桥相比于 LAD 支架的远期通畅率,带来了更高的无事件生存率(event-free survival)及心绞痛的缓解率[17-18]。相比之下,非左前降支血管的旁路移植(即使是动脉化移植物)价值却不甚明显,同时,非左前降支血管在接受 PCI 药物洗脱支架植入术后的早期再狭窄率也明显低于大隐静脉桥血管,不过这一差别的临床意义目前尚难以界定[19-21]。

国外目前针对杂交冠状动脉血运重建的研究很有限。在过去十年间,欧美国家发表的研究成果多为单中心、小规模的回顾性研究[17, 19, 21-23],总共纳入接受杂交手术治疗的患者约 500 例,这些初步的研究显示,对于冠状动脉三支病变的患者,杂交手术或许可以带来更好的远期疗效、症状缓解及长期生存。杂交冠状动脉血运重建术后脑卒中事件的发生率与 PCI 相当,而低于 CABG,猜测这一结论可能与术中避免了对升主动脉的操作有关。患者免于正中完全开胸之苦,带来了较低的术后感染率、输血制品使用率,以及较短的监护室住院时间。上述结果预示,杂交冠状动脉血运重建有可能成为除 CABG、PCI 之外的,治疗冠状动脉多支病变的第三种选择。然而,由于缺乏随机对照的临床研究证据,杂交冠状动脉血运重建尚无法短时间内即推广应用于大规模的患者人群。除此之外,由于并非所有心脏中心都配备有杂交手术室,或是其他原因,导致欧美国家目前大多数杂交冠状动脉血运重建都是分期进行的,由此便带来两次治疗的间歇可能发生围手术期心脏事件的潜在风险,何况此风险是 CABG 和 PCI 的叠加。另外,术后双联抗血小板治疗的可能不良反应也不容忽视。2016 年,美国的 John D. Puskas 医师及其同事在 *Journal of the American College of Cardiology* 杂志上发表了一项杂交冠状动脉血运重建与 PCI 比较治疗冠状动脉多支病变的多中心观察性研究初步结果,共纳入 11 家中心的 200 例接受杂交手术及 98 例接受 PCI 的患者,平均随访 18 个月,结果显示,杂交冠状动脉血运重建与 PCI 随访期间的主要心脑血管不良事件(major adverse cardiac and cerebral events, MACCE)发生率并无显著差异。这也是目前发表的唯一一项针对杂交冠状动脉血运重建的多中心研究[15]。

国内方面,杂交冠状动脉血运重建的开展并没有滞后于欧美国家,如前所述,目前中国已有超过 40 家医院拥有了杂交手术室,但是真正开展杂交心脏手术也是知易行难,不仅需要心脏外科与心血管内科之间的紧密合作,还需要我们的临床医师加紧临床研究的步伐,在国际心血管领域发出自己的声音。就中国医学科学院阜外医院而言,得益于庞大的患者基数,其单中心的杂交冠状动脉血运重建手术量目前已超过500例。2013年中国医学科学院阜外医院学者发表的一项采用倾向性匹配方法比较杂交冠状动脉血运重建与CABG和PCI的研究显示,三组各141例匹配的患者平均随访3年后,高EuroSCORE评分及高SYNTAX评分的杂交手术患者MACCE事件发生率显著低于CABG组和PCI组,低、中EuroSCORE评分和SYNTAX评分组则无显著差别[16]。除此之外,中国医学科学院阜外医院心脏外科团队还对杂交冠状动脉血运重建相比CABG的其他优势进行了深入探索。例如,研究发现,在合并糖尿病的冠状动脉多支病变患者中杂交手术相比非体外循环下的CABG有更好的围手术期及中期随访结果[24],而且杂交手术围手术期的急性肾损伤发生率明显低于非体外循环下的CABG手术[25]。

截至2016年,世界上超过100家心脏中心累及报道接受HCR治疗的病例数约3 000例,其中约2/3的病例于近5年发表[24,26]。2011年AHA/ACC血运重建指南及2014年ESC血运重建指南都已把杂交血运重建技术作为独立于CABG及PCI外的冠心病治疗策略,并详细描述了其应用指征,据此推算,当前接受再血管治疗患者中12%～20%符合杂交冠状动脉血运重建应用指征[27]。然而在真实世界中,仅1%～2%患者最终接受了杂交手术治疗[26]。要想取得杂交冠状动脉血运重建应用的更强证据,必须进行多中心前瞻性的随机对照研究,目前在世界范围内已有多家心脏中心在这一课题上开始了竞逐,相信我国心血管专业医师在中国医学科学院阜外医院这一国家心脏病中心的牵头下也会开展自己的杂交血运重建的随机对照研究,进一步推动心脏团队的建设,从而最终解决临床运用的实际问题,最终完成我国冠心病血运重建的个体化治疗。

(田美策　侯剑峰　苏丕雄)

参 考 文 献

［1］陈伟伟,高润霖,刘力生,等.《中国心血管病报告2015》概要[J].中国循环杂志,2016,31(6):521-528.

［2］GRONDIN C M, CAMPEAU L, LESPÉRANCE J, et al. Comparison of late changes in internal mammary artery and saphenous vein grafts in two consecutive series of patients 10 years after operation[J]. Circulation, 1984, 70(3 Pt 2):I208-I212.

［3］FITZGIBBON G M, KAFKA H P, LEACH A J, et al. Coronary bypass graft fate and patient outcome: angiographic follow-up of 5, 065 grafts related to survival and reoperation in 1, 388 patients during 25 years[J]. J Am Coll Cardiol, 1996, 28(3): 616-626.

［4］SABIK J F 3rd, LYTLE B W, BLACKSTONE E H, et al. Does competitive flow reduce internal thoracic artery graft patency? [J]. Ann Thorac Surg, 2003, 76(5):1490-1496.

［5］SABIK J F 3rd, LYTLE B W, BLACKSTONE E H, et al. Comparison of saphenous vein and internal thoracic artery graft patency by coronary system[J]. Ann Thorac Surg, 2005, 79(2): 544-551.

［6］CHESEBRO J H, FUSTER V, ELVEBACK L R, et al. Effect of dipyridamole and aspirin on late vein-graft patency after coronary bypass operations[J]. N Engl J Med, 1984, 310(4): 209-214.

［7］BOURASSA M G, FISHER L D, CAMPEAU L, et al. Long-term fate of bypass grafts: the Coronary Artery Surgery Study (CASS)and Montreal Heart Institute experiences[J]. Circulation, 1985, 72(6 Pt 2):V71-V78.

［8］SHAHIAN D M, O'BRIEN S M, FILARDO G, et al. The Society of Thoracic Surgeons 2008 cardiac surgery risk models: part 1--coronary artery bypass grafting surgery[J]. Ann Thorac Surg, 2009, 88 (1 Suppl):S2-S22.

［9］ANGELINI G D, WILDE P, SALERNO T A, et al. Integrated left small thoracotomy and angioplasty for multivessel coronary artery revascularisation[J]. Lancet, 1996, 347(9003): 757-758.

［10］HU S, LI Q, GAO P, et al. Simultaneous hybrid revascularization versus off-pump coronary artery bypass for multivessel coronary artery disease[J]. Ann Thorac Surg, 2011, 91(2):432-438.

［11］HU S. The surgical and interventional hybrid era: Experiences from China[J]. J Thorac Cardiovasc Surg, 2011, 141(6):1339-1341.

［12］LI Y, ZHENG Z, XU B, et al. Comparison of drug-eluting stents and coronary artery bypass surgery for the treatment of multivessel coronary disease: three-year follow-up results from a single institution[J]. Circulation, 2009, 119(15):2040-

2050.

［13］ ZHENG Z, XU B, ZHANG H, et al. Coronary Artery Bypass Graft Surgery and Percutaneous Coronary Interventions in Patients With Unprotected Left Main Coronary Artery Disease[J]. JACC Cardiovasc Interv, 2016, 9(11):1102-1111.

［14］ DIEGELER A. Hybrid Coronary Revascularization: The Best of 2 Worlds? [J]. J Am Coll Cardiol, 2016, 68(4):366-367.

［15］ PUSKAS J D, HALKOS M E, DEROSE J J, et al. Hybrid Coronary Revascularization for the Treatment of Multivessel Coronary Artery Disease: A Multicenter Observational Study[J]. J Am Coll Cardiol, 2016, 68(4):356-365.

［16］ SHEN L, HU S, WANG H, et al. One-stop hybrid coronary revascularization versus coronary artery bypass grafting and percutaneous coronary intervention for the treatment of multivessel coronary artery disease: 3-year follow-up results from a single institution[J]. J Am Coll Cardiol, 2013, 61(25): 2525-2533.

［17］ LOOP F D. Internal-thoracic-artery grafts: biologically better coronary arteries[J]. N Engl J Med, 1996, 334(4):263-265.

［18］ DIEGELER A, THIELE H, FALK V, et al. Comparison of stenting with minimally invasive bypass surgery for stenosis of the left anterior descending coronary artery[J]. N Engl J Med, 2002, 347(8):561-566.

［19］ MOSES J W, LEON M B, POPMA J J, et al. Sirolimus-eluting stents versus standard stents in patients with stenosis in a native coronary artery[J]. N Engl J Med, 2003, 349(14):1315-1323.

［20］ ALEXANDER J H, HAFLEY G, HARRINGTON R A, et al. Efficacy and safety of edifoligide, an E2F transcription factor decoy, for prevention of vein graft failure following coronary artery bypass graft surgery: PREVENT Ⅳ : a randomized controlled trial[J]. JAMA, 2005, 294(19): 2446-2454.

［21］ INDOLFI C, PAVIA M, ANGELILLO I F. Drug-eluting stents versus bare metal stents in percutaneous coronary interventions(a meta-analysis)[J]. Am J Cardiol, 2005, 95(10): 1146-1152.

［22］ LOOP F D, LYTLE B W, COSGROVE D M, et al. Influence of the internal-mammary-artery graft on 10-year survival and other cardiac events[J]. N Engl J Med, 1986, 314(1):1-6.

［23］ SERGEANT P T, BLACKSTONE E H, MEYNS B P. Does arterial revascularization decrease the risk of infarction after coronary artery bypass grafting? [J]. Ann Thorac Surg, 1998, 66(1):1-10.

［24］ SONG Z, SHEN L, ZHENG Z, et al. One-stop hybrid coronary revascularization versus off-pump coronary artery bypass in patients with diabetes mellitus[J]. J Thorac Cardiovasc Surg, 2016, 151(6):1695-1701.

［25］ ZHOU S, FANG Z, XIONG H, et al. Effect of one-stop hybrid coronary revascularization on postoperative renal function and bleeding: A comparison study with off-pump coronary artery bypass grafting surgery[J]. J Thorac Cardiovasc Surg, 2014, 147(5):1511-1516.

［26］ HU S, GAO R. Hybrid coronary revascularization for multivessel coronary artery disease[J]. Coron Artery Dis, 2014, 25(3):258-265.

［27］ Authors/Task Force members, WINDECKER S, KOLH P, et al. 2014 ESC/EACTS Guidelines on myocardial revascularization: The Task Force on Myocardial Revascularization of the European Society of Cardiology (ESC) and the European Association for Cardio-Thoracic Surgery (EACTS)Developed with the special contribution of the European Association of Percutaneous Cardiovascular Interventions (EAPCI) [J]. Eur Heart J, 2014, 35(37):2541-2619.

第3章 冠心病干细胞治疗进展

一、干细胞概述

（一）干细胞定义

干细胞（stem cells，SCs）是机体中能进行自我更新（self-renewal）和具有分化潜能（potency）并具有形成克隆能力（clonality）的一类细胞[1]。在个体发育的不同阶段和成体的不同组织中均存在着干细胞，干细胞所处的环境称为干细胞龛（stem cell niches），为干细胞维持其干性（stemness）提供了必要的微环境。但随着年龄的增长和不同疾病状态的影响，微环境发生变化，使得干细胞的数量逐渐减少，其增殖分化的潜能也逐渐减弱[2]。因此，利用自体或异体来源的干细胞移植到衰老或病损组织器官中进行再生修复，甚至是延长人的寿命，是再生医学兴起的初衷和最终目的。

1999年12月美国科学家Jackson等[3]发现，小鼠肌肉组织干细胞可以"转分化"（trans-differentiation）成血液细胞；进一步研究发现，人多种组织或成体干细胞均可转分化为肝细胞、肌肉细胞、神经细胞等[4-6]；2007年底日本科学家Yamanaka等[7]利用Oct4、Sox2、c-myc和KIf4四个因子实现成体细胞的重编程，获得诱导的多能干细胞（induced pluripotent stem cells，iPSCs），提示可以利用患者自身的成体细胞或干细胞，诱导分化成病损组织的功能细胞，用于治疗各种组织损坏性疾病，为再生医学揭开新的篇章。

（二）干细胞分类和来源

根据分化潜能大小，干细胞可分为四大类：①全能干细胞（totipotent stem cell），指细胞经分裂和分化后能够产生完整孕体，以至最终产生全新个体（包括动物个体和胎盘）的细胞，如受精卵和早期胚胎细胞；②亚全能干细胞（pluripotent stem cell），具有无限自我复制的能力，能够形成包括生殖细胞在内的所有成体细胞类型，但不能发育成完整个体，如胚胎干细胞；③多能干细胞（multipotent stem cell），如造血干细胞，具有分化出多种细胞组织的潜能，可以分化为各种血细胞；④专/单能干细胞（unipotent stem cell），又称为祖细胞（progenitor），如内皮前体细胞，是由多能干细胞进一步分化而成，只能向一种类型或密切相关的两种类型的细胞分化[1,8]。

根据发育阶段，干细胞可分为两类：①胚胎干细胞（embryonic stem cells，ESCs），当受精卵分裂发育成囊胚时，将内细胞团分离出来进行培养，在一定条件下，可在体外"无限期"地增殖传代，还保持其全能性。ESCs在培养条件下，加入白血病抑制因子，则能保持未分化状态，若去掉该因子，ESCs迅速分化，最终产生多种细胞系，如肌肉细胞、血细胞、神经细胞或发育成"胚胎小体"[9]。②成体干细胞（adult stem cells），又称组织特异性干细胞（tissue-specific stem cells），包括神经干细胞（neural stem cells，NSCs）、造血干细胞（hematopoietic stem cell，HSCs）、间充质干细胞（mesenchymal stem cell，MSCs）、表皮干细胞（epidermis stem cells）等[10]。成体干细胞可以来源于ESCs定向分化，或移植分化；胚胎组织或细胞中分离培养而成；成体组织得到，如脐血、骨髓、外周血、脂肪细胞、软骨等[11]。

干细胞移植治疗研究的两大方向是多能干细胞培养及其定向诱导分化，以及成体干细胞的分离培养及转分化潜能（可塑性）。ESCs和iPSCs具有亚全能性，在一定条件下可以向内、中、外三个胚层的细胞和组织分化。目前，已有研究成功将ESCs和iPSCs体外定向诱导成目的细胞类型如心肌细胞、内皮细胞等进行移植治疗研究，并能够表达目的细胞的特异性标志物[12-13]。然而，ESCs和iPSCs应用的限制包括致瘤性、免疫排斥和伦理道德争议等。

成体干细胞具有广阔的应用前景，因具有多向分化潜能甚至可跨胚层分化，在体外可诱导分化成许多类型的细胞，没有免疫排斥和伦理学的困扰，此外来源广泛，分离提取相对便捷，因此更易应用于临床。成体组织干细胞为组织缺损、功能障碍、遗传缺陷的细胞替代治疗提供了全新的细胞来源和技术方法。

（三）干细胞生物学特征

干细胞具有以下生物学特点：①在一定条件下，始终保持未分化或低分化状态；②具有自我更新能力；③能无限制或较长期分裂增殖；④具有多向分化潜能，能分化成不同类型的组织细胞，尤其是成体干细胞具有一定的跨系甚至跨胚层分化的潜能；⑤在机体中的数目、位置相对恒定；⑥分裂的慢周期性，绝大多数干细胞处于 G_0 期；⑦通过两种方式分裂，即对称分裂和不对称分裂，前者形成两个相同的子代干细胞，后者形成一个子代干细胞和一个功能细胞[14]。

二、干细胞治疗冠心病的理论基础

（一）再生与修复

狭义的再生指生物的器官损伤后，长出与原来形态功能相同的结构的现象，如壁虎的尾、蝾螈的肢，在失去后又可重新形成，海参可以形成全部内脏，水螅、蚯蚓、蜗虫等低等动物的每一段都可以形成一个完整的个体等。但是从广义的角度来看，再生是生命的普遍现象，从分子、细胞到组织器官都具有再生现象[14]。

再生的形式包括：①生理性再生，即细胞更新，如人体内每秒约有 600 万个新生红细胞替代相同数量死亡的红细胞；②修复性再生，许多无脊椎动物用这种方式来再生失去的器官，如壁虎的尾和蝾螈的肢；③重建，是人工实验条件下的特殊现象，如将水螅的部分组织分散成单个细胞悬液，在几天至几周以后，这些细胞聚集形成一条新的水螅；④无性繁殖，指不经过雌雄两性生殖细胞的结合，只由一个生物体产生后代的生殖方式[15]。

现在普遍认为，再生是细胞去分化、迁移和增殖的有机组合，而不是单纯的细胞补充或增殖。如蝾螈的前肢被切除后，再生经历以下过程：①伤口处细胞通过变形运动移向伤口，形成单层细胞封闭伤口，这层细胞称为顶帽；②顶帽下方的细胞，如骨细胞、软骨细胞、成纤维细胞、肌细胞和神经胶质细胞迅速去分化，形成胚芽；③胚芽内部缺氧导致 pH 下降，从而提高溶酶体的活性，促进受伤组织的清除；④胚芽细胞加快分裂和生长，最终分化构成一个新的肢体[16]。

修复是指损伤造成机体部分细胞和组织丧失后，机体对所形成缺损进行修补恢复的过程。修复能够有效遏制损伤的进展，保持组织器官形态的完整性和维持其基本功能。如皮肤损伤后，伤口中的血液和渗出液中的纤维蛋白原很快凝固形成凝块，有的凝块表面干燥形成痂皮，起着保护伤口、保持皮肤完整性的作用。随后伤口中肉芽组织增生，并随着胶原纤维的增多而形成瘢痕，因瘢痕修复不能再生皮肤附属器（毛囊、汗腺及皮脂腺）和神经，皮肤原有的部分功能并不能完全恢复。因此，修复具有两面性，要获得良好的再生修复效果，必须促进良性修复，而抑制病理性修复过程。

（二）干细胞心肌再生

冠心病急性心肌梗死（acute myocardial infarction，AMI）及其他各种心脏疾病通过坏死或凋亡等途径导致心肌细胞数量减少，由于心脏是一个终末分化的器官，心肌细胞仅具有极其微弱的自我更新或再生能力[17]，故心肌细胞缺失后往往被纤维化瘢痕替代，启动病理性修复和反应性修复过程，并伴随神经和内分泌机制的参与，即心肌重塑过程，最终导致心力衰竭（congestive heart failure，CHF）或死亡。尽管新近有证据显示，AMI 后梗死周边部分心肌细胞可以再次进入细胞周期，发生分裂现象，但是这种内源性的自我修复机制极其微弱，根本不足以修复有临床意义的病变[18]。由于心肌细胞得不到有效的修复，CHF 的治疗甚为困难，尽管肾素 - 血管紧张素系统抑制剂和 β 受体阻滞剂的应用增加了 CHF 患者的存活率，但是其 5 年存活率仍然不足 50%；冠状动脉血运重建（包括冠状动脉介入治疗和旁路移植术）可以使缺血性心脏疾病所致的 CHF 得以改善，但是并不适合所有患者。左室辅助装置的研发和心脏移植的开展为 CHF 的治疗带来一线希望，但是高昂的费用、供体的限制和免疫抑制剂的不良反应等都限制了其应用前景。因此，CHF 的治疗需要一种全新而有效的方法。

近年来有关干细胞研究的进展，使人们对干细胞治疗心肌梗死后心力衰竭寄予了厚望，尤其是成体干细胞的"可塑性"（plasticity）或"转分化"潜力以及终末分化细胞"重编程"（reprogramming）为多能干细胞甚至是直接重编程为目的细胞的研究给临床学家以启示。我们早期的研究表明，将带有荧光标记的猪骨髓间充质干细胞注射至猪 AMI 模型中，6 周后心肌组织染色可见有移植干细胞存活并表达心肌特异性标志物 cTnT，证明移植后的干细胞能够转分化为有功能的心肌细胞[19]。国际上也有利用 ESCs 或 iPSCs 体外诱导分化为心血管组分细胞进行心肌梗死后移植治疗的临床前研究，期望利用外源性输注干细胞或诱导的心肌细胞补充心肌梗死后缺失的心肌细胞、内皮细胞和平滑肌细胞等，这一系列的临床前研究获得了令人鼓舞的成果，引发了干细胞临床研究的热潮，也奠定了干细胞移植治疗心血管疾病的理论基础[20-21]。

（三）细胞融合

尽管有证据表明成体干细胞如 MSCs 体外可被诱导成心肌样细胞，早期研究也发现经 5- 氮胞苷诱导后，各代骨髓 MSCs 均可分化为心肌样细胞，具备典型的心肌细胞结构，然而后续研究表明这种转分化而来的心肌样细胞并不能持续维持表型和功能[22]。此外，移植干细胞在梗死后心肌中的滞留率、存活率和分化为心肌细胞的比率均很低，移植后 6 周在心肌梗死周边区检测仅有 0.5% ~ 3.5% 的移植细胞残留[23]。近年来研究发现，部分移植后的 MSCs 能够与受体心肌细胞相融合，起到一定的心肌保护作用[24-25]。新近证据表明，在大鼠梗死心肌局部约有 9.39% 的心肌能够与血液循环中的干细胞进行融合，使得融合后的心肌细胞重新进入分裂周期，促进心肌细胞增殖，起到改善心功能的效果[26]。

（四）旁分泌作用

旁分泌（paracrine）是指细胞产生的激素或调节因子通过细胞间隙对邻近的其他细胞起调节作用的现象。干细胞尤其是 MSCs 具有强大的旁分泌活性，可分泌多种细胞因子、趋化因子和生长因子等，可促进心肌细胞存活，增强其抗凋亡能力，促进血管新生，促进循环中干细胞归巢，以及激活内源性心肌干细胞进行修复[27-28]。这一机制在相当程度上解释了干细胞移植后虽然滞留率和存活率低，但仍然有效的问题。

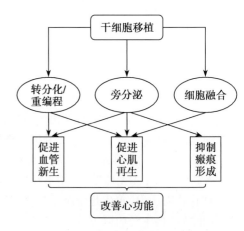

图 10-3-1　干细胞治疗心力衰竭的作用机制

综上，移植的干细胞通过多种机制，包括转分化、细胞融合、旁分泌等，达到再生修复心肌细胞、促进血管新生，最终改善心功能的目的（图 10-3-1）。

三、干细胞移植治疗梗死后 CHF 的研究进展

目前干细胞移植治疗冠心病的动物和临床研究主要集中于梗死后 CHF，这也是 CHF 的最常见病因，因此本章主要论述干细胞移植治疗缺血性 CHF 的研究进展。

传统观点认为，哺乳动物心肌细胞自出生后没有再生能力，病理状态下残余的心肌细胞通过肥大来代偿心功能。2009 年 Bergmann 等[17]通过冷战期间原子弹爆炸时产生的整合到人类心脏细胞 DNA 中的 ^{14}C，确立人类心肌的年龄，证实心脏是不断更新的器官，在人的寿命中大约有 50% 的心肌细胞被更新。虽然心肌细胞自我更新的速度在 AMI 后可增加 38.2 倍[29]，不过这种自我更新能力极其有限，不足以弥补大量坏死缺失的心肌。因此，在既往数十年，干细胞移植被认为是能真正意义上再生修复梗死心肌、逆转心功能的潜在有效治疗方式。而最突出的问题就是，移植的干细胞在梗死后心肌微环境中是否可分化为心肌细胞和血管结构，以及这些干细胞是否真的能改善心功能乃至预后。

最初，基于骨骼肌细胞和心肌细胞的相似性，人们尝试将骨骼肌成肌细胞（skeletal myoblasts，SMs）移植到梗死区域，发现能够提高心脏收缩能力[30]，然而临床研究发现，移植后的骨骼肌细胞会引发心律失常[31]，因而被限制继续使用。另外，骨髓干细胞，包括造血干细胞、骨髓单个核细胞和间充质干细胞等也被尝试用于心肌梗死和心力衰竭的移植治疗。在近 10 ~ 20 年，大量临床前研究取得了令人鼓舞的成果，Tomita 等[32]证实骨髓 MSCs 体外经 5-azacytidine 诱导下分化成为有肌管样结构、表达肌钙蛋白 I 和心肌肌球蛋白重链的心肌样细胞，标记后直接注入冻伤的心肌坏死瘢痕中，8 周后左心室收缩功能改善，心肌瘢痕中有标记阳性的心肌细胞，并有大量新生血管网形成。Jackson 等[33]对经致死放射剂量照射的小鼠移植 Lac-Z 转染的骨髓来源干细胞，移植 10 周后，左前降支冠状动脉结扎 60 分钟制备成心肌梗死模型。梗死后 2 ~ 4 周发现，梗死区 0.02% 心肌细胞和 1% ~ 2% 血管内皮细胞呈 Lac-Z 阳性，说明骨髓干细胞能定向迁移至梗死区，并分化形成心肌细胞和血管内皮细胞。这证明干细胞无论是在体外诱导下还是在梗死心肌中，均能横向分化为心肌细胞和血管。这些体外试验和动物实验结果掀起了利用骨髓来源干细胞移植治疗心肌梗死和心力衰竭的临床研究热潮。

2001 年，Hamano 最早利用骨髓干细胞移植治疗了 5 例缺血性心脏病患者，其中 3 例患者心肌灌注得到改善[34]。然而后续的临床研究结果并不尽如人意，虽然骨髓干细胞移植的安全性得到肯定，但其疗效却不

明显,不同研究之间得到相悖的结果[35-37]。2012 年美国堪萨斯大学医学中心 Buddhadeb Dawn 教授课题组于 *Circulation* 上发表一篇荟萃分析,该研究纳入 50 个试验共 2 625 名进行了骨髓干细胞移植的缺血性心脏病患者,结果提示 LVEF 升高 3.96%[38]。这一结果引发广泛关注,同时也引起不少争议。2014 年另一篇荟萃分析纳入 22 个试验,利用 MRI 评估心功能情况,结果发现 LVEF 并无改善,但能够抑制心脏重塑[39]。最近,Buddhadeb Dawn 教授课题组结合新近完成的多项临床研究结果,对 48 个随机对照试验(RCT)进行荟萃分析,共纳入 2 602 人,是目前为止针对干细胞治疗心血管疾病纳入研究规模最大的系统综述。分析表明,与对照组相比,BMC 移植治疗可改善左室射血分数 2.92%(95%*CI* 1.91 ~ 3.92,*P*<0.000 01),梗死面积减小 2.25%(95%*CI* 0.95 ~ 3.55,*P*=0.000 7),左心室收缩末容积减少 6.37ml(95%*CI* 8.95 ~ 3.80,*P*<0.000 01),左心室舒张末容积也有下降趋势(95%*CI* 0.07 ~ 4.59,*P*=0.06)。亚组分析提示,与进行介入治疗的假手术对照或 MRI 检测作为评价终点的研究相比,BMC 移植治疗的获益仍然有统计学意义,去除部分偏倚较大的研究不影响结果。此外,研究还发现,在心肌梗死急性期(<48 小时)进行干细胞移植,对于减小梗死面积更有效,而在慢性期(心肌梗死后 3 ~ 10 天)移植则改善心室收缩功能更明显。对于临床结局,骨髓干细胞移植治疗能够降低全因死亡率、再发心肌梗死、心律失常和脑血管事件的发生率,这些获益对于急性心肌梗死和慢性缺血性心脏病患者差异不大[40]。虽然对于骨髓干细胞移植治疗心肌梗死和心力衰竭的有效性学术界仍有争议[41],但我们可以看到的是,骨髓干细胞移植治疗是安全的,然而目前疗效仍不能令人满意,需要更加深入的研究进一步提高其疗效。

近年来,随着干细胞研究的迅猛发展,许多新的干细胞类型也被用于治疗心力衰竭,如内皮祖细胞(endothelial progenitor cells,EPCs)、心脏干细胞(cardiac stem cells,CSCs; cardiac progenitor cells,CPCs)、胚胎干细胞(ESCs)和诱导的多能干细胞(iPSCs)及其定向分化的心血管细胞等。然而这些细胞大多处于临床前动物研究阶段,仅有少数进行了一些小规模的临床试验,结果的差异性也较大[39]。此外,目前尚无严格的头对头的临床试验比较骨髓来源干细胞与这些新型干细胞移植治疗效果的优劣,因此仍不能作出哪类干细胞最优的结论。但是,这些努力为改善干细胞移植疗效指明了方向,也肯定干细胞治疗缺血性心脏病的应用前景。

(一)干细胞类型和特性

迄今已有多种类型干细胞在动物实验和临床试验中被用于移植治疗心血管疾病,但是哪一种才是最佳尚没有定论。每一种干细胞都有其自身的优劣,但是相关的比较研究很少。各类干细胞的特性和目前临床研究所处的阶段如表 10-3-1 所示[42]。理想的供体干细胞应该符合伦理道德和社会规范的要求,来源广泛、取材方便,免疫排斥小,并且安全、有效。

表 10-3-1　用于移植治疗心力衰竭的干细胞类型及其特性和临床研究阶段

	SMs	BMMNCs	HSCs	EPCs	MSCs	CSCs	ESCs	iPSCs
细胞来源	局限	局限	局限	局限	广泛	局限	局限	广泛
取材有创性	创伤小	创伤小	创伤小	创伤小	创伤小	创伤大	无	无
心肌分化	不能	较低	不能	内皮分化	较低	较强	可诱导	可诱导
旁分泌能力	弱	较强	较强	较强	强	较强	较强	较强
免疫排斥	无	无	无	无	无	无	有	有
致瘤风险	无	无	无	无	无	无	有	有
致心律失常	有	无	无	无	无	无	有	有
改善心功能	有改善	有改善	有改善	有改善	有改善	有改善	有改善	有改善
伦理问题	无	无	无	无	无	无	有	有
临床研究阶段	2 期	3 期	2 期	2 期	3 期	2 期	临床前	临床前

注:SMs,骨骼肌成肌细胞;BMMNCs,骨髓单个核细胞;HSCs,造血干细胞;EPCs,内皮祖细胞;MSCs,间充质干细胞;CSCs,心脏干细胞;ESCs,胚胎干细胞;iPSCs,诱导的多能干细胞。

1. 骨骼肌成肌细胞(skeletal myoblast,SMs) 是成熟骨骼肌纤维基膜下处于静止状态的一类原始细胞,移植到心肌梗死瘢痕区后分化为肌管并保留骨骼肌特征,且具有耐缺血和抗疲劳的特点,然而肌管不能和

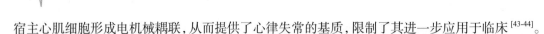

宿主心肌细胞形成电机械耦联，从而提供了心律失常的基质，限制了其进一步应用于临床[43-44]。

2. 骨髓单个核细胞（bone marrow mononuclear cells，BMMNCs） 因其内细胞含量丰富，且含有多种干细胞类型，如造血干细胞、内皮前体细胞和少许的间充质干细胞，同时具有取材方便和无须要体外扩增的优势，故广受欢迎。鉴于这些优势，BMMNCs成为临床试验中最常用的供体细胞。

数个随机对照临床试验表明，BMMNCs可改善心肌梗死后左室射血分数（LVEF），减小梗死面积，降低死亡率[45-48]。BOOST[1]、REPAIR-AMI[2]和BALANCE[46]试验均显示，冠状动脉输注BMMNCs可改善心肌梗死后LVEF，在基础心功能差的患者中效果更显著[49]。BALANCE研究中，干细胞的疗效长达5年[35]。其他两个经心肌直接注射的临床试验同样表明了BMMNCs的积极效果[50-51]。然而，并非所有的临床试验都得到阳性结果[52-53]。另外，TIME[54]、lateTIME[55]和最近发布的REGENERATE-AMI[56]旨在探索心肌梗死后输注细胞的最佳时间，结果表明，早期（3~7天）对比晚期（2~3周）效果并无优势。更大规模的随机对照临床试验BAMI（NCT01569178）拟纳入3 000例患者，也许能给我们更准确的答案。

BMMNCs在心力衰竭中同样存在争议，STAR-Heart[57]纳入191例心力衰竭患者，结果表明，BMMNCs可降低死亡率，改善活动耐量。但CELLWAVE[58]和FOCUS-CCTRN[59]试验中，无论BMMNCs经冠状动脉输注还是经心内膜注射，心功能均没有得到显著改善。

3. 间充质干细胞（mesenchymal stem cell，MSC） 骨髓主要包括造血干细胞（HSCs）和非造血细胞。非造血细胞充当HSCs在骨髓腔中的生长微环境，包含内皮细胞、成纤维细胞、脂肪细胞和MSCs。Friedenstein等[60]于1970年发现MSCs在特定条件下可以分化成多种中胚层来源的细胞，故又称为"成纤维细胞样克隆形成细胞（colony-forming units-fibroblast，CFU-F）"。随后研究发现，在脐带血、外周血、胎肝、皮肤真皮层甚至是软骨中也存在MSCs。由于取材方便、可以自体移植且不存在伦理争议，骨髓已经成为MSCs的最常见来源。MSCs只占骨髓中MNCs含量的0.001%~0.01%，大部分MSCs处于静止期（G0/G1），只有约10%处于增殖期，提示MSCs有强大的分裂增生潜能[61]。

目前对于MSCs的表面标记尚没有一致看法，比较相近的认识是MSCs不表达分化相关的标记如Ⅰ、Ⅱ、Ⅲ型胶原和碱性磷酸酶，也不表达造血干细胞的标记如CD34和CD45。目前已证实的MSCs表面标记有SH-2、SH-3、SH-4、SB-10、CD29、CD71、CD90、CD10b、CD120a、CD124、CD166等，人MSCs还表达Stro-1。

MSCs具有强大的免疫调节能力，基本无免疫排斥风险，因而适合于异体移植；此外，其旁分泌能力强，移植后可向心肌梗死微环境释放数百种调节蛋白和RNA等，起到缓解氧化应激、降低炎症反应、改善心肌梗死微环境的作用[27]。这是其相较于其他类型干细胞的突出优势。

不同组织来源的MSCs在心肌梗死中的应用已有数个临床试验，自体移植[62-64]并未得到阳性结果，异体移植的PROCHYMAL研究[65]入组60例急性心肌梗死患者，结果表明，MSCs可显著改善左心功能。更大规模的临床试验（PROCHYMAL Ⅱ trial，NCT00877903；MI-NSTEMI trial，NCT02277613）旨在进一步验证MSCs的积极效果。

MSC-HF[66-67]是第一个在缺血性心力衰竭中的随机对照临床试验，该研究表明，自体骨髓来源的MSCs输注可改善梗死后心功能，减少再住院时间。TAC-HFT[68]显示，MSCs在减少梗死面积及提高心肌局部功能方面优于BMNCSs。异体移植的MSCs也达到阳性结果[69-70]，相关结果正在被更多的临床试验验证（TRIDENT trial，NCT02013674；DREAM trial，NCT02032004；CIENCE trial，NCT02673164）。C-CURE试验[71]将MSCs应用细胞因子预处理，旨在将MSCs向心肌分化，经心内膜注射至心肌梗死区及周围区，结果表明，细胞移植组中LVEF显著改善。此研究是开放性的小样本（n=45）研究。更大规模的Ⅲ期临床试验CHART-1 trial将验证其积极效果。

4. 造血干细胞（hematopoietic stem cells，HSCs） 在成年动物的造血组织中，HSCs数量极少，约占骨髓MNCs的0.5%。HSCs是不均一的细胞群，能分化形成多系定向祖细胞、红细胞、粒-单核系祖细胞、巨核系祖细胞和T/B淋巴系祖细胞，并进一步形成各类终末血细胞释放入外周循环。目前认为HSCs表面标志是CD34/CD45/AC133/Sca-1，研究表明HSCs还能横向分化为非造血细胞，如破骨细胞、肥大细胞和表皮细胞等。

Jackson等[33]率先发现HSCs移植后在梗死心肌边缘可以获得心肌表型，然而后续研究发现，HSCs在心脏中不能分化为心肌细胞，在所有观察时点，供体细胞始终表达造血细胞标志[22,72]。因此，就HSCs在心肌再生中的实际作用和机制，尚无定论。

5. 内皮前体细胞（endothelial progenitor cells，EPCs） 内皮细胞系与造血细胞系具有同源性，它们

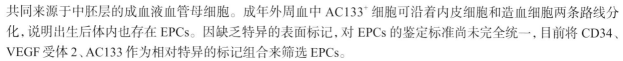

共同来源于中胚层的成血液血管母细胞。成年外周血中 AC133⁺ 细胞可沿着内皮细胞和造血细胞两条路线分化,说明出生后体内也存在 EPCs。因缺乏特异的表面标记,对 EPCs 的鉴定标准尚未完全统一,目前将 CD34、VEGF 受体 2、AC133 作为相对特异的标记组合来筛选 EPCs。

无论是体外还是在体内,移植实验均表明 EPCs 具有无可争辩的血管再生能力,这是 EPCs 用于治疗缺血性疾病的最大优势。虽有研究显示 EPCs 可以横向分化为心肌细胞[73],然而临床研究显示其心肌再生能力仍有争议,获益主要因其旁分泌和促血管新生作用[74]。

内皮祖细胞在心肌梗死中的临床试验主要是分选表达 CD34 或 CD133 的骨髓干细胞[75-78]。目前最大规模的临床试验 REGENT 旨在比较未分选及分选 CD34 阳性的骨髓干细胞在 EF 减低的急性心肌梗死中的应用。该研究并未得出两组治疗在 LVEF 上的差异,然而该研究随访率高,多数患者未行磁共振检查,存在一定局限性。

6. 胚胎干细胞(embryonic stem cells, ESCs)　最显著特点是其分化的全能性,有证据表明,ESCs 分化的心肌细胞移植后可以和宿主心肌细胞形成电耦联[79-80]。理论上来说,研究者可以从 ESCs 中获取无限多的心肌样细胞,然而有关的伦理和社会问题尚未得到解决,另外可能的成瘤性和免疫排斥反应也限制其应用于临床环境中[7, 81]。近年来,也有尝试将 ESC 体外分化为心肌前体细胞后再进行移植,动物实验取得了良好的效果,然而也有导致心律失常的风险[12, 82]。

最近发表的个案报道应用 ESC 分化的心肌干细胞(Isl-1⁺ 和 SSEA-1⁺)[83] 做成补片在旁路移植术时移植到患者心脏,结果表明心功能及症状明显改善,并且无心律失常、肿瘤形成等并发症。该研究将继续纳入患者(NCT02057900)进一步探讨移植疗效。

7. 诱导的多能干细胞(induced pluripotent stem cells, iPSCs)　iPS 技术的发明,给干细胞再生医学带来无限可能,因为其可实现体外无限扩充目的的细胞而又避免了 ESCs 的伦理问题。多项包括大动物的临床前研究显示,将 iPSCs 或其分化的心血管细胞移植到梗死心肌局部,可以促进心肌再生和血管新生,改善心功能[13, 84]。尽管如此,iPSCs 的应用仍然面临不少挑战,包括免疫排斥[85] 和潜在的致瘤风险[86]。最近已有相关研究针对性地解决这些问题,相信未来 iPSCs 在治疗心力衰竭中有良好的应用前景[87-89]。

将 iPSCs 分化的心肌细胞移植治疗心肌梗死在小动物[90-92] 及大动物实验[12] 均已得到积极效果。然而,在猴子的试验中出现了短暂的心律失常[12]。可能的原因有两个,一是 iPSCs 分化的心肌细胞不成熟[12, 93],二是不同物种心肌细胞离子通道和细胞间隙连接存在差异[94-95],没有形成正常的电耦联。因此,移植 iPSCs 分化心肌细胞的安全性尚需进一步验证。

8. 直接转化　直接转化是一种新的再生技术,可将某一种成体细胞转化为另一种成体细胞。通过 3 个转录因子 Gata4、Mef2c 和 Tbx5 的表达,心肌成纤维细胞可在体外及小鼠体内转化为心肌细胞[96-98],并显著改善小鼠心肌梗死后心功能[99]。直接转化可规避细胞移植中归巢、存活、迁移等问题,也避免了 iPSC 的致瘤风险。进一步结果需要在大动物实验中验证。

(二)移植途径

干细胞移植路径包括心肌内注射、经冠状动脉注射、经静脉注射,其中心肌内注射分为直视下心肌内注射和经导管心肌内注射。

1. 心肌内注射　早期的干细胞移植路径主要是开胸直视状态下直接心肌内注射,该法的优点是:①定位准确,可以准确地将细胞注入靶目标区;②便于检测,因细胞局限于注射点,从而便于分析和检测;③量化准确,进入心脏的实际细胞数明确。然而,直接利用注射针行局部注射仍然会有少量细胞渗漏,且绝大部分的细胞在注射 2 周后丢失,滞留率不足 5%[99-100]。2007 年 Zhang 等[101] 研究发现,利用体外循环支持下心脏停搏时进行心肌内注射干细胞可提高心内滞留率(注射后 3 天滞留率由 7% 提升至 15%)。

因临床的开胸条件主要是冠状动脉旁路移植术(coronary artery bypass grafting, CABG),而 CABG 只适用于少数心肌梗死患者,所以开胸心肌内注射干细胞应用受限。因此,近年来陆续研发出经导管心肌内注射方法,而无须开胸手术,从而达到微创、安全的优点。这些方法主要包括:①在心腔内电机械图指引下确定注射靶点[85],应用特制的 NOGA 导管从心内膜面将干细胞注射到靶点,具有良好的可视性、稳定性和精确性[102];② MRI 指引导管将铁纳米颗粒标记的干细胞精确注射至梗死区和边缘,可以动态、清晰地显示梗死心肌和正常心肌,以及标记细胞在心脏中的位置[103];③在血管内超声导管指引下,穿刺导管透过冠状静脉壁将细胞注射入心肌内[104]。

2. 经冠状动脉注射　临床很多心肌梗死患者适合 PCI，在 PCI 过程中经开通后的梗死相关动脉注入干细胞，干细胞可以经特异性信号受体识别透过毛细血管壁，进入心脏间质，使得干细胞均匀分布于梗死区和周边区。其最大优点是利用既有的介入通道，无须额外创伤，时间较短，技术简单。2002 年 Strauer 等[105]首次成功进行人冠状动脉内移植干细胞临床试验，此后经冠状动脉移植干细胞是心肌再生研究中最常用的一种途径。

但是经冠状动脉输注的干细胞因血流的冲刷作用，只有小部分进入心脏发挥作用，如何量化迁移至心脏中的干细胞是个亟待解决的问题。我们研究发现，经冠状动脉输注核素标记的猪自体骨髓来源的 MNCs，1 小时后应用双核素 SPECT 活体检测，有（6.8 ± 1.8）% 的标记细胞滞留于心脏中，并且这些细胞只定植于梗死区和梗死周边区，而不向正常心肌迁移，说明心肌梗死区域存在一定的诱导信号吸引干细胞向该区域趋化；此项研究首次证实，梗死区大小和迁移进入心脏的干细胞数量呈显著的正相关。

3. 经静脉注射　经外周静脉注射移植干细胞无疑是所有细胞移植途径中最便于实施的，也是对患者来说是创伤最小的。然而，数个在人体内的实验表明，通过静脉输注干细胞几乎未能检测到心肌内的干细胞滞留，而大部分移植细胞损失在肺循环中[106-107]。进一步研究发现，提高外周静脉注射移植细胞的心肌内滞留的关键是提高移植干细胞的归巢能力。当发生心肌梗死时，心脏内的一些化学诱导分子的表达量会增加，如基质细胞衍生因子 1（stromal cell-derived factor-1，SDF-1）[108]、单核细胞趋化因子 1（monocyte chemotactic protein，MCP-1）[106]和单核细胞趋化因子 3（MCP-3）[109]，促进细胞聚集在损伤区域。通过提高心肌 SDF-1 的表达水平或上调移植 MSCs 表面 SDF-1 特异性受体（CXC chemokine receptor 4，CXCR4）的水平，能够增加移植后细胞的归巢效率，并且进一步提高心功能[108,110-111]。类似的，上调心肌局部 MCP-1 的水平也能增加移植细胞向梗死局部的归巢[109]。此外，一些促生长的因子，如干细胞因子、血管内皮生长因子、粒细胞集落刺激因子、胰岛素样生长因子、肝细胞生长因子等均能促进移植细胞的归巢能力[112]。今后还需进一步探索更高效的促进细胞归巢的方法，以及对不同类型的干细胞的作用效果。

另外，有研究尝试将干细胞经冠状窦回灌入冠状动脉系统，在动物实验和 14 例稳定型心绞痛患者中，应用该法注入自体新鲜骨髓，未发生不良事件和并发症。随访时发现心肌灌注显著改善，冠状动脉造影显示侧支显著增加[113-114]。

（三）移植时机

干细胞移植应何时进行才能使机体获益最大，这一直是细胞移植领域备受关注的问题。移植时机的选择对于干细胞的迁移、生存和分化具有十分重要的作用，然而很少有研究对各种候选患者的最佳移植时机进行详尽的探索。

1. 早期移植　主要是指于心肌梗死 1 周内移植干细胞。理论上，在梗死后早期由于炎症反应极为强烈，不适宜干细胞存活和发挥生物学作用。Li 等[115]研究表明，心肌冻伤后 2 周移植干细胞是最佳时机，其结果优于损伤后即刻移植组和 4 周移植组。Janssens 等[37]的研究和 REPAIRMI 试验[116]进一步表明，在梗死后 24 小时移植干细胞未见显著的功能学获益。这两项实验均证实，梗死后早期移植干细胞并不能带来相应的获益。而 Ge 等[117]选取发病在 24 小时内的 AMI 患者，在急诊 PCI 过程中经冠状动脉移植自体 MNCs，随访 6 个月时发现移植组 LVEF 增加、LVEDV 未显著扩大，第一次表明梗死后早期移植干细胞也能获益。

2. 中期移植　一般指梗死 1 周后直至梗死瘢痕形成前这一段时间，在这段时间内炎症反应逐渐减弱，瘢痕尚未形成，从而有利于移植细胞的存活和发挥作用。荟萃分析显示，在心肌梗死后 3~10 天移植骨髓干细胞的效果优于心肌梗死后 48 小时内移植组[40]。因此，目前大多数临床试验都选择该时间段作为移植时机。

3. 晚期移植　主要指梗死瘢痕形成后的阶段，理论上来说，在这个时间段移植细胞，由于瘢痕区缺乏血供，不利于移植细胞的存活；另外，由于瘢痕限制了干细胞和宿主心肌细胞的连接，容易形成"细胞岛"而提供心律失常的基质。有鉴于此，目前针对该时间段移植干细胞的实验较少。但 IACT 试验[118]表明，在陈旧性心肌梗死患者（5 个月至 8.4 年），经冠状动脉移植自体骨髓单个核细胞后随访 3 个月，梗死面积减小 30%，LVEF 增加 15%，梗死区室壁运动速率显著增加到 57%，运动耐量增加，而对照组则未见相应的获益。这一研究表明，在陈旧性心肌梗死患者，尽管有瘢痕的形成，移植干细胞仍然获益，使得适合干细胞移植的患者人群得以扩展。

由于入选病例情况不同、随访时间长短不一、移植细胞类型不同、实验设计不同等因素，导致以上对于最佳移植时机的研究结果截然不同。另外，不同疾病状态下心肌微环境不同，即使是同一疾病的不同阶段，心肌内微环境也不相同，因此对于这些各不相同的情况下的最佳移植时机，应该进行个体化研究深入探索。

（四）移植剂量

确定最优使用剂量是新药研发的重要一步，然而对于干细胞这类生物制剂来说并不容易。起初人们以为移植的干细胞数量会与移植疗效呈正相关，然而许多临床前研究和后续的临床试验却得出不一致的结论，甚至得出相反的结论，使得这一问题变得更加复杂[119]。2008 年 Halkos 等[120] 比较了三个不同剂量（1×10^6MSCs/kg、3×10^6MSCs/kg 和 10×10^6MSCs/kg）的异体 MSC 静脉移植治疗猪急性心肌梗死模型，发现疗效与剂量呈正相关。然而 Hashemi 等[121] 研究发现，经心内膜心肌注射低剂量 MSC 组（24×10^6MSCs/kg）能够减小梗死面积，而高剂量组（440×10^6MSCs/kg）则未见明显疗效。近年来数个临床试验也比较了干细胞移植剂量与疗效之间的关系，Losordo 等[122] 进行了一项 2 期前、双盲、安慰剂对照的随机临床试验，比较 3 个剂量组（5×10^4MSCs/kg、1×10^5MSCs/kg 和 5×10^5MSCs/kg）的自体 CD34$^+$ 干细胞经导管心肌内注射移植共 24 例患者的疗效，并未发现有组间差异。随后他们将样本量扩大至 167 例，随机分为 1×10^5 和 5×10^5MSCs/kg 两个剂量组，结果发现低剂量反而疗效更加明显。2012 年 POSEIDON 试验[123] 比较了 20×10^6MSCs/kg、100×10^6MSCs/kg 和 200×10^6MSCs/kg 的移植疗效，结果显示低剂量组 20×10^6MSCs/kg 疗效较好。从这些临床前研究和临床研究结果可以看出，不同研究得出的最佳治疗剂量并不一致，其剂量与疗效的关系也不统一，这可能与不同研究之间所用细胞类型和移植途径不同有关，也与不同个体不同疾病状态有关，因此关于是否有"最优剂量"的问题仍有待进一步探究。

（五）适应证

AMI 和缺血性心肌病的一部分患者有大量顿抑或冬眠心肌，若能及时进行血运重建治疗，这部分心肌可逐渐恢复功能，这些患者的心功能也将明显改善。对于这类患者，干细胞移植获益不大。

对于血运重建较晚或血运重建治疗后心功能仍然明显受损的心肌梗死患者或缺血性心肌病患者，则适合干细胞移植。此外，当心功能受损程度越重时，干细胞移植效果越明显[36, 49, 124]。

另外，扩张型心肌病 CHF 患者是干细胞移植治疗的适应证，但是何种情况的 CHF 适宜移植尚没有相关研究。Agbulut 等[125] 证实，在阿柔比星诱导的扩张型心肌病小鼠心肌内注射 MNCs，多个时点连续取材直至 2 周，结果显示 MNCs 组有部分移植细胞呈心肌表型。该实验初步表明，干细胞在药物性心肌病心力衰竭中有应用前景。

四、心力衰竭干细胞治疗的新策略

近年来随着越来越多临床研究显示，目前干细胞移植后对心力衰竭的心功能提高和抑制心脏重塑的疗效并不明显，疗效不尽如人意，其核心问题是移植细胞在宿主体内的靶器官（心脏）的滞留率和存活率低，导致治疗的长期疗效甚微[55, 126]。因此，近年来针对这一问题，国内外科学家对如何提高干细胞移植后的滞留率和存活率进行了许多研究，探索出了许多有启发意义的思路，包括细胞预处理、优化心肌梗死局部微环境、联合基因治疗或组织工程技术、外泌体移植治疗等方法，部分研究也取得了一些可喜的成果[42]。

（一）细胞预处理

移植后干细胞存活率低的一个主要原因是梗死区域的缺血、缺血 / 再灌注损伤，引发强烈的炎症反应、氧化应激反应等，其微环境极其恶劣，导致干细胞在移植后大量死亡[125]。而在移植前对细胞进行预处理，使其增强对抗恶劣微环境的能力，是提高移植细胞存活率的一个可行方法。研究表明，在细胞移植前采用低能激光、热休克、低氧等方法处理干细胞，可促进细胞增殖，对缺血缺氧、炎症、氧化应激等不良微环境耐受性增强，提高细胞的抗凋亡能力，从而改善干细胞的移植疗效[127-128]。此外，我们的研究发现，阿托伐他汀干预处理可以提高 MSCs 表面 CXCR4 的表达，进而增强 MSCs 的抗凋亡、迁移和归巢能力，并通过改善梗死心肌中炎性因子的表达，进一步改善心肌梗死后心功能[129]。

（二）优化心肌梗死微环境

如前所述，由于梗死区域微环境极其恶劣，严重影响细胞存活率。因此，除了以上通过改良移植细胞自身的条件外，还可通过改善心肌梗死局部微环境，以提高移植细胞的存活，并促进其分化。

1. 抗氧化剂 梗死区域的氧化应激是由于受损心肌释放出大量活性氧自由基（reactive oxygen species，ROS）所致[130]。这种高 ROS 水平的微环境，无论是对梗死区域的残留心肌还是移植干细胞，均有极大的危害[131-132]。研究表明，增加移植局部的抗氧化剂水平如 SOD，能改善移植干细胞的存活率，促进细胞的增殖[133-134]。Drowley 等[135] 研究也发现，提前在梗死区域注射 N- 乙酰半胱氨酸，也可明显改善移植的

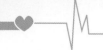

成肌细胞的存活。此外，由于 ROS 主要来自线粒体，故通过调节线粒体释放过氧化物过程中的关键调控因子硫氧化蛋白还原酶 2（thioredoxin reductase-2），也能很好地降低梗死局部氧化应激水平[136]。

2. 促血管生成因子　发生急性心肌梗死后，心肌梗死局部缺血缺氧，心肌微循环损害，不利于移植细胞的存活，因此通过加入外源性促血管生成因子，如血管内皮生长因子（VEGF）、缺氧诱导因子 1α（HIF-1α）等是改善心肌微环境的另一种方法。Retuerto 等[137]研究发现，在细胞移植前利用含有 VEGF 基因预处理的腺病毒处理梗死区域，可明显提高移植细胞存活率。然而，促血管生成因子的过度表达同时也会增加肿瘤生长的风险[138-139]，因此需要进一步研究促血管生成因子的合理剂量，达到改善细胞存活的最佳效果，同时避免肿瘤形成的风险。

3. 药物的保护作用　随着人们逐渐认识到改善梗死心肌局部微环境对提高移植干细胞存活率及长期疗效的重要作用，越来越多的证据显示药物治疗也是能够改善心肌微环境、调节移植干细胞功能的一个有效方法，并且这些方法具有更强的临床可行性。降脂药他汀类和某些中药有类似的多种效应功能，包括保护内皮功能、缩小 AMI 冠状动脉再通后无再流面积、改善心肌组织再灌注、减轻缺血 / 再灌注损伤、抗纤维化、抗凋亡、抗炎症等效用[140]。我们曾尝试在建立猪急性心肌梗死模型前，先给予口服通心络和辛伐他汀预处理，再行 AMI 造模并移植骨髓 MSCs，结果发现，在未行药物改良的单纯 MSCs 移植组，移植细胞存活很少，而经药物改良能显著提高 MSCs 在梗死区心肌中的存活和分化效率，并显著改善心功能和减小灌注缺损面积[19, 141]。因此，通过药物辅助治疗也是提高干细胞治疗心脏病疗效的可行方法之一，也是目前可以快速用于临床的方法。这一结果首次表明，改善"土壤"（损伤的心肌微环境）更利于"种子"（移植细胞）的存活和发挥作用，从而为扩展适合干细胞移植的患者群、提高干细胞移植疗效提供了实验支持。

（三）干细胞联合基因治疗

上述利用抗氧化剂、促生长因子通过降低氧化损伤、促进血管生成、促进细胞增殖分化和提高细胞的存活率方法，一个共同的问题是提高细胞存活的效果均仅能维持较短时间（1 ~ 2 周）[142-144]。近年来，为了解决这一问题，研究者们采用基因工程的方法改造修饰干细胞或利用 MicroRNAs 来提高移植细胞的耐缺氧和抗凋亡能力，并且也已取得一些可喜的效果。相比于药物制剂联合移植，通过基因改造或 miRNAs 来调节干细胞，不会影响移植物的大小，从而可应用于多种移植途径。研究发现，含有 miR-21、miR-24、miR-221 的混合物能够通过增强 CPC 的抗凋亡能力，明显改善移植后的疗效[145]。Ong 等[146]将 CPCs 与携带 HIF1（缺氧诱导因子 1）基因的微环质粒（MC-HIF1）联合移植进行心肌梗死后心功能的恢复治疗，发现 CPCs 存活率明显提高，且心肌梗死后 6 周的超声评价指标如 LVEF、FS 值等均最优，梗死面积明显缩小。这些结果提示，通过基因联合细胞共移植的方法，可以通过细胞间交互作用机制进一步提高治疗效果，因此这种策略为今后干细胞移植治疗缺血性心脏病提供了新的思路。

（四）干细胞联合组织工程技术

在心肌组织中，细胞外基质是组成心肌细胞微环境的重要成分，包括层粘连蛋白、胶原蛋白、纤连蛋白等，这些组分为细胞的生长、修复、纤维化的过程提供重要的基础[147]。因此，许多研究尝试通过联合胞外基质与干细胞共移植的方法，以改善移植细胞的滞留率和存活率。合成的水凝胶具有与心肌细胞外基质相似的物理和生物特性，将移植细胞包裹后进行移植，细胞的存活率得到明显提高[148]。而胶原蛋白是细胞外基质的天然组分，具有低免疫原性和高组织亲和性，因此其与干细胞共同注射到大鼠梗死边缘心肌内可明显提高细胞的存活[149-150]。这些研究表明，通过共同输注胞外基质成分是提高细胞滞留率和存活率的有效方法，然而基质成分会随着移植时间的延长而降解和丢失，因此该种促进作用并不能维持较长时间[151]。

近年来组织工程技术迅猛发展，使得心肌细胞或干细胞组织片的构建与应用可能成为代替细胞注射的新型移植方法，并且利用组织工程技术构建的三维细胞支架系统或心肌组织片能够为移植细胞提供良好的生存环境，发挥其改善整体心功能的作用。研究表明，将内皮祖细胞或 MSCs 与组织工程移植物共培养，进行梗死局部的修补，能够明显改善梗死后心功能[151-152]。相关的临床试验也已开展[153]。然而，组织工程心肌移植过程中也有许多尚需进一步解决的问题，如组织块中因无血管供氧限制组织心肌块的体积（目前最厚仅为数百微米），以及寻找具有更好组织亲和力和心肌整合能力的组织工程材料等，因此仍需进行深入研究和大规模临床试验。

（五）干细胞来源外泌体

从 2006 年开始，多项研究发现 MSC 培养液对心肌缺血再灌注损伤有保护作用[154-157]。2010 年 Lai 等[158]从 MSC 培养液中提取出外泌体（exosome），为直径介于 30 ~ 100nm、包含多种细胞因子和 RNA 的囊泡小体，可介导细胞信号传递、免疫调节等[158-159]。进一步研究发现,小鼠心肌缺血再灌注前注射 MSC 来源的外泌体,可增加心肌局部 ATP 水平、降低氧化应激、激活 PI3K/AKT 通路等机制,发挥改善梗死微环境的作用,减少心肌损伤[160]。因此,MSC-Exo 是 MSC 发挥旁分泌作用的主要载体,在心肌梗死修复治疗中具有良好的应用前景[161-162]。此外,其他类型干细胞如 CSC 也可分泌外泌体,将 CSC 分泌的外泌体移植到梗死心肌局部,能够有效降低缺血再灌注损伤,相比对照组减少 53% 的心肌细胞凋亡[163]。外泌体的保护作用也与其内富集的多种调节 RNA 有关,如 miR-146a、miR-22、miR-21、miR-126 和 miR-210,也有报道与其内包含的长非编码 RNA(lncRNA)有关[164]。

近年来研究发现,将干细胞进行缺氧预处理或基因工程修饰,可以优化其分泌的外泌体的内含物,进一步提高疗效[146,165]。加之外泌体具有性质稳定、易于运输和保存、无免疫原性等优点,因此干细胞来源外泌体在不久的将来有望成为一种治疗心肌梗死及其导致的心力衰竭的新型制剂。

综上,干细胞移植与组织工程、基因治疗、药物治疗、物理治疗等联合应用,可能会有更好的临床效果和更广阔的应用前景。鉴于临床患者的疾病状态千差万别,疾病过程也是动态变化的,因此就目前情况来说,采取综合多项措施的"鸡尾酒"疗法,即药物、血运重建、再同步化治疗、干细胞移植、左室辅助装置或心脏移植等,对每个病例选择最优化的个体化治疗方案将是最佳选择。

五、存在的问题和展望

干细胞移植治疗心力衰竭的初步疗效已明确,为心力衰竭的治疗开创了一条崭新的途径,但是干细胞研究中尚存在一些问题。

第一,移植后干细胞心肌定向分化是否真的存在? 如果存在,则其发生、发展和调控机制如何? 这些都有待深入研究。第二,哪种细胞类型、多少细胞剂量、什么移植途径和最佳移植时机仍不清楚。第三,多能干细胞如 ESCs 和 iPSCs 有待进一步开展临床试验。第四,新型干细胞的治疗效果有待更多高质量、大规模临床试验进行检验。第五,如何进一步提高移植后干细胞的滞留率和存活率,最终提高疗效? 第六,干细胞治疗后长期的不良反应是什么? 因目前大部分临床试验和基础研究所观察的时间较短,其最终的转归还不清楚。第七,移植后干细胞与内源性干细胞的相互作用,如何促进内源性再生修复机制的激活?

目前的研究结果显示,干细胞移植治疗缺血性心脏病和心力衰竭的机制是多种多样的,短期心脏功能改善与远期心脏结构及功能改变的机制可能是不同的,需要进一步研究。目前动物实验模型多采用冻伤心肌、结扎冠状动脉的方法,在一定程度上模仿了心肌缺血损伤,但毕竟与真实的缺血性心脏病患者的病理状态和过程不同,细胞移植后的微环境也不相同,因此需要更接近真实且可靠的疾病模型。干细胞心肌再生作为临床治疗方法尚处于探索阶段,大规模临床应用仍有许多问题亟待解决。

总之,干细胞移植治疗 CHF 的研究已经取得了举世瞩目的进展,随着生物学技术的飞速发展,干细胞移植将被赋予更活跃的生命力。目前干细胞心肌再生研究需要更加严谨、科学、周密的实验设计,以及多中心、大规模、随机、双盲对照的临床试验来进一步论证干细胞治疗的近、远期效果和伴随潜在风险。如果上述问题通过进一步基础研究与临床研究得到解决,则 CHF 的治疗将迎来革命性飞跃。

(张　昊　钱海燕)

参 考 文 献

[1] LANZA R, GEARHART J, HOGAN B, et al. Essentials of stem cell biology[M]. 2nd ed. New York: Academic Press, 2014.

[2] ROJAS-RÍOS, GONZÁLEZ-REYES A. Concise review: The plasticity of stem cell niches: a general property behind tissue homeostasis and repair[J]. Stem Cells, 2014, 32(4): 852-859.

[3] JACKSON K A, MI T, GOODELL M A. Hematopoietic potential of stem cells isolated from murine skeletal muscle[J]. Proc Natl Acad Sci U S A, 1999, 96(25): 14482-14486.

[4] KRAUSE D S, THEISE N D, COLLECTOR M I, et al. Multi-organ, multi-lineage engraftment by a single bone marrow-derived stem cell[J]. Cell, 2001, 105(3): 369-377.

[5] LAGASSE E, CONNORS H, AL-DHALIMY M, et al. Purified hematopoietic stem cells can differentiate into hepatocytes

in vivo[J]. Nat Med, 2000, 6(11): 1229-1234.

[6] MEZEY E, CHANDROSS K J, HARTA G, et al. Turning blood into brain: cells bearing neuronal antigens generated in vivo from bone marrow[J]. Science, 2000, 290(5497): 1779-1782.

[7] TAKAHASHI K, YAMANAKA S. Induction of pluripotent stem cells from mouse embryonic and adult fibroblast cultures by defined factors[J]. Cell, 2006, 126(4): 663-676.

[8] FORTIER L A. Stem cells: classifications, controversies, and clinical applications[J]. Vet Surg, 2005, 34(5): 415-423.

[9] EVANS M J, KAUFMAN M H. Establishment in culture of pluripotential cells from mouse embryos[J]. Nature, 1981, 292(5819): 154-156.

[10] SOLTER D. Cloning and embryonic stem cells: a new era in human biology and medicine[J]. Croat Med J, 1999, 40(3): 309-318.

[11] JIANG Y, VAESSEN B, LENVIK T, et al. Multipotent progenitor cells can be isolated from postnatal murine bone marrow, muscle, and brain[J]. Exp Hematol, 2002, 30(8): 896-904.

[12] CHONG J J, YANG X, DON C W, et al. Human embryonic-stem-cell-derived cardiomyocytes regenerate non-human primate hearts[J]. Nature, 2014, 510(7504): 273-277.

[13] YE L, CHANG Y H, XIONG Q, et al. Cardiac Repair in a Porcine Model of Acute Myocardial Infarction with Human Induced Pluripotent Stem Cell-Derived Cardiovascular Cells[J].Cell Stem Cell, 2014, 15(6): 750-761.

[14] BLAU H M, BRAZELTON T R, WEIMANN J M. The evolving concept of a stem cell: entity or function?[J]. Cell, 2001, 105(7): 829-841.

[15] SANCHEZ A A. Regeneration in the metazoans: why does it happen?[J]. Bioessays, 2000, 22(6): 578-590.

[16] BROCKES J P, KUMAR A. Appendage regeneration in adult vertebrates and implications for regenerative medicine[J]. Science, 2005, 310(5756):1919-1923.

[17] BERGMANN O, BHARDWAJ R D, BERNARD S, et al. Evidence for cardiomyocyte renewal in humans[J]. Science, 2009, 324(5923):98-102.

[18] BELTRAMI A P, URBANEK K, KAJSTURA J, et al. Evidence that human cardiac myocytes divide after myocardial infarction[J]. N Engl J Med, 2001, 344(23): 1750-1757.

[19] YANG Y J, QIAN H Y, HUANG J, et al. Atorvastatin treatment improves survival and effects of implanted mesenchymal stem cells in post-infarct swine hearts[J]. Eur Heart J, 2008, 29(12): 1578-1590.

[20] QIAN L, SRIVASTAVA D. Direct Cardiac Reprogramming: From Developmental Biology to Cardiac Regeneration[J]. Circ Res, 2013, 113(7): 915-921.

[21] LALIT P A, HEI D J, RAVAL A N, et al. Induced pluripotent stem cells for post-myocardial infarction repair: remarkable opportunities and challenges[J]. Circ Res, 2014, 114(8): 1328-1345.

[22] MURRY C E, SOONPAA M H, REINECKE H, et al. Haematopoietic stem cells do not transdifferentiate into cardiac myocytes in myocardial infarcts[J]. Nature, 2004, 428(6983): 664-668.

[23] MÜLLER-EHMSEN J, KRAUSGRILL B, BURST V, et al. Effective engraftment but poor mid-term persistence of mononuclear and mesenchymal bone marrow cells in acute and chronic rat myocardial infarction[J]. J Mol Cell Cardiol, 2006, 41(5): 876-884.

[24] NYGREN J M, JOVINGE S, BREITBACH M, et al. Bone marrow-derived hematopoietic cells generate cardiomyocytes at a low frequency through cell fusion, but not transdifferentiation[J]. Nat Med, 2004, 10(5): 494-501.

[25] NOISEUX N, GNECCHI M, LOPEZ-ILASACA M, et al. Mesenchymal stem cells overexpressing Akt dramatically repair infarcted myocardium and improve cardiac function despite infrequent cellular fusion or differentiation[J]. Mol Ther, 2006, 14(6): 840-850.

[26] WU J M, HSUEH Y C, CH'ANG H J, et al. Circulating cells contribute to cardiomyocyte regeneration after injury[J]. Circ Res, 2015, 116(4): 633-641.

[27] HODGKINSON C P, BAREJA A, GOMEZ J A, et al. Emerging Concepts in Paracrine Mechanisms in Regenerative Cardiovascular Medicine and Biology[J]. Circ Res, 2016, 118(1): 95-107.

[28] GNECCHI M, ZHANG Z, NI A, et al. Paracrine mechanisms in adult stem cell signaling and therapy[J]. Circ Res, 2008, 103(11): 1204-1219.

[29] CHIU R C. Bone-marrow stem cells as a source for cell therapy[J]. Heart Fail Rev, 2003, 8(3): 247-251.

[30] MENASCHÉ P, HAGÈGE A A, SCORSIN M, et al. Myoblast transplantation for heart failure[J]. Lancet, 2001, 357(9252): 279-280.

[31] MENASCHE P. Cardiac cell therapy trials: chronic myocardial infarction and congestive heart failure[J]. J Cardiovasc Transl

Res, 2008, 1(3): 201-206.

[32] TOMITA S, LI R K, WEISEL R D, et al. Autologous transplantation of bone marrow cells improves damaged heart function[J]. Circulation, 1999, 100(19 Suppl):II247- II256.

[33] JACKSON K A, MAJKA S M, WANG H, et al. Regeneration of ischemic cardiac muscle and vascular endothelium by adult stem cells[J]. J Clin Invest, 2001, 107(11): 1395-1402.

[34] HAMANO K, NISHIDA M, HIRATA K, et al. Local implantation of autologous bone marrow cells for therapeutic angiogenesis in patients with ischemic heart disease: clinical trial and preliminary results[J]. Jpn Circ J, 2001, 65(9): 845-847.

[35] MEYER G P, WOLLERT K C, LOTZ J, et al. Intracoronary bone marrow cell transfer after myocardial infarction: 5-year follow-up from the randomized-controlled BOOST trial[J]. Eur Heart J, 2009, 30(24): 2978-2984.

[36] SCHÄCHINGER V, ERBS S, ELSÄSSER A, et al. Intracoronary bone marrow-derived progenitor cells in acute myocardial infarction[J]. N Engl J Med, 2006, 355(12): 1210-1221.

[37] JANSSENS S, DUBOIS C, BOGAERT J, et al. Autologous bone marrow-derived stem-cell transfer in patients with ST-segment elevation myocardial infarction: double-blind, randomised controlled trial[J]. Lancet, 2006, 367(9505):113-121.

[38] JEEVANANTHAM V, BUTLER M, SAAD A, et al. Adult bone marrow cell therapy improves survival and induces long-term improvement in cardiac parameters: a systematic review and meta-analysis[J]. Circulation, 2012, 126(5): 551-568.

[39] DE JONG R, HOUTGRAAF J H, SAMIEI S, et al. Intracoronary stem cell infusion after acute myocardial infarction: a meta-analysis and update on clinical trials[J]. Circ Cardiovasc Interv, 2014, 7(2): 156-167.

[40] AFZAL M R, SAMANTA A, SHAH Z I, et al. Adult Bone Marrow Cell Therapy for Ischemic Heart Disease: Evidence and Insights From Randomized Controlled Trials[J]. Circ Res, 2015, 117(6): 558-575.

[41] POMPILIO G, NIGRO P, BASSETTI B, et al. Bone Marrow Cell Therapy for Ischemic Heart Disease: The Never Ending Story[J]. Circ Res, 2015, 117(6): 490-493.

[42] HUANG P, TIAN X, LI Q, et al. New strategies for improving stem cell therapy in ischemic heart disease[J]. Heart Fail Rev, 2016, 21(6):737-752.

[43] MENASCHÉ P, ALFIERI O, JANSSENS S, et al. The Myoblast Autologous Grafting in Ischemic Cardiomyopathy (MAGIC) trial: first randomized placebo-controlled study of myoblast transplantation[J]. Circulation, 2008, 117(9): 1189-1200.

[44] MENASCHÉ P, HAGÈGE A A, VILQUIN J T, et al. Autologous skeletal myoblast transplantation for severe postinfarction left ventricular dysfunction[J]. J Am Coll Cardiol, 2003, 41(7): 1078-1083.

[45] HUIKURI H V, KERVINEN K, NIEMELÄ M, et al. Effects of intracoronary injection of mononuclear bone marrow cells on left ventricular function, arrhythmia risk profile, and restenosis after thrombolytic therapy of acute myocardial infarction[J]. Eur Heart J, 2008, 29(22): 2723-2732.

[46] YOUSEF M, SCHANNWELL C M, KÖSTERING M, et al. The BALANCE study: clinical benefit and long-term outcome after intracoronary autologous bone marrow cell transplantation in patients with acute myocardial infarction[J]. J Am Coll Cardiol, 2009, 53(24): 2262-2269.

[47] WÖHRLE J, VON SCHEIDT F, SCHAUWECKER P, et al. Impact of cell number and microvascular obstruction in patients with bone-marrow derived cell therapy: final results from the randomized, double-blind, placebo controlled intracoronary Stem Cell therapy in patients with Acute Myocardial Infarction(SCAMI) trial[J]. Clin Res Cardiol, 2013, 102(10): 765-770.

[48] CAO F, SUN D, LI C, et al. Long-term myocardial functional improvement after autologous bone marrow mononuclear cells transplantation in patients with ST-segment elevation myocardial infarction: 4 years follow-up[J]. Eur Heart J, 2009, 30(16):1986-1994.

[49] WOLLERT K C, MEYER G P, LOTZ J, et al. Intracoronary autologous bone-marrow cell transfer after myocardial infarction: the BOOST randomized controlled clinical trial[J]. Lancet, 2004, 364(9429): 141-148.

[50] GYÖNGYÖSI M, LANG I, DETTKE M, et al. Combined delivery approach of bone marrow mononuclear stem cells early and late after myocardial infarction: the MYSTAR prospective, randomized study[J]. Nat Clin Pract Cardiovasc Med, 2009, 6(1):70-81.

[51] KRAUSE K, JAQUET K, SCHNEIDER C, et al. Percutaneous intramyocardial stem cell injection in patients with acute myocardial infarction: first-in-man study[J]. Heart, 2009, 95(14):1145-1152.

[52] LUNDE K, SOLHEIM S, AAKHUS S, et al. Intracoronary injection of mononuclear bone marrow cells in acute myocardial infarction[J]. N Engl J Med, 2006, 355(12):1199-1209.

［53］HIRSCH A, NIJVELDT R, VAN DER VLEUTEN P A, et al. Intracoronary infusion of mononuclear cells from bone marrow or peripheral blood compared with standard therapy in patients after acute myocardial infarction treated by primary percutaneous coronary intervention: results of the randomized controlled HEBE trial[J]. Eur Heart J, 2011, 32(14):1736-1747.

［54］TRAVERSE J H, HENRY T D, PEPINE C J, et al. Effect of the use and timing of bone marrow mononuclear cell delivery on left ventricular function after acute myocardial infarction: the time randomized trial[J]. JAMA, 2012, 308(22):2380-2389.

［55］TRAVERSE J H, HENRY T D, ELLIS S G, et al. Effect of intracoronary delivery of autologous bone marrow mononuclear cells 2 to 3 weeks following acute myocardial infarction on left ventricular function: the late time randomized trial[J]. JAMA, 2011, 306(19):2110-2119.

［56］CHOUDRY F, HAMSHERE S, SAUNDERS N, et al. A randomized double-blind control study of early intra-coronary autologous bone marrow cell infusion in acute myocardial infarction: the REGENERATE-AMI clinical trial[J]. Eur Heart J, 2016, 37(3):256-263.

［57］STRAUER B E, YOUSEF M, SCHANNWELL C M. The acute and long-term effects of intracoronary Stem cell Transplantation in 191 patients with chronic heARt failure: the STAR-heart study[J]. Eur J Heart Fail, 2010, 12(7):721-729.

［58］ASSMUS B, WALTER D H, SEEGER F H, et al. Effect of shock wave-facilitated intracoronary cell therapy on LVEF in patients with chronic heart failure: the CELLWAVE randomized clinical trial[J]. JAMA, 2013, 309(15):1622-1631.

［59］PERIN E C, WILLERSON J T, PEPINE C J, et al. Effect of transendocardial delivery of autologous bone marrow mononuclear cells on functional capacity, left ventricular function, and perfusion in chronic heart failure: the FOCUS-CCTRN trial[J]. JAMA, 2012, 307(16):1717-1726.

［60］FRIEDENSTEIN A J, CHAILAKHJAN R K, LALYKINA K S. The development of fibroblast colonies in monolayer cultures of guinea-pig bone marrow and spleen cells[J]. Cell Tissue Kinet, 1970, 3(4): 393-403.

［61］PITTENGER M F. Multilineage potential of adult human mesenchymal stem cells[J]. Science, 1999, 284(5411): 143-147.

［62］CHEN S L, FANG W W, YE F, et al. Effect on left ventricular function of intracoronary transplantation of autologous bone marrow mesenchymal stem cell in patients with acute myocardial infarction[J]. Am J Cardiol, 2004, 94(1):92-95.

［63］GAO L R, PEI X T, DING Q A, et al. A critical challenge: dosage-related efficacy and acute complication intracoronary injection of autologous bone marrow mesenchymal stem cells in acute myocardial infarction[J]. Int J Cardiol, 2013, 168(4):3191-3199.

［64］HOUTGRAAF J H, DEN DEKKER W K, VAN DALEN B M, et al. First experience in humans using adipose tissue-derived regenerative cells in the treatment of patients with ST-segment elevation myocardial infarction[J]. J Am Coll Cardiol, 2012, 59(5):539-540.

［65］HARE J M, TRAVERSE J H, HENRY T D, et al. A randomized, double-blind, placebo-controlled, dose-escalation study of intravenous adult human mesenchymal stem cells(prochymal)after acute myocardial infarction[J]. J Am Coll Cardiol, 2009, 54(24):2277-2286.

［66］MATHIASEN A B, HAACK-SØRENSEN M, JØRGENSEN E, et al. Auto transplantation of mesenchymal stromal cells from bone-marrow to heart in patients with severe stable coronary artery disease and refractory angina—final 3-year follow-up[J]. Int J Cardiol, 2013, 170(2):246-251.

［67］MATHIASEN A B, QAYYUM A A, JØRGENSEN E, et al. Bone marrow-derived mesenchymal stromal cell treatment in patients with severe ischaemic heart failure: a randomized placebo-controlled trial(MSC-HF trial)[J]. Eur Heart J, 2015, 36(27):1744-1753.

［68］HELDMAN A W, DIFEDE D L, FISHMAN J E, et al. Transendocardial mesenchymal stem cells and mononuclear bone marrow cells for ischemic cardiomyopathy: the TAC-HFT randomized trial[J]. JAMA, 2014, 311(1):62-73.

［69］PERIN E C, BOROW K M, SILVA G V, et al. A phase Ⅱ dose-escalation study of allogeneic mesenchymal precursor cells in patients with ischemic or nonischemic heart failure[J]. Circ Res, 2015, 117(6):576-584.

［70］HARE J M, FISHMAN J E, GERSTENBLITH G, et al. Comparison of allogeneic vs autologous bone marrow-derived mesenchymal stem cells delivered by transendocardial injection in patients with ischemic cardiomyopathy: the POSEIDON randomized trial[J]. JAMA, 2012, 308(22):2369-2379.

［71］BARTUNEK J, BEHFAR A, DOLATABADI D, et al. Cardiopoietic stem cell therapy in heart failure: the C-CURE (Cardiopoietic stem Cell therapy in heart failURE)multicenter randomized trial with lineage-specified biologics[J]. J Am Coll Cardiol, 2013, 61(23):2329-2338.

［72］BALSAM L B, WAGERS A J, CHRISTENSEN J L, et al. Haematopoietic stem cells adopt mature haematopoietic fates in ischaemic myocardium[J]. Nature, 2004, 428(6983): 668-673.

［73］BADORFF C, BRANDES R P, POPP R, et al. Transdifferentiation of blood-derived human adult endothelial progenitor cells into functionally active cardiomyocytes[J]. Circulation, 2003, 107(7): 1024-1032.

［74］MICHLER R E. Stem Cell Therapy for Heart Failure[J]. Cardiol Rev, 2014, 22(3): 105-116.

［75］MANSOUR S, ROY D C, BOUCHARD V, et al. One-Year Safety Analysis of the COMPARE-AMI Trial: Comparison of Intracoronary Injection of CD133 Bone Marrow Stem Cells to Placebo in Patients after Acute Myocardial Infarction and Left Ventricular Dysfunction[J]. Bone Marrow Res, 2011, 2011：385124.

［76］BARTUNEK J, VANDERHEYDEN M, VANDEKERCKHOVE B, et al. Intracoronary injection of CD133-positive enriched bone marrow progenitor cells promotes cardiac recovery after recent myocardial infarction: feasibility and safety[J]. Circulation, 2005, 112(9 Suppl): I178-I183.

［77］QUYYUMI A A, WALLER E K, MURROW J, et al. CD34+ cell infusion after ST elevation myocardial infarction is associated with improved perfusion and is dose dependent[J]. Am Heart J, 2011, 161(1)：98-105.

［78］BONGIOVANNI D, BASSETTI B, GAMBINI E, et al. The CD133+ cell as advanced medicinal product for myocardial and limb ischemia[J]. Stem Cells Dev, 2014, 23(20)：2403-2421.

［79］KEHAT I, KENYAGIN-KARSENTI D, SNIR M, et al. Human embryonic stem cells can differentiate into myocytes with structural and functional properties of cardiomyocytes[J]. J Clin Invest, 2001, 108(3):407-414.

［80］KEHAT I, KHIMOVICH L, CASPI O, et al. Electromechanical integration of cardiomyocytes derived from human embryonic stem cells[J]. Nat Biotechnol, 2004, 22(10): 1282-1289.

［81］BURRIDGE P W, KELLER G, GOLD J D, et al. Production of de novo cardiomyocytes: human pluripotent stem cell differentiation and direct reprogramming[J]. Cell Stem Cell, 2012, 10(1): 16-28.

［82］LIAO S Y, LIU Y, SIU C W, et al. Proarrhythmic risk of embryonic stem cell-derived cardiomyocyte transplantation in infarcted myocardium[J]. Heart Rhythm, 2010, 7(12): 1852-1859.

［83］MENASCHÉ P, VANNEAUX V, HAGÈGE A, et al. Human embryonic stem cell-derived cardiac progenitors for severe heart failure treatment: first clinical case report[J]. Eur Heart J, 2015, 36(30):2011-2017.

［84］XIONG Q, YE L, ZHANG P, et al. Functional consequences of human induced pluripotent stem cell therapy: myocardial ATP turnover rate in the in vivo swine heart with postinfarction remodeling[J]. Circulation, 2013, 127(9): 997-1008.

［85］ZHAO T B, ZHANG Z N, RONG Z L, et al. Immunogenicity of induced pluripotent stem cells[J]. Nature, 2011, 474 (7350): 212-215.

［86］ZHANG Y, WANG D, CHEN M, et al. Intramyocardial transplantation of undifferentiated rat induced pluripotent stem cells causes tumorigenesis in the heart[J]. PLoS One, 2011, 6(4): e19012.

［87］ARAKI R, UDA M, HOKI Y, et al. Negligible immunogenicity of terminally differentiated cells derived from induced pluripotent or embryonic stem cells[J]. Nature, 2013, 494(7435): 100-104.

［88］ZHANG L, PAN Y, QIN G, et al. Inhibition of stearoyl-coA desaturase selectively eliminates tumorigenic Nanog-positive cells: improving the safety of iPS cell transplantation to myocardium[J]. Cell Cycle, 2014, 13(5): 762-771.

［89］WYLES S P, YAMADA S, OOMMEN S, et al. Inhibition of DNA topoisomerase Ⅱ selectively reduces the threat of tumorigenicity following induced pluripotent stem cell-based myocardial therapy[J]. Stem Cells Dev, 2014, 23(19): 2274-2282.

［90］SHIBA Y, FERNANDES S, ZHU W Z, et al. Human ES-cell-derived cardiomyocytes electrically couple and suppress arrhythmias in injured hearts[J]. Nature, 2012, 489(7415):322-325.

［91］LAFLAMME M A, CHEN K Y, NAUMOVA A V, et al. Cardiomyocytes derived from human embryonic stem cells in pro-survival factors enhance function of infarcted rat hearts[J]. Nat Biotechnol, 2007, 25(9):1015-1024.

［92］VAN LAAKE L W, PASSIER R, DOEVENDANS P A, et al. Human embryonic stem cell-derived cardiomyocytes and cardiac repair in rodents[J]. Circ Res, 2008, 102(9):1008-1010.

［93］FERIC N T, RADISIC M. Maturing human pluripotent stem cell-derived cardiomyocytes in human engineered cardiac tissues[J]. Adv Drug Deliv Rev, 2016, 96:110-134.

［94］SCHRAM G, POURRIER M, MELNYK P, et al. Differential distribution of cardiac ion channel expression as a basis for regional specialization in electrical function[J]. Circ Res, 2002, 90(9):939-950.

［95］VAN VEEN A A, VAN RIJEN H V, OPTHOF T. Cardiac gap junction channels: modulation of expression and channel properties[J]. Cardiovasc Res, 2001, 51(2):217-229.

［96］QIAN L, HUANG Y, SPENCER C I, et al. In vivo reprogramming of murine cardiac fibroblasts into induced cardiomyocytes[J]. Nature, 2012, 485(7400):593-598.

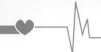
［97］MURAOKA N, IEDA M. Direct reprogramming of fibroblasts into myocytes to reverse fibrosis[J]. Annu Rev Physiol, 2014, 76:21-37.

［98］DOPPLER S A, DEUTSCH M A, LANGE R, et al. Direct Reprogramming-The Future of Cardiac Regeneration? [J]. Int J Mol Sci, 2015, 16(8):17368-17393.

［99］TENG C J, LUO J, CHIU R C J, et al. Massive mechanical loss of microspheres with direct intramyocardial injection in the beating heart: implications for cellular cardiomyoplasty[J]. J Thorac Cardiovasc Surg, 2006, 132(3): 628-632.

［100］ZHANG H, CHEN H, WANG W, et al. Cell survival and redistribution after transplantation into damaged myocardium[J]. J Cell Mol Med, 2010, 14(5):1078-1082.

［101］ZHANG H, SONG P, TANG Y, et al. Injection of bone marrow mesenchymal stem cells in the borderline area of infarcted myocardium: heart status and cell distribution[J]. J Thorac Cardiovasc Surg, 2007, 134(5): 1234-1240.

［102］GAROT J, UNTERSEEH T, TEIGER E, et al. Magnetic resonance imaging of targeted catheter-based implantation of myogenic precursor cells into infarcted left ventricular myocardium[J]. J Am Coll Cardiol, 2003, 41(10): 1841-1846.

［103］DICK A J, GUTTMAN M A, RAMAN V K, et al. Magnetic resonance fluoroscopy allows targeted delivery of mesenchymal stem cells to infarct borders in Swine[J]. Circulation, 2003, 108(23): 2899-2904.

［104］THOMPSON C A, NASSERI B A, MAKOWER J, et al. Percutaneous transvenous cellular cardiomyoplasty. A novel nonsurgical approach for myocardial cell transplantation[J]. J Am Coll Cardiol, 2003, 41(11): 1964-1971.

［105］STRAUER B E, BREHM M, ZEUS T, et al. Intracoronary, human autologous stem cell transplantation for myocardial regeneration following myocardial infarction[J]. Dtsch Med Wochenschr, 2001, 126(34-35): 932-938.

［106］TAMURA Y, MATSUMURA K, SANO M, et al. Neural crest-derived stem cells migrate and differentiate into cardiomyocytes after myocardial infarction[J]. Arterioscler Thromb Vasc Biol, 2011, 31(3): 582-589.

［107］MAYFIELD A E, TILOKEE E L, LATHAM N, et al. The effect of encapsulation of cardiac stem cells within matrix-enriched hydrogel capsules on cell survival, post-ischemic cell retention and cardiac function[J]. Biomaterials, 2014, 35 (1): 133-142.

［108］ASKARI A T, UNZEK S, POPOVIC Z B, et al. Effect of stromal-cell-derived factor 1 on stem-cell homing and tissue regeneration in ischaemic cardiomyopathy[J]. Lancet, 2003, 362(9385): 697-703.

［109］SCHENK S, MAL N, FINAN A, et al. Monocyte chemotactic protein-3 is a myocardial mesenchymal stem cell homing factor[J]. Stem Cells, 2007, 25(1):245-251.

［110］ZHANG D S, FAN G C, ZHOU X Y, et al. Over-expression of CXCR4 on mesenchymal stem cells augments myoangiogenesis in the infarcted myocardium[J]. J Mol Cell Cardiol, 2008, 44(2): 281-292.

［111］ZHANG M, MAL N, KIEDROWSKI M, et al. SDF-1 expression by mesenchymal stem cells results in trophic support of cardiac myocytes after myocardial infarction[J]. FASEB J, 2007, 21(12): 3197-3207.

［112］TAGHAVI S, GEORGE J C. Homing of stem cells to ischemic myocardium[J]. Am J Transl Res, 2013, 5(4): 404-411.

［113］VICARIO J, PIVA J, PIERINI A, et al. Transcoronary sinus delivery of autologous bone marrow and angiogenesis in pig models with myocardial injury[J]. Cardiovasc Radiat Med, 2002, 3(2): 91-94.

［114］VICARIO J, CAMPOS C, PIVA J, et al. Transcoronary sinus administration of autologous bone marrow in patients with chronic refractory stable angina Phase 1[J]. Cardiovasc Radiat Med, 2004, 5(2): 71-76.

［115］LI R K, MICKLE D A, WEISEL R D, et al. Optimal time for cardiomyocyte transplantation to maximize myocardial function after left ventricular injury[J]. Ann Thorac Surg, 2001, 72(6): 1957-1963.

［116］ERBS S, LINKE A, SCHÄCHINGER V, et al. Restoration of microvascular function in the infarct-related artery by intracoronary transplantation of bone marrow progenitor cells in patients with acute myocardial infarction: the Doppler Substudy of the Reinfusion of Enriched Progenitor Cells and Infarct Remodeling in Acute Myocardial Infarction(REPAIR-AMI)trial[J]. Circulation, 2007, 116(4): 366-374.

［117］GE J, LI Y, QIAN J, et al. Efficacy of emergent transcatheter transplantation of stem cells for treatment of acute myocardial infarction(TCT-STAMI)[J]. Heart, 2006, 92(12): 1764-1767.

［118］STRAUER B E, BREHM M, ZEUS T, et al. Regeneration of human infarcted heart muscle by intracoronary autologous bone marrow cell transplantation in chronic coronary artery disease: the IACT Study[J]. J Am Coll Cardiol, 2005, 46(9): 1651-1658.

［119］GOLPANIAN S, SCHULMAN I H, EBERT R F, et al. Concise Review: Review and Perspective of Cell Dosage and Routes of Administration From Preclinical and Clinical Studies of Stem Cell Therapy for Heart Disease[J]. Stem Cells Transl Med, 2016, 5(2): 186-191.

［120］HALKOS M E, ZHAO Z Q, KERENDI F, et al. Intravenous infusion of mesenchymal stem cells enhances regional perfusion and improves ventricular function in a porcine model of myocardial infarction[J]. Basic Res Cardiol, 2008, 103 (6): 525-536.

[121] HASHEMI S M, GHODS S, KOLODGIE F D, et al. A placebo controlled, dose-ranging, safety study of allogenic mesenchymal stem cells injected by endomyocardial delivery after an acute myocardial infarction[J]. Eur Heart J, 2008, 29(2): 251-259.

[122] LOSORDO D W, HENRY T D, DAVIDSON C, et al. Intramyocardial, autologous CD34+ cell therapy for refractory angina[J]. Circ Res, 2011, 109(4): 428-436.

[123] LEE S T, WHITE A J, MATSUSHITA S, et al. Intramyocardial injection of autologous cardiospheres or cardiosphere-derived cells preserves function and minimizes adverse ventricular remodeling in pigs with heart failure post-myocardial infarction[J]. J Am Coll Cardiol, 2011, 57(4): 455-465.

[124] LUNDE K, SOLHEIM S, AAKHUS S, et al. Autologous stem cell transplantation in acute myocardial infarction: The ASTAMI randomized controlled trial. Intracoronary transplantation of autologous mononuclear bone marrow cells, study design and safety aspects[J]. Scand Cardiovasc J, 2005, 39(3): 150-158.

[125] HOU D, YOUSSEF E A, BRINTON T J, et al. Radiolabeled cell distribution after intramyocardial, intracoronary, and interstitial retrograde coronary venous delivery: implications for current clinical trials[J]. Circulation, 2005, 112(9 Suppl): I150-I156.

[126] AGBULUT O, MENOT M L, LI Z, et al. Temporal patterns of bone marrow cell differentiation following transplantation in doxorubicin-induced cardiomyopathy[J]. Cardiovasc Res, 2003, 58(2):451-459.

[127] HOU J F, ZHANG H, YUAN X, et al. In vitro effects of low-level laser irradiation for bone marrow mesenchymal stem cells: proliferation, growth factors secretion and myogenic differentiation[J]. Lasers Surg Med, 2008, 40(10): 726-733.

[128] MOSSER D D, CARON A W, BOURGET L, et al. Role of the human heat shock protein hsp70 in protection against stress-induced apoptosis[J]. Mol Cell Biol, 1997, 17(9): 5317-327.

[129] LI N, ZHANG Q, QIAN H, et al. Atorvastatin induces autophagy of mesenchymal stem cells under hypoxia and serum deprivation conditions by activating the mitogen-activated protein kinase/extracellular signal-regulated kinase pathway[J]. Chin Med J(Engl), 2014, 127(6): 1046-1051.

[130] THOMSON M J, FRENNEAUX M P, KASKI J C. Antioxidant treatment for heart failure: friend or foe? [J]. QJM, 2009, 102(5): 305-310.

[131] CHANDRA M, SURENDRA K, KAPOOR R K, et al. Oxidant stress mechanisms in heart failure[J]. Boll Chim Farm, 2000, 139(3):149-152.

[132] VON HARSDORF R, LI P F, DIETZ R. Signaling pathways in reactive oxygen species-induced cardiomyocyte apoptosis[J]. Circulation, 1999, 99(22): 2934-2941.

[133] SUZUKI K, MURTUZA B, BEAUCHAMP J R, et al. Dynamics and mediators of acute graft attrition after myoblast transplantation to the heart[J]. FASEB J, 2004, 18(10): 1153-1155.

[134] GURUSAMY N, RAY D, LEKLI I, et al. Red wine antioxidant resveratrol-modified cardiac stem cells regenerate infarcted myocardium[J]. J Cell Mol Med, 2010, 14(9): 2235-2239.

[135] DROWLEY L, OKADA M, BECKMAN S, et al. Cellular antioxidant levels influence muscle stem cell therapy[J]. Mol Ther, 2010, 18(10): 1865-1873.

[136] STANLEY B A, SIVAKUMARAN V, SHI S, et al. Thioredoxin reductase-2 is essential for keeping low levels of H_2O_2 emission from isolated heart mitochondria[J]. J Biol Chem, 2011, 286(38): 33669-33677.

[137] RETUERTO M A, SCHALCH P, PATEJUNAS G, et al. Angiogenic pretreatment improves the efficacy of cellular cardiomyoplasty performed with fetal cardiomyocyte implantation[J]. J Thorac Cardiovasc Surg, 2004, 127(4): 1041-1049.

[138] BERGERS G, HANAHAN D. Modes of resistance to anti-angiogenic therapy[J]. Nat Rev Cancer, 2008, 8(8): 592-603.

[139] SEMENZA G L. Involvement of hypoxia-inducible factor 1 in human cancer[J]. Intern Med, 2002, 41(2): 79-83.

[140] KWAK B, MULHAUPT F, MYIT S, et al. Statins as a newly recognized type of immunomodulator[J]. Nat Med, 2000, 6(12):1399-1402.

[141] YANG Y J, QIAN H Y, HUANG J, et al. Combined therapy with simvastatin and bone marrow-derived mesenchymal stem cells increases benefits in infarcted swine hearts[J]. Arterioscler Thromb Vasc Biol, 2009, 29(12): 2076-2082.

[142] XIE X, CAO F, SHEIKH A Y, et al. Genetic modification of embryonic stem cells with VEGF enhances cell survival and improves cardiac function[J]. Cloning Stem Cells, 2007, 9(4): 549-563.

[143] RODRIGUEZ-PORCEL M, GHEYSENS O, PAULMURUGAN R, et al. Antioxidants improve early survival of

cardiomyoblasts after transplantation to the myocardium[J]. Mol Imaging Biol, 2010, 12(3): 325-334.

［144］PEARL J I, LEE A S, LEVESON-GOWER D B, et al. Short-term immunosuppression promotes engraftment of embryonic and induced pluripotent stem cells[J]. Cell Stem Cell, 2011, 8(3): 309-317.

［145］HU S, HUANG M, NGUYEN P K, et al. Novel microRNA prosurvival cocktail for improving engraftment and function of cardiac progenitor cell transplantation[J]. Circulation, 2011, 124(11 Suppl): S27-S34.

［146］ONG S G, LEE W H, HUANG M, et al. Cross talk of combined gene and cell therapy in ischemic heart disease: role of exosomal microRNA transfer[J]. Circulation, 2014, 130(11 Suppl 1): S60-S69.

［147］LANGER R, TIRRELL D A. Designing materials for biology and medicine[J]. Nature, 2004, 428(6982): 487-492.

［148］GECKIL H, XU F, ZHANG X, et al. Engineering hydrogels as extracellular matrix mimics[J]. Nanomedicine(Lond), 2010, 5(3): 469-484.

［149］KUTSCHKA I, CHEN I Y, KOFIDIS T, et al. Collagen matrices enhance survival of transplanted cardiomyoblasts and contribute to functional improvement of ischemic rat hearts[J]. Circulation, 2006, 114(1 Suppl): I167-I173.

［150］FU Y, KEDZIOREK D, KRAITCHMAN D L. Recent developments and future challenges on imaging for stem cell research[J]. J Cardiovasc Transl Res, 2010, 3(1): 24-29.

［151］SEKINE H, SHIMIZU T, HOBO K, et al. Endothelial cell coculture within tissue-engineered cardiomyocyte sheets enhances neovascularization and improves cardiac function of ischemic hearts[J]. Circulation, 2008, 118(14 Suppl): S145-S152.

［152］MIYAHARA Y, NAGAYA N, KATAOKA M, et al. Monolayered mesenchymal stem cells repair scarred myocardium after myocardial infarction[J]. Nat Med, 2006, 12(4): 459-465.

［153］CHACHQUES J C, TRAININI J C, LAGO N, et al. Myocardial Assistance by Grafting a New Bioartificial Upgraded Myocardium(MAGNUM trial): clinical feasibility study[J]. Ann Thorac Surg, 2008, 85(3): 901-908.

［154］ROGERS T B, PATI S, GAA S, et al. Mesenchymal stem cells stimulate protective genetic reprogramming of injured cardiac ventricular myocytes[J]. J Mol Cell Cardiol, 2011, 50(2): 346-356.

［155］DEUSE T, PETER C, FEDAK P W, et al. Hepatocyte growth factor or vascular endothelial growth factor gene transfer maximizes mesenchymal stem cell-based myocardial salvage after acute myocardial infarction[J]. Circulation, 2009, 120 (11 Suppl): S247-S254.

［156］GNECCHI M, HE H, NOISEUX N, et al. Evidence supporting paracrine hypothesis for Akt-modified mesenchymal stem cell-mediated cardiac protection and functional improvement[J]. FASEB J, 2006, 20(6): 661-669.

［157］LAI R C, ARSLAN F, LEE M M, et al. Exosome secreted by MSC reduces myocardial ischemia/reperfusion injury[J]. Stem Cell Res, 2010, 4(3): 214-222.

［158］ROBBINS P D, MORELLI A E. Regulation of immune responses by extracellular vesicles[J]. Nat Rev Immunol, 2014, 14(3): 195-208.

［159］SLUIJTER J P, VERHAGE V, DEDDENS J C, et al. Microvesicles and exosomes for intracardiac communication[J]. Cardiovasc Res, 2014, 102(2): 302-311.

［160］ARSLAN F, LAI R C, SMEETS M B, et al. Mesenchymal stem cell-derived exosomes increase ATP levels, decrease oxidative stress and activate PI3K/Akt pathway to enhance myocardial viability and prevent adverse remodeling after myocardial ischemia/reperfusion injury [J]. Stem Cell Res, 2013, 10(3):301-312.

［161］LAMICHHANE T N, SOKIC S, SCHARDT J S, et al. Emerging roles for extracellular vesicles in tissue engineering and regenerative medicine[J]. Tissue Eng Part B Rev, 2015, 21(1): 45-54.

［162］IBRAHIM A G, CHENG K, MARBÁN E. Exosomes as critical agents of cardiac regeneration triggered by cell therapy[J]. Stem Cell Reports, 2014, 2(5):606-619.

［163］CHEN L, WANG Y, PAN Y, et al. Cardiac progenitor-derived exosomes protect ischemic myocardium from acute ischemia/reperfusion injury[J]. Biochem Biophys Res Commun, 2013, 431(3): 566-571.

［164］CONIGLIARO A, COSTA V, LO DICO A, et al. CD90+ liver cancer cells modulate endothelial cell phenotype through the release of exosomes containing H19 lncRNA[J]. Mol Cancer, 2015, 14(1): 155.

［165］FENG Y, HUANG W, WANI M, et al. Ischemic preconditioning potentiates the protective effect of stem cells through secretion of exosomes by targeting Mecp2 via miR-22[J]. PLoS One, 2014, 9(2): e88685.

第4章 心脏震波治疗

冠心病作为威胁人类健康的主要疾病之一,引起医学工作者及研究者的广泛关注。随着治疗药物及技术的进展,冠心病患者的生存率已明显提高,但同时也有更多患者步入疾病晚期,出现顽固性心绞痛或缺血性心肌病。这部分患者药物治疗效果通常并不理想,并且已没有机会接受冠状动脉介入治疗(percutaneous coronary intervention, PCI)或冠状动脉旁路移植术(coronary artery bypass graft, CABG),生活质量严重下降。瑞士 STORZ MEDICAL 公司在体外震波碎石设备的基础上,研制了一项针对晚期冠心病及缺血性心肌病的新型超声治疗仪——体外心脏震波治疗系统(cardiac shock wave therapy, CSWT),在最新的文献中也被称作震波心肌再血管化(extracorporeal shockwave myocardial revascularization, ESMR)。2003 年欧洲心脏病学会年会上首次报道了 CSWT 的有效性及安全性,随后在欧洲、日本及中国等多个研究中心被应用于临床,取得良好的治疗效果,并且鲜有治疗相关不良反应发生。

一、震波治疗起源及原理

震波技术最初作为泌尿系结石的一种无创治疗手段被人们所熟知。随后发现在高频、低能量的震波治疗区域,组织修复速度增快,新生血管数目增多。因此,震波技术逐渐应用于肌腱炎、骨折康复及慢性缺血性心肌病。人们发现,除了短期内展现出的止痛、抗炎作用外,低能量震波(0.003 ~ 0.890mJ/mm²)还能产生一种相对长久的组织再生效应。患者由缺血引起的疼痛症状可明显减轻,同时观察到局部微循环的重建。其具体作用机制尚不完全明了,可能与震波引发的空穴效应、增加局部 NO 合成以及促进多种血管生成因子表达有关[1],并能够显著对抗缺血 / 缺氧介导的细胞凋亡[2]。2003 年震波治疗理念正式用于治疗缺血性心脏病,各项细胞试验逐步开展(表 10-4-1),日本率先建立了慢性缺血、急性心肌梗死及缺血 - 再灌注损伤的经典动物实验模型(表 10-4-2)。

表 10-4-1 CSWT 相关体外试验

类型	研究方法	研究题目或结论	年份	地区
细胞实验	无机溶液	ESW 促进非酶法 NO 合成过程	2002	欧洲
	脐静脉上皮细胞	ESW 增加 eNOS 活性及 VEGF 表达	2005	欧洲 日本
	心肌细胞	ESW 促进心脏干细胞或祖细胞分化	2008	欧洲

注:ESW,体外震波;NO,一氧化氮;eNOS,内皮型一氧化氮合酶;VEGF,血管生长因子。

表 10-4-2 CSWT 相关动物实验

类型	研究方法	研究题目或结论	年份	地区
动物模型	慢性心肌缺血	CSWT 改善心肌血流及功能(RMBF、VTF)	2004	日本
	急性心肌梗死	CSWT 治疗仅改善梗死边缘带心肌血流及功能,早期治疗可以对抗心室重构(LVEDV、LVEF)	2007	日本
	缺血 - 再灌注	CSWT 可以对抗缺血再灌注介导的心室重构	2010	日本
	慢性心肌缺血	CSWT 可以对抗缺血介导的心室重构,纤维化、CD40 细胞及多种炎性因子、氧化应激因子降低	2012	中国台湾

注:RMBF,区域心肌血流量;VTF,室壁增厚率;LVEDV,左室舒张末容积;LVEF,左室射血分数。

二、CSWT 操作方法

CSWT 的操作首先是通过实时超声心动图精确定位心脏缺血节段，完成能量的聚焦过程，再依靠心电图的 R 波门控技术进行触发，在心肌电活动的绝对不应期内，向设定的治疗靶区域释放脉冲式声能量。最后通过仪器下端的水垫及超声耦合剂向患者胸腔内传导震波能量，并可调节水垫的高度而更改震波聚焦点的位置，同时减少声能的衰减。CSWT 所采用的是一种高频的脉冲式声波，其能量为体外碎石震波治疗的 1/10，目前各个临床试验中多选择能量等级 0.09mJ/mm²，200 点击数 / 点，9 ～ 18 点 / 区域。

1. 标准治疗法　每个治疗周内应用 3 次 CSWT（隔天 1 次），每月 1 个治疗周，休息 3 周，总疗程 3 个月，共 9 次治疗。国际上临床试验均采用此法[3-5]。

2. 短周期治疗法　每个治疗周内应用 3 次 CSWT（隔天 1 次），每月连续 3 个治疗周，休息 1 周，总疗程 1 个月，共 9 次治疗。国内首创的治疗方案，短期随访在改善患者症状方面的疗效与标准治疗法相当[6]，但治疗前、后心肌核素改善程度可能逊色于标准治疗法，故未被国际或国内其他中心采用。

三、CSWT 适用人群

CSWT 主要适用于晚期冠心病合并顽固性心绞痛患者[1]，这部分患者已没有接受 PCI 或 CABG 的机会，并且经过充分的经典冠心病药物治疗后，仍反复发作心绞痛。目前 CSWT 适应证已囊括顽固性心绞痛合并慢性心力衰竭或缺血性心肌病（LVEF＞30%），近年的临床研究中正尝试将 CSWT 治疗范畴进一步扩展至所有稳定期冠心病[7]，甚至是不稳定型心绞痛和处于急性心肌梗死恢复期的患者，但这部分人群的疗效及安全性有待进一步评估。

四、CSWT 临床应用

（一）顽固性心绞痛

1. 控制心绞痛症状　CSWT 能够持续而显著地减少患者心绞痛发作，提高缺血阈值，极大程度上改善患者生活质量[4, 8-9]，这也是 CSWT 最为确切的疗效和突出的优势所在。临床上观察到患者加拿大心血管学会心绞痛分级（CCS）降低，硝酸酯类药物用量明显减少（图 10-4-1）。其他评价指标还包括西雅图心绞痛量表（SAQ）、欧洲生活质量问卷等。患者通常于治疗后 1 ～ 3 个月开始显现出 CSWT 治疗效果，并随着时间的延长而更加明显[10]。

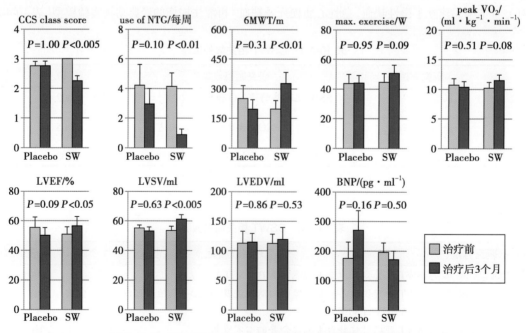

图 10-4-1　2010 年日本一项 CSWT 的双盲、安慰剂对照研究

比较 CSWT 治疗前后 CCS class score（CCS 分级积分）、use of NTG（硝酸甘油用量）、6MWT（6 分钟步行试验）、max.exercise（最大运动耐受量）、peak VO₂（峰耗氧量）、LVEF（左室射血分数）、LVSV（左室收缩体积）、LVEDV（左室舒张末容积）及 BNP（B 型脑钠肽）的变化。Placebo 代表安慰剂组，SW 代表震波治疗组。

2. 心肌再血管化　动物实验中可观察到 CSWT 治疗组冠状动脉造影下可视血管数量、心肌活检毛细血管密度均较对照组增加，心内膜及心外膜的区域心肌血流改善[1]。而临床中则多采用多巴酚丁胺负荷超声心动图、心肌核素显像（SPECT）、心脏磁共振成像技术（CMR）定位心肌缺血节段，并定量判定局部及整体心肌灌注情况[11]。部分研究中也纳入了室壁运动分数指数（wall motion score index，WMSI）、收缩期峰值变应率（peak systolic strain rate，PSSR）等作为评价指标。绝大多数研究者认为，在治疗 3 个月后 CSWT 能够改善患者缺血的上述客观指标，但可能仅局限于震波治疗靶区域，远离治疗区域或整体心肌灌注并无差别[9,12]。

3. 社会功能　根据生物 - 心理 - 社会医学模式理论，疾病的转归应包括心理健康及社会功能的恢复。瑞士最新研究纳入了心理问卷、患者健康自我评定及社会功能作为 CSWT 治疗的观察指标，由于 CSWT 对于躯体症状改善非常显著，治疗组自我评定"健康百分比"在 CSWT 治疗后提升，但其社会功能在治疗前、后没有差别[4]。

（二）缺血性心肌病

1. 活动耐量　CSWT 对于患者运动耐量的提升是确切而显著的[8,13]，与其控制心绞痛症状的效果相当，并且密不可分，通常也是在治疗 1 ~ 3 个月时开始显现。评价的经典标准为纽约心功能分级（NYHA）、6 分钟步行试验（6MWT）。但由于这两项指标受患者及检查者主观因素影响过多，故又纳入心肺运动试验（cadiopulmonary exercise text，CPX）作为客观评价指标，主要包括最大运动耐受量（watts）、峰耗氧量（peak VO$_2$）等（见图 10-4-1），但结果尚无定论。

2. 心肌功能　动物实验中观察到接受 CSWT 治疗区域的室壁增厚比率改善，因此推测 CSWT 具有恢复冬眠心肌功能的作用[1]。临床试验中多采用多巴酚丁胺负荷超声心动图评价靶区域心肌收缩功能，接受标准或短周期 CSWT 治疗的患者，在治疗结束或治疗 3 个月时即可观察到治疗区域的心肌运动幅度增加，而心肌功能的改善持续至随访结束（6 ~ 12 个月）[1]。国内改良的短周期 CSWT 治疗亦可观察到类似的效果。收缩期峰值变应率（peak systolic strain rate，PSSR）也曾被作为心肌功能的客观观察指标，所得结论与之前相似。

3. 左室射血分数　早在动物实验中就已观察到 CSWT 有对抗心室重构作用，治疗组左心室造影下测定的左室射血分数较对照组提高。而随后进行的动物实验及多项临床试验都发现，左心室功能的改善通常在治疗后 6 个月才能被观察到，并且随着随访时间延长，其改善心脏功能疗效的显著性增加[1]。目前临床上多采用超声心动图或 CMR 测量左室射血分数，大多数研究认为 CSWT 能够提高患者的左室射血分数[13]，并可能改善左室舒张末容积，但在另一些样本量相对大的试验中并未观察左室射血分数改善[5,14]，其原因有待进一步探讨。在这里需要指出的是，目前临床研究中所纳入的患者，基础 LVEF 均大于 30%。

4. 其他临床指标　有些研究认为，CSWT 能够降低缺血性心力衰竭患者的平均心率及血清 B 型脑钠肽水平[15]。

（三）急性冠脉综合征

目前尚未有急性冠脉综合征（ACS）或急性心肌梗死（AMI）方面的大规模临床研究。但在早期建立的动物模型中，可观察到 CSWT 治疗后，左室容积参数、射血分数均有改善，梗死边缘区域的室壁增厚比率及心肌血流灌注增加。而这项获益仅见于早期治疗组（心肌梗死后 3 天），而晚期治疗组（心肌梗死后 4 周）则较对照组没有差异[1]。基于上述研究结果，目前最新的临床试验正尝试将 CSWT 应用于成功接受 PCI 的不稳定型心绞痛或急性心肌梗死患者[16]。

五、CSWT 安全性评价

接受震波治疗的正常大鼠，其心肌细胞无变性、坏死，心肌间质无炎症细胞浸润[17]。目前各项临床试验中罕见治疗相关不良反应[1]。即使老年患者（60 ~ 81 岁）在接受治疗后，血清酶学、谷丙转氨酶、肌酐、超敏 C 反应蛋白均无明显改变，心率、收缩压、舒张压和氧饱和度亦无明显变化[18]。个别患者出现治疗中胸痛症状，减低能量级别后可以缓解；少数患者可于治疗第 1 周出现偶发室性期前收缩，对血流动力学无影响。文献中尚有报道有 1 名患者因疼痛不能耐受而终止，1 名患者因第 6 次治疗后出现血肌钙蛋白 T 轻度升高而提前终止，1 例患者治疗接受后 4 周于院外死亡[1]。在最近的一项探索性研究中，接受 CSWT 治疗的 1 例顽固性心绞痛患者最终因充血性心力衰竭死亡，1 例急性心肌梗死恢复期的患者出现腰椎间盘突出[16]。

总而言之，CSWT 通过促进治疗靶区域新生血管的生成及侧支循环的建立，增加心肌血流灌注，能够有效治疗顽固性心绞痛,持久而显著地改善患者的症状及生活质量,有助于增加合并心力衰竭患者的运动耐量,甚至可能提高心力衰竭患者的左室射血分数。它有别于内科药物治疗、PCI 及 CABG 术,从一个新的角度改善心肌缺血,给晚期冠心病患者带来希望。

（刘君萌）

参 考 文 献

［1］刘君萌,于玮玮,何青.心脏震波治疗研究进展 [J].中国心血管病杂志,2012,17: 401-405.

［2］YU W, SHEN T, LIU B, et al. Cardiac shock wave therapy attenuates H9c2 myoblast apoptosis by activating the AKT signal pathway[J]. Cell Physiol Biochem, 2014, 33: 1293-1303.

［3］KAZMI W H, RASHEED S Z, AHMED S, et al. Noninvasive therapy for the management of patients with advanced coronary artery disease[J]. Coron Artery Dis, 2012, 23(8):549-554.

［4］SCHMID J P, CAPOFERRI M, WAHL A, et al. Cardiac shock wave therapy for chronic refractory angina pectoris. A prospective placebo-controlled randomized trial[J]. Cardiovasc Ther, 2013, 31（3）:e1-e6.

［5］PRASAD M, WAN AHMAD W A, SUKMAWAN R, et al. Extracorporeal shockwave myocardial therapy is efficacious in improving symptoms in patients with refractory angina pectoris--a multicenter study[J]. Coron Artery Dis, 2015, 26（3）:194-200.

［6］WANG Y, GUO T, MA T K, et al. A modified regimen of extracorporeal cardiac shock wave therapy for treatment of coronary artery disease[J]. Cardiovasc Ultrasound, 2012, 10（1）:35.

［7］YANG P, GUO T, WANG W, et al. Randomized and double-blind controlled clinical trial of extracorporeal cardiac shock wave therapy for coronary heart disease[J]. Heart Vessels, 2013, 28（3）:284-291.

［8］BURNEIKAITĖ G, SHKOLNIK E, ČELUTKIENĖ J, et al. Cardiac shock-wave therapy in the treatment of coronary artery disease: systematic review and meta-analysis[J]. Cardiovasc Ultrasound, 2017, 15（1）:11.

［9］刘保逸,张瑞生,何青,等.体外心脏震波系统治疗顽固性心绞痛的临床探讨 [J].中国心血管杂志,2015, 1: 23-28.

［10］NIRALA S, WANG Y, PENG Y Z, et al. Cardiac shock wave therapy shows better outcomes in the coronary artery disease patients in a long term[J]. Eur Rev Med Pharmacol Sci, 2016, 20(2):330-338.

［11］ZUOZIENE G, LEIBOWITZ D, CELUTKIENE J, et al. Multimodality imaging of myocardial revascularization using cardiac shock wave therapy[J]. Int J Cardiol, 2015, 187:229-330.

［12］KALLER M, FABER L, BOGUNOVIC N, et al. Cardiac shock wave therapy and myocardial perfusion in severe coronary artery disease[J]. Clin Res Cardiol, 2015, 104（10）:843-849.

［13］WANG J, ZHOU C, LIU L, et al. Clinical effect of cardiac shock wave therapy on patients with ischaemic heart disease: a systematic review and meta-analysis[J]. Eur J Clin Invest, 2015, 45（12）:1270-1285.

［14］SLIKKERVEER J, DE BOER K, ROBBERS L F, et al. Evaluation of extracorporeal shock wave therapy for refractory angina pectoris with quantitative analysis using cardiac magnetic resonance imaging: a short communication[J]. Neth Heart J, 2016, 24（5）:319-325.

［15］GABRUSENKO S A, MALAKHOV V V, SHITOV V N, et al. An experience of the use of a curative method of cardiac shock wave therapy in patients with ischemic heart disease[J]. Kardiologiia, 2013, 53（5）:20-26.

［16］MYOJO M, ANDO J, UEHARA M, et al. Feasibility of Extracorporeal Shock Wave Myocardial Revascularization Therapy for Post-Acute Myocardial Infarction Patients and Refractory Angina Pectoris Patients[J]. Int Heart J, 2017, 58（2）:185-190.

［17］张云鹤,沈涛,何青,等.体外心脏震波治疗的心脏安全性研究 [J].中国心血管病杂志,2016, 21（2）:126-130.

［18］刘保逸,李文婵,张瑞生,等.体外心脏震波治疗老年冠心病患者的疗效和安全性分析 [J].中华老年医学杂志,2015, 34（7）:736-740.

第5章　IABP 应用研究进展

机械循环辅助装置（MCS）包括主动脉内球囊反搏（intra-aortic balloon pump，IABP）、体外膜肺氧合（ECMO）和左心室辅助装置（Impella 和 TandemHeart）。IABP 属于其中的元老，迄今已有超过半个世纪的历史，在冠心病的临床治疗中有着重要作用。最初在 20 世纪 50 年代，美国的 Kantrowitz 在实验中发现舒张压的增高可使冠状动脉血流增加 22%～53%，也就是 IABP 工作原理的基本生理机制。之后 Harken 在 1958 年描述了 IABP 的概念，并在 20 世纪 60 年代由 Kantrowitz 首先将 IABP 应用于临床，成功抢救了 2 例药物治疗无效的心肌梗死合并严重心源性休克的患者[1]。到 20 世纪 70 年代，IABP 已成功用于心脏围手术期的血流动力学不稳定和心力衰竭的支持治疗。20 世纪 80 年代以后，随着经皮穿刺技术的发展，IABP 植入已无须手术切口，微创植入，成为临床常用技术，拯救了众多患者。

IABP 主要部件包括球囊导管和反搏泵两部分。通过植入主动脉内的球囊，反搏泵进行与心动周期同步的充放气体，使球囊在舒张期处于充气状态，动脉内舒张期压力增高，冠状动脉血流增加，进而改善冠状动脉缺血，在等容收缩期末球囊及时放气，心脏后负荷减小，增加心排血量，降低舒张期左心室张力，减少心脏做功，从而减少心肌氧耗。

目前 IABP 主要应用于冠心病治疗领域，主要适应证包括：①急性心肌梗死合并心源性休克或机械并发症（如乳头肌断裂、室间隔穿孔等）；②经药物治疗无法控制的不稳定型心绞痛；③出现因心肌缺血诱发的顽固性心律失常；④严重心功能不全（NYHA 分级 Ⅲ 和 Ⅳ 级）；⑤左主干或严重多支病变；⑥冠状动脉旁路移植术（CABG）围手术期的应用。

其中，IABP 在急性冠脉综合征（acute coronary syndrome，ACS）、复杂冠状动脉病变的介入治疗和 CABG 围手术期中有着重要作用，分述如下：

一、ACS 合并心源性休克或机械并发症

心源性休克是 ACS 的严重并发症，也是 ACS 最主要的死亡原因之一。IABP 在 ACS 合并心源性休克中的应用已有超过半个世纪的历史，从美国统计看，心源性休克仍然是 IABP 应用最多的临床情况，约占 20%[2-3]。国内的情况类似。

单纯应用 IABP 治疗心源性休克的有效性存在争议，虽然有人认为有效，但其他一些研究表明 IABP 无法改善预后[4-5]。在早期没有 PCI/CABG 的时代，患者的死亡率极高。在溶栓时代，研究表明 IABP 能改善预后[6-7]。在进入介入时代后，介入治疗能明显提高心源性休克患者的生存率，IABP 增加冠状动脉灌注并减少心肌氧耗，两者联合应能进一步改善心源性休克患者预后。因此，在各指南对于 ST 段抬高心肌梗死（ST-elevation myocardial infarction，STEMI）合并心源性休克的情况，对 IABP 都做了推荐。2010 年中国 STEMI 指南推荐级别为 Ⅰ 级，证据水平为 C 级，指南认为 IABP 能有效逆转组织低灌注，但需联合冠状动脉血运重建治疗，迅速开通梗死相关动脉，恢复心肌再灌注，以降低病死率[8]。对于入院时已处于心源性休克的患者，指南建议应尽早植入 IABP。对于大面积 STEMI 或高危患者，建议考虑预防性植入 IABP。2012 年 ESC 的 STEMI 指南中，IABP 的推荐级别为 Ⅱb 级，证据级别为 B 级[9]。2013 年 ACCF/AHA 的 STEMI 指南中，IABP 的推荐级别为 Ⅱa 级，证据级别为 B 级，指出对于药物治疗无法迅速稳定血流动力学的患者植入 IABP 可能有益[10]。2015 年 ACC 经皮机械循环辅助（MCS）专家共识指出，在经血运重建与药物治疗但死亡率仍然较高的患者中，心源性休克患者是其中的极高危群体，这类初始治疗无效者应考虑尽早植入合适的 MCS 装置[11]，而 IABP 的临床便利性使其成为很好的选择。

但至今 IABP 在 STEMI 合并心源性休克中应用的证据级别都不高，由于患者的急重症特性，相关研

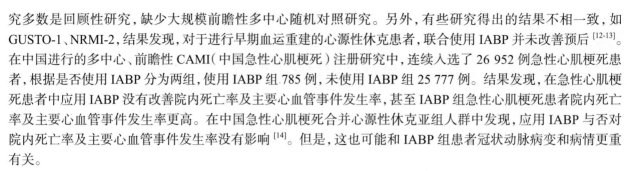

究多数是回顾性研究,缺少大规模前瞻性多中心随机对照研究。另外,有些研究得出的结果不相一致,如GUSTO-1、NRMI-2,结果发现,对于进行早期血运重建的心源性休克患者,联合使用IABP并未改善预后[12-13]。在中国进行的多中心、前瞻性CAMI(中国急性心肌梗死)注册研究中,连续入选了26 952例急性心肌梗死患者,根据是否使用IABP分为两组,使用IABP组785例,未使用IABP组25 777例。结果发现,在急性心肌梗死患者中应用IABP没有改善院内死亡率及主要心血管事件发生率,甚至IABP组急性心肌梗死患者院内死亡率及主要心血管事件发生率更高。在中国急性心肌梗死合并心源性休克亚组人群中发现,应用IABP与否对院内死亡率及主要心血管事件发生率没有影响[14]。但是,这也可能和IABP组患者冠状动脉病变和病情更重有关。

ESC公布的大型多中心随机研究IABP SHOCK Ⅱ入组了600名患者,约30%为非ST段抬高心肌梗死(non-ST elevation myocardial infarction, NSTEMI),95%患者进行了PCI,90%患者植入了支架,结果发现,IABP并没有改善30天死亡率,仅在<50岁的亚组中发现有改善生存的趋势,但研究还需要进一步延长观察[15]。此外,在对照组有10%的IABP使用率和较IABP组更高的左心辅助装置使用率,可能对结果造成了干扰。从机制层面看,不同于溶栓,支架治疗没有像溶栓那样依靠冠状动脉灌注压力来保持血管开通,同时心源性休克更复杂的病理生理机制起着重要作用,这些可能削弱了IABP的表现。所以,对于合并心源性休克并将进行PCI的患者是否常规植入IABP,还需进一步研究。

在急性心肌梗死并发机械性并发症,如乳头肌断裂、室间隔穿孔时,作为冠状动脉造影、修补手术及血运重建术前的一项稳定性治疗手段,IABP推荐使用。

二、无并发症的ACS

在无并发症的ACS患者进行介入治疗时是否使用IABP存在争议。Szatmary等研究显示,对于不稳定型心绞痛患者,应用IABP辅助可以减少缺血的发生,有利于介入治疗的平稳进行,且未出现IABP植入相关的并发症[16]。Ishihara和Ohman等的研究都发现,使用IABP能降低冠状动脉再梗死率[17]。可能IABP提供的脉冲式血流使冠状动脉的再梗死率减少。Pego等研究表明,IABP能提高冠状动脉血流,血流速度加快,使介入术后闭塞率降低,使濒临坏死的心肌得以存活,从而改善心功能[18]。2011年美国冠心病指南推荐,在不稳定型心绞痛患者,如果在强化药物治疗后仍持续缺血或缺血频繁发作,以及冠状动脉造影前、后血流动力学不稳定,建议应用IABP。但PAMI Ⅱ研究发现,预防性植入IABP并未改善血流动力学稳定患者介入术后的临床终点,不推荐无并发症的急性心肌梗死患者进行常规IABP植入[19]。目前在循证医学证据不足的情况下,对于无并发症的ACS患者,倾向于不植入IABP。

三、非ACS复杂冠状动脉病变

对于高危的复杂冠状动脉病变者,如无保护左主干、复杂三支病变、心功能严重减低等情况,择期进行PCI术是否需要植入IABP,目前尚无定论。

左主干病变常伴有多支病变,冠状动脉病变和临床病情都比较复杂。既往多为CABG适应证,但随着介入技术的提高和DES的广泛应用,临床采用介入治疗也日益常见。左主干血流阻断时容易出现严重心肌缺血并发症,比如心室颤动、心脏停搏和心源性休克等,所以左主干的介入治疗属高危PCI。对缺血情况下血流动力学状态的耐受性是影响治疗效果的最重要因素,IABP具有左心辅助功能,可为患者提供PCI围手术期的稳定血流动力学基础,提供了心肌对瞬间冠状动脉血流阻断耐受的实质性改善,保障手术安全,并可能改善长期预后。左主干介入治疗术前预防性植入IABP可能有益。Bruguori等回顾分析了133例左室射血分数≤30%的高危PCI患者,61例术前植入IABP,72例常规治疗,结果提示,高危PCI前预防性植入IABP可减少MACE发生率[20]。Mishra等发现,与术中因并发症而被迫植入IABP患者相比,术前预防性植入IABP可明显降低院内死亡率和MACE发生率,并改善6个月的长期预后[21]。2015年ACC经皮MCS专家共识认为,PCI高危患者应考虑植入MCS,如需多支、左主干介入治疗的患者,尤其是不能进行手术或射血分数严重降低与心脏充盈压升高的患者。

但以上研究多为回顾性分析,BCIS-1研究是第一个前瞻性、开放、多中心随机对照研究,旨在探索PCI前常规植入IABP是否减少合并严重左心室功能不全及广泛冠状动脉病变患者的主要不良心脑血管事件,共入选301例患者,随机分入IABP组和常规组,结果表明,PCI术前常规植入IABP并不能减少高危患者的MACE发生率,且有着较高的轻微出血和穿刺并发症[22]。但 BCIS-1 研究中,常规组有 12% 的患者因为低血压补救性植入 IABP,这些干扰了结果的解读。

目前对于高危复杂病变并无统一的定义,各研究的入选对象也不尽相同,因此结果也相互矛盾,还需要进一步细化研究对象来进行前瞻性研究,以确定何种患者需要预防性植入 IABP。在实际临床决策中,可能并不需要对血流动力学稳定的高危 PCI 预防性植入 IABP,应根据临床情况和术者经验进行评估。中国医学科学院阜外医院对于严重的左主干病变、复杂三支病变和心功能明显减低者,倾向于在术前预防性植入 IABP,至少应该使 IABP 处于随时备用状态。

四、IABP 在 CABG 围手术期的应用

CABG 是治疗严重冠心病的有效方法之一,但由于开胸手术本身的高风险和严重冠状动脉病变的影响,CABG 仍充满风险。在充满风险的高危 CABG 患者的围手术期,IABP 提供了有力的保护,使其得到广泛应用。术前预防性应用 IABP,可使存在高危因素的患者病情得到缓解、稳定,获得手术机会。对于术中脱离体外循环机困难、术后低心排出量综合征或并发急性心肌梗死的患者尽早应用 IABP,可以提高手术安全性和术后存活率。因此,IABP 是冠心病 CABG 围手术期有效的机械辅助循环方法。

综上,IABP 由于其有效性和植入便利性,在冠心病治疗中起到了重要作用,但有些适应证的确定还需要更多前瞻性研究。

（张海华　俞梦越）

参 考 文 献

[1] AZEEM T, STEPHENS-LLOYD A, SPYT T, et al. Intra-aortic balloon counterpulsation: variations in use and complications[J]. Int J Cardiol, 2004, 94(2-3):255-259.

[2] COHEN M, URBAN P, CHIRSTENSON J T, et al. Intra-aortic balloon counterpulsation in US and non-US centres: results of the Benchmark Registry[J]. Eur Heart J, 2003, 24(19):1763-1770.

[3] STONE G W, OHMAN E M, MILLER M F, et al. Contemporary utilization and outcomes of intra-aortic balloon counterpulsation in acute myocardial infarction: the benchmark registry[J]. J Am Coll Cardiol, 2003, 41(11):1940-1945.

[4] VAN DE WERF F, ARDISSINO D, BETRIU A, et al. Management of acute myocardial infarction in patients presenting with ST segment elevation. The Task Force on the Management of Acute Myocardial Infarction of the European Society of Cardiology[J]. Eur Heart J, 2003, 24(1):28-66.

[5] DAUERMAN H L, GOLDBERG R J, WHITE K, et al. Revascularization, stenting, and outcomes of patients with acute myocardial infarction complicated by cardiogenic shock[J]. Am J Cardiol, 2002, 90(8):838-842.

[6] OHMAN E M, NANAS J, STOMEL R J, et al. Thrombolysis and counterpulsation to improve survival in myocardial infarction complicated by hypotension and suspected cardiogenic shock or heart failure: results of the TACTICS Trial[J]. J Thromb Thrombolysis, 2005, 19:33-39.

[7] SJAUW K D, ENGSTROM A E, VIS M M, et al. A systematic review and meta-analysis of intra-aortic balloon pump therapy in ST-elevation myocardial infarction: should we change the guidelines? [J]. Eur Heart J, 2009, 30:459-468.

[8] 中华医学会心血管病分会, 中华心血管病杂志编辑委员会. 急性 ST 段抬高型心肌梗死诊断和治疗指南 [J]. 中华心血管病杂志, 2010, 38(8):675-690.

[9] The Task Force on the management of ST-segment elevation acute myocardial infarction of the European Society of Cardiology(ESC), STEG P G, JAMES S K, et al. ESC Guidelines for the management of acute myocardial infarction in patients presenting with ST-segment elevation[J]. Eur Heart J, 2012, 33(20):2569-2619.

[10] O'GARA P T, KUSHNER F G, ASCHEIM D D, et al. 2013 ACCF/AHA Guideline for the Management of ST-Elevation Myocardial Infarction: A Report of the American College of Cardiology Foundation/American Heart Association Task Force on Practice Guidelines[J]. Circulation, 2013, 127(4):e362-e425.

[11] CHARANJIT S, SRIHARI S, MICHAEL M, et al. 2015 SCAI/ACC/HFSA/STS clinical expert consensus statement on the use of percutaneous mechanical circulatory support devices in cardiovascular care[J]. J Am Coll Cardiol, 2015, 65(19): E175-E196.

［12］BERGER P B，HOLMES D R Jr，STEBBINS A L，et al. Impact of an aggressive invasive catheterization and revascularization strategy on mortality in patients with cardiogenic shock in the Global Utilization of Streptokinase and Tissue Plasminogen Activator for Occluded Coronary Arteries（GUSTO-Ⅰ）trial. An observational study[J]. Circulation，1997，96:122-127.

［13］BARRON H V，EVERY N R，PARSONS L S，et al. The use of intra-aortic balloon counterpulsation in patients with cardiogenic shock complicating acute myocardial infarction: data from the National Registry of Myocardial Infarction 2[J]. Am Heart J，2001，141:933-939.

［14］THIELE H，ZEYMER U，NEUMANN F J，et al. Intraaortic balloon support for myocardial infarction with cardiogenic shock[J]. N Engl J Med，2012，367（14）:1287-1296.

［15］吴娜琼，高展，王志杰，等. 中国急性心肌梗死患者中 IABP 的应用现状及其对院内结局事件的影响 [J]. 中国循环杂志，2015(z1):66-67.

［16］SZATMÁRY L J，MARCO J. Haemodynamic and antiischaemic protective effects of intra-aortic balloon counterpulsation in high risk coronary heart patients undergoing percutaneous transluminal coronary angioplasty[J]. Cor Vasa，1987，29（3）:183-191.

［17］OHMAN E M，HOCHMAN J S. Aortic counterpulsation in acute myocardial infarction: physiologically important but does the patient benefit? [J]. Am Heart J，2001，141（6）:889-892.

［18］PÊGO FERNANDES P M，STOLF N A，MOREIRA L F，et al. Influence of biopump with and without intraaortic balloon on the coronary and carotid flow[J]. Ann Thorac Surg，2000，69（2）:536-540.

［19］STONE G W，MARSALESE D，BRODIE B R，et al. A prospective, randomized evaluation of prophylactic intraaortic balloon counterpulsation in high risk patients with acute myocardial infarction treated with primary angioplasty. Second Primary Angioplasty in Myocardial Infarction（PAMI-Ⅱ）Trial Investigators[J]. J Am Coll Cardiol，1997，29（7）:1459-1467.

［20］BRIGUORI C，AIROLDI F，CHIEFFO A，et al. Elective versus provisional intraaortic balloon pumping in unprotected left main stenting[J]. Am Heart J，2006，152（3）:565-572.

［21］MISHRA S，CHU W W，TORGUSON R，et al. Role of prophylactic intra-aortic balloon pump in high-risk patients undergoing percutaneous coronary intervention[J]. Am J Cardiol，2006，98（5）:608-612.

［22］PERERA D，STABLES R，THOMAS M，et al. Elective intra-aortic balloon counterpulsation during high-risk percutaneous coronary intervention: a randomized controlled trial[J]. JAMA，2010，304（8）:867-874.

第6章　体外膜肺氧合在心脏外科的应用

体外膜肺氧合(extracorporeal membrane oxygenation, ECMO)作为一种呼吸和心脏功能的支持技术,出现于 20 世纪 70 年代。早期 ECMO 的应用受制于其高发的并发症[1-2]。随着技术的不断发展,并发症逐渐降低,更多患者在接受 ECMO 治疗中获益[3]。ECMO 通过体外循环管道和氧合器直接氧合血液,并排出二氧化碳。泵将低氧的静脉血通过管道从患者体内吸出,经过氧合器氧合血液,再输回到患者体内。ECMO 主要分为两种类型,即静脉静脉 ECMO 和静脉动脉 ECMO。静脉静脉 ECMO 是将血液从中心静脉引出氧合后,再由中心静脉输入,仅有气体交换的功能;静脉动脉 ECMO 是将血液从中心静脉引出氧合后,从动脉泵入,同时提供了呼吸和循环支持。ECMO 应用于心脏外科,主要作用于心脏功能不全的患者,伴有或者不伴有呼吸功能不全,因此,在心脏外科领域中主要依赖其循环支持的功能,而应用静脉动脉 ECMO。

传统的静脉动脉 ECMO 在手术室内进行安装,即外科开胸,通过开胸直视下,在左心房放置静脉引流管,在主动脉插管进行氧合血灌注。此外,更多的目前趋势是通过经皮穿刺技术由介入心脏医师、麻醉师等完成,股静脉引流、股动脉灌注。在这种形式下,再灌注血流从主动脉逆流而上,因此会受到左心室发出的顺行血流的阻力。不同的心脏功能使顺行血流和逆行血流交界处不同。在患者本身气体交换不良的情况下,左心室射出的血液氧合程度不高,而氧合程度好的再灌注血流可能无法到达主动脉弓处,因此冠状动脉和脑部的供氧效果不佳。在这种情况下,可以将再灌注的氧合血 Y 形分流,一支通过原有的股动脉逆行灌注,另一支通过颈内静脉灌注,这种形式称为静脉动脉 - 静脉 ECMO,其最大的优势就是保证了心脏和脑部的供氧,同时提供循环支持。对于左心室功能严重不全的患者,静脉动脉 ECMO 会引起左心室后负荷的增加,并加重肺水肿[4]。因此,应运而生了一些新的技术以减少左心室负荷[5-6]。

ECMO 的使用可以使呼吸、循环功能不全的患者得到受益,同时有严重并发症,因此需要权衡患者的风险与获益。出血是最常见的并发症[7],但是目前没有一个被广泛认可的抗凝方案,因此抗凝需要根据患者情况进行个体化治疗。血栓形成是另一种并发症,包括体外管道内、体内管道,这增加了患者的栓塞风险。有不同程度的感染也是常见的并发症,研究表明,长时间机械通气、ECMO 支持和住院时间与感染相关[7-8]。静脉动脉 ECMO 还可以引起下肢缺血和筋膜室综合征。远端浅表股动脉插管和端侧移植物吻合是避免此并发症的最佳方案[9-11]。此外,ECMO 的并发症还有溶血、血小板减少、获得性 VW 因子减少症、DIC 和空气栓塞[7, 12]。最近的系统综述纳入了 2000—2012 年 20 个研究种 1 866 例安装 ECMO 的患者,并发症的比例如下:因术后出血或心脏压塞而二次开胸,41.9%;严重出血并发症,40.8%;严重感染,30.4%;下肢远端缺血,16.9%;筋膜切开术和筋膜室综合征,10.3%;下肢远端截肢,4.7%;脑卒中,5.9%[13]。此外,心脏或大血管穿孔是很少见的并发症[14]。

本章从心脏外科领域的角度,对 ECMO 的应用进行了总结。ECMO 在心脏外科领域的应用主要是以下四个方面:第一,心脏外科术后心源性休克的治疗;第二,心脏移植后严重供体器官功能衰竭的治疗;第三,心力衰竭终末期安装心室辅助装置或心脏移植的过渡治疗;第四,左室辅助装置后右心衰竭的预防治疗。

一、ECMO 用于术后心源性休克

心脏手术后心脏功能不全是致死性很高的并发症,其发生率为 3%~5%,而大部分患者可以通过正性肌力药物或主动脉球囊反搏的应用而成功脱机[15],需要术后循环支持的心源性休克尽管少见[16-17]。然而,对于上述手段无法逆转的心源性休克,ECMO 可以作为其临时性支持治疗手段。Ariyaratnam 等[18]将引起心脏术后心功能不全的原因归为三类:第一,是可逆性的,其主要原因是心肌顿抑,可以通过 ECMO 的短期支持而恢复;第二,是潜在可逆的,其主要原因是局限性小灶性的急性心肌梗死和急性肺水肿,这类患者可能需要更长时间的 ECMO 支持；第三，是不可逆性的，其主要原因是心脏功能严重衰竭、术中心肌梗死、慢性肺动脉高压，此类患者 ECMO 不能起到根本的治疗，应考虑心脏移植治疗。由于 ECMO 治疗具有严重的潜在并发症，加之此类患者有极高的死亡风险，目前还没有针对此类患者进行 ECMO 治疗的指南。

使用 ECMO 辅助循环的术后心源性休克患者在围手术期有较高的死亡率，由于不同研究中患者有不同的基线情况，不同研究可以发现不同死亡相关因素。2004 年，Doll 等[19]对 219 例心脏术后 ECMO 辅助治疗的患者进行研究，其中 114 例额外使用了主动脉球囊反搏以改善冠状动脉灌注。结果表明，143 例（60%）成功脱机，其中 52 例（24%）成功出院，而死亡的主要原因是心力衰竭，5 年随访显示 37 例（74%）患者生存。10 年后的一项研究报道了 87 例心脏术后安装 ECMO 的患者，脱机率为 59%，与之前没有显著提高，出院率达 49%；年龄>65 岁、术后肾脏替代治疗、乳酸峰值>12mmol/L 和 ECMO 转机时间超过 60 小时是院内死亡的独立危险因素，而 IABP 的安装是结局事件发生的保护因子；而持续 LVEF<40% 是出院后死亡的独立危险因子[20]。另有研究表明，与成功脱机的患者相比，未能脱机的患者装机后 48 小时血浆乳酸、CK-MB 和 CK-MB 相对指数（即 CK-MB 与总 CK 比值）显著升高，回归分析发现 CK-MB 相对指数是 ECMO 治疗死亡的独立危险因子[21]。Slottosch 等[22]的研究报道了 77 例术后应用 ECMO 的患者，脱机率为 62%，30 天总死亡率达 70%，而对于成功脱机的患者死亡率明显下降；年龄是术前 30 天死亡的独立危险因子，ECMO 装机后 24 小时高乳酸血症、长时间 ECMO 支持、ECMO 并发症或胃肠道并发症也是 30 天死亡的独立危险因子。最大的一项研究纳入了 40 116 例心脏手术后应用 ECMO 辅助的 233 例患者，住院死亡率达 64%，心源性休克病史、年龄与低院内死亡率相关[23]。使用 ECMO 辅助循环的术后心源性休克患者在围手术期有很大的风险，但是远期效果良好。Unosawa 等[24]对 14 例术后应用 ECMO 的患者进行了长达 10 年的随访，7 例死亡，但是仅有 2 例是心源性死亡。

老年人作为心脏手术的高危人群，2015 年梅奥诊所的 Saxena 等[25]对 45 例>70 岁心脏手术的患者进行了研究，其中 44 例需要进行静脉动脉 ECMO 治疗，21 例（46.6%）患者在 ECMO 治疗过程中死亡，24 例（53.3%）患者脱机，11 例出院。院内死亡率达 75.6%。术后并发症主要有急性肾损伤（44.4%）、肺炎（26.7%）和败血症（24.4%）。术前心房颤动、慢性肾损伤、ECMO 治疗引发的乳酸酸中毒和持续抗凝与高死亡率相关。因此，在老年患者中术后 ECMO 支持有很高的发病率和死亡率，但仍然是这一类患者的最后一线治疗方案，并能为这些患者带来生存的希望。

二、ECMO 用于心脏移植后严重供体器官功能衰竭

严重供体器官功能衰竭（PGF）是心脏移植后常见的并发症，死亡率很高，ECMO 可作为临时的循环支持。2010 年，Marasco 等[26]回顾性研究了 39 例心脏移植或心肺移植后出现 PGF 而安装 ECMO 的患者，其中 34 例（87%）成功脱机，29 例（74.3%）成功出院，中心 ECMO 和外周 ECMO 的脱机率没有差异，与没有出现 PGF 的患者相比，出现 PGF 而需要 ECMO 治疗的心脏移植患者生存率明显降低，但是排除了 30 天内死亡患者后，两组患者并没有差异。这表明出现 PGF 而经过 ECMO 辅助治疗，且平稳度过移植早期的心脏移植患者长期的生存率与没有出现 PGF 的患者并没有差异[26]。D'Alessandro 等[27-28]分别在 2010 年和 2011 年对心脏移植后 ECMO 应用于 PGF 的病例进行了报道，其结果基本相同，在 2011 年报道了 402 例心脏移植患者中 91 例（23%）出现了 PGF，对于受体，年龄>60 岁和术前机械循环辅助支持；对于供体，去甲肾上腺素使用量、外伤、LVEF<55%、缺血时间是患者发生 PGF 的独立危险因子[28]。本项研究中 ECMO 脱机率为 60%，出院率为 46%，与之前的研究相同，本研究发现没有发生 PGF 有更好的远期生存率，但对于进行过 ECMO 治疗的发生过 PGF 的患者与没发生 PGF 的患者 1 年、3 年、5 年生存率没有显著差异[28]。2014 年，Chen 等[29]对 447 例心脏移植的患者进行了报道，其中 162 例（36.2%）出现 PGF，26 例安装 ECMO，脱机率为 46%，其 1 年生存率与没有 PGF 的患者基本相同。综上所述，ECMO 对于治疗心脏移植后 PGF 有很好的效果。

三、ECMO 作为心室辅助装置（VAD）或心脏移植的过渡治疗

VAD 可以作为严重心力衰竭患者进行心脏移植的过渡治疗[30]，同时如果不能找到合适的移植供体，也可作为终点治疗方案。此外，当患者预后不确定时，ECMO 也可以作为心脏移植或 VAD 植入术过渡的治疗方式[31-33]。由于 ECMO 支持的时限短于 VAD，故对于进行心脏移植和 VAD 安装的决策仍然很急迫，并且患者必须在 ICU 中等待[33]。ECMO 过渡的成功率差别很大，很大程度上依赖于患者安装 ECMO 之前的状态和供体器官等待的时间。在一项回顾性研究中，70 例心脏移植前 ECMO 过渡的患者纳入其中，31 例（44%）成功过渡

到心脏移植（15 例）或 VAD 安装（16 例），然而仅有 11 例（73%）心脏移植者和 8 例（50%）安装 VAD 者成功出院，因此对于这类死亡率很高的患者人群，ECMO 过渡治疗还有很大的局限性[31]。而在另一项研究中，242 例紧急 ECMO 治疗的患者中 8 例进行了心脏移植，虽然这 8 例患者出现了很多手术并发症，但是无一例死亡[32]。同样的好消息来源于另一个相似的研究，在 15 例心源性休克而使用 ECMO 的患者中，12 例（80%）成功脱机或成功过渡到心脏移植或 VAD 植入，其中 7 例（46.6%）成功出院，在随访中长期存活[33]。多因素分析发现，年龄＞50 岁、ECMO 安装前心肺复苏史和高连续器官衰竭评分是过渡失败的预测因子。最近，一项纳入 90 例接受 VAD 或 ECMO 治疗的难治性心源性休克患者的单中心研究表明，安装 ECMO 前心肺复苏史是不良预后的预测因子[34]。在本项研究中，49% 患者进行短期 VAD 治疗而等待决策，51% 患者进行 ECMO 治疗等待对神经系统状态、循环衰竭和凝血障碍的评估，总体生存率为 49%，26% 患者转为进行 VAD 治疗，18% 患者恢复心脏功能，11% 患者过渡为心脏移植。安装 ECMO 时进行心肺复苏是院内死亡的独立预测因子（OR=5.79，P=0.022）。因此，目前亟须机械循环支持治疗的相对和绝对适应证指南。值得注意的是，ECMO 对于由慢性心肌病引起的心源性休克的治疗预后很差[35]。Bermudez 等[35]对比了 ECMO 应用于由急性心肌梗死引起心源性休克的患者和慢性心肌病急性发作引起心源性休克的患者，慢性心肌病急性发作的患者 30 天、1 年、2 年生存率显著低于由急性心肌梗死引起心源性休克的患者，这提示我们对于慢性心肌病患者，应该谨慎使用 ECMO 辅助。

四、ECMO 用于预防左心室辅助装置（LVAD）安装后急性右心衰竭

通过股血管静脉动脉 ECMO 或经皮静脉 - 肺动脉 ECMO，可以有效支持因全心功能不全而安装 LVAD 的患者右心室功能[36-37]。在这种情况下，ECMO 的辅助让损伤的右心室有足够的时间适应增加的前负荷，从而避免右心室的过度舒张和右心衰竭引起的 LVAD 灌注不良。2012 年，Takayama 等[37]报道了应用经皮静脉 - 肺动脉 ECMO 保护右心室，在 8 例应用此技术的患者中，中心静脉压、心率、平均血压均得到改善，因此减少了正性肌力药或血管收缩类药物的应用，静脉氧分压也显著提升，7 例患者预后良好，其中 1 例成功过渡到安装双心室辅助装置。因此，ECMO 的右心支持作用，可以帮助右心室功能恢复，而达到更好的血流动力学。

五、结论

ECMO 在心脏外科领域的应用有心脏外科术后心源性休克的治疗、心脏移植后严重供体器官功能衰竭的治疗、心力衰竭终末期安装心室辅助装置或心脏移植的过渡治疗、左心室辅助装置后右心衰竭的预防治疗等。ECMO 在心脏外科术后心源性休克的治疗中，虽然围手术期有较高的死亡率，尤其是对于老年人，但依旧是一种心脏恢复的过渡性治疗方案，有良好的远期效果。由于心脏手术的多样性和患者基础疾病的不同，目前还没有统一的 ECMO 安装指南。ECMO 在心脏移植后严重供体器官功能衰竭的治疗中，对供体器官功能恢复有显著的帮助，可以大大提高短期和长期生存率，因此有很大的应用价值。ECMO 对于在心力衰竭终末期安装心室辅助装置或心脏移植过渡治疗，同样有着很大的应用价值，虽然过渡成功率与供体等待时间、患者基础疾病和状态有很大关系，但是总体的效果是值得肯定的。但是对于慢性心脏病，尤其是心肌病，ECMO 需要谨慎评估，平衡其风险与受益。ECMO 在左心室辅助装置后右心衰竭的预防上还处于初步阶段，需要更多研究和经验来评估这方面的应用。

（陈 凯 侯剑峰 徐 立）

参 考 文 献

［1］ZAPOL W M, SNIDER M T, HILL J D, et al. Extracorporeal membrane oxygenation in severe acute respiratory failure. A randomized prospective study[J]. JAMA, 1979, 242（20）:2193-2196.

［2］MORRIS A H, WALLACE C J, MENLOVE R L, et al. Randomized clinical trial of pressure-controlled inverse ratio ventilation and extracorporeal CO_2 removal for adult respiratory distress syndrome[J]. Am J Respir Crit Care Med, 1994, 149(2 Pt 1):295-305.

［3］COMBES A, BACCHETTA M, BRODIE D, et al. Extracorporeal membrane oxygenation for respiratory failure in adults[J].

Curr Opin Crit Care, 2012, 18(1):99-104.

［4］BOULATE D, LUYT C E, POZZI M, et al. Acute lung injury after mechanical circulatory support implantation in patients on extracorporeal life support: an unrecognized problem[J]. Eur J Cardiothorac Surg, 2013, 44(3):544-549.

［5］JOUAN J, GRINDA J M, BRICOURT M O, et al. Successful left ventricular decompression following peripheral extracorporeal membrane oxygenation by percutaneous placement of a micro-axial flow pump[J]. J Heart Lung Transplant, 2010, 29(1):135-136.

［6］KOECKERT M S, JORDE U P, NAKA Y, et al. Impella LP 2.5 for left ventricular unloading during venoarterial extracorporeal membrane oxygenation support[J]. J Card Surg, 2011, 26(6):666-668.

［7］PADEN M L, CONRAD S A, RYCUS P T, et al. Extracorporeal Life Support Organization Registry Report 2012[J]. ASAIO J, 2013, 59(3):202-210.

［8］SCHMIDT M, BRECHOT N, HARIRI S, et al. Nosocomial infections in adult cardiogenic shock patients supported by venoarterial extracorporeal membrane oxygenation[J]. Clin Infect Dis, 2012, 55(12):1633-1641.

［9］ABRAMS D, JAVIDFAR J, FARRAND E, et al. Early mobilization of patients receiving extracorporeal membrane oxygenation: a retrospective cohort study[J]. Crit Care, 2014, 18(1):R38.

［10］HALEY M J, FISHER J C, RUIZ-ELIZALDE A R, et al. Percutaneous distal perfusion of the lower extremity after femoral cannulation for venoarterial extracorporeal membrane oxygenation in a small child[J]. J Pediatr Surg, 2009, 44(2):437-440.

［11］JACKSON K W, TIMPA J, MCILWAIN R B, et al. Side-arm grafts for femoral extracorporeal membrane oxygenation cannulation[J]. Ann Thorac Surg, 2012, 94(5):e111-e112.

［12］HEILMANN C, GEISEN U, BEYERSDORF F, et al. Acquired von Willebrand syndrome in patients with extracorporeal life support(ECLS)[J]. Intensive Care Med, 2012, 38(1):62-68.

［13］CHENG R, HACHAMOVITCH R, KITTLESON M, et al. Complications of extracorporeal membrane oxygenation for treatment of cardiogenic shock and cardiac arrest: a meta-analysis of 1, 866 adult patients[J]. Ann Thorac Surg, 2014, 97 (2):610-616.

［14］JOHNSON S M, ITOGA N, GARNETT G M, et al. Increased risk of cardiovascular perforation during ECMO with a bicaval, wire-reinforced cannula[J]. J Pediatr Surg, 2014, 49(1):46-49.

［15］GOLDING L A. Postcardiotomy mechanical support[J]. Semin Thorac Cardiovasc Surg, 1991, 3(1):29-32.

［16］MUEHRCKE D D, MCCARTHY P M, STEWART R W, et al. Complications of extracorporeal life support systems using heparin-bound surfaces. The risk of intracardiac clot formation[J]. J Thorac Cardiovasc Surg, 1995, 110(3):843-851.

［17］SMITH C, BELLOMO R, RAMAN J S, et al. An extracorporeal membrane oxygenation-based approach to cardiogenic shock in an older population[J]. Ann Thorac Surg, 2001, 71(5):1421-1427.

［18］ARIYARATNAM P, MCLEAN L A, CALE A R, et al. Extra-corporeal membrane oxygenation for the post-cardiotomy patient[J]. Heart Fail Rev, 2014, 19(6):717-725.

［19］DOLL N, KIAII B, BORGER M, et al. Five-year results of 219 consecutive patients treated with extracorporeal membrane oxygenation for refractory postoperative cardiogenic shock[J]. Ann Thorac Surg, 2004, 77(1):151-157.

［20］WANG J G, HAN J, JIA Y X, et al. Outcome of veno-arterial extracorporeal membrane oxygenation for patients undergoing valvular surgery[J]. PLoS One, 2013, 8(5):e63924.

［21］ZHANG R, KOFIDIS T, KAMIYA H, et al. Creatine kinase isoenzyme MB relative index as predictor of mortality on extracorporeal membrane oxygenation support for postcardiotomy cardiogenic shock in adult patients[J]. Eur J Cardiothorac Surg, 2006, 30(4):617-620.

［22］SLOTTOSCH I, LIAKOPOULOS O, KUHN E, et al. Outcomes after peripheral extracorporeal membrane oxygenation therapy for postcardiotomy cardiogenic shock: a single-center experience[J]. J Surg Res, 2013, 181(2):e47-e55.

［23］ELSHARKAWY H A, LI L, ESA W A, et al. Outcome in patients who require venoarterial extracorporeal membrane oxygenation support after cardiac surgery[J]. J Cardiothorac Vasc Anesth, 2010, 24(6):946-951.

［24］UNOSAWA S, SEZAI A, HATA M, et al. Long-term outcomes of patients undergoing extracorporeal membrane oxygenation for refractory postcardiotomy cardiogenic shock[J]. Surg Today, 2013, 43(3):264-270.

［25］SAXENA P, NEAL J, JOYCE L D, et al. Extracorporeal Membrane Oxygenation Support in Postcardiotomy Elderly Patients: The Mayo Clinic Experience[J]. Ann Thorac Surg, 2015, 99(6):2053-2060.

［26］MARASCO S F, VALE M, PELLEGRINO V, et al. Extracorporeal membrane oxygenation in primary graft failure after heart transplantation[J]. Ann Thorac Surg, 2010, 90(5):1541-1546.

［27］D'ALESSANDRO C, AUBERT S, GOLMARD J L, et al. Extra-corporeal membrane oxygenation temporary support for early graft failure after cardiac transplantation[J]. Eur J Cardiothorac Surg, 2010, 37(2):343-349.

[28] D'ALESSANDRO C, GOLMARD J L, BARREDA E, et al. Predictive risk factors for primary graft failure requiring temporary extra-corporeal membrane oxygenation support after cardiac transplantation in adults[J]. Eur J Cardiothorac Surg, 2011, 40(4):962-969.

[29] CHEN J W, CHEN Y S, CHI N H, et al. Risk factors and prognosis of patients with primary graft failure after heart transplantation: an Asian center experience[J]. Transplant Proc, 2014, 46(3):914-919.

[30] MCMURRAY J J, ADAMOPOULOS S, ANKER S D, et al. ESC Guidelines for the diagnosis and treatment of acute and chronic heart failure 2012: The Task Force for the Diagnosis and Treatment of Acute and Chronic Heart Failure 2012 of the European Society of Cardiology. Developed in collaboration with the Heart Failure Association(HFA) of the ESC[J]. Eur Heart J, 2012, 33(14):1787-1847.

[31] CHUNG J C, TSAI P R, CHOU N K, et al. Extracorporeal membrane oxygenation bridge to adult heart transplantation[J]. Clin Transplant, 2010, 24(3):375-380.

[32] BARTH E, DURAND M, HEYLBROECK C, et al. Extracorporeal life support as a bridge to high-urgency heart transplantation[J]. Clin Transplant, 2012, 26(3):484-488.

[33] RUSSO C F, CANNATA A, LANFRANCONI M, et al. Veno-arterial extracorporeal membrane oxygenation using Levitronix centrifugal pump as bridge to decision for refractory cardiogenic shock[J]. J Thorac Cardiovasc Surg, 2010, 140 (6):1416-1421.

[34] TAKAYAMA H, TRUBY L, KOEKORT M, et al. Clinical outcome of mechanical circulatory support for refractory cardiogenic shock in the current era[J]. J Heart Lung Transplant, 2013, 32(1):106-111.

[35] BERMUDEZ C A, ROCHA R V, TOYODA Y, et al. Extracorporeal membrane oxygenation for advanced refractory shock in acute and chronic cardiomyopathy[J]. Ann Thorac Surg, 2011, 92(6):2125-2131.

[36] LEBRETON G, NICOLESCU M, LÉGER P, et al. Implantation of left ventricular support under extracorporeal membrane oxygenation[J]. Eur J Cardiothorac Surg, 2011, 40(5):e165-e167.

[37] TAKAYAMA H, NAKA Y, KODALI S K, et al. A novel approach to percutaneous right-ventricular mechanical support[J]. Eur J Cardiothorac Surg, 2012, 41(2):423-426.

第 7 章　心脏移植研究进展

自 1967 年 Barnard 医师完成了首例人类同种异体心脏移植至今 [1]，心脏移植经历半个世纪的发展，已经成为终末期心力衰竭患者的终极治疗策略。随着免疫抑制、抗排斥、预防感染等相关领域的巨大进展，心脏移植是否成功已不再是衡量移植受体存活与否，而且要更多地关注受体的生活质量。

一、心脏移植受体选择

心脏移植的适应证主要是药物治疗不佳或不能进行其他外科或介入治疗，预后 1 年生存率低于 50% 的终末期心力衰竭患者 [2]。在接受理想的治疗后，低射血分数（20%）、低血清钠（＜135mmol/L）、高肺毛细血管楔压（＞25mmHg）、高血浆去甲肾上腺素水平（＞600pg/ml）、心胸比增加、最大氧耗量降低 [＜10ml/（kg·min）] 的患者预后不良，是心脏移植的潜在适应证。最大氧耗量在 10～15ml/（kg·min）的患者，如果 VO_2 持续下降，也应行心脏移植治疗。左室射血分数和最大耗氧量减低是预测患者存活与否的最强独立危险因素 [3]。

在心脏移植的禁忌证当中，年龄是最具争议的移植排除标准之一。值得重视的是，年龄的上限是受体的生物学年龄而不是实际年龄 [4]。高肺血管阻力（PVR），即固定的肺血管阻力大于 6Wood 单位或跨肺压差大于 15mmHg 是一个排除心脏移植的标准 [5]。这些患者术前评估应行心导管检查，使用血管扩张剂（吸氧、米力农、硝普钠或前列腺素 E_1）对肺动脉高压进行可逆性评价。如果血流动力学表现没有使肺血管阻力减少 50%，开始静脉应用正性肌力药物或血管扩张剂，48～72 小时后重复心导管检查。固定的高肺血管阻力定义为通过上述措施肺血管阻力不能显著降低，并预期移植术后早期会出现致命的移植物右心衰竭 [6]。对于中度肺动脉高压（3～6Wood 单位）患者，选择一个更大的供心给这些受体以提供额外的右心室储备。在糖尿病患者只有在出现重要靶器官损害（糖尿病肾病、视网膜病变或神经病变），才是移植禁忌。活动性感染（包括人类免疫缺陷病毒）、不可逆的肾或肝功能障碍、慢性严重肺疾病、非心脏的严重动脉硬化性血管疾病、恶性肿瘤，通常认为是移植的禁忌证。恶病质引起的营养不良增加了感染的风险，可能限制术后早期康复。此外，患者有心理疾病、药物滥用或既往治疗（特别是终末期心力衰竭治疗）不依从史，有充分理由拒绝其作为移植候选人。

二、供体评估与获取

供体短缺是心脏移植的主要限制因素。过去 10 年，在美国进行心脏移植手术的数目大幅减少，但每年完成约 2 200 例。1968 年美国统一器官捐赠法案指出，年龄在 18 岁以上的所有有行为能力的个人（可以）捐出自己身体的全部或部分，建立了在目前自愿基础上实行的器官捐赠 [7]。为了满足日益增长的器官需求，原来严格的供体资格标准有所放宽，通过开展教育活动增加了人们对更大捐献需求的认识。造成器官短缺的最重要原因不是公众漠不关心，而是提供卫生保健者与即将死亡患者的家庭在讨论器官捐赠方面的失败 [8]。1986 年，美国要求许可法获得通过，要求医院在亲属同意的情况下，鼓励医师依从捐献者的要求获取器官。同时，一些欧洲国家已实行有争议的"推定同意"的立法，如果患者在死亡之前没有表示相反的意愿，那么摘取器官在患者脑死亡时自动进行。而在美国即使存有患者意愿捐献的文件，通常还要核实患者家庭是否同意捐赠其器官。推定同意的立法，无脑新生儿供体及捐献者家庭的财政鼓励措施都引发了相当大的社会争论。未来改革将改变公众对移植的态度，并很可能继续集中在公共和医师教育以及要求许可法的执行和延伸。

供体获取一般采用正中切口开胸，纵向切开心包。检查和触摸心脏有无心脏疾病或损伤的证据。在上、下腔静脉和奇静脉套上阻断带，游离主动脉及肺动脉之间的韧带。全身肝素化后，沿上腔静脉分离到奇静脉远端以保留长段的上腔静脉。在横膈水平阻断下腔静脉，然后离断阻断钳的近心端以便心脏停搏液流出，另外切断右上肺静脉以增加引流。在无名动脉起始处应用血管钳阻断升主动脉,并在阻断钳近端插入灌注针头灌注心脏停搏液。心包腔内浇入冷盐水及冰屑,使心脏快速冷却。灌注心脏停搏液后,将心尖抬向头侧,离断所有肺静脉以切除心脏。对于患有先天性心脏病的心脏移植受体,尽可能保留更长的大血管和上腔静脉。一旦供体心脏摘取完成后,检查有卵圆孔未闭的同时应予闭合,并检查有无任何瓣膜异常。供心低温保存至受体所在医疗单位。

三、手术技术

原位心脏移植技术最早由 Shumway 等描述[9]:正中开胸,纵行切开心包,患者肝素化后准备体外循环。双腔静脉插管,最好在靠近无名动脉起始部的升主动脉远端插管。上、下腔静脉套上阻断带,开始体外循环并行降温到 28℃,阻断上、下腔静脉及升主动脉。在半月瓣裂隙上方横断大血管,而沿房室沟切开心房并保留套袖口与植入供体心脏吻合。切除心脏后,用电刀分离主动脉和肺动脉近端 1~2cm,注意避免伤及右肺动脉。通过直接插入或通过右上肺静脉插入引流管至残余左心房来连续引流支气管侧支肺静脉回流的血液。供受体心脏切除的时限非常重要,尽量减少移植物缺血时间和受体体外循环时间。获取器官和移植团队之间频繁沟通,以保证相关程序得到最佳协调。理想情况下,受体心脏切除应正好在供体心脏到达之前完成[10]。供心低温状态下通过连接肺静脉口切开左心房,多余的心房组织剪裁成一个圆形套袖口与供体残留的左心房正好吻合。左心房吻合完成后,经下腔静脉朝向供心的右心耳做一个曲线切口。通过切口检查三尖瓣结构和房间隔,完成右心房吻合。修剪肺动脉断端,尽量去除可能引起血管扭曲的多余组织,从血管内后壁端端吻合供受体肺动脉。然后开始复温。最后完成供受体主动脉吻合。输注正性肌力药物使心率在 90~110 次/min。撤除体外循环,在供心的右心房和右心室表面放置临时心外膜起搏导线,在纵隔、心包腔及胸腔管置入引流管,完成操作。

异位心脏移植的主要适应证是具有不可逆转的肺动脉高压或供受体大小严重不匹配的患者。通过采用这一技术,自体心脏与供体心脏都得到利用,保留受体的右心室为移植的心脏克服肺动脉高压提供必要的帮助。该技术的吻合顺序如下:供体的左肺静脉口与受体左心房吻合,供体的上腔静脉至右心房开口与受体右心房吻合,供受体主动脉端侧吻合,最后供受体肺动脉端侧吻合[11]。

四、术后处理

移植后供心去神经化导致供心窦房结触发的内源性静息状态下的心率增加至 90~110 次/min。移植心脏依靠血液中的儿茶酚胺水平来调节心率,因此其对应激的反应(例如低血容量、缺氧、贫血)延迟,直到循环中的儿茶酚胺能够真正对心脏产生正性变时作用。因为对静脉回心血量缺乏正常的反射性心动过速,移植患者易发生体位性低血压。去神经化改变了原来直接通过心脏自主神经系统对心脏干预治疗的反应性。因为供心长期使用正性肌力药物支持使心肌内儿茶酚胺耗竭,移植的心脏通常需要使用大剂量儿茶酚胺。同时,因供体血流动力学不稳定、低温、保存期间的缺血所致的移植物损伤,使新移植心脏的心室顺应性和收缩性减低。常规在手术室使用肾上腺素或多巴酚丁胺提供临时的正性肌力支持[12-13]。心肌功能恢复正常后,通常允许在 2~4 天内谨慎撤除正性肌力药物支持[14]。

高达 25% 的心脏移植患者因早期移植物衰竭在围手术期死亡。心力衰竭的原因可能是多因素的,但最重要的病因是肺动脉高压、器官保存期间的缺血损伤和急性排斥反应。在药物治疗无效的情况下,可以使用主动脉内球囊反搏或心室辅助装置[15]。超过一半的移植患者术后发生窦性或交界区心动过缓。窦房结功能障碍的主要危险因素是延长的器官缺血时间。静脉泵入正性肌力药物和/或应用临时心外膜起搏,可达到足够的心率。大多数心动过缓可以在 1~2 周内纠正,茶碱对这些心动过缓的患者有效,并减少了使用永久起搏器的需要[16]。连续监测下可以观察到高达 60% 的患者出现室性心律失常,包括室性期前收缩和非持续性室性心动过速。地高辛治疗心房扑动、心房颤动时,要使用比有神经支配的心脏更大的剂量[17]。

移植后免疫抑制是心脏移植后最为重要的治疗环节。在术后早期发生同种异体移植物排斥反应的可能性最大,在诱导期使用最强烈的免疫抑制剂。大多采用三联免疫抑制剂方案,有些中心还使用强大的多克隆抗体(OKT3 或 IL-2 受体拮抗剂)来提供额外的诱导预防排斥反应。几个月后,免疫抑制和排斥反应的监测逐步减少到长期维持阶段的水平和频率。目前,大多数中心使用环孢素、类固醇和吗替麦考酚酯或硫唑嘌呤三联免疫抑制治疗[18]。多个药物联合治疗方案产生足够的免疫抑制效果,从而减少单个药物用量并减轻其毒性。表 10-7-1 罗列了目前在约翰·霍普金斯医院使用的免疫抑制方案。

表 10-7-1 约翰·霍普金斯医院的心脏移植免疫抑制方案

术前准备
环孢素:4～10mg/kg,口服(依血清肌酐调整剂量)
术中管理
甲泼尼龙:(给鱼精蛋白后)500mg,静脉滴注
术后立即免疫抑制治疗
甲泼尼龙:125mg,3 次 /d,静脉滴注
泼尼松:1mg/kg,1 次 /d,口服,2 周时递减为 0.4mg/kg
环孢素:0.5mg/kg,1 次 /d,静脉滴注,直到可以口服后加量至 5～10mg/(kg·d)
术后维持免疫抑制治疗
泼尼松:0.2mg/kg,1 次 /d,口服
吗替麦考酚酯:1g,2 次 /d,口服 / 静脉滴注
环孢素:5mg/kg,1 次 /d,口服(剂量调整维持血清谷值浓度在 200～350ng/ml)

感染是心脏移植群体发病和死亡的主要原因。在移植后的前 3 个月或因急性排斥反应而增强免疫抑制或再次移植的患者,发生致命感染的风险最大,继发于长期免疫抑制而受损的宿主防御体系是增加对致病微生物易感性的主要因素。移植后的感染源可能是外源性(医院、供体器官潜伏的感染、社区获得性)或内源性(受体潜在感染的激活)。移植后感染的类型往往遵循一个可预见的时间顺序。术后第 1 个月,医院内常见的病原菌感染导致接受手术并入住重症监护病房的患者发生早期感染。条件致病菌(如微生物在健康人体正常细胞免疫功能下几乎不会引发严重的疾病)是移植术后 1～6 个月内主要的感染源。服用免疫抑制药物的受体发生的感染是由社区获得性细菌及条件致病菌引起的混合感染[19]。如果没有急性排斥反应复发,大多数感染在移植1 年后很罕见。

五、临床结果与未来研究方向

目前,心脏移植的围手术期死亡率(即 30 天)为 5%～10%。原发性移植物衰竭是早期死亡的最常见原因。总体的 1 年生存率约为 80%,随后每年死亡率约 4%。患者心脏移植后前 6 个月的死亡原因主要是感染和排斥反应,此后,加速性冠状动脉病变是大多数患者的死亡原因。与增加死亡率相关的危险因素包括呼吸机依赖,既往有心脏移植史,术前应用心室辅助装置或球囊反搏,受体年龄 >65 岁,女性(供体或受体),供体年龄 >50 岁[20]。

尽管心脏移植仍然是终末期心力衰竭患者的最佳治疗选择,进一步提高存活率、减少移植相关并发症,今后仍面临许多挑战。限制受体长期生存的一个主要因素是移植物排斥反应和免疫抑制剂不利的影响。发展可靠、无创性诊断研究将允许更频繁地对早期发现排斥反应和监测治疗效果进行评估。最终,这将有助于更精确地控制免疫抑制,从而减少移植物累积损伤和感染并发症。异种移植的最终可能增加供体器官的来源,尽管延长异种移植存活时间仍然是一个遥不可及的目标。这个选择使关系到转基因试验这个尚未解决的伦理问题和牲畜病原体可能潜在传播给免疫抑制的受体的问题更加复杂化。

最后,在终末期心力衰竭患者中更频繁地使用机械辅助装置,可能是当前器官短缺的最佳解决方案。目前辅助装置正在作为过渡到心脏移植的桥梁和治疗终点。机械辅助治疗充血性心力衰竭的随机评价(REMATCH)研究表明,心力衰竭患者使用辅助装置与所有其他方案治疗心力衰竭相比,生存率得到改善。随着辅助装置技术的不断改善,其作为严重充血性心力衰竭患者的一个长期解决办法,只是一个时间问题[21]。

(侯剑峰)

参 考 文 献

[1] BARNARD C N. The operation. A human cardiac transplant: an interim report of a successful operation performed at Groote Schuur Hospital, Cape Town[J].S Afr Med J, 1967, 41(48):1271-1274.

［2］WEILL D, BENDEN C, CORRIS P A, et al. A consensus document for the selection of lung transplant candidates: 2014--an update from the Pulmonary Transplantation Council of the International Society for Heart and Lung Transplantation[J]. J Heart Lung Transplant, 2015, 34(1):1-15.

［3］MYERS J, GULLESTAD L, VAGELOS R, et al. Clinical, hemodynamic and cardiopulmonary exercise test determinants of survival in patients referred for evaluation of heart failure[J]. Ann Intern Med, 1998, 129(4):286-293.

［4］ERICKSON K W, COSTANZO-NORDIN M R, O'SULLIVAN E J, et al. Influence of preoperative transpulmonary gradient on late mortality after orthotopic heart transplantation[J]. J Heart Transplant, 1990, 9(5):526-537.

［5］KIRKLIN J K, NAFTEL D C, KIRKLIN J W, et al. Pulmonary vascular resistance and the risk of heart transplantation[J]. J Heart Transplant, 1988, 7(5):331-336.

［6］ADDONIZIO L J, GERSONY W M, ROBBINS R C, et al. Elevated pulmonary vascular resistance and cardiac transplantation[J]. Circulation, 1987, 76(5 Pt 2):V52-V55.

［7］SADLER A M Jr, SADLER B L, STASON E B. The uniform anatomical gift act. A model for reform[J]. JAMA, 1968, 206(11): 2505-2506.

［8］The subject is Baby Fae[J]. Hastings Cent Rep, 1985, 15(1): 8-14.

［9］LOWER R R, SHUMWAY N E. Studies on the orthotopic homotransplantation of the canine heart[J]. Surg Forum, 1960, 11:18-19.

［10］YACOUB M, MANKAD P, LEDINGHAM S. Donor procurement and surgical techniques for cardiac transplantation[J]. Semin Thorac Cardiovasc Surg, 1990, 2(2):153-161.

［11］FRAZIER O H, OKEREKE J, COOLEY D A, et al. Heterotopic heart transplantation in three patients at the Texas Heart Institute[J]. Tex Heart Inst J, 1985, 12(3):221-232.

［12］SONNENBLICK E H, FRISHMAN W H, LEJEMTEL T H. Dobutamine: a new synthetic cardioactive sympathetic amine[J]. N Engl J Med, 1979, 300(1):17-22.

［13］CANNON D S, RIDER A K, STINSON E B, et al. Electrophysiological studies in the denervated transplanted heart. Ⅱ. response to norepinephrine, isoproterenol and propranolol[J]. Am J Cardiol, 1975, 36(7):859-866.

［14］BOURGE R C, NAFTEL D C, COSTANZO-NORDIN M R, et al. Pretransplantation risk factors for death after heart transplantation: a multiinstitutional study[J]. J Heart Lung Transplant, 1993, 12(4):549-562.

［15］KANTER K R, PENNINGTON D G, MCBRIDE L R, et al. Mechanical circulatory assistance after heart transplantation[J]. J Heart Transplant, 1987, 6(3):150-154.

［16］REDMOND J M, ZEHR K, GILLINOV M A, et al. Use of theophylline for treatment of prolonged sinus node dysfunction in human orthotopic heart transplantation[J]. J Heart Lung Transplant, 1993, 12(1 Pt 1):133-138.

［17］GOODMAN D J, ROSSEN R M, CANNON D S, et al. Effect of digoxin on atrioventricular conduction: studies in patients with and without cardiac autonomic innervation[J]. Circulation, 1975, 51(2):251-256.

［18］RANJIT J, RAJASINGHE H A, CHEN J M, et al. Long-term outcomes after cardiac transplantation: an experience based on different eras of immunosuppressive therapy[J]. Ann Thorac Surg, 2001, 72(2):440-449.

［19］HOSENPUD J D, HERSCHBERGER R E, PANTELY G A, et al. Late infection in cardiac allograft recipient: profiles, incidence and outcome[J]. J Heart Lung Transplant, 1991, 10(3):380-386.

［20］STEINMAN T I, BECKER B N, FROST A E, et al. Guidelines for the referral and management of patients eligible for solid organ transplantation[J]. Transplantation, 2001, 71(9):1189-1204.

［21］ROSE E A, GELIJNS A C, MOSKOWITZ A J, et al. Long-term use of a left ventricular assist device for end-stage heart failure[J]. N Engl J Med, 2001, 345(20):1435-1443.

第 8 章 室壁瘤的外科治疗

一、室壁瘤定义

梗死后左心室室壁瘤被描述为：界限清晰的透壁性纤维瘢痕区域，其内几乎没有心肌组织，而是完全被光滑的纤维组织所取代。在此区域内的室壁通常很薄，且全层向外突出，当心肌收缩时，室壁瘤区域会出现无运动或反向运动[1]。

单纯的心室瘢痕和梗死灶并不能算作真正的室壁瘤，因为它们的壁并没有变薄，且其中含有心肌组织。事实上，如何准确区分左心室瘢痕、梗死灶和室壁瘤一直存在争议[2]。一些临床医师将室壁瘤定义为一大片的没有形态学差异的、均匀的瘢痕区域，这显然不准确。Johnson 教授和他的同事将室壁瘤定义为：一大片的孤立的梗死后瘢痕区域，并导致左室射血分数下降到 35% 以下。由于尚没有对室壁瘤的统一定义，所以关于室壁瘤的很多问题都还有争议。

二、室壁瘤形态学

肉眼观察下，成熟室壁瘤的壁是白色纤维瘢痕，通常来说，室壁瘤部分非常薄，内壁很光滑且没有肌小梁结构，和周围正常组织界限清晰。大约一半室壁瘤的内壁附有血栓，有的血栓已经机化且和室壁瘤内表面粘连紧密，不易剥除。光镜下，室壁瘤几乎全部由透明的纤维组织构成，很少量心肌纤维也可夹杂其中。大约 85% 的左心室室壁瘤位于左心室的前外侧壁靠近心尖的部位，少部分位于侧壁，只有 5%~10% 的室壁瘤位于左心室的后壁和下壁近心底部。位于后壁和下壁的室壁瘤往往与前外侧壁近心尖处的室壁瘤在很多方面都是不同的，比如约 50% 的后壁和下壁室壁瘤是所谓的"假性室壁瘤"，而几乎所有的前外侧壁室壁瘤都是"真性室壁瘤"，侧壁室壁瘤全部都是"假性室壁瘤"，位于心室后壁的真性室壁瘤通常合并二尖瓣关闭不全。

三、室壁瘤相关病理生理

冠状动脉：文献报道，大约不到一半接受了室壁瘤切除的患者合并冠状动脉狭窄性疾病，尤其是左前降支狭窄。

左心室：研究发现，大部分室壁瘤患者的心脏容积和重量都有所增加，心脏容积增加会使心室壁变薄并促使室壁瘤从心室膨出，剩余的正常心室部分也会因为室壁瘤异常运动产生的血流动力学压力，从而继发性容量扩大和室壁变薄，但要产生这种继发的变化，需要至少 20% 的左心室壁具有异常运动，且异常运动的室壁的比例越大，正常心室继发损伤的程度就越严重[3]。

四、室壁瘤诊断和症状

完全区分非透壁性瘢痕、早期梗死灶和室壁瘤是有困难的，有文献报道，即使术前已经确诊室壁瘤的 18 位患者中，有 3 位患者在术中发现没有室壁瘤，4 位患者仅是疑似室壁瘤。较小的室壁瘤往往症状不明显，尽管患者有可能因冠状动脉狭窄有心绞痛，室壁瘤巨大的患者一般都有呼吸困难的症状。15%~30% 的室壁瘤患者具有室性心动过速，而且对药物和治疗不敏感。尽管大约一半室壁瘤内壁附有血栓，但是仅极少数患者发生了血栓栓塞性疾病。体格检查时可以在心前区触诊到心尖搏动强有力，但搏动点弥散，有时可有水冲脉，听诊时可有第三心音和第四心音。若合并二尖瓣关闭不全，可有心尖部全收缩期杂音。如果室壁瘤体积足够大，可在胸部 X 线片上见到心影的膨出，另外左心室造影、经食管二维超声、放射性核素心肌显像、CT 和 MRI 都可以用来诊断室壁瘤。

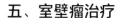

五、室壁瘤治疗

大多数需要行心肌梗死后左心室室壁瘤或瘢痕切除的患者,同时需要接受冠状动脉旁路移植术,若使用体外循环,可选择适度低体温、双腔静脉插管或单房插管静脉引流的方式,若需要分离左心室面和心包之间的粘连,则必须等待主动脉阻断之后进行,这样可防止室壁瘤的附壁血栓进入循环[4-5]。

由于左心室巨大室壁瘤的患者往往也伴随心力衰竭,这种患者的手术时间会相对长,可以采用:主动脉阻断后温血灌注停跳液、可控的改良后富含血液的高钾停跳液灌注、逆行灌注、"no-touch"技术等。若左心室和心包的粘连比较少,可以将室壁瘤整个与心包分离开来,但如果左室和心包粘连严重,且采用传统的室壁瘤切除缝合术式时,可以直接将室壁瘤从左室切除,而不必进行粘连部位的分离。当进行室壁瘤切除时,可能会将瘤体上的附壁血栓碰掉,所以当需要切除的室壁瘤表面可能有血栓时,可用纱布置入心室内,且纱布应覆盖主动脉瓣和二尖瓣,以防止血栓掉入主动脉和左房,手术结束后,取出这块纱布。手术过程中,左室腔内的血液不必完全吸走,可以保留血液平面低于左室切开处,这样既不影响手术操作,同时还可以防止空气进入主动脉和左心房。手术切除的范围应该包括整个瘤体,可以保留一圈薄的瘢痕组织,用来加固缝合。

(一)室壁瘤切除和左室重建手术

如果采用传统的线性切口的重建方式,线性的切口应该选择最大限度地减少对左室形态的影响,之后切开左室,切除瘤体,如果瘤体很小,可以使用缝线连续缝合心室切口,而更多的时候,心室切口使用双头针带垫片间断缝合,其中室间隔侧的进针要深,尽量多地带上室间隔上的瘢痕组织,间断缝合完成后,牢固打结,然后配合体外循环师和麻醉师开始复温,膨肺排气,最后使用两根缝线,分别从两侧切口的末端开始连续缝合加固,此时应特别注意防止损伤左前降支。

另一种心室重建方法叫作"瘤内缝合术"或者"心室内环形补片成形修复术",他们分别由 Cooley 和 Dor两位教授提出[6-8],这种手术方式的依据有:有证据表明,心脏前壁室壁瘤患者,往往合并有附近室间隔上的瘢痕组织,运动不良和反常运动的区域,这种手术方式可以在心室重建过程中尽可能将这些区域排除,从而提高重建心室的功能,另外它还可以保留心室的生理弯曲形态。根据彩超对正常心脏的研究,Fontan 教授提出,用于手术的补片应该为弧形,直径为 2.5～3cm,若补片太大则可能增加左室舒张末期容积,从而降低射血分数,若补片太小,也会减小左室容积和左室的顺应性。打开左室后,应先找到瘢痕组织和正常心肌的交界线,如果心脏还未停跳,也可以通过触诊的方法来寻找交界,然后于这个交界上行荷包缝合,成形用的补片一般采用双层构建,外层为编织涤纶材料补片,内层为自体心包组织,将两层牢固缝合在一起,即可用于心室补片重建。在最后收紧缝线之前,应该常规行还血,膨肺处理,以排出左心的空气,之后打紧线结,防止出现假性室壁瘤。剩余的瘤体组织可以经过修整后,采用连续缝合法缝合于补片之上。

对于心室后壁的瘤体,以上的手术方式同样适用,但要避免手术过程中损伤后乳头肌和冠状动脉后降支[9-10]。

室壁瘤患者往往合并各种程度的二尖瓣关闭不全,如果二尖瓣可以修复,即可以采用标准的右房 - 左房入路来完成二尖瓣的修复手术,如果具有二尖瓣置换的指征,则可以通过左室切口来行瓣膜的置换手术。首先切除瘤体,切除方法如之前所述,然后探查二尖瓣,若需要行瓣膜置换,则切除病变的二尖瓣瓣叶,切断所有的腱索,和主动脉瓣叶相延续的二尖瓣前叶可以少量保留,使用塞规测量瓣口大小,并选择合适型号的机械或生物瓣膜,倒转瓣膜,使用两把血管钳悬空固定于瓣口上方,使用双头针带垫片间断缝合瓣膜,注意垫片应位于心房侧,之后安放瓣膜于正确的位置,牢固打结缝线,之后使用柔软导尿管试瓣,打开瓣膜,并让麻醉医师膨肺,排尽肺静脉和左心房中的空气,最后使用上文所述的任何一种方法行心室的重建。

(二)室壁瘤手术后生存情况

1. 医院内早期死亡　接受左室室壁瘤切除的患者,无论是否同时接受了旁路移植术,其术后早期死亡率为 5%～7%,相比于 1958—1978 年心脏手术后的死亡率,这个数据如今已经降低了 10%～20%,死亡率的降低可能与手术技术的进步,更好的心肌保护措施,更先进的同步旁路移植术理念,对术中血栓更好的保护,对合并有难治性室性心动过速的辅助治疗措施相关。暂时没有研究发现室壁瘤两种心室重建技术在早期死亡率上有明显的区别[6-7,11]。

2. 时间相关生存率　左室室壁瘤切除患者总体的时间相关生存率不同的研究报道差别较大,然而一般来说,术后 1 个月、1 年、3 年和 5 年的生存率分别为 90%、85%、75% 和 65%,但也有一些研究曾报道了较高的

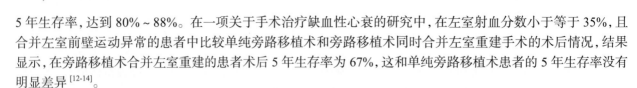

5 年生存率,达到 80%~88%。在一项关于手术治疗缺血性心衰的研究中,在左室射血分数小于等于 35%,且合并左室前壁运动异常的患者中比较单纯旁路移植术和旁路移植术同时合并左室重建手术的术后情况,结果显示,在旁路移植术合并左室重建的患者术后 5 年生存率为 67%,这和单纯旁路移植术患者的 5 年生存率没有明显差异[12-14]。

3. 术后死亡的方式　最常见的术后早期死亡原因是急性的心力衰竭,而术后远期死亡方式主要包括:进展性的慢性心衰,再次心肌梗死后的急性心衰。在过去术后难治性室性心动过速和猝死占术后患者死亡原因的很大一部分,然而随着手术技术和术中保护措施的进步,它们的发生率已经明显下降了[15]。

4. 早期死亡的危险因素　左室室壁瘤切除后早期死亡的危险因素和其他缺血性心脏病基本相同,下面列出这些最常见的术后危险因素[11, 14, 16]:

(1)冠状动脉狭窄的程度和范围:在彻底的再血管化还没有完成时,剩余的冠状动脉狭窄的程度和范围被认为是大多数术后不良事件的危险因素,然而也有一些研究给出了不同的结果。

(2)心肌瘢痕的范围和位置:左室室壁瘤的患者被认为是一种心肌瘢痕化,而且心肌的瘢痕往往无法被手术完全的清除,手术的缝合处有时也会出现新的瘢痕。心肌的瘢痕化,包括左室功能异常和慢性心衰被认为是左室室壁瘤手术后早期和远期术后死亡的危险因素。

(3)手术方式:在早期的研究中,Fontan 和 Dor 教授声称采用改良后的左室成形术可以提高术后的生存率,然而迄今为止,还没有权威的随机对照研究表明两种手术方式之间术后生存方面有区别。

5. 其他相关的危险因素　术前较低的心排出量,升高的左室舒张末期压力,室间隔收缩功能受损,更高的心功能分级,节段性室壁运动障碍,二尖瓣关闭不全,室性心动过速。

(三)术后的症状

大多数的长期生存研究都表明患者术后症状有了明显的改善,尤其是那些心功能分级为一级和二级的患者。术后左室功能的恢复和自觉症状减轻之间没有明确的相关性,很多患者术后自觉症状减轻而左室功能却没有明显的提高,这可能是因为现行的检测左室功能的技术还不足以检测出左室功能微小的提升,虽然它已经引起了自觉症状的减轻。虽然大部分的患者经过室壁瘤切除伴随或不伴随旁路移植术后左室功能都有了可检测到的提高,但也有一部分左室功能术后没有变化,其可能的原因有:室壁瘤切除不完全,室壁瘤较小,术中损伤了正常的心肌。

(四)手术适应证

室壁瘤巨大,症状明显,尤其是伴随心绞痛症状,心衰症状的患者无疑具有手术指征,晚期慢性心衰,具有已知的预后风险因素且高度威胁术后生存的患者属于手术禁忌。当左室室壁瘤很小或是中等大小时,它的存在并不能成为手术指征,这个结论部分是因为:很多术前诊断为室壁瘤的患者,手术过程中被发现室壁瘤不存在,这种患者被推荐手术,往往是因为他们有左室功能障碍或冠状动脉疾病。当行冠状动脉疾病手术时发现左室瘢痕,如果瘢痕中只有很少量的心肌组织且瘢痕体积较大时,需要一并切除。

(五)术后一些特殊的情况

1. 难治性室性心动过速　仅仅有少部分的左室室壁瘤患者合并难治性室性心动过速,这部分患者往往具有较差的心功能,且缺血梗死位于室间隔时更易发生。

2. 假性室壁瘤　一般形成于左室梗死急性灶破裂后,这种室壁破裂往往是致命的,但当心包和心外膜粘连紧密时,室壁破裂可能仅仅引起一种局部的心包积血,随着心室壁的不断运动,局部的心包积血逐渐形成假性室壁瘤。假性室壁瘤很容易破裂,而且和真性室壁瘤不同的是,它更容易出现在心室的后壁和侧壁。影像学上的相似性使其在临床上较难区分真性和假性室壁瘤,超声心动图是最常用的诊断假性室壁瘤的方法。一旦确诊假性室壁瘤,推荐尽早手术切除[2]。

3. 梗死后左室游离壁破裂　左室游离壁的急性破裂是急性心肌梗死后的一种少见但后果非常严重的并发症,文献报道发生率为 2.7% 左右,在急性心肌梗死后死亡原因中排第二位,在早期死亡中占 20%。心室的破裂往往是逐步发展的,首先是心内膜的小型坏死灶,之后心肌全层的坏死,出现心室壁的破裂,并引发心脏压塞和心源性休克,如果破口巨大,会出现突然的猝死,如果破口较小,还有时间诊断和治疗,破裂常发生在左室侧壁和室间隔,当近期心肌梗死的患者具有反复出现或持续的胸痛、血流动力学不稳定、晕厥、心脏压塞症状、一过性的心脏电机械分离症状时,应怀疑发生了心脏破裂。心室破裂一般可用超声心动图来检查,一旦确诊推荐急诊手术,除非患者状态非常差,对于血流动力学不稳定的患者,可以行快速补液和心包穿刺。推荐使用主动脉内球囊反搏器。手术可在体外循环下行梗死灶的切除，并采用直接缝合或补片的方式修补左室缺口，术后生存率和手术时血流动力学状态有关，研究表明术后 5 年生存率为 44%，10 年生存率为 26%[17-18]。

（邢云超　侯剑峰）

参 考 文 献

［1］ BUCKBERG G D.Defining the relationship between akinesia and dyskinesia and the cause of left ventricular failure after anterior infarction and reversal of remodeling to restoration[J].J Thorac Cardiovasc Surg, 1998, 116（1）:47-49.

［2］ BROWN S L, GROPLER R J, HARRIS K M.Distinguishing left ventricular aneurysm from pseudoaneurysm.A review of the literature[J].Chest, 1997, 111（5）:1403-1409.

［3］ KLEIN M D, HERMAN M V, GORLIN R.A hemodynamic study of left ventricular aneurysm[J].Circulation, 1967, 35（4）:614-630.

［4］ BALU V, HOOK N, DEAN D C, et al.Effect of left ventricular aneurysmectomy on exercise performance[J].Int J Cardiol, 1984, 5（2）:210-213.

［5］ CALDEIRA C, MCCARTHY P M.A simple method of left ventricular reconstruction without patch for ischemic cardiomyopathy[J].Ann Thorac Surg, 2001, 72（6）:2148-2149.

［6］ DOR V, SABATIER M, DI DONATO M, et al.Efficacy of endoventricular patch plasty in large postinfarctionakinetic scar and severe left ventricular dysfunction: comparison with a series of large dyskineticscars[J].J Thorac Cardiovasc Surg, 1998, 116（1）:50-59.

［7］ DOR V, SABATIER M, DI DONATO M, et al.Late hemodynamic results after left ventricular patch repair associated with coronary grafting in patients with postinfarctionakinetic or dyskinetic aneurysm of the left ventricle[J].J ThoracCardiovasc Surg, 1995, 110（5）:1291-1299, 1300-1301.

［8］ DOR V, SAAB M, COSTE P, et al.Left ventricular aneurysm: a new surgical approach[J].Thorac Cardiovasc Surg, 1989, 37（1）:11-19.

［9］ ATHANASULEAS C L, STANLEY A J, BUCKBERG G D, et al.Surgical anterior ventricular endocardial restoration （SAVER） in the dilated remodeled ventricle after anterior myocardial infarction.RESTORE group.Reconstructive Endoventricular Surgery, returning Torsion Original Radius Elliptical Shape to the LV[J].J Am Coll Cardiol, 2001, 37（5）:1199-1209.

［10］ BUEHLER D L, STINSON E B, OYER P E, et al.Surgical treatment of aneurysms of the inferior left ventricular wall[J].J Thorac Cardiovasc Surg, 1979, 78（1）:74-78.

［11］ BARRATT-BOYES B G, WHITE H D, AGNEW T M, et al.The results of surgical treatment of left ventricular aneurysms. An assessment of the risk factors affecting early and late mortality[J].J Thorac Cardiovasc Surg, 1984, 87（1）:87-98.

［12］ BOGERS A J, HERMANS J, DUBOIS S V, et al.Incremental risk factors for hospital mortality after postinfarction left ventricular aneurysmectomy[J].Eur J Cardiothorac Surg, 1988, 2（3）:160-166.

［13］ BATTALOGLU B, ERDIL N, NISANOGLU V.Left ventricular aneurysmal repair within 30 days after acute myocardial infarction: early and mid-term outcomes[J].Tex Heart Inst J, 2007, 34（2）:154-159.

［14］ KOMEDA M, DAVID T E, MALIK A, et al.Operative risks and long-term results of operation for left ventricular aneurysm[J].Ann Thorac Surg, 1992, 53（1）:22-28, 28-29.

［15］ AKINS C W.Resection of left ventricular aneurysm during hypothermic fibrillatory arrest without aortic occlusion[J].J Thorac Cardiovasc Surg, 1986, 91（4）:610-618.

［16］ ATHANASULEAS C L, BUCKBERG G D, STANLEY A W, et al.Surgical ventricular restoration in the treatment of congestive heart failure due to post-infarction ventricular dilation[J].J Am Coll Cardiol, 2004, 44（7）:1439-1445.

［17］ BALAKUMARAN K, VERBAAN C J, ESSED C E, et al.Ventricular free wall rupture: sudden, subacute, slow, sealed and stabilized varieties[J].Eur Heart J, 1984, 5（4）:282-288.

［18］ IEMURA J, OKU H, OTAKI M, et al.Surgical strategy for left ventricular free wall rupture after acute myocardial infarction[J].Ann Thorac Surg, 2001, 71（1）:201-204.

第9章　冠心病与基因

在各种心脏病中,冠状动脉粥样硬化性心脏病(冠心病)是引发心脏病死亡的主要原因。冠心病是由于动脉粥样硬化斑块的形成,引起血管腔狭窄或阻塞,造成心肌缺血、缺氧或坏死。动脉粥样硬化在生命早期便开始出现,主要源于动脉内皮细胞功能障碍,携带胆固醇的脂蛋白颗粒逐渐浸润血管壁,动脉内皮细胞诱导单核细胞分化为巨噬细胞,巨噬细胞吞噬血管壁之间的脂肪并使它们堆积于细胞内,成为泡沫细胞。血管壁下的平滑肌细胞增殖,导致血管重构,动脉壁变硬变厚,失去弹性[1]。

冠心病的流行病学研究表明,年龄、男性、吸烟、高血压、糖尿病、肥胖和久坐不动的生活方式都会导致冠心病风险增加。循环血中低密度脂蛋白(LDL)、甘油三酯(TG)浓度增加,高密度脂蛋白(HDL)浓度降低均与冠心病风险密切相关。临床实践中通常结合考虑以上因素用以识别高风险人群,从而为冠心病的防治提供依据。

与多数复杂疾病一样,冠心病是由多个微效基因与环境因素长期相互作用所致[2]。早在1950年第一例大型前瞻性研究便发现冠心病的患病风险是可遗传的[3],该研究通过纳入20 000余例瑞典双胞胎,证实在近亲属的冠心病风险增加,冠心病引发死亡的遗传率约为50%[4-5]。通过全基因组测序的定量遗传学分析方法估计冠心病的遗传率为40%~50%[6]。2007年报道的全基因组关联分析研究确定了约60种与冠心病发病风险密切相关的遗传变异[7]。近两年,随着深度测序的发展,低频突变测序研究直接促进了新型治疗策略的发展。随着大规模生物样本库的建立,基因突变与疾病之间的关系得到更好的研究,因而从遗传学角度研究冠心病的发病机制,提供了一种新的防治手段。

一、基于家系的连锁分析

连锁分析是基于孟德尔第二遗传定律提出来的,利用遗传标记在家系中进行基因分型,再利用数学手段计算遗传标记在家系中是否与疾病产生共分离。

1985年,在一例家族性高胆固醇血症(familial hypercholesterolaemia, FH)的患者中鉴定出编码低密度脂蛋白(LDL)受体的基因 LDLR 中的5kb缺失,并且在其母亲发现相同突变。该研究首次证明单个基因缺陷可增加冠心病风险[8]。目前已知 LDLR 在 LDL-C 代谢过程中起主要调节作用,LDLR 在肝细胞表面与 LDL 结合,携带 LDL 内吞入细胞,被溶酶体降解[9]。此外,基因组相关性研究(GWAS)结果显示,在欧洲人群中,LDLR 单核苷酸多态性(single nucleotide polymorphism, SNP)rs1122608 增加冠心病发病风险[10]。

基于家系的连锁分析研究发现 ApoB(编码载脂蛋白 B)突变与冠心病的风险增加相关[11]。ApoB 是乳糜微粒(chylomicron, CM)、LDL 和极低密度脂蛋白(very low density lipoprotein, VLDL)的主要载脂蛋白。ApoB 基因定位于染色体2q23-24,ApoB 基因突变可导致结构域空间构象变化,与 LDLR 亲和力下降,导致 LDL 清除障碍,引起 LDL 水平的升高。临床研究表明,与低水平 ApoB(<75mg/dl)相比,高水平 ApoB(>95mg/dl)女性人群发生冠心病风险增加1.8倍,男性增加1.9倍[12]。

另外 PCSK9(编码前蛋白转化酶枯草溶菌素9)也是 FH 的原因之一。PCSK9 是来源于肝细胞的一种分泌性蛋白,基因定位于染色体1p32.3。目前已证实,PCSK9 可与 LDLR 结合,促进 LDLR 的降解,使得 LDLR 数目减少,从而影响肝脏清除 LDL-C,导致 LDL-C 水平升高[13]。进一步研究表明 PCSK9 基因功能增强型(gain-of-function)突变患者 LDLR 水平下降,LDL-C 水平升高;PCSK9 基因功能失活型(loss-of-function)突变患者 LDLR 水平升高,LDL-C 水平下降[14]。PCSK9 单克隆抗体可以通过特异性地与 PCSK9 结合,阻断 PCSK9 与 LDLR 形成复合物,从而抑制 LDLR 内吞和降解作用,降低 PCSK9 影响肝脏清除 LDL 能力,进一步降低 LDL 水平。2017年 ACC 会议上 Sabatine 教授公布了 FOURIER 研究[15]的结果,对存在心肌梗死、缺血性卒中或症状性外周动脉疾病,且优化他汀治疗基础上 LDL-C≥70mg/dl 或非 HDL-C≥100mg/dl 的患者,在优化他汀治疗的基础上 PCSK9 抑制剂依洛尤单抗使得 LDL-C 降幅高达 59%(LDL-C 的绝对降幅达 56mg/dl),且持续整个试验全程,平均降低至 30mg/dl,主要复合终点(心血管死亡、非致死性心肌梗死、非致死性脑卒中、因不稳定型心绞痛住院、冠状动脉血运重建)降低 15%;关键性二级终点(心血管死亡、非致死性心肌梗死、非致死性脑卒中)降低 20%,均达统计学显著性。2018 年美国心脏学会(AHA)科学年会上公布了 alirocumab 的 ODYSSEY OUTCOMES 研究[16]结果,该研究纳入 18 924 例既往 1~12 个月内发生过急性冠脉综合征的患者,在高强度他汀治疗的基础上,加用 alirocumab 治疗的患者较安慰剂组,LDL-C 降低 50%~60%,包括死亡率在内的主要不良心血管事件发生率下降 15%,再发缺血性心血管事件风险显著降低。

研究者发现,ATP 结合盒(ABC)转运体家族可参与氨基酸、磷脂、胆固醇的跨膜转运[17],其亚家族中的 ABCG5 和 ABCG8 可形成复合物介导胆固醇的跨膜转运,促进胆固醇通过胆汁排泄,抑制肠道吸收胆固醇[18]。另外,LDLRAP1(编码 LDLR 接头蛋白 1)也是常染色体隐性高胆固醇血症的遗传基础[19]。

2003 年研究发现一种转录因子 MEF2A(肌细胞增强因子 2A),位于染色体 15q26,主要在血管中表达,在 13 个冠心病患者的三代家族成员中均鉴定出其编码区 21 个碱基的缺失[20],然而后续研究未能确证 MEF2A 突变和冠心病的关联[21]。2007 年,发现 12p11~13 位点的基因编码 LDLR 相关蛋白 6(LRP6),其错义突变与冠心病完全连锁[22]。2009 年研究者证实 LRP6 基因的单核苷酸多态性(SNP)与 LDL 升高密切相关[23]。

二、全基因组关联分析

随着人类基因组计划和国际人类基因组单倍体图谱计划的完成,全基因组关联分析(Genome-Wide Association Study,GWAS)为研究复杂疾病开启了新的大门,将患者全基因组范围内检测出的 SNP 位点与对照组进行比较,找出所有的变异等位基因频率[24]。

2007 年,发现了首个冠心病的突变位点,通过 GWAS 研究在 2 000 例冠心病病例和 3 000 例对照组首次在欧洲人群中发现了与冠心病具有强关联的易感位点 9q21[25],随后大型临床研究证实该位点与冠心病相关[26]。自 2007 年以来,更大规模的临床研究不断发现新的易感基因。迄今为止约有 60 余与冠心病风险相关的基因位点被鉴定出来[27],其中约 20% 位于 LDL、甘油三酯、脂蛋白 a 代谢相关基因附近,进一步强调了这些途径在冠心病发生发展中的重要作用。另外 5%~10% 的基因座与血压调控相关。例如,可溶性鸟苷酸环化酶 α 亚基(GUCY1A3)、一氧化氮合酶 3(NOS3)是血管收缩功能生物和血小板聚集的关键调节因子,位点的突变与血压和冠心病相关[27-28]。可溶性鸟苷酸环化酶是一氧化氮(NO)的主要受体,是 NO-cGMP 通路中的关键酶,参与血管舒缩、抑制血小板凝集及细胞增殖和凋亡,是冠心病和动脉粥样硬化的重要机制。可溶性鸟苷酸环化酶激活剂可以抑制动脉粥样硬化和再狭窄。鸟苷酸环化酶激活剂已经在二期临床试验中用于治疗肺动脉高压,研发鸟苷酸环化酶相关药物来抑制动脉粥样硬化具有巨大的应用价值和市场前景。

2010 年通过 GWAS 发现金属蛋白酶 ADAMTS7 的内含子区域中的突变与冠心病风险增加相关[29]。该突变与目前已知的 CAD 危险因素均无关。ADAMTS7 参与蛋白水解和血管重塑,其突变引起基因表达增加、并促进血管平滑肌迁移[30]。ADAMTS7 敲除小鼠动脉粥样硬化显著改善[31]。2017 年 5 月研究者通过纳入 29 项研究 60 919 例冠心病患者和 80 243 例对照组的遗传数据发现,吸烟可能通过增加 ADAMTS7 水平来抵消冠心病的自身遗传保护作用[32]。

三、低频突变关联分析

随着大规模的基因测序成本的降低,低频突变关联分析(rare variant association studies,RVAS)[33]已渐渐成为大家瞩目的焦点。常见突变关联分析(common variant association studies,CVAS)基于 MAF>5% 的 SNP 位点,可以由 SNP 分型芯片或低深度测序来完成,而 RVAS 是检测低频突变(MAF<5% 或 MAF<1%)与复杂疾病关系的方法。这些突变通常不包括在基因分型芯片中,进而弥补了常见突变关联分析(CVAS)的局限。首先,常见突变并不能完全解释复杂疾病的遗传基础;此外,低频突变不会以足够的频率发生,从而能够进行各个变体的关联测试。在大临床样本中进行全基因组测序将为 RVAS 提供更大的帮助。

迄今为止已确定了与冠心病的风险相关的至少 9 个低频突变的基因。最近对冰岛人的全基因组测序研究中发现了 ASGR1(编码脱唾液酸糖蛋白受体亚基)内含子区 12bp 的缺失可导致受体失活[34]。ASGR1 单倍剂量不足与非 HDL 胆固醇水平的下降和冠状动脉疾病风险的降低有关。

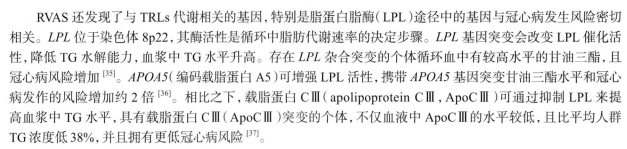

RVAS 还发现了与 TRLs 代谢相关的基因,特别是脂蛋白脂酶(LPL)途径中的基因与冠心病发生风险密切相关。*LPL* 位于染色体 8p22,其酶活性是循环中脂肪代谢速率的决定步骤。*LPL* 基因突变会改变 LPL 催化活性,降低 TG 水解能力,血浆中 TG 水平升高。存在 *LPL* 杂合突变的个体循环血中有较高水平的甘油三酯,且冠心病风险增加[35]。*APOA5*(编码载脂蛋白 A5)可增强 LPL 活性,携带 *APOA5* 基因突变甘油三酯水平和冠心病发作的风险增加约 2 倍[36]。相比之下,载脂蛋白 CⅢ(apolipoprotein CⅢ,ApoCⅢ)可通过抑制 LPL 来提高血浆中 TG 水平,具有载脂蛋白 CⅢ(ApoCⅢ)突变的个体,不仅血液中 ApoCⅢ的水平较低,且比平均人群 TG 浓度低 38%,并且拥有更低冠心病风险[37]。

长期以来复杂疾病的遗传学基础都围绕着"常见疾病常见变异"和"常见疾病罕见变异"两种假设之间的争论[38]。随着对后者研究的深入,未来低频突变可用于 CAD 分层及个性化治疗。

目前冠心病的主要预防策略包括鼓励健康的生活方式,例如不吸烟、避免肥胖、健康饮食和定期运动。高危人群可从降低 LDL(例如他汀类药物)、降低血压、抗栓治疗(例如阿司匹林)中获益。尽管目前的治疗方式有一定有效性,但统计显示,只有 39% 的个体在心脏病发作后的 1 年内坚持使用他汀类药物治疗[39]。越来越深入地了解人类疾病的遗传基础后,基因数据必将慢慢融入常规临床治疗当中。

随着 CRISPR RNA 引导的核酸内切酶系统的发展,利用高度特异性切割基因组的序列或能成为未来的治疗手段[40]。在小鼠模型中,使用 CRISPR-Cas9 单次注射靶向肝 PCSK9 的病毒载体,可引起 50% 的肝细胞突变,胆固醇水平降低约 40%[41]。但由于这种基因编辑方法会导致不可逆转的变化,并且在人体中进行基因敲除是否有其他副作用尚不确定,因而其离真正的临床实践还有一段距离。

目前许多与冠心病相关的易感位点被发现并得到验证,基因多态性研究为疾病的预防和个体化治疗、靶向治疗提供了可能。随着遗传测序价格的继续下降,以及更多突变的功能验证实验,在接下来的 10 年中,人类遗传学将有助于识别冠心病的发生发展的基因基础,指导药物开发工作,以及评估治疗方法的安全性和有效性,并通过这些遗传数据辅助冠心病的预防和治疗。随着科学研究的进展,遗传学和基因组学领域取得了重大进展,应用新兴的研究工具了解冠心病的基础遗传,为冠心病临床预防和个性化治疗奠定了基础。

四、miRNA 与冠心病

microRNA(miRNA)是普遍存在于生物体内的一类长 20～24nt 的非编码小 RNA。miRNA 可通过碱基互补与靶基因 mRNA 结合,进而降解靶基因 mRNA,从而调控基因表达[42]。目前已知多种 miRNA 在疾病的发生发展中起重要调节作用,在冠心病中,目前研究已发现 miRNA 可参与内皮细胞功能、血管平滑肌细胞增殖和迁移、泡沫细胞形成等一系列生物过程。

在小鼠急性心肌梗死(AMI)模型的研究中发现,与对照组相比,实验组血清中 miR-1 水平在心肌梗死后 6 小时升高 200 倍,3 天后降至正常水平。另外在临床 AMI 患者血清中发现 miR-1 水平在心肌梗死后 6 小时升高约 100 倍,且与肌酸激酶同工酶(CK-MB)水平呈正相关[43]。另外有研究发现,AMI 患者在 2 周住院治疗后,血浆 miR-1 下降回正常对照组水平,因而 miR-1 或能成为 AMI 诊断的特异性标记物[44]。在治疗方面发现,在 AMI 患者中使用普萘洛尔可使 miR-1 降至正常水平[45]。

在心肌梗死患者的血清中发现,miR-133a/b、miR-499、miR-208a 三种 miRNA 明显高于正常人,且具有心肌特异性。AMI 发病早期 4 小时以内即可检测到 miR-208a,早于其他标志物。而在接受冠状动脉介入治疗或药物治疗 2 个月后,以上三种 miRNA 与发病时相比均下降明显,miR-208a 降至无法检出的水平[46],这提示 miR-208a 可能成为继肌钙蛋白(cTnI)、肌红蛋白(Mb)及肌酸激酶同工酶(CK-MB)后 AMI 早期诊断的生物标记物,对于早期发现疾病、挽救心肌有重要意义。而根据冠状动脉的梗阻数量和百分比,miRNA-133a、miRNA-499 可评估冠心病严重程度[47-48]。目前也有研究显示,miRNA-134、miRNA-186 在心肌梗死患者中有特异性变化[49-50]。然而目前这些 miRNA 在 MI 的诊断方面,并不优于经典的生物标志物,尚需更多研究。

研究者还发现,冠心病患者外周血单核细胞中的 miR-135a 与对照组相比高 5 倍,而 miR-147 低 4 倍,导致 miR-135a/miR-147 升高 19 倍[51]。不稳定型心绞痛患者外周血单核细胞中 miR-134、miR-370、miR-198 较稳定型心绞痛患者分别升高 3.5 倍、3.1 倍和 12 倍,提示 miRNA 能对心绞痛患者进行危险分层,分辨出具有发生急性冠脉综合征风险的人群。除此之外,研究表明 miRNA-21、miRNA-199a 水平升高,以及 miRNA-145、miRNA-155 水平降低,也可用于区分不稳定型心绞痛。

除作为疾病诊断标志物之外,miRNA 在疾病对冠心病的发生发展中也可起到保护作用。研究表明,MiR-

126 通过抑制肿瘤坏死因子 α（TNF-α）刺激的血管黏附细胞因子 1（VCAM-1）的表达，从而阻碍炎性细胞在血管内皮的黏附。已证实 VCAM-1 是 miR-126 的靶基因，敲除 miR-126 可导致 VCAM-1 表达上调，促进炎性细胞在内皮细胞的黏附，进而在动脉粥样硬化的发展过程中起保护作用[52]。

有报道冠心病患者 miR-221/miR-222 的表达水平显著高于非冠心病患者，并且与内皮祖细胞数量变化负相关。阿托伐他汀治疗 12 个月后，冠心病患者内皮祖细胞中的 miR-221/miR-222 的水平显著降低，而内皮祖细胞数量增加[53]。这一研究提示 miRNA 可能是他汀类药物的干预靶点。miRNA 能够成为这些经典药物治疗冠心病的靶点，使从基因水平治疗冠心病成为现实。

五、lncRNA 与冠心病

lncRNA 是一类长 200~10 000nt 的长链非编码 RNA 分子，lncRNA 通过表观遗传、转录、转录后调节机制，在多种人类疾病中起特定的生理和病理作用[54]。然而目前，与冠心病相关的 lncRNA 的研究相对少。

2007 年，研究发现了一个与冠心病密切相关的遗传区域，位于 9 号染色体短臂 2 区 1 带（9P21），该区域可转录出 INK4 位点反义链非编码 RNA（antisense noncoding RNA in the INK4 locus, ANRIL）。并且在 ANRIL 的 3' 端存在 8 个单核苷酸多态性（single nucleotide polymorphism, SNP）位点[55]，当该位点存在单倍体纯合子缺失时，心肌梗死的患病率增加约 2 倍。冠心病患者外周血及斑块组织中，ANRIL 的表达显著增高[56]，提示其在冠心病中起重要作用。

2010 年发现并报道了一种与 p53 表达关系最为密切的 lncRNA——lincRNA-p21。后来研究者发现 p53 可直接结合于 lincRNA-p21 的上游调控区并正调控其转录水平。在细胞水平，沉默 lincRNA-p21 可以诱导动脉平滑肌细胞的增殖并抑制凋亡。在小鼠模型中，敲低 lincRNA-p21 可强烈刺激损伤动脉血管的内膜新生[57]。

在一项包括 414 例 AMI 患者的队列中，发现 AMI 组较对照组 KCNQ1OT1、MALAT1（myocardial infarction-associated transcript）水平升高，而 ANRIL、MIAT 水平降低，并且可用来预先判断 ST 段抬高心肌梗死（STEMI）和非 ST 段抬高心肌梗死（NSTEMI）[58]。然而，这些 lncRNA 调控心肌梗死的具体机制尚不明确。

2015 年，研究者在 15 例冠心病及 15 例健康人的血浆样本中，通过 lncRNA 芯片发现 CoroMarker 在冠心病患者中表达显著升高，并且具有较强的特异性。运用 Fisher 判别模型评估 CoroMarker 的预测效能，其相应的最优灵敏度从 68.29% 提高到 78.05%[59]。此外，新近发现外周血单核细胞中一种新的 lncRNA——lncPPARδ，运用 Fisher 判别模型评估其预测效能，最优灵敏度从 70.00% 提高到 82.00%，特异性从 94.00% 降至 78.00%[60]，可能成为新的冠心病标志物。

lncRNA 能够形成稳定的二级结构，在尿液、血液中稳定存在。已有研究证实，血浆 lncRNA 可作为某些肿瘤或心血管疾病重要的诊断和预测生物标志物。然而循环转录组变化迅速，且个体化表达水平有较大的异质性，目前尚需进行更大规模的多中心队列研究。

目前来看，基于检测成本的考虑，非编码 RNA 作为生物标志物的主要临床需求在于没有其他可替代的诊断标志的疾病。未来非编码 RNA 必将为疾病早期诊断、提示病变程度、预测死亡率等方面提供更多丰富的信息，在个性化医学时代发挥重要作用。

（俞梦越　张心月）

参 考 文 献

［1］ FINN A V, NAKANO M, NARULA J, et al.Concept of vulnerable/unstable plaque[J].Arterioscler Thromb Vasc Biol, 2010, 30（7）:1282-1292.

［2］ KHERA A V, EMDIN C A, DRAKE I, et al.Genetic Risk, Adherence to a Healthy Lifestyle, and Coronary Disease[J].N Engl J Med, 2016, 375（24）:2349-2358.

［3］ GERTLER M M, GARN S M, WHITE P D.Young candidates for coronary heart disease[J].J Am Med Assoc, 1951, 147（7）:621-625.

［4］ MARENBERG M E, RISCH N, BERKMAN L F, et al.Genetic susceptibility to death from coronary heart disease in a study of twins[J].N Engl J Med, 1994, 330(15):1041-1046.

［5］ZDRAVKOVIC S, WIENKE A, PEDERSEN N L, et al.Heritability of death from coronary heart disease: a 36-year follow-up of 20 966 Swedish twins[J].J Intern Med, 2002, 252(3):247-254.

［6］WON H H, NATARAJAN P, DOBBYN A, et al. Disproportionate Contributions of Select Genomic Compartments and Cell Types to Genetic Risk for Coronary Artery Disease[J]. PLoS Genet, 2015, 11(10):e10056222.

［7］WATKINS H, FARRALL M.Genetic susceptibility to coronary artery disease: from promise to progress[J].Nat Rev Genet, 2006, 7(3):163-173.

［8］LEHRMAN M A, SCHNEIDER W J, SÜDHOF T C, et al.Mutation in LDL receptor: Alu-Alu recombination deletes exons encoding transmembrane and cytoplasmic domains[J].Science, 1985, 227(4683):140-146.

［9］HUANG S, HENRY L, HO Y K, et al.Mechanism of LDL binding and release probed by structure-based mutagenesis of the LDL receptor[J].J Lipid Res, 2010, 51(2):297-308.

［10］Myocardial Infarction Genetics Consortium, KATHIRESAN S, VOIGHT B F, et al.Genome-wide association of early-onset myocardial infarction with single nucleotide polymorphisms and copy number variants[J].Nat Genet, 2009, 41 (3):334-341.

［11］SORIA L.Association between a specific apolipoprotein B mutation and familial defective apolipoprotein B-100[J].Proc Natl Acad Sci USA, 1989, 86(2):587-591.

［12］BENN M, NORDESTGAARD B G, JENSEN G B, et al.Improving prediction of ischemic cardiovascular disease in the general population using apolipoprotein B: the Copenhagen City Heart Study[J].Arterioscler Thromb Vasc Biol, 2007, 27 (3):661-670.

［13］STEIN E A, MELLIS S, YANCOPOULOS G D, et al.Effect of a monoclonal antibody to PCSK9 on LDL cholesterol[J].N Engl J Med, 2012, 366(12):1108-1118.

［14］ABIFADEL M, GUERIN M, BENJANNET S, et al.Identification and characterization of new gain-of-function mutations in the PCSK9 gene responsible for autosomal dominant hypercholesterolemia[J].Atherosclerosis, 2012, 223(2):394-400.

［15］SABATINE M S, GIUGLIANO R P, KEECH A C, et al.Evolocumab and Clinical Outcomes in Patients with Cardiovascular Disease[J].N Engl J Med, 2017, 376(18):1713-1722.

［16］SCHWARTZ G G, STEG P G, SZAREK M, et al.Alirocumab and Cardiovascular Outcomes after Acute Coronary Syndrome[J].N Engl J Med, 2018, 379(22):2097-2107.

［17］CHAN Y M, VARADY K A, LIN Y, et al.Plasma concentrations of plant sterols: physiology and relationship with coronary heart disease[J].Nutr Rev, 2006, 64(9):385-402.

［18］BERGE K E, TIAN H, GRAF G A, et al.Accumulation of dietary cholesterol in sitosterolemia caused by mutations in adjacent ABC transporters[J].Science, 2000, 290(5497):1771-1775.

［19］GARCIA C K, WILUND K, ARCA M, et al.Autosomal recessive hypercholesterolemia caused by mutations in a putative LDL receptor adaptor protein[J].Science, 2001, 292(5520):1394-1398.

［20］WANG L, FAN C, TOPOL S E, et al.Mutation of MEF2A in an inherited disorder with features of coronary artery disease[J].Science, 2003, 302(5650):1578-1581.

［21］LIEB W, MAYER B, KÖNIG I R, et al.Lack of association between the MEF2A gene and myocardial infarction[J]. Circulation, 2008, 117(2):185-191.

［22］MANI A, RADHAKRISHNAN J, WANG H, et al.LRP6 mutation in a family with early coronary disease and metabolic risk factors[J].Science, 2007, 315(5816):1278-1282.

［23］TOMASZEWSKI M, CHARCHAR F J, BARNES T, et al.A common variant in low-density lipoprotein receptor-related protein 6 gene(LRP6)is associated with LDL-cholesterol[J].Arterioscler Thromb Vasc Biol, 2009, 29(9):1316-1321.

［24］HIRSCHHORN J N, DALY M J.Genome-wide association studies for common diseases and complex traits[J].Nat Rev Genet, 2005, 6(2):95-108.

［25］HELGADOTTIR A, THORLEIFSSON G, MANOLESCU A, et al.A Common Variant on Chromosome 9p21 Affects the Risk of Myocardial Infarction[J].Obstet Gynecol Surv, 2007, 62(9):585-587.

［26］SAMANI N J, ERDMANN J, HALL A S, et al.Genomewide Association Analysis of Coronary Artery Disease[J].N Engl J Med, 2007, 357(5):443-453.

［27］NIKPAY M, GOEL A, WON H H, et al.A comprehensive 1, 000 Genomes-based genome-wide association meta-analysis of coronary artery disease[J].Nat Genet, 2015, 47(10):1121-1130.

［28］EHRET G B, FERREIRA T, CHASMAN D I, et al.The genetics of blood pressure regulation and its target organs from association studies in 342, 415 individuals[J].Nat Genet, 2016, 48(10):1171-1184.

［29］REILLY M P，LI M，HE J，et al.Identification of ADAMTS7 as a novel locus for coronary atherosclerosis and association of ABO with myocardial infarction in the presence of coronary atherosclerosis: two genome-wide association studies[J]. Lancet，2011，377(9763):383-392.

［30］PU X，XIAO Q，KIECHL S，et al.ADAMTS7 cleavage and vascular smooth muscle cell migration is affected by a coronary-artery-disease-associated variant[J].Am J Hum Genet，2013，92(3):366-374.

［31］BAUER R C，TOHYAMA J，CUI J，et al.Knockout of Adamts7, a novel coronary artery disease locus in humans, reduces atherosclerosis in mice[J].Circulation，2015，131(13):1202-1213.

［32］SALEHEEN D，ZHAO W，YOUNG R，et al.Loss of Cardio-Protective Effects at the ADAMTS7 Locus Due to Gene-Smoking Interactions[J].Circulation，2017，135(24):2336-2353.

［33］AUER P L，REINER A P，LEAL S M.The effect of phenotypic outliers and non-normality on rare-variant association testing[J].Eur J Hum Genet，2016，24(8):1188-1194.

［34］NIOI P，SIGURDSSON A，THORLEIFSSON G，et al.Variant ASGR1 Associated with a Reduced Risk of Coronary Artery Disease[J].N Engl J Med，2016，374(22):2131-2141.

［35］KHERA A V，WON H H，PELOSO G M，et al.Association of Rare and Common Variation in the Lipoprotein Lipase Gene With Coronary Artery Disease[J].JAMA，2017，317(9):937-946.

［36］DO R，STITZIEL N O，WON H H，et al.Exome sequencing identifies rare LDLR and APOA5 alleles conferring risk for myocardial infarction[J].Nature，2014，518(7537):102-106.

［37］JØRGENSEN A B，FRIKKE-SCHMIDT R，NORDESTGAARD B G，Tybjaerg-Hansen A.Loss-of-function mutations in APOC3 and risk of ischemic vascular disease[J].N Engl J Med，2014，371(1):32-41.

［38］GIBSON G.Rare and common variants: twenty arguments[J].Nat Rev Genet，2012，13(2):135-145.

［39］CHOUDHRY N K，AVORN J，GLYNN R J，et al.Full Coverage for Preventive Medications after Myocardial Infarction[J]. N Engl J Med，2011，365(22):2088-2097.

［40］MALI P，YANG L，ESVELT K M，et al.RNA-guided human genome engineering via Cas9[J].Science，2013，339 (6121):823-826.

［41］DING Q，STRONG A，PATEL K M，et al.Permanent alteration of PCSK9 with in vivo CRISPR-Cas9 genome editing[J]. Circ Res，2014，115(5):488-492.

［42］BENTWICH I，AVNIEL A，KAROV Y，et al.Identification of hundreds of conserved and nonconserved human microRNAs[J].Nat Genet，2005，37(7):766-770.

［43］CHENG Y，TAN N，YANG J，et al.A translational study of circulating cell-free microRNA-1 in acute myocardial infarction[J].Clin Sci，2010，119(2):87-95.

［44］AI J，ZHANG R，LI Y，et al.Circulating microRNA-1 as a potential novel biomarker for acute myocardial infarction[J]. Biochem Biophys Res Commun，2010，391(1):73-77.

［45］LU Y，ZHANG Y，SHAN H，et al.MicroRNA-1 downregulation by propranolol in a rat model of myocardial infarction: a new mechanism for ischaemic cardioprotection[J].Cardiovasc Res，2009，84(3):434-441.

［46］WANG G K，ZHU J Q，ZHANG J T，et al.Circulating microRNA: a novel potential biomarker for early diagnosis of acute myocardial infarction in humans[J].Eur Heart J，2010，31(6):659-666.

［47］WANG F，LONG G，ZHAO C，et al.Plasma microRNA-133a is a new marker for both acute myocardial infarction and underlying coronary artery stenosis[J].J Transl Med，2013，11(1):222.

［48］CHEN X，ZHANG L，SU T，et al.Kinetics of plasma microRNA-499 expression in acute myocardial infarction[J].J Thorac Dis，2015，7(5):890-896.

［49］ZELLER T，KELLER T，OJEDA F，et al.Assessment of microRNAs in patients with unstable angina pectoris[J].Eur Heart J，2014，35(31):2106-2114.

［50］LI C，FANG Z，JIANG T，et al.Serum microRNAs profile from genome-wide serves as a fingerprint for diagnosis of acute myocardial infarction and angina pectoris[J].BMC Med Genomics，2013，6(1):16.

［51］HOEKSTRA M，VAN DER LANS C A C，HALVORSEN B，et al.The peripheral blood mononuclear cell microRNA signature of coronary artery disease[J].Biochem Biophys Res Commun，2010，394(3):792-797.

［52］HARRIS T A，YAMAKUCHI M，FERLITO M，et al.MicroRNA-126 regulates endothelial expression of vascular cell adhesion molecule 1[J].Proc Natl Acad Sci USA，2008，105(5):1516-1521.

［53］MINAMI Y，SATOH M，MAESAWA C，et al.Effect of atorvastatin on microRNA 221/222 expression in endothelial progenitor cells obtained from patients with coronary artery disease[J].Eur J Clin Invest，2009，39(5):359-367.

［54］WAPINSKI O，CHANG H Y.Long noncoding RNAs and human disease[J].Trends Cell Biol，2011，21(6):354-361.

［55］HELGADOTTIR A，THORLEIFSSON G，MANOLESCU A，et al.A common variant on chromosome 9p21 affects the risk of myocardial infarction[J].Science, 2007, 316(5830):1491-1493.

［56］BROADBENT H M, PEDEN J F, LORKOWSKI S, et al.Susceptibility to coronary artery disease and diabetes is encoded by distinct, tightly linked SNPs in the ANRIL locus on chromosome 9p[J].Hum Mol Genet, 2008, 17(6):806-814.

［57］WU G, CAI J, HAN Y, et al.LincRNA-p21 regulates neointima formation, vascular smooth muscle cell proliferation, apoptosis, and atherosclerosis by enhancing p53 activity[J].Circulation, 2014, 130(17):1452-1465.

［58］VAUSORT M, WAGNER D R, DEVAUX Y.Long noncoding RNAs in patients with acute myocardial infarction[J].Circ Res, 2014, 115(7):668-677.

［59］YANG Y, CAI Y, WU G, et al.Plasma long non-coding RNA, CoroMarker, a novel biomarker for diagnosis of coronary artery disease[J].Clin Sci, 2015, 129(8):675-685.

［60］CAI Y, YANG Y, CHEN X, et al.Circulating "LncPPAR δ " From Monocytes as a Novel Biomarker for Coronary Artery Diseases[J].Medicine(Baltimore), 2016, 95(6):e2360.

第 10 章　冠心病合并心力衰竭的非药物治疗

心力衰竭（heart failure，HF）简称心衰，是一种常见的临床综合征，是多种不同心脏疾病的终末期。任何损害心室充盈或射血能力的心脏结构性或功能性疾病均可导致心力衰竭。其中冠状动脉粥样硬化是心衰的最常见原因，此外，其他病因所致心力衰竭的患者也可能并存冠状动脉疾病。由冠状动脉疾病（coronary artery disease，CAD）所致的左心室功能显著受损 [左室射血分数（left ventricular ejection fraction，LVEF）≤35% ~ 40%] 又叫作缺血性心肌病[1]。

对于心衰患者，目前治疗手段主要是药物、器械和心脏移植。研究已证实应用 ACE 抑制剂、β 受体阻滞剂、醛固酮拮抗剂、心脏再同步化治疗（cardiac resynchronization therapy，CRT）和埋藏式心脏转复除颤器（implantable cardioverter-defibrillator，ICD）治疗可延长生存期。但优化药物治疗许多患者症状仍反复发作；而CRT、ICD 并不适用于所用患者；心脏移植的供体来源十分有限，因而需要探索治疗心衰的新途。该篇重点介绍冠心病合并心衰的非药物疗法的最新进展，目前这些新兴疗法颇有应用前景，但其风险 / 收益比和有效性有待进一步证明。

一、主动脉血流持续增加装置

主动脉血流持续增加装置（continuous aortic flow augmentation，CAFA）是一种新型治疗方法，通过将血流从外周动脉抽出，然后在体外循环泵驱动下，通过重新输回主动脉，从而为主动脉提供持续血流，增加心搏出量、降低心脏负荷和舒张外周血管[2]。

2005 年一项纳入 24 例患者的试验首次证明了这种疗法的安全性和有效性[2]。该研究主要纳入急性失代偿性 HF 患者伴中重度收缩功能障碍，对所有患者持续内科治疗，包括利尿剂、血管扩张剂和改变肌力药，以1 ~ 1.6L/min 的速率持续给予平均 77 小时的 CAFA。结果显示，1 例患者在治疗期间死亡；另外 7 例患者发生短暂的或可纠正的不良反应，包括出血、动脉夹层和插管所致的血栓形成。肺毛细血管楔压从基线的 29mmHg降至 20mmHg；全身血管阻力从 1 413dyn·s/cm⁵ 降至 1 136dyn·s/cm⁵；心脏指数从 2.0L/（min·1.73m²）增加至2.3L/（min·1.73m²）；并在 CAFA 后 24 小时内，这三项血流动力学参数持续改善[3]。其后，2008 年 ACC 公布了一项多中心随机对照性试验——MOMENTUMST（Multicenter trial of the Orqis Medical Cancion system for the ENhanced Treatment of heart failure Unresponsive to Medical therapy），表明 CAFA 联合药物治疗比单一药物治疗更有效。该研究共纳入 168 例对保守药物治疗产生耐受的顽固性心力衰竭患者，随机选取 109 例患者使用CAFA 装置，另 59 人仅给予药物治疗。研究使用体外磁性离心泵建立经皮肤的动脉循环，结果显示，CAFA 治疗组 93% 的患者能够获得至少 24 小时的持续泵血流，并且在血流动力学方面获益[4-5]，但仍需要更多数据探究CAFA 是否能最终改善患者的临床结局。

二、增强型体外反搏装置

增强型体外反搏装置（enhanced external counterpulsation，EECP）是一种能增加舒张期动脉血压及回流的主动脉血流（舒张期增压）的技术。其操作方法是用气囊套分段包裹患者的腿部，在舒张早期采用压缩空气，从下段到上段序贯加压（300mmHg），驱动血液回流至心脏。

1999 年 MUST-EECP 试验评估了 EECP 的作用，该试验纳入 139 例伴心绞痛、已确诊 CAD 且运动耐量试验阳性的门诊患者，随机分配至接受活性 EECP 治疗（采用 300mmHg 压力）和非活性反搏（采用 75mmHg 压力）的对照组，治疗时间总共为 35 小时，持续 4 ~ 7 周[6]。结果显示，患者对活性 EECP 的耐受良好，未出现限制性不良反应；活性 EECP 组患者 ST 段压低≥1mm，时间较基线水平显著增加（379 秒 *vs.* 337 秒），而非活性反搏组这一方面没有变化；与非活性反搏组相比，活性 EECP 组中更多患者心绞痛发作次数减少。在多中心注册研究中，也发现了相似的结果 [7-8]。EECP 的试验和注册研究纳入了部分 HF 患者，结果显示，HF 患者在 EECP 治疗后运动能力得到改善。PEECH 试验直接评估了 EECP 对轻到中度 HF 患者的可能获益 [9]。试验纳入 187 例患者，随机分为标准内科治疗联合 EECP 治疗组和标准内科治疗组。7~8 周随访结果显示，EECP 组患者总运动时间增加 60 秒以上的比例更高（35% *vs.* 25%），而 EECP 治疗对患者的 VO_2 峰值没有影响。因此，该研究没有获得关于主要终点的阳性结果。要确定 EECP 对 HF 治疗的影响，需要进一步研究。

三、经皮左心室重塑术

鉴于药物治疗效果的局限性、外科手术创伤大等因素，一种全新的技术——经皮左心室重塑术（percutaneous ventricular restoration，PVR）逐步面世。该手术经导管指引，于左心室植入心室隔离装置（Parachute），将无功能的心脏部分与健康的、有功能的部分隔离开来，从而缩小左心室的总容积、逆转左心室重构、提高心脏射血分数，进而改善患者心脏功能。治疗目标人群是前壁心肌梗死后，心尖部运动减弱或者消失导致心脏射血分数下降的心力衰竭高危患者。

2006 年，德国法兰克福圣凯瑟琳医院心血管中心 Horst Sievert 首次报道了 1 例 PVR 手术 [10]。随后开展的 PARACHUTE 试验，在队列 A 纳入 19 名患者，并将在队列 B 纳入欧洲 14 个中心 80 例缺血性心力衰竭患者，以 6 个月内的 PARACHUTE 相关的 MACE 为主要终点。目前结果显示，植入装置患者的左心室容积得到有效减少，心力衰竭症状得到了改善，术后第 2~3 年间的住院率小于 5%[11]。在中国开展的 PARACHUTE China 研究纳入 7 个中心 31 例有症状的缺血性 HF 患者，纳入标准包括纽约心功能分级（NYHA）Ⅱ/Ⅲ级、LVEF 为 15%~40%、心肌梗死后左室运动障碍，所有患者给予持续标准 HF 药物治疗，主要终点为通过超声心动图测定。结果发现，Parachute 设备植入 3 个月左室收缩末期容积指数（LV end-systolic volume index，LVESVI）与对照组相比显著性下降（77.5ml/1.73m² *vs.* 53.1ml/1.73m²）。除 1 例患者出现入路血肿外，其余患者均恢复良好。另外，通过 VAS 评估发现，患者生活质量得到明显提高 [12]。

四、心房分流

慢性心力衰竭患者左室充盈压力的增加是不良预后的表现，2016 年两项关于心房分流的装置的研究同时发表于 *Lancet*，结果显示，终末期心力衰竭患者接受经皮植入心房分流装置后，无论射血分数是否降低，患者的症状及生活质量均可改善。这两种装置分别为 IASD（InterAtrial Shunt Device）和 V-WAVE，分别针对射血分数保留的心力衰竭（heart failure with preserved ejection fraction，HFpEF）和射血分数降低的心力衰竭（heart failure with a reduced EF，HFrEF）患者。

（一）InterAtrial Shunt Device（IASD）

射血分数保留的心力衰竭（heart failure with preserved ejection fraction，HFpEF）是一种临床综合征，患者存在心力衰竭的症状和体征，同时左室射血分数（left ventricular ejection fraction，LVEF）正常或接近正常（LVEF＞50%），IASD 可降低左心房压力。2014 年由丹麦 Blegdamsvej 医院报道的首例人体试验证实，IASD 改善了 11 例 HFpEF 患者的临床症状 [13]。随后 2016 年 *Lancet* 发表了 REDUCE LAP-HF（The REDUCe Elevated Left Atrial Pressure in Patients with Heart Failure）一期结果 [14]，该研究旨在评估 IASD 的安全性和有效性。该研究在 21 个中心开展，共纳入 68 例 HFpEF 患者，纳入患者的射血分数＞40%，肺毛细血管楔压升高（静息期＞15mmHg，运动时＞25mmHg）。3 例患者由于装置位置不适或右心房疑似出现小的活动血栓，而将装置移除，但在第二次植入该装置时，均未再发生不良事件。结果显示，IASD 植入后 6 个月随访中，无患者出现主要不良心脑血管事件，近 60% 患者肺毛细血管楔压较基线时下降，生活质量、运动时间及 6 分钟步行试验距离也有所改善。2016 年底，1 年随访结果发表，显示患者 NYHA 分级、明尼苏达心功能不全生活质量评分、6 分钟步行距离有持续性改善。左室舒张末期容积指数稳定下降，1 年生存率为 95%，无器械相关并发症发生 [15]。

（二）V-WAVE

射血分数降低的心力衰竭（heart failure with a reduced ejection fraction，HFrEF）特点为左心室容积增加和射血分数（ejection fraction，EF）降低。所有 HF 患者中，多达半数患者 LVEF 正常或接近正常。V-WAVE 装置可通过心房间的单向分流为左心房减压。自 2015 年公布了第一例人体试验后 [16]，2016 年 *Lancet* 首次报道了针对 V-WAVE 分流装置对射血分数降低的心力衰竭（HF with a reduced EF，HFrEF）患者的安全性和有效性研究[17]。该研究共纳入 10 例终末期心力衰竭患者，所有患者接受经皮 V-WAVE 分流装置植入，装置植入成功率为 100%，平均植入时间约为 59 分钟，所有患者在术后次日出院。随访 1 个月，影像学检查显示无血栓或装置移位发生。随访 3 个月，9 例（78%）患者 NYHA 心功能分级由 Ⅲ 级转为 Ⅱ 级，1 例（11%）由 Ⅲ 级转为 Ⅰ 级，1 例（11%）患者没有变化。所有患者的杜克活动问卷指数、堪萨斯心肌病问卷评分均有显著改善，6 分钟步行试验距离平均增加 74m。此外，患者的肺毛细血管楔压也有所下降，基线时平均为 23mmHg，3 个月时下降至 17mmHg（P=0.035）。患者右心房压力、肺动脉压力及肺阻力与基线水平相比无改变。无患者因心力衰竭恶化住院。1 例患者术后 2 个月因持续性室性心动过速导致终末期心力衰竭死亡。

目前来看，针对心房分流装置的早期研究结果良好，但是其对心脏和大动脉重构的长期影响尚不可知。此外，上述研究中多数临床终点均为非客观终点，加上不是盲法试验，无对照组，可能存在观察者偏倚。未来，还应对装置进行进一步试验并严格控制应用指征，以确保装置的有效性及患者的安全。

五、心肌收缩调节器

心肌收缩调节器（cardiac contractility modulation，CCM）可对心室给予绝对不应期电刺激（absolute refractory period electrical stimulation，AFPES），基础研究表明，AFPES 能够增加心肌细胞收缩力，对于窄 QRS 波的慢性左心功能不全患者，改善心力衰竭患者心脏功能和临床症状，提高运动耐量，从 CCM 治疗中获益[18]。此外，近来小规模临床研究表明，CCM 有望降低心力衰竭患者死亡率。

2001 年开展了第一个针对 CCM 治疗慢性心力衰竭的有效性临床试验[19]，该研究纳入 15 例慢性心力衰竭患者，结果显示 CCM 可显著改善左心室收缩功能。随后 FIX-HF-3 研究[20]、FIX-HF-4 研究[21] 再次证实 CCM 治疗慢性心力衰竭的有效性和安全性。目前 CCM 治疗心力衰竭的最大规模临床多中心研究是 FIX-HF-5 研究[22]，该研究共入选 428 例患者，纳入标准为心功能 Ⅲ 或 Ⅳ 级、射血分数＜35%、短 QRS（小于 130 毫秒）、优化药物治疗不短于 3 个月。随机分为优化药物治疗组与 CCM 治疗组，随访时间 1 年。结果显示，CCM 治疗组的 VO_2 峰值、心力衰竭明尼苏达心功能不全生活质量评分、6 分钟步行试验及心功能，与优化药物治疗组相比有显著改善，但无氧通气阈值无统计学差异。CCM 治疗组没有增加不良事件发生率。此外，射血分数＞25% 的亚组分析表明，无氧通气阈值及其他功能指标在 CCM 治疗组均有明显改善，且与整体研究相比，改善幅度增加。FIX-HF-5 研究结果再次鼓舞了人们对 CCM 治疗慢性心力衰竭的信心。最近，研究公布了 81 例 CCM 治疗心力衰竭患者随访 3 年的结果[23]，利用标准化预测模型发现，对于严重程度相似的心功能不全患者，CCM 治疗组与药物治疗组相比，死亡率降低，提示 CCM 有望降低心力衰竭患者死亡率。

因此，CCM 为不符合 CRT 植入指征的心力衰竭患者的器械治疗填补了空白：对于射血分数低、优化药物治疗后症状仍明显、QRS 波群不宽的慢性心力衰竭患者，CCM 治疗是安全、有效的。但是，目前仍缺乏前瞻性随机对照试验来观察长期 CCM 治疗是否能够降低心力衰竭患者的死亡率、改善远期预后，并且有基础研究提示 CCM 可激活心脏 β_1 受体，增加心肌动作电位复极离散度，降低心室颤动阈值，从而可能引发室性心律失常[24]。

六、软体机器人

2017 年哈佛大学 Conor J. Walsh 和波士顿儿童医院 Frank A. Pigula[25] 创新性地研发出了一款可以包裹在心脏底部的硅胶软体机器人，它可以通过充、放气来挤压心脏，使心脏得到强有力的收缩。在验证性试验中，这种机器人使 6 只心脏停搏的猪恢复正常供血。该装置通过软管缠绕在心脏外围，与周围的柔性气压传动装置相连，依靠外部气泵提供动力，使心脏搏动的节律同步进行收缩、扩张，辅助心脏泵血，从而改善心脏功能。这一装置的优势在于，可以针对患者不同情况，随时调节压力强度；且不直接接触血液，降低了血栓发生风险。这一技术的出现为心脏压缩手段替代泵血型心室辅助装置提供了可能，虽然新装置尚未进行人体试验，但软体机器人具有很大的临床应用潜力。

七、心脏组织工程

虽然器械辅助治疗为心力衰竭患者的死亡率带来了获益，但仍无法修复心脏功能，而组织学工程可能最终修复残存心脏功能，因而心脏组织工程为临床治疗心衰提供另一种可能性[26]。心脏组织工程将生物活性分子或细胞结合生物材料支架，于体内、外构建功能性心肌组织，从而修复、维护心脏结构和功能。

（一）可植入性水凝胶

水凝胶是可注射组织工程支架材料的基础，作为输送细胞或其他治疗药物的载体，无须全麻下行开胸手术即可经导管输送至受损心肌，以诱导心肌组织修复和再生。在动物模型中发现，通过注射硅酸盐、纤维蛋白、海藻盐等材料至心肌梗死部位，经过 5 周后比对基线资料，变薄的左心室壁几何结构得以改善，且有减小梗死面积和减小扩张重构的左心室容积的倾向。其机制可能是增加左心室壁厚度和降低室壁张力，从而逆转正在重构的心室，阻止心功能进一步恶化。

新型水凝胶 Algisyl 是一种藻酸盐提取物，具有自凝固性、生物相容性。通过局部心肌注射，增加左心室厚度、降低心肌纤维张力、减少左心室（LV）室壁压力从而改善心功能，同时注入的水凝胶可起到支撑作用，阻止心室进一步扩大[27]。

自美国心脏学会（AHA）2014 年年会首次报道了 Algisyl 可植入水凝胶治疗，2015 年美国心脏病学会年会上公布第一个前瞻性、多中心随机对照试验。AUGMENT-HF 试验结果显示[28]，Algisyl 心肌注射能够改善晚期心力衰竭患者的心脏功能。研究纳入标准为 VO_2 峰值在 $9.0 \sim 14.5ml/(kg \cdot min)$，左室射血分数 $\leqslant 35\%$，左心室舒张末期内径/体表面积为 $30 \sim 40mm/1.73m^2$。主要排除标准为 LV 室壁厚度 $<0.8cm$，血肌酐 $>2.5mg/dl$，30 天内发生 Q 波性心肌梗死或 60 天内发生脑卒中。该研究将所有患者分为标准药物治疗组、Algisyl 治疗组（药物支架基础上加用左心室肌内注射 Algisyl）。早期发布的 6 个月随访研究显示，Algisyl 治疗组 6 个月时 VO_2 峰值显著增加，NYHA 心功能分级明显改善，因心力衰竭再次入院率降低 65%，且基线时 6 分钟步行试验小于 287m 的患者从 Algisyl 中获益最大。进一步随访 12 个月显示[29]，Algsyl 依旧能够改善 12 个月 VO_2 峰值、6 分钟步行距离和 NYHA 分级。该研究结果进一步评估这种新型疗法在晚期心力衰竭患者中的获益。但 Algisyl 的 1 年死亡率较对照组高（22.5% *vs.* 10.5%），应警惕其安全性。从现有数据来看，这种水凝胶安全性尚可，并未引发心律失常，其他研究中也没有引发纤维化，但利用水凝胶扩张晚期心力衰竭患者的左心室的治疗方案离临床应用还有很远的距离。

（二）干细胞疗法

干细胞治疗为心力衰竭治疗提供了新方式，目前大部分试验集中采用急性心肌梗死患者中冠状动脉内注射骨髓间充质干细胞（MSC）。MSC 是一种可以从骨髓中分离且具有多种潜能的干细胞，可以通过旁分泌激活心肌干细胞，刺激新生血管和心肌细胞的发育。

2015 年哥本哈根大学医院心脏中心发布了 MSC-HF 二期临床试验的结果[30]。该试验共纳入 60 例重度缺血性心力衰竭患者，平均年龄为 66 岁、NYHA 分级 Ⅱ ~ Ⅲ级、LVEF 低于 45%（平均为 28%），接受了最大耐受量的药物。随机分至骨髓间充质干细胞（MSC）移植组和安慰剂组。研究者将干细胞分离、培养，采用 NOGA XP 心脏介入诊疗系统注入约 7 750 万个干细胞于左心室心肌缺血区域，1 例患者因术中发生室性心动过速退出。MSC-HF 随访 6 个月，与安慰剂组相比，MSC 组患者左心室收缩末期容积（主要终点）减少，LVEF、每搏输出量显著改善，瘢痕组织重量减少（降低 3.9g），生活质量得到明显改善。虽然 MSC 组内 NYHA 分级、6 分钟步行试验和堪萨斯城心肌病调查问卷均显著改善，但组间无显著性差异[30]。预计三期临床试验计划纳入 6 个中心、140 例患者。心肌再生受各种组织环境的复杂影响，转化医学研究目前进展迅速，而临床试验多在三期阶段，因而对临床结果的解读仍需谨慎。

随着新药、新器械以及细胞疗法、基因疗法的发展，冠心病合并心力衰竭患者的预后正在逐渐改善，但其风险/收益比和有效性仍需要进一步证明。

（俞梦越　张心月）

参 考 文 献

[1] FELKER G M, SHAW L K, O'CONNOR C M. A standardized definition of ischemic cardiomyopathy for use in clinical research[J]. J Am Coll Cardiol, 2002, 39(2):210-218.

[2] KONSTAM M A, CZERSKA B, BÖHM M, et al. Continuous aortic flow augmentation: a pilot study of hemodynamic and renal responses to a novel percutaneous intervention in decompensated heart failure[J]. Circulation, 2005, 112(20):3107-3114.

［3］ GREENBERG B, CZERSKA B, DELGADO R M, et al. Effects of continuous aortic flow augmentation in patients with exacerbation of heart failure inadequately responsive to medical therapy: results of the Multicenter Trial of the Orqis Medical Cancion System for the Enhanced Treatment of Heart Failure Unresponsive to Medical Therapy（MOMENTUM）[J]. Circulation, 2008, 118（12）:1241-1249.

［4］ ZILE M R, COLOMBO P C, MEHRA M, et al. Progressive improvement in cardiac performance with continuous aortic flow augmentation（aortic flow therapy）in patients hospitalized with severe heart failure: results of the Multicenter Trial of the Orqis Medical Cancion System for the Enhanced Treatment of Heart Failure Unresponsive to Medical Therapy（MOMENTUM）[J]. J Heart Lung Transplant, 2010, 29（1）:86-92.

［5］ MILLER L W. Continuous aortic flow augmentation: not enough MOMENTUM[J]. Circulation, 2008, 118（12）:1223-1224.

［6］ ARORA R R, CHOU T M, JAIN D, et al. The multicenter study of enhanced external counterpulsation（MUST-EECP）: effect of EECP on exercise-induced myocardial ischemia and anginal episodes[J]. J Am Coll Cardiol, 1999, 33（7）:1833-1840.

［7］ SORAN O, KENNARD E D, KFOURY A G, et al. Two-year clinical outcomes after enhanced external counterpulsation （EECP）therapy in patients with refractory angina pectoris and left ventricular dysfunction（report from The International EECP Patient Registry）[J]. Am J Cardiol, 2006, 97（1）:17-20.

［8］ BRAITH R W, CONTI C R, NICHOLS W W, et al. Enhanced external counterpulsation improves peripheral artery flow-mediated dilation in patients with chronic angina: a randomized sham-controlled study[J]. Circulation, 2010, 122（16）:1612-1620.

［9］ FELDMAN A M, SILVER M A, FRANCIS G S, et al. Enhanced external counterpulsation improves exercise tolerance in patients with chronic heart failure[J]. J Am Coll Cardiol, 2006, 48（6）:1198-1205.

［10］ SKOWASCH M, ROBERTSON G C, WUNDERLICH N, et al. Percutaneous ventricular restoration in a chronic heart failure patient[J]. EuroIntervention, 2006, 2（1）:128-131.

［11］ MAZZAFERRI E L, GRADINAC S, SAGIC D, et al. Percutaneous left ventricular partitioning in patients with chronic heart failure and a prior anterior myocardial infarction: Results of the PercutAneous Ventricular RestorAtion in Chronic Heart failUre PaTiEnts Trial[J]. Am Heart J, 2012, 163（5）:812-820.

［12］ YANG Y J, HUO Y, XU Y W, et al. Percutaneous Ventricular Restoration Therapy Using the Parachute Device in Chinese Patients with Ischemic Heart Failure: Three-Month Primary End-point Results of PARACHUTE China Study[J]. Chin Med J, 2016, 129（17）:2058-2062.

［13］ SØNDERGAARD L, REDDY V, KAYE D, et al. Transcatheter treatment of heart failure with preserved or mildly reduced ejection fraction using a novel interatrial implant to lower left atrial pressure[J]. Eur J Heart Fail, 2014, 16（7）:796-801.

［14］ HASENFUß G, HAYWARD C, BURKHOFF D, et al. A transcatheter intracardiac shunt device for heart failure with preserved ejection fraction（REDUCE LAP-HF）: a multicentre, open-label, single-arm, phase 1 trial[J]. Lancet, 2016, 387 （10025）:1298-1304.

［15］ KAYE D M, HASENFUß G, NEUZIL P, et al. One-Year Outcomes After Transcatheter Insertion of an Interatrial Shunt Device for the Management of Heart Failure With Preserved Ejection Fraction[J]. Circ Heart Fail, 2016, 9（12）:e003662.

［16］ AMAT-SANTOS I J, BERGERON S, BERNIER M, et al. Left atrial decompression through unidirectional left-to-right interatrial shunt for the treatment of left heart failure: first-in-man experience with the V-Wave device[J]. EuroIntervention, 2015, 10（9）:1127-1131.

［17］ DEL TRIGO M, BERGERON S, BERNIER M, et al. Unidirectional left-to-right interatrial shunting for treatment of patients with heart failure with reduced ejection fraction: a safety and proof-of-principle cohort study[J]. Lancet, 2016, 387 （10025）:1290-1297.

［18］ BUTTER C, RASTOGI S, MINDEN H-H, et al. Cardiac contractility modulation electrical signals improve myocardial gene expression in patients with heart failure[J]. J Am Coll Cardiol, 2008, 51（18）:1784-1789.

［19］ PAPPONE C, VICEDOMINI G, SALVATI A, et al. Electrical modulation of cardiac contractility: clinical aspects in congestive heart failure[J]. Heart Fail Rev, 2001, 6（1）:55-60.

［20］ STIX G, BORGGREFE M, WOLPERT C, et al. Chronic electrical stimulation during the absolute refractory period of the myocardium improves severe heart failure[J]. Eur Heart J, 2004, 25（8）:650-655.

［21］ BORGGREFE M M, LAWO T, BUTTER C, et al. Randomized, double blind study of non-excitatory, cardiac contractility modulation electrical impulses for symptomatic heart failure[J]. Eur Heart J, 2008, 29（8）:1019-1028.

［22］ KADISH A, NADEMANEE K, VOLOSIN K, et al. A randomized controlled trial evaluating the safety and efficacy of cardiac contractility modulation in advanced heart failure[J]. Am Heart J, 2011, 161（2）:329-337.

［23］ KUSCHYK J, ROEGER S, SCHNEIDER R, et al. Efficacy and survival in patients with cardiac contractility modulation: long-term single center experience in 81 patients[J]. Int J Cardiol, 2015, 183:76-81.

［24］WINTER J, BRACK K E, COOTE J H, et al. Cardiac contractility modulation increases action potential duration dispersion and decreases ventricular fibrillation threshold via β_1-adrenoceptor activation in the crystalloid perfused normal rabbit heart[J]. Int J Cardiol, 2014, 172(1):144-154.

［25］ROCHE E T, HORVATH M A, WAMALA I, et al. Soft robotic sleeve supports heart function[J]. Sci Transl Med, 2017, 9 (373):eaaf3925.

［26］CHIU L L, IYER R K, REIS L A, et al. Cardiac tissue engineering: current state and perspectives[J]. Front Biosci(Landmark Ed), 2012, 17(4):1533-1550.

［27］LEE L C, ZHIHONG Z, HINSON A, et al. Reduction in left ventricular wall stress and improvement in function in failing hearts using Algisyl-LVR[J]. J Vis Exp, 2013(74):50096.

［28］ANKER S D, COATS A J S, CRISTIAN G, et al. A prospective comparison of alginate-hydrogel with standard medical therapy to determine impact on functional capacity and clinical outcomes in patients with advanced heart failure (AUGMENT-HF trial)[J]. Eur Heart J, 2015, 36(34):2297-2309.

［29］MANN D L, LEE R J, COATS A J S, et al. One-year follow-up results from AUGMENT-HF: a multicentre randomized controlled clinical trial of the efficacy of left ventricular augmentation with Algisyl in the treatment of heart failure[J]. Eur J Heart Fail, 2016, 18(3):314-325.

［30］MATHIASEN A B, QAYYUM A A, JØRGENSEN E, et al. Bone marrow-derived mesenchymal stromal cell treatment in patients with severe ischaemic heart failure: a randomized placebo-controlled trial(MSC-HF trial)[J]. Eur Heart J, 2015, 36 (27):1744-1753.

第十一篇
冠心病的康复治疗

第1章　冠心病康复治疗概述

心脏康复的益处已有大量循证医学证据。20 世纪 80 年代的随机对照试验证明,心脏康复能够降低心肌梗死后患者全因死亡率 8%~37% 和心血管死亡率 7%~38%[1];另有大量研究证实,稳定型心绞痛、冠状动脉旁路移植术、各种原因导致的慢性心力衰竭、心脏瓣膜置换或修复术后,以及心脏移植术后患者可从心脏康复项目中获益[2]。大量研究还显示,心脏康复能够延缓动脉粥样硬化发展进程,降低急性缺血性冠状动脉事件的发生率和住院率,接受心脏康复的急性心肌梗死患者 1 年内猝死风险降低 45%[3]。

疾病的预防、治疗和康复是一体的。心脏康复能够降低患者的死亡率,能让患者更好地回归社会。德国曾对 12 560 名患者跟踪调查 7.5 年的对比结果显示,因为心脏康复,死亡率减少 54%,医疗费用降低 47%,运动能力明显提高,心绞痛等主诉减少,心脏药物需求量减少[4]。参加心脏康复的患者血胆固醇水平明显改善,血压也降低,心肌缺血事件减少,沉积在冠状动脉上的脂肪斑块发展缓慢甚至逆转,心脏康复还可以减轻体重,减少心脏病相关的药物治疗,改善体力,摆脱抑郁、恐惧、焦虑[5-6]。

在经济与社会效益方面,许多证据也表明心脏康复显著缩短住院天数,减少医疗费用,降低病死率和主要心血管事件的复发率[7]。心脏康复能明显降低心血管疾病发病率和病死率,提高人们的生活或生活质量,对生存的诠释不再是单纯的时间延长或苟延残喘地活着,而是通过减少残障率,使人们获得继续工作、创造价值、体现自我的心理满足,精神世界豁然开朗。同时,心脏康复可以大大减少被动治疗所需费用,提高花费 - 效应比,不但节省个人、单位经费开支,也是对社会的主动贡献。从对患者的健康影响来看,相对于其他治疗方法和效果,心脏康复是非常经济、实用的,而且效果明显。

1. 心脏康复分期[8]　目前按照实施的时期,可分为急性期、恢复期、维持期 3 个阶段。

(1)急性期心脏康复(发病至手术后的 1~2 周):即院内康复期,又称 I 期康复。

(2)恢复期心脏康复:早期恢复(II 期)是指出院后 2~6 周,后期恢复(III 期)是指出院后 6~12 周开始的程序,一般持续 3~6 个月。

(3)终身维持(IV 期):此时患者已经学会了正确的锻炼方法,并开始进行健康的饮食和生活方式,同时也将拥有更多的自主生活。

2. 心脏康复适应人群[9-11]　所有患者,包括旁路移植术、换瓣、心脏移植、大血管及外周血管手术、先天性心脏病等。原则上,所有心血管疾病患者均应接受心脏康复治疗,只是由于耐受及疾病限制,选择性进行运动康复及呼吸锻炼。

3. 心脏康复运动康复相对禁忌证

(1)安静时心率>120 次 /min。

(2)安静时呼吸频率>30 次 /min。

(3)血氧饱和度(SPO_2)≤90%。

(4)评定时收缩压(SBP)>180mmHg 或舒张压(DBP)>110mmHg。

(5)治疗时收缩压(SBP)>160mmHg 或舒张压(DBP)>100mmHg。

(6)体位性低血压(血压变化 ±10mmHg 以上)。

(7)3 天内体重变化 ±1.8kg 以上。

(8)空腹血糖>14mmol/L。

(9)肾功能障碍,血清肌酐男性>2.5mg/dl,女性>2.0mg/dl;尿蛋白>1g/d。

(10)心肌梗死或其他急性心脏病发病 2 天。

（11）安静时，心电图上可以明确观察到有新的缺血症状。

（12）不稳定型心绞痛。

（13）无法完全控制的心律失常。

（14）严重的有明显症状的大动脉狭窄。

（15）心力衰竭症状无法控制。

（16）急性肺栓塞或肺梗阻。

（17）急性心肌炎或心内膜炎。

（18）确诊或疑似的脱离型大动脉肿瘤、夹层术前。

（19）发热等急性感染病。

（20）明显的动脉或肺动脉高压。

（21）中度瓣膜手术前或心肌病心力衰竭急性期。

（22）电解质紊乱（如低钾血症、低镁血症）。

（23）因运动可以恶化的神经系统、骨骼肌肉系统或风湿性疾病。

（24）严重的房室传导阻滞。

（25）室壁瘤。

（26）无法完全控制的代谢性疾病（如黏液水肿等）。

（27）全身性慢性感染病（如肝炎、AIDS等）。

（28）术后切口愈合不良、胸骨无法固定。

（29）无法配合运动的精神性疾病。

（30）患者不愿配合。

4. 患者进行心脏康复尤其是规范的运动康复前，应签署心脏康复知情同意书。

（冯　雪）

参 考 文 献

［1］OLDRIDGE N. Exercise-based cardiac rehabilitation in patients with coronary heart disease: meta-analysis outcomes revisited[J]. Future Cardiol, 2012, 8（5）:729-751.

［2］BALADY G J, WILLIAMS M A, ADES P A, et al. Core components of cardiac rehabilitation/secondary prevention programs: 2007 update: a scientific statement from the American Heart Association Exercise, Cardiac Rehabilitation, and Prevention Committee, the Council on Clinical Cardiology; the Councils on Cardiovascular Nursing, Epidemiology and Prevention, and Nutrition, Physical Activity, and Metabolism; and the American Association of Cardiovascular and Pulmonary Rehabilitation[J]. Circulation, 2007, 115（20）:2675-2682.

［3］American College of Sports Medicine. Guidelines of graded exercise testing and prescription[M]. 6th ed. Philadelphia: Lippincott Williams & Wilkins, 2002.

［4］SUAYA J A, STASON W B, ADES P A, et al. Cardiac rehabilitation and survival in older coronary patients[J]. J Am Coll Cardiol, 2009, 54（1）:25-33.

［5］SMITH S C Jr, BENJAMIN E J, BONOW R O, et al. AHA/ACCF secondary prevention and risk reduction therapy for patients with coronary and other atherosclerotic vascular disease: 2011 update: a guideline from the American Heart Association and American College of Cardiology Foundation[J]. Circulation, 2011, 124（22）:2458-2473.

［6］ECKEL R H, JAKICIC J M, ARD J D, et al. 2013 AHA/ACC Guideline on Lifestyle Management to Reduce Cardiovascular Risk: A Report of the American College of Cardiology/American Heart Association Task Force on Practice Guidelines[J]. J Am Coll Cardiol, 2014, 63（25 Pt B）:2960-2984.

［7］HAMM L F, SANDERSON B K, ADES P A, et al. Core competencies for cardiac rehabilitation/secondary prevention professionals: 2010 update: position statement of the American Association of Cardiovascular and Pulmonary Rehabilitation[J]. J Cardiopulm Rehabil Prev, 2011, 31（1）:2-10.

［8］野原隆司.2015年心血管疾病康复指南（2012年修订版）[M].日本：日本循环学会,2015.

［9］郭兰,王磊,刘遂心.心脏运动康复[M].南京：东南大学出版社,2014:13-16.

［10］THOMPSON P D, FRANKLIN B A, BALADY G J, et al. Exercise and acute cardiovascular events placing the risks into perspective. A scientific statement from the American Heart Association Council on Nutrition, Physical Activity, and Metabolism and the Council on Clinical Cardiology[J]. Circulation, 2007, 115(17):2358-2368.

［11］O'CONNOR C M, WHELLAN D J, LEE K L, et al. Efficacy and safety of exercise training in patients with chronic heart failure. HF-ACTION randomized controlled trial[J]. JAMA, 2009, 301(14):1439-1450.

第 2 章　冠心病康复的运动方案

一、运动康复对心血管疾病患者的意义

心脏康复治疗的益处已有大量循证医学证据支持,同时被大量最新权威指南所推荐。20 世纪 80 年代的随机对照实验证明,心脏康复能够降低心肌梗死后患者全因死亡率 8% ~ 37% 和心血管死亡率 7% ~ 38%[1];德国曾对 12 560 名患者跟踪调查 7.5 年的对比结果显示,心脏康复组死亡率降低 54%,医疗费用降低 47%;48 个前瞻性研究结果的总结报道(患者人数总计 8 940 人),对于冠状动脉疾病患者,进行心脏康复相比于常规的治疗可以使总死亡率减少 20%,心脏疾病死亡率减少 26%,非致死性心肌梗死的发病率减少 21%;大量研究显示,心脏康复能够延缓动脉粥样硬化发展进程,降低急性缺血性冠状动脉事件的发生率和住院率,接受心脏康复的急性心肌梗死患者 1 年内猝死风险降低 45%(表 11-2-1)。

表 11-2-1　2011 年 AHA/ACCF《心血管疾病二级预防指南》建议

病变类型	推荐类型	证据级别
所有符合条件的 ACS 行 PCI 后	I	A
所有符合条件的 ACS 行 CABG 后	I	A
所有符合条件的近 1 年在院外确诊的 ACS 接受过 PCI	I	A
所有符合条件的近 1 年在院外确诊的 ACS 接受过 CABG	I	A
慢性稳定型心绞痛	I	B
外周动脉疾病患者	I	A
有心力衰竭病史,但临床表现稳定的门诊患者	IIa	B

临床研究充分证明,心血管疾病患者和有高危因素人群养成日常大肌群节律性运动锻炼的习惯,可产生心血管适应、减轻症状、提高运动耐力和肌力、改善生活质量,并可能预防冠心病的发生和发展。

运动康复可占心脏康复的 30% ~ 50%,最高可达 70%。研究表明,运动可明显降低心血管疾病的危险因素;运动通过改善环境和行为因素起到降低心血管疾病危险因素的作用[2]。体力活动不足是心血管的重要危险因素,运动可以干预不良的生活方式,可以改善心理功能,使心情愉快、增加对日常活动的信心、增强社会适应能力,从而缓解心理上的不良情绪,减少心血管疾病发生的心理因素。

(一)运动康复的意义

1. 增强心肺功能,减低发病机会。
2. 有助于控制血脂 / 胆固醇水平,包括降低低密度脂蛋白,提升高密度脂蛋白。
3. 有助于控制糖尿病及高血压。
4. 降低血液黏稠度。
5. 加强免疫系统功能,减少患病。
6. 控制体重。
7. 改善营养及心理状况,降低抑郁及焦虑状态。

(二)运动康复的适应证与及禁忌证[3]

1. 运动康复的适应证　①稳定型心绞痛;②无症状性心肌缺血;③经皮冠状动脉介入、已行 / 将行心脏

移植；④外周血管病出现间歇性跛行；⑤有冠心病危险因素，如血脂异常、高血压、糖尿病、肥胖、吸烟等。

2. 运动康复的绝对禁忌证　①心肌梗死或其他急性心脏病发病 2 天内；②安静时心电图上可以明确观察到有新的缺血症状；③不稳定型心绞痛；④急性非心源性疾病，如感染、肾衰竭、甲状腺功能亢进；⑤运动系统功能障碍，影响测试进行；⑥安静心率＞120 次/min（包括瞬间上升）；⑦患者不能配合。

3. 运动康复的相对禁忌证　①急性心肌梗死后病情不稳定；②不稳定的症状；③静息状态下收缩压＞200mmHg，舒张压＞100mmHg；④复杂室性心律失常；⑤严重肺动脉高压；⑥动脉栓子或血栓性静脉炎；⑦不恰当的血压反应，运动引起血压明显变化并伴有症状。

（三）运动能力的评估[4]

1. 一般状况评估

（1）一份详细的病史，包括患者的基本信息、既往和目前心血管疾病的相关诊断、治疗史、并发症与合并症、冠状动脉造影及冠状动脉血运重建情况、心血管危险因素、目前服用的药物种类、剂量及服药方法、患者日常活动水平、运动习惯以及营养状态、睡眠及食欲等。

（2）体格检查中，除基础生命指征外，重点关注心血管、呼吸系统及肌肉骨骼、神经系统。

（3）一般功能评估中，重点检查静态心脏功能（心电图、超声心动图）、静态肺功能，必要时还可以做心理评估及生活质量评估。

2. 运动能力评估方法及简介

（1）肌力评估实验：

1）握力测试：

①两足开立保持身体稳定，让受试者使用最受力侧手测定。

②使示指近掌关节保持垂直状态，调节握力器幅度。

③握力器不可以接触身体，肩关节轻微外展，用全力握紧。

④测定时对侧手自然下垂，不要和身体接触用力，禁止摆臂晃动。

⑤用受力侧手测定 2 回。

⑥测定人员统一用语："请您一边呼气一边做，手腕不要接触身体，肩关节轻微外展，使劲全力握紧"（图 11-2-1）。

评分标准：功能性障碍，男性＜26kg，女性＜18kg。

2）椅子站起测试（图 11-2-2）：测试前，受试者在胸前交叉手臂，并尝试一次从椅子上站起动作。若不能完成，则停止；若能完成，则尽可能快地在不用双臂的情况下从椅子上站起来，重复五次此动作，并记录时间。

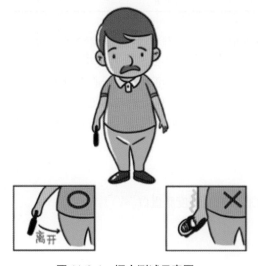

图 11-2-1　握力测试示意图

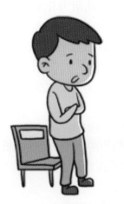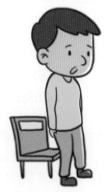

图 11-2-2　椅子站起测试示意图

评分标准：≤11.19 秒，计 4 分；11.20～13.69 秒，计 3 分；13.70～16.69 秒，计 2 分；＞16.7 秒，计 1 分；＞60 秒或不能，计 0 分。

（2）身体平衡能力评估：动态平衡能力，即 3m 往返步行（timed up and go test，TUGT）。

①测定前询问受试者是否有身体(颈部、腰部、膝部)疼痛;骨科、外科手术情况请注明。

②准备:坐在椅子2/3处,上身保持直立,身体放松,后背贴在椅子背上,双手平放于大腿上,两脚着地,脚尖朝前。

③平时使用拐杖等助力器的受试者,可以使用其辅助行走。

④开始:从后背离开椅子背起计算时间,绕过3m外的标志物(旋转方向自由),重新回到椅子上时间结束(如果受试者后背不能贴在椅子背上,从身体开始移动起计算时间)。

⑤全过程尤其是转弯处注意受试者安全。

⑥让受试者用最轻松最安全的速度行走。

⑦测定人员统一用语:"请您尽量快速的绕一圈返回到椅子坐好"。

⑧测定人员演示一遍(图11-2-3)。

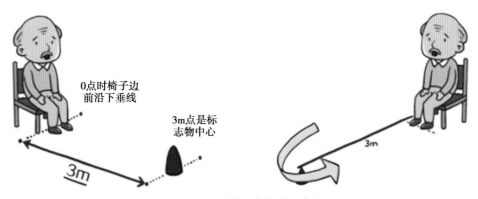

0点时椅子边
前沿下垂线

3m点是标
志物中心

图 11-2-3　动态平衡能力示意图

评分标准:<20秒,户外活动可能;>30秒,日常生活需要监护。功能性障碍,男性>9秒,女性>10秒。

(3)静态站立平衡能力:功能性前伸实验。

1)实验设施:一个100cm的标尺;用胶带将标尺粘在墙上;一个助手。

2)实验方法:

①让受试者脱去鞋子和袜子,放松站立,右肩垂直于墙面。

②实验开始前给受试者示范标准的动作。

③在受试者右肩峰的水平上将标尺平行于地面粘在墙面上。

④其中一个测试者应该站在受试者前面易于读到刻度的位置,另一个测试者站在后面以观察受试者的脚后跟是否抬离地面。让受试者的指关节沿着标尺向前移动(图11-2-4左)。

⑤让受试者将右上肢水平前伸(与肩关节的角度接近90°)。右手握拳,使中指关节朝前,以便测量原始测量值(相当于上肢的长度)(图11-2-4右)。

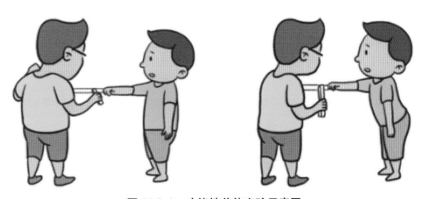

图 11-2-4　功能性前伸实验示意图

⑥让受试者在保持平衡的前提下身体尽可能地前倾。

⑦对于完成这项实验没有特别的要求,当受试者的双脚抬离地面时立即停止实验。

⑧在正式开始实验前让受试者进行两次预实验,以便熟悉实验环节。在正式实验时再评估受试者的平衡能力。

⑨功能性平衡能力的结果是所能达到的最大距离减去原始测量值。

⑩需进行两次实验,取最好的成绩。

评分标准:>26cm,可以进行独立步。功能性障碍,男性<20cm,女性<30cm。

(4)步行速度:4m步行速度测定。

①测定前询问受试者是否有身体(颈部、腰部、膝部)疼痛;骨科、外科手术情况请注明。

②平时使用拐杖等助力器的受试者,可以使用其辅助行走。

③两端各预留2m,即正常8m的直线距离,用平常的行走速度完成,记录4m的行走时间。

④工作人员紧跟在受试者身后,但不要妨碍受试者行走。

⑤让受试者用最轻松最安全的速度行走。

⑥测定人员演示一遍(图11-2-5)。

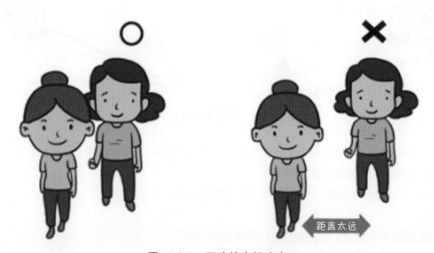

图11-2-5　正确的步行速度

评分标准:<4.64秒,户外步行;<9.84秒,室内步行。功能性障碍,患者<0.8m/s。

(5)柔韧性测定评估:座椅前伸试验。

1)实验设施:一把标准的椅子,背靠笔直,座椅高度43cm;一把足够长的尺子(大约45.7cm),用于测量受试者前伸所达到的距离。

2)实验方法:

①让受试者坐在椅子上,向前向下弯曲身体。

②给受试者示范标准体位,以供实验用。

③让受试者弯曲左腿并将左脚平放在地面上,右腿完全伸直以使膝盖伸直,脚后跟着地,踝关节弯曲成90°。

④让受试者两手臂伸直,优势手在上,手指向前向下伸直,沿着尺子向下滑动双手,尽可能抬头、挺胸。

⑤受试者必须通过指尖向前伸,并努力通过脚尖。

⑥提醒受试者在实验过程中要保持呼吸顺畅,缓慢移动手指,不能突然一下达到最大伸展。

⑦在实验过程中,膝盖一定要伸直;如果膝盖弯曲了,应让受试者重新试验。

⑧手指前伸达到最大至少要保持2秒以上才算一次前伸有意义。

⑨受试者需要进行2次预实验之后再进行2次正式实验。

⑩换左腿再重复上述实验。

⑪记录下中指到脚尖的距离。如果前伸不能通过脚尖,得到的距离是一个负数。如果能通过脚尖,得到的距离是一个正数。取最好成绩。

评分标准:功能性障碍,男性<-15cm,女性<-7cm。

3. 心肺运动试验　心肺运动试验(cardiopulmonary exercise testing,CPET)可综合评价人体呼吸系统、心血管系统、血液系统、神经生理,以及骨骼肌系统对同一运动应激的整体反应,即测定人体在休息、运动及运动结束时恢复期的每一次呼吸的氧摄取量(oxygen uptake,VO_2)、二氧化碳排出量(VCO_2)和通气量(VE),以及心率、血压、心电图,是结合患者运动时出现的症状,全面、客观、把握患者的运动反应、心肺功能储备和功能受损程度的检测方法。心肺具有较大的储备功能,在静息状态下疾病早期阶段引发的器官功能低下不易被发现,通过运动试验可以发现疾病早期静息状态下潜伏的病理生理改变。心肺运动试验作为临床上综合评价呼吸、心血管及代谢功能的基本手段,其应用已日趋广泛。

(1)适应证:作为人体整体生理学客观定量功能测定的唯一方法,适用于所用正常人和各种疾病患者。

(2)禁忌证:心肺运动试验没有绝对的禁忌证。主动脉/大动脉夹壁瘤,大面积心肌梗死,新近发生的或急剧加重且已经明确诊断的心绞痛患者可列为相对禁忌证。

(3)心肺运动方案的选择:根据试验的条件和目的不同,可有许多种运动试验的方案,如以运动量分类的极量运动方案和次极量运动方案;按照运动时相分类有连续运动和间歇运动;按照运动功率改变方式的递增功率运动和恒定功率运动;按照运动器械分类的功率自行车和平板运动,本文以功率改变形式的运动方案为基础。运动方案应该根据受试者测试的目的施行个体化,适合的运动方案应该根据患者情况使其运动能够持续8~12分钟。

1)运动类型:递增功率运动(最常用)是一种进行性多阶梯试验,功率以1~6分钟间隔增加。现在多推荐1分钟斜坡式递增(ramp)运动方式,使运动更均匀,运动参数变化连续和减少判断者之间的分析差异。运动中功率递增的方式有阶梯状和斜坡状。恒定功率运动尤其适宜于测量稳定代谢条件下心肺功能参数。该方式测量一定已知功率负荷,用于评价各种治疗或药物因素对运动能力的作用等。递增功率运动方式用来测量患者的最大耐受功率负荷,而恒定功率运动则用来评价低于最大运动水平如50%和75%最大功率负荷时对特殊参数的评价。

2)运动方法:有多种,如步行、踏车、上楼梯等,目前临床采用较多的有两种,即平板运动和功率自行车运动。

3)运动方案:功率自行车是连接功率计量器的踏车。功率自行车较为便宜,占地小、噪声低,并且通过调节阻力改变功率负荷。踏车的功率单位用电功率计表示为瓦(watt,W),转速维持40~70rpm。在限定踏车速度40~80rpm时,运动功率可被准确测量出(1W=6kpm)。

4)具体方案举例:

①第一阶段为开始运动的3分钟热身(无功率负荷或低功率负荷)阶段。

②第二阶段可按照25W/2~3min的速度阶梯式递增直到运动终止,目前多主张第二阶段以5~25W/min的速度斜坡式功率递增的运动方案。

③第三阶段为恢复阶段,进行短暂的无功率负荷恢复。

(4)注意事项:

1)运动前4小时忌剧烈运动,避免服用含酒精类和咖啡因类的食物和饮料,运动前3小时不要吸烟。

2)运动中一旦出现异常情况,及时处理。

3)准备好急救用品和除颤器等设备。

4)在运动过程中如出现以下情况,须停止试验:①心绞痛或心电监测上显示缺血性ST-T改变;②出现严重的呼吸困难;③运动中出现头晕或头痛、恶心、呕吐、肌肉抽搐、运动失调等;④出现严重心律失常,如室性期前收缩、室性心动过速、心房颤动以及二、三度传导阻滞等;⑤血压较运动前下降≥1.33kPa(10mmHg)或运动中收缩压≥40.0kPa(300mmHg)和/或舒张压≥18.7kPa(140mmHg);⑥腿部或全身疲劳,不能再进行运动;⑦患者强烈要求停止运动。

4. 6分钟步行试验(six-minute walking test,6MWT)

(1)6MWT试验准备和解释说明:①穿着舒适,穿适于行走的鞋;②携带其日常步行辅助工具(如手杖);③患者应继续应用自身常规服用的药物;④在清晨或午后,测试前可少许进食;⑤试验开始前2小时内应避免

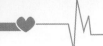

剧烈运动。

（2）6MWT操作步骤：

1）患者在试验前10分钟到达试验地点，于起点附近放置一把椅子，让患者就坐休息。核实患者是否具有试验禁忌证，确认患者穿着适宜的衣服和鞋。测量血压、脉搏、血氧饱和度，填写工作表的第一部分。

2）让患者站立，应用Borg评分对其基础状态下的呼吸困难情况作出评分（表11-2-2）。

表 11-2-2　相关参考值

6分钟最大步行距离预计值	男性：7.57×身高（cm）−5.02×年龄−1.76×体重（kg）−309
	女性：2.11×身高−5.78×年龄−2.29×体重+667
根据6MWT，进行心肺功能分级	1级：<300m
	2级：300~374.9m
	3级：375~449.9m
	4级：>450m
6分钟步行实验结果对METs的预测	METs=（4.948+0.023×6分钟步行距离）/3.5
运动时能量消耗	METs×3.5×体重（kg）/200=kcal/分
Borg 呼吸困难评分	
0.5分	非常非常轻微的呼吸困难或疲劳，几乎难以察觉
1分	非常轻微的呼吸困难或疲劳
2分	轻度的呼吸困难或疲劳
3分	中度的呼吸困难或疲劳
4分	略严重的呼吸困难或疲劳
5分	严重的呼吸困难或疲劳
6~8分	非常严重的呼吸困难或疲劳
9分	非常非常严重的呼吸困难或疲劳
10分	极度的呼吸困难或疲劳，达到极限

3）医务工作者指导内容：①解释试验要求：在6分钟内尽可能走得远一些，6分钟时间走起来很长，所以要尽自己的全力，但避免奔跑或慢跑；②解释可能出现不适，避免焦虑引发试验提前终止：例如"您可能会喘不过气来，或觉得筋疲力尽。您可放慢行走速度，甚至停下来休息。您可在休息时靠在这面墙上，一旦您觉得体力恢复了，就应尽快继续往下走。"和"您需要绕着这两个圆锥形的路标来回走，绕这两个圆锥形路标时，您不要犹豫。"③需要有充分得准备，预先提醒患者，避免突然开始突然停止：例如"您准备好了吗？我们会记录您走过几个来回，您每次转身经过这条起点线时，我都会记录一次。请您牢记，试验需要您在6分钟内走出尽可能远的距离，是现在开始？还是等您准备好之后咱们再开始？"

4）将患者带领至起点处。测试过程中，操作者始终站在起点线附近。不要跟随患者一同行走。当患者开始出发时，开始计时。

5）患者每次返回起点线时，在工作表中标记出折返次数，要让患者看到这些行动。动作可稍微夸张一些，就像短跑冲刺终点线上的裁判按下秒表一样。用平和的语调对患者讲话：

1分钟后，对患者说（语调平和）："您做得不错。您还要走5分钟"。

剩余4分钟时，对患者说："不错，坚持下去，您还要走4分钟"。

剩余3分钟时，对患者说："您做得很好，您已经走完一半了"。

剩余2分钟时，对患者说："不错，再坚持一会儿，只剩下2分钟了"。

剩余1分钟时，对患者说："您做得不错，只剩下1分钟了"。

不要用其他语言鼓励患者,避免作出暗示患者加快步行速度的肢体语言。

据测试结束只剩下 15 秒时,对患者说:"过一会儿我会让您停下来,当我喊停时,您就停在原地,我会走到您那儿"。

计时 6 分钟时,对患者说:"停下!"走到患者处。如果患者显得很劳累,推上轮椅。在他们停止的位置做好标记,比如放置一个物体或画上标记。

如果患者在试验过程中停了下来并要求休息,对患者说:"如果您愿意,可以靠在这面墙上;当您觉得休息好了,就尽快接着往前走"。不要中止计时器计时。如果患者未能走满 6 分钟就止步不前,并且拒绝继续测试(或操作者认为其不宜再继续进行测试),将轮椅推至患者面前让其就坐,中止步行,将其步行的距离、中止时间以及未能完成实验的原因记录在工作表上。

6)试验结束后,向患者作出的努力表示祝贺,并给他一杯水。记录患者行走之前的 Borg 呼吸苦难及疲劳程度评分,并咨询患者:"您觉得是什么原因是您不能走得更远一些? 都有哪些不舒服?"测定血氧饱和度、脉搏、血压,并记录。

7)记录下患者最后一个来回中走过的距离,计算患者走过的总路程,数值四舍五入,以"米(m)"为单位计算,并将计算结果记录到工作表上。

(3)6MWT 注意事项:

1)将抢救车安放于适当的位置,操作者熟练掌握心肺复苏技术,能够对紧急事件迅速作出反应。

2)出现以下不适,及时终止实验:胸痛、难以忍受的呼吸困难、下肢痉挛、步履蹒跚、虚汗、面色苍白、患者无法忍受。

3)测试前不应进行热身运动。

4)患者目前服用的药物不要停用。

5)测试时,操作者注意力要集中,不要和其他人交谈,不能数错患者的折返次数。

6)为减小不同实验日期之间的差异,测试应在各天中的同一时间点进行。

7)如果一个患者在同一天进行 2 次测试,2 次测试至少要间隔 2 小时。同一天,患者不能进行 3 次测试(表 11-2-2,表 11-2-3)。

表 11-2-3　自感用力度评分法(rating of perceived exertion,RPE)

RPE	主观运动感觉特征	RPE	主观运动感觉特征
6	(安静)	14	
7	非常轻松	15	费力(累)
8		16	非常费力
9	很轻松	17	
10		18	
11	轻松	19	极其费力
12		20	精疲力竭
13	稍费力(稍累)		

5. 无创血流动力学监测　无创血流动力学监测是通过胸阻抗波形分析技术直接评估人体动、静态心搏量(SV)、心率(HR)、心排出量(CO)、心收缩力指数(CTI)/前后负荷等心功能血流动力学指标。血流动力学是人体血液循环中的物理学,是反映心功能的重要的指标。

(1)适应证:无创血流动力学检查适用于所用正常人和各种疾病患者。

没有绝对的禁忌证。

该检查能够在心脏康复中作为评估设备,直接评估动、静态心功能,包括:运动心功能储备能力,最大运动心排出量,运动心排出量拐点、运动中无氧阈血流动力学,与心肺运动联合评估 d(a-v),与 6 分钟步行试验联

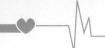

合应用,联合运动平板试验,检测心肌缺血等,单独运动处方制订。

（2）生理学基础：左、右心室的搏出量基本相等。搏出量等于心舒末期容积与心缩末期容积的差值。心舒末期容积（即心室充盈量）为 130~145ml,心缩末期容积（即心室射血期末留存于心室的余血量）为 60~80ml,故搏出量为 65~70ml,或根据身高体重不同而略有变化。影响搏出量的主要因素有心肌收缩力、静脉回心血量（前负荷）、动脉血压（后负荷）等。心排出量为每分钟一侧心室射出的血液总量,又称每分输出量。左、右心室的输出量基本相等。心室每次搏动输出的血量称为每搏输出量,人体静息时约为 70ml（60~80ml）,如果心率每分钟平均为 75 次,则每分钟输出的血量约为 5 000ml（4 500~6 000ml）,即每分心排出量。通常所称心排出量,一般都是指每分心排出量。心排出量是评价循环系统效率高低的重要指标。心排出量在很大程度上和全身组织细胞的新陈代谢率相适应。心肌收缩力指心肌纤维不依赖于前、后负荷而改变其收缩强度（肌纤维缩短程度和产生张力大小）和速度（缩短速度和张力发展速率）的一种内在特性。在心率恒定情况下,心肌收缩能力越大,即收缩强度越强,收缩速度越快,则搏出量愈多,反之亦然。心肌收缩能力的大小与其结构特点和机能状态有关,平素有锻炼者心肌比较发达,收缩能力较强。在一定范围内,当静脉回流量增加时,心室充盈度增大,心肌初长增长,心肌收缩力就增强,搏出量增多。心肌纤维在收缩前的最初长度（前负荷）适当拉长,收缩时的力量增强,此规律称为施塔林（Starling）心脏定律。心肌收缩能力受神经和体液调节,心交感神经,去甲肾上腺素,肾上腺素使之增强;迷走神经,乙酰胆碱使之减弱。在运动中,随运动量的增加,外周肌肉需氧量增加,每搏量增加,外周阻力下降。

（3）运动处方制订方案：同前文"心肺运动试验"的方案制定。

（4）处方制订目标心率：以每搏量增加到平台期的拐点（SVth）为运动处方制订目标心率,并结合有无血流动力学心肌缺血每搏量 SV 下降,以每搏阈靶心率结合最大运动耐量,制订间歇高强度运动方案或持续性运动方案。

（5）运动终止的指标[5]：①达到目标心率;②出现进行性加重的心绞痛;③出现 ST 段水平型或下斜型下降≥1.5mm 或 ST 段抬高≥1mm;④出现运动中每搏量持续下降≥1 分钟;⑤出现恶性心律失常室性心动过速、心室颤动、RonT、室上性心动过速、频发多源室性期前收缩;⑥收缩压不升或降低超过 1.33kPa（10mmHg）;⑦血压过高超过 29.3kPa（220mmHg）;⑧明显症状和体征,如呼吸困难、苍白、发绀、头晕、眼花、步态不稳、运动失调、缺血性跛行;⑨运动引起室内传导阻滞;⑩患者要求停止;⑪急性心肌梗死。

二、心血管疾病二期康复指导——运动处方的制订[6]

心脏病患者不仅需要药物治疗、介入治疗或是手术治疗,还需要合理的二级预防和积极的心脏康复,可以帮助患者恢复,让患者能回归社会、家庭和工作,有更高的生活质量,使其健康、愉快地生活。心脏康复包括规范的药物治疗、运动康复、精神心理康复、戒烟和合理饮食等多方面,而运动康复是心脏康复的核心,有指导的运动锻炼可以降低心血管疾病患者的死亡率。

运动康复不仅可以促进患者恢复正常生活,还可以大幅度提高患者的生活质量。临床研究显示,运动康复治疗不仅可以改善患者的心脏功能、延缓动脉硬化的进展,而且对控制血压、血糖和胆固醇等也有明显的好处。以运动训练为核心的综合心脏康复体系的建立可提高患者的生存率,降低心脏不良事件的发生,如心脏性死亡、心肌梗死、心力衰竭和再住院等。另外,规律运动可以增加体力活动能力,增加心脏和肺的工作效率;增强心肌收缩力,增加冠状动脉血流;调节血压和心率,使其趋于平稳;调节血脂,升高高密度脂蛋白（对血管有保护作用的脂蛋白）的浓度;增加胰岛素的敏感性,调节血糖;减少血小板聚集,增加纤溶性,减少心肌梗死和脑卒中的机会;通过规律运动,消耗多余的脂肪,有助于减轻体重或保持理想体重。

（一）心脏运动康复要循序渐进

早期恢复（Ⅱ期）是指出院后的 2~6 周,患者将开始下一个康复程序。患者可以在医疗中心进行康复治疗,也可以遵循医师、护士及其他医疗专家的建议在家治疗。在早期恢复期间,患者可以在密切监护下逐渐增加活动的级别,医师会给出在家安全运动的建议,例如步行和做柔软体操。同时,患者也需要学习如何选择健康饮食、戒烟、心理调整和重返社会。

后期恢复（Ⅲ期）是指出院后 6~12 周开始的程序,一般持续 3~6 个月。这段时间患者可以在医学监护下进行锻炼,并继续接受营养、生活方式和控制体重的健康教育。

终身维持(Ⅳ期)时患者已经学会了正确的锻炼方法,并开始进行健康的饮食和生活方式,同时也将拥有更多的自主生活。患者也许不再需要在医学监护或医师、护士的监督下进行活动,此阶段的任务是终身维持现有的健康状态,并定期接受康复随访。

(二)运动处方[7]

运动处方通常包括运动强度、运动频率、运动时间和运动类型。

1. 运动强度　运动强度可通过以下几种方式来制订。

(1)确定靶心率:就是运动要达到的心率。运动时,心率会加快以满足肌肉对氧的需求,运动越剧烈,心率就越快。但对于心脏病患者来说,有些药物会对心率造成影响,如 β 受体阻滞剂、钙通道阻滞剂和地高辛等。健康成年人的最大心率大约为 220- 年龄,运动时不宜超过最大心率。为了获得心血管的益处,一般把心率定在 60% ~ 80% 最大心率范围,这个区域叫靶心率。

(2)能保持正常谈话:运动使呼吸较平时深长且加快,但不应该感到气促。患者在运动时要确保可以保持正常的谈话速度。

(3)自我感觉劳累程度:用自我感觉用力评分法从低到高分为 6 ~ 20 级,自测劳累程度,患者一般选择 13 ~ 14 级,也就是运动时感觉稍稍用力和用力,但不应该感到很用力。

(4)高强度间歇运动:是一种让你在短时间内进行全力、快速、暴发式锻炼的运动。这种运动让你在短期内提高心率,并且燃烧更多热量。高强度、间歇性的运动是其他运动效果的 2 倍。当比较人们日常进行的活动如慢跑时,研究显示,做间歇性运动的人可以让耐力延长 1 倍,增加氧耗量和强度超过 10%,提升氧气使用速度至少 5%。在早期的研究和心脏病患者中也发现,间歇性运动后,人们可以更好地利用氧气。

(5)测出代谢当量:心肺运动试验可测定出目前阶段适宜的代谢当量(METs)。代谢当量是以安静、坐位时的能量消耗为基础,表达各种活动时相对能量代谢水平或活动强度的常用指标。1代谢当量 = 每分钟每千克体重消耗 3.5ml 氧。

(6)建议患者注意观察训练时和训练后的身体反应,以运动后当天晚上及第二天早上感觉尚好为宜。

2. 运动时间　目前推荐 20 ~ 60 分钟的有氧运动,但不包括热身和结束后的整理运动。因频率的关系,如果耐力运动超过 45 分钟,会增加关节损伤的概率。为避免急性损伤,应在数周到 1 个月的周期运动后逐渐增加频率、时间和运动强度。开始每次可能仅运动 5 ~ 10 分钟,随着心功能的恢复,可以运动 30 分钟或更长时间。每次增加不超过 10% ~ 30%,运动时间增加到至少每次 30 分钟后,再增加运动强度。

3. 运动频率　只有经常运动,心脏才会受益。每周应运动 3 ~ 5 天,最好上下午各一次,此后可逐渐增加至每天都运动。

4. 运动类型　研究显示,有氧耐力训练和力量性训练是心血管疾病患者运动方式的良好选择,建议心血管疾病患者的最佳运动方案是有氧耐力训练与间歇力量性训练相结合,辅以协调性及柔韧性训练。

(1)有氧训练:有氧运动是心血管疾病患者康复的重要基础,可有效提高患者的全身有氧能力及生活质量。应以中、低强度的节律性有氧运动为好,即下肢和上臂大肌肉群的运动,如步行、慢跑、骑自行车或游泳,1 周大概 3 次有氧运动。

步行是符合上述要求的有氧运动方式,可以在任何时候进行,并可随时调节速度,而且多数人能够长期坚持。因此,步行是心脏病患者出院后早期运动的最佳选择。运动时要防关节肌肉损伤。一般建议运动前后要进行准备活动和整理活动。

1)准备活动:首先数脉搏,做 5 ~ 10 分钟的伸展运动和柔软体操,防止关节和肌肉损伤,同时逐步增加心率,使心脏和肺得到热身。

2)有氧运动:再次数脉搏,进行 15 ~ 30 分钟或更长时间的有氧运动,如步行、慢跑、骑自行车或游泳等。

3)放松活动:继续数脉搏,进行 10 分钟的伸展运动和柔软体操,让心搏慢慢恢复到正常。运动时突然停下来是不安全的。运动结束后再数一次脉搏。

(2)力量性训练:力量性训练是肌肉在对抗外力的情形下做动态或静态收缩的主动运动。长期进行抗阻训练还能增加骨密度,提高心血管疾病患者的生活质量,对增强患者体质有重要意义。建议每周最好进行 2 次肌肉运动如哑铃训练,训练时阻力为轻或中度,允许患者在没有训练的情况下达到指定的可重复范围,这对于心血管疾病患者尤为重要。

建议力量性训练分为以下三步实施：①热身运动：包含全身大肌群的静态或动态牵伸，包含肩部肌群、肱二头肌、肱三头肌、股四头肌、腘绳肌、腓肠肌、比目鱼肌、腰腹肌群，15～30s/ 次；②训练运动：全身大肌群抗阻力量训练，如坐姿上肢前推、肱二头肌屈伸抗阻训练、肱三头肌屈伸抗阻训练、下肢负重屈伸抗阻练习、腹肌练习、俯卧撑弯举抗阻练习、坐位下肢屈伸练习、腓肠肌训练等；③整理运动：包含全身大肌群的静态或动态牵伸，包含肩部肌群、肱二头肌、肱三头肌、股四头肌、腘绳肌、腓肠肌、比目鱼肌、腰腹肌群，15～30s/ 次。

具体力量训练运动处方，举例如下：

1）肱二头肌屈伸抗阻训练：

①运动方法：身体自然站立位，起始位双手自然下垂，手握合适重量的哑铃（＜40% 1-RM）。缓慢匀速屈肘至 90°，再缓慢放下，重复。（1-RM，即在保持正确方法且没有疲劳感的情况下，一个人一次能举起的最大重量）。

②运动强度：10～15 次 ×1 组。

③运动时间：2 分钟。

④运动频率：4 次 / 周。

2）仰卧腿弯举抗阻训练：

①运动方法：仰卧位，选择合适负荷的弹力带（＜40% 1-RM），一端固定在床头，一端固定在踝关节附近，缓慢匀速屈膝至 90°，再缓慢放下，重复。

②运动强度：运动强度：10～15 次 ×1 组。

③运动时间：2 分钟。

④运动频率：4 次 / 周。

3）上腹肌抗阻训练：

①运动方法：仰卧位，选择合适负荷的哑铃（＜40% 1-RM），双手上举握住哑铃保持，缓慢匀速卷腹至上半身与床面呈 30°，再缓慢放下，重复。

②运动强度：运动强度：10～15 次 ×1 组。

③运动时间：2 分钟。

④运动频率：4 次 / 周。

4）腓肠肌抗阻训练：

①运动方法：长坐位，选择合适负荷的弹力带（＜40% 1-RM），一端手部固定，一端固定在脚掌，缓慢匀速做跖屈动作，即用脚掌踩弹力带，再缓慢放松，重复。

②运动强度：运动强度：10～15 次 ×1 组。

③运动时间：2 分钟。

④运动频率：4 次 / 周。

（3）柔韧性训练：柔韧性训练能扩大关节韧带的活动范围，有利于提高身体的灵活性和协调性，在意外事件发生时有可能避免和减轻损伤。心血管疾病患者通过柔韧性锻炼可使僵硬的肌肉得到松弛，防止肌肉痉挛，减轻肌肉疲劳。经柔韧性锻炼后加强肌肉韧带的营养供应，可延缓肌肉韧带的衰老，还能延缓血管壁的弹性下降和皮肤的松弛。

（4）平衡性训练：平衡功能训练适用于具有平衡功能障碍的患者，也适用于正常人群。而当患者具有严重的心律失常、心力衰竭、严重感染或严重痉挛等，则暂不宜进行平衡训练。训练时，要在患者旁边密切监护，以免发生跌倒。平衡训练时，为保持平衡，还需要患者有适当的肌力、肌张力和关节活动度等，所以在进行平衡训练的同时应进行相关的肌力等方面的训练。

（三）常见心血管疾病康复的建议

1. ACS 及直接 PCI 术后

（1）对所有患者建议进行运动训练（中高危患者需医学监督或监护下运动），内容需包括有氧运动至少 30min/d、5d/ 周。

（2）运动强度为 70% ~ 85% 最大心率，或 70% ~ 85% 缺血出现时心率（对于无症状的运动诱发心肌缺血，定义为 ST 段下降 ≥ 1mm 时的心率），运动开始时可预防性应用硝酸甘油。

（3）对于左心室功能受损、冠状动脉病变严重、有并发症和高龄等高危患者而言，建议运动强度为 50% 最大心率。

（4）阻力运动。

2. 稳定性冠心病及择期 PCI 术后

（1）对具有多重危险因素和中高危（如近期发作心力衰竭）的患者，建议初始和长期培养依从性时进行医学监督下运动训练。

（2）扩展活动能力以进行阻力运动。

（3）其余见"ACS 及直接 PCI 术后"相关内容。

3. 慢性心力衰竭

（1）对稳定患者进行有氧运动训练。

（2）初始阶段（第 1 ~ 2 周）：对于 NYHA 心功能 Ⅲ 级患者，运动强度应保持低水平（50% 峰值 VO_2），根据自感症状和临床状态调整持续时间为 20 ~ 30 分钟。

（3）进展阶段：主要目标是逐渐增加强度（如能耐受，自 60% 递增至 70% ~ 85% 峰值 VO_2），次要目标是延长运动时间。

（4）可建议基于医院（住院或门诊）的监督下康复程序，尤其初始阶段，以确定个体化反应、耐受性及临床稳定性，并迅速确认需要调整或终止程序的症状或体征。

（5）阻力训练。

4. 糖尿病

（1）有氧训练：参见"ACS 及直接 PCI 术后"相关内容。

（2）建议对全部主要肌群进行阻力训练 2 ~ 3 次 / 周。

5. 周围血管病

（1）初始进行基于医院或诊所的监督下运动训练程序，以确保患者在安全环境下接受标准的指导和有效的运动刺激。

（2）每次训练 60 分钟，由间断休息的短时间平板步行组成，3 次 / 周。

（3）平板运动似乎更为有效：初始负荷设定为可在 3 ~ 5 分钟内诱发跛行症状的速度和坡度。要求患者继续以此负荷步行直至跛行进展为中等程度，此后简短休息以缓解症状，在监护的 1 小时内重复这一"运动—休息—运动"循环数次。

（4）通常建议进行适当的耐力加阻力训练。

（冯　雪）

参 考 文 献

［1］O'CONNOR G T, BURING J E, YUSUF S, et al. An overview of randomized trials of rehabilitation with exercise after myocardial infarction[J]. Circulation, 1989, 80(2):234-244.

［2］中华医学会心血管病学分会, 中国康复医学会心血管病专业委员会, 中国老年学学会心脑血管病专业委员会. 冠心病康复与二级预防中国专家共识 [J]. 中华心血管病杂志, 2013, 41（4）：267-275.

［3］American Association of Cardiovascular and Pulmonary Rehabilitation. Guidelines for Cardiac Rehabilitaion and Secondary Prevention Program[M]. 4th ed. Champaign, IL: Human Kinetics, 2003.

［4］FLETCHER G F, BALADY G J, AMSTERDAM E A, et al. Exercise standards for testing and training: a statement for

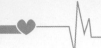
healthcare professionals from the American Heart Association[J]. Circulation, 2001, 104(14):1694-1740.

［5］American College of Sports Medicine. Guidelines of graded exercise testing and prescription[M]. 6th ed. Philadelphia: Lippincott Williams & Wilkins, 2002.

［6］中华医学会心血管病学分会介入心脏病学组, 中华心血管病杂志编辑委员会. 中国经皮冠状动脉介入治疗指南 2012（简本）[J]. 中华心血管病杂志, 2012, 40(4):271-277.

［7］PASHKOW F J. Clinical cardiac rehabilitation[M]. 2nd ed. Philadelphia: Lippincott Williams & Wilkins, 1999.

第3章 冠心病康复的营养支持

一、心血管疾病的危险因素

1. 不可改变的因素 年龄、性别、家族遗传等。

2. 可改变的因素

（1）生理因素：血脂和载体蛋白，高血压、糖尿病、肥胖等。

（2）行为因素：吸烟、膳食饱和脂肪酸和胆固醇摄入过多，高盐饮食，缺乏体力劳动，缺乏社会支持等。

3. 实际举证

（1）肥胖者患冠心病的概率为正常人的 2~3 倍。

（2）在肥胖与冠心病的相关研究中发现，体重与冠心病死亡率之间存在正相关关系，超过平均体重 40% 以上者死亡的危险性增加 1 倍。

（3）一项荟萃分析发现，BMI 25kg/m^2 后，每增加 5kg/m^2，总死亡率增加 30%，其中缺血性心脏病死亡风险增加 39%[1]。

（4）在芬兰进行的一项基于人群的前瞻性研究显示，调整传统的心血管疾病危险因素后，患有 MS 的男性个体冠心病死亡风险增高了 3 倍，一项前瞻性资料的荟萃分析显示，在我国超重的男性如果将 BMI 减至 24.0kg/m^2 以下，可使卒中发病率降低 15%，女性则可降低 22%。

（5）Tseng 指出，BMI 正常但有中心型肥胖的人群，可用腰围测量，其患心血管疾病的风险高于超重但腰围正常的成年人。

（6）代谢综合征（MS）患者发生心血管事件及脑卒中的患病率和死亡危险是非 MS 人群的 2~3 倍。

（7）在芬兰进行的一项基于人群的前瞻性研究显示，调整传统的心血管疾病危险因素后，患有 MS 的男性个体冠心病死亡风险增高了 3 倍。

（8）Isomaa 等报道，患有 MS 的个体心血管疾病死亡率比没有 MS 的个体高 6 倍。

二、营养支持与心血管疾病的关系

流行病学研究、实验研究和临床研究表明，心血管疾病与许多膳食因素和生活方式密切相关。循证医学证据显，鱼和鱼油 [富含二十碳五烯酸 (EPA) 和二十二碳六烯酸 (DHA)]、蔬菜和水果（包括浆果）、富含亚油酸和钾的食物、植物甾醇，以及规律的身体活动与减少心血管疾病密切相关；饱和脂肪酸（豆蔻酸和棕榈酸）、反式脂肪酸、高钠摄入、大量饮酒、超重和肥胖显著增加心血管疾病发生风险；维生素 E 补充剂与心血管疾病无关联。α- 亚麻酸、油酸、膳食纤维（非淀粉多糖）、全粒类谷物、无盐坚果、叶酸很可能减少心血管疾病风险；膳食胆固醇和未过滤的熟咖啡很可能增加心血管疾病风险；硬脂酸与心血管疾病无关。摄入类黄酮和大豆制品可能减少心血管疾病风险，而富含月桂高心酸的脂肪、β- 胡萝卜素补充剂和胎儿营养不良可能增加其风险。

三、营养的评估

（一）肥胖的评估

1. 体重指数（BMI） BMI= 体重（kg）÷ 身高的平方（m^2），是世界公认的一种评定肥胖程度的分级方法，世界卫生组织（WHO）也以 BMI 来对肥胖或超重进行定义（表 11-3-1）。

2. 腰围 肥胖程度可以体重指数（BMI）判别，但内脏脂肪堆积更具病理意义。世界卫生组织以腰围男性 ≥ 102cm、女性 ≥ 88cm，或腰围 / 臀围男性 > 1.0、女性 > 0.9 时，为内脏型肥胖，即中心性肥胖（或腹型肥胖）（表 11-3-2）。

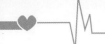

表 11-3-1　体重指数（BMI）分级方法

单位：kg/m^2

	WHO 标准	亚洲标准	中国标准
偏瘦		<18.5	
正常	18.5 ~ 24.9	18.5 ~ 22.9	18.5 ~ 23.9
超重	≥25	≥23	≥24
偏胖	25.0 ~ 29.9	23 ~ 24.9	24 ~ 27.9
肥胖	30.0 ~ 34.9	25 ~ 29.9	≥28
重度肥胖	35.0 ~ 39.9	≥30	—
极重度肥胖	≥40.0		

表 11-3-2　我国中心性肥胖评价标准

性别	正常腰围	高腰围 I	高腰围 II
男性	<85cm	85 ~ 95cm	≥95cm
女性	<80cm	80 ~ 90cm	≥90cm

（二）代谢综合征

代谢综合征是指人体的蛋白质、脂肪、碳水化合物等物质发生代谢紊乱的病理状态，是一组复杂的代谢紊乱症候群，是导致糖尿病心脑血管疾病的危险因素。

国际糖尿病联盟（IDF）的代谢综合征新定义（2005 年）为，中心性肥胖（欧洲男性腰围≥94cm，欧洲女性腰围≥80cm）加上以下 4 个因素中的任意 2 项：①血甘油三酯（TG）水平升高：>1.7mmol/L（150mg/dl），或已经进行针对此项血脂异常的治疗。②高密度脂蛋白胆固醇（HDL-C）降低：男性<1.0mmol/dl（40mg/dl），女性<1.3mmol/L（50mg/dl），或已经进行针对此项血脂异常的治疗。③血压升高：收缩压≥130mmHg（1mmHg=1.33kPa）或舒张压≥85mmHg，或已经诊断高血压并开始治疗。④空腹血糖升高：≥5.6mmol/L（100mg/dl），或已经诊断为 2 型糖尿病；如果空腹血糖高于 5.6mmol/L，强烈推荐进行口服葡萄糖耐量试验（OGTT），但 OGTT 检查对诊断代谢综合征无必要。

（三）营养不良

营养不良通常指的是起因于摄入不足、吸收不良或过度损耗营养素所造成的营养不足，是一种营养素缺乏的综合征（表 11-3-3）。

表 11-3-3　可通过 BMI 或上臂围（MAC）等标准进行评估[2]

等级	BMI
重度蛋白质 - 能量营养不良	<16.0kg/m^2
中度蛋白质 - 能量营养不良	16.0 ~ 16.9kg/m^2
轻度蛋白质 - 能量营养不良	17.0 ~ 18.4kg/m^2

上臂围（MAC）的正常值男性平均为 27.5cm，女性平均为 25.8cm。其测量方法为上肢自然下垂时，在上臂肱二头肌最粗处的水平围长。

但上述评估标准仍存在缺陷，对于心血管疾病中存在水肿的人群，其测量结果并不准确，对于此类人群可通过化验指标进行判断，常用的诊断指标为血浆蛋白。

血浆蛋白是反映蛋白质 - 能量营养不良（protin energy malnutrition，PEM）的敏感指标。

1. 白蛋白在血浆蛋白中含量最多为 35 ~ 45g/L，对维持血液胶体渗透压有重要作用。血清白蛋白和运铁蛋白的减少与患者发生合并症、死亡率、创伤愈合及其免疫功能都有密切关系。正常成人每天肝内合成白蛋白约 16g,半衰期为 16 ~ 20 天。

2. 运铁蛋白正常含量为 2.0 ~ 4.0g/L,主要在肝脏生成,对血红蛋白的生成和铁的代谢有重要作用。妊娠妇女、体内缺铁及长期失血的人血清运铁蛋白浓度增高,而患恶性贫血、慢性感染、肝脏疾病、肠炎或补铁过多时,运铁蛋白浓度降低。半衰期为 8 ~ 10 天。

3. 前白蛋白正常血清含量为 150 ~ 300mg/L。由于应激、传染病、手术创伤、肝硬化及肝炎可使血清中前白蛋白浓度迅速下降,但患肾脏病时,前白蛋白水平升高。半衰期为 2 ~ 3 天。

4. 视黄醇结合蛋白代谢量少,正常含量仅为 26 ~ 76mg/L,半衰期短(10 ~ 12 小时),是反映膳食中蛋白质营养的最灵敏的指标。它主要在肾脏内代谢,当患肾脏病时,造成血清视黄醇结合蛋白升高的假象。

(四)营养风险

尽管多年来的文献中常提及"营养风险[3]"这个名词,但直到 2002 年,欧洲肠内肠外营养学会(European Society of Parenteral and Enteral Nutrition, ESPEN)以 Kondrup 为首的专家组才在 128 个随机对照临床研究(randomized controlled clinical trials, RCT)的基础上,明确"营养风险"的定义为"现存的或潜在的与营养因素相关的导致患者出现不利临床结局的风险"。应特别强调的是,所谓"营养风险(nutritional risk)"并不是指"发生营养不良的风险(the risk of malnutrition)"。营养风险概念的一个重要特征是"营养风险与临床结局(outcome)密切相关"。

常用的评价指标有以下 2 种:

1. **主观全面评定法(SGA)**　对患者的营养状况做总的、全面的评估,从而可预计并发症的可能性与预后。另外,由于这种方法不需要任何生化检查数据,便于临床医护人员掌握,故常被临床医师在生化试验前用作判断患者有无营养不良,但要得到完善的临床判断,最好能结合生化检验结果进行(表 11-3-4)。

表 11-3-4　主观全面评定法(SGA)的主要内容及评价标准

指标	A 级	B 级	C 级
1. 近期(2 周)体重改变	无 / 升高	减少<5%	减少>5%
2. 饮食改变	无	减少	不进食 / 低能量流质
3. 胃肠道症状	无 / 食欲不减	轻微恶心、呕吐	严重恶心、呕吐(持续 2 周)
4. 活动能力改变	无 / 减退	能下床活动	卧床
5. 应激反应	无 / 低度	中度	高度
6. 肌肉消耗	无	轻度	重度
7. 三头肌皮褶厚度	正常	轻度减少	重度减少
8. 踝部水肿	无	轻度	重度

注:上述 8 项中,至少 5 项属于 C 或 B 级者,可分别定为重度或中度营养不良。

2. NRS-2002 营养风险筛查表

第一步:首次营养监测(表 11-3-5)。

表 11-3-5　首次营养监测方法

	是 / 否
1. BMI<20.5kg/m²	
2. 患者在过去 3 个月有体重下降吗?	
3. 患者在过去 1 周内有摄食减少吗?	
4. 患者有严重疾病吗?(如 ICU 治疗)	

如果所有的问题回答"否",应每周重复调查 1 次。比如患者计划接受腹部大手术治疗,可以进行预防性的营养支持计划,能够减少发生营养风险的概率。

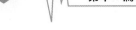

第二步：最终筛查。

NRS 2002 总评分计算方法为三项评分相加，即疾病严重程度评分＋营养状态受损评分＋年龄评分（表 11-3-6）。NRS 对于疾病严重程度的定义为：①1 分：慢性疾病患者因出现并发症而住院治疗。患者虚弱，但不需卧床。蛋白质需要量略有增加，但可以通过口服来补充。②2 分：患者需要卧床，如腹部大手术后，蛋白质需要量相应增加，但大多数人仍可以通过人工营养得到恢复。③3 分：患者在加强病房中靠机械通气支持，蛋白质需要量增加而且不能被人工营养支持所弥补，但是通过人工营养可以使蛋白质分解和氮丢失明显减少。

表 11-3-6　NRS 2002 总评分计算方法

程度	评分	临床表现
营养状态受损评分		
没有	0 分	正常营养状态
轻度	1 分	3 个月内体重丢失＞5%，或食物摄入比正常需要量低 25%～50%
中度	2 分	一般情况差或 2 个月内体重丢失＞5%，或食物摄入比正常需要量低 50%～75%
重度	3 分	BMI＜18.5kg/m^2 且一般情况差，或 1 个月内体重丢失＞5%（或 3 个月体重下降 15%），或前 1 周食物摄入比正常需要量低 75%～100%
疾病严重程度评分		
没有	0 分	正常营养需要量
轻度	1 分	需要量轻度提高：髋关节骨折，慢性病有急性并发症者（肝硬化 *、COPD *、血液透析、糖尿病、一般肿瘤患者）
中度	2 分	需要量中度增加：腹部大手术 *、脑卒中 *，重度肺炎，血液恶性肿瘤
重度	3 分	需要量明显增加：颅脑损伤 *，骨髓移植，APACHE 评分＞10 分的 ICU 患者

年龄评分

超过 70 岁者总分加 1，即年龄调整后总分值

注：总分≥3 分，提示患者处于营养风险，开始制订营养治疗计划；总分＜3 分，提示每周复查营养风险筛查。*表示经过循证医学验证的疾病。

应用：对于下列所有 NRS 评分≥3 分的患者，应设定营养支持计划，包括严重营养状态受损（≥3 分）、严重疾病（≥3 分）、中度营养状态受损＋轻度疾病（2 分 +1 分）、轻度营养状态受损＋中度疾病（1 分 +2 分）。

四、急性期营养干预

1. 急性期 1～3 天时，一般每天低脂流质饮食。根据病情，控制液体量。可进食浓米汤、厚藕粉、枣泥汤、去油肉茸、鸡茸汤、薄面糊等食品，经 1～3 天摄入能量以 500～800kcal 为宜，待病情好转，可渐改为低脂半流质饮食，全天能量为 1 000～1 500kcal，可食用鱼类、鸡蛋清、瘦肉末、切碎的嫩蔬菜及水果、面条、面片、馄饨、面包、米粉、粥等。禁止可能导致患者肠胀气和浓烈刺激性的食物（如辣椒、豆浆、牛奶、浓茶、咖啡等）。避免过冷过热食物；少食多餐，5～6 餐 /d，以减轻心脏负担。病情稳定后，可进食清淡和易消化的食品，营养素组成比例可参考冠心病饮食原则。

2. 限制脂类，遵循低脂肪、低胆固醇、高多不饱和脂肪酸饮食原则。病情稳定、逐渐恢复活动后，饮食可逐渐增加或进软食。脂肪限制在 40g/d 以内，伴有肥胖者应控制能量和碳水化合物。

3. 注意维持血液钾、钠平衡[4]，对合并有高血压或心力衰竭者仍应注意限钠摄入。应用利尿剂有大量电解质自尿中丢失时，则不宜限制过严。镁对缺血性心肌有良好的保护作用，膳食中应有一定的镁，建议成人镁的适宜摄入量为 300～450mg/d，主要从富含镁的食物如有色蔬菜、小米、面粉、肉、水产品、豆制品等中获取。

4. 对于治疗后需要服用华法林等抗凝药物的患者，应注意维生素 K 与抗凝药的拮抗作用，保持每天维生素 K 摄入量稳定。维生素 K 含量丰富的食物有绿色蔬菜、动物肝脏、鱼类、肉类、乳和乳制品、豆类、麦麸等。

五、慢性期营养干预

（一）评估患者的营养状况，选择合适的营养膳食

参见本文中的营养评估。

（二）心血病营养支持总原则

1. 食物多样化，粗细搭配，平衡膳食。

2. **总能量摄入与身体活动要平衡**　保持健康体重，BMI 在 $18.5 \sim 24.0 kg/m^2$。

3. **低脂肪、低饱和脂肪膳食**　膳食中脂肪提供的能量不超过总能量的30%，其中饱和脂肪酸不超过总能量的10%，尽量减少摄入肥肉、肉类食品和奶油，尽量不用椰子油和棕榈油。每天烹调油用量控制在 $20 \sim 30 g$。

4. **减少反式脂肪酸的摄入，控制其不超过总能量的1%**　少吃含有人造黄油的糕点、含有起酥油的饼干和油炸油煎食品。

5. **摄入充足的多不饱和脂肪酸（总能量的6%～10%）**　n-6/n-3 多不饱和脂肪酸比例适宜（5%～8%/1%～2%），即 n-6/n-3 比例达到（4～5）：1。适量使用植物油，每人每天25g，每周食用鱼类大于等于2次，每次 $150 \sim 200 g$，相当于 $200 \sim 500 mg$ EPA 和 DHA。素食者可以通过摄入亚麻籽油和坚果获取 α-亚麻酸。提倡从自然食物中摄取 n-3 脂肪酸，不主张盲目补充鱼油制剂。

6. **适量的单不饱和脂肪酸**　占总能量的10%左右。适量选择富含油酸的茶油、玉米油、橄榄油、米糠油等烹调用油。

7. **低胆固醇**　膳食胆固醇摄入量不应超过300mg/d。限制富含胆固醇的动物性食物，如肥肉、动物内脏、鱼子、鱿鱼、墨鱼、蛋黄等。富含胆固醇的食物同时也多富含饱和脂肪，选择食物时应一并加以考虑。

8. **限盐**　每天食盐不超过6g，包括味精、防腐剂、酱菜、调味品中的食盐，提倡食用高钾低钠盐（肾功能不全者慎用）。

9. **适当增加钾**　使钾/钠 =1，即每天钾摄入量为 $70 \sim 80 mmol/L$。每天摄入大量蔬菜水果获得钾盐。

10. **足量摄入膳食纤维**　每天摄入 $25 \sim 30 g$，从蔬菜水果和全谷类食物中获取。

11. **足量摄入新鲜蔬菜（400～500g/d）和水果（200～400g/d）**　包括绿叶菜、十字花科蔬菜、豆类、水果，可以减少患冠心病、脑卒中和高血压的风险。

12. **增加身体活动**　身体活动每天30分钟中等强度，每周5～7天。

各种营养素和膳食成分目标摄入量见表11-3-7。

表 11-3-7　各种营养素和膳食成分目标摄入量

膳食要素	目标摄入量
脂肪总量	总能量的15%～30%
饱和脂肪酸	<总能量的10%
多不饱和脂肪酸	总能量的6%～10%
n-6 脂肪酸	总能量的5%～8%
n-3 脂肪酸	总能量的1%～2%
反式脂肪酸	0 或 <总能量的1%
单不饱和脂肪酸	总能量的10%～20%
碳水化合物	总能量的55%～70%
添加糖	<总能量的10%
蛋白质	总能量的10%～15%
胆固醇	300mg/d
氯化钠（钠）	<6g/d（<2g/d）
蔬菜和水果	>400g/d
膳食纤维	25～30g/d（来自食物）
可溶性膳食纤维	>20g/d（来自食物）
身体活动	≥150min/周，中等强度运动

（三）地中海饮食

地中海饮食[5-6]（Mediterranean diet）是泛指地中海沿岸的南欧各国以蔬菜水果、鱼类、五谷杂粮、豆类和橄榄油为主的饮食风格。研究发现，地中海饮食可以减少患心脏病的风险，还可以保护大脑免受血管损伤，降低发生脑卒中和记忆力减退的风险。现也用"地中海式饮食"代指有利于健康的，简单、清淡以及富含营养的饮食（图 11-3-1）。

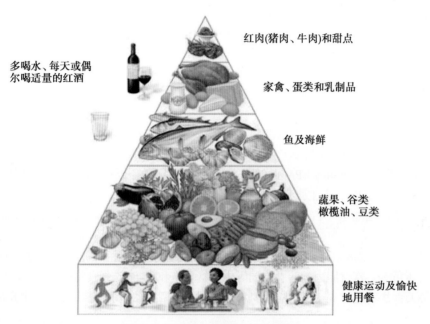

红肉(猪肉、牛肉)和甜点

家禽、蛋类和乳制品

鱼及海鲜

蔬果、谷类
橄榄油、豆类

多喝水、每天或偶
尔喝适量的红酒

健康运动及愉快
地用餐

图 11-3-1　地中海饮食金字塔图示

（四）慢性心力衰竭的营养支持

1. **适当的能量**　既要控制体重增长，又要防止心脏疾病相关营养不良发生。心力衰竭患者的能量需求取决于目前的干重（无水肿情况下的体重）、活动受限程度及心力衰竭程度，一般给予 25～30kcal/kg 理想体重。对于活动受限的超重和肥胖患者，必须减重以达到一个适当体重，以免增加心肌负荷，因此，对于肥胖患者，低能量平衡饮食（1 000～1 200kcal/d）可以减少心脏负荷，有利于体重减轻，并确保患者没有营养不良。对于严重的心力衰竭患者，应按照临床实际情况需要，进行相应的营养治疗。

2. **防止心脏疾病恶病质发生**　由于心力衰竭患者增加能量消耗 10%～20%，且面临疾病原因导致进食受限，约 40% 的患者面临营养不良的风险。根据营养风险评估评分，确定进行积极的肠内肠外营养支持。

3. **注意水与电解质平衡**　根据水钠潴留和血钠水平，适当限钠，给予不超过 3g 盐的限钠膳食。若使用利尿剂者，则适当放宽。由于摄入不足、丢失增加或利尿剂治疗等可出现低钾血症，应摄入含钾高的食物。同时应监测使用利尿剂者镁的缺乏问题，并给予治疗。如因肾功能减退，出现高钾、高镁血症，则应选择含钾、镁低的食物。另外，给予适量的钙补充在心力衰竭的治疗中有积极的意义。心力衰竭时水潴留继发于钠潴留，在限钠的同时多数无须严格限制液体量。但考虑过多液体量可加重循环负担，故主张成人液体量为 1 000～1 500ml/d，包括饮食摄入量和输液量。产能营养物质的体积越小越好，肠内营养管饲的液体配方应达到 1.5～2.0kcal/ml 的高能量密度。

4. **低脂膳食，给予 n-3 多不饱和脂肪酸**　食用富含 n-3 脂肪酸的鱼类和鱼油可以降低高 TG 水平，预防心房颤动，甚至有可能降低心力衰竭病死率。建议每天从海鱼或者鱼油补充剂中摄入 1g n-3 脂肪酸。

5. 充足的优质蛋白质，应占总蛋白的 2/3 以上。

6. **适当补充 B 族维生素**　由于饮食摄入受限、使用强效利尿剂以及年龄增长，心力衰竭患者存在维生素 B 缺乏的风险。摄入较多的膳食叶酸和维生素 B。与心力衰竭及脑卒中死亡风险降低有关，同时有可能降低高同型半胱氨酸血症[7-9]。

7. 少食多餐，食物应以软、烂、细为主，易于消化。

（五）心血管疾病合并高血压的营养干预

1. 限制能量的平衡膳食，维持健康体重　适当降低能量摄入，有利于收缩压、舒张压及 LDL-C 的降低。体重超重和肥胖者，根据健康体重，按 20～25kcal/kg（1kcal=4.184kJ）计算每天总能量，或通过膳食调查评估，在目前摄入量的基础上减少 500～1 000kcal/d。三大营养素供能比例为蛋白质 10%～15%，脂肪 20%～30%，碳水化合物 55%～60%。

2. 增加身体活动　每天≥30 分钟中等强度有氧运动，每周 5 天。

3. 严格控制钠盐　推荐每天食盐用量控制＜5g/d，提倡低盐膳食，限制或不食用腌制品。

4. 适当增加钾摄入量　3.5～4.7g/d，从自然食物中摄取。

5. 足量的钙和镁　推荐饮用牛奶、食用蔬菜和水果。

6. 限制饮酒　尽量少喝或不喝。

（六）心血管疾病合并高血脂的营养干预（同样适用于冠心病及动脉粥样硬化的患者）

1. 针对目前主要的膳食问题进行干预　降低 LDL-C，降低饱和脂肪和反式脂肪酸，降低总能量。鼓励 n-3 脂肪酸以鱼类或鱼油胶囊的形式摄入，适当选择植物甾醇补充剂。

2. 严格控制饱和脂肪和肉类食品，适量控制精制碳水化合物食物（精白米面、糕点、糖果、含糖果汁等），保证蔬菜、水果摄入。

3. 中度限制钠盐　盐摄入不超过 6g/d。

4. 适量饮酒应因人而异，并取得医师的同意。不饮酒者，不建议适量饮酒。如有饮酒习惯，建议男性每天的饮酒量（酒精）不超过 25g，相当于 50 度白酒 50ml、38 度白酒 75ml、葡萄酒 250ml 或啤酒 750ml。女性减半。

5. 少量多餐，避免过饱，忌烟和浓茶。

6. 高血脂 / 动脉粥样硬化 / 冠心病膳食营养方案（表 11-3-8）。

表 11-3-8　高血脂 / 动脉粥样硬化 / 冠心病膳食营养方案

食物类别	摄入量 /(g·d⁻¹)	选择品种	减少，避免的膳食品种
谷类	250～400	标准粮（米、面）、杂粮	精粮（米、面）、糕点、甜食、油炸油煎食品
肉类	75	瘦猪肉、牛肉、羊肉、去皮禽肉、鱼类	肥肉、加工肉制品（肉肠类）、鱼子、虾蟹黄、鱿鱼、动物内脏
蛋类	3～4*	鸡蛋、鸭蛋蛋清	蛋黄
奶类	250	脱脂 / 低脂鲜牛奶、乳奶、酸奶	全脂生奶、奶粉、乳酪等奶制品
大豆	30～50	黄豆、豆制品	油豆腐、豆腐泡、素什锦150g 等
新鲜蔬菜	400～500	深绿叶菜、红黄色蔬菜、紫色蔬菜	
新鲜水果	200	各种新鲜水果	加工果汁、加糖果味饮料
食用油	20	橄榄油、茶油、低、芥酸菜子油、豆、油、花生油、葵花子油、芝麻油、亚麻子油	棕榈油、椰子油、奶油、黄油、猪油、牛羊油，其他动物油
添加糖类	≤10	白砂糖、红糖	
盐	＜6	高钾低钠盐	酱类、腐乳、咸菜等腌制品

注：* 摄入量单位为个 / 周。

（七）心血管疾病合并肥胖患者的营养干预

1. 合理饮食，控制体重　选择低热量饮食，减少原摄入量的 20%～30%，争取每周减重 1～1.5kg，但每天总热量不宜少于 1 200kcal，减少主食量，相当于过去过去的食用量要减少大约 1/3。注意粗细搭配。

2. 严格控制饱和脂肪酸及反式脂肪酸的摄入　肉类尽量选择瘦肉或鱼类，少食或不食煎炸食品。

3. 低盐饮食　每天摄入＜6g，减少水分潴留。

4. 减慢饮食速度,确定规律正确的进食时间　重点是在运动开始之际进食,特别是早餐多吃,晚餐少吃,睡前禁止进食。

5. 充分摄取蛋白质、维生素和矿物质　每餐在肉、鱼、乳类和大豆制品中任选2类以上;蔬菜要黄绿色和淡色蔬菜相配合,约各占一半;多食菌类,每餐食品种类要在8种以上。

(八)心血管疾病合并糖尿病患者的营养干预

1. 按照食物的血糖指数合理搭配饮食。

2. 限制脂肪量和胆固醇量　脂肪的供给量占每天摄入总能量的20%~30%。胆固醇的摄入量每天不能超过300mg。限制饱和脂肪酸摄入,如牛、羊、猪油、奶油等动物性脂肪;植物油如豆油、花生油、芝麻油、菜籽油等均含有多不饱和脂肪酸,椰子油除外。每天膳食中,尽量避免食用含动物性脂肪及胆固醇较高的食物,如动物油脂、肥肉、肝、肾、脑、肺、蛋黄、鱼子等。以食用植物油及豆制品为宜。但植物油也不可过多,因过多的植物油也会促使患者肥胖。

3. 控制热能供应量,控制体重。

4. 控制食盐量　每天饮食中钠盐供应量以低于3g为宜;咸菜、榨菜、酱豆腐等过咸的食品以少吃、不吃为佳。

5. 忌食刺激性食物　饮食中尽量少用生姜、辣椒、胡椒面等辛辣调味品,严禁吸烟、饮酒,去掉喝浓茶、浓咖啡等不良嗜好。

6. 增加可溶性食物纤维摄入　食物纤维有降低空腹血糖和改善糖耐量的作用。

7. 选用优质蛋白质　糖尿病患者糖原异生作用增强,蛋白质的消耗增加,所以要增加蛋白质的供给。蛋白质占总能量摄入10%~20%,多选用大豆、鱼、瘦肉等食物。

8. 提供丰富的维生素和矿物质　补充B族维生素可以改善神经症状,充足的维生素C可以改善微循环。富含维生素的水果可以在两餐之间吃,对血糖的影响不大,摄入含糖量大的水果要注意替代部分主食,如果是血糖不稳定者慎食。

(1)食物多样化:糖尿病患者每天的饮食中最好都包括谷薯类、豆类、蔬菜水果类、肉类、蛋奶类、油脂类等。

(2)合理进餐:可以定时定量,每天3~6餐。但加餐并非加量,我们建议糖尿病患者应少量多餐。

(九)心血管疾病合并肾功能不全患者的营养干预

1. 饮食原则是"五低一高",即低盐、低钾、低磷、低脂肪、低蛋白(优质蛋白可适量补充)和高维生素。

2. 低蛋白饮食

(1)随着肾功能不全的逐渐加重,应逐渐减少蛋白质的摄入,减轻肾脏负担。

(2)血肌酐为170~440μmol/L时,蛋白质以0.6g/(d·kg)为宜。

(3)有大量蛋白尿者,每丢失1g尿蛋白,可额外补充1.5g蛋白质。

(4)当血肌酐超过440μmol/L时,蛋白质的摄入量应进一步减少,以每天总量不超过30g为好。

(冯　雪)

参 考 文 献

[1] 常翠青,赵文华,贾梅.心血管疾病营养处方专家共识[J].中华内科杂志,2014,53(2):151-158.

[2] PIERRE S, JONATHAN C. Nutrition is metabolism[J]. JPEN J Parenter Enteral Nutr, 2010, 34(5): 471-472.

[3] NAOMI E C, DAREN K H. Bridging the guideline-practice gap in critical care nutrition: a review of guideline implementation studies[J]. JPEN J Parenter Enteral Nutr, 2010, 34(6):653-659.

[4] DAREN K H, NAOMI E C, RUPINDER D. Lost in(knowledge)translation![J]. JPEN J Parenter Enteral Nutr, 2010, 34(6): 610-615.

[5] KRISHNAN S, BARRY A M. Critical care nutrition: are the skeletons still in the closet?[J]. Crit Care Med, 2010, 38(2):690-691.

[6] STEPHEN A M, RYAN T H. Clinical guidelines and nutrition therapy:Better understanding and greater application to patient care[J]. Crit Care Clin, 2010, 26: 451-466.

［7］张玉凤，王怡 . 心血管疾病饮食指导及防治 [J]. 中华现代护理杂志，2006（17）: 1593-1594.

［8］KRAUSS R M，ECKEL R H，HOWARD B，et al. AHA Dietary Guidelines: Revision, 2000: A statement for healthcare professionals from the Nutrition Committee of the American Heart Association[J]. Circulation, 2000, 102:2284-2299.

［9］Authors/Task Force Members，CATAPANO A L，GRAHAM I，et al. 2016 ESC/EAS Guidelines for the Management of Dyslipidaemias: The Task Force for the Management of Dyslipidaemias of the European Society of Cardiology（ESC） and European Atherosclerosis Society（EAS）Developed with the special contribution of the European Association for Cardiovascular Prevention & Rehabilitation（EACPR）[J]. Atherosclerosis, 2016, 253:281-344.

一、心脏疾病与心理问题

（一）心理问题与心脏疾病的相关性

行为生活方式，如吸烟、不健康的饮食、缺乏体力活动等可促使冠心病的发生；心理因素和慢性应激同样也可以促进冠状动脉粥样硬化和心脏事件的发生与发展[1]。社会心理因素与冠心病之间密切的联系已不容忽视，和其他心理因素相比，抑郁、焦虑与心血管疾病有着更密切的关系。对于没有基础心脏病的患者，抑郁可以促进冠心病的发生。个性和性格特征与心血管疾病的发生具有相关性，心理因素是促进心血管疾病发生的作用机制有神经内分泌学说、血小板活性学说、炎症学说、心理障碍及心理应激的人群血管内皮功能异常等。

（二）心血管疾病相关的心身疾病

心身疾病（psychosomatic disorders）是指那些心理、社会因素在疾病的发生、发展中起主导作用的躯体疾病。与心血管系统相关的心身疾病主要包括高血压、冠心病、心律失常、阵发性心动过速等。

1. **高血压**　高血压是最早被公认的一种心血管系统的心身疾病，是冠状动脉疾病及脑血管疾病的主要危险因素，心理因素作为其部分致病因素得到了广泛关注，这些心理因素包括个体对外界压力的反应性、人格特质及行为因素。较多的证据提示，某些个体在面对一系列应激源时，比一般人具有更敏感的血压反应性，这些应激源包括从实验室的人为制造的应激到社会应激（如种族歧视）等，然而，将正常状态的血压反应性与高血压相联系的证据目前尚不确定，但至少可以肯定的是，高血压患者的血压反应性可能会恶化病情或使疾病病程进展加速。对高血压患者人格特质的研究发现，顺从、愤怒的扭曲表达等人格特质与高血压的发病有关[2]。针对个体对愤怒的应对方式的研究得到了较为一致的结论，即受压抑的愤怒表达和过分的愤怒表达与高血压发病有关。流行病学研究还发现，在不良环境下（受教育程度低下、社会经济地位低下），采用积极应对方式的人容易患高血压[3]。

2. **冠心病**　对应激介导的心血管改变、应激、心律失常及心源性猝死的研究发现，这些因素与冠心病的病理生理密切相关。一项对心理应激与室性心律失常的关系研究发现，回忆过去的应激性事件增加了大多数室性心律失常患者室性期前收缩的频率[4]。另一项研究采用 PET 和核素心室造影的方法发现，在心理应激状态下，心脏灌注明显减少。采用 48 小时 Holter 监测冠心病患者由于心理应激介导的心肌改变发现，患者的心肌缺血与相应的致死性或非致死性应激事件的高发频率有关，与年龄、基线左室射血分数及既往的心肌梗死病史无关。应激会导致自主神经 - 肾上腺髓质的警觉反应，引起儿茶酚胺的过度分泌。当躯体觉察到应激性事件后，肾上腺素大量分泌，进一步引起血压增高，心率和呼吸增快，神经肌肉传导加速，糖原分解作用加速，血糖增高，动员脂肪，血流动力学发生改变以适应肌肉的活性，同时血液氧合作用增加，机体耗氧量增加，导致特异性 β 肾上腺能介导的心血管反应加强，引起心率加快，心肌收缩性增加，传导速率加快，短的动静脉分流增加。显然，上述儿茶酚胺介导的心血管反应是冠心病的致病因素。

3. **心律失常**　情绪应激可引起多种心律失常，已见报道的有折返性期前收缩、窦性心动过速、阵发性室上性心动过速、阵发性心房颤动、窦房及房室传导阻滞等。当情绪应激消失后，心律失常可以减轻或消除。我们曾调查一组各种情绪应激引起的功能性期前收缩 150 例，生物反馈治疗的有效率为 75%[5]。

4. **心脏神经官能症**　心脏神经官能症这类患者经常可见，青中年发病较多，大都由情绪应激引起心前区闷痛，常可持续几个小时，伴有心悸、乏力、头晕、注意力不集中、失眠、多汗等自主神经功能失调症状。心理学研究表明，这类患者一般有神经质倾向，情感不稳定。本症的发生除了内在因素以外，社会环境也起着重要的作用，如持久、紧张的工作，人际关系矛盾，患者对心脏病的疑病心理，医务人员有意无意的暗示（如对心电

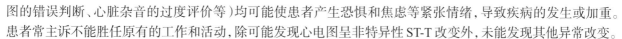

图的错误判断、心脏杂音的过度评价等）均可能使患者产生恐惧和焦虑等紧张情绪，导致疾病的发生或加重。患者常主诉不能胜任原有的工作和活动，除可能发现心电图呈非特异性 ST-T 改变外，未能发现其他异常改变。

心身疾病的预防，最关键的是应该调整好自己的心理：①努力掌握知识，提高自己的智力水平，因为智力是一个人生活、学习、工作最基本的心理条件；②培养稳定性、健康的情绪状态；③锻炼行动的自觉性、果断性、意志和顽强性；④建立正常的人际关系，因为人与人之间的正常、友好的交往不仅是维持心理健康的条件，也是获得心理健康的重要方法。

（三）心血管疾病常导致的心理问题

目前临床研究发现，心血管疾病患者普遍存在抑郁、焦虑等负面情绪和心理问题。心理症状与躯体症状的交互影响，对病情恢复极为不利，同时也增加手术并发症的发生率。因此，越来越多的心血管内科医师在传统治疗的同时开始结合心理疗法，并关注患者的心理问题，以消除患者的负面心理症状。

典型的急性心肌梗死常有突发胸骨后或心前区压榨样疼痛，持续 30 分钟以上，休息和舌下含服硝酸甘油无效，并伴有烦躁不安、出汗、恐惧或濒死感，伴随而来的心理表现主要有紧张、焦虑、恐惧、麻痹和依赖。患者由此产生的感觉会使交感神经兴奋、血压升高、心率增快、心肌耗氧量增多，可能导致梗死程度扩大甚至死亡。

心绞痛患者所承受的疼痛致使高级神经活动对自主神经系统造成一种不良刺激，导致内脏功能失调。情绪激动可致心肌耗氧量明显增加，而交感兴奋可诱发持续性冠状动脉痉挛，使心肌供血显著减少，同时，不稳定斑块的存在也会激发病理改变使局部心肌血流量减少，患者多出现主观感觉异常，将注意力转向自身，过分关注病情、心境不佳、情绪不稳。随着心绞痛的加重，这种异常情绪反应越严重，也会出现被动依赖、情感脆弱、多疑、神经过敏、紧张、焦虑、恐怖等。对于此类患者，长期疾病影响其日常生活，并产生严重负面心理症状；同时，患者家属也会由于长时间的陪护等，引发消极情绪，间接加重患者的心理负担。

心力衰竭是心脏结构或功能性疾病导致心室充盈和 / 或射血能力受损而引起的一组综合征。患者在一般体力活动时会出现疲劳、乏力、嗜睡、烦躁，自感呼吸困难、咳嗽、咳痰、乏力、心慌、少尿、恶心、呕吐及水肿等，随着病情的发展，心脏功能逐渐减退。因此，心力衰竭患者也随之出现紧张、恐惧、烦躁、焦虑、抑郁、孤单等负面心理症状。一项对心力衰竭和癌症晚期患者的研究显示，心力衰竭患者有更多的躯体症状、更高的抑郁水平和更差的精神状态，提示严重的心力衰竭患者比晚期癌症患者有更为严重的抑郁情况，需要进行更多的心理治疗以减轻其抑郁情绪。

随着医学的发展和观念的更新，很多医师已经意识到必须改变传统诊疗方法，综合医院心血管医师必须接受相应的精神心理技能培训，才能及早识别精神心理疾病。只有综合干预心血管疾病和心理问题，即从"双心医学"的角度，才能有效改善患者预后，帮助患者在躯体功能得到改善的同时，社会功能也能有效恢复。

二、危重患者的心理问题

（一）监护室内患者常见心理问题

由于患者本身疾病危重，疾病使患者处于不舒适的状态，患者自身对疾病的认识不足，病情变化给患者带来很大的心理负担；药物不良反应可以带来一些精神症状；治疗的需要，患者身上带有很多穿刺导管及呼吸机的使用，都限制了患者的活动；患者处于一个相对封闭的环境，沟通交流减少，一些气管插管或气管切开的患者不能表达自己的需求，都会给患者带来不良的情绪体验；病室噪声大、治疗多、各种陌生的监护仪器，昼夜节律改变会导致患者出现焦虑、失眠。总之，危重症患者大多存在心理问题，主要包括以下几个方面：

1. 恐惧、焦虑、紧张　由于某些疾病的发病比较急，或者患者突然间遭受某种意外，或者原有的疾病突然之间加重，患者的生命安全遭到了严重的威胁，因而会让患者极度缺乏安全感，产生孤独、焦躁、紧张的情绪及血压升高、心律不齐、呼吸加快等症状，从而使得患者的沟通能力下降，影响治疗的有效进行。

2. 抑郁、沮丧、绝望　抑郁及沮丧情绪出现在患者住进重症监护室以后，因为缺乏基本工作以及生活自理的能力，通常会对自己产生怀疑，出现消极的情绪，再加上对自身的疾病缺乏足够的了解及认识，所以缺乏疾病治愈的信心，特别是在经历过一些患者的死亡之后，患者更是容易出现厌世的心理，丧失了疾病治愈的信心，从而影响医护人员治疗工作的进行。由于病情加重，医疗中的特殊检查，特殊护理及周围环境的刺激，患者心理承受力低下，出现神志不安，恐惧惊慌，日常行为难以自控，依附性大，陷入困境，难以解脱，有的甚至作出后事安排。

3. 依赖的心理　有的 CCU 患者由于在重症监护室的时间相对长，并且长时间使用呼吸机等医疗设备，

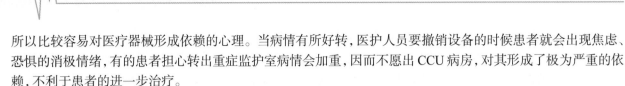

所以比较容易对医疗器械形成依赖的心理。当病情有所好转,医护人员要撤销设备的时候患者就会出现焦虑、恐惧的消极情绪,有的患者担心转出重症监护室病情会加重,因而不愿出 CCU 病房,对其形成了极为严重的依赖,不利于患者的进一步治疗。

4. 孤独　孤独的感觉由于 CCU 病房具有较强的封闭性,相关家属的探视时间较为短暂,因而患者跟家属相处的时间比较少,而医护人员又不能时时关注患者的各种需求,和患者沟通交流的时间也比较少,对患者出现的心理问题不能进行及时开导,故患者比较容易产生孤独的感觉。

5. 猜疑　猜疑心理表现为毫无根据地怀疑别人,对他人言行爱追根问底,心情闷闷不乐,对周围的事情非常敏感,常把病情看得比较重,超出医护人员交代的范围,怀疑猜测医师、护士、他人隐瞒病情,把一些没有关联的事情扯到自身,生套病症,并进行无故的病情联想,导致身体怠倦、神志恍惚、身心疲惫。

(二) 监护室内患者心理反应过程

1. 焦虑期(1~2天)　为初期的心理反应,发生在入病房的 1~2 天,呈现不同程度的焦虑状态,多数来自疾病本身、家庭、社会、经济因素的影响。有的患者因持续疼痛产生濒死感,有的因为面临新的人际关系和环境而引起心理障碍,还有的患者不理解检查、治疗意义和安全系数,思想准备不足,这些都可以使患者产生不同程度的焦虑。

2. 否认期(3~4天)　约有半数患者产生心理否认反应,多数患者在入院后第 2 天开始出现,第 3~4 天达高峰,否认是患者心理防御反应[6]。这类患者经抢救后病情好转,急性症状初步控制,患者表现为否认有病,或认为自己的病很轻,不需要住院监护治疗。

3. 抑郁期(5天左右)　抑郁症状一般在第 5 天开始出现,可见 1/3 的患者。这是心理损伤感的反应,患者感到失去了工作、生活处理和社交能力,不愿病友和同事知道病因及患病,对探视、治疗和护理多采取回避的态度。

三、心脏术后常见的心理问题及治疗

(一) 心脏术后常见的心理问题

患者心脏术后的心理问题主要包括焦虑、抑郁和谵妄。

1. 焦虑

(1) 焦虑:焦虑是人类在与环境作斗争及生存适应的过程中发展起来的基本人类情绪,焦虑并不意味着都是有临床意义的病理情绪,在应激面前适度的焦虑具有积极的意义,它可以充分地调动身体各脏器的技能,适度提高大脑的反应速度和警觉性。只有具备某些病理性特征,同时对正常的社会功能造成影响时,才成为病理性焦虑。

焦虑是由紧张、焦急、忧虑、担心和恐惧等感受交织而成的一种复杂的情绪反应。它可以在人遭受挫折时出现,也可能没有明显的诱因而发生,即在缺乏充分客观根据的情况下出现某些情绪紊乱。焦虑总是与精神打击以及即将来临的、可能造成的威胁或危险相联系,主观上感到紧张、不愉快,甚至痛苦和难以自制,并伴有植物性神经系统功能的变化或失调。

(2) 焦虑的表现:

1) 心理症状:过度担心是焦虑症状的核心,患者往往主诉自己神经紧张,包括担心和紧张感,心理上往往处于一种大祸临头的恐惧性忧虑心境之中,典型患者的想法集中在可能突发自己应付不了的事件,自己被别人看上去愚蠢或无能,或者自己和他人可能患有重病和将死亡等。

研究显示,焦虑患者的主观体验至少有 5 个不同成分:①觉得自己无能力面对威胁;②感到危险马上发生;③紧张性内心警觉状态;④担忧的自我专注;⑤怀疑自己应对行为的有效性等。唤起水平的提高往往导致坐卧不宁,如果同时存在肌紧张,患者就会表现出一些琐屑的小动作以转移其内心极度的焦虑,还有些患者可出现回避行为。

2) 躯体症状:①躯体共同表现是心悸、心前区不适、胸骨后压榨感,常伴有气短,可导致呼吸频率提高,出现过度换气;②消化系方面:口干、吞咽困难、上腹部不适、消化不良、腹胀等;③神经系统症状:耳鸣、视力模糊、刺痛感、周身不适、头晕及“晕厥”感、失眠;④肌紧张与担心相伴发生,严重时肌肉酸痛,多位于胸部、颈部、肩部及背部,严重肌紧张会导致行动僵硬、坐立不安和步行困难,也可出现两种形式的震颤。

(3) 焦虑症:当焦虑的严重程度和客观事件或处境明显不符,或者持续时间过长时,就变成了病理性焦虑,称为焦虑症状,符合相关诊断标准的话,就会诊断为焦虑症。

焦虑症指持续性精神紧张或发作性惊恐状态。患者的焦虑并非由实际威胁所引起,或其紧张、惊恐程度与现实事件不相称,为此感到十分痛苦。

焦虑症可起病于任何年龄,以40岁以前发病为多见,起病可急可缓,病前常有心理或躯体方面的诱因,分为:①急性焦虑症,又称惊恐发作(panic attack),突然出现强烈恐惧,伴有自主神经功能障碍为主要表现。患者突然恐惧,犹如"大难临头""死亡将至"或"失去自控能力"的体验,而尖叫逃跑、躲藏或呼救。可伴有呼吸困难、心悸、胸痛或不适、眩晕、呕吐、出汗、面色苍白、颤动等。每次发作持续数小时,1个月可数发,间歇期可无明显症状。②慢性焦虑症,又称普遍性焦虑或广泛性焦虑症(generalized anxiety),是一种自己不能控制的、没有明确对象或内容的恐惧,觉得有某种实际不存在的威胁将至,而紧张不安、提心吊胆样的痛苦体验。还伴有颤动等运动性不安,胸部紧压等局部不适感,以及心慌、呼吸加快、面色苍白、出汗、尿频、尿急等自主神经功能亢进症状。在慢性焦虑症的基础上,可有惊恐发作。焦虑症病程长短不一,部分患者病程持续时间较长。女性患者、病程短、病前性格良好、症状变化不多者,预后较好;躯体症状明显者,预后较差。但经适当治疗,大多预后良好。

2. 抑郁

(1)定义:抑郁症指患者心境低落,与所处的境遇不相称,可以从闷闷不乐到悲痛欲绝,甚至发生木僵状态。严重者可出现妄想、幻觉等精神病性症状。

当前社会竞争日益激烈,几乎每个人都在超负荷运转,很容易产生不同程度的抑郁情绪,这是一种很常见的情感成分。当人们遇到精神压力、生活挫折、痛苦境遇、生老病死、天灾人祸等情况时,理所当然会产生抑郁情绪。几乎我们所有人都在某个时候觉得情绪低落,常常是因为生活中一些不如意的事情。抑郁情绪与抑郁症不同,正常人的抑郁情绪是基于一定的客观事物,事出有因。而抑郁症则是病理情绪抑郁,通常无缘无故地产生,缺乏客观精神应激的条件,或者虽有不良因素,但是"小题大做",不足以真正解释病理性抑郁征象。

(2)抑郁症的临床表现:抑郁症是躁狂抑郁症的一种发作形式,以情感低落、思维迟缓,以及言语动作减少、迟缓为典型症状。抑郁症严重困扰患者的生活和工作,给家庭和社会带来沉重的负担,约15%的抑郁症患者死于自杀。

1)心境低落:主要表现为显著而持久的情感低落,抑郁悲观。轻者闷闷不乐、无愉快感、兴趣减退,重者痛不欲生、悲观绝望、度日如年、生不如死。典型患者的抑郁心境有晨重夜轻的节律变化。

2)思维迟缓:患者思维联想速度缓慢,反应迟钝,思路闭塞,临床上可见主动言语减少,语速明显减慢,声音低沉,对答困难,严重者交流无法顺利进行。

3)意志活动减退:患者意志活动呈显著持久的抑制。临床表现行为缓慢,生活被动、疏懒,不想做事,不愿和周围人接触交往,严重的患者常伴有消极自杀的观念或行为。这是抑郁症最危险的症状,应提高警惕。

4)认知功能损害:主要表现为近事记忆力下降、注意力障碍、反应时间延长、警觉性增高、抽象思维能力差、学习困难、语言流畅性差、空间知觉、眼手协调及思维灵活性等能力减退。认知功能损害导致患者社会功能障碍,而且影响患者远期预后。

3. 谵妄

(1)定义:谵妄是一种急性的脑综合征,它的基本特征是意识、注意力、认知及知觉的障碍。其在短时间内发生(通常为数小时至数日),病程呈波动性。意识障碍或唤醒障碍以对环境认识的清晰度降低为特征,但未达到昏迷程度,注意的集中、持久能力常受损,导致患者注意力分散。注意力不集中是谵妄区别于焦虑、兴奋或其他精神障碍的主要特征。谵妄常伴有幻觉,多为视幻觉,亦可有前庭幻觉、听幻觉、触幻觉等。幻视内容有时可因暗示而变化,亦可有错觉。视幻觉及视错觉的内容多带恐怖色彩。患者有时可以和外界有些接触,呼之能简单应答,常不切题,且维持很短时间。患者睡眠节律也有障碍,夜晚多加重,骚动不安,日间则表现嗜睡。常伴出汗、心跳加快、面色潮红、粗大震颤等躯体症状。轻的亦称为亚谵妄状态。

(2)临床表现:谵妄起病急,病程短速。临床特征以意识障碍为主。可能出现复杂多变的精神症状和各种异常行为,如定向力障碍、记忆障碍、对周围事物理解判断障碍、思维混乱、不连贯,有视听幻觉及被害妄想症等,时有兴奋、不安、激惹等,或嗜睡、缄默。对时间、地点障碍最突出,持续时间长短不等,大多数可很快缓解。谵妄一般是夜间加重,待意识恢复后,对出现的这些症状大部分遗忘。其临床表现与脑功能受损程度有关。

(二)发生相关心理问题的原因

1. 患者疾病因素　患者遭受意外或是原有基础病的病情加重,产生精神压力而焦虑不安,疾病因素导致

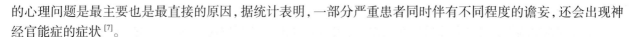

的心理问题是最主要也是最直接的原因,据统计表明,一部分严重患者同时伴有不同程度的谵妄,还会出现神经官能症的症状[7]。

2. 患者自身因素 由于每个患者的性格、教养、生活环境、文化程度、态度、信仰与社会经历等个人背景完全不同,故当进入到同一个陌生的环境中时,会产生不同的心理感受,因而产生不同的心理问题。患者本身即为有疾病的机体,加之各种恶性刺激常合并有心理障碍及精神障碍。患者常需接受各种手术后疼痛,气管插管及其他各种插管,长期卧床的不适,以及各种有创诊治操作等。任何引起脑功能改变的因素均可导致谵妄的发生,如继发于全身性疾病的脑功能改变,使脑内神经递质发生质或量的改变,引发脑神经的高级功能障碍。另外,由于家庭和经济的压力,也会造成患者不同程度的负性情绪。

3. 环境因素 意识清楚的患者在 CCU 病房会感觉压力很大。病房复杂的医疗设备、混乱的环境,患者每天看到的都是监护信号、昼夜不熄的灯光、忙忙碌碌的医护人员,这种紧张的气氛给患者造成了视觉的超负荷,会引起患者一定的心理波动,当目睹同室患者死亡后,更容易产生精神压力,导致各种心理问题。病房噪声水平标准是白天不超过 45dB,晚上不超过 35dB,但研究证明一般的病房都不能达到该标准,致使患者听觉超负荷。视觉和听觉的双重超负荷,就会导致患者出现焦虑、抑郁、烦躁、失眠等心理问题。

4. 药物因素 心脏术后处于重症监护室中,使用的药物常可产生明显的精神毒性作用。使用利多卡因治疗心律不齐,当静脉滴注速度达到 4mg/min 时,大部分患者可出现谵妄等精神症状。某些抗菌药物长期大剂量使用,均有一定精神作用,氟康唑和更昔洛韦均有不同程度的神经精神系统不良反应,尤其是在合用肾上腺皮质激素后,会使神经精神系统不良反应的发生率增加。

(三)评估手段

1. 问卷 应用心理精神状态评估表(PHQ 评估表和 GAD 评估表)和 ICU 谵妄诊断的意识状态评估法(CAM-ICU),操作简便,同时可以直观地反映患者的情况。

2. 多导睡眠图(polysomnography,PSG) 又称睡眠脑电图,通过睡眠的监测对抑郁症、躁狂症及其他精神疾病的诊断提供辅助数据。由二道 EEG、二道眼动图(EOG)和一道颏肌电图(EMG)组成。脑电信号是大脑皮质的神经元具有的生物电活动,脑电信号中包含大量有用信息,是分析睡眠和评估睡眠的一种重要工具。

四、治疗方式

(一)药物治疗

1. 抗焦虑的药物[8]

(1)苯二氮䓬类:使用广泛,长期大剂量可引起药物依赖和突然撤药时出现戒断症状,是这类药物的主要缺点,目前已经成为医师的防范重点。

(2)丁螺环酮:治疗焦虑较新的药物。对广泛性焦虑障碍及其他焦虑性障碍有效。本药无解痉、镇静、肌肉松弛以及与酒精的相互作用等特性,不会产生躯体依赖,但需要使用 2 周以上才会起效,而苯二氮䓬类几分钟之内就可以发挥作用。

(3)三环类:对负性情绪和认知症状有效,但对躯体症状效果不佳,不良反应较前两类药物多。

2. 抗抑郁药物[9]

(1)三环类抗抑郁药(tricyclic antidepressants,TCA):常用药物有丙米嗪(imipramine)、阿米替林(amitriptyline)、多虑平(doxepine),氯丙咪嗪(chlorimipramine)等,主要适用于内因性抑郁症及其他疾病中出现的抑郁症状。还可用于治疗惊恐发作。严重心、肝、肾疾病和青光眼患者禁用,老年、妊娠妇女、前列腺肥大及癫痫患者慎用。

(2)单胺氧化酶抑制剂(MAOI):是最早出现的抗抑郁药,主要通过抑郁制单胺氧化酶(MAO),减少中枢神经系统内单胺类递质的破坏,增加突触间隙内的浓度,起到提高情绪的作用。抗抑郁效果不及 TCA。常用药物有苯乙肼(肼类),治疗期间应注意观察其抗胆碱能不良反应和对肝脏的损害,有心血管、肝、肾疾病者忌用。服药期内不宜吃含酪胺较高的食物(如乳酪、鸡肝、啤酒等),否则易产生高血压危象。MAOI 和许多药物或食物产生交互作用,应引起医务人员警惕和提醒患者注意。一般不与 TCA 合用,如需改用 TCA 时,应先停用 MAOI 2 周后,再开始服用 TCA。

(3)四环类抗抑郁药(tetracyclica):代表药物是麦普替林(maprotiline),疗效与 TCA 相似,但具有奏效快、不良反应少、抗抑郁作用谱广等优点。因其对心脏毒性较小,患者对该药的耐受性较好,更适用于老年或已有心血管疾病的抑郁症患者。

（4）选择性 5- 羟色胺再摄取抑制剂（SSRI）：代表药物氟西汀、帕罗西丁，该类药物对心血管系统影响小，无锥体外系不良反应，对患者的认知和精神运动性活动无损害。SSRI 与 MAOI 并用时，可引起严重的中枢 5-HT 综合征。

3. 谵妄治疗用药[10]

（1）典型的抗精神病药物：氟哌啶醇，阻断脑内多巴胺受体，并可促进脑内多巴胺的转化，有很好的抗幻觉妄想和抗兴奋躁动作用，阻断锥体外系多巴胺的作用较强，镇吐作用亦较强，但镇静、阻断胆碱受体作用较弱。但锥体外系反应较重且常见，可出现明显的扭转痉挛、吞咽困难、静坐不能及类帕金森病；长期大量使用，可出现迟发性运动障碍；可出现口干、视物模糊、乏力、便秘、出汗等。

（2）非典型抗精神病药物：奥氮平、喹硫平、利培酮，能够改变多种神经递质，如 DA、NA、5-HT、ACh 等，疗效与氟哌啶醇相当，但与氟哌啶醇比锥体外系不良反应少。

（3）α_2 肾上腺素能受体激动剂：右旋美托咪定，主要用于镇静催眠，但应注意低血压、心动过缓及窦性停搏的不良反应。

（二）心理治疗

1. 认知治疗　采用理性情绪疗法。首先了解患者的错误观念，通过使患者了解到不合理信念，并明确这些想法是自己不良情绪和行为的原因，进而改变并放弃这些信念，且最终接受合理的观念和理性的生活哲学，采用"合作式"治疗模式[11]，具体是通过主动指导和疏泄、领悟、面对问题、再教育、模仿等技术进行治疗。向患者普及关于疾病及手术的知识，通过手术身体能够达到的状态，使患者了解现在所处的环境及身体状况，纠正患者的恐惧思想，并通过宣教使患者了解术后保健知识，与患者合作完成各种治疗，使患者对自己的能力充分了解，并鼓励患者与医护人员或家属多沟通。通过理性情绪疗法，使患者知道外界事物都是中性的，不同的是人的信念系统，应用"自我说明"的方法使其存在不合理的想法，会进而产生情绪与行为反应，当认识到他的病是心理发育不成熟的表现后，可使他们迅速治愈，心理成熟起来。

2. 行为治疗　首先与患者建立信任关系，辨别焦虑行为及程度。其次采用常规疗法，包括系统脱敏法、厌恶疗法、行为塑造法、代币制疗法、暴露疗法、松弛反应训练、生物反馈治疗、自控法。

3. 支持性治疗　鼓励患者倾诉，医护人员及时了解患者的需求，尽量满足患者的合理要求，解答患者的疑问，给予心理支持，开展成功案例分析，激励患者产生战胜疾病的信心；鼓励家属安慰患者，提高可靠的家庭支持；病友之间交流经验，彼此鼓励支持。

（三）物理治疗

可采用脑病治疗仪等仪器治疗焦虑、抑郁，对于抑郁患者的电痉挛治疗，适用于强烈自杀观念、行为者及药物治疗效果不佳者。

（四）森田疗法

森田疗法主要适用于强迫症、社交恐怖、广场恐怖、惊恐发作的治疗，基本治疗原则就是"顺其自然"。该疗法分门诊治疗和住院治疗两种。住院生活分四个时期：①绝对卧床期（4 天至 1 周）：禁止患者做任何的事情，患者会有无聊的感觉，总想做点什么；②轻微工作期（3 天至 1 周）：期间除可轻微劳动外，仍然不能做其他事情，但开始让患者写日记；③普通工作期（3 天至 1 周）：患者可开始读书，让他努力去工作，以体验全心投入工作以及完成工作后的喜悦；④生活训练期（1 ~ 2 周）：为出院准备期，患者可进入一些复杂的实际生活。

森田疗法的疗法特点：①不问过去，注重现在；②不问症状，重视行动；③生活中指导，生活中改变；④陶冶性格，扬长避短。

（冯　雪）

参 考 文 献

［1］刘梅颜 . 心血管疾病与精神心理关系最新研究进展——双心医学发展述评 [J]. 山东医药，2012，52（4）：1-3.

［2］CHEN X L，SUN H W，SONG Y P.Negative attentional bias in EPR in patients with comorbid coronary heart disease and

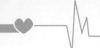

depression[EB/OL].（2016-05-20）[2022-12-24]. https://kns.cnki.net/KCMS/detail/detail.aspx?dbcode=IPFD&filename=HE BY201605001003.

［3］SCHLEIFER S J, MACARI-HINSOU M M, COYLE D A, et al. The nature and course of depression following myocardial infarction[J].Arch Intern Med, 1989, 149:1785-1789.

［4］强娟, 胡大一, 许玉韵. 抑郁与心血管疾病[M].北京：中国环境科学出版社, 1999.

［5］ALLONIER C, CHEVALIER A, ZINS M, et al. Anxiety or despressive disorders and risk of ischamic heart disease among French power company employees[J]. Int J Epidemiol, 2004, 33（4）:999-986.

［6］PERK J, DE BACKER G, GOHLKE H, et al. European Guidelines on cardiovascular disease prevention in clinical practice （version 2012）: The Fifth Joint Task Force of the European Society of Cardiology and Other Societies on Cardiovascular Disease Prevention in Clinical Practice（constituted by representatives of nine societies and by invited experts）[J]. Atherosclerosis, 2012, 223: 1-68.

［7］夏大胜, 王佩显, 曹燕然, 等. 抑郁对急性心梗患者心率变异性及预后的影响[J]. 中国临床心理学杂志, 2003, 11（1）: 53-55.

［8］李晔. 抑郁症与心血管疾病关系的研究进展[J]. 哈尔滨医科大学学报, 2013, 47（2）: 194-196.

［9］BANSILAL S, CASTELLANO J M, FUSTER V. Global burden of CVD: focus on secondary prevention of cardiovascular disease[J].Int J Cardiol, 2015, 201 Suppl 1: S1-S7.

［10］何燕玲, 马弘, 张岚, 等. 综合医院就诊中抑郁焦虑障碍的患病率调查[J]. 中华内科杂志, 2009, 48（9）:948-951.

［11］KUBZANSKY L D, DAVIDSON K W, ROZANSKI A. The clinical impact of negative psychological states: expanding the spectrum of risk for coronary artery disease[J]. Psychosom Med, 2005, 67（Suppl 1）: S10-S14.

第十二篇
特殊人群的冠心病治疗

第1章 肾衰竭与冠心病

肾衰竭，尤其是慢性肾衰竭与冠心病的关系越来越引起重视。慢性肾衰竭患者冠心病的发生率、危险因素、疾病特点及治疗和预后都有其特殊性，与普通人群存在显著差异，是冠心病临床诊治的难点。另外，冠心病的发病及其防治过程，还可能导致新的肾脏损伤，引起急性肾衰竭的发生。本章将对急、慢性肾衰竭与冠心病的关系做相关介绍。

一、慢性肾脏病与冠心病

近十余年来，慢性肾脏病（chronic kidney disease，CKD）的概念取代了慢性肾衰竭的概念，用于描述各类病因导致的缓慢进展的肾脏损害。CKD 指肾脏损伤（肾脏结构或功能异常）≥3 个月，伴或不伴肾小球滤过率（glomerular filtration rate，GFR）下降；或 GFR<60ml/(min·1.73m^2)≥3 个月[1]。其分期见表 12-1-1。

表 12-1-1　CKD 分期

CKD 分期	eGFR/(ml·min^{-1}·1.73m^{-2})
CKD 1 期	≥90
CKD 2 期	60~89
CKD 3 期	30~59
CKD 4 期	15~29
CKD 5 期	<15 或透析

（一）心血管疾病与 CKD

心血管疾病（cardiovascular disease，CVD）是 CKD 的常见并发症之一。相比于进展至终末期肾病（end stage renal disease，ESRD），CKD 患者发生心血管事件（包括冠心病、脑血管病、心力衰竭等）的风险更高。在透析患者中，无论血液透析患者还是腹膜透析患者，其冠状动脉疾病的发生率均可达 40%，而一般人群中的发生率为 5%~12%[2]。值得注意的是，CVD 并非只见于 ESRD 患者。在 CKD 早期，CVD 发生率已有所升高，其中冠心病是最常见的 CVD 之一。北京地区 40 岁以上社区人群的调查显示，在 CKD 2 期和 CKD 3 期患者中，心肌梗死的患病率分别增加 91.4% 和 71.7%[3]。大规模队列研究显示，在校正了已知 CVD 危险因素、CVD 病史和蛋白尿后，CVD 与 CKD 分期之间仍存在独立的强相关性。在 CKD 3a 期 [eGFR 45~59ml/(min·1.73m^2)] 患者中，CVD 风险增加 43%，而在 CKD 5 期 [eGFR<15ml/(min·1.73m^2)] 患者中，这种风险增加 343%[4]。因此，KDIGO 指南推荐，所有 CKD 患者均应被认为是存在更高心血管疾病风险的人群[1]。

同时，CKD 与 CVD 互为影响预后的独立危险因素。一方面，CVD 是影响 CKD 患者预后的重要并发症。在发达国家，CVD 是 CKD 患者的主要死亡原因之一。根据美国肾脏数据系统（US renal data system，USRDS）2013—2015 年数据显示，CVD 占透析患者死亡原因的 41%。而 CKD 患者的 CVD 死亡率较 ESRD 患者更高[5]。另一方面，CKD 被认为是冠心病的独立危险因素，并与糖尿病一样，被认为是冠心病的等危症。美国 USRDS 统计显示，CKD 患者冠心病的发生率是非 CKD 患者的 1 倍。CKD 患者中，急性心肌梗死后 2 年存活率为 53%~69%，而在非 CKD 患者中为 80%。肾移植术后由于消除了尿毒症症状及容量负荷过度，贫血、钙磷代谢紊乱得到纠正，CVD 通常有所改善。肾移植受者 CVD 的死亡率低于透析患者，但仍明显高于一般人群，仍是这类患者死亡的主要原因[6]。

CKD 时，CVD 的发生除与各种"传统危险因素"有关外，还与很多 CKD 相关的"非传统危险因素"有关。传统危险因素是指与一般人群相同的 CVD 危险因素，包括糖尿病、高血压、左心室肥厚、吸烟、CVD 家族史及脂代谢紊乱等。非传统危险因素主要指与 CKD 有关的 CVD 危险因素，包括内皮细胞功能异常、动脉中膜增生、动脉硬化及钙化、容量负荷过重、电解质代谢异常、贫血、炎症、氧化应激和自主神经功能紊乱等（表 12-1-2）。蛋白尿也是 CKD 患者 CVD 的危险因素之一。多项研究均显示，即使是微量白蛋白尿也与 CVD 风险增高有关[7-10]。即使在年轻 CKD 患者中，这些 CKD 相关的危险因素也会显著增加其 CVD 相关的死亡率和住院率。

表 12-1-2　CVD 患者心血管病变的危险因素

传统危险因素	非传统危险因素	
	血流动力学因素	代谢性因素
老年	贫血	蛋白尿
男性	动静脉瘘	慢性炎症反应
绝经	细胞外液容量负荷过度	营养不良
吸烟	动脉硬化	脂代谢紊乱
糖尿病		氧化应激
高血压		同型半胱氨酸血症
脂质代谢异常		钙磷代谢异常
体力活动缺乏		促凝血因子
CVD 家族史		
LVH		

冠心病是 CKD 患者中常见的 CVD 之一。CKD 患者冠心病的发生率显著增加，而且发生急性心肌梗死患者的预后更差，死亡率更高，再发心肌梗死、心力衰竭和心源性猝死的风险也更高。研究显示，eGFR 15 ~ 59.9ml/（min·1.73m²）或伴大量蛋白尿的 CKD 患者发生冠心病死亡率或心肌梗死发生率高于或等于糖尿病患者[11]。CKD 患者中，这种风险与年龄相关。年龄＞50 岁的 CKD 患者，即使无糖尿病或既往心肌梗死病史，冠心病死亡率或心肌梗死发生率＞10/1 000 患者年，而在年龄＜50 岁无糖尿病或既往心肌梗死病史的 CKD 患者中，这一比例明显降低，但仍高于非 CKD 患者。

目前认为，以下机制可能促进动脉粥样硬化的形成，增加冠心病的发生：① CKD 患者易合并高血压。高血压造成的张力和剪切应激导致内皮细胞活化[12]，继而引起细胞因子迁移、细胞凋亡和细胞外基质合成。临床研究已经证实，尿毒症患者存在内皮细胞的活化和损伤[13]。②脂质代谢紊乱[14]。③血小板功能异常（出血时间延长）伴促凝血因子水平增高[15]。④活性氧生成增加及抗氧化物质水平降低导致的氧化应激，从而增加脂质的氧化修饰，进而促进动脉粥样硬化。⑤高同型半胱氨酸血症，导致内皮损伤，促进血管内栓塞[16]。⑥羰基应激造成的内皮损伤和功能障碍[17]。⑦细胞因子活化导致的慢性炎症反应。

（二）CKD 患者冠心病的特点

CKD 患者的冠心病具有许多不同于一般人群冠心病的特点，涉及患者的临床症状、实验室检查及治疗。

1. CKD 患者冠心病的诊断　很多 CKD 患者发生冠心病时，即使冠状动脉病变已很严重，但其临床症状很轻，甚至无任何症状，仅通过超声心动图检查发现存在节段性室壁运动不良。有资料显示，有糖尿病的 CKD 患者中，发生冠心病而无症状者达 75%；非糖尿病的 CKD 患者中，无症状者也达 24%。这些患者无症状的原因可能与尿毒症自主神经受损、习惯于静坐方式或吸烟、饮酒等有关。另有部分患者仅表现为气短症状，但却有心电图 ST-T 改变、心肌酶升高等提示心肌缺血改变。此时，仍须与贫血、左心室收缩/舒张功能异常、体液负荷过重、全身酸中毒、心律失常、透析中低血压等情况相鉴别。

虽然 CKD 患者的冠心病相关症状不典型，但当 CKD 患者出现胸痛症状时，仍应与非 CKD 患者一样完善相关检查以查找冠心病等潜在的心脏疾病，而不应因为患者存在 CKD 而采取不同策略。但同时，临床医师也

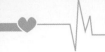

应充分了解常用的无创性心脏检查(如心肌酶、运动心电图、心肌核素显像及超声心动图等)在 CKD 患者中的局限性,以及在 CKD 患者中如何评价这些检查结果的异常。

诊断冠心病时,心肌酶的升高是重要诊断依据之一。但是在 CKD 患者中,心肌酶升高对冠心病的诊断价值受到质疑。此时,对心肌酶升高的解释需特别慎重。

肌钙蛋白被认为是心肌损伤的特异性标志物 [18-19]。当心肌细胞膜被破坏后,血液中肌钙蛋白可随之显著增高,从而可以被检测,用于急性冠脉综合征的诊断 [19-20]。这些心脏生物标记物在 CKD 患者中用于筛查冠心病的价值是存在疑问的 [21]。因为在无急性冠脉综合征的 CKD 患者中,经常可以出现血清肌钙蛋白,尤其是肌钙蛋白 T(cTnT)水平的升高 [22]。这种肌钙蛋白水平的升高在 CKD 早期包括 eGFR 在 $30 \sim 59ml/(min \cdot 1.73m^2)$ 的 CKD 3 期患者中即可发生,而在 CKD 晚期患者中更常见。其主要原因是,这些标志物都是通过肾脏排泄。很多 CKD 患者在没有明显冠心病症状时,也会出现肌钙蛋白的升高。目前尚无关于这些指标在不同 CKD 分期或不同蛋白尿水平 CKD 患者中的预期值范围。研究显示,肌钙蛋白的慢性升高更常见与反映心脏衰竭的指标(如左心室质量增加、左心功能不全或 NT-proBNP 水平)升高相关,而不是作为动脉粥样硬化或心肌缺血的指标 [23]。因此,在 CKD 患者中,肌钙蛋白升高的临床意义具有不确定性。不能仅依据肌钙蛋白的升高而诊断冠心病。另外,也不能过度低估肌钙蛋白在 CKD 患者冠心病诊断中的价值。对于存在冠心病相关症状或相关心电图动态改变的患者,肌钙蛋白的异常,尤其是肌钙蛋白的动态改变,对冠心病的诊断仍具有重要价值。

在 ISPD 关于 CVD 的指南 [24] 中就提出,对于没有临床症状的腹膜透析患者,偶尔发现肌钙蛋白升高,但没有动态演变时,要考虑为心血管疾病的风险升高;对于已有肌钙蛋白水平升高的患者,采用可能改善预后的手段如控制容量和血压以改善左心室肥厚或对已证实是冠状动脉疾病的患者进行冠状动脉腔内成形术/旁路移植术,观察是否能适当降低所有的心血管风险,且患者可能从中受益。同时指南建议,腹膜透析患者有急性症状(如胸痛),合并心电图改变或其他提示急性心肌缺血的临床证据时,应连续监测肌钙蛋白来评估急性心肌梗死和急性冠脉综合征。如果 4~6 小时内肌钙蛋白水平上升>20%,且至少有一次值超过第 99 百分位值时,应该被诊断为急性心肌梗死或急性冠脉综合征。这些建议可在其他 CKD 患者的 CVD 诊断中加以借鉴。

与肌钙蛋白相似,单独心肌酶的变化对冠心病的诊断缺乏特异性,但肌酸激酶(CK)、肌酸激酶同工酶(CK-MB)、乳酸脱氢酶(LDH)等心肌酶谱的变化对诊断急性心肌梗死是可靠的。但同时也需要结合其他临床线索作出正确诊断。

此外,鉴于 CKD 患者冠心病的特点,对那些心脏收缩功能明显受损的 CKD 患者应该进行是否合并冠状动脉疾病的评估。因为左心室收缩功能异常或有临床心力衰竭证据的患者,可能反映存在潜在的冠状动脉缺血。

其他协助诊断冠心病的检查如心电图运动试验在 CKD 患者中缺乏充分的敏感性和特异性。一方面,大部分 CKD 患者静息时已有心电图 ST-T 改变而使其缺乏特异性。另一方面,由于 CKD 患者运动耐量受限或自主神经受损,80% 以上 CKD 患者无法达到试验所需的运动负荷量 [25-29]。

但即便如此,目前没有证据支持普遍筛查冠状动脉疾病是有益的。这样会增加花费,而且可能有害 [30]。心肌灌注研究,例如多巴酚丁胺负荷超声心动图检查、铊扫描有助于在糖尿病及非糖尿病的终末期肾病患者中,识别那些将来发生心肌梗死以及冠状动脉疾病的风险明显增加的患者 [31-32]。用于开始上述无创性心脏检查的危险因素的数值仍有待于确定,目前认为对于 CKD 患者,没有心脏的活动病变,但有以下 3 项或更多的冠状动脉疾病危险因素,包括糖尿病、既往心血管疾病、透析 1 年以上、左心室肥厚、年龄>60 岁、吸烟、高血压以及血脂异常,建议进行无创心脏检测 [33]。

在多数评价无创性心脏检查的敏感性及特异性的研究中,入选的 CKD 患者很少,使研究结果差异很大,对 CKD 患者并无代表性 [34-36]。但是,应用不同显像剂的心肌灌注显像对心血管事件和心源性死亡均仍具有预测价值 [37]。一项荟萃分析囊括 12 项应用 ^{201} 铊闪烁扫描和多巴酚丁胺超声心动图负荷试验的临床研究 [38],结果显示,能诱发缺血的 ESRD 患者发生心肌梗死的风险增加 6 倍,心脏死亡风险增加近 5 倍。一项观察 126 例 ESRD 患者的研究中,移植前接受 ^{99m}Tc-心肌灌注显像检查。与检查结果正常者相比,表现为可逆性灌注缺陷者移植后发生心血管事件的风险增加 3 倍,死亡风险增加接近 2 倍 [39]。

近年来,出现了一些新的无创性心脏检查方法,如单光子发射计算机断层成像(SPECT)心肌灌注显像 [40-42]、新型荧光心肌灌注示踪剂 ^{18}F-BMS[40, 42] 等。其在 CKD 患者冠心病诊断中的价值仍有待证实。

2. CKD 患者冠心病的治疗　虽然 CKD 冠心病患者的临床表现缺乏特异性,对于可疑症状或化验指标仍需积极进行分析判断,以免漏诊。而对 CKD 冠心病患者的治疗,也同样不能因为 CKD 而有所减弱。

虽然 CKD 患者发生冠心病与多种 CKD 相关的非传统危险因素有关,但是冠心病的传统危险因素也发挥了重要作用。无论是传统危险因素还是非传统危险因素,对这些危险因素的干预均能使 CKD 冠心病患者获益。这些干预措施包括:①戒烟;②锻炼;③控制体重至理想目标;④调脂治疗,对大多数 CKD 患者来说,心血管事件风险的降低与应用他汀类降脂药控制低密度脂蛋白胆固醇(LDL-C)相关;⑤控制血糖,维持糖化血红蛋白<7%;⑥控制血压达标,根据 CKD 患者不同的尿蛋白水平,将血压控制在 140/90mmHg 以内或 130/80mmHg 以内;⑦阿司匹林可作为二级预防药物;⑧纠正贫血,达到适当的目标值;⑨治疗 CKD-MBD。

(1)降脂治疗:随着 eGFR 的降低,与 LDL-C 升高相关的心血管事件风险逐渐降低。数据显示,新发心肌梗死的风险比在 LDL-C>4.9mmol/L 的 eGFR 分别为≥90ml/(min·1.73m²)、60~89.9ml/(min·1.73m²)和 15~59.9ml/(min·1.73m²)的患者中分别为 3.01(2.46~3.69)、2.3(2.00~2.65)和 2.06(1.59~2.67)[43]。研究显示,LDL-C>2.6mmol/L 时,LDL-C 的水平与发生心肌梗死的风险呈线性相关性。LDL-C 每升高 1mmol/L,心肌梗死相对风险比在 eGFR 为 90ml/(min·1.73m²)、60ml/(min·1.73m²)、45ml/(min·1.73m²)、30ml/(min·1.73m²)和 15ml/(min·1.73m²)患者中逐渐降低,分别为 1.48(1.43~1.54)、1.33(1.27~1.4)、1.26(1.18~1.35)、1.2(1.09~1.3)和 1.13(1.01~1.27)。

观察性数据显示,透析患者过高和过低的 LDL-C 和总胆固醇水平均与包括全因死亡和心血管死亡在内的不良预后有关[44-45]。这可能与透析患者蛋白质能量消耗、炎症和营养不良有关[46]。虽然透析患者的高 LDL-C 和高 TC 增加心血管事件风险,但是在这些患者中仍不适宜根据血脂升高的水平决定他汀类降脂药的使用,因为这些患者也非常容易使血脂过度降低。

回顾现有在 CKD 患者中进行的研究发现,他汀类药物对改善主要心血管事件的获益在透析和非透析患者中存在很大差别[47]。

SHARP 研究是迄今为止在 CKD 人群中进行的最大规模的 RCT 研究[48]。该研究在全球入选 9 270 例 eGFR<60ml/(min·1.73m²)、年龄>40 岁的 CKD 患者。随机分组给予辛伐他汀(20mg/d)、依折麦布(10mg/d)或安慰剂治疗。随访 5 年的研究结果显示,与安慰剂组相比,辛伐他汀和依折麦布的降脂方案可使动脉硬化事件(冠心病相关死亡、心肌梗死、非出血性脑卒中或任何血管再通)减少 17%,而且降脂治疗安全、有效。虽然目前尚无非透析 CKD 患者的血脂目标值,但其治疗策略应参照现有针对其他高危人群的降脂治疗建议。

4D 研究作为一项多中心双盲随机对照试验,1 255 例有 2 型糖尿病的血液透析患者被纳入研究。他们被随机分组分别接受阿托伐他汀 20mg/d 或安慰剂治疗。4 周后,阿托伐他汀组 LDL-C 下降 42%,安慰剂组下降 1.3%。随访 4 年,469 例患者发生主要终点事件(心血管死亡、非致死性心肌梗死和致死性及非致死性脑卒中复合事件)。其发生率两组间无显著差异。国际双盲随机对照研究 AURORA 研究中,2 776 例血透患者分别接受瑞舒伐他汀 10mg/d 或安慰剂治疗,中位随访时间为 3.8 年[49]。虽然治疗组 LDL-C 平均降低 43%,但是并未减少包括心血管死亡、非致死性心肌梗死或非致死性脑卒中在内的初级终点事件的发生。SHARP 研究的亚组分析显示,入组患者中 33% 为维持性透析患者。上述降脂治疗并未减少这些患者主要终点事件的发生风险[48]。

把 SHARP、4D 和 AURORA 研究综合分析,他汀在透析患者中的临床获益是不确定的。另一项荟萃分析也证实了这个结果,虽然数据是采用不同方法分析的[50]。即使他汀类药物真的可以预防维持性透析患者的心血管事件,这种风险降低的幅度也显著低于其他 CKD 阶段的非透析患者。但是,如果这种透析患者终点获益被日后的研究证实,其绝对获益将与其他阶段 CKD 患者相同,因为透析患者的心血管事件发生率更高[51]。

肾移植患者中,降脂治疗可能使患者获益。ALERT 研究观察 2 102 例 30~75 岁肾移植且应用他汀类药物的患者,随访 5~6 年。氟伐他汀(40~80mg/d)可以减少主要终点事件冠心病相关死亡或非致死性心肌梗死发生率约 17%,但无显著性差异。

基于上述研究结果,KDIGO 关于血脂的治疗指南建议,eGFR<60ml/(min·1.73m²)、年龄≥50 岁、未接受透析或肾移植的 CKD 患者(GFR G3a~G5),可采用他汀类或他汀联合依折麦布治疗。eGFR≥60ml/(min·1.73m²)、年龄≥50 岁的 CKD 患者(GFR G1~G2),建议应用他汀类降脂药治疗。年龄在 18~49 岁的未接受透析或肾移植的 CKD 患者,建议在以下情况下应用他汀类治疗:①已知冠心病(心肌梗死或冠状动脉再通);②糖尿病;③既往缺血性脑卒中;④预计 10 年内发生冠心病相关死亡或非致命性心肌梗死的风险>10% 者。但是在透析依赖的 CKD 患者中,不建议应用他汀或他汀联合依折麦布的治疗。在透析前已经接受他汀或他汀联合依折麦布治疗的 CKD 患者,建议继续原方案治疗。在肾移植患者,建议应用他汀类治疗。

CKD 患者由于肾脏排泄能力减弱,多种药物联合应用以及多种合并症等因素,更容易发生药物相关不良反应。因此,通常需要减少他汀类药物剂量。在 SHARP 研究中就采用 20mg/d 辛伐他汀联合 10mg/d 依折麦布的方案,在近 5 年的随访中使 LDL-C 平均降低 0.83mmol/L[48]。TNT 研究中,虽然高剂量阿托伐他汀比低剂量组更有效降低 LDL-C,但不良反应也显著高于低剂量组,尤其是 CKD 患者中更为显著[52]。故 eGFR<60ml/(min·1.73m²)或肾脏替代治疗的患者应用他汀类药物剂量应参照现有 RCT 研究中证明安全、有效的剂量(表12-1-3)。

表 12-1-3　CKD 患者他汀类药物的推荐剂量

单位:mg/d

他汀类药物	eGFR G1 ~ G2	eGFR G3a ~ G5,包括透析或肾移植患者
洛伐他汀	与普通人群相同	ND
氟伐他汀	与普通人群相同	80[a]
阿托伐他汀	与普通人群相同	20[b]
瑞舒伐他汀	与普通人群相同	10[c]
辛伐他汀 / 依折麦布	与普通人群相同	20/10[d]
普伐他汀	与普通人群相同	40
辛伐他汀	与普通人群相同	40
匹伐他汀	与普通人群相同	2

注:瑞舒伐他汀可能增加肾脏损害风险,故不推荐用于 CKD 1 ~ 2 期非移植患者。数据来源于[a]ALERT、[b]4D、[c]AURORA、[d]SHARP 研究。ND,无相关研究。参考 KDIGO 指南。

(2)降压治疗:高血压是心血管事件的重要危险因素,降低血压可以减少心血管事件风险,并延缓 CKD 的进展速度。

CKD 患者的 RCT 研究显示,普通人群的研究结果不能简单推论至 CKD 人群中[53-54]。以往 CKD 患者的高血压指南均倾向于将血压控制在相对低的靶目标值(≤130/80mmHg 或≤125/75mmHg)。近年来的一些研究结果发现,过于严格的血压控制可能带来不良反应,尤其是在老年或有冠心病及舒张压低的患者[55]。一些近期的 RCT 研究也证明,在无蛋白尿的 CKD 患者中,达到更低血压目标值的患者并没有临床获益。在 AASK 研究中[56],CKD 患者随机分配至降压治疗目标值分别为≤92mmHg 或 102 ~ 107mmHg 两组。在长期随访过程中,尿蛋白 / 肌酐比(PCR)>220mg/g 的患者能够通过达到更低的血压目标值而获益,但是 PCR≤220mg/g 的患者却无明显获益。另外,PCR≤220mg/g 的患者还有发生不良预后的风险。ACCORD 研究[57]也获得了类似结果,收缩压目标值<120mmHg 组与<140mmHg 组相比,主要终点事件发生率无明显减少。因此,目前指南建议对非糖尿病、尿白蛋白<30mg/24h 的 CKD 非透析患者,应将血压控制在≤140/90mmHg[58]。

微量白蛋白尿是 CVD 发生的高危因素。MDRD 研究中,长期随访数据显示,更低的血压目标值有更好的临床获益[59],其中主要以尿蛋白>0.3g/24h 患者临床获益更为显著。

2015 年发表的 SPRINT 研究结果再次提出,更低的血压控制目标值对心血管事件高危人群降低心血管风险可能有益[60]。这项研究入组了近万例非糖尿病的有心血管事件风险的高血压患者,随机分组,以不同靶目标给予降压治疗。1 年后,强化降压组(靶目标为收缩压小于 120mmHg)患者的主要心血管终点事件发生率显著低于标准降压组(靶目标为收缩压<140mmHg)患者。在该研究中,接近 30% 为 CKD 患者。亚组分析显示,CKD 患者强化降压与标准降压相比,其心血管预后及 ESRD 的发生率均无显著差异。该研究中入选的 CKD 患者仅为 eGFR 在 20 ~ 60ml/(min·1.73m²),排除尿蛋白>1g/d 的非多囊肾的患者。同时,研究中强化降压组发生 AKI 的比例高于标准降压组。上述结果显示,目前尚无充分证据证明所有 CKD 患者应用进一步强化降压治疗的靶目标收缩压<120mmHg。

因此,目前 KDIGO 关于高血压的临床治疗指南建议,对非糖尿病、尿白蛋白<30mg/24h 的 CKD 非透析

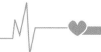

患者,应将血压控制在≤140/90mmHg;对尿白蛋白为 30 ~ 300mg/24h 者,应控制血压≤130/80mmHg;对尿白蛋白>300mg/24h 者,应控制血压≤130/80mmHg。建议首先选用 ACEI 或 ARB 类降压药。对糖尿病、尿白蛋白<30mg/24h 的 CKD 非透析患者,应将血压控制在≤140/90mmHg;对尿白蛋白>30 ~ 300mg/24h 者,应控制血压≤130/80mmHg;对尿白蛋白>300mg/24h 者,应控制血压≤130/80mmHg。建议首先选用 ACEI 或 ARB 类降压药。

（3）抗血小板治疗:尽管已经被证实有益,但是相比于一般人群,伴有缺血性心脏病的透析患者很少被给予抗血小板药物[61-62]。基于来自一般人群的推荐,专家建议除非有明确的出血风险增加的证据时需权衡风险及获益,否则所有伴有缺血性心脏病的 CKD 患者都应被给予抗血小板药物。

HOT(Hypertension Optimal Treatment)研究的后续分析结果显示,CKD 高血压患者应用阿司匹林是有益的[63]。每 1 000 例 eGFR<45ml/(min·1.73m²) 患者应用阿司匹林治疗 3.8 年,可减少 76 例心血管事件和 54 例全因死亡的发生,同时会额外增加 27 例明显出血的发生。由此可见,应用阿司匹林治疗的获益已经超过了其出血风险。氯吡格雷作为阿司匹林的替代治疗选择,在 CKD 患者中未显示与阿司匹林相似的作用,反而被发现与血小板活性的增加相关,而且在 CKD、糖尿病和 CVD 患者中有氯吡格雷抵抗现象[64]。肾功能正常患者应用氯吡格雷治疗 1 年,可显著减少死亡、心肌梗死或脑卒中的发生。但是 CREDO(The Clopidogrel for Reduction of Events During Observation)研究中,轻度或中度 CKD 患者应用氯吡格雷治疗,并未表现出显著的临床疗效。同时,氯吡格雷的应用使主要或次要出血风险增加,但是这种风险的增加与肾功能水平无关[65]。

（4）纠正贫血:贫血是慢性肾脏病(CKD)的常见并发症,与左心室功能不全和心力衰竭相关。但是,过度纠正贫血使血红蛋白过度、过快升高,也会增加发生心绞痛、心肌梗死、脑卒中等心脑血管事件的风险。近年来几项大宗的随机对照研究均发现这一现象。

CHOIR(Correction of Hemoglobl in and Outcomes in Renal Insufficiency)研究[66]中,1 432 例 HGB<11g/dl 的非透析 CKD 患者 [eGFR 15 ~ 50ml/(min·1.73m²)] 被随机分配至两个治疗目标组,其 HGB 目标值分别为 13.5g/dl 或 11.3g/dl,主要终点是死亡、心肌梗死、脑卒中和因心力衰竭而住院(不伴肾脏替代治疗)的复合终点。CHOIR 研究因为过高的不良事件发生率和过低的获益而被提前终止。该研究中位观察时间为 16 个月,高血红蛋白组发生的终点事件多于低血红蛋白组,且有统计学意义。高血红蛋白组死亡、心肌梗死、脑卒中和因心力衰竭而住院的复合终点事件的风险显著高于低血红蛋白组,但高血红蛋白组心血管方面有相对获益的可能性不足 5%。Amgen 研究[67]则显示,对于患有充血性心力衰竭或缺血性心脏病的透析患者,高 HGB 组死亡和非致死性心肌梗死风险显著高于低 HGB 组。一项纳入较少研究和患者的荟萃分析也得出结论,在 CKD 患者中,接受 ESA 治疗时采用较高的 HGB 目标水平并不会降低死亡率和减少 ESRD 风险,反而可能增加心血管风险[68]。这些研究的低血红蛋白对照组上限大多不超过 11.5g/dl,因此,KDIGO 指南建议纠正贫血时血红蛋白不要超过 11.5g/dl。

（5）CKD-MBD 治疗:CKD 患者中冠状动脉钙化和大血管钙化的发生率显著高于普通人群,且程度更严重,进展更迅速。心血管钙化的发生及严重程度是 CKD 患者心血管事件发生率及死亡率的强预测因素。专家共识认为,已知的血管或瓣膜钙化提示患者具有较高的心血管事件风险。因此,出现血管或瓣膜钙化应被视为决定患者 CKD-MBD 治疗选择的参考因素。

血管钙化是 CKD-MBD 的一个重要组成部分。大量研究证实,血管或瓣膜钙化是导致 CKD-MBD 患者发生心血管事件或心血管性死亡的可能原因,CKD 患者发生 CVD 的非传统危险因素之一。在对 10 项关于血管钙化与 CKD 患者死亡风险的研究中[69],大多数是在透析患者中进行的,同时也包括肾移植和 CKD 4 ~ 5 期患者。在绝大多数研究中,心血管钙化的发生或进展被认为是心血管及全因死亡的独立危险因素。因此,有必要对 CKD-MBD 患者的血管钙化情况进行评估。影响 CKD 患者血管钙化的危险因素包括年龄、糖尿病、透析龄、男性、高 iPTH 和 / 或 ALP 水平、炎症(CRP 水平)、钙摄入以及高磷血症。

由于血管钙化与 CKD 患者心血管风险的增加相关,其发生机制与 CKD-MBD 以及动脉粥样硬化相关,故对这些有心血管风险的 CKD 患者应进行 CKD-MBD 和动脉粥样硬化相关的评估和治疗。

CKD-MBD 的治疗主要集中在积极控制血磷、血管和 iPTH 达标。根据 CKD 分期不同,这些指标有不同的治疗靶目标值,但其治疗原则相同。首先最重要的治疗是控制高磷血症,通过低磷饮食、口服各类磷结合剂

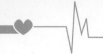

以及在透析患者通过透析降低血磷至正常范围。其次避免过多的钙摄入,在降磷治疗过程中,减少含钙磷结合剂的使用,避免诱发高钙血症。在控制钙磷达标基础上,可应用维生素 D 受体激动剂(包括活性维生素 D 和维生素 D 类似物)以及钙敏感受体激动剂(西那卡塞)等降低血清 iPTH 水平。

其他因素也可能影响心血管事件的风险。炎症指标,如 C 反应蛋白(CRP),在透析患者中常常升高,而且 C 反应蛋白单次或持续性升高与心血管风险增加相关[70-71]。如何治疗这种患者或治疗炎症本身是否可能减少心血管风险,还缺乏结论性的证据。因此,调查那些 CRP 极高或 CRP 持续升高的患者,寻找所有可治疗的炎症原因,似乎是合理的。因此,ISPD 关于腹腔透析患者 CVD 防治的指南建议[24],C 反应蛋白持续升高的腹膜透析患者,应该寻找任何可治疗的炎症原因。

二、冠心病与急性肾损伤

冠心病患者在诊治过程中也可导致急性肾损伤(acute kidney injury,AKI)。常见原因主要是冠心病患者诊断及介入治疗导致的对比剂肾病(contract induced nephropathy,CIN)和胆固醇结晶栓塞。

1. 对比剂肾病 对比剂肾病定义为应用对比剂后 48 小时发生的血清肌酐升高 ≥0.5mg/dl(≥44μmol/l)或较基线水平升高 25%[72]。它是冠心病诊断过程中行增强冠状动脉 CT 或冠状动脉介入治疗最常见的肾脏并发症。

对比剂肾病尚无特效的治疗方法,主要以预防对比剂肾病的发生为主。首先,在应用对比剂前,应对患者发生对比剂肾病的风险进行评估,对高危患者尽量避免应用对比剂。对比剂肾病发生的高危因素包括存在肾功能不全、合并糖尿病、贫血、低血压、充血性心力衰竭、高龄,以及对比剂使用剂量、短期内重复使用对比剂等[73-74]。有学者尝试将这些危险因素进行临床评分,总分<5 分者发生对比剂肾病的风险极低,而>16 分者属于对比剂肾病发生的高危人群,应尽量避免应用对比剂[75]。其次,对比剂的种类及应用剂量也是影响对比剂肾病发生的重要因素。一般来讲,大分子、高渗透压的对比剂(高渗对比剂如泛影葡胺,低渗对比剂如碘海醇等)导致对比剂肾病的风险更高,因此目前临床推荐使用渗透压与体液相似的等渗对比剂(如碘克沙醇),以减少对比剂肾病发生的风险。同时单次大剂量或短时间内多次应用对比剂,也增加对比剂肾病的风险。因此,推荐单次对比剂的使用剂量尽量不超过 100ml,且尽量在间隔 48~72 小时以上再第二次使用对比剂。

2. 胆固醇结晶栓塞 冠心病介入治疗中,另一个可导致 AKI 的原因是胆固醇结晶栓塞。它与患者严重的动脉粥样硬化和治疗过程中导致粥样硬化斑块的脱落有关。少数重度动脉粥样硬化患者可发生自发性胆固醇结晶栓塞。胆固醇结晶栓塞常见表现也是介入治疗后血肌酐的进行性上升,但与对比剂肾病不同的是,其肾功能通常不能恢复,并最终逐渐进展至 ESRD。同时,患者可有其他肾外栓塞的表现,最突出的症状是"蓝趾"综合征。胆固醇结晶栓塞也无有效的治疗方法,有少数病例报道使用糖皮质激素可能有效,但缺乏足够的证据支持。

(燕 宇)

参 考 文 献

[1] Kidney Disease: Improving Global Outcomes (KDIGO) CKD Work Group. KDIGO 2012 clinical practice guideline for the evaluation and management of chronic kidney disease[J]. Kidney Int Suppl, 2013, 3(1): 1-150.

[2] SARNAK M J.Cardiovascular complications in chronic kidney disease[J].Am J Kidney Dis, 2003, 41(Suppl 5): S11-S17.

[3] ZHANG L, ZUO L, WANG F, et al.Car diovascular disease in early stages of chronic kidney disease in a Chinese population[J].J Am Soc Nephrol, 2006, 17: 2617-2621.

[4] GO A S, CHERTOW G M, FAN D, et al.Chronic kidney disease and the risks of death, cardiovascular events, and hospitalization[J].N Engl J Med, 2004, 351: 1296-1305.

[5] GARGIULO R, SUHAIL F, LERMA E.Cardiovascular disease and chronic kidney disease[J].Dis Mon, 2015, 61(9):403-413.

[6] HERZOG C A, MA J Z, COLLINS A J.Long-term survival of renal transplant recipients in the United States after acute

myocardial infarction[J].Am J Kindey Dis, 2000, 36: 145-152.

［7］HEMMELGARN B R, MANNS B J, LLOYD A, et al.Relation between kidney function, proteinuria, and adverse outcomes[J].JAMA, 2010, 303: 423-429.

［8］KLAUSEN K, BORCH-JOHNSEN K, FELDT-RASMUSSEN B, et al.Very low levels of microalbuminuria are associated with increased risk of coronary heart disease and death independently of renal function, hypertension, and diabetes[J]. Circulation, 2004, 110: 32-35.

［9］GERSTEIN H C, MANN J F, YI Q, et al.Albuminuria and risk of cardiovascular events, death, and heart failure in diabetic and nondiabetic individuals[J].JAMA, 2001, 286: 421-426.

［10］MATSUSHITA K, VAN DER VELDE M, ASTOR B C, et al.Association of estimated glomerular filtration rate and albuminuria with all-cause and cardiovascular mortality in general population cohorts: a collaborative meta-analysis[J]. Lancet, 2010, 375: 2073-2081.

［11］TONELLI M, MUNTNER P, LLOYD A, et al.Risk of coronary events in people with chronic kidney disease compared with those with diabetes: a population-level cohort study[J].Lancet, 2012, 380: 807-814.

［12］LONDON G M, DRUEKE T B.Atherosclerosis and arteriosclerosis in chronic renal failure[J].Kidney Int, 1997, 51: 1678-1695.

［13］SEGARRA A, CHACÓN P, MARTINEZ-EYARRE C, et al.Circulating levels of plasminogen activator inhibitor type-1, tissue plasminogen activator, and thrombomodulin in hemodialysis patients: Biochemical correlations and role as independent predictors of coronary artery stenosis[J].J Am Soc Nephrol, 2001, 12(6): 1255-1263.

［14］SHOJI T, ISHIMURA E, INABA M, et al.Atherogenic lipoproteins in end-stage renal disease[J].Am J Kidney Dis, 2001, 38(suppl 1): S30-S33.

［15］CULLETON B F, WILSON P W F.Thrombogenic risk factors for cardiovascular disease in dialysis patients[J].Semin Dial, 1999, 12: 117-125.

［16］余明月, 侯凡凡, 周华, 等.慢性肾衰患者同型半胱氨酸血症与动脉粥样硬化的关系[J].中华内科杂志, 2002, 41: 517.

［17］梁敏, 侯凡凡, 张训.3-脱氧葡糖醛酮诱导人血管内皮细胞凋亡[J].中华肾脏病杂志, 2000, 16: 76-79.

［18］APPLE F S, WU A H.Myocardial infarction redefined: role of cardiac troponin testing[J].Clin Chem, 2001, 47: 377-379.

［19］MCLAURIN M D, APPLE F S, VOSS E M, et al.Cardiac troponin I, cardiac troponin T, and creatine kinase MB in dialysis patients without ischemic heart disease: evidence of cardiac troponin T expression in skeletal muscle[J].Clin Chem, 1997, 43(6 Pt 1): 976-982.

［20］MUSSO P, COX I, VIDANO E, et al.Cardiac troponin elevations in chronic renal failure: prevalence and clinical significance[J].Clin Biochem, 1999, 32: 125-130.

［21］HAYASHI T, OBI Y, KIMURA T, et al.Cardiac troponin T predicts occult coronary artery stenosis in patients with chronic kidney disease at the start of renal replacement therapy[J].Nephrol Dial Transplant, 2008, 23: 2936-2942.

［22］ROONGSRITONG C, WARRAICH I, BRADLEY C.Common causes of troponin elevations in the absence of acute myocardial infarction: incidence and clinical significance[J].Chest, 2004, 125: 1877-1884.

［23］DE LEMOS J A, DRAZNER M H, OMLAND T, et al.Association of troponin T detected with a highly sensitive assay and cardiac structure and mortality risk in the general population[J].JAMA, 2010, 304: 2503-2512.

［24］Wang AY, Brimble KS, Brunier G, et al. ISPD Cardiovascular and Metabolic Guidelines in Adult Peritoneal Dialysis Patients Part Ⅰ-Assessment and Management of Various Cardiovascular Risk Factors[J].Perit Dial Int, 2015, 35(4):379-387.

［25］BENNETT W M, KLOSTER F, ROSCH J, et al.Natural history of asymptomatic coronary arteriographic lesions in diabetic patients with end-stage renal disease[J].Am J Med, 1978, 65(5): 779-784.

［26］BRAUN W E, PHILLIPS D F, VIDT D G, et al.Coronary artery disease in 100 diabetics with end-stage renal failure[J]. Transplant Proc, 1984, 16: 603-607.

［27］LORBER M I, VAN BUREN C T, FLECHNER S M, et al.Pretransplant coronary arteriography for diabetic renal transplant recipients[J].Transplant Proc, 1987, 19: 1539-1541.

［28］MANSKE C L, WILSON R F, WANG Y, et al.Prevalence of, and risk factors for, angiographically determined coronary artery disease in type I-diabetic patients with nephropathy[J].Arch Intern Med, 1992, 152: 2450-2455.

［29］WEINRAUCH L, D'ELIA J A, HEALY R W, et al.Asymptomatic coronary artery disease: angiographic assessment of diabetics evaluated for renal transplantation[J].Circulation, 1978, 58: 1184-1190.

［30］FRIEDMAN S E, PALAC R T, ZLOTNICK D M, et al.A call to action: variability in guidelines for cardiac evaluation before renal transplantation[J].Clin J Am Soc Nephrol, 2011, 6:1185-1191.

［31］SHARMA R, PELLERIN D, GAZE D C, et al.Dobutamine stress echocardiography and the resting but not exercise electrocardiograph predict severe coronary artery disease in renal transplant candidates[J].Nephrol Dial Transplant, 2005, 20:2207-2214.

［32］RABBAT C G, TRELEAVEN D J, RUSSELL J D, et al.Prognostic value of myocardial perfusion studies in patients with end-stage renal disease assessed for kidney or kidney-pancreas transplantation: a meta-analysis[J].J Am Soc Nephrol, 2003, 14:431-439.

［33］LENTINE K L, COSTA S P, WEIR M R, et al.Cardiac disease evaluation and management among kidney and liver transplantation candidates: a scientific statement from the American Heart Association and the American College of Cardiology[J].J Am Coll Cardiol, 2012, 60:434-480.

［34］MARWICK T H, STEINMULLER D R, UNDERWOOD D A, et al.Ineffectiveness of dipyridamole SPECT thallium imaging as a screening technique for coronary artery disease in patients with end-stage renal failure[J].Transplantation, 1990, 49: 100-103.

［35］KOISTINEN M J, HUIKURI H V, PIRTTIAHO H, et al.Evaluation of exercise electrocardiography and thallium tomographic imaging in detecting asymptomatic coronary artery disease in diabetic patients[J].Br Heart J, 1990, 63: 7-11.

［36］SCHMIDT A, STEFENELLI T, SCHUSTER E, et al.Informational contribution of noninvasive screening tests for coronary artery disease in patients on chronic renal replacement therapy[J].Am J Kidney Dis, 2001, 37: 56-63.

［37］PATEL A D, ABO-AUDA W S, DAVIS J M, et al.Prognostic value of myocardial perfusion imaging in predicting outcome after renal transplantation[J].Am J Cardiol, 2003, 92: 146-151.

［38］RABBAT C G, TRELEAVEN D J, RUSSELL J D, et al.Prognostic value of myocardial perfusion studies in patients with end-stage renal disease assessed for kidney or kidney-pancreas transplantation: a meta-analysis[J].J Am Soc Nephrol, 2003, 14: 431-439.

［39］WONG C F, LITTLE M A, VINJAMURI S, et al.Technetium myocardial perfusion scanning in prerenal transplant evaluation in the United kingdom[J].Transplant Proc, 2008, 40: 1324-1328.

［40］MCINTYRE C W, ODUDU A, ELDEHNI M T.Cardiac assessment in chronic kidney disease[J].Curr Opin Nephrol Hypertens, 2009, 18: 501-506.

［41］MOMOSE M, BABAZONO T, KONDO C, et al.Prognostic significance of stress myocardial ECG-gated perfusion imaging in asymptomatic patients with diabetic chronic kidney disease on initiation of haemodialysis[J].Eur J Nucl Med Mol Imaging, 2009, 36: 1315-1321.

［42］NEKOLLA S G, REDER S, SARASTE A, et al.Evaluation of the novel myocardial perfusion positron-emission tomography tracer ^{18}F-BMS-747158-02: comparison to ^{13}N-ammonia and validation with microspheres in a pig model[J].Circulation, 2009, 119: 2333-2342.

［43］Kidney Disease: Improving Global Outcomes (KDIGO) Lipid Work Group. KDIGO Clinical Practice Guideline for Lipid Management in Chronic Kidney Disease[J]. Kidney Int Suppl, 2013, 3(3): 259-305.

［44］CHIANG C K, HO T I, HSU S P, et al.Low-density lipoprotein cholesterol: association with mortality and hospitalization in hemodialysis patients[J].Blood Purif, 2005, 23: 134-140.

［45］ISEKI K, YAMAZATO M, TOZAWA M, et al.Hypocholesterolemia is a significant predictor of death in a cohort of chronic hemodialysis patients[J].Kidney Int, 2002, 61: 1887-1893.

［46］KRANE V, WINKLER K, DRECHSLER C, et al.Association of LDL cholesterol and inflammation with cardiovascular events and mortality in hemodialysis patients with type 2 diabetes mellitus[J].Am J Kidney Dis, 2009, 54: 902-911.

［47］WANNER C, KRANE V, MARZ W, et al.Atorvastatin in patients with type 2 diabetes mellitus undergoing hemodialysis[J]. N Engl J Med, 2005, 353: 238-248.

［48］BAIGENT C, LANDRAY M J, REITH C, et al.The effects of lowering LDL cholesterol with simvastatin plus ezetimibe in patients with chronic kidney disease(Study of Heart and Renal Protection): a randomized placebo-controlled trial[J].Lancet, 2011, 377: 2181-2192.

［49］FELLSTROM B C, JARDINE A G, SCHMIEDER R E, et al.Rosuvastatin and cardiovascular events in patients undergoing hemodialysis[J].N Engl J Med, 2009, 360: 1395-1407.

［50］UPADHYAY A, EARLEY A, LAMONT J L, et al.Lipid-lowering therapy in persons With chronic kidney disease: A systematic Review and meta-analysis[J].Ann Intern Med, 2012, 157: 251-262.

［51］HOU W, LV J, PERKOVIC V, et al.Effect of statin therapy on cardiovascular and renal outcomes in patients with chronic kidney disease: a systematic review and meta-analysis[J].Eur Heart J, 2013, 34: 1807-1817.

［52］SHEPHERD J, KASTELEIN J J, BITTNER V, et al.Intensive lipid lowering with atorvastatin in patients with coronary heart disease and chronic kidney disease: the TNT(Treating to New Targets) study[J].J Am Coll Cardiol, 2008, 51: 1448-1454.

［53］FELLSTROM B C, JARDINE A G, SCHMIEDER R E, et al.Rosuvastatin and cardiovascular events in patients undergoing hemodialysis[J].N Engl J Med, 2009, 360: 1395-1407.

［54］WANNER C, KRANE V, MARZ W, et al.Atorvastatin in patients with type 2 diabetes mellitus undergoing hemodialysis[J]. N Engl J Med, 2005, 353: 238-248.

［55］MESSERLI F H, MANCIA G, CONTI C R, et al.Dogma disputed: can aggressively lowering blood pressure in hypertensive patients with coronary artery disease be dangerous?[J]. Ann Intern Med, 2006, 144: 884-893.

［56］APPEL L J, WRIGHT J T Jr, GREENE T, et al.Intensive blood-pressure control in hypertensive chronic kidney disease[J]. N Engl J Med, 2010, 363: 918-929.

［57］CUSHMAN W C, EVANS G W, BYINGTON R P, et al.Effects of intensive bloodpressure control in type 2 diabetes mellitus[J].N Engl J Med, 2010, 362: 1575-1585.

［58］Kidney Disease: Improving Global Outcomes (KDIGO) Blood Pressure Work Group. KDIGO Clinical Practice Guideline for the Management of Blood Pressure in Chronic Kidney Disease[J]. Kidney Int Suppl, 2012, 2:37-414.

［59］PETERSON J C, ADLER S, BURKART J M, et al.Blood pressure control, proteinuria, and the progression of renal disease.The Modification of Diet in Renal Disease Study[J].Ann Intern Med, 1995, 123: 754-762.

［60］SPRINT Research Group, WRIGHT J T Jr, WILLIAMSON J D, et al. A Randomized Trial of Intensive versus Standard Blood-Pressure Control[J].N Engl J Med, 2015, 373(22):2103-2116.

［61］DEMPSTER D W, ROSENSTOCK J L, SCHWIMMER J A, et al.Underutilization of aspirin in hemodialysis patients for primary and secondary prevention of cardiovascular disease[J].Clin Nephrol, 2005, 64(5):371-377.

［62］PALMER S C, DI MICCO L, RAZAVIAN M, et al.Antiplatelet agents for chronic kidney disease[J].Cochrane Database Syst Rev, 2013, 2:CD008834.

［63］JARDINE M J, NINOMIYA T, PERKOVIC V, et al.Aspirin is beneficial in hypertensive patients with chronic kidney disease: a post-hoc subgroup analysis of a randomized controlled trial[J].J Am Coll Cardiol, 2010, 56: 956-965.

［64］ANGIOLILLO D J, BERNARDO E, CAPODANNO D, et al.Impact of chronic kidney disease on platelet function profiles in diabetes mellitus patients with coronary artery disease taking dual antiplatelet therapy[J].J Am Coll Cardiol, 2010, 55: 1139-1146.

［65］BEST P J, STEINHUBL S R, BERGER P B, et al.The efficacy and safety of short- and long-term dual antiplatelet therapy in patients with mild or moderate chronic kidney disease: results from the Clopidogrel for the Reduction of Events During Observation(CREDO)trial[J].Am Heart J, 2008, 155(4): 687-693.

［66］SINGH A K, SZCZECH L, TANG K L, et al. Correction of anemia with epoetin alfa in chronic kidney disease[J].N Engl J Med, 2006, 355(20): 2085-2098.

［67］BESARAB A, BOLTON W K, BROWNE J K, et al.The effects of normal as compared with low hematocrit values in patients with cardiac disease who are receiving hemodialysis and epoetin[J]. N Engl J Med, 1998, 339(9): 584-590.

［68］VINHAS J, BARRETO C, ASSUNÇÃO J, et al.Treatment of anaemia with erythropoiesis-stimulating agents in patients with chronic kidney disease does not lower mortality and may increase cardiovascular risk: a meta-analysis[J].Nephron Clin Pract, 2012, 121:c95-c101.

［69］Kidney Disease: Improving Global Outcomes (KDIGO) CKD-MBD Work Group. KDIGO clinical practice guideline for the diagnosis, evaluation, prevention, and treatment of Chronic Kidney Disease-Mineral and Bone Disorder(CKD-MBD)[J]. Kidney Int Suppl, 2009(113): S1-S130.

［70］HAN S S, AHN J M, CHIN H J, et al.Impact of C-reactive protein and pulse pressure evaluated at the start of peritoneal dialysis on cardiovascular events in the course of treatment with peritoneal dialysis[J].Perit Dial Int, 2010, 30:300-310.

［71］LIU S H, LI Y J, WU H H, et al.High-sensitivity C-reactive protein predicts mortality and technique failure in peritoneal dialysis patients[J].PLoS One, 2014, 9: e93063.

［72］MEHRAN R, NIKOLSKY E.Contrast-induced nephropathy: definition, epidemiology, and patients at risk[J].Kidney Int Suppl, 2006: S11-S15.

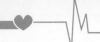
［73］MCCULLOUGH P A，ADAM A，BECKER C R，et al.Risk prediction of contrast-induced nephropathy[J].Am J Cardiol，2006，98(6A): 27K-36K.

［74］GOLDENBERG I，MATETZKY S.Nephropathy induced by contrast media: pathogenesis，risk factors and preventive strategies[J].CMAJ，2005，172(11): 1461-1471.

［75］MEHRAN R，AYMONG E D，NIKOLSKY E，et al.A simple risk score for prediction of contrast-induced nephropathy after percutaneous coronary intervention: development and initial validation[J].J Am Coll Cardiol，2004，44(7): 1393-1399.

第 2 章　心脏肿瘤学——新兴的交叉进展学科

中国已经成为世界上老年人口最多的国家，也是人口老龄化发展速度最快的国家之一。2016 年世界卫生组织发布的《中国老龄化与健康国家评估报告》明确指出：到 2040 年，60 岁及以上人口的比例将从 2010 年的 12.4% 上升至 28%。随之而来的是，中国的疾病谱已开始从传染病转向非传染性疾病。到 2030 年，慢性非传染性疾病的患病率将至少增加 40%，大约 80% 的 60 岁及以上老年人将死于慢性非传染性疾病。在年龄相关性疾病中，心血管疾病和恶性肿瘤均为严重危害健康的最主要的两种慢性非传染性疾病，也是导致老年人死亡的首要原因。

一、心脏肿瘤学的概念

随着现代诊疗策略的发展，肿瘤患者的预后得到改善，肿瘤幸存者明显增多，预计到 2022 年美国将有 1 800 万名幸存者，且未来 10 年肿瘤幸存者还将进一步增加 30%[1]。恶性肿瘤与心血管疾病两者之间不仅时常伴有共同的危险因素，而且肿瘤患者的治疗过程中，多种化学治疗（化疗）和放射治疗（放疗）也可直接造成心脏和血管损伤[2]。随着肿瘤幸存者生存时间明显延长，上述因素所导致的心血管疾病亦与日俱增，使得心血管事件逐渐成为威胁肿瘤患者预后的最严重隐患，已经成为肿瘤幸存者的第二大远期发病及死亡原因，甚至在某些肿瘤中，心源性死亡的比例甚至超过了肿瘤本身或肿瘤复发所致的死亡。同时罹患肿瘤和心脏疾病是一种双重危机，因此，心血管领域的权威学会美国心脏病学会（American College of Cardiology，ACC）和欧洲心脏病学会（European Society of Cardiology，ESC）均提出了"心脏肿瘤学（cardio-oncology）"这一概念，专门研究肿瘤患者的心血管问题[3]。然而遗憾的是，既往绝大多数心血管领域的经典研究均将肿瘤患者排除在外，迄今可供临床医师参考的肿瘤心脏病循证依据十分有限，使得研究人员无法追踪这一患者人群的结局或是探求改善他们状况的最佳方案，因此对该类疾病的早期预警、防治策略和临床管理流程难以作出规范化推荐。

二、心脏肿瘤学的临床表现

在过去的 30 年中，肿瘤的非手术治疗方法已取得较多进展，包括放疗、化疗、基因靶向治疗、免疫治疗或多种干预措施联合治疗。但以此为基础的抗肿瘤综合治疗在改善肺癌患者预后的同时，也明确增加了心脏毒性损害的风险，甚至可引起进展性、不可逆性的心脏不良事件。这些心脏毒性损害可表现为左室功能障碍及心力衰竭、治疗诱导的高血压，血管痉挛性或血栓性心肌缺血以及心律失常等。其中，心肌功能异常和心力衰竭是抗肿瘤治疗中最常见和最严重的心脏损伤表现，显著增加患者的死亡率[4]。研究显示，在非小细胞肺癌患者中，经一线抗肿瘤化疗后左室射血分数（left ventricular ejection fraction，LVEF）均值较化疗前显著下降了 6%，14.5% 患者治疗后出现心力衰竭，新发心力衰竭患者中 >1/3 的患者 LVEF 下降超过 15%[5]；而接受纵隔放疗的患者心力衰竭风险可增加约 15 倍[6]。此外，一旦抗肿瘤过程中出现心力衰竭，患者的预后与心力衰竭的早期检测及相应启动抗心力衰竭治疗的时机密切相关。如能早期发现并采取针对性的抗心力衰竭药物治疗，常有较好的疗效和心脏功能恢复。研究显示，在化疗结束后 2 个月内接受抗心力衰竭治疗的患者中，64% 患者完全恢复了左室射血分数，但如果治疗在 6 个月后开始，无完全恢复的患者[7]。因此，ACC 心力衰竭指南中明确指出，肿瘤患者一旦开始接受具有潜在心脏毒性的抗肿瘤治疗，即属于心力衰竭的高危人群，可被评估为心力衰竭（阶段 A），而在病程中出现 LVEF 的下降，则可评估进入阶段 B 及以上[8]。强调临床医师应尽早发现肿瘤患者的心力衰竭，从而更有效地降低心脏不良事件。时至今日，有超过 1 500 种抗肿瘤治疗药物正在进行临床试验，这种非预期的心血管不良反应还将持续增加。

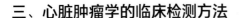

三、心脏肿瘤学的临床检测方法

肿瘤合并心力衰竭患者预后的改善，极大程度依赖于心血管不良事件的早期风险评估及早期监测手段，然而遗憾的是，目前肺癌治疗相关的心脏毒性作用常因缺乏合适的早期预警方法而未引起临床医师足够的重视。LVEF 是筛查心脏毒性的常用指标，然而 LVEF 对于亚临床型心脏毒性十分不敏感，常低估心脏损伤程度，当 LVEF 发生改变时，心功能受损已经较为明显，不能用于早期心脏毒性检测。心电图和心肌损伤标志物（如肌钙蛋白）为目前临床常规检测项目，但缺乏早期特异性。心肌活检是诊断心脏损伤的"金标准"，但不宜常规应用。近十余年来，生物标志物因操作简便、省时、花费低而备受关注，可能成为一种无创、快捷、有效的检测手段。生物标志物有可能敏感而特异地反映心脏损伤，从而对抗肿瘤治疗后具有心脏损伤风险的人群进行早期预警，有助于尽早干预心肌功能异常，从而减少心脏事件的发生[9]。

四、抗肿瘤药物相关心脏毒性的处理

很多具有心脏保护作用的药物尚无在肿瘤患者中应用的相关证据。但其中一些药物，如右雷佐生、β 受体阻滞剂、血管紧张素转化酶抑制剂（ACEI）和血管紧张素受体阻滞剂（ARB）、他汀类药物以及醛固酮受体拮抗剂等，已显示出对于蒽环类药物或曲妥珠单抗治疗的患者，可以产生一定程度的心脏保护作用。

1. **右雷佐生**　在不同实体瘤的成人、急性淋巴细胞白血病和尤文肉瘤的儿童患者中，右雷佐生可显著降低蒽环类药物相关的心脏毒性。较多证据显示，接受右雷佐生的患者显著降低了心力衰竭的发生率。尽管这些阳性结果存在一致性，但是地塞米松的应用并未被广泛接受。使用右雷佐生存在影响蒽环类药物效果、增加继发性恶性肿瘤的概率，或发生骨髓抑制不良反应的可能性，尽管这些不良反应未被证实，但在美国临床肿瘤协会（American Society of Clinical Oncology, ASCO）的推荐中，作为心脏保护药物，右雷佐生仅被推荐用于已接受了超过 $300mg/m^2$ 多柔比星的转移性乳腺癌的患者。

2. **β 受体阻滞剂**　卡维地洛是一种具有抗氧化活性的非选择性 β 受体阻滞剂，具有明确的改善心力衰竭和左室功能不全的作用，在多柔比星治疗中是有效的心脏保护药物。在一项小样本的随机研究中，接受蒽环类治疗的人群中预防性地使用卡维地洛，可避免患者左心室的收缩和舒张功能受损。奈必洛尔是一种选择性 β 受体阻滞剂，同时具有一氧化氮供体的作用。该药的心脏保护作用在近期一项纳入 47 位接受蒽环类治疗的乳腺癌患者的随机试验中，同样也已被确认。值得一提的是，在患者接受了 6 个月的奈必洛尔后，患者左室射血分数（LVEF）及 N 末端 B 型利钠肽原（NT-proBNP）水平保持不变，而安慰剂组患者 LVEF 显著降低，NT-proBNP 水平升高。

3. **血管紧张素转化酶抑制剂（ACEI）和血管紧张素受体阻滞剂（ARB）**　替米沙坦是一种 ARB 类药物。已有研究评估了该药对表柔比星引起的心肌损伤的保护作用。Cadeddu 等的研究中纳入 49 例实体瘤患者，其中 25 例在化疗前 1 周开始服用替米沙坦，心肌变形参数（应变率峰值）无显著性降低，并且活性氧簇（ROS）和白细胞介素 6（IL-6）也无显著升高。而对照组患者则表现出心肌变形参数降低，且 ROS 和 IL-6 水平升高。这些结果提示，替米沙坦可能防止了表柔比星介导的 ROS 的产生，并抑制了炎症反应，因此防止了早期心肌损伤的出现。另一项随机对照研究则评估了 ACEI 类药物依那普利的心脏保护作用。该项研究纳入 473 例接受了高剂量蒽环类治疗的患者（53% 为乳腺癌），其中 114 位（24%）患者出现早期肌钙蛋白水平上升，这些患者随机分别接受依那普利或安慰剂治疗，在化疗结束前 1 个月时开始服用依那普利并持续治疗 1 年。结果显示，依那普利组患者的 LVEF 在随访期间没有变化，然而未接受依那普利的患者观察到 LVEF 逐步降低，并且收缩末期容积和舒张末期容积均有升高。此外，在 1 年的随访期间，依那普利治疗的患者心脏不良事件的发生率较对照组明显降低（2% *vs.* 52%，$P<0.001$）。

4. **他汀类药物**　他汀类药物除了能够显著降低低密度脂蛋白（LDL）外，还具有抗氧化、抗炎等多效性。在动物模型中，氟伐他汀治疗能够减弱蒽环类药物导致的毒性，降低氧化应激水平，增强抗氧化酶线粒体超氧化物歧化酶 2 的表达，并且抑制心脏炎症反应。在一项回顾性病例对照研究中，研究人员将 67 例接受他汀类药物及蒽环类药物治疗的乳腺癌患者与 134 例匹配的对照患者进行比较，平均随访 2.5 年，接受他汀类药物的患者心力衰竭发生率低于对照患者。此外，一项纳入 40 例化疗前 LVEF 正常的患者的小样本临床试验显示，蒽环类化疗 6 个月时，同时接受阿托伐他汀的患者 LVEF 值无下降，而对照组患者的 LVEF 绝对值下降了 8%。

5. **醛固酮受体拮抗剂**　近期一项试验评估了醛固酮受体拮抗剂的保护作用。该研究纳入 83 例乳腺

癌患者,随机给予螺内酯或安慰剂同步含有蒽环类的化疗。在至少 24 周的治疗期间,其中含有完成化疗后的 3 周,应用螺内酯可以预防 LVEF 降低,以及肌钙蛋白和 NT-proBNP 水平的升高,而且患者的舒张功能保持不变。

五、心脏肿瘤学领域正在进行的研究

目前,一些评估心血管药物的肿瘤患者心脏保护作用的研究正在进行中。MANTICORE-101 研究评估在接受曲妥珠单抗治疗的 HER2 阳性乳腺癌患者中,使用培哚普利或比索洛尔预防左室功能不全的作用。在曲妥珠单抗治疗结束时,两种药物对左室舒张末期容积均无影响(研究主要终点,与基线值比较的改变值)。在单因素分析中,仅比索洛尔与保护基础功能相关。然而在多因素分析中,两种药物均显著保护了左室功能(培哚普利,$P=0.013$;比索洛尔,$P<0.001$)。该研究数据已在 2015 年圣安东尼奥乳腺癌大会上公布。

纳入 120 例乳腺癌患者的 PRADA 研究,评估了单用或联用坎地沙坦或美托洛尔能否预防接受含有表柔比星的辅助化疗加或不加曲妥珠单抗的乳腺癌患者发生心功能不全。研究表明,坎地沙坦组 LVEF 降低 0.8%,而安慰剂组 LVEF 降低 2.6%。

国际心脏肿瘤学协会(ICOS)-ONE 研究设计分为两组,分别在蒽环类药物化疗同时同步给予依那普利(一级预防),或者在使用蒽环类药物化疗检测到心脏毒性后再使用依那普利(二级预防),比较两者的有效性(NCT 01968200)。

综上,这些已经完成的以及正在进行的研究,将会为未来管理抗癌药物的毒性的最佳策略提供更充分的信息和更深入的探索,以期在肿瘤患者的治疗过程中寻找到更为准确的个体化治疗方案,降低心血管疾病的风险。

(杨梦溪　任景怡)

参 考 文 献

［1］SMITH R A, ANDREWS K S, BROOKS D, et al.Cancer screening in the united states, 2017: a review of current american cancer society guidelines and current issues in cancer screening[J].CA Cancer J Clin, 2017, 67(2): 100-121.

［2］HERRMANN J, YANG E H, ILIESCU C A, et al.Vascular toxicities of cancer therapies[J].Circulation, 2016, 133(13): 1272-1289.

［3］HAMPTON T.Cardio-oncology programs strive to balance cancer care with heart health[J].Circulation, 2016, 134(4): 353-354.

［4］CURIGLIANO G, CARDINALE D, DENT S, et al.Cardiotoxicity of anticancer treatments: epidemiology, detection, and management[J].CA Cancer J Clin, 2016, 66(4): 309-325.

［5］WACHTERS F M, VAN DER GRAAF W T, GROEN H J.Cardiotoxicity in advanced non-small cell lung cancer patients treated with platinum and non-platinum based combinations as first-line treatment[J].Anticancer Res, 2004, 24(3b):2079-2083.

［6］OEFFINGER K C, MERTENS A C, SKLAR C A, et al.Chronic health conditions in adult survivors of childhood cancer[J].N Engl J Med, 2006, 355(15):1572-1582.

［7］CARDINALE D, COLOMBO A, LAMANTIA G, et al.Anthracycline-induced cardiomyopathy: clinical relevance and response to pharmacologic therapy[J].J Am Coll Cardiol, 2010, 55(3):213-220.

［8］YANCY C W, JESSUP M, BOZKURT B, et al.2013 ACCF/AHA guideline for the management of heart failure: executive summary: a report of the American College of Cardiology Foundation/American Heart Association Task Force on practice guidelines[J].Circulation, 2013, 128(16):1810-1852.

［9］YU A F, KY B.Roadmap for biomarkers of cancer therapy cardiotoxicity[J].Heart, 2016, 102(6):425-430.

第3章 自身免疫疾病与冠心病研究进展

自身免疫性疾病(autoimmune diseases, AID)是一组由体液或细胞免疫介导的异质性疾病,通过产生自身抗体和/或自身反应性淋巴细胞,攻击自体正常细胞和组织,进而可导致组织、器官损伤和功能障碍。自身免疫性疾病常可累及心血管系统,包括心包、心肌、心内膜、心脏瓣膜、传导系统及冠状动脉在内的几乎所有结构均可出现受累。其中,冠心病作为此类患者过早死亡(premature death)最主要的原因[1-2],近年来逐渐为风湿免疫科及心内科医师所关注和重视。本章将从自身免疫病合并冠心病的可能机制、常见自身免疫性疾病及其用药与冠心病的相关性进行讨论。

一、自身免疫性疾病合并冠心病的相关机制

自身免疫性疾病患者发生冠心病的风险增加,其机制尚未完全阐述清楚,目前认为可能是慢性炎症、脂质成分与功能的改变、自身抗体、内皮功能障碍等多种因素共同作用的结果。本章将对自身免疫性疾病合并冠心病的相关机制进行讨论。

(一)全身性炎症与动脉粥样硬化

动脉粥样硬化(atherosclerosis, AS)曾被认为是一种退行性疾病,是衰老的必然结果。然而,过去30年的研究表明,事实并非如此。它是一种与感染和全身性炎症相关,以脂质代谢紊乱为主要异常的自身免疫性炎症性疾病。全身性炎症可引起脂质代谢紊乱、胰岛素抵抗、高凝状态、血管内皮功能障碍和氧化应激,进而促进平滑肌细胞增殖,导致动脉管腔缩窄和动脉粥样硬化斑块的形成[3]。炎症还可增加动脉粥样硬化斑块的不稳定性,引起斑块破裂及继发血栓形成,导致急性冠脉综合征的发生。C反应蛋白(C-reactive protein, CRP)作为一种可反映炎症程度的急性时相反应物,也是一个重要的心血管事件危险因素,可沉积于动脉壁内,上调黏附因子的表达,调节循环中单核细胞的促炎因子分泌作用,参与动脉粥样硬化的致病过程。

随着对动脉粥样硬化发病过程中免疫机制研究的深入,有学者发现,动脉粥样硬化与多种自身免疫病存在共同的炎症信号转导通路[4]。因此,罹患自身免疫性疾病的患者发生动脉粥样硬化的风险增加并不奇怪。在类风湿关节炎(rheumatoid arthritis, RA)患者的尸检中发现,其冠状动脉斑块较非类风湿关节炎患者存在更多炎症反应[5]。研究表明,动脉粥样硬化的免疫及炎症反应与RA患者滑膜炎症极其相似,在两者中都存在泡沫细胞、B细胞、T细胞(包括具有高度致炎性和细胞毒性的CD4$^+$CD28$^-$T细胞),以及肿瘤坏死因子α(tumor necrosis factor-α, TNF-α)、白细胞介素6(interleukin-6, IL-6)、IL-18等细胞因子,胶原降解酶、内皮素、黏附分子,以及Toll样受体2和4等模式识别受体的参与[6-7]。还有学者发现,类风湿患者体内包括CRP和TNF-α在内的炎性生物标志物水平可预测心血管疾病的发生风险,并与其严重程度相关[8]。在系统性红斑狼疮(systemic lupus erythematosus, SLE)患者中,CRP同样是一个重要的心血管危险因素,在SLE患者活动期升高,在动脉粥样硬化致病过程中可沉积在动脉壁内,上调黏附和促炎因子的表达。在SLE患者体内,IL-1、IL-6、IL-12、IL-18、TNF-α、干扰素-γ(interferon-γ, IFN-γ)及单核细胞趋化蛋白-1(monocyte chemotactic protein-1, MCP-1)等细胞因子均具有致炎作用,可激活炎症细胞、介导炎症细胞在血管壁的聚集,进而促进动脉粥样硬化的发生。

(二)血管僵硬度(vascular stiffness)与补体沉积

动脉僵硬度作为早期血管病变的检测指标,是一种评估心血管事件风险的重要标志物。在多种自身免疫性疾病患者中,血管僵硬度均有增高,且不能单纯用动脉粥样硬化斑块的存在解释。一方面,自身免疫性疾病可导致炎症细胞在血管及血管周围的浸润增加,造成血管壁水肿并加速纤维化的发生。另一方面,补体的沉积

也是患者血管僵硬度增加的重要原因。脂肪组织可能是补体蛋白的潜在来源，补体蛋白与人类内脏脂肪组织及腹型肥胖密切相关。在小鼠模型中，补体可与血管中外膜纤维结构蛋白如胶原蛋白和弹性蛋白直接结合，补体 C_3、C_4 在血管壁上沉积的增加在管腔内径发生变化前即已出现 [9-10]。在自身免疫性疾病患者中，补体与血管僵硬度的关系也屡有报道。在银屑病关节炎（psoriatic arthritis，PsA）中，患者血清补体 C_3 水平的增加与颈动脉内膜厚度及血管僵硬度呈明显正相关 [11]。在 SLE 患者中，采用补体 50% 溶血试验（complement hemolysis 50% assay，CH_{50}）评估补体系统的激活。研究表明，补体激活与狼疮患者的亚临床动脉粥样硬化及动脉僵硬度也存在类似的相关性 [12]。

（三）血管炎（vasculitis）

血管炎是自身免疫性疾病患者罹患冠心病风险增加的另一原因。对于"血管炎"这一概念，不同学者有着不同的解读。"血管炎"与广义的"血管炎症（vascular inflammation）"并不完全等同。虽然两者都以血管壁的炎性细胞浸润为主要组织学特点，但多数学者认为，"血管炎"的诊断无论在炎性细胞浸润程度或范围上均应有更加严格的要求，与动脉粥样硬化相关的炎症并不归在"血管炎"的范畴。

血管炎是包括系统性血管炎（systemic vasculitis）、RA、SLE、系统性硬化症（systemic sclerosis，SSc）在内多种自身免疫病的主要病理基础之一。而这些疾病所导致的无论是大中动脉，还是小动脉、微动脉的血管炎，均可参与冠心病的发病。冠状动脉尤其是其开口部位的血管炎，可直接导致心肌缺血的发生。而在自身免疫病中更为广泛存在的，则是心肌血管和大中血管滋养血管的小血管或微血管炎，这些微血管病变可导致大中血管供血区的低灌注和血流淤滞，并加重动脉粥样硬化斑块的不稳定性 [13]。这一机制解释了为何在冠状动脉造影中未发现严重粥样硬化及狭窄的自身免疫病患者仍可出现心肌缺血的表现 [14]。此外，血管炎还是自身免疫病患者发生冠状动脉瘤的病理基础。有趣的是，动脉瘤与动脉粥样硬化之间又存在着千丝万缕的联系。动脉粥样硬化好发于形成动脉瘤的部位，而动脉的瘤样扩张又大大增加了斑块破裂的风险 [15]。

（四）自身抗体的作用

目前认为，自身免疫性疾病患者体内存在的多种自身抗体也参与冠心病的发生。举例来说，在 RA 患者中，血管在慢性炎症的刺激下可发生蛋白的瓜氨酸化，而大多数 RA 患者存在抗瓜氨酸化蛋白的抗体，通过识别这些自身抗原进一步加重血管的炎症，这一恶性循环加速了冠心病的发生。研究发现，抗瓜氨酸化蛋白的抗体如抗环瓜氨酸肽（cyclic citrullinated peptides，CCP）抗体在发生动脉粥样硬化的 RA 患者中明显升高。在 SLE 患者中，抗核抗体（antinuclear antibody，ANA）阳性可能与早发动脉粥样硬化相关。在对年轻女性患者 ANA 与颈动脉弹性相关性的研究中，对传统危险因素进行校正后，ANA 阳性与颈动脉的顺应性仍呈负相关 [16]。此外，SLE 患者中氧化低密度脂蛋白（oxygenized low density lipoprotein，oxLDL）水平较高，抗 oxLDL IgG 滴度也较高，且与颈动脉内 - 中膜厚度（intimal-medial thickness，IMT）存在相关性。抗磷脂抗体（antiphospholipid，aPL）在动脉粥样硬化发生中的作用尚存在一定争议，有研究发现抗 oxLDL/β_2 糖蛋白 Ⅰ（β_2-glycoprotein Ⅰ，β_2-GP Ⅰ）复合物在 SLE 患者尤其是继发抗磷脂综合征（antiphospholipid syndrome，APS）的患者中显著升高 [17]。对 SSc 自身抗体与冠心病相关性的研究结论不一。研究发现，患者颈动脉 IMT 的增加与抗热休克蛋白 65（heat shock protein-65，HSP-65）IgM 水平呈正相关 [18]。而 SSc 患者体内 aPL 包括抗心磷脂抗体、狼疮抗凝物及抗 β_2-GP Ⅰ 抗体的存在也与患者血管病变的临床表现及毛细血管受累的严重程度相关 [19]，但也另有研究得出相反结论。因此，自身抗体在 SSc 患者冠心病发病中的作用有待进一步研究以证实。

（五）血管内皮细胞功能障碍

血管内皮细胞在维持血流量、防止白细胞激活等方面起着重要的调节作用。内皮细胞的损伤和凋亡可导致血管功能障碍，促进动脉粥样硬化斑块的形成并增加斑块的不稳定性 [20]。在多种自身免疫性疾病中，天然免疫和获得性免疫均参与介导血管内皮细胞凋亡的发生。在年轻的女性 SLE 患者中，循环血管内皮细胞的凋亡被认为与血管功能异常以及组织因子水平升高密切相关。而抗内皮细胞抗体（anti-endothelial cell antibody，AECA）可能在这一异常中扮演着重要角色 [21]。与此类似，血管内皮细胞凋亡也被认为是 SSc 患者发生血管病变的一个重要机制。AECA 的存在、病毒感染、再灌注损伤和细胞毒性 T 细胞均参与这一致病机制 [22]。

（六）共同危险因素的存在

1. 牙周病　在近年来的多项研究中，牙周病与冠心病及 RA 的相关性已经得到了充分的印证。荟萃分析数据显示,牙周病患者冠心病的发生率显著增加[23]。在冠状动脉斑块中,常可发现牙周细菌如牙龈卟啉单胞菌的存在。由此推断,牙周致病菌及其产物由口腔局部扩散到血液循环中,通过释放炎症介质引起动脉粥样硬化。牙周病的存在与RA的发病之间也存在类似机制:与健康对照者相比,RA患者的牙周病患病率更高;牙周炎患者中,RA的发病率也更高[24]。在RA患者的滑膜液和血清中,可分离鉴定出牙周致病菌如牙龈卟啉单胞菌和中间普氏菌[25];在患者血清中,还可检测到高滴度的针对这两种细菌的抗体[26]。目前认为,牙龈卟啉单胞菌是唯一具有肽酰基精氨酸脱亚胺酶(peptidylarginine deiminase,PAD)活性的口腔细菌,参与自身精氨酸肽抗原的瓜氨酸化,导致免疫复合物的产生和关节破坏[27]。临床上,牙周非手术治疗已被证明可以降低重度牙周炎患者RA的严重程度[28]。

2. 吸烟　众所周知,吸烟是冠心病的一个重要危险因素。ARIC研究显示,主动或被动吸烟均可导致动脉粥样硬化加速[29];吸烟可以同时促进血栓形成,导致急性冠状动脉事件的发生,显著增加心血管疾病的过早死亡率。吸烟同样也是多种自身免疫性疾病的重要环境危险因素。有研究证实,吸烟者RA发病的风险显著增加,且与吸烟的累积剂量相关[30]。这一影响在无RA家族史的人群中更为显著;而在存在家族史的人群中,吸烟者RA发病时间更早[31]。吸烟与RA的严重程度同样相关,吸烟的RA患者临床表现常更加严重[32],且对改善病情的抗风湿药物(disease-modifying anti-rheumatic drugs,DMARDs)和生物制剂的反应也较差。

3. 维生素D缺乏　维生素D是一种属于类固醇化合物的脂溶性维生素。近年来发现,维生素D还是一种神经内分泌-免疫调节激素,除参与钙磷代谢、防治骨质疏松外,还有多种免疫调节功能,并可通过其活性代谢产物1,25-二羟维生素D作用于心肌细胞、血管平滑肌细胞和内皮细胞,发挥其心血管方面的生理作用。多项研究发现,维生素D水平在心血管疾病以及多种自身免疫性疾病中均显著减低[33-34],提示维生素D的缺乏可能同时参与了两者的发病。

如前所述,内皮细胞功能障碍和血管僵硬度可作为心血管疾病发病率及病死率的预测因素。而维生素D缺乏与两者均密切相关。25-羟维生素D(25-hydrovitamin D,25-OHD)与反映内皮细胞功能紊乱的指标如血流介导的血管扩张(flow-mediated vasodilation,FMD)、反应性充血指数(reactive hyperaemia index,RHI)存在独立相关性,与反映动脉僵硬度的脉搏波传导速度(pulse wave velocity,PWV)也独立相关[35]。许多长期研究表明,维生素D缺乏与心血管不良事件如高血压、冠心病的发病率增加密切相关。对急性心肌梗死患者进行随访,发现维生素D水平预测由再发心肌梗死、心力衰竭住院及死亡组成的主要不良心脏事件(major adverse cardiac events,MACE)的发生[36]。此外,维生素D还可以参与调整人体内Th1/Th2的平衡状态,使这一平衡向抗炎的Th2及调节性T细胞(regulatory cells,Tregs)而非致炎的Th1和Th17细胞倾斜。一旦发生缺乏,则可促进炎症的发生,并可使人体发生免疫耐受缺失,增加发生自身免疫反应的风险。多项随机对照研究发现,SLE患者体内维生素D的含量降低非常普遍。其水平持续低下可使炎症迁延持续[37],而长期的炎症反应又可以反过来进一步提高维生素D的分解代谢,加重其缺乏[38]。另外,SLE患者可产生针对维生素D的抗体,也是导致维生素D缺乏的重要原因[39]。目前已广泛证实,补充维生素D可改善SLE患者的病情。而维生素D的补充治疗与心血管预后则结论不一,有荟萃分析表明,维生素D仅在与钙剂联合使用时才有降低全因病死率的作用[40]。而维生素D在自身免疫病患者心血管事件中的治疗作用尚需更多研究进一步证实。

（七）药物作用

自身免疫性疾病的治疗主要依靠糖皮质激素、非甾体抗炎药(non-steroidal anti-inflammatory drug,NSAID)及免疫抑制剂。其中,部分药物的应用也是此类患者冠心病风险增加的另一原因。

二、常见自身免疫性疾病与冠心病

（一）常见自身免疫病与冠心病

1. 炎性关节病(inflammatory arthritis)　多项研究表明,罹患炎性关节病包括RA、强直性脊柱炎(ankylosing spondylitis,AS)及PsA的患者,其发生动脉粥样硬化、血管内皮功能障碍、颈动脉内膜增厚或斑块形成,甚至出现心肌梗死的概率均显著增加[41-45]。心血管疾病已经成为此类患者出现过早死亡最为常见的原因[46-47]。在纠正了传统的冠心病危险因素(如高龄、男性、吸烟、高血压、糖尿病、高密度脂蛋白胆固醇血症及家族史等)之后,这种相关性仍然存在[48],提示炎性关节病是冠心病的独立危险因素。

在炎性关节病与冠心病相关性的研究中,目前以RA证据最为充分。RA是一种以侵蚀性关节炎为主要表现的全身性自身免疫性疾病。除关节症状外,还可出现发热、全身乏力、类风湿结节,并可出现心、肺、神经系统受累等关节外表现。其中,心血管疾病作为患者的首要死亡原因,占 RA 患者死因的 40% ~ 50%[49]。RA 患者发生心血管事件的概率是对照人群的 2 ~ 3 倍[50]。这一风险在 RA 诊断之后的 2 年内已经开始增加[51],且与其疾病活动度及严重程度存在正相关。DMARDs 在抑制滑膜炎的同时,也可降低 RA 患者罹患心血管疾病的风险,而他汀类药物在降脂的同时,也有降低 RA 疾病活动度的作用[52-54]。这一治疗反应进一步证实,RA 与冠心病存在共同的病理机制。此外,在 RA 的治疗中,某些用药如糖皮质激素等,也在冠心病的发病中存在一定的促进作用,将在稍后单独讨论。

AS 及 PsA 两者均属于脊柱关节炎(spondyloarthritis,SpA)。SpA 过去被称为血清阴性脊柱关节病(seronegative spondyloarthropathy),是一类以中轴和外周关节,或者肌腱和韧带受累为主要表现的慢性炎症性自身免疫病的总称。近年来,AS 和 PsA 与冠心病的相关性被日益重视,其机制尚未完全阐明,炎症与加速的动脉粥样硬化、内皮细胞损伤等过程被认为参与发病。一项荟萃分析显示,AS 患者冠心病的患病风险明显升高,是非 AS 人群的 1.41 倍[55]。在 PsA 患者中,经冠状动脉 CTA 检查证实,冠状动脉粥样硬化的患病率及严重程度均高于健康对照人群。而 PsA 的病程与患者冠状动脉不稳定斑块的存在有着独立相关性[56]。

2. 系统性红斑狼疮　系统性红斑狼疮(SLE)是一种累及多器官、多系统,并可出现多种自身抗体的全身性自身免疫性疾病。SLE 患者的死亡率呈双峰模型,早期以疾病活动为主要死因,而晚期主要死于心血管事件。研究证实,SLE 患者冠心病的发病率为 6% ~ 10%,明显高于普通人群[57];SLE 女性患者心血管疾病的发病率较普通人群增加 5 ~ 10 倍,其中 35 ~ 44 岁 SLE 女性患者心肌梗死的发病率是 Framingham 研究中同年龄对照者的 52.4 倍[1, 58]。SLE 患者动脉粥样硬化发病率增加[59],与多种危险因素有关。其中,传统因素包括高血压、糖尿病、肥胖、吸烟、高龄、血脂异常及高同型半胱氨酸血症。在对以上传统危险因素进行校正后,SLE 患者心血管疾病的发生率仍高于对照组,提示除传统因素外,还存在其他特异性危险因素,如炎性指标 CRP、黏附因子、细胞因子及多种自身抗体。此外,SLE 疾病的严重程度及病程均与冠心病的发生存在一定的相关性。

3. 系统性硬化症　系统性硬化症(SSc)是一种以多系统炎症、内皮细胞损伤及广泛血管病变为主要病理特征,临床上以局限性或弥漫性皮肤增厚和纤维化为主要表现,并可出现肺、心脏、消化道等多种内脏器官受累的全身性自身免疫性疾病[60]。虽然通常认为,SSc 血管受累以微血管病变为主,大血管病变较为罕见。但近年来越来越多的证据表明,SSc 患者早发动脉粥样硬化和心血管疾病的风险也明显增加[61]。有学者采用冠状动脉钙化评分(coronary artery calcium score,CACS)评估冠状动脉粥样硬化。在对年龄、低密度脂蛋白胆固醇及高血压等其他心血管危险因素进行校正后,SSc 仍与严重冠状动脉钙化(CACS≥101 分)相关,提示 SSc 为冠状动脉钙化的独立危险因素[62]。SSc 患者甘油三酯、总胆固醇、低密度脂蛋白及脂蛋白(a)均较健康人群明显升高;而高密度脂蛋白水平则显著下降,且与抗着丝点抗体阳性存在相关性。以上血脂异常及 CRP 的升高,均会导致炎症反应的增强,并促进动脉粥样硬化的发生[63]。

除传统危险因素外,炎症、自身抗体及内皮细胞功能障碍均与 SSc 患者冠心病的发生相关。此外,肺动脉高压也是 SSc 患者发生冠心病的独立危险因素[64],这一发现提示微血管病变可能是两者共同的发病机制。一项尸检研究显示,尽管 SSc 患者发生冠状动脉粥样硬化的比例与对照组类似,但冠状动脉小血管或微血管发生动脉粥样硬化的比例则显著高于对照组(17% *vs.* 2%)[65],从另一侧面证实了微血管病变在 SSc 患者冠心病的发生中起着重要作用。冠状动脉血流储备(coronary flow reserve,CFR)的下降可用于评估冠状动脉微血管功能障碍(coronary microvascular dysfunction,CMD),从而识别早期冠状动脉功能的下降。研究发现,SSc 患者 CFR 较同种族、同年龄人群显著降低[66]。进一步研究显示,在弥漫性系统性硬化症患者中,病程早期即可出现 CFR 下降,而局限性系统性硬化症患者则多于病程晚期出现[67]。

4. 抗磷脂综合征　抗磷脂综合征(APS)是一种以反复动、静脉血栓形成,病态妊娠和抗磷脂抗体(aPL)阳性为主要特点的自身免疫病。APS 可继发于 SLE 或其他自身免疫病,也可单独存在即原发性 APS。无论原发或继发,其临床表现及实验室检查并无差别。APS 患者的心血管受累可表现为冠心病、心脏瓣膜病变、肺动脉高压及周围血管病变等。欧洲多中心 APS 研究发现,心肌梗死占 APS 患者死因的 19%[68]。在传统危险因素方面,APS 患者更易发生高脂血症、糖尿病、肥胖及高血压[69];特异性危险因素方面,抗心磷脂抗体、抗 β_2-GPⅠ抗体及狼疮抗凝物正如前所述,可能参与冠心病发病。aPL 阳性的动脉粥样硬化患者较动脉粥样硬化程度相似,但 aPL 阴性的患者发生心肌缺血事件的概率更大。原发性 APS 患者颈动脉内 - 中膜增厚及管腔狭窄的患病率增加,证实了 aPL 在动脉粥样硬化中的作用[70]。

5. 系统性血管炎　系统性血管炎是一组原因未明、以血管壁非感染性炎症为典型病理改变的自身免疫性疾病，可表现为血管的闭塞、狭窄、瘤样扩张以及血栓的形成。根据主要受累血管的管径大小，分为大血管炎以及小血管炎。大血管炎包括大动脉炎和巨细胞动脉炎、中等血管的血管炎如结节性多动脉炎（polyarteritis nodosa，PAN）和川崎病；小血管炎包括肉芽肿性血管炎（granulomatosis with polyangiitis，GPA）、嗜酸性肉芽肿性血管炎（eosinophilic granulomatosis with polyangiitis，EGPA）及显微镜下多血管炎（microscopic polyangiitis，MPA）。此外，白塞病可出现各种大小管径血管的受累，因此被称为"变异性血管炎"。

冠状动脉属于中等动脉，多种系统性血管炎包括大动脉炎、川崎病、PAN、EGPA、GPA、MPA及白塞病等均可导致冠状动脉受累。一方面，血管炎可直接累及冠状动脉；另一方面，血管炎可加速动脉粥样硬化的进展；此外，血栓形成、冠状动脉痉挛也可能参与发病。大动脉炎累及冠状动脉主要有以下3种表现，即冠状动脉开口部位的狭窄及闭塞、弥漫或局限性冠状动脉炎、冠状动脉瘤的形成[71]。其中又以冠状动脉开口部位的病变，作为主动脉病变的延续最为常见；非开口部位的病变则可能与炎症或加速的动脉粥样硬化相关。PAN是一种累及中小动脉的坏死性血管炎，累及冠状动脉可表现为狭窄、闭塞、动脉瘤及血栓形成。EGPA、MPA及GPA三者统称为抗中性粒细胞胞浆抗体（anti-neutrophil cytoplasmic antibodies，ANCA）相关性小血管炎。EGPA既往也称为Churg-Stauss综合征，是一种富含嗜酸性粒细胞的坏死性肉芽肿血管炎，多侵犯中小血管，常伴有支气管哮喘及嗜酸性粒细胞增多症。有研究报道，27%～47%的EGPA患者可出现心脏受累的临床表现，包括心内膜炎、心包炎、心律失常、心力衰竭，也可表现为冠状动脉炎甚至心肌梗死，而存在心电图或超声心动图异常的患者可达62%[72]。白塞病作为一种变异性血管炎，心脏受累可表现为心包炎、心内膜纤维化、心脏内血栓形成和心瓣膜病变。白塞病冠状动脉受累较为罕见，多以病例报道为主，主要改变包括冠状动脉狭窄、闭塞、血栓，以及动脉瘤或假性动脉瘤的形成。研究显示，冠状动脉病变多见于中青年男性白塞病患者，常在病程中晚期出现，但也有极少数患者以急性心肌梗死为疾病的首发表现[73]。

（二）自身免疫病患者冠心病风险的相关管理

如前所述，多种自身免疫性疾病患者罹患冠心病的风险明显增加，多隐匿起病，并已经成为患者过早死亡的主要原因。因此，在此类患者中进行心血管事件风险的筛查和早期管理是极其必要的。针对这一需求，欧洲风湿病联盟（European League Against Rheumatism，EULAR）在2010年推出了炎性关节病包括RA、AS及PsA患者的心血管风险管理指南[74]（表12-3-1）。虽然在其他自身免疫性疾病患者中，心血管风险的评估及管理尚无类似指南，但这一建议为一些共性的问题提供了重要参考。

表12-3-1　RA、AS及PsA患者心血管疾病风险的管理建议

	建议	证据等级	推荐强度
1	RA可被认为是一种增加心血管事件风险的疾病，原因在于它既增加了传统心血管疾病的危险因素，又存在炎症反应这一负担。尽管缺少证据，这同样适用于AS和PsA的患者	2b～3[5]	B
2	应尽可能控制关节炎活动以降低心血管事件风险	2b～3	B
3	所有RA、AS及PsA患者应根据全国性的指南每年评估心血管疾病的风险；在更换抗风湿用药后，应重新进行评估	3[8]	C
4	当RA患者符合以下3条标准中2条或以上时，风险评分应该乘以1.5：①患病时间超过10年；②类风湿因子或抗环CCP抗体阳性；③关节外表现的存在	3	C
5	当使用系统性冠状动脉危险评估（systematic coronary risk evaluation，SCORE）模型评估风险时，应该使用甘油三酯/高密度脂蛋白胆固醇比值	3	C
6	应根据全国性的指南进行心血管疾病风险的干预	3	C
7	建议选择他汀类、血管紧张素转化酶抑制剂（angiotensin-converting enzyme inhibitor，ACEI）和/或血管紧张素受体抑制剂（angiotensin receptor blocker，ARB）类药物	2a～3	C～D
8	昔布类和大多数NSAID的心血管风险并不明确，还需进一步研究。因此，在使用这些药物时需要特别谨慎，特别是对有心血管危险因素或者曾经罹患过心血管疾病的患者	2a～3	C
9	应用激素时，应采用最小剂量	3	C
10	建议患者戒烟	3	C

自身免疫病患者伴发冠心病的管理,包括定期筛查、对心血管风险进行评估、传统及特异性危险因素的控制,以及原发病的治疗等。目前用于早期诊断的检查方法分为无创、半有创和有创性三类,无创方法包括心电图及负荷试验、血管超声测定颈动脉 IMT、经胸超声心动图、冠状动脉 CTA 及磁共振扫描,半有创方法包括经胸负荷超声心动图评估 CFR、经食管超声心动图,有创方法则主要指冠状动脉造影。目前,多采用系统性冠状动脉危险评估(SCORE)模型[75]或 Framingham 评分系统[76]对患者的心血管风险进行评估。在高危患者中,需注意戒烟、降压、控制血糖及血脂、加强锻炼并控制体重,以减少冠心病的传统危险因素。在部分自身免疫病如系统性血管炎合并冠状动脉受累时,单纯应用冠心病二级预防用药治疗效果并不明显。虽然冠状动脉球囊扩张或支架植入术可改善急性冠脉综合征患者的动脉狭窄或闭塞,但若未及时加用针对血管炎原发病的治疗,部分病例可在短期内复发,出现支架内再狭窄、血栓形成,或形成动脉瘤或假性动脉瘤。因此,在此类患者中还需注意原发病的治疗,加用糖皮质激素、免疫抑制剂或生物制剂。在应用以上药物时,还需要考虑到药物对心血管系统的影响。

三、自身免疫性疾病常用药物与冠心病

(一)糖皮质激素

糖皮质激素的应用可加重高血压、高血糖、高甘油三酯血症和高胆固醇血症,但在降低炎症反应及疾病活动度方面有着良好的作用。因此,糖皮质激素在自身免疫病患者冠心病的发病中,同时存在正、反两方面的作用。有研究指出,糖皮质激素的应用与心血管事件的危险性增高相关[77];但另有证据表明,糖皮质激素累积剂量或疗程长短均与动脉粥样硬化无明确相关关系[78]。目前尚无证据表明不同剂量的糖皮质激素在心血管风险方面存在差异,但总体认为其应用宜谨慎,建议尽量短时程、最低剂量使用[74]。

(二)非甾体抗炎药

非甾体抗炎药(NSAID)主要通过抑制环氧合酶(cyclooxygenase,COX)、阻断花生四烯酸合成前列腺素,从而发挥解热、镇痛及抗炎的作用。COX 有 3 种同工酶,即 COX-1、COX-2 及 COX-3。其中,COX-2 可促进前列环素的产生,舒张血管,并防止血小板的聚集;COX-1 则促进血栓素的作用,与前列环素相反,促进血管收缩及血小板的聚集。根据对 COX-1 和 COX-2 作用的强弱,NSAID 可分为非选择性 COX 抑制剂、特异性 COX-1 抑制剂、选择性 COX-2 抑制剂及特异性 COX-2 抑制剂。

近年来,有关 NSAID 尤其是选择性及特异性 COX-2 抑制剂的心血管不良反应广受关注。由于选择性及特异性 COX-2 抑制剂仅作用于 COX-2,而对 COX-1 抑制作用较轻或无抑制作用,故可使前列环素生成减少,而对血栓素影响不大,导致两者平衡失调,促进血管收缩和血栓形成,增加发生心血管事件的风险[79]。早在 2000 年,就有学者提出罗非考昔与伐地考昔等 COX-2 抑制剂可能存在心血管方面的不良反应[80-81]。2004 年,罗非考昔主动撤市。2004 年末,美国食品药品监督管理局(Food and Drug Administration,FDA)提示应警惕伐地考昔的使用,并禁止该药用于冠状动脉旁路移植术患者。

在发现 COX-2 抑制剂存在不良心血管影响之后,非选择性 NSAID 的使用量逐渐增加,此类药物的心血管风险成为另一研究热点。多项研究一致表明,双氯芬酸可增加心血管事件风险[82]。早期的荟萃分析显示,萘普生与布洛芬可能是"相对安全的药物"[83-84];后续数据发现,萘普生及布洛芬也与心血管事件风险增加有关。近期一项荟萃分析,大剂量双氯芬酸的心血管风险与昔布类相似,布洛芬也可能存在相关风险,但大剂量萘普生的风险低于其他 NSAID[85]。自 2005 年起,所有 NSAID 均被贴上了"可能导致严重心血管事件"的有色标签。一项丹麦国家注册研究显示,即使仅给予 7～14 天的短期治疗,多数 NSAID 的应用仍与既往心肌梗死患者的再发心肌梗死及死亡风险增加有关,因此不建议在既往心肌梗死的患者中使用 COX-2 抑制剂或非选择性 NSAID[86]。对 INVEST 研究的事后分析发现,稳定性冠心病合并高血压患者长期使用 NSAID 后的复合终点事件(全因死亡、非致死性心肌梗死及非致死性脑卒中)风险增加[87]。目前,美国 FDA 建议使用 NSAID 时进行低剂量、短周期治疗;美国心脏学会/美国心脏病学会(ACC/AHA)建议管理心血管疾病患者疼痛时可按图 12-3-1 所示步骤进行递进式治疗[88]。PRECISION 试验是首个在心血管高危且正在接受选择性 COX-2 抑制剂塞来昔布或传统 NSAID 包括布洛芬或萘普生治疗关节炎的患者中进行的安全性对照研究,其结果将会在未来提供更多证据[89]。

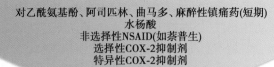

对乙酰氨基酚、阿司匹林、曲马多、麻醉性镇痛药(短期)
水杨酸
非选择性NSAID(如萘普生)
选择性COX-2抑制剂
特异性COX-2抑制剂

图 12-3-1　心血管疾病患者疼痛管理的递进式治疗：在患心血管疾病或存在心血管危险因素的患者中，进行疼痛管理时药物的优先选择等级由上至下

（三）免疫抑制剂及生物制剂

免疫抑制剂及生物制剂与冠心病的相关性尚未完全阐明，有待更加深入的研究。目前认为，免疫抑制剂方面，甲氨蝶呤可导致高同型半胱氨酸血症，促进动脉粥样硬化的形成；但其又可降低炎症反应及疾病活动度。一项纳入 1 240 例 RA 患者的队列研究表明，甲氨蝶呤可降低 RA 患者的全因死亡率和心血管事件死亡率[90]。钙调磷酸酶抑制剂包括环孢素及他克莫司均可引起糖、脂代谢紊乱，进而增加心血管疾病的危险。其中，后者高脂血症的发生率较前者降低，但其糖耐量异常发生率高于前者。羟氯喹可以降低胆固醇及甘油三酯的水平，可降低血糖和血压，还可以降低栓塞的风险[91]。生物制剂是选择性针对参与免疫反应或炎症过程的分子或以受体为靶目标的单克隆抗体或天然抑制分子的重组产物。生物制剂种类繁多，目前用于治疗自身免疫性疾病的生物制剂包括 TNF 抑制剂、抗 IL-6 受体单克隆抗体和抗 CD20 单克隆抗体等多种药物。研究发现，应用 TNF 抑制剂可降低患者 CRP 及 IL-6，提高高密度脂蛋白水平，并可减轻胰岛素抵抗及改善内皮细胞功能[92]，可明显降低 RA 患者心血管事件的发生率[93]；而其他生物制剂作用与 TNF 抑制剂类似[94-95]。另有研究显示，生物制剂在心血管风险方面的作用与甲氨蝶呤单药相比并无显著差异[96]，因此生物制剂在心血管风险方面的作用同样需更加深入的研究提供证据。

（杨 月）

参 考 文 献

［1］ZINGER H, SHERER Y, SHOENFELD Y.Atherosclerosis in autoimmune rheumatic diseases-mechanisms and clinical findings[J].Clin Rev Allergy Immunol, 2009, 37(1):20-28.

［2］SITIA S, ALZENI F, SARZI-PUTTINI P, et al.Cardiovascular involvement in systemic autoimmune diseases[J].Autoimmun Rev, 2009, 8(4):281-286.

［3］HANSSON G K.Inflammation, atherosclerosis, and coronary artery disease[J].N Engl J Med, 2005, 352(16):1685-1695.

［4］JARA L J, MEDINA G, VERA-LASTRA O, et al.Accelerated atherosclerosis, immune response and autoimmune rheumatic diseases[J].Autoimmun Rev, 2006, 5(3):195-201.

［5］AUBRY M C, MARADIT-KREMERS H, REINALDA M S, et al.Differences in atherosclerotic coronary heart disease between subjects with and without rheumatoid arthritis[J].J Rheumatol, 2007, 34(5):937-942.

［6］WINYARD P G, TATZBER F, ESTERBAUER H, et al.Presence of foam cells containing oxidised low density lipoprotein in the synovial membrane from patients with rheumatoid arthritis[J].Ann Rheum Dis, 1993, 52(9):677-680.

［7］KOENIG W, KHUSEYINOVA N.Biomarkers of atherosclerotic plaque instability and rupture[J].Arterioscler Thromb Vasc Biol, 2007, 27(1):15-26.

［8］LIBBY P, CREA F.Clinical implications of inflammation for cardiovascular primary prevention[J].Eur Heart J, 2010, 31（ 7):777-783.

［9］SHIELDS K J, STOLZ D, WATKINS S C, et al.Complement proteins C_3 and C_4 bind to collagen and elastin in the vascular wall: a potential role in vascular stiffness and atherosclerosis[J].Clin Transl Sci, 2011, 4(3):146-152.

［10］NILSSON B, HAMAD O A, AHLSTRÖM H, et al.C_3 and C_4 are strongly related to adipose tissue variables and cardiovascular risk factors[J].Eur J Clin Invest, 2014, 44:587-596.

［11］PARRA S, VIVES G, FERRÉ R, et al.Complement system and small HDL particles are associated with subclinical atherosclerosis in SLE patients[J].Atherosclerosis, 2012, 225(1):224-230.

［12］ALPSOY S, AKYUZ A, ERFAN G, et al.Atherosclerosis, some serum inflammatory markers in psoriasis[J].G Ital Dermatol Venereol, 2014, 149(2):167-175.

［13］LANGHEINRICH A C, KAMPSCHULTE M, BUCH T, et al.Vasa vasorum and atherosclerosis-Quid novi?[J]. Thromb Haemost, 2007, 97(6):873-879.

［14］RECIO-MAYORAL A, MASON J C, KASKI J C, et al.Chronic inflammation and coronary microvascular dysfunction in patients without risk factors for coronary artery disease[J].Eur Heart J, 2009, 30(15):1837-1843.

［15］HOLLAN I.Vascular inflammation in systemic rheumatic diseases[J].Curr Med Lit Rheumatol, 2011, 30(2):33-45.

［16］PERTOVAARA M, KÄHÖNEN M, JUONALA M, et al.Autoimmunity and atherosclerosis: the presence of antinuclear antibodies is associated with decreased carotid elasticity in young women.The Cardiovascular Risk in Young Finns Study[J]. Rheumatology(Oxford), 2009, 48(12):1553-1556.

［17］BASSI N, GHIRARDELLO A, LACCARINO L, et al.OxLDL/ β_2 GP I -anti-oxLDL/ β_2 GP I complex and atherosclerosis in SLE patients[J].Autoimmun Rev, 2007, 7(1):52-58.

［18］SZUCS G, TÍMÁR O, SZEKANECZ Z, et al.Endothelial dysfunction precedes atherosclerosis in systemic sclerosis--relevance for prevention of vascular complications[J].Rheumatology(Oxford), 2007, 46(5):759-762.

［19］MARIE I, JOUEN F, HELLOT M F, et al.Anticardiolipin and anti- β_2 glycoprotein I antibodies and lupus-like anticoagulant: prevalence and significance in systemic sclerosis[J].Br J Dermatol, 2008, 158(1):141-144.

［20］MALLAT Z, TEDGUI A.Apoptosis in the vasculature: mechanisms and functional importance[J].Br J Pharmacol, 2000, 130(5):947-962.

［21］VAN PAASSEN P, DUIJVESTIJN A, DEBRUS-PALMANS L, et al.Induction of endothelial cell apoptosis by IgG antibodies from SLE patients with nephropathy: a potential role for anti-endothelial cell antibodies[J].Ann N Y Acad Sci, 2007, 1108:147-156.

［22］SGONC R, GRUSCHWITZ M S, DIETRICH H, et al.Endothelial cell apoptosis is a primary pathogenetic event underlying skin lesions in avian and human scleroderma[J].J Clin Invest, 1996, 98(3):785-792.

［23］BAHEKAR A A, SINGH S, SAHA S, et al.The prevalence and incidence of coronary heart disease is significantly increased in periodontitis: a meta-analysis[J].Am Heart J, 2007, 154(5):830-837.

［24］MERCADO F B, MARSHALL R I, KLESTOV A C, et al.Relationship between rheumatoid arthritis and periodontitis[J].J Periodontol, 2001, 72(6):779-787.

［25］MOEN K, BRUN J G, VALEN M, et al.Synovial inflammation in active rheumatoid arthritis and psoriatic arthritis facilitates trapping of a variety of oral bacterial DNAs[J].Clin Exp Rheumatol, 2006, 24(6):656-663.

［26］OGRENDIK M, KOKINO S, OZDEMIR F, et al.Serum antibodies to oral anaerobic bacteria in patients with rheumatoid arthritis[J].MedGenMed, 2005, 7(2):2.

［27］LIAO F, LI Z, WANG Y, et al.Porphyromonas gingivalis may play an important role in the pathogenesis of periodontitis-associated rheumatoid arthritis[J].Med Hypotheses, 2009, 72(6): 732-735.

［28］ORTIZ P, BISSADA N F, PALOMO L, et al.Periodontal therapy reduces the severity of active rheumatoid arthritis in patients treated with or without tumor necrosis factor inhibitors[J].J Periodontol, 2009, 80(4):535-540.

［29］HOWARD G, WAGENKNECHT L E, BURKE G L, et al.Cigarette smoking and progression of atherosclerosis: the atherosclerosis risk in communities(ARIC)study[J].JAMA, 1998, 279(2):119-124.

［30］RECKNER OLSSON A, SKOGH T, WINGREN G.Comorbidity and lifestyle, reproductive factors, and environmental exposures associated with rheumatoid arthritis[J].Ann Rheum Dis, 2001, 60(10):934-939.

［31］HUTCHINSON D, SHEPSTONE L, MOOTS R, et al.Heavy cigarette smoking is strongly associated with rheumatoid arthritis(RA), particularly in patients without a family history of RA[J].Ann Rheum Dis, 2001, 60(3):223-227.

［32］WESTHOFF G, RAU R, ZINK A.Rheumatoid arthritis patients who smoke have a higher need for DMARDs and feel worse, but they do not have more joint damage than non-smokers of the same serological group[J].Rheumatology(Oxford), 2008, 47(6):849-854.

［33］KUNADIAN V, FORD G A, BAWAMIA B, et al.Vitamin D deficiency and coronary artery disease: a review of the evidence[J].Am Heart J, 2014, 167(3):283-291.

［34］GATENBY P, LUCAS R, SWAMINATHAN A.Vitamin D deficiency and risk for rheumatic diseases: an update[J].Curr

Opin Rheumatol, 2013, 25(2):184-191.

［35］AL MHEID I, PATEL R, MURROW J, et al.Vitamin D status is associated with arterial stiffness and vascular dysfunction in healthy humans[J].J Am Coll Cardiol, 2011, 58(2):186-192.

［36］JOERGENSEN C, REINHARD H, SCHMEDES A, et al.Vitamin D levels and asymptomatic coronary artery disease in type 2 diabetic patients with elevated urinary albumin excretion rate[J].Diabetes Care, 2012, 35(1):168-172.

［37］ZOLD E, BARTA Z, BODOLAY E.Vitamin D deficiency and connective tissue disease[J].Vitam Horm, 2011, 86:261-286.

［38］BEN-ZVI I, ARANOW C, MACKAY M, et al.The impact of vitamin D on dendritic cell function in patients with systemic lupus erythematosus[J].PLoS One, 2010, 5(2):e9193.

［39］CARVALHO J F, BLANK M, KISS E, et al.Anti-vitamin D, vitamin D in SLE: preliminary results[J].Ann N Y Acad Sci, 2007, 1109:550-557.

［40］ELAMIN M B, ABU ELNOUR N O, ELAMIN K B, et al.Vitamin D and cardiovascular outcomes: a systematic review and meta-analysis[J].J Clin Endocrinol Metab, 2011, 96(7):1931-1942.

［41］ROMAN M J, DEVEREUX R B, SCHWARTZ J E, et al.Arterial stiffness in chronic inflammatory diseases[J].Hypertension, 2005, 46(1):194-199.

［42］VAUDO G, MARCHESI S, GERLI R, et al.Endothelial dysfunction in young patients with rheumatoid arthritis and low disease activity[J].Ann Rheum Dis, 2004, 63(1):31-35.

［43］ROMAN M J, MOELLER E, DAVIS A, et al.Preclinical carotid atherosclerosis in patients with rheumatoid arthritis[J].Ann Intern Med, 2006, 144(4):249-256.

［44］SOLOMON D H, KARLSON E W, RIMM E B, et al.Cardiovascular morbidity and mortality in women diagnosed with rheumatoid arthritis[J].Circulation, 2003, 107(9):1303-1307.

［45］HAN C, ROBINSON D W Jr, HACKETT M V, et al.Cardiovascular disease and risk factors in patients with rheumatoid arthritis, psoriatic arthritis, and ankylosing spondylitis[J].J Rheumatol, 2006, 33(11):2167-2172.

［46］AVIÑA-ZUBIETA J A, CHOI H K, SADATSAFAVI M, et al.Risk of cardiovascular mortality in patients with rheumatoid arthritis: a meta-analysis of observational studies[J].Arthritis Rheum, 2008, 59(12):1690-1697.

［47］PETERS M J, VAN DER HORST-BRUINSMA I E, DIJKMANS B A, et al.Cardiovascular risk profile of patients with spondylarthropathies, particularly ankylosing spondylitis and psoriatic arthritis[J].Semin Arthritis Rheum, 2004, 34(3):585-592.

［48］DEL RINCÓN I D, WILLIAMS K, STERN M P, et al.High incidence of cardiovascular events in a rheumatoid arthritis cohort not explained by traditional cardiac risk factors[J].Arthritis Rheum, 2001, 44(12):2737-2745.

［49］SARZI-PUTTINI P, ATZENI F, GERLI R, et al.Cardiac involvement in systemic rheumatic diseases: an update[J].Autoimmun Rev, 2010, 9(12):849-852.

［50］MARADIT-KREMERS H, CROWSON C S, NICOLA P J, et al.Increased unrecognized coronary heart disease and sudden deaths in rheumatoid arthritis: a population-based cohort study[J].Arthritis Rheum, 2005, 52(2):402-411.

［51］BARTOLONI E, ALUNNO A, BISTONI O, et al.How early is the atherosclerotic risk in rheumatoid arthritis?[J].Autoimmun Rev, 2010, 9(10):701-707.

［52］DIXON W G, WATSON K D, LUNT M, et al.Reduction in the incidence of myocardial infarction in patients with rheumatoid arthritis who respond to anti-tumor necrosis factor alpha therapy: results from the British Society for Rheumatology Biologics Register[J].Arthritis Rheum, 2007, 56(9):2905-2912.

［53］MCCAREY D W, SATTAR N, MCINNES I B.Do the pleiotropic effects of statins in the vascu-lature predict a role in inflammatory diseases?[J]. Arthritis Res Ther, 2005, 7(2):55-61.

［54］JAIN M K, RIDKER P M.Anti-inflammatory effects of statins: clinical evidence and basic mechanisms[J].Nat Rev Drug Discov, 2005, 4(12):977-987.

［55］UNGPRASERT P, SRIVALI N, KITTANAMONGKOLCHAI W.Risk of coronary artery disease in patients with ankylosing spondylitis: a systematic review and meta-analysis[J].Ann Transl Med, 2015, 3(4):51.

［56］SHEN J, WONG K T, CHENG I T, et al.Increased prevalence of coronary plaque in patients with psoriatic arthritis without prior diagnosis of coronary artery disease[J].Ann Rheum Dis, 2017, 76(7):1237-1244.

［57］DORIA A, IACCARINO L, GHIRARDELL A, et al.Long term prognosis and causes of death in systemic lupus erythematosus[J].Am J Med, 2006, 119(8):700-706.

［58］MANZI S, MEILAHN E N, RAIRIE J E, et al.Age-specific incidence rates of myocardial infarction and angina in women with systemic lupus erythematosus: comparison with the Framingham study[J].Am J Epidemiol, 1997, 145(5):408-415.

［59］HAHN B H，GROSSMAN J，CHEN W，et al.The pathogenesis of atherosclerosis in autoimmune rheumatic diseases: roles of inflammation and dyslipidemia[J].J Autoimmun，2007，28（2-3）:69-75.

［60］NUSSINOVITCH U，SHOENFELD Y.Atherosclerosis and macrovascular involvement in systemic sclerosis: myth or reality[J].Autoimmun Rev，2011，10（5）:259-266.

［61］GUIDUCCI S，GIACOMELLI R，CERINIC M M.Vascular complications of scleroderma[J].Autoimmun Rev，2007，6（8）:520-523.

［62］MOK M Y，LAU C S，CHIU S S，et al.Systemic sclerosis is an independent risk factor for increased coronary artery calcium deposition[J].Arthritis Rheum，2011，63（5）:1387-1395.

［63］BORBA E F，BORGES C T，BONFÁ E.Lipoprotein profile in limited systemic sclerosis[J].Rheumatol Int，2005，25（5）:379-383.

［64］NGIAN G S，SAHHAR J，PROUDMAN S M，et al.Prevalence of coronary heart disease and cardiovascular risk factors in a national cross-sectional cohort study of systemic sclerosis[J].Ann Rheum Dis，2012，71（12）:1980-1983.

［65］KAHAN A，ALLANORE Y.Primary myocardial involvement in systemic sclerosis[J].Rheumatology（Oxford），2006，45 Suppl 4:iv14-iv17.

［66］KALOUDI O，CERINIC M M.Systemic sclerosis: the heart puzzle[J].Rheumatologist，2009，3:13-15.

［67］FACCINI A，AGRICOLA E，OPPIZZI M，et al.Coronary microvascular dysfunction in asymptomatic patients affected by systemic sclerosis-limited vs.diffuse form[J].Circ J，2015，79（4）:825-829.

［68］CERVERA R.Coronary and valvular syndromes and antiphospholipid antibodies[J].Thromb Res，2004，114（5-6）:501-507.

［69］RIBEIRO A R，CARVALHO J F.Traditional risk factors for cardiovascular disease in primary antiphospholipid syndrome （APS）when compared with secondary APS: a study with 96 patients[J].Acta Reumatol Port，2010，35（1）:36-41.

［70］GRESELE P，MIGLIACCI R，VEDOVATI M C，et al.Patients with primary antiphospholipid antibody syndrome and without associated vascular risk factors present a normal endo associated vascular risk factors present a normal endothelial function[J].Thromb Res，2009，123（3）:444-451.

［71］PANJA M，SARKAR C，KAR A K，et al.Coronary artery lesions in Takayasu's arteritis- clinical and angiographic study[J]. J Assoc Physicians India，1998，46（8）:678-681.

［72］HAZEBROEK M R，KEMNA M J，SCHALLA S，et al.Prevalence and prognostic relevance of cardiac involvement in ANCA-associated vasculitis: eosinophilic granulomatosis with polyangiitis and granulomatosis with polyangiitis[J].Int J Cardiol，2015，199:170-179.

［73］朱燕林，吴庆军，严晓伟，等 . 贝赫切特综合征合并冠状动脉性心脏病 [J]. 中华临床免疫和变态反应杂志，2012，6（2）: 103-108.

［74］PETERS M J，SYMMONS D P，MCCAREY D，et al.EULAR evidence-based recommendations for cardiovascular risk management in patients with rheumatoid arthritis and other forms of inflammatory arthritis[J].Ann Rheum Dis，2010，69（2）:325-331.

［75］CONROY R M，PYÖRÄLÄ K，FITZGERALD A P，et al.Estimation of ten-year risk of fatal cardiovascular disease in Europe: the SCORE project[J].Eur Heart J，2003，24（11）:987-1003.

［76］CHUNG C P，OESER A，AVALOS I，et al.Utility of the Framingham risk score to predict the presence of coronary atherosclerosis in patients with rheumatoid arthritis[J].Arthritis Res Ther，2006，8（6）:R186.

［77］DORIA A，SHOENFELD Y，WU R，et al.Risk factors for sub clinical atherosclerosis in a prospective cohort of patients with systemic lupus erythematosus[J].Ann Rheum Dis，2003，62（11）:1071-1077.

［78］UROWITZ M B，IBAÑEZ D，GLADMAN D D.Atherosclerotic vascular events in a single large lupus cohort: prevalence and risk factors[J].J Rheumatol，2007，34（1）:70-75.

［79］FITZGERALD G A.Coxibs and cardiovascular disease[J].N Engl J Med，2004，351（17）:1709-1711.

［80］BRESALIER R S，SANDLER R S，QUAN H，et al.Cardiovascular events associated with rofecoxib in a colorectal adenoma chemoprevention trial[J].N Engl J Med，2005，352（11）:1092-1102.

［81］NUSSMEIER N A，WHELTON A A，BROWN M T，et al.Complications of the COX-2 inhibitors parecoxib and valdecoxib after cardiac surgery[J].N Engl J Med，2005，352（11）:1081-1091.

［82］HIPPISLEY-COX J，COUPLAND C.Risk of myocardial infarction in patients taking cyclo-oxygenase-2 inhibitors or conventional non-steroidal anti-inflammatory drugs: population based nested case-control analysis[J].BMJ，2005，330（7504）:1366.

［83］KEARNEY P M，BAIGENT C，GODWIN J，et al.Do selective cyclo-oxygenase-2 inhibitors and traditional non-steroidal

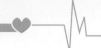

anti-inflammatory drugs increase the risk of atherothrombosis? Meta-analysis of randomised trials[J].BMJ, 2006, 332（7553）:1302-1308.

［84］MCGETTIGAN P, HENRY D.Cardiovascular risk and inhibition of cyclooxygenase: a systematic review of the observational studies of selective and nonselective inhibitors of cyclooxygenase 2[J].JAMA, 2006, 296（13）:1633-1644.

［85］Coxib and traditional NSAID Trialists'（CNT）Collaboration, BHALA N, EMBERSON J, et al.Vascular and upper gastrointestinal effects of nonsteroidal anti-inflammatory drugs: meta-analyses of individual participant data from randomised trials[J].Lancet, 2013, 382（9894）:769-779.

［86］SCHJERNING OLSEN A M, FOSBØL E L, LINDHARDSEN J, et al.Duration of treatment with nonsteroidal anti-inflammatory drugs and impact on risk of death and recurrent myocardial infarction in patients with prior myocardial infarction: a nationwide cohort study[J].Circulation, 2011, 123（20）:2226-2235.

［87］BAVRY A A, KHALIQ A, GONG Y, et al.Harmful effects of NSAIDs among patients with hypertension and coronary artery disease[J].Am J Med, 2011, 124（7）:614-620.

［88］AMSTERDAM E A, WENGER N K, BRINDIS R G, et al.2014 AHA/ACC Guideline for the Management of Patients with Non-ST-Elevation Acute Coronary Syndromes: a report of the American College of Cardiology/American Heart Association Task Force on Practice Guidelines[J].J Am Coll Cardiol, 2014, 64（24）:e139-e228.

［89］BECKER M C, WANG T H, WISNIEWSKI L, et al.Rationale, design, and governance of Prospective Randomized Evaluation of Celecoxib Integrated Safety versus Ibuprofen Or Naproxen（PRECISION）, a cardiovascular end point trial of nonsteroidal antiinflammatory agents in patients with arthritis[J].Am Heart J, 2009, 157（4）:606-612.

［90］CHOI H K, HERNÁN M A, SEEGER J D, et al.Methotrexate and mortality in patients with rheumatoid arthritis: a prospective study[J].Lancet, 2002, 359（9313）:1173-1177.

［91］BEN-ZVI I, KIVITY S, LANGEVITZ P, et al.Hydroxychloroquine: from malaria to autoimmunity[J].Clin Rev Allergy Immunol, 2012, 42（2）:145-153.

［92］DIXON W G, WATSON K D, LUNT M, et al.Reduction in the incidence of myocardial infarction in patients with rheumatoid arthritis who respond to anti-tumor necrosis factor α therapy: results from the British Society for Rheumatology Biologics Register[J].Arthritis Rheum, 2007, 56（9）: 2905-2912.

［93］JACOBSSON L T, TURESSON C, GÜLFE A, et al.Treatment with tumor necrosis factor blockers is associated with a lower incidence of first cardiovascular events in patients with rheumatoid arthritis[J].J Rheumatol, 2005, 32（7）:1213-1218.

［94］SCHULTZ O, OBERHAUSER F, SAECH J, et al.Effects of inhibition of interleukin-6 signalling on insulin sensitivity and lipoprotein（a）levels in human subjects with rheumatoid diseases[J].PLoS One, 2010, 5（12）:e14328.

［95］GONZALEZ-JUANATEY C, LLORCA J, VAZQUEZ-RODRIGUEZ T R, et al.Short-term improvement of endothelial function in rituximab-treated rheumatoid arthritis patients refractory to tumor necrosis factor alpha blocker therapy[J].Arthritis Rheum, 2008, 59（12）:1821-1824.

［96］SOLOMON D H, AVORN J, KATZ J N, et al.Immunosuppressive medications and hospitalization for cardiovascular events in patients with rheumatoid arthritis[J].Arthritis Rheum, 2006, 54（12）:3790-3798.

第4章　炎症反应与冠心病治疗

炎症在防御感染性物质和损伤中起重要作用，人类已初步了解引起急性或慢性炎症反应过程中，许多先天或获得性免疫过程中细胞与分子发生的基本过程。近年来的研究指出，炎症是动脉粥样硬化各个阶段的重要特征，炎症通路在急性血栓并发症及其临床事件中表现最为典型，因此，目前无论从理论还是临床实践上都越来越认识到炎症在动脉粥样硬化中的重要性，在冠状动脉斑块形成的初期、不稳定的进展直至最后的破裂这一过程中，炎症起到了一个主要的推动作用。越是有明显血管炎症反应的患者，预后越差。急性冠脉综合征（acute coronary syndrome，ACS）可以认为是一种心血管急性炎症综合征。

一、炎症在动脉粥样硬化斑块中的病理生理

炎症在动脉粥样硬化病变中扮演重要角色，在动脉粥样硬化性疾病的不同临床表现过程中，炎症与其发生和发展的所有阶段有关。现有的病理生理研究证实，炎症在 ACS 患者的粥样斑块破裂与血栓形成中起主要作用。首先，易损斑块的形成与炎症有明显关系，动物模型和人体研究均表明，炎症是易损斑块的一个重要特征，动物实验的病理组织学研究发现，在纤维帽和外膜均存在单核细胞、巨噬细胞和淋巴细胞的明显浸润。炎症不但参与动脉粥样硬化病变的早期形成，并与来自心肌细胞、内皮细胞、单核细胞、巨噬细胞和脂肪细胞的细胞因子的多种激活通路有关，这些细胞也是白介素 6（interleukin-6，IL-6）和肿瘤坏死因子（TNF）的来源。同时来自人体冠状动脉斑块的标本也显示，斑块内有激活的巨噬细胞，这些细胞促进斑块破裂、动脉壁血栓形成和血管收缩。炎症细胞聚集反映了 ACS 病理生理机制中存在炎症。炎症现象还体现在循环中淋巴细胞、中性粒细胞、单核细胞黏附分子的表达水平有所增加。在动脉粥样硬化斑块的肩部出现的巨噬细胞和 T 淋巴细胞促进基质金属蛋白酶和其他组织降解酶的表达，从而导致纤维帽变薄，诱发斑块破裂，与此同时，T 淋巴细胞产生的 γ-干扰素抑制胶原合成。再则，炎症也导致中性粒细胞和单核细胞局部募集，进一步促进斑块纤维帽中激活的巨噬细胞分泌基质金属蛋白酶、细胞因子和其他致炎因子，促使斑块破裂。冠状动脉、颈动脉和外周动脉粥样硬化病变的患者常有以上这些炎症介质的明显升高，并有高表达的 C 反应蛋白、纤维蛋白原以及对细胞因子产生反应而在肝脏合成的其他急性时相反应物。此外，斑块中血管平滑肌细胞通过产生间质胶原加固纤维帽，从而平衡组织降解过程，斑块内胶原合成和降解构成斑块的动态平衡。如果纤维帽进行性变薄，提示在胶原和基质合成之间已失平衡。人们已充分认识到这种平衡是动脉粥样硬化斑块的最显著特征，且与炎症过程密切相关。同时，在炎症部位有多种细胞因子和生长因子，每种因子均能潜在地影响炎症反应。血管炎症可被抗炎机制削弱，这些机制包括维持血管壁完整性、稳定性的机制，致炎因子增加导致抗炎机制和致炎因子之间失衡，从而增加斑块破裂的危险。当冠状动脉存在局部炎症反应，一些重要的细胞因子如组织因子释放，可促进血栓形成。绝大多数 ACS 患者血清炎症标志物水平升高。因此，炎症是 ACS 中斑块破裂的关键的病理生理机制。

ACS 生物标志物与 ACS 发病过程中的心肌坏死、炎症反应、斑块破裂、血栓形成以及神经体液因子的激活有关。这些病理生理发现为识别和监测炎症的发展过程提供了可能的测量目标。

二、炎症与左心室重构

炎症反应是急性心肌梗死（acute myocardial infarction，AMI）后心脏修复的关键步骤之一，然而过度的炎症反应却妨碍 AMI 后的心肌组织的修复，而且加重心室重构[1]。因此，如何控制炎症反应，减轻心室重构是防治 AMI 后心力衰竭的重要议题，然而抗炎症治疗的相关临床试验却屡屡失败，甚至加重心力衰竭，导致患者死亡率增加。以 Frangogiannis 教授为代表的研究者认为，AMI 后，一部分患者的心脏逐渐扩张，可能反映炎症反应系统的过度激活，导致基质降解，表现为收缩功能障碍；另一部分患者的心脏以肥厚为主，可能是促纤维化信号通路过度激活所致，表现为舒张功能障碍。对于上述两种情况所致的心室重构，除了与心肌梗死的面积大

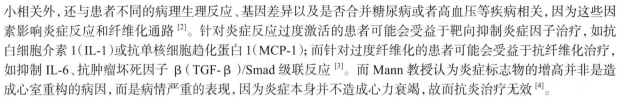

小相关外,还与患者不同的病理生理反应、基因差异以及是否合并糖尿病或者高血压等疾病相关,因为这些因素影响炎症反应和纤维化通路[2]。针对炎症反应过度激活的患者可能会受益于靶向抑制炎症因子治疗,如抗白细胞介素 1(IL-1)或抗单核细胞趋化蛋白 1(MCP-1);而针对过度纤维化的患者可能会受益于抗纤维化治疗,如抑制 IL-6、抗肿瘤坏死因子 β(TGF-β)/Smad 级联反应[3]。而 Mann 教授认为炎症标志物的增高并非是造成心室重构的病因,而是病情严重的表现,因为炎症本身并不造成心力衰竭,故而抗炎治疗无效[4]。

急性心肌缺血所致的炎症是心室重构过程的表象,心肌损伤修复质量高低是炎症程度和持续时间的关键决定因素之一,心肌修复质量与心肌损伤程度、患者基础情况、拮抗神经内分泌药物的使用等因素共同决定心室重构的程度。免疫系统是维持人机体内稳态的三大调控系统之一,参与心肌缺血后炎症损伤和修复的全过程。而免疫衰老导致损伤修复功能下降,表现为持续性炎症激活[5],导致修复障碍,从而加重心室重构。为此,推测可将抗炎症策略转变为调控免疫系统功能,从而防治心室重构。相应的基础研究,应该是找到免疫调节的关键靶点。

三、炎症与免疫系统

心肌缺血损伤所致的炎症反应,受各种固有免疫和适应性免疫的严格调控[6]。单核/巨噬细胞系统在心肌损伤后的炎症反应及修复过程中发挥着重要作用。AMI 等严重缺血事件可激活交感神经,通过 β_3 肾上腺素受体降低基质细胞衍生因子 1(SDF-1)水平,使骨髓内的造血干细胞和粒-单核祖细胞得到释放,粒-单核祖细胞进入脾脏,单核细胞生成明显增加[7-8]。不同亚型的单核/巨噬细胞在心肌炎症和修复中发挥不同的作用。转录因子单核受体(Nr4a1)在使单核/巨噬细胞从炎症性转化为修复性过程中起关键作用。AMI 早期,炎症单核细胞 Nr4a1 将淋巴细胞抗原 6C(Ly-6C)通过趋化因子受体 2(CCR-2)从骨髓和脾脏趋化至梗死相关的心肌组织,然后分化成为增生性巨噬细胞(传统命名为 M2 型巨噬细胞),在接下来的炎症解除和心肌组织愈合中发挥重要作用[9]。不仅如此,Nr4a1 还可通过多种基因抑制 TGF-β,从而抗纤维化并减轻心室重构[10]。有学者则发现调节性 T 细胞可以通过调节单核/巨噬细胞分化,促进 AMI 后心肌组织的修复[11-12]。为此,推测 Nr4a1 及调节性 T 细胞有可能作为治疗靶点,调节 AMI 后的心室重构。因此,单核/巨噬细胞在心肌缺血损伤后心室重构的炎症修复过程中起关键作用,其免疫调控机制需要进一步研究,以确定临床切实可行的干预靶点。

心力衰竭神经内分泌的机制研究及临床干预已经趋于成熟,免疫系统作为内稳态的调控系统之一,参与了心肌缺血后所致的炎症和修复的全部过程。今后的研究重点也许应该通过调节免疫系统,防治心室重构,从而预防心力衰竭的发生和发展。找出炎症损伤和修复过程中免疫调节改善心室重构的关键靶点,是基础医学的研究重点;对于临床研究,准确评估患者个体状态,确定调节炎症和免疫系统靶点的时机十分重要,否则有可能导致临床试验失败。

四、PCI 与炎症

在植入支架过程中,导丝操作、球囊扩张、扩张后支架本身均不可避免地对血管壁造成损伤。损伤部位开始有单核巨噬细胞和 T 淋巴细胞浸润,产生多种细胞因子、生长因子和趋化因子,进一步促进白细胞浸润,引起局部的炎症反应。PCI 引起的局部炎症反应与引起动脉粥样硬化的慢性炎症反应具有一定区别,PCI 导致的是以血管内皮细胞剥脱和破裂为特征的血管壁损伤促发的血管壁炎症反应,机械损伤引起的急性炎症反应占据主导地位。在支架植入损伤斑块后,其促炎因素(炎症递质或细胞因子)暴露出来,这些因素具有较强的间接或直接的启动凝血瀑布过程,即炎性反应又可通过启动凝血途径和引发血小板聚集,最终导致血栓形成。PCI 术后炎症反应在一定程度上与靶点处血管壁急性炎症反应的强弱有关,又在一定程度上受到术前机体免疫炎症系统被预先激活程度的影响,一系列基础和临床证据已证实支架植入后促发的血管壁炎症反应与以新生内膜增殖为特征的再狭窄间存在因果关系[13]。

PCI 术后能导致相关炎症和细胞因子水平的变化,其可能的机制有:①球囊扩张或支架植入不可避免地损伤内皮细胞,内皮受损、脱落、胶原暴露,可引发或促进斑块破裂,使斑块中的炎症递质(C 反应蛋白、CD11b、可溶性 cD40 配体、细胞间黏附因子 1、基质金属蛋白酶 9)或细胞因子(IL-2、IL-6、IL-8、肿瘤坏死因子 Q、内皮素 1、血小板源性生长因子、髓过氧化物酶、L-选择素、组织因子、P-选择素)促炎因素暴露于血液循环中,使循环血中性粒细胞激活,并上调白细胞黏附分子 CD11b 的表达和激活;②多种刺激可以诱发核转录因子介导的炎性反应,产生 IL-6,刺激肝细胞产生 C 反应蛋白;③支架植入后仅数天血管紧张素 II 水平较植入前升高,并且随着时间的推移有增高趋势,同时通过血小板源性生长因子调节增殖;通过诱导内皮素的基因表达,使内皮素合成增加等共同作用,促进血管平滑肌细胞的增殖与迁移,从而促进动脉粥样硬化形成,可能是再狭窄的机制之一。

五、炎症与无复流

无复流的产生和发展机制十分复杂，目前主要有内皮细胞损伤、白细胞激活、氧自由基介导的微血管损伤、微血栓、斑块碎片等。在这些无复流机制理论中，炎症因子贯穿于心肌细胞损伤的全过程，且能够渗透到其他损伤因素中发挥作用，是十分活跃的中介因子。无复流与心肌局部炎症反应有关，尤其与肿瘤坏死因子（TNF-α）密切相关[14]。细胞外活化蛋白激酶（extracellular signal-regulated kinases，ERK1/2）是细胞分裂素活化蛋白激酶（MAPK）家族的一员。最新研究发现 ERK1/2 信号通路在心肌缺血中可能发挥保护作用[15]，还有证据表明 ERK1/2 信号通路参与了炎症反应的调节机制[16]。

炎症过程中，炎细胞浸润、激活引起强烈的免疫应答，产生大量 IL-6，其介导的白细胞黏附增加可促进无复流的发生。

六、炎症与支架内再狭窄

支架内再狭窄和支架血栓与炎症因子之间的密切关系越来越受到关注，其中炎症反应是再狭窄发生的重要病理机制[17]，而平滑肌细胞又在这一过程中发挥重要作用。平滑肌细胞的分化、成熟及对外界环境改变所作出的调节，是一个非常复杂的调控过程。当各种原因导致血管损伤，可激活平滑肌细胞炎症相关通路，人冠状动脉平滑肌细胞（human coronary artery smooth muscle cells，HCASMC）增殖迁移导致血管内膜增生过程由 HCASMC 炎性激活启动，引起细胞增殖，而过度增殖又可促进动脉壁炎症，最终导致再狭窄的发生。因此，聚焦冠状动脉平滑肌细胞炎症反应进行深入研究，有望进一步拓展再狭窄的防治空间。

七、他汀与炎症

他汀类药物具有降脂，抑制炎症反应，抗血栓形成，稳定斑块及抑制平滑肌细胞增殖、迁移等作用，能够很好地控制动脉粥样硬化[18]。

八、炎症标记物

除了众所周知的 C 反应蛋白（CRP）外，其他炎症指标如细胞因子 [白细胞介素如 IL-1、IL-6、IL-8，以及单核细胞趋化蛋白 1（MCP-1）]、可溶性黏附分子 CD40 配体、血清淀粉 A（SAA）、髓过氧化酶（MPO）、基质金属蛋白酶（MMP）、细胞黏附分子（ICAM-1）、血管黏附分子 1（VCAM-1）和胎盘生长因子（PLGF）都在冠心病的发生、发展及预后起到重要的作用。

CRP 自 1997 年起，美国布里根妇女医院的心脏学家瑞德克就注意到，一种和发炎有关的分子 CRP 与心脏病有关。CRP 是研究较为广泛的炎性介质，它们从多种途径导致粥样斑块的形成和破裂。临床上也将它作为心血管事件发生的预测因素。CRP 通过诱导细胞黏附分子的产生，诱导单核细胞趋化蛋白 1 的产生，减少血管内皮一氧化氮（nitricoxide，NO）的表达，使血管内皮功能失调，并上调基质金属蛋白酶的表达，导致斑块的不稳定。增加血管内皮细胞纤溶酶原激活物抑制物 1 的表达及生物活性，促进循环纤溶系统失衡，从而易导致血栓形成。现已证实，CRP 是机体非特异性免疫机制的一部分，会在钙离子存在时结合在死亡细胞或微生物外膜上的磷酸胆碱以激活补体的经典途径。当体内有急性炎症、细菌感染、组织的损伤时，CRP 在数小时内出现，增强白细胞的吞噬作用，调节淋巴细胞或单核 / 巨噬系统功能，促进巨噬细胞组织因子的生成，因此，在动脉粥样硬化斑块中可检测到 CRP。CRP 在冠心病尤其急性冠脉综合征中的预后提示作用已被大量试验证实，为心血管疾病强有力的风险预示因子[19]，近期研究表明 CRP 存在不同的天然异构体形式，即五聚体 pCRP（pentameric C-reactive protein）和单体 mCRP（monomeric C-reactive protein），而 CRP 发挥其炎症调控作用时很大程度上依赖其单体形式[20-21]。

细胞因子 IL 是一类具有多种生物活性的细胞因子，可诱导急性期炎性反应的产生，促进多种免疫细胞的分化及活化。引起机体过度炎症反应，增加心血管疾病的易感性和病变严重程度。细胞因子包括一系列涉及炎症的多效性蛋白质，主要是 IL-1、IL-6、IL-10、肿瘤坏死因子 α（TNF-α）及单核细胞趋化蛋白 1（MCP-1）。IL-1 和 IL-6 可催化反应蛋白质的产生，包括 CRP。而 IL-6 可以增加 TNF-α、MCP-1 的产生，后者证实为斑块不稳定性表达的基质金属蛋白酶。另外，还有可溶性黏附分子 CD40 配体（sCD40L）、血清淀粉样蛋白 A（SAA）、髓过氧化酶（MPO）、基质金属蛋白酶（MMPs）、胎盘生长因子（PLGF）以及细胞黏附分子（CAM-1），包括 Sicam-1、Svcam-1 等。

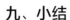

九、小结

值得指出的是,由于各种 ACS 炎症标志物反映的都是同一疾病的病理生理状态,之间有着内在的联系,不是相互独立的,所以基于单个标志物的判断,准确性必然有限;因此,将炎症标志物与其他标志物联合使用,可以提高判断的准确性。同时,虽然一些细胞因子,急性反应物质以及细胞对炎症刺激的反应可能有望预测临床疾病,但实验室检查评价炎症只限于那些实用于临床的、能够标准化的、足够精确的有商业化测定方法的标志物。

（王乐丰）

参 考 文 献

［1］ ANZAI T.Post-infarction inflammation and left ventricular remodeling: a double-edged sword[J]. Circ J, 2013, 77: 580-587.

［2］ FRANGOGIANNIS N G.The inflammatory response in myocardial injury, repair, and remodeling[J].Nat Rev Cardiol, 2014, 11: 255-265.

［3］ HUANG M, YANG D, XIANG M, et al.Role of interleukin-6 in regulation of immune responses to remodeling after myocardial infarction[J].Heart Fail Rev, 2015, 20: 5-38.

［4］ MANN D L.Innate immunity and the failing heart: the cytokine hypothesis revisited[J].Circ Res, 2015, 116: 1254-1268.

［5］ MORO-GARCÍA M A, ECHEVERRIA A, GALÁN-ARTÍMEZ M C, et al.Immunosenescence and inflammation characterize chronic heart failure patients with more advanced disease[J].Int J Cardiol, 2014, 174（3）: 590-599.

［6］ EPELMAN S, LIU P P, MANN D L.Role of innate and adaptive immune mechanisms in cardiac injury and repair[J].Nat Rev Immunol, 2015, 15:117-129.

［7］ DUTTA P, COURTIES G, WEI Y, et al.Myocardial infarction accelerates atherosclerosis[J].Nature, 2012, 487: 325-329.

［8］ ASSMUS B, IWASAKI M, SCHACHINGER V, et al.Acute myocardial infarction activates progenitor cells and increases Wnt signalling in the bone marrow[J].Eur Heart J, 2012, 33: 1911-1919.

［9］ FRANTZ S, NAHRENDORF M.Cardiac macrophages and their role in ischaemic heart disease[J].Cardiovasc Res, 2014, 102(2): 240-248.

［10］ WEINBERGER T, SCHULZ C.Myocardial infarction: a critical role of macrophages in cardiac remodeling[J].Front Physiol, 2015, 6: 107.

［11］ HILGENDORF I, GERHARDT L M, TAN T C, et al.Ly-6C^{high} monocytes depend on Nr4a1 to balance both inflammatory and reparative phases in the infarcted myocardium[J].Circ Res, 2014, 114（10）: 1611-1622.

［12］ PALUMBO-ZERR K, ZERR P, DISTLER A, et al.Orphan nuclear receptor NR4A1 regulates transforming growth factor-beta signaling and fibrosis[J].Nat Med, 2015, 21: 150-158.

［13］ WEIRATHER J, HOFMANN U D, BEYERSDORF N, et al.Foxp3$^+$ CD4$^+$ T cells improve healing after myocardial infarction by modulating monocyte/macrophage differentiation[J].Circ Res, 2014, 115: 55-67.

［14］ FARB A, WEBER D K, KOLODGIE F D, et al. Morphological predictors of restenosis after coronary stenting in humans[J].Circulation, 2002, 105（25）: 2974-2980.

［15］ SKYSCHAILY A, HAUDE M, DORGE H, et al. Glucocorticoid treatment prevents progressive myocardial dysfunction resulting from experimental coronary microembolization[J].Circulation, 2004, 109: 2337-2342.

［16］ HEIDBREDER M, NAUMANN A, TEMPEL K, et al. Remote vs. ischaemic preconditioning: the differential role of mitogen-activated protein kinase pathways[J]. Cardiovasc Res, 2008, 78:108-115.

［17］ LEE P J, ZHANG X, SHAH P, et al. ERK1/2 mitogen-activated protein kinase selectively mediates IL-13-induced lung inflammation and remodeling in vivo[J]. J Clin Invest, 2006, 116（1）:163-173.

［18］ MCDONALD R A, HALLIDAY C A, MILLER A M, et al.Reducing In-Stent Restenosis: Therapeutic Manipulation of miRNA in Vascular Remodeling and Inflammation[J].J Am Coll Cardiol, 2015, 65（21）:2314-2327.

［19］ FROLKIS J P, PEARCE G L, NAMBI V. Statins do not meet expectations for lowering low-density lipopmtein cholesterol levels when used in clinical practice[J]. Am J Med, 2002, 113（8）: 625-629.

［20］ RIDKER P M.C-reactive protein and the prediction of cardiovascular events among those at intermediate risk: moving an inflammatory hypothesis toward consensus[J].J Am Coll Cardiol, 2007, 49（21）:2129-2138.

［21］ WETTERÖ J, NILSSON L, JONASSON L, et al.Reduced serum levels of autoantibodies against monomeric C-reactive protein（CRP）in patients with acute coronary syndrome[J].Clin Chim Acta, 2009, 400（1/2）: 128-131.

第十三篇
高龄老人的冠心病治疗

冠心病是心力衰竭最主要的病因,而心力衰竭在老年人中有很高的发病率和死亡率,以心力衰竭就诊的患者中,一半患者左室射血分数正常,即为射血分数保留的心力衰竭(HFpEF)[1]。HFpEF 是老年人,尤其是老年女性中最常见的心力衰竭类型,因此,对老年冠心病患者进行心脏舒张功能的评估具有重要意义。HFpEF 的诊断标准[2]:①有典型的心力衰竭症状或体征;②左室射血分数正常(LVEF>50%);③有心室舒张功能不全的证据或结构性心脏病(左心室肥厚和 / 或左心房扩大),合并利钠肽水平的升高。其中,左心室舒张功能的评估是诊断重点,随着年龄的增长,心血管系统发生一系列生理变化,其中左心室舒张功能的减退在老年患者中很常见。但临床上对于左心室舒张功能的评估一直是一个难点。

一、舒张功能的生理基础

心室的舒张功能包括心室肌的松弛性(relaxation)和顺应性(compliance)两个部分。心室的松弛是舒张期单位时间心腔压力的变化(dp/dt),系主动耗能的过程;而顺应性是舒张期单位容积的变化引起的压力变化(dp/dv),系被动充盈的过程。大多数舒张功能减退的早期只是左心室的主动松弛性受损,此时左心室充盈压正常,进一步发展,左心室的被动充盈受损,导致左心室充盈压的升高。左心室充盈压的升高致左心房压升高,进一步诱发肺循环压力的升高,此时患者可出现呼吸困难等心力衰竭的表现,而左心室收缩功能可以完全正常,即舒张性心力衰竭。

1. 左心室的舒张期开始于主动脉瓣的关闭,终止于二尖瓣的关闭。整个舒张期分为四个阶段(图 13-1-1):

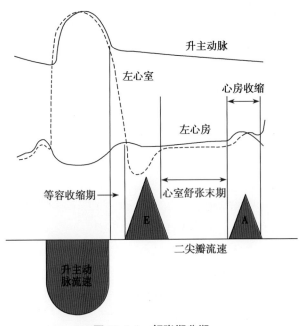

图 13-1-1　舒张期分期

（1）等容舒张期（IVRT）：主动脉瓣关闭至二尖瓣开放的间期。

（2）快速充盈期：左心房压力超过左心室，左心室快速充盈形成二尖瓣血流的 E 峰。

（3）缓慢充盈期：随后，心室与心房压力差减小，血液充盈速度变慢。

（4）左心房射血期：舒张晚期左心房收缩进一步驱动血液进入左心室，形成二尖瓣血流的 A 峰。

其中，等容舒张期、快速充盈期主要受前负荷和左心室主动松弛功能的影响，缓慢充盈期、左心房射血期主要受左心室顺应性及左心房收缩功能的影响。

2. 左心室舒张功能异常的结果是左心室充盈压的升高（PCWP＞12mmHg，LVEDP＞16mmHg）。其影响因素包括：

（1）左心室心肌的主动松弛功能，如心肌缺血、心肌运动失同步等。

（2）左心室心肌的顺应性，如心肌肥厚、心肌纤维化等。

（3）左心室运动的被动受限，如限制性心包疾病、来自心脏外部的受压、左右心室的相互作用等。

（4）左心房充盈压，包括左心房的顺应性、左心房的收缩功能、二尖瓣口的开放及二尖瓣反流。

二、评价左心室舒张功能的临床意义

射血分数保留的心力衰竭是老年人，尤其是老年女性中最常见的心力衰竭类型[1]，其发病率随年龄增长而增加。HFpEF 的致病率和死亡率与射血分数降低的心力衰竭（HFrEF）相当[3]。因失代偿性 HFpEF 住院的患者预后不佳，大约 1/3 的患者在出院后 3 个月内再入院或死亡[4]。其生理机制并不十分清楚，也没有大规模临床药物试验能够证实治疗的终点获益。

无冠状动脉疾病和其他病因的情况下，HFpEF 患者的症状多源于舒张功能减退。超声心动图的各多普勒指标对于舒张功能评估的最终目的是评估左心室舒张末压和左心房压。有心力衰竭症状的患者如果左心室充盈压正常，预后较好，而舒张功能恶化时左心室充盈压进行性升高，提示预后不佳[5-6]。急性心肌梗死的患者合并舒张功能减退者，死亡率增加[6-7]。心肌梗死患者如果合并重度舒张功能减退，即限制性充盈障碍时，死亡率升高 2 倍，且与 Killip 分级和 LVEF 无关[6]。无论年龄和 LVEF 如何，有限制性充盈障碍的患者预后不佳[8]。合并严重舒张功能减退的老年住院患者，其心血管事件率和全因死亡率与收缩功能减退的患者相当，且舒张功能减退与预后独立相关[9]。超声心动的各指标，如左心房的大小、e' 和 E/e' 均证实与预后相关[7]。

三、老年人心血管系统的生理特点

年龄是舒张功能减退的独立影响因素。老年人心室僵硬度增加，血管内皮功能减退，钙离子调控机制受损，β 受体敏感性下降等均是 HFpEF 的促进机制[10]。即使血压正常心室质量下降，左心室僵硬度仍随年龄增加而增加。虽然年龄不影响静息心率、收缩功能和心排出量，但心脏储备功能下降，对于运动或 β 受体激动后的心率上调和收缩力增强等反应迟钝。同时，老年人内皮依赖的血管扩张作用减弱。

1. **左心室顺应性下降**　老年人年龄相关的生理变化见于全身各系统。氧化应激和线粒体损耗增加心肌细胞的凋亡、坏死和自噬。心肌成纤维细胞增生，胶原降解，基质金属蛋白酶调控失调，细胞外基质增生。最终剩余心肌细胞的体积增大，心肌纤维化发展，导致室壁僵硬度增加，顺应性下降。此外，冠状动脉毛细血管内皮细胞中内皮细胞黏附因子表达上调，产生活性氧簇，NO 生物活性下降，影响环磷酸鸟苷和 PKG 活性，促使间质纤维化和室壁僵硬度的增加。老龄化的心脏亦存在有线粒体功能障碍，线粒体蛋白氧化增加，清除异常线粒体的能力下降。另外，局部血管紧张素 II 水平升高，激活 NADPH 氧化酶，氧化应激反应进一步破坏线粒体，形成恶性循环，最终导致心肌纤维化不断加重。

2. **左心室主动松弛功能下降**　老年人氧化应激反应促使心肌细胞内质网 Ca^{2+}-ATPase 泵功能失调，心肌细胞钙循环失调，心室松弛延缓。

3. **心肌细胞变时功能不良**　老年人交感神经系统活性增强，血浆去甲肾上腺素和肾上腺素水平上升，同时 β 肾上腺素能受体反应性下降，心肌细胞变时功能下降。运动或交感兴奋等应激下，老年人对儿茶酚胺的正性变时和变力作用的反应性不足,心室-动脉耦联失调和舒张功能不全在运动等应激状态下可能会进一步恶化。负荷超声心动图有助于发现运动相关的舒张功能不全。

此外,心力衰竭患者中体液免疫系统激活,血管紧张素Ⅱ、醛固酮和炎症因子活化,促进纤维化进展,进一步恶化心功能。所有这些变化都促进了左心室肥厚和松弛障碍,左心室僵硬度增加,左心室顺应性降低。同时年龄相关心血管生理变化累及全身,老年人动脉壁增厚、僵硬度增加,高血压、心房颤动、左心室肥厚、瓣膜钙化等疾病高发,进一步恶化心室的舒张功能。

四、左心室舒张功能的评估

评估左心室舒张功能的"金标准"是左心导管检查术,但并不能在临床上常规应用。超声心动图是无创评估左室舒张功能的重要手段,常使用的一个指标是二尖瓣口血流频谱 E 峰和 A 峰的比值,这一比值<1 提示可能存在舒张功能减退。但事实上 E 峰和 A 峰受影响因素众多,这一指标并不能单独作为诊断依据。现阶段不同地区医院缺乏统一的规范标准,部分超声医师仅根据 E/A 比值就轻易诊断"左心室舒张功能减退",造成目前对于左心室舒张功能减退诊断上的混乱现象。另外,与年轻人不同,50 岁以上人群中 E/A<1 非常常见,但并不代表左心室充盈压一定增高。因此,如何评估老年患者的舒张功能成为一个难点。临床医师应熟悉超声心动图中左心室舒张功能的各个指标,"知其然,并知其所以然",对于超声报告做到心中有数,使超声检查真正服务于临床。

评估左心室舒张功能的常用超声指标如下:

1. 形态学评估 存在左心室肥厚或左心房扩大的患者,常提示可能存在舒张功能的异常。其诊断标准为左心室肥厚:左心室质量>115g/m²(男性);95g/m²(女性)。左心房扩大:左心房容积>34ml/m²。高血压合并左心室肥厚的患者常存在舒张功能的减退。此外,左心房容积增大是左心室充盈压长期增高的重要表现之一。老年人左心室松弛延缓,左心室的"抽吸"作用减弱,此时左心房的收缩在左心室充盈中的驱动作用增强。因此,左心房压的慢性增加导致左心房扩大。

2. 二尖瓣血流频谱 左室流入道二尖瓣血流频谱是评估舒张功能的重要指标之一。舒张早期左室快速充盈形成二尖瓣血流的 E 峰,舒张晚期左房收缩形成 A 峰。如图 13-1-2 所示,二尖瓣血流频谱的 E 峰和 A 峰的形成主要受左房、左室之间的压力阶差的驱动。二尖瓣口 E 峰流速主要反映舒张早期 LA-LV 压力阶差,它同时受前负荷和 LV 松弛功能的影响。二尖瓣口 A 峰流速反映舒张晚期 LA-LV 压力阶差,受 LV 顺应性及 LA 收缩功能的影响。E 峰减速时间(DT)受 LV 松弛、二尖瓣开放后的 LV 舒张压及 LV 顺应性影响。

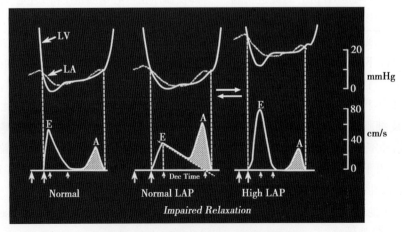

图 13-1-2 左室流入道二尖瓣血流频谱

左室松弛功能受损时,左室充盈延缓,E 峰速度下降,E 峰和 A 峰比值(E/A)下降,此时左室充盈压可以保持正常。当舒张功能进一步减退,左房压明显升高时,左室呈限制性充盈障碍,等容舒张时间(IVRT)缩短,E/A 增加。据此可将左室舒张功能减退分为三级:①松弛受损:E/A<0.8,左房压 LAP 正常;②假性正常化:左室僵硬度和左房压升高;③限制性充盈障碍:左房压升高更加明显,IVRT 缩短,DT 缩短,E/A 增加(表 13-1-1)。Valsalva 动作通过减少回心血量可以使假性正常化的患者显示出松弛受损特点(图 13-1-3),E/A 比值在 Valsalva 动作后降低 50% 以上提示 LV 充盈压升高。

表 13-1-1　二尖瓣血流频谱对舒张功能的评价

	正常	松弛功能减退	假性正常化	限制性充盈
E/A	1~2	<0.8	0.8~1.5	≥2
DT/ms	150~200	>200		<160
IVRT/ms	50~100	>100		<90

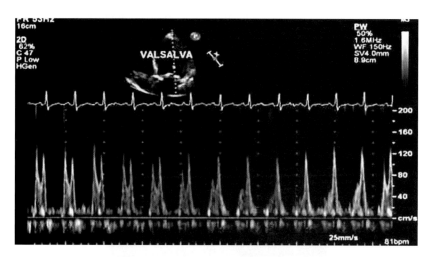

图 13-1-3　Valsalva 动作:通过减少回心血量可以使假性正常化的患者显示出松弛受损

二尖瓣 E 峰和 A 峰流速受影响因素很多,不能仅凭此来判断左室的舒张功能。以下临床情况应综合考虑(表 13-1-2):

表 13-1-2　二尖瓣血流频谱的影响因素

	E 峰	A 峰	E/A
高龄	↓	↑	↓
心动过速或一度房室传导阻滞		↑	↓
前负荷减少(低血容量;利尿剂;静脉血管扩张剂;Valsalva 动作)	↓	N/↑	↓
前负荷增加(血容量增加;左房压增加;二尖瓣反流)	↑	↓	↑
左室收缩功能减低	↑	↓	↑
左房功能异常(房颤房扑及电复律后)		消失/↓	

3. 肺静脉血流频谱　4 条肺静脉回流入左心房。正常肺静脉血流频谱显示 4 个组分(图 13-1-4):① S1,第一个收缩期前向血流,与左心房主动松弛有关;② S2,第二个收缩期前向血流,与收缩期二尖瓣环朝向心尖的位移有关;③ D,舒张期前向血流,与左心室的舒张有关;④ Ar,左心房收缩产生的逆向波。心室舒张功能

减退时 S/D 比值减小，Ar 波幅度和持续时间均增加，而二尖瓣血流的 A 波持续时间缩短，Ar-A 延长。Ar-A＞30 毫秒提示左室舒张末压显著升高。

4. **组织多普勒**　正常二尖瓣环组织多普勒频谱（图 13-1-5）：收缩期 S' 波，与心室收缩有关；舒张早期 e' 波，反映了心肌的主动松弛；舒张晚期 a' 波，反映了左心房的收缩。e' 速度减小是左室舒张功能减退的早期表现。通常室间隔 e' 较侧壁 e' 小，室间隔 E/e' 的比值较侧壁高。平均 E/e'＞13 考虑左室充盈压升高。需注意的是，严重二尖瓣病变时，如显著的二尖瓣环钙化、二尖瓣手术后、二尖瓣狭窄、人工二尖瓣瓣膜等情况下，e' 速度减小，此时不能根据 E/e' 来判断。中重度二尖瓣反流时，e' 速度增加。

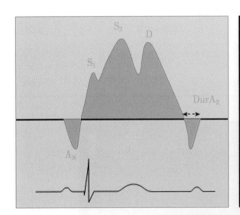
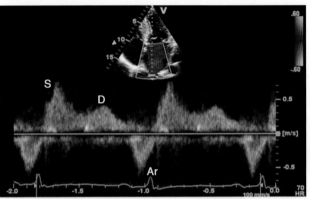

图 13-1-4　正常肺静脉血流频谱

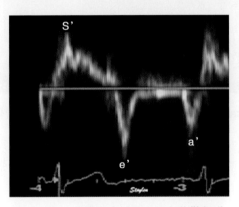

图 13-1-5　正常二尖瓣环组织多普勒频谱

五、左心室舒张功能的分级和诊断流程

综合超声心动图的多个指标，根据左心室充盈压 / 左心房压的模式可以将舒张功能分为 4 级（图 13-1-6，表 13-1-3），即正常（0 级）、松弛异常（1 级）、假性正常化（2 级）、限制性充盈（3 级）。其中，左心房压只有在舒张功能 2 级和 3 级时才升高。多数老年患者可以有左心室松弛异常，即舒张功能 1 级，但左心室充盈压正常，此时并没有临床表现也不影响预后。舒张功能 2 级和 3 级又进一步可以分为可逆性和不可逆性，当患者做 Valsalva 动作降低回心血量时，E 峰降低，E/A 的比值改变 50% 以上为阳性，提示可逆性舒张功能模式。不可逆的限制性充盈模式（3 级）的患者，左心房压显著升高，提示预后不佳。

E/A 比值与左心室舒张末压相关，E 峰减速时间与左心室的僵硬度和充盈压负相关。

2016 年 ASE 指南[11]将左心室舒张功能的超声评价简化到 4 个指标，其中 3 条或 3 条以上成立者为舒张功能障碍，其中 3 条或 3 条以上阴性者为正常，只有一半成立者不能确定：① LA＞34ml/m²；② TR＞2.8m/s；③ Ave E/e'＞14；④间隔 e'＜7cm/s 或侧壁 e'＜10cm/s。

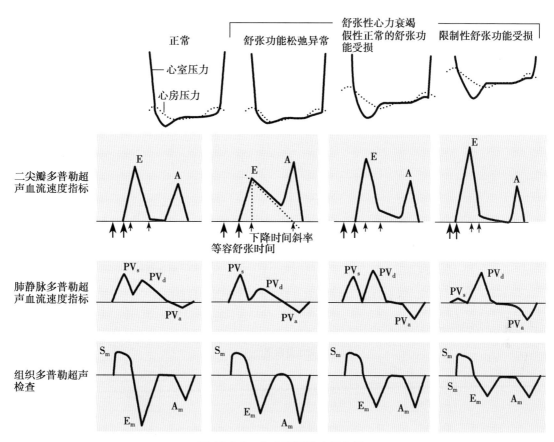

图 13-1-6　左心室舒张功能分级

E，左室舒张早期二尖瓣血流 E 峰；A，左室舒张晚期二尖瓣血流 A 峰；E_m，二尖瓣环根部舒张早期峰值速度；S_m，二尖瓣环根部收缩期峰值速度；A_m，二尖瓣环根部舒张晚期峰值速度；PV_S，左室收缩期肺静脉口流速；PV_d，左室舒张期肺静脉口流速；PV_a，左室舒张末期心房收缩肺静脉口反流速度。

表 13-1-3　左心室舒张功能的分级

	正常	Ⅰ级	Ⅱ级（假性正常化）	Ⅲ级
LV 松弛性	正常	受损	受损	受损
左房压	正常	正常	升高	升高
二尖瓣血流				
E/A	1～2	＜0.8	0.8～1.5（Valsalva 变化＞50%）	≥2
DT/ms	150～200	＞200		＜160
IVRT/ms	50～100	＞100		＜90
肺静脉血流				
S/D	＞1	＞1	＜1	＜1
Ar	Ar＜35cm/s		Ar↑	Ar＞35cm/s
				Ar-A＞30ms
组织多普勒	e'＞a'		e'＜a'	e'明显减低
Vp	正常	正常或降低	减低	明显减低

左室射血分数正常患者的舒张功能(图 13-1-7)和射血分数减低 / 正常的心肌病患者(图 13-1-8)的舒张功能诊断流程如下:

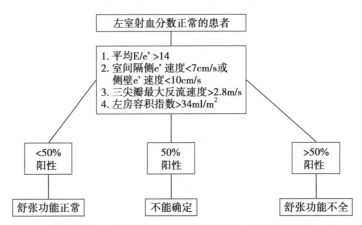

图 13-1-7　左室射血分数正常的舒张功能诊断流程

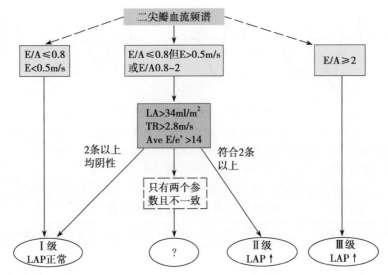

图 13-1-8　射血分数减低或正常的心肌病患者舒张功能诊断流程(40 岁以下年轻人可以出现 E/A＞2)

六、老年人舒张功能的特点

年龄是超声心动图舒张功能指标的重要影响因素。随年龄增长,老年人左心室僵硬度增加,二尖瓣血流 E 峰速度进行性下降,E/A 比值下降。由于左心室顺应性下降,舒张期左心室充盈时间延长,导致二尖瓣减速时间延长。组织多普勒的测值亦受年龄影响,老年人 e' 速度减低。有报道年龄每增加 20 岁,e' 速度降低 1cm/s,E/e' 增加 1 个单位。这一趋势在有或无左心室肥厚的患者中均可见到。

此外,与舒张功能不全相关的一些疾病例如高血压、心房颤动等在老年人中更常见。高血压及高血压性心脏损害是最常见的导致舒张性心力衰竭的因素。在高血压性心脏损害出现结构改变前,即可出现舒张功能不全。年龄是心房颤动发病的独立危险因素,存在舒张功能不全的新发心力衰竭症状的患者中,有 30% 的患者合并有心房颤动[12]。舒张功能减退是老年人中非瓣膜性心房颤动的预测因素,其心房颤动发病风险与舒张功能减退的严重程度直接相关[13]。

E/A＜1 见于大多数的 65 岁以上老年人,此时应结合其他超声指标进一步评估左心房压。如果左心房压正常,完整的超声诊断应为"舒张功能 1 级,左心室充盈压正常",应明确的是,此为老年人的生理性变化,并不影响预后,无须进一步诊治。相反,当 65 岁以上老年人出现 E/A＞1 时往往提示可能是异常的,此时应警惕有无假性正常化,即舒张功能 2 级。研究显示,65 岁以上急性心肌梗死患者中,E/A＞1 的患者预后不佳[14]。

　　总之,随着全球人口老龄化的进展,老年心血管疾病越来越受到重视。而由于大多数的大型临床试验均未纳入老年人群,在老年心血管疾病的诊断和治疗中仍存在相当多的空白区域。迄今为止,临床上针对老年人 HFpEF 的病因、诊断和治疗仍没有定论,是对当代心血管临床医师的极大挑战。舒张功能不全是老年患者的常见超声发现,并可合并有多系统疾病。左心室松弛障碍应视为老年人心脏的生理性变化,但 2 级以上的舒张功能不全很少在健康老年人中出现,因此 65 岁以上老年患者中若出现二尖瓣血流频谱 E/A＞1 时,应考虑异常的可能性大,需进一步检查 Valsalva 动作后的频谱变化,并结合其他多种超声指标来综合评估,必要时需要行负荷超声心动图检查来除外负荷后的舒张功能不全。舒张功能不全与预后独立相关,无论患者年龄,常规超声心动图均应该准确检测心室的舒张功能,给出舒张功能的分级和左心室充盈压的估测。

（靳文英）

参 考 文 献

［1］GOTTDIENER J S, AMOLD A M, AURIGEMMA G P, et al.Predictors of Predictors of congestive heart failure in the elderly: the Cardiovascular Health Study[J].J Am Coll Cardiol, 2000, 35: 1628-1637.

［2］PONIKOWSKI P, VOORS A A, ANKER S D, et al.2016 ESC Guidelines for the diagnosis and treatment of acute and chronic heart failure: The Task Force for the diagnosis and treatment of acute and chronic heart failure of the European Society of Cardiology（ESC）Developed with the special contribution of the Heart Failure Association（HFA）of the ESC[J].Eur Heart J, 2016, 37（27）: 2129-2200.

［3］STEINBERG B A, ZHAO X, HEIDENREICH P A, et al.Trends in patients hospitalization with heart failure and preserved left ventricular ejection fraction: prevalence, therapies, and outcomes[J].Circulation, 2012, 126: 65-75.

［4］FONAROW G C, STOUGH W G, ABRAHAM W T, et al.Characteristics, treatments and outcomes of patients with preserved systolic function hospitalized for heart failure: a report from the OPTIMIZE-HF registry[J].J Am Coll Cardiol, 2007, 50: 768-777.

［5］BELLA J N, PALMIERI V, ROMAN M J, et al.Mitral ratio of peak early to late diastolic filling velocity as a predictor of mortality in middle-aged and elderly adults: the Strong Heart Study[J].Circulation, 2002, 105: 1928-1933.

［6］MØLLER J E, WHALLEY G A, DINI F L, et al.Independent prognostic importance of a restrictive left ventricular filling pattern after myocardial infarction: an individual patient meta-analysis: Meta-Analysis Research Group in Echocardiography acute myocardial infarction[J].Circulation, 2008, 117: 2591-2598.

［7］DUGO C, RIGOLLLI M, ROSSI A, et al.Assessment and impact of diastolic function by echocardiography in elderly patients[J].J Geriatr Cardiol, 2016, 13: 252-260.

［8］Meta-analysis Research Group in Echocardiography（MeRGE）Heart Failure Collaborators, DOUGHTY R N, KLEIN A L, et al.Independence of restrictive filling pattern and LV ejection fraction with mortality in heart failure: An individual patient meta-analysis[J].Eur J Heart Fail, 2008, 10: 786-792.

［9］ZHANG Y, SAFAR M E, IARIA P, et al.Prevalence and prognosis of left ventricular diastolic dysfunction in the elderly: The PROTEGER Study[J].Am J Cardiol, 2010, 160: 471-478.

［10］UPADHYA B, TAFFET G E, CHENG C P, et al.Heart failure with preserved ejection fraction in the elderly: scope of the problem[J].J Mol Cell Cardiol, 2015, 83: 73-87.

［11］NAGUEH S F, SMISETH O A, APPLETON C P, et al.Recommendations for the evaluation of left ventricular diastolic function by echocardiography: an update from the American Society of Echocardiography and the European Association of Cardiovascular Imaging[J].Eur Heart J Cardiovasc Imaging, 2016, 17: 1321-1360.

［12］CHEN H H, LAINCHBURY J G, SENNI M, et al.Diastolic heart failure in the community: clinical profile, natural history, therapy, and impact of proposed diagnostic criteria[J].J Card Fai, 2002, 8: 279-287.

［13］TSANG T S M，GERSH B J，APPLETON C P，et al.Left ventricular diastolic dysfunction as a predictor of the first diagnosed nonvalvular atrial fibrillation in 840 elderly men and women[J].J Am Coll Cardiol，2002，40：1636-1644.

［14］RIGOLLI M，ROSSI A，QUINTANA M，et al.The prognostic impact of diastolic dysfunction in patients with chronic heart failure and post-acute myocardial infarction: Can age-stratified E/A ratio alone predict survival?[J]. Int J Cardiol，2015，181：362-368.

老年冠心病合并共病患者的临床评估和管理

冠状动脉粥样硬化性心脏病(冠心病)的发病率和患病率随着年龄的增长而增加,并且是≥75 岁老年患者最主要的死亡原因[1]。同时,冠心病也是老年人群慢性致残、丧失生活独立性和降低生活质量的主要疾病之一。共病(multimorbidity)是指同时存在两种及以上慢性疾病,大多数冠心病患者同时患有一种或多种其他慢性疾病,并且随着年龄的增长,患慢性疾病的概率迅速增加,使得共病状态在老年人中十分常见[2]。由于遗传、生活方式、环境因素、现有医疗条件(如化疗导致心力衰竭)和机体的衰老等多种因素,老年共病患者需要权衡如何治疗多种疾病,共病问题对患者的临床决策、预后及疾病管理均具有重要意义。由于共病患者预后较差,临床上对冠心病患者共病状态存在多方面的认识不足,给老年人群冠心病的防治带来难以回避的严峻问题和巨大挑战。因此,针对老年冠心病患者共病状态的临床评估和管理十分重要。

一、共病的概念

共病是指多病共存,即患者同时存在两种或以上慢性疾病,其中慢性病是指病情持续≥1 年、需要持续治疗,或伴有形态学改变、影响日常生活能力的疾病,如高血压、糖尿病、冠心病等。英国国家卫生与临床优化研究所(National Institute for Health and Care Excellence, NICE)提出共病中的慢性病主要包括以下 5 类:①生理及心理疾病状态,如冠心病、糖尿病或精神分裂症;②进行性疾病,如学习障碍;③症候群,如乏力或慢性疼痛;④感觉障碍,如视野缺损或听力障碍;⑤酒精或药物滥用。共病之间可以相互联系,是并发症的关系,如糖尿病与冠心病,肺癌与肺炎,痴呆、抑郁、谵妄等;也可以无关联、互相平行、互不干扰,如冠心病与胃癌。

二、老年患者共病的流行病学现状

由于人群的不同,共病的流行病学分布存在差异,随着人群平均寿命的延长,共病在老年患者人群中最为突出,男女患病率并无差异。在美国,65 岁以上老年人有 60% 处于共病状态,25% 患者合并 4 种或以上慢性疾病,10% 患者合并 6 种或以上慢性疾病。其中,85 岁以上老年人共病患者超过 80%,半数患者合并 4 种或以上慢性疾病,20% 患者合并 6 种或以上慢性疾病。老年共病患者再入院率、死亡率、致残率显著增加,合并 1 种或以下慢性病的老年人年再入院率仅为 4%,而合并 6 种或以上慢性病的老年人年再入院率高达 63%。对于因心力衰竭或心肌梗死入院的老年共病患者,约 50% 的患者 1 年内因非心血管疾病再入院[1,3]。在我国,目前缺乏大样本的流行病学调查,来自北京和上海的小样本统计显示,老年人共病发生率约为 57%[4-5]。

三、老年冠心病患者共病的管理挑战

随着人口的老龄化,共病状态的老年人的数量将持续增加,共病状态的重要性在于其与降低生活质量、高死亡率、多重用药、更高药物不良事件发生率、更多计划外医疗服务耗费均相关,医疗负担也继续增长,尤其是老年心血管疾病患者,半数以上的心力衰竭或脑卒中患者同时合并 5 种或以上的慢性疾病。在冠心病、心力衰竭、脑卒中或心房颤动的老年患者中,最常见的慢性合并疾病是关节炎、贫血和糖尿病,占所有合并疾病的 40%~50%,其他常见的合并慢性疾病包括慢性肾脏病、认知功能障碍、慢性阻塞性肺疾病、抑郁症等[6]。对于每一个老年冠心病患者,在制订治疗策略时都必须考虑到患者的共病状态。以冠心病为例,常见的药物治疗如 β 受体阻滞剂、抗血小板药物、降压药和他汀类药物,但是这些药物难以在合并慢性肺部疾病(占 25%)、贫血(占 39%)、头晕或有跌倒史(占 35%)的患者中应用。

目前对于共病的综合防治尚无统一的指导原则,更无合理的临床实践指南。为了应对这一挑战,美国心

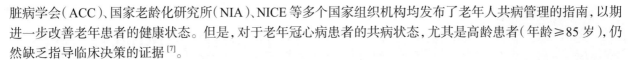

脏病学会（ACC）、国家老龄化研究所（NIA）、NICE等多个国家组织机构均发布了老年人共病管理的指南，以期进一步改善老年患者的健康状态。但是，对于老年冠心病患者的共病状态，尤其是高龄患者（年龄≥85岁），仍然缺乏指导临床决策的证据[7]。

1. 单一疾病诊治指南并不适用于共病患者　心血管疾病的诊治指南是基于临床随机试验，通常都排除了合并多种疾病的老年患者，或者仅纳入没有合并症或功能障碍的相对健康老年患者。冠心病治疗的大部分循证医学证据来自针对单一疾病的临床试验，对单一疾病患者的临床决策具有积极的意义，对于共病患者，尤其是老年共病患者的治疗效果并不明确。冠心病二级预防治疗措施的实际效果受到共病状态的影响，现有心血管疾病治疗指南中的风险评估都是基于非老年人群，并没有考虑过老年人的共病状态。在老年人群中冠心病的病死率和心肌梗死发生率未能真正降低。另外，在心血管疾病治疗方面，老年患者生活独立性、生活质量的维持可能与改善心脏射血分数、减少心血管事件同样重要。

2. 不同疾病指南建议的治疗方案存在矛盾　老年患者合并疾病较多，不同疾病治疗方案常存在矛盾，难以同时应用不同指南来治疗共病，甚至会危及患者的安全，例如应慎用非甾体抗炎药治疗合并冠心病或肾脏疾病的关节炎患者。此外，药物与药物之间的相互作用、药物与疾病之间的相互作用必将导致患者的最终疗效更差、预后更差、不良反应更多。

3. 老年人群生理特点　老年人群心血管结构和功能的变化，以及其他器官系统包括肾脏、肝脏、骨骼肌和大脑的功能障碍，生物效应能力与器官应激能力下降，预期寿命缩短，因此，针对冠心病这单一疾病的指南来管理共病患者，会减弱甚至消除治疗干预的好处。例如，冠状动脉血运重建不太可能改善老年共病患者的生活质量，并且不能增加严重帕金森病患者的生存时间。对于老年冠心病共病患者来说，冠心病只是其整体健康状况的一个方面，甚至不一定是最重要的一方面。

四、基于共病的治疗方案

老年共病患者的治疗目标是改善老年人的功能状态和生活质量，优化管理老年冠心病患者共病状态需要患者本人、心内科医师、其他专科医师、护士、营养师、药剂师之间的密切合作，对于共病的处理，不是将治疗疾病的方案简单叠加，而是注重患者多种疾病共存状态及其治疗的复杂性，同时让患者的选择在临床决策中发挥核心作用，根据患者的个人目标和优先倾向来进行医疗照护与综合干预。

美国老年学会（American Geriatrics Society）2012年公布了管理老年人共病的指导原则：①将患者的意愿纳入临床决策；②了解循证医学证据的适用人群，认识到证据的局限性，选用适合老年人的循证医学研究以及关于老年共病人群的指导意见；③在制定临床决策时，需充分考虑风险、负担、获益及预后；④考虑临床决策的复杂性和可行性；⑤在患者可接受的风险内，选择最能达到治疗效果或者预期健康的治疗方案。

2016年NICE共病状态的评估和管理指南也提出，对于共病患者，针对单一疾病的指南并不适用，需要同时考虑到所有的疾病和治疗，积极管理尚未发生疾病的危险因素治疗负担大，并且可能是不恰当的，需要评估患者能否从共病治疗方案中获益，同时要考虑到所有疾病和治疗，简化常用治疗。在共病患者医疗方案的制订上，可以通过明确共病患者的意愿、确立疾病和治疗负担、回顾药物和其他治疗的利弊、记录个体管理方案来使现有治疗获益最大化，达到改善老年冠心病共病患者生活质量的目标。

1. 识别需要进行共病管理的患者　当患者要求或患者符合以下条件时，应考虑为患者提供基于共病的治疗方案：①难以管理多种治疗或难以进行日常活动。②在多种服务机构寻求治疗和支持，尤其是需要额外服务的患者。③同时患有慢性生理及心理疾病。④易疲劳或易跌倒。⑤经常有非预期或紧急医疗服务需求。⑥常规服用多种处方药物：由于不良事件和药物间相互作用的风险增加，任意年龄共病患者常规服药种类≥15种时，应给予患者制订基于共病治疗方案；当任意年龄共病患者常规服用10~14种处方药或常规服用处方药种类<10种，但特定不良事件风险增高时，应考虑给予基于共病治疗方案。

2. 明确共病患者的意愿　老年冠心病共病患者往往同时有很多医疗问题需要处理，虽然临床医师可以根据患者的情况来决定优先处理的问题，但是当有多个问题可以选择、不同治疗方案之间存在矛盾或可能导致不同结局时，如保持独立性、预防特定的不良事件、减少药物损害、减少治疗负担或者延长生命，尊重患者的意愿非常重要。应鼓励共病患者明确对自己重要的内容，包括个人目标、价值观、优选项等，并且承认在选择医疗方案时需要权衡利弊，例如牺牲生命的长度，以最大限度地提高生活质量，反之亦然。在条件允许的情况下，特别是认知功能障碍的患者，家庭成员应该参与到医疗方案的选择中。

3. 确立疾病和治疗负担　在非共病患者中，年住院率仅 4%，对于合并 6 种或以上的共病患者，年住院率高达 60%。30 天再住院率随着合并疾病数量增加而增加，且人均医疗费用呈指数增加。因此，共病患者的疾病和治疗负担不容忽视。我们需要评估共病问题如何影响患者的生理、心理健康以及生活质量，包括患者医疗服务的预约、复诊次数；服用药物的种类和频率；药物的不良反应；非药物性治疗，如控制饮食、运动和心理治疗；治疗对患者心理和健康所带来的影响。

4. 回顾药物和其他治疗　了解患者目前的治疗方案，详细询问患者缓解症状的治疗，识别因获益有限而可以终止的治疗方法、负担过重的治疗和随访方案、不良事件（跌倒、消化道出血、急性肾损伤）风险过高的药物和使用非药物治疗方案作为某些药物的潜在替代治疗方案，在恰当的时间减少或停止治疗，计划回顾性随访，监测所有治疗调整的影响，并决定是否需要进一步调整治疗方案或是重新开始新的治疗。依据 GDG 共识，应仔细考虑共病患者接受针对单一疾病的指南推荐的预防性治疗方案时，可能的获益和风险，在回顾药物和其他治疗时，需要考虑该药物的治疗效果、治疗实验疗程、治疗试验的人群。

5. 评估预后　在制订患者的诊疗方案时，需要全面评估患者的预后，包括预期寿命、有可能接受生活质量的生存年数以及可能出现的并发症（如心房颤动患者出现脑卒中风险）。老年患者的预后往往难以准确评估，可以利用预后评估工具如 eprognosis.ucsf.edu 进行不同时间（如 1 年、2 年等）生存或独立生活的可能性评估。临床虚弱评分（clinical frailty score）也是一个简单易行的评估预后的量表。

6. 治疗的复杂性和可行性　医疗方案的制订，除了包括生活方式干预（如改善饮食、运动）和药物治疗外，还应考虑到老年患者机体功能减退和认知限制、经济状况及个人意愿。尽可能减少药物种类，停用所有非必须药物，AGS 在 2015 年发布了最新的 "Beers 标准"，可以作为老年患者用药的参考指导。在更改改善预后的治疗方案时，了解患者对各项治疗可能获益和风险的看法，针对患者认为重要的个人目标或优选项，充分考虑患者意愿后进行治疗方案的制订。随着疾病进展、个人情况、患者预期目标的改变，医疗方案也会随之改变。

7. 记录个体管理方案　与患者讨论和制订个体管理方案，在记录内容和采取措施方面达成共识，包括：①起始、终止、改变药物治疗和非药物治疗；②确定医疗服务预约的优先级；③预期可能的健康和福祉变化；④分配治疗协调的职责，保证各个医疗机构和专科医师间有良好沟通；⑤患者认为重要的其他方面；⑥安排一次随访，并回顾已作出的决定。在得到患者允许的前提下，以方便可行的形式，与患者及参与治疗过程的其他人员（包括医疗专业人员、伴侣、家庭成员、护理人员）共享管理计划。

五、老年冠心病共病患者临终关怀

照护有严重心血管疾病的老年共病患者，尤其是在患者临终前，由于心血管疾病进展、多脏器衰竭、难以避免的高死亡风险和极差的预后，使得医疗决策和治疗方案都十分复杂[8]。但目前几乎没有指南指导如何管理临终患者的心血管疾病。尽管继续给予临终患者改善心脏功能的药物和维持生命的治疗可以更好地控制患者的症状，甚至能提高患者的生活质量，但这些干预措施可能导致其他非预期的并发症发生。除了传统的对症治疗、家庭护理、缓解症状、控制疼痛、减轻或消除临终患者的心理负担和消极情绪等治疗措施外，在制订治疗方案时应该考虑患者的意愿、期望和价值观，从而实现有效的药物治疗和在适当的时间开始或终止使用设备辅助治疗。随着严重冠心病老年患者共病患病率的增加，这些患者迫切需要一个多学科合作的医疗照护和早期进行姑息治疗。所有患者都不能避免死亡，我们也越来越需要专科护理和初级保健之间的合作，尽早开始综合性的姑息治疗，为老年冠心病共病患者提供有效的临终照护。

六、照护老年冠心病患者共患疾病的展望

虽然利用药物或介入治疗对老年心血管疾病患者进行有效干预以减少包括死亡在内不良后果的绝对好处可能大于年轻患者，但是老年患者并发症的风险也显著增加。因此，需要充分考虑到老年冠心病患者治疗方案的获益和风险，并且实现个体化治疗。目前没有循证医学证据来证实现有冠心病治疗药物在老年冠心病共病患者的获益与风险，缺乏关于老年患者生活质量、功能保持（例如日常生活的常规活动或借助辅助工具进行日常生活活动）和独立生活能力的信息。医师常过分强调药物和手术治疗，较少关注老年患者的非药物治疗，如饮食、生活方式或日常锻炼。因此，未来迫切需要一个以老年共病患者为中心的大样本量临床研究，来获得临床上常见老年患者诊治的相关结果，成为未来循证指南，从而改善老年心血管共病患者的治疗[9]。

在未来 25 年中,65 岁以上老年人比例将增加 3 倍,并且其疾病的管理更为复杂。这些老年共病患者的临床评估和管理需要从传统的只关注单一疾病转变为以患者为中心的管理框架。老年冠心病共病患者管理的最终目标是以患者为中心,通过优化治疗方案,停用不必要或者是减少不良反应风险较高的药物,最大限度地提高治疗获益,并减少治疗风险。

（杨梦溪　任景怡）

参 考 文 献

［1］LOCHNER K A, BARTEE S, WHEATCROFT G, et al. Chronic Conditions among Medicare Beneficiaries. Chartbook[M]. Baltimore: Centers for Medicare and Medicaid Services, 2011.

［2］WEISS C O, VARADHAN R, PUHAN M A, et al.Multimorbidity and evidence generation[J].J Gen Intern Med, 2014, 29（4）:653-660.

［3］BELL S P, SARAF A A.Epidemiology of Multimorbidity in Older Adults with Cardiovascular Disease[J].Clin Geriatr Med, 2016, 32（2）:215-226.

［4］王姣锋, 王一倩, 保志军, 等 . 上海地区中老年体检人群慢性病及共病流行病学分析 [J]. 老年医学与保健, 2016, 22（2）:116-120.

［5］贾勇, 梅祎祎, 盛楚乔, 等 .55 岁及以上城市居民慢性病共病现状调查及相关性分析 [J]. 中国全科医学, 2016（6）:683-687.

［6］WOLFF J L, STARFIELD B, ANDERSON G.Prevalence, expenditures, and complications of multiple chronic conditions in the elderly[J].Arch Intern Med, 2002, 162（20）: 2269-2276.

［7］RICH M W, CHYUN D A, SKOLNICK A H, et al.Knowledge Gaps in Cardiovascular Care of the Older Adult Population: A Scientific Statement From the American Heart Association, American College of Cardiology, and American Geriatrics Society[J].J Am Coll Cardiol, 2016, 67（20）:2419-2440.

［8］SALIVE M E.Future Research Directions for Multimorbidity Involving Cardiovascular Diseases[J].Clin Geriatr Med, 2016, 32（2）:399-407.

［9］PAK E, WALD J, KIRKPATRICK J N.Multimorbidity and End of Life Care in Patients with Cardiovascular Disease[J].Clin Geriatr Med, 2016, 32（2）:385-397.

第3章 老龄患者合理用药

目前,世界上所有发达国家都已经进入老龄化社会,许多发展中国家正在或即将进入老龄化社会,随着全球人口老龄化程度的加速与加剧,我国老年人的数量和比例也在逐年增长,预计到 2050 年左右,60 岁以上老年人比例将达到 30% 以上,进入重度老龄化阶段[1]。冠心病是影响老年人群健康的主要原因之一,其患病率随增龄而增加,我国老龄冠心病患者日益增多。老年患者因共病现象(comorbidity)普遍[2],且老龄冠心病患者常合并高血压、高脂血症、糖尿病等多种危险因素或合并症,其患病机会和用药频率均增加,不仅导致多药共用(polypharmacy)的概率增加[3-4],且用药周期长,不良反应多,经济与精神负担重;同时,由于其肝、肾功能减退,药物代谢和排泄降低及对药物的敏感性促使老年患者不可避免地成为药品不良反应(adverse drug reaction,ADR)的主要受害者[5-6]。

一、老龄患者的病理生理及疾病特点

(一)老龄患者的生理特点

老龄患者的生理变化主要是机体老化与功能障碍。如老年患者胃壁细胞功能降低导致胃酸分泌减少,同时老龄患者心排出量减少,进一步致使消化道血流减少,引起胃运动功能与肠蠕动能力减弱,影响药物吸收;脂肪组织在老龄患者机体质量中所占的百分比较年轻患者增加,导致水溶性药物分布容积减少,反之,脂溶性药物分布容积增加;老年患者肝脏重量较年轻患者减轻,功能性肝细胞减少,肝血流量及肝微粒体酶活性下降,以上因素使经肝脏代谢的药物代谢减慢,半衰期延长,致使其血药浓度升高,药物的作用增强、不良反应增加;老龄患者肾实质重量较年轻患者减少,肾小管的分泌功能与肌酐清除率下降,可直接影响药物在肾脏的排泄。

(二)老龄患者的疾病特点

1. 年龄相关性疾病常因为患者反应迟钝、机体活动减退、生物效应能力与器官应激能力下降,导致发病时往往缺乏典型的症状和体征,起病隐匿。例如,因老龄患者对冷热疼痛等反应性较差,体温调节能力也较年轻患者弱,发生上呼吸道感染时,往往不发热或者发热程度较轻,自觉症状不严重,仅表现为头痛、乏力、食欲下降等症状,化验白细胞计数不升高,即使发生严重感染,亦可不出现发热,致使老龄冠心病合并慢性心力衰竭患者往往出现急性心力衰竭症状,而就诊时被检出肺部感染;老龄冠心病患者因长期慢性缺血缺氧可形成心脏侧支循环,症状可不典型,被误认为年龄相关性活动耐力下降,且由于老年患者感觉减退,急性心肌梗死可无严重疼痛发生,从而引起误诊、漏诊,甚至发生严重的心血管事件。

2. **多种疾病同时存在** 老龄患者往往是多种慢性病共存,50% 以上的老龄患者合并有 3 种及以上的慢性疾病。老龄冠心病患者常合并有心力衰竭、高血压、心律失常、糖尿病、慢性肾功能不全等疾病,致使疾病的诊疗难度加大。

3. **病情进展迅速** 老年人各种器官功能减退,机体适应能力下降,故一旦发病,病情常迅速恶化。因此,早期及时发现病情,寻找病因,尽早开始有效治疗,对疾病的转归具有重大意义。

二、老龄冠心病患者的诊断

2016 年《老龄患者冠心病诊治中国专家共识》[7]就老龄冠心病常见类型稳定性冠心病和急性冠脉综合征(ACS)的临床特点提出了以下诊断措施:

1. **心电图** 稳定性冠心病诊断中首选项目,但应对阴性结果的判读更为慎重;24 小时动态心电图有助于提高心肌缺血的检出率,建议对疑诊患者常规应用。

2. 负荷实验 原则上不建议 80 岁及以上患者做运动负荷试验;如果确有必要,建议选择药物负荷试验,且检查过程中应密切监测患者的症状、体征及心电图变化。

3. 冠状动脉 CT 可用于冠心病诊断,经皮冠状动脉介入术前及术后、冠状动脉旁路移植术、非冠心病心脏手术前评价,以及电生理射频消融术前诊断、心肌病的鉴别诊断。

4. 冠状动脉造影 冠状动脉造影仍为稳定性冠心病诊断的"金标准"。

5. 临床症状联合心电图 ST-T 改变是确定 ACS 诊断及分类、预后判断的主要依据,肌钙蛋白 I 或肌钙蛋白 T 在 ACS 的诊断过程中具有决定性的作用,是区分 UA 和 AMI 的关键证据,但其升高仅提示心肌损伤。体格检查在可疑 ACS 患者中可能无特异性发现。有条件的医疗单位应进行床旁超声心动图检查,有利于诊断和鉴别诊断。

三、老龄患者药代动力学特点

(一)药物的吸收与分布

1. 药物在体内的分布受血流量、体液 pH、药物与血浆蛋白及组织的结合等因素的影响。老龄患者因胃肠黏膜萎缩,尤其胃壁细胞功能降低导致胃酸分泌比年轻患者减少 25%~35%,需在酸性环境下水解而产生效果的药物吸收减少,生物利用度减低,而弱碱性药物吸收增加,生物利用度增高;老龄患者胃肠蠕动减弱,胃肠道调节功能受损,且老龄患者往往合并便秘,除外使用开塞露、甘油灌肠剂等助排便药物,常使用泻药,可导致药物在胃肠道吸收减少。

2. 肝脏是大多数药物主要的代谢器官,其重量往往随着年纪的增长而减轻,肝血流量逐渐减少,肝药酶活性逐步下降。研究表明,60 岁以上的老年人肝血流量仅为青年人的 40%~50%。老龄患者肝脏对药物的代谢能力较年轻患者降低,另外,老龄患者的功能性肝细胞数量减少,在一定程度上影响地尔硫草等药物的代谢,使药物半衰期延长,血药浓度升高。

3. 药物经代谢后可经肾脏、胆汁、呼吸道、皮肤汗腺等器官排出。其中,肾脏是多数药物排泄的主要执行者。随着年龄的增长,肾单位的数量、肾小球面积、肾小管长度等均可造成肾脏质量减小,60 岁以上老年人肾血流量较年轻人下降约 50%,80 岁以上老年人肾小球滤过率较年轻人降低约 46%;肾小管分泌功能下降,肌酐清除率降低,水钠调节能力受损致使老龄患者对自肾脏排泄的药物排出减慢,药物半衰期延长。老年患者因生理性改变及长期慢性病消耗,体内水分和肌肉组织含量减少,脂肪组织含量相对性增加,同样会引起药物分布发生变化,即脂溶性药物分布容积增大,可能在脂肪组织内蓄积,产生持久作用。

(二)多种药物相互作用

老龄患者多同时服用多种药物治疗,易发生药物与药物相互作用所致不良反应,其发生率与用药种数呈正相关。研究发现,同时接受少于 5 种药物的不良反应发生率仅为 5%,种类增加至 6~10 种时药物不良反应发生率为 10%,而 11~15 种时显著提高至 28%[8]。虽然并非所有药物相互作用皆可导致药物不良反应,但其潜在危险性无疑是相对增加的[9]。老龄患者合用的药物也会在吸收环节发生相互作用,如质子泵抑制剂可升高胃液 pH 而抑制对亚铁离子的吸收;合用蛋白结合率较高的药物,则可导致游离华法林浓度增高,从而增加出血的风险。

(三)不良反应增多

1. 大多数药物敏感性增加 老年患者生理贮备能力减弱、内环境稳定调节能力降低、年龄相关性药效动力学变化,使其对药物敏感性较年轻患者增高,药物不良反应增多。老龄患者肾功能减退导致肾脏排泄药物能力下降,使其在使用地高辛、磺酰脲类降糖药等都可造成药物半衰期延长,易发生蓄积中毒。使用解热镇痛抗炎药时,如果按照常规剂量服用,往往造成酸碱平衡失调,严重者危及生命。冠心病合并高血压老龄患者易出现体位性低血压,除外降压药物或改善冠心病症状药物不合理应用,常因老年人血压调节机制受损,压力感受器反应降低,心脏及自主神经功能障碍,致使多种药物易发生低血压不良反应,尤其表现为体位性低血压。冠心病合并心房颤动老龄患者,口服抗凝药物或使用肝素时,可因肝脏功能减退,合成凝血因子能力下降,更易发生出血相关并发症。

2. 少数药物敏感性降低 老龄冠心病对 β 受体激动剂及 β 受体阻滞剂的敏感性均有不同程度减弱,例如 β 受体阻滞剂普萘洛尔减慢心率的作用出现钝化。此外,老龄患者对同等剂量的异丙肾上腺素的反应较年轻患者减弱，心率增加的速度和程度均低于年轻患者。

四、老龄患者合理用药建议

（一）判断老年人潜在不适当用药

最早关于对老年人的潜在性不适当用药（potentially inappropriate medications，PIMs）评估的 Beers 标准是美国老年医学专家 Mark Beers 于 1991 年首次提出的为判断疗养院居民不适当用药的标准，而后得到国际社会的广泛关注与应用。随着药品的推陈出新，该标准在 1997 年、2003 年、2012 年和 2015 年历经四次修订。另一个在欧洲国家受到关注的标准是 2008 年爱尔兰 Cork 大学附属医院的专家组发表的 STOPP（Screening Tool of Older Persons' Prescriptions）标准。部分国家也制定了适合本国的老年人不合理用药标准，如加拿大（1997年）、法国（2007 年）、泰国（2008 年）、挪威（2009 年）、德国（2010 年）、意大利（2010 年）。我国老年患者的潜在性不适当用药率较高 [10]。但目前我国暂无类似标准，因此我们推荐依照美国老年医学会（American geriatrics society，AGS）于 2015 年 10 月 8 日发布的 Beers 标准，来判断老年人是否存在潜在不适当用药，指导临床决策的制定。

Beers 标准中关于老龄患者心血管系统用药有以下建议：

1. 老龄患者不适当药物

（1）避免使用抗血栓药物双嘧达莫（口服短效，不适用于与阿司匹林的缓释组合），因其可能导致体位性低血压，且有更有效的替代药物。注射制剂可用于心脏负荷试验。

（2）不推荐常规治疗高血压应用外围 α_1 受体阻断剂：多沙唑嗪、哌唑嗪、特拉唑嗪，因其体位性低血压的高风险，且替代剂具有优越的风险 - 效益平衡。

（3）避免应用中央 α 受体阻滞剂（可乐定、甲基多巴、利舍平）作为一线降压药物，因其存在对中枢神经系统不良影响的高风险；并可能会引起心动过缓和体位性低血压。

（4）避免使用丙吡胺这一强负性肌力药物，老年患者使用可能诱发心力衰竭；应首选其他抗心律失常药物。

（5）避免使用决奈达隆，因其在永久性心房颤动或严重的或最近失代偿期心力衰竭患者预后差。

（6）地高辛不应该被用作一线心房颤动治疗药物，因其增加心力衰竭患者住院的风险，并可能与老年人心力衰竭死亡率增加相关联。如果使用的话，剂量不应＞0.125mg/d。

（7）避免胺碘酮作为一线治疗心房颤动，除非患者有心力衰竭或显著左心室肥厚。

2. 老龄患者与疾病状态相关的不适当药物

（1）心力衰竭患者应避免使用 NSAID 和 COX-2 抑制剂；非二氢吡啶类钙通道阻滞剂（地尔硫䓬、维拉帕米）应在射血分数降低的心力衰竭患者中避免使用；避免使用噻唑烷二酮类药物（吡格列酮、罗格列酮）；避免使用决奈达隆（严重或最近失代偿性心脏衰竭），因上述药物具有潜在促进体液潴留效应，故可加剧心力衰竭。

（2）避免使用胆碱酯酶抑制剂；外周 α_1 受体阻断剂（多沙唑嗪、哌唑嗪、特拉唑嗪）；叔胺类抗抑郁药；氯丙嗪；硫利达嗪；奥氮平，因其可增加体位性低血压或心动过缓的风险，甚至因其惊厥。

3. 老龄患者应慎用的潜在不适当药物

（1）≥80 岁老年人使用阿司匹林缺乏利益与风险的证据，应谨慎使用。

（2）达比加群与华法林相比胃肠道出血风险增加，发生率在 ≥75 岁老年患者高于其他新型口服抗凝药物；对肌酐清除率＜30ml/min 患者缺乏有效性和安全性的证据。

（3）普拉格雷在老年人出血风险增加；最高风险的老年人（如有心肌梗死病史或糖尿病）获益可能会抵消风险，≥75 岁患者慎用。

（4）有晕厥病史患者慎用血管扩张剂。

4. 老龄患者中应避免使用的非抗感染药物

（1）避免日常使用 ACEI 联合应用阿米洛利或氨苯蝶啶，可引起高血钾；患者服用 ACEI 出现低钾血症时可使用。

（2）老年妇女避免联合使用外周 α_1 受体阻断剂与袢利尿剂，引起会加重尿失禁的风险，除非疾病状况需要同时使用两种药。

（3）避免华法林与胺碘酮 /NSAID 联用，增加出血风险。必须使用时，监测 INR。

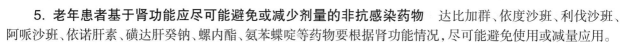

5. 老年患者基于肾功能应尽可能避免或减少剂量的非抗感染药物　达比加群、依度沙班、利伐沙班、阿哌沙班、依诺肝素、磺达肝癸钠、螺内酯、氨苯蝶啶等药物要根据肾功能情况，尽可能避免使用或减量应用。

（二）合理用药建议

1. 明确疾病主要诊断，合理选择有效药物，权衡用药的利与弊，慎重选择联合用药。老龄患者发生快速心律失常时，胺碘酮、美西律、β 受体阻滞剂等药物可有效减慢心律，但抗心律失常药物亦有致心律失常的不良反应，老年冠心病患者合并快速性心律失常很可能是快 - 慢综合征，若应用上述药物，则有出现超速抑制，造成窦房结复律时间延长出现窦性停搏甚至阿 - 斯综合征（Adams-Stokes 综合征）的可能，因此，明确引起老龄患者"症状"的"病因"，避免恶性事件的发生，至关重要。此外，老龄患者因患多种疾病，需用多种药物协调作用，但不少老龄患者有追求新药、补药、贵药的倾向，常用药过多，造成药物滥用；反之，部分老龄患者合并焦虑、抑郁等精神疾病，往往过度担心药物不良反应，只着眼于"弊"，选择性忽略"利"，拒绝有效药物治疗，医务工作者应多与患者进行沟通，解释病情及药物的利弊，使患者确切知道服用药物的必要性以及检测药物不良反应可避免不良事件的发生，减轻患者不必要的顾虑，使其得到有效的治疗。老龄患者因疾病的顽固性和复杂性，往往采用联合用药方案，但多重用药会带来用药风险和各种药物相互作用所致的不良反应增多，因此需注意避免多重用药，慎重选择联合用药，使老龄患者得到合理治疗。

2. 掌握最佳用药剂量，选择最佳用药时间，确定最佳给药途径。老龄患者原则上药物使用量宜小，一般为年轻患者的 1/2 ~ 2/3，根据老龄患者的年龄、体重、病情轻重，从小剂量开始，逐渐增量，找出最佳有效量，例如应用降压药时，因老龄患者极易出现低血压，在应用如哌唑嗪、特拉唑嗪等药物时，应从小剂量开始，以免出现首剂反应。

3. 进行血药浓度监测、跟踪了解服药情况，加强患者病情观察，监测药品不良反应。例如硝苯地平降压效果明显，但因药物谷 - 峰值较大，可导致反射性心动过速，造成靶器官损伤，此外还可引起踝部水肿等不良反应，而其长效制剂及氨氯地平、苯磺酸左旋氨氯地平片（施慧达）等药物上述不良反应明显减少。老龄冠心病患者心脏发生重构，心脏收缩功能受损，因病情需要服用地高辛等强心药物时，需监测血药浓度，避免发生中毒。老龄患者对 β 受体阻滞剂耐受性差，为达到目标剂量而加量过快可诱发心力衰竭，需从小剂量开始，缓慢逐渐加量，使心脏有足够的时间增加受体的数量以达到目标值，更好延缓心脏重构，改善心脏功能，使用时还需注意其负性肌力、负性频率与负性传导作用，密切观察病情，注意血压、心律，及时调整用量。

4. 提高患者依从性，重视饮食调养及体育锻炼等综合治疗措施　老龄患者常独居生活，缺乏医疗护理人员与亲友的监督；老龄患者行动不便造成打不开服药器；有些老龄患者文化程度较低所致理解力较差；老龄患者记忆力差、视力不佳、听力减退等多种因素造成服错药，尤其是包装外形相似的药物，以上原因均可引起老龄患者依从性下降。而老龄患者对服药的种类数量、药品的不良反应不了解、服药的不方便性是其主要原因。加之近年来，有些老龄患者家属盲目依赖网络搜索功能，根据初期和表面"症状"自行诊断和治疗，延误寻找病因和及时救治的时机。因此，医务人员更应详细询问病史和用药情况，防止多开药、重复开药，要反复仔细查对，加强对老龄患者及家属的教育和沟通，确保老龄患者合理用药。

（三）共享决策的制定

传统观念认为，尽可能全面、足量地针对老年人疾病的复杂性用药，能更好地指导老龄患者疾病的治疗。越来越多证据表明，无论是医师过度的决策，还是老龄患者及家属因各种原因主动要求所致老龄患者过度用药这一现象已逐渐为人们所重视。老龄患者不合理用药就是其中一个表现，不仅导致药源性疾病增加，还造成生活质量下降。

Jansen 和同事们[11]收集了心理学、传播学与决策相关的文献，论述减停用药决策要求的独特工作，确定老龄患者及其亲友以及临床医师的困难，给出如何克服困难的具体建议，给出老龄患者减停用药流程：

第一步：建立选择意识，可自主决策。

医师和患者应认识到选择继续或停止使用药物是可行的。研究表明，有部分临床医师根据新的诊断、症状和检查结果可以准确地开具新药，但是何时减量、何时停止用药则并不是很明确[12]。停止用药的可能触发因素包括：①服药数量过多；②药物不良反应引起的症状；③明确的高风险、无效或不必要用药；④明显的不依从性或改变治疗的优先顺序[13]。需要注意的是，研究表明，老龄患者可能不知道可以减停用药[14]，误认为药物的服用需要长期，甚至终身服药，因此临床医师有必要向他们解释清楚，让他们知道根据病情进展，有些药物是可以适时减停的。

第二步：讨论各项选择及其利弊。

临床医师需跟老龄患者及其家属讲明用药选择原因及可能出现的风险，以及何时可以减停药物，让他们知道有哪些选项可以选择，并理解减停用药的流程、各项选择预期的利弊以及风险意外发生的可能性。

第三步：探索患者对于不同选择的偏好。

研究表明，老年人的偏好不是固定的，偏好的形成是复杂且存在一定争议的[15]。由于受到目前健康状态和情绪的影响，使老龄患者的偏好比年轻患者更加多变[16]。对于老龄患者，临床医师可以使用启发法，利用经验法则去简化复杂的决策过程。俗话说"久病成医"，鉴于长期积累的医疗经验，老龄患者可能更能感觉到什么对他们是重要的，这可能使他们更容易认同自己的价值观。

第四步：作出决策。

存在法则指导临床医师首先停用哪种药物，而尽管受到健康状况影响，大多数老龄患者仍是愿意共同参与医疗决策[17]。那些将决策权委托给他们临床医师的老龄患者实际上也想要参与讨论他们的选择、态度和偏好，了解治疗相关的信息。此外，一些老龄患者认为他们没有足够的能力参与进自身疾病诊疗决策中，其较低的参与度导致决策并非全部真实意愿。无论老龄患者是否作出最后决策，临床医师和老龄患者的亲友都可以通过激发他们的目标和价值观使他们参与到决策中，以此支持维护其自主权。

下一步我们能做什么？减停用药是一项重要的挑战。共享决策是减停用药过程中必不可少的一部分，但是在临床中它的实施十分复杂。Jansen等研究者的建议是，至少需要告知老龄患者及其亲友，他们有减停用药的选择权，支持他们表达自己的意愿，并共同作出决策。显然，这是一个耗时耗力的过程，不仅需要有保障的时间，也需要更多专业的资源，甚至还需要进行相关药物审查的特定费用。此外，急需新的证据为临床医师提供理论支持，更科学地减少老年人不合理多重用药。最重要的是，临床医师需要确定更好的告知老龄患者及其亲友减停用药利弊的方式和交流手段，启发老年人支持并共同参与到共享决策中。

（李　睿）

参 考 文 献

［1］韦朕韬. 中国人口老龄化现状、趋势的国际比较研究［J］. 经营者，2015（4）：306.

［2］MARENGONI A，ANGLEMAN S，MELIS R，et al.Aging with multimorbidity：a systematic review of the literature[J]. Ageing Res Rev，2011，10（4）：430-439.

［3］JUURLINK D N，MAMDANI M，KOPP A，et al.Drug-drug interactions among elderly patients hospitalized for drug toxicity[J].Am Med Assoc，2003，289（13）：1652-1658.

［4］KOHLER G I，BODE-BOGER S M，BUSSE R，et al.Drug-drug interactions in medicalpatients：effects of in-hospital treatment and relation to multiple drug use[J].Int J Clin Pharmacol Ther，2000，38（11）：504-513.

［5］MALLET L，SPINEWINE A，HUANG A.The challenge of managing drug interactions in elderly people[J].Lancet，2007，370（9582）：185-191.

［6］CAHIR C，BENNETT K，TELJEUR C，et al.Potentially inappropriate prescribing and adverse health outcomes in community dwelling older patients[J].Br J Clin Pharmacol，2014，77（1）：201-210.

［7］中华医学会老年医学分会，高龄老年冠心病诊治中国专家共识写作组. 高龄老年冠心病诊治中国专家共识［J］. 中华老年医学杂志，2016，35（7）：683-691.

［8］徐叔云. 临床药理学［M］. 北京：人民卫生出版社，1993.

［9］季闽春，王永铭. 老年心血管病人药物不良反应的危险因素［J］. 药物流行病学杂志，1995，4（2）：97-99.

［10］MO L，YANG X，HE J，et al.Evaluation of potentially inappropriate medications in older inpatients in China[J].Am Geriatr Soc，2014，61（11）：2217-2218.

［11］JANSEN J，NAGANATHAN V，CARTER S M，et al.Too much medicine in older people？ Deprescribing through shared decision making[J].BMJ，2016，353:i2893.

［12］REEVE E，SHAKIB S，HENDRIX I，et al.Review of deprescribing processes and development of an evidence-based, patient-centred deprescribing process[J].Br J Clin Pharmacol，2014，78（4）:738-747.

［13］LE COUTEUR D，BANKS E，GNJIDIC D，et al.Deprescribing[J].Aust Prescr，2011，34:182-185.

［14］BYNUM J P，BARRE L，REED C，et al. Participation of very old adults in health care decisions[J].Med Decision Making，2014，34:216-230.

［15］FAGERLIN A，PIGNONE M，ABHYANKAR P，et al.Clarifying values: an updated review[J].BMC Med Inform Decis Mak，2013，13 Suppl 2:S8.

［16］FRIED T R，O'LEARY J，VAN NESS P，et al.Inconsistency over time in the preferences of older persons with advanced illness for life-sustaining treatment[J].J Am Geriatr Soc，2007，55:1007-1014.

［17］CHEWNING B，BYLUND C L，SHAH B，et al.Patient preferences for shared decisions: a systematic review[J].Patient Educ Couns，2012，86:9-18.

一、冠心病与脑血管病的相关性

脑血管疾病、冠心病是当今威胁人类健康的主要疾病，两者多见于老年人群，且常并发。近年的统计资料[1]显示，我国北方地区人群冠心病事件的发病率为(30~100)/10万，南方地区为(3~10)/10万；城市脑血管病年发病率为219/10万，农村地区为185/10万。脑卒中与冠心病关系密切，两者有着相似的病理学基础——动脉粥样硬化，同属于广义的心血管疾病范畴。动脉内膜由于粥样硬化病变的侵蚀变得隆凸粗糙不平，使管腔变窄，以致堵塞血管或病变血管发生痉挛收缩，使所供应的器官阻滞出现缺血、坏死、功能障碍而产生脑卒中、冠心病。

冠心病与脑血管病有诸多共同的危险因素，如高血压、高血脂、糖尿病、吸烟、肥胖、高同型半胱氨酸及高龄等。

1. 高血压　中国11个省市人群血压水平与10年心血管疾病发病风险的前瞻性研究结果显示，高血压是我国人群心脑血管疾病发病、死亡最重要的危险因素。单纯收缩压升高和/或舒张压升高与冠心病发病密切相关。高血压也是脑卒中和短暂性脑缺血发作最重要的危险因素。在近期发生过缺血性脑卒中的患者中，高血压的诊断率高达70%。

高血压是老年人的常见疾病，我国60岁及以上老年人高血压的患病率近50%。老年高血压的特点是血压波动大，容易发生体位性低血压，常见血压昼夜节律异常，收缩压增高为主，脉压增大。单纯收缩期高血压是老年高血压最为常见的类型，占60岁以上老年高血压的65%[2]。在相同的血压水平时，随着年龄的增加，心脑血管病发病风险明显增高。

2. 高血脂　血脂异常尤其是低密度脂蛋白胆固醇(LDL-C)升高与动脉粥样硬化的发生和发展密切相关。以LDL-C或总胆固醇升高为特点的血脂异常是动脉粥样硬化性心血管疾病重要的危险因素；降低LDL-C水平，可显著减少动脉粥样硬化性心血管疾病发病及死亡危险[3]。因此，积极控制LDL-C，对降低老年人心血管事件的发生率具有重要意义。血脂异常也是导致缺血性脑卒中或短暂性脑缺血发作复发的重要因素。降低血脂水平可以减少缺血性脑卒中或短暂性脑缺血发作的发生、复发和死亡。近年来国内外大部分研究都证实，LDL-C与缺血性脑卒中发病呈正相关，但是与出血性脑卒中发病的关系报道不一。

研究发现[4]，在≥65岁老年患者中，随年龄增长，血脂水平呈下降趋势，未服用调脂药物的患者血脂达标率呈上升趋势。分析原因，可能与随着衰老进程胆固醇吸收、合成、转运功能下降，老年人合并疾病多、易同时服用多种药物，影响血脂水平有关。因此，应对老年人群的血脂异常防治实施个体化的干预策略。

3. 糖尿病　糖尿病是动脉粥样硬化性疾病的危险因素。冠心病在成人糖尿病患者中发病率为55%[5]，糖代谢异常与心血管疾病之间存在着密不可分的关系。糖代谢异常增加了心血管疾病的发病率和病死率，糖尿病患者冠心病的发病率、病死率是无糖尿病者的2~4倍。冠心病作为糖尿病的主要并发症，是糖尿病患者最常见的死亡原因[6-7]。在缺血性脑卒中患者中，60%~70%存在糖代谢异常或糖尿病。我国缺血性脑卒中住院患者糖尿病的患病率高达45.8%，糖尿病前期(包括空腹血糖受损和糖耐量受损)的患病率为23.9%，其中餐后高血糖是主要类型。同时，糖尿病是缺血性脑卒中患者临床预后不良的重要危险因素，中国国家卒中登记(China National Stroke Registry, CNSR)数据显示，糖尿病是缺血性脑卒中患者发病6个月发生死亡或生活依赖的独立危险因素。中国脑卒中住院患者糖代谢异常患病率及结局前瞻性研究(Abnormal Glucose Regulation in Patients with Acute Stroke Across China, ACROSS-China)结果显示，糖尿病前期是缺血性脑卒中患者发病1年内发生死亡的独立危险因素[8]。

4. 高同型半胱氨酸血症　同型半胱氨酸是蛋氨酸和半胱氨酸代谢过程中的一个重要中间产物。目前认为，高同型半胱氨酸血症是明确的脑血管病危险因素，可增加脑卒中的风险，已有研究显示高同型半胱氨酸血症可使脑卒中的风险增加 2 倍左右。而对于高同型半胱氨酸血症是否作为冠心病的独立危险因素，目前还存在争议。Schaffer[9] 等的一项对照性研究表明，冠心病患者的空腹血浆同型半胱氨酸水平显著高于对照组，排除其他危险因素后，同型半胱氨酸仍然与冠心病密切相关，其浓度的变化与冠心病的发生、发展有密切的联系。但近年来有些研究结果 [10] 提示，高同型半胱氨酸血症并不增加冠状动脉病变血管数量，同型半胱氨酸升高可能只是疾病发生过程中的伴随现象，而非导致动脉粥样硬化的致病因素。高同型半胱氨酸是否导致冠心病的相关机制还需要进一步阐明，且目前降低同型半胱氨酸的治疗方法是否能够使心血管疾病患者获益，还有待进一步证实。

5. 吸烟　吸烟能增加整个年龄段冠心病的危险性，吸烟者冠心病和心肌梗死的风险增加 3 ～ 4 倍。吸烟也是缺血性脑卒中的一项强有力的危险因素，可使其风险增加近 1 倍，使蛛网膜下腔出血风险增加 2 ～ 4 倍[11]。心血管健康研究（Cardiovascular Health Study, CHS）发现，吸烟与老年人脑卒中复发风险增加显著相关[8]。

6. 肥胖　超重和肥胖是冠心病和脑卒中的独立危险因素。国内对 10 个人群的前瞻性研究表明，肥胖者缺血性脑卒中发病的相对风险度为 2.0，在超重和肥胖者中推荐减轻体重、降低血压，以减少脑卒中风险[11]。肥胖与心血管疾病的关系可能部分由于肥胖引起血压升高、HDL 胆固醇降低和血糖水平升高。

7. 年龄　年龄是冠心病与脑血管病不可控制的危险因素，冠心病与脑血管病的发病随着年龄增长显著增加，年龄增长也导致冠状动脉和脑动脉粥样硬化的加重。各种危险因素对老年人的影响远远大于年轻人，且许多危险因素包括高血压、血脂异常和糖尿病等随年龄增长而发生率增加。

综上所述，冠心病与脑血管病有诸多共同的危险因素，两者密切相关，即缺血性脑血管病通常伴有冠心病，冠心病也往往伴有缺血性脑血管病，并且其严重程度可能一致。

二、合并缺血性脑血管病的老年患者的冠心病治疗

脑血管病可分为缺血性脑血管病和出血性脑血管病，我国脑卒中亚型中，近 70% 为缺血性脑卒中。缺血性心脑血管病拥有共同的病理基础及致病高危因素，所以治疗上有许多相同之处，但因为心脑为两个解剖结构完全不同的器官，导致发病后产生的病理过程、治疗上存在不同之处。

（一）冠心病与缺血性脑血管病治疗的共同点

1. 控制血脂　缺血性脑血管病与冠心病都提倡调脂治疗。2016 年中国成人血脂异常防治指南指出，急性冠脉综合征（acute coronary syndrome, ACS）、稳定性冠心病、血运重建术后、缺血性心肌病、缺血性脑卒中、短暂性脑缺血发作都属于动脉粥样硬化性心血管疾病（atherosclerotic cardiovascular disease, ASCVD）范畴，临床上诊断为 ASCVD 的患者均属极高危人群，血 LDL-C 目标值均应降至 1.8mmol/L（70mg/dl）以下[3]。

2. 抗血小板聚集治疗　研究显示，抗血小板治疗能显著降低既往伴有缺血性脑卒中或短暂性脑缺血发作患者严重血管事件（包括非致命性心肌梗死、非致命性脑卒中和血管源性死亡）的发生风险。中国非 ST 段抬高急性冠脉综合征诊断和治疗指南[12] 推荐，非 ST 段抬高急性冠脉综合征患者入院后尽快给予拜阿司匹林（150 ～ 300mg），如能耐受，长期持续治疗（75 ～ 100mg），对拜阿司匹林过敏或因胃肠道疾病而不能耐受拜阿司匹林时，应使用氯吡格雷。急性 ST 段抬高心肌梗死二级预防同样推荐长期服用阿司匹林 75 ～ 100mg/d，有禁忌者可改用氯吡格雷 75mg/d 代替。对于非心源性栓塞性缺血性脑卒中或 TIA 患者，阿司匹林（50 ～ 325mg/d）或氯吡格雷（75mg/d）单药治疗均可以作为首选抗血小板药物[8]。对老年患者，在应用抗血小板药物时，可合并使用质子泵抑制剂或胃黏膜保护剂，以减低胃肠道出血风险。

3. 防治糖尿病　合并糖尿病的冠心病与缺血性脑血管病患者，应在积极控制饮食和改善生活方式的同时，给予降糖药物治疗。对于急性 ST 段抬高心肌梗死、不稳定型心绞痛和非 ST 段抬高心肌梗死，均推荐将糖化血红蛋白（HbA1c）控制在 7% 以下[12-13]。对于缺血性脑卒中和短暂性脑缺血发作，同样推荐将 HbA1c 控制在 <7%[8]。

4. 长期血压控制　冠心病及缺血性脑卒中患者在急性期后均应开始进行有效的血压管理。冠心病患者应控制血压 <140/90mmHg[12]。既往有高血压病史且长期接受降压药物治疗的缺血性脑卒中或短暂性脑缺血发作患者，如果没有绝对禁忌，发病后数天应重新启动降压治疗，同样推荐收缩压降至 140mmHg 以下，舒张压降至 90mmHg 以下[8]。

对于老年高血压患者,降压治疗的主要目标是保护靶器官,最大限度地降低心血管事件和死亡的风险。中国老年高血压的诊断与治疗中国专家共识[14]推荐,将收缩压<150/90mmHg作为老年高血压患者的血压控制目标值,如果能耐受,可降至140/90mmHg以下。对于合并双侧颈动脉狭窄≥70%并有脑缺血症状的患者,降压治疗应慎重,不应过快、过度降低血压。

5. **其他**　包括控制体重、合理膳食、禁烟、提倡健康合理的生活方式等。

(二)冠心病与缺血性脑血管病治疗的不同点

1. **缺血性脑血管病急性期高血压治疗**　脑是一个代谢旺盛的器官,心脏的血液输出有10%~17%供应脑,脑细胞几乎没有能源储存,需要循环不间断供应氧和葡萄糖。健康成人的局部脑血流量的维持取决于脑灌注和脑血管阻力,在一定范围内,局部脑血流量与脑灌注压成正比,与脑血管阻力成反比。机体可以通过上调血压提高脑灌注压,脑血管阻力主要取决于颅内压、血液黏稠度及脑动脉管径大小。前文提及,脑血管病发病后数天应重新启动降压治疗,但急性脑梗死患者发病初期,因颅内压升高,血液黏稠度增加,导致脑血管阻力增高,故需较高血压维持足够灌注压,以挽救缺血半暗带。《中国急性缺血性脑卒中诊治指南2014》[15]推荐,急性缺血性脑卒中准备溶栓者,血压应控制在收缩压<180mmHg、舒张压<100mmHg。缺血性脑卒中后24小时内血压升高的患者应谨慎处理,应先处理紧张焦虑、疼痛、恶心/呕吐及颅内压增高等情况。血压持续升高,收缩压≥200mmHg或舒张压≥110mmHg,或伴有严重心功能不全、主动脉夹层、高血压脑病的患者,可予降压治疗。由此可见,缺血性脑血管病急性期的血压管理要求较冠心病宽松。

2. **抗血小板聚集药物种类**　如前所述,虽然经典的抗血小板药物如阿司匹林或氯吡格雷均可以作为缺血性脑血管病或冠心病的二级预防的抗血小板药物,但用于缺血性脑血管病与冠心病的其他具有循证医学证据的抗血小板药物类别有所不同。如替格瑞洛具有更强和快速抑制血小板的作用,且不受基因多态性的影响,被推荐用于ST段抬高心肌梗死的抗栓治疗。目前缺血性脑卒中或短暂性脑缺血发作循证医学证据充分的抗血小板药物还包括阿司匹林和双嘧达莫复方制剂、西洛他唑,均可作为阿司匹林和氯吡格雷的替代治疗药物。但需注意的是,上述药物中替格瑞洛出血的风险相对更高[16-17],且高龄是增加出血风险的因素之一,所以对于老年患者,选择该药时需要更加慎重。

3. **抗凝治疗**　急性冠脉综合征抗凝治疗,效果确实肯定。但对大多数急性缺血性脑卒中患者,不推荐无选择地早期进行抗凝治疗[15]。

4. **合并缺血性脑血管病的老年冠心病患者的总体治疗原则**　对于合并缺血性脑血管病的老年冠心病患者,应给予抗血小板聚集,控制血糖、血脂、血压,纠正危险因素的治疗,但若冠心病伴有急性脑血管病,急性期血压目标可相对提高,待急性期后再开始严格有效的血压管理,老年患者特别是合并脑血管狭窄的患者,急性期后血压管理目标可放宽至<150/90mmHg。当脑血管病需要抗血小板治疗、急性冠脉综合征需要抗凝治疗时,是选择单纯抗血小板、单纯抗凝,还是联合抗凝与抗血小板治疗,应根据具体情况如老年患者的出血风险、冠状动脉病变和脑血管病严重程度等,权衡利弊后作出治疗决策。

三、合并出血性脑血管病的老年患者的冠心病治疗

合并出血性脑血管病的老年冠心病患者,脑出血急性期应立即停止抗栓药物,依照急性脑出血的治疗原则进行处理。但停止抗栓药物期间可能会出现冠状动脉病变加重,甚至发生急性冠脉综合征,应与患者及家属充分沟通。出血性脑血管病恢复后,何时、如何恢复抗栓治疗需要进行评估,权衡利弊,结合患者具体情况决定。

四、合并脑淀粉样血管病的老年患者的冠心病治疗

脑淀粉样血管病(cerebral amyloid angiopathy)是淀粉样物质沉积在脑内血管导致症状性脑血管功能障碍的一种疾病,也称嗜刚果红性血管病。其临床特点是血管破裂而致反复和多灶的自发性颅内出血,是老年人的一种脑卒中类型。20世纪初即出现相关的病例报道,但直到最近几十年,CAA才被认为是自发性(非创伤型)颅内出血,特别是脑叶出血的原因之一。CAA可以是家族性的,也可以是散发的。基于病理学检测的研究表明[18],CAA存在于20%~40%的非痴呆老年人群中,而在痴呆老年人群中占比则可达50%~60%。另外,随着年龄的增长,CAA的严重程度也在增加。多数CAA无临床症状,仅部分患者出现脑出血和痴呆。对于CAA患者,应避免应用抗凝剂,慎用抗血小板类药物。

目前对于CAA的确诊只有通过病理学检查,但是随着影像技术的发展,一些新的CAA的影像诊断依据

可以帮助 CAA 的诊断,包括白质高信号、脑微出血、皮质浅表铁沉积(cortical superficial siderosis, CSS)、半卵圆中心扩大的血管周围间隙(perivascular spaces, PVS)[19]。白质高信号(white matter hyperintensities, WMH)亦可称为白质疏松,在磁共振 T_2 或 FLAIR 序列成像上表现为双侧侧脑室周围或皮质下白质多发的点状、斑片状或融合性高信号,在老年人是个很普遍的现象,常被忽视,但在 CAA 患者脑白质高信号病变体积远大于正常老年人、阿尔茨海默病及认知功能下降患者。尤其是后部 WMH 分布可能为 CAA 的另一个标志物。脑微出血是一种亚临床的终末期微小血管病变导致的含铁血黄素沉积,在磁共振 T_2 梯度回波和磁敏感成像上显示的低信号小的、点状的病灶,可作为 CAA 的标志物。位于脑叶的脑微出血多由 CAA 引起。CSS 是最近研究报道的另一种 CAA 相关的出血性病变,CSS 是中枢神经系统软脑膜下血液分解产物含铁血黄素沉积的影像学或病理学表现,因铁为强顺磁性物质,故可通过磁共振 T_2 加权梯度回波序列检测,表现为特征性脑回样模式,呈低信号。近年来的研究表示,脑白质扩大的 PVS 与 CAA 有关,半卵圆中心扩大的 PVS 在 CAA 相关的脑出血患者比较常见,可能是目前较新的一个神经影像学的标记物。

对于老年冠心病患者,如果影像学出现 WMH、脑微出血、CSS、半卵圆中心扩大的 PVS 等改变,应警惕脑淀粉样血管病的可能,这时冠心病抗血小板及抗凝治疗药物的应用需要慎重,警惕脑出血的发生。

（李　珺　郑霄云）

参 考 文 献

［1］中华医学会心血管病学分会,中华心血管病杂志编辑委员会 . 中国心血管病预防指南 [J]. 中华心血管病杂志, 2011, 39（1）:3-22.

［2］中国高血压防治指南修订委员会 . 中国高血压防治指南 2010[J]. 中华心血管病杂志, 2011, 39(7):579-616.

［3］中国成人血脂异常防治指南修订联合委员会 . 中国成人血脂异常防治指南(2016 年修订版)[J]. 中华心血管病杂志, 2016, 44(10):833-853.

［4］仁晖,陈红,宋俊贤,等 .65 岁以上老年患者血脂水平及达标率随年龄变化的趋势 [J]. 中华老年心脑血管病杂志, 2015, 17(7): 693-696.

［5］BERRY C, TARDIF J C, BOURASSA M G. Coronary heart disease in patients with diabetes: part Ⅰ: recent advances in prevention and noninvasive management[J].J Am Coll Cardiol, 2007, 49(6):631-642.

［6］BUSE J B, GINSBERG H N, BAKRIS G, et al. Primary prevention of cardiovascular disease in people with diabetes mellitus: a scientific statement from the American Heart Association and the American Diabetes Association[J].Diabetes Care, 2007, 30(6): 162-172.

［7］HORNICK T, ARON D C.Preventing and managing diabetic complications in elderly patients[J].Cleve Clin J Med, 2008, 75（2）:153-158.

［8］中华医学会神经病学分会,中华医学会神经病学分会脑血管病学组 . 中国缺血性脑卒中和短暂性脑缺血发作二级预防指南 2014[J]. 中华神经科杂志, 2015, 48(4):258-273.

［9］SCHAFFER A, VERDOIA M, CASSETTI E, et al.relationship between homocysteine and coronary artery disease.Results from a large prospective cohort study[J].Thromb Res, 2014, 134(2):288-293.

［10］CLEOPHAS T J, HORNSTRA N, VAN HOOGSTRATEN B, et al.Homocysteine, a risk factor for coronary artery disease or not? A meta-analysis[J].Am J Cardiol, 2000, 86(9):1005-1009.

［11］中华医学会神经病学分会,中华医学会神经病学分会脑血管病学组 . 中国脑血管病一级预防指南 2015[J]. 中华神经科杂志, 2015, 48(8):629-643.

［12］中华医学会心血管病学分会,中华心血管病杂志编辑委员会 . 中国非 ST 段抬高急性冠状动脉综合征诊断和治疗指南 [J]. 中华心血管病杂志, 2012, 40(5):353-367.

［13］中华医学会心血管病学分会,中华心血管病杂志编辑委员会 . 急性 ST 段抬高型心肌梗死诊断和治疗指南 [J]. 中华心血管杂志, 2015, 43(5): 380-392.

［14］中华医学会心血管病学分会,中国老年学学会心脑血管病专业委员会 . 老年高血压的诊断与治疗中国专家共识(2011 版)[J]. 中华内科杂志, 2012, 51(1): 76-82.

［15］中华医学会神经病学分会,中华医学会神经病学分会脑血管病学组 . 中国急性缺血性脑卒中诊治指南 2014[J]. 中华神

经科杂志, 2015, 48(4):246-257.

［16］WALLENTIN L, BECKER R C, BUDAJ A, et al.Ticagrelor versus clopidogrel in patients with acute coronary syndromes[J].N Engl J Med, 2009, 361(11):1045-1057.

［17］程庆强, 高洁, 吕中华, 等 . 老年冠心病患者服用替格瑞洛与氯吡格雷出血风险比较 [J]. 中华老年多器官疾病杂志, 2016, 15(12):881-885.

［18］CHARIDIMOU A, GANG Q, WERRING D J. Sporadic cerebral amyloid angiopathy revisited：recent insights into pathophysiology and clinical spectrum[J]. J NeuroI Neurosurg Psychiatry, 2012, 83：124-137.

［19］肖志光, 徐丽君 . 脑淀粉样血管病神经影像相关标志物研究进展 [J]. 中国神经精神疾病杂志, 2014, 41(6):377-379.

第 5 章 老年冠心病的护理

一、老年患者心血管结构及功能特点

（一）心脏的变化

1. **心肌** 心室壁增厚,以左心室后壁为著,左心室腔变小,左心房腔增大。

2. **心内膜与心瓣膜** 瓣膜增厚或变硬,瓣膜变形,以二尖瓣、主动脉瓣及根部为著。

（二）血管的变化

1. **大动脉顺应性明显降低** 老年人主动脉和其他大动脉弹性减弱。

2. **血管硬度增加与动脉管壁硬化** 血管管腔变窄,血流速度减慢。

3. **静脉瓣萎缩或增厚** 老年人由于肌肉萎缩,血流回流心脏的动力减弱,动脉血压升高的同时静脉压反而下降,造成血液淤滞,尤其在活动减少时,或长期卧床时,易发生深静脉血栓形成。

（三）生理变化

心排出量下降,心肌收缩力下降,颈动脉窦和主动脉弓压力感受器敏感性明显下降。

二、护理措施与干预

（一）改善生活方式

1. **食物多样,粗细搭配** 平衡膳食,合理营养满足身体各个器官的生理需要。谷类包括米、面、杂粮,薯类包括马铃薯、甘薯、木薯等。

2. **每天要摄入蔬菜水果** 蔬菜水果是维生素、矿物质、膳食纤维和植物化学物质的重要来源,水分多、能量低。薯类含有丰富的淀粉、膳食纤维以及多种维生素和矿物质。蔬菜、水果和薯类的膳食能够保持身体健康,保持肠道正常功能,防止便秘。

3. **每天要摄入奶类、大豆类食品** 奶类含丰富的优质蛋白质和维生素外,含钙量较高,可利用率也很高,是膳食钙质的极好来源。

4. **要少油、少盐、清淡膳食** 脂肪摄入过多是引起肥胖、高脂血症、动脉粥样硬化等多种慢性疾病的危险因素之一。逐渐养成少油、少盐、清淡膳食习惯。

5. **蛋白质的主要摄入来源取自鱼、禽、蛋和瘦肉** 鱼、禽、蛋和瘦肉是优质蛋白质、脂类、脂溶性维生素、B 族维生素和矿物质的良好来源。

6. **控制饮食,保障水的摄入量足够** 合理安排一日三餐的就餐时间及食量,进餐定时定量。每天保证充足水分的摄入。坚持运动,控制体重。

7. **限量饮酒、不饮酒与戒烟**

（1）节制饮酒:过量饮酒会增加患高血压、脑卒中等疾病的危险。

（2）吸烟对冠心病的影响显著明确:使血管痉挛,脏器器官供血减少。要求患者彻底戒烟,不能马上戒掉的患者,帮助其找到戒烟的有效办法,制订计划并实施。

（二）改善患者行为的护理干预措施

1. **与患者共同建立康复计划**

（1）针对患者疾病、心理特点,有的放矢地进行护理干预计划的制订。

（2）充分与老年患者沟通,了解他们的想法和需要,使老年患者的意愿得到充分体现。

（3）与患者一起选择确定目标,可以邀请患者信任的人员共同完成计划。

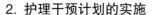

2. 护理干预计划的实施

（1）为患者讲解改变生活方式与疾病康复的关系。

（2）对家属或者陪护进行有效沟通，改变家属或陪护不健康的行为意识，从而可以良好地帮助老年患者实施康复计划。

（3）找到妨碍患者实施计划的问题，充分有效沟通，找出解决方法。

（4）患者出院后进行电话随访，了解患者行为改变的效果。

三、老年心血疾病用药护理

（一）老年药动学特点

1. 药物的半衰期延长，药物代谢动力学过程降低。

2. 影响老年人药物吸收的因素

（1）胃酸减少、胃黏膜萎缩，胃壁细胞功能减退。

（2）胃排空减慢：口服药物进入小肠的时间延迟，吸收速率下降，肠溶片药物的影响较大。

（3）胃肠动力改变：肠功能紊乱、肠蠕动增快时，可使药物在肠腔内的存留时间缩短，致使药物的吸收减少。

（二）老年冠心病用药护理要点

1. 老年合理用药的基本原则

（1）在给老年人用药时间、药名、剂量要标注醒目，服药方法要方便，因为老年人记忆力差，容易忘记服药。要按时提醒患者服药。并认真向家属讲解服药时间和注意事项，以便患者出院后家属可以正确指导老年患者服药。

（2）了解患者病情及入院前用药情况，做好患者用药前的健康教育。

（3）按照患者营养状况、体力、精神状态及用药后的反应，制订有针对性的服药计划和健康宣教。

（4）给药原则：选择最适合患者的给药途径及最佳的给药时间。

1）血压晨峰现象，降压药早晨服用。

2）在凌晨比较敏感的药物或患者凌晨不适感较强，应根据情况掌握合理服药时间。

（5）停药原则：可能出现停药综合征或停药危象的药物，应该严格按照医嘱进行逐渐减药。

（6）密切观察和预防药物的不良反应：①安全指数较小的药物应进行血药浓度监测；②对血管活性药物要进行必要的血压、心率监测。

（7）重视临床观察和护理：①认真、全面地观察患者服药后效果与是否存在不良反应发生；②对于毒性较大的药物应定期生化监测，认真观察患者精神状态、饮食食欲及二便的变化；③出院患者做好随访，及时了解患者出院后的服药效果，还可以及时发现问题。

2. 护理要点

（1）胃中食物可使药品吸收减少，故应在餐前1小时服药。

（2）注意观察不良反应，常见皮疹，表现为斑丘疹、皮肤瘙痒，停药或给予抗组胺药后可消失。低血压、缺钠或血容量不足时，可发生眩晕、头痛、昏厥。面部、四肢、舌、声门或喉出现血管性水肿，应高度警惕，心率快而不齐，面部潮红或苍白。

（3）控释片切忌咬、嚼、掰碎药片。其外壳为不变形的物质，不被吸收，最后随粪便排除，因此，胃肠道严重狭窄不可使用，可能发生梗阻。

（4）具有"首剂现象"的药物初次服用出现恶心、眩晕、头痛、嗜睡、心悸、体位性低血压。可于睡前服用或从小剂量开始。

（5）洋地黄类药物需要定期监测地高辛血药浓度，严密观察洋地黄中毒表现，心脏反应，各类心律失常，最常见为室性期前收缩二联律。

四、心血管疾病患者的心理特征症状及护理

（一）老年心血管疾病患者的心理特征症状

老年心血管疾病患者的心理特征症状包括：紧张焦虑心理、抑郁消极心理、悲观心理、恐惧心理、敏感多疑心理、绝望心理、孤独心理、盲目乐观心理、行为退化或角色过度、固执心理等。

（二）老年心血管疾病患者的心理护理方法

1. 良好的护患关系　初次入院环境陌生,起居饮食习惯被改变。患者会感到紧张焦虑,认真为患者介绍医院环境及作息时间。

2. 通过有效沟通使患者建立战胜疾病的信心

（1）耐心地向患者讲解疾病的发病原因、会出现的症状、治疗方法。

（2）解答患者提出的疑问。

（3）进行各种健康指导和干预,协助患者改善生活方式和习惯。

（4）提高患者对疾病预后良好的信心,鼓励患者表达各种心境与疑问。

3. 病区环境安静、整洁、舒适

（1）保持夜间患者休息时病区安静无闲杂人员,以利于患者休息保障睡眠质量。

（2）保持病房阳光充足、空气新鲜、温度和湿度适宜。

（3）病房灯光柔和不刺眼,不昏暗。

4. 加强健康宣教　根据患者需要,有针对地进行安全防范指导、用药指导、检查前后指导及手术前后指导、康复指导、出院指导等。

（孙　立）